G. JOCHMANNs
LEHRBUCH DER INFEKTIONSKRANKHEITEN
FÜR ÄRZTE UND STUDIERENDE

ZWEITE AUFLAGE

UNTER MITWIRKUNG VON

Dr. B. NOCHT UND **Dr. E. PASCHEN**

O. Ö. PROFESSOR · DIREKTOR DES INST. FÜR
SCHIFFS- U. TROPENKRANKH. ZU HAMBURG

PROFESSOR · OBERIMPFARZT · DIREKTOR
DER STAATSIMPFANSTALT ZU HAMBURG

NEU BEARBEITET VON

Dr. C. HEGLER

A. O. PROFESSOR DER UNIVERSITÄT · STELLVERTR. DIREKTOR
DES ALLGEMEINEN KRANKENHAUSES HAMBURG-ST. GEORG

MIT 464 ZUM GROSSEN TEIL
FARBIGEN ABBILDUNGEN

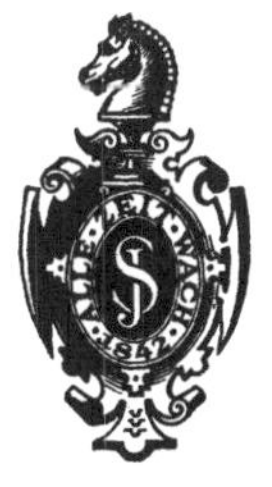

BERLIN

VERLAG VON JULIUS SPRINGER

1924

ISBN-13:978-3-642-89185-4   e-ISBN-13:978-3-642-91041-8
DOI: 10.1007/978-3-642-91041-8

DEM
KRANKENHAUSE HAMBURG=ST. GEORG
ZUR FEIER DES HUNDERTJÄHRIGEN BESTEHENS
GEWIDMET

Vorwort zur ersten Auflage.

Ein Lehrbuch der Infektionskrankheiten, das für den praktischen Arzt und den Studierenden bestimmt ist, existiert meines Wissens bisher noch nicht in deutscher Sprache. Wenn ich es gewagt habe, ein solches Buch zu schreiben, so leiteten mich dabei folgende Gründe: Die Erkennung und Behandlung akuter Infektionskrankheiten gehört zu den wichtigsten und verantwortungsreichsten Aufgaben des Praktikers, handelt es sich doch meist um schwere, akut bedrohliche Erkrankungen, von deren schneller Erkennung und zweckmäßiger Behandlung das Wohl und Wehe des Kranken und seiner Angehörigen abhängt. Aber weit über das Schicksal des einzelnen hinaus wächst die Bedeutung der Lehre von den Infektionen, wenn man an das epidemische Auftreten der Seuchen denkt, bei denen das Allgemeinwohl auf dem Spiele steht. Werden die ersten Fälle einer Epidemie richtig erkannt und werden die nötigen Maßnahmen zur Verhütung und Weiterverbreitung der Krankheit sofort getroffen, so kann oft unübersehbares Unglück verhütet werden. Das gilt nicht nur für Infektionskrankheiten, die bei uns, dank der Lebensarbeit von Männern wie Jenner und Robert Koch, seltener geworden sind, wie Pocken, Cholera, Pest, Fleckfieber, sondern auch für alle anderen übertragbaren Erkrankungen.

Trotz dieser großen Bedeutung der Lehre von den Infektionskrankheiten für den Praktiker sind die Kenntnisse, die sich der junge Arzt während des Studiums auf diesem Gebiete aneignet und als wissenschaftliches Rüstzeug mit ins Leben hinausnimmt, häufig recht bescheiden. Das liegt an äußeren Verhältnissen, die mit dem akademischen Unterricht verbunden sind. Abgesehen von der seltenen Gelegenheit, weniger häufige Infektionskrankheiten zur Beobachtung zu bekommen, ist die Möglichkeit, ein größeres Infektionsmaterial in den staatlichen Kliniken unterzubringen, besonders an kleineren Universitäten, gering. Dazu kommt die Laune des Genius loci, die mitunter mehrere Semester lang nur ein geringes Demonstrationsmaterial darbietet. Nun bin ich der letzte, der glauben möchte, durch ein Buch die Beobachtung am Lebenden ersetzen zu können. Aber ich meine, daß ein Lehrbuch der Infektionskrankheiten ein wertvoller Führer sein könnte, wenn es gewisse Voraussetzungen erfüllt. Ein solches Buch dürfte nicht nur eine trockene Aufzählung aller hier und dort gemachten symptomatischen Beobachtungen und therapeutischen Erfahrungen bringen, es müßte von einer höheren Warte aus geschrieben sein: von einem anatomisch und bakteriologisch geschulten Kliniker, der jahraus, jahrein Tausende und wieder Tausende von Infektionskranken aller Arten an sich vorüberziehen sieht, der — sozusagen — unter Infektionskrankheiten lebt, der auf diese Weise ihre wechselvollen klinischen Erscheinungsformen immer und immer wieder beobachten, aufzeichnen und am Leichentische studieren konnte und nun den Drang in sich fühlt, die unendliche Mannigfaltigkeit dieser klinischen Krankheitsbilder in einer einheitlichen, für den Praktiker geeigneten Form wiederzugeben. Ein solches Buch müßte die Freude wiederspiegeln, die der Beobachter an der bunten Fülle der Gestalten und Erscheinungen empfand, unter denen die Infektionen auftreten und müßte dadurch bei seinen Lesern die Lust zu eigener weiterer Beobachtung wecken. Es müßte bei der Krankheitsbeschreibung vor allem die Pathogenese in den Vordergrund rücken und von ihr aus klinische und anatomische Erscheinungen sowie die Verbreitungsweise der Krankheit erklären. Es müßte unter kritischer Verwertung aller wichtigeren therapeutischen Methoden die eigene, an einem großen Material gewonnene Erfahrung in den Vordergrund stellen. Und schließlich müßte es immer wieder den Praktiker dazu anregen, an seinem Teile zur Bekämpfung der Infektionskrankheiten beizutragen, zu der Robert Koch, unser Aller Meister, die Wege gewiesen hat. Ob das alles in diesem Buche zum Ausdruck kommt, mag der Leser beurteilen.

Als Grundlage für die hier gebotenen Krankheitsschilderungen dienten mir Beobachtungen, die ich in 15 Jahren an dem großen Material des Hamburg-Eppendorfer Krankenhauses, der Breslauer medizinischen Universitätsklinik und vor allem der Infektionsabteilung des Rudolf Virchow-Krankenhauses machen konnte, die ich seit acht Jahren leite. Großen Wert habe ich auf die Illustration des Textes durch zahlreiche und übersichtliche Fieberkurven gelegt, weil derjenige, der Kurven zu lesen versteht, dadurch gerade bei Infektionskrankheiten meist schnell ein Bild von dem Krankheitsverlauf gewinnt. Aber nicht nur die „typische Fieberkurve", sondern vor allem die mannigfachen Variationsmöglichkeiten sind dabei berücksichtigt und veranschaulicht worden. Die unter die Kurven gesetzten, zur Orientierung hinreichenden Erläuterungen ersparten mir ausführliche Krankheitsgeschichten. Besondere Sorgfalt ist darauf gelegt worden, durch gute Abbildungen die Schilderung lebensvoller zu gestalten. Gerade auf dem hier besprochenen Gebiete kann ein gutes, farbiges Bild oft gar nicht durch das geschriebene Wort ersetzt werden. Daß es möglich war, eine so große Anzahl, im ganzen 448, größtenteils mehrfarbige Abbildungen zu schaffen, verdanke ich dem Entgegenkommen des Herrn Verlegers, der auf alle meine kostspieligen Wünsche bereitwilligst einging und so die Wiedergabe eines außerordentlich reichen Bildmaterials ermöglichte. Die Bilder geben mit wenigen Ausnahmen eigene Beobachtungen wieder, die ich in den letzten acht Jahren durch die bewährte Kunst des Herrn Malers Landsberg am Krankenbett und am Leichentisch habe zeichnen lassen; eine Anzahl von Photographien habe ich selbst aufgenommen. Einzelne Abbildungen verdanke ich den Herren Professoren Eugen Fraenkel, Brauer, Rumpel, Hamburg; die mikroskopischen Photographien hat mir Herr Professor Zettnow freundlichst überlassen.

Neben dem klinischen Krankheitsbilde wurden Ätiologie und Epidemiologie ihrer Bedeutung gemäß ausführlich besprochen. Bei der Beschreibung bakteriologischer Tatsachen habe ich in der Hauptsache auf die Bedürfnisse der klinischen Bakteriologie und der Praxis Rücksicht genommen und dabei mit bunten Illustrationen nicht gespart. Die Bakterienbilder hat Herr Maler Helbig nach meinen eigenen Präparaten in bekannter Meisterschaft hergestellt. Die pathologische Anatomie ist in Wort und Bild überall soweit berücksichtigt worden, als es zum Verständnis der klinischen Erscheinungen und vor allem der Pathogenese erforderlich war. Die dazu nötigen Abbildungen wurden zum größten Teil bei den Sektionen im Obduktionshaus unserer Abteilung am frischen Präparat gezeichnet. Die für die Prophylaxe notwendigen Maßregeln sind eingehend besprochen und zum Teil im Anhang in tabellarischer Übersicht wiedergegeben. So habe ich z. B. die preußischen gesetzlichen Bestimmungen über Isolierung von Infektionskrankheiten und über Fernhaltung von der Schule aus den verstreuten Quellen in übersichtlicher Form zusammengestellt.

Die Kapitel über Pest, Gelenkrheumatismus, Dysenterie, septische Erkrankungen, Erysipel habe ich in etwas verkürzter Gestalt aus meinen Beiträgen für das von Mohr und Staehelin herausgegebene Handbuch der inneren Medizin übernommen. Stark umgearbeitet wurden dabei die septischen Erkrankungen, bei denen neben der rein ätiologischen Einteilung auch abgeschlossene Kapitel über die Puerperalsepsis, die Sepsis der Harnwege und Sepsis der Säuglinge geschaffen wurden; auch kam die pathologische Physiologie hier noch mehr als früher zum Wort.

Die Einteilung des gesamten Stoffes nahm ich nach folgenden Gesichtspunkten vor:

Der erste Teil bringt die Infektionskrankheiten, bei denen die Infektion des Blutes im Vordergrunde des Krankheitsbildes steht;

im zweiten Teile werden übertragbare Krankheiten besprochen, bei denen eine bestimmte Organerkrankung den Charakter des Leidens bedingt;

der dritte Teil enthält die exanthematischen Erkrankungen,

im vierten Teil finden sich die Zoonosen.

Der Anhang enthält einige dem Praktiker vielleicht willkommene Übersichten:

1. eine Desinfektionsanweisung,
2. ein Verzeichnis der in Preußen anzeigepflichtigen Infektionskrankheiten,
3. ein Übersicht über die Ansteckungsverhältnisse und Absperrungsmaßregeln einiger wichtiger übertragbarer Krankheiten mit besonderer Berücksichtigung der in Preußen bestehenden gesetzlichen Bestimmungen.

Auf ausführliche Literaturnachweise und erschöpfende Autorenzitierungen glaubte ich, im Interesse der Lesbarkeit des Buches und der Raumbeschränkung verzichten zu müssen. Wer genauere Literaturzusammenstellungen sucht, findet Hinweise darauf in den am Ende jedes Kapitels benannten Werken.

Mein früherer Assistent, Herr Dr. Schilling, hat sich mit großem Fleiß der dankenswerten Aufgabe unterzogen, ein genaues Sachregister herzustellen.

Wenn ich jetzt dieses Buch der Öffentlichkeit übergebe, so tue ich es in der Hoffnung, etwas Nützliches und Weiterwirkendes geschaffen zu haben, aber ich bin mir auch mancher Unvollkommenheiten meiner Arbeit wohl bewußt, zumal, da es sich um ein Gebiet handelt, auf dem noch so viele Dinge im Fluß sind. So will ich denn mit Hans Hopfen sprechen:

Mein Büchlein, lang gehegt und oft gesiebt,
Wohlan, es gilt, sich auf die Reise wagen!
Gern rief' ich auf der Schwelle Dich zurück,
Doch nein, geh hin! — und mit Dir sei das Glück!

Berlin, im Juli 1914.

G. Jochmann.

Nachtrag: Das Erscheinen des Buches ist durch die inzwischen erfolgte Mobilmachung verzögert worden. Ich füge meinem Vorwort den Wunsch hinzu, daß die bei uns im Frieden durchgeführte Bekämpfung der Infektionskrankheiten, die in ihren Grundzügen hier geschildert wird, sich auch in Kriegszeiten bewähren und Deutschland vor einer größeren Ausbreitung der Kriegsseuchen beschützen möge!

Berlin, im September 1914. G. Jochmann.

Vorwort zur zweiten Auflage.

G. Jochmann ist im Weltkrieg als Opfer seines Berufes an Fleckfieber gestorben. Er hat noch den großen Erfolg seines Buches erlebt, das gerade während des Krieges zahlreichen Ärzten im Felde und in der Heimat ein treuer Führer durch ein für viele recht wenig gekanntes Gebiet war. Sein im Vorwort ausgedrückter Wunsch ist im weitesten Umfang in Erfüllung gegangen — welche Tragik, daß gerade solch ein Mann, der, wie er selbst es ausdrückte, „sozusagen unter Infektionskrankheiten lebte", einer dieser zum Opfer fiel! Was hätten wir alles noch von ihm erwarten dürfen!

Sein Werk weiter zu führen, erschien heilige Pflicht. Nur zögernd bin ich an die Aufgabe herangetreten. Es konnte sich nicht einfach um eine Neuauflage handeln. Vieles — das meiste — war so vorzüglich, aus eigener reichster Erfahrung heraus geschrieben, daß größere Änderungen sich erübrigten. In anderen Kapiteln mußten die Erfahrungen des letzten Jahrzehntes, insbesondere des Weltkrieges, Berücksichtigung finden. Ein ähnlicher Werdegang wie der G. Jochmanns — eine nach abgeschlossener bakteriologischer und klinischer Ausbildung seit 1906 andauernde Beschäftigung mit Tausenden von Infektionskranken in den Krankenhäusern Nürnberg, Hamburg-Eppendorf und Hamburg-St. Georg, vor allem aber das Studium von Kriegsseuchen im Balkankrieg 1913 und während des Weltkrieges 1914 bis 1918 in der Türkei, Palästina, Mesopotamien — gaben mir den Mut, Jochmanns Lebenswerk fortzuführen und meine persönlichen Erfahrungen damit zu verschmelzen. Mit Ausnahme von „Schweißfriesel" kann ich mich bei allen geschilderten Infektionskrankheiten auf eigene Erfahrungen stützen. Die Neubearbeitung der Kapitel Malaria und Schwarzwasserfieber hat Herr Obermedizinalrat Professor **B. Nocht,** die von Varizellen, Variola, Vakzination, sowie ein neues Kapitel Herpes Professor **E. Paschen** übernommen; Einteilung und Gerüst des ganzen Werkes blieben trotz mancher Bedenken im einzelnen unverändert. Einige Kapitel (Encephalitis epidemica, Weilsche Krankheit, Fünftagefieber, Trichinose), die bisher fehlten, habe ich neu eingefügt. Bei Abfassung des Kapitels „Weilsche Krankheit" hat mich Privatdozent Dr. **Bingold**-Hamburg bestens unterstützt. Trotz aller Zusätze versuchte ich, durch straffere Führung des Textes, Anwendung von Kleindruck und Weglassen mancher Kurven den bisherigen Umfang ungefähr beizubehalten. Das Buch soll ein Lehrbuch bleiben, das die persönlichen Erfahrungen eines einzelnen wiederspiegelt und kann weder die Breite eines Sammelreferates noch die Ausführlichkeit eines Handbuches beanspruchen. Literaturangaben sind daher auch in dieser Auflage nur im engsten Rahmen gehalten. Wo dabei auf Jochmann Bezug genommen wird, handelt es sich um Angaben in der ersten Auflage; wo von eigenen Beobachtungen gesprochen wird, sind die des Unterzeichneten bzw. des betreffenden Mitarbeiters gemeint.

Dank schulde ich der Verlagsbuchhandlung Julius Springer für bereitwillige Erfüllung aller Wünsche betreffs Ausstattung wie vor allem auch für verständnisvolle Langmut gegenüber schweren Verzögerungen in der Fertigstellung des Manuskriptes.

Auch meinen Kollegen an den drei Staatskrankenhäusern zu Hamburg bin ich für mancherlei Hilfe und Unterstützung zu Dank verpflichtet.

Dem allgemeinen Krankenhause Hamburg-St. Georg, welches am 30. Oktober 1923 die Feier seines hundertjährigen Bestehens begeht, sei diese Auflage als Festesgruß mit treuen Wünschen gewidmet.

Hamburg, im Oktober 1923.

C. Hegler.

Inhaltsverzeichnis.

Erster Teil.

Infektionskrankheiten, bei denen die Infektion des Blutes im Vordergrunde des Krankheitsbildes steht.

Zweiter Teil.

Infektionskrankheiten, bei denen eine bestimmte Organerkrankung den Charakter des Leidens bedingt.

Dritter Teil.

Exanthematische Erkrankungen.

Vierter Teil.

Zoonosen.

Anhang.

Typhus abdominalis.

Unter Typhus abdominalis verstehen wir heute eine Allgemeinerkrankung, deren wesentliche Grundlage eine durch den Bacillus typhi (Eberth) bedingte spezifische Erkrankung des Lymphgefäßsystems, vornehmlich im Verdauungskanal, bildet. Von hier aus erfolgt dauernd eine Einschwemmung von Krankheitskeimen in den Blutstrom und damit in alle Organe des Körpers.

Der Name Typhus stammt von dem Worte „τῦφος" = Dunst, Rauch, Umnebelung der Sinne und deutet auf die häufigen Störungen des Sensoriums im Laufe dieser Krankheit hin. Da aber Trübungen des Bewußtseins bei den verschiedensten Krankheiten vorkommen, so bedeutete der Begriff Typhus früher keineswegs ein scharf umrissenes Krankheitsbild, sondern wurde zur Bezeichnung ganz verschiedener Krankheiten verwendet.

Daß der Typhus abdominalis schon im Altertum vorkam, geht aus Beschreibungen von Hippokrates hervor. Mittelalterliche Autoren bringen ebenfalls auf ihn passende Schilderungen unter dem Namen Phrenitis, Febris continua, Pestis, Febris putrida. Der Typhus abdominalis, der Typhus exanthematicus und die Febris recurrens wurden bis in das neunzehnte Jahrhundert hinein nicht voneinander unterschieden. In der ersten Hälfte des vorigen Jahrhunderts gebrauchte man für die schwereren Fälle von Typhus häufig den Namen Nervenfieber, während leichtere Formen gastrisches Fieber (Febris gastrica) oder Schleimfieber (Febris mucosa) genannt wurden. Die Fortschritte der pathologischen Anatomie, die für einen Teil der typhösen Erkrankungen geschwürige Darmveränderungen als charakteristisch erkannte, begannen die Erkenntnis anzubahnen, daß Krankheiten ganz verschiedener Ätiologie unter demselben Namen gingen; auch epidemiologische Beobachtungen sprachen in diesem Sinne. Aber erst die Aufklärung der ätiologischen Faktoren brachte die endgültige Lösung. Die Entdeckung der Spirillen des Rückfallfiebers (Obermayer) und die Auffindung des Typhusbazillus (Eberth, Koch, Gaffky) gestattete eine Unterscheidung der verschiedenen Krankheiten nach ätiologischen Prinzipien. Typhus abdominalis und Rückfallfieber wurden fortan als völlig verschiedene Krankheiten behandelt, und der Flecktyphus wurde zuerst von Curschmann unter dem Namen Fleckfieber den akuten Exanthemen eingereiht.

Die Vervollkommnung der klinischen Bakteriologie brachte weiterhin die Erkenntnis, daß ein dem Typhus abdominalis völlig gleiches Bild durch Bakterien verursacht werden kann, die vom Bacterium typhi gänzlich verschieden sind.

Schottmüller, dem das Verdienst zukommt, diese Verhältnisse erkannt zu haben, bezeichnete letztere Krankheitsform als Paratyphus abdominalis und die Erreger als Paratyphusbazillen. In der Folgezeit stellte sich dann weiter heraus, daß die Paratyphusbazillen häufiger als wie typhusähnliche Krankheitsbilder die Erscheinungen des akuten Brechdurchfalles bedingen, die ein völlig anderes pathologisch-anatomisches Bild als jene zeigen, und daß sie namentlich als Erreger der sog. Nahrungsmittelvergiftungen eine große Rolle spielen.

Epidemiologie mit geschichtlichen Vorbemerkungen. Die Anschauungen über die Verbreitung des Typhus haben sich in den letzten vierzig Jahren von Grund auf verändert. Im Anfange des 19. Jahrhunderts schwankten die Meinungen zwischen der miasmatischen und der kontagiösen Theorie hin und her. Während die einen (Murchison) für eine spontane Entstehung der Krankheit durch Einatmung putrider Stoffe, besonders des Kloakenmiasma, eintraten, stellten andere die Ansteckung von Fall zu Fall in den Vordergrund. Dann kam die Zeit, in der zwei neue Theorien die Lehre von der Typhusverbreitung beherrschten: die Bodentheorie Pettenkofers und die Trinkwassertheorie Liebermeisters standen sich gegenüber. Die schon 1856 von dem Engländer Budd vertretene Ansicht, daß stets nur die Entleerungen der Typhuskranken das Gift weiter verbreiteten, fand keine Beachtung, vielmehr sollte nach der Bodentheorie Pettenkofers und Buhls der Erdboden erst die eigentliche Entwicklungsstätte des Typhusgiftes sein. Im Erdboden sollte das in den Entleerungen der Typhuskranken noch nicht genügend wirksame Krankheitsgift erst in eine infektionsfähige Form umgewandelt werden. Die Übertragung der Krankheit geschieht dann, so meinte Pettenkofer, durch die dem Boden entsteigende giftgeschwängerte Grundluft, deren Einatmung die Infektion bewirkt. Bei niedrigem Grundwasserstand häuften sich nämlich die Typhusfälle, während sie bei hohem Grundwasserstande an Zahl zurückgingen. Dieses auch heute noch bestehende Verhalten, das Pettenkofer mit bewundernswertem Fleiße in zahlreichen Kurven festgelegt hatte, wurde von ihm damit erklärt, daß der Grundwasserstand ein Index für die Feuchtigkeit und sonstigen Bodenverhältnisse sei, die der Entwicklung der Typhusbazillen Vorschub leisteten. Wir wissen heute, daß Pettenkofers Erklärung nicht das Richtige traf, daß vielmehr das Steigen der Typhusfrequenz und der niedrige Grundwasserstand wohl im wesentlichen auf dieselbe Ursache, nämlich auf die hohe Lufttemperatur zurückzuführen ist und ferner darauf, daß bei niedrigem Wasserstand Brunnen und Quellen schlechteres, mit organischen Stoffen stärker verunreinigtes Wasser liefern als bei hohem Wasserstand. Die Annahme, daß die Übertragung des Typhusgiftes hauptsächlich durch die Luft erfolgt, hat sich als irrtümlich erwiesen. Liebermeister wies schon vor der Entdeckung des Typhusbazillus mit Nachdruck darauf hin, daß bei der Entstehung des Typhus namentlich die Infektion durch Trinkwasser eine Rolle spiele. Diese Lehre hat sich in der Folgezeit als die richtige erwiesen. Wir müssen deshalb später noch einmal ausführlicher darauf zurückkommen.

Mit der Entdeckung des Typhusbazillus im Jahre 1880 haben sich unsere Anschauungen über die Verbreitungsweise des Typhus in ungeahnter Weise vertieft. Im Gegensatz zu der Pettenkoferschen Theorie wissen wir jetzt, daß der Typhusbazillus bereits in infektionstüchtigem Zustande vom infizierten Menschen ausgeschieden wird und nun sofort neue Infektionen auszulösen vermag, wenn er mit Wasser, das durch die Ausscheidungen von Typhuskranken verunreinigt ist oder mit Nahrungsmitteln oder einfach von beschmutzten Händen aus in den Körper gesunder Personen eindringt.

Ganz besonders sind unsere epidemiologischen Kenntnisse gefördert worden durch das von Robert Koch 1892 eingeleitete großzügige Sanierungsunternehmen, das unter dem Namen „Typhusbekämpfung im Südwesten des Deutschen Reiches" bekannt geworden ist. Es hat sich dabei herausgestellt, daß viel mehr noch, als man bisher annahm, der Mensch als Hauptquelle der Typhusinfektion anzusehen ist, und zwar nicht nur der kranke Mensch, der mit seinen Ausscheidungen, mit Fäzes und Urin, Bazillen verbreitet, sondern auch gesunde Menschen, die nach Überstehen eines Typhus monate- und sogar jahrelang Typhusbazillen bei sich beherbergen. Neben solchen Dauerausscheidern ist man bei systematischen Untersuchungen der Umgebung Typhuskranker häufig auch auf Personen gestoßen, die, ohne jemals krank gewesen zu sein, trotzdem zu Typhuswirten geworden sind und Typhusbazillen mit ihren Ausscheidungen von sich geben. Die Wege, auf denen Typhusinfektionen und vor allem auch Epidemien zustande kommen, sind dadurch noch verschlungener geworden. Aber auch um so reizvoller ist es, im Einzelfalle den dunklen Pfaden nachzugehen und durch Feststellung der Infektionsquelle weiterem Unheil vorzubeugen.

Die Bedeutung der Typhusbazillenträger für die Epidemiologie des Typhus kann gar nicht hoch genug eingeschätzt werden. Bis zur Aufdeckung dieser Verhältnisse durch Robert Kochs Initiative sprach man immer nur die Ausscheidungen des Typhuskranken und auch diese nur bis zur klinischen Genesung als Infektionsquelle an und sah in ihnen den Hauptausgangspunkt von Kontaktinfektionen, Wasser- und Nahrungsmittelepidemien. Mindestens ebenso hoch aber ist die Bedeutung der Typhusbazillenträger oder Typhuswirte einzuschätzen. Dazu gehören einmal diejenigen Personen, die nach überstandenem Typhus noch monate- und jahrelang Typhusbazillen ausscheiden — wir nennen sie mit Fornet Typhusausscheider — und zweitens diejenigen Personen, die Bazillen von sich geben, ohne jemals nachweislich an Typhus erkrankt gewesen zu sein, die Typhusträger.

Unter 920 bei der Bekämpfung des Typhus im Südwesten des Deutschen Reiches festgestellten Typhuswirten waren nach Fornet $63^{0}/_{0}$ Typhusausscheider und $37^{0}/_{0}$ Typhusträger. $53^{0}/_{0}$ der Typhuswirte schieden die Bazillen chronisch aus, d. h. länger als drei Monate, und $47^{0}/_{0}$ nur temporär. Ältere Personen neigen eher dazu, Bazillenträger zu werden, als jüngere, denn die Hauptmasse der chronischen Typhuswirte ist älter als 34 Jahre, die Hauptmasse der temporären Typhuswirte jünger als 34 Jahre.

Interessant ist das Überwiegen des weiblichen Geschlechts unter den Typhuswirten. Von den genannten 920 Fällen waren $28{,}3^{0}/_{0}$ männliche, $71{,}7^{0}/_{0}$ weibliche Personen. Dieser Unterschied in der Beteiligung der Geschlechter hängt wohl mit der Pathogenese zusammen. Die Typhusbazillen werden größtenteils durch die Galle ausgeschieden. Die Gallenblase ist der Herd, von dem aus bei Typhuswirten immer wieder aufs neue Bazillen in den Darm gelangen. Sie beschränken sich dabei nicht nur darauf, in der ihnen zusagenden Gallenflüssigkeit sich zu vermehren, sondern führen in der Submukosa zu entzündlichen Herden, wie sie Josef Koch experimentell bei Kaninchen und auch beim Menschen an einem tödlich endenden Typhusfalle nachweisen konnte. Nun liegen gerade bei Frauen besondere Bedingungen vor, welche die Ansiedlung der Typhusbazillen in der Gallenblase begünstigen. Die Stauung infolge des Schnürens und die bei Frauen viel häufigere Anwesenheit von Gallensteinen sind solche disponierenden Momente. Daß auch Personen zu Typhuswirten werden, die gar nicht an Typhus gelitten haben, läßt sich durch eine natürliche, vielleicht aber auch durch eine erworbene Immunität erklären. Man müßte dann annehmen, daß Menschen, die in der Umgebung eines Typhuswirtes leben, durch die häufige Aufnahme abgeschwächter Bazillen allmählich eine gewisse Immunität erlangen, die aber nicht verhindert, daß die aufgenommenen und auf dem Lymphwege in die Leber gelangten Bazillen sich in der Gallenblase einnisten. Über die Gefährlichkeit der Typhuswirte für ihre Umgebung liegen eine große Reihe von Beobachtungen vor.

Jochmann sah z. B. einen Mühlenbesitzer, auf dessen einsamer Mühle im Rheinland Jahr für Jahr Typhusfälle bei Knechten und Mägden vorkamen, bis er sich eines Tages selbst als Typhusträger und damit als Quelle aller dieser Infektionen entpuppte. Er hatte zehn Jahre vor dieser Feststellung einen Typhus überstanden. Ein anderes lehrreiches, von Gaffky erwähntes Beispiel ist folgendes: Bei einem Truppenteile in W. kamen seit Jahren Typhusfälle vor, deren Entstehung zunächst unaufgeklärt blieb. Durch die bakteriologische Untersuchung des genannten Truppenteiles wurde dann die Quelle der Erkrankungen in der Person eines Unteroffiziers entdeckt, der sechs Jahre vorher an Typhus gelitten, seitdem aber sich völlig gesund gefühlt hatte. Die Untersuchung ergab, daß in einem Kubikzentimeter seines Harns ca. 2¹/₂ Millionen Typhusbazillen vorhanden waren, was einer Tagesmenge von mehr als 3 Milliarden mit dem Harn ausgeschiedener Bazillen entsprach. Nicht weniger als 28 Typhusfälle, die sich im Laufe von drei Jahren ereignet hatten, mußten auf diesen Urindauerausscheider zurückgeführt werden. Nach seiner Ausschaltung blieb der Truppenteil von Typhus frei.

Das früher viel besprochene Vorkommen von „Typhushäusern" wird durch das Vorhandensein von Typhuswirten ebenfalls ohne weiteres verständlich gemacht. Dabei ist noch einer interessanten Erfahrung zu gedenken. Man machte in solchen Typhushäusern meist die auffällige Beobachtung, daß die ständigen Bewohner in der Regel nicht erkranken, sondern meist zugereiste, noch nicht lange in dem Hause lebende Personen (Dienstboten, Hausbesuch usw.). Das erklärte sich daraus, daß der in dem Hause lebende Typhusausscheider für seine mehr oder weniger durchseuchte und deshalb unempfänglich gewordene Umgebung nicht mehr gefährlich ist (regionäre Immunität), wohl aber für Leute, die aus typhusfreien Gegenden kommen. Auch der früher in vielen Irrenanstalten endemische Typhus konnte in neuester Zeit fast überall auf Typhuswirte zurückgeführt und auf diese Weise durch Isolierung derselben ausgerottet werden.

Art der Übertragung. Die Infektion kann auf direktem oder auf indirektem Wege geschehen. Der direkte Weg ist die Kontaktübertragung, durch welche die Typhusbazillen aus den Ausscheidungen von Typhuskranken oder Typhuswirten in den Mund von gesunden Menschen gelangen. Bei Typhuskranken kommen als Quellen der Ansteckung vor allem die Fäzes in Betracht und daneben auch der Urin, der in etwa 20—35% Typhusbazillen enthält und den bei der Pflege beschäftigten Personen noch häufiger gefährlich wird als die Fäzes, mit denen schon von vornherein vorsichtiger umgegangen wird. Besonders in der Umgebung von Dauerausscheidern, auf deren Gefährlichkeit keine äußeren Zeichen deuten, kommt es sehr leicht zu einer Kontaktinfektion durch Eß oder Trinkgeschirr, unsaubere Hände u. dgl. Auch das Blut der Typhuskranken spielt heutzutage, wo die Serodiagnostik und die bakteriologische Blutuntersuchung so große Wichtigkeit erlangt haben, bei der Übertragung der Krankheit öfter eine Rolle. Jochmann sah allein vier Fälle, wo sich Ärzte dadurch infiziert haben, daß sie Typhusbazillen mit der Pipette in den Mund sogen. Gelegentlich kann auch der Eiter posttyphöser Abszesse und in seltenen Fällen auch bazillenhaltiges Sputum oder Scheidensekret eine Infektion herbeiführen. Bei Typhuswirten sind es in der Regel die Fäzes, welche die Übertragung vermitteln.

Auf indirektem Wege geschieht die Infektion hauptsächlich durch Gebrauchsgegenstände, Wasser oder Nahrungsmittel. Der Typhusbazillus hält sich außerhalb des menschlichen Körpers nur dort, wo er vor Austrocknung und Sonne geschützt ist. An Gebrauchsgegenständen angetrocknet, geht er sehr bald zugrunde; in feuchter Umgebung aber, z. B. in schmutziger Wäsche, die mit Urin oder Stuhl verunreinigt ist, Verbandstoffen u. dgl. kann er leicht weiter übertragen werden. Relativ günstige Daseinsbedingungen findet er in feuchten Medien, und daher ist das Wasser die Hauptquelle der indirekten Typhusübertragung geworden. Die Verunreinigung des Wassers kann durch die Ausscheidungen von Typhuskranken und Typhuswirten geschehen. So werden die in der Nähe von Abortgruben gelegenen Brunnen auf dem Lande nicht selten zur Typhusquelle, indem die Bazillen mit dem Wasser durch den Boden durchsickern und das Brunnenwasser infizieren; aber auch fließendes Wasser wird zum Träger der Krankheit, wenn z. B. typhuskranke Schiffer oder Bazillenträger ihre Dejekte in den Strom entleeren. Aus diesem Grunde sieht man besonders häufig die Schiffer auf großen Strömen (Elbe, Oder, Weichsel usw.) an Typhus erkranken, weil diese Leute allen Warnungen zum Trotz das Stromwasser auch zum Trinken benutzen. Selbst auf meilenweite Entfernungen hin trägt das Wasser zuweilen die verderblichen Typhuskeime, wenn hoch in den Bergen das Quellgebiet eines Stromes infiziert wird. Gelangen die Ausscheidungen eines Bazillenträgers beim Düngen des Ackers mit der Jauche ins Erdreich, so führt das zur Tiefe sickernde Wasser die Typhuskeime in die rieselnden Quellen, aus denen der Strom gespeist wird, und nun können sie unten im Tal in Dörfern und Städten die Krankheit verbreiten. Auf diese Weise kamen früher häufiger ausgebreitete Typhusepidemien zustande, als die Trinkwasserversorgung noch im argen lag und das Wasser unfiltriert genossen wurde. Einen schlagenden Beweis für den Nutzen der Wasserfiltration stellt z. B. die beistehende Kurve, die über die Typhusmorbidität von Hamburg in den Jahren 1820—1910 berichtet. Mit der Einführung der Trinkwasserfiltration

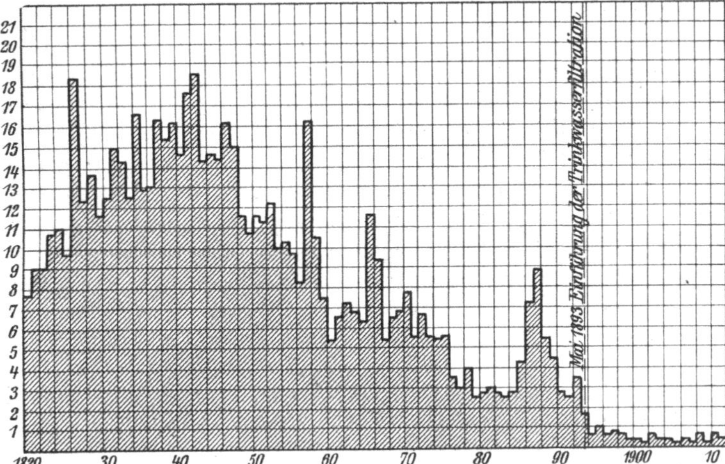

Abb. 1. Typhussterblichkeit in Hamburg seit 1820. Typhustodesfälle auf 10000 Einwohner. Mai 1893 Einführung der Trinkwasserfiltration.

sinkt die Kurve auf ein Niveau, wie es früher trotz sonstiger hygienischer Verbesserungen niemals beobachtet wurde. Aber auch heute noch können trotz hygienischer Trinkwasserversorgung plötzliche Massenepidemien durch Trinkwasser zustande kommen, wenn bei einem Rohrbruch infiziertes Wasser in die Leitung gerät. Das explosionsartige Auftreten und die große Ausbreitung ist charakteristisch für Trinkwasserepidemien. Vgl. die Typhusepidemie in Gelsenkirchen (Abb. 8).

Auch die Typhusinfektionen, die durch Nahrungsmittel zustande kommen, sind mitunter auf infiziertes Wasser zurückzuführen. Häufig ist dabei aber auch die unsaubere Hand eines Bazillenausscheiders im Spiel. Ebenso kommt der Milch eine große Rolle bei der Typhusverbreitung zu. Immer wieder hört man von kleineren oder größeren Typhusepidemien, deren Entstehung auf eine bestimmte Milchwirtschaft oder Sammelmolkerei zurückgeführt wird. In manchen Fällen mag die Verdünnung mit infiziertem Wasser anzuschuldigen sein, meist ist ein verheimlichter Typhusfall unter dem Personal der Milchwirtschaft oder ein unbekannter Bazillenträger die Ursache. Die Butter kann in ähnlicher Weise zur Überträgerin der Krankheit werden; auch ungekochtes Gemüse, z. B. Salat, ferner rohes Obst, das mit infiziertem Wasser gewaschen oder von Bazillenträgern verunreinigt wurde, kann leicht die Krankheit verbreiten. Austern und Miesmuscheln, die aus keimhaltigem Wasser stammen, werden ebenfalls nicht selten zu Überträgern des Typhus. Durch Vermittlung von Bazillenträgern können die verschiedensten ungekochten Nahrungsmittel den Typhus übertragen und sogar Massenerkrankungen auslösen.

Sehr lehrreich ist in dieser Beziehung die 1913 in Hanau beobachtete, auf ein Bataillon der dortigen Garnison beschränkt gebliebene Epidemie. Im Laufe einiger Wochen erkrankten nicht weniger als 228 Mann, von denen 18 starben. Der Umstand, daß ausschließlich Mannschaften, dagegen kein Offizier, kein Unteroffizier, kein Einjährig-Freiwilliger erkrankt war, wies mit aller Bestimmtheit auf die Mannschaftsküche als Quelle der Epidemie hin, und die angestellten Erhebungen ließen in der Tat keinen Zweifel darüber, daß ein an einem bestimmten Tage von den Mannschaften genossener Kartoffelsalat die Infektion vermittelt hatte. Bei der Zubereitung der gekochten Kartoffeln — erfahrungsgemäß einem vortrefflichen Nährboden für Typhusbazillen — war eine Frau beschäftigt gewesen, die 12 Jahre vorher den Typhus überstanden hatte. In den Ausscheidungen dieser gesunden Frau wurden Typhusbazillen gefunden.

Die Luft, der Pettenkofer und seine Schüler noch eine große Rolle bei der Übertragung der Krankheit zuschoben, hat in Wirklichkeit so gut wie gar nichts damit zu tun. Es wäre die Möglichkeit denkbar, daß ein Typhuskranker im Speichel Bazillen beherbergt, und daß diese beim Sprechen und Husten versprüht werden und in den Mund eines Gesunden gelangen; aber das ist sicherlich eine nur äußerst selten vorkommende Art der Übertragung.

Disponierende Momente. Wie bei allen Infektionskrankheiten genügt das Eindringen der spezifischen Keime noch nicht ohne weiteres zur Auslösung der Krankheitserscheinungen. Es ist vielmehr noch eine besondere Disposition erforderlich, die den eingedrungenen Bazillen Gelegenheit gibt, ihre pathogenen Eigenschaften zu entfalten. Wir sahen bereits, daß es gesunde Menschen gibt (Typhusbazillenträger), in deren Körper (Gallenblase) sogar eine Vermehrung der Bazillen zustande kommt, ohne daß sie an Typhus erkranken. Welche Gründe die verschiedene Disposition zur Typhuserkrankung bedingen, ist im einzelnen noch nicht klar. Einen unverkennbaren Einfluß hat das Lebensalter. Der Typhus befällt mit Vorliebe jugendliche Personen im Alter von 15—35 Jahren; im höheren Alter sind Typhuserkrankungen selten. Der Kindertyphus ist häufiger, als man früher annahm. Es liegt das an der nicht selten leichteren Verlaufsform (vgl. S. 42), die früher zuweilen zu einer Verkennung des Leidens geführt haben mag, und an unserer heute verfeinerten bakteriologischen Diagnostik. Die Beteiligung der Geschlechter ist je nach den einzelnen Beobachtungsgebieten verschieden, doch lassen sich dafür meist in der Beschäftigungsart liegende Gründe finden. In Hamburg überwiegen nach Schottmüller die Männer in der Morbidität, weil Flößer, Schiffer und Seeleute auf der Elbe von den fremden Häfen der Infektion mehr ausgesetzt sind. Andererseits stellt das im Haushalt beschäftigte weibliche Geschlecht das Hauptkontingent der Typhuskranken.

Daß kräftige, sonst gesunde Personen häufiger an Typhus erkranken als Schwächliche und Kranke, erklärt sich zwanglos aus ganz ähnlichen Gründen, weil natürlich der kränkliche, zu Hause sitzende Mensch weit weniger Infektionsmöglichkeiten ausgesetzt ist als der kräftige Kämpfer im Lebenskampf.

Die Beobachtung, daß Magendarmstörungen und Erkältungen zur Erkrankung an Typhus disponieren, mag seinen Grund ganz allgemein in der herabgesetzten Widerstandsfähigkeit haben. Daß eine katarrhalisch erkrankte Darmschleimhaut dem Eindringen der Typhusbazillen in die Lymphbahnen weniger Widerstand leisten wird als eine gesunde, ist von vornherein plausibel.

Einen unzweifelhaften Einfluß haben die Jahreszeiten auf die Entwicklung von Typhusinfektionen. In den heißen Sommermonaten steigt stets die Erkrankungsziffer erheblich an, um etwa im September ihre höchsten Grade zu erreichen und im Winter abzuklingen. Namentlich auf dem Lande folgt dem Maximum und dem Minimum der Temperatur mit großer Regelmäßigkeit das Maximum und Minimum der Typhusfrequenz. Sehr schön wird das auf der folgenden Kurve illustriert, die Fornet bei der Typhusbekämpfung im Südwesten des Deutschen Reiches gewann (Abb. 2). Die höhere Temperatur gibt zweifellos den mit den Ausscheidungen der Typhuswirte in die Außenwelt abgegebenen Bazillen besonders günstige Gelegenheit, weiter übertragen werden zu können. Es wird von Interesse sein, ob der heiße Sommer des Jahres 1921

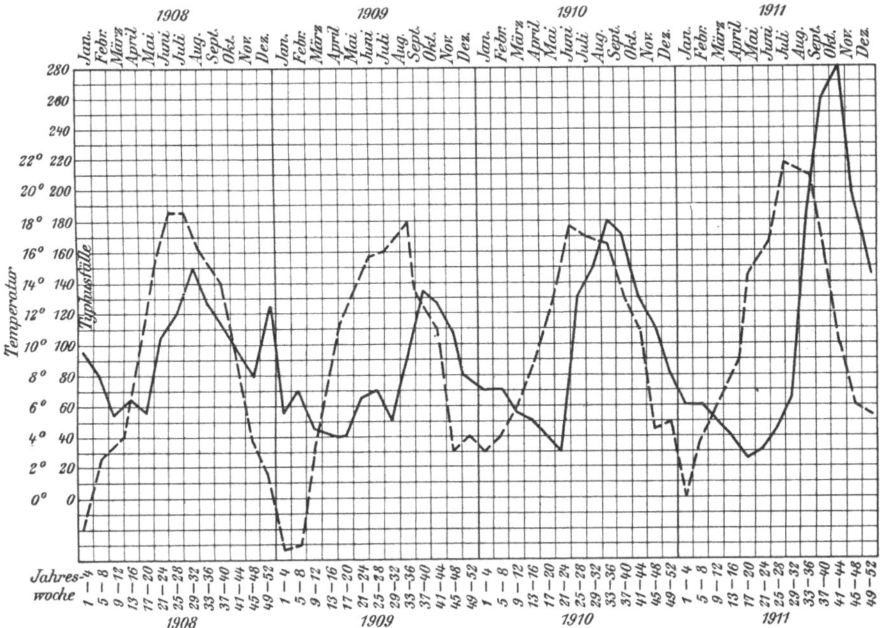

Abb. 2. Einfluß der Temperatur _ _ _ _ auf die Typhusfrequenz ———. Nach Fornet.

ebenfalls mit einer Steigerung der Typhusmorbidität verknüpft ist; größere Zahlen hierüber liegen zur Zeit noch nicht vor.

Im ganzen müssen wir sagen, daß durch das Fortschreiten der Hygiene, vor allem durch die Einführung guter Trinkwasserversorgung, der Typhus in zivilisierten Ländern einen beständigen Rückgang erfahren hat. Dafür sprechen z. B. folgende lehrreiche Zahlen: Die Typhussterblichkeit, auf 100 000 Einwohner berechnet, betrug

	1851—1860	1891—1910
in Berlin	96	5,9
in Wien	221	6

Auf 100 000 Lebende im Staate Hamburg kamen Gestorbene:

im Jahre	1911	1912	1913	1914	1915	1916	1917	1918
an Scharlach	14,8	11,9	13,0	10,7	12,4	7,1	3,0	6,5
„ Masern und Röteln . . .	12,1	9,5	13,0	9,6	12,3	15,4	4,3	7,9
„ Diphtherie und Krupp. .	69,8	43,1	39,0	33,8	52,7	48,6	35,0	49,0
„ Keuchhusten	13,9	18,0	13,0	11,3	18,9	9,4	10,9	15,4
„ Typhus	4,4	3,2	5,0	2,4	1,2	1,3	2,6	6,4

In Deutschland ist die Zahl der Erkrankungen an Typhus nach Kirchner in den Jahren 1875—1909 um 93⁰/₀ zurückgegangen. Vgl. auch den Rückgang der Typhussterblichkeit in Preußen Abb. 3. In den Kriegsjahren 1914—18 zeigte sich, wie leicht begreiflich, ein Ansteigen der Typhusmorbidität in verschiedenen Teilen Deutschlands, teils durch Einschleppung aus dem Kriegsgebiet, teils durch Typhuserkrankungen in Kriegsgefangenenlagern. Mit der fortschreitenden Erkenntnis von der großen Bedeutung der Bazillenträger für die Verbreitung des Typhus wird durch zielbewußte Prophylaxe noch weit mehr erreicht werden können, denn volkswirtschaftlich bringt der Typhus immer noch außerordentlich große Schädigungen hervor, wenn man bedenkt, daß in Deutschland z. B. im Jahre 1910 noch 2856 Personen an Typhus starben, was etwa einer Erkrankungsziffer von 30 000 Fällen entsprechen würde.

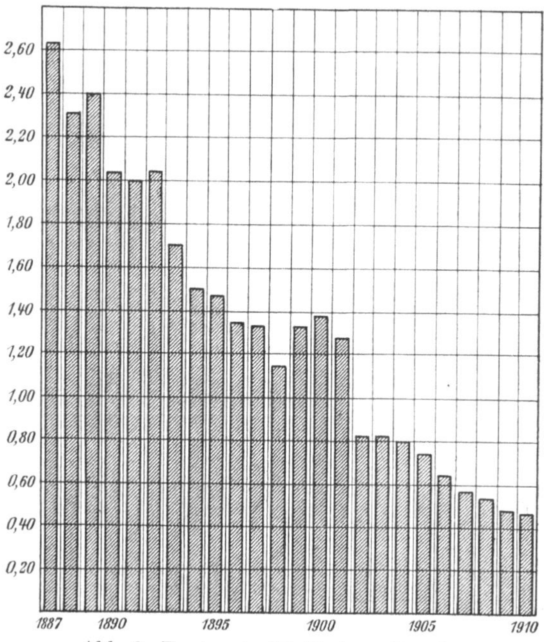

Abb. 3. Typhussterblichkeit in Preußen.
Typhustodesfälle auf 10 000 Einwohner.

Ätiologie. Der Typhusbazillus wurde im Jahre 1880 von Eberth entdeckt. Fast gleichzeitig fand ihn Robert Koch in den Organen von Typhusleichen. Gaffky gebührt das Verdienst, die Typhusbazillen zum ersten Male in Reinkultur gewonnen und ihre biologischen Eigenschaften im einzelnen genauer studiert zu haben; auch erbrachte er den Beweis für die Spezifität des Bazillus, indem er seine konstante Anwesenheit im Organismus der Typhuskranken und sein Fehlen bei anderen Krankheiten feststellte.

Der Typhusbazillus ist ein kurzes, plumpes, etwa 1—2 μ langes Stäbchen, das in Kulturen auch zu langen Fäden auswachsen kann. Er ist zum Unterschiede von dem morphologisch gleichen Bacterium coli, dem obligaten Darmbewohner, lebhaft beweglich und verdankt diese Eigenschaft einer kleinen Anzahl von Geißeln (10—12), die rings an dem Bakterienleib haften (vgl. Abb. 4). Er färbt sich mit allen Anilinfarben und entfärbt sich bei der Gramschen Methode. Da der Typhusbazillus von anderen Bakterien der Typhus-Koli-Gruppe morphologisch nicht unterschieden werden kann, so hat man vor allem gesucht, mit Hilfe seiner biologischen Eigenschaften die Differenzierung zu ermöglichen. Der Typhusbazillus gedeiht gut auf fast allen gebräuchlichen Nährböden. Auf der Agaroberfläche wächst er in grauen, durchsichtigen Kolonien, die etwas zarter sind, als das Bacterium coli. Ein wenig charakteristischer ist das Wachstum auf Gelatineplatten (bei 22⁰). Hier sind die Oberflächenkolonien weinblattähnliche Gebilde, grau, durchscheinend, mit einem bräunlicheren Zentrum und einem durchsichtigen, gezackten Rand, von dem aus blattrippenähnliche Stränge nach der Mitte ziehen. Das Bacterium coli bildet nicht zarte, sondern mehr bräunliche und üppigere Kolonien. Die Tiefenkolonien des Typhusbazillus sind wetzsteinförmig, grauweiß; Gelatine wird nicht verflüssigt.

Auf der Kartoffeloberfläche (bei Sorten mit milchsaurer Reaktion!) wächst der Typhusbazillus als unsichtbares Häutchen, während Koli einen grauen oder graubraunen dicken Belag bildet.

Wichtiger als die bisher genannten Eigenschaften sind zur Differenzierung von Bacterium coli und ähnlichen Bakterien folgende Prüfungen: Untersuchung auf Gasbildung: der Typhusbazillus bildet in traubenzuckerhaltigen Nährböden kein Gas, während Koli intensive Gasbildung verursacht. Man benutzt dazu Gärungskölbchen mit 2%iger Traubenzuckerbouillon oder Traubenzucker-agar.

Neutralrot-Traubenzuckeragar wird durch den Typhusbazillus in 24stündigem Wachstum gar nicht verändert, während Koli die Agarsäule durch Gasbildung zersprengt und Entfärbung und Fluoreszenz bewirkt.

Milch wird durch den Typhusbazillus nicht zum Gerinnen gebracht, während Koli vermöge seiner stärkeren Säurebildung schon nach 24—48 Stunden Koagulation bewirkt.

Auch die Petruschkische Lackmus-Molke ist ein guter Differenzierungs-nährboden zwischen Typhus und Koli. Der Typhusbazillus trübt die Nährflüssig-keit nicht und bringt nur eine geringe Verfärbung des violetten Tons in einen schwach roten Ton zustande, während Koli den Nährboden trübt und infolge intensiver Säurebildung stark rot färbt.

Indol wird vom Typhusbazillus in Bouillon oder Peptonlösungen auch nach mehrtägigem Wachstum nicht gebildet, während Bacterium coli stets Indol erzeugt.

Auf demselben Prinzip, die starke Säurebildung des Bact. coli gegenüber der schwächeren Säurebildung des Typhusbazillus zur Unterscheidung zu benutzen, beruhen die praktisch sehr viel verwendeten Nährböden nach Dri-galski-Conradi und Endo. Auf dem Drigalski-Conradi-Nährboden, einem Lackmus-Milchzuckeragar mit einem Zusatz von Kristallviolett, röten die Koli-Kolonien vermöge ihrer starken Säureproduktion in ihrer Umgebung den Nährboden, so daß sie rot er-scheinen, während die Typhuskolonien, die nebenbei zarter und kleiner sind,

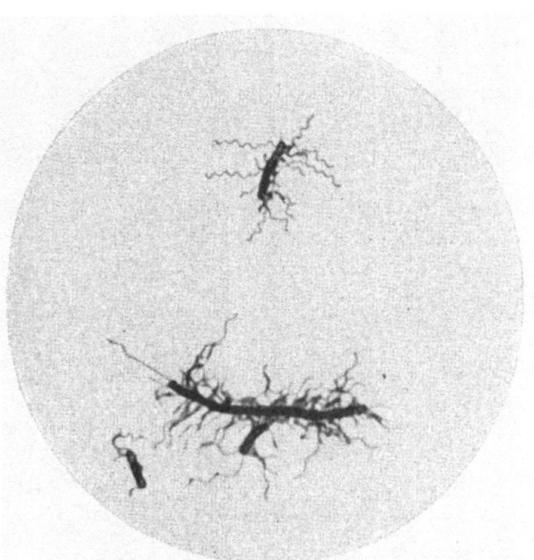

Abb. 4. Typhusbazillen mit Geißelfärbung (Photogr. von Zettnow).

die Farbe des Nährbodens unverändert lassen und daher blau erscheinen (vgl. Abb. 32). Für die Praxis ist vielleicht noch mehr zu empfehlen der Endosche Fuchsinagar, bei dem reduziertes Fuchsin als Säureindikator dient. Die Koli-kolonien sowie ihre nächste Umgebung färben dabei durch Säureproduktion den Nährboden leuchtendrot, während die Typhuskolonien weiß bleiben (vgl. Abb. 31). Der Nährboden hat den Vorzug, daß darauf weniger Fäzesbakterien wachsen, und daß die Typhuskolonien darauf auch bei künstlichem Lichte schnell erkannt werden, was beim Conradi-Drigalsko-Nährboden manchmal Schwierigkeiten macht.

Ein ebenfalls recht brauchbarer Nährboden, der den Zweck hat, besonders die Kolibazillen in ihrem Wachstum zu hemmen, während die Typhusbazillen un-beeinflußt bleiben, ist der Malachitgrünagar von Lentz-Tietz, der nament-lich zur Anreicherung spärlich vorhandener Typhusbazillen zu empfehlen ist.

Zur Unterscheidung der Typhusbazillen von Koli und einer Reihe typhusähn-licher Bakterien, namentlich auch von Ruhrbazillen, sind die Zuckernährböden von Barsikow sehr empfehlenswert (vgl. auch unter Ruhr). Auf Lackmus-Nutrose-Traubenzucker-Lösung ruft der Typhusbazillus Säurebildung und Koagulation hervor, während die Ruhrbazillen nur wenig Säurebildung und keine Gerinnung bewirken. Für Unterscheidung der Typhus- und Paratyphusbazillenformen ist der Mannit-Barsiekow-Nährboden völlig unbrauchbar (E. Lehmann, Zentral-blatt-Bakt. 79. 1917). Sehr gut bewährt hat sich für Züchtung von Typhus- und Ruhrbazillen aus dem Stuhl der Metachromgelb-Nährboden nach Gaßner

(Zentralbl. f. Bakteriol. **81**, S. 477, 1918), er hemmt das Wachstum aller gram-positiven Bakterien, während die gramnegativen sich ungestört entwickeln.

Lackmus-Nutrose-Milchzuckerlösung wird durch den Typhusbazillus nicht verändert, während Koli Gas bildet, die Lösung stark rötet und zur Gerinnung bringt.

Resistenz. Der Typhusbazillus vermag sich außerhalb des menschlichen Körpers nur dann längere Zeit zu halten, wenn er vor Licht und Austrocknung geschützt ist. Gegen Desinfektionsmittel ist er recht widerstandsfähig. 1%ige Sublimatlösung tötet ihn erst in einer halben Stunde. Kälte verträgt er gut.

Die Tierpathogenität ist sehr gering. Per os gelingt es nicht, Tiere zu infizieren; einen jungen Affen konnten indes Metschnikoff und Besredka per os mit Kot eines Typhuskranken infizieren; 8 Tage post inf. hört Fieber, Durchfall auf; der Widal wurde positiv, aus Blut ließen sich Typhusbazillen züchten. Im allgemeinen ist also der Typhus eine „reine Menschen-Krankheit". Durch Einspritzung von größeren Mengen von Typhusbazillen kann man die Versuchstiere unter den Erscheinungen von Herzschwäche töten, offenbar durch Vergiftung mit den beim Zerfall der Bazillen im Körper frei werdenden Endotoxinen. Eine Giftbildung, ähnlich den Diphtheriebazillen, besitzen die Typhuserreger nicht; sie vermögen keine Toxine zu sezernieren. Ihre Giftstoffe sind vielmehr in den Bakterienleibern enthalten, bei deren Zerfall sie erst frei werden.

Typhusbazillus und Antikörper im Serum. Im Serum eines menschlichen oder tierischen Organismus, der eine natürliche oder experimentelle Infektionskrankheit überstanden hat, können bekanntlich Stoffe in größeren Mengen nachgewiesen werden, die als Reaktion gegen den eingedrungenen Feind entstanden sind, und die wir ganz allgemein als Antikörper bezeichnen. Diese Antikörper sind streng spezifisch und können deshalb zu diagnostischen Zwecken benutzt werden. Es sind das schon im normalen Serum vorgebildete Stoffe, deren Produktion im Gefolge der Infektion eine enorme Steigerung erfährt. Auch der Typhusbazillus bildet im infizierten Organismus die verschiedensten Antikörper, von denen vor allem die Agglutinine eine größere Bedeutung erlangt haben. Durch die Anwesenheit dieser im Jahre 1896 von Gruber und Durham entdeckten Stoffe kommt das Agglutinationsphänomen, die Gruber-Widalsche Reaktion, zustande.

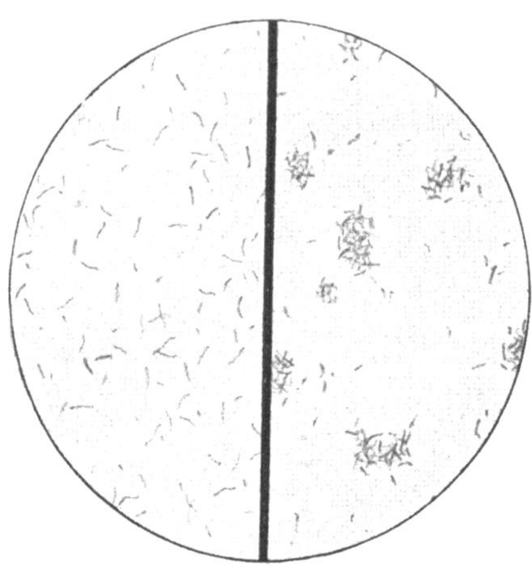

Abb. 5. Typhusbazillen im hängenden Tropfen, links nicht agglutiniert, rechts agglutiniert.

Nimmt man eine Aufschwemmung von Typhusbazillen und setzt spezifisches Typhusserum, also das Serum eines Typhusrekonvaleszenten oder eines gegen Typhusbazillen immunisierten Tieres in bestimmten Verdünnungen hinzu, so tritt eine Zusammenballung der Bakterien ein. Beobachtet man den Vorgang unter dem Mikroskop im hängenden Tropfen, so sieht man, wie die Bazillen ihre Beweglichkeit verlieren und sich zu kleinen Häufchen aneinander legen (Abb. 5). Makroskopisch im Reagenzglase sieht man in der vorher homogenen Bakterienaufschwemmung einen feinflockigen Niederschlag, der sich allmählich zu Boden setzt und die darüber stehende Flüssigkeit klar werden läßt. Der Vorgang beruht auf einer Bindung der Agglutinine an die Bakterien. Das kann man dadurch nachweisen, daß eine Serumverdünnung, die bereits einmal Bakterien zur Agglutination gebracht hat, nach Abzentrifugieren der agglutinierten Bakterien auf neu eingesäte Bazillen nicht mehr agglutinierend wirkt.

Eine Verklebung der Typhusbazillen zu kleinen Häufchen, eine Agglutination, kann schon durch normales Serum in Verdünnungen von 1 : 10 bis 1 : 50 bewirkt werden. Was aber die Normalsera von den Immunseris unterscheidet, ist die quantitative Differenz im Verhalten der Agglutinine. Immunsera, also z. B. Typhus-Rekonvaleszentenserum oder das Serum eines gegen Typhus immunisierten Tieres, agglutiniert die Typhusbazillen in viel stärkeren Verdünnungen als das Normalserum, also noch bei Serumverdünnungen von 1 : 100 bis 1 : 5000 und mehr.

Will man also feststellen, ob ein Serum mit seinem Agglutiningehalt die Grenze des Normalen überschreitet, so muß man stets verschiedene Verdünnungen des Serums untersuchen und den Agglutinationstiter feststellen, d. h. denjenigen Verdünnungsgrad, bei dem gerade noch eine Agglutination erfolgt. Der Vorgang der Agglutination ist spezifisch, d. h. das Serum eines Typhuskranken vermag nur Typhusbazillen, nicht aber Cholerabazillen zu agglutinieren. Eine Abtötung der Bazillen erfolgt durch die Agglutination nicht; auch die zusammengeballten Bakterien vermögen sich noch weiter zu vermehren, wenn man sie auf Agarplatten überträgt.

Die Entdeckung des Agglutinationsphänomens hat sich in zweierlei Richtung als diagnostisch wertvoll erwiesen:

1. zur Serodiagnose des Typhus aus dem Serum des Kranken (vgl. darüber auch S. 51);

2. zur Identifizierung eines verdächtigen Bakterienstammes als Typhusbazillen vermittels eines hochwertigen tierischen Immunserums (vgl. ebenda).

Die anderen nach der Infektion mit Typhusbazillen im Serum auftretenden Antikörper haben keine so große Bedeutung erlangt, wenigstens nicht für diagnostische Zwecke. So lassen sich die bakteriziden Stoffe des Serums in vitro nach dem Verfahren von Neißer und Wechsberg nachweisen. Die Methode ist jedoch für die Praxis zu kompliziert. Dasselbe gilt für die Präzipitine, die Opsonine, die komplementbindenden Stoffe und die bakteriolytischen Antikörper, die durch den bekannten Pfeifferschen Versuch nachgewiesen werden können. Dieser Versuch, der für das Zustandekommen der Immunität nach Typhus Interesse hat, sei hier kurz geschildert.

Infiziert man gleichzeitig ein normales und ein durch wiederholte Einspritzung von abgetöteten Typhusbazillen immunisiertes Meerschweinchen mit einer mehrfach tödlichen Dosis lebender Typhusbazillen intraperitoneal und entnimmt dann der Bauchhöhle der beiden Tiere in Abständen von einigen Minuten mittels Kapillarröhrchen kleine Proben des Peritonealexsudates, so sieht man unter dem Mikroskop im hängenden Tropfen folgende Erscheinung: In der Peritonealflüssigkeit des gesunden Tieres vermehren sich die Bazillen und büßen nichts an ihrer Beweglichkeit ein. Im Peritonealexsudat des Immuntieres dagegen verlieren die Bazillen zunächst ihre Beweglichkeit, quellen dann auf und verwandeln sich in Kügelchen, um schließlich gänzlich zu verschwinden. Nach kurzer Zeit sind sämtliche Typhusbazillen in der Bauchhöhle des Immuntieres der Auflösung verfallen und das Peritonealexsudat ist völlig steril, während man in der Bauchhöhle des nicht immunisierten im Kollaps zugrunde gehenden Tieres massenhaft lebende Typhusbazillen nachweisen kann. Dies ist der Vorgang der Bakteriolyse. Daß es sich hierbei nicht um eine Zellimmunität des vorbehandelten Tieres handelt, sondern um Stoffe, die im Serum des immunisierten Tieres kreisen, geht daraus hervor, daß man diese Stoffe, die Bakteriolysine, mit dem Serum auf andere Tiere übertragen kann. Spritzt man nämlich einem normalen Meerschweinchen lebende Typhusbazillen und gleichzeitig das Serum eines gegen Typhus immunisierten Kaninchens in die Bauchhöhle, während zur Kontrolle ein anderes Meerschweinchen lebende Typhusbazillen mit Normalserum erhält, so stirbt das Kontrolltier und das durch Immunserum geschützte Tier bleibt am Leben.

Immunität. Die eben besprochenen Erscheinungen der Bakteriolyse deuten darauf hin, daß durch das Überstehen einer Typhusinfektion Immunität erlangt wird. Diese Tatsache war durch epidemiologische Beobachtungen ja schon lange bekannt. Wer einmal Typhus überstanden hat, ist in der Regel vor einer Wiedererkrankung geschützt, und sollte trotzdem eine Wiedererkrankung einmal vorkommen, so sind es meist nur leichte Formen. Wie man sich das Zustandekommen dieser Immunität vorzustellen hat, ist noch nicht ganz sichergestellt. Jedenfalls ist der Vorgang nicht so zu denken, daß die genannten Antikörper, Bakteriolysine usw. dauernd im Serum erhalten bleiben und als Schutz dienen. Diese Antikörper verschwinden vielmehr allmählich wieder aus dem Serum, ohne daß deshalb die Immunität des Organismus nachläßt. Sie treten nur bei einer erneuten Infektion überraschend schnell in großer Menge wieder auf. Der Körper hat also gleichsam gelernt, auf die Infektion mit Typhus in beschleunigter Weise mit der Produktion von Antikörpern zu reagieren. Die erhöhte Bereitschaft zu der Produktion von Immunstoffen ist also das Wesentlichste der Typhusimmunität.

Pathogenese. Unsere Anschauungen über die Pathogenese des Typhus abdominalis haben sich in den letzten 15 Jahren erheblich geändert. Wir sehen das Wesentliche der Krankheit nicht mehr in einer Lokalerkrankung der Darmwand, sondern in einer spezifischen Erkrankung des Lymphgefäßsystems im Verdauungskanal, von wo aus eine Invasion der Typhusbazillen in den Blutstrom erfolgt.

Schottmüller verdanken wir die wichtige Tatsache, daß die Eberthschen Bazillen während des Fieberverlaufs vom ersten bis einige Tage vor der Entfieberung im Blute nachgewiesen werden können. Dieses Symptom, das dauernde Kreisen der Typhusbazillen im Blute, ist konstanter als alle anderen Typhussymptome, und die Schwere des Falles ist weniger abhängig von dem Grade der Geschwürsbildung im Darm als von der Schwere der Blutinfektion. Es gibt viele Fälle, bei denen autoptisch nur ein oder zwei kleine Geschwüre im Darm gefunden werden, und bei denen der Tod an der Schwere der Blutinfektion erfolgt ist, ja, es gibt sogar eine Reihe von Beobachtungen, bei denen Darmläsionen völlig fehlten, und die rein an ihrer Allgemeininfektion mit Typhusbazillen zugrunde gegangen sind. Typhus sine Typho nannte man früher solche Fälle, als man in der Darmveränderung noch das Charakteristische der Typhuserkrankung erblickte.

Die Typhusbazillen gelangen durch den Mund in den Verdauungskanal, passieren den Rachen, wo sie zum Teil an den Tonsillen haften bleiben, gehen dann größtenteils ungeschädigt durch den Magen in den Dünndarm. Sie werden von den Lymphgefäßen aufgenommen, in denen sie sich nun teils zentripetal, teils zentrifugal (Schottmüller) verbreiten. Dadurch werden Lymphstraßen im Mesenterium und Lymphfollikel in der Darmwand in großer Anzahl infiziert, und es kommt zu den unten geschilderten anatomischen Vorgängen. Auf zentripetalem Wege gelangen die Typhusbazillen in die Mesenterialdrüsen und schließlich in den Ductus thoracicus und in den Blutstrom. Durch den Kreislauf werden sie dann in die verschiedensten Organe getragen.

Die Ausscheidung der Typhusbazillen geht größtenteils auf dem Wege durch die Leber vor sich. Von der dritten Woche an werden sie von der Galle in großer Menge in den Darm ausgeschieden und gelangen mit den Fäzes wieder in die Außenwelt. Auch mit dem Urin, der nach Lésieur und Mahaud in 24 % der Fälle Typhusbazillen enthält, können die Bazillen den Körper verlassen.

Daß die Lymphfollikel und die Peyerschen Plaques nicht einfach direkt durch die in den Darm gelangten Typhusbazillen infiziert werden, sondern erst indirekt auf dem Lymphwege, dafür sprechen vor allem die Verhältnisse beim Rezidiv, wo gleichzeitig an verschiedenen Stellen des Darms plötzlich ein neuer spezifisch typhöser Prozeß einsetzt. Man kann das autoptisch an der gleichen Entwicklungsstufe der Geschwüre und an dem Fehlen von Übergängen beweisen. Dieses gleichzeitige Erkranken kann nur durch das Aufflackern des Prozesses im ganzen Lymphgefäßgebiet des Abdomens bedingt sein (Schottmüller).

Die genauere Entstehungsweise der Roseolen, die als Entzündungsherde infolge der Anwesenheit der Typhusbazillen in den Lymphräumen der Haut aufzufassen sind, ist nach Schottmüller so zu erklären, daß auf retrogradem Wege von dem mesenterialen Lymphgefäßsystem her die Bazillen in die Lymphräume der Bauchhaut gelangen. Dagegen würde nicht die Tatsache sprechen, daß gar nicht selten auch am Oberschenkel und am Rücken, sowie in anderen Lymphgefäßgebieten des Körpers Roseolen getroffen werden können. Daß sie auch dahin auf dem Lymphwege durch retrograden Transport gelangen, erscheint möglich.

Pathologische Anatomie. Die wichtigsten anatomischen Veränderungen beim Typhus abdominalis finden sich in den lymphatischen Apparaten des Darmes. Das erste Stadium der Erkrankung präsentiert sich als eine Schwellung der Peyerschen Plaques und der Solitärfollikel, die man als markige Schwellung bezeichnet, und die auf einer zelligen Wucherung der follikulären Elemente beruht. Man findet sie in Fällen, die infolge der Schwere der Infektion bereits in der ersten Woche zugrunde gehen. Die Zahl der betroffenen Follikel sowie der solitären wie der agminierten ist sehr verschieden und steht in gar keinem Verhältnis zu der Schwere der Erkrankung. Wir sahen Fälle mit 1—2 geschwollenen Peyerschen Plaques auf dem Sektionstisch. Die häufigste Lokalisation dieser Veränderungen ist das Ileum und zwar besonders die Gegend der Klappe (daher der Name Ileotyphus); auch der Anfangsteil des Kolon kann befallen sein. In seltenen Fällen ist das Kolon allein betroffen (Kolotyphus).

In der zweiten Krankheitswoche geht die Schwellung in Nekrose über. Es bilden sich auf der Höhe der geschwollenen Peyerschen Plaques

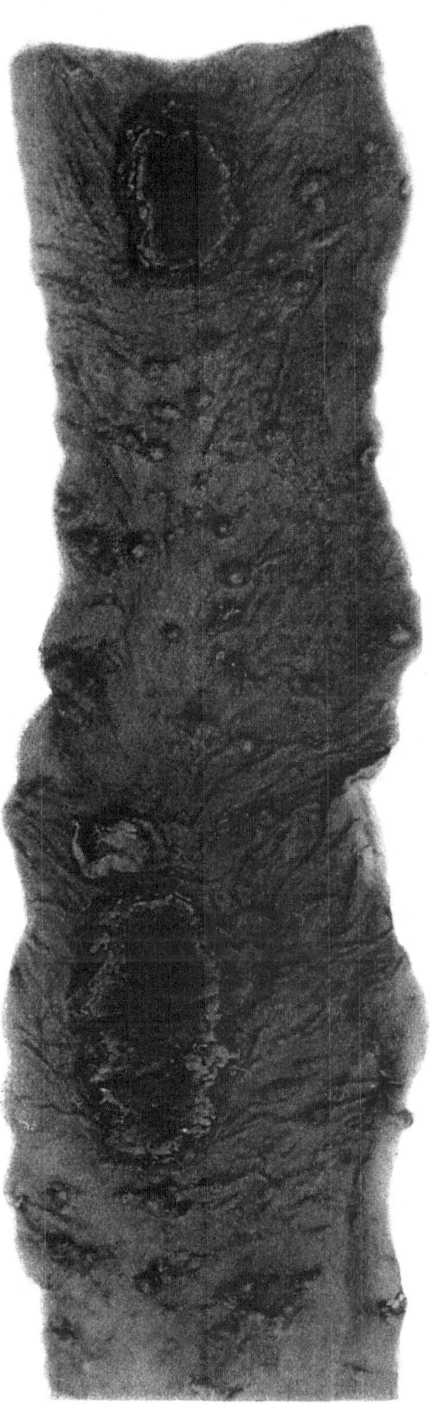

Abb. 6. Typhusdarm.

und in der Mitte der Solitärfollikel verschorfte Partien, die durch Gallen-farbstoff gelblich gefärbt sind (vgl. Abb. 6). In der dritten Woche stoßen sich dann die Schorfe ab, und es entstehen Geschwüre, die mehr oder weniger tief in die Darmwand hineinreichen. Die von der Nekrose verschont bleibenden Wandpartien umgeben dann als schmaler Wall die nekrotischen Geschwüre. All-mählich reinigen sich dann die Geschwüre, der Rand schwillt ab, und es bilden sich graue, schiefrige, fein pigmentierte, glatte Narben (vgl. Abb. 7).

Bei Rezidiven und Rekrudeszenzen wiederholt sich beim Wiederansteigen der Fieberkurve mit einem Schlage der ganze Krankheitsprozeß. Man sieht dann frische markige Schwellungen von Follikeln und Peyerschen Plaques neben älteren ge-schwürigen Veränderungen; mitunter sind sogar an demselben Follikel beide Prozesse nebeneinander zu finden.

Dringen die geschwürigen Veränderungen bis zur Serosa vor, so kann es durch einen Riß leicht zur Peritonitis kommen, bei der dann neben den Typhusbazillen die verschiedensten Darmbakterien eine Rolle spielen (vgl. auch S. 25). Eine seltenere Entstehung der Bauchfellentzündung ist die durch Perforation einer vereiterten oder nekrotisierten Mesenterialdrüse; dabei sind in der Regel ausschließlich Typhusbazillen im peritonealen Exsudat zu finden. Werden bei der Abstoßung der Geschwürsschorfe Gefäße arodiert, so kommt es zu mehr oder weniger ausgedehnten Blutungen in den Darm (vgl. auch S. 25).

Für den Kindertyphus ist charak-teristisch, daß Follikelschwellung und Ge-schwürsbildung nur sehr wenig ausge-sprochen sind; damit hängt auch die Seltenheit von Perforationen bei typhösen Kindern zusammen. In einem kleinen Teil der Fälle, und zwar gerade bei Kindern, kommt es überhaupt nicht zu den ge-schilderten spezifischen Veränderungen am Lymphapparat der Darmwand. Hier erfolgt die Entwicklung der Typhusbazillen ledig-lich im mesenterialen Teil des Lymph-gefäßsystems, von wo aus sie in dauerndem

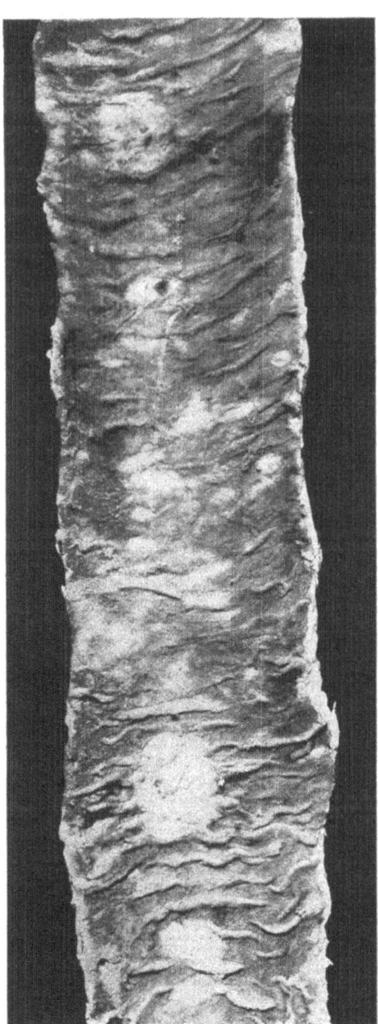

Abb. 7. Typhus abdominalis. Die hellen Partien stellen vernarbte Geschwüre dar ($^1/_2$ natürl. Größe). (Aus Jores, Anat. Grundlagen wichtiger Krankh.)

Strom in die Blutbahn gelangen. Durch direkte Blutinfektion kommt eine solche Typhussepsis mitunter bei Neugeborenen typhuskranker Mütter zustande, wobei die Typhusbazillen durch den mütterlichen Kreislauf auf das Kind übertragen werden und den ganzen fötalen Körper förmlich überschwemmen (Gaethgens, Pappenheimer).

Die Mesenterialdrüsen sind zur Zeit der markigen Schwellung ver-

größert und auf dem Durchschnitt weißgrau, oft hyperämisch. Namentlich
im Gebiete der befallenen Darmteile, aber auch in Bezirken, wo keine Darmveränderungen zu sehen sind, finden sich geschwollene, vergrößerte Mesenterialdrüsen. In späteren Stadien geht die Schwellung etwas zurück. Mitunter
kommt es zur nekrotischen Einschmelzung der Drüsen und Durchbruch der
Kapseln. Auch Drüsen des Magens und der Leberpforte sind häufig mitbeteiligt;
ebenso können aber auch andere Drüsen, Bronchial-, Hals- und Nackendrüsen
gelegentlich anschwellen.

Die Milz ist beim Typhus geschwollen, weich und dunkelrot infolge von
Hyperämie und Hyperplasie des Gewebes.

In der Leber, oft auch in der Milz und in der Darmserosa, finden sich kleine,
grauweiße Knötchen, die mikroskopisch eine Anhäufung lymphoider Zellen darstellen. Es sind das die von Wagner entdeckten Lymphome, die übrigens auch
bei anderen Infektionskrankheiten gelegentlich vorkommen. Außerdem sind in

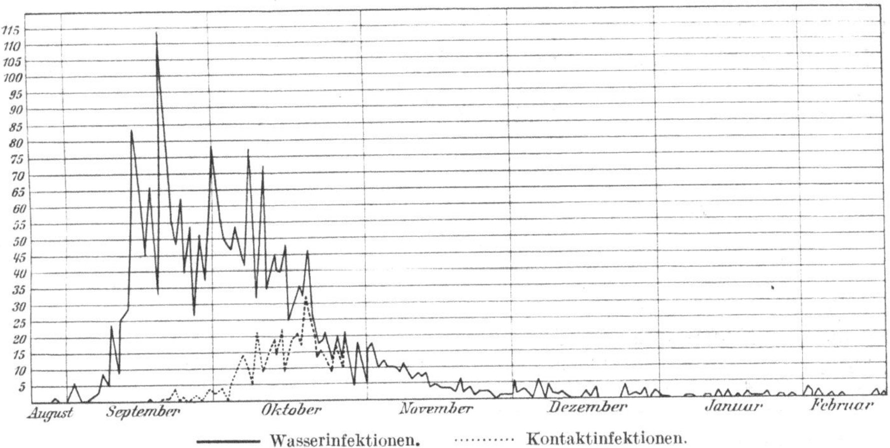

Abb. 8. Typhusepidemie in Gelsenkirchen.

der Leber kleine herdförmige Nekrosen häufig anzutreffen. Über die Veränderungen der Gallenblase vgl. S. 27.

Am Herzmuskel finden sich in schweren Fällen parenchymatöse Veränderungen
und interstitielle Herde, wie auch bei anderen Infektionskrankheiten. Die großen
Venenstämme, namentlich der Beine, neigen zu Thrombophlebitis.

Über Lungen- und Kehlkopfveränderungen vgl. S. 31.

An den Muskeln, und zwar besonders im Rectus abdominis und in den Adduktoren des Oberschenkels, auch wohl an den Muskeln des Oberarmes, finden
sich zuweilen Degenerationsprozesse, die zu Blutungen, Zerreißungen und lähmungsartigen Zuständen führen können. Es handelt sich meist um die von Zenker
beschriebene, wachsartige Degeneration, wobei die Muskeln ein weißliches,
wachsartiges, glänzendes Aussehen gewinnen. Auch albuminoide Körnelung und
fettige Entartung kann in solchen Herden Platz greifen.

Sonstige Organveränderungen werden, um Wiederholungen zu vermeiden, im
klinischen Teile berücksichtigt.

Krankheitsbild (der nicht Schutzgeimpften). Die Inkubationszeit beträgt
im Durchschnitt 2 Wochen, kann aber auch kürzer oder länger sein. Die Verschiedenheit erklärt sich aus den verschiedenen Entwicklungsbedingungen,
die den Krankheitserregern im infizierten Organismus geboten werden. Manchmal mögen die Keime erst eine Zeitlang im Magendarmkanal vegetieren, um
erst beim Eintritt günstiger Entwicklungsverhältnisse die Gewebe anzugreifen.

Allgemeiner Verlauf. In den letzten Tagen vor Beginn des Fiebers wird meist über Kopfschmerzen, Mattigkeit, Gliederschmerzen und Unlust zur Arbeit geklagt, Schlaf und Appetit sind gestört; auch Magenschmerzen habe ich wiederholt beobachtet. Gelegentlich kann Laryngitis und leichte Bronchitis mit subfebrilen Temperaturen dem eigentlichen treppenförmigen Fieberanstieg vorangehen. Auch Angina mit Halsschmerzen, Schwellung und Rötung der Pharynxschleimhaut und eintägigem Fieber beobachtete Jochmann in einem Falle unmittelbar vor dem Fieberanstieg (Abb. 9). Von manchen wird die „Typhusangina" als häufiges Symptom angegeben (siehe S. 28).

Der Übergang der Prodromalerscheinungen in die eigentliche Krankheit vollzieht sich in der Regel so allmählich, daß es nur selten möglich ist, den ersten Fiebertag genau zu bestimmen. Nur bei Kranken, die durch Zufall schon vor Beginn der Fieberperiode in klinischer Beobachtung sind und täglich gemessen werden, ist das möglich. Folgende Beobachtung (Abb. 10) zeigt, wie das Fieber in solchen Fällen ganz allmählich treppenförmig ansteigt, indem die Temperatur jeden Abend etwa 1º höher geht als am Vorabend, während die Morgentemperaturen stets etwas niedriger sind, aber doch täglich eine ganz

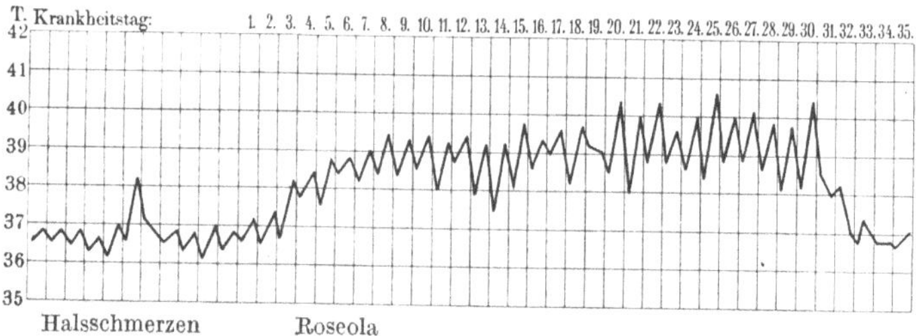

Abb. 9. Anna K., 18 Jahre. Typhus abdominalis, Beginn in der Klinik beobachtet. 6 Tage vor dem staffelförmigen Anstieg Halsschmerzen, vorübergehende Temperaturerhöhung und Rötung des Pharynx und der Tonsillen. Am 3. Tage des Anstieges heftiges Nasenbluten, am 8. Tage Roseola, am 10. Tage Typhusbazillen im Blut nachgewiesen.

entsprechende Steigerung erfahren. Eine brüske Temperatursteigerung mit Schüttelfrost ist außerordentlich selten (Abb. 11). Einen derartigen akuten Beginn beobachtet man im Gegensatz zum Typhus abdominalis häufiger beim Paratyphus abdominalis (s. d.). Mit dem Auftreten des Fiebers wird über Frösteln und Hitze geklagt. Es stellt sich ein stärkeres Krankheitsgefühl ein, das den Kranken veranlaßt, sich ins Bett zu legen. Sehr häufig aber wird versucht, gegen die Krankheit anzugehen und so laufen viele Typhuskranke noch mehrere Tage mit Fieber herum, bis die allmählich steigende Fieberhöhe und die zunehmende Mattigkeit sie aufs Lager wirft. Das Fieber gelangt bei seinem treppenförmigen Anstieg nach etwa fünf Tagen auf die Höhe von 40—41º und hält sich nun in Form einer Kontinua mit geringen Tagesremissionen 1—2 Wochen, in schwersten Fällen noch länger, dann tritt langsam die Entfieberung ein. Diese kann verschiedene Form annehmen. Die Temperatur kann im Laufe von etwa einer Woche einfach lytisch absinken, so daß die Kurve die Form einer sanft abfallenden Treppe zeigt (Abb. 9), oder aber in Form der amphibolen Staffel. Dabei sind die auffallend tiefen Morgenremissionen charakteristisch. Während die Abendtemperaturen treppenförmig absteigen, pflegt die Morgentemperatur schon gleich bei Beginn der Entfieberungsperiode bis zur Norm hinabzugehen. Man nennt diese Periode deshalb auch das Stadium der steilen Kurven (vgl. Abb. 10). Eine andere Variation der Entfieberung in steilen Kurven ist die, daß als Einleitung der Entfieberungsperiode Morgenremissionen auftreten, die von Tag zu Tag treppenförmig tiefer werden, während gleichzeitig die Abendtemperatur zunächst noch kontinuierlich hoch bleibt, um dann ebenfalls lytisch abzufallen. Auch beim Auftreten eines

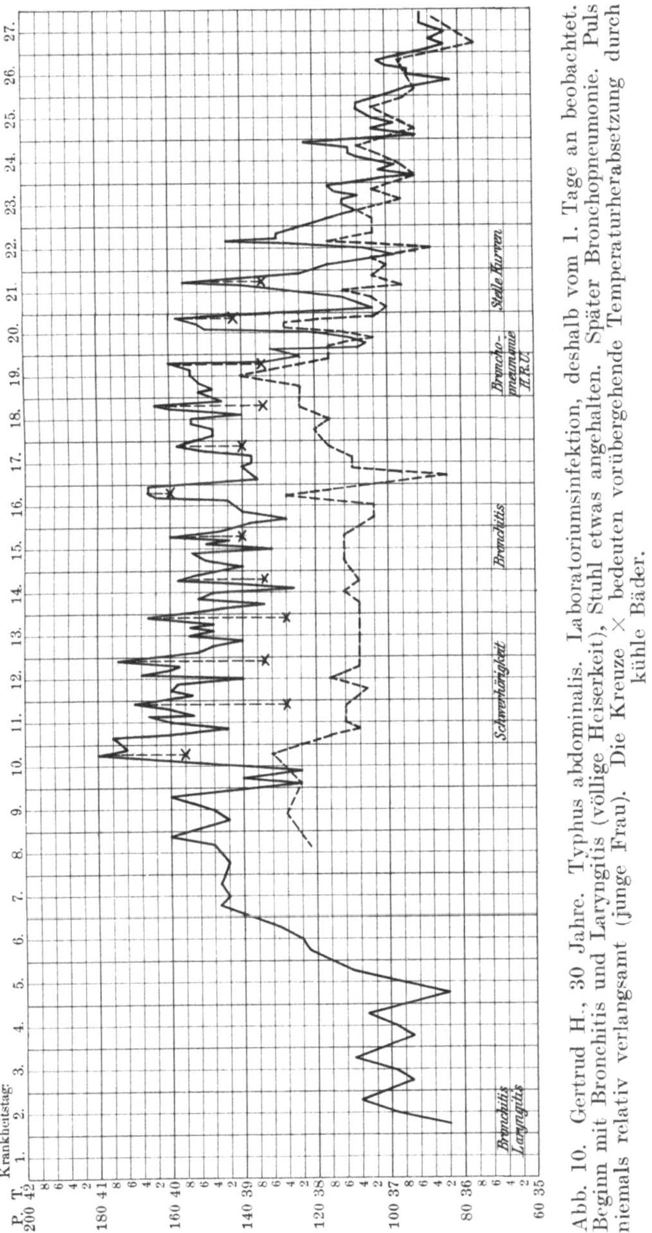

Abb. 10. Gertrud H., 30 Jahre. Typhus abdominalis. Laboratoriumsinfektion, deshalb vom 1. Tage an beobachtet. Beginn mit Bronchitis und Laryngitis (völlige Heiserkeit), Stuhl etwas angehalten. Später Bronchopneumonie. Puls niemals relativ verlangsamt (junge Frau). Die Kreuze × bedeuten vorübergehende Temperaturherabsetzung durch kühle Bäder.

amphibolen Stadiums pflegt die Entfieberung nach 1—1¹/₂ Woche vollendet zu sein. Dann kommen meist ein paar Tage mit subnormaler Temperatur (vgl. Abb. 13) und endlich ist die Norm wieder erreicht. Über Abweichungen von diesem regulären Verlauf wird bei Besprechung der Einzelheiten noch zu reden sein.

Man bezeichnet althergebrachterweise die verschiedenen Phasen der Entwicklung des Krankheitsverlaufes als Stadium incrementi (die Zeit des ansteigenden Fiebers und der Entwicklung der Krankheitserscheinungen), als Stadium akmes (die Höhe der Krankheit bei kontinuierlichem Fieber) und als Stadium decrementi (die Periode der Entfieberung und des Nachlassens der Krankheitserscheinungen).

Gebräuchlicher noch ist die Einteilung nach Wochen. Die erste Woche entspricht dem Stadium incrementi, die zweite und dritte Woche dem Stadium akmes und die vierte Woche dem Stadium decrementi. Mit dieser Einteilung nach Wochen stimmt im ganzen auch die Entwicklung der anatomischen Veränderungen überein: in der ersten Woche Schwellung der Solitärfollikel und Peyerschen Plaques, in der zweiten Woche Geschwürsbildung, in der dritten Woche Nekrosenbildung, in der vierten Woche Abheilung.

Stadium incrementi. Das Krankheitsbild der ersten Typhuswoche wird beherrscht von den Zeichen der fieberhaften Erkrankung und unterscheidet sich von Fiebern anderer Herkunft nur durch die relative Pulsverlangsamung (im Vergleich zur Temperatur wenig beschleunigter Puls) und durch die Hypoleukozytose (Leukopenie), die von der Mitte der ersten Woche an aufzutreten pflegt. Die Beschwerden, die schon in der letzten Zeit des Inkubationsstadiums sich fühlbar machten, nehmen an Intensität zu, das Krankheitsgefühl steigert sich, die Mattigkeit wird täglich größer, so daß die Kranken bettlägerig werden.

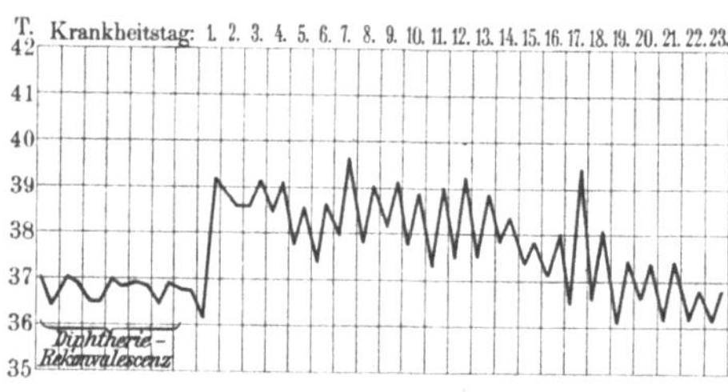

Abb. 11. Otto B., 28 Jahre. Typhus abdominalis. Hausinfektion. Akuter Beginn mit steilem Temperaturanstieg. Geheilt. (Die Krankheitstage zählen erst von dem Fieberanstieg an.)

Im Vordergrund der Klagen steht meist ein heftiger Kopfschmerz, der bald in die Stirn, bald in den Nacken verlegt wird, Frösteln abwechselnd mit Hitzegefühl stellt sich bei steigendem Fieber ein. Der Appetit liegt völlig darnieder; statt dessen macht sich ein heftiger Durst bemerkbar. Der Schlaf ist unruhig; allmählich zeigt sich eine zunehmende Apathie des Kranken, ja, das Bewußtsein kann gegen Ende der ersten Woche in schweren Fällen schon eine starke Trübung erfahren. Die Haut ist trocken und heiß und zeigt keine Neigung zum Schwitzen. Die Zunge ist belegt und trocken, an den Rändern und an der Spitze gerötet. Die Tonsillen sind häufig geschwollen und gerötet. Auffällig ist die Neigung zum Nasenbluten. Der Leib ist meist nicht aufgetrieben und zeigt in der Regel keine Druckempfindlichkeit. In Ausnahmefällen ist die Ileocökalgegend auf Druck etwas schmerzhaft. Das Ileocökalgurren, auf das früher diagnostischer Wert gelegt wurde, hat keine besondere Bedeutung. Manchmal hört man Klagen über Magenschmerzen. Der Stuhl ist in der Regel angehalten; Durchfall ist eine Seltenheit in der ersten Krankheitswoche. Die Milz wird meist schon in den ersten Tagen vergrößert und läßt sich durch Palpation nachweisen. Das Herz bietet keine Veränderungen. Der Puls zeigt, wie oben angedeutet, schon jetzt die dem Typhus eigentümliche relative Verlangsamung, so daß trotz Fieberhöhe bis 40° nur etwa 90 Schläge zu zählen sind (Abb. 12).

Auf der Lunge sind häufig trockene bronchitische Geräusche nachzuweisen; der Kranke hustet etwas.

Stadium akmes. Gegen Ende der ersten und im Beginn der zweiten Woche erreicht die Krankheit ihren Höhepunkt. Das Fieber hält sich dauernd um etwa 40⁰. Das Sensorium ist stark in Mitleidenschaft gezogen, es herrscht der charakteristische Status typhosus, die Umneblung der Sinne, die der Krankheit den Namen gegeben hat. Am Tage liegt der Kranke apathisch mit gleichgültigem Gesichte da und zeigt nicht die geringste Teilnahme für seine Umgebung, verhält sich völlig passiv und muß selbst zur Nahrungsaufnahme angehalten werden. Das Gesicht ist meist leicht gerötet, oft etwas zyanotisch, aber nicht geschwollen, wie bei Fleckfieber. Der Typhuskranke hat einen charakteristischen Geruch. Nähert man sich ihm mit Fragen, so gibt er oft einsilbige Antworten, meist das stereotype: „mir gehts gut", oder wendet sich wohl auch verdrießlich ab. Er schläft viel oder träumt vor sich hin. Die Nacht

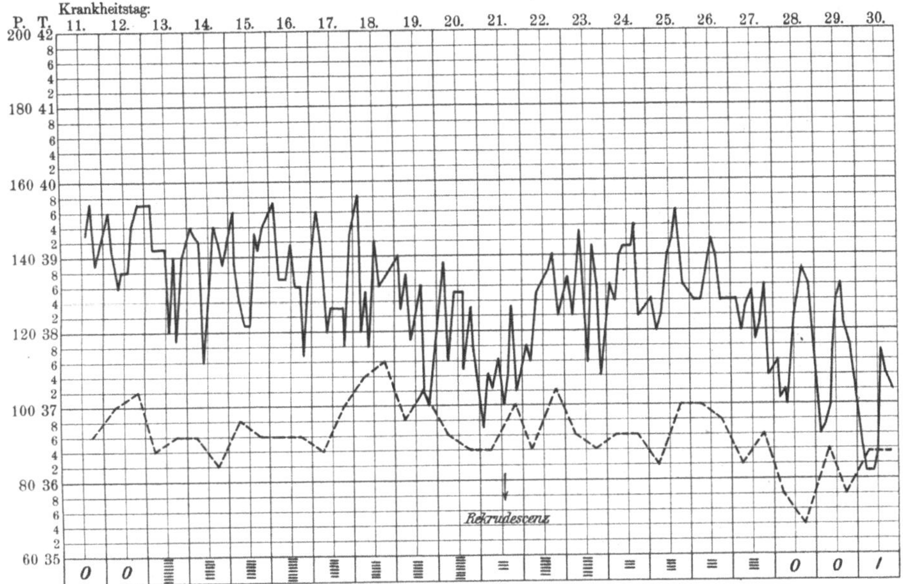

Abb. 12. Hans S., 23 Jahre. Typhus abdominalis. Laboratoriumsinfektion. Typische relative Pulsverlangsamung. Am 21. Tag Rekrudeszenz. Reichlich Durchfälle. (Die wagerechten Striche bedeuten die Anzahl der breiigen Stühle.)

ist gewöhnlich unruhiger und bringt häufig Delirien. Die Kranken murmeln im Traum allerlei wirres Zeug vor sich hin, werfen sich hin und her, springen wohl auch, von Angstgefühlen getrieben, aus dem Bett, doch kommt es im allgemeinen selten zu furibunden Delirien. In den schwersten Fällen liegen die Kranken tief soporös da und delirieren leise murmelnd vor sich hin, oder es herrscht völliges Koma. Urin und Fäzes gehen bei benommenen Patienten ins Bett. Neben den Störungen des Sensoriums treten auch noch andere charakteristische Erscheinungen auf. Der Leib wird aufgetrieben, oft sogar ist starker Meteorismus vorhanden. An Stelle der Verstopfung treten jetzt mitunter Durchfälle auf, die 3—4 mal am Tage erfolgen und die Farbe der Erbsenbrühe zeigen. Dazu ist nun freilich zu bemerken, daß nach neueren Erfahrungen viel häufiger selbst in diesem Stadium und während des ganzen Typhusverlaufs ein gebundener Stuhl vorherrscht und sogar häufig dauernd Verstopfung vorhanden ist. Trotz reichlicher Krankenbelegzahl ist es oft in den Fortbildungskursen nicht möglich, einen typischen Erbsenbreistuhl demonstrieren zu können!

Die Milz entwickelt sich allmählich zu einem großen weichen Tumor, doch ist die Vergrößerung wegen des Meteorismus oft schlecht festzustellen. Die Perkussion versagt dabei oft ganz und nur die Palpation führt zum Ziel.

Diagnostisch wichtiger noch sind die Roseolen, die in Form kleiner, runder, leicht erhabener blaßroter, bis linsengroßer Fleckchen meist in geringer Zahl (5—10—20) auf der Haut des Abdomens und der unteren Brust auftreten. Charakteristisch ist, daß sie auf Fingerdruck verschwinden im Gegensatz zu Akneeruptionen. Der einzelne Fleck verblaßt nach 4—5 Tagen, aber neue Fleckchen schießen noch während der ganzen Dauer des Fiebers nach. Nur in seltenen Fällen breiten sich die Roseolen auch auf die Haut des Stammes und der Extremitäten aus. Auch dann bleiben die distalen Teile der Extremitäten frei, so daß die Roseolaeruption etwa den von einem Badeanzug bedeckten Hautpartien entspricht. Über die Art ihrer Entstehung vgl. S. 36. Die Zunge ist trocken und namentlich bei schlechter Pflege fuliginös und mit braunen Borken bedeckt. Die Bronchitis auf den Lungen wird stärker; besonders über den Unterlappen sind giemende Geräusche und Rasseln zu hören. Der Puls ist meist dikrot und bleibt nach wie vor relativ verlangsamt; eine Ausnahme hierin machen jedoch Frauen und Kinder. Kommt es in den ungünstigen Fällen bei allzu starker Bakteriämie durch die Schwere der Infektion in diesem Stadium zum Versagen der Herzkraft, so wird der Puls klein und frequent und die Dikrotie verschwindet, die Extremitäten werden kühl und zyanotisch und unter ständig sinkendem Blutdruck erfolgt der Exitus.

Die dritte Woche ist hauptsächlich die Zeit der Komplikationen. Während die genannten Erscheinungen fortdauern, drohen dem Kranken die mannigfachsten Gefahren in Form von Pneumonien, Darmblutungen, Darmperforationen mit Peritonitis und viele andere Störungen, auf die wir noch zu sprechen kommen, Nephritis, Laryngitis, Dekubitus, septische Infektionen usw.

Stadium decrementi. Am Ende der dritten Woche oder in schwereren Fällen am Ende der vierten Woche beginnt das Fieber seinen Abstieg. Damit lassen allmählich auch die Krankheitserscheinungen nach, das Sensorium wird freier, der Schlaf wird ruhiger, doch bleiben die geistigen Funktionen noch schnell ermüdbar. Der Kranke neigt noch sehr zu stillem Vorsichhindämmern und zum Schlafen. Die Roseolen blassen ab und werden nicht mehr durch Nachschübe ersetzt. Die Zunge wird feuchter und reinigt sich von etwa vorhandenen Borken, die Milz schwillt allmählich ab, der Meteorismus verschwindet, etwa vorhandene Durchfälle kommen zum Stehen, entzündliche Erscheinungen der Bronchien und der Lunge weichen der Norm, der Urin nimmt an Menge zu und wird heller. Bei den tiefen Morgenremissionen kommt es jetzt oft zu Schweißausbrüchen, und auf der Haut, namentlich auf der Brust und am Bauch, erscheinen kleine wasserhelle Bläschen, die Miliaria crystallina.

Rekonvaleszenz. Mit dem Ende der vierten Woche ist das Fieber meist auf normalem Niveau angelangt, und der Kranke tritt in die Rekonvaleszenz ein. Jetzt erst, wo die Fieberröte fehlt, zeigt sich beim Anblick des Kranken, wie anämisch er geworden ist, wie der größte Teil des Fettpolsters geschwunden ist, und wie schlaff die Muskeln geworden sind. Der Appetit, der sich schon in den letzten Tagen des Stadium decrementi wieder regte, wird zum gewaltigen Hunger, der namentlich früher, wo die streng flüssige Diät erst 8—10 Tage nach der Entfieberung verlassen wurde, für den Kranken eine Quelle mancher Enttäuschung wurde. Jetzt, wo wir frühzeitiger zu ausreichender Ernährung übergehen, erleben wir schon in der ersten fieberfreien Woche oft erstaunliche Gewichtszunahmen. Während der Rekonvaleszenz pflegt die Haut sich in kleienförmigen Schuppen abzustoßen und bei vielen kommt es zu profusem Haarausfall, der sich aber später wieder völlig ersetzt. Der Kranke bleibt noch wochenlang sehr schwach und leicht ermüdbar, so daß es dringend geboten ist, ihn erst 3—4 Wochen nach der Entfieberung aufstehen zu lassen.

Einzelheiten und Komplikationen. Die Beobachtung des Fiebers beim Typhus ist von der allergrößten Wichtigkeit, weil der Kundige mehr

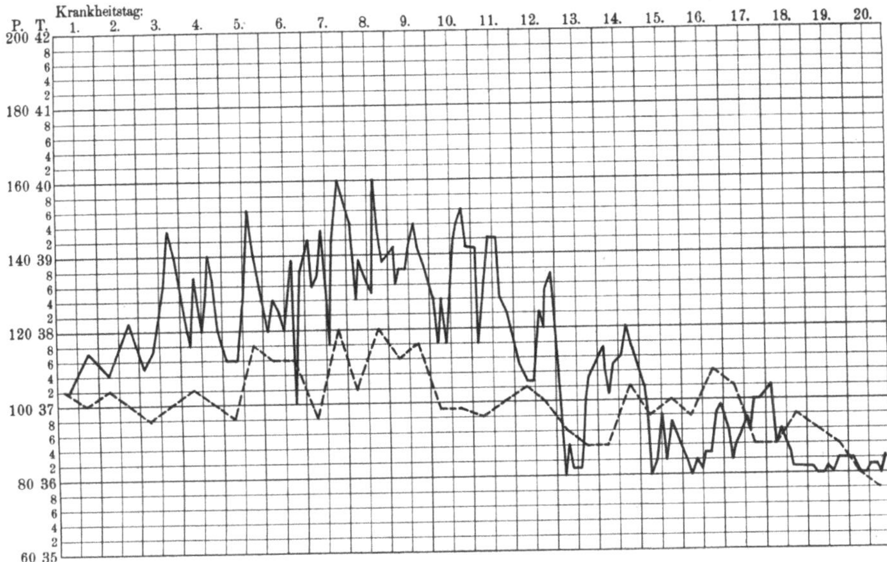

Abb. 13. Maria Z., 16 Jahre, Wärterin. Typhus abdom. Hausinfektion. Nach Erreichen der Höhe sofortiges lytisches Abklingen der Kurve.

noch als bei jeder anderen Infektionskrankheit über den jeweiligen Zustand des Kranken durch einen Blick auf die Fieberkurve unterrichtet wird. Es ist daher notwendig, nicht nur die typische Kurve, sondern auch ihre verschiedenen Abweichungen auf das genaueste zu kennen. Es gibt Fälle mit abnorm kurzem Fieberverlauf, bei denen eine eigentliche Kontinua überhaupt nicht zur Ausbildung kommt, da das Fieber nach einem staffelförmigen Anstieg sofort wieder lytisch abfällt (Abb. 13).

In anderen Fällen läßt das Bild der Fieberkurve noch weniger an Typhus denken, da sehr leicht verlaufende Kurven vorkommen, wo erst gleichzeitige Typhuserkrankungen in der Umgebung des Patienten den Verdacht an Typhus erwecken und nur die bakteriologische Blutuntersuchung die Erkennung ermöglicht (vgl. Abb. 14; siehe auch unter Typhus levis S. 41). Daß Typhus ohne jede Temperatursteigerung vorkommt, wie von manchen Autoren angegeben wird, möchte ich bezweifeln.

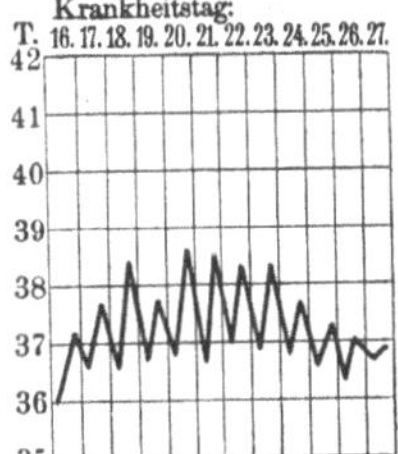

Abb. 14. Martha P., 22 Jahre. Typhus abdom. levis. Bis zur Aufnahme nicht bettlägerig. Im Blut Typhusbazillen. Widal 1 : 100 positiv. Roseolen.

Eine abnorme Verlängerung der Kontinua kann zuweilen allein durch die Schwere der Infektion ohne Komplikationen zustande kommen. Jochmann sah ein kontinuierliches Fieber bis zu vier Wochen, das dann erst von 8—12 tägigen steilen Kurven gefolgt war. In Jerusalem beobachtete ich bei Arabern und Europäern unkomplizierte Typhuserkrankungen, die sich durch ihren lang protrahierten Verlauf auszeichneten. Auch das amphibole Stadium kann mitunter teils mit, teils ohne Komplikationen eine Verlängerung erfahren und

2—3 Wochen dauern. In beistehendem Falle, der durch eine Pneumonie kompliziert war, dauerte das Stadium der steilen Kurven drei Wochen (Abb. 15).

Nachschübe (Rekrudeszenzen) und Rückfälle (Rezidive) können die Kurve über Wochen und Monate hinaus verlängern (vgl. Abb. 29). Genaueres über Rezidive und Rekrudeszenzen siehe S. 43.

An Stelle der Kontinua, die in regulären Fällen von Typhus so charakteristisch ist, tritt gar nicht selten für die ganze Dauer des Verlaufes ein remittierendes Fieber (vgl. Abb. 13) oder auch intermittierende Fieberbewegungen

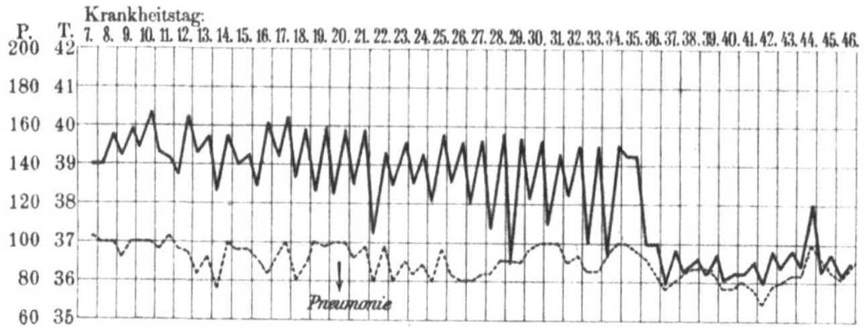

Abb. 15. Erich K., 23 Jahre. Typhus abdom. Lange Kontinua. Pneumonie im rechten Unterlappen. Geheilt.

auf. Solche Fälle haben häufig einen relativ gutartigen und kurzen Verlauf ($1^1/_2$—2 Wochen). Aber auch remittierendes wochenlang protrahiertes Fieber, das den Gedanken an Tuberkulose erwecken kann, wird zuweilen beobachtet, besonders bei alten Leuten (vgl. Abb. 28 S. 43). Eine Form mit längere Zeit intermittierendem Fieber zeigt Abb. 16 bei einem Fall, der schließlich an Pneumonie zugrunde ging.

Abweichungen vom regulären Fieberverlauf können namentlich um die dritte Woche herum durch die verschiedensten Komplikationen bedingt werden. Deshalb ist immer wieder zu raten, durch Anlegung einer genauen Fieberkurve eine Kontrolle für den Ablauf des Prozesses zu gewinnen. Eine hinzutretende Pneumonie ruft zuweilen noch eine Steigerung des schon vorhandenen hohen Fiebers hervor. In anderen Fällen spiegelt sich der Eintritt dieser Komplikation nicht in der Kurve. In Abb. 15

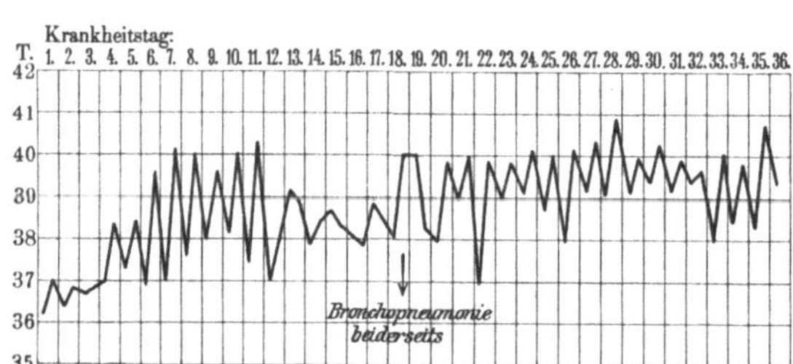

Abb. 16. Paul Sch., 31 Jahre. Typhus abdom. mit Neigung zu stark remittierendem Fieber. Tod an konfluierter Bronchopneumonie in beiden Unterlappen.

bedingte sie eine Verlängerung des amphibolen Stadiums; genaueres darüber vgl. S. 30. Ähnliches gilt von dem Einsetzen einer Otitis media. Fällt der Beginn jedoch bereits in eine Zeit niedrigen Fiebers, so erkennt man den Hinzutritt der neuen Komplikation an einem scharfen Temperaturanstiege (vgl. Abb. 17); auch Abszeßbildungen, z. B. Zahngeschwüre verursachen auffällige Temperatursteigerungen, oder, wie in Abb. 18, wo während einer Rekrudeszenz ein großer Abszeß am Oberschenkel sich entwickelte, der Typhusbazillen in Reinkultur enthielt.

Solche durch Komplikationen verursachten plötzlichen Temperaturanstiege sind oft von Schüttelfrösten begleitet, die ja sonst im ganzen selten beim

Typhus vorkommen. Schüttelfröste werden auch zuweilen beobachtet, wenn durch künstliche Mittel (Antipyrin, Aspirin u. dgl.) die Temperatur stark herabgedrückt war und nun wieder ansteigt.

Vorübergehende plötzliche Temperaturerniedrigung kommt außer um die Zeit der steilen Kurven vor allem bei starken Darmblutungen zur Beobachtung. Hier ist die mit Kollapserscheinungen plötzlich fallende Fieberkurve oft pathognomisch. Freilich kommen auch Fälle vor, wo keine Beeinflussung des Fiebers zu erkennen ist, ja sogar ein Ansteigen beobachtet wird. Ein

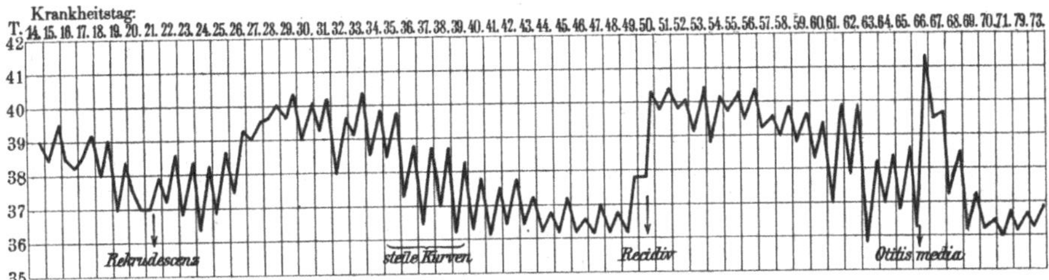

Abb. 17. Louise Schö., 26 Jahre. Typhus abdom. mit Rezidiv und Otitis media.

schlechtes Zeichen ist ein gleichzeitiges Ansteigen der Pulsfrequenz bei fallender Temperatur und die damit zustande kommende Kreuzung der Kurve, die auf bedrohliche Herzschwäche (Abb. 20) hindeutet. Auch ohne Blutungen können Kollapstemperaturen in Form tiefer Fiebersenkungen durch Herzschwäche zustande kommen; sie erfordern ein schnelles Eingreifen des Arztes. Die eingetretene Perforationsperitonitis kündigt sich außer durch Schmerzen und Bauchmuskelspannung (vgl. S. 25) oft durch Temperatursenkung, in anderen Fällen durch starke Fiebersteigerung an.

Im Stadium decrementi kommt es zuweilen vor, daß an Stelle der erwarteten definitiven Entfieberung noch wochenlang hingezogene, mäßige Fieberbewegungen zurückbleiben, wobei die Temperatur früh fast normal ist, abends aber immer wieder 38° erreicht. Man spricht in solchen Fällen von lenteszierendem Fieber. Zuweilen liegt die Ursache in nachweisbaren Komplikationen, z. B. Dekubitus oder damit zusammenhängenden Eiterungen (Abb. 25 S. 39), in anderen Fällen spielen periostitische und osteomyeliti-

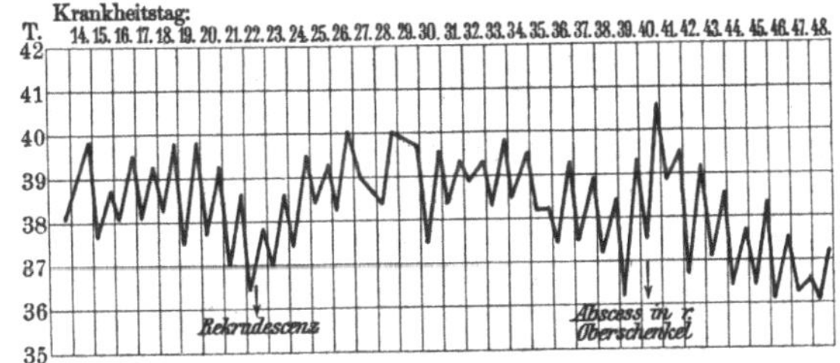

Abb. 18. Friedrich Elb., 24 Jahre. Typhus abdom. mit Rekrudeszenz am 22. Tage und typhusbazillenhaltigem Abszeß am rechten Oberschenkel. Geheilt.

sche Eiterungen eine Rolle; zuweilen aber kann man keinen Grund nachweisen und muß an erweichende Mesenterialdrüsen od. dgl. denken.

Manchmal kommt es nach Abklingen der Kurve noch zu häufigen ephemeren Fiebersteigerungen, die sich in unregelmäßigen Zeitabständen häufiger wiederholen; Abb. 26 zeigt z. B. eine solche Kurve. Ursache dieser Fieberspitzen ist oft eine erneute Einschwemmung von Typhusbazillen in den Blutstrom (Schottmüller); auch uns gelang es, auf der Höhe der Fieberzacke Typhusbazillen im Blute nachzuweisen. Zuweilen sind aber auch eitrige Komplikationen dafür verantwortlich zu machen oder auch Komplikationen der

Harnwege, namentlich pyelitische Prozesse pflegen sich durch solche Fieberzacken die oft mit Schüttelfrost verbunden sind, zu markieren (Abb. 19).

Das Alter des Kranken ist ebenfalls von Einfluß auf die Gestaltung der
Fieberkurve; wir besprechen diese Abweichungen beim Kindertyphus und beim
Typhus der alten Leute im Zusammenhange mit den besonderen Verlaufseigentümlichkeiten dieser Typhusform S. 42; ebenso das Fieberverhalten bei Rezidiven und Rekrudeszenzen.

Digestionsapparat. Wenn ein Unerfahrener aus der Bezeichnung
Typhus abdominalis den Schluß ziehen wollte, daß Erscheinungen seitens des
Magendarmkanals im Vordergrunde dieser Krankheit stehen müßten, so würde
er bei näherer Bekanntschaft mit dem Krankheitsbild sehr überrascht werden,
denn die Magendarmerscheinungen treten in den meisten Fällen völlig zurück
hinter den Symptomen der Blutinfektion. Meist herrscht in der ersten Woche
Verstopfung, auch in den Fällen, in denen nachher Diarrhöen auftreten. Es werden
dann täglich etwa 2—4 Stühle von hell-
gelber Farbe und dünnbreiiger Beschaffenheit, von der Farbe der Erbsensuppe, entleert. Stärkere Diarrhöen — 10 bis 12 am
Tage — sind selten. Sie bilden bei längerer
Dauer für den Kranken eine große Gefahr,
da die Kräfte dabei rapide abnehmen.

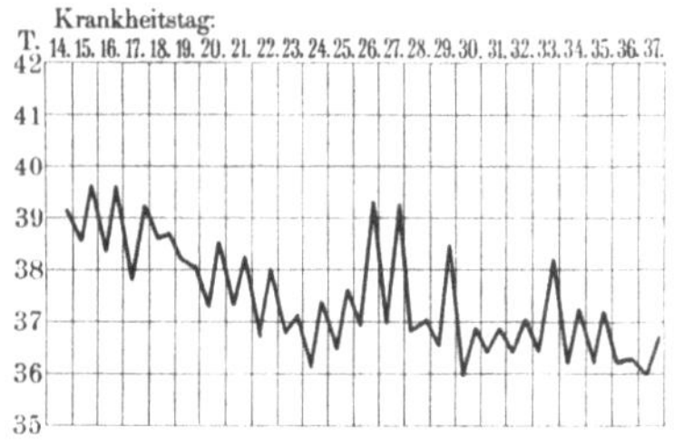

Abb. 19. Neubeck, 40 Jahre. Typhus
abdom. mit einzelnen Fieberzacken
in der Rekonvaleszenz.

Läßt man die dünnen, erbsenfarbenen
Stühle absetzen, so bilden sich zwei Schichten:
eine obere, trübe, lehmfarbene und eine
untere, aus gelben, krümeligen, fäkulenten
Massen bestehende Schicht. Mikroskopisch sind darin Speisereste, Detritus, Darmepithelien, weiße und rote Blutzellen, Tripelphosphate und reichlich Bakterien enthalten. Typhusbazillen finden sich darin meist erst vom Ende der zweiten Woche an.

In einer großen Zahl von Fällen besteht während des ganzen Verlaufes
der Krankheit Verstopfung, so daß erst durch Einläufe oder andere Mittel
Stuhl herbeigeführt werden muß. Mehrmals treten schon im Prodromalstadium
Durchfälle und in der Folgezeit abwechselnd Obstipation und Diarrhöen auf.

Keineswegs besteht ein Parallelismus zwischen der Schwere der Erscheinungen und der Zahl und Ausdehnung der Geschwüre.

So fand Jochmann bei einem 24jährigen Mann, der nach schwerem Krankheitsverlauf zugrunde ging und während des Lebens enorm viel Typhusbazillen
im Blute hatte, nur drei gut gereinigte Typhusgeschwüre im Ileum und bei einem
12jährigen Mädchen mit enormer Bakteriämie nur zwei kleine Geschwüre mit
zentraler Nekrose an der Ileocökalklappe.

Eine recht häufige Erscheinung ist der Meteorismus, der deshalb im
Rahmen der anderen klinischen Symptome eine gewisse diagnostische Bedeutung bei der Typhusdiagnose beanspruchen kann. Nimmt die Auftreibung
des Leibes höhere Grade an, so kann sie recht unbequem werden und sogar
zu Katastrophen führen. Jedenfalls ist die Prognose dadurch getrübt. Durch
Hochdrängung des Zwerchfelles sind Atem- und Herztätigkeit beengt, so daß
Kurzluftigkeit, Beklemmungsgefühl und Zyanose auftreten. Durch die enorme
Blähung des Darmes kommt es sogar in unglücklichen Fällen zur Einreißung
geschwürig veränderten Partien und dadurch zur Perforationsperitonitis. Die
Ursache des Meteorismus ist wohl in einer Darmlähmung durch toxische Ein-
flüsse zu suchen. Häufig bestehen nebenher Diarrhöen.

Die wichtigsten Erscheinungen, die im Gefolge der geschwürigen Veränderungen im Darm auftreten können, sind die Darmblutungen und die Per-

forationsperitonitis. Die **Darmblutung** kommt in der Regel dadurch zustande, daß beim Abstoßen der Geschwürsschorfe an den Peyerschen Plaques Gefäße arrodiert werden. Daher fallen die meisten Blutungen in die dritte Woche. Wenn in seltenen Fällen schon Ende der ersten Woche blutige Stühle entleert werden, so kann man dies durch kapillare Blutungen aus der entzündlich gelockerten Schleimhaut erklären. Das mit Kot gemengte Blut nimmt meist eine teerartige Farbe an; nur bei abundanten Blutungen und lebhafter Peristaltik ist noch die rote Färbung vorhanden. Die Menge ist sehr verschieden und kann von kaum sichtbaren Beimengungen bis zu einem Liter betragen. Eine reichliche Blutung führt stets zu akuter Anämie und Kollapserscheinungen. Die Temperatur fällt plötzlich um mehrere Grade ab, der Puls wird klein und frequent, die Atmung beschleunigt, große Blässe im Gesicht, wohl auch Auskühlung der Extremitäten macht sich bemerkbar; diese Erscheinungen verkünden den Eintritt der ominösen Komplikation oft schon, ehe ein blutiger Stuhlgang erfolgt ist. In manchen Fällen beobachtet man im Anschluß an eine schwere Blutung und die damit zusammenhängende Giftentlastung ein Klarerwerden des vorher getrübten Sensoriums. Bei sehr reichlichem Blutverlust kann der Tod im Kollaps eintreten. In anderen Fällen erholen sich die Kranken aber selbst bei schweren Blutungen noch.

In der Mehrzahl der Fälle bleibt es nicht bei einer einzigen Blutentleerung, sondern es folgen in den nächsten Tagen oder Wochen noch eine oder mehrere Blutungen nach. Die Häufigkeit der Darmblutungen beim Typhus ist sehr verschieden; **Liebermeister** spricht von 7,3%, **Strümpell** von 9,5% der Fälle, **Jochmann** fand 5%.

Schwerer als die Gefahr der Blutungen ist die der **Perforationsperitonitis**. Wenn der nekrotische Prozeß an einem der typhösen Geschwüre bis zur Serosa vorgedrungen ist, so bedarf es oft nur einer geringen Zerrung

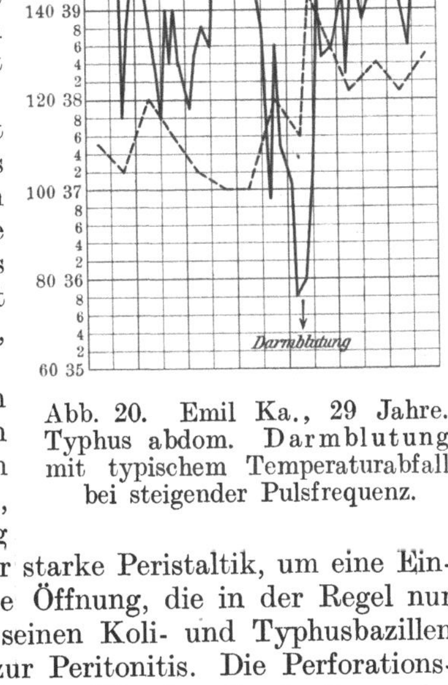

Abb. 20. Emil Ka., 29 Jahre. Typhus abdom. Darmblutung mit typischem Temperaturabfall bei steigender Pulsfrequenz.

durch meteoristische Blähung des Darms oder starke Peristaltik, um eine Einreißung des Darmes zu bewirken. Durch die Öffnung, die in der Regel nur klein ist, ergießt sich Darminhalt mitsamt seinen Koli- und Typhusbazillen und Kokken in die Bauchhöhle und führt zur Peritonitis. Die Perforationsöffnung findet sich entsprechend dem häufigsten Sitz der Geschwüre meist im unteren Ileum oder in der Gegend der Klappe, seltener im Dickdarm; auch der Wurmfortsatz kann Sitz der Perforation werden. Die Zeit, in der dieses ominöse Ereignis erfolgt, liegt entsprechend der Zeit der stärksten Ausbildung der Geschwüre um die dritte bis fünfte Woche, doch kann es bei lenteszierenden Geschwüren auch noch erheblich später eintreten. So sah **Curschmann** noch am 100. Tage eine Peritonitis. Männer werden häufiger davon betroffen als Frauen. Man kann rechnen, daß etwa 5—9% der Typhusopfer an einer Perforationsperitonitis sterben. Wenn sich nicht durch Verklebung in der Umgebung der Perforationsstelle ein natürlicher Schutz der Bauchhöhle bildet, kommt es zur allgemeinen Peritonitis. Klinisch kündigt sich der Eintritt der Perforation durch einen plötzlichen heftigen Schmerz an, der meist in der

Ileocökalgegend lokalisiert wird. Der Leib ist aufgetrieben und auf Druck sehr empfindlich.· Bei der Palpation kann man auf der Seite der Perforation Muskelspannung nachweisen. Kolikartige Schmerzen über den ganzen Leib treten auf. Der Patient wird blaß und zyanotisch und verfällt rasch. Der Puls wird klein, weich und frequent, die Nase wird spitz und kühl, die Wangen fallen ein, Todesangst spiegelt sich in den Gesichtszügen, das Fieber sinkt rapid (Kollapstemperatur) oder steigt akut zu höheren Graden.

Oft steigert sich der Meteorismus enorm, so daß die Leberdämpfung schwindet, und man sieht, wie die Darmschlingen sich deutlich auf der Oberfläche des Abdomens markieren. Erbrechen und Singultus bestehen weiter. Mitunter kann man auch in den abhängigen Partien durch Perkussion Exsudat nachweisen. Die Schmerzen nehmen im Laufe der weiteren Entwicklung an Intensität ab, namentlich die Druckempfindlichkeit schwindet oft ganz. Meist tritt in wenigen Tagen der Tod ein. Nur dort, wo die Peritonitis durch Verklebung und Abkapselung zuerst lokal bleibt und dann langsam weiterkriecht und verschiedene abgekapselte Abszesse verursacht, verläuft der Prozeß protrahierter und führt erst nach $1—1\frac{1}{2}$ Wochen unter fortschreitendem Kräfteverfall zum Tode. Zuweilen kommt es in solchen Fällen durch Abknickung des Darmes infolge von Adhäsion und abgekapselten Strängen zum Ileus. Gelingt es, schon in der nächsten Stunde nach der Perforation zur Operation zu schreiten und durch Ausschalten der perforierten Stelle die Weiterinfektion des Peritoneums zu verhindern, so feiert die Therapie mitunter noch Triumphe. In seltenen Fällen kann eine Peritonitis auch ohne eigentliche

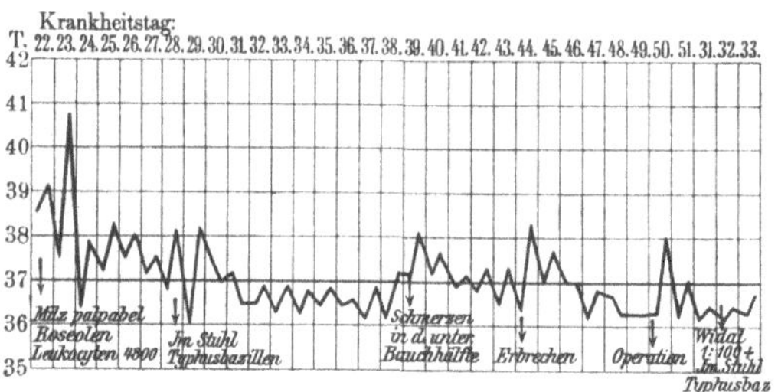

Abb. 21. Rud. St., 28 Jahre, Arbeiter. Typhus abdominalis mit Peritonitis circumscripta purulenta. Durch Operation geheilt. Bis zur Aufnahme hat Patient trotz dreiwöchentlichen Fiebers gearbeitet (Typhus ambulatorius). Vom 35. Krankheitstage an Schmerzen im Leib. Vom 45. Tage an palpabler Tumor in der rechten Unterbauchgegend. Per rectum Vorwölbung palpabel. Am 50. Tage Operation: Eröffnung eines großen abgekapselten peritonitischen Abszesses oberhalb des linken Poupartschen Bandes und eines zweiten großen Abszesses rechts im kleinen Becken. Keine Darmblutung.

Perforation allein dadurch zustande kommen, daß die Bakterien bei starker geschwüriger Veränderung durch die Serosa wandern und dort zunächst zu einer örtlichen Entzündung führen. Auf diese Weise kommt es mitunter zu einer reinen, allein durch Typhusbazillen verursachten Peritonitis typhosa, die prognostisch günstiger ist als die durch Kokken oder Eitererreger erzeugte und weniger stürmische Erscheinungen macht. In solchen Fällen mag gelegentlich eine spontane Heilung vorkommen, von der Liebermann u. a. berichten. Auch durch Perforation einer erweichten Mesenterialdrüse können die Typhusbazillen ins Peritoneum gelangen.

Wenn die Laune der Krankheit es will, so kann eine spezifische typhöse Veränderung sich auch im Wurmfortsatz lokalisieren. Die Diagnose dieser Komplikation ist nicht ganz leicht, da eine Druckempfindlichkeit des Mc. Burneyschen Punktes auch durch ausgebreitete Geschwürsbildung an der Klappe bedingt sein kann. Druckschmerzen und Bauchdeckenspannung fordern zur Operation auf. Noch dringender ist natürlich die Indikation zu operativen Eingriffen, wenn die Bildung eines eitrigen Exsudates durch Dämpfung oder durch Palpation vom Rektum her nachgewiesen werden kann und die Leuko-

zytenwerte steigen. Es ist dabei gleichgültig, ob das Exsudat durch die oben-
genannte spezifische Peritonitis typhosa entstanden ist oder durch Perforation
eines am Cökum gelegenen Geschwürs.

Milz. Ob die Milzvergrößerung, die sich schon wenige Tage nach Beginn
des Fiebers einzustellen pflegt, durch Dehnung der Kapsel zu Schmerzempfindungen Anlaß geben kann, mag dahingestellt sein. Häufiger ist jedenfalls
der Grund für den Milzschmerz eine Perisplenitis im Anschluß an Infarktbildung. Man kann dabei oft durch Auskultation ein Reibegeräusch ähnlich
wie bei Pleuritis nachweisen. Die Atmung ist infolge des Schmerzes oberflächlich.
Solche Infarkte, die auf embolischem Wege zustande kommen, können blander
Natur sein, können aber auch erweichen und vereitern, namentlich dann, wenn
sie auf der Basis einer Sekundärinfektion des Blutes mit Eiterkokken entstanden sind. Dann kommt es gelegentlich zu einem Durchbruch in die Bauchhöhle und auf diesem Wege zur Peritonitis. Bei starker Schwellung der Milz
kann es spontan zu Kapselrissen kommen mit heftiger Blutung in die Bauchhöhle. Ich sah dies bei einem 37jährigen Mann, der in der dritten Krankheitswoche moribund mit mäßig gespanntem Leibe, Roseolen, Erbsbrühstühlen
ins Krankenhaus aufgenommen wurde und unter plötzlichem Kollaps am gleichen
Tage verstarb. In der Bauchhöhle fanden sich $1\frac{1}{2}$ Liter Blut, die Milz war auf
das 3fache Volumen vergrößert.

Leber. Die bei Besprechung der anatomischen Veränderungen erwähnten
Lymphome usw. machen keine klinischen Erscheinungen. Ist es zu stärkerer
parenchymatöser Degeneration und zu Fettleber gekommen, so macht sich
das durch eine erhebliche Vergrößerung des Organs und leichte Druckempfindlichkeit und Ikterus bemerkbar. Leberabszesse können als Folge einer septischen
Pfortaderthrombose oder einer Eiterung in den Gallenwegen oder Vereiterung
einer Echinokokkusblase (z. B. in der Rekonvaleszenz durch Typhusbazillen,
eigene Beob.) auftreten. Ein stark intermittierendes Fieber mit Schüttelfrösten,
Schmerzen in der Lebergegend und Vergrößerung des Organs, eventuell Ikterus
können auf diese Komplikation aufmerksam machen. Gewöhnlich stellt sich
ein seröser sympathischer Pleuraerguß auf derselben Seite ein.

Galle. Daß die im Blute kreisenden Typhusbazillen regelmäßig in die
Galle ausgeschieden werden und bei manchen Personen sich in der Gallenblase
monate- und jahrelang halten, ist eine Tatsache, die namentlich für die Epi-
demiologie von größter Bedeutung ist. Klinisch macht die Anwesenheit der
Bazillen in der Galle in der Regel gar keine Beschwerden. Die Entwicklung einer
Cholezystitis oder Cholangitis ist auffallend selten. Es müssen schon gewisse
Hilfsmomente hinzukommen, damit sich die Symptome einer Cholezystitis
entwickeln. Zu solchen begünstigenden Momenten gehört die Anwesenheit
von Gallensteinen und vor allem die Gallenstauung, die durch Schnürleber,
Verwachsungen oder Verlegung des Gallenabflusses durch Schwellung der
Duodenalschleimhaut herbeigeführt werden kann. Die Symptome der Cholecystitis typhosa, die während des ganzen Verlaufes des Typhus, aber auch
noch viel später, bei Dauerausscheidern selbst jahrelang nachher auftreten
kann, bestehen in Ikterus mit Fieber und gelegentlich Schüttelfrösten, Erbrechen, Druckempfindlichkeit und Vergrößerung der Gallenblase, Schmerzen
im Epigastrium.

Daß die in der Gallenblase sitzenden Typhusbazillen bei Dauerausscheidern
zur Bildung von Gallensteinen Anlaß geben können, kann nur dann als wahrscheinlich gelten, wenn gewisse Hilfsmomente der oben beschriebenen Art, besonders
das Schnüren der Frauen, hinzukommen. Von chirurgischer Seite (Fornet) ist
darauf aufmerksam gemacht worden, daß schon wiederholt Fälle zur Beobachtung
kamen, wo sich nacheinander eine Cholecystitis typhosa, Cholelithiasis und Karzinom

an der Gallenblase ausgebildet haben. Übrigens sah ich einige Fälle, bei welchen offenbar eine primäre Cholecystitis typhosa vorlag, sie setzten akut mit Erscheinungen der Cholecystitis ein, Typhus war nicht vorangegangen, die Agglutination anfangs negativ bei positivem Blutbefund und keinerlei anderen Symptomen von Unterleibstyphus. Neugebauer (Dtsch. med. Wochenschr. 1921, S. 381) beobachtete einen Fall von anscheinend primärer Cholangitis typhosa. Im ganzen aber ist die Cholecystitis typhosa sehr selten, Jolowicz (Diss. Leipzig) fand sie unter 2000 Typhusfällen nur dreimal. Vielleicht gibt es auch Ty-Bazillenstämme mit besonderer Neigung zu Cholecystitis-Erzeugung, analog dem von E. Fraenkel beobachteten Paratyphus-B-Bazillenstamm.

Magen. Appetitlosigkeit begleitet fast den ganzen Verlauf des Typhus vom Beginn bis zu den letzten Tagen der Entfieberung. Dann aber regt sich meist ein großes Hungergefühl. Mehrmals kann man im Prodromalstadium über Magenschmerzen klagen hören. Schmerzen im Leibe machen sich nur dann bemerkbar, wenn sehr stürmische initiale Durchfälle auftreten oder der Wurmfortsatz in Mitleidenschaft gezogen ist. Erbrechen kommt im Anfange der Krankheit im allgemeinen selten vor. Nur bei Kindern, die ja überhaupt leichter erbrechen, ist es häufiger und bei Komplikation mit Peritonitis. Wird in der zweiten oder dritten Woche erbrochen, so ist immer an Perforationsperitonitis oder an Meningitis zu denken. Erbrechen ohne sonstige beunruhigende Symptome kommt auch bei einfachen Diätfehlern vor.

Mundhöhle, Rachen und benachbarte Organe. Die Lippen sind in schweren Fällen rissig und mit schwärzlichen Krusten bedeckt, sie zeigen nach Paulicek (Wien. klin. Wochenschr. 1919, Nr. 39) bei leichten und mittelschweren Fällen häufig eine auffallend dunkelweinrote Färbung, die sich von der Blässe des Gesichtes eigentümlich abhebt. Die Zunge ist im Anfange belegt und trocken, bedeckt sich mit Zunahme der Krankheitserscheinungen mit braunen Borken und reinigt sich später von den Rändern und der Spitze her. Bei guter Krankenpflege kommt es aber in schweren Fällen meist nicht zu dem borkigen fuliginösen Belag. Bei schlechter Reinhaltung stellen sich oft die Erscheinungen einer Stomatitis ein. Das Zahnfleisch wird locker und blutet leicht wie beim Skorbut; Rhagaden an den Mundwinkeln führen zu Erosionen. An Stellen, die dem Druck der Zähne ausgesetzt sind, entstehen an der Wangenschleimhaut und an der Zunge Ulzerationen, ebenso auch am harten und weichen Gaumen. Die ulzerierenden Prozesse können einen gangränösen Charakter annehmen und auf der Wangenschleimhaut zur Noma, am Rachen und auf den Tonsillen zu tief greifenden Nekrosen führen. Im Bereiche kariöser Zähne kann sich eine Periostitis entwickeln, bei der sich gelegentlich sogar Typhusbazillen im Eiter finden (Heß).

Schwellung und Rötung der Tonsillen und Halsschmerzen sind gar nicht seltene Prodromalerscheinungen. Der Beginn des Typhus mit einer Angina, auf den schon Griesinger und Liebermeister aufmerksam machten, ist in einzelnen Epidemien auffällig häufig. Von einem Tonsillo- oder Pharyngotyphus spricht Strümpell in Fällen, wo von Anfang an Schlingbeschwerden bestehen und man bei der Untersuchung des Rachens auf den Mandeln weiße, leicht erhabene Flecke sieht, die später in oberflächliche Geschwürsbildung übergehen. Dabei lassen sich nicht selten Typhusbazillen im Rachen nachweisen, so daß man zu der Annahme gedrängt wird, hier eine Eintrittspforte der Infektion vor sich zu sehen.

In schweren Fällen kann es bei schlechter Pflege zu ausgedehnter Soorbildung in der Mundhöhle kommen.

Die entzündlichen Veränderungen in der Mundhöhle pflanzen sich zuweilen direkt auf die Nachbarschaft fort. So kann auf dem Wege durch die

Tuba Eustachii das Mittelohr infiziert werden. Die Ursache dieser Infektion sind meist sekundäre Eiterungen. Die Otitis media ist eine nicht seltene Komplikation beim Typhus. Sie kann in unglücklichen Fällen zur Quelle der gefährlichsten Folgeerscheinungen werden (Vereiterung des Antrums, Mastoiditis, Sinusthrombose, Meningitis). Daß im Gefolge einer solchen Otitis auch Schwerhörigkeit auftreten kann, ist verständlich. Weit häufiger aber als eine Schwerhörigkeit nach Mittelohreiterung ist eine zentrale Taubheit, der Jochmann erstaunlich oft beim Typhus begegnete. Die Kranken werden auf der Höhe der Krankheit schwerhörig oder fast völlig taub und gewinnen erst allmählich in der Rekonvaleszenz ihr normales Hörvermögen wieder. Ursache ist offenbar eine toxische Einwirkung auf den Akustikus Ganz besonders häufig findet sich die zentrale Schwerhörigkeit beim Fleckfieber.

Ob die Parotitis, die zuweilen im Laufe der dritten Typhuswoche oder noch in der Rekonvaleszenz beobachtet wird, durch direkte Fortleitung der Entzündung von der Mundhöhle aus entsteht oder als Metastase aufzufassen ist, kann im einzelnen Falle nur schwer entschieden werden. Die Entzündung der Ohrspeicheldrüse macht sich durch starke Schwellung und Schmerzhaftigkeit des Organes bemerkbar und ist beim Öffnen des Mundes hinderlich. In vielen Fällen bildet sich die Entzündung unter der Anwendung von warmen Breiumschlägen bald wieder zurück; in anderen kommt es zur Vereiterung. Im Eiter sind bald Typhusbazillen in Reinkultur, bald Eitererreger der verschiedensten Art gefunden worden. Ist es zur eitrigen Einschmelzung gekommen und wird der Eiter nicht rechtzeitig entfernt, so können Durchbrüche nach außen oder in den Gehörgang oder in die Mundhöhle erfolgen. Ungünstiger ist eine Senkung des Eiters in die Gegend der Vena jugularis, weil hierbei leicht eine Thrombophlebitis und Sepsis entstehen kann.

Die Respirationsorgane können beim Typhus in vielfacher Weise in Mitleidenschaft gezogen werden. Meist handelt es sich dabei um Sekundärinfektionen. Zu den regelmäßigen Begleiterscheinungen gehört eine leichte Tracheobronchitis, die sich durch einen trockenen Husten verrät. Fast bei jedem Typhuskranken hört man bei der Auskultation etwas Giemen und Schnurren über den Lungen zum Zeichen, daß die gröberen Verzweigungen des Bronchialbaumes katarrhalisch affiziert sind. Bei Schwerkranken und Benommenen, die schlecht expektorieren und oberflächlich atmen, pflanzt sich die Entzündung leicht auf die feineren Bronchialverzweigungen fort und es kommt, namentlich in den Unterlappen zur diffus ausgebreiteten Bronchiolitis, die sich durch Knisterrasseln zu erkennen gibt. Im Gefolge dieser Bronchiolitis der feineren Luftröhrenästchen kommt es durch Verlegung der Bronchien mit Schleim zur Atelektase kleinerer Lungenbezirke und durch Übergreifen der Entzündung auf die luftleer gewordenen Gewebsteile zur Bronchopneumonie. Sind zwischen den einzelnen Herden noch lufthaltige Partien, so wird man nur feuchtes Rasseln, aber keine perkutorische Dämpfung finden; konfluieren mehrere solcher kleinen bronchopneumonischen Herde oder fließen auch mehrere lobuläre zu lobären Herden zusammen, so hört man Bronchialatmen, Dämpfung und Knisterrasseln. Aber auch noch auf andere Weise, nämlich durch Aspiration, entstehen nicht selten bei den schwer benommenen Kranken Bronchopneumonien. Schließlich kann das Zustandekommen lobulärer Pneumonien im Unterlappen auch noch dadurch begünstigt werden, daß bei den beständig in passiver Rückenlage verharrenden, oberflächlich atmenden Kranken eine Stauungshyperämie in den abhängigen Partien der Lunge auftritt, die das Volumen der Alveolen verringert und das Zustandekommen der Atelektasen erleichtert, die sich dann bei bestehender Bronchitis um so schneller ausbilden, und durch Fortpflanzung der Entzündung schnell in

bronchopneumonische Herde umgewandelt werden. Man spricht bei den auf
diese Weise zustande gekommenen Entzündungsherden der Lunge von hypo-
statischer Pneumonie.

Ursache der besprochenen Pneumonien sind in der Regel Pneumokokken,
seltener Influenzabazillen oder Streptokokken. An der Fieberkurve pflegt
sich das Eintreten einer Pneumonie nur dann zu markieren, wenn bereits eine
abfallende Tendenz zu erkennen war und nun mit dem Einsetzen der Komplikation ein erneuter Anstieg erfolgt. Tritt die Pneumonie aber zur Zeit der
Kontinua ein, so pflegt die Folge meist keine Veränderung der Kurve, sondern
nur eine Verlängerung der kontinuierlichen Fieberperiode zu sein (s.
Abb. 15). Da die Kranken in ihrer Apathie und Benommenheit oft keinerlei
Klagen äußern, so wird man auf den Eintritt der Pneumonie meist erst durch die
objektive Untersuchung aufmerksam. Man bemerkt eine auffällig beschleunigte
Atmung (Nasenflügelatmen) und findet bei der Untersuchung klingende Rassel-
geräusche und Bronchialatmen, namentlich in den abhängigen Bezirken der
Lungen.

Einen besonderen Platz in der Typhuspathologie nimmt die lobäre
Pneumonie ein. Es gibt Fälle von Typhus, wo die Lungenerscheinungen,
Dämpfung über einem ganzen Lappen, Knisterrasseln und Bronchialatmen
derart im Vordergrunde des klinischen Bildes stehen, daß man von Pneumotyphus gesprochen hat (Griesinger, Liebermeister) und annahm, daß
der Typhuserreger selbst diese Komplikation verursache. Man rechnet hierzu
namentlich solche Fälle, bei denen die pneumonischen Erscheinungen im Krankheitsbild den Anfang machen und erst allmählich sich spezifisch typhöse Symptome hinzugesellen und zweitens solche, bei denen zuerst ein regulärer Typhus
sich entwickelt, zu dem dann erst im weiteren Verlauf unter Schüttelfrost
die Erscheinungen der lobären Pneumonie hinzukommen. Die anatomische
Untersuchung solcher Fälle hat das Vorliegen krupöser Pneumonien ergeben,
und die bakteriologischen Untersuchungen haben in den meisten Fällen gezeigt,
daß Pneumokokken, mitunter auch Friedländersche Bazillen zum Teil mit,
zum Teil ohne die Begleitung von Typhusbazillen im Parenchymsaft der infiltrierten Partien vorhanden waren.

Die Pathogenese der Affektion ist aller Wahrscheinlichkeit nach so zu denken,
daß zu einem bestehenden Typhus infolge von Sekundärinfektion eine kruppöse
Pneumonie hinzugetreten ist. Die von manchen Autoren vertretene Annahme,
daß in derartigen Fällen von Pneumotyphus die Lunge als Eintrittspforte und
erster Ansiedlungsort der Typhusbazillen zu betrachten ist, hat wenig Wahrscheinlichkeit für sich, da ja bei jedem Typhus massenhaft Typhusbazillen mit dem Blut
in die Lunge gelangen, während doch solche lobäre Prozesse zu den Seltenheiten
gehören. Einige Autoren der jüngsten Zeit haben jedoch auf Grund bakteriologischer Untersuchungen die Existenz lobärer, durch Typhusbazillen hervorgerufener
Lungenentzündungen aufs neue wahrscheinlich zu machen versucht. Sie fanden
in Fällen, wo im Laufe eines Typhus ausgebreitete pneumonische Erscheinungen
mit Dyspnoe und Zyanose, Schüttelfrost und Fieber auftraten, ein Sputum von
ausgesprochen hämorrhagischem Charakter mit Typhusbazillen. Der Beweis, daß
tatsächlich hier die Typhusbazillen die Ursache der Pneumonie sind, scheint jedoch
noch nicht erbracht zu sein, und man wird Schottmüller beistimmen, daß das
hämorrhagische Sputum ein Infarktsputum darstellt, und die Pneumonie durch
Sekundärinfektion eines Lungeninfarktes entstanden ist. Der Gehalt an Typhusbazillen im blutreichen Sputum ist nicht verwunderlich, da ja im Blute stets massenhaft Typhusbazillen vorhanden sind.

Im Gefolge von Aspirationspneumonien bei schwer benommenen Kranken
kommt es mitunter zu Lungengangrän oder zu Lungenabszessen, wenn
die Kranken virulentes Material aspiriert haben. Erreger der Abszesse sind

neben Eiterkokken wohl auch Typhusbazillen selbst, denn in dem reichlichen eitrigen, mitunter auch sanguinolenten Sputum sind sie oft in größerer Menge vorhanden. Bei Gangrän kommen noch anaerobe Keime in Betracht, die dem Auswurf einen höchst üblen Geruch verleihen. Lungenabszesse und Gangrän können aber auch auf embolischem Wege entstehen, wenn bei hochgradiger Herzschwäche sich Thromben im rechten Herzen oder in einer Vene bilden und es zu kleinen Lungeninfarkten kommt, die nun von den Bronchien aus infiziert werden. Das Eintreten eines Lungeninfarktes macht sich meist durch pleuritische Schmerzen bemerkbar und sanguinolentes Sputum. Man findet dann bei genauerer Untersuchung Bronchialatmen, Knisterrasseln und Dämpfung. Kommt Abszeß oder Gangrän hinzu, so tritt reichliches Sputum auf, das im ersten Fall einen stark eitrigen, meist auch etwas sanguinolenten Charakter annimmt, und bei Gangrän graubraun und stinkend wird. Außer einem zirkumskripten Herd, der sich durch schwaches Bronchialatmen oder amphorisches Atmen nachweisen läßt, zu dessen Erkennung auch die Röntgen-Durchleuchtung mit Vorteil herangezogen werden kann, finden sich meist die Zeichen einer trockenen Pleuritis. Oft entwickelt sich daraus durch Infektion der Pleura eine seröse oder eitrige Pleuritis exsudativa. Manchmal enthält der Empyemeiter dabei Reinkulturen von Typhusbazillen.

Larynx. Die Schleimhaut des Kehlkopfes ist häufig hyperämisch und befindet sich im Zustande eines trockenen Katarrhs, der leicht zu Heiserkeit führt. Schon im Prodromalstadium des Typhus kann starke Laryngitis mit absoluter Aphonie sich einstellen, in schwereren Fällen kann es im Kehlkopf infolge der Entzündung leicht zu oberflächlichen Erosionen und Blutungen kommen und in deren Gefolge zu Geschwüren und Infiltrationen an den Stimmbändern oder am Kehldeckel und an der hinteren Kehlkopfwand (Dekubitalgeschwür). Man sieht dann im Spiegel Rötung und schmale Ulzera, die jedoch auch häufig durch Ödem verdeckt werden, das sich öfter in der Umgebung einstellt und weit über den Kehlkopf ausbreiten kann. Je nach dem Sitz der Geschwüre und des Ödems kommt es dann zu krupartigem Husten oder Aphonie. Nicht soporöse Kranke geben Schluckbeschwerden an. Die Ausheilung erfolgt meist in einigen Wochen.

Gefahrbringender ist es, wenn die Geschwüre tiefer greifen und zur Knorpelnekrose, z. B. an der Epiglottis und an den Aryknorpeln führen. Man spricht von Perichondritis laryngea. Dieser Prozeß kann auch ohne vorangehende Geschwüre auf metastatischem Wege entstehen. Es bildet sich dann zwischen Knorpel und Perochondrium ein Abszeß, der die Knorpelhaut vom Knorpel abdrängt und ihn dadurch der Nekrose preisgibt. So kann der Aryknorpel, aber auch der Ring- und Schildknorpel ganz oder zum größten Teile zum Sequester werden.

Eine andere Art der Entstehung dieser Perichondritis ist folgende: Zunächst markige Schwellung der Lymphfollikel, namentlich in der Hinterwand der Epiglottis und den Taschenbändern, entsprechend den gleichen Vorgängen am lymphatischen Apparat des Darmes, dann Zerfall und Geschwürsbildung und schließlich Knorpelnekrose. Einzelne Autoren sind geneigt, diesen Prozeß als spezifisch typhös anzusprechen, doch ist das mit Sicherheit noch nicht erwiesen. Die klinischen Zeichen sind von denen der Ulzera oft gar nicht zu unterscheiden. Der Kehlkopf ist oft schon von außen druckempfindlich, der Spiegelbefund ergibt Rötung, Infiltration und Schwellung des betreffenden Bezirkes. In schwereren Fällen kommt es zu starkem Ödem; dieses kann so hochgradig werden, daß mitunter durch akutes Glottisödem Erstickung eintritt, wenn nicht rechtzeitig zur Tracheotomie geschritten wird. Die genannten Veränderungen fallen gewöhnlich in die zweite oder dritte Woche,

können aber von vornherein so im Vordergrunde stehen, daß man von Laryngotyphus gesprochen hat. Die Prognose der Perichondritis ist ungünstig; etwa
die Hälfte der Fälle geht nach einer Statistik von Türk zugrunde. Durch Arrosion
eines kleinen arteriellen Gefäßes im Grunde des Kehlkopfgeschwüres kann es
zu abundanter Hämoptoe kommen, wie in dem von Marchand (Med. Klinik
1920, Nr. 12) beschriebenen Falle (Sektion: Lungen frei), oder es kann von dem
Dekubitalgeschwür durch Luftaustritt bei Hustenstößen zu einer Pneumatocele
laryngea (Fall von Marchand: 17jähriger Mann, Spontanheilung) oder selbst
einem generalisierten Emphysem (Fall von Lünsing, Arch. f. klin. Chirurg.
30, 225, 1884) kommen, das sich über Gesicht, Brust und Arm ausbreitet und bis
zum Tode bestehen bleibt.

Nase. Ebenso wie die Schleimhaut des Kehlkopfs und des Rachens ist
auch die Nasenschleimhaut hyperämisch und trocken. Das ist der Grund,
warum wir besonders im Anfang des Typhus, aber auch in der 2.—3. Woche
so häufig Nasenbluten beobachten, das zuweilen außerordentlich reichlich
werden kann; sogar Verblutungen sind beschrieben worden. Schnupfen ist
dem Typhus fremd.

Nervensystem. Schon der Name Typhus deutet, wie oben erwähnt,
auf die Umnebelung der Sinne, die Störung des Sensoriums hin und der Laienausdruck „Nervenfieber" zeugt von der Häufigkeit der nervösen Störungen
während seines Verlaufs. Wir lernten schon bei der Beschreibung des allgemeinen
Krankheitsbildes die Veränderungen des Sensoriums kennen, die von der verminderten Teilnahme an den Vorgängen der Umgebung und den leichteren
Graden der Benommenheit und Somnolenz bis zu furibunden Delirien (Febris
nervosa versatilis) oder zu völligem Koma (Febris nervosa stupida)
alle Stufengrade psychischer Entfremdung darbieten, wobei die verschiedensten
Formen oft ineinander übergehen oder abwechselnd auftreten. Daneben sieht
man häufig motorische Störungen, fibrilläre Muskelzuckungen im Gesicht oder
an den Extremitäten, Zittern in den Armen und Beinen, Sehnenhüpfen (Sub-
sultus tendinum) namentlich am Handrücken, Zähneknirschen (durch
krampfartige Kontraktion der Kaumuskeln bedingt). Die Sehnenreflexe und
die mechanische Muskelerregbarkeit sind dabei erhöht, während im Koma die
Reflexerregbarkeit fast ganz schwindet. Der in der ersten Woche der Krankheit
äußerst heftige Kopfschmerz pflegt in der zweiten Woche nachzulassen. In
anderen Fällen verbindet er sich mit meningitischen Erscheinungen: Nackenstarre, Steifigkeit der Wirbelsäule, Hyperästhesie, Kernigsches Symptom; um
eine eitrige Meningitis handelt es sich in solchen Fällen aber nicht. Wird nämlich eine Lumbalpunktion vorgenommen, so ist die Spinalflüssigkeit klar, steht
nur unter etwas erhöhtem Druck und zeigt mitunter eine geringe Zellvermehrung.
Die bedrohlichen Symptome verschwinden meist in wenigen Tagen und sind
keineswegs der Ausdruck einer besonders schweren Infektion. Man spricht
zweckmäßig in solchen Fällen von Meningismus typhosus.

In Fällen, wo man einen anatomischen Befund erheben konnte, waren die makroskopischen Veränderungen an den Meningen fast gleich Null (geringe Hyperämie,
vereinzelte Blutungen, jedenfalls keine Eiterung). Mikroskopisch hat Schulze
in einem Fall Zellanhäufung in perivaskulären Räumen der Hirnhäute nachgewiesen. Auch gelang es, manchmal Typhusbazillen in der Spinalflüssigkeit solcher
Fälle zu finden. Man könnte den genannten Symptomkomplex also als Meningitis serosa typhosa bezeichnen, da man ja aus dem bakteriologischen Befund
schließen muß, daß die in der Spinalflüssigkeit gelegentlich gefundenen Typhusbazillen und nicht nur ihre Toxine, wie man früher annahm, eine entzündliche
Reizung der Meningen verursacht habe. Im Gegensatz zu dieser Meningitis typhosa,
die eine Teilerscheinung der typhösen Allgemeininfektion darstellt, handelt es sich
beim Meningotyphus um einen lediglich auf die Hirn-Rückenmarkshäute

beschränkten Typhusbazillen-Infekt, wobei also Blut und Darm zu einer Zeit, wo im Liquor einwandfrei Typhusbazillen nachzuweisen sind, sich als frei erweisen. Meyerhof (Berl. klin. Wochenschr. 1920, Nr. 6) hat zwei solche Fälle beschrieben, von welchen einer heilte, der andere durch die Sektion bestätigt wurde. Ebenso Müller (Dtsch. Zeitschr. f. Nervenheilk. 66, 1920, S. 168. Lit.!). In solchen Fällen ist der Gruber-Widal im Liquor (der bei Typhuskranken sonst stets negativ ist!) bis 1 : 20, selbst 1 : 60 positiv (Cottin und Saloz, Rev. de méd. 38, S. 191, 1921).

Daß bei der starken Beteiligung des Zentralnervensystems beim Typhus auch Psychosen keine Seltenheit sind, erscheint verständlich. Sie haben teils den Charakter der melancholischen Depression, teils manische Züge. Oft sind starke Erregungszustände mit Halluzinationen verbunden. Ein Kranker Jochmanns war deshalb zuerst ins Irrenhaus gebracht worden und wurde von da aus wegen Typhus zu ihm verlegt; auch ich sah einen jungen Mann, der fieberlos mit ausgeprägten Symptomen der Katatonie erkrankte und zunächst der psychiatrischen Klinik überwiesen wurde, wo erst nach 5 Tagen die Diagnose Typhus gestellt werden konnte. Er heilte völlig aus. Außer im Beginn können Psychosen während des ganzen Verlaufs, z. B. auch in der Rekonvaleszenz als Erschöpfungspsychosen, Hysterie u. a. auftreten (Stertz).

An Gehirnkomplikationen interessiert am meisten der Hirnabszeß, der in manchen Fällen durch den Typhusbazillus selbst verursacht sein kann, z. B. durch Fortleitung von einer Otitis media. Im Eiter sind mehrfach Typhusbazillen gefunden worden. Im übrigen können Hirnabszesse natürlich auch auf metastatischem Wege bei septischer Allgemeininfektion entstehen. Auch lokale enzephalitische Erscheinungen mit Lähmung einzelner Muskelgruppen können durch den Typhusbazillus verursacht werden. Im übrigen kommen natürlich gelegentlich Embolien und Blutungen vor und führen zur Hemiplegie, Aphasie usw. Auch Bulbärparalyse ist im Anschluß an Typhus beobachtet worden.

Am Rückenmark spielen sich in seltenen Fällen myelitische Prozesse ab, die manchmal unter dem Bilde der Landryschen Paralyse verlaufen und auf direkte Einwirkung des Typhusbazillus zurückgeführt werden (Curschmann). Sie gleichen dann außerordentlich dem Bilde des sogenannten „Typhus pellagrosus", das mir 1913 in der Irrenanstalt zu Udine als Endstadium der Pellagra mehrfach gezeigt wurde. Auch Ataxie und spastische Lähmung der Beine, die manchmal beobachtet werden, mögen damit zusammenhängen, sie können während und vor allem nach Ablauf des Typhus sich einstellen.

An peripheren Nervenstörungen sind namentlich Neuralgien im Gebiete des Trigeminus, der Okzipitalnerven und des Ischiadicus zu nennen. Auch Polyneuritis und Lähmungen einzelner Nervenstämme neuritischen Ursprungs kommen zuweilen vor. Besonders häufig werden befallen: N. ulnaris, Peroneus und Cutaneus femoris lateralis, von den Hirnnerven der N. acusticus; fast immun scheinen zu sein N. medianus, radialis, facialis (Stertz, Typhus und Nervensystem. Berlin, Karger, 1917). Häufig ist eine Hyperästhesie der Haut in der Rekonvaleszenz, namentlich an den unteren Extremitäten.

Kreislauforgane. Bei der Besprechung der Herztätigkeit ist vor allem hier nochmals der relativen Pulsverlangsamung zu gedenken, die in regulären Fällen so typisch ist, daß sie diagnostischen Wert beansprucht. Wichtig ist aber die Tatsache, daß bei Frauen und jüngeren Kindern diese Pulsverlangsamung fehlen kann, ohne daß man deshalb an Komplikationen denken müßte. Schnell vorübergehende Pulssteigerungen durch psychische Erregungen, Aufsitzen u. dgl. sind im allgemeinen wegen einer gewissen Labilität des Pulses beim Typhus häufig. Anhaltende größere Steigerungen der Pulsfrequenz bei Männern ist stets ein schlechtes Zeichen und weist entweder auf begleitende Komplikationen (Pneumonie, Eiterungen, Darmblutungen) oder auf Herzschwäche

hin. Gefürchtet ist die bekannte Kreuzung der Kurve: hoher Puls bei sinkender
Temperatur, von den Alten als Morsus diaboli bezeichnet (vgl. Kurve 20).

In der ersten Zeit der Rekonvaleszenz besteht gewöhnlich eine Bradykardie, wie wir sie ja auch bei anderen Infektionskrankheiten, besonders regelmäßig beim Erysipel, beobachten. Damit verbindet sich eine gewisse Labilität,
die auf körperliche Anstrengungen und psychische Erregungen mit vorübergehender Erhöhung der Pulsfrequenz anwortet, auch wohl leichte Irregularität
und zuweilen eine Dilatation des rechten Herzens. Wir fassen sie als toxische
Einwirkung auf den Herzmuskel auf.

Ein altbekanntes, früher auch diagnostisch verwertetes Symptom, das
sich jedoch auch bei anderen Infektionskrankheiten findet, ist die Dikrotie
des Pulses; man fühlt einen doppelschlägigen Puls an der Radialis. Dieses
Phänomen beruht auf einer Abnahme der Spannung der Gefäßwände, einer
durch toxische Einflüsse verursachten Atonie der Gefäßmuskulatur bei relativ
kräftiger Herzaktion.

Im allgemeinen ist der Puls kräftig, regulär und erscheint sogar etwas zeler
infolge der erwähnten Beschaffenheit der Gefäßmuskulatur. In schweren
Fällen, wo sich Herzschwäche einstellt, wird er weich und frequent und auch
irregulär, die Dikrotie schwindet und beim völligen Versagen der Herzkraft ist
er nur noch fadenförmig oder gar nicht zu fühlen, während die Extremitäten
kühl und zyanotisch werden.

Am Herzen selbst ist bei leichten Fällen normaler Befund zu erheben.
Bei schweren Fällen mit noch guter Herzkraft findet sich nach Ortner eine
Verstärkung des zweiten Aortentons und erhöhte Resistenz des Spitzenstoßes,
Anzeichen, die als kompensatorische Reaktion des Herzmuskels gegenüber der
durch vasomotorische Lähmung bedingten Atonie des peripheren Gefäßsystems
aufzufassen sind. Nimmt die Herzkraft ab, so beobachtet man außer den oben
genannten Veränderungen des Pulses eine Abschwächung des vorher akzentuierten
zweiten Aortentons und Nachlassen der Resistenz des Spitzenstoßes, auch wohl
Dilatation des linken und eventuell auch des rechten Ventrikels. Gleichzeitig
macht sich oft ein systolisches Geräusch an der Mitralis bemerkbar, das als
Folge der Dilatation und Ausdruck der relativen Mitralinsuffizienz zustande
kommt.

Die Ursache der Herzschwäche beim Typhus beruht nach Romberg u. a. hauptsächlich auf zwei Faktoren: auf Lähmung der Vasomotoren und auf Erkrankung des Herzmuskels. Die Vasomotorenschwäche, die durch Toxine der Typhusbazillen verursacht wird und sich u. a. auch auf das Splanchnikusgebiet erstreckt,
ist die zuerst festzustellende Ursache der einsetzenden Herzschwäche. Später
kommt dann eine parenchymatöse und interstitielle Myokarditis hinzu, die sich
in albuminoider Körnung, Verfettung und wachsartiger Degeneration des Herzmuskels und in Rundzellenherden präsentiert.

Der Tod an Herzschwäche bereitet sich beim Typhus meist längere Zeit
vor, indem steigende Herzfrequenz und sinkender Blutdruck und andere Zeichen
des Nachlassens der Herzkraft darauf hindeuten; Stauungserscheinungen, allgemeiner Hydrops sind jedoch nicht häufig. Ein plötzlicher Herztod wie bei
der Diphtherie ist beim Typhus recht selten. Man sieht ihn eigentlich nur als
Folge der Lungenembolie. Damit kommen wir zu einer sehr wichtigen und
unter Umständen gefährlichen Komplikation der Kreislauforgane beim Typhus,
zur Thrombosenbildung in den Venen, besonders in der Vena cruralis.

Die Thrombose macht sich in der dritten Woche ohne Änderung des
Fiebers oder in der Rekonvaleszenz unter erneutem Fieberanstieg durch eine
ödematöse Anschwellung des ganzen Beines und Schmerzen in der Leistengegend bemerkbar. Die Affektion erfordert dringend absolute Ruhestellung

des Beines und Hochlagerung etwa 4—6 Wochen, eventuell noch länger. Dann geht allmählich die ödematöse Anschwellung zurück. In unglücklichen Fällen, z. B. bei frühzeitigem Aufstehen solcher Kranken, löst sich ein Thrombenteilchen, fliegt in die Arteria pulmonalis und führt durch Lungenembolie den plötzlichen Tod herbei. Die Ursache dieser Thrombenbildung ist keineswegs etwa vorhandene Kreislaufschwäche, obgleich die verminderte Herzkraft solcher Thrombenbildung Vorschub leistet. Auslösendes Moment ist vielmehr eine richtige Entzündung der Venenwand durch die Typhusbazillen, also eine bakterielle Thrombophlebitis. In Fällen, die mit Sepsis kompliziert sind, kann auch Mischinfektion eine Rolle spielen. Bei hochgradiger Herzschwäche bilden sich mitunter auch Thromben im Herzen, die in den Kreislauf gelangen und Lungen-, Milz- und Niereninfarkte verursachen.

Blut. Das Blut zeigt beim Typhus wie bei den meisten fieberhaften Krankheiten eine durch toxische Einflüsse bedingte Anämie, herabgesetzten Hämoglobingehalt und Verminderung der roten Blutkörperchen um etwa eine Million. Nach reichlichen Darmblutungen ist die Anämie natürlich erheblich stärker. Von großer Bedeutung und namentlich in diagnostischer Hinsicht von Interesse ist das Verhalten der Leukozyten. Nur in den allerersten Fiebertagen besteht eine mäßige Leukozytose, wie sie auch bei anderen Infektionskrankheiten vorherrscht. Von der Mitte der ersten Woche an aber besteht eine Leukopenie, eine Verminderung der Leukozytenzahl, so daß Zahlen von 3000—4000 die Regel bilden. Bei jugendlichen Typhuskranken ist die Gesamtzahl oftmals nicht so stark reduziert. Sehr schwere Fälle führen meist zu hochgradiger Leukopenie. Interessant sind dabei die Mischungsverhältnisse der einzelnen Leukozytenarten. Es besteht nach den Untersuchungen von Türk und Nägeli eine auffällige Verschiebung im Verhältnis der Neutrophilen zu den Lymphozyten. In den ersten Tagen des Fieberanstiegs besteht eine neutrophile Leukozytose mäßigen Grades, die nach wenigen Tagen einer Verminderung der Neutrophilen und der Lymphozyten Platz macht. Während der Kontinua erfolgt eine weitere Verminderung der Neutrophilen. Vom Ende der Kontinua an steigt die Zahl der Lymphozyten dauernd an, während die Zahl der Neutrophilen im Stadium decrementi noch tiefer sinkt. So kommt es kurz vor der Entfieberung zu einer Kreuzung der Kurve dieser beiden Zellenarten. Die Eosinophilen verschwinden mit dem Beginn des Fiebers und treten erst mit dem Sinken des Fiebers wieder auf, um dann langsam zu steigen, so daß in der Rekonvaleszenz eine Eosinophilie besteht. Treten Komplikationen auf, Eiterungen, Pneumonien, so nehmen die Neutrophilen meist zu, aber nicht erheblich. Geringe Leukozytenzahl trotz Komplikationen ist ein prognostisch ungünstiges Zeichen, das darauf hindeutet, daß das Knochenmark nicht mehr auf den erhaltenen Reiz mit vermehrter Zellbildung reagiert. Ein Nichtverschwinden oder früheres Wiederauftreten der Eosinophilen ist prognostisch günstig. Rezidive und Rekrudeszenzen zeigen dasselbe Verhalten der Leukozyten wie die erste Erkrankung. Diagnostisch wichtig ist vor allem die Leukopenie, das Absinken der Neutrophilen und die Vermehrung der Lymphozyten im Stadium der steilen Kurven sowie das Verschwinden der Eosinophilen während des Fiebers. Als Frühsymptom sind die morphologischen Blutveränderungen wichtiger als Agglutination, Auftreten von Roseola, Diazo usw.

Haut. Von den Hautveränderungen beim Typhus interessiert vor allem die Roseola, jene blaßroten, leicht erhabenen, linsengroßen, runden Fleckchen, die um den Beginn der zweiten Woche herum auf der Haut des Abdomens und des Rückens sowie der unteren Brustgegend in mäßiger Zahl aufsprießen. Nicht selten treten die Fleckchen in größerer Zahl auch auf der Haut der Oberschenkel, der Arme und am Halse, vereinzelt auch im Gesicht auf. Sie sind nach neueren Untersuchungen durch direkte Ablagerung von Typhusbazillen in den Lymphgefäßen der Haut entstanden.

Nachdem es Neufeld bereits gelungen war, Typhusbazillen aus dem Gewebssaft leicht angeritzter Roseolen zu züchten, konnte sie Eugen Fraenkel im Schnitt nachweisen. Das gelang dadurch, daß er das exzidierte Hautstückchen zunächst im Brutschrank hielt und so eine Anreicherung der spärlich darin enthaltenen Typhusbazillen erzielte. Hierbei fanden sich die Bazillen im Innern von baumzweigartig angeordneten Kanälchen, die als Hautlymphgefäße anzusprechen waren. In den Blutkapillaren fanden sie sich nicht.

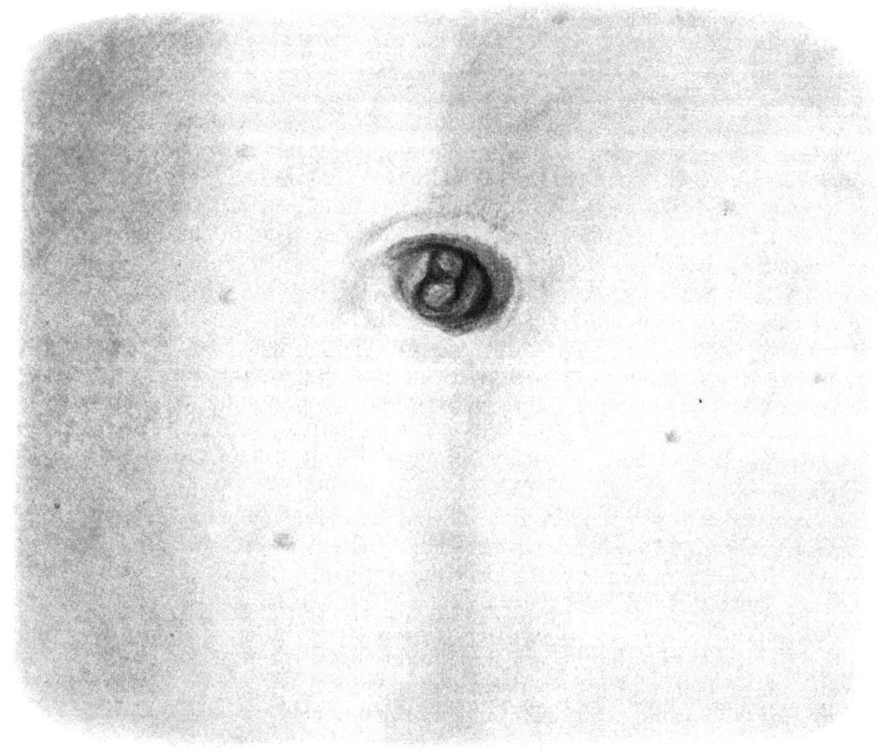

Abb. 22. Typhus-Roseola auf der Haut des Abdomens.

Die durch die Anwesenheit der Bazillen verursachten anatomischen Veränderungen bestehen nach Eugen Fraenkel in der Anschwellung einer oder mehrerer Papillen unter gleichzeitiger Vermehrung der fixen Gewebszellen und Bildung herdweise auftretender Nekrosen der Oberhaut in der Umgebung der Bazillen. Es handelte sich also nicht um eine einfache Hyperämie, wie man früher annahm, sondern um ganz charakteristische entzündliche Herdchen, wodurch sich auch die leicht erhabene Beschaffenheit der Roseola erklärt. Auch das weitere Schicksal der Roseolen wird durch die histologischen Ergebnisse verständlicher. Während viele Roseolen nach dem Abblassen keine Spur mehr hinterlassen, sieht man gar nicht selten hellbräunliche oder gelbliche Fleckchen für kurze Zeit zurückbleiben, oder aber es hält sich einige Tage eine geringfügige kleienförmige Schuppung an der Stelle der Roseola. Manchmal spitzen sich die Effloreszenzen sogar, anstatt einfach abzublassen, in der Mitte zu einem kleinen Bläschen zu, dessen

Inhalt sich rasch trübt und eintrocknet, alles Veränderungen, die schon a priori
auf das Vorhandensein anatomischer Veränderungen hindeuten und durch einfache

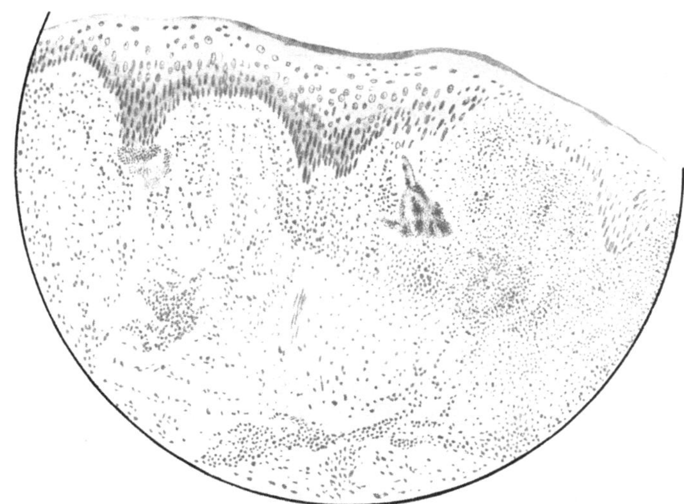

Abb. 23. Mikroskopischer Schnitt durch eine Typhus-Roseole. Der blaue dreieckige Herd
besteht aus Typhusbazillen [1]).

Hyperämie nicht zu erklären gewesen wären. Seltener ist hämorrhagische Verfärbung der Roseolen und Pustelbildung. Im Eiter der Pusteln lassen sich Typhusbazillen nachweisen (O. Meyer).
Für die Pathogenese der
Roseola ist die Schott-
müllersche Vorstellung von
Interesse, der die Bevorzugung
der Brust-, Bauch- und Rückenhaut in folgender Weise erklärt: Die Bazillen gelangen
auf dem Lymphwege in die
Haut und zwar durch retrograden Transport. Da nun
hauptsächlich der Lymph-
apparat des Abdomens befallen
ist, so müssen sich dort die
meisten Roseolen finden. Das
Roseolen-Exanthem auf Beinen
und Armen müßte man dann
so erklären, daß die Bazillen
zunächst auf dem Blutwege in
die entsprechenden Lymph-
gefäße, z. B. in der Achselhöhle oder in der Leistengegend,
eingeschwemmt werden und
von da auf dem Lymphwege
retrograd in die Haut gelangen.
Wahrscheinlicher ist, daß die
im Blut kreisenden Typhus-
bazillen durch Diapedese in die umgebenden Lymphspalten treten, sich dort vermehren und die Roseolen erzeugen.

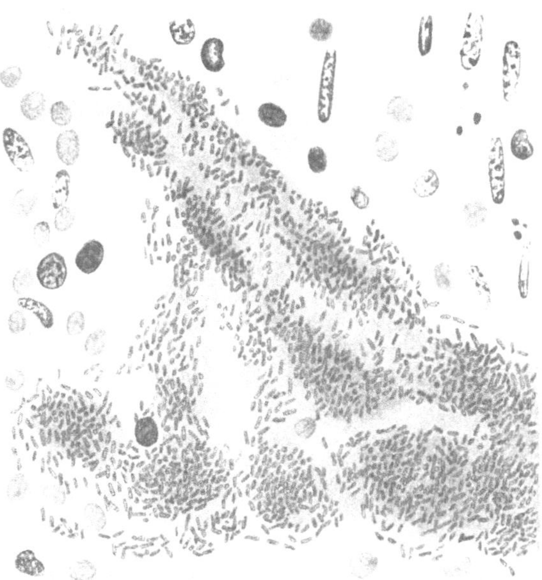

Abb. 24. Dieselbe Roseole wie oben Abb. 23 bei
starker Vergrößerung, eingestellt auf den Bazillenherd.

---

[1]) Abb. 23 u. 24 verdanke ich Herrn Prof. E. Fraenkel, Hamburg-Eppendorf.

Die Roseolen treten in verschiedenen Schüben auf, solange Typhusbazillen in Blut- und Lymphgefäßen vorhanden sind, also bis zur Entfieberung. Der früher zu diagnostischen Zwecken viel geübte Versuch, die Typhusbazillen aus den oberflächlich angeritzten roseolaverdächtigen Flecken zu züchten, tritt heute hinter der Blutkultur an Bedeutung zurück. Auch pflegen die Bazillen innerhalb der Roseolen schon nach kurzer Zeit zugrunde zu gehen. Aus dem makroskopischen Aussehen einer Roseola läßt sich keineswegs immer ein Schluß auf deren Alter ziehen; da die Typhusbazillen in den Roseolen zwischen Papillarkörper und Oberhaut liegen, können sie durch Ablösung der letzteren in die Außenwelt gelangen und als Infektionsquelle in Betracht kommen (E. Fraenkel). Zur Narbenbildung an Stelle früherer Roseolen kommt es nie.

Von anderen Ausschlägen kommen beim Typhus in seltenen Fällen skarlatiniforme und urtikarielle Exantheme vor. Wiederholt sind erbsengroße Blasen mit hämorrhagisch-serösem Inhalt auf der Bauchhaut Typhuskranker beobachtet worden. Wahrscheinlich gehören diese Beobachtungen zu den Fällen mit akuter hämorrhagischer Diathese, die wie bei anderen Infektionskrankheiten auch beim Typhus auftreten kann. Man findet dabei punktförmige bis markstückgroße Blutflecke am Rumpf und Extremitäten, auch flächenhafte Sugillationen. In schweren Fällen können gleichzeitig in Muskeln und Gelenken und auch in den inneren Organen Blutungen auftreten. Das aufgelockerte Zahnfleisch blutet stark, wobei das zersetzte Blut und die damit im Zusammenhang stehende Geschwürsbildung einen fötiden Geruch verbreiten. Aus Nase, Lungen, Darm, ja sogar aus Blase und Urethra können sich größere Blutmengen ergießen, so daß mitunter der Tod an Verblutung erfolgt; doch sind das sehr seltene Fälle. Häufiger sind kleinere follikuläre Blutungen in die Haut der Unterschenkel in der Rekonvaleszenz. Fälle von „hämorrhagischem Typhus‟ waren im Weltkriege nicht ganz selten zu beobachten. Herrnheiser (Wien. klin. Wochenschr. 1916, 37, Literatur!), der eine ausführliche Beschreibung gibt, faßt sie als Ausdruck einer besonders schweren Typhusinfektion auf und unterscheidet eine septische Form mit Fieber, Delirien, häufig Bronchopneumonien und eine asthenische Form, bei welcher die Blutungen erst im späteren Stadium unter dem Zeichen der Kreislaufschwäche auftreten. Ein initiales hämorrhagisches Exanthem in Gestalt bläulich-roter Flecke von Hanfkorn- bis Linsengröße auf Brust, Schultern und Oberarmen sah Hans Curschmann.

Der Herpes labialis ist dem Typhus fremd, so daß das Auftreten von Herpesbläschen in zweifelhaften Fällen gegen die Diagnose Typhus spricht. Häufig ist im Stadium decrementi als Folge der starken Schweißausbrüche die Miliaria crystallina, feinste wasserhelle Bläschen. Das von Paulicek (Wien. klin. Wochenschr. 1919, 39) bei leichten und mittelschweren Fällen von Typhus beobachtete „Lippenphänomen‟: auffallend dunkelweinrote Färbung der Lippen, die sich von der Blässe des Gesichtes eigentümlich abhebt, scheint mir diagnostisch wenig verwertbar zu sein.

Die in ihrer Widerstandsfähigkeit durch die langdauernde und schwere Infektion geschädigte Haut neigt besonders leicht zu Sekundärinfektionen, so daß Furunkel, Hautabszesse, Schweißdrüsenabszesse bei schweren Fällen nichts Seltenes sind. Eine noch häufigere Folge des langen Krankenlagers ist der Dekubitus; an den besonders dem Druck ausgesetzten Stellen, am Kreuzbein und an den Hacken, kommt es, namentlich bei ungenügender Krankenpflege, leicht zu einer Nekrose, die sich zuerst in bläulicher Verfärbung der Haut an umschriebenen Stellen, dann in Geschwürsbildung und schließlich in schnell zur Tiefe fortschreitendem Gewebsbrand äußert. Von graubrauner Farbe, von nekrotischen Gewebsfetzen durchzogen, mit unterminierten Rändern, weit in die Umgebung reichend, können diese Dekubitusgeschwüre bei mangelnder Pflege eine große Ausdehnung annehmen, den Knochen frei legen und zu großen Senkungsabszessen führen. Ausgedehnter Dekubitus ist mitunter auch die Ursache einer septischen Allgemeininfektion. Aber auch ohne primäre Hautnekrosen kann durch Druck des Unterhautzellgewebes eine Gewebseinschmelzung eintreten. So beobachtete Jochmann bei einem Typhusrekonvaleszenten, der plötzlich wieder Temperaturen bis 38° bekam und über Schmerzen in der Höhe der Darmbeinschaufel klagte, eine druckempfindliche, faustgroße, polsterartige Vorwölbung mit intakter Haut, die bei der Inzision ca. $^{1}/_{4}$ Liter Eiter entleerte (Abb. 25). In seltenen Fällen ist Gangrän an den unteren Extremitäten, besonders an den Zehen beobachtet worden.

Im Stadium der Rekonvaleszenz pflegt die Haut der Typhuskranken kleienförmig abzuschuppen, das Haar pflegt in Massen auszufallen, wird aber fast stets wieder völlig ersetzt. Auch an den Nägeln finden sich Ernährungsstörungen; der während der Krankheit gebildete Teil ist rauh und hat einen matten Glanz und zeigt oft eine oder mehrere Querfurchen. Bei jugendlichen Typhuskranken bleiben oft die „Striae patellares" zurück, wie nach Scharlach.

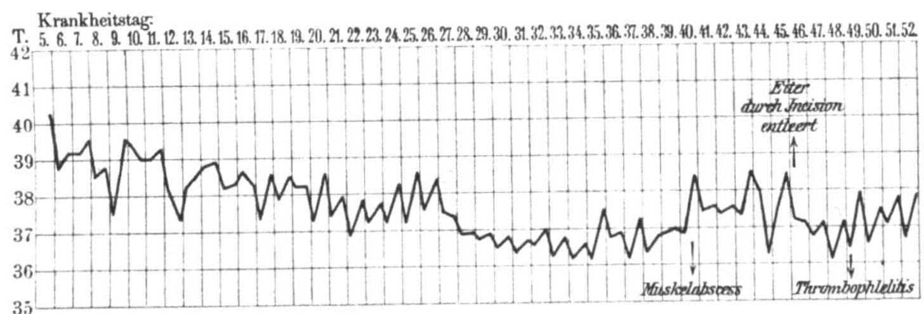

Abb. 25. Otto L., 33 Jahre. Typhus abdom. Während der Rekonvaleszenz erneute Fieberbewegungen infolge eines großen typhusbazillenhaltigen Muskelabszesses über der linken Darmbeinschaufel und später infolge von Thrombophlebitis des linken Beines. Geheilt.

Muskeln. Die von Zenker gefundene körnige und wachsartige Degeneration willkürlicher Muskeln, die sich beim Typhus wie bei anderen Infektionskrankheiten, insbesondere der Grippe, findet, kann manchmal bei einzelnen Muskeln, z. B. im Rectus abdominis oder Ileopsoas solche Ausdehnung annehmen, daß sich hochgradige Schwächeerscheinungen einstellen. Ein Patient Jochmanns fiel beim ersten Versuch, in der Rekonvaleszenz aufzustehen, kraftlos hin und konnte sich aus der Rückenlage nur mit Mühe aufrichten. Dabei bestand große Druckempfindlichkeit in den Glutaei und in den Muskeln des Oberschenkels. Eine andere Folge der Degeneration sind intramuskuläre Blutungen, die zur Ursache von Eiterungen werden können. Eitererreger ist dabei der Typhusbazillus. Starke Schmerzhaftigkeit und akutes Ansteigen der Temperatur pflegt dieser Komplikation vorauszugehen.

Knochen. Das Knochensystem wird im Anschluß an Typhus gar nicht selten zum Sitz von periostitischen und osteomyelitischen Veränderungen, in deren Pathogenese wir durch die Arbeiten von Quincke und namentlich von E. Fraenkel Einblick gewonnen haben. Vor allen Dingen ist festgestellt worden, daß der Typhusbazillus sich regelmäßig im Knochenmark festsetzt und dort spezifische Veränderungen verursacht.

Nachdem Quincke (1894) gezeigt hatte, daß im Knochenmark der Rippen von Typhusleichen fast regelmäßig Typhusbazillen gefunden werden, erhärtete E. Fraenkel die Tatsache, daß in jedem einzelnen Typhusfall das Knochenmark herdartig in charakteristischer Weise erkrankt. Es finden sich dabei von der ersten

Krankheitswoche an bis in die Rekonvaleszenz hinein stets multiple Krankheitsherde im Knochenmark der Wirbel und Rippen, die entweder der spontanen Rückbildung anheimfallen oder aus unbekannten Bedingungen progredient werden und
sich dann auch klinisch bemerkbar machen.

Es handelt sich um multiple kleine, unter der Einwirkung der Bazillen entstehende Nekroseherdchen im Knochenmark, die einen besonderen Charakter durch
die Anwesenheit eines zarten, feinen Fibrinnetzes bekommen, das bei der Weigertschen Fibrinfärbung deutlich wird. Durch die auch beim Nachweis der Bazillen
im Roseolenschnitt verwendete Anreicherungsmethode lassen sich dabei auch Typhus-
bazillenherde im Mark nachweisen. Am Periost sind nach Ponfick oberflächliche
Nekrosen zu finden.

Nur in einem Teile der Fälle, nach den Kriegserfahrungen immerhin häufiger
als früher angenommen, machen diese anatomischen Veränderungen klinische
Erscheinungen. Es kommt, gelegentlich durch ein Trauma ausgelöst, offenbar
durch größere Ausdehnung der genannten Herdchen zu der von Quincke beschriebenen Spondylitis typhosa, die oft erst monatelang nach Überstehen
des Typhus auftritt und sich durch Fieber, Schmerzen im Rücken, Hyperästhesie,
Bauchdeckenspannung und Paresen oder ausgesprochener Lähmung eines
Beines äußert. Am häufigsten ist der 4. Lendenwirbel befallen (Lyon, Berl.
klin. Wochenschr. 1921, 18). Die Prognose ist dabei günstig, da meist unter
Streckverband Heilung eintritt. Das Röntgenbild (neben ventrodorsaler
auch seitliche Aufnahme nötig!) zeigt Veränderungen der Zwischenwirbel-
scheiben, Periostitis, Ostitis, paravertebrale Prozesse und ist keineswegs ein-
heitlich. Von den im Knochenmark nachgewiesenen Herden aus können Typhusbazillen auch zu periostitischen oder osteomyelitischen Eiterungen Anlaß geben,
die an der Tibia zu spindelförmigen Auftreibungen des Knochens und lebhaften
Schmerzen führt. Die Inzision entleert dann typhusbazillenhaltigen Eiter.
Solche Eiterungen sind noch jahrelang nach überstandenem Typhus nachgewiesen worden, ein Beweis, wie lange sich die Erreger im Knochenmark halten
können. Erheblich seltener sind seröse oder eitrige Gelenkerkrankungen im Laufe
des Typhus (Lit. bei Strauß, Berl. klin. Wochenschr. 1921, Nr. 49); sie betreffen vorwiegend das Hüft- und Kniegelenk.

Harn- und Geschlechtsorgane. Der Urin des Typhuskranken bietet
die Zeichen der fieberhaften Erkrankung. Er ist hochgestellt, seine Farbe
dunkel, seine Menge vermindert, das spezifische Gewicht erhöht. Die Ausscheidung von Harnstoff und Harnsäure ist vermehrt. Urobilin ist auf der
Höhe des Fiebers reichlich vorhanden. Die Diazoreaktion ist meist von der
ersten Woche an positiv, pflegt aber zur Zeit der steilen Kurven zu verschwinden.
Ihre diagnostische Bedeutung ist sehr überschätzt worden. Man findet sie bei
den verschiedensten anderen Infektionskrankheiten ebenfalls.

Nach der Entfieberung tritt meist eine starke Polyurie ein. Ein heller Urin
wird dann in einer Menge von 3—5 Litern ausgeschieden. Auf der Höhe des
Fiebers ist meist febrile Albuminurie vorhanden; auch findet man in der
Regel hyaline Zylinder und Epithelzylinder. In seltenen Fällen, nach Jochmann in 3,5 %, beobachtet man eine akute hämorrhagische Nephritis mit
reichlichen Mengen von Eiweiß, Blut und granulierten Zylindern. Sie tritt
gewöhnlich erst in der Zeit der Kontinua auf und pflegt mit dem Sinken
des Fiebers abzuklingen. Von diesen Fällen starben 50 %. Manchmal wird
aus der akuten Nephritis später eine chronische. In denjenigen Fällen, wo
die Zeichen der Nephritis zugleich mit Beginn des Fiebers einsetzen oder im
Vordergrunde des Krankheitsbildes stehen, hat man früher von Nephrotyphus
gesprochen. Da wir aber heute Beweise haben, daß auch in solchen Fällen
die Blutinfektion in der Regel schwerer ins Gewicht fällt als die Nierenerkrankung,
so empfiehlt es sich, diese Bezeichnung fallen zu lassen. Diese von vornherein

mit Nephritis einsetzenden Fälle verlaufen gewöhnlich tödlich, zuweilen unter den Zeichen der Urämie. Sie können große diagnostische Schwierigkeiten machen, namentlich wenn der Puls frequent ist und urämische Erscheinungen, Erbrechen, Zuckungen, Koma das Krankheitsbild beherrschen, so daß es schwer wird, an Typhus zu denken. Nur die bakteriologische Untersuchung gestattet dann die Diagnose.

Ein namentlich epidemiologisch wichtiges Forschungsergebnis der neueren Zeit ist die Beobachtung, daß die Typhusbazillen außerordentlich häufig, in etwa 20—50 %, in den Urin übergehen. Dieses Ereignis kann klinisch ohne jede erkennbaren Zeichen eintreten. Der Urin ist oft dabei ganz klar, Beschwerden entstehen nicht, nur durch die bakteriologische Untersuchung einer reichlichen Harnmenge kann man die Bazillen nachweisen. In anderen Fällen nehmen sie so überhand, daß dadurch eine Trübung des Urins stattfindet. Manchmal begleitet die Bakteriurie eine febrile Albuminurie. Das Übertreten der Bazillen in den Harn kann schon vom Ende der ersten Woche an geschehen. Sie halten sich dort viele Wochen, ja sogar manchmal monate- und jahrelang. In manchen, aber keineswegs häufigen Fällen führt die Bakteriurie zu einer Cystitis oder Pyelitis mit ihren charakteristischen Erscheinungen.

Von Komplikationen der Geschlechtsorgane muß zunächst die Orchitis genannt werden, die mit Schwellung und Schmerzhaftigkeit in der Rekonvaleszenz einsetzen kann und sogar manchmal zur Vereiterung des Organes führt. An den weiblichen Organen finden sich manchmal am Introitus vaginae runde bis markstückgroße Geschwüre, die nach Schottmüller als typhöse Ulzera lymphogenen Ursprungs aufzufassen sind. Mit Beginn des Typhus pflegt sich die Menstruation frühzeitig einzustellen. Bei Schwangeren tritt nicht selten mit dem Beginn des Typhus ein Abort oder eine Frühgeburt ein. Das Menstrualblut enthält Typhusbazillen entsprechend dem Bazillengehalt des kreisenden Blutes. Dringen Bazillen vom Uterus aus in die Tuben, so kann es zur Salpingitis typhosa kommen; auch Vereiterung der Ovarien mit positivem Typhusbazillenbefund ist beobachtet worden.

Besondere Verlaufseigentümlichkeiten. Nachdem wir bisher gesehen haben, wie das Bild des regulären Typhus durch mancherlei Komplikationen verändert werden kann, ist noch einiger besonderer Verlaufseigentümlichkeiten zu gedenken, die teils in den verschiedenen Intensitätsgraden der Infektion, teils in der Disposition des Erkrankten ihren Grund haben.

Auch hier wie bei anderen Infektionskrankheiten gibt es rudimentäre Fälle, die früher mit den verschiedensten Namen, besonders als gastrisches Fieber bezeichnet wurden. Ihre Zugehörigkeit zum Typhus hat in bestimmter Weise Griesinger ausgesprochen, als er dafür den Namen Typhus levissimus gebrauchte. Man versteht darunter Erkrankungen, die mit mäßiger Diarrhöe, deutlich palpabler Milz, Roseolen und häufig einem leichten, oft remittierenden Fieber von 8—14 tägiger Dauer einhergeht. Während man diese Diagnose früher nur durch epidemiologische Gründe, Zusammenhang mit sicheren Typhusfällen der Umgebung stützen konnte, ist jetzt natürlich nur die bakteriologische Diagnose, am besten durch den Nachweis der Typhusbazillen im Blute beweisend. Etwas anderes als der Typhus levissimus ist der Typhus abortivus. Diese von Liebermeister aufgestellte Verlaufsform beginnt mit schweren Anfangserscheinungen und hohem Fieber, aber wider alles Erwarten klingen schon nach wenigen Tagen die schweren Krankheitssymptome ab und der Patient ist genesen. Zum Typhus levissimus gehören auch jene Fälle, die ihrer geringen subjektiven Beschwerden wegen sogar nicht bettlägerig werden, Typhus ambulatorius. Es kann dabei aber vorkommen, daß ein plötzlich einsetzendes Rezidiv die schwersten Krankheitserscheinungen bringt und den Kranken für

längere Zeit aufs Lager wirft. — Im Weltkriege wurden diese leichten Verlaufsarten infolge der ausgedehnten bakteriologischen Durchmusterung scheinbar
besonders häufig beobachtet.

Einer besonderen Besprechung bedarf der Verlauf des Typhus bei **Kindern**
und bei **alten Leuten.** Der Kindertyphus hat in vielen Fällen einen kürzeren

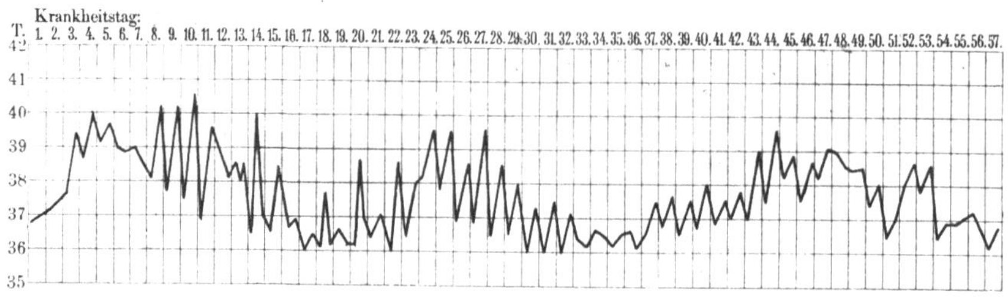

Abb. 26. Kindertyphus. Else Kl., 5 Jahre. Wiederholte Rezidive.

und milderen Verlauf als bei Erwachsenen. Wiederholt sieht man schon nach
acht Tagen die Kurve abklingen (vgl. z. B. folgende Kurve Kr., Abb. 27);
andererseits neigt er aber in vielen Fällen sehr zu Rezidiven, wie das durch
beistehende Abb. 26 deutlich illustriert wird (Kurve Kl.). Die Gruber-
Widalsche Probe pflegt bei Kindern etwas später einzusetzen, als bei Erwachsenen, nicht vor der 2.—3. Woche. Wichtig ist es zu wissen, daß die relative

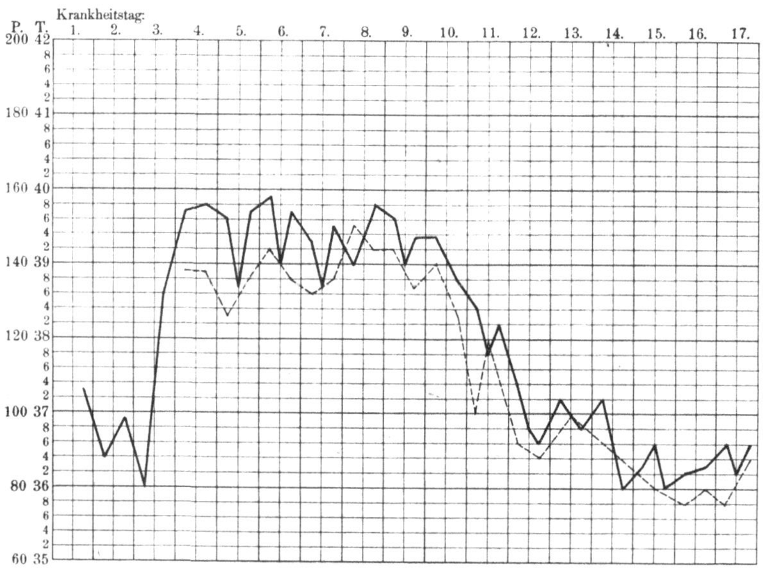

Abb. 27. Kindertyphus. Gertrud Kr., 5 Jahre.

Pulsverlangsamung beim Kinde in der Regel fehlt (siehe Abb. 27). Frequenter
Puls beim Kindertyphus ist also kein schlechtes Zeichen. Eine besondere Eigentümlichkeit besteht auch darin, daß nur geringe Neigung zur Geschwürsbildung
vorhanden ist. Die Schwellung der Follikel und Peyerschen Plaques nimmt
nur geringe Grade an, und Geschwüre sind nur wenig oder gar nicht vorhanden.
Es handelt sich also in manchen Fällen um eine reine Typhussepsis. Damit

ıängt es zusammen, daß Blutungen und Perforation im Kindesalter kaum vorkommen; andererseits aber stehen die Blutinfektion und die dadurch verursachten toxischen Gehirnsymptome, Schlafsucht, Benommenheit, Meningismus,
Delirien sehr im Vordergrunde. Auch Säuglinge können an Typhus erkranken.
Das hohe Fieber, die Roseolen und die Milzschwellung leiten auf die Diagnose.
Nach Larsson (Monatsschr. f. Kinderheilk., Orig. 21. 373, 1921, Literatur!)
läßt die Klinik des Typhus abdominalis im Säuglingsalter 4 Verlaufsformen
unterscheiden: typhöse Allgemeininfektion, abortive Form unter dem Bilde
einfacher Dyspepsie, Gastroenteritis typhosa, Meningotyphus. Heubner beschreibt die Trockenheit der Lippen als charakteristisch für Säuglingstyphus;
Roseolen, Diazo, Milztumor, Durchfälle können vollkommen fehlen; die Agglutininbildung ist meist schwach und nur mit Vorsicht zu verwerten; oft ergibt sich die Diagnose erst aus der typischen Fieberkurve. Bei Föten ist das
Vorkommen eines Typhus ohne Darmerscheinungen erwiesen.

Bei alten Leuten ist der Verlauf häufig sehr protrahiert. Dabei verläuft
das Fieber oft nur in mäßiger Höhe, ist aber ganz unregelmäßig und von remittierendem Typus (Abb. 28). Der Puls zeigt dabei keine relative Pulsverlangsamung, sondern ist der Tem-
peratur entsprechend frequent.
Roseolen und Milzschwellung können fehlen. Besteht außerdem
noch Verstopfung, so kann die
Diagnose die größten Schwierigkeiten machen und nur durch die
bakteriologische Diagnostik erbracht werden. Oft tritt Herzschwäche hinzu.

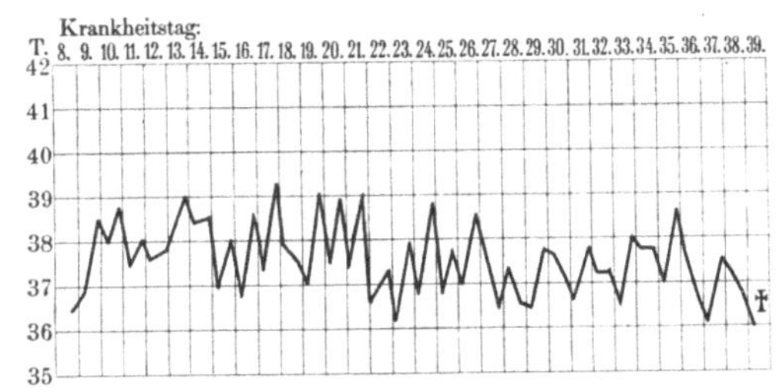

Abb. 28. Marie Ha., 56 Jahre. Typhus abdom.
mit uncharakteristischer Kurve (Alterstyphus)
kompliziert durch Thrombose der Vena femor.
Tod an Lungenembolie.

Gewisse Anomalien der Konstitution beeinflussen den Verlauf
des Typhus in ungünstiger Weise.
Fettleibige und kyphoskoliotische
setzen der Infektion wenig Widerstandskraft entgegen, so daß die Herzkraft
oft frühzeitig versagt. Auch bei Potatoren stellt sich neben schweren Gehirnsymptomen leicht Herzschwäche ein. Ein Delirium tremens ist jedoch hierbei
nicht so häufig wie bei der Pneumonie.

Über den Verlauf des Typhus bei Schutzgeimpften siehe unten S. 60.

Rezidive. Zu den wichtigsten Verlaufseigentümlichkeiten des Typhus gehören
die Rückfälle und Nachschübe. Von Nachschüben oder Rekrudeszenzen
sprechen wir, wenn die im Abfallen begriffene Fieberkurve, kurz bevor sie die
Norm erreicht hat, plötzlich wieder ansteigt (vgl. Abb. 12 u. 17). Das Rezidiv
stellt einen erneuten Fieberanstieg nach völliger Entfieberung dar. Gleichzeitig mit dem ansteigenden Fieber pflegen sich auch alle anderen Krankheitserscheinungen, einschließlich des positiven Bazillenbefundes im Blute, wieder
einzustellen. Oft ist das Rezidiv oder der Nachschub schwerer als die erste
Attacke; meist ist aber die Dauer des Rückfalls kürzer als der erste Anfall. Das
fieberfreie Intervall zwischen Rezidiv und Abfall der primären Fieberperiode
beträgt im Durchschnitt etwa acht Tage, kann aber auch bis zu zwei Wochen
dauern. Ein Rückfall in der dritten Woche nach der Entfieberung und noch
später gehört zu den größten Seltenheiten. Der Anstieg des Fiebers beim Rezidiv
erfolgt meist etwas schneller als beim ersten Anfall (Kurve Schö., Abb. 17).
Die Roseolen schießen schon am zweiten oder dritten Tage auf, die Milzschwellung
wird wieder stärker, und aufs neue drohen die verschiedensten Komplikationen.
Leute, die bei der ersten Attacke sich gut gehalten hatten, können im Rezidiv

an Thrombose oder an Blutungen zugrunde gehen. Im allgemeinen aber ist zu sagen, daß die Rezidive in der Mehrzahl der Fälle gut überstanden werden und sogar häufig trotz hohen Fiebers auffällig wenig subjektive Beschwerden mit sich bringen. Nach Curschmann sind Blutungen und Peritonitis bei Rezidiven ungleich seltener als im primären Stadium. Sichere Anzeichen, die nach Abklingen des Typhus das Herannahen eines Rezidivs voraussehen lassen, sind kaum vorhanden, die Höhe des Agglutinationstiters gibt keinerlei Hinweis. Manchmal kann das Fortbestehen eines palpablen Milztumors trotz Entfieberung und öfter wiederkehrende ephemere Fieberspitzen, wie z. B. in Kurve 26, auf die Wahrscheinlichkeit eines Rückfalls hinleiten. Meist erfolgt das Rezidiv aus scheinbar guter Rekonvaleszenz. Die Häufigkeit der Rezidive ist nach Zeit und Ort verschieden. Mitunter wiederholen sich die Rückfälle zweimal, dreimal und noch öfter, so daß schließlich der erschöpfte Kranke an irgend einer Komplikation zugrunde geht (Abb. 29).

Anatomisch findet man bei Leichen, die an einem Rezidiv gestorben sind, nebeneinander einmal die Veränderungen, die der ersten Attacke entsprechen,

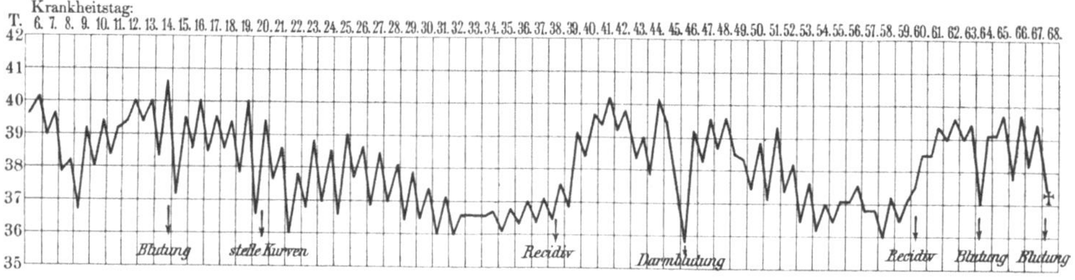

Abb. 29. Emil K., 29 Jahre. Typhus abdom. mit 2 Rezidiven und 4maliger Blutung. Gestorben.

und daneben die frischen Läsionen. Übergänge zwischen beiden sind nicht vorhanden.

Nicht zu den Rezidiven zu rechnen sind jene schon oben erwähnten, mitunter in der Rekonvaleszenz auftretenden eintägigen Fieberspitzen, wie sie Kurve 26 z. B. bietet.

Man findet auf der Höhe derselben, wie Schottmüller nachwies, Typhusbazillen im Blut, ist also wohl berechtigt, anzunehmen, daß die Einschwemmung der Bazillen in den Kreislauf von irgendeinem Depot aus die Fieberzacke veranlaßt, um so mehr, als schon am nächsten Tage, wenn das Fieber wieder zur Norm gefallen ist, keine Typhusbazillen mehr im Blute nachweisbar sind.

Komplikationen mit anderen Infektionskrankheiten. Die verschiedensten Infektionskrankheiten, Diphtherie, Scharlach, Masern, Dysenterie, Anthrax usw. können sich mit dem Typhus kombinieren. Die Heilungschancen werden sehr herabgedrückt dadurch, daß mehrere Infektionserreger an der Schädigung des Körpers arbeiten. Eine der häufigsten Mischinfektionen ist die mit Eitererregern, die zu septischen Allgemeinerscheinungen führt. Das Fieber pflegt dabei entweder kontinuierlich oder stark remittierend, der Puls sehr frequent zu sein.

So hatte sich z. B. bei einem Typhuskranken Jochmanns, der im Delirium aus dem Fenster gestürzt war, im Anschluß an eine komplizierte Fraktur der Tibia eine Staphylokokkensepsis mit einer im Brustbein lokalisierten Osteomyelitis entwickelt. Im Blute fanden sich Staphylokokken und Typhusbazillen.

Auch Streptokokkensepsis, z. B. nach Angina oder anderen Schleimhauterkrankungen, ist nicht selten. Pneumokokkensepsis kommt gelegentlich in

Verbindung mit gleichzeitiger Pneumonie zustande. Auch eine Kombination mit Paratyphus ist mehrfach beobachtet worden. Man fand dann im Blute beide Bazillenarten nebeneinander, ohne daß jedoch das Krankheitsbild eine besondere Veränderung dadurch erfuhr.

Im Kriege waren Mischinfektionen mit Ruhr besonders häufig; auch solche mit Malaria sah ich in der Türkei mehrfach, wobei der Malariaanfall die Typhus-Kontinua sozusagen unterbrach, wie dies auch von Loewy (Med. Klinik 1918, 17) beschrieben wurde.

Auch die Tuberkulose hat wichtige Beziehungen zum Typhus. Es geschieht gar nicht selten, daß tuberkulös Erkrankte sich mit Typhus infizieren. Die Prognose ist dabei schlecht, weil meist die Tuberkulose danach rapide Fortschritte macht und die Typhusinfektion einen schwer geschwächten Körper befällt. Differentialdiagnostisch sind solche Fälle wegen der naheliegenden Möglichkeit der Miliartuberkulose interessant, doch kann die Blutuntersuchung meist die Entscheidung bringen (vgl. auch unter Differentialdiagnose).

Die von Busse beschriebenen, Aufsehen erregenden Fälle, wo bei der Sektion von tuberkulösen Leichen Typhusbazillen im Blute gefunden wurden, ohne daß klinisch oder anatomisch typhöse Veränderungen zu finden waren, erklären sich wohl in einfacher Weise so, daß es sich um Typhusbazillenträger handelt, bei denen agonal Typhusbazillen ins Blut gedrungen sind.

Gelegentlich können im Laufe eines Typhus vorher latente Lungentuberkulosen manifest werden. Die klinischen Zeichen, die darauf aufmerksam machen, sind auffällig schlechtes Aussehen in der Rekonvaleszenz und noch wochenlang nach dem Schwinden der Kontinua fortbestehende subfebrile Temperaturen.

Bei einem jungen Kollegen sah Jochmann eine im Laufe eines Typhus auftretende lobuläre Pneumonie des Unterlappens tuberkulös werden, und in den nächsten Monaten entwickelte sich eine schnell fortschreitende, zum Tode führende Lungentuberkulose.

Diagnose. Die Diagnose Typhus wird in vielen Fällen schon aus klinischen Symptomen mit Wahrscheinlichkeit gestellt werden können. Sicherheit bringt allerdings in der Regel erst die bakteriologische Diagnostik.

Der allmähliche Beginn mit Kopfschmerzen, Mattigkeit und Temperatursteigerung ohne irgend welche nachweisbaren Lokalsymptome, die Höhe und der Verlauf des Fiebers, die relative Pulsverlangsamung und die Schwellung der Milz sind in den ersten Tagen die einzigen Erscheinungen, die an Typhus denken lassen. Kommen dann noch roseolaverdächtige Flecke hinzu, die auf Fingerdruck verschwinden und schubweise sich vermehren, so wird die Wahrscheinlichkeit, daß es sich um Typhus handelt, um so größer. Man darf aber nie vergessen, daß alle die genannten Symptome auch bei anderen Krankheiten vorkommen können, und daß man deshalb auf Grund einer einzigen klinischen Untersuchung noch nicht berechtigt ist, die Diagnose Typhus auszusprechen. Die Entscheidung bringt neben der weiteren Beobachtung vor allem die bakteriologische Blutuntersuchung, die nachher zu besprechen ist.

Klinische Momente, die zu der Erkennung des Typhus mithelfen können, sind ferner die fast nie fehlende leichte Bronchitis, ein mäßiger Meteorismus ohne irgend welche besondere Schmerzhaftigkeit des Abdomens und die charakteristischen psychischen Veränderungen, beginnend mit Apathie und Somnolenz bis zu den tieferen Bewußtseinsstörungen. Auch die positive Diazoreaktion spricht im Rahmen der anderen Symptome mit. Vor allem aber ist die Feststellung einer Leukopenie von großer praktischer Bedeutung. Das Vorhandensein von Erbsenbreistühlen, auf das früher großer Wert gelegt wurde, hat an Bedeutung etwas verloren, da wir wissen, daß viele Typhen mit Verstopfung einhergehen. In späteren Stadien können Darmblutungen die Diagnose unterstützen. Ein Herpes labialis kann mit Recht gegen die Annahme eines Typhus verwendet werden; beim Paratyphus ist er häufiger.

Bis die bakteriologische Diagnose die Entscheidung bringt, kommen differentialdiagnostisch vor allem in Betracht: der Paratyphus, die akute Miliartuberkulose, die zentrale Pneumonie und die Sepsis.

Die Unterscheidung vom Paratyphus abdominalis (A und B) hat in neuerer Zeit eine größere Bedeutung erlangt, denn es ist praktisch mit Rücksicht auf die Prognose den Angehörigen des Kranken gegenüber von größter Bedeutung, bei einem typhösen Krankheitsbilde mit Hilfe der bakteriologischen Blutuntersuchung schon nach 20 Stunden mit Sicherheit sagen zu können, ob hier ein Typhus abdominalis oder eine prognostisch günstiger liegende Infektion mit Paratyphusbazillen vorliegt. Klinisch wird der akute Beginn mit Leibschmerzen und oft auch mit Durchfall, ein etwa vorhandener Herpes für Paratyphus sprechen; Fieber, Roseolen und Milztumor sind beiden Krankheiten gemeinsam. Ein masernähnliches Exanthem spricht mehr für Paratyphus.

Die Unterscheidung von akuter allgemeiner Miliartuberkulose kann beim ersten Anblick Schwierigkeiten machen, da auch bei dieser Krankheit roseolaähnliche Flecken beobachtet werden und Bronchitis, Milzschwellung und Gehirnerscheinungen, ja, sogar Leukopenie beiden Krankheiten zukommen.

Handelt es sich um Typhus, so bringt die Aussaat des Blutes auf Galle nach ca. 20 Stunden die Diagnose durch den Nachweis von Typhusbazillen. Im übrigen sprechen Zyanose und Kurzatmigkeit, frequenter Puls, unregelmäßiges Fieber und Vorhandensein von tuberkulösen Spitzenaffektionen für Miliartuberkulose; vor allem aber ist pathognomisch der Nachweis von Choreoidealtuberkeln. Meist kann man auch mittelst der Röntgenplatte die Tuberkelknötchen in der Lunge nachweisen. Die seltene, aber doch zuweilen vorkommende Komplikation von Typhus und Miliartuberkulose kann nur durch die bakteriologische Diagnostik erkannt werden (wenn z. B. im Augenhintergrund Choreoidealtuberkeln vorhanden sind und aus dem Blute Typhusbazillen wachsen).

Die besonders akute und schwere Verlaufsart der akuten Miliartuberkulose, die „Sepsis tuberculosa acutissima" (Reiche, Scholz), die sog. „Typhobazillose" Landouzys kann klinisch vollkommen das Bild eines schweren Typhus vortäuschen. Sie ist sehr selten (s. S. 231).

Die zentrale Pneumonie teilt im Beginn mit dem Typhus den negativen Organbefund und das hohe Fieber. Der meist akute Beginn mit Schüttelfrost, die Leukozytose und ein eventuell vorhandener Herpes labialis sprechen für Pneumonie. Im Krankenhause kann eine Röntgenuntersuchung den zentral gelegenen Herd nachweisen. Gesichert wird die Diagnose durch den nach einigen Tagen auftretenden rostbraunen Auswurf oder das Erscheinen pneumonischer Lungensymptome.

Die septischen Erkrankungen: Staphylokokken-, Streptokokken-, Pneumokokken-, Gonokokken-Sepsis können ein dem Typhus recht ähnliches Krankheitsbild darbieten, da auch hier hohes kontinuierliches Fieber, Milzschwellung, Störungen des Sensoriums, eventuell auch roseolaähnliche Ausschläge vorkommen. Für Sepsis würde vor allen Dingen die Feststellung einer Eintrittspforte der Eitererreger ins Gewicht fallen, z. B. Furunkel, Abszesse der Haut, puerperale Entzündungen, Angina usw. Beim Fehlen einer Eintrittspforte, deren Spuren oft schon verwischt sind, wenn der Patient zur Untersuchung kommt, würden der hohe Puls, die Leukozytose, der unregelmäßige Fiebertypus, eventuell verbunden mit Schüttelfrösten, gewisse Metastasen, Endokarditis, Gelenkeiterungen, septische Hautaffektionen die Annahme einer septischen Erkrankung stützen. Entscheidend ist schließlich die bakterio-

ogische Blutuntersuchung, die aerob und anaerob vorgenommen werden muß
und fast stets zum Ziele führt.

Schwere Gehirnerscheinungen beim Typhus erwecken nicht selten den
Verdacht einer Meningitis. Der Diagnostiker ist dann vor die nicht ganz
leichte Aufgabe gestellt, zu entscheiden, ob es sich um einen mit Meningitis
oder Meningismus komplizierten Typhus handelt oder um eine der verschiedenen
anderen infektiösen Meningitiden. Für das Vorliegen einer sporadischen Form
der epidemischen Genickstarre würde besonders das Vorhandensein eines
ausgebreiteten Herpes in die Wagschale fallen, ferner Leukozytose und ein
plötzlicher Beginn mit Schüttelfrost, eventuell auch Strabismus convergens
oder Pupillenanomalien. Die vier letztgenannten Symptome finden sich aber
auch bei einer sekundären, durch Eitererreger verursachten Meningitis,
an die namentlich das Bestehen einer Otitis media oder einer Warzenfortsatz-
vereiterung, eventuell auch eitrige Nebenhöhlenentzündung erinnern würde.

Die tuberkulöse Meningitis, die vielleicht noch eher als die genannte
Form mit Typhus verwechselt werden kann, weil sie mit ihm den schleichenden
Beginn teilt, kann manchmal durch den Nachweis von Choreoidealtuberkeln
erkannt werden. Die Entscheidung wird in den meisten Fällen die Lumbal-
punktion bringen, die stets vorzunehmen ist, wenn meningitische Erscheinungen
Nackenstarre, Kernig, Hauthyperästhesie dazu auffordern. In den meisten
Fällen wird sich nur ein erhöhter Druck der Spinalflüssigkeit nachweisen lassen.
Das Punktat ist klar, zeigt keine Zellvermehrung und gibt keine positive auf ent-
zündliche Vorgänge deutende Globulinreaktion (Nonne) oder Goldreaktion
(Lange). Diese Feststellungen würden das Fehlen einer eigentlichen Meningitis
beweisen und zeigen, daß nur meningitische Reizerscheinungen vorliegen, die
man am besten als Meningismus bezeichnet. Stark getrübte oder eitrige
Spinalflüssigkeit besagt das Vorliegen einer eitrigen Meningitis, deren ätiologische
Differenzierung noch weiter durch die bakteriologische Untersuchung vorgenommen werden muß, denn auch echte, allein durch den Typhusbazillus verursachte eitrige Meningitis kommt vor (vgl. im übrigen die Differentialdiagnose
der Meningitis cerebrospinalis epidemica). Bei klarer Spinalflüssigkeit spricht
Zellvermehrung und das Überwiegen von Lymphozyten bei erhöhtem Druck
für tuberkulöse Meningitis, eventuell können auch Tuberkelbazillen nachgewiesen werden.

Andere Infektionskrankheiten kommen seltener differentialdiagnostisch in
Frage. Masern und Pocken können nur im Prodromalstadium Anlaß zu Verwechslungen geben, doch spricht schon der plötzliche Beginn meist gegen Typhus.
Bei Masern führen die Koplikschen Flecke auf den richtigen Weg. Die Typhusroseolen können bei reichlicher Aussaat und Befallensein des Stammes und der
Extremitäten an ein entstehendes Masernexanthem erinnern, doch beginnt
das letztere stets im Gesicht und verbreitet sich von da aus über den Stamm.

Das Fleckfieber ist durch das frühe Auftreten eines reichlichen petechialen Exanthems, die hohe Pulsfrequenz, den plötzlichen Temperaturanstieg,
Schnupfen und Conjunctivitis vom Typhus abdominalis unterschieden, doch
kann der petechiale Charakter der Roseolen fehlen, während andererseits auch
beim Typhus in seltenen Fällen hämorrhagische Roseolen vorkommen. Das
Bestehen einer Fleckfieberepidemie oder Beziehungen des Erkrankten zu einem
Fleckfieberpatienten wird bei der Diagnose mitzusprechen haben. Entscheidend
ist die bakteriologische Blutuntersuchung, insbesondere auch positiver Ausfall
der Gruber-Widal- bzw. der Weil-Felix-Reaktion.

Das Rückfallfieber, das sich schon durch seinen plötzlichen Beginn
mit Schüttelfrost, die hohe Pulsfrequenz und das charakteristische Fieber vom
Typhus abdominalis unterscheidet, wird durch den Nachweis der Spirillen im

Blute leicht erkannt. Auch Syphilisfälle, die im sekundären Stadium mit
hohem Fieber und Roseolen im Krankenhaus zur Aufnahme kommen, können
einen Typhus vortäuschen. Die positive Wassermannsche Reaktion und der
negative Ausfall der bakteriologischen Typhusdiagnose sichern die richtige
Erkennung.

Von Zoonosen kommen nur der innere Milzbrand, der Rotz und die Trichinose differentialdiagnostisch in Betracht, weil sie Fieber, Milzschwellung und
zerebrale Erscheinungen mit dem Typhus teilen. Beim Milzbrand stehen
Erbrechen und blutige Diarrhöen im Vordergrunde und, wenn die Lunge beteiligt ist, Atemnot und Zyanose. Die Blutuntersuchung läßt Milzbrandbazillen
nachweisen. Beim Rotz ist das charakteristische Pustelexanthem differentialdiagnostisch zu verwerten.

Die Trichinose, die mit hohem Fieber, Durchfällen, Erbrechen, Abgeschlagenheit und Schmerzhatigkeit der Muskeln einhergeht, kann vom Typhus
leicht durch die Feststellung einer starken Vermehrung der eosinophilen Leukozyten unterschieden werden. Gerade die Eosinophilen sind es, die beim Typhus
zu schwinden pflegen.

Die Malaria, deren tropische Form mit hohem, wenn auch unregelmäßig
remittierendem Fieber, starkem Milztumor und schweren Störungen des Sensoriums verläuft und dadurch zu Verwechslungen mit Typhus Anlaß geben
kann, wird durch die mikroskopische und kulturelle Blutuntersuchung erkannt
oder ausgeschlossen.

Lymphogranulomatose (Morb. Hodgkin) kann gelegentlich bei einem
sich lange hinziehenden Typhusfall differentialdiagnostisch in Betracht kommen
(Fieber, Diazo, Milzschwellung); besonders die Hodgkinfälle mit vorwiegender
Beteiligung von Milz und Mesenterial- bzw. Retroperitonealdrüsen können vollkommen das Bild eines Typhus mit Rezidiv vortäuschen.

Auch Grippe sowohl in ihrer epidemischen als auch in ihrer sporadischen Form kann zu Täuschungen Anlaß geben, doch spricht meist schon das
Vorwiegen der katarrhalischen Symptome, der hohe Puls gegen Typhus. Ausschlag gibt die bakteriologische Blutuntersuchung. Dasselbe gilt für die verschiedenen Erkältungskrankheiten, die fälschlich unter dem Namen Grippe
oder Influenza gehen.

Bakteriologische Typhusdiagnose. Hand in Hand mit der klinischen Untersuchung muß in jedem typhusverdächtigen Falle die bakteriologische Diagnostik
gehen, die in der Regel die Diagnose erst erhärtet und in manchem unklaren und
atypischen Fall überhaupt erst die Erkennung des Leidens als Typhus ermöglicht.
Die bakteriologische Typhusdiagnose stützt sich entweder direkt auf den Nachweis des Erregers oder aber indirekt auf den Nachweis von Immunstoffen im
Serum, namentlich den Ausfall der Agglutinationsreaktion.

Nachweis des Erregers. Man kann den Typhusbazillus zu diagnostischen
Zwecken aus dem Blut, den Fäzes, dem Urin und den Roseolen züchten. Am
zweckmäßigsten, weil am sichersten zum Ziele führend, ist die bakteriologische
Blutuntersuchung.

Der Nachweis der Typhusbazillen im Blut gestaltet sich praktisch in folgender
Weise: Man benutzt am besten das von Conradi angegebene Anreicherungs-
verfahren mit steriler Rindergalle, der die Eigenschaft zukommt, die bakteriziden
Kräfte des Blutes zu verdünnen und das Wachstum der Typhusbazillen zu
fördern.

Zunächst wird durch Anlegen einer Gummibinde am Oberarm eine Stauung
der Vene in der Ellenbeuge hervorgerufen und dann mittels einer Luerschen Glasspritze 2—3 ccm Blut durch Venenpunktion gewonnen. Das Blut kommt sofort

in ein Reagenzglas, das 5 ccm durch Kochen sterilisierte Rindergalle enthält. Nach 8—10 Stunden Aufenthalt im Brütschrank bei 37⁰, manchmal aber auch erst nach 2—5mal 24 Stunden, haben sich etwa darin enthaltene Typhusbazillen stark vermehrt, und wenn man nun einige Ösen auf einer Conradi-Drigalski-Platte oder einer Endo-Agarplatte ausstreicht, so wachsen nach 12 Stunden Bebrütung meist zahlreiche verdächtige Kolonien. Handelt es sich um bewegliche Stäbchen, so ist die Diagnose Typhus so gut wie sicher. Es bleibt dann nur noch übrig, durch die orientierende Agglutinationsprobe sie als Typhusbazillen zu identifizieren.

Ist eine Venenpunktion aus äußeren Gründen nicht möglich, so genügen sogar einige Tropfen aus dem Ohrläppchen entnommenen Blutes, die man in einem Galleröhrchen auffängt. Selbst der geringe Blutkuchen, der beim Absetzen der zur Widalschen Reaktion erforderlichen Serummenge übrig bleibt, genügt zur Aussaat auf Galle und ermöglicht oft noch ein positives Resultat. Hat man keine Gelegenheit, sich selbst Galle zu verschaffen, so kann man die im Handel gebräuchlichen fertigen Galleröhrchen benutzen (zu haben bei F. & M. Lautenschläger in Berlin und bei Merck in Darmstadt).

Will man über die Zahl der im Blute kreisenden Bazillen Aufschluß erhalten, was im Hinblick auf die Prognose nicht ohne Wichtigkeit ist, so benutzt man besser feste Nährböden, entweder gewöhnlichen Agar oder einen Agar, der 1⁰/₀ Natrium glycocholicum (Merck) enthält. Man entnimmt dann durch Venenpunktion 20 ccm Blut, vermischt davon 2—3 ccm mit etwa 5—7 ccm flüssig gemachten und auf 40⁰ abgekühlten Agars und gießt die Mischung auf Petrischalen aus. Bei Verwendung von gewöhnlichem Agar wachsen die Typhusbazillen in der Tiefe in grünschwärzlichen Kolonien, da der von den Bazillen abgegebene Schwefelwasserstoff sich mit dem Eisen des Blutes zu Schwefeleisen verbindet (vgl. Abb. 30). Bei der Differentialdiagnose zwischen

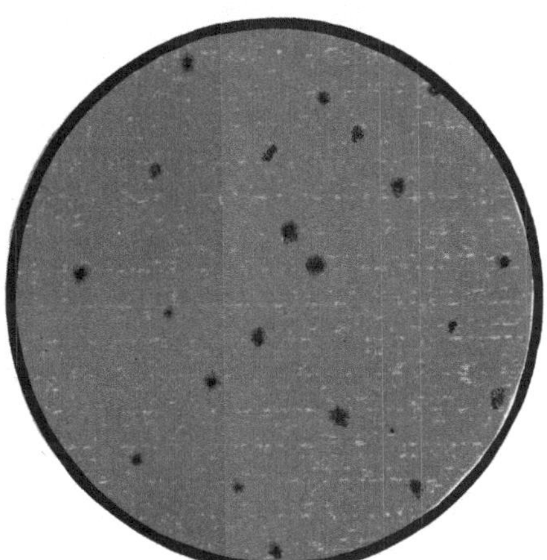

Abb. 30. Typhusbazillenkolonien auf der Blutagarmischplatte (Originalgröße).

Sepsis und Typhus ist dieser gewöhnliche Agar am empfehlenswertesten, weil etwa vorhandene Eitererreger auf dem Blutagar in ganz charakteristischen Kolonien wachsen, die schon makroskopisch sofort von den eben beschriebenen Typhuskolonien zu unterscheiden sind; doch empfiehlt es sich, gleichzeitig etwas Blut in Galle auszusäen, weil zweifellos auf Gallennährböden eine schnellere Entwicklung etwaiger Typhusbazillen zustande kommt.

Die Züchtung der Typhusbazillen aus dem Blute ist eine außerordentliche Bereicherung unserer diagnostischen Fähigkeiten beim Typhus geworden. Sie fällt in über 90⁰/₀ der Fälle positiv aus, und zwar vom ersten Fiebertage an bis wenige Tage vor der Entfieberung; in der 1. Woche nach Kayser nahezu regelmäßig, in der 2. Woche in 50—80⁰/₀, später immer seltener. Conradi fand schon am Ende der Inkubationszeit Typhusbazillen im Blut. Die Methode ist zuverlässiger als alle anderen diagnostisch in Betracht kommenden Symptome. Die Agglutinationsreaktion wird bekanntlich erst vom Anfange der zweiten Woche an positiv und fehlt in manchen Fällen, und die Fäzesuntersuchung erlaubt erst vom Ende der zweiten Woche an einigermaßen sichere Resultate. Die Roseolen, die Hypoleukozytose, die relative Pulsverlangsamung können fehlen, das Fieber kann atypisch sein. Konstanter als alle diese Symptome ist der Befund der Typhusbazillen im Blut. Dadurch werden manche Krankheitsbilder als Typhus aufgedeckt, bei denen der Kliniker gar nicht an die Möglichkeit einer typhösen Erkrankung gedacht hatte, und unsere

Kenntnis über das Wesen der Krankheit hat eine große Bereicherung erfahren. Während des Krieges und nach dem Kriege ergaben sich (NB. auch bei früher nicht Schutzgeimpften!) viel größere Schwierigkeiten, den Typhusbazillus aus dem Blut zu züchten. Diese Beobachtung ist an zahlreichen Orten gemacht worden und läßt sich keineswegs nur mit unvollkommener Technik, schlechten Nährböden oder dgl. erklären. Auch unter günstigsten Bedingungen: Anlegung der Kulturen am Krankenbett, Züchtung im Laboratorium des Krankenhauses, Verwendung größerer Blutmengen bzw. mehrerer Galleröhrchen und Kontrolle nach 3—5 und mehr Tagen muß jetzt die Blutkultur oft einige Male wiederholt werden, bis sie zu einem positiven Ergebnis führt.

Die Züchtung der Typhusbazillen aus den Roseolen, die nicht geringes wissenschaftliches Interesse erregte, als sie zum ersten Male gelang, ist jetzt eigentlich nur noch ein bakteriologischer Sport und hat praktisch keine Bedeutung, da die Untersuchung des Blutes viel einfacher und sicherer ist.

Der Nachweis der Typhusbazillen in den Fäzes kann in mehrfacher Hinsicht praktisch von Bedeutung werden:

1. um die Diagnose Typhus zu sichern,

2. um nach Ablauf des Typhus den Bazillengehalt der Fäzes zu kontrollieren,

3. um in einem Ort, wo Typhus endemisch ist, Dauerausscheider ausfindig zu machen.

In diagnostischer Hinsicht ist von der Untersuchung des Stuhls auf Typhusbazillen erst von der zweiten oder dritten Woche an ein einigermaßen verwertbares Resultat zu erwarten, da die Bazillen erst von dieser Zeit an aus der Galle oder zum kleineren Teil aus den geschwürig veränderten Darmpartien in die Fäzes übergehen. Nach Gäthgens und Brückner hat man während der ersten und zweiten Krankheitswoche nur in 50%, in der dritten Woche in etwas mehr als 75% der Fälle ein positives Resultat. Deshalb beweist das negative Resultat in der ersten Woche der Erkrankung gar nichts gegen Typhus. Aber auch in späteren Stadien empfiehlt es sich, nur positive Ergebnisse bei der Diagnose zu verwerten. Wie wichtig es ist, nach der Genesung des Kranken den Stuhl noch weiterhin bakteriologisch zu kontrollieren, um festzustellen, wann der Kranke frei von Bazillen ist und welche Bedeutung die Feststellung gesunder Dauerausscheider hat, ist im Kapitel Prophylaxe zu besprechen.

Bei der Züchtung aus dem Stuhl kommt es vor allem darauf an, die Typhusbazillen von den ihnen in vieler Hinsicht gleichenden Kolibazillen, den gewöhnlichen Darmbewohnern, zu unterscheiden. Zu diesem Zwecke macht man sich die starke Säurebildung des Kolibazillus zunutze, die ihn von sämtlichen Bazillen, und besonders vom Typhusbazillus, unterscheidet. Auf dem Conradi-Drigalskischen Nährboden, einem Lackmus-Milchzuckeragar mit einem Zusatz von Kristallviolett, färben die Kolikolonien vermöge ihrer Säurebildung den Nährboden rot, während die Typhuskolonien ihn ungefärbt lassen und infolgedessen blau erscheinen. Auf dem Endoschen Nährboden, bei dem als Indikator der Säure reduziertes Fuchsin dient, bewirkt die Säurebildung der Kolibazillen eine Rotfärbung der Kolikolonien, während die Typhuskolonien weiß bleiben (vgl. Abb. 31). Man bringt also eine Öse der verdächtigen Fäzes oder ein kleines Quantum einer Aufschwemmung derselben in steriler Kochsalzlösung auf einen der genannten Nährböden und verreibt sie dort mittels eines sterilen Glasstabes. Die nach 24 Stunden gewachsenen verdächtigen Kolonien — also blaue Kolonien auf der Conradi-Drigalski-Platte und weiße Kolonien auf der Endo-Platte — müssen nun noch identifiziert werden. Das geschieht einmal durch Prüfung im hängenden Tropfen. Sind es lebhaft bewegliche Stäbchen, so spricht das schon mit größter Wahrscheinlichkeit für Typhus. Der Beweis wird geschlossen durch die orientierende Agglutinationsprobe mit Hilfe eines hochwertigen Immunserums. Man bringt auf einen Objektträger einen Tropfen hochwertigen Typhusserums, dessen Agglutinationskraft bekannt ist, und verreibt darin eine kleine Menge der verdächtigen Kolonie.

Sind es Typhusbazillen, so läßt sich schon mit bloßem Auge oder mit der Lupe nach wenigen Minuten deutlich erkennen, daß eine Krümelbildung auftritt, während die Verreibung einer gleichen Probe in einem daneben gesetzten Tropfen physiologischer Kochsalzlösung nur eine homogene Trübung, aber keine Agglutination zustande bringt.

Wo nur spärliche Typhusbazillen erwartet werden, empfiehlt es sich, gleichzeitig mit der Aussaat auf die Endo- oder Drigalski-Platte eine Anreicherung auf der Lentz-Tietzschen Malachitgrün-Platte vorzunehmen, auf der die Kolibazillen im Wachstum zurückgehalten werden, während die Typhusbazillen gut gedeihen. Ist dann auf den anderen Nährböden nichts Verdächtiges gewachsen, so schwemmt man die Malachitgrün-Platte mit 5 ccm steriler Kochsalzlösung ab und sät von dieser Spülflüssigkeit auf einer neuen Endo- oder Drigalski-Platte aus.

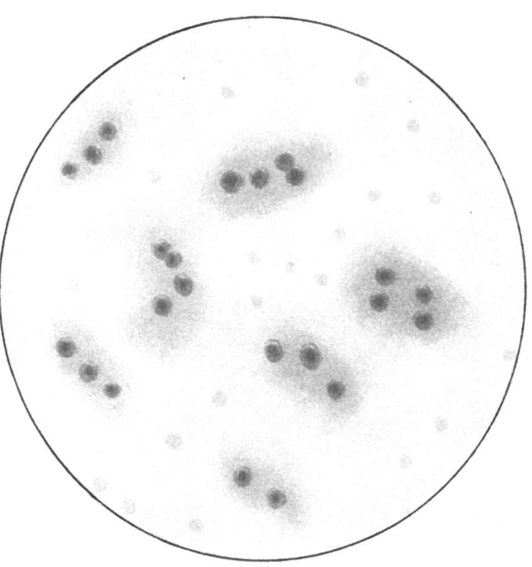

Abb. 31. Typhusbazillenkolonien auf Endoschem Fuchsin-Agar.

Der Nachweis der Typhusbazillen im Harn kann auf gleiche Weise wie in den Fäzes erbracht werden; namentlich in der Entfieberung, wo viele Rekonvaleszenten noch Typhusbazillen mit dem Urin ausscheiden, kann der Nachweis derselben im Urin die Diagnose eines abgelaufenen Typhus ermöglichen. Auch für die Züchtung aus Eiter, Sputum u. dgl. können dieselben Methoden gebraucht werden.

Die Serodiagnose des Typhus. Das Verfahren, auf indirektem Wege durch den Nachweis von Immunkörpern im Serum der Kranken die Diagnose zu sichern, bedient sich vor allem der Prüfung der Agglutinationsreaktion, die den Nachweis agglutinierender Stoffe in dem Serum

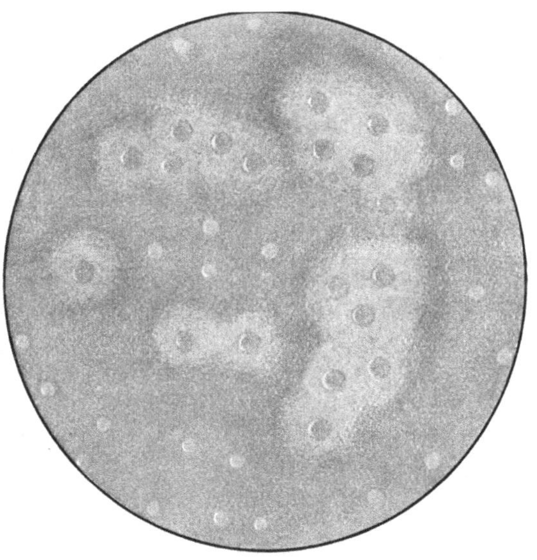

Abb. 32. Typhusbazillenkolonien und Kolikolonien auf der Conradi-Drigalski-Platte.
Die blauen Kolonien = Typhus. Die roten Kolonien = Koli.

eines Kranken oder Rekonvaleszenten gestattet. Die Agglutinationsprobe, die Gruber-Widalsche Reaktion, gestaltet sich praktisch in folgender Weise: Man stellt sich zunächst in Reagenzgläschen mittels physiologischer Kochsalzlösung fallende Verdünnungen des Krankenserums her, also 1 : 25, 1 : 50, 1 : 100,

1 : 200 usw., so daß in jedem Röhrchen 0,5 ccm Flüssigkeit enthalten sind, und
fügt nun von einer 24stündigen Typhusbazillenaufschwemmung je ¹/₂ ccm hinzu.
Als Kontrolle dient ¹/₂ ccm der Typhusbazillenaufschwemmung, zu der ¹/₂ ccm
physiologischer Kochsalzlösung hinzugefügt
wurde. Als Bazillenaufschwemmung verwendet man entweder 24stündige Bouillonkulturen oder gleichmäßige Aufschwemmungen einer 24stündigen Agarkultur in
physiologischer Kochsalzlösung. Statt der
lebenden Bazillen empfiehlt es sich, mit
1 % Formalin versetzte Aufschwemmungen
zu verwenden, die den Vorzug haben, sich
monatelang zu halten und nicht infektiös
zu sein. Nach der Mischung der Serumverdünnung und der Kultur bringt man
die Reagenzgläschen in den Brütschrank
bei 37⁰ und liest nach zwei Stunden das
Resultat ab. Ist die Agglutination positiv,
so sieht man in den betroffenen Röhrchen
statt der gleichmäßigen Suspension feinste
Flöckchen oder Körnchen. Man sieht dieses
Phänomen am besten, wenn man das
Röhrchen gegen einen dunklen Hintergrund hält.

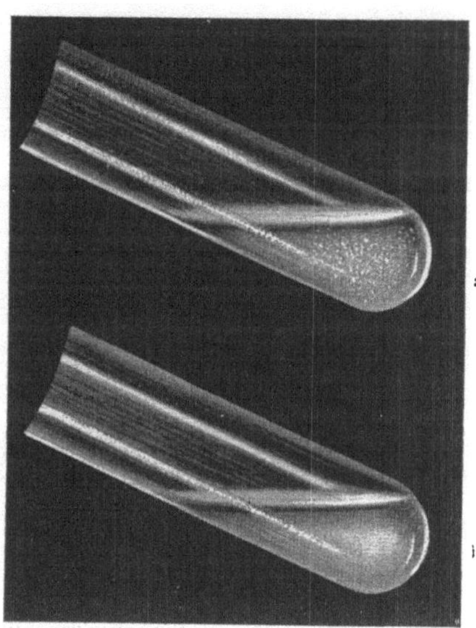

Abb. 33. Agglutinationsprobe im
Reagenzglas.
a) deutliche Flöckchenbildung, positive
Agglutination;
b) homogene Aufschwemmung, keine
Agglutination.

Für den praktischen Arzt kann das
Fickersche Diagnostikum empfohlen werden, das aus solchen formolisierten Typhus-
kulturen besteht. Man stellt sich dabei
Serumverdünnungen von 1 : 10, 1 : 50,
1 : 100 her, versetzt sie mit der entsprechenden Kulturmenge und liest nach
6—8stündigem Stehen das Ergebnis ab.
In den positiven Röhrchen zeigt sich
Flockenbildung und deutlicher Bodensatz. Von großer Wichtigkeit ist dabei aber
die Betrachtung der Kontrolle. Ein Kontrollröhrchen mit der Bazillenaufschwemmung
ohne Serumzusatz muß eine völlig homogene Suspension darstellen und darf keinerlei
Ausflockung zeigen (vgl.
Abb. 35). Bei manchen
Stämmen von Typhus-
bazillen und von anderen
Bakterien kommt näm-
lich eine spontane Ag-
glutination oder Pseudo-
agglutination vor. Die
Bazillen ballen sich dann
schon ohne Serumzusatz
zu Häufchen zusammen.
Solche Stämme sind na-
türlich unbrauchbar zur
Herstellung der Agglu-
tinations-Reaktion.

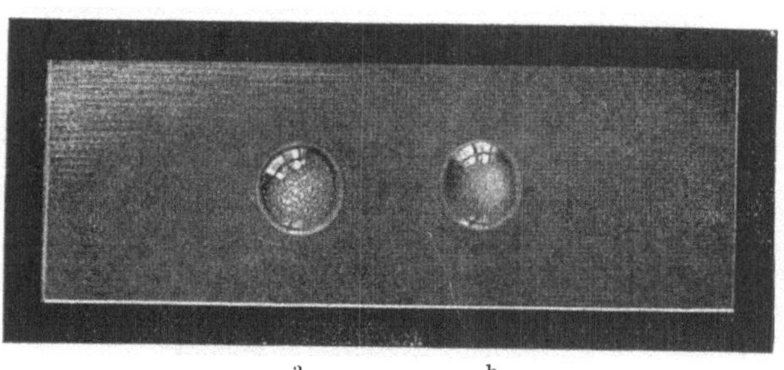

Abb. 34. Orientierende Agglutinationsprobe.
bei a) Verreibung von Typhusbazillen in einem Tropfen hochwertigen Typhus-Serums: deutliche Krümelbildung (positive
Agglutination);
bei b) Kontrolle. Verreibung von Typhusbazillen in physiol.
Kochsalzlösung: homogene Trübung, keine Agglutination.

Man vergesse beim Ty-
phusdiagnostikum nie-
mals, daß zwar die ver-
wendete Kultur abge-
tötet ist, daß aber das
zu prüfende Serum Typhusbazillen enthalten kann. Ein Assistent Jochmanns,
der dies nicht beachtete, und das Serum mit der Pipette versehentlich in den
Mund sog, erkrankte an schwerem Typhus.

Als positiv ist eine Widalsche Reaktion nur dann anzusprechen, wenn
mindestens in einer Serumverdünnung von 1 : 50 besser bei 1 : 100 Agglutination
beobachtet wird; oft aber sieht man Werte von 1 : 200 bis 1 : 300 und höher.
Beim Typhus abdominalis gewinnt das Serum des Kranken in der Regel erst im
Anfange der zweiten Woche die Fähigkeit, Typhusbazillen zu agglutinieren, nur
selten schon am dritten oder vierten Krankheitstage.

Nach den Untersuchungen Gaehtgens an einem Material von 829 Typhusfällen war die Agglutination während der ersten Krankheitswoche in 75% positiv,
während der zweiten in 90% und während der dritten Woche in über 95% der Fälle.

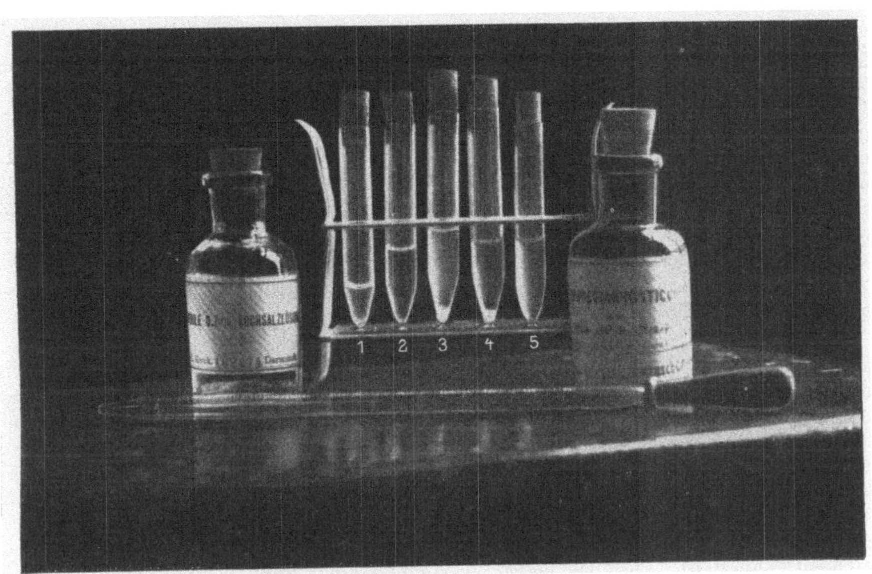

Abb. 35. Positive Gruber-Widalsche Reaktion mit Fickers Diagnostikum
(abgetöteten Typhusbazillen).
Kulturaufschwemmung mit Patientenserum in einer Verdünnung von
1: 50 Bodensatz (Röhrchen 3);
1: 100 Bodensatz (Röhrchen 4);
Kontrolle (Röhrchen 5): Diagnostikum ohne Serum — kein Bodensatz.
Herstellung der Verdünnungen:
In Röhrchen 1: 0,2 Patientenserum $\Big\}$ = Serumverdünnung 1: 5
0,8 Kochsalzlösung
In Röhrchen 2: 0,5 von 1 $\Big\}$ = Serumverdünnung 1: 10
0,5 Kochsalzlösung
In Röhrchen 3: 0,1 von 1 $\Big\}$ = Serumverdünnung 1: 50
0,9 von Diagnostikum
In Röhrchen 4: 0,1 von 2 $\Big\}$ = Serumverdünnung 1: 100
0,9 Diagnostikum
Röhrchen 5: Diagnostikum = Kontrolle.

In den ersten Tagen hat also ein negativer Ausfall der Probe keine Be-
deutung. Die Agglutinine halten sich nach überstandener Krankheit noch
mehrere Wochen im Serum und verschwinden erst allmählich. Während der
neunten und zehnten Woche ist die Agglutination nur noch in $^2/_3$ der Fälle positiv.
In manchen Fällen hält sie sich jedoch monate- und jahrelang. Auch gesunde
Bazillenträger haben häufig agglutinierendes Serum. Der Nachweis solcher
„Agglutinanten" kann gelegentlich verwertet werden, um bis dahin unerkannte
Bazillenträger als solche zu entlarven. Die positive Widalsche Reaktion

bedeutet nicht einfach das Vorhandensein von Typhus abdominalis, sondern besagt nur, daß der betreffende Organismus einen Kampf mit den Typhusbazillen durchgemacht hat.

Nun kommen aber noch weitere Momente hinzu, die uns davon abhalten müssen, aus einer positiven Agglutinationsreaktion voreilige Schlüsse zu ziehen. Der positive Ausfall der Widalschen Reaktion kann der Ausdruck einer sog. Gruppenreaktion sein. Haben wir z. B. ein Patientenserum, das die Typhusbazillen in einer Verdünnung von 1 : 50 agglutiniert, so kann sich dieser Agglutinationswert im gegebenen Falle auch so erklären, daß ein dem Typhuskeim sehr nahestehender Bazillus, der Paratyphusbazillus, als Krankheitserreger in Betracht kommt, so daß das Serum die Paratyphusbazillen z. B. in einer Verdünnung von 1 : 300 agglutiniert, während die Typhusbazillen noch bis zu einer Verdünnung von 1 : 50 mitagglutiniert werden. Diese Mitagglutination kommt zustande durch die nahe biologische Verwandtschaft der Typhusbazillen und Paratyphusbazillen. Wir müssen uns vorstellen, daß die Substanz, aus der die Leiber dieser beiden verschiedenen Bakterien bestehen, kein einheitlicher chemischer Körper ist, sondern ein Gemisch verschiedener Stoffe darstellt, die die Fähigkeit haben, als Antigen zu wirken, also Agglutinine zu erzeugen. Die biologische Verwandtschaft der Bazillen dokumentiert sich nun darin, daß ein Teil ihres Protoplasmas mit dem des verwandten Bakteriums identisch ist. Es wird also auch ein Teil der von ihnen erzeugten Agglutinine identisch sein. So kommt es, daß bei hochwertiger Agglutinationsreaktion eines Serums gegenüber den Paratyphusbazillen eine Mitagglutination der Typhusbazillen erfolgt und umgekehrt

Mitagglutination eines zweiten Bakteriums kann aber auch zustande kommen, wenn eine Mischinfektion mit zwei Krankheitserregern vorliegt, wenn also z. B. ein Mensch gleichzeitig Typhus- und Paratyphusbazillen in seinem Körper beherbergt. Dann werden beide Bakterienarten agglutiniert, weil von beiden besondere Agglutinine gebildet werden. Man spricht dann von Mischagglutination. Um zu entscheiden, ob es sich um Gruppenagglutination oder um Mischagglutination handelt, gilt ein von Castellani angegebener Versuch, der darauf ausgeht, die eine Agglutininsorte durch Absättigung mit ihrem spezifischen Antigen auszuschalten. Agglutiniert also z. B. ein Serum stark die Paratyphusbazillen und gleichzeitig auch die Typhuserreger, so versetzt man das Serum mit einer Reinkultur von Paratyphusbakterien, wodurch die Agglutinine der Paratyphusbazillen nebst ihren Partialagglutininen gegen Typhusbazillen ausgeschaltet werden. Agglutiniert dann das Serum die Typhusbazillen nicht mehr, so handelte es sich um eine Gruppenagglutination, agglutiniert es hingegen die Typhusbazillen noch, so lag eine Mischagglutination vor.

Wir sehen aus dem Gesagten, daß es wünschenswert ist, das Serum eines Kranken stets bis zur Titergrenze auszuwerten, da uns sonst die Erscheinungen der Gruppenagglutination und Mischagglutination entgehen können.

Schließlich ist noch hinzuzufügen, daß auch einzelne andere Bakterien, wie Bac. enteritidis Gaertner, Proteus und Staphylokokken, gelegentlich Agglutinine bilden können, die mit den vom Typhusbazillus gebildeten verwandt sind, so daß also z. B. auch Proteusinfektion eine positive Gruber-Widalsche Reaktion gegenüber Typhusbazillen geben können. Ferner ist bei Ikterus zu wiederholten Malen eine positive Widalsche Reaktion gefunden worden, ohne daß ein Typhus vorlag. Diese Erscheinung läßt jedoch folgende Deutung zu: Es ist bekannt, daß sich Typhusbazillen nach einem überstandenen Typhus jahrelang in der Gallenblase halten können, und so erscheint es nicht ausgeschlossen, daß sie gelegentlich zu einer Cholezystitis Veranlassung geben, die zum Ikterus führt.

Aus alledem geht hervor, daß wir aus einer positiven Widalschen Reaktion niemals mit absoluter Sicherheit auf das Vorliegen eines Typhus schließen dürfen. Die Agglutinationsreaktion ist vielmehr nur als ein Symptom zu bewerten, das im Rahmen der anderen Krankheitssymptome, wie Milzschwellung, Roseola, typisches Fieber, die alle auch einmal fehlen oder bei anderen Krankheiten vorkommen können, zur Diagnose herangezogen werden soll, aber niemals die alleinige Basis für unsere Diagnose werden darf. Der negative Ausfall der Widalschen Reaktion hat innerhalb der ersten Krankheitswoche gar keine Bedeutung, kann aber auch in den späteren Krankheitswochen niemals gegen die Diagnose verwertet werden, da Fälle vorkommen, wo die Agglutinationsreaktion gänzlich fehlt. Nach Kleinsorgen (Zeitschr. f. Hyg. u. Infektionskrankh. 92, 158, 1921) sind solche Typhusfälle, wo auch in späteren Wochen der „Gruber-Widal" negativ bleibt, meist besonders schwer und prognostisch ungünstig. Verzögertes Auftreten von Agglutininen sah ich besonders in den letzten Jahren häufiger, es wurde auch bei 2 Kindern einer Familie beobachtet (Hüne und Bulle, Münch. med. Wochenschr. 1920, Nr. 35); in solchen Fällen empfiehlt sich der Versuch, durch unspezifische Reize (Aolan, Adrenalin, Pferdeserum) den Agglutinintiter vorübergehend künstlich zu steigern. (Vorsicht bei früher Schutzgeimpften!)

Andere Methoden der Serodiagnostik, der Nachweis der bakteriziden Stoffe in vitro nach Neißer und Wechsberg, die Komplementbindungsmethode, die Pfeiffersche Reaktion, die Untersuchung auf Präzipitine und Opsonine haben für die Klinik keine Bedeutung gewinnen können, da sie zu kompliziert und ihre Resultate keineswegs zuverlässiger sind als die der Agglutinationsreaktion. Die durch Chantemesse empfohlene Ophthalmoreaktion, die analog der Konjunktivalreaktion bei Tuberkulösen durch das Einträufeln einer Typhustoxinlösung in den Bindehautsack spezifische entzündliche Reaktionserscheinungen auf der Konjunktiva auslösen soll, hat sich nicht als zuverlässig erwiesen.

Nach allem bleibt die bakteriologische Blutuntersuchung die souveräne Methode bei der Typhusdiagnose.

Prognose. Die Prognose des Typhus richtet sich nach verschiedenen Faktoren, bei denen Widerstandsfähigkeit des Kranken, Schwere der Blutinfektion und Wesen und Art der Komplikationen die wichtigste Rolle spielen. Die Angaben über die Sterblichkeit an Typhus fallen sehr verschieden aus, je nach der Art des bearbeiteten Materials. Es ist erklärlich, daß Krankenhausmaterial eine höhere Mortalität aufweisen wird als solches der allgemeinen Praxis, weil leichtere Fälle oft gar nicht ins Krankenhaus kommen. So ist z. B. auf der Typhusabteilung des Rudolf Virchow-Krankenhauses, wohin nur bakteriologisch gesicherte Typhusfälle gelegt werden, bei einer Gesamtzahl von 241 Fällen in den letzten Jahren vor dem Krieg eine Mortalität von $23^0/_0$ beobachtet worden, während im Südwesten Deutschlands in den letzten sechs Jahren vor dem Kriege bei 11000 Typhusfällen die Mortalität nach Fornet bei Erwachsenen etwa $15^0/_0$ betrug.

Je größer die klinische Erfahrung und je häufiger die bakteriologisch-serologischen Methoden für die Diagnose herangezogen werden, um so größer ist die Zahl der leichten Typhusfälle, wie sich das besonders während des Krieges wieder zeigte — ein Punkt, der die Beurteilung aller prophylaktischen oder therapeutischen Maßnahmen immer wieder erschwert. (S. unten bei Besprechung der Schutzimpfung.)

Das Alter ist von großer Wichtigkeit für die Prognosestellung. Kinder über ein Jahr sind weniger gefährdet als Erwachsene. Unter den genannten 11000 Fällen betrug die Sterblichkeit bei Kindern nur $6^0/_0$. Die größte Sterblichkeit herrscht bei Kindern im ersten Lebensjahre und bei Erwachsenen über 60 Jahre.

Zur Beurteilung des Einzelfalles mögen folgende Winke beitragen: Prognostisch ungünstig liegen die Fälle, bei denen von vornherein die Zeichen der schwersten Intoxikation, Benommenheit, Koma, frequenter Puls vorliegen. Liebermeister verlor von seinen komatösen Patienten $70^0/_0$. Wichtige prognostische Fingerzeige geben vor allem die Kontrolle des Pulses und der Temperaturkurve. Solange die charakteristische relative Pulsverlangsamung besteht, braucht man nichts zu fürchten. Wird der Puls aber plötzlich frequent, so ist das meist ein Zeichen von Komplikationen und Herzschwäche. Mit sinkender Herzkraft kann man dann auch ein Sinken des Blutdrucks, Kühlerwerden der Extremitäten und allgemeine Zyanose feststellen.

Hohe Fiebertemperaturen zwischen 40 und 41°, bei denen die Morgenremissionen nicht unter 40° heruntergehen, sind ein ungünstiges Zeichen. Das Auftreten von Remissionen ist als günstig zu begrüßen. Plötzliches auffälliges Sinken der Temperatur deutet auf einen Kollaps (Blutungen, Herzschwäche). Ein Signum mali ominis, das man bei Herzschwäche nicht selten findet, ist die bekannte Kreuzung der Kurve: steigende Pulsfrequenz bei fallender Temperatur.

Wichtig ist auch die Untersuchung des Blutes. Sehr herabgesetzter Hämoglobingehalt, auffällig niedrige Zahl der Leukozyten, besonders der Lymphozyten sind ein schlechtes Zeichen; ein günstiges dagegen ist das Vorhandensein eosinophiler Zellen auf der Höhe des Fiebers. Auch durch die Zählung der aus dem Blut gewachsenen Typhuskolonien kann man prognostische Anhaltspunkte gewinnen. Eine starke Überschwemmung des Blutes mit Typhusbazillen — bis zu 1000 Kolonien in 1 ccm — gibt stets eine schlechte Prognose. Das Auftreten von Lungenkomplikationen ist immer ernst zu nehmen, ebenso hartnäckiger Meteorismus, der die Atmung und Herztätigkeit beengt und das Einreißen von Geschwüren begünstigt. Darmblutungen führen in 20—30% zum Tode; eine Perforationsperitonitis wird nur in seltenen Fällen in Heilung ausgehen. Rezidive verlängern zwar das Krankenlager in unerwünschter Weise, sind aber im ganzen prognostisch nicht als ungünstig zu bezeichnen.

Nicht zu vergessen ist auch die Konstitution des Kranken, die bei der Prognosestellung ebenfalls in die Wagschale fällt.

Im ganzen ist beim Typhus große Vorsicht in der Prognosestellung anzuraten, da auch scheinbar leichte Fälle immer noch schwere, gefährliche Komplikationen und Rezidive bekommen können.

Prophylaxe. Auf der Erkenntnis, daß alle Typhuserkrankungen immer wieder in letzter Linie auf den Zusammenhang mit dem infizierten Menschen zurückgeführt werden müssen, basiert die moderne, durch Robert Koch eingeleitete Typhusbekämpfung. Zur Unschädlichmachung der Ausscheidungen infizierter Menschen ist es aber vor allem nötig, daß alle Typhusfälle, auch die leichten, möglichst frühzeitig erkannt und gemeldet werden, und daß auch die Ermittlung von Bazillenträgern aus der Umgebung ermöglicht wird. In zahlreichen Staaten ist nicht nur die festgestellte Erkrankung, sondern auch der Verdacht auf Typhus anzeigepflichtig. In Deutschland ist dem Praktiker durch die Einrichtung staatlicher bakteriologischer Untersuchungsämter Gelegenheit gegeben, unentgeltlich Blut-, Stuhl- und Urinproben untersuchen zu lassen, zu deren Entsendung geeignete, mit Freiumschlag zur Rücksendung durch die Post versehene Gefäße in den Apotheken zur Verfügung stehen. Je mehr der praktische Arzt von diesen bakteriologischen Untersuchungsämtern Gebrauch macht, je mehr er typhusverdächtige Fälle bakteriologisch untersuchen läßt, und bei festgestelltem Typhus auf die Untersuchung der Personen in der nächsten Umgebung des Kranken hinwirkt, desto mehr Infektionsquellen werden festgestellt und desto eher ist es möglich, die Weiterverbreitung der Krankheit zu bekämpfen.

Unumgänglich notwendig und daher in Preußen gesetzmäßig vorgeschrieben ist die Absonderung der Typhuskranken, die freilich nur unter besonders günstigen Verhältnissen in der eigenen Wohnung durchführbar ist. Ist eine hinreichende Isolierungsmöglichkeit nicht vorhanden, so kann in Preußen auf Grund gesetzlicher Bestimmung die Überführung des Kranken in ein geeignetes Krankenhaus

angeordnet werden, wo durch geschultes Personal und geeignete Desinfektions-
vorrichtungen eine bessere Gewähr gegen die Verschleppung der Krankheit
und für den Kranken bessere Heilungsbedingungen vorhanden sind. Der Typhuskranke gehört ins Krankenhaus. Je frühzeitiger und je ausgedehnter die „Hospi-
talisierung" der Typhuskranken (in Straßburg z. B. bis zu 90%) erfolgt, um so
leichter ist die Typhusbekämpfung durchzuführen, um so besser lautet die
Prognose des einzelnen Falles!

Alle Ausscheidungen der Typhuskranken müssen vor ihrer Beseitigung
sorgfältig desinfiziert werden. Infektiös sind besonders der Stuhl und der Urin,
der oft sehr reichlich Typhuskeime enthält, ferner das Blut, der Auswurf (Pulay,
Münch. med. Wochenschr. 1918, S. 1456, konnte bei oberflächlicher Untersuchung unter 83 Fällen 6 mal Typhusbazillen aus dem Sputum züchten) und
der Abszeßeiter. Dementsprechend können auch beschmutzte Wäsche, das
Bettzeug, benutzte Verbandstoffe und das Badewasser die Krankheit übertragen.

Mit ganz besonderer Vorsicht müssen Stuhl und Urin unschädlich gemacht werden, weil sie die häufigsten Übertrager der Krankheit sind. Bei
den vielen Blutentnahmen, die zur bakteriologischen Untersuchung notwendig
sind, spielt in neuerer Zeit aber auch die Ansteckung durch das Blut eine Rolle.
Jochmann sah drei Kollegen am Typhus erkranken, die mit dem Munde
Typhusblut in ihre Glaspipette aufgezogen hatten.

Über empfehlenswerte Desinfektionsmittel vgl. Anhang.

Die **Behandlung der „Typhuswirte"** (Bazillenträger und Dauerausscheider) ist
eine noch immer nicht befriedigend gelöste Frage. In Friedenszeiten rechnete
man im allgemeinen, daß etwa 3—4% aller Typhuskranken zu Dauerausscheidern
werden. Aus seinem großen Material von Typhus- und Paratyphus-Genesenden
in den Jahren 1915—1917 berechnet Hermel (Beitr. z. Klin. d. Infektionskrankh. u. z. Immunitätsforsch. 8, 176, 1920), daß von 24500 Typhus-, 7900
Paratyphus-B- und 1700 Paratyphus-A-Rekonvaleszenten 324 (0,96%) resp.
676 (8,7%) resp. 146 (7%) trotz mehrmonatlicher Behandlung Dauerausscheider
blieben, worunter mit dem Urin 183 Fälle Typhus-, 8 Paratyphus-B- und 4 Para-
typhus-A-Bazillen ausschieden. Diese Dauerausscheider können im allgemeinen
als „unheilbar" gelten; jahrzehntelange, selbst 55jährige Ausscheidungsdauer
(Martz) ist beobachtet. Die Ausscheidung erfolgt unregelmäßig in Schüben
mit oft langen Intervallen — das erschwert die Beurteilung jeder Behandlungs-
art solcher Dauerausscheider ungemein! Als Sitz der Typhusbazillen kommt in
erster Linie die Gallenblase, dann die Gallenwege, das Nierenbecken, eine
chronische Appendizitis in Betracht. Auf die Möglichkeit, daß eine Dauerausscheidung bei einem Typhus-Rekonvaleszenten sich entwickelt, weist manchmal ein lange Zeit hochbleibender Agglutinationstiter hin; wo ein solcher in der
5.—8. Krankheitswoche oder später nachgewiesen wird bzw. sich durch eine
Reizinjektion (Adrenalin, Casein, Aolan) feststellen läßt, liegt mit Wahrscheinlichkeit Dauerausscheidung vor. Als sicherste Methode zum Nachweis einer
Galleninfektion und damit auch einer Dauerausscheidung hat sich in den letzten
Jahren die Verwendung der Duodenalsonde bewährt (siehe Küster und
v. Holtum, Beitr. z. Klin. d. Infektionskrankh. u. z. Immunitätsforsch. 6, 233,
1918); damit läßt sich auch die Wirkung der Arzneibehandlung von Bazillenträgern, Übergang eines Mittels in die Galle u. a. am sichersten beurteilen. Da
die aus der Galle in den Darm gelangenden Typhusbazillen offenbar von der
Darmflora, je nach deren Zusammensetzung bald mehr bald weniger überwuchert werden, wird neuerdings die Heilung eines Bazillenausscheiders nur dann
zugegeben, wenn sowohl Stuhl als Duodenalgalle bei wiederholten Untersuchungen
frei von Keimen gefunden werden. Eine gesetzliche Handhabe, solche Dauerausscheider zu isolieren, besteht nicht. Für die Verhütung des Typhus wird

schon viel erreicht werden, wenn man Bazillenträger und Dauerausscheider auf die Gefahr aufmerksam macht, die sie für ihre Umgebung bedeuten. Sie müssen dazu angehalten werden, stets nach der Defäkation sich die Hände mit Wasser und Seife zu waschen und eventuell noch mit Spiritus abzureiben und ihre Ausleerungen stets mit Kalkmilch oder Karbolsäurelösung oder verdünntem Karbolwasser zu desinfizieren. Ein inneres Mittel, um die Ausscheidung der Typhusbazillen durch solche Bazillenträger zu beseitigen, gibt es bisher noch nicht. Alle dafür empfohlenen Medikamente: Urotropin, Menthol, Laktobazilline, Chloroform, Mutaflor, Zystin haben versagt; auch die von chirurgischer Seite empfohlene Exstirpation der Gallenblase führt nicht immer zum Ziele, da die Bazillen meist nicht nur in der Gallenblase, sondern auch in den Gallengängen der Leber sitzen. Die Behandlung mittels Injektion von Auto-Vaccine ($^{1}/_{2}$—2 Millionen Typhusbazillen des eigenen Stammes) ergab ebenfalls keine sicheren Resultate. Oft ist es wichtig, durch reichliche Mahlzeiten in der Rekonvaleszenz für flotten Abfluß der Galle zu sorgen (Krause). Man wird sich im wesentlichen darauf beschränken müssen, die Bazillenträger zu belehren. Diese Belehrung muß in manchen Fällen auch so weit gehen, eine Berufsänderung vorzuschlagen, wenn es sich um Menschen handelt, die mit der Zubereitung oder Verbreitung von Nahrungs- und Genußmitteln zu tun haben (Personal von Milchgeschäften, Köchinnen, Fleischer, Semmelausträger).

Neben der Vernichtung der Bazillen in allen Se- und Exkreten typhusinfizierter Menschen muß die Umgebung derselben natürlich auch durch persönliche Reinlichkeit alle Keime von sich abzuhalten versuchen (Tragen von weißen Mänteln im Krankenraum, regelmäßiges Händewaschen nach jeder Berührung des Kranken); es empfiehlt sich, den betreffenden Personen das Merkblatt des Reichsgesundheitsamtes (Berlin, J. Springer) zu übergeben. Über alle Einzelfragen im Kampf gegen die Bazillenträger gibt erschöpfende Auskunft der Artikel „Typhusprophylaxe" von Gumprecht in Weyls Handb. d. Hygiene, 2. Aufl., 8, 3, 1921.

Für den Staat besteht die Pflicht, möglichst günstige Verhältnisse für die Beseitigung aller Abfallstoffe zu schaffen und vor allem eine geeignete Wasserversorgung zu ermöglichen. Massenepidemien entwickeln sich fast stets durch verunreinigtes Trinkwasser. Auch auf hygienische Verhältnisse im Nahrungsmittelverkehr (Milchgeschäfte) muß die Behörde ein wachsames Auge haben und nach Kenntnis von vorgekommenen Typhusfällen sofort nach Typhusbazillenträgern fahnden lassen.

Ein wirksames Mittel zur Prophylaxe des Typhus scheint in der **aktiven Schutzimpfung** zur Verfügung zu stehen. Daß ein einmaliges Überstehen des Typhus einen ziemlich großen Schutz gegen eine zweite Erkrankung verleiht, ist bekannt. E. Fraenkel regte schon 1886 in seiner mit Simmonds herausgegebenen Monographie „Über die ätiologische Bedeutung des Typhusbazillus" die Vornahme prophylaktischer Impfungen an. Pfeiffer und Kolle zeigten, daß man durch Einimpfung von abgetöteten Bazillen künstlich eine erhöhte Widerstandsfähigkeit erzeugen kann. Sie verwendeten dazu durch Erhitzen auf 60⁰ abgetötete Bakterienkulturen. Indiziert ist eine solche prophylaktische Schutzimpfung in erster Linie dort, wo reichlich Gelegenheit zur Infektion vorhanden ist und gleichzeitig die allgemeinen hygienischen Bedingungen ungünstige sind, z. B. bei der Kriegführung in Ländern, wo Typhus endemisch ist, um so mehr als durch die Zusammenziehung großer Truppenteile die allgemeine Hygiene zu leiden pflegt.

Die bei der praktischen Schutzimpfung gegen Typhus erzielten Erfolge sind gute zu nennen. Die beim südwestafrikanischen Feldzuge gewonnenen Erfahrungen wurden von Kuhn statistisch verwertet. Von 1250 Typhusfällen waren 371 geimpft und 906 nicht geimpft. Es erkrankten leicht von den Geimpften 50,13%, von den Ungeimpften 36,50%. Es starben von den Geimpften 6,47%, von den Ungeimpften 12,80%. Der Impfschutz dauerte ungefähr ein Jahr.

Auch nach Wright, der früher in Indien und Afrika viele Tausende von Impfungen vornahm, erkrankten von den Geimpften etwa die Hälfte weniger als bei den Ungeimpften. Noch besser war das Verhältnis der Mortalität der Geimpften und nicht Geimpften.

Der Weltkrieg gab in ausgedehntestem Maße Gelegenheit, allerorts Erfahrungen über Technik, Nachteile und Nutzen der Typhus-Schutzimpfung sowie über den Verlauf von Typhuserkrankungen bei Schutzgeimpften zu sammeln.

Der bei den deutschen Truppen meist verwendete, modifizierte Pfeiffer-Kollesche Impfstoff enthielt (Ungermann) pro Kubikzentimeter $^1/_3$ Öse einer 24stündigen Agarkultur, war bei 55° C sterilisiert, auf Sterilität geprüft und in 0,5% Karbollösung aufgeschwemmt. Bei Auswahl der Typhusstämme empfiehlt sich eine Berücksichtigung der „epidemie-eigenen" Stämme in gleicher Weise wie beim Cholera-Schutzstoff. Eingespritzt werden — am besten unterhalb der Klavikula, abwechselnd links und rechts — zuerst 0,5, nach 1 Woche 1,0 und nach weiteren 7 Tagen wieder 1,0 ccm Impfstoff.

Mit dem häufigeren Auftreten von Paratyphuserkrankungen wurden, zum Teil bei den deutschen Truppen, vor allem aber bei den Heeren der Entente, Mischimpfstoffe verwandt, beim britischen Expeditionskorps in Frankreich z. B., nach Leishman ein solcher, der 500 Millionen Typhus- und je 375 Millionen Paratyphus-A und -B-Keime enthält, nach 10 Tagen die doppelte Portion.

Nach der Injektion treten als lokale Reaktionen auf: nach einigen Stunden Schwellung und Rötung der Impfstelle, Anschwellen der benachbarten Lymphdrüsen; von Allgemeinerscheinungen: Fieber (meist am 2. Tage, bis 38 oder 39°, nach 12—24 Stunden abfallend), Kopfschmerzen, Abgeschlagenheit, Gliederschmerzen, seltener Erbrechen, nervöse Störungen. Häufig sind die Erscheinungen bei der 2. Impfung stärker als bei der ersten, bei der 3. dagegen stets schwächer. Im Blutbild zeigt sich vorübergehende neutrophile Leukozytose (Höhepunkt in den ersten 24 Stunden, Gesamtzahl 10—12—14000) bei ziemlich gleichbleibender Lymphozytenzahl, später Leukopenie mit relativer Lymphozytose (Römer u. A.). Der Agglutinationstiter des Serums steigt nach der Schutzimpfung alsbald an, kann nach 8 Tagen schon 1 : 100 bis 1 : 200, nach 2 Wochen 1 : 800 und darüber betragen und (selbst ohne spätere Wiederholung!) noch nach Jahren auf 1 : 100 bis 1 : 300 und darüber bleiben, vor allem auch durch interkurrente Erkrankung — als unspezifischer Reizwirkung — wieder hochgetrieben werden. Die Verwendung der Gruber-Widalschen Reaktion bei früher Schutzgeimpften erfährt dadurch eine leider sehr beträchtliche Einschränkung! Kann so, wie wir sahen, die Impfreaktion wie ein leichter Abortiv-Typhus verlaufen, so kommt dazu noch die recht häufige Schwellung der Milz, die gelegentlich mehrere Wochen nach der Schutzimpfung nachweisbar ist. Die Dauer des Impfschutzes wird neuerdings auf etwa 6 Monate veranschlagt; nach dieser Zeit genügen 2 Impfungen von je 1,0 ccm, nach weiteren 6 Monaten eine Impfung mit 1 ccm Impfstoff. Nicht angezeigt ist die Schutzimpfung bei aktiver Tuberkulose, bei stark herabgesetzter Widerstandsfähigkeit des Gesamtorganismus, schweren Herzfehlern; dagegen bilden Alter, Schwangerschaft und Laktation, selbst chronische Erkrankung keine absolute Kontraindikation.

Von Impfschäden ist, abgesehen von starken Lokal- oder Allgemeinreaktionen, vor allem zu nennen das Auftreten einer typhösen Erkrankung im unmittelbaren Anschluß an die Impfung. Es handelt sich dabei nicht sowohl um eine „negative Phase", als vielmehr um die Provokation einer latenten Erkrankung mit Umwandlung in eine manifeste. Solche „Impftyphen" können ganz leicht, mitunter aber auch besonders schwer und tödlich verlaufen. Das Letztere ist immerhin so selten, daß man sich bei Auftreten von Typhus in einem Truppenteil nicht abhalten ließ, sofort erneut durchzuimpfen; gerade hierdurch lassen sich dann gelegentlich latente Typhuserkrankungen, die sonst unbekannt geblieben waren, herausfinden.

Über den Nutzen der Typhusschutzimpfung ist auch heute, trotz aller statistischen Belege, noch keine Einigkeit erzielt. Daß auch bei mehrfach wiederholt Schutzgeimpften schwere, selbst tödliche Erkrankungen vorkommen, wird von niemand bestritten; ich selbst bin drei Monate nach der (mit epidemieeigenen Stämmen!) zum viertenmal wiederholten Schutzimpfung an einem mittelschweren Typhus erkrankt. Ich sah auch mehrere Fälle, die ebenfalls kurze Zeit vorher „rite" wiedergeimpft waren, lediglich an der Schwere der Infektion in der 2.—3. Woche sterben, ohne daß die Obduktion eine besondere Komplikation oder Hilfsursache des Todes ergab! Allein: solche Ausnahmen sprechen nicht gegen das Gewicht der großen Zahlen, aus denen sich, wenn man überhaupt einer vernünftigen Statistik und Epidemiologie Wert beilegen will, doch trotz aller Skepsis ergibt, daß im großen ganzen Zahl und Schwere der Typhuserkrankungen durch die Schutzimpfung günstig beeinflußt wird. Die von Friedberger (Zeitschr. f. Immunitätsforsch. u. exp. Therap., **Orig. 28**, 1919), Galambos, Schaap u. a. m. an den Impferfolgen, wie sie z. B. aus den Darlegungen von Hünermann auf dem Kongreß in Warschau 1916 hervorgehen, geübte Kritik ist zweifellos beachtenswert und in manchen Punkten auch zutreffend. Gewiß: „mit Zahlen läßt sich trefflich streiten" und viele gewissenhafte Beobachter sind nicht weiter gekommen als bis zum „Eindruck einer günstigen Beeinflussung" — aber die nach Kriegsende, frei von allem Druck der Zensur veröffentlichten Resultate aus allen Ländern sprechen doch überwiegend zugunsten der Typhusschutzimpfung.

Der Verlauf des Typhus bei Schutzgeimpften ist im allgemeinen leichter als bei Nichtgeimpften — die Ausnahmen wurden oben schon erwähnt, ebenso die Schwierigkeit in der Bewertung der Gruber-Widalschen Probe. Liegt die Schutzimpfung schon längere Zeit (ein halbes Jahr und darüber) zurück, so spricht ein Agglutinationstiter von etwa 1:400 und darüber, besonders wenn er rasch und steil ansteigt, doch mit großer Wahrscheinlichkeit für Typhus. Daß die Züchtung der Typhuserreger aus dem Blut, häufig aber auch aus Stuhl und Urin, bei Schutzgeimpften schwieriger ist, wird übereinstimmend festgestellt. Doch muß ich zugeben, daß bei gleicher Technik in den letzten Jahren auch bei Nichtschutzgeimpften der Bazillennachweis im Blute vielfach im Stich ließ. Auffällig war die große Zahl leichter und atypischer Typhusfälle, die während des Krieges vor allem bei Schutzgeimpften, zur Beobachtung kamen. Die peinliche gesundheitliche Überwachung der Truppen, besonders aber auch die ausgedehnte bakteriologische Diagnostik, die auch die allerleichtesten Fälle erfaßte, hat ganz gewiß viel dazu beigetragen, daß wir alle viel mehr leichte und atypische Fälle als im Frieden zu sehen bekamen. Aber der Hauptgrund muß doch in der Wirkung der Schutzimpfung gesucht werden, wenn z. B. Goldscheider und Herbach an einem größeren Krankenmaterial nur in 1 $^0/_0$ Typhus gravissimus (mit 75 $^0/_0$ Mortalität), in 3 $^0/_0$ Typhus gravis, in 26 $^0/_0$ Typhus levis, in 48 $^0/_0$ Typhus levissimus und in 22 $^0/_0$ Abortivtyphus, die letzten 4 Gruppen sämtlich ohne Mortalität, beobachteten! Rezidive sind bei Geimpften jedenfalls nicht seltener, vielfach sogar etwas häufiger als bei Ungeimpften.

Der Einfluß des Krieges auf den Verlauf der Typhuserkrankung hängt zum Teil mit der Wirkung der Schutzimpfung zusammen. Im großen ganzen ergaben sich keine wesentlichen Unterschiede gegenüber dem aus Friedenszeiten her bekannten, abgesehen von der oben schon erwähnten und begründeten Häufigkeit leichter und atypischer Fälle, z. B. fieberloser Verlauf trotz Anwesenheit von Typhusbazillen im Blut, sehr chronischer, protrahierter Verlauf (Krehl), ambulante Fälle, bei denen der betreffende Typhuskranke Gefechte mitgemacht hatte, verwundet ins Lazarett kam, wo dann neben der Verwundung der Typhus festgestellt wurde (Goldscheider). Darmblutungen und -Perforationen waren nicht häufiger als im Frieden; an der Ostfront wurde zeitweise eine Häufung von hämorrhagischem Typhus beobachtet (Walko). Auf die Mortalität war wesentlich von Einfluß der Beginn der Lazarettbehandlung: je später der typhuskranke Soldat ins Lazarett kam, um so stärker wirkten die ungünstigsten Bedingungen des Kriegslebens ein, so daß dann die Mortalität stellenweise bis auf 40 % stieg.

Therapie. Solange die Immunitätsforschung uns nicht ein sicher wirkendes spezifisches Mittel gegen Typhus schenkt, werden drei Momente stets im Vordergrunde der Typhusbehandlung stehen: 1. die sorgsame Krankenpflege, 2. eine zweckmäßige Ernährung und 3. die Bäderbehandlung. Die symptomatische Therapie tritt bei den unkomplizierten Fällen etwas zurück und gewinnt erst bei komplizierten Fällen wieder mehr Bedeutung.

Den größten Einfluß auf einen günstigen Verlauf der Krankheit hat eine sorgfältige **Krankenpflege.** Das Zimmer muß groß und luftig sein und darf nur die notwendigsten Gegenstände enthalten. Das Bett ist am besten von beiden Seiten frei zugänglich, damit der Kranke ohne Mühe direkt vom Lager aus in eine fahrbare Badewanne gehoben und auch bequem umgebettet werden kann. Zu diesem Zwecke steht am besten neben dem Krankenbett in einiger Entfernung noch ein zweites Lager.

Da es sich fast stets um ein viele Wochen dauerndes Krankenlager handelt, so muß vor allem der Lagerung des Kranken eine besondere Aufmerksamkeit geschenkt und alles vermieden werden, was einen Dekubitus herbeiführen kann. Am besten ist es, den Kranken von vornherein auf ein gut gefülltes Wasserkissen zu lagern. Die Haut über dem Kreuzbein und den Hacken muß täglich mit alkoholischen Lösungen, z. B. Franzbranntwein, Kampferspiritus, gewaschen und hinterher mit Salizylstreupulver eingepudert werden.

Ebenso wichtig wie die Vermeidung des Dekubitus ist die Verhütung derjenigen Affektionen, die von einer schlecht gereinigten Mundhöhle ausgehen können. Von der Zunge des Typhuskranken kann man ablesen, ob er gut oder schlecht gepflegt ist. Eine trockene, dick mit Borken belegte fuliginöse Zunge ist ein Zeichen von Vernachlässigung. Wenn durch mangelhafte Reinigung des Mundes pathogenen Keimen Gelegenheit gegeben wird, sich zu vermehren, so können sie in die Tuba Eustachii eindringen und Mittelohreiterungen erzeugen, oder sie verursachen Stomatitis und Parotitis; auch septische Infektionen und Aspirationspneumonien können die Folge sein. Die Kranken spülen mit 1 %iger Wasserstoffsuperoxydlösung den Mund. Benommenen Patienten muß Mund und Gaumen mit weichen, in dieselbe Lösung getauchten Läppchen ausgewischt werden. Rhagaden und Risse müssen mit 2 %iger Höllensteinlösung gepinselt werden. Die lästige Trockenheit des Mundes läßt sich durch Inhalation mit Kochsalzlösung lindern; die Lippen sind mit Borglyzerin anzufeuchten.

Die **Ernährung** muß beim Typhus mit besonderer Sorgfalt geregelt werden, weil die spezifischen Veränderungen im Darm bis zu ihrer Ausheilung eine Schonung des Verdauungstraktus notwendig machen, und weil es sich um eine meist viele Wochen dauernde kräfteverzehrende Krankheit handelt, bei

der die Erhaltung der Widerstandskraft von großer Bedeutung ist. Das althergebrachte und bis vor einem Jahrzehnt fast allgemein angewendete Diät-
regime bei der Behandlung des Typhuskranken besteht im wesentlichen aus
flüssiger Nahrung, wobei Milch das Hauptnahrungsmittel darstellte. Sie wurde
in den verschiedensten Formen, teils rein, teils in Milchsuppen mit Haferschleim,
Mehl, Reismehl oder mit Kakao und Kaffee zusammen getrunken. Um den
Kranken bei Kräften zu erhalten, mußte man davon im ganzen drei Liter (mit
Einrechnung der Suppen usw.) am Tage geben; dabei wurde noch $^1/_4-^1/_2$ Liter
Sahne zugesetzt. Außerdem gab man Eier, entweder in Suppen verrührt oder
mit etwas Zucker und Wein verquirlt, Beeftea und Fleischgelees und ließ die
Kranken während der ganzen Fieberzeit und auch noch die ersten acht fieber-
freien Tage noch bei flüssiger Diät, um dann erst ganz allmählich unter Zusatz
von Zwieback, Grießbrei, Reisbrei, zarten Gemüsen und schließlich auch weißem
Fleisch zu fester Kostform überzugehen.

Diese strenge Kostordnung ist auf die Empfehlung von Barrs in England
und Fr. v. Müller in München von vielen Ärzten verlassen worden und an ihre
Stelle ist eine gemischte Kost getreten.

Die Bedenken, die sich gegen die Einführung einer kräftigeren Ernährung des
Typhuskranken mit fester Nahrung und Fleisch richteten, gründeten sich vor allem
auf die Befürchtung, daß durch die konsistentere Kost eine mechanische Reizung
der Geschwüre bewirkt und dadurch Blutungen und Perforationen Vorschub geleistet wird. Diese Komplikationen sind nach der Einführung der neuen Diät nicht
häufiger geworden, auch auf die Häufigkeit der Rezidive hat diese Kostform gar
keinen Einfluß. Nach der heutigen Auffassung von der Pathogenese des Typhus
ist das verständlich. Das Rezidiv stellt eine erneute, mit einer Allgemeininfektion
des Blutes einhergehende Erkrankung des Mesenteriallymphgefäßapparates im
Darm dar; es beginnt von den Lymphgefäßen und nicht vom Darmepithel aus,
also ist es wenig wahrscheinlich, daß der das Ileum passierende Speisebrei das Zustandekommen der Rückfälle begünstigt. Die Zweifel, ob der Magendarmkanal
im Fieber eine reichlichere gemischte Kost verdauen kann, sind durch Bauer beseitigt, und daß eine kalorienreiche, hochwertige Nahrung die Temperatur im Typhus
nicht steigert, hat v. Hößlin gezeigt.

Auf der anderen Seite bietet die Möglichkeit, dem Typhuskranken von vornherein kräftigere Nahrung zu geben, große Vorteile. Er wird vor Inanition geschützt,
was namentlich bei den lang protrahierten, durch immer wieder eintretende Rückfälle und Nachschübe über Monate hinausgezogenen Fällen von großer Bedeutung
ist. Er verliert weniger an Gewicht und gewinnt dadurch mehr Widerstandskraft
und Fähigkeit zur Antikörperbildung. Es ist nicht mehr nötig, so große Flüssigkeitsmengen einzuführen wie vordem, was bei manchen herzschwachen Typhuskranken früher die Entstehung von Ödemen begünstigte. Ferner bringt das Kauen
eine bessere Reinigung der Mundhöhle, so daß Borkenbildung auf der Zunge, Stomatitis usw. vermieden werden.

Das neue Regime besteht darin, neben $1-1^1/_2$ Liter Milch schon von
vornherein Kalbshirn, geschabtes Beefsteak, feingeschnittenes Hühnerfleisch,
Kalbsbraten sowie Kartoffelbrei, Reis- und Grießbrei, Apfelmus, Spinat, Zwieback und Weißbrot zu geben (Fr. v. Müller). Es empfiehlt sich dabei, den Nährwert der eingeführten Nahrung zu berechnen und eine kalorienreiche Nahrung
zu geben, da der Typhuskranke während der Kontinua einen starken Eiweißzerfall erleidet. Coleman in Amerika konnte auf diese Weise Tausende von
Typhuskranken ohne Gewichtsverlust der Heilung zuführen.

Schottmüller fordert 130—150 g Eiweiß pro Tag, da von Gesunden etwa
60 g gebraucht werden, und der Kranke etwas mehr als das Doppelte benötigt.
Um das Körpereiweiß indirekt vor Verbrennung zu schützen, ist eine reichliche
Zufuhr von Kohlehydraten, Zucker und Mehl sehr erwünscht.

Schottmüller empfiehlt 100—200 g geröstetes Weizenbrot oder Zwieback;
Zucker kann bis zu 50 g = 3 Eßlöffeln in die flüssige Nahrung gegeben werden;

dazu kommen etwa 150 g Fette. So kommen etwa 2500—3000 Kalorien zusammen. Am vorteilhaftesten ist es natürlich, für jeden Kranken die nötige Kalorienzahl individuell zu berechnen und etwa 40 Kalorien täglich pro kg Körpergewicht zu veranschlagen. Die tägliche Nahrung würde also nach Schottmüller etwa folgendermaßen zusammengesetzt sein:

> 1—1$^1/_2$ Liter Milch,
> $^1/_4$ Liter Sahne,
> 100 g Toast oder Zwieback oder Semmel,
> 4 Eier,
> 100 g Butter,
> 50 g Zucker,
> 100 g Fleisch (zubereitet),
> 50 g grüne Gemüse.

Diese Kostordnung wird natürlich je nach dem Appetit und dem Zustande des Kranken sehr variiert werden müssen, denn man hat in der Zeit der Kontinua und auch oft noch in der ersten Zeit des amphibolen Stadiums sehr mit Appetitlosigkeit zu kämpfen. Bei vielen Kranken ist man für die ersten zwei Wochen wegen der großen Appetitlosigkeit in der Hauptsache nach wie vor auf flüssige und breiige Kost angewiesen. Festere Speisen werden oft verweigert. Um genügend Nahrung zuzuführen, ist es am besten, dem Kranken alle 1$^1/_2$—2 Stunden etwas anzubieten. Bei benommenen Kranken muß die Zeit nach dem Bade, wo das Bewußtsein klarer ist, zur Nahrungsaufnahme ausgenutzt werden.

Statt der 100 g Brei wird man in vielen Fällen, wo feste Nahrung verweigert wird, Suppen mit Zusatz von 100 g Grieß, Reis, Hafergrütze, Sago, Tapioka, Reismehl, Mondamin u. dgl. geben; auch die verschiedenen Kindermehle eignen sich gut zur Herstellung solcher Suppen. Gegen die Verwendung künstlicher Nährpräparate, wie Somatose, Plasmon, Tropon, Sanatogen, Hygiama, ist im allgemeinen nichts einzuwenden; meist kommt man auch ohne sie aus. Bei Appetitlosigkeit hat mitunter Malztropon und Somatose eine appetitreizende Wirkung. Gern genommen wird Gelbei mit Zucker und etwas Wein verquirlt. In Fällen, wo mit festerer Nahrung nicht beizukommen ist, gebe man 4—6 Gelbeier am Tage, teils mit Wein zusammen, teils mit Kakao oder Bouillon. Auch Beeftea oder ausgepreßter Fleischsaft (Succus carnis recens expressus der Pharmakopoe), eventuell in gefrorener Form, ist sehr geeignet für die Ernährung appetitloser Typhuskranker.

Die Ziemssensche Anordnung, die er besonders für Patienten mit Brechreiz empfahl, lautete: 500 ccm Fleischsaft, 250 g Zucker, 20 g frischen Zitronensaft und 20 g vanilleextrakthaltigen mit 3 Eigelb verrührten Kognak läßt man zusammen gefrieren.

Beeftea gebe man mit Bouillon und einem Ei zusammen vermischt; auch die verschiedenen Fleischgelees (Kalbfleisch oder Hühnerfleisch) werden gern genommen und gut vertragen.

Als Getränk eignet sich am besten das gewöhnliche Leitungswasser, das mit Zitronensaft oder Himbeersaft schmackhafter gemacht werden kann. Die kohlensäurehaltigen Getränke bleiben besser fern, da sie zu sehr blähen; kalter Tee wird gern genommen. Alkohol in Form von gutem Rotwein oder Ungarwein wird den meisten Typhuskranken als Appetitanreger und Eiweißsparer verordnet, ist aber als tägliches Getränk keineswegs notwendig. Wo also kein besonderes Bedürfnis danach beim Kranken besteht, kann er ohne Schaden fortgelassen werden. Als Anregungsmittel während des kühlen Bades und nachher möchte ich jedoch ein Glas Portwein oder Ungarwein nicht missen. Eine alkoholische Mixtur, die in Krankenhäusern viel gegeben wird, ist die Mixtura Stokes (10 g Kognak, 2 Gelbeier in 100 g Zimmetwasser und 20 g Zimmetsirup); man gibt sie eßlöffelweise.

Wenn die Milch ungern genommen wird, so kann sie durch den Zusatz von etwas Kognak oder etwas Kaffee schmackhafter gemacht werden; auch der Zusatz von Kalk (1 Teelöffel Calcium carbonicum und Calcium phosphoricum aa auf 200 ccm Milch) wird empfohlen.

Während man bei der früher üblichen rein flüssigen Diät etwa $3^1/_2$ l Flüssigkeit am Tage gab, werden bei der gemischten Kostordnung im Durchschnitt nicht mehr als 2 l Flüssigkeit getrunken. Eine Regelung des täglichen Flüssigkeitsquantums ist sehr erwünscht, um das Herz nicht zu überlasten.

Hydrotherapeutische Maßnahmen. Die zweckmäßigste Typhusbehandlung ist die Anwendung kühler Bäder, die zuerst von Brand in Stettin empfohlen wurde. Die strengen Vorschriften Brands, der jedesmal, wenn die Temperatur 39,5° erreichte, Vollbäder von 10—20° C gab, sind im Laufe der Zeit etwas modifiziert worden; vor allem deshalb, weil die Anschauungen über die Indikationen der Bäderbehandlung sich änderten. Wir sehen in der Verwendung eines abkühlendes Bades nicht allein ein Mittel zur Herabsetzung der hohen Temperatur des Kranken, wir kennen vielmehr eine ganze Reihe von günstigen Wirkungen, die mit der Bäderbehandlung verbunden sind. Danach richtet sich auch die Indikation.

Die sinnfälligste Einwirkung eines abkühlenden Bades auf den Typhuskranken ist die, daß die Fiebertemperatur kurz nach dem Bade um etwa 2° sinkt. Außerdem aber bringt der kühle Reiz, der die Haut trifft, vor allem eine wichtige Beeinflussung des Nervensystems mit sich. Das Sensorium wird klarer, die Apathie schwindet, die Kranken fühlen sich frischer. Hand in Hand damit geht eine Besserung der Nahrungsaufnahme, und auch die Gefahr des Verschluckens und der Schluckpneumonie, die bei benommenen Kranken stets vorhanden ist, wird geringer. Weiterhin kommt der günstige Einfluß auf die Atmungsorgane in Betracht. Die Kranken sind gezwungen, tiefer und kräftiger zu inspirieren; dadurch kommt eine gute Durchlüftung der Lunge und bessere Expektoration zustande, so daß die Ausbildung einer Bronchitis und Bronchopneumonie bei regelmäßig gepackten Kranken verhindert wird. Die Diurese steigt unter der Einwirkung des kalten Wassers, und schließlich ist von großer Bedeutung die gute Hautpflege, die durch das tägliche Bad gewährleistet wird. Dekubitus, Furunkelbildung u. dgl. wird dadurch am besten verhütet.

Abgesehen von der Fieberhöhe werden also auch stärkere Störungen des Sensoriums, selbst wenn sie mit geringerer Temperatur einhergehen, die Badebehandlung wünschenswert machen, ebenso Bronchitis und bronchopneumonische Affektionen. Im allgemeinen gelten Temperaturen von 39,8° als eine Aufforderung zum Bade; öfter als zwei-, höchstens dreimal soll jedoch innerhalb 24 Stunden nicht gebadet werden, im Krankenhause wird in der Regel das eine Bad im Laufe des Vormittags und das zweite am Abend gegeben, während der Nacht nur in den seltensten Fällen gebadet.

Die Technik ist folgende: Die Badewanne steht, wenn möglich, neben dem Bett, die Wasserwärme wird zunächst auf 35° eingestellt und während des Badens langsam bis auf 26° C abgekühlt. Damit der Kranke möglichst bequem im Wasser liegen kann und nicht zu sitzen braucht, ist es empfehlenswert, vor dem Bade ein großes Bettlaken über die Wanne zu spannen, die am Kopf- und am Fußende mit einem Knoten befestigt wird und in das Wasser eintaucht. Auf diesem Laken ruht der Kranke sehr gut im Wasser. Der Kopf wird unterstützt durch einen leicht aufgeblasenen Luftring, der in der Mitte zusammengeklappt ist, so daß seine beiden Hälften aufeinander liegen, und der Nacken des Kranken gerade in die halbkreisförmige Öffnung desselben hineinkommt. Während des Bades wird die Haut des Patienten leicht frottiert; auch ist es gut, ihm etwas Wein (Port- oder Ungarwein) zu reichen. Die Dauer des Bades beträgt 10—15 Minuten. Am Schlusse empfiehlt es sich, namentlich bei benommenen Kranken, oder bei solchen mit bronchitischen oder bronchopneumonischen Affektionen, Brust und Rücken mit 1—2 Kannen kalten Wassers so, wie es aus der Leitung kommt, zu übergießen, dann aber die übergossenen Partien sofort wieder mit wärmerem Wasser zu bespülen. Dabei erfolgen in der Regel tiefe, kräftige Inspirationen. Nach dem Bade wird der Patient sofort ins Bett gehoben, auf dem bereits eine Gummidecke zum Schutze der Kissen und darüber ein Laken vorbereitet sind. Der Kranke wird sofort in das Laken hineingewickelt und gut frottiert. Nachher wird er gut zugedeckt und bekommt eine Wärmflasche an die Füße. Auch gibt man jetzt noch etwas Rotwein, Glühwein oder heiße Bouillon. Eine halbe Stunde nachher wird durch Rektummessung der Einfluß des Bades auf die Temperatur festgestellt. In der Regel sinkt die Temperatur um 1—2⁰.

Die meisten Kranken vertragen die Bäder gut und fühlen sich nachher sehr erfrischt; einzelne aber frieren stark dabei und können sich nachher nicht recht erwärmen. Schließlich kommen auch Fälle vor, wo der Kranke Kollapserscheinungen im Bade bekommt. Für solche Patienten, die im Bade frieren, hat Matthes statt des gewöhnlichen Wassers Kohlensäurebäder empfohlen, die mit Vorteil in solchen Fällen anzuwenden sind. Kranke, die zu Kollapsen neigen, badet man lieber nicht, sondern hilft sich mit kühlen Einpackungen.

Damit kommen wir zu den Kontraindikationen. Kühle Bäder sind kontraindiziert außer bei Personen mit bedenklicher Herzschwäche und Neigung zu Kollapsen vor allem bei Komplikationen, die unbedingte Ruhe erfordern, also z. B. bei Venenthrombose, Darmblutungen und bei Peritonitis; auch bei schweren Larynxaffektionen und Otitis media, beim Auftreten von rheumatischen Schmerzen, ferner bei akuter Nephritis ist es zu überlegen, ob man die Bäderbehandlung nicht mit milderen Prozeduren vertauschen soll; eventuell nimmt man die Badetemperatur etwas wärmer. Bisweilen ist auch ein abnormes Körpergewicht des Kranken ein Hindernis für die Verabreichung von Bädern, weil das Pflegepersonal den Kranken nicht zu halten vermag. Auch bei Personen, die jedesmal während des Bades und nach dem Bade stark frieren, selbst bei der Verwendung von kohlensauren Bädern, soll man ebenfalls lieber nicht auf der Durchführung der Badebehandlung bestehen. Ferner eignen sich die kühlen Bäder nicht bei Leuten in hohem Alter, bei vorgeschrittener Arteriosklerose und bei schwächlichen Kindern. Man verwendet dann statt dessen besser die kühle Ganzeinpackung.

Um den Kranken möglichst wenig zu bewegen und nicht heben zu müssen, verfahren wir dabei folgendermaßen: Man braucht eine große wollene Decke, ein Gummituch und ein leinenes Laken, das in Wasser von etwa 15⁰ R getaucht wird. Der Kranke liegt in Seitenlage auf der einen Seite des Bettes. Jedes Tuch für sich wird zusammengerollt wie ein Rouleau. Als erstes wird das zusammengerollte wollene Tuch auf die freie Bettseite gelegt und halb aufgerollt; die noch zusammengerollte Partie stößt dann an den Rücken des Kranken, während die andere Hälfte des Tuches über die freie Bettseite herunterhängt. Danach wird das zusammengerollte Gummituch auf die wollene Decke gelegt und ebenfalls halb aufgerollt, bis man mit der Rolle an die zusammengerollte Hälfte der wollenen Decke anstößt. Das gleiche geschieht mit dem in kaltes Wasser getauchten Laken. Nun wird der Kranke vorsichtig über die drei Rollen hinübergewälzt, so daß er jetzt auf der freien Fläche des kühlen Lakens liegt. Danach werden die drei noch zusammengerollten Partien der Tücher auseinandergerollt. Der Kranke wird vom Hals bis zu den Füßen in das kalte Laken eingeschlagen, und Gummituch und Wolldecke werden sofort darüber gelegt und fest zusammengesteckt. Auf diese Weise ist die Prozedur für den Kranken am wenigsten anstrengend. In der Einpackung bleibt der Patient ¼ Stunde liegen. Will man ein Sinken der Temperatur, ähnlich wie durch das kühle Bad erzielen, so muß das Verfahren innerhalb einer Stunde dreimal wiederholt werden. Kommt es nur darauf an, auf das Nervensystem günstig einzuwirken und die Respiration anzuregen, so kann der Kranke in der Packung eine Stunde liegen bleiben. Auch der Schlaf wird durch solche länger dauernden kühlen Einpackungen gut beeinflußt.

Sind auch die kalten Einpackungen wegen des Gebotes absoluter Ruhe nicht möglich durchzuführen, so kann man versuchen, mittelst eines Wasserkissens eine Abkühlung zu erzielen, indem man den Inhalt desselben mehrmals herauslaufen läßt und durch eisgekühltes Wasser ersetzt.

Öfter gewechselte kühle Prießnitz-Umschläge oder große kalte Kompressen auf die Brust sind in manchen Fällen als Ersatzmittel für die kühlen Bäder ebenfalls sehr am Platze.

Medikamentöse Therapie. Die früher viel gebräuchliche Behandlung mit Darmantiseptizis wie Naphthalin, Formaldehyd, Salizylsäure, Wismut, um eine innere Desinfektion zu versuchen, ist mit Recht verlassen worden. Länger gehalten hat sich die Verwendung des Kalomel, das von Wunderlich, Ziemßen u. a. empfohlen wurde. Man gibt danach dem Kranken, der in der ersten Woche oder im Anfange der zweiten Woche zur Behandlung kommt, zunächst 2—3 Pulver Kalomel in Dosen von 0,3 g. Nach unserer heutigen Anschauung über die Pathogenese des Typhus wird man sich von der Anwendung des Mittels nicht viel versprechen. Der Typhus geht stets mit einer Bakteriämie einher. Sowie Fieber vorhanden ist, kreisen die Typhusbazillen im Blute; hier können sie von der Einwirkung des Kalomel nicht erreicht werden. Aber auch im Darm wird durch Kalomel keine Veränderung der Bakterienzahl erzielt, wie durch Versuche an Darmfisteln festgestellt ist. Bleibt noch die abführende Wirkung des Mittels, die mitunter bei starker Verstopfung im Anfange der Krankheit angezeigt sein mag, die aber durch mildere Abführmittel wie Rizinusöl oder Rheum oder besser noch durch Wassereinläufe ersetzt werden kann.

Zur Behandlung des Fiebers kommen, wie schon besprochen, hydrotherapeutische Maßnahmen in Frage. Die Antipyretika eignen sich bei der langen Dauer der Krankheit weniger für diesen Zweck. Im allgemeinen stehen wir ja heute auf dem Standpunkt, daß erhöhte Temperaturen als eine Art Abwehrbewegung des Körpers aufzufassen sind und daher nicht ohne weiteres bekämpft zu werden brauchen. Nur exzessiv hohe Fiebersteigerungen, die mit starken Kopfschmerzen und Störungen des Sensoriums einhergehen, erheischen eine Herabsetzung. Kühle Bäder oder Einpackungen kommen da in erster Linie in Betracht. Dort aber, wo diese Maßnahmen kontraindiziert sind oder aus irgend welchen Gründen nicht ausgeführt werden können, kommen Antipyretika in Frage, die freilich ihrer störenden Nebenwirkungen wegen niemals längere Zeit hindurch, sondern nur gelegentlich gegeben werden sollten. Es eignen sich dazu: das Antipyrin in Dosen von 1,0, eventuell dreimal täglich; das Pyramidon in Dosen von 0,1, 1—2 stündlich, insgesamt 8 mal täglich; Laktophenin 0,25, 3—5 mal täglich; Aspirin 0,5, 4—6 mal täglich. Auch das Chininum tannicum in Dosen von 0,5—1,0 wurde früher gerühmt. Das Antipyrin, das bei gelegentlicher Anwendung von guter Wirkung gegen die Kopfschmerzen und den Sopor ist, kann zu masernähnlichen Ausschlägen führen und bei längerem Gebrauche Kollaps verursachen. Auch das Pyramidon kann bei längerer Anwendung zu Kollapsen führen. Meist ist die Darreichung aller genannten Fiebermittel von starken Schweißausbrüchen gefolgt. Und oft folgt auf die Temperaturherabsetzung ein Schüttelfrost.

Ebenso wie Jochmann komme ich persönlich im Krankenhause bei einem großen Material meist ohne jede Anwendung von Antipyreticis aus und mache nur in den erwähnten Ausnahmefällen davon Gebrauch.

Darmstörungen. Die größere Zahl der Typhusfälle geht, wie es scheint im Gegensatz zu früher, jedenfalls in den ersten zwei Wochen, mit Verstopfung einher. Auf regelmäßigen Stuhl ist daher unbedingt zu achten. Am besten führen Wassereinläufe zum Ziele oder Ölklistiere (20 ccm Olivenöl) oder auch Glyzerin (10 ccm Glyzerin mit den gleichen Teilen Wasser). Von den inneren Abführmitteln kommen eventuell Rizinusöl oder Brustpulver in Betracht.

Durchfälle bedürfen beim Typhus nur dann eines Eingriffes, wenn sie sehr häufig auftreten und den Kranken schwächen. Man gibt dann Bismutum subnitricum, Tannigen, Tannalbin oder etwas Opium. Bewährt hat sich die Zusammenstellung: Tannin 0,25, Opium 0,01, dreimal täglich.

Starker Meteorismus, der zu den häufigen Symptomen des Typhus zählt und mit Spannung, Druckgefühl und Atembeschwerden einhergeht, muß energisch bekämpft werden. Es ist klar, daß die starke Aufblähung der Darmschlingen an geschwürigen Stellen zu Perforationen Anlaß geben kann. Man legt dem Patienten eine Eisblase auf den Leib oder gibt kalte Umschläge. In anderen Fällen werden warme Breiumschläge besser vertragen und führen ebenfalls zum Ziel. Sehr empfehlenswert ist es, ein Darmrohr einzuführen und es 2—3 Stunden liegen zu lassen. Durch die dabei abgehenden Darmgase wird Erleichterung geschaffen. Die früher empfohlene Punktion des Darmes ist nicht anzuraten.

Bei Darmblutungen, die sich meist durch eine plötzliche Temperatursenkung ankündigen, ist zunächst absolute Ruhe erforderlich. Die Bäder sind also auszusetzen; die Nahrungsaufnahme ist vorübergehend sehr zu beschränken, 1—2 Tage darf nur eisgekühlte Milch ($^1/_2$ Liter) getrunken werden. Dann kann man allmählich geschlagene Gelbeier zusetzen und die Menge der Milch erhöhen, bleibe aber noch mindestens eine Woche bei flüssiger Kost. Zur Stillung des Durstes werden Eisstückchen gegeben. Auf den Leib kommt eine flache Eisblase, die an einem Reif hängt. Der Darm ist mit Opium ruhig zu stellen (3—4mal täglich 15 Tropfen Tinctura opii). Von hämostyptischen Mitteln hat sich, wie bei Lungenblutung, intravenöse Injektion hypertonischer Kochsalzlösung (10 ccm 10$^0/_0$ Lösung), sowie von Kalklösung, am besten in Form des Afenils (10 ccm) bewährt; auch Gelatine kann mit Vorteil verwendet werden: von der sterilisierten Gelatine der Firma Merck, Darmstadt, injiziert man subkutan 60—80 ccm (oft recht schmerzhaft!). Innerliche Darreichung der Gelatine wird ebenfalls zur Stillung der Blutung empfohlen. Sie wird in folgender Zusammensetzung gegeben:

6 Blatt Gelatine werden in $^1/_4$ Liter warmen Wassers aufgelöst und zwei Eßlöffel Himbeersaft oder Zitronensaft hinzugesetzt. Nachdem das ganze abgekühlt und erstarrt ist, soll der Kranke 2—3mal am Tage davon ca. drei Eßlöffel nehmen. Auch die subkutane Einspritzung von ca. 20 ccm sterilem Pferde- oder Rinderserum kann nützlich sein; die Wirkung beruht offenbar auf fermentativen Vorgängen.

Reflektorisch durch Verengerung der Darmgefäße sollen die von Naunyn empfohlenen Eiswasserklistiere wirken, bei denen eisgekühltes Wasser zu wiederholten Malen durch ein Darmrohr eingeführt wird.

Steht die Blutung und war der Blutverlust groß, so sind subkutane Infusionen von steriler physiologischer Kochsalzlösung eventuell zweimal täglich bis zu 500 ccm anzuraten (mit einem Zusatz von zehn Tropfen Adrenalin 1 : 1000).

Bei Peritonitis, die in der Regel die Folge einer Darmperforation ist, soll man, wenn irgend möglich, sofort zur Operation schreiten. Mehrere solcher Patienten sah Jochmann durch schnelles chirurgisches Eingreifen mit dem Leben davonkommen. Bei der inneren Behandlung, die lediglich die Schmerzen lindern kann, sind Morphium oder Opium und die örtliche Anwendung von Kälte am Platze.

Bronchitische und bronchopneumonische Erscheinungen werden am besten mit hydrotherapeutischen Maßnahmen behandelt. Dazu eignen sich besonders Bäder mit kühlen Übergießungen, die den Kranken zu tiefen Inspirationen veranlassen oder zweistündlich gewechselte Prießnitz-Umschläge. Als Expektorans empfiehlt sich ein Ipekakuanha-Infus oder Liquor Ammonii anisatus. In schwereren Fällen sind Sauerstoffinhalationen von Nutzen.

Treten Erscheinungen von Herzschwäche, frequenter und weicher Puls auf, so ist Coffein. natrio benzoicum zu 0,2, oder Kampfer (als Oleum camphoratum) mehrmals täglich eine Spritze subkutan, und Tinctura strophanti zu empfehlen. Bei akutem Kollaps, der ebenso wie die Darmblutung mit tiefen Temperatursenkungen einhergeht, kann man intramuskulär oder intravenös Digalen geben. Auch intravenös verabreichtes Strophantin, z. B. Strophantin Böhringer $^1/_2$ Ampulle $= ^1/_4$ mg, ist empfehlenswert. Von der blutdrucksteigenden Wirkung des Adrenalins kann mit Vorteil Gebrauch gemacht werden (von der Lösung 1 : 1000 mehrmals täglich 1 ccm intramuskulär).

Wichtig sind auch intravenöse oder subkutane Infusionen von physiologischer Kochsalzlösung, besser noch von Normosallösung, mit einem Zusatz von 1 ccm Adrenalin, am besten 2—3 mal täglich 250 ccm.

Hat sich eine Venenthrombose am Bein entwickelt, so muß die Extremität völlig ruhig gestellt und hoch gelagert werden. Die Einpackung des Beines geschieht am besten in folgender schonender Weise.

Man nimmt ein großes wollenes Tuch, bedeckt es mit einer Gummiunterlage und legt darauf ein in essigsaure Tonerde (Verdünnung 1 : 4) getauchtes Laken. Das ganze schiebt man schnell unter das vorsichtig hoch gehobene Bein und schlägt nun die drei Tücher, eines nach dem anderen darüber zusammen und steckt sie fest. Zum Zwecke der Hochlagerung schiebt man ein Keilkissen unter Fuß und Unterschenkel.

Gegen die nervösen Erscheinungen bewähren sich die hydrotherapeutischen Maßnahmen am besten; Benommenheit und Unruhe schwinden oft nach einem kühlen Bade. Gegen die Kopfschmerzen ist eine Eisblase zu verordnen; oft bringt auch eines der Antipyretika Linderung. Bei großer Unruhe und Schlaflosigkeit sind kleine Morphiumdosen (subkutan) von Wirksamkeit. Auch Chloralformamid als Pulver in Dosen von 3—4 g ist gelegentlich von Nutzen; ebenso Amylenhydrat in Pulverform oder als Klistier zu 3—4 g, ferner Veronal, Adalin (je 0,5 g) und Luminal mehrmals 0,1—0,2 g.

Bei Zeichen von Meningismus, Nackenstarre, Benommenheit, erhöhtem Druck der Spinalflüssigkeit ist die Lumbalpunktion von gutem Einfluß. Dieselbe bewährt sich auch bei starken Kopfschmerzen. Neuritiden, wie sie z. B. in dem Ischiadikusgebiet öfter vorkommen, gehen bei Ruhigstellung und feuchtwarmen Einwicklungen in der Regel bald zurück.

Bei Nephritis verbietet sich die Anwendung kühler Bäder; auch der Weingenuß ist tunlichst einzuschränken. Die durch den Typhusbazillus verursachte Zystitis wird am besten mit Urotropin, 0,5 4—6 mal täglich, behandelt. Zugleich verabreicht man mit Vorteil etwas Mixtura acida (dreimal täglich einen Eßlöffel). Dasselbe gilt für die reine Bakteriurie ohne zystitische Symptome, bei der massenhaft Typhusbazillen im Harn nachzuweisen sind.

Bei der Parotitis sind warme Kompressen von Nutzen. Ist Fluktuation eingetreten, so muß der Eiter durch Inzision entfernt werden.

Posttyphöse Eiterungen, Abszesse, Periostitiden, Furunkel sind nach chirurgischen Regeln zu behandeln.

Starkes Nasenbluten kann bisweilen so bedenklich werden, daß energisches Eingreifen erforderlich wird. Tamponieren der Nasenöffnungen mit Watteoder Gazestreifen, die in 1 %ige Adrenalinlösung oder in steriles Serum getaucht sind, erweist sich als nützlich.

Schlinglähmungen machen bisweilen eine künstliche Ernährung durch die Schlundsonde notwendig, um das häufige Verschlucken zu verhindern.

Von den Kehlkopfveränderungen ist die Perichondritis bisweilen ein Grund zu therapeutischem Eingreifen. Führt sie zur Eiterung, so kann die Spaltung eines Abszesses mit dem Kehlkopfmesser Hilfe bringen. Kommt es zum Glottisödem, so ist die sofortige Tracheotomie häufig lebensrettend.

Rezidive erfordern keine andere Behandlung als die beim gewöhnlichen Verlaufe übliche.

Spezifische Therapie. a) Aktive Immunisierung. Die spezifische Behandlung des Typhus hat bisher noch nicht befriedigt. Sie ist 1893 schon von E. Fraenkel empfohlen und erprobt worden; Petruschki injizierte kleine Dosen abgetöteter Typhusbazillen, hatte dabei aber keine gleichmäßigen Erfolge. Die auf Jochmanns Abteilung durch Dr. Schoene angestellten Versuche bei Fällen, die in den allerersten Tagen der Erkrankung zur Behandlung kamen, durch tägliche Einspritzung kleinster Dosen abgetöteter Typhusbazillen einen günstigen Einfluß auf den Krankheitsprozeß auszuüben, hatten in fünf Fällen den Erfolg, daß der Typhus sehr leicht verlief. Bei Fällen, die nach dem fünften Tage der Erkrankung zur Behandlung kamen, versagte der Einfluß. Bei frühzeitiger intramuskulärer Einspritzung einer Autovakzine ($^1/_4$—2 Milliarden Keime in Abständen von 4 Tagen sah Korbsch (Berl. klin. Wochenschr. 1920, S. 1196) guten Erfolg bei geringen Beschwerden und völliger Ungefährlichkeit.

Nach intravenöser Injektion des Vincentschen Typhusimpfstoffs (100 bis 150 Millionen Keime in 2—5 ccm physiologischer Kochsalzlösung) traten starke Reaktionen mit Schüttelfrost, Fieber usw. auf, denen aber eine überraschend schnelle Heilung folgt (Kalberlah, Therapeut. Monatsh. 1918, S. 328). Decastello (Wien. Arch. f. inn. Med. 2, 1920) empfiehlt steigende Mengen von B-Koli-Vakzine, 10 bis 80 Millionen, intravenös, Cattoretti die Verwendung von Choleravakzine — in beiden Fällen handelt es sich also um eine unspezifische Therapie.

b) Versuche mit passiver Immunisierung, namentlich also mit der Einverleibung eines spezifischen Serums die Krankheiten zu bekämpfen, sind zuerst von Chantemesse und Vidal und später von Kraus, Rodet (Lyon), Meyer und Bergell, Aronson, Besredka unternommen worden.

Zwei Gesichtspunkte kommen bei der Serumtherapie des Typhus in Betracht: 1. Die Bekämpfung der Infektion, die beim Typhus eine große Rolle spielt. Wissen wir doch, daß die Typhusbazillen bei jedem Falle in großen Mengen im Blute kreisen. 2. Die Bekämpfung der Intoxikation, die durch den Zerfall zahlreicher Typhusbazillen und die dabei frei werdenden Endotoxine bedingt wird.

Die Herstellung der verschiedenen bisher empfohlenen Sera hängt davon ab, welches der beiden genannten Momente von den Autoren mehr in den Vordergrund gerückt wird.

Immunisiert man Versuchstiere durch subkutane Injektion lebender oder toter Bazillen, so bekommt man ein Serum, das wesentlich bakteriolytische Eigenschaften hat. Injiziert man dem Tiere Kulturfiltrate, so erhält das Serum in der Hauptsache antitoxische Eigenschaften, d. h. also Stoffe, die gegen die Endotoxine der Typhusbazillen gerichtet sein sollen. Die Giftigkeit der verwendeten Kultur muß dabei möglichst in die Höhe getrieben werden. Das geschieht durch gute Durchlüftung des Nährbodens, die durch eine geringe Flüssigkeitsschicht gewährleistet wird (Chantemesse, Rodet) oder dadurch, daß man Oberflächenkulturen verwendet (Aronson).

Eigenschaften des Typhusserums. Die verschiedenen Typhussera enthalten demnach, je nach ihrer Herstellung, mehr oder weniger antiinfektiöse oder antitoxische Eigenschaften. Gegen die Verwendung rein bakterizider Sera, wie sie durch subkutane Injektion von Typhusbazillen bei den Versuchstieren erzeugt werden, scheint das von Pfeiffer ausgesprochene Bedenken zu sprechen, daß die durch das Serum herbeigeführte Auflösung zahlreicher Bakterien eine Vergiftung mit den frei werdenden Endotoxinen verursachen könne. Es muß jedoch dahingestellt bleiben, ob diese auf Grund von Beobachtungen der Vorgänge im Meerschweinchenperitoneum aufgestellte Befürchtung auch bei der Verwendung zur Behandlung des Menschen Berechtigung hat.

Die antitoxische Komponente steht im Vordergrunde bei den Sera, die durch filtrierte Kulturen gewonnen werden, z. B. bei der Sera von Chantemesse, Kraus, Meyer und Bergell, Aronson und bei denen von Rodet und Besredka.

Anwendung. Das Serum von Chantemesse scheint nicht ohne bedenkliche Reaktionserscheinungen zu sein, denn die anfangs von ihm gegebenen Vorschriften, 10—12 ccm zu injizieren, wurden später dahin abgeändert, daß nur einige Tropfen einzuspritzen seien. Bei frühzeitiger Behandlung soll die Krankheitsdauer erheblich abgekürzt werden.

Von dem Rodetschen Serum werden 1—8 ccm unter die Haut injiziert; 1 bis 2 Einspritzungen genügen. Bei frühzeitiger Behandlung (vor dem 11. Tage) beobachtete der Autor ein Sinken der Temperatur und einen abortiven Verlauf der Krankheit. Als Kontraindikationen werden Darmblutungen und Herzschwäche genannt; neuerdings (1921) wurde dasselbe von Etienne wieder warm empfohlen.

Schließlich ist noch des Versuches von Jez zu gedenken, der statt des Serums Organextrakte hoch gegen Typhus immunisierter Tiere zur Behandlung verwendet. Von der Wassermannschen Feststellung ausgehend, daß namentlich die blutbildenden Organe Immunsubstanzen produzieren, stellte er Alkohol-Glyzerin-Extrakte aus Milz, Thymus, Hirn und Rückenmark von immunisierten Kaninchen her und verabreichte sie Typhuskranken per os. Die Erfahrungen darüber widersprechen sich.

Es läßt sich demnach ein abschließendes Urteil über die Erfolge und Aussichten der spezifischen Therapie beim Typhus noch nicht abgeben. Vor allem bedarf es noch einer weiteren Prüfung der empfohlenen Sera an einem größeren Material.

Die Anwendung von Rekonvaleszenten-Serum ergab bisher noch keine Resultate (Hirsch).

Behandlung in der Rekonvaleszenz. In der Rekonvaleszenz muß noch für mehrere Wochen der Ernährung sorgfältige Aufmerksamkeit geschenkt werden. Für die nächsten 3—4 Wochen ist es notwendig, bei einer schonenden Diät zu bleiben. Magenüberladungen, die bei dem großen Appetit der Typhusrekonvaleszenten leicht vorkommen können, sind zu verhüten; am besten wohl dadurch, daß man die Nahrungsaufnahme nicht auf zwei oder drei größere Mahlzeiten beschränkt, sondern öfter etwas anbietet. Blähende, reizende und stark Kot bildende Speisen, Erbsen, Linsen, fetter Kohl sind noch lange zu vermeiden.

Wir gestatten dem Rekonvaleszenten das Aufstehen erst, nachdem er 14 Tage fieberfrei war. Er muß sehr vorsichtig damit beginnen und darf zuerst nur eine halbe Stunde im Lehnstuhl sitzen, ganz allmählich kann man ihm dann erlauben, längere Zeit außer Bett zu bleiben.

Um nervösen Nachkrankheiten vorzubeugen, ist noch längere Enthaltsamkeit von geistiger Arbeit und eine Erholungskur in guter Luft angezeigt. Für weniger Bemittelte empfiehlt sich der Aufenthalt in einem Erholungsheim. Besser Situierten kann man einen der vielen Luftkurorte der Mittelgebirge oder in der rauheren Jahreszeit in südlicheren Gegenden: Oberitalien, Riviera oder dgl. empfehlen.

Schließlich erwächst den Ärzten auf Grund unserer ätiologischen Kenntnisse die Verpflichtung, während der Rekonvaleszenz den Stuhl wiederholt auf Typhusbazillen untersuchen zu lassen. Im Krankenhause werden die Patienten erst dann entlassen, wenn sie bei zwei durch den Zeitraum einer Woche getrennten Stuhluntersuchungen bazillenfrei befunden wurden.

Literatur siehe bei:

Curschmann, Heinrich, Der Unterleibstyphus. II. Aufl. Wien, Alf. Hölder, 1913. — Liebermeister, Typhus abdominalis im Handb. d. spez. Pathol. u. Therap.

von Ziemssen, 2, H. 1. — Schottmüller, Die typhösen Erkrankungen im Handb. d. inn. Med., herausgeg. von Mohr u. Staehelin, 1, 1911. — Posselt, A., Über atypische Typhusinfektionen, Typhus ohne Darmerkrankung. Lubarsch-Ostertag, Ergebn. 1912. — Gaethgens, Typhus abdominalis. Sammelreferat (Literatur 1911—1914). Lubarsch-Ostertag, Ergebn. 1915. — Oeller, Hans, Das Krankheitsbild des Typhus. Jena 1920. — Handb. d. ärztlichen Erfahrungen im Weltkriege. 3, Leipzig 1921. — Hirsch, Typhus u. Paratyphus auf Grund der ärztl. Erf. im Weltkriege, Kraus-Brugsch's spez. Pathol. u. Ther. II. Bd., 3. Teil, S. 291, 1923. — Madelung, Die Chirurgie des Abdominaltyphus. Neue Deutsche Chirurgie. Bd. 30 a u. b (459 bzw. 411 Seiten, ausführl. Literatur), Stuttgart 1923.

Typhus mandschuricus.

Als Typhus mandschuricus wird ein in den letzten Jahren vor dem Krieg hauptsächlich in der Mandschurei, aber auch in Rußland beobachtetes typhusähnliches Krankheitsbild bezeichnet, das durch ein dem Typhusbazillus nahestehendes Bakterium verursacht wird und auch hinsichtlich seiner Pathogenese dem Typhus abdominalis außerordentlich nahe verwandt ist. Er tritt in kleineren Gruppen endemisch auf und scheint durch direkte Übertragung von Mensch zu Mensch verbreitet zu werden. Die spezifischen Erreger kreisen dabei wie beim Typhus im Blute und können auch in dem Urin nachgewiesen werden. Auffallend ist, daß während des Krieges keine derartigen Erkrankungen, etwa bei russischen Gefangenen, zur Beobachtung kamen.

Ätiologie. Der Erreger wurde von Botkin und Simitzky beschrieben. Er ist länger als der Typhusbazillus, lebhaft beweglich und gramnegativ. Er hält sich auf künstlichen Nährböden höchstens 1—2 Wochen. Auf Agar wächst er in Form zarter, runder Kolonien; auf Bouillon erfolgt Trübung und Häutchenbildung. Milch gerinnt langsam, auf Traubenzucker bildet er kein Gas, doch ist seine Indolbildung hervorzuheben. Durch Patientenserum werden die Bazillen in Verdünnung von 1 : 1000 bis 1 : 5000 agglutiniert, wobei häufig Typhus- und Paratyphusbazillen bis zu Verdünnungen von 1 : 40 mitagglutiniert werden.

Krankheitsbild. Im Gegensatz zum Typhus ist der Beginn plötzlich mit Schüttelfrost und schnell ansteigendem Fieber, Übelkeit, Erbrechen, Kopfschmerzen, Ziehen in den Gliedern. Dann folgt eine Kontinua, die 1—2 Wochen anhält, um nachher lytisch oder kritisch zur Norm abzufallen. Etwa am vierten Krankheitstage schießt ein dichtes Roseolenexanthem am Rumpf und auf den Extremitäten sowie am Kopfe auf, das im Laufe einiger Tage verblaßt, während vereinzelte wenige Roseolen noch nachkommen. Die Erscheinungen des Magen-Darmkanals sind nicht charakteristisch, bald herrscht Durchfall, bald Verstopfung. Die Milz ist vergrößert und palpabel; auch die Leber ist meist geschwollen. Die nervösen Störungen gleichen denen des Typhus abdominalis; Benommenheit und Koma sind häufig. Der Puls zeigt keine Pulsverlangsamung, sondern eine der Temperatur entsprechende Frequenz. Leukopenie besteht wie beim Typhus.

Anatomische Befunde liegen nur sehr spärlich vor. Man findet im Darm die Peyerschen Plaques geschwollen, mitunter auch vereinzelte Geschwüre. Die Mesenterialdrüsen sind in der Regel geschwollen, die Milz ist stark vergrößert, im Blute finden sich massenhaft die spezifischen Erreger.

Diagnose. Das Krankheitsbild erinnert vor allem an Typhus und an Infektionen mit Paratyphusbazillen. An Paratyphus läßt vor allem das dichte Roseolenexanthem denken, das auch dort oft sehr üppig ist (vgl. Abb. 43). Ausschlaggebend ist die bakteriologische Blutuntersuchung. In späteren Stadien bringt auch die Agglutinationsreaktion Aufklärung, namentlich dort, wo es sich um die Unterscheidung von Typhus exanthematicus handelt.

Die **Prognose** der Krankheit ist günstig, da Todesfälle zu den Seltenheiten gehören.

Die **Therapie** entspricht der des Typhus abdominalis.

Literatur: Botkin und Simitzky, Zeitschr. f. klin. Med. 72.

Typhus Ersindjan (Neukirch)

s. später bei Allgemeininfektionen durch Bazillen der Paratyphusgruppe (S. 180).

Paratyphus
und Infektionen durch Paratyphusbazillen.

Der Name „Paratyphus" wurde zuerst von Schottmüller (1900) als klinischer Krankheitsbegriff aufgestellt und sollte zum Ausdruck bringen, „daß neben dem Typhus abdominalis noch eine Erkrankung von sehr ähnlichem Symptomenkomplex vorkommt, die ätiologisch streng von ersterem zu trennen ist". Zwei sehr ähnliche, durch gewisse biologische Merkmale verschiedene Bazillen, der Paratyphusbazillus A oder acidumfaciens, und der Paratyphusbacillus B oder alcalifaciens, wurden dabei als Erreger beschrieben, von denen der zweite, der Paratyphusbazillus B, in der Folgezeit eine immer wachsendere Bedeutung erlangt hat.

Schon vorher — 1896 — hatten Achard und Bensaude Bazillen von der Art des Paratyphusbazillus B bei typhusartigen Krankheitsbildern gefunden und sie als Infections paratyphoides bezeichnet, und Gwyn hatte 1898 aus dem Blute eines klinisch an Typhus leidenden Kranken Bazillen gezüchtet, die mit dem Paratyphusbazillus A identisch waren; aber das Verdienst, durch systematische Blutuntersuchungen an einem großen Material von Typhuskranken vom Typhus abdominalis ein ätiologisch und vor allem auch prognostisch sehr verschiedenes, sonst aber klinisch sehr ähnliches Krankheitsbild abgetrennt zu haben, gebührt Schottmüller.

Durch spätere Untersuchungen stellte sich freilich die Tatsache heraus, daß die Paratyphusbazillen neben solchen typhusähnlichen Krankheitsbildern noch eine Reihe anderer Krankheitszustände (Pyelitis, Endometritis, Cholangitis) verursachen können, daß namentlich der Bacillus paratyphosus B als Erreger bakterieller Nahrungsmittelvergiftungen (Fleisch-, Wurst-, Fischvergiftungen), eine außerordentlich große Rolle spielt, ja, daß sogar die Erkrankungen **nicht** typhöser Natur, die durch Paratyphus-B-Bazillen bedingt werden, im Frieden der Zahl nach überwogen. Man kann daher mit Recht sagen, daß der Name Paratyphusbazillus nach dem heutigen Standpunkte unseres Wissens nicht mehr als glücklich gewählt erscheint, aber er hat sich bereits in der Literatur so eingebürgert, daß an seine Entfernung gar nicht zu denken ist.

Bakteriologie. Der Paratyphusbazillus B stimmt morphologisch und kulturell mit einer großen Reihe zum Teil schon früher beschriebener Bakterien überein, die teils bei Fleischvergiftungen, teils bei verschiedenen anderen Krankheiten gefunden wurden. So lassen sich weder morphologisch noch kulturell von ihm unterscheiden der Gärtnersche Bacillus enteritidis und die vielen anderen bei Fleischvergiftungsepidemien gefundenen Bakterienstämme, die meist nach dem Namen ihres Autors und ihres Fundortes benannt wurden: Der Bazillus Moorseele (v. Ermengem), der Bacillus Gent (v. Ermengem), der Bazillus Brügge (de Nobele), der Bazillus Rumfleth (Fischer), Düsseldorf (Trautmann), Breslau (Flügge-Kaensche), der Bazillus Aertryck (de Nobele), Greifswald (Uhlenhuth), und der Bacillus febris gastricae (Kurth). Dasselbe gilt von dem Bazillus der Psittakose (Enteritis der Papageien), dem Löfflerschen Mäusetyphusbazillus, dem Hogcholerabazillus oder Bacillus suipestifer, der als Nosoparasit bei der durch ein ultravisibles Virus verursachten Schweinepest regelmäßig vorkommt.

Die morphologischen und kulturellen Merkmale des Paratyphus-B-Bazillus und damit gleichzeitig dieser gesamten Bazillengruppe sind nach Schottmüller folgende:

Der Paratyphus-Bazillus ist ein lebhaft bewegliches Stäbchen mit seitenständigen Geißeln von der Größe des Typhusbazillus. Nach Gram ist er nicht färbbar.

Das fakultativ anaerobe Stäbchen gedeiht gut auf allen gebräuchlichen Nährböden. Die Bouillon wird diffus getrübt, zuweilen bildet sich ein Oberflächenhäutchen. Auf der Gelatine bilden die meisten Stämme einen üppigen, allmählich zerfließlichen bläulich-weißen, undurchsichtigen Belag. Verflüssigung tritt nie ein.

Die isolierten Kolonien sind weniger zart als Typhuskolonien, knopfförmig, zeigen keine Furchung. Auf Agar bildet sich ein dünner, weißgrauer, durchsichtiger Belag. Im untersten Teil des schräg erstarrten Agarröhrchens sieht man in der Regel einige charakteristische Gasblasen.

Auf der Kartoffel ist das Wachstum ein sichtbar üppiges, der Belag zeigt gelbbraunen Ton.

Die Milch wird nicht zum Gerinnen gebracht, hellt sich aber mit der Zeit auf und wird dann durchscheinend. Nach unserer Auffassung ist diese Wandlung auf die Alkalibildung zurückzuführen.

Im Neutralrotagar bildet sich Gas und Fluoreszenz.

Die Lackmusmolke erfährt eine leichte Trübung und ist anfangs rötlich gefärbt. Nach Tagen oder Wochen stellt sich ein charakteristischer Umschlag in einen tiefblauen Farbton ein.

Lackmus-Nutrose-Mannitlösung (Barsiekow I) färbt sich rot, zeigt Gasbildung und trübt sich. Das koagulierte Eiweiß setzt sich zu Boden.

Lackmus-Nutrose-Milchzuckerlösung (Barsiekow II) wird weder gesäuert noch koaguliert.

In Lackmus-Nutrose-Traubenzuckerlösung (Barsiekow III) koaguliert sich das Nutrosekasein; der Nährboden rötet sich infolge Säurebildung. Die Löfflersche Malachitgrün-Milchzucker-Traubenzuckerlösung (Grünlösung I) wird zerrissen. Die Nutrose wird ausgefällt.

Bei der Löfflerschen Malachitgrün-Milchzuckerlösung (Grünlösung II) nimmt das Grün einen schmutzig gelbgrünen Farbton an.

Auf dem Conradi und v. Drigalski Lackmus-Milchzucker-Kristallvioletta gar bilden sich tiefblaue Kolonien.

Auf der Löfflerschen Malachitgrünplatte entstehen glasige, leicht getrübte Kolonien, in deren Umgebung sich das Grün in Gelb umwandelt. Typhus und Paratyphus A hellen nicht auf.

Auf der Brillantgrünplatte von Conradi entwickeln sich durchsichtige, üppige, gelbgrüne Kolonien.

Auf Endo-Fuchsinagar sind die Kolonien weißlich, während das Bacterium coli rote Kolonien zeitigt.

Indolbildung wird bei Kulturen, die nicht älter als eine Woche sind, nicht beobachtet.

Bei Anwesenheit von Pepton (Witte) im Nährboden entsteht Schwefelwasserstoff.

Milch und Rohrzucker wird nicht vergoren, während Traubenzucker zur Vergärung kommt (Hübener).

Der Paratyphus-Bazillus B hat eine hohe Tierpathogenität. Die gebräuchlichen Versuchstiere, Mäuse, Ratten, Meerschweinchen gehen bei subkutaner, intravenöser, peritonealer und stomachaler Infektion unter dem Bilde der Sepsis zugrunde; am Orte der Infektion bildet sich eine hämorrhagische Nekrose oder Eiterung.

Pathogenetisch von großem Interesse ist die Eigentümlichkeit, **hitzebeständige Gifte** in das Nährmedium abzugeben. Nach Schottmüller sind gekochte Bouillonkulturen imstande, Meerschweinchen bei intraperitonealer Einverleibung zu töten und bei stomachaler krank zu machen.

Die genannten, morphologisch und kulturell nicht zu unterscheidenden Bakterienstämme lassen sich mit Hilfe der Immunitätsreaktionen (Agglutination und Komplementbindung) in zwei Untergruppen teilen. Man unterscheidet nach Uhlenhuth I. eine Gärtner-Gruppe und II. eine Paratyphus-Gruppe.

Gruppe I.	Gruppe II.
B. enteritidis Gärtner	Paratyphus B Schottmüller
B. Moorseele v. Ermengem	B. febr. gastr. Kurth
B. Gent v. Ermengem	B. Breslau Flügge-Kaensche
B. Brügge de Nobele	B. Meirelbeek de Nobele
B. Rumfleth Fischer	B. Düsseldorf Trautmann
B. Haustedt Fischer	B. Sirault v. Ermengem
	B. Aertryck de Nobele
	B. Neunkirchen v. Drigalski
	B. Greifswald Uhlenhuth.

Ein Immunserum, das durch Immunisierung eines Tieres mit einem dieser Stämme gewonnen ist, agglutiniert den homologen Stamm und die anderen zur gleichen Untergruppe gehörenden Stämme, läßt aber die Bakterien der anderen Untergruppe unbeeinflußt. Interessant ist noch, daß die Bakterien der Gärtnergruppe von Typhusimmunseris nahezu in gleicher Höhe agglutiniert werden wie die Typhusbazillen.

Für die Epidemiologie von großer Wichtigkeit ist nun die Frage, ob die Stämme der gleichen Untergruppe durch biologische Methoden und vor allem durch ihr pathogenetisches Verhalten scharf voneinander zu trennen sind. Die biologischen Prüfungen haben ergeben, daß sich die Stämme derselben Untergruppe weder durch Agglutination, noch durch Komplementbildung, Pfeifferschen Versuch, Opsonine usw. sicher voneinander unterscheiden. Selbst beim Castellanischen Absättigungsversuch hat sich nach Uhlenhuth und Hübener eine Gesetzmäßigkeit in dem Verhalten der einzelnen Stämme dem mit verschiedenen anderen Stämmen abgesättigten Serum gegenüber nicht ergeben. Es besteht also eine sehr nahe innere Verwandtschaft der einzelnen Stämme derselben Untergruppe, und diese nahe Verwandtschaft wird noch bestätigt durch das pathogenetische Verhalten; während man bisher annahm, daß eine spezifische Pathogenität der einzelnen Stämme bestehe, daß z. B. ein Mäusetyphusbazillus für eine andere Tiergattung harmlos sei, weiß man jetzt, daß die spezifische Pathogenität keine absolute ist. Die gebräuchlichen Laboratoriumstiere lassen sich in gleicher Weise infizieren durch Mäusetyphusbakterien, Rattenschädlinge, Psittakosebazillen, Kälberruhrbakterien, Schweinepestbazillen, Fleischvergifter und menschliche Paratyphusbazillen (Hübener). Von besonderer Bedeutung aber ist die durch Laboratoriumsversuche und durch Erfahrungen in der Praxis erhärtete Tatsache, daß unsere Schlachttiere einer Infektion mit verschiedenen Stämmen zugänglich sind. Erwiesen ist die Pathogenität der verschiedenen Fleischvergifter für Kälber, Kühe, Ziegen, Hammel, Schweine, und die gelegentliche Pathogenität der Rattenschädlinge für Kälber, Hammel und Pferde, die Pathogenität der Mäusetyphusbazillen für Kälber, Pferde, Hammel und Schweine und die Pathogenität der Schweinepestbazillen für junge Kälber (Hübener). Die Empfänglichkeit von Kälbern für menschliche Paratyphusbazillen wies Schmitt nach, indem er zeigte, daß bei der Versprengung der Paratyphusbazillen in die oberen Luftwege oder bei subkutaner oder intraperitonealer Einverleibung die Tiere an Sepsis sterben.

Auch die aktiven Immunisierungsversuche stimmen mit diesen Beobachtungen der wechselseitigen Pathogenität überein. Gegen Paratyphus immunisierte Tiere (z. B. Meerschweinchen nach einmaliger Verfütterung der lebenden Kultur) zeigen sich auch gegen Mäusetyphusbazillen und gegen die Fleischvergifter der Paratyphusgruppe geschützt. Dagegen besitzen die gegen Paratyphus und Mäusetyphus immunisierten Meerschweinchen keine Immunität gegen Bakterien der Gärtnergruppe. Auch dies ist wieder ein Beweis dafür, daß die beiden Gruppen, die Paratyphus- und die Gärtnergruppe zu trennen sind, daß aber die Stämme der gleichen Gruppe untereinander sehr nahe verwandt sind.

Der Bacillus paratyphosus A, den Schottmüller zuerst im Jahre 1899 bei einem typhusähnlichen Falle aus dem Blute gezüchtet hatte, steht dem Typhusbazillus nahe. Auf Lackmusmolke bildet er Säure, während der Bacillus paratyphosus B Alkali erzeugt. (Daher nennt Schottmüller den Bacillus paratyphosus A acidumfaciens und den Paratyphusbazillus B alcalifaciens.) Keine Indolbildung; Milch wird nicht zur Gerinnung gebracht. Auf Conradi-Drigalskischen Platten zartblaue Kolonien, auf Traubenzuckeragar Gasbildung. Serum von Paratyphus A-Patienten agglutiniert auch Paratyphus B-Bazillen, ein Zeichen für ihre nahe Verwandtschaft.

Epidemiologie. Die Infektion mit Paratyphusbazillen kann erfolgen: durch direkten Kontakt mit einem Paratyphus-infizierten Menschen, bzw. einem Paratyphus-Bazillenträger, oder indirekt, indem vom Menschen aus eine Infektion von Nahrungsmitteln stattfindet. Insofern gehört die Infektion mit Paratyphusbazillen zum Teil in die Gruppe der Nahrungsmittelvergiftungen. In erster Linie sind hier Schlachtprodukte, Fleisch, Wurst, Gänse- und Fischfleisch zu nennen; ferner kommen auch Milch und Käse, Eier, Mehl- und Vanillespeisen, weiterhin auch Konserven und schließlich Krusten- und Schaltiere in Betracht. Auf Grund eingehender tabellarischer Übersicht über die ganze Literatur gibt Loele folgende Zusammenstellung: Ursache einer Paratyphusbazilleninfektion war: Genuß von Wurst in 46 Fällen, Fleisch in 104, Mehlspeisen und Gemüse in 21, Milch in 15 und Wasser in 26 Fällen. Gemeinsam ist allen aufgezählten Nahrungsmitteln, daß sie vermöge ihres Eiweißgehaltes einen guten Nährboden für die Paratyphusbazillen abgeben und dadurch die Produktion akut wirkender Gifte fördern.

Wie kommen die Paratyphusbazillen in das Fleisch unserer Schlachttiere, und unter welchen Bedingungen wirken sie für den Menschen pathogen?

I. Schon vor mehr als 30 Jahren hatte Bollinger gelehrt, daß Fleischvergiftungen in der überwiegenden Mehrzahl der Fälle durch das Fleisch kranker Tiere, und zwar hauptsächlich an septisch-pyämischen Krankheiten leidender Schlachttiere verursacht werden. Diese Lehre von der **primären Infektion** des (lebenden) Fleisches ist in der Folgezeit, namentlich bei Massenerkrankungen nach Fleischgenuß, vielfach bestätigt worden; aber erst die Forschungen der letzten Zeit haben gezeigt, daß dieselben Mikroorganismen, nämlich die Bazillen der Paratyphus- und Gärtnergruppe, die beim kranken Menschen als Ursache der Fleischvergiftung gefunden werden, auch bei unseren Schlachttieren als Krankheitserreger eine große Rolle spielen, so z. B. bei Kälbern als Erreger der Ruhr, der Septikämie, der Lungen- und Brustfellentzündung, bei Kühen, Pferden und Schweinen als Septikämie erzeugende Bakterien. Daß Paratyphusbazillen so häufig bei den verschiedenen Krankheitsprozessen der Schlachttiere beteiligt sind, findet seine Erklärung durch den Nachweis, daß sie im Darme gesunder Schlachttiere (Schweine, Kälber, Rinder, Pferde, Gänse), aber auch im Darm anderer Tiere (Mäuse, Ratten, Meerschweinchen, Kaninchen, Hunde) als Saprophyten leben und mit den Ausscheidungen in die Außenwelt gelangen.

Die Verbreitung der Paratyphusbazillen in der Außenwelt ist daher außerordentlich groß, und es erklärt sich so auch ohne weiteres, daß sie auch im Wasser, in der Milch und in anderen Nahrungsmitteln gar nicht selten gefunden werden. Viele Stämme sind jedoch für den Menschen nicht pathogen. Daraus erklärt es sich, daß trotz der großen Verbreitung der Paratyphusbazillen — man kann mit Hübener fast von Ubiquität, besser: von sporadischer Ubiquität sprechen — Paratyphusinfektionen relativ selten sind. Nur solche Paratyphusstämme pflegen beim Menschen pathogen zu wirken, die auch tierpathogen sind, d. h. solche, die ihre ursprüngliche Eigenschaft eines einfachen Saprophyten verlieren dadurch, daß sie in Wechselbeziehungen zu dem erkrankten Tierkörper treten und eine erhöhte Virulenz gewinnen. Namentlich gilt das für solche Stämme, die bei höheren Tieren, besonders bei Kühen, Kälbern oder Pferden schwere Krankheiten hervorgerufen haben. Aber nicht einmal alle infizierten Schlachttiere werden zur Quelle der Infektion. Virulenz und Pathogenese der verschiedenen Stämme der Paratyphusbazillen sind außerordentlich variabel; selbst für höhere Tiere hochpathogene Paratyphusstämme können aus unbekannten Gründen für den Menschen nicht pathogen sein, und umgekehrt können Stämme, die gewöhnlich beim Menschen nicht krankmachend wirken, plötzlich Pathogenität erlangen. Daß die Pathogenität der einzelnen Stämme keineswegs spezifisch einsteht, sondern ein wechselseitiges pathogenetisches Verhalten vorliegen kann, sahen wir schon oben. So ist es z. B. eine erwiesene Tatsache, daß auch der Mäusetyphusbazillus, der vom Paratyphusbazillus nicht zu unterscheiden ist, gelegentlich für den Menschen pathogen werden kann, wie die Beobachtung von Tromsdorf beweist, der zehn mit dem Auslegen von Mäusetyphusbazillen beschäftigte Leute an Durchfällen erkranken sah. Auch Babes sah bei sieben Personen typhöse Zustände nach Auslegen der Mäusetyphuskulturen auftreten und konnte durch die Blutkultur als Ursache die Mäusetyphusbazillen nachweisen. In Frankreich wurden mehrfach im Anschluß an infektiöse Enteritis der Papageien schwere Krankheitszustände von Menschen beobachtet, bei denen der zur Paratyphusgruppe gehörige Psittakosebazillus angetroffen wurde. Es können also die verschiedensten tierpathogenen Stämme der Paratyphus- und Gärtnergruppe den Menschen krank machen. Am häufigsten geschieht das durch die Vermittlung infizierter Nahrungsmittel, unter denen Schlachtprodukte in erster Linie zu nennen sind. Handelt es sich um Erkrankungen nach Genuß von unverarbeitetem Fleisch, so wird in der Regel eine intravitale Infektion, also eine Erkrankung des Tieres, die Ursache sein, während bei verarbeiteten Schlachtprodukten, Hackfleisch, Wurst usw. auch eine sekundäre Infektion des Fleisches mit Paratyphusbazillen anderer Herkunft eine Rolle spielen kann. Bei den Massenerkrankungen nach dem Genuß unverarbeiteten Fleisches wird die Bollingersche Regel zur Wahrheit, daß in der Regel das Fleisch kranker Tiere zur Ursache von Fleischvergiftungen wird, denn eben dort, wo die Paratyphusbazillen als Krankheitserreger wirken und so in Wechselbeziehungen mit dem Tierkörper erhöhte Virulenz gewonnen haben, erlangen sie Menschenpathogenität. Tatsächlich läßt sich auch bei Massenerkrankungen nach Genuß unverarbeiteten Fleisches in den meisten Fällen nachweisen, daß das Fleisch von kranken und notgeschlachteten Tieren stammte.

Die Massenvergiftung in Kiel und Rendsburg trat nach Genuß eines wegen Beckenbruches notgeschlachteten Pferdes auf, in dessen widerstandsunfähig gewordenem Körper die Bazillen alle Organe durchwuchert hatten und so für den Menschen virulent geworden waren. van Ermengem konnte unter mehr als 100 Epidemien von Fleischvergiftungen mit mehr als 6000 Fällen nur 9 Fälle aufzählen, in denen der Gesundheitszustand der Tiere unbekannt war, wogegen in 103 Fällen eine Krankheit (Sepsis, Pyämie, Enteritis usw.) vorlag. In solchen Fällen kann man als Beweis der intravitalen Infektion des Fleisches die Bakterien auch in den großen Röhrenknochen der Tiere nachweisen und zeigen, daß alle Teile des zerlegten Tieres, nicht etwa nur einzelne Portionen, gleichmäßig gesundheitsschädlich sind.

II. Die **sekundäre Infektion** ursprünglich einwandfreien Fleisches kann auf sehr verschiedenem Wege zustande kommen. Paratyphuskranke Menschen, Dauerausscheider und Bazillenträger können bei der Verarbeitung des Fleisches zu Hackfleisch, zu Wurst, zu Pasteten usw. die Krankheitskeime hineinbringen, die sich dann bei günstigen Temperaturverhältnissen, also besonders in der Sommerwärme, stark vermehren und das ganze Fleisch durchwuchern können. Aber auch durch die Ausscheidungen kranker oder gesunder Schlachttiere (die ja fast stets Paratyphusbazillen enthalten), kann gelegentlich eine Infektion zustande kommen. Ferner können Ratten, Mäuse, ja selbst Fliegen und Ameisen zu Infektionsträgern werden. Auch an die Möglichkeit der Verunreinigung des Fleisches durch paratyphusbazillenhaltiges Natureis und an die Berührung mit bereits infiziertem, bazillenhaltigen Fleisch ist zu denken. Ein mit Bazillen durchsetzter Schinken kann einen daneben liegenden einwandfreien Schinken infizieren (Jacobitz und Kayser).

Für das Zustandekommen der Vergiftung spielen aber Virulenz und Pathogenität eine außerordentlich große Rolle; selbst sekundär infiziertes Fleisch ruft in vielen Fällen keine Vergiftung hervor, weil die Pathogenität der Bazillen so großen Schwankungen unterworfen ist. Wäre die Virulenz der Bazillen für Menschen auch nur annähernd so groß wie die der Typhusbazillen, so müßten bei der enormen Verbreitung der Paratyphusbazillen Paratyphusinfektionen außerordentlich häufig beobachtet werden; tatsächlich sind sie aber relativ selten. Für die schwankende Pathogenität der Paratyphusbazillen spricht auch die Tatsache, daß die Ausscheidungen von kranken Menschen sowie von Dauerausscheidern und Bazillenträgern für die Weiterverbreitung der Krankheit eine relativ geringe Rolle spielen. Zwar kommt auch auf diesem Wege zweifellos eine Ansteckung vor, aber die Übertragung von Mensch zu Mensch tritt an Häufigkeit zurück gegenüber den durch Nahrungsmittel, namentlich durch Fleisch bedingten Infektionen. Jochmann konnte wiederholt Personen beobachten, die nach dem Ablauf einer akuten Pyelitis und Zystitis noch viele Monate Paratyphusbazillen ausschieden, ohne ihre Umgebung anzustecken.

Im Kriege zeigte sich, daß diese scheinbar festbegründeten Gesetze doch nicht immer zutreffen! Nicht bloß für die Infektion mit dem Paratyphus-A-, sondern auch für den B-Bazillus spielte nach allgemein übereinstimmendem Urteil im Felde die Kontaktinfektion die weitaus wichtigste Rolle, wobei teilweise die Rolle der Fliegen als Überträger besonders hervorgehoben wurde. Nahrungsmittel-Infektionen traten demgegenüber in den Hintergrund; vor allem auffällig war, daß im Gegensatz zu den im Frieden vorherrschenden intravitalen Infektionen des Schlachtfleisches im Felde nicht ein Fall bekannt wurde, in welchem das Fleisch eines mit Paratyphus- oder verwandten Bazillen infizierten Schlachttieres Paratyphus hervorgerufen hätte! (Hübner.)

Abgesehen von Virulenz und Pathogenität sind es noch andere Faktoren, die für das Zustandekommen der Paratyphusbazillen-Infektion maßgebend sind; die persönliche Empfänglichkeit spielt zweifellos eine nicht geringe Rolle. So lehren die Beobachtungen Aumanns, daß von den nachweisbar mit den spezifischen Bakterien infizierten Leuten etwa nur die Hälfte erkrankte. Möglicherweise spielt hier eine lokale Immunität des Darmes eine Rolle. Damit hängt auch die Tatsache zusammen, daß sich gar nicht selten Paratyphusbazillen in den Darmentleerungen ganz gesunder Menschen finden. Die Bazillen sind auch hier durch infizierte Nahrungsmittel in den Darm gelangt, ohne jedoch Krankheitserscheinungen auszulösen. Solche für den Bazillenträger nicht pathogenen Bazillen können nun wieder Pathogenität erlangen in dem Augenblick, wo durch irgendwelche Ursache die Widerstandsfähigkeit, die lokale Immunität des Darmes herabgesetzt ist. Auf diese Weise sind jene Fälle zu erklären, wo man im Verlaufe anderer Krankheiten, z. B. bei Scharlach, bei Typhus abdominalis, bei Darmtuberkulose Paratyphusbazillen mit oder ohne darauf hindeutende Krankheitserscheinungen plötzlich im Blute nachweisen kann. Wir kommen auf diese Fälle weiter unten noch zurück.

Ferner ist die Menge der aufgenommenen Bakterien von Wichtigkeit. Infolge ungleicher Verteilung der Bazillen in den infizierten Fleischteilen kann die eine Portion mehr, die andere weniger oder gar keine Keime enthalten. Die inneren Organe und die daraus hergestellten Fleischspeisen erwiesen sich in mehreren Epidemien giftiger als die Muskeln.

Von großer Wichtigkeit ist die Art der Aufbewahrung und der Zubereitung. So erwähnt Hübener Fälle, in denen der Genuß des frischen, nur wenige Bazillen der Paratyphusgruppe enthaltenden Fleisches keine oder nur geringe Krankheitserscheinungen auslöste, während der Genuß des von demselben Tiere stammenden, mehrere Tage aufbewahrten Fleisches schwere Krankheitserscheinungen hervorrief. Je länger die Bazillen Gelegenheit haben zu wuchern, desto mehr produzieren sie ihr verderbliches Gift. Mitunter begünstigen mitgenossene Stoffe, Fäulnisprodukte und veränderte Eiweißsubstanzen die Wirkung der Infektion. Nach Bär und Liepmann soll das Vorhandensein schädlicher Konservierungsmittel, namentlich schwefelsaurer Salze im Hackfleisch, eine infektionsbegünstigende Wirkung ausüben. Vor allem aber ist die Art der Zubereitung von Bedeutung. Die Mehrzahl der Erkrankungen hat sich an den Genuß von **rohem Fleische** angeschlossen. Rohes Hackfleisch kann man mit Trautmann als eine Mischkultur von Bakterien in gutem Nährboden bezeichnen. Kochen und Braten zerstört den größten Teil der Fleischvergifter. In manchen Fällen freilich, wo bereits viele Giftstoffe produziert sind, kann auch das Kochen und Braten nichts mehr helfen, denn die Gifte sind hitzebeständig. So war bei den Epidemien in Rumpstedt (Fischer) und Greifswald (Uhlenhuth) auch gekochtes und gebratenes Fleisch noch hochgradig giftig.

Paratyphusinfektionen können in jedem Klima vorkommen. Oft treten sie gehäuft, epidemisch auf. Die gleiche Infektionsquelle — meist handelt es sich um infizierte Nahrungsmittel — führt zur Massenvergiftung vieler Personen, die fast gleichzeitig erkranken, und nach kurzer Dauer erlischt die Epidemie, da die Übertragung der Krankheit von den zuerst Infizierten auf umgebende Personen nur selten vorkommt. Daß natürlich auch sporadische Erkrankungen existieren, ist bei der großen Verbreitung der Paratyphusbazillen in der Außenwelt nicht zu verwundern. Die warme Jahreszeit begünstigt im allgemeinen das Auftreten von Nahrungsmittelvergiftungen, da die Paratyphusbazillen sich auf dem infizierten Material in der Wärme leichter vermehren und schneller große Giftmengen produzieren können; gelegentlich sind jedoch auch im Winter Epidemien und sporadische Erkrankungen beobachtet worden.

Der Weltkrieg hat unsere Kenntnisse über die Verbreitung, Epidemiologie und Klinik der Paratyphus-Bazillen-Infektionen gewaltig erweitert. Er hat uns vor allem die bis dahin recht seltene Paratyphus-A-Infektion häufiger gebracht. Der Paratyphus-A-Bazillus ist wohl ursprünglich in den Tropen und Subtropen zu Hause und ist von da eingeschleppt worden, wie z. B. Lehmann die von ihm beobachtete Epidemie auf einen Bazillenträger, früheren Fremdenlegionär, zurückführen konnte. Im Laufe der Kriegsjahre drehte sich das Häufigkeitsverhältnis von Typhus- zu Paratyphus-Infektionen gerade um, so daß seit 1917 vielfach mehr Paratyphus- als Typhusbazillen im Felde gefunden wurden. Das Verhältnis war auf den einzelnen Kriegsschauplätzen verschieden: Wolff berechnete z. B. (Rumänien) für Juli—Dezember 1917 auf 101 Typhusfälle, 267 Paratyphus-A- und 132 Paratyphus-B-Fälle (oder richtiger: -Infektionen); Hermel im Genesendenlager 1915/17 24 500 Typhus-, 1700 Paratyphus-A- und 7900 Paratyphus-B-Fälle. Paratyphus A fand sich hauptsächlich im Süden (Balkan, Türkei), Paratyphus B war auf alle Kriegsschauplätze zerstreut. Mit großer Sicherheit ist anzunehmen, daß an diesem Zurücktreten der Typhus- gegenüber den Paratyphus-Erkrankungen die Schutzimpfung gegen Typhus, die ja deutscherseits auf Paratyphus nicht ausgedehnt wurde, stark beteiligt ist.

Allgemeine Pathogenese der Infektionen mit Bazillen der „Paratyphus"-Gruppe. Alle Stämme der Paratyphus- (und Gärtner-)Gruppe zeigen entsprechend ihren nahen verwandtschaftlichen Beziehungen bei Tieren ein gleichartiges, pathogenetisches Verhalten, und ganz ähnliche pathogene Wirkungen wie bei Tieren rufen sie auch beim Menschen hervor, wo ihr Vorkommen viel weniger häufig ist.

Bei **Tieren** können sie nach Hübener als selbständige Erreger allgemeine Erkrankungen (Enteritis oder Sepsis) in sporadischen oder epizootischen Formen verursachen, oder sie wirken als sekundäre Sepsiserreger bei primären allgemeinen Krankheiten, wie z. B. bei der Schweinepest und bei lokalen Erkrankungen (Zystitis). Sie erzeugen drittens ohne Allgemeinerkrankungen primäre lokale entzündliche eitrige und nekrotische Prozesse mit oder ohne nachfolgende sekundäre Septikämie (Mastitis, Metritis der Kühe, Pleuropneumonie der Kälber, Pseudotuberkulose der Meerschweinchen) und schließlich vegetieren sie häufig im Warmblüterorganismus ohne jede krankmachende Wirkung.

Ganz entsprechend sind die krankmachenden Wirkungen der Paratyphuskeime beim Menschen. Der Paratyphus-B-Bazillus verursacht besonders gerne das Bild einer akuten Gastroenteritis mit toxischen oder septischen Erscheinungen, und zwar meist in epidemischer, seltener in sporadischer Form; typhusähnliche Krankheitsbilder sind relativ seltener und werden dafür vom Bacillus paratyphi A fast ausschließlich hervorgerufen. Im Verlaufe anderer akuter Krankheiten kommen sie zuweilen als sekundäre Sepsiserreger vor. Drittens können sie lokale Entzündungen mit sekundärer Bakteriämie und Sepsis hervorrufen, so z. B. von den Harnwegen aus oder vom weiblichen Genitaltraktus her, und schließlich können sie auch im menschlichen Darm als Saprophyten leben. Zweifellos werden die Paratyphusbazillen in den meisten Fällen mit infizierten Nahrungsmitteln aufgenommen, seltener durch Übertragung von Mensch zu Mensch. Hier rufen sie bald gastrointestinale Erscheinungen oder mehr typhöse Symptome hervor, oder aber sie bleiben in avirulentem Zustande längere Zeit im Körper und können dann gelegentlich, wenn durch andere Krankheiten der Organismus geschwächt ist, als sekundäre Entzündungs- oder Eitererreger mobil werden und eine verderbliche krankmachende Wirkung entfalten.

I. Klinik der Infektionen durch den Paratyphusbacillus B.

Wir unterscheiden klinisch:
1. eine gastroenteritische Form,
    a) Gastroenteritis acuta,
    b) Cholera nostras;
2. eine typhöse Form, den Paratyphus abdominalis-B;
3. anderweitige lokale Entzündungen und Eiterungen, eventuell mit Bakteriämie oder Sepsis.

Diese Formen zeigen die verschiedensten Übergänge. Von derselben Infektionsquelle aus (Fleisch, Süßspeise z. B.) kommen neben gastrointestinalen Krankheitsbildern auch Fälle mit typhösen Erscheinungen vor. Ebenso kann sowohl bei epidemischen wie bei sporadischen Erkrankungen die eine Form in die andere übergehen, indem aus einer Gastroenteritis z. B. eine typhöse Form sich entwickelt. Nochmals sei hier hervorgehoben, daß im Gegensatz zur Friedenszeit die Gastroenteritis im Felde viel seltener war als die typhöse Form.

1. Gastroenteritische Form.

a) Gastroenteritis acuta.

Die Paratyphusbazillen siedeln sich in den oberflächlichen Schichten des Darmes an und vermehren sich dort gewaltig, so daß sie in den Fäzes oft in Reinkultur nachgewiesen werden können. Vom Darm aus kommt es zur Resorption der von ihnen produzierten Toxine, mitunter auch zum Übertritt der Bazillen ins Blut. Es besteht in dieser Hinsicht eigentlich kein grundlegender Unterschied gegen den Typhusbazillus, der, ganz besonders bei Schutzgeimpften (Oeller), nicht selten dasselbe Bild, als Gastro-Enteritis acuta typhosa hervorrufen kann.

Die **Inkubationszeit** ist kurz. Die Krankheitserscheinungen stellen sich meist schon wenige Stunden nach dem Genuß der infizierten Nahrungsmittel

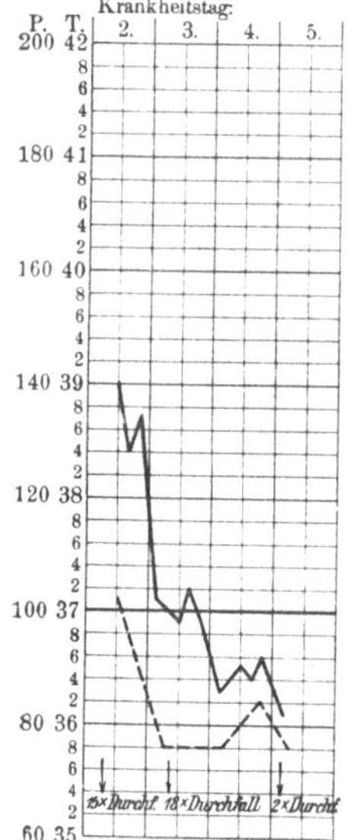

Abb. 36. Ad. Buk., 20 Jahre. Gastroenteritis paratyphosa. Im Stuhl Bacillus Paratyphus B.

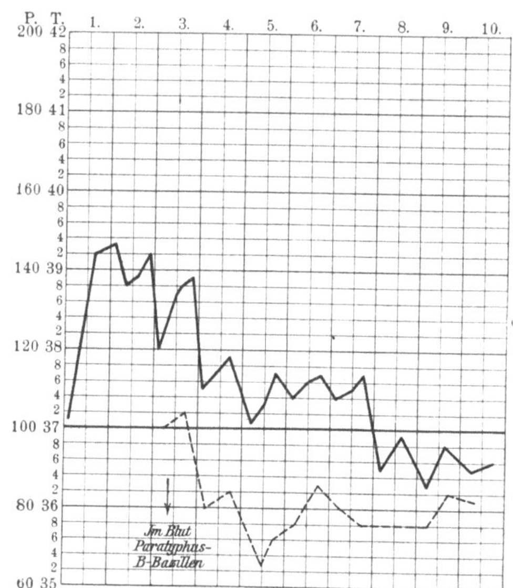

Abb. 37. Hedwig Bre., 22 Jahre. Gastroenteritis paratyphosa. Plötzlich erkrankt mit Erbrechen, Kopfschmerzen, Kreuzschmerzen und häufigen Durchfällen. Schmerzen in der Nabelgegend. Leukozyten 6400. Im Blut Paratyphus B-Bazillen. Geheilt.

ein. In anderen Fällen vergehen 1—2 Tage. Bei einer Epidemie im Rudolf Virchow-Krankenhause unter dem Pflegepersonal, die nach dem Genuß von rohem Hackfleisch auftrat, beobachtete Jochmann die ersten Krankheitserscheinungen 6—8 Stunden nach der Infektion.

Je größer die Menge der aufgenommenen Bazillen und der bereits produzierten Toxine ist, desto schneller werden sich Krankheitssymptome einstellen. Sind nur wenig Keime eingeführt worden, so bedarf es erst einer Vermehrung der Bazillen, bis diejenige Giftmenge gebildet ist, die zur Auslösung von Krankheitszeichen genügt.

Der **Krankheitsbeginn** ist akut mit Übelkeit und kolikartigen Leibschmerzen, denen häufige Durchfälle folgen. Die Stühle sind im Anfange breiig und nehmen dann eine mehr flüssige Beschaffenheit an, ohne ihren fäkulenten Charakter zu verlieren. Sie sind aashaft stinkend, von gelblicher oder grünlicher Farbe und enthalten makroskopisch zuweilen Schleim, zuweilen aber auch geringe Blutbeimengungen, so daß man an Dysenterie denken kann, namentlich wenn noch Tenesmus vorhanden ist. Kulturell sind in den meisten Fällen (nicht immer) Paratyphusbazillen nachzuweisen. Die Zunge ist belegt und trocken, der Appetit liegt gänzlich danieder, die Stimme ist matt und heiser. In allen schwereren Fällen besteht Erbrechen, das sich mehrere Male wiederholen kann; auch Singultus ist manchmal vorhanden. Die häufigen Darmentleerungen (10—15 am Tage) und die gestörte Nachtruhe schwächen den Kranken, Kopfschmerzen, Schwindel und Schwächegefühl stellen sich ein. Die Temperatur ist in leichteren Fällen nur wenig erhöht, in schwereren steigt sie auf 39—40°, mitunter angekündigt durch einen Schüttelfrost. Sie hält sich aber nicht lange in großer Höhe, sondern pflegt vom nächsten oder übernächsten Tage an lytisch abzufallen.

Hält sie sich einige Tage länger, so besteht ein unregelmäßig remittierender Verlauf.

Der Puls ist entsprechend der Temperaturerhöhung gesteigert (120—160 Pulsschläge werden häufig gezählt). In leichteren Fällen ist er von unveränderter Beschaffenheit, dagegen bei schweren Erscheinungen oft klein und fadenförmig.

Der Leib ist meist eingesunken, die Bauchdecken sind mäßig druckempfindlich, die Milz wird zuweilen schon am zweiten Tage palpabel, mitunter ist sie aber auch während der ganzen Erkrankung nicht nachweisbar. Die Harnmenge ist infolge des starken Wasserverlustes gering; häufig findet sich eine mäßige Albuminurie. Zuweilen zeigen sich die Zeichen einer akuten Nephritis, stärkere Eiweißausscheidung, Zylindrurie und blutiger Harn, ein Ausdruck für die toxische Wirkung der Paratyphusbazillen.

Das Blut zeigt keine pathologischen Veränderungen; die Leukozytenzahl ist normal oder leicht erhöht. Häufig gelingt es mittels der Galleanreicherung Paratyphusbazillen aus dem Blute zu züchten.

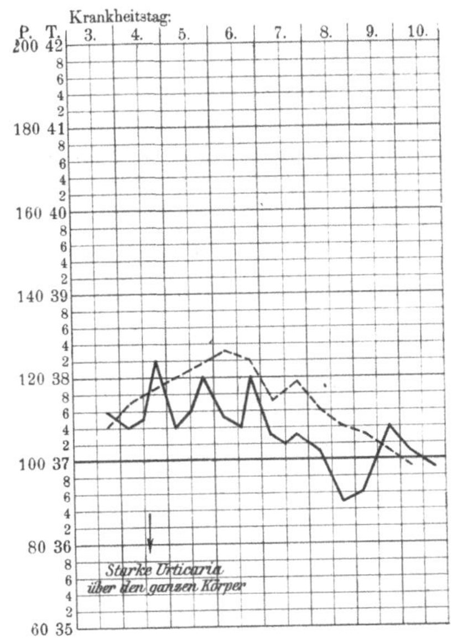

Abb. 38. Paul H., 18 Jahre. Gastroenteritis paratyphosa nach Genuß von rohem Hackfleisch. Durchfälle und Leibschmerzen. 2 Tage nachher Ausbruch von Urtikaria.

Von Hauterscheinungen ist der Herpes labiales ein häufig beobachtetes Symptom. Ferner sieht man zuweilen urtikariaähnliche Effloreszenzen oder skarlatiniforme oder morbilliforme Ausschläge sich über den ganzen Körper ausbreiten, Erscheinungen, die auf die toxische Wirkung der Erreger zurückzuführen sind, ähnlich wie die Choleraexantheme. Ein toxisches Symptom sind auch die multiplen Petechien, die auf der Haut und den Schleimhäuten aufschießen können und wie bei der malignen Diphtherie ein ominöses Zeichen darstellen.

Besonders wechselnde Erscheinungen bringt die Allgemeinintoxikation am Zentralnervensystem hervor. Außer über Schwindel und Kopfschmerzen wird vor allem über Ziehen und Schmerzen in den Gliedern und Gelenken geklagt; Wadenkrämpfe sind eine häufige Begleiterscheinung. Das Sensorium ist meist klar, kann aber mit fortschreitender Krankheit eine Trübung erfahren. Mit Zunahme der Vergiftung können sich große motorische Unruhe, Delirien, tonisch-klonische Krämpfe der Extremitätenmuskeln hinzugesellen. Die Pupillen sind eng, reagieren aber auf Lichteinfall und bei Konvergenz.

Ob bulbäre Symptome, wie Schlingbeschwerden, Ptosis, Akkommodations-parese, Mydriasis usw. zum Bilde der Paratyphusinfektion zu rechnen sind, erscheint zweifelhaft. Wahrscheinlicher ist, daß bei Fleischvergiftungen, bei denen solche Symptomengruppe zur Beobachtung kommt, eine Mischinfektion mit dem Bacillus botulinus vorliegt, zu dessen Eigentümlichkeit die Erzeugung derartiger Erscheinungen gehört. Nach 2—3 Tagen pflegen die Durchfälle nachzulassen und in vielen Fällen einer Verstopfung zu weichen, doch bleibt meist noch eine starke Empfindlichkeit des Darmes zurück, die beim Übergang zu anderer Kost aufs neue zu Durchfällen führen kann. Schottmüller sah einen solchen chronisch verlaufenden Fall, bei dem 3—4 Jahre lang immer wieder attackenweise Durchfälle mit Paratyphusbazillen auftraten, wenn wegen Verstopfung eine gröbere Kost oder milde Abführmittel gegeben wurden. Auch ausgesprochene Rezidive kommen vor. Jochmann konnte in einer Epidemie im Virchow-Krankenhause bei mehreren Schwestern vier Wochen nach der ersten Attacke ein Rezidiv beobachten. Eine auffällige Schwäche und Hinfälligkeit bleibt oft noch 8—14 Tage bestehen. Auch hält die Schmerz-empfindlichkeit der Muskeln noch einige Zeit hindurch an.

b) Die choleraähnliche Form (Cholera nostras).

In manchen Fällen steigern sich die gastroenteritischen Erscheinungen, die durch die Einführung der Paratyphusbazillen in den Darmkanal hervor-gerufen werden, zu choleraähnlichen Erscheinungen. Solche Fälle, wie sie namentlich in den heißen Sommermonaten nicht selten beobachtet werden, teils im Verlaufe von Nahrungs-mittelvergiftungsepidemien, teils sporadisch, gleichen aufs Haar der Cholera indica und werden deshalb vielfach mit Cholera nostras bezeichnet.

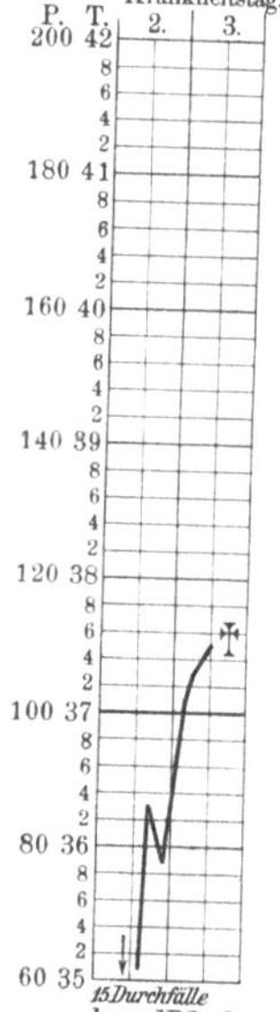

Die Krankheitserscheinungen setzen hier wenige Stunden nach Genuß der infizierten Nahrungsmittel stürmisch mit heftigem Erbrechen, Singultus, häufigen Koliken und kopiösen Durchfällen ein. Die Stühle werden reiswasser-ähnlich, d. h. sie verlieren ihre fäkulente Beschaffenheit und sehen aus wie ein graues, trübes Wasser, in dem Schleim-flöckchen suspendiert sind. Mikroskopisch sind darin weiße und rote Blutkörperchen und Bakterien enthalten. Kulturell kann man oft Paratyphusbazillen in Reinkultur nachweisen. Unter der starken Toxinwirkung und dem reichlichen Wasser-verlust verfallen die Kranken schnell, der Puls wird klein und äußerst frequent, die Augen verlieren ihren Glanz und liegen tief in den Höhlen. Die Gesichtsfarbe bekommt einen lividen Ton, die Haut wird kühl, trocken und läßt sich in Falten abheben, die Extremitäten sind kalt und zyanotisch; die Tem-peratur steigt zuerst meist zu hohen Graden bis auf 40 und 41° an, fällt dann aber oft schon nach wenigen Stunden bis unter die Norm und bleibt bis zum Exitus subnormal. Die Urinsekretion ist nur gering oder versiegt ganz. Heftige Wadenkrämpfe und Parästhesien der verschiedensten Art, wie sie oben beschrieben wurden, quälen die Kranken. Eine hochgradige Schwäche macht sich schon nach wenigen Stunden bemerkbar. Die Kranken liegen apathisch da, die Stimme ist heiser; das Sensorium ist meist klar, trübt

Abb. 39. Paul Fr., 31 Jahre. Cholera nostras.

sich aber gegen das Ende hin. Das Herz ist oft dilatiert, der Puls klein und arhythmisch und unter zunehmender Herzschwäche erfolgt der Tod nach 2 bis 3 Tagen. In anderen Fällen hören die Durchfälle auf, aber die Herzschwäche bleibt bestehen und kann noch nach einigen Tagen oder Wochen zum Tode führen, der durch Komplikationen, Nephritis mit Urämie, Bronchopneumonien u. dgl. zuweilen beschleunigt wird.

Die **Prognose der gastrointestinalen Formen** ist im allgemeinen günstig. Die Mortalität wird durchschnittlich auf 5—7 % angegeben; oft aber auch viel geringer, so nahmen z. B. bei der großen Epidemie im Rudolf Virchow-Krankenhause alle 108 Krankheitsfälle günstigen Ausgang. Gefährlicher ist die schwere, als Cholera nostras bezeichnete Form, die nicht selten zum Exitus führt. Nach dem Berichte über das Gesundheitswesen des Preußischen Staates endeten im Jahre 1908 unter 455 Fällen von bakteriellen Nahrungsmittelvergiftungen, die ja fast alle auf Infektion mit Bazillen der Paratyphus- und Gärtnergruppe zurückzuführen sind, 37 letal, und 1909 starben unter 405 Fällen 22.

Pathologische Anatomie der gastrointestinalen Form. Man findet die Schleimhaut des Magens und Darmes gerötet und geschwollen und zum Teil mit kleinen Blutungen durchsetzt; der Follikelapparat kann geschwollen sein. Zum Teil finden sich mehr oder weniger ausgedehnte Epithelnekrosen, Darmgeschwüre sind sehr selten und nicht mit Typhusgeschwüren zu vergleichen. Foudroyant verlaufende Fälle zeigen mitunter nichts als eine starke Hyperämie der Därme. Schottmüller legt Wert auf die Beobachtung, daß die Mesenterialdrüsen wenig oder gar nicht geschwollen sind. Die Milz ist wenig oder gar nicht vergrößert.

Die **Diagnose** wird im Zusammenhange mit den übrigen Paratyphusinfektionen besprochen werden (s. S. 94).

Therapie. Bei den gastroenteritischen Formen, der Gastroenteritis acuta und der Cholera nostras, gilt es, zunächst die Causa peccans aus dem Verdauungskanal zu entfernen. Dazu eignet sich am besten das Rizinusöl. Das Kalomel ist weniger angenehm. Erwachsenen gibt man 1—2 Eßlöffel Rizinusöl oder eine ein- bis zweimalige Dosis von 0,2 g Kalomel. Außerdem empfiehlt sich bei sehr profusen Durchfällen eine gründliche Reinigung des Darmes mit Hilfe der gerbsauren Enteroklyse nach Cantani, wie sie bei der Besprechung der Cholera asiatica geschildert wird. Eine 1 %ige Tanninlösung wird auf 40° erwärmt und in einer Menge von 1—2 Litern und mehr mittels Irrigators unter geringem Druck in den Mastdarm eingegossen. Beim Passieren des Schlauches kühlt sich die Flüssigkeit auf 38° C ab. Ist der Darm gründlich entleert worden, so sind Opium- oder Tanninpräparate am Platze. Bei Erwachsenen gibt man Tinctura Opii simpl. 10—15 Tropfen oder Pantopon; bei Kindern sind Tannigen oder Tannalbin in Dosen von 0,5 mehrmals täglich vorzuziehen.

Neben der Reinigung des Darmes muß vor allem der Herztätigkeit besondere Aufmerksamkeit geschenkt werden. Bei der Cholera nostras, wo der Puls häufig klein und fadenförmig ist und die Extremitäten kühl und von livider Farbe sind, empfehlen sich vor allem intravenöse oder subkutane Kochsalzinfusionen. 3/4—1 Liter einer auf 40° erwärmten physiologischen Kochsalzlösung werden intravenös infundiert. Von etwas langsamerer, aber im Endeffekt gleich günstiger Wirkung ist die subkutane Infusion. Die Zirkulationsverhältnisse bessern sich bei der Anwendung dieses Verfahrens, der Puls hebt sich, und die graublaue Hautverfärbung macht frischeren Farben Platz.

Unterstützt wird diese günstige Wirkung durch die Anwendung heißer Bäder (38—40° C) mit nachfolgender Einwicklung in Leinentuch und wollene Decke. Durch Zusatz von 100—200 g Senfmehl zum Bade kann der Hautreiz beträchtlich erhöht werden. Bei Kindern bewährt sich zu demselben Zweck eine Senfpackung, wie sie bei der Masernbehandlung genauer beschrieben ist. Man wechselt hier am besten ab und gibt vormittags ein heißes Bad und nachmittags eine Senfpackung mit nachfolgender Abspülung der Haut in warmem Wasser. Von Medikamenten empfehlen sich zur Bekämpfung der Herzschwäche subkutane Injektionen von Kampferöl. Coffeinum natriobenzoicum und Suprarenin (von der 1 $^0/_{00}$igen Lösung $^1/_2-1$ ccm).

Das hartnäckige Erbrechen wird am besten durch Magenausspülungen bekämpft, die meist einen guten Erfolg erzielen. Ist das nicht durchführbar, so gibt man Eisstückchen zu schlucken, und führt auch dieses nicht zum Ziele, so muß eine Beruhigung mit Chloroform geschaffen werden.

Man gibt es in der Ziemannschen Formel: Chloroform 10, Gummi arabic. 10, Zucker 20, in einem Mörser zerrieben und mit Aqua ad 200 versetzt; vor dem Gebrauche umzuschütteln, 1—2stündlich 1 Teelöffel.

Liebermeister gab gegen das Erbrechen kleine Klistiere von 80—100 ccm Kamillentee mit je fünf Tropfen Opiumtinktur. Der Leib ist warm zu halten; warme Brei- oder Prießnitzumschläge wirken wohltuend. Die Ernährung gestaltet sich bei Erwachsenen wie folgt: In den ersten Tagen, solange noch heftiges Erbrechen auftritt, nehmen die Kranken am besten möglichst wenig zu sich. Für den Durst genügt etwas kalter Tee oder das Schlucken kleiner Eisstückchen. Dann gibt man zunächst flüssige Kost: Haferschleim, Reisschleim und etwas Zwieback. Als Getränk empfiehlt sich neben kaltem Tee: Rotwein mit Wasser oder Heidelbeerwein. Sistieren die Durchfälle, so kann allmählich wieder zu gemischter Kost übergegangen werden. Bleiben noch längere Zeit Darmstörungen zurück, so ist die Diät in der bei der Cholera asiatica besprochenen Weise zu regeln.

Bei Kindern ist ebenfalls zunächst mehrtägiges Hungern das beste; nur etwas Tee wird verabreicht. Danach gibt man 3—4 Tage lang Abkochungen von Hafermehl, Reismehl oder einem der Kindermehle. Es empfehlen sich 5 $^0/_0$ige Abkochungen des verwendeten Mehles. Eventuell können auch 5—8 $^0/_0$ des stopfenden Soxhletschen Nährzuckers zugesetzt werden, der sich in der heißen Abkochung gut löst. Allmählich wird wieder zu Milch übergegangen, die man, auf $^1/_3$ verdünnt, mit Nährzuckerlösungen zusammen gibt.

80 g Soxhletschen Nährzuckers werden in $^2/_3$ Liter heißen abgekochten Wassers gelöst und mit $^1/_3$ Liter Milch versetzt. Das Ganze wird auf die einzelnen Flaschen verteilt und 5—10 Minuten im Soxhlet oder einem ähnlichen Apparate gekocht.

2. Paratyphus abdominalis B (Schottmüller).

Die Paratyphusbazillen verursachen außer den genannten gastrointestinalen Krankheitsformen typhöse Krankheitsbilder, die auch ursprünglich zu dem Namen „Paratyphusbazillen" Anlaß gegeben haben. Die Zusammengehörigkeit dieser typhösen Krankheitstypen mit den gastroenteritischen Formen der bakteriellen Nahrungsmittelvergiftungen geht, abgesehen von dem Nachweis der Bazillen in den Ausscheidungen der Kranken, besonders auch daraus hervor, daß im Laufe derselben Vergiftungsepidemie beide Formen nebeneinander vorkommen können, und daß in manchen Fällen aus der gastrointestinalen Form die typhöse sich erst entwickelt. Es sei hier erwähnt, daß Wolf Gärtner (Zentralbl. f. Bakteriol. Orig. 87. Bd. S. 486, 1921) kürzlich den Vorschlag machte, den Paratyphus B abdominalis nicht bloß in klinischer, pathologisch-anatomischer, epidemiologischer, sondern auch in bakteriologischer Hinsicht scharf abzutrennen: der echte Paratyphus-B-Keim (der fast nur typhöse Form verursacht und stets durch Kontakt übertragen wird),

soll durch Schleimwallbildung, rahmartiges Wachstum auf Gelatine, Knopf-
bildung auf Raffinose-Agar ausgezeichnet sein. Er ist für Mäuse nicht pathogen.
Die Gastro-Enteritis-Formen würden dagegen durch Gärtner- oder Breslau-
Bakterien bedingt. Eine solche scharfe Trennung scheint zur Zeit jedenfalls
noch nicht durchführbar.

Die typhöse Form, der Paratyphus abdominalis B, wie sie seit Schottmüller genannt wird, kann dem echten Typhus abdominalis außerordentlich
ähnlich sehen, doch gibt es gewisse Unterscheidungsmerkmale, die es gestatten,
ihn auch klinisch schon mit einiger Wahrscheinlichkeit zu diagnostizieren.

Pathologische Anatomie. Unsere Kenntnis über die pathologischen Veränderungen beim Paratyphus abdominalis B ist durch Kriegsbeobachtungen wesentlich
erweitert worden — früher lagen nur vereinzelte Angaben vor, da die meisten Fälle
gut ausgingen. Hübschmann, Saltykow, Loele, Sternberg, Pick, Beitzke
u. a. haben sich besonders damit beschäftigt. Das pathologisch-anatomische Bild
kann (z. B. unter Sternbergs 75 Fällen 42 mal) völlig dem des Typhus abdominalis
entsprechen, die Milzschwellung pflegt im allgemeinen etwas weniger stark zu sein.
Auch zwischen Paratyphus abdominalis A und B bestehen grundsätzlich keine Unterschiede hinsichtlich des Sektionsbefundes. Hervorzuheben ist die große Variabilität,
welche der Paratyphus B an den einzelnen Organen bietet, wobei sich häufig klinischer
Verlauf und Obduktionsbefund nicht decken. Eine größere Rolle als beim Typhus
scheint eine diffuse Enteritis im ganzen Darm oder doch in einzelnen Abschnitten
zu spielen; dagegen haben die lymphatischen Apparate weniger Neigung zur Erkrankung als beim Typhus. Metastatische Herde können genau wie bei Typhus auftreten; dem Paratyphusbazillus kommt sogar eine ausgesprochene Neigung zu
metastatischer Eiterung oder Abszeßbildung in verschiedenen Organen zu, oft
fast nach Art einer Pyämie („Paratyphus abdominalis pyaemicus"). „Auch im günstigsten Falle kann bei der Sektion die Paratyphusdiagnose nur mit Wahrscheinlichkeit
ausgesprochen werden — entscheidend ist die bakteriologische Untersuchung."
(Beitzke, Berl. klin. Wochenschr. 1918, Nr. 27.)

Fälle, die klinisch und anatomisch Zeichen von Ruhr darbieten („Ruhrartige
Form des Paratyphus"), sind nach Sternberg und Beitzke, auch wenn
Paratyphusbazillen im Stuhl — selbst Blut — sich fanden (auch ohne Ruhrbazillen-
nachweis), in Wirklichkeit eben doch Fälle von Ruhr mit sekundärer Infektion
durch Bacillus paratyphosus B. Denn letzterer hat, worauf schon Hübner hinwies, die Neigung, bei allen möglichen Infektionskrankheiten Sekundärinfektionen
zu verursachen.

Die **Pathogenese** des Paratyphus abdominalis läßt sich mit Schottmüller
in der Weise erklären, daß die Bazillen von der Darmschleimhaut aus in das
Lymphgefäßsystem eindringen, sich im Lymphapparat des Mesenteriums vermehren und dann auf retrogradem Wege in die feinsten Lymphwege der Darmschleimhaut wandern und dort Follikelschwellung usw. veranlassen. Außerdem
aber gelangen sie zentripetal vom infizierten Lymphapparat aus ins Blut.
Die Entstehung der Roseolen, die als Bazillenmetastasen in den Lymphräumen
der Haut aufzufassen sind, stellt sich Schottmüller so vor, daß die Bazillen
auf retrogradem Wege von dem Lymphapparat des Darmes her in die Lymphkapillaren der Haut des Abdomens gelangen und hier die Roseolen erzeugen.
Wahrscheinlicher ist, daß die im Blute kreisenden Bazillen aus einzelnen feinsten
Kapillaren austreten, in die Lymphräume gelangen und auf diese Weise die
Roseolen verursachen. Warum nach der Infektion mit dem gleichen Bazillus
in einem Falle eine Gastroenteritis entsteht, im anderen Falle ein typhusähnliches
Krankheitsbild, entzieht sich unserer Beurteilung. Hier müssen lokale Verhältnisse am Darm eine Rolle spielen. Anhangsweise sei erwähnt, daß im An-
schluß an ein operatives Trauma (Laparotomie wegen Retroflexio fixata)
bei einer Bazillenträgerin ein Paratyphus mit tödlichem Ausgang auftrat
(Salomon, Zentralbl. f. Gynäkol. 1919, Nr. 23).

Das **Krankheitsbild** des Paratyphus beginnt zuweilen mit gastroenteritischen Erscheinungen, Erbrechen, Übelkeit, Durchfällen, um erst nach 3 bis 5 Tagen den typhösen Charakter anzunehmen. Die typhöse Form der Paratyphusinfektionen beginnt im Gegensatz zum Typhus meist plötzlich. Wenige Stunden nach erfolgter Infektion kommt es unter Schüttelfrost zu einem steilen Temperaturanstieg auf 39—40°, während gleichzeitig oder kurz vorher Kopfschmerzen, Erbrechen, Übelkeit und Durchfälle einsetzen. Oder der Beginn ist langsam, die Inkubationszeit bis zur Entwicklung des typhösen Bildes beträgt 4—6 Tage. Mehrere Tage vor dem Temperaturanstieg besteht Unwohlsein, evtl. auch Erbrechen. Der Stuhl kann normal bleiben; dann staffelförmiger Anstieg (vgl. Abb. 40).

Schließlich ist auch der Beginn mit gastroenteriti-

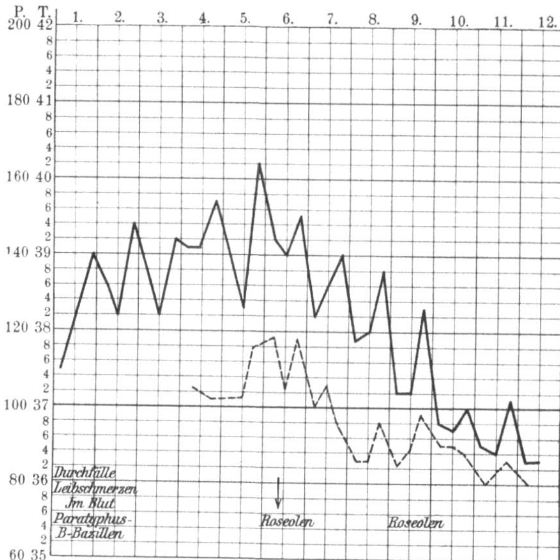

Abb. 40. Fr. Ma., 26 Jahre. Paratyphus abdominalis. Plötzlich erkrankt mit Schüttelfrost, Kopfschmerzen und Fieber. Starke Leibschmerzen. Durchfälle. Erbrechen. Milz palpabel. Leukozyten 10000. Im Blut massenhaft Paratyphus B-Bazillen (Gallenanreicherungsverfahren). Sensorium stets klar. Am 6. Krankheitstage Roseolen, etwas größer als bei Typhus. Am 9. Krankheitstage neue Roseolen-Aussaat über Brust, Bauch, Unterschenkel, Rücken und Gesicht.

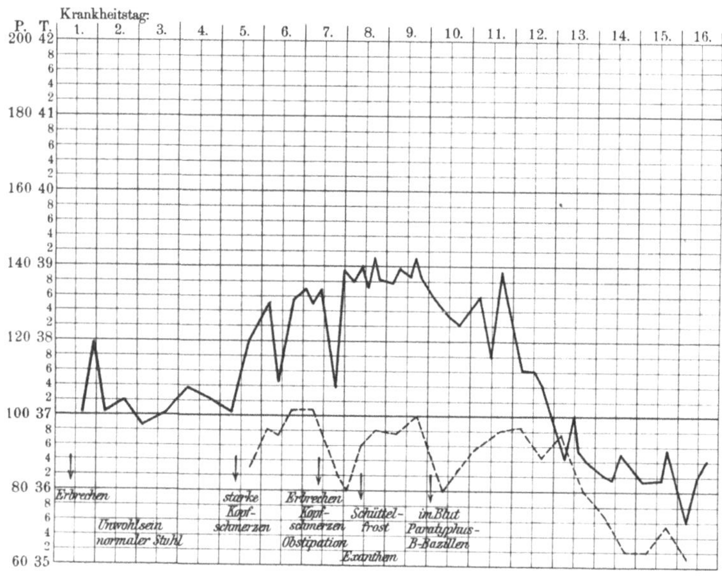

Abb. 41. Alf. Hi., 22 Jahre. Paratyphus abdominalis nach Genuß einer Pastete.

schen Erscheinungen, Leibschmerzen, Durchfällen, Erbrechen, nicht selten,
denen dann erst das typhusähnliche Krankheitsbild folgt (vgl. Abb. 41).

Die Temperatur kann sich kontinuierlich mehrere Tage auf der erreichten
Höhe halten, um dann lytisch abzufallen. Die Kurve kann also der Typhuskurve
ähnlich sehen, doch ist der Verlauf im Durchschnitt erheblich kürzer, 2 bis

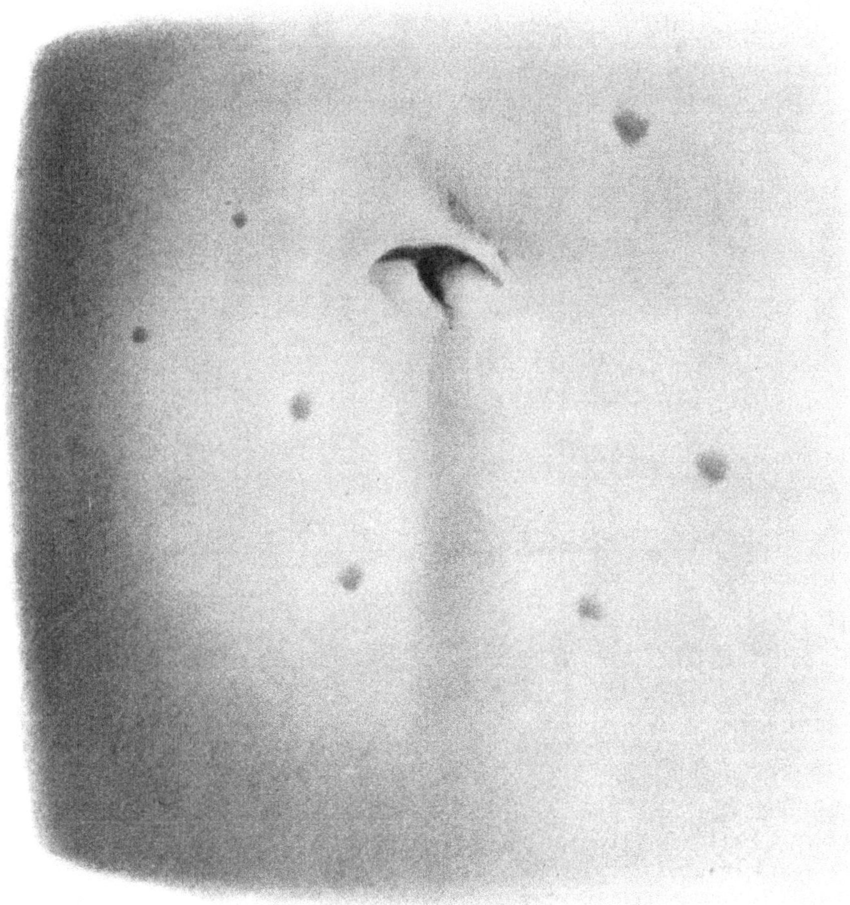

Abb. 42. Roseola bei Paratyphus auf der Bauchhaut.

3—4 Wochen durchschnittlich; doch gibt es vereinzelt auch monatelang sich
hinschleppende Fälle, die Verdacht auf chronische Ruhr, latente Tuberkulose,
Maltafieber erwecken!

Das Zentralnervensystem ist in schweren Fällen oft ebenso wie beim Typhus
stark in Mitleidenschaft gezogen. Die verschiedenen Störungen des Sensoriums,
die den typhösen Zustand darstellen, brauchen deshalb hier nicht ausführlich
beschrieben zu werden. Apathie, Benommenheit, Delirien, Schlaflosigkeit
können auch hier im Vordergrunde stehen; auch Zeichen von Meningismus,
sowie Meningitis, auch echte Meningitis paratyphosa, werden beobachtet. Ferner

kann es wie beim Typhus auch zu psychischen Störungen kommen. In den meisten Fällen bleibt das Sensorium völlig klar.

Pathognomonisch für die Krankheit sind oftmals die Roseolen, die wie beim Typhus auf der Haut des Abdomens auftreten und sich relativ oft über den ganzen Stamm, mitunter sogar auf Gesicht und Hände verbreiten. Sie erscheinen meist schon gegen Ende der ersten Krankheitswoche, mitunter auch später. Ihr Auftreten ist nicht ganz so konstant wie bei Typhus; oft ist die Aussaat eine ungewöhnlich reichliche, selbst Gesicht und Extremitäten befallend, stets aber bleiben (im Gegensatz zu Fleckfieber) Hand- und Fußfläche frei! In einzelnen Fällen sind die Roseolen größer und üppiger als die Typhusroseolen (vgl. Abb. 42); manchmal werden sie ausgesprochen petechial. Die Paratyphusroseolen gleichen histologisch vollkommen den Typhus-

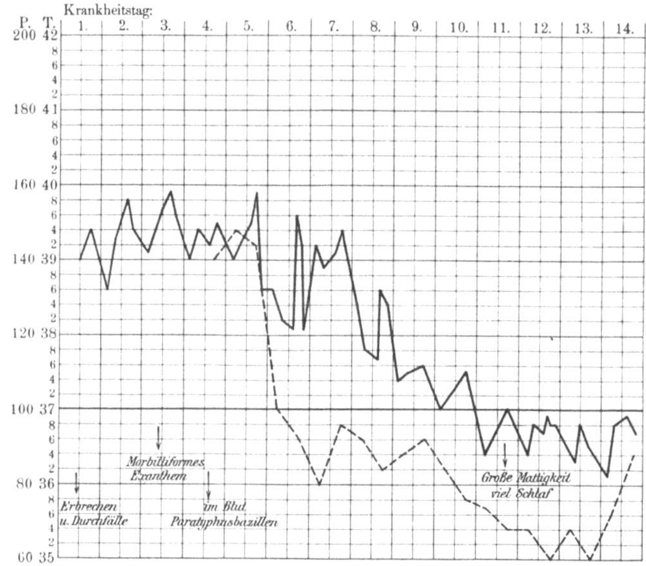

Abb. 43. Adolf Sch., 15 Jahre. Paratyphus mit morbilliformem Exanthem. Im Blut Bac. Paratyphus B.

roseolen und sind, wie diese, nicht einfache Hauthyperämien, sondern den exsudativen Erythemen zuzusprechen: metastatische Ablagerungen von Bazillen in den perivaskulären Lymphräumen des oberflächlichen Gefäßnetzes der Haut, wo sich die Bakterien nach Anreicherung leicht nachweisen lassen (E. Fraenkel, Poehlmann).

Mehrfach sah Jochmann auch hier, ebenso wie bei der gastroenteritischen Form, ein morbilliformes, großfleckiges Exanthem (die einzelnen Flecke fünfzigpfennig- bis markstückgroß), das besonders dicht auf der Haut der Oberschenkel sich ausbreitet, aber auch Stamm und Gesicht befallen kann (Abb. 44). Es geht zuweilen der eigentlichen Roseola voraus und ist deshalb wohl pathogenetisch auch anders aufzufassen. Während man aus den Roseolen zuweilen Paratyphusbazillen züchten kann, ist dies Jochmann bei dem genannten masernförmigen Exanthem, das er dreimal untersuchen konnte, nicht gelungen

Relativ oft (5—20%) wird Herpes labialis beobachtet, der ja beim Typhus nur selten auftritt.

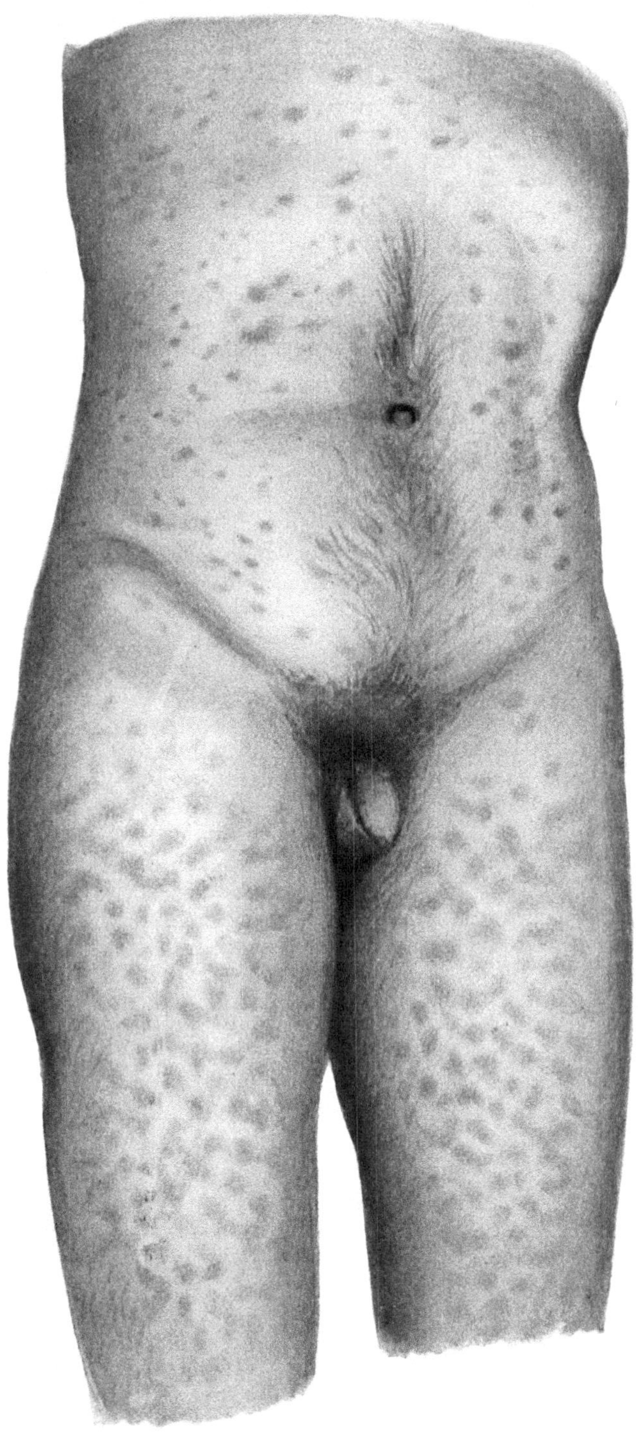

Abb. 44. Morbilliformes Exanthem bei Paratyphus.

Im Rachen findet sich zuweilen eine Rötung und Schwellung der Tonsillen. Auch kommen, ähnlich wie beim Typhus, spezifisch ulzeröse Veränderungen vor. Man sieht dann auf den geschwollenen Tonsillen etwa erbsengroße,
gelbliche Beläge mit etwas erhabenem Rand, aus denen Paratyphusbazillen
gezüchtet werden können. Die Zunge ist in schweren Fällen trocken und fuliginös. Schwere Kehlkopfaffektionen wie beim Typhus sind bisher nicht beobachtet worden. Der Appetit liegt gänzlich danieder, oft erfolgt Erbrechen.
Meist bestehen, wenigstens im Anfange der Krankheit, häufige Durchfälle
von oft aashaft stinkendem Geruch. Obstipation, die beim Typhus so häufig
ist, ist hier seltener. Einzelne Fälle freilich litten während der ganzen Krankheitsdauer an Verstopfung. Meteorismus kann in schwereren Fällen vorkommen.
Er ist aber im ganzen hier nicht so häufig wie beim Typhus; Darmblutungen
kommen fast niemals vor, weil Geschwürsbildung viel weniger häufig und in
geringerer Menge als beim Typhus auftritt. Aus demselben Grunde ist auch
die Gefahr einer Perforation mit den Erscheinungen einer Perforationsperitonitis
nur selten vorhanden, doch sind einige wenige Ausnahmen von dieser Regel
in der Literatur vorhanden.

Konstant und charakteristisch für den Paratyphus ist der frühzeitig auf-
tretende Milztumor, der oft durch seine derbe Beschaffenheit auffällt. Die
Gallenblase beherbergt die Erreger ebenso wie beim Typhus, häufig, ohne daß
Krankheitserscheinungen dadurch bedingt werden. Wo Gallensteine vorhanden sind, können die Bazillen zu einer Cholezystitis mit Kolikschmerzen,
Erbrechen und Ikterus führen. Es kann vorkommen, daß ein Mensch nach
dem Überstehen eines Paratyphus jahrelang die spezifischen Bazillen in der
Gallenblase birgt und dann eines Tages infolge der Anwesenheit von Steinen
unter der Einwirkung der Paratyphusbazillen an eitriger Cholezystitis
erkrankt, die dann zunächst den Anschein erwecken kann, als handle es sich
um eine primäre Cholecystitis paratyphosa, bis aus der Anamnese der Zusammenhang mit dem früheren Überstehen eines Paratyphus aufgeklärt wird (Lorey).
Hingewiesen sei auf den von Fraenkel und Much beschriebenen Paratyphus-
B-Stamm, der im Tierexperiment, auch nach Verfütterung, schwere, oft hämorrhagische Gallenblasenentzündung verursachte. Hermel beobachtete kürzere
oder längere Zeit nach Ablauf der eigentlichen Erkrankung, oder bei Bazillenträgern in 15 Fällen eine eigenartige Lebererkrankung, die er als Hepatitis
paratyphosa bezeichnet: unter plötzlichen Schmerzen in Magen- und Lebergegend kommt es zu Schüttelfrösten, hohem Fieber, oft Erbrechen, Ikterus;
manchmal Fieberabfall wie bei Malaria. (Auf Plasmodien war mit negativem
Ergebnis untersucht worden.) Das Krankheitsbild war anfangs so ernst, daß
mehrfach Empyem der Gallenblase vermutet wurde; bei zwei deshalb operierten
Fällen enthielt die Gallenblase keinen Eiter, keine Steine, dagegen zähe Galle,
aus welcher Paratyphus-B-Bazillus in Reinkultur gezüchtet wurde. Die Gallenblase selbst war in den anderen Fällen nicht druckempfindlich.

Der Zirkulationsapparat bietet wenig Abnormes. Interessant ist, daß
auch hier ebenso wie beim Typhus bei Männern relative Pulsverlangsamung
besteht. Schnellerer Puls ist meist ein Zeichen für irgendwelche Komplikation,
außer bei Kindern und Frauen, wo die Frequenz in der Regel von vornherein
größer ist.

Seltener als bei Typhus ist die Thrombose der Vena cruralis, die die
Gefahr der Lungenembolie mit sich bringt.

Eine leichte Bronchitis gehört zu den regelmäßigen Erscheinungen des
Paratyphus, dagegen sind bronchopneumonische Prozesse und lobäre Pneumonien im Verlaufe der Krankheit eine große Seltenheit. Gelegentlich wird
aus dem Sputum der Paratyphus-B-Bazillus gezüchtet. Eine komplizierende

Pleuritis exsudativa ist geeignet, den Fieberverlauf über die Norm zu verlängern; relativ oft kommt es dabei zu Empyem.

Das Blut zeigt die entsprechenden Veränderungen wie beim Typhus: meist ausgesprochene Leukopenie, mit relativer Lymphozytose, Fehlen der Eosinophilen während des Fiebers. Über Bazillengehalt und Agglutinationsverhältnisse des Blutes vgl. Diagnose.

Im Harn ist zuweilen febrile Albuminurie nachzuweisen; Nephritis ist selten, ihre Prognose gut. Diazoreaktion fällt in einem Drittel der Fälle positiv aus. In etwa $40^0/_0$ finden sich, meist in der 2.—4. Woche, Paratyphusbazillen im Harn als einfache Bakteriurie nicht selten stellt sich im Laufe des Paratyphus eine wohl meist hämatogen entstandene Infektion der Harnwege mit Paratyphusbazillen ein, die mit den Erscheinungen der Zystitis oder Zystopyelitis einhergeht. Der Harn ist dabei getrübt, enthält Leukozyten und riecht oft unangenehm nach Heringslake (Schottmüller). Zu solchen entzündlichen Erscheinungen kommt es fast regelmäßig nach erfolgter Infektion der Harnwege, während es beim Typhus oft bei der einfachen Bakteriurie bleibt. Nach Abklingen der akuten Krankheitserscheinungen behält der Urin oft noch monatelang eine Trübung, die durch massenhafte Paratyphusbazillen bedingt wird. Bei solch chronischer Bakteriurie versagt in der Regel auch die Vakzinetherapie.

An den Geschlechtsorganen des Mannes können die Paratyphusbazillen Orchitis und Epididymitis, selten auch Urethritis mit paratyphusbazillenhaltigem Ausfluß verursachen. An den Augen wird häufig Konjunktivitis beobachtet. Am Gehörapparate verursachen die Erreger des Paratyphus nicht selten eine Otitis media. Hier zeigt sich ihre eitererregende Eigenschaft, die auch in anderweitigen Eiterungen zum Ausdruck kommt, so z. B. in Muskel-, Lungen- und Leber-Abszessen, Knochen-, Gelenk-, Lymphdrüsenvereiterungen usw., die man gelegentlich im Laufe eines Paratyphus beobachten kann.

Kombination des Paratyphus mit anderen Infektionskrankheiten. Der gesamte typhöse Symptomenkomplex mit nachgewiesenen Paratyphusbazillen im Blute kann sich auch sekundär zu anderen Infektionskrankheiten hinzugesellen. So ist im Verlaufe des Scharlach, der Masernpneumonie sekundärer Paratyphus beobachtet worden; mehrfach wurden bei sicherem Typhus abdominalis neben Typhusbazillen auch Paratyphusbazillen im Blute nachgewiesen. Auch bei Ruhr- und Cholerakranken kann eine Mischinfektion mit dem Bacillus paratyphi B stattfinden; im Balkan und in der Türkei trat nicht selten zu Malaria, Rekurrens, Fleckfieber noch ein Paratyphus hinzu.

Rezidive sind erheblich seltener als beim Typhus und klingen in der Regel in wenigen Tagen ab.

Die **Prognose** des Paratyphus B ist günstig; als Durchschnitt vieler Beobachtungen wird eine Mortalität von etwa $1^1/_2{}^0/_0$ berechnet (bei Paratyphus A rund $2^0/_0$); freilich wurde bei einzelnen Epidemien auch bis zu $4^0/_0$, selbst $10^0/_0$ beobachtet.

Die **Diagnose** des Paratyphus B wird im Zusammenhange mit der Diagnose der Paratyphusinfektionen besprochen (s. S. 94).

Die **Therapie** unterscheidet sich in schweren Fällen nicht von der des Typhus abdominalis.

Prophylaktisch kann, nach Analogie des Typhus, durch Schutzimpfung genützt werden. Die Herstellung der Vakzine geschieht wie bei Typhus; teilweise ist auch eine kombinierte Vakzine ($^1/_2$ Typhus- und je $^1/_4$ Paratyphus-A- und B-Bazillen) verwendet worden. Die Reaktionen nach der Impfung sind wie bei Typhusschutzimpfung, manchmal etwas stärker, vor allem heftigere lokale Entzündung an der Impfstelle. Über die Resultate liegen noch zu wenig

Erfahrungen vor. — Eine wechselseitige Immunisierung findet nicht statt, Typhusschutzimpfung bzw. -Überstehen schützt nicht gegen Erkrankung an Paratyphus und umgekehrt.

3. Anderweitige Organerkrankungen durch den Paratyphusbazillus B.

Neben den besprochenen Krankheitserscheinungen, die durch Paratyphusbazillen verursacht werden, ist noch kurz einiger lokaler Erkrankungen zu gedenken, die durch das Eindringen von Paratyphusbazillen verursacht werden und in der Regel zu einer Allgemeininfektion des Blutes, zu einer Bakteriämie führen. Es handelt sich hauptsächlich um die **Infektion des weiblichen Urogenitalapparates mit Paratyphusbazillen**, um Zystitis, Zystopyelitis und puerperale Erkrankungen. Die Pathogenese dieser Erkrankungen ist wohl so zu erklären, daß Paratyphusbazillen beim Genusse infizierter Nahrungsmittel in den Darm kamen, hier entweder gar keine Krankheitserscheinungen, oder nur schnell vorübergehende enteritische Symptome auslösten. Mit den Fäzes werden sie dann eine Zeitlang ausgeschieden und der Weg vom After bis zur weiblichen Urethra bzw. Vagina ist nicht weit, so daß die Harnwege und die Geburtswunden in der Vagina leicht infiziert werden können.

Die Cystopyelitis paratyphosa (Schottmüller). Die Erkrankung beginnt mit mäßigem Fieber, Schmerzen beim Wasserlassen, häufigem Harndrang. Der Urin ist trübe und enthält viele Leukozyten und Paratyphusbazillen. Gesellt sich eine Pyelitis hinzu, so steigt die Temperatur plötzlich unter Schüttelfrost an. Es tritt Erbrechen auf, und die Kranken klagen über kolikartige Schmerzen in der Nierengegend einer oder beider Seiten. Während des Fiebers gelingt es oft, die Bazillen im Blute nachzuweisen. Daneben bestehen heftige Kopfschmerzen. Die Temperatur bleibt intermittierend und die Schüttelfröste wiederholen sich täglich. Im Urin treten außer den genannten Bestandteilen noch hyaline und gekörnte Zylinder und Epithelien von polygonaler Gestalt auf. Meist ist bei der Pyelitis auch etwas mehr Eiweiß vorhanden als der Leukozytenzahl entspricht. Die geschilderten Erscheinungen halten 1—2 Wochen an; dann schwindet das Fieber lytisch, die Schmerzen lassen nach, der Urin hellt sich auf. Nach dem Abklingen dieser Erscheinungen bleibt ein trüber Harn, der Paratyphusbazillen und ganz vereinzelte Leukozyten enthält, oft noch lange zurück. Dabei kommt es — und das ist charakteristisch — gar nicht selten noch zu kurzen, oft nur 1—2 Tage dauernden Rezidiven mit Fiebersteigerung, erneuten Schmerzen und vermehrter Trübung des Harns. Die Ausscheidung der Bazillen kann monate- und jahrelang dauern, doch sinken sie allmählich ganz auf das Niveau von harmlosen Parasiten herab, die dem Körper nichts mehr anhaben. Mit Vorliebe findet man die Pyelitis bei graviden Frauen, die eine besondere Disposition für diese Erkrankung haben.

Schmerzen im Rücken und Fieber leiten auf die **Diagnose** hin, die durch die bakterielle Untersuchung des katheterisierten Urins erbracht wird.

Die **Prognose** der Cystopyelitis paratyphosa ist günstig, wenn keine Komplikationen hinzukommen; häufig aber zieht sich die endgültige Klärung des Urins monatelang hin.

Die **Therapie** besteht in gründlicher Durchspülung durch vieles Trinken von Fachinger Wasser und Lindenblütentee und Darreichung von Urotropin (viermal 0,5), Borovertin und ähnlichem. Daneben kann auch Vakzinetherapie mit Erfolg verwendet werden, hergestellt aus abgetöteten aus dem Urin gezüchteten Paratyphusbazillen (im Kubikzentimeter 50 Millionen), beginnend mit fünf Millionen Bazillen in steigender Dosis und Abständen von 4—5 Tagen eingespritzt.

Puerperale Erkrankungen durch den Paratyphus-B-Bazillus.

Bei septischen Aborten findet man zuweilen Paratyphusbazillen entweder allein oder in Begleitung von Streptokokken in der Zervix oder im Blute. Nach gründlicher Ausräumung schwinden Fieber und sonstige Krankheitserscheinungen. Auch nach Partus kann die Infektion mit Paratyphusbazillen zur Sepsis mit hohem, remittierendem Fieber führen. Die Prognose ist dabei günstiger als bei Infektionen mit Streptokokken oder anderen Sepsiserregern.

Auch eine echte, primäre **Cholecystitis paratyphosa** ist gelegentlich zu beobachten.

II. Infektionen mit Bacillus Paratyphus A.

Epidemiologie. Unsere Kenntnisse über Klinik und Epidemiologie dieser Infektionen sind durch den Weltkrieg außerordentlich gefördert worden. Über die Häufung in der 2. Hälfte der Kriegsjahre und über das Häufigkeitsverhältnis zu Typhus und Paratyphus B ist oben schon gesprochen. Während die Friedens-literatur einige Fälle von „Gastroenteritis paratyphosa A", meist durch Nahrungs-mittel entstanden, mitteilt, ergibt sich als allgemein anerkanntes Ergebnis der Kriegszeit, daß nur Fälle von typhöser Erkrankung, also **Paratyphus abdominalis A**, und zwar durch Kontaktinfektion entstanden, zu beobachten waren, meist sporadisch oder in kleinen Gruppen. [Nur Schmautzer beschrieb (Med. Klinik 1916, S. 1287) eine Epidemie von 31 Fällen, hervorgerufen durch Genuß verdorbener Kartoffeln, gutartiger Verlauf.] Stintzing sah niemals Paratyphus A durch Nahrungsmittelvergiftung. Die folgende Schilderung bezieht sich also ausschließlich auf den Paratyphus abdominalis A. Für die Verbreitung kommen vor allem Dauerträger in Betracht; da der Verlauf häufig ein milder ist, kann durch ambulante Fälle ganz besonders leicht eine Verschleppung stattfinden. Der Erreger des Paratyphus A ist vom Typhusbazillus ebenso grundsätzlich verschieden, wie vom Bacillus paratyphi B: durchgemachter Typhus oder Paratyphus B schützt nicht gegen Paratyphus A und umgekehrt; desgleichen besteht kein gegenseitiger Impfschutz.

Geographische Verbreitung: Paratyphus A ist in den Tropen und Subtropen sehr häufig; aus Indien sind z. B. früher schon mehrfach Epidemien berichtet worden. In den gemäßigten Tropen ist er wohl sicher erst eingeschleppt worden. Im Krieg war er an der mazedonischen Front, in Rumänien, in der Türkei, stellenweise auch an der Westfront, allmählich recht häufig geworden (s. auch oben bei Paratyphus B).

Symptome: Nach einer Inkubationszeit von etwa 8 Tagen (die Angaben schwanken zwischen 2 und 14 Tagen!) treten, meist ohne Schüttelfrost, Kopf- und Augenschmerzen auf, und es entwickelt sich das Bild eines mittelschweren Typhus. Herpes scheint häufiger zu sein als beim Typhus, das Fieber, namentlich die Kontinua, ist kürzer, oft nur von zweiwöchiger, meist vierwöchiger, Dauer; Rezidive sind von manchen Beobachtern (Walterhöfer) auffallend häufig gesehen worden. Der Puls ist wie beim Typhus relativ verlangsamt und dikrot. Kopfschmerzen, Rückenschmerzen, Schlaflosigkeit sind häufige Klagen; in anderen Fällen besteht auch Schlafsucht. Rachenschleimhaut und Konjunktiva sind im Beginn häufig entzündlich injiziert, ebenso die Nasen-schleimhaut, die dementsprechend in den ersten Krankheitstagen häufig zu Nasenbluten Anlaß gibt.

Pathognomonisch sind die **Roseolen** auf der Haut des Abdomens an der Seite und am Rücken, sie treten schon früh auf (2.—7. Tag), können gelegentlich auch petechial werden. Nobel und Zilczer (Dtsch. med. Wochenschr. 1918, 27) beobachteten 1917 auffallend häufig ein dem Fleckfieber außerordentlich ähnliches roseoläres Exanthem bei mittelschwerem Verlauf; histologisch fand sich, hauptsächlich im Papillarkörper, Erweiterung der Kapillaren, in deren Umgebung oft mantelartige Infiltrate der Gefäße auf weite Strecken, keine herdweisen Infiltrate; die Gefäßwand selbst normal, keine Thromben. Also: sicher keine Fleckfieberroseolen. Die Zunge ist belegt und trocken, zuweilen bestehen Erbrechen und Leibschmerzen. Der Appetit liegt danieder, Meteorismus ist zuweilen vorhanden. Die Milz ist regelmäßig vergrößert, meist palpabel, oft schon Ende der ersten Woche. Durchfälle bestehen oft schon zu Beginn, die Stühle sind wässerig-braun, manchmal breiig-schleimig. Bronchitis findet sich in etwa der Hälfte der Fälle. Der Urin gibt in der 2. Woche oft positive Diazo-, später positive Urobilin-Reaktion. Auch Pyurie mit Bazillen im Harn — ohne Beschwerden — kann vorkommen (Loewenthal). Das Blutbild entspricht dem eines mittelschweren Typhus: Leukopenie, relative Lymphozytose, Fehlen der Eosinophilen auf der Höhe der Erkrankung. Zerebrale Symptome finden sich wie beim Typhus in allerlei Abstufungen. Mischinfektionen mit Typhus und Paratyphus B sind mehrfach beobachtet; Stintzing sah einmal alle drei beim gleichen Kranken.

Der **Verlauf** ist in der Mehrzahl leicht, aber doch etwas schwerer als der Paratyphus B; Dauer 3—6 Wochen, manchmal auch monatelang.

Komplikationen sind im ganzen seltener als bei Typhus; auch hier kommen vor: Parotitis, Mandelabszeß, Pneumonie, Lungeninfarkt, Cholezystitis, Cholangitis, Pyelitis, Zystitis, Spondylitis, Enzephalomalazie (Galambos). Selten: organische Herzerkrankungen.

Die **Differentialdiagnose** wird unten für alle Paratyphus-Infektionen gemeinschaftlich besprochen.

Die **Prognose** ist gut; Stintzing berechnet aus großen Zahlen des Krieges $2,1\,^0/_0$ — andere hatten höhere Mortalität (Sluka und Strisower z. B. $10\,^0/_0$). Der tödliche Ausgang erfolgt meist in der 3. Woche durch Lungenentzündung, Kreislaufschwäche, selten Darmblutung oder Peritonitis.

Pathologische Anatomie: Der Sektionsbefund entspricht im wesentlichen dem eines mittelschweren Typhus.

Prophylaxe und Therapie sind dieselben wie beim Typhus; auch hier kann spezifische Schutzimpfung vielleicht mit Erfolg verwendet werden; die spezifische Therapie (Besredkasche Vakzine, Galambos) scheint keinen Vorteil zu bieten; ebensowenig die Autovakzine.

Diagnose der verschiedenen durch Bazillen der Paratyphusgruppe verursachten Krankheitsformen.

In vielen Fällen kann man mit Wahrscheinlichkeit schon durch klinische Symptome darauf hingeleitet werden, daß die Erkrankung auf Bazillen der Paratyphus-Gruppe zurückzuführen ist; stets aber bedarf es der bakteriologischen Bestätigung und Spezialisierung des ätiologisch wirksamen Keimes. Einzig und allein mit Hilfe der bakteriologischen Diagnose kann die Unterscheidung eines sporadischen Falles von Cholera nostras von einer etwa eingeschleppten Cholera asiatica erbracht werden. Am ehesten wird man an eine Paratyphusbazillenerkrankung denken bei akuten gastroenteritischen Erscheinungen, Leibschmerzen, Durchfall, Erbrechen, namentlich wenn diese Symptome bei vielen Personen gleichzeitig im Anschluß an den Genuß irgendwelcher Nahrungsmittel, Fleisch, Wurst, Fisch, Käse, Mehlspeisen, aufgetreten sind; auch infiziertes Wasser und Milch kommen in Frage. Im einzelnen ist danach zu fahnden, ob eine bestimmte Speise als Ursache der Magendarmerkrankung angeschuldigt wird. Wird Fleisch als Quelle der Vergiftungserscheinungen angegeben, so ist festzustellen, ob es von notgeschlachteten oder von gefallenen oder von gesunden Tieren stammt. Fleisch von notgeschlachteten Tieren bestärkt schon den Verdacht auf Paratyphusinfektion. Bei Fleisch von gesunden Tieren ist die Art der Aufbewahrung (feuchte Wärme) und die Möglichkeit einer Sekundärinfektion mit Paratyphusbazillen (Kranke oder Bazillenträger unter den Fleischern) in Betracht zu ziehen; auch die Zubereitung ist wichtig. Rohes Hackfleisch führt aus den oben besprochenen Gründen häufiger zu Vergiftungserscheinungen als gekochtes Fleisch. Jedenfalls sind die angeschuldigten Nahrungsmittel so bald wie möglich, noch ehe weitere Zersetzungen eintreten, bakteriologisch zu untersuchen, was am besten in den öffentlichen Untersuchungsämtern geschieht.

Hand in Hand muß die bakteriologische Prüfung des Blutes und der Ausscheidungen des Kranken gehen. Der Nachweis von Paratyphusbazillen in den Fäzes, wo sie oft in Reinkultur getroffen werden, spricht beim Vorwiegen gastroenteritischer Symptome mit Sicherheit für Gastroenteritis paratyphosa. Daran ändert nichts, daß auch bei gesunden Menschen zuweilen avirulente Paratyphusbazillen mit dem Kot ausgeschieden werden. Zu bedenken ist aber, daß auch trotz negativen Bazillenbefundes bei der Fäzesuntersuchung eine durch Paratyphus bedingte Nahrungsmittelvergiftung vorliegen kann. Ist es z. B. bei einem Stück Fleisch in der Sommerhitze zu einer enormen Vermehrung von Paratyphusbazillen und zur Anreicherung der von ihnen produzierten Toxine gekommen, so vermag es auch in gekochtem oder gebratenem Zustande die schwersten Vergiftungserscheinungen auszulösen, die dann allein durch die hitzebeständigen Toxine verursacht werden, während die Bazillen abgetötet sind.

Die Gruber-Widalsche Agglutinationsreaktion des Serums läßt gerade in den ersten Tagen, wo die Diagnose gestellt werden soll, im Stich, da sie erst Ende der ersten Woche völlig positiv wird und häufig sogar gänzlich negativ bleibt. In positiven Fällen agglutiniert das Serum der Kranken die Paratyphusbazillen in Verdünnungen von 1:50 bis 1:150. Man denke aber auch daran, daß das Serum infolge einer früher überstandenen typhösen Erkrankung oder Schutzimpfung noch positive Agglutinationswerte haben kann. Die eingehenden Untersuchungen von Wolff (Berl. klin. Wochenschr. 1920 S. 755) ergeben, daß — bei Typhusschutzgeimpften — bei Titrierung bis zum Endtiter das Serum von Typhuskranken nur Typhusbazillen (1:200 bis 1:25000) agglutinierte, das von Paratyphus-B-Kranken in hoher Verdünnung noch (1:3300) Paratyphus-B-Bazillen, das von Paratyphus-A-Kranken aber einen oft nicht sehr viel höheren Titer für A-Bazillen zeigte als gegenüber Typhusbazillen. Als wichtig sei hervorgehoben, daß das Serum der durch Gärtnersche Enteritisbazillen verursachten Fälle von Nahrungsmittelvergiftungen hohe Agglutinationswerte nicht nur gegenüber dem Gärtnerbazillus, sondern auch gegenüber dem echten Typhusbazillus aufweist, während Paratyphusbazillen nicht dadurch agglutiniert werden.

Der Nachweis von Paratyphusbazillen im Blut mittels Gallenanreicherung, der auch in den ersten Tagen schon öfter gelingt, beweist mit Sicherheit das Vorliegen einer Paratyphus-Infektion.

Handelt es sich um ein typhöses Krankheitsbild, hohes Fieber bei relativ langsamem Puls, Milzschwellung, Roseolen, Bronchitis und Durchfälle, so sind zunächst alle die differentialdiagnostischen Erwägungen gegenüber anderen Infektionen anzustellen, die wir bei der Typhusdiagnose besprochen haben, und die deshalb hier nicht wiederholt zu werden brauchen; dann aber ist die Unterscheidung zwischen Typhus und Paratyphus geboten, denn wir gewinnen damit einen guten prognostischen Anhaltspunkt. Während man beim Typhus wegen der häufigen Komplikationen mit der Vorhersage sehr zurückhaltend sein muß, kann man beim Paratyphus eine günstigere Prognose stellen. An Paratyphus muß gedacht werden, wenn bei einem typhösen Krankheitsbild der Beginn der Krankheit plötzlich unter Schüttelfrost erfolgt und von vornherein Leibschmerzen und Durchfälle bestehen; auch die Feststellung eines Herpes labialis ist sehr verdächtig. Die Bestätigung des Verdachtes bringt aber erst die bakteriologische Untersuchung. Hier spielt die größte Rolle die Untersuchung des Blutes, die in der beim Typhus geschilderten Weise entweder durch Anreicherung auf Galleröhrchen oder durch direkte Vermischung des Blutes mit flüssigem Agar und Ausgießung auf Platten auszuführen ist. Der Nachweis der Bazillen gestattet bei Vorhandensein der obengenannten klinischen Erscheinungen die Diagnose Paratyphus abdominalis. Da auch in vielen Fällen von Gastroenteritis acuta die Paratyphusbazillen ins Blut übergehen, so kann man bisweilen zweifelhaft sein, ob Paratyphus abdominalis oder Gastroenteritis acuta paratyphosa vorliegt. Entscheidend ist hier nur die Anwesenheit von Roseolen, die stets für das typhöse Krankheitsbild spricht. Die Bedeutung der Agglutinationsreaktion ist eingangs schon erörtert. Hinzugefügt sei nur noch, daß nicht selten auch die echten Typhusbazillen infolge von Gruppenagglutination durch das Serum Paratyphuskranker mitagglutiniert werden, aber meist nur in geringeren Werten.

Prophylaxe. Da die meisten Nahrungsmittelvergiftungen, die durch Bakterien der Paratyphus- und Gärtnergruppe zustande kommen, auf den Genuß von infiziertem Fleisch zurückzuführen sind, so hat die Prophylaxe in erster Linie ihr Augenmerk auf das Fleisch zu richten. Da die Infektion von Schlachtprodukten auf zweierlei Weise zustande kommen kann, einmal intravital durch Erkrankung des Tieres und nachträgliche Durchwucherung des Fleisches, und zweitens durch sekundäre Verunreinigung des ursprünglich einwandfreien Fleisches mit Bakterien, so müssen die prophylaktischen Maßnahmen sich in zweierlei Richtungen bewegen. Vor allem ist eine geregelte Fleischbeschau erforderlich, die das Fleisch von kranken Tieren vom Konsum ausschließt. Dabei wäre vor allen Dingen Wert auf eine bakteriologische Untersuchung des Fleisches, Agglutination der Preßsäfte des Schlachtfleisches, zu legen, denn oftmals kann man bei notgeschlachteten Tieren, die an septischen Erscheinungen gelitten haben, dem Fleische äußerlich gar nichts Verdächtiges ansehen, trotzdem es völlig von Bazillen durchwuchert ist.

Gegen die sekundäre Infektion ursprünglich einwandfreier Schlachtprodukte müssen allgemeine hygienische Maßnahmen, peinliche Sauberkeit der bei der Arbeit beschäftigten Hände und der damit in Berührung kommenden Geräte und Transportmittel schützen. Ferner muß dafür gesorgt werden, daß die Aufbewahrung des Fleisches eine zweckmäßige ist, daß es in der heißen Jahreszeit in kühlen, luftigen, trockenen Räumen gehalten wird, zu denen Mäuse, Ratten und Fliegen keinen Zutritt haben, nicht aber, wie das leider oft noch geschieht, auf (paratyphusbazillenhaltigem) Natureis.

Da die meisten Erkrankungen durch rohes Fleisch übertragen werden, so sollte man rohes Hack- oder ungenügend gebratenes Fleisch überhaupt vom Genusse ausschließen; in manchen Fällen wird freilich auch hierdurch die Vergiftung nicht verhindert werden, da die Toxine hitzebeständig sind und daher auch gekochtes, mit Toxinen durchsetztes Fleisch giftig wirken kann.

Neben den Schlachtprodukten spielen noch andere Nahrungsmittel eine Rolle für die Übertragung von Bazillen der Paratyphus-Gruppe. So sind mehrfach nach dem Genusse von Fischen, z. B. von Seehechten, Massenvergiftungen an Gastroenteritis beobachtet worden, die durch Paratyphusbazillen bedingt waren, denn die betreffenden Bazillen konnten teils aus dem Blute der Erkrankten gezüchtet werden (bei einer Massenvergiftung in Zürich), teils durch die positive Agglutination des Serums der Erkrankten als Erreger festgestellt werden (Rommler). Ob in diesen Fällen eine intravitale Infektion der Fische mit paratyphusbazillenhaltigem Wasser eine Rolle spielt, oder ob, was wahrscheinlicher ist, eine sekundäre Infektion des Fischfleisches durch bazillenhaltiges Natureis, auf dem sie transportiert wurden, vorliegt, läßt sich nicht entscheiden. Die zuletzt genannte Möglichkeit fordert jedenfalls dazu auf, die direkte Berührung der Fische mit Eis bei der Aufbewahrung zu vermeiden. Frische Fische, gute Fische! Auch Hummern, Austern, Krabben und Muscheln haben wiederholt Paratyphusinfektionen bewirkt. Dauer und Form der Aufbewahrung sind also auch hier von großer hygienischer Bedeutung.

Die bisher nach dem Genusse von Kartoffelsalat entstandenen Paratyphusmagendarmkatarrhe waren darauf zurückzuführen, daß gekochte Kartoffeln vor der Zubereitung zu Salat längere Zeit bei günstiger Wachstumstemperatur aufbewahrt wurden, so daß die Paratyphusbazillen wuchern und Gifte bilden konnten; hier kann also die Aufbewahrung bei kühler Temperatur prophylaktisch wirken. Auch bei den Massenvergiftungen nach Mehl-, Eier- und Vanillespeisen, bei denen Paratyphusbazillen als Ursache gefunden wurden, war eine lange Aufbewahrung bei hoher, das Wachstum der Bakterien begünstigender Temperatur die Ursache. Es knüpft sich daran die Mahnung, solche Gerichte entweder kurz nach der Herstellung zu genießen, oder sie in einem trockenen, kühlen Raume aufzubewahren.

Die zuweilen durch infizierte Milch entstehenden Paratyphusinfektionen könnten vermieden werden, wenn die Milch vor dem Genusse stets abgekocht würde. Dieser Schutz wird freilich nach Hübener illusorisch, wenn die abgekochte Milch in dasselbe ungereinigte Gefäß zurückgegossen wird, in welchem die rohe Milch gestanden hatte. Waren in der rohen Milch Paratyphusbazillen vorhanden, so befinden sie sich auch in den Milchresten des Gefäßes, infizieren dann die abgekochte Milch und vermehren sich bei günstiger Temperatur bald enorm.

Da auch eine Reihe von Konservenvergiftungen, z. B. nach dem Genuß von Bohnengemüse, vorgekommen sind, die auf Paratyphusbazillen zurückgeführt werden konnten, so ergibt sich daraus für die Prophylaxe die Regel, Konserven, die einen verdächtigen, ranzigen Geruch haben, von der Nahrung auszuschließen und alle anderen nur nach gründlicher Abkochung zu genießen.

Literatur zu Paratyphus-Infektionen.

Schottmüller, Typhöse Erkrankungen, Mohr-Staehelins Handb. d. inn. Med. Bd. I, 1911. — Loele, Pathologie des Paratyphus, Lubarsch-Ostertags Ergebn. Bd. 18. I. 1915 (Literatur!). — Stintzing, Paratyphus und Infektionen mit Paratyphusbazillen. Handb. d. ärztl. Erf. im Weltkrieg. Bd. III (innere Medizin) 1921. — Hübner, Paratyphus, ebenda Bd. VII (Hygiene) 1922. — Hermel, Beitr. z. Klin. d. Infektionskrankh. u. z. Immunitätsforsch., 8. Bd. 1920, S. 176. — Lehmann, (Paratyphus A). Zentralbl. f. Bakteriol., **Orig.**, 78. Bd., S. 48, 1916. — Walterhöfer (Paratyphus A). Zeitschr. f. klin. Med. 85. Bd., S. 375, 1918.

Das von Weil 1917 als „Paratyphus β" beschriebene, durch ein Paratyphus-B-ähnliches Stäbchen (Typus suipestifer, Voldagsen) bedingte Krankheitsbild, das mit dem von Neukirch als „Typhus Ersindjan" beschriebenen übereinstimmt, wird später bei den „durch paratyphusähnliche Bakterien verursachten Allgemein-Infektionen" berücksichtigt (S. 180).

Nahrungsmittelvergiftungen durch Bazillen der Gärtner-Gruppe.

Geschichtliches. Der erste Beweis für die bakterielle Ursache der Fleischvergiftungen wurde in den achtziger Jahren des vorigen Jahrhunderts durch Gärtner erbracht gelegentlich einer Massenerkrankung, die im Mai 1888 in Frankenhausen nach Genuß des Fleisches einer wegen Darmkatarrhs notgeschlachteten Kuh erfolgte. Er isolierte damals aus dem verdächtigen Fleisch und aus der Milz eines der Opfer der Vergiftung ein lebhaft bewegliches Stäbchen und konnte damit bei verschiedenen Versuchstieren heftige Enteritis und schwere Vergiftungserscheinungen erzeugen. Ganz ähnliche Bakterien hatten schon 1885 Gaffky und Paak bei einer Massenvergiftung in Rotendorf gezüchtet, die auf Genuß des Fleisches eines mit Abszessen behafteten Pferdes zurückgeführt wurde. In den Organen der mit dem angeschuldigten Fleisch geimpften und verendeten Versuchstiere ließ sich ein Bazillus vom Typus der später durch Gärtner beschriebenen Art nachweisen. Gleiche oder ähnliche Bazillen wurden seitdem bei Fleischvergiftungen von verschiedenen Autoren nachgewiesen und gewöhnlich mit dem Ausdruck Enteritisbazillen unter Hinzufügung des Autors oder des Fundortes bezeichnet, so z. B. der Bacillus enteritidis Moorseele (v. Ermengem), Brügge (de Nobele) usw. Eine rechte Klarheit über die Ätiologie und Pathogenese der Nahrungsmittelvergiftungen herrschte aber bis zum Anfange des neuen Jahrhunderts nicht. Ein Fortschritt darin wurde angebahnt durch die Entdeckung der Paratyphusbazillen, die im Jahre 1897 durch Achard und Bensaude in Frankreich und im Jahre 1900 durch Schottmüller (Hamburg), bald darauf auch durch Kurth (Bremen) bei typhusähnlichen Krankheitsfällen gefunden wurden, und deren nahe verwandtschaftlichen Beziehungen zu den damals bekannten Fleischvergiftungserregern lebhaft auffielen. In der Folgezeit stellte es sich heraus, daß die meisten Nahrungsmittelvergiftungen auf eine Infektion mit Bazillen der Paratyphusgruppe zurückzuführen sind, die bald typhusähnliche Krankheitsbilder, bald das Bild einer Gastroenteritis oder das einer Cholera nostras verursachen. Die Entdeckung der Beziehungen dieser Erreger zu den Krankheiten der Tiere, namentlich der Schlachttiere, und die Studien über das Vorkommen derselben bei gesunden Tieren und in der Außenwelt lehrten uns dann weiter auch den ätiologischen Zusammenhang der Paratyphusbazillen mit anderen als durch Fleisch verursachten Nahrungsmittelvergiftungen verstehen.

I. Ein großer Teil der bakteriellen Nahrungsmittelvergiftungen wird durch den **Bacillus enteritidis Gärtner** hervorgerufen. Diese morphologisch und kulturell vom Paratyphusbazillus B nicht zu trennenden Bakterien werden von diesen durch die Agglutinationsreaktion unterschieden. Ein Paratyphus-Immunserum agglutiniert die Gärtnerbazillen nicht und umgekehrt. Dagegen ist sehr bemerkenswert, daß ein mit Gärtnerbazillen hergestelltes Immunserum auch echte Typhusbazillen noch agglutiniert. Gärtnersche Enteritisbazillen werden fast stets durch das Fleisch notgeschlachteter Tiere auf den Menschen übertragen.

Die klinischen Erscheinungen dieser Fleischvergiftungen sind die einer starken Enteritis oder Cholera nostras, entsprechen also völlig der gastroenteritischen Form der durch Paratyphusbazillen verursachten Erkrankungen.

Zu den bekanntesten Massenvergiftungen, die durch Gärtnerbazillen verursacht waren, gehört einmal die schon oben erwähnte im Jahre 1888 in Frankenhausen von Gärtner beobachtete Fleischvergiftungsepidemie nach dem Genusse des Fleisches einer wegen Magendarmkatarrhs notgeschlachteten Kuh, wo 57 Personen erkrankten. Eine andere ereignete sich in St Johann nach dem Genuß eines wegen Blasenruptur geschlachteten Ochsen. Wir sehen also hier die schon erwähnte Tatsache bestätigt, daß Bazillen der Paratyphus- und Gärtnergruppe für den Menschen eine hochgradige Pathogenität erlangen können, wenn sie in Wechselbeziehungen zu einem erkrankten Tierkörper getreten sind.

Die **Diagnose** der durch Gärtnerbazillen verursachten Nahrungsmittelvergiftungen kann nur auf bakteriologischem Wege erbracht werden (vgl. S. 72).

II. Durch das **Bact. enteritidis Breslau** sind in den letzten Jahren mehrfach schwere, zum Teil Massenerkrankungen, hervorgerufen worden. Bitter berichtete über eine solche Massenerkrankung (300 Fälle) in Kiel durch Genuß von Makrelen.

Die meisten Fälle waren ziemlich schwer, mehrere choleraähnlich; vier Personen erlagen der Vergiftung, alle am Ende der 1. oder zu Beginn der 2. Krankheitswoche.

Fast alle Makrelen waren geräuchert; nur eine Gruppenerkrankung mit einem Todesfall mußte auf den Genuß gekochter Makrelen zurückgeführt werden. Die geräucherten Makrelen waren in einem Gefrierhaus in Skagen eingefroren aufbewahrt, vor dem Versand wahrscheinlich gewaschen, leicht gesalzen und „aufgeeist" in Kisten zu 200 Stück nach Kiel geschickt worden. Aussehen, Geruch, Konsistenz und Geschmack war nach aller Urteil tadellos und einwandfrei! Nicht alle Makrelen waren giftig, nicht einmal alle in einer Räucherkiste befindlichen; mehrfach wurde einwandfrei erwiesen, daß von zwei nebeneinander in einer Kiste liegenden Fischen der eine unschädlich war, während das Verzehren des anderen die schwersten Krankheitserscheinungen auslöste. — In den Ausscheidungen (Stuhl und Urin) einer größeren Anzahl von Erkrankten, sowie in den Leichenteilen von drei der Vergiftung Erlegenen, ferner in den Resten eines Räucherfisches, nach dessen Genuß ein Arzt samt Familie erkrankt war, konnte von Bitter das Bact. enteritidis Breslau mit seinen typischen Kulturmerkmalen und tierpathogenen Eigenschaften nachgewiesen werden; insgesamt in 18 Vergiftungsfällen 8mal aus Stuhl allein, 6mal aus Stuhl und Urin, 4mal aus Urin allein. Blutproben kamen nur spärlich zur Untersuchung und hatten sämtlich negatives Resultat; auch die Agglutination bei 4 Blutproben von Patienten in der 1. Krankheitswoche ergab nur ein zweifelhaftes Resultat (1 : 50 ±). Dagegen agglutinierte das Leichenserum der 3 infolge der Vergiftung am durchschnittlich 8. Tage Verstorbenen Breslaubakterien (Laboratoriumsstamm wie aus diesen Fällen gezüchteten Stämme) bis mindestens 1 : 200 bzw. 1 : 500. Bei einer Reihe von Patienten konnten einige Wochen nach ihrer Erkrankung hohe Agglutinationswerte für Breslaubakterien (1 : 5000) beobachtet werden. Die der Vergiftung Erlegenen waren sämtlich über 55 Jahre alt. Von 3 Leichen liegt Sektionsbefund vor: bei allen fanden sich die deutlichen Anzeichen einer schweren Gastroenteritis. In den eingesandten Leichenteilen (Herzblut, Leber, Niere usw.) konnte der Bacillus enteritidis Breslau in großen, zum Teil ungeheuren Mengen nachgewiesen werden. — Mäuse mit Brotstückchen, die in Reinkulturaufschwemmung eingeweicht waren, gefüttert, starben ausnahmslos am 8. Tage nach der Fütterung; aus ihrem Herzblut, Milz, Leber, Nieren wurde regelmäßig der beschriebene Erreger in großer Menge und in Reinkultur gezüchtet. Den gleichen Erfolg hatte die Verfütterung des obenerwähnten Makrelenrestes. — Bakteriologisch geklärte Fischvergiftungen gehören zu den Seltenheiten.

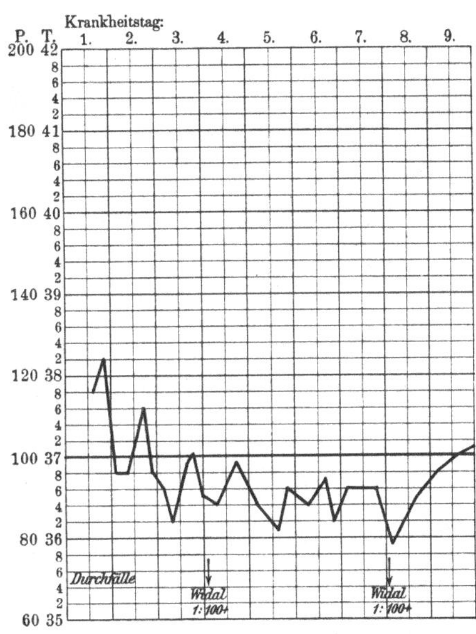

Abb. 45. Ilse Wi. Gastroenteritis mit Gärtnerbazillen im Stuhl. Widal gegen Typhusbazillen 1 : 100 positiv.

7*

Besonders wichtig erscheint die Frage, auf welche Weise die Infektion der Makrelen mit dem Bact. ent. Breslau zustande kam: eine Infektion in vivo ist wohl möglich, weiterhin konnte durch das verwendete Transporteis oder durch das zum Waschen benutzte (unreine) Wasser der Fischvergifter beigebracht worden sein. Räuchern und Kochen tötet Bakterien der Paratyphus-Enteritisgruppe nicht ab, wenn dieselben im Inneren des Fischkörpers sich befinden.

Schittenhelm sah in Kiel 10 Fälle von Erkrankung durch Bacillus enteritidis Breslau (davon 7 durch geräucherte Makrelen, s. Bitter); das klinische Bild war das einer Gastroenteritis oder Cholera nostras. In schweren Fällen trat nach einigen Stunden, in leichten nach mehreren Tagen Durchfall, Erbrechen, starke Prostration, erhebliche Wasserverarmung ein, so daß das Aussehen dem eines Cholerakranken glich; dabei auffallende Zirkulationsschwäche, Sinken des Blutdrucks bis 50 mm herab. Puls klein, weich, meist beschleunigt. Temperatur in einzelnen Fällen, besonders im Beginn, hoch ansteigend, um in schweren Fällen Untertemperatur Platz zu machen. Blutbild: normale oder leicht erhöhte Leukozytenzahl, die neutrophilen Leukozyten vermehrt, Eosinophile meist vorhanden. Milz meist vergrößert, im Urin stets vorübergehend Albumen und Zylinder. Niemals typhöser Verlauf! Blutserum eines Falles agglutinierte B. Breslau bis 1:2000, Paratyphus B bis 1:1000; Typhus 1:500. Langsame Erholung innerhalb 6—8 Tagen, 2 Todesfälle durch akute Kreislaufschwäche; Sektion ergab in einem Fall schwere hämorrhagische Enteritis des Dünn- und Dickdarms, im anderen Falle leichte Enteritis, beide Male die übrigen Organe ohne Besonderheiten.

Literatur.

Hübener, Die bakteriellen Nahrungsmittelvergiftungen. Ergebn. d. inn. Med., Bd. 9, 1912. — Derselbe, Fleischvergiftungen in Mohr-Staehelins Handb. d. inn. Med., Bd. 6, 1917. — Bitter, Massenerkrankung durch Bact. enteritidis Breslau. Zeitschr. f. Hyg. u. Infektionskrankh. Bd. 90, S. 387, 1920. — Schittenhelm, Infektionen mit Bact. enteritidis Breslau. Münch. med. Wochenschr. 1920, Nr. 46, S. 1309.

Nahrungsmittelvergiftungen durch Proteus- und Kolibazillen.

Außer den Bazillen der Paratyphus- und Gärtnergruppe sind bei Nahrungsmittelvergiftungen in seltenen Fällen auch der Bacillus proteus, Kolibazillen und koliähnliche Bazillen als Erreger festgestellt worden. Im Vergleiche zu den Paratyphusinfektionen sind solche Ereignisse aber äußerst selten. Die Krankheitserscheinungen sind die einer akuten Gastroenteritis, die auch gelegentlich unter dem schweren Bilde der Cholera nostras auftreten kann, ganz entsprechend den bei der Abhandlung der Gastroenteritis paratyphosa geschilderten Krankheitsbildern (vgl. S. 82). Infektionsquelle war dabei stets verarbeitetes Fleisch (Hackfleisch und Wurst) oder Kartoffelsalat, und es zeigte sich, daß infolge unzweckmäßiger Aufbewahrung bereits Zersetzungsvorgänge darin stattgefunden hatten. Früher wurden diese Fäulnisvorgänge und die dabei gebildeten Ptomaine als Ursache der Fleischvergiftung angeschuldigt. Es hat sich aber gezeigt, daß das eine irrtümliche Anschauung ist. Die Fäulnis ist ein Abbauprozeß, bei dem eiweißartige Körper unter der Einwirkung von Fäulnisbakterien (Proteus, Koli- und Anaerobier) abgespalten werden und die Ptomaine, die einen Teil dieser Abbauprodukte darstellen und zur Gruppe der Amine gehören, besitzen nur zu einem kleinen Teil toxische

Eigenschaft für den Menschen. Auch sind sie nicht bei allen Fäulnisprozessen vorhanden, oder vielmehr sie treten nur in einer bestimmten Periode der Fäulnis auf, um später von den Fäulnisbakterien in ungiftige Verbindungen zerlegt zu werden. Damit stimmt auch die Tatsache überein, daß die in Fäulnis übergegangenen Nahrungsmittel nur in seltenen Fällen Vergiftungserscheinungen veranlassen. Das beweist die Unschädlichkeit stark in Hautgout übergegangenen Wildbrets, sehr reifen Käses. Es müssen also noch besondere, im einzelnen uns nicht immer bekannte Vorgänge obwalten, um zersetztes Fleisch oder schlechte Nahrungsmittel für den Menschen gesundheitsschädlich zu machen. Selbst der Nachweis, daß Proteusbazillen darin enthalten sind, genügt noch nicht, um damit die Gesundheitsschädlichkeit zu beweisen; denn der Proteus ist weit verbreitet und kann auch auf unschädlichen Nahrungsmitteln gefunden werden. Um Vergiftungssymptome auszulösen, muß er eine besondere Virulenz erlangt haben. Welch vielfältige Bedingungen zusammenkommen müssen, um eine solche Virulenz zu erzielen. lehrt das Beispiel einer Massenvergiftung durch proteushaltigen Kartoffelsalat, die Dieudonné beobachtet hat, und die ihrer Bedeutung wegen genauer zitiert sei (nach Hübener):

Im Lager Hammelburg erkrankten im August 1903 ganz plötzlich 150 bis 180 Mann eines Bataillons schon 2 Stunden nach dem Mittagessen an Erbrechen, Kopfschmerzen, Durchfällen, Kollapserscheinungen, Wadenkrämpfen ohne Temperaturerhöhung. Nach 7 Stunden schwanden die Symptome wieder, nur bei einigen blieben noch längere Zeit Krämpfe, Benommenheit und Kollapserscheinungen bestehen, doch gingen auch diese wieder vorüber. Als Ursache der Massenerkrankung wurde Kartoffelsalat festgestellt, der bei der bakteriologischen Untersuchung massenhaft Proteusbakterien enthielt. Die mit dem Salat gefütterten Mäuse starben nach 24 Stunden an schweren Magendarmerscheinungen.

Dieudonné hat nun die aus Kartoffelsalat isolierte Proteusart näher studiert und dabei folgende wichtige Feststellungen machen können: Bouillonkulturen waren für Laboratoriumstiere völlig wirkungslos. Dagegen töteten innerhalb 12 Stunden bei 18° und darüber auf Kartoffeln oder auf Fleisch gezüchtete Kulturen bei Verfütterung Mäuse, Ratten, Meerschweinchen, Kaninchen innerhalb 24 Stunden unter den Erscheinungen eines schweren Darmkatarrhs. Dieselben Kulturen waren aber denselben Tieren gegenüber bei subkutaner Einverleibung ohne krankmachende Wirkung. Bei 10—12° gehaltene Kulturen auf Kartoffeln und Fleisch riefen auch bei Verfütterung keine Krankheitserscheinungen hervor. Es zeigt sich also hier, was in dem Kapitel über Fleischvergiftungen betont worden ist, in eklatanter Weise, daß die krankmachende Wirkung nicht allein von den Bakterien, sondern auch von dem befallenen Organismus und von einer Reihe besonderer Umstände abhängig ist. In dem vorliegenden Fall mußten drei Faktoren — Aufnahme per os, Wachstum auf Kartoffeln oder Fleisch, Wachstum bei einer Temperatur über 18° — zusammenwirken, um bei Mäusen Vergiftungserscheinungen hervorzurufen, womit natürlich nicht gesagt und bewiesen ist, daß für die Auslösung einer Krankheit beim Menschen derartige Vorbedingungen nötig sind. Dieudonné nimmt an, daß es sich um Bildung von Giften handelt, die nur bei der genannten Temperatur und auf besonderen Nährsubstraten entstehen. Die Bedingungen waren in den vorliegenden Fällen besonders günstige, da die Kartoffeln schon am Abend vorher gekocht und geschält in Körben bei schwüler Temperatur (im August) bis zum nächsten Tage aufbewahrt waren. Die Vermehrung der Bakterien und die Bildung von Zersetzungsprodukten war dann weiterhin durch den hohen Wassergehalt der noch jungen Kartoffeln begünstigt worden.

Einen ganz analogen Fall einer Massenvergiftung durch proteushaltigen Kartoffelsalat hat Hübener studieren können. Daß aber die Proteusbazillen auch als Fleischvergifter gelegentlich, wenn auch selten, eine Rolle spielen, zeigen mehrere Beobachtungen.

So konnten in dem von Levy beschriebenen Straßburger Fall, in welchem 18 Personen nach dem Genuß von Hackfleisch erkrankten, Proteusbazillen in den

Fleischresten und in den Organen einer der Vergiftung erlegenen Person nachgewiesen werden.

In einem von Berg publizierten Fall waren in Eller nach Genuß von Hackfleisch, das im Juli in einem Eisschrank aufbewahrt worden war, 28 Personen an Brechdurchfall erkrankt, dem ein 16jähriger Mensch zum Opfer fiel. Die Autopsie ergab eine hämorrhagische Entzündung der Darmschleimhaut. Aus Blut und allen Organen wurde Proteus gezüchtet. Dieselben Bakterien fanden sich auch in dem beschlagnahmten Fleisch.

Baerthlein beobachtete Juni 1918 bei den Fronttruppen vor Verdun ausgedehnte Wurstvergiftungen (etwa 2000 Fälle) unter dem Bilde einer akuten Gastroenteritis, die sich in einzelnen Fällen bis zur Cholera nostras steigerte. Bei den schwereren Fällen wurde Fieber bis 38,6 beobachtet, das Sensorium blieb völlig klar, auffallend war der Herpes labialis (bei etwa 20%), in einzelnen Fällen Ikterus, einmal Hämoglobinurie. Kein Todesfall. Die betreffenden Würste (Blut- und Leberwurst) hatten schmieriges, teigiges Aussehen; in sämtlichen Würsten und den Krankenstühlen war Proteus vulgaris kulturell nachzuweisen, und zwar fast in Reinkultur. Die Infektion des gesunden Fleisches (hauptsächlich Rinder) erfolgte intermortal, d. h. während des Tötungsaktes durch Regurgitieren von Speisen aus den tieferen Verdauungswegen nach der Mundhöhle der Schlachttiere. Die frisch hergestellten, teils gekochten, teils leicht geräucherten Würste lagerten in den Proviantdepots bei heißer, schwüler Witterung und wurden erst nach 3 Tagen an die Truppen verausgabt. Erst die Massenproduktion von starkwirkenden Giften durch die Proteusbakterien hat die Würste zu einem hochtoxischen Nahrungsmittel gemacht, während der Genuß der gering infizierten frischen Würste bei den Truppen der höheren Stäbe und der Etappe keine Gesundheitsstörungen mit sich brachte.

In mehreren anderen durch Proteus verursachten Massenvergiftungen zeigte es sich, daß das Fleisch nur in rohem, nicht aber in gekochtem Zustande Krankheitserscheinungen auslöste.

Auch die Kolibazillen sind bei manchen Fleischvergiftungen als Ursache angeschuldigt worden. Der Beweis, daß sie wirklich als Erreger in Betracht kamen, ist aber schwer zu erbringen. Zu verlangen ist dabei entweder, daß sie im Blute der Erkrankten nachgewiesen werden, oder aber, daß das Serum der Kranken den in dem angeschuldigten Fleisch enthaltenen Kolistamm noch agglutiniert.

Eine interessante Beobachtung über eine durch Kolibazillen verursachte Nahrungsmittelvergiftung verdanken wir Jakobitz und Kayser. 88 Mann eines Truppenteils erkrankten 1—2 Stunden nach dem Mittagessen, das aus Erbsensuppe, Eiern und Kartoffelsalat bestanden hatte, unter heftigen Leibschmerzen und Durchfall. Die Erscheinungen dauerten etwa 1—5 Tage. Aus dem Kartoffelsalat wurden von Jakobitz und Kayser Kolibazillen in Reinkultur gezüchtet, die vom Blutserum der Kranken in einer Verdünnung von 1 : 200 und darüber agglutiniert wurden. Die Kartoffeln waren am 29. Juli abends gekocht, geschält und in Scheiben geschnitten worden, und wurden über Nacht aufbewahrt. Erst am 30. Juli vormittags erfolgte die Zubereitung des Salates. Hier lagen also genau dieselben Verhältnisse vor, wie bei der oben erwähnten Massenvergiftung durch Proteus.

Für die **Prophylaxe** ergibt sich daraus, daß man bei der Aufbewahrung von Nahrungsmitteln nicht vorsichtig genug sein kann, und daß man vor allem für kühle Temperatur sorgen muß. Namentlich die lange Aufbewahrung von gekochten Kartoffeln bei einer für die Giftwirkung der Bakterien günstigen Temperatur muß vermieden werden.

Literatur:

Hübener, Ergebn. d. inn. Med. 9. Bd., 1912. — Süpfle, Jahresk. f. ärztl. Fortbild. Bd. 8. Heft 10, 1917. — Zeiß, H., Ergebn. d. Hyg., Bakteriol., Immunitäts-Forsch. u. exp. Therap. 5. Bd., S. 698, 1922. — Baerthlein, Münch. med. Wochenschr. 1922, Nr. 5, S. 155.

Botulismus.

Während bei den Krankheitsbildern, die durch die bisher besprochenen Nahrungsmittelvergifter verursacht werden, meist gastrointestinale Erscheinungen im Vordergrunde stehen, wenden wir uns jetzt zu jenen Nahrungsmittelvergiftungen, deren klinisches Bild durch die Schädigung der Nervenzentren, namentlich durch bulbäre, neuroparalytische Symptome ausgezeichnet ist. Solche Vergiftungen treten zuweilen nach Genuß von Wurst, Schinken und Pökelfleisch, auch nach Gemüsekonserven auf. Sie werden wegen ihrer Häufigkeit nach Wurstgenuß als Botulismus oder Allantiasis bezeichnet. Die erste klassische Beschreibung durch Justinus Kerner, den „Geisterseher von Weinsberg", damals Oberamtsarzt in Gaildorf (Württemberg) erschien 1817 in den von Autenrieth herausgegebenen „Tübinger Blättern für Naturwissenschaften und Arzneikunde" unter dem Titel „Vergiftung durch verdorbene Würste". Die auch jetzt noch lesenswerte, durchaus zutreffende Darstellung ist abgedruckt bei Bitter. Ursache dieser Erkrankungen ist ein anaerobes Bakterium, das v. Ermengem im Jahre 1895 anläßlich einer Gruppenerkrankung durch Schinken im Hennegau entdeckt und beschrieben hat, der Bacillus botulinus, der die Eigentümlichkeit hat, innerhalb der genannten Nahrungsmittel ein stark wirkendes Toxin zu bilden, das für den Menschen ein schweres Nervengift darstellt. Lähmungen bei klarem Bewußtsein sind die hervorstechendsten Symptome der Krankheit. Eine Vermehrung dieser Bazillen findet nicht statt; er wirkt vielmehr durch die von ihm gebildeten Toxine krankmachend. Wir sehen also einen strengen Unterschied zwischen den Fleischvergiftungen durch Bazillen der Paratyphusgruppe und dem Botulismus. Während dort infektiöse Prozesse vor sich gehen, indem die Paratyphusbazillen im Darm des Menschen sich vermehren und ins Blut eindringen, ist der Botulismus eine reine Vergiftung durch die löslichen, in dem Fleisch oder Gemüse gebildeten Toxine; während dort entzündliche Darmerscheinungen das Krankheitsbild beherrschen, stehen hier vor allem Nervenschädigungen im Vordergrunde; während dort intravital infiziertes Fleisch kranker Tiere dem Menschen gesundheitsschädlich werden kann, sind es beim Botulismus stets erst die sekundär infizierten Schlachtprodukte oder andere Nahrungsmittel, die zur Intoxikation führen. Die mit dem Bacillus botulinus infizierten Nahrungsmittel sind gewöhnlich Produkte, die bestimmt sind, nach längerer Zeit der Konservierung verzehrt zu werden und durch die Art der Bereitung sehr geeignet sind, der Sitz von anaeroben Wachstumsvorgängen zu werden (z. B. dicke Blutwurst, gepökeltes oder geräuchertes Fleisch, Schinken, Wurst, Pasteten). Sie brauchen äußerlich keinerlei Veränderungen, namentlich keine Fäulniserscheinungen erkennen zu lassen; meist aber fallen sie durch ranzigen Geruch oder Gasbildung oder eigenartigen „ärmlichen" (Kerner) Geschmack auf. Bei einer Massenvergiftung mit Bohnenkonserven in Darmstadt (1904) fiel beim Öffnen der Konservenbüchse der etwas ranzige Geruch, ähnlich wie nach Parmesankäse, auf. Die Bohnen waren butterweich und wurden deshalb vor dem Anrichten nicht mehr gekocht. Meist zeigen die betreffenden Konservenbüchsen Vortreibung des Bodens oder Deckels, auch Vergiftung durch Büchsen-Spinat und -Rüben ist in Amerika beobachtet worden.

Die mehrfach beobachtete Tatsache, daß nicht alle Personen erkranken, die von botulismushaltigen Nahrungsmitteln gegessen haben, beruht weniger auf einer verschiedenen Disposition für die Erkrankung, als vielmehr auf der Tatsache, daß der Bazillus die betreffenden Nahrungsmittel, eine Wurst oder einen Schinken, nicht gleichmäßig durchsetzt, sondern gewissermaßen in Inseln sich entwickelt, so daß nur die Stellen seiner Vermehrung oder seiner Giftproduktion toxisch wirken können. Bei gekochten Nahrungsmitteln, z. B. bei einem größeren Schinken, kann auch die Einwirkung der Hitze eine Rolle spielen. Die äußeren Partien sind unschädlich, weil hier das gegen Hitze wenig widerstandsfähige Gift durch das Kochen vernichtet wurde, während die zentralen Partien, wo die zur Zerstörung des Giftes nötigen Hitzegrade nicht hingedrungen sind, toxisch wirken. Größere Massenerkrankungen an Botulismus sind selten, doch kommen Gruppenerkrankungen öfter vor. Bitter berechnet, daß in Deutschland von 1897 bis 1919, also in 23 Jahren, insgesamt 298 Erkrankungen mit 48 Todesfällen an Botulismus bekannt geworden seien (16% Mortalität). Also rund 2 Todesfälle durchschnittlich pro Jahr.

Bakteriologie. Der Bacillus botulinus ist ein bewegliches Stäbchen mit leicht abgerundeten Enden, das Sporen bildet und sich der Gramfärbung gegenüber positiv verhält. Die Sporen sind wenig widerstandsfähig, denn schon halbstündige Einwirkung von 80° tötet sie ab. Der Bazillus ist streng anaerob und wächst am besten in traubenzuckerhaltigen Nährböden bei 18—25°. In Blutagar findet keine Hämolyse statt. Bei höheren Temperaturen werden nur Involutionsformen gebildet und die Giftproduktion wird geringer. Das ist der Grund, warum im Warmblüterorganismus keine Giftbildung zustande kommt. Das in den Kulturen gebildete Gas riecht nach ranziger Butter. Das Gift, dessen chemische Zusammensetzung nicht bekannt ist, wird durch Hitze von 80° und durch Einwirkung von 3%igem Karbol leicht zerstört; auch Sonnenlicht und diffuses Tageslicht wirken abschwächend. Die Giftbildung geschieht am besten auf flüssigen Nährböden; auch die wässerigen Extrakte botulinushaltiger Nahrungsmittel enthalten reichlich das Toxin, das man

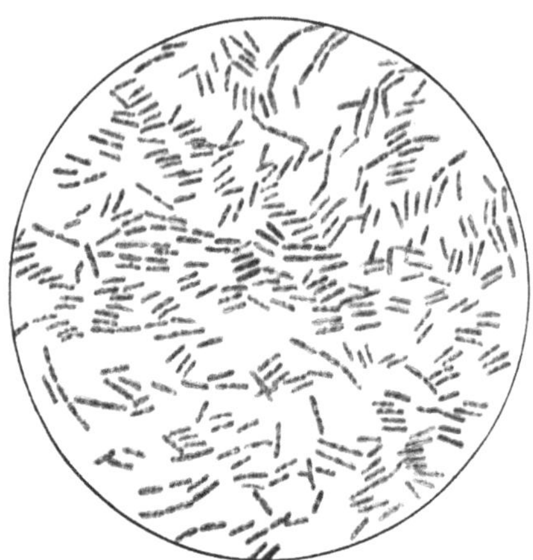

Abb. 46. Bacillus botulinus (Reinkultur).

am besten durch den Tierversuch nachweist. Zum Unterschiede von Diphtherie- und Tetanustoxin wirkt es nicht nur nach subkutaner und intravenöser Einverleibung, sondern auch vom Magendarmkanal aus. Bei Mäusen, Meerschweinchen und Affen löst die Verfütterung ein ähnliches Krankheitsbild wie beim Menschen, Paresen, Erweiterung der Pupillen, sekretorische Störungen, Dyspnoe aus. Diese Erscheinungen pflegen aber stets erst nach einem Inkubationsstadium von 6 bis 12 Stunden aufzutreten. Das gleiche Bild kann durch subkutane Einspritzung von Kulturfiltraten der Bazillen ausgelöst werden. Genaues über Kultur, Tierpathogenität und Immun-Verhältnisse s. bei Bitter.

Pathogenese. Das Gift hat eine große Affinität zum Zentralnervensystem. Es geht mit den Ganglienzellen eine feste chemische Verbindung ein. Man kann das ganz ähnlich wie beim Tetanus dadurch beweisen, daß man im Reagenzglase Meerschweinchengehirn mit Botulinusgift mischt. Die Mischung wird im Tierversuch völlig unwirksam, während sonst schon eine kleine Menge des Giftes tödlich ist. Durch Fixation des Giftes an die Kerne der Hirnnerven kommt es zur Schädigung dieser Gebilde und zu den charakteristischen Erscheinungen, die in Lähmung der Hirnnerven und sekretorischen Störungen bestehen.

Klinik. Die Zeit, die zwischen der Aufnahme der botulinushaltigen Nahrungsmittel und dem Ausbruch der ersten Krankheitserscheinungen vergeht, beträgt etwa 12—26 Stunden; in einzelnen Fällen war die Zeit kürzer. Sogar eine halbe Stunde nach Genuß des giftigen Nahrungsmittels ist schon der Beginn der Krankheit beobachtet worden. Im Vordergrunde stehen die bulbären Symptome. Allgemeine Vergiftungserscheinungen, Schwindel, Kopfschmerzen, Erbrechen, Mattigkeit, Druck in der Magengegend sind meist die ersten Zeichen. Bald stellen sich nun die bulbären Erscheinungen ein: Akkommodationslähmung, Pupillenerweiterung und -Starre, Ptosis, Doppeltsehen und Strabismus, mitunter totale Ophthalmoplegie und Amaurose. Diese Störungen führen die Kranken manchmal zuerst zum Augenarzt. Bald aber gesellen sich noch andere Erscheinungen hinzu, eine auffällige Trockenheit der Mund- und Rachenschleimhaut und Aufhören der Speichelsekretion. Die Rachenschleimhaut rötet sich und ist trocken und zeigt mitunter etwas weißen, leicht abstreifbaren Belag, Schluckbeschwerden stellen sich ein infolge mehr oder weniger vollständiger Lähmung der Pharynxmuskeln und der Zunge und die Sprache wird langsam und undeutlich. Heiserkeit und Atemnot können hohe Grade erreichen. Letztere kann mitunter sogar die Tracheotomie erforderlich machen. Dazu können noch Störungen der Hörfähigkeit kommen, selbst völlige Taubheit.

Der Puls ist im Anfange oft verlangsamt, wird später aber meist klein und stark beschleunigt; Präkordialangst, starke Dyspnoe quälen den Kranken. Erscheinungen des Magendarmkanals bestehen in der Regel nicht, nur ausnahmsweise herrschen Durchfälle vor; meist ist Verstopfung vorhanden. Häufig besteht auch Urinverhaltung. Die Temperatur ist in der Regel normal, nur bei Komplikationen, Bronchitis, Schluckpneumonie, Stomatitis, beobachtet man Fieber. Das Bewußtsein ist völlig frei. Die Sensibilität bleibt in Ordnung. Daß aber auch die Vorderhornzellen des Rückenmarks erkranken können, lehren Beobachtungen von Paresen und Paralysen der Extremitäten mit Schwund der Sehnenreflexe, wie sie Bürger beobachtete.

Die russische Salzfischvergiftung, welche meist schon wenige Stunden nach Genuß auftritt und sich neben den oben beschriebenen Symptomen durch intensive Kardialgien und Gastralgien auszeichnet, so daß die Kranken in Bauchlage mit tief eingezogenen Bauchdecken wie bei schwerer Bleikolik daliegen, ist wahrscheinlich als Botulismus anzusehen, bei dem neben dem Botulismustoxin noch besondere Zersetzungsprodukte des Fischfleisches wirksam sind.

Bei starker Menge des aufgenommenen Giftes erfolgt der Tod an Asphyxie und Herzlähmung unter den Erscheinungen der Bulbärparalyse mitunter schon innerhalb der ersten 24 Stunden, in anderen Fällen vergehen 12—14 Tage. Bei geringerer Giftmenge können die Erscheinungen nach wenigen Tagen vorübergehen. Mitunter zieht sich die Krankheit viele Wochen hin, um schließlich doch mit dem Tod durch Erschöpfung oder Schluckpneumonie zu endigen. Die Mortalität ist (je nach Menge des resorbierten wirksamen Toxins) großen Schwankungen unterworfen und beträgt $20—30—60\%$; als Durchschnitt kann etwa $15—20\%$ angenommen werden.

Pathologisch-anatomisch findet sich eine starke Blutfülle in den meisten Organen und Gefäßerweiterungen, die häufig begleitet sind von Blutaustritten und von kleinzelligen Infiltraten (im Magendarmkanal, in der Leber und im Zentralnervensystem). In den großen Ganglienzellen der befallenen Hirnnerven ist Quellung und Zerfall der Kerne nachweisbar (Marinescu, Bürger). Eingehende Beschreibung der Veränderungen im Zentralnervensystem bei Botulismus gibt Semerak. Der von ihm genauer beschriebene Fall betrifft ein 17jähriges Mädchen, das nach sechswöchigem Kranksein starb. Die Obduktion ergab: fibrinös-eitrige Basilarmeningitis, deutliches Ödem und Anämie des Gehirns, mäßiger Hydrocephalus internus, ausgesprochene allgemeine Anämie; trübe Schwellung von Leber und Nieren, Fettleber,

Stauungsorgane. Histologische Untersuchung des Gehirns und Rückenmarks:
subakute bulbospinale Meningitis, Chorioiditis und Ependymitis. Endarteriitis
(frisch organisierte Thromben) der Basilar- und Vertebralarterien und ihrer Äste;
Ödem des Gehirns und der Lepto-Meningen. Leichte ischämische Nekrose und
Druckatrophie der motorischen Nervenzellen im Kern der Hirnnerven, ausgesprochene
ischämische Nekrose in der Umgebung des 3. Ventrikels; Thrombose der Ependym-
venen. Das Exsudat an der Hirnbasis und in den Ventrikeln erwies sich bakteriologisch steril. — Die bisher gefundenen Veränderungen im menschlichen Hirn bei
Botulismus werden verschieden angegeben: Brownlie (Brit. med. Journ. **1**, 617;
1918) fand basale Meningiten mit Hyperämie von Hirn und Rückenmark; Fischer
(Zeitschr. f. klin. Med. **59**, 58; 1916) bei 6 Fällen nichts Charakteristisches; Kellert
und Nevin (Journ. of infect. dis. **28**, 226; 1921): Pia an der Basis verdickt und trübe,
einzelne Lymphozyten im Vorderhorn des Rückenmarks und geschrumpfte Ganglienzellen mit geschwelltem Kern; Bürger (Med. Klinik 1913, 1846) in einem Fall an
den Okulomotoriuskernen Veränderungen der Nervenzellen; Paulus (Journ. f.
Psychol. u. Neurol. **21**, 201; 1915) in einem Fall zahlreiche Blutungsherde in der
Medulla und den Kernen, hauptsächlich am Boden des 4. Ventrikels; Ophüls
(Arch. of int. med. **14**, 589; 1914) und Dickson (Rockefeller Inst. f. med. Res.
1918; Monograph. 117) perivaskuläre Hämorrhagien und Thrombose der Arterien
und Venen in Hirn und Meningen; in ihren Fällen hatte die Krankheit 3—13 Tage
gedauert.

Die **Diagnose** des Botulismus macht häufig Schwierigkeiten, schon deshalb, weil es sich um ein relativ seltenes Krankheitsbild handelt, dessen Einzelheiten dem Praktiker nicht sehr geläufig sind. Im Gegensatz zu den anderen
bakteriellen Fleischvergiftungen mit Paratyphusbazillen usw. stehen beim
Botulismus die Magendarmerscheinungen in der Regel nicht im Vordergrunde; auch pflegt das Fieber zu fehlen, das dort fast stets vorhanden ist.
Die Methylalkoholvergiftung, die z. B. im Berliner Asyl für Obdachlose
im Jahre 1912 eine Anzahl Opfer forderte und damals mit Botulismus verwechselt wurde, geht mit schnell eintretender Amblyopie und Amaurose
einher; auch fehlen dort in der Regel die Lähmungen der äußeren Augenmuskeln. Auch Diphtherie kann vorgetäuscht werden, wenn starke Rötung
des Rachens, Schluckbeschwerden und ein weißer Tonsillenbelag vorhanden
ist. Der Gedanke an postdiphtherische Lähmungen kann ebenfalls angesichts
der verschiedenen Augenstörungen auftauchen. Die Akkommodationsparese
kann dann durch beide Gifte, das Diphtherietoxin und das Botulismusgift
verursacht werden. Bei Botulismus pflegt jedoch in schweren Fällen dazu
noch Pupillenstarre auf Lichteinfall hinzuzutreten. Früher war nach Bürger
eine Verwechslung mit Atropinvergiftungen häufiger. Für Atropin sprechen
schnellerer Bewußtseinsverlust und Delirien, ferner starke Mydriasis mit geringer
Akkommodationslähmung.

Bei allen diesen Vergiftungen durch Pflanzenalkaloide, Atropin, Hyos-
zyamin usw. treten die nervösen Erscheinungen schneller auf als bei Botulismus, und es kommen Erregungszustände mit Delirien und oft Bewußtlosigkeit hinzu, während beim Botulismus das Bewußtsein bis zum Schluß
erhalten bleibt.

Die bakteriologische Diagnose des Botulismus geschieht durch den Nachweis der Erreger in den Resten der genossenen Nahrungsmittel entweder durch
anaerobe Aussaat derselben oder durch Verimpfung auf Mäuse. Da das Botulismusgift regelmäßig im Blute der Kranken nachzuweisen ist, kann die klinische
Diagnose durch Einspritzung des Patientenblutes an Meerschweinchen sichergestellt werden.

Prophylaxe. Zur Verhütung der Erkrankung an Botulismus ist
Vorsicht beim Genuß derjenigen Nahrungsmittel zu beachten, die erfahrungs-

gemäß dem Bacillus botulinus günstige anaerobe Wachstumsbedingungen bieten (Schinken, Konserven, Würste, gesalzene Fische). Nahrungsmittel, die durch ihren ranzigen oder buttersäureähnlichen Geruch auffallen, sind verdächtig und sollten nicht genossen werden. Bei der Herstellung von Pökelfleisch ist darauf zu achten, daß die Salzlake mindestens 10% Kochsalz enthält, da bei dieser Konzentration der Bac. botulinus sich nicht mehr entwickeln kann, während er bei schwächerer Konzentration in den unteren anaeroben Schichten der Salzlake kräftig gedeiht.

Therapie. Der Botulismus ist einer spezifischen Therapie zugänglich. Es gelingt, wie Kempner zeigte, durch Vorbehandlung von Tieren mit steigenden Dosen von Botulinusgift ein antitoxisches Serum herzustellen, das bei vergifteten Tieren heilende Wirkungen erzielt und auch bei der Behandlung des erkrankten Menschen sich bewährt. Das im Institut für Infektionskrankheiten zu Berlin hergestellte Serum wird in Dosen von 20 ccm intramuskulär oder intravenös injiziert. Die bedrohlichen Störungen: Akkommodationsparesen, Ptosis, Doppeltsehen gehen danach zurück. Die Erscheinungen der akuten Bulbärparalyse, wie Schlundlähmungen, heisere Sprache usw., die bei verzweifelten Fällen dieser Art schließlich den Tod herbeiführen, kommen bei richtiger Behandlung mit diesem Antitoxin nicht zur Ausbildung. Die Angaben von Kobs, daß im Tierversuch Botulismusgift durch Diphtherieantitoxin unschädlich gemacht werden kann, so daß also in dringenden Fällen, wo Botulismusserum nicht gleich zur Stelle ist, zunächst ein Versuch mit dem überall schnell erhältlichen Diphtherieserum zu empfehlen wäre, scheint sich nach neueren Angaben (Dorndorf, Winter) nicht zu bestätigen.

Die symptomatische Behandlung wird zunächst darauf ausgehen, die verdorbenen Nahrungsmittel, soweit es noch möglich ist, aus dem Körper zu entleeren, wenn auch die charakteristischen Symptome meist erst zwölf Stunden nach der Aufnahme der gifthaltigen Speisen beginnen. Man hat also sofort eine gründliche Magenausspülung vorzunehmen und die Entleerung des Darmes zu bewirken. Die wiederholte Magenausspülung kann auch noch 2—3 Tage nach Genuß der verdächtigen Nahrungsmittel nützlich sein, weil der Magen durch das Botulismusgift oft stillgelegt wird und daher noch Speiseteile und damit Reste des Toxins darin enthalten sein können. Die Darmreinigung geschieht am besten durch Rizinusöl; Drastika sind nicht anzuraten. Bei Schlucklähmungen ist eine vorsichtige Ernährung mit der Schlucksonde notwendig. Infusionen von physiologischer Kochsalzlösung zur Verdünnung des im Blute enthaltenen Toxins, eventuell nach vorherigem Aderlaß, Sauerstoffinhalationen können versucht werden. Günstig wirken oftmals subkutane Injektionen von Strychninlösung, 1—3—5 mg täglich.

Literatur zu Botulismus:

Hübener, Die bakteriellen Nahrungsmittelvergiftungen. Ergebn. d. inn. Med. u. Kinderheilk. VIII. Berlin 1912. — Derselbe, Fleisch-, Wurst-, Fisch-, Muschel-, Krebs- und andere Nahrungsmittelvergiftungen auf bakterieller Basis. In Mohr-Staehelins Handb. d. inn. Med. Bd. VI, 1919. — Bürger, Med. Klinik 1913, Nr. 45. — Derselbe, Berl. klin. Wochenschr. 1918, S. 876. — Semerau und Noack, Zeitschr. f. klin. Med. 88. Bd., S. 304, 1919. — Bitter, Der Botulismus, Lubarsch-Ostertags Ergebn. d. allg. Pathol. 19. Jahrg., II. Abt., S. 733—799, 1921 (Literatur!). — Semerak, Journ. of infect. dis. Bd. 29, S. 190, 1921.

Septische Erkrankungen.

Allgemeines.

Begriffsbestimmung. Unter septischen Erkrankungen verstehen wir die durch das Eindringen spezifischer Keime, vornehmlich Eiterkokken, in die Blut- und Lymphbahnen des menschlichen Körpers erzeugten Krankheiten, die durch Vergiftungserscheinungen, oft auch durch das Auftreten metastatischer Entzündungen und Eiterungen gekennzeichnet sind.

Schottmüller definiert den Sepsisbegriff dahin: „Eine Sepsis liegt dann vor, wenn sich innerhalb des Körpers ein Herd gebildet hat, von dem aus konstant oder periodisch pathogene Bakterien in den Blutkreislauf gelangen, derart, daß durch diese Invasion subjektive und objektive Krankheitserscheinungen ausgelöst werden."

Bevor wir zu dieser Vorstellung gekommen sind, haben die Anschauungen über diese Art von Krankheiten einen mannigfachen Wandel erfahren müssen. Waren es in der vorbakteriologischen Zeit mehr die Geburtshelfer und Chirurgen, die an der Erforschung dieser Erkrankungen interessiert waren, wie Semmelweiß, der das Kindbettfieber auf eine von außen zugeführte Infektion zurückführte, oder Billroth, der irrtümlicherweise die Fäulnis für die Hauptursache erklärte und seine Coccobacteria septica als Träger der Fäulnisstoffe hinstellte, so verdanken wir die richtige Erkenntnis der Erscheinungen erst der Zusammenarbeit des pathologischen Anatomen, der den Weg der Infektion ermittelte, mit dem Bakteriologen, der ihre Ätiologie feststellte. Grundlegend waren hier die Arbeiten von Robert Koch über die Wundinfektionskrankheiten, der uns die Methodik der Reinzüchtung der Bakterien schenkte.

Die Bezeichnung „Sepsis" kommt von: $\sigma\acute{\eta}\pi\omega$ = ich faule und entstammt der vorbakteriologischen Zeit, wo man die Vorstellung hatte, daß Fäulnisvorgänge bei der Entstehung dieser Krankheiten eine Rolle spielen. Heute wissen wir, daß gerade die häufigsten Sepsiserreger, die Streptokokken und Staphylokokken, mit Fäulnis gar nichts zu tun haben.

Zur Unterscheidung verschiedener Sepsisformen sprach man lange Zeit von Septikämie und Pyämie, wobei Septikämie soviel wie Überschwemmung des Blutes mit Sepsiserregern bedeutete und Pyämie eine mit vielfachen eitrigen Metastasen einhergehende Allgemeininfektion bezeichnete, die durch die Aufnahme von Eiterpartikeln ins Blut zustande kommen soll (Gussenbauer). Das Krankheitsbild, das beides in sich vereinigt, hieß Septikopyämie. So sprach Leube 1878 von kryptogenetischer Septikopyämie und stellte damit als erster von den inneren Medizinern ein Krankheitsbild auf, das nach seiner Auffassung durch von außen eingedrungene Infektionserreger entstanden war, deren Eintrittspforte er nicht nachweisen konnte. Die Bezeichnung „kryptogenetische Sepsis" wird auch heute gelegentlich noch angewendet, um anzudeuten, daß man über die Eintrittspforte nichts hat eruieren können.

Das Bestreben, die Bezeichnungsweisen der verschiedenen Formen der septischen Erkrankungen unserer fortschreitenden Erkenntnis der Ätiologie anzupassen, hat eine große Verwirrung in der Definition dieser Erkrankungen hervorgerufen. Wir verzichten darauf, die Begründung der verschiedenen Vorschläge hier anzuführen und erwähnen nur diejenigen Bezeichnungsweisen, die wir für die treffendsten halten. Zunächst wollen wir mit Lenhartz, dem wir die umfassendste Darstellung der septischen Erkrankungen verdanken, dem

Worte Sepsis alle Beziehungen zur Fäulnis nehmen und es als einen Sammelnamen aufstellen. Wir fassen unter dem Begriffe „Sepsis“ alle durch Eiterkokken und andere gleichwertige Bakterien bedingte Allgemeinerkrankungen zusammen, bei denen die Blutinfektion oder Intoxikation im Vordergrunde des klinischen Bildes steht. Unter Sepsis schlechthin sind dann nach Canon und Lenhartz die ohne Eiterungen verlaufenden septischen Erkrankungen und unter metastasierender Sepsis die mit Eiterungen einhergehende Sepsis, also das früher als „Pyämie“ bezeichnete Bild, zu verstehen.

Das Wort Bakteriämie, das in anderem Sinne von Kocher und Tavel zuerst gebraucht wurde, verwenden wir dort, wo es sich darum handelt, ein Symptom, nämlich die Anwesenheit von Bakterien im Blut, kurz auszudrücken. So kann man z. B. bei einer gewöhnlichen Pneumonie, wo vereinzelte Pneumokokkenkeime im Blute gefunden werden, von Pneumonie mit Pneumokokken-Bakteriämie sprechen, ohne gleich die irreführende Bezeichnung Pneumokokkensepsis anwenden zu müssen. Das Wort Bakteriämie zur Bezeichnung eines Symptoms gibt die Situation in jenem Falle besonders treffend wieder, wo nur vorübergehend Bakterien im Blute nachgewiesen werden, ohne daß sie irgendwelche erhebliche klinische Allgemeinerscheinungen verursacht haben. Außer bei den einzelnen septischen Erkrankungen, bei denen keine Erreger im Blute kreisen, wo also eine reine Vergiftung des Blutes mit Bakterientoxinen, eine Toxinämie, besteht, handelt es sich bei Sepsis in der Regel um eine Allgemeinerkrankung, bei der nicht nur vorübergehend, sondern längere Zeit hindurch Bakterien im Blute kreisen, bei der also das Symptom der Bakteriämie besonders ausgeprägt ist.

Als Sepsiserreger kommen in Betracht: Die Streptokokken, die Staphylokokken, Pneumokokken, Gonokokken, das Bacterium coli; seltenere Erreger von Allgemeininfektionen sind der Proteus, Pyozyaneus, der Fränkelsche Gasbazillus, der Meningokokkus, der Diphtheriebazillus, Typhusbazillus, der Friedländersche Kapselbazillus u. a.

Man unterscheidet eine primäre und eine sekundäre septische Infektion. Primäre Infektion liegt vor, wenn der Mensch, ohne an einer anderen Infektionskrankheit zu leiden, an Sepsis erkrankt. Sekundäre Infektion ist es, wenn z. B. ein Scharlachkranker an Streptokokkensepsis, ein Typhuskranker an Staphylokokkensepsis erkrankt. Solche sekundäre Infektionen sind natürlich prognostisch erheblich ungünstiger als die primären, da die Infektion einen schon geschwächten Organismus befällt. Nicht zu verwechseln sind die sekundären Infektionen mit den Mischinfektionen. Wir verstehen unter Mischinfektionen den Vorgang, daß mehrere Bakterienarten gleichzeitig ins Blut übergehen, so z. B. Staphylokokken und Streptokokken zusammen oder Streptokokken und Proteusbazillen zusammen, Fälle, wie wir sie später noch kennen lernen werden. Bisweilen findet man an der Eintrittspforte ein Gemisch von mehreren Bakterienarten, während nur zwei derselben ins Blut übergehen.

Pathogenese. Um in das Wesen der septischen Erkrankungen etwas tiefer einzudringen, muß man sich erst einmal über den Begriff der Infektion klar geworden sein. Unter Infektion ist keineswegs einfach nur das Eindringen pathogener Bakterien in den menschlichen Organismus zu verstehen — es dringen vielfach Bakterien in die Blut- und Lymphbahnen ein, ohne daß eine Infektion zustande kommt —, vielmehr gehört zum Begriff der Infektion die durch das Eindringen der Erreger verursachte Schädigung des Organismus. Es handelt sich also um die Wechselwirkungen zweier Organismen, des angreifenden Mikroorganismus und des abwehrenden Makroorganismus (Bondy).

Die Art und die Intensität dieser Wechselwirkungen ist demnach abhängig einmal von den Eigenschaften des Eindringlings, zweitens von den Eigenschaften des menschlichen Körpers und drittens von der Summe der äußeren Bedingungen, unter denen die gegenseitige Beeinflussung stattfindet.

Die bei den septischen Erkrankungen in Frage kommenden Erreger leben zum Teil dauernd auf unserer äußeren Haut und auf den Schleimhäuten der Mundhöhle, des Darmes, des Urogenitaltraktus und zwar oft lange Zeit, ohne aus diesem Zustande des Saprophytismus herauszutreten (Staphylokokken, Kolibazillen, Pneumokokken). Pathogene Eigenschaften bekommen solche „Eigenkeime" erst unter besonderen äußeren Bedingungen. Man spricht dann von autogener Infektion. Ein anderer Teil der septischen Erreger entstammt der Außenwelt, und zwar werden sie besonders infektionstüchtig, wenn sie aus einem Krankheitsherde herrühren (Streptokokken, Gonokokken usw.); man spricht dann von ektogener Infektion.

Die besonderen äußeren Bedingungen, die auf der einen Seite die Pathogenität und Virulenz der Infektionserreger steigern, auf der anderen Seite den menschlichen Organismus zur Infektion disponieren, sind nun genauer zu betrachten. Die Virulenz der Keime erhöht sich in der Regel, wenn sie mit einem infizierten Organismus einen Kampf ausfechten müssen. Kolibazillen, die sich auf einem karzinomatösen Darmulkus vermehren und durch die erkrankte Darmwand hindurch zum Peritoneum vordringen, haben auf diesem Wege eine Virulenzerhöhung erlangt und können eine Peritonitis hervorrufen. Hämolytische Streptokokken, die aus einem Eiterherde stammen, sind meist virulenter als die auf den Schleimhäuten gefundenen.

Die Bedingungen, die den menschlichen Organismus zur Infektion disponieren, fallen unter die Begriffe „Resistenz" und „Disposition". Die Resistenz des menschlichen Körpers gegenüber septischen Infektionen ist individuell sehr verschieden, schwankt aber auch bei einzelnen Individuen in weiten Grenzen, die nach den Umständen eine Steigerung oder Schwächung der Abwehrkräfte verursachen. Im allgemeinen wird durch Überstehen einer septischen Infektion keine Immunität gegen eine Wiedererkrankung erworben. Im Gegenteil, man macht vielfach die Erfahrung, daß Personen, die einmal eine solche Infektion gehabt haben, immer wieder zu einer Neuerkrankung disponieren. Aus dem Gebiete der Staphylokokkeninfektionen ist ein bekanntes Beispiel die Neigung zu rezidivierender Furunkulose. Aber auch Streptokokkeninfektionen verhalten sich in ähnlicher Weise. Man denke an das Erysipel oder andere Streptomykosen. Wer z. B. bei einer Autopsie sich einmal eine Streptokokkenlymphangitis zugezogen hat, ist von diesem Zeitpunkte an in der Regel viel empfänglicher für Streptokokkeninfektionen als früher. Scheint es sich hier mehr um eine erworbene allgemeine Herabsetzung der Resistenz gegenüber septischen Infektionen zu handeln, so gibt es auch lokale Resistenzverminderung. Bekannt ist die Neigung der Diabetiker zu septischen Erkrankungen, die mit einer lokalen Widerstandsunfähigkeit der Haut zusammenhängt und ihren Ausdruck findet in der Neigung zum Auftreten von Hautgangrän.

Daß allgemein schwächende Momente, die geeignet sind, die Widerstandsfähigkeit herabzusetzen, auch der Ausbreitung septischer Erkrankungen Vorschub leisten, ist von vornherein sehr wahrscheinlich. Unterernährte Individuen, durch andere Krankheiten geschwächte Personen, Potatoren, Anämische sind besonders gefährdet. Gewisse spezifische Infektionskrankheiten, Scharlach, Pocken, schaffen eine Disposition zu septischen Erkrankungen; ebenso Leukämie und Pseudoleukämie. Auch die Hypoplasie des Gefäßsystems bedingt eine geringere Widerstandsfähigkeit gegenüber solchen Erkrankungen.

Die auslösenden äußeren Momente aber, die beim Vorhandensein septischer Erreger das Zustandekommen der Sepsis erst ermöglichen, sind sehr verschiedener Natur. Es können mechanische, chemische oder thermische Einflüsse sein (Bondy). Am wichtigsten sind die mechanischen Momente, und zwar steht hier an erster Stelle die Kontinuitätstrennung der Haut und der Schleimhäute, das Vorhandensein einer Wunde. Je größer die Wunde ist und je mehr geschädigtes, der Nekrose verfallenes Gewebe dabei vorhanden ist, desto mehr steigen die Chancen der Infektion. Das zeigt sich nicht nur bei den puerperalen Wunden, sondern besonders deutlich auch bei ausgedehnten Verletzungen. Quetschwunden werden weit häufiger zum Ausgangspunkt einer Sepsis werden als glatte Schnittwunden; denn in dem reichlich vorhandenen nekrotischen Gewebe finden die Bakterien bessere Entwicklungsbedingungen als in lebensfrischem Gewebe. In anderer Weise zeigt sich die Bedeutung des mechanischen Momentes für das Zustandekommen der Sepsis bei der Osteomyelitis, wo das Trauma einen Locus minorus resistentiae setzt, an dem sich die ins Blut gelangten Erreger festsetzen und vermehren können. Ein wichtiges mechanisches Moment ist ferner die Stauung, die so oft eine septische Infektion mit sonst harmlosen auf den Schleimhäuten schmarotzenden Keimen verursacht. Man denke an die Urinstauung bei Urethralstrikturen und die dadurch verursachte Neigung zu Zystitis und Harnsepsis oder an die Kolisepsis nach Stauung im Gallengangsystem usw.

Von thermischen Einflüssen sind die Verbrennung und die Erkältung zu nennen. Ausgedehnte Brandwunden können durch Infektion zur Sepsis führen. Weit häufiger ist die Erkältung eine indirekte Ursache septischer Erkrankungen, indem sie die Bedingungen zu lokalen Infektionen schafft (Angina, Zystitis, Pyelitis), aus denen dann septische Allgemeinerkrankungen entstehen können. So spielt die Erkältung z. B. beim Zustandekommen einer Angina gar nicht selten die Rolle des auslösenden Momentes, weil die lokale Resistenz der Rachen- und Tonsillenschleimhaut herabgesetzt wird, so daß die dort sitzenden, sonst harmlosen Keime virulent werden (autogene Infektion).

Der Weg der Infektion. Als Eintrittspforte der septischen Infektion dienen Verletzungen des Epithels der Haut und der Schleimhäute. Diese Verletzungen können in manchen Fällen so gering sein, daß man den Ausgangspunkt der Sepsis nicht nachweisen kann. Leube schuf für solche Fälle den Ausdruck „kryptogenetische Septikopyämie". Bei vielen dieser Fälle dürften die Tonsillen als Einfallstore gedient haben, sei es, daß eine akute Angina in Betracht kam, sei es, daß chronische Entzündungszustände mit multiplen Bakteriennestern in den Tonsillen die Blutinfektion herbeiführten. Daß aber trotz des häufigen Vorhandenseins von kleinen Verletzungen, ja, selbst bei ausgedehnteren Wunden die auf Haut und Schleimhäuten sitzenden septischen Keime relativ selten zu einer Allgemeininfektion führen, hat seinen Grund in der besprochenen Relation der dazu nötigen Faktoren, vor allem in der Widerstandsfähigkeit der Gewebe.

An der Eintrittspforte einer Sepsis finden sich die Zeichen der Entzündung, die in der verschiedensten Ausdehnung auftreten kann und entweder mit Eiterbildung oder nekrotischen Prozessen einhergeht. In manchen Fällen schwerster Infektion freilich dringen die Sepsiserreger, ohne deutliche Veränderungen an der Eintrittspforte zu verursachen, schnell in Lymph- und Blutbahn ein und erzeugen die schwersten septischen Krankheitsbilder. Andererseits bekommt man zuweilen Sepsisfälle zu Gesicht, wo die Entzündungserscheinungen an der Eintrittspforte, eine Angina, eine kleine Hautwunde, längst abgeheilt sind, ehe die septischen Erscheinungen den Kranken zum Arzt führten.

An der Haut ist der Weg der Infektion oft durch eine nachweisbare Lymphangitis bezeichnet. Von hier aus werden dann die Lymphdrüsen infiziert. Die bekannte Anschauung, daß wir in den Lymphdrüsen eine Art Schutzwall zu sehen haben, einen Filtrierapparat, der die Bakterien von der Blutbahn fernhält (Ribbert), wird neuerdings von Nötzel auf Grund von Experimenten lebhaft bestritten. Sie sollen vielmehr eher eine Brutstätte der dorthin verschleppten Bakterien sein. Die Beobachtung, daß die septische Infektion sich oft mit der auf die Lymphangitis folgenden Schwellung und eventuellen Vereiterung der Lymphdrüsen erschöpft, spricht eher für die ältere Anschauung; ebenso die Erfahrung, daß Patienten, denen vereiterte Lymphdrüsen, z. B. in der Achselhöhle, entfernt worden sind, bei einer Neuinfektion des entsprechenden Armes leichter an Sepsis erkranken.

Außer auf dem Lymphwege können die Bakterien an der Eintrittspforte auch direkt in geöffnete kleine Gefäße eindringen, oder sie gelangen ins Blut durch Infektion der in die Wunde hineinmündenden Thromben (z. B. bei der Endometritis septica an der Plazentarstelle). Schließlich können sie auch aus dem primären Herd durch die Gefäßwand hindurchwuchern (Periphlebitis). Der Einbruch in arterielle Gefäße ist seltener.

Blutinfektion. Sind auf einem der eben beschriebenen Wege Sepsiserreger in die Blutbahn gedrungen, so beginnt sofort der Kampf mit den bakteriziden Kräften des Blutes. In vielen Fällen werden diese die Oberhand gewinnen und alle Erreger abtöten. Dann hat es sich nur um eine vorübergehende Bakteriämie gehandelt, wie wir sie z. B. nach Katheterismus gelegentlich beobachten. Die vorübergehende Anwesenheit von Bakterien im Blut bedeutet noch keineswegs eine septische Erkrankung. Wir wissen vielmehr dank dem Fortschreiten unserer Untersuchungsmethodik, daß Bakterien weit häufiger als das früher geahnt war, in den Kreislauf gelangen. Erinnert sei nur an den Typhus, wo die spezifischen Erreger konstant im Blute sind und an die Pneumonie, wo die Pneumokokken in ca. 70% der Fälle im Blute kreisen. Aber auch bei örtlichen chirurgischen Infektionen gehen die Erreger öfter als man früher annahm, in den Kreislauf über; so z. B. bei der Phlegmone. Seit man auch der anaeroben Blutuntersuchung mehr Beachtung schenkt, zeigte es sich, daß auch beim Abort außerordentlich häufig Bakterien im Blute nachweisbar sind, die nach der Ausräumung schnell wieder verschwinden (Schottmüller, Sachs, Bingold). Der Befund von Bakterien im Blute ist nichts als ein Symptom, das erst zusammen mit anderen klinischen Erscheinungen (schwerem Allgemeinzustand, Milzvergrößerung, Haut- und Netzhautblutungen, metastatischen Eiterungen usw.) den Begriff einer septischen Allgemeinerkrankung aufbaut. Ist es den bakteriziden Kräften des Blutes nicht gelungen, die Erreger abzutöten, so kreisen sie eine Zeitlang im Blute und können in verschiedenen Körperbezirken septische Metastasen erzeugen. Ein Teil der Erreger wird noch in lebendem Zustande durch die Nieren ausgeschieden, jedoch ist die Vorbedingung dazu eine toxische Schädigung der Nierenepithelien, die das Nierenfilter für Bakterien durchgängig macht.

Die Frage, ob eine Vermehrung der Keime im Blute stattfindet, ist nach unserem heutigen Standpunkte zu verneinen. Erst im agonalen Stadium und post mortem, wenn die bakteriziden Kräfte versagen, kommt eine Vermehrung zustande. Den meisten septischen Erkrankungen ist eigentümlich, daß man bei wiederholten Blutuntersuchungen die Erreger immer wieder im Kreislauf nachweisen kann. Diese Beobachtung hat naturgemäß zu der Vorstellung geführt, daß die Bakterien im Blute einen guten Nährboden finden. Das ist nicht der Fall. Wir müssen uns die Verhältnisse vielmehr so vorstellen, daß entweder dauernd oder schubweise ein Übergang von septischen Keimen ins Blut vom Ausgangspunkte der Sepsis her oder von einer „Sepsisentwicklungsstelle" aus (Schottmüller) erfolgt. Die letztere kann identisch sein mit der Eintrittspforte der Erreger, braucht dies aber nicht zu sein, kann vielmehr selbst schon eine erste Metastase darstellen. Die schubweise eintretende Blutüberschwemmung geschieht besonders häufig bei thrombophlebitischen Sepsisformen (otogene Sepsis, Puerperalsepsis), indem sich bakterienhaltige Thrombenpartikel loslösen und in den Kreislauf gelangen. Eine besonders gefährliche septische Metastase, die oft zu dauernd erneuter Einschwemmung von Bakterien in die Blutbahn und auch zu neuen Metastasen Veranlassung bietet, ist die septische Endokarditis.

Natürlich können entsprechend dieser Auffassung auch Sepsisfälle vorkommen, wo der Nachweis von Keimen im Blute nicht gelingt. Das Fehlen einer nachweisbaren Bakteriämie schließt keineswegs die Diagnose Sepsis aus. Ob freilich reine Toxinämien vorkommen, also septische Erkrankungen, wo während der ganzen Dauer der Krankheit niemals Bakterien in die Blutbahn eindringen, muß zweifelhaft erscheinen. Es kommt eben oftmals darauf an, wann und wie oft das Blut bakteriologisch untersucht wird. Gerade die septischen Aborte, bei denen man früher gern von Toxinämien sprach, wenn sich keine Bazillen bei der Blutuntersuchung fanden, sind neuerdings, dank der anaeroben Blutkultur, als Bakteriämien entlarvt worden.

Bedeutung des intravitalen Bakterienbefundes im Blut. Die Bewertung des gelungenen Nachweises von Bakterien im Blute intra vitam hängt nicht nur von der Art und Zahl der gefundenen Erreger, sondern auch von dem ganzen klinischen Krankheitsbild ab. Die Feststellung von Staphylokokken im Blute während eines kurzen Fieberanstiegs nach Katheterismus hat eine ganz andere prognostische Bedeutung wie derselbe Untersuchungsbefund während eines kontinuierlichen, mit schwerer Benommenheit und Gelenkentzündungen einhergehenden Fiebers. Im ersten Falle kann es sich um ein meist schnell vorübergehendes Katheterfieber handeln, im letzteren Falle handelt es sich wahrscheinlich um eine tödliche Staphylokokkensepsis. Ebenso ist der Nachweis von anaeroben Streptokokken im Blute kurz nach Ausräumung von Plazentarresten bei Aborten erheblich leichter zu nehmen als der wiederholte Befund von septischen Erregern bei einem stark remittierenden, mit Schüttelfrösten einhergehenden Fieber. Besonders ungünstig ist der Befund von steigenden Keimmengen im Blute, weil er das Sinken der Abwehrkräfte des Blutes wiederspiegelt. Die Art der Erreger und ihre Bedeutung ist bei den speziellen Kapiteln zu besprechen. Bezüglich der Zahl sei nur angedeutet, daß zwar Schwere der Infektion und Zahl der nachweisbaren Blutkeime nicht immer parallel gehen, daß aber eine Überschwemmung des Blutes (hunderte oder unzählige Kolonien auf den Blutplatten) eine letale Prognose bedeutet.

Methodik der intravitalen Blutuntersuchung. Die beste Methode der Blutgewinnung ist die Punktion der Armvene, die Neumann 1891 schon erwähnte und die besonders Sittmann, Canon, Lenhartz, Schottmüller und Jochmann empfohlen haben.

Man benutzt eine völlig aus Glas bestehende 20 ccm fassende Glasspritze nach Luer, die den Vorteil hat, leicht (am besten im Trockenschrank) sterilisiert werden zu können. Es wird dann in der Weise vorgegangen, daß man nach leichter Stauung der Armvenen durch eine am Oberarm angelegte Gummibinde und nach guter Desinfektion der Ellenbeuge mit Äther die an die Spritze passende, nicht allzu dicke Hohlnadel entgegen dem Blutstrom einstößt und 15—20 ccm entnimmt. Der Blutdruck ist meist so stark, daß der Stempel schon dadurch zurückgeschoben wird und ein Zug überflüssig ist. Das gewonnene Blut wird sofort auf 6—7 Reagenzröhrchen mit je 5 ccm flüssigem Agar, der auf 45° abgekühlt wurde, verteilt. Nach gutem

Durchschütteln wird dann das mit Agar gemischte Blut in sterile Petrischalen gegossen. Die Mischung des Blutes mit dem Agar hat verschiedene Vorteile gegenüber dem einfachen Ausstrich desselben auf der Agaroberfläche. Das Blut wird dadurch verdünnt und seine wachstumhemmende Wirkung eingeschränkt; ferner wird eine Zählung der aufkeimenden Kolonien ermöglicht und schließlich sind Verunreinigungen viel besser als solche zu erkennen. Vor allem aber gibt die verschiedene Einwirkung der jeweils wachsenden Bakterien auf den Blutfarbstoff bei diesen Blutagarmischplatten wichtige differentialdiagnostische Fingerzeige, die später noch genauer besprochen werden sollen.

Für die Mehrzahl der Infektionserreger bietet die Aussaat des Blutes auf größere Mengen Bouillon (300 ccm), ein Verfahren, das besonders Prochaska und Fränkel, Hektoen und Lemièrre empfohlen haben, keinen Vorteil. Während man sich bei den Agarplatten schnell daran gewöhnt, etwaige Verunreinigungen, wie z. B. einige Kolonien von Staphylococcus albus als solche zu erkennen, ist das bei Benutzung der Bouillonkölbchen natürlich sehr schwer. Welcher spezielleren Methode man sich auch bedienen möge, drei Postulate müssen bei der bakteriologischen Blutuntersuchung am Lebenden erfüllt sein: möglichstes Vermeiden der Hautverunreinigungen, Ausschalten der bakteriziden Kräfte des Blutes durch starke Verdünnung desselben und Verwendung größerer Blutmengen.

Liegt der Verdacht nahe, daß anaerobe Keime im Spiele sind, so z. B. bei septischem Abort, so muß die Aussaat auch unter anaeroben Bedingungen vorgenommen werden. Man behandelt dabei die Blutagarplatten am zweckmäßigsten nach der von Lentz angegebenen Methode. Dabei wird ein mit Pyrogallussäure imprägnierter Filzring („Anaerobenring") genau von der Größe der Petrischale auf eine gut gereinigte Glasscheibe gelegt und mit 1%iger Kalilauge übergossen. Die erstarrte Blutagar-Mischplatte wird nun darüber gestülpt und mit Plastilin auf der Glasscheibe festgekittet.

Die Vermischung des Blutes mit flüssig gemachtem Agar in einem großen Glaszylinder, wie sie Schottmüller gebraucht, ist für die Praxis vorzüglich geeignet. Man nimmt Glaszylinder von 20 cm Länge und 5 cm Durchmesser, die mit 75 ccm Zuckeragar gefüllt und sterilisiert sind. Vor der Aussaat wird der Agar verflüssigt und auf 45° abgekühlt. Nach der Blutentnahme werden 10 ccm Blut mit dem flüssigen Agar vermischt, wobei Luftblasenbildung vermieden werden muß. Die Flüssigkeit wird dann in kaltem Wasser schnell zum Erstarren gebracht und in den Brutschrank gestellt. Um die gewachsenen Kolonien untersuchen zu können, muß die Agarsäule aus dem Zylinder herausgebracht werden, was durch Schütteln gelingt, nachdem man einen sterilen Glasstab bis zum Boden hindurchgestoßen hat. Mit sterilem Messer wird dann die Säule in 2—3 cm dicke Scheiben zerlegt, in denen man die Kolonien untersuchen und abimpfen kann.

Besonders geeignet für Anaerobierkultur ist die 10%ige Dextrose-Bouillon nach Leblanc (Med. Klinik Nr. 12. 1921).

Methodik und Bedeutung der Leichenblutuntersuchungen. Das Verdienst, zuerst die bakteriologische Blutuntersuchung an der Leiche als eine wertvolle Ergänzung der autoptischen Befunde empfohlen zu haben, gebührt Canon.

Am besten hat sich das von Schottmüller angegebene Verfahren bewährt. Es besteht in folgendem: Nachdem der Herzbeutel mit möglichster Vermeidung jeglicher Berührung der Herzoberfläche gespalten ist, umgreift ein Assistent das Herz in der Weise von hinten, daß es möglichst prall sich vorwölbt und eine Entleerung seines Inhaltes in die Gefäße vermieden wird. Dann wird mit einem geglühten Küchenmesser eine breite Stelle über dem rechten Herzen sterilisiert und sofort die Hohlnadel eingestochen, die einem Glaszylinder aufgepaßt ist, dessen obere Mündung durch einen sterilisierten Wattepfropf verschlossen bleibt. Durch mäßigen Druck der das Herz von hinten umschließenden Hand wird der Spritzenzylinder in kürzester Zeit gefüllt.

Bezüglich des Wertes der postmortalen Blutuntersuchungen haben die Meinungen lange hin und her geschwankt.

Über ausgedehnte Untersuchungen berichteten Lenhartz, Schottmüller, Jochmann, Simmonds, Strauch. Lenhartz meint, „mit der postmortalen

Einwanderung ist es nicht schlimm". Er mahnt jedoch zu einer maßvollen Verwertung der postmortalen Blutbefunde aus folgenden Gründen: Es ist eine schon durch v. Eiselsberg beobachtete Tatsache, daß die Bakterien, namentlich Kokken, sich nach dem Tode im Blut außerordentlich vermehren. Man kann das durch Blutuntersuchungen, die in kurzen Zwischenräumen post mortem wiederholt werden, deutlich feststellen. Bei seinen Untersuchungen an Scharlachkranken konnte Jochmann wiederholt beobachten, daß die an Streptokokkensepsis leidenden Kinder noch wenige Stunden vor dem Tode keimfreies Blut zeigten, während mehrere Stunden nach dem Tode vorgenommene Blutuntersuchungen ein positives Resultat ergaben. Hier hatte also vermutlich in der Agonie eine Einschwemmung weniger, vielleicht durch diese Methode nicht nachweisbarer Keime stattgefunden, die sich dann stark vermehrten. Solche Befunde warnen immerhin vor einer Überschätzung des Wertes der Leichenblutuntersuchungen.

Die von Simmonds mitgeteilte Untersuchungsreihe repräsentiert neben den von Strauch am Material E. Fraenkels ausgeführten Untersuchungen wohl die größte Zahl der bis jetzt bekannten Blutbefunde an der Leiche (1200 Einzeluntersuchungen). Es ergab sich, daß ganz enorm häufig, nämlich in der Hälfte aller untersuchten Leichen, Bakterien im Blute vorhanden waren. Dabei waren nur selten mehrere Bazillenarten gleichzeitig zu konstatieren. Unter den 575 Fällen, in denen das Leichenblut Mikroben enthielt, fanden sich nur 26 mal 2 Arten, in 95 % der Fälle nur eine Art. Simmonds fand Streptokokken 363 mal, also in 30 % der untersuchten Fälle, in 63 % der positiven Befunde. Pneumokokken 101 mal, also in $8^1/_2$ % der untersuchten Fälle, in 18 % der positiven Befunde. Kolibazillen 97 mal, also in 8 % der untersuchten Fälle, in 17 % der positiven Befunde. Staphylokokken 34 mal, also in 3 % der untersuchten Fälle, in 6 % der positiven Befunde.

Danach ist also die Streptokokken-Blutinfektion die weitaus häufigste. Bei fast $^1/_3$ aller Verstorbenen hatte eine Einschwemmung dieses Bakteriums stattgefunden. Der Häufigkeit nach folgen dann die Pneumokokken und die Kolibazillen, während ein Eindringen von Staphylokokken ins Blut nur selten festgestellt wurde. Simmonds macht darauf aufmerksam, daß diese Befunde völlig im Einklang mit den am Krankenbett gemachten Erfahrungen stehen und einen Beweis für die Zuverlässigkeit der Leichenblutuntersuchungen enthalten, da gerade die am reichlichsten in jeder Leiche vorhandenen Bakterien, die Kolibazillen, so viel seltener im Herzblut angetroffen wurden, als die Streptokokken und Pneumokokken.

Ein positiver Blutbefund an der Leiche beweist nicht immer, daß der Tod an Sepsis erfolgt ist, denn es können agonal, z. B. bei einer Phthisis pulmonum, aus einer Kaverne oder in Fällen mit Darmgeschwüren und bei großen ulzerierenden Wundflächen Bakterien eingeschwemmt werden, die das seiner Schutzkräfte beraubte Blut nicht mehr abzutöten vermag und die sich dann post mortem stark vermehren. Jedenfalls darf man einen positiven Leichenbefund immer nur zusammen mit den anderen autoptischen Befunden zur Diagnose Sepsis verwerten.

Andererseits ist der negative postmortale Blutbefund insofern von großem Wert, als er mit ziemlicher Sicherheit die Annahme gestattet, daß wenigstens kurz vor dem Tode keine Bakterien im Blut gekreist haben, daß also keine Bakteriämie vorlag.

Krankheitsbild. Wir schildern hier zunächst dasjenige Krankheitsbild, wie es der innere Mediziner zu Gesicht bekommt, wo also die Erkrankungen an der Eintrittspforte der Sepsis im Vergleich zu den Erscheinungen der Allgemeininfektion ganz zurücktreten oder sogar gänzlich fehlen. Die Krankheit beginnt meist plötzlich oder nach geringen, 2—3 Tage währenden Prodromalerscheinungen, wie Ziehen in den Gliedern, Mattigkeit, Appetitlosigkeit und Kopfschmerzen mit hohem Fieberanstieg und starkem Krankheitsgefühl; oft geht ein Schüttelfrost dem einsetzenden Fieber voraus. Daneben gibt es aber auch ganz schleichend beginnende Sepsisformen, deren Anfang wochenlang zurückliegen kann, bevor der Arzt gerufen wird. Wir werden solche Fälle bei der Besprechung der Streptokokken-Endokarditis näher kennen lernen. Der klinische Verlauf ist so unendlich verschieden, daß es nicht möglich ist, ein auch nur einigermaßen treffendes Bild zu geben, das man in der Mehrzahl der Fälle wiedererkennen könnte. Wir müssen uns daher darauf beschränken, die häufigsten klinischen Symptome der Reihe nach zu besprechen.

Vorher sei nur bemerkt, daß auch die Dauer der Krankheit sehr verschieden ist und abhängt von der Schwere der Infektion und der Widerstandskraft des Kranken. Es gibt Fälle, die wie vergiftet — hier paßt wirklich einmal der Laienausdruck Blutvergiftung — schon innerhalb der ersten 20—40 Stunden zugrunde gehen. Die Kranken liegen dann völlig bewußtlos da, fahle Blässe im Gesicht, mit leicht zyanotischer, besonders an den Lippen und am Mund hervortretender Verfärbung, mit kühlen Extremitäten, fliegendem, leicht unterdrückbarem Puls, beschleunigter Atmung; dabei besteht häufig Erbrechen, oft auch Durchfälle; Stuhl und Harn gehen spontan ins Bett. Unter großer Unruhe, die sich zu Delirien steigern kann, oder auch unter tiefem Koma führt die Krankheit zum Tode. In solchen Fällen ist Vergiftung durch die Toxine der Erreger der Grund für die Schwere der Erscheinungen. Neben solchen schnell zum Tode führenden Sepsisformen gibt es viele, die 2—3 Wochen dauern, und eine nicht geringe Zahl, die sich sogar über mehrere Monate hinziehen.

Fieberverlauf. Das Fieber kann die verschiedensten Typen aufweisen. Neben einer hohen Kontinua, die an die Kurve des Typhus abdominalis erinnern könnte, finden wir remittierendes Fieber und intermittierendes Fieber. Der mit tiefen Senkungen und häufiger auch mit Schüttelfrösten einhergehende intermittierende Typus galt früher als charakteristisch für die Streptokokkenkurve. Nach unserer heutigen Auffassung können wir einen für die einzelnen Sepsisformen charakteristischen Fiebertyp, der uns einen Anhalt für die Art des Erregers bieten könnte, nicht ohne weiteres aufstellen. Immerhin kann man sagen, daß die Streptokokkeninfektionen meist unregelmäßig intermittierende Temperaturen haben, abwechselnd mit remittierendem, oder auch kontinuierlichem Fieber. Bei der Staphylokokkensepsis und der Pneumokokkensepsis ist der remittierende Fieberverlauf der gewöhnlichste, doch kommen auch die beiden anderen Typen zur Beobachtung. Steil intermittierende Temperaturen zeigt die Kolisepsis, wie wir sie bei Pylephlebitis sehen; auch die Gonokokkensepsis hat oft den gleichen Typ. Genaueres darüber bleibt der speziellen Besprechung der einzelnen Sepsisformen vorbehalten.

Die Frage, ob das Fieberverhalten irgendeinen Zusammenhang hat mit dem Verhalten der Erreger im Blut, ist nicht so deutlich zu beurteilen, wie etwa die Beziehung der Malariaplasmodien im Blut zur Temperatur des Erkrankten. Sicher ist, daß eine Einschwemmung von Sepsiserregern ins Blut in der Regel plötzlichen Fieberanstieg verursacht. Man kann das besonders deutlich beim sog. Katheterfieber sehen, wo kurz nach dem Katheterismus eine jähe Temperaturerhöhung auftritt und gleichzeitig Erreger im Blut nachgewiesen werden, die nach dem häufig schnell wieder erfolgenden Abfall der Temperatur aus dem Blute wieder verschwunden sind. Daß bei dem Zustandekommen des Fiebers — durch Störung des wärmeregulierenden Zentrums in der Regio hypothalamica — nicht nur die Anwesenheit der Erreger, sondern vielmehr ihre Stoffwechselprodukte, Toxine und Endotoxine eine Rolle spielen, steht außer Frage. Wie weit aber eine Vermehrung der Keime im Blut oder eine schubweise Einschwemmung vom primären Infektionsherde aus beim Zustandekommen des Fiebers beteiligt sind, ist schwer zu übersehen. Bei vielfachen eitrigen Metastasen hat auch das durch den Zerfall unzähliger weißer Blutkörperchen und durch das Freiwerden des darin enthaltenen proteolytischen Leukozytenferments bedingte Fermentfieber einen gewissen Anteil an der Bildung der Temperaturkurve.

Die Schüttelfröste, die so häufig das Fieber einleiten, besonders beim stark intermittierenden Fieber, galten früher als Charakteristikum des pyämischen Fiebers, d. h. also der mit multiplen Abszessen und Metastasen einhergehenden Sepsisform. Dem ist aber entgegenzuhalten, daß wir Schüttelfröste nicht selten auch bei Allgemeininfektionen ohne Eiterungen sehen, und daß andererseits keineswegs alle mit eitrigen Metastasen verlaufenden Sepsisfälle Schüttelfröste zeigen. Besonders häufig sehen wir Schüttelfröste bei der septischen Endokarditis und bei der thrombophlebitischen Form der Puerperalsepsis.

Jähe Senkungen der Temperatur treten bisweilen als Zeichen des Kollapses, der Herzschwäche auf. Es kann vorkommen, daß kurz vor dem Tode 1—2 Tage normale oder -subnormale Temperatur herrscht, die freilich nur als ein Zeichen des Erlahmens der Abwehrkräfte des Körpers aufzufassen ist. Man wird sich durch die normale Temperatur an sich nicht täuschen lassen, wenn man die anderen Symptome, namentlich den flackernden frequenten und weichen Puls, mit in Betracht zieht. Die Kreuzung der Kurven, Herabsinken der Fieberkurve bei aufsteigender Pulskurve, das sogenannte „Totenkreuz" gilt als ein Signum mali ominis. Es gibt Fälle von foudroyanter Sepsis, wo infolge Versagens aller Abwehrbewegungen die Temperatur vom Anfang der Krankheit an bis zum Schluß nur wenig die Norm überschreitet und nur die schlechte Pulsbeschaffenheit auf die Schwere des Zustandes deutet. In solchen schwersten Fällen besteht oftmals eine erhebliche Leukopenie als Ausdruck starker Schädigung des Knochenmarkes. Günstiger sind die oft nur vorübergehenden plötzlichen Senkungen der Temperatur nach der Entleerung von Eiter aus Metastasen oder serösen Höhlen (Empyem, Abszeßhöhlen, Gelenkeiterungen u. dgl.).

Herz und Gefäßapparat. Der Puls ist in der Regel erhöht und zwar meist entsprechend der Temperatur. Bei stark remittierendem oder intermittierendem Fieber mit Frösten bleibt die Pulsfrequenz im Schüttelfrost meist hinter der Temperatur zurück, während er nachher, beim Absinken der Temperatur, relativ hoch bleibt. Im Durchschnitt bewegt sich die Frequenz zwischen 120 und 140. Bei der sekundären Streptokokkensepsis nach Scharlach pflegen besonders hohe Zahlen, 140—160, vorzuherrschen. Auf die prognostische Bedeutung der hohen Pulsfrequenz bei fallenden Temperaturen (Totenkreuz) wurde schon oben hingedeutet. Als Ursache der Pulsbeschleunigung nimmt man eine Reizung des Akzelerans durch die erhöhte Bluttemperatur oder durch Toxine an. Späterhin, wenn der Herzmuskel gelitten hat, und der Blutdruck sinkt, kann man in der beschleunigten Pulsfrequenz auch das Bestreben des Herzens sehen, durch Vermehrung seiner Kontraktionen den erhöhten Anforderungen zu genügen (A. Meyer). Eine Pulsverlangsamung wird bei der Sepsis meist nur in der Rekonvaleszenz beobachtet und ist hier als Ermüdungssymptom des während der Dauer der Krankheit stark in Anspruch genommenen Herzmuskels aufzufassen. Von größter Bedeutung ist die Qualität des Pulses. Ein unregelmäßiger und leicht unterdrückbarer, kleiner Puls deutet auf Erkrankung des Herzmuskels hin.

Hier kommen in erster Linie die toxischen Schädigungen des Myokards in Betracht, die zu Trübung des Herzfleisches, Verfettung usw. führten. Dazu kommen die Folgen der durch den septischen Prozeß bedingten Stoffwechselstörungen, die Anämie und die Inanition, die den Herzmuskel schädigen. Aber auch eine direkte

Ansiedlung der septischen Keime im Herzmuskel selbst kann in seltenen Fällen zu schweren Störungen führen. Es kommt zu einer bakteriellen Myokarditis. Septische Thrombosen und Embolien der Koronargefäße werden zum Ausgangspunkt von entzündlichen Prozessen und miliaren Abszessen in der Herzmuskulatur. Treten an Stelle dieser miliaren Abszesse nachher Schwielenbildungen auf, so können dauernde Störungen der Herzkraft die Folge sein.

Neben der direkten Schädigung der Herzmuskulatur spielt aber die Verminderung des Tonus der Gefäße durch zentrale Vasomotorenlähmung eine große Rolle bei der Zirkulationsschwäche im Laufe der septischen Erkrankungen. Es ist das Verdienst von Romberg und seinen Schülern, darauf hingewiesen zu haben, daß die Bakterientoxine eine zentrale Vasomotorenlähmung verursachen. Dadurch kommt es zu einer Verminderung des Gefäßtonus und zu starker Senkung des Blutdruckes. Die dadurch bedingte ungenügende Durchblutung des Herzens tritt zu den schon bestehenden, oben erwähnten toxischen oder anatomischen Schädigungen der Herzmuskulatur hinzu.

Das Verhalten des Blutdrucks ist ebenso wie bei der Diphtherie, auch bei der Sepsis ein wichtiger Anhaltspunkt für die Prognose; in schweren Fällen findet sich ganz bedeutende Senkung auf 90, 70 und weniger Millimeter Quecksilber systolischen Druckes.

Am Herzen kann man häufig lange Zeit nichts Abnormes nachweisen. Dilatationen, die bei günstigem Ausgange auch wieder zurückgehen können, sind jedoch nicht selten. Wichtiger sind die endokardialen Herzgeräusche; bisweilen sind das nur vorübergehende systolische Geräusche, die als Folge der Dilatation auftreten. Schwerwiegender sind sie, wenn sie als Ausdruck einer septischen Metastase, einer ulzerösen Endokarditis aufzufassen sind.

Die Endokarditis, die wir mit Lenhartz am besten Endocarditis septica nennen, ist eine der wichtigsten Begleiterscheinungen der Sepsis.

Sie entsteht entweder so, daß die Bakterien nach toxischer Schädigung des Epithels der Klappenoberfläche zu Ulzerationen und dann zu Auflagerungen Anlaß geben oder dadurch, daß die im Blute kreisenden Keime durch die Koronararterien in die subendothelialen Partien der Klappen verschleppt werden.

Sie hat am häufigsten ihren Sitz an der Mitralis, etwas weniger häufig an der Aorta; die Klappen des rechten Herzens sind seltener betroffen. Meist ist der Sitz nach der Art des Geräusches deutlich zu erkennen, doch ist zu betonen, daß in nicht ganz seltenen Fällen während des Lebens gar keine Geräusche gehört werden, während wir bei der Autopsie selbst erbsengroße und größere Auflagerungen auf den Klappen finden können. Mitunter sind mehrere Klappen betroffen, ja sogar an allen vier Ostien zugleich sind thrombotische Auflagerungen beobachtet worden (Reye). Eine besondere Prädilektionsstelle für die Entwicklung einer septischen Endokarditis sind alte Klappenveränderungen, wie sie durch einen vorausgegangenen Gelenkrheumatismus oder durch arteriosklerotische Veränderungen bedingt sind. Es ist aber hinzuzufügen, daß trotz bestehender Überschwemmung des Blutes mit Bakterien und trotz vorangegangener Klappenveränderung die Entwicklung einer septischen Endokarditis ausbleiben kann (Reye). Bei etwa $^1/_5$ aller Sepsisfälle kommt es zu einer Endokarditis.

Der Nachweis der spezifischen Keime im lebenden Blut der Endokarditiskranken wurde erst in den 90er Jahren des vorigen Jahrhunderts an einzelnen Fällen durch Kraus und E. Grawitz und an einer größeren Untersuchungsreihe (18 Fälle) von Lenhartz erbracht. Auch Jochmann (40 Fälle) konnte fast in jedem Falle von septischer Endokarditis die Erreger im Blute nachweisen. Es stehen diese Ergebnisse in direktem Gegensatz zu denen bei der Endokarditis im Verlauf des Gelenkrheumatismus, die gelegentlich auch maligne verlaufen kann, bei der aber nach Schottmüllers und Jochmanns Untersuchungen niemals Bakterien im Blute gefunden werden.

Bei der septischen Endokarditis sind akute und chronische Fälle zu unterscheiden. Am häufigsten sind die Streptokokken die Erreger; es folgen die Staphylokokken, Pneumokokken und Gonokokken.

Die akuten Fälle führen meist in wenigen Tagen oder Wochen zum Tode. Nach kurz dauernden Prodromalerscheinungen, wie Gliederschmerzen, Kopfschmerzen, Mattigkeit und mäßigen Fieberbewegungen, tritt schnell hohes Fieber mit Schüttelfrösten auf, die Kranken werden bewußtlos und verfallen rasch. Puls und Atmung sind aufs äußerste beschleunigt; Haut- und Netzhautblutungen treten auf. Unter schnell zunehmender Anämie und Herzschwäche gehen die Kranken zugrunde.

Die durch den Pneumokokkus bedingten Endokarditisfälle sind meist mit Meningitis kompliziert, die Staphylokokkenendokarditis ist durch vielfache eitrige Metastasen ausgezeichnet.

Während die akute Streptokokkenendokarditis, die Staphylokokken- und Pneumokokkenendokarditis fast stets letal enden, ist bei der Gonokokkensepsis gelegentlich Heilung beobachtet worden.

Die chronischen Fälle sind fast ausschließlich durch Streptokokken bedingt. Es ist das ein außerordentlich charakteristisches Krankheitsbild, das bei der Besprechung der Streptokokkensepsis ausführlicher geschildert werden soll.

Das Gefäßsystem kann, abgesehen von den schon erwähnten funktionellen Störungen infolge zentraler Vasomotorenlähmung, noch spezifische septische Veränderungen darbieten, vor allem die Thrombophlebitis und die septische Arteriitis, die beide entweder von der Intima aus oder durch das Übergreifen eines septischen Prozesses von der Nachbarschaft her entstehen können. Am wichtigsten ist die Thrombophlebitis, die in der Regel mit vielfachen septischen Metastasen einhergeht, weil sich häufig kleine Thrombenpartikelchen losreißen und in den Kreislauf gelangen. Septische Thrombophlebitis finden wir hauptsächlich bei der Puerperalsepsis, ferner bei der otogenen Sepsis und bei der von der Nabelschnur ausgehenden Sepsisform. Ein häufiger Ausgangspunkt septischer Thrombophlebitis sind auch Furunkel der Oberlippe, nach denen häufig eine Thrombosierung der Vena facialis ophthalmica und des Hirnsinus erfolgt. Weniger häufig ist die Arteriitis septica. Diese setzt sich entweder von einer Endokarditis aus weiter auf die Aorta fort, oder sie entsteht durch primäre Intima-Infektion. Die dadurch bedingte Thrombenbildung führt zu Embolien, durch welche wichtige Körperbezirke von der Zirkulation abgeschnitten werden können, so daß Gangränbildung oder Nekrosen zustande kommen (vgl. Abb. 65). Bei manchen Sepsisformen, so z. B. bei der Endocarditis lenta, kommt es im Gefolge der Intimaerkrankungen nicht selten zu miliaren Aneurysmen, besonders im Gehirn, die durch Blutungen den Exitus herbeiführen können. Für die Pyozyaneus-Sepsis ist charakteristisch, daß die Wandungen vieler Arterienästchen mit Pyozyaneusbazillen durchsetzt werden. Die Folge davon sind multiple Nekrosen und Hämorrhagien der Haut und der verschiedensten Organe.

Blut. Wir finden im Blut eine beträchtliche Abnahme der roten Blutkörperchen, im Mittel auf drei Millionen, und Herabsetzung des Hämoglobingehaltes zuweilen bis unter $30^0/_0$, also Zeichen einer sekundären Anämie, ganz selten einmal das Bild einer perniziösen Anämie (Grawitz, Lenhartz). Außerdem findet sich bei septischen Erkrankungen nach Grawitz eine beträchtliche Herabsetzung der Konzentration des Blutes. Er fand in den schwersten Fällen statt der normalen $10{,}5^0/_0$ Trockenrückstand nur $6{,}25^0/_0$; der Eiweißverlust

des Blutserums geht parallel mit der Schwere der Erkrankung. Eine differentialdiagnostisch, z. B. im Gegensatz zum Typhus wichtige Veränderung ist die
in den meisten Fällen vorhandene beträchtliche Vermehrung der Leukozyten,
die Hyperleukozytose; Zahlenwerte von 8000—20000 sind nichts Ungewöhnliches.
Exzessive Steigerungen der Leukozytenzahl, die in seltenen Fällen bei der Sepsis
beobachtet werden, sind als akute Leukämie beschrieben worden (Lenhartz,
Jochmann). Seltener sind normale oder subnormale Leukozytenzahlen bei
schweren Sepsisformen. Die Reaktion des Knochenmarks auf die verschiedenen
Erreger ist auch von individuellen Einflüssen (Alter, Konstitution) abhängig.
Es gibt Menschen mit „lymphozytärer Reaktion" bei Infektionskrankheiten und
bei Sepsis (Deussing: Med. Klinik, Nr. 28. 1920), in anderen Fällen kommt
eine Überschwemmung des Blutes mit myeloischen Zellen zustande — sehr häufig
findet sich eine „Verschiebung nach links" im Sinne des Arnethschen Blutbildes,
das neuerdings durch V. Schilling für die Diagnostik von Infektionskrankheiten
als wichtig herangezogen wurde Wie bekannt, stirbt die Mehrzahl der Fälle
von sog. „akuter lymphatischer Leukämie" an Sepsis; nach Sternberg (Wien.
klin. Wochenschr. Nr. 26. 1920) ist diese akute Leukämie überhaupt keine echte
Leukämie, sondern eine septische Allgemeininfektion, die ausnahmsweise das
Blutbild einer „akuten lymphatischen Leukämie" hervorruft.

Schließlich ist noch eine seltene, durch Blutveränderungen bedingte Erscheinung zu nennen, die akute hämorrhagische Diathese, die bei den
verschiedenen Sepsisformen plötzlich auftritt und infolge unstillbarer Blutungen
aus Nase, Mund, Magen, Nieren usw. zum Tode führen kann.

Ob diese Erscheinung mit der bei Septischen zuweilen beobachteten Un-
gerinnbarkeit des Blutes zusammenhängt, ist noch nicht sicher,

In manchen Fällen von schwerer Sepsis (insbesondere bei Gasbazillensepsis)
findet sich Methämoglobin bzw. Hämatin in Blutserum und Urin infolge des
Zerfalls der roten Blutkörperchen.

Respirationsorgane. Am Kehlkopf kommt es nicht selten, so besonders
bei der Streptokokkensepsis, zu schweren Entzündungserscheinungen, die durch
nekrotische Prozesse der Schleimhaut, der Epiglottis und der Umgebung
der Aryknorpel und der Stimmbänder charakterisiert sind. Es können dadurch
stenotische Erscheinungen veranlaßt werden, so z. B. bei der sekundären
Streptokokkensepsis nach Masern oder Scharlach, wodurch eine Tracheotomie
erforderlich wird.

Lungen. Infolge der Sekretstauung und schlechter Durchlüftung der
Lungen kommt es bei septischen Kranken nicht selten zu Bronchitis und im
Anschluß daran zu Atelektasen und Bronchopneumonien.

Die Atemfrequenz ist bei der Sepsis, wie bei anderen fieberhaften Krankheiten auch, stets erhöht. Eine exzessive Steigerung beobachtet man bei
schweren Fällen von Hämoglobinämie bzw. Methämoglobinämie oder Hämatinämie, z. B. bei Gasbazillensepsis (Bondy), wohl infolge von Sauerstoffmangel
durch den Zerfall vieler roter Blutkörperchen. Eine enorm oberflächliche
Atmung findet sich bei Zwerchfellhochstand durch Meteorismus, ferner bei
peritonitischen Schmerzen.

Spezifisch septischer Natur sind gewisse metastatische Lungenerkrankungen. Zunächst können auf hämatogenem Wege Bakterien in die
Lunge verschleppt werden und dort zu lobulären Pneumonien führen; häufiger
aber sind die auf embolischem Wege entstandenen Lungenaffektionen. Von
einer Endokarditis her oder von einer Thrombophlebitis aus können Gewebs-
pfröpfe in die Lunge verschleppt werden und dort, je nach ihrer Beschaffenheit
und Größe, verschieden schwere Prozesse auslösen. Gelangt ein großer Pfropf
von einer Thrombophlebitis der Schenkel- oder Beckenvenen aus in die Lunge,

so ist sofortiger Exitus an Lungenembolie die Folge. Ein kleinerer, nicht bakterienhaltiger Pfropf führt zu einem einfachen Lungeninfarkt, der zu Zeiten auch symptomlos verläuft. Sind die in die Lungen gelangten Pfröpfe aber bakterienhaltig, so gibt es Lungenabszesse, wie sie z. B. bei Streptokokkensepsis und bei thrombophlebitischen Sepsisformen relativ' häufig sind, oder Lungengangrän. Bei thrombophlebitischen Prozessen, bei denen anaerobe Streptokokken eine Rolle spielen, ist Lungengangrän nach Schottmüller besonders häufig.

In engem Zusammenhange mit den genannten Lungenerkrankungen stehen solche der Pleura. Lungeninfarkte oder -abszesse, die peripher gelegen sind, führen gewöhnlich zu einer Pleuritis, die entweder nur trocken sein kann oder serös oder eitrig oder hämorrhagisch wird. Zu primärer Pleuritis kann es durch subendotheliale Bakterienembolien kommen. Eine andere Art der Entstehung ist die Fortpflanzung von einer Peritonitis her oder von einem subphrenischen Abszeß aus.

Gehirn und Rückenmark. Die nervösen Störungen, die auf eine Beteiligung des Gehirns hinweisen, wie Benommenheit, Kopfschmerzen, Erregungszustände, Krämpfe, können rein als Ausdruck der Toxinvergiftung auftreten, ohne daß man besondere anatomische Veränderungen nachweisen kann. Hierher gehört auch jener Symptomenkomplex, der als Meningismus bezeichnet wird und der in durchaus meningitisähnlichen Erscheinungen besteht, ohne daß meningitische Veränderungen bei der Autopsie sich finden. Jochmann sah bei einer ganzen Reihe von Fällen sekundärer Streptokokkensepsis nach Scharlach (im ganzen 20mal) ausgeprägte Nackenstarre, Kernigsches Symptom, allgemeine Hauthyperästhesie und bei der vorgenommenen Lumbalpunktion erhöhten Druck (200—300 mm), dagegen völlig klares und steriles Lumbalpunktat. Globulinreaktion und Pleozytose können dabei ebenfalls fehlen. Kamen solche Fälle zur Sektion, so war Gehirn und Rückenmark frei von meningitischen Veränderungen.

Die eitrige Meningitis ist dagegen in vielen Fällen von Sepsis die gefährlichste Komplikation, so besonders bei der Pneumokokkensepsis; auch bei der otogenen Sepsis ist sie nicht selten. Für die Diagnose wichtig ist in solchen Fällen neben den genannten klinischen Symptomen vor allem die Lumbalpunktion, die dann ein trübes, leukozytenreiches Exsudat mit den spezifischen Erregern ergibt.

Gehirnabszesse sind naturgemäß am häufigsten bei der otogenen Sepsis, wo sie sich im Schläfenlappen finden; auch nach septischen eitrigen Lungenerkrankungen werden sie öfter beobachtet. Bei der Endocarditis septica sehen wir embolische Hirnabszesse oder hämorrhagische Infarkte nicht selten. Hier kommt es mitunter auch durch bakterielle Erkrankung der Gefäßwand zur Bildung kleiner mykotischer Aneurysmen, die dann platzen und plötzlich zu Hämorrhagien und Erweichungsherden mit apoplektiformen Folgeerscheinungen (Hemiplegien, halbseitige Krämpfe, Aphasie) führen können.

Ohren. Eine nicht seltene Begleiterscheinung der Sepsis ist die eitrige Otitis media, namentlich bei den von der Schleimhaut des Rachens ausgehenden Sepsisformen, so bei der sekundären Streptokokkensepsis nach Scharlach, die ihren Ausgangspunkt von einer nekrotisierenden Angina nimmt. Dabei gelangen die Erreger auf dem Wege der Tuba Eustachii ins Mittelohr und führen zu entzündlichen Prozessen. Von hier aus kommt es zur Vereiterung der Cellulae mastoideae. Auch bei der sekundären Streptokokkensepsis nach Masern und Diphtherie sind solche Otitiden häufig. In seltenen Fällen kommen Blutungen am Trommelfell vor. Plötzlich auftretende Taubheit kommt, wenn auch selten, zur Beobachtung. Sie wird entweder durch embolische Verstopfung der Arteria basilaris (Friedreich) bewirkt oder ist rein toxischer Natur. Bei einem Fall von Sepsis nach Erysipel sah Jochmann derartige Taubheit auftreten, die aber nach mehrwöchentlichem Bestehen, als die Patientin zur Heilung kam, vollständig verschwand.

Augen. Die Augen bieten sehr mannigfache septische Veränderungen dar, die teils für das Organ selbst von den schwerwiegendsten Folgen sind, teils nur mehr diagnostisches Interesse haben. Die gefürchtetste Erkrankung ist die metastatische Ophthalmie, die durch Verschleppung septischer Thromben in die Netzhautkapillaren entsteht und zur Vereiterung des gesamten Auges führen kann. Besonders die septische Endokarditis begünstigt das Auftreten dieser Metastase. Axenfeld sah unter 173 Fällen von tödlicher puerperaler Sepsis 7 mal metastatische Ophthalmie. Die doppelseitige Erkrankung, die sich in etwa $^1/_3$ aller Fälle von Puerperalsepsis findet, hat eine letale Prognose, während einseitige Erkrankung auch bei leichteren Sepsisfällen vorkommt. Die häufigsten Erreger sind Streptokokken und Pneumokokken, seltener Staphylokokken.

Zweimal sah Jochmann eine Neuritis optica mit Erblindung im Anschluß an Streptokokkensepsis nach Erysipel.

Von diagnostischer Wichtigkeit sind die Veränderungen der Netzhaut, auf die Litten zuerst hingewiesen hat. Hier sind besonders die Blutungen zu nennen, die nach Litten und Lenhartz in $^1/_3$ der Fälle auftreten. Sie zeigen sich in Gestalt roter Flecke, die von der verschiedensten Form und Größe sein können, teils kleinste Stippchen, teils von Linsengröße und die bisweilen im Zentrum einen weißen Fleck, ein Zeichen lokaler Zellnekrose, aufweisen. Sie bedeuten nicht unbedingt eine schlechte Prognose. Außerdem findet man bisweilen noch weiße miliare Flecke auf der Netzhaut, die sog. Rothschen Flecke, die in den verschiedensten Teilen der Netzhaut, vornehmlich aber in der nächsten Umgebuug der Papille sitzen und teils auf degenerative Prozesse, teils auf embolische Vorgänge bezogen werden.

Gelenke. Veränderungen der Gelenke sind relativ häufig bei der Sepsis. Sie treten teils als seröse Entzündungen, teils als eitrige Metastasen in Erscheinung. Die serösen Ergüsse können vorübergehend Verwechslungen mit dem akuten Gelenkrheumatismus veranlassen. Auch periartikuläre Eiterungen kommen zur Beobachtung. Nicht unwichtig ist die Beobachtung Schottmüllers, daß manche Formen von septischer Endokarditis mit Gelenkschmerzen schleichend beginnen, ohne daß man Ergüsse nachweisen kann.

Knochenmark, Muskeln. In manchen Fällen von Sepsis kommt es zu eitrigen Metastasen im Knochenmark. Die verschiedensten Keime: Streptokokken, Staphylokokken, Pneumokokken, auch Typhusbazillen können solche Eiterungen veranlassen, namentlich aber sind es die Staphylomykosen, die eine Neigung zu eitrigen Knochenmarksprozessen haben. Meist treten dann die Herde multipel auf. Es kommt bald zur subperiostalen Eiterung in der Umgebung des metastatischen Herdes, und der Knochen wird an der vom Periost entblößten Stelle nekrotisch. Klinisch zeigt sich eine pralle elastische Geschwulst, über der die Haut gerötet und auf Druck lebhaft schmerzempfindlich ist. Beim Anschneiden trifft man dann auf Eiter.

Abgesehen von Eiterungen kommen aber auch kleine nekrotische Herde im Knochenmark bei der Sepsis vor, die durch die Ansiedlung der spezifischen Erreger entstanden sind (E. Fraenkel). Bisweilen mögen hierauf Schmerzen in den Gliedern oder im Rücken zu beziehen sein, über die man septische Kranke häufig klagen hört. Im Knochenmark, vor allem der Wirbel, halten die Erreger septischer Erkrankungen sich auch nach Ablauf der Krankheit oft lange noch lebensfähig und können bei der Obduktion mit großer Regelmäßigkeit nachgewiesen werden. Auch im Fettmark der Oberschenkel gelingt dieser Nachweis auf dem Sektionstisch erstaunlich oft (Hartwich: Virchows Arch. f. pathol. Anat. u. Physiol. **233**. 1921).

Auch in den Muskeln kommt es durch embolische Prozesse oft zu Eiterungen im Verlauf der Sepsis. Die betroffenen Stellen sind dann stark druckempfindlich, die Haut darüber ist gerötet und läßt Fluktuation nachweisen. Multiple Muskelabszesse können z. B. bei der Staphylokokken-Sepsis im Vordergrunde des Krankheitsbildes stehen. Eine besondere Form einer in den Muskeln und in der Subkutis lokalisierten septischen Begleiterscheinung ist das purulente Ödem. Es äußert sich klinisch in einer teigigen, meist über größere Körperbezirke ausgedehnten Schwellung, über der die Haut gerötet ist und die beim Einschneiden massenhaft klare oder nur wenig getrübte Flüssigkeit entleert.

In einem von Jochmann beobachteten Fall von Streptokokken-Sepsis nach Varizellen bei einem 7jährigen Kind schwoll im Laufe eines Tages Hals und Gesicht unförmlich an. Die ganze vordere Halspartie war teigig geschwollen und blaurötlich verfärbt. Die Schwellung erstreckte sich beiderseits auch auf die Wangengegend und ging über die Schläfengegend bis zur Kopfschwarte, die in großer Ausdehnung teigig geschwollen und gerötet war. Entspannungsschnitte unterhalb des Unterkiefers ließen massenhaft klare Flüssigkeit austreten, die unzählige Streptokokken enthielt.

Häufig sind sekundäre Erkrankungen der Muskeln in der Nachbarschaft septischer Gelenkerkrankungen. Periartikuläre und periostitische Prozesse können zu Muskelabszessen führen. Vom phlegmonös erkrankten Beckenbindegewebe her können Psoasabszesse entstehen.

Haut. Die Sepsis geht mit den verschiedensten Hauterscheinungen einher. Am häufigsten treten Blutungen auf, die bald in Form kleinster, stecknadelkopfgroßer Punkte bald in Gestalt linsenförmiger Flecke oder sogar als größere flächenhafte Hämorrhagien

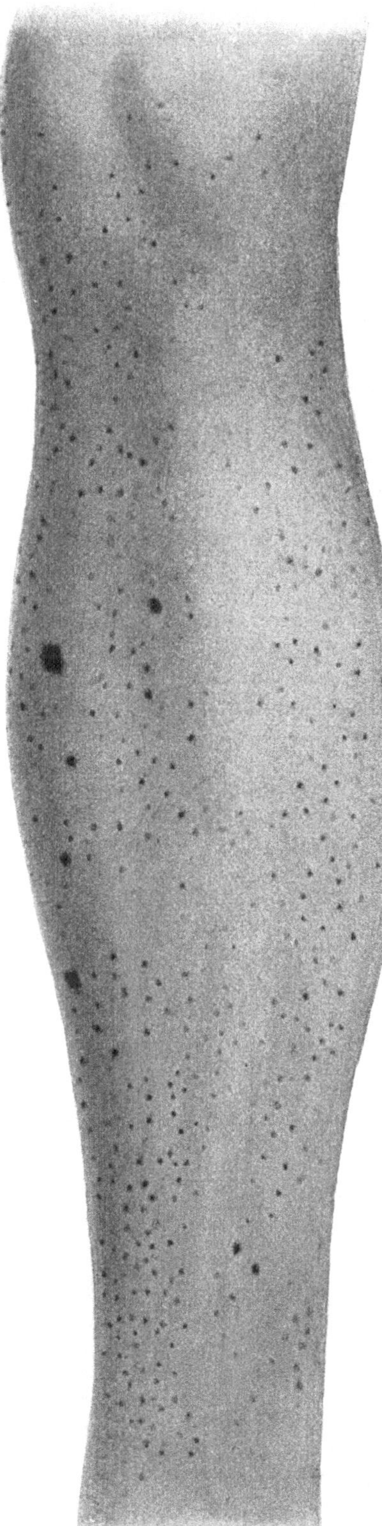

Abb. 47. Septische Hautblutungen und ikterische Verfärbung der Haut bei Endocarditis septica.

auftreten können. Der septische Ikterus, der sich auf der Haut geltend macht, wird unten bei den Veränderungen der Leber besprochen.

Diese Blutungen sind als die Folge von Gefäßschädigungen aufzufassen, die durch toxische Einflüsse entstanden sind und einen leichteren Austritt des Blutes gestatten. Als der höchste Grad dieser Gefäßschädigung muß die akute hämorrhagische Diathese bezeichnet werden, die man gelegentlich bei Sepsis nach Erysipel, auch bei Streptokokkensepsis nach Scharlach beobachten kann.

In einem von Jochmann beobachteten Falle erfolgten über Nacht massenhafte Blutungen auf der Haut der Oberarme und der Beine und am Rumpf, teils in Gestalt kleiner Fleckchen, teils aber auch in Form größerer bis fünfmarkstückgroßer Blutungen. Daneben bestand Nasenbluten und der Urin war stark hämorrhagisch.

Eine andere Art von Gefäßwandschädigung finden wir bei jenen eigentümlichen Hautveränderungen, die in Gestalt bläulich-roter Knoten von Linsen- bis Zehnpfennigstückgröße, ähnlich dem Erythema nodosum auftreten. Es sind das durch Bakterienembolien entstandene hämorrhagische Infiltrate in der Subkutis; sie scheinen besonders bei der Streptokokkensepsis vorzukommen (Otten, Jochmann).

Geradezu charakteristisch sind solche Hämorrhagien der Haut bei der Pyozyaneus-Sepsis. Sie treten hier teils in Form von Petechien, teils in Gestalt von Infiltraten und hämorrhagischen Blasen auf, die zu scharf begrenzten Geschwüren werden (Locheisen-Defekte). E. Fraenkel fand als Ursache dafür eine Durchsetzung der Wandung der zu den betreffenden Hautstellen führenden kleinsten Arterien mit Pyozyaneus-Bazillen.

Aber auch ohne begleitende Hämorrhagien kommen linsen- bis pfennigstückgroße, rundliche über das Niveau der Haut prominierende, scharf umschriebene, knotenförmige Infiltrate vor, die ebenfalls durch Bakterienembolien entstanden sind. Die Haut darüber ist leicht gerötet, erscheint sonst aber intakt.

Eine zweite sehr häufige Hautveränderung bei der Sepsis sind Erytheme, die in der verschiedensten Gestalt erscheinen können. Nicht selten ist das scharlachähnliche Erythem, das jedoch meist durch seine Flüchtigkeit und durch sein regelloses, nicht an die Prädilektionsstellen des Scharlachexanthems gebundenes Auftreten als septisch erkannt wird. Auch fehlt dabei die für Scharlach so charakteristische Angina. Immerhin gibt es gelegentlich im Wochenbett bei der Puerperalsepsis Veranlassung zur irrtümlichen Diagnose eines Scharlachs. In solchen Fällen kann man sich zweckmäßigerweise des „Aussparungsphänomens" zur Differentialdiagnose bedienen (s. unten bei Scharlach).

Auch masernähnliche Erytheme kommen bei Sepsis vor; namentlich bei der Staphylokokkensepsis. Weiterhin werden urtikaria-ähnliche Erytheme beobachtet, ganz ähnlich denjenigen, die uns als Serumexantheme nach Einspritzung von artfremdem Serum bekannt sind.

Ferner kommen roseolaähnliche Fleckchen nicht selten vor.

Pustulöse Exantheme werden besonders bei der Staphylokokkensepsis nicht selten beobachtet. Häufig entsteht im Zentrum einer Blutung eine eitrige Pustel, auch sind die Pusteln oft von Petechien begleitet. Der Pustelausschlag kann gelegentlich ein pockenähnliches Bild darbieten.

So sah Jochmann z. B. bei einer Pneumokokkensepsis nach Pneumonie ein über den ganzen Rücken und die Brust verbreitetes, auf den Extremitäten etwas spärlicher auftretendes Exanthem mit gedellten Eiterpusteln, das im höchsten Grade pockenähnlich aussah. Abgesehen davon, daß die Patientin schon seit drei Wochen im Krankenhause und seit drei Monaten kein Pockenfall in Behandlung war, schützte auch die Anordnung des Exanthems, das Freibleiben des Gesichts und der Mundschleimhaut usw. vor der irrtümlichen Diagnose Variola.

Auch pemphigusähnliche Ausschläge werden, wenn auch selten, bei der Sepsis beobachtet. Litten hat drei solcher Fälle von Pemphigus beschrieben. Jochmann sah einmal bei Streptokokkensepsis nach Scharlach ein derartiges Exanthem auftreten.

Relativ oft kommt, wie oben schon erwähnt, hämorrhagische Blasenbildung bei der Pyozyaneussepsis vor.

Ein Wort noch über die Schweißsekretion bei der Sepsis, die im kontinuierlichen Fieber eine geringe Erhöhung erfährt, bei steigendem Fieber etwas eingeschränkt wird und beim Fieberabfall lebhaft vermehrt wird (Schwenkenbecher). Die stärksten Schweißausbrüche finden sich nach Schüttelfrösten. Häufige und länger dauernde Schweiße schwächen durch Kräfteverlust und Wärmeabgabe. Eine Folge der starken Schweißsekretion ist die Miliaria, die bald in Form hirsekorngroßer, geröteter Knötchen (Miliaria rubra), bald in Form von Bläschen mit wässerigem Inhalt (Miliaria crystallina) oder mit milchigem Inhalt (Miliaria alba) auftritt. Es handelt sich dabei nach Weichselbaum um Flüssigkeitsausscheidungen entzündlicher Natur zwischen die Epidermisschichten, die durch den Reiz der starken Schweißproduktion veranlaßt werden, nicht etwa um Retention von Schweiß.

Gelegentlich, wenn auch selten, findet sich ein Herpes labialis.

Milz. Die Milz ist fast stets perkussorisch vergrößert und palpabel. Besonders in chronisch verlaufenden Fällen springt sie stark über den Rippenbogen vor. Bei der Entstehung der Milzvergrößerung mögen mehrere Momente zusammenkommen: der starke Zerfall von roten Blutzellen, deren Zerfallsprodukte in der Milz abgelagert werden, die Neubildung von Zellen und die massenhafte Ansammlung von septischen Erregern, die zu entzündlicher Hyperämie führt. Auffallend ist in den Fällen mit starker Milzgeschwulst die Druckempfindlichkeit des Organs. Abszesse und Infarkte der Milz, wie sie namentlich bei Endocarditis septica nicht selten sind, entziehen sich oft der klinischen Diagnose, außer wenn plötzlich auftretende Schmerzen in der Milzgegend ihr Erscheinen kenntlich machen. Entsteht durch das Auftreten einer Infarktbildung eine Perisplenitis, so kann man mitunter ein deutliches Reiben über der Milzgegend auskultieren.

Harnapparat. Der Harn der Septischen hat die Eigenschaften des Fieberharns: Verminderung der Menge und Erhöhung des spezifischen Gewichtes. Das letztere erklärt sich daraus, daß die Absonderung des Wassers in den Nieren stärker herabgesetzt ist als die der festen Bestandteile; vermehrter Schweißausbruch und Durchfälle, verminderte Resorption tragen zu dem gesteigerten Wasserverlust bei. Infolge des erhöhten Eiweißzerfalls ist die Harnstoffausscheidung gesteigert, ebenso auch die der übrigen stickstoffhaltigen Bestandteile (Harnsäure); auch das Auftreten von Azeton hängt damit zusammen. Die meisten Fälle von Sepsis gehen mit leichter Albuminurie einher, weil die im Blute kreisenden Toxine die Nierenepithelien, besonders der Glomeruli schädigen, so daß sie für Bluteiweiß durchlässig werden (Krehl). Relativ häufig kommt es zu ausgesprochener parenchymatöser Nephritis mit hyalinen und granulierten Zylindern. Hämorrhagische Herdnephritis wird nicht selten im Laufe von Endocarditis septica beobachtet. Die Zeichen von Niereninsuffizienz, Ödem, Urämie, Herzhypertrophie fehlen bei der septischen Nephritis meist.

Die durch Ansiedlung septischer Erreger in den Nieren entstehenden multiplen kleinen Abszesse werden klinisch in der Regel nicht diagnostiziert. Allenfalls spricht dafür mit einer gewissen Wahrscheinlichkeit der Gehalt des steril entnommenen Urins an Eitererregern, vorausgesetzt, daß eine Zystitis ausgeschlossen werden kann. Man muß dabei aber nicht vergessen, daß auch gesunde

Nieren gelegentlich Streptokokken passieren lassen. Auch die durch embolische Prozesse entstehenden großen Infarkte entziehen sich meist der klinischen Feststellung, wenn nicht starke Schmerzen in der Nierengegend darauf aufmerksam machen.

Verdauungsapparat. Ein schwerer fieberhafter Allgemeinzustand führt zu Trockenheit der Mundschleimhaut und Verminderung des Mundspeichels. Die Zunge ist trocken und rissig und bedeckt sich oft mit einem borkigen Belag, der durch kleine Extravasate aus den Gewebsrissen entsteht, Fuligo (Liebermeister). Bei schlechter Mundpflege entwickelt sich leicht eine Stomatitis, da die gesamte Mundschleimhaut Septischer leicht zu entzündlichen Erscheinungen neigt. Durch Druck kariöser Zähne können auf der Zunge nekrotische Geschwüre entstehen; gelegentlich kommen Blutungen auf der Mundschleimhaut vor. Die zuweilen beobachtete Parotitis kann entweder durch das Eindringen von Mundbakterien in die Drüsen zustande kommen, weil der spärlich fließende Sekretstrom den Eintritt leichter gestattet, oder aber auf metastatischem Wege. Der Appetit der Septischen ist sehr herabgesetzt. Die Nahrungsaufnahme des Schwerkranken beträgt nach Kraus oft nur ein Drittel des Bedarfes; auch leidet das Resorptionsvermögen des Magens. Die Salzsäuresekretion des Magens nimmt ab, so daß seine antiseptischen Leistungen herabgesetzt werden und massenhaft verschluckte Mundbakterien die Schleimhaut schädigen können. Im Darm steigt bei sinkender Salzsäuresekretion des Magens die Eiweißfäulnis und führt zu stinkenden Stühlen (Krehl). Die Ausnützung der Nahrung im Darm ist in der Regel nicht gestört, doch ist die motorische Darmfunktion oft stark beeinträchtigt; es kommt zu Obstipation. Andererseits sind starke Diarrhöen bei akut verlaufenden Fällen nichts Ungewöhnliches. Sie sind wohl sicher toxischen Ursprungs, wobei dahingestellt bleiben muß, ob die Toxine die glatte Muskulatur oder die Nerven des Darmes anregen oder die Drüsenapparate zu starker Sekretion anreizen. Während kleine Schleimhauthämorrhagien sehr häufig bei der Sepsis sind, kommen stärkere Magendarmblutungen nur selten zur Beobachtung. Sie sind dann meist bedingt durch Kapillarthrombose oder embolisch entstandene septische Geschwüre (vgl. auch unter pathologische Anatomie S. 130). Embolisch verstopfte größere Darmgefäße können auch zu Darmgangrän Veranlassung geben.

Das Peritoneum kann in mannigfachster Weise bei der Sepsis infiziert sein. Am häufigsten ist die Peritonitis, fortgeleitet vom weiblichen Genitale aus, und zwar entweder von einer Parametritis her oder durch die Lymphräume des Uterus hindurch. Auch durch Operationen an septischen Adnextumoren wird häufig das Peritoneum infiziert. Ebenso entsteht bei der Sepsis zuweilen Peritonitis von perforierten septischen Infarkten der Milz her oder von durchgebrochenen Leberabszessen aus, z. B. bei Pylephlebitis. Der Meteorismus, der bei der Sepsis nicht selten beobachtet wird, ist eine Folge der Darmlähmung durch toxische Einflüsse.

Eine mäßige Leberschwellung ist nichts Ungewöhnliches. Sie ist seltener durch Abszeßbildung als vielmehr durch diffuse Schwellung des Organs bedingt infolge von degenerativen Zuständen des Parenchyms und eventuell von Zirkulationsstörungen. Auch die vermehrte Einwanderung von Hämoglobin, das infolge des Zerfalls vieler roter Blutkörperchen in die Leber eintritt, mag dabei eine Rolle spielen. Recht häufig ist eine ikterische Verfärbung der Haut und der Schleimhäute bei der Sepsis. Man erklärte sich diesen „septischen Ikterus" bisher meist als hämatogen entstanden und sah die Hauptursache in dem starken Zerfall von roten Blutkörperchen. Wahrscheinlich ist die Ursache eine Störung in der Funktion der Leberzellen, derart, daß die Galle in den Gallengängen nicht mehr zurückgehalten wird, sondern in die Lymphgefäße übertritt.

Unterstützende Momente mögen darin erblickt werden, daß die Schwellung der Leberzellen zu leichten Stauungszuständen führt und die Galle durch den Zerfall vieler roter Blutkörperchen reicher an Farbstoff ist.

Der „septische Ikterus" ist durch Bilirubin bedingt, und zwar ist das letztere durch die „indirekte Bestimmung" nach Hijmann v. d. Bergh nachzuweisen, also wahrscheinlich nicht die Folge eines mechanischen Verschlusses der Gallenwege, sondern einer ausgedehnten Hämolyse. Aerobe und anaerobe Streptokokken verhalten sich dabei gleich, nur ist bei anaeroben Streptokokken der septische Ikterus noch häufiger (Bingold: Zeitschr. f. klin. Med. Bd. 92, S. 140. 1921). Wie Schumm und ich 1910 zuerst feststellten und später vielfach bestätigt wurde, findet sich bei Infektion durch den Fraenkelschen Gasbazillus eine besondere Form von Gelbfärbung, die man als „Hämatin-Ikterus" bezeichnen könnte, dabei enthält das Serum spektroskopisch wirklich Hämatin bzw. Methämoglobin als Ausdruck einer oft enormen Blutdissolution.

Veränderungen des Stoffwechsels. Im Vordergrunde steht ein gegen die Norm gesteigerter Eiweißzerfall, dessen letzte Gründe noch keineswegs sicher bekannt sind. Eine Rolle spielen dabei, neben der Unterernährung der Fiebernden, vor allem die toxischen Produkte der Infektion. Die Temperaturerhöhung an sich führt erst bei sehr hohen Graden zu vermehrtem Eiweißzerfall. Entsprechend der gesteigerten Eiweißzersetzung ist die Stickstoffausfuhr im Harn erhöht. Das bei der vermehrten Oxydation vorhandene Sauerstoffbedürfnis wird durch beschleunigte Atmung gedeckt. Der Fettzerfall ist entgegen früheren Anschauungen bei fieberhaften Zuständen erhöht. Im Zusammenhange mit der gesteigerten Fettzersetzung steht auch das Auftreten von Azetonkörpern, an deren Entstehung außerdem Inanition und Temperatursteigerung beteiligt sind. Vermehrtes Azeton gibt den bekannten Obstgeruch.

Die Steigerung des Eiweißzerfalls, soweit sie durch Inanition bedingt wird, kann durch Zufuhr von Fett und Kohlehydraten vermindert werden. Auch Kohlehydrate werden in gesteigertem Maße umgesetzt. Glykogen und Traubenzucker werden abnorm rasch verbrannt. Der Blutzuckergehalt steigt im Fieber. Bezüglich des Gasstoffwechsels sei nur hervorgehoben, daß der Kohlensäuregehalt des Blutes vermindert ist.

Die Wasserabgabe ist beim fiebernden Kranken im allgemeinen größer als beim Gesunden. Die Lungen scheiden, entsprechend der größeren Atemfrequenz mehr Wasser aus als normal. Auf der Haut ist die Wasserausscheidung dann auch nur in geringem Grade erhöht (auf der Höhe des Fiebers um $15\,^0/_0$, Schwenkenbecher). Dagegen scheiden die Nieren weniger Wasser aus als normal. Erst in der Rekonvaleszenz tritt eine Harnflut ein. Absolut gerechnet enthält der fiebernde Kranke nach Ablauf der Krankheit weniger Wasser als vorher. Es findet jedoch eine relative Wasserzunahme im Gewebe statt, denn durch den vermehrten Eiweißzerfall verliert der Körper mehr feste Substanz als Flüssigkeit (Schwenkenbecher und Inagaki). Die vermehrte Wasserabgabe und die experimentelle Beobachtung Naunyns, daß man durch reichliche Zuführung von Wassernahrung und Ventilation parenchymatöse Organveränderungen verhindern kann, fordern dazu auf, Fiebernden genügende Mengen Flüssigkeit zuzuführen. Die Kochsalzausscheidung im Harn ist bei der Sepsis vermindert und wird durch die geringe Mehrausscheidung von Schweiß oder durch gelegentliche Durchfälle nicht ausgeglichen, so daß eine vorübergehende Kochsalzretention die Folge ist.

Pathologische Anatomie. An dieser Stelle kann nur ein allgemeines Bild der anatomischen Verhältnisse gegeben werden. Genauere Einzelheiten finden sich in den speziellen Kapiteln. Die Veränderungen, die wir fast in jedem

Falle von Allgemeininfektion finden, sind vielfache punktförmige Blutungen auf den serösen Häuten, wie Pleura, Perikard, auf der äußeren Haut sowie in der Netzhaut. Auch auf den Schleimhäuten sind Blutungen häufig. Vgl. z. B. auf Abb. 48 die multiplen Blutungen auf der Schleimhaut der Blase. Ferner sieht man trübe Schwellungen am Myokard, in der Leber und in den Nieren (Abb. 50) und eine geschwollene, mehr oder weniger weiche Milz. Dies sind oft die einzigen anatomisch nachweisbaren Veränderungen. Man hat sich ihre Entstehung als Folge toxischer Einwirkung der Stoffwechselprodukte der spezifischen Erreger vorzustellen. Es geht das schon daraus hervor, daß auch dort dieselben Veränderungen getroffen werden, wo die Sepsis nicht zu einer Bakteriämie geführt hat. So z. B. in manchen Fällen von septischer Endometritis, wo weder intra vitam noch post mortem die am primären Infektionsherde sitzenden Keime im Blute gefunden werden. Im Knochenmark finden sich nicht selten Nekroseherde (E. Fraenkel), aus denen sich die betreffenden Erreger unschwer züchten lassen.

In vielen Fällen, namentlich bei längerer Dauer, finden wir auch hochgradige parenchymatöse Veränderungen, fettige Degeneration des Herzens in Form der bekannten getigerten Zeichnung beim Durchschnitt des Myokards, schwere parenchymatöse Nierenveränderungen mit Verwischung der Zeichnung des Nierendurchschnitts, fettige Degeneration der Leber. Begleitende Bronchopneumonien sind häufig.

Weit charakteristischer für das Bild einer Sepsis aber sind die multiplen Abszesse und Infarkte, die durch Verschleppung der Erreger auf dem Blutwege zustande kommen. Der Einbruch der Erreger ins Blut von ihrem primären

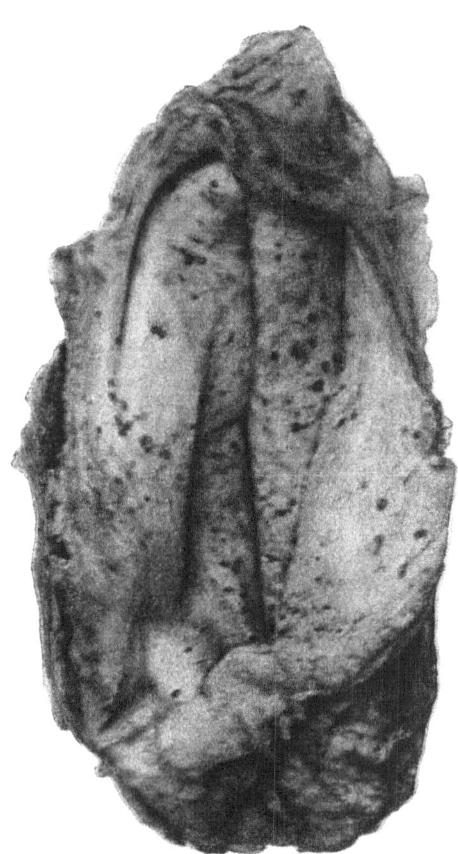

Abb. 48. Septische Blutungen auf der Blasenschleimhaut.

Sitz aus erfolgt entweder auf dem Lymphwege, wobei zunächst Lymphangitis und Lymphadenitis auftritt, oder direkt von den Venen aus. Dabei können die Keime im Verlauf einer eitrigen Entzündung die Venenwand durchsetzen und dann weitergeschwemmt werden, oder aber sie sind Ursache einer eitrigen Thrombophlebitis, von wo aus zerfallene kokkenhaltige Thrombenpartikel in den Blutstrom gerissen werden und Metastasen erzeugen. Sie können bei diesem Transport auf dem Blutwege in den Lungenarterien und Kapillaren stecken bleiben und dort Abszesse verursachen oder, wenn sie kleiner sind, nach Passieren der Lunge ins linke Herz gelangen. Hier bleiben sie oft an den Klappen haften und verursachen Endokarditis. Auf ihrem weiteren Wege durch den großen Kreislauf erzeugen sie in den verschiedensten Organen: Myokard, Milz,

Nieren, Leber, Knochenmark Metastasen. Es kommt dann entweder zur
Abszeßbildung oder bei der Verstopfung einer Endarterie durch einen Em-
bolus zu keilförmigen weißen oder hämorrhagischen Infarkten. Daß die
Infarkte nicht zu vereitern brauchen, sondern daß nicht selten auch blande Infarkte neben den Abzsessen und vereiterten Infarkten gefunden werden, ist eine
Tatsache, auf die Lenhartz im Gegensatz zu Litten ausdrücklich aufmerksam
gemacht hat, wir können sie aus vielfachen eigenen Erfahrungen durchaus
bestätigen.

Die multiple Abszeßbildung befällt bald nur wenige, bald zahlreiche innere
Organe; dabei ist aber zu betonen, daß die ihrer Ätiologie nach verschiedenen Sepsisformen sich sehr verschieden in ihrer Neigung zur

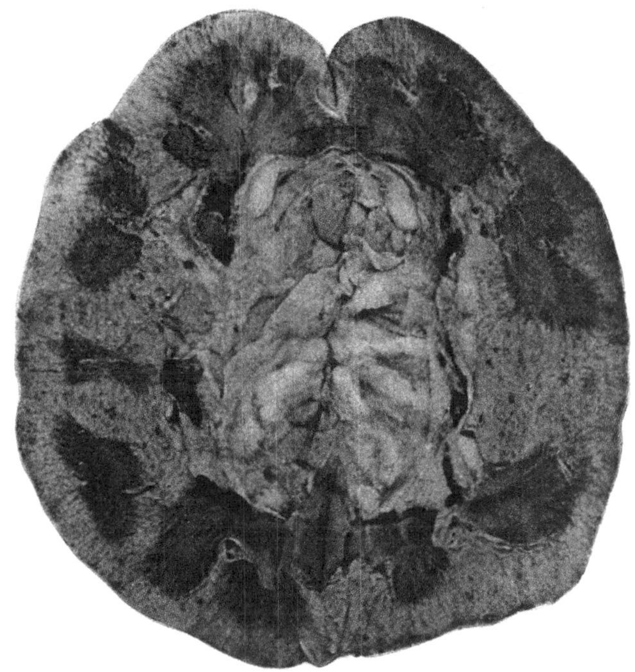

Abb. 49. Septische Blutungen in der Niere.

Metastasenbildung verhalten. So verursachen z. B. die Staphylomykosen ganz unvergleichlich viel mehr Metastasen als die anderen durch
Eitererreger bedingten Sepsisfälle. Die Gründe dafür sollen bei der speziellen
Besprechung erörtert werden. Ferner ist interessant, daß die verschiedenen
Erreger bei der Metastasenbildung für bestimmte Organe eine
ganz besondere Vorliebe, eine Affinität besitzen, so z. B. die Staphylokokken für die Nieren, die Streptokokken für die Gelenke, die Pneumokokken
für das Gehirn. Die Gründe dafür sind noch nicht genügend erforscht. Die erste
Folge, die ein embolisch entstandener Bakterienherd auf die Umgebung ausübt,
ist eine Nekrose einer Anzahl Zellen der Nachbarschaft, die ihre Kerne verlieren; später schließt sich dann die Eiterung an.

Die Nierenabszesse haben die Gestalt miliarer bis linsengroßer gelblicher Flecke auf der Oberfläche der Nieren und sind in der Regel von
einem hämorrhagischen schmalen Hof umgeben; in der Marksubstanz sind es

streifenförmige graugelbe Flecke (Abb. 50). Daneben kommen häufig Blutungen vor, wie sie Abb. 49 zeigt.

Die häufigste septische Metastase ist die Endokarditis. An den Schließungsrändern der Klappen finden wir Gebilde, die in ganz frischen Fällen kleinste warzenförmige Auflagerungen darstellen, bei längerem Bestehen der Entzündung aber die Größe einer Brombeere und darüber erreichen können. Die Auflagerungen sind meist von grauroter Farbe. Es sind weiche, leicht abbröckelnde Gebilde, die massenhaft Bakterien enthalten. Löst man sie von der Basis los, so findet man meist die Klappen darunter mehr oder weniger lädiert. Der häufigste Sitz ist die Mitralklappe, es folgt die Aortaklappe und seltener die Klappen des rechten Herzens. Genaueres über die makroskopischen und mikroskopischen Verhältnisse der Endocarditis septica findet sich in dem Kapitel über die Streptokokken-Endokarditis.

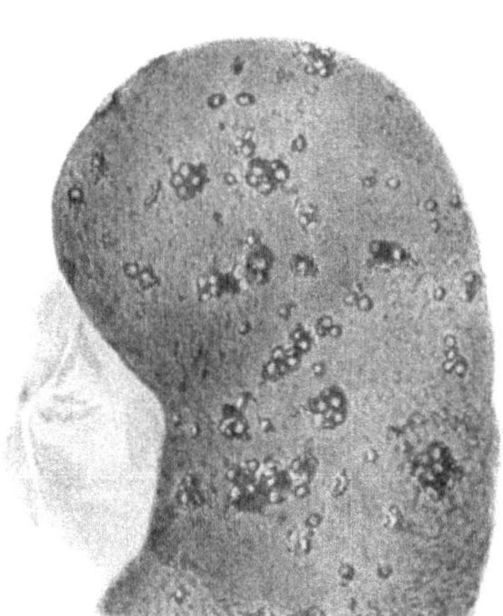

Abb. 50. Multiple metastatische Abszesse in der Niere (natürl. Größe). (Aus Jores, Anatom. Grundlagen.)

Von anatomischen Veränderungen am Magen und Darm sind zunächst Schleimhautblutungen zu nennen, die ungemein häufig sind. Ferner finden wir bisweilen bei metastasierender Sepsis multiple blaurote Stellen auf der Serosa des Dünndarms, die über kleinen hämorrhagisch eitrigen, embolisch entstandenen Entzündungen der Submukosa gelegen sind. Schließlich sind noch die seltenen Schleimhautnekrosen zu erwähnen, die besonders im Magen große geschwürige Flächen verursachen können. Sie sind teils auf dem Blutwege entstanden, wie bei der Pneumokokkensepsis, teils auf dem Lymphwege, wie z. B. bei der Streptokokkensepsis nach Angina necroticans, wo große Mengen Streptokokken durch den Schluckakt auf die Magenschleimhaut gelangen. Genauer werden diese Verhältnisse in den speziellen Kapiteln besprochen.

Differentialdiagnose. Das ungemein vielseitige und wechselnde Bild der Sepsis macht die Differentialdiagnose zu einer der schwierigsten, aber auch interessantesten Aufgaben des Klinikers. Durch unsere verbesserten Methoden der bakteriologischen Blutuntersuchung sind wir zwar in der Lage, in den meisten Fällen die Diagnose mit Sicherheit zu stellen, aber einmal gibt es noch mancherlei Fälle, wo diese Untersuchung versagt, und dann ist nicht zu vergessen, daß solche Untersuchungen oftmals infolge äußerer Verhältnisse unmöglich sind, so daß dann nach wie vor mehr klinische Gesichtspunkte zur Sicherung der Diagnose in Frage kommen.

Viele Fälle erinnern lebhaft an das Bild des Typhus abdominalis. Kontinua, Benommenheit, stark belegte Zunge, Durchfälle, roseolaähnliche Ausschläge, Milztumor, leichte Bronchitis können auch bei septischen Erkrankungen vorkommen. Für Typhus spricht vor allem die in den unkomplizierten Fällen typische relative Pulsverlangsamung, die, besonders bei Männern, trotz hoher Temperatur (bis 40°) nur 90—100 Pulsschläge bedingt; ferner die Hypoleukozytose, Leukozytenwerte von 3—4000 im Gegensatz zu der meist vermehrten, seltener normalen oder (bei schwersten Fällen) herabgesetzten Leukozytenzahl bei der Sepsis. Daneben kommen noch die bakteriologischen diagnostischen Methoden in Betracht, die Widalsche Reakton, die freilich erst vom Ende der zweiten Woche an positiv ausfällt, vor allem die bakteriologische Blutuntersuchung in Form der Anreicherung des Blutes auf Gallenröhrchen.

Bringt man ca. 1 ccm Blut in ein Röhrchen mit steriler Rindergalle, beläßt die Mischung ca. 8—10—72 Stunden im Brutschrank bei 37⁰ und streicht Stichproben davon auf Conradi-Drigalski-Platten (Lackmus-Milchzucker-Agar) aus, so kann man in 50—90⁰/₀ der Fälle Typhusbazillen in der ersten Woche schon nachweisen. Sie wachsen auf den genannten Platten in Gestalt blauer Kolonien. Späterhin im Stadium der Entfieberung versagt die Blutuntersuchung häufig. Dafür ist aber die Widalsche Reaktion in dieser Zeit meist positiv. Auch der Nachweis der Typhusbazillen in den Fäzes und im Urin kommt in Betracht.

Für Sepsis spricht der frequente Puls, die oft vorhandene Hyperleukozytose, Netzhautblutungen und schließlich der bakteriologische Nachweis der Erreger im Blute.

Auch Tuberkulose kann zu Verwechslungen Anlaß geben, einmal Miliartuberkulose, dann auch die Drüsentuberkulose. Die für die miliare Tuberkulose charakteristischen klinischen Symptome: hohes Fieber bei frequentem Puls, Zyanose, Dyspnoe, diffus verteilte katarrhalische oder bronchitische Geräusche kommen auch bei Sepsis vor, z. B. bei multiplen kleinsten metastatischen bronchopneumonischen Herden in den Lungen. Da wird in vielen Fällen der Nachweis von Chorioidealtuberkeln bzw. Netzhautblutungen durch den Augenspiegel sowie die Röntgenplatte der Lungen die Entscheidung bringen. Es ist aber nicht zu vergessen, daß Netzhautblutungen nicht nur bei der Sepsis, sondern auch bei der Miliartuberkulose vorkommen. Auch der Ausfall der bakteriologischen Blutuntersuchung ist von höchster Wichtigkeit.

Die Tuberkulose der Bronchial- und Mesenterialdrüsen ohne nachweisbare Lungenerkrankung mit einem lange Zeit hindurch bestehendem intermittierenden und remittierenden Fieberverlauf ist nicht nur bei Kindern, sondern auch bei Erwachsenen oft recht schwer von septischen Erkrankungen zu unterscheiden. Eine kutane Tuberkulinreaktion wird dabei besonders bei Kindern diagnostische Anhaltspunkte geben eventuell (bei geringerem Fieber) eine subkutane Tuberkulinreaktion, die dann noch durch die Erscheinung der Herdreaktion bessere Fingerzeige gibt. Auch die Röntgendurchleuchtung kommt in Frage.

Die Malaria, die wegen ihres charakteristischen Fiebers bisweilen differendialdiagnostisch in Betracht kommt, ist leicht durch den Nachweis der Plasmodien festzustellen. Bei der Tropika, wo der Nachweis oft erst nach vielen Untersuchungen gelingt, ist schon der Befund von basophiler Körnelung der Erythrozyten ein Moment, das für Malaria spricht.

Die epidemische oder sporadische Genickstarre kommt insofern differentialdiagnostisch in Betracht, als häufig die Sepsis unter vorwiegend meningitischen Erscheinungen, wie Nackenstarre, Kernigsches Symptom, Hauthyperästhesie verläuft. Diese Erscheinungen können rein toxischer Natur sein, wie schon bei der Besprechung des Krankheitsbildes erwähnt wurde (Meningismus), oder sie können durch eitrige metastatische Meningitis bedingt sein, so nach Furunkeln im Gesicht bei der Staphylokokkensepsis; ferner bei der Pneumokokkensepsis, wo die Meningitis meist zusammen mit einer Endokarditis zur Beobachtung kommt, und bei der otogenen Streptokokkenmeningitis. Entscheidend dabei ist die Lumbalpunktion, die bei der epidemischen Genickstarre fast stets schon bei der mikroskopischen Untersuchung des getrübten Punktates intrazellulär gelegene gramnegative Meningokokken nachzuweisen gestattet. Eventuell ist die kulturelle Untersuchung des Lumbalpunktates zu Hilfe zu nehmen, die dann den in Betracht kommenden Erreger erkennen läßt.

Bei der tuberkulösen Meningitis ist das Punktat in der Regel klar. Läßt man es stehen, so bildet sich ein feines Fibrinnetz, dessen mikroskopische

Untersuchung wertvolle diagnostische Anhaltspunkte gewinnen läßt. Das Vorherrschen der Lymphozyten spricht für Tuberkulose; oft gelingt dabei auch der
Nachweis von Tuberkelbazillen.

Da die Symptome des akuten Gelenkrheumatismus, schnell vorübergehende Gelenkschwellungen oder länger bestehende Ergüsse, nicht selten im
Vordergrunde bei der Sepsis stehen, so ist eine Verwechslung damit oft nicht
ganz ausgeschlossen. Auf diese Weise ist es z. B. gekommen, daß manche
Autoren (Singer), denen der Nachweis von Eitererregern in Gelenkexsudaten
Rheumatismuskranker geglückt war, annahmen, der Gelenkrheumatismus sei
durch dieselben Kokken bedingt wie die septischen Erkrankungen und sei als
abgeblaßte Form einer Sepsis aufzufassen. Unzweifelhaft haben diese Forscher
septische Kranke, nicht aber echten Gelenkrheumatismus bei ihrer Untersuchung
vor sich gehabt. Abgesehen von rein klinischen Erscheinungen, wie Netzhautblutungen, Milztumor, wird in manchen Fällen die bakteriologische Blutuntersuchung den Ausschlag geben, da Sepsisfälle mit lebhaften Gelenkschmerzen ohne Ergüsse vorkommen. Es sind das meist Kranke, bei denen
gleichzeitig eine septische Endokarditis besteht. Bei der Differentialdiagnose
vom echten Gelenkrheumatismus ist dabei neben anderen Symptomen, wie
Milzschwellung, Netzhautblutungen u. dgl., die bakteriologische Blutuntersuchung oft eine Stütze, die bei der Sepsis in der Regel ein positives Resultat
bringt, beim akuten Gelenkrheumatismus jedoch niemals pathogene Keime
nachweisen läßt. Sind Ergüsse vorhanden, so kann auch die Untersuchung
des Gelenkexsudates zum Ziele führen. Eitrige, kokkenhaltige Ergüsse mit
polynukleären Leukozyten sprechen für Sepsis. Bei serösen Ergüssen gibt die
bakteriologische Untersuchung Fingerzeige; freilich sind dabei nur positive
Befunde zu verwerten. Der Nachweis von Kokken macht eine Sepsis wahrscheinlich, während der negative Befund nichts dagegen beweist, da es bei
manchen Formen, z. B. bei der Gonokokkensepsis, nicht immer gelingt, die
Erreger im serösen Gelenkexsudat nachzuweisen, und wir in vielen Fällen
solche seröse Ergüsse, wie sie z. B. bei der Streptokokkensepsis vorkommen,
als Toxinwirkung zu betrachten haben.

Auch die Pneumonie kommt gelegentlich differentialdiagnostisch in
Betracht; namentlich in schweren Fällen von krupöser Pneumonie ist es klinisch
fast unmöglich, zu sagen, ob hier mehr der lokale Lungenbefund oder eine
allgemeine Infektion des Blutes mit Pneumokokken, die ja so außerordentlich
häufig ist, für die Schwere der Erscheinungen verantwortlich zu machen ist.
Von Pneumokokkensepsis soll man aber nur dann sprechen, wenn septische
Metastasen, wie Gelenkeiterungen, Meningitis, fühlbarer Milztumor, Netzhautblutungen u. dgl., nachgewiesen werden. Die einfache Pneumonie, bei
der man einzelne Kolonien von Pneumokokken im Blute findet, wird man als
Pneumonie mit Pneumokokken-Bakteriämie bezeichnen. Bisweilen aber stehen
auch bei der Allgemeininfektion mit anderen Erregern, z. B. bei der Streptokokkensepsis, pneumonische Erscheinungen in Form katarrhalischer Lobulärpneumonien durchaus im Vordergrunde des Krankheitsbildes. Anamnestische
Daten, die auf die Entstehung der Krankheit hinweisen und auf eine
Sepsis schließen lassen, z. B. vorangegangenes Puerperium, werden hier einen
Fingerzeig geben. Entscheidend ist meist die bakteriologische Blutuntersuchung.

Die beliebte Diagnose Influenza oder Grippe kommt weiterhin in vielen
Fällen in Frage. Kopfschmerzen, Gliederreißen, Mattigkeit, geringes Fieber ist
ja namentlich bei schleichend beginnenden Fällen von Sepsis ebenso an der
Tagesordnung wie bei einer Influenza. Besonders die Fälle von chronischer
Endokarditis können zu Verwechslungen Veranlassung geben. Die Beobachtung

von Herzgeräuschen im Verein mit anderen septischen Symptomen und der Blutuntersuchung können dann die Aufklärung bringen.

Scharlach und Masern sind besonders ihrer Exantheme wegen differentialdiagnostisch wichtig, da auch bei der Sepsis ganz ähnliche Ausschläge vorkommen; sie sind jedoch nicht häufig. Einen scharlachähnlichen Ausschlag, der über den Rücken, die Arme und Oberschenkel sich erstreckte, aber das Gesicht frei ließ, sah Jochmann bei einer Sepsis nach Angina. Es handelt sich in solchen Fällen meist nicht nur um die Frage, ob Scharlach oder Sepsis, sondern auch, ob Scharlach mit Sepsis vorliegt. Die Frage, ob Scharlach mit Sepsis, also sekundäre Streptokokkensepsis bei Scharlach vorliegt, ist in der Regel leicht zu entscheiden, da das außerordentlich charakteristische Krankheitsbild, die Angina necroticans mit ihren schmierigbraunen Rachenbelägen, der Foetor ex ore, das Nasenlaufen, die dick geschwollenen Halsdrüsen im Verein mit dem meist etwas livid verfärbten Scharlachexanthem in seiner typischen Anordnung (Freibleiben der Mundpartie, Prädilektionsstellen im Schenkel- und Armdreieck) kaum zu verkennen ist. Die andere Frage: Scharlach oder Sepsis wird meist bei vorhandenem Exanthem davon abhängig gemacht werden, ob andere Scharlacherscheinungen, wie Angina mit ihrer scharf abgegrenzten Röte, Himbeerzunge usw. vorhanden sind, insbesondere auch, ob das Aussparungsphänomen deutlich zu erzielen ist.

Allgemeines über die Therapie der septischen Erkrankungen. Bei der Therapie der septischen Erkrankungen ist eine örtliche Behandlung und eine Allgemeinbehandlung zu unterscheiden.

Die örtliche Behandlung ist je nach der Eintrittspforte und der Lokalisation der Erreger im Körper sehr verschieden und muß deshalb der speziellen Besprechung der einzelnen Sepsisformen vorbehalten bleiben; sie bezweckt, die Eintrittspforte bzw. die „Sepsisentwicklungsstelle" (Schottmüller) unschädlich zu machen (durch Reinigung, operative Entfernung, Venenunterbindung) und damit den Bakteriennachschub zu verhindern.

Ein wichtiger Zweig der Allgemeinbehandlung, die Verwendung der verschiedenen Heilsera bzw. Vakzins, gehört ebenfalls in die speziellen Kapitel über die verschiedenen Allgemeininfektionen.

Krankenpflege und Ernährung. Der septische Kranke bedarf der sorgsamsten Pflege, denn es gilt, den Körper möglichst lange für den Kampf mit der Infektion tauglich zu erhalten. Dauernde Bettruhe, auch noch lange nach erfolgter Entfieberung ist zur Schonung des Herzens erforderlich. Zur Verhütung von Dekubitus empfiehlt es sich, den Kranken von vornherein auf ein Wasserkissen zu betten.

Eine gute Mundpflege, Spülung mit desinfizierenden Mundwässern (Wasserstoffsuperoxydlösungen), gute Reinigung der Zähne mit der Bürste ist anzuraten, weil bei schlecht gepflegtem Mund, fuliginösen Belägen auf der Zunge u.dgl. allerlei Fäulniskeime zur Vermehrung gelangen, die bei geschwächten Individuen zu sekundären Infektionen Anlaß geben können. Weiterhin pflegt der Appetit bei guter Mundpflege erfahrungsgemäß besser zu sein.

Sorge für regelmäßigen Stuhl ist geboten; Verstopfung ist entschieden zu bekämpfen, am besten mit einfachen Wasser- oder Seifeneinläufen oder Glyzerinklystieren.

Leichte Durchfälle unterdrückt man lieber nicht durch Medikamente, denn es ist nicht unmöglich, daß durch die wässerigen Entleerungen ein Teil der schädlichen Toxine zur Ausscheidung gelangt. Wenn freilich die Menge der Stühle so zunimmt, daß Schwächezustände zu befürchten sind, muß mit Adstringentien, wie Tannigen, Tannalbin, 1%igen Tannin-Einläufen usw. dagegen vorgegangen werden.

Bei der Ernährung kommt es darauf an, durch leicht verdauliche, flüssige Kost den Kranken zu kräftigen, dessen Appetit und Stoffumsatz meist arg darniederliegt. Milch, Fleischbouillon und Suppen mit Grieß, Reis, Haferschleim u. dgl., eventuell mit Zusatz von Nährpräparaten oder Eigelb, sind anzuraten. Rohes Eigelb in geschlagener Form mit Zusatz von Zucker und etwas Wein wird gern genommen. So kann man leicht 4—6 Eigelb am Tage einführen, wenn auch sonst der Appetit sehr darniederliegt. Die Frage, ob Alkohol anzuraten ist, wird heute recht verschieden beantwortet. Früher fast allgemein reichlich bei septischen Kranken verordnet, wird er jetzt von vielen ganz abgelehnt, weil er die Widerstandsfähigkeit herabsetzen und die Antikörperbildung beeinträchtigen soll. Mit Jochmann möchte ich eine mäßige Anwendung des Alkohols bei der Behandlung der Sepsis nicht missen, da nicht nur beträchtliche Mengen Kalorien damit zugeführt werden, sondern auch Appetit und Stimmung gehoben werden. Man gibt ihn in Form von Kognak, Portwein, Rotwein, Mixtura Stokes, Champagner. Daß auch Menschen, die gar nicht an Alkohol gewöhnt sind, wie z. B. Frauen, bei hohem Fieber selbst größere Mengen davon ohne störende Nebenwirkungen vertragen, ist eine bekannte Tatsache.

Die Vorstellung, daß es möglich sein könnte, durch Zufuhr reichlicher Flüssigkeitsmengen eine Verdünnung der im Blute kreisenden Toxine herbeizuführen und durch Vergrößerung der Diurese möglichst viele Giftstoffe zur Ausscheidung zu bringen, gebietet eine recht häufige Verabreichung von Getränken. Wo es nicht gelingt, die nötigen Mengen beizubringen, weil die Kranken benommen sind oder Widerwillen dagegen haben, sind subkutane Infusionen von physiologischer Kochsalzlösung sehr zu empfehlen. Man gibt davon 1—2 Liter täglich in zwei Portionen (Sahli, Lenhartz); auch intravenös können solche Kochsalzinfusionen eingeführt werden. Sehr empfehlenswert sind auch permanente Tröpfchen - Einläufe von physiologischer Kochsalzlösung. Durch einen Quetschhahn wird dabei der mit dem Darmrohr verbundene Irrigatorschlauch so weit abgeklemmt, daß die Flüssigkeit nur tropfenweise in den Darm einfließen kann. So kann man im Laufe von einigen Stunden 1—2 Liter Kochsalzlösung einlaufen lassen. Auch ein intravenöser Dauertropfeinlauf von Normosallösung, eventuell mit Zusatz von Adrenalin oder 10%iger Traubenzuckerlösung bewährt sich in schweren Fällen, wo nötig wiederholt, aufs beste.

Die Bekämpfung des Fiebers durch Antipyretika erzielt nur selten günstige Erfolge. Wohl vermag man durch Antipyrin, Phenazetin, Chinin, Natrium salicylicum die Temperatur vorübergehend herabzusetzen, aber eine Beeinflussung des Krankheitsprozesses wird dadurch nicht erzielt. Sowie das Mittel fortgelassen wird, steigt die Temperatur doch wieder an. Gegen eine gelegentliche Verwendung der Antipyretika bei Kopfschmerzen, Gelenkschmerzen oder dgl. ist an sich nichts einzuwenden. Davor zu warnen ist jedoch, längere Zeit hindurch solche Mittel wie namentlich das Antipyrin zu verabreichen. Schwere Herzstörungen werden danach beobachtet, und der für die Kranken so wichtige Appetit leidet. Im allgemeinen hat man das Fieber als eine Abwehrbewegung des Körpers aufzufassen, die nicht ohne weiteres bekämpft werden soll. Hat man das Bedürfnis, hohe Temperaturen, namentlich wenn sie mit stärkeren Störungen des Sensoriums einhergehen, herabzusetzen, so sind am meisten kühle Packungen oder, bei leidlichem Kräftezustande, auch abkühlende Bäder am Platze. Der Kranke kommt in ein Bad von 32° C, das innerhalb von 10 Minuten auf 25° C abgekühlt wird. Nur bei der thrombophlebitischen Form sei man mit Bädern zurückhaltend, um die Gefahr der Thrombenloslösung zu vermeiden. Auch Abklatschungen oder kühle Übergießungen im lauwarmen Bade sind sehr empfehlenswert. Man erreicht durch diese hydrotherapeutischen Maßnahmen meist eine Herabsetzung der Temperatur um einige Grade; was aber als wichtiger zu veranschlagen ist: das Sensorium wird dabei freier, und der Appetit hebt sich; die Übergießungen oder Abklatschungen lösen kräftige Inspirationen aus und veranlassen so bessere Durchlüftung der Lungen, was der Entwicklung lobulärer Pneumonien vorbeugt.

Die verschiedenen Verfahren, die vorgeschlagen wurden, durch ,,innere Desinfektion" die Krankheitskeime zu vernichten, haben nur wenig Erfolg gebracht.

Baccellis Methode, mit intravenösen, etwas verdünnten Sublimatinjektionen (in Dosen von $1/2$—1 Zentigramm auf 10 g Kochsalzlösung) eine antitoxische Wirkung zu erzielen, erfreut sich keiner allgemeinen Anerkennung.

Außerordentlich verschieden beurteilt wird die Einwirkung des Kollargols, das Cr éd é 1895 in die Therapie einführte. Es enthält $75^0/_0$ Silber und $25^0/_0$ Eiweißkörper und wird meist intravenös oder rektal gegeben. Cr éd é empfiehlt die intravenöse Injektion von 2—10 ccm einer $2^0/_0$igen Lösung. Loebl empfahl die Darreichung als Klysma, und zwar eine halbe Stunde nach einem Wassereinlauf 50 ccm einer $1^0/_0$igen Lösung. Lenhartz, Bumm, Krönig, Jochmann und zahlreiche andere ruhige Beurteiler halten die Erfolge für zweifelhaft; ich selbst muß mich dieser Auffassung anschließen. Die Beurteilung von ,,Heilungs-Erfolgen bei Sepsis" kann nicht skeptisch genug sein! Dasselbe gilt vom Elektrargol, Argochrom u. a.

Neuerdings hat die Chemotherapie, die bei den Protozoenerkrankungen (Rekurrens, Syphilis, Schlafkrankheit usw.) so glänzende Resultate erzielte, sich auch den septischen Erkrankungen zugewandt. Die Ziele und Wege der Chemotherapie sind kürzlich von J. Morgenroth (Klin. Wochenschr. Nr. 8, 1922) klar umrissen worden; freilich: wann, wo, und wie diese Behandlung mit Erfolg angewandt wird, ist noch in jedem Einzelfall umstritten! Immerhin haben Mittel wie Optochin, Eukupin, Trypaflavin, Rivanol schon beachtenswerte Resultate ergeben, die wir bei Besprechung der einzelnen Formen von Sepsis kennen lernen werden.

Ein anderer Weg, den Organismus im Kampf gegen die Infektionserreger zu unterstützen, wurde mit der Erzeugung künstlicher Leukozytose beschritten. Den Anstoß dazu gaben die Untersuchungen von Mikulicz über Resistenzerhöhung durch Nukleinsäure. Bei ausgebrochener Sepsis haben die Versuche keinen wesentlichen Nutzen gebracht. Prophylaktisch zur Verhütung septischer Infektionen nach großen geburtshilflichen Eingriffen sind sie nach Henkel empfehlenswert.

Dasselbe Ziel, die Steigerung der Leukozytenzahl, erstrebt die in Frankreich viel versuchte, heroische Methode der Erzeugung steriler Abszesse. Ein- oder mehrmalige Injektion von 3—5 ccm Terpentinöl am Oberschenkel verursacht einen sterilen Abszeß, eine Anhäufung von Leukozyten, durch welche die Bakterien fixiert werden sollen (abcès de fixation). Auch Kocher und Tavell halten dieses Verfahren für empfehlenswert.

Parenterale (subkutane bzw. intravenöse) Einverleibung unspezifischer Proteinkörper ist die in den letzten Jahren besonders häufig versuchte, zum Teil überschwenglich gelobte Methode. Ohne Zweifel kann es dabei zu einer Leistungssteigerung des Organismus kommen und so indirekt eine Beeinflussung des septischen Prozesses stattfinden. Interessant ist, daß die Art der Einverleibung nicht ohne Einfluß ist: intrakutane Einspritzung von Aolan ruft nach E. Fr. Müller viel stärkere Herdreaktion hervor als subkutane Einverleibung, was von ihm als Beweis für die Rolle der Haut als immunisierendes Organ angesehen wird. Verwendet werden: sterile Milch, sterile Eiweißlösung in isotonischer Form (Aolan), Kaseosan, Yatren-Kasein und zahlreiche andere.

Allzu viel Hoffnung wird man sich auch von der Verwendung dieser Mittel in schwereren Fällen nicht versprechen dürfen!

Bei Herzschwäche ist Digalen, Coffeinum-natrium benzoicum, Kampfer am Platze; auch Adrenalin-Kochsalzinfusionen werden sehr empfohlen; ebenso, besonders bei starker Blutdrucksenkung, Adrenalin, und zwar von der Lösung 1 : 1000 2—3—10 mal täglich $^1/_2$—1 ccm intramuskulär. Strophanthin (Böhringer) in Dosen von 0,2—0,5 mg intravenös wirkt oft lebensrettend.

Bei Gelenkschmerzen ist ein Versuch mit Antipyrin zu machen, am besten in Lösungen von 3—4 auf 180, zweistündlich; auch Atophan wirkt schmerzlindernd. Die Salizylsäure versagt bei den septischen Gelenkerkrankungen in der Regel. Bei eitrigen Gelenkentzündungen muß beizeiten für Entleerung des Eiters gesorgt werden. Überhaupt gilt natürlich bei allen septischen Erkrankungen, die für das Messer des Chirurgen erreichbar sind, die alte Forderung: Ubi pus, ibi evacua!

Bei peritonitischen Schmerzen sind Eisbeutel oder Prießnitzumschläge am Platze; vor allem aber sind dabei Narkotika, am besten Morphiuminjektionen zu geben, die einerseits dem Kranken Ruhe verschaffen, andererseits die Peristaltik herabsetzen und so die Möglichkeit zu Verklebungen und Abkapselungen eitriger Exsudate anbahnen.

Bei Endokarditis und Perikarditis werden mit warmem Wasser gefüllte Gummibeutel, die auf das Herz appliziert werden, vom Patienten oft angenehmer empfunden als Eisblasen.

Auf weitere symptomatische Einzelverordnungen muß bei der speziellen Besprechung der verschiedenen Sepsisformen eingegangen werden.

Streptokokkensepsis.

Allgemeines über Streptokokkensepsis.

Die Streptokokken. Die Streptokokken sind die häufigsten Erreger septischer Allgemeininfektionen. Das lehren neben viel tausendfachen bakteriologischen Blutuntersuchungen am Lebenden besonders auch die postmortalen Blutuntersuchungen. Simmonds, der über 1200 Einzeluntersuchungen dieser Art verfügt, fand Streptokokken in 63% seiner Fälle, Pneumokokken in 18%, Kolibazillen in 17%, Staphylokokken in 6%.

Die Streptokokken haben ihren Namen von der Eigentümlichkeit, beim Wachstum Ketten zu bilden; die einzelnen Glieder der Ketten sind teils rund, teils abgeplattet. Die Abplattung kommt dadurch zustande, daß sich bei der Teilung die aus einem Individuum entstandenen beiden Kokken aneinander legen. In älteren Kulturen bilden sich oft Involutionsformen, die sich von der Kugelform entfernen und gestreckt oder eckig aussehen. Die Streptokokken sind unbeweglich und bilden keine Sporen. Die Kettenbildung erfolgt am schönsten auf flüssigen Nährböden, besonders auf Bouillon. Im Tierkörper liegen sie oft nur zu zweien.

Die pathogenen Streptokokken, die aus mehr als acht Kettenpaaren bestehen, hat Lingelsheim Streptococcus longus genannt, während er die saprophytischen, in Mundhöhle und Fäzes vorkommenden Streptokokken mit weniger Gliedern als Streptococcus parvus bezeichnete. Eine weitere Differenzierung gestattet jedoch die Länge der Ketten nicht.

Die menschenpathogenen Streptokokken entfärben sich nicht bei der Gramschen Färbung. Sie gedeihen auf allen Nährböden, am besten bei alkalischer Reaktion. Das Temperaturoptimum liegt bei 37°, doch wachsen sie auch bei niedrigerer Temperatur bis zu 20° hinunter. Sehr üppiges Wachtum erfolgt auf Nährböden, die mit menschlichem Blut oder Aszites versetzt sind. Gelatine wird nicht verflüssigt.

In neuerer Zeit hat Schottmüller gefunden, daß verschiedene menschen-pathogene Streptokokkenarten sich gut durch ihr Verhalten auf Blutagarmischplatten voneinander differenzieren lassen, da sie sich durch ihre Fähigkeit zur Hämolysin-bildung und Farbstoffproduktion voneinander unterscheiden. Er unterscheidet fünf verschiedene Arten:

Der erste ist der gewöhn-liche **Streptococcus pyogenes,** den Schottmüller **Streptococcus vul-garis haemolyticus** nennt. Impft man diesen auf Blutagarmisch-platten (menschliches Blut und Agar im Verhältnis von 2 : 5), so entwickeln sich im Innern des Nähr-bodens wetzsteinförmige Kolonien, in deren Umgebung sich ein charak-teristischer kreisrunder heller Hof bildet infolge von Resorption des Hämoglobins. Der Hof hat einen Durchmesser von 2—3 mm. Wichtig ist aber zu bemerken, daß bei sehr dichter Aussaat der Keime auf den Platten die einzelnen Kolonien sich im Wachstum hemmen, so daß keine deutliche Hofbildung zustande kommt, vielmehr die ganze Platte einen schmutzigbraunen Farbton annimmt. Dies ist oft bei der Leichenblutunter-suchung infolge großer Überschwemmung des Blutes mit Streptokokken der Fall. Auf gewöhnlichem Agar wächst der Streptococcus vulg. haemolyt. in tautropfen-ähnlichen Kolonien, die ein granuliertes Zentrumund einen ausgefaserten Rand besitzen.

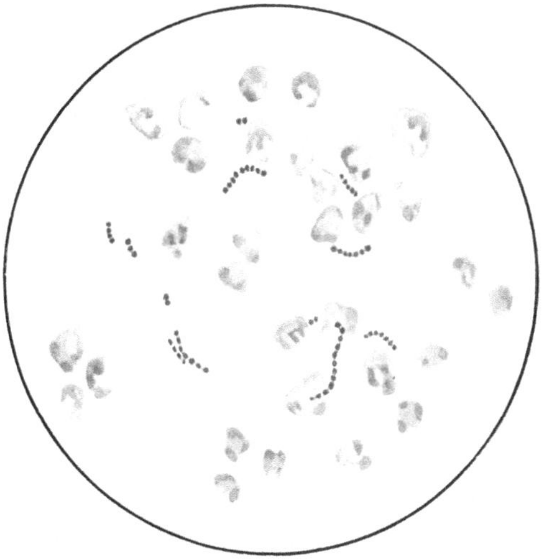

Abb. 51. Eiter mit Streptokokken.

Als zweite Art führt Schott-müller den **Streptococcus mitior seu viridans** auf. Dieser entwickelt sich im Innern der Blutagarmischplatten erst nach 3—4 Tagen und bildet dann feine grüne Punkte, welche die Größe eines Stecknadelkopfes kaum erreichen. Auf die Oberfläche einer Blutagarplatte ausgestrichen, bildet er feine schwarz-grüne oder graue Auflagerungen.

Durchsichtiger Traubenzuckeragar wird durch das Wachstum des Strepto-coccus mitis völlig undurchsichtig ge-macht. Auf der Oberfläche von ge-wöhnlichem Agar entwickeln sich kleine, weißgraue Kolonien, die nach 24 Stunden meist noch sehr zart er-scheinen und mikroskopisch in der Regel einen glatten Rand zeigen.

Unterschiede zwischen Strep-tococcus vulgaris und Strepto-coccus viridans. Der Streptococcus vulgaris haemolyticus läßt die Bouillon meist klar, bildet aber am Boden des Röhrchens große Flocken. Im Gegensatz dazu trübt der Streptococcus viridans im allgemeinen die Flüssigkeit diffus; am Boden setzt sich nur ein feiner staubförmiger Niederschlag ab.

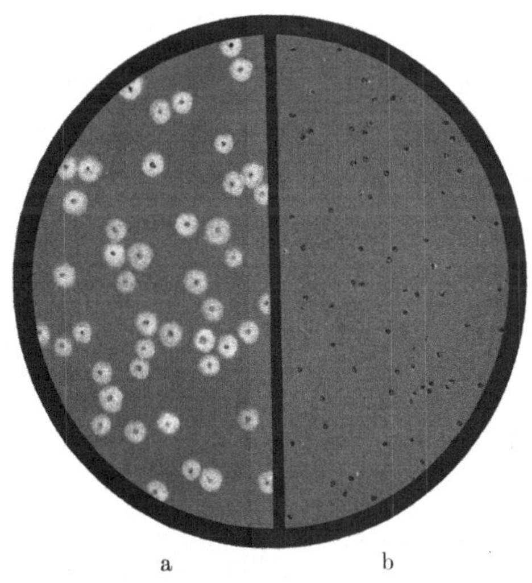

Abb. 52. Differenzierung der Streptokokken auf der Blutagar-Platte. a Streptoc. vulgar. haemolyticus. b Streptococcus viridans.

Während der Streptococcus vulgaris Milch meist nicht zur Gerinnung bringt, führt der Streptococcus viridans gewöhnlich eine Koagulation nach 1—3 Tagen herbei. Im Wachstum auf Kartoffeln zeigen beide Gruppen keinen Unterschied; sie bewirken einen zarten feuchtglänzenden Beschlag der Kartoffeloberfläche. Die Gelatine wird von keinem der beiden Stämme verflüssigt.

Sehr charakteristisch sind ferner die Unterschiede auf Blutbouillon. Während der Streptococcus vulgaris dem Blutfarbstoff eine karminrote Nuancierung verleiht, wird die Blutbouillon durch den Streptococcus viridans in eine glasig-braunrote Flüssigkeit verwandelt. Die Hauptunterscheidungsmerkmale sind:

1. Die Eigenschaft des Streptococcus viridans, daß seine Kolonien auf Blutagar eine deutliche Grünfärbung zeigen, während die Kolonien des Streptococcus vulgaris niemals eine solche Farbstoffbildung hervorrufen.
2. Die Fähigkeit des Streptococcus vulgaris, den Blutfarbstoff in so intensiver Weise aufzulösen, daß in der Umgebung des Impfstiches oder der einzelnen Kolonie eine völlig farblose, durchsichtige millimeterbreite Zone entsteht. Zwar besitzt auch der Streptococcus viridans eine geringe hämolytische Kraft, aber auf den zur Differenzierung verwandten Blutplatten (Blut 2 zu Agar 5) wird dieselbe makroskopisch nicht erkennbar oder ist nur sehr gering.

Beim Streptococcus vulgaris sind die Virulenzverhältnisse der einzelnen Stämme sehr verschieden. Die meisten Versuchstiere sind wenig empfänglich. Manche Stämme des Streptococcus vulgaris sind für Mäuse hochgradig infektiös, so daß $^1/_{100000}$ ccm einer zweitägigen Bouillonkultur tödlich wirkt. Kaninchen gehen bei Einverleibung von virulenten Stämmen in Dosen von $^1/_{100000}$ ccm binnen 24 Stunden an Sepsis zugrunde. Je weniger virulent ein Stamm ist, desto mehr kommt es bei der Impfung der Versuchstiere zu lokalen Erscheinungen, Abszessen, erysipelatösen Prozessen usw.

Die Tiervirulenz beim Streptococcus viridans seu mitior, ist stets sehr gering.

Nach Kuczynski sind die kulturellen Unterschiede zwischen Streptococcus viridans und vulgaris nicht immer so ausgesprochen, als dies Schottmüller angibt; er fand Übergänge, „Pseudo-viridans"-Kulturen, die anfänglich grün, später als hämolytische Kolonien wuchsen. Seine Resultate sind von Schottmüller nicht anerkannt worden. Bei Besprechung der Endocarditis lenta wird nochmals darauf zurückzukommen sein.

Der **Streptococcus putridus** oder **anaerobius,** der schon früher von Krönig und Menge gelegentlich gefunden wurde, unterscheidet sich morphologisch nicht von den anderen Streptokokken, doch ist er streng anaerob und bildet auf Blutnährböden keine Hämolyse. Er gedeiht am besten bei 37°; bei 22° wurde kein Wachstum gesehen.

Auf der gewöhnlichen Agarplatte in Wasserstoffatmosphäre entwickeln sich im Verhältnis zur Aussaat wenige kleine graue Kolonien, ähnlich denen der anaeroben Streptokokken; da, wo die Kolonien isoliert stehen, sind sie etwas größer.

Im Agarstich entwickelt sich nach 24 Stunden, üppiger noch nach 48 Stunden, eine kräftige Kultur in der anaeroben Zone; ebenso läßt die Agarschüttelkultur zahlreiche, graugelbliche Kolonien von Wetzsteinform erkennen. Sehr gut gedeiht der Streptokokkus auch in Indigo- und in Neutralrotagar, unter Aufhellung und Fluoreszenzbildung in letzterem. Gasbildung erfolgt in dem gewöhnlichen Agar nicht, wohl aber, wenn der Nährboden Blut enthält. In der tiefen Blutagarschicht bildet der Streptokokkus kleine grauweiße Kolonien, später sind sie stecknadelkopfgroß. Ganz regelmäßig kommt es in den Blutagarkulturen auch zu Gasentwicklung, und zwar handelt es sich um Schwefelwasserstoff. Daher geben die Kulturen auch stets einen eigentümlichen, höchst üblen Geruch. Läßt man eine Flamme in die eröffnete Kulturröhre hineinschlagen, so erkennt man, daß sich die Flamme bis zum Nährboden fortsetzt, daß das erzeugte Gas also brennbar ist.

Auf der Blutagarplatte entwickeln sich porzellanweiße Kolonien von Stecknadelkopfgröße. Auch die tiefliegenden schimmern weißlich durch. Eine Hämolyse lassen die Kolonien auf Blutagarplatten nicht erkennen.

Den vorerwähnten putriden Geruch nimmt man besonders in den Blutbouillonkulturen wahr, der Blutfarbstoff nimmt eine eigentümliche ponceaurote Nuance an;

durch das Spektrum ist Schwefelwasserstoff mit Sicherheit darin nachweisbar. Nach einiger Zeit (10 Tagen) sind die Bouillonkulturen fast schwarz gefärbt.

Die eben besprochene Eigenschaft des Streptokokkus ist eine höchst charakteristische, nicht nur in der Kultur spielt sie eine Rolle, sondern auch in den pathologischen Prozessen im kranken Körper kommt sie zur Geltung. Immer nämlich hat der Eiter oder das Blut, in dem der Streptokokkus gewachsen ist, einen üblen Geruch.

In Milch gedeiht der Kokkus gut, ohne Gerinnung zu erzeugen.

Die Lebensdauer in den Kulturen scheint eine beschränkte zu sein. Überimpfung gelang noch nach 14 Tagen.

Wie schon hervorgehoben, wird Gas in Form von Schwefelwasserstoff nur in blut- oder serumhaltigen Nährboden erzeugt, daher zeigen Zuckeragarkulturen keine Gasblasen.

Tierpathogenität besitzt der Streptococcus putridus nicht.

Der **Streptococcus mucosus** bildet Ketten von 5—14 Gliedern und ist ausgezeichnet durch eine deutliche Schleimhülle, die nach Art einer Kapsel die einzelnen Glieder umgibt. Er färbt sich leicht mit allen Anilinfarben und behält bei der Gramschen Methode die dunkelblaue Farbe. Die künstliche Züchtung gelingt am besten bei 37°, doch erfolgt auch bei 22° noch Wachstum. Er wächst aerob, gedeiht aber auch bei Sauerstoffabschluß. Auf gewöhnlichem Agar bildet der Streptococcus mucosus farblose, zarte, durchsichtige, glänzende Kolonien, die nach 24 Stunden etwa stecknadelkopfgroß sind. Bei reichlicher Aussaat erscheint der Agar wie mit einem flachen, durchsichtigen, glänzenden Belag überzogen, der bei der Berührung sich als schleimig und fadenziehend erweist und nach 4—5 Tagen völlig eintrocknet. Das üppigste Wachstum zeigt der Streptococcus mucosus auf Nährböden, denen menschliches Serum zugesetzt ist. So entwickelt er auf Hydrozelenflüssigkeit eine mehrere Millimeter dicke Kultur von dem Aussehen glasigen Schleimes. Mikroskopische Untersuchung solcher Kultur ergibt besonders deutliche und umfangreiche Kapselbildung.

Auf der Gelatineoberfläche entwickeln sich in 2—3 mal 24 Stunden feinste, bläulich schimmernde Kolonien, die sich mikroskopisch als flache, kreisrunde, leicht braungelb tingierte Scheiben darstellen. Im Gelatinestich erkennt man nach mehreren Tagen sehr kleine kugelförmige Kolonien, die zum Teil nach einiger Zeit gelbbraune Färbung annehmen. Es erfolgt keine Verflüssigung.

Züchtung in gewöhnlicher Bouillon gelingt nur selten. Milch wird innerhalb von 24—48 Stunden zum Gerinnen gebracht. Auf Kartoffelscheiben findet ein zartes, kaum sichtbares Wachstum statt. Züchtung in Lackmusmolke läßt deutliche Säurebildung erkennen. Auf Zuckeragar findet keine Gasbildung statt. Auf Blutagar erhebt sich bei 37° innerhalb 24 Stunden auf dem Impfstich ein glänzender, saftigschleimiger, grüngrauer Belag, der nach weiteren 48 Stunden eine dunklere Färbung annimmt, während der Glanz und das schleimige Aussehen verschwinden. Isolierte Kolonien erreichen Linsengröße. Anfangs erhaben, flachen sie nach einigen Tagen ab und zeigen im Innern einen Nabel. Kolonien im Innern des Blutagar erscheinen dunkelgrün, rund und sind nach 24 stündigem Wachstum über stecknadelkopfgroß.

Auf Blutbouillon gedeiht der Streptococcus mucosus gut. Die Flüssigkeit ist nach 24stündigem Aufenthalt im Brutschrank bei 37° diffus getrübt und grünlich verfärbt.

Auf Löffler-Serum findet meist kein Wachstum statt.

Der Streptococcus mucosus besitzt eine hohe Pathogenität für Tiere. Weiße Mäuse gehen bei subkutaner Injektion mit einer kleinen Öse Kultur in 1—4 Tagen zugrunde. Auch Kaninchen sind sehr empfänglich.

Von diesen vier Arten spielt die erste Form, der hämolytische Streptokokkus, die größte Rolle in der Sepsis. Wir werden ihm daher in der Mehrzahl der Fälle begegnen. Der Streptococcus viridans ist namentlich als Erreger chronischer Endokarditisfälle bekannt und der Streptococcus putridus findet sich häufig beim septischen Abort.

Dazu kommt als fünfte Art noch der Streptococcus anhaemolyticus vulgaris, zu dem wahrscheinlich die meisten der auf normalen Schleimhäuten lebenden Streptokokkenstämmen gehören. Er kann jedoch in seltenen Fällen auch septische Allgemeininfektionen verursachen (Rolly, Bondy, zahlreiche französische Autoren, Leschke).

Einfallstore für die Invasion der Streptokokken in die menschliche Blutbahn sind vornehmlich die Schleimhäute; in zweiter Linie erst die äußere Haut. Von den Schleimhäuten kommt vor allem in Betracht: die Schleimhaut des Rachens, des Urogenitalapparates und des Ohres. Die von der äußeren Haut ausgehenden Streptokokken-Allgemeininfektionen, die von kleinsten Rissen, Schrunden, Pusteln, ferner von Phlegmonen ihren Ausgang nehmen, kommen zum größten Teil dem Chirurgen vor die Augen, während der innere Mediziner meistens mit derjenigen Streptokokkensepsis zu tun hat, die von der Rachenschleimhaut (Angina, Diphtherie, Scharlach), von den Harnwegen und vom Erysipel ihren Ausgang nehmen. Andere Eintrittspforten, wie die Lungen, die Pleura usw. sind selten.

Ordnet man also die Streptokokken-Allgemeininfektionen nach ihrem Ausgangspunkt, so sind die häufigsten Sepsisformen:

1. Die Puerperalsepsis und die von den Harnwegen ausgehende Sepsis.
2. Die nach Angina oder Diphtherie, ferner nach Erkrankungen der Mundhöhle, Zahnkaries auftretenden Sepsisformen.
3. Die otogene Sepsis.
4. Die nach Verletzungen der Haut und nach Erysipel vorkommenden Sepsisformen.
5. Die Sepsis nach Erkrankungen der Lunge und Pleura.
6. Die vom Verdauungskanal ausgehende Streptokokkensepsis.

Weg der Infektion. Der Weg, den die Streptokokken nehmen, ist verschieden. Sie können erstens nach Durchwuchern der Venenwand direkt in die Gefäße einwandern.

Der zweite und häufigste Weg ist der, daß die Streptokokken zunächst am Orte ihrer primären Ansiedelung thrombophlebitische Prozesse verursachen. Dadurch, daß nun Teilchen der kokkenhaltigen Thromben sich loslösen und in die Blutbahn gelangen, wird die Sepsis verursacht. Man beobachtet das besonders häufig bei der puerperalen Sepsis und bei der otogenen Sepsis.

Verhalten im Blut. Sind die Streptokokken ins Blut gelangt, so ist zunächst die Frage, ob sie sich hier vermehren oder das Blut nur als Transportmittel benutzen. Übereinstimmend nimmt man heute an, daß eine Vermehrung im strömenden Blut für gewöhnlich nicht erfolgt, vielmehr nur unter gewissen Bedingungen, beim Sinken der bakteriziden Schutzkräfte vorkommt. Man kann durch mehrfach wiederholte Blutuntersuchungen, namentlich gegen Ende des Lebens, eine beständig fortschreitende Vermehrung durch Auszählung der gewachsenen Kolonien feststellen; einmal konnte ich im Blutausstrich kurz vor dem Tode (akute lymphatische Leukämie) Streptokokken unschwer feststellen.

Toxinbildung. Die schweren Allgemeinerscheinungen, Benommenheit, Herzschwäche, die wir bei der Streptokokkensepsis häufig beobachten und auf toxische Einflüsse zurückzuführen geneigt sind, finden durch unsere Kenntnisse über die Toxinbildung der Streptokokken keine genügende Erklärung. Wir wissen noch nicht einmal mit Sicherheit, ob die Streptokokken lösliche Gifte bilden wie die Diphtheriebazillen, Tetanusbazillen und Staphylokokken. Die Giftbildung, die einzelne Autoren wie von Lingelsheim, Besredka, Aronsohn in flüssigen Kulturen nachgewiesen haben, ist äußerst minimal oder wird von anderen Untersuchern noch angezweifelt. Auch die intrazellulären Gifte, die in den Leibern der Streptokokken enthalten sind, sind schwach und unbeständig. Also auch die Endotoxine können bei der Giftwirkung der Streptokokken auf den menschlichen Organismus nur eine geringe Rolle spielen.

Das Hämolysin, das die gewöhnlichen Streptokokken bilden, hat nichts mit der Giftwirkung zu tun. Es geht nur in geringer Menge in die Filtrate von Streptokokkenkulturen über. Ein Anhalt dafür, daß etwa in vivo bereits in dem Blute der Erkrankten eine Hämolyse vor sich geht, ist nicht vorhanden.

Verlauf der Streptokokkensepsis. Ein allgemein gültiges Bild von dem Verlauf der Streptokokkensepsis zu geben, ist nicht möglich, weil die verschiedenen Formen, namentlich infolge der Verschiedenheit der Eintrittspforten, sich wesentlich voneinander unterscheiden. Es muß daher im einzelnen auf die Schilderung in den speziellen Kapiteln verwiesen werden. Auffällig ist die relativ geringe Zahl von Metastasen, die bei der Streptokokkensepsis beobachtet wird; während bei der Staphylokokkensepsis z. B. in über $90^0/_0$ der Fälle Metastasen gefunden werden, sind sie bei der Streptokokkensepsis nur in etwa $23^0/_0$ der Fälle vorhanden. Prädilektionsstellen für eitrige Metastasen sind bei der Streptokokkensepsis Gelenke und Lungen. Des genaueren werden wir die verschiedenen Formen der Metastasenbildung bei der Besprechung der thrombophlebitischen Form der Puerperalsepsis und bei der otogenen Sepsis kennen lernen. Von großer Bedeutung ist ferner die Beteiligung des Endokards. Wir werden bei der Abhandlung der Streptokokken-Endokarditis sehen, daß durch die Lokalisation der Streptokokken auf dem Endokard sehr eigenartige, in ihrem Symptomenkomplex bisher sogar noch recht wenig bekannte Krankheitsbilder zustande kommen, die durch einen auffallend langsamen, ganz allmählich zur Aufzehrung der Kräfte und zum Tode führenden Verlauf charakterisiert sind.

Eine für die Streptokokkensepsis typische Fieberkurve gibt es nicht. Meist sind ausgesprochen remittierende Typen zu beobachten, aber auch hohe Kontinua und intermittierender Typus kommen vor.

Diagnose. Die Diagnose der Streptokokkensepsis kann aus rein klinischen Gesichtspunkten nicht gestellt werden. Erst die bakteriologische Untersuchung des Blutes, bei der Puerperalsepsis auch die der Lochien, bringt die Entscheidung. Besonders empfehlenswert für die Blutuntersuchung ist die eingangs besprochene Blutagarmischmethode (S. 113). Die Kolonien der hämolytischen Streptokokken sind dabei durch ihren hellen Resorptionshof schon makroskopisch deutlich erkennbar (cf. Abb. 52**a**). Auch die Kolonien des Strept. viridans und mucosus werden durch ihre oben beschriebenen Eigenschaften schnell identifiziert.

Prognose. Die Prognose der Streptokokkensepsis ist, ganz allgemein gesprochen, nicht so ungünstig wie die der Staphylokokkensepsis, doch richtet sie sich im einzelnen nach der Art des Krankheitsbildes. Genaueres darüber muß daher den spezielleren Kapiteln vorbehalten bleiben.

Bei der nun folgenden Besprechung des Verlaufes der verschiedenen Formen der Streptokokkensepsis wählen wir die Einteilung nach der Eintrittspforte der Infektion, weil, wie gesagt, der Ausgangspunkt für die Eigenart mancher Krankheitsbilder maßgebend ist, so für die Puerperalsepsis, für die otogene Sepsis usw. In einem besonderen Kapitel soll am Schluß die Streptokokken-Endokarditis abgehandelt werden, weil hier die Eintrittspforte oft nicht bekannt ist und die endokarditischen Auflagerungen selbst immer aufs neue zum Ausgange der Blutinfektion werden.

Streptokokkensepsis nach den verschiedenen Formen von Angina. Die gewöhnliche Angina ist vermutlich weit häufiger, als wir es wissen, Ausgangspunkt septischer Allgemeininfektionen. Sehr viele indolente Patienten machen eine Mandelentzündung durch, ohne sonderlich darauf zu achten, und wenn sie nachher mit den Zeichen einer Sepsis, z. B. einer septischen Endokarditis zur Behandlung kommen, dann ist von der Entzündung an der Eintrittspforte oft nichts mehr wahrzunehmen. Alle Formen von Angina können zur Sepsis führen. Neben der gewöhnlichen follikulären Angina ist es aber vor allem die Angina necroticans, die mit schmutzigbraunen Belägen und mehr oder weniger tiefen durch Nekrose bedingten Substanzverlusten einhergeht. Genauere Beschreibung siehe bei Angina S. 316. Auch die Angina phlegmonosa wird zuweilen zum Ausgangspunkt einer Sepsis.

Sehr häufig ist die Streptokokkensepsis, die sich auf der Basis einer Angina necroticans beim Scharlach entwickelt. Die ersten Zeichen dieser malignen Wendung im Bilde des Scharlachs treten in der Regel am dritten bis fünften Tage auf. Das Fieber, das nach dem Abblassen des Exanthems fallen sollte, bleibt hoch oder erhebt sich wieder, nachdem bereits eine abfallende Tendenz zu erkennen war. Genaueres darüber siehe bei Scharlach. Über die Beziehungen der Diphtherie zur Streptokokkensepsis vgl. S. 419.

Puerperalsepsis und andere vom weiblichen Genitale ausgehenden Sepsisformen. Am häufigsten tritt die Streptokokkensepsis unter der Form der Puerperalsepsis auf. Da aber neuere Untersuchungen gezeigt haben, daß neben den Streptokokken weit häufiger als das früher bekannt war, auch andere Bakterien, Staphylokokken, Pneumokokken, Kolibazillen, anaerobe Stäbchen usw. in der Ätiologie der Puerperalsepsis eine Rolle spielen, so soll die Puerperalsepsis in einem besonderen Kapitel als abgerundetes Krankheitsbild beschrieben werden (S. 191).

Aber auch vom nicht puerperalen weiblichen Genitale können septische Allgemeininfektionen ausgehen, bei denen Streptokokken wiederum dominieren. Verjauchte gestielte Uteruspolypen bieten z. B. eine Gelegenheitsursache hierzu. Besonders hervorzuheben ist noch die Beobachtung, daß die Menstruation in auffälliger Weise das Zustandekommen genitaler Sepsis begünstigt. Lokale und allgemeine Verminderung der Resistenz sind dabei im Spiele. Die Auflockerung der Schleimhaut, die oberflächlichen Epitheldefekte erleichtern das Eindringen der Keime und die allgemeine Herabsetzung der Widerstandsfähigkeit bei der Menstruation fördert ihre Weiterentwicklung.

Von den Harnwegen ausgehende Streptokokkensepsis. Die Pathogenese der von den Harnwegen ausgehenden Sepsisformen, die sowohl von Streptokokken als auch von Staphylokokken und Kolibazillen verursacht werden können, sind ausführlich in einem besonderen Kapitel (Seite 211) erörtert worden.

Streptokokkensepsis nach Kontinuitätstrennungen der äußeren Haut. Von der äußeren Haut gehen nicht so häufig Streptokokken-Allgemeininfektionen aus, wie bei der Staphylokokkensepsis. Infizierte Wunden, Risse, Schrunden, Phlegmonen, pustulöse und vesikulöse Exantheme und schließlich Erysipel sind die Gelegenheitsursachen, die den Eintritt der Streptokokken ins Blut begünstigen.

Die von Wunden ausgehende Streptokokkensepsis fällt erklärlicherweise meist in das Gebiet des Chirurgen.

Von pustulösen und vesikulösen Exanthemen kommen besonders Variola, Varizellen und Pemphigus als Ausgangspunkt von Streptokokkeninfektionen in Betracht. Ein Varizellenkind sah Jochmann an Streptokokkensepsis sterben, bei dem sich multiple Hautgangrän an den Stellen der Varizellenblasen in Gestalt schmierig belegter, tiefer, zehnpfennigstückgroßer Hautdefekte entwickelt hatten.

Das Erysipel geht nicht häufig mit Streptokokkensepsis einher. Es ist in der Regel eine lokal bleibende Streptomykose. Jochmann sah unter 463 Fällen von Erysipel nur 16 mal Streptokokkensepsis.

Streptokokkensepsis von der Lunge und Pleura aus. Von der Lunge gehen nur selten Streptokokken-Allgemeininfektionen aus. Die lobulären Pneumonien, die man bei der Streptokokkensepsis findet, sind meist erst sekundär durch die Sepsis entstanden. Immerhin hat man bisweilen den Eindruck, daß die entzündlichen Lungenerscheinungen das Primäre gewesen sind.

So sah Jochmann z. B. zweimal bei Scharlach-Kindern, die bis dahin keine septischen Erscheinungen geboten hatten, in der dritten Woche plötzlich eine Bronchopneumonie auftreten mit hohem Fieber, Bronchialatmen und Knisterrasseln. Die bakteriologische Blutuntersuchung ergab Streptokokken. In beiden Fällen erfolgte der Exitus. In den bronchopneumonischen Herden fanden sich Streptokokken.

Von Wichtigkeit scheint es, darauf hinzuweisen, daß eine Streptokokkensepsis auch unter den Erscheinungen einer lobären Pneumonie ver-

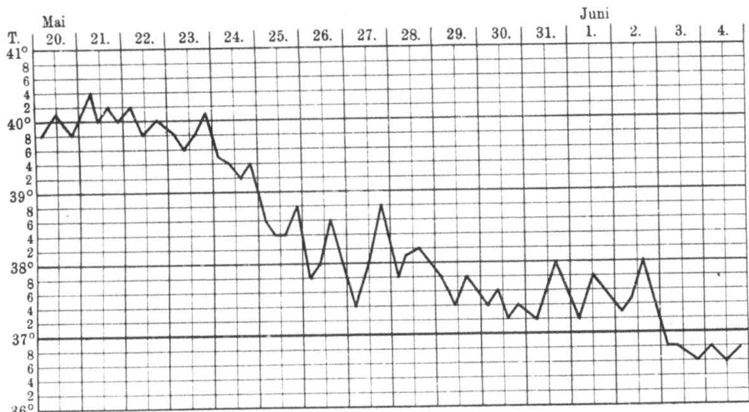

Abb. 53. Streptokokkensepsis nach Pneumonie.

Anna O., 26 Jahre. Rechts hinten von der Mitte der Skapula an Pneumonie. Vor 8 Tagen plötzlich unter Schüttelfrost erkrankt. Im Blut Streptoc. pyogen. haemolyt. Geheilt.

laufen kann, wobei auch hier einmal die Möglichkeit besteht, daß die Pneumonie Ausgangspunkt der Streptokokkensepsis ist, und zweitens, daß die entzündlichen Lungensymptome erst sekundär entstanden sind.

Die Pleura kann in den Fällen, in denen ein primäres Streptokokkenempyem sich entwickelt, zum Ausgangspunkt einer Streptokokkensepsis werden, das Umgekehrte: metastatische Abszesse an der Lungenoberfläche mit nachfolgendem Empyem, ist die Regel.

Vom Verdauungskanal ausgehende Streptokokkensepsis. Der Verdauungskanal kann ebenfalls zur Quelle einer Streptokokkensepsis werden. Ulzerierende Prozesse, namentlich bei zerfallenden malignen Geschwülsten, wie Ösophaguskarzinom, Magenkarzinom, Darmkarzinom, verursachen bisweilen eine Streptokokkensepsis, aber auch bei Ulzerationen anderer Art, so z. B. Dysenteriegeschwüren, Typhusgeschwüren, tuberkulösen Prozessen im Darm, ferner nach Perforation des Wurmfortsatzes und Peritonitis können Streptokokken ins Blut übergehen. Einer Verätzung der Ösophagus- und Magenschleimhaut durch Salzsäure sah Jochmann eine Streptokokkensepsis folgen.

Auf eine sehr eigenartige Streptokokkenlokalisation sei an dieser Stelle aufmerksam gemacht, die sehr an solche Verätzungen erinnert. Es ist eine spezifische Entzündung der Ösophagus- und Magenschleimhaut, die man in seltenen Fällen bei der Streptokokkensepsis beobachtet — Jochmann sah sie zweimal bei sekundärer Streptokokkensepsis nach Scharlach — und die in einer ausgedehnten Nekrose der Schleimhaut besteht. Große Strecken der Ösophagus- und Magenschleimhaut sind dabei in tiefe Ulzerationen verwandelt. Bisweilen ist die ganze Schleimhaut der Speiseröhre des Deckepithels entkleidet und allenthalben in den Geschwüren und in der Submukosa sitzen Streptokokken, die durch den Schluckakt von einer Angina necroticans aus in den Ösophagus und Magen gelangt sind und sich dann auf dem Lymphwege weiter verbreitet haben

Streptokokken-Endokarditis. Derjenige Typus der Streptokokkensepsis, bei dem eine Endokarditis im Vordergrunde der Erscheinungen steht, bedarf einer gesonderten und eingehenderen Besprechung, weil namentlich die chronische Form merkwürdigerweise noch recht wenig bekannt ist. Der Ausgangspunkt ist besonders in den länger dauernden Fällen oft in Dunkel gehüllt. Gewisse Anhaltspunkte für die Entstehungsweise gewinnen wir natürlich dort, wo das Krankheitsbild sich im Puerperium entwickelt, oder wo Verletzungen oder Entzündungen der äußeren Haut wie Erysipel vorangingen, oder schließlich wo Läsionen der Harnwege vorausgegangen sind. Weit besser unterrichtet sind wir über die Entstehungsweise bei den akut verlaufenden Fällen als bei den schleichenden, chronischen, wo der Patient oft die wichtigsten Momente schon vergessen hat.

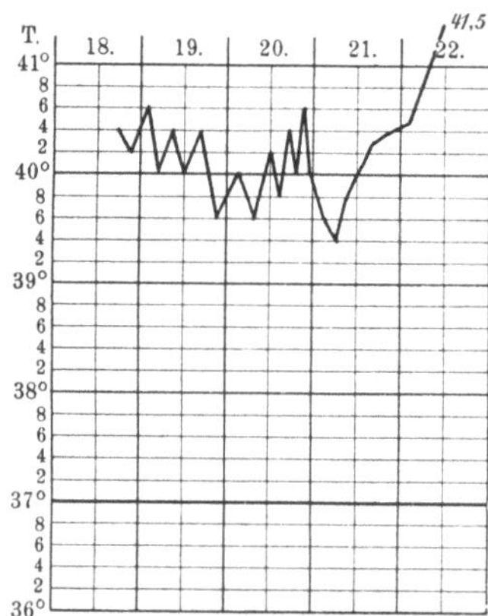

Abb. 54.   Akute Endokarditis der Mitralklappe.

Anna H., 39 Jahre alt. Seit 4 Tagen bettlägerig, früher nie krank. Linkes Handgelenk geschwollen. Im Blut Streptococcus pyogenes haemolyticus. Hautblutungen. Ausgangspunkt unklar. Gestorben.

Der Beginn der akuten Form ist meist ein plötzlicher mit Schüttelfrösten und hohem Fieber, das im weiteren Verlauf einen intermittierenden Typus zeigt und oft von täglichen Schüttelfrösten begleitet ist. Die endokarditischen Veränderungen werden bisweilen durch die charakteristischen Geräusche ohne weiteres festgestellt, oft aber sind sie nur durch unreine Töne angedeutet. Die Kranken gehen unter zunehmender Anämie und Schwäche in wenigen Tagen oder Wochen zugrunde. Im Blute findet sich in der Regel der hämolytische Streptokokkus.

Bisweilen deutet die Anamnese solcher Fälle, die nach dem Einsetzen hohen Fiebers und schwerer Allgemeinerscheinungen schnell zugrunde gehen, darauf hin, daß die Entwicklung des Leidens schon längere Zeit zurückliegt, daß aber die Patienten trotz Mattigkeit, Frösteln und leichter Fieberbewegungen wochenlang ihrem Berufe nachgegangen sind.

Endocarditis lenta.

Neben den akut verlaufenden Fällen von Streptokokkenendokarditis gibt es auch solche, die sich über viele Wochen und Monate hinziehen, und bei denen oft während des ganzen Verlaufes der Krankheit die spezifischen Keime im Herzblut nachgewiesen werden können. In der Regel wird als Erreger dabei der zuerst von Schottmüller beschriebene, eingangs erwähnte Streptococcus mitior seu viridans gefunden. Ausnahmsweise kann jedoch

auch der gewöhnliche hämolytische Streptococcus pyogenes eine über mehrere
Monate sich hinziehende Endokarditis verursachen. Diese Fälle sind dann im
Gegensatz zu den durch den Streptococcus viridans erzeugten Endokarditiden
ausgezeichnet durch intermittierendes oder unregelmäßig remittierendes Fieber
mit vielen Frösten, während die für den Streptococcus viridans typische Kurve
sich meist wenig über 38⁰ erhebt und einen schwach remittierenden Fiebertypus ohne Schüttelfröste repräsentiert. Sehr bemerkenswert ist dabei, daß
trotz der langen Krankheitsdauer und der beständigen Anwesenheit der Streptokokken im Blut keineswegs immer eitrige Metastasen vorhanden sein müssen,
wie das Litten für die septische Endokarditis postulierte. Reye beschreibt
z. B. einen solchen Fall von Endokarditis, die durch den gewöhnlichen hämolytischen Streptokokkus hervorgerufen war, wo trotz fünfmonatlicher Dauer
des septischen Prozesses kein einziger metastatischer Abszeß, nur einige blande

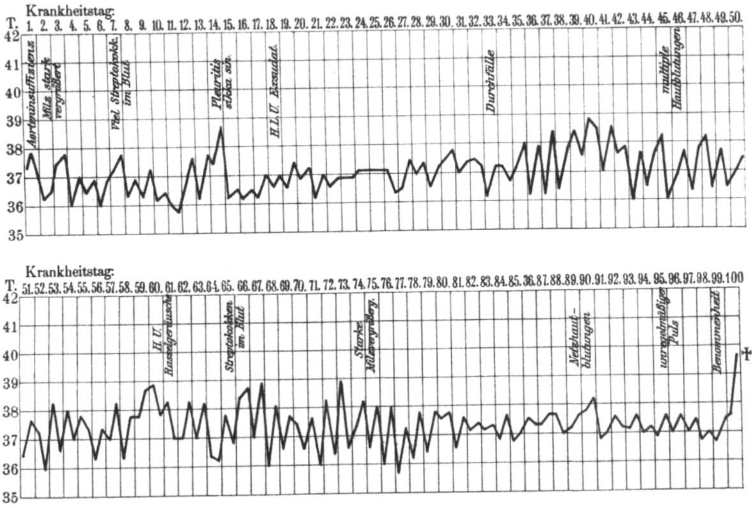

Abb. 55. Endocarditis lenta. Aorteninsuffizienz. 57 Jahre alter Mann.
Dauernd Streptococcus viridans im Blut. Nephritis haemorrhagica.

Infarkte in den Lungen entstanden waren. Geradezu charakteristisch ist dieses
Freisein von eitrigen Metastasen für diejenige chronische Streptokokkenendokarditis, die durch den Streptococcus viridans bedingt wird.

Diese chronische Streptokokkenendokarditis wird von Schottmüller als Endocarditis lenta bezeichnet. Seine näheren Angaben über
die Eigentümlichkeit dieses Krankheitsbildes sind auf Grund zahlreicher Beobachtungen durchaus bestätigt. (Vgl. auch die Kurve Abb. 55.) In der
Anamnese der Patienten findet sich sehr oft ein Gelenkrheumatismus.
Der Zusammenhang erklärt sich so, daß im Anschluß an den früheren Gelenkrheumatismus sich Herzklappenfehler ausgebildet haben, die nun ihrerseits
eine Prädilektionsstelle für die Ansiedlung von Sepsiserregern sind und das
Zustandekommen neuer endokarditischer Auflagerungen begünstigen. Auch
arteriosklerotische Veränderungen am Herzen können solche Prädilektionsstellen abgeben.

Der Krankheitsbeginn ist ausgesprochen schleichend. Es wird
über Gelenkschmerzen, Gliederreißen, „Influenza" geklagt; über den Beginn
dieser Erscheinungen sind die Kranken meist nicht genau orientiert. Die

subjektiven Zeichen des bestehenden Herzfehlers, Herzklopfen, Kurzatmigkeit, Mattigkeit, machen sich meist schon längere Zeit bemerkbar; auch Husten wird häufig angegeben. Der Sitz der Erkrankung sind die Mitral- und die Aortaklappen. Die darauf hindeutenden Geräusche sind meist deutlich; es gibt aber auch Fälle, wo keine Geräusche wahrnehmbar sind. Mit zunehmender Herzschwäche entwickeln sich auch Zeichen von Myokarditis, unregelmäßiger Puls, Ödem usw. Der Puls entspricht im übrigen in der Frequenz der Temperatur und in seiner sonstigen Beschaffenheit der Art des vorliegenden Herzfehlers. Auffällig ist die blasse, oft etwas subikterische Färbung der Kranken. Der Hämoglobingehalt ist stark herabgesetzt und sinkt immer mehr, ebenso die Erythrozytenzahl. Die Zahl der Leukozyten ist meist erhöht, und zwar in Form einer neutrophilen Leukozytose. Manche Kranken — es handelt sich überwiegend um jugendliche Personen — erwecken zunächst den Eindruck einer sekundären Anämie oder einer Chlorose. Nicht selten findet man gerade bei Endocarditis lenta im strömenden Blut eigenartige große Zellen, die 1911 bereits von Leede mit guten Abbildungen (Mitt. a. d. Hamburg. Staatskrankenanstalt Bd. XII, Heft 12) beschrieben wurden. Es handelt sich dabei mit größter Wahrscheinlichkeit um Endothelzellen (Heß: Dtsch. Arch. f. klin. Med. Bd. 138. 1922). Wichtig scheint die Art der Herstellung der Blutpräparate zu sein (Entnahme aus Ohrläppchen, den ersten Tropfen sofort ausstreichen). Heß fand sie regelmäßig in allen Fällen von Endocarditis lenta, so daß ihr Befund diagnostische Bedeutung hat. Ich habe in letzter Zeit sie mehrfach auch bei ulzeröser Endokarditis, zum Teil in ungeheuren Mengen, gefunden.

Lungenerscheinungen sind häufig. Lobulärpneumonische Herde oder Infarkte, die durch eingeschwemmte, von den endokarditischen Partien losgelöste Thromben verursacht werden, machen sich durch Dämpfungserscheinungen und Rhonchi, oft subjektiv durch Stechen auf der Brust bemerkbar. Häufig ist eine begleitende Pericarditis exsudativa vorhanden, deren durch Punktion gewonnenes Exsudat in der Regel steril ist. Die Milz ist stets deutlich, oft stark vergrößert, überragt den Rippenbogen um zweiquerfingerbreit und ist bei der Palpation meist schmerzempfindlich, oft wohl infolge von Infarktbildung. Die Leber ist vergrößert. Relativ oft entwickelt sich gegen das Ende eine hämorrhagische Herd-Nephritis. Haut- und Netzhautblutungen sind an der Tagesordnung. Blutiger Harn wird mitunter auch ausgeschieden, wenn embolische Niereninfarkte auftreten.

Häufig sind embolische Prozesse im Gehirn, die zu Erweichungen führen und Ausfallserscheinungen machen. Andere, Gehirnsymptome auslösende Erkrankungen sind kleine Aneurysmen der Gehirnarterien, die platzen können und zu apoplektiformen oder meningitisähnlichen Erscheinungen Veranlassung geben. Sie kommen zustande durch die Ansiedlung der Streptokokken auf der Intima der Gefäße und nachfolgende Nekrotisierung der Gefäßwand. Bei Hemiplegien im jugendlichen Alter denke man immer an eine Endocarditis lenta!

Das Fieber bewegt sich fast stets in niedrigen Graden und erhebt sich nur wenig über 38° oder schwankt leicht remittierend zwischen 38 und 39°; an manchen Tagen besteht normale Temperatur. Schüttelfröste fehlen bei dieser Sepsisform fast ganz. Das Bild der Sepsis wird in vielen Fällen vervollständigt durch multiple Hautblutungen und durch Netzhautblutungen. Die Gelenkschmerzen, über die sehr oft geklagt wird, gehen meist ohne objektiv nachweisbare Erscheinungen einher. Für die Diagnose dieser chronischen Form der Endokarditis ist der Nachweis des Streptococcus viridans im Blut eine wertvolle Stütze. Bei den Blutagarmischplatten entwickeln sich die Kolonien in der Regel erst nach 48 Stunden in Gestalt von grünlich schimmernden feinen Punkten. Ein

Zusatz von Traubenzucker zum Agar bewirkt nach Otten eine schnellere Entwicklung der Keime, so daß sie oft schon nach 24 Stunden sichtbar werden.

Differentialdiagnostisch kommt in erster Linie die rheumatische Endokarditis nach Gelenkrheumatismus in Betracht. Die Unterscheidung ist relativ leicht, wenn man die Blutuntersuchung zu Hilfe nimmt, die beim Gelenkrheumatismus und der damit zusammenhängenden Endokarditis stets negative Resultate bringt, während bei der Endocarditis lenta fast stets die Streptokokken nachgewiesen werden können. Ferner sind die Gelenkerscheinungen bei der rheumatischen Endokarditis in der Regel weit heftiger als bei der septischen Endokarditis.

Weiterhin ist bei der Differentialdiagnose an die durch den hämolytischen Streptokokkus bedingte chronische Endokarditis zu denken, die, wie eingangs schon bemerkt, meist mit höherem Fieber, Schüttelfrost und schwereren Krankheitserscheinungen einhergeht. Auch beginnende Lungentuberkulose wird manchmal irrtümlicherweise angenommen, namentlich dann, wenn Herzgeräusche fehlen und Husten und Anämie vorhanden sind. Ferner kann eine Anaemia splenica oder Bantische Krankheit durch den vorhandenen Milztumor und Leberschwellung vorgetäuscht werden. Entscheidend ist die bakteriologische Blutuntersuchung. Allerdings muß die Blutkultur in manchen klinisch verdächtigen Fällen oft mehrmals wiederholt werden, bis sie ein positives Resultat liefert; ja, in den letzten Jahren insbesondere hatten wir, wie zahlreiche andere Beobachter überraschend oft bis zum Tode negative Blutkultur, während der Fall klinisch und autoptisch sich als echte Endocarditis lenta erwies. Andererseits haben Funke und Salus, denen sich Münzer anschließt (Zentralbl. f. inn. Med. Nr. 16, 1920) bei ganz leicht und benign verlaufenden Endokarditisfällen oftmals Viridans gezüchtet. Das würde eine völlige Umwälzung unserer klinischen Lehre von der Endocarditis lenta bedeuten. Ob an diesen Resultaten die Art der Methodik (Züchtung in großen Mengen Bouillon) schuld ist, muß dahingestellt bleiben. Vorläufig besteht kein Grund, von der bisherigen Auffassung im Sinne Schottmüllers abzuweichen. Auch der Ansicht Jungmanns (Dtsch. med. Wochenschr. Nr. 18, 1921), daß sich die Viridanssepsis von der echten Streptokokkensepsis — in Übereinstimmung mit den experimentellen Untersuchungen von Kuczynski und Wolff — prinzipiell nicht abtrennen lasse, vermag ich vorläufig noch nicht ohne Einschränkung beizupflichten.

Pathologische Anatomie. Anatomisch handelt es sich bei der durch den Streptococcus viridans verursachten Endocarditis lenta um relativ flache Wucherungen im Gegensatz zu den umfangreichen polypösen, die wir bei der durch Staphylokokken, Pneumokokken und hämolytische Streptokokken erzeugten Endokarditis sehen. Diese Wucherungen finden sich aber nicht nur auf den Klappen, sondern können auch weiter über das Endokard ausgebreitet sein. Charakteristisch sind auch die feinen körnchenartigen Auflagerungen teils auf den Schließungsrändern der Klappen, teils an den Sehnenfäden und am parietalen Endokard.

Histologisch geht der Prozeß so vor sich (vgl. Königer), daß zunächst durch die Ansiedlung von Streptokokken eine Nekrose des Endothels veranlaßt wird, und daß nun Wucherungsvorgänge in der subendothelialen Schicht einsetzen. Diese Wucherungen heben sich in Gestalt warzenähnlicher Erhebungen über das Niveau der Umgebung heraus. Gleichzeitig kommt es zur Auflagerung thrombotischer Massen, teils auf den Endothelnekrosen, teils auf den gewucherten Erhebungen. Die so entstandenen Exkreszenzen werden nun meist durch ein ausgedehntes Granulationsgewebe substituiert, das namentlich dann zu größerem Umfange anwächst, wenn der ganze Prozeß, wie so häufig, sich auf schwielig verdickten Klappen abspielt, die durch den früher überstandenen Gelenkrheumatismus geschädigt sind. Die infolgedessen vorhandene Vaskularisation der Klappen begünstigt die mächtige Granulationswucherung. Dabei bleibt aber immer charakteristisch, daß tiefere Nekrosen und schwere Zerstörungen, wie wir sie bei der ulzerösen, durch andere Eitererreger bedingten Endokarditis gewöhnt sind, bei dieser chronischen Form von Endokarditis nicht vorkommen. Die spezifischen Streptokokken findet man in großen Massen in den Auflagerungen bis tief in die gewucherten Partien hinein verstreut. Auffällig oft lokalisiert sich die Endokarditis an Aortenklappen, welche nur zwei Taschen aufweisen.

Durch Verschleppung von Thromben, die sich von der Herzklappe losreißen, kommt es häufig zu blanden Infarkten, so in der Milz und in den Nieren. Charakteristisch ist, daß diese Infarkte niemals vereitern, höchstens erweichen.

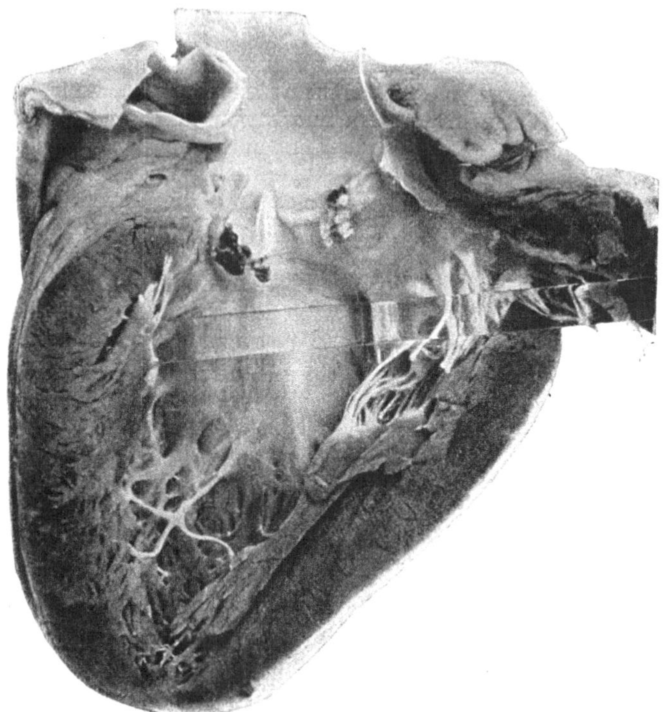

Abb. 56. Endokarditis der Aortenklappen durch Streptococcus viridans.

Prognose und Verlauf. Die durch den Streptococcus viridans bedingte Endokarditis endet nach monatelangem Verlauf fast stets letal. Nur über wenige geheilte Fälle ist bisher berichtet worden (Lenhartz, Jochmann). Der Tod erfolgt entweder unter den Zeichen der zunehmenden Herzinsuffizienz oder an Lungenembolie oder Hirnblutungen. Einzelne Fälle können sich über ein Jahr hinziehen.

Allgemeininfektion mit dem Streptococcus mucosus.

In einigen wenigen Fällen ist bei Streptokokkensepsis der eingangs schon erwähnte Streptococcus mucosus als Erreger im Blute gefunden worden. Außer Schottmüller haben Otten und Liebmann über einige derartige Fälle berichtet, in letzter Zeit Frank (Frankf. Zeitschr. f. Pathol. 24. Erg.-Heft, S. 636, 1921).

Am häufigsten scheint diese Sepsisform von entzündlichen Lungenherden auszugehen. Weitere Eintrittspforten waren: eitrige Mittelohrentzündung, Meningitis und Peritonitis.

In einem Falle Ottens lag eine eitrige Bronchitis mit Hypostase im Unterlappen vor; zwei weitere Fälle betrafen Bronchopneumonien, im vierten handelte es sich um eine kruppöse Pneumonie.

Nach E. Fraenkel bietet die durch den Streptococcus mucosus bedingte Pneumonie ein ganz charakteristisches Aussehen, so daß sie sich schon makroskopisch leicht von einer durch den Lanceolatus herbeigeführten Pneumonie unterscheidet. Die Schnittfläche der Lunge wird in dem Falle der Mukosuspneumonie allmählich von einer dünnen Schicht eines schleimigen, fadenziehenden, durchsichtigen Saftes überzogen, wodurch sie wie mit einem hellen Firnis bedeckt erscheint.

Zweimal ging diese Sepsisform mit Meningitis einher, die einmal vom Mittelohr und einmal von einem Empyem des Sinus sphenoidalis ihren Ausgang nahm. Daß dieser Streptokokkus im Eiter der Otitis media gelegentlich vorkommt, zeigen die Untersuchungen von Wittmaack u. a.

In einem Falle Ottens, der im Anschluß an eine syphilitische Mastdarmstriktur mit periproktitischen Abszessen, Zystopyelitis und Pelveoperitonitis sich entwickelte, konnten die Erreger bereits $3^{1}/_{2}$ Monate vor dem Tode und von da an mehrfach im Blute nachgewiesen werden.

Allgemeininfektion durch anaerobe Streptokokken (Sepsis putrida).

Durch die Arbeiten der Schottmüllerschen Schule, vor allem durch Bingold ist dieses Krankheitsbild schärfer umrissen worden. Es erhält sein Gepräge durch die Eigentümlichkeit dieses Streptokokkus, thrombophlebitische, putride Prozesse zu erzeugen. Oft besteht zunächst ein auffällig gutes Allgemeinbefinden, ja Euphorie, die aber bald von Schüttelfrost zu Schüttelfrost abnimmt. Es treten Hautblutungen und metastatische Hautprozesse auf; Ikterus (durch Bilirubin im Serum bedingt) ist häufig, erhebliche Anämie stellt sich ein (bei wenig veränderter Leukozytenzahl), selten meningitische Erscheinungen; Lungenmetastasen unter dem Bilde der putriden embolischen Affektion mit Ausgang in Gangrän und putrides Empyem werden selten vermißt. Stets findet sich schwerste Myokardschädigung, äußerst selten eine echte Endokarditis. Jauchige Bauchfellentzündung (vom infizierten Endometrium oder von einer Salpingitis aus) wird oft beobachtet. Die Milz ist regelmäßig, die Leber oft geschwollen. Der Verlauf ist meist sehr in die Länge gezogen und durch sehr zahlreiche Schüttelfröste ausgezeichnet. Eintrittspforte für die anaeroben Streptokokken bildet in erster Linie der gravide Uterus; Bingold konnte ihn bei 86 Kürettagen infolge Aborts 27 mal aus dem Blute züchten ($10^0/_0$ Dextrosebouillon, Blutentnahme während der Kürettage).

Spezifische Therapie bei der Streptokokkensepsis.

Während Roger durch Erhitzung abgetötete Streptokokkenkulturen zur Immunisierung der Tiere benutzte, zog es Marmorek vor, lebende Kulturen dazu zu verwenden. Er immunisierte Pferde und Schafe mit einer von menschlicher Angina stammenden Streptokokkenkultur, die er durch Tierpassage so virulent gemacht hatte, daß ein Hundertmillionstel Kubikzentimeter davon ein Kaninchen akut tötete. Die guten Resultate, die Marmorek mit seinem monovalenten Serum bei den Streptomykosen des Menschen erzielte, wurden nur von wenigen Autoren, wie Bordet u. a., bestätigt. Im Gegensatz zu diesem mit nur einem Stamme gewonnenen Marmorekschen Serum schufen Denys und van der Velde ein Serum, bei dem zur Immunisierung ein Gemisch verschiedener virulenter Streptokokken verwendet wurde, also ein **polyvalentes** Serum. Dabei war die Überlegung maßgebend, daß die menschliche Streptomykose vermutlich durch verschiedene Streptokokkenarten erzeugt würde.

Das zweite Prinzip des **Marmorek**schen Serums, die Steigerung der Virulenz durch Tierpassagen, verwarf **Tavel** in der Annahme, daß die Steigerung der Virulenz eine Änderung der ganzen Wesensart des Streptokokkus bedeutet. Er stellte daher mit unpassierten, frisch aus menschlichen Krankheitsherden gezüchteten Streptokokkenstämmen ein polyvalentes Serum her (**Tavel**sches **Streptokokkenserum**).

Aronson hingegen verwendete einen für Mäuse hochpathogen gemachten Streptokokkenstamm zur Immunisierung und stellte zum ersten Male ein Serum her, dessen Schutzwert im Tierversuch exakt austariert werden konnte. Später änderte er die Herstellungsart seines Serums, indem er nicht nur den eben erwähnten tierpathogenen Stamm allein, sondern daneben noch eine Anzahl unpassierter, von Menschen gewonnener Streptokokkenstämme zur Behandlung seiner Tiere benutzte. Ein polyvalentes Antistreptokokkenserum wurde weiterhin in Österreich nach den Angaben von **Paltauf** hergestellt.

Das von den **Höchster Farbwerken** abgegebene Antistreptokokkenserum „**Höchst**" nach **Meyer** und **Ruppel** hat den Vorzug, daß es außer mit einem hochvirulenten Passagestamm noch mit hochvirulenten unpassierten, direkt vom Menschen stammenden Originalstämmen gewonnen wird. Nach **Meyer** und **Ruppel** besitzen menschliche Stämme oft ohne jede Passage hohe Tiervirulenz, die sich jahrelang unverändert in defibriniertem Menschenblut konservieren läßt.

Das **Moser**sche Serum ist speziell als Scharlachstreptokokkenserum gedacht. Von der Annahme ausgehend, daß die Streptokokken die Erreger des Scharlachs seien, verwendete er verschiedene Stämme von „Scharlachstreptokokken" zur Immunisierung von Pferden und gewann so ein Serum, das sich noch jetzt in Österreich und Rußland großer Beliebtheit erfreut. In Deutschland wird es kaum mehr angewendet. Es fehlt ihm eine zuverlässige Wertbestimmungsmethode.

Das **Menzer**sche Serum ist durch Immunisierung mit verschiedenen unpassierten Streptokokkenkulturen gewonnen, die von Gelenkrheumatismuskranken stammen. Es wurde zuerst nur zur Behandlung der Polyarthritis empfohlen, die **Menzer** für eine Streptomykose hält, später aber auch für die Streptokokkensepsis.

Während **Moser** und **Menzer** den Wert ihrer Sera nur am Menschen prüfen, bestehen für die anderen Sera Wertbestimmungsmethoden.

Aronson prüft sein Serum mittels des hochvirulenten Passagestammes, von dem ein zehnmillionstel Kubikzentimeter Mäuse in 24 Stunden tötet. Das Antistreptokokkenserum „**Höchst**" wird geprüft gegen die Passagestämme, gegen die zur Immunisation verwendeten menschlichen Originalstämme und gegen fremde, den Pferden nicht eingespritzte Streptokokkenstämme.

Worauf die Schutzwirkung des Antistreptokokkenserums beruht, ist noch nicht völlig bekannt. Soviel scheint sicher zu sein, daß bakteriotrope Substanzen, ähnlich wie beim Meningokokkenserum, eine große Rolle spielen. Das Serum hat die Fähigkeit, sowohl im Tierversuch, wie in vitro die phagozytären Vorgänge in mächtiger Weise anzuregen.

Anwendungsart. Bei der Behandlung der Streptokokkensepsis verwendet man das Serum entweder subkutan oder intravenös. Subkutan empfiehlt es sich, 50 cm in die Haut des Oberschenkels oder die Brusthaut einzuspritzen und diese Dosis je nach der Wirkung einmal oder mehrmals in den nächsten Tagen zu wiederholen. In schwereren Fällen, wo es auf recht schnelles Eingreifen ankommt, ist die intravenöse Injektion anzuraten. Sie hat den Vorteil der schnelleren Einwirkung und der sicheren Resorption, doch darf man dazu nur ein karbolsäurefreies, sicher steriles Serum verwenden (Paltauf, Höchst, Moser). Man gibt 50—100 ccm und kann diese Dosen in eintägigen Pausen eventuell mehrmals wiederholen. Mitunter treten im Anschluß an die intravenöse Injektion leichte Kollapserscheinungen auf, die aber stets vorübergehend sind. Eine Kontraindikation gegen die intravenöse Anwendung des Serums ist jedoch die Endokarditis; dabei kann starke Verschlimmerung eintreten, auch droht die Gefahr anaphylaktischer Erscheinungen, denen man gerade Schwerkranke nur ungern aussetzt!

Schließlich kann man das Serum intraspinal geben, wie dies bei der Behandlung der Genickstarre mit Meningokokkenserum empfohlen wird. Es wird zu diesem Zwecke eine Lumbalpunktion vorgenommen und so viel Flüssigkeit abgelassen, wie man nachher Serum einzuspritzen beabsichtigt. Man kann auf diese Weise 10—20 ccm Serum auf einmal einspritzen.

Wie sind nun die Heilerfolge bei der Anwendung der Antistreptokokkensera? Die Anschauungen darüber gehen weit auseinander. Die meisten haben absolut keine Heilwirkung gesehen, einzelne preisen begeistert die spezifische Therapie. Die Gründe für diese differenten Angaben liegen darin, daß meist vom Serum zuviel verlangt wird. Sind erst massenhafte eitrige Metastasen vorhanden, und ist das Blut überschwemmt mit Streptokokken, so erreichen wir nichts. Es ergibt sich daraus, daß so früh wie möglich mit der spezifischen Therapie begonnen werden muß. Aber auch dann sind die Erfolge unsicher und schwer zu bewerten. Wir selbst sind in den letzten Jahren von jeder spezifischen Serumtherapie bei Streptokokkensepsis abgekommen.

Bei der Angina mit Streptokokkensepsis kann man, namentlich wenn die Erreger im Blute nachzuweisen sind, sofort mit intravenöser Behandlung einsetzen und mehrere Tage hintereinander je 50 ccm Serum injizieren, bis eine Besserung deutlich ist.

Über die sekundäre Streptokokkensepsis nach Scharlach und ihre Behandlung mit Serum wird dort genauer berichtet.

Bei der Streptokokkensepsis, die von äußeren Verletzungen, Schrunden, Rissen, Phlegmonen u. dgl. ihren Ausgang nimmt, ist die Anwendung der Serumtherapie die gleiche. Dabei werden jedoch als Unterstützung in der Regel chirurgische Maßnahmen, Inzisionen u. dgl. in Anwendung kommen.

Bei der chronischen Streptokokkenendokarditis ist die Serumtherapie leider so gut wie immer erfolglos; durch Kombination der Serumtherapie mit einer Vakzinetherapie nach Wrightschen Prinzipien sah ich in einigen Fällen Erfolge; in einem Falle, der an Blutung aus einem Aneurysma verstarb, klinische und anatomische Heilung der Endocarditis lenta.

Nach neueren Berichten (Lorey) müßte dabei auch ein Versuch mit Salvarsan gemacht werden.

Die Serumtherapie der Puerperalsepsis wird in dem speziellen Kapitel (S. 208) besprochen, ebendort (S. 206) auch die prophylaktische Immunisierung nach Louros.

Staphylokokkensepsis.

Ätiologie und Pathogenese. Die Staphylokokken haben ihren Namen von der Eigentümlichkeit, im Ausstrichpräparat in Traubenform zusammenzuliegen ($\sigma\tau\alpha\varphi\nu\lambda\dot{\eta}$, die Traube). Sie sind unbeweglich und behalten bei Anwendung der Gramfärbung ihre dunkelblaue Farbe. Sie wachsen auf allen Nährböden, am besten bei alkalischer

Reaktion. Gelatine wird verflüssigt. Bei Gegenwart von Sauerstoff bilden die Staphylokokken auf der Oberfläche erstarrter Nährböden Pigment. Je nach der Farbstoffbildung unterscheidet man Staphylococcus aureus, citricus und albus. Der Staphylococcus aureus bildet auf der Agaroberfläche orangegelbe, runde Kolonien, auf Kartoffeln gedeiht er in Form saftiger, gelber Beläge.

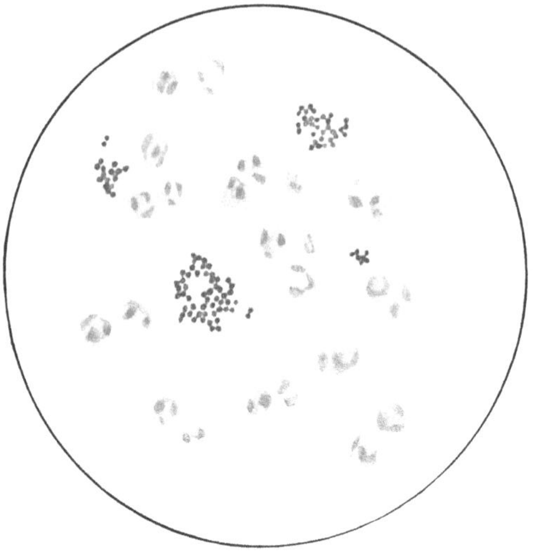

Charakteristisch ist sein Wachstum auf Blutagarmischplatten. Mischt man staphylokokkenhaltiges Blut mit Agar im Verhältnis 2 : 3, so entstehen nach 24 Stunden zwei Arten von Kolonien, schwärzliche Tiefenkolonien ohne Hämolyse und goldgelbe Oberflächenkolonien mit hellem Resorptionshof. Vgl. Abb. 58.

Auch der Staphylococcus albus, der vielfach noch in dem Rufe steht, ein harmloser Saprophyt zu sein, findet sich in nicht ganz wenigen Fällen bei der Staphylokokkensepsis im Blute, teils allein, teils vermischt mit dem Aureus. Namentlich bei den von den Harnwegen ausgehenden Sepsisfällen ist der Albus nicht selten.

Ein obligat anaerober Staphylokokkus wurde neuerdings häufiger als Erreger schwerer puerperaler Infektionen gefunden (Schottmüller, Hermann, Bondy).

Abb. 57. Staphylokokken-Eiter.

Für die Pathogenese der Staphylomykosen wichtig sind die Eigenschaften der Leukozidin- und Hämolysinbildung. Der pyogene Staphylokokkus produziert Gifte, die imstande sind, sowohl die weißen als die roten Blutkörperchen schwer zu schädigen.

Bei der Entstehung der Staphylokokkensepsis spielen, entsprechend dem häufigen Vorkommen der Traubenkokken auf der normalen äußeren Haut, besonders Hautaffektionen eine große Rolle. Verletzungen der Haut, Risse, Stiche, Quetschungen, Kratzwunden u. dgl. können daher Gelegenheit zur Entfaltung der pathogenen Eigenschaften der Kokken geben. So kommt es oft zu örtlichen Staphylokokkeninfektionen, die zu allgemeinen septischen Zuständen führen können. Daher spielen Furunkel, Karbunkel, Panaritien, Akneknötchen, Varizellen und Variolapusteln eine große Rolle bei der Entstehung der Staphylokokkensepsis.

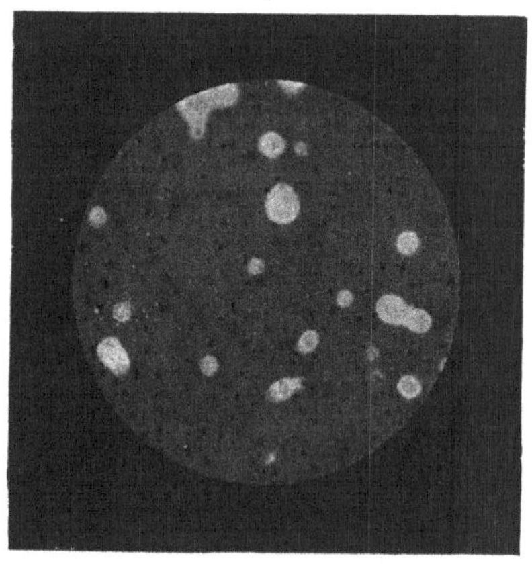

Abb. 58. Kolonien von Staphylococcus aureus auf Blutagar. Tiefenkolonien schwärzlich, Oberflächenkolonien goldgelb.

In zweiter Linie kommen als Ausgangspunkt für Staphylokokkensepsis die Schleimhäute, und zwar besonders die Schleimhäute der Harnwege in Betracht. Neben eitrigen Entzündungen wie Zystitis und Pyelitis können die verschiedensten therapeutischen Manipulationen, Bougieren, Katheterismus

u. dgl., zur Entstehung von Staphylomykosen Veranlassung geben. Das sog. Katheterfieber ist in vielen Fällen nichts anderes wie eine Allgemeininfektion mit Staphylokokken. Ferner kommen von den Schleimhäuten als Ausgangspunkt für eine Staphylokokkensepsis die Schleimhaut der Tonsillen, so nach Angina und Scharlach, in Betracht und in seltenen Fällen auch die Schleimhaut des Genitalapparates im Puerperium.

Eine dritte Infektionsquelle für die allgemeine Staphylokokkensepsis ist die akute Osteomyelitis. Tatsache ist es, daß man fast bei jeder Osteomyelitis die Kokken im Blute nachweisen kann, nicht nur bei jenen Formen, bei denen es an verschiedenen Knochen als Ausdruck einer metastasierenden Sepsis zu einer Markeiterung kommt, sondern auch dort, wo nur ein Knochen befallen ist.

Eine interessante Beziehung besteht nach Joseph Koch zwischen der hämolytischen Fähigkeit der Staphylokokken und ihrer Pathogenität. Es hat sich herausgestellt, daß diejenigen Staphylokokken, die Hämolyse machen, auch pathogen und virulent sind, während die nicht hämolytischen überwiegend harmlose, nicht pathogene Saprophyten sind. Durch systematische Untersuchung der Haut der Körperoberfläche mittels Blutagarplatten, die an die zu untersuchende Stelle angedrückt wurden, konnte Koch zeigen, daß 90% der Bakterienflora der menschlichen Haut aus harmlosen Saprophyten, hauptsächlich weißen Staphylokokken besteht, und daß sich unter den übrig bleibenden 10% 3—5 echte pyogene Staphylokokken befinden.

Außer dem Hämolysin und Leukozidin, die beide von den lebenden Staphylokokken in die Kulturflüssigkeit sezerniert werden, enthalten die Staphylokokken noch ein an den Zelleib gebundenes Endotoxin, das auch die abgetöteten Kokkenleiber giftig macht. Je größer die Virulenz lebender Staphylokokken ist, desto größer ist auch die Toxinwirkung abgetöteter Staphylokokkenleiber. Die zum Studium solcher Endotoxine durch intravenöse Injektion abgetöteter Staphylokokkenleiber bei Versuchstieren verursachten Veränderungen werfen ein Licht auch auf analoge Verhältnisse beim Menschen: Fettmetamorphosen der Muskulatur des Herzens, parenchymatöse Trübung der Nieren, Nekrose der Zellen der gewundenen Harnkanälchen werden beobachtet.

Schließlich enthalten die Staphylokokkenleiber noch stark reizende und entzündungserregende Stoffe, die eine positiv chemotaktische Wirkung auf Leukozyten haben. Durch Injektion abgetöteter Staphylokokken in die vordere Augenkammer z. B. gelingt es nach Leber sehr leicht, eine massenhafte Ansammlung von Eiterzellen zu bewirken. Daß diese chemotaktischen Eigenschaften der Staphylokokken ein nicht ganz unwesentliches Moment beim Zustandekommen von Eiterungen bilden, liegt auf der Hand.

Der Einbruch der Staphylokokken ins Blut von den oben genannten Eintrittspforten aus erfolgt entweder auf dem Lymphwege, wobei zunächst Lymphangitis und Lymphadenitis vorangehen, oder direkt von den Venen aus. Dabei können die Kokken im Laufe einer lokalen eitrigen Entzündung die Venenwand durchsetzen und nun weitergeschwemmt werden, oder aber sie verursachen eine eitrige Thrombophlebitis, von wo aus zerfallende kokkenhaltige Thromben in den Blutstrom gerissen werden und Metastasen erzeugen.

Die Bildung vielfacher eitriger Metastasen ist ein besonders hervorstechendes Charakteristikum der Staphylokokkensepsis. Sie können auf verschiedene Weise zustande kommen. Zunächst können rein mechanische Momente dazu Veranlassung geben, indem abbröckelnde Thrombuspartikel bei ihrem Transport auf dem Blutstrom in den Lungenarterien und Kapillaren stecken bleiben und dort Abszesse verursachen oder, wenn sie kleiner sind, nach Passieren der Lungen ins linke Herz gelangen, wo sie an den Klappen haften bleiben und Endokarditis verursachen. Von hier aus können losgelöste Teilchen der Klappenauflagerungen in den großen Kreislauf gelangen und in Myokard, Milz, Nieren, Gelenken, Knochenmark Metastasen verursachen. Diese Erklärungsweise der Metastasenbildung trifft für einen Teil der Fälle wohl sicher zu, erklärt aber noch nicht den Grund, warum Staphylomykosen ganz unverhältnismäßig viel mehr zu eitrigen Metastasen neigen als Streptomykosen. Nach Lenhartz gehen 95% der Staphylokokken-Allgemeininfektionen mit Metastasen einher; Jochmann sah unter 23 Fällen 20 Metastasen. Der Grund für diese Eigentümlichkeit ist in der Mehrzahl der Fälle darin zu suchen, daß das Gift der Staphylokokken die Zellen gewisser Organe besonders stark schädigt, die dann einen Locus minoris resistentiae für die Kokkeneinwanderung und ihre Ansiedlung bilden.

Rein experimentell läßt sich beweisen (v. Lingelsheim, Muskatello-Ottaviano), daß gerade diejenigen Organe, die am leichtesten durch Toxine zu schädigen sind, wie die Nieren und das Herz, besonders gern von metastatischen Abszessen befallen werden. Infiziert man Kaninchen intravenös mit Staphylokokken, so sind bei kurzer Dauer der Krankheit die eitrigen Metastasen auf Herz und Nieren beschränkt. Bei längerer Dauer findet man dann auch in Lungen, Leber, Gelenken und der Muskulatur Abszesse. Im Myokard ist der Vorgang der, daß man zunächst im Lumen kleiner Gefäße Kokken findet, die nach eitriger Einschmelzung der Wand in die Muskulatur dringen und Nekrosen und Eiterungen veranlassen. In den Nieren finden sich zahlreiche Abszesse von Stecknadelkopf- bis Erbsengröße. Ihr Sitz ist vornehmlich die Rinde, aber auch in der Marksubstanz finden sich streifenförmig angeordnete Abszesse. Während die multiplen Rindenabszesse durch verschleppte virulente Kokken in die Endarterien (Arteriae interlobulares) entstehen, nehmen die streifenförmigen Markabszesse ihren Ursprung von den in den Harnkanälchen nachweisbaren Zylindern, die durch die toxische Nephritis bedingt sind. Sie bilden nach Joseph Koch ein mechanisches Hindernis, bei dem die verschiedenen Traubenkokken sich sammeln. Außerdem stellen die toten Gewebselemente der Zylinder aber auch einen ausgezeichneten Nährboden für die wachsenden Kokkenhaufen dar, wodurch die verschiedenen Zylinder sich in richtige Bakterienzylinder verwandeln. Diese üben durch Fortwuchern der Kokken und Sekretion von Toxinen eine deletäre Wirkung auf die Nachbarschaft aus, wodurch Nekrose oder eitrige Einschmelzung des dem Zylinder benachbarten Gewebes erfolgen kann. Das Primäre ist also die Schädigung der Gefäßwandungen und Nierenepithelien durch die im Blute kreisenden Toxine, wodurch ein Austreten und Haftenbleiben der Staphylokokken an den lädierten Stellen, zugleich aber auch eine Ausscheidung durch den Urin ermöglicht wird. Die Ausscheidung der Staphylokokken durch den Urin ist nicht etwa ein physiologischer Vorgang, sondern wird erst ermöglicht durch eine Schädigung des eliminierenden Organes. Das geht auch daraus hervor, daß sie nicht sofort nach intravenösen Injektionen einsetzt, sondern erst 4—6 Stunden nachher. Diese Ausscheidung durch die Nieren erfolgt bei den Staphylokokken mit viel größerer Konstanz als bei den Streptokokken.

Hauptursache der Metastasenbildung bei der Staphylokokkensepsis ist die primäre Schädigung der Zellen der betroffenen Organe durch die Staphylokokkentoxine, wodurch erst der Boden geschaffen wird für die Ansiedlung der Kokken.

Wir finden überhaupt als Eigentümlichkeit der Staphylokokkenmykosen, daß lokalisierte Staphylokokkenerkrankungen ihre Entstehung einer primären Gewebsschädigung verdanken. So zeigte Grawitz z. B., daß beim Kaninchen nur dann eine eitrige Peritonitis durch Staphylokokkeninjektion erzielt wurde, wenn zuvor das Bauchfell mechanisch oder chemisch gereizt worden war. In demselben Sinne sprechen die bei intravenöser Staphylokokkeninjektion hervorgerufenen endokardialen Veränderungen nach Klappenverletzungen, die Entstehung der Osteomyelitis nach vorangegangenem Trauma u. a. mehr.

Bei der Staphylokokkenallgemeininfektion bereitet das Toxin erst den Weg für die Ansiedlung der Kokken und die dadurch bedingten eitrigen Metastasen.

Damit hängt vornehmlich auch das Verhalten der Staphylokokken zum strömenden Blut und ihre Eigenschaft, es mehr als Transportmittel wie als Nährboden zu benutzen, zusammen.

Die Tatsache ist jedenfalls interessant, daß die Staphylokokken nach intravenöser Einspritzung bei Kaninchen merkwürdig schnell, etwa nach 24—48 Stunden, aus dem Blute verschwunden sind, während sie in verschiedenen Organen, besonders in den metastatischen Herden, wie Nieren, Knochenmark, Milz und in der Gallenblase, massenhaft nachgewiesen werden können. Im Gegensatz dazu kommt es bei der Injektion von Streptokokken im Tierexperiment in der Regel nicht zur Ausscheidung lokaler Herde in den inneren Organen. Es scheint demnach, als ob nach der erfolgten Ablagerung eines großen Teiles von Staphylokokken in den durch die Toxine primär geschädigten Organen das Blut relativ schnell mit den übrigbleibenden Staphylokokken fertig wird, während bei der Streptokokkensepsis, wo eine solche Metastasierung seltener erfolgt, die Vermehrung leichter ist. Es ist freilich dabei zu bemerken, daß die Verhältnisse beim Menschen nicht immer dem Tierexperiment parallel gehen.

In der Regel vermehren sich die Staphylokokken im Blute nicht, sondern benutzen das Blut nur als Transportmittel auf dem Wege zu den Ausscheidungsorganen. Bei sehr starker Blutinfektion aber, wenn die Schutzkräfte des Blutes erlahmen, dürfte sub finem auch eine Vermehrung der Kokken im Blute möglich werden.

Verlauf. Da die Eintrittspforte oft durch geringfügige Verletzungen der äußeren Haut oder der Schleimhaut dargestellt wird, so kommen die Kranken oft erst zur Beobachtung, wenn die Lokalinfektion schon auf dem Wege zur Besserung oder verheilt ist. Das ausgesprochene Krankheitsbild ist meist sehr schwer: Bewußtseinsstörungen, Apathie und Delirien sind häufig; die Milz ist geschwollen, der Puls ist frequent und weich, die Leukozytenzahl ist stark erhöht. Die Haupteigentümlichkeit der Staphylokokkensepsis, ihre Neigung zur multiplen Metastasenbildung, die schon bei Besprechung der Pathogenese erwähnt wurde, macht das Bild zu einem ungemein wechselvollen. Während das eine Mal die häufigsten Komplikationen, nämlich die Erscheinungen eines Lungenabszesses im Vordergrunde stehen mit Dyspnoe, Schmerzen auf der Brust, Husten, Dämpfungserscheinungen und feuchten Rasselgeräuschen, beherrscht ein anderes Mal eine septische Endokarditis mit ihren charakteristischen Geräuschen das Krankheitsbild. Die Endokarditis ist außerordentlich häufig bei der Staphylokokkensepsis, häufiger noch wie bei der Streptokokkensepsis. Unter 23 Fällen von Staphylokokkensepsis hatten 9 Fälle eine ulzeröse Endokarditis (Jochmann). Otten fand unter 55 Fällen des Lenhartzschen Materials 14 mal Endokarditis. Dabei ist am häufigsten die Mitralklappe ergriffen, an zweiter Stelle steht die Aorta, an dritter die Trikuspidalis.

Eitrige Perikarditis bestand in Jochmanns Fällen 3 mal. Weiter sehen wir bei der Staphylokokkensepsis häufig Erscheinungen, die an einen schweren Gelenkrheumatismus erinnern, wobei meist mehrere Gelenke befallen sind. Man findet dann in dem trüben Gelenkexsudat staphylokokkenhaltigen Eiter. Schwere Zerebralsymptome, wie Nackenstarre, Benommenheit, Kernigsches Symptom, allgemeine Hauthyperästhesie finden wir bei der eitrigen Meningitis, die sich bisweilen nach Furunkeln im Gesicht als Staphylokokkenmetastase einstellt, aber in seltenen Fällen auch nach Angina oder Otitis media vorkommt. Eine Lumbalpunktion kann hier durch den Nachweis der Staphylokokken in der getrübten Zerebrospinalflüssigkeit leicht die Diagnose sichern. Oft macht eine einseitige Schwellung des Augenlides auf eine Thrombose des Sinus cavernosus aufmerksam und lenkt damit den Verdacht auf Staphylokokkensepsis.

Die so häufigen multiplen Abszesse in der Rinde und Marksubstanz der Nieren machen sich klinisch meist nur wenig bemerkbar, da der Urin in der Regel nur Spuren von Albumen enthält. Es gelingt aber bei systematischen bakteriologischen Untersuchungen des Urins fast immer, aus einem positiven Staphylokokkenbefunde die Diagnose auf Nierenabszesse zu stellen.

Sehr deutliche klinische Symptome macht der paranephritische Abszeß, der gar nicht selten nach Furunkeln, Panaritien usw. als einzige Metastase der Staphylokokkenallgemeininfektion beobachtet wird. Von Chirurgen wie von inneren Klinikern sind eine ganze Reihe solcher Fälle mitgeteilt; ich sehe jedes Jahr 3—5 Fälle. Im Anschluß an einen Furunkel oder Karbunkel will trotz Abheilung der lokalen Eiterung das Fieber nicht verschwinden. Es treten Schmerzen im Rücken, besonders in der Lendengegend auf, die Gegend einer Niere wird zirkumskript druckempfindlich, und schließlich kommt es zur Vorwölbung einer fluktuierenden Geschwulst zwischen der zwölften Rippe und der Crista ilei. Wird hier punktiert, so entleert sich staphylokokkenhaltiger Eiter. Die Eröffnung des Prozesses erzielt dabei meist Eiter. Die Nieren sind in der Regel nicht beteiligt, der Urin bleibt eiweißfrei. Das Krankheitsbild ist immer noch viel zu wenig bekannt und daher in praxi oft lange übersehen!

In sehr seltenen Fällen kann ein Leberabszeß als Sitz von Metastasen nach einer Staphylokokkeninfektion auftreten. Otten beschreibt einen solchen Fall. Hier traten etwa fünf Wochen nach Eröffnung eines Furunkels im Nacken in der Lebergegend heftige Schmerzen auf. Die Leber überragte den Rippenbogen in der vorderen Axillarlinie um zweier Querfinger Breite. Die Probepunktion ergab staphylokokkenhaltigen Eiter, und nach erfolgter Eröffnung der Eiterhöhle trat Genesung ein.

Auch in der Parotis kommt es mitunter zu eitrigen Metastasen.

Noch bunter wird das Bild der Staphylokokkensepsis durch die mannigfachen Hauterscheinungen. Neben Erythemen, Hautblutungen sind es besonders pustulöse Hautausschläge und Abszesse, die öfter beobachtet werden, und die wohl auf embolischem Wege entstanden zu denken sind. Auch masernähnliche Ausschläge kann man bei der Staphylokokkensepsis sehen.

Schließlich ist noch eine Hautmetastase bei Staphylokokkensepsis zu erwähnen, die in erbsen- bis mandelkerngroßen, blaurot schimmernden, knotenförmigen Infiltraten der Haut besteht. Es handelt sich dabei um hämorrhagische embolische Infiltrate in der Subkutis.

Manchmal wird das Krankheitsbild auch beherrscht durch das Auftreten zahlreicher Muskelabszesse, die mit neuralgischen und rheumatischen Beschwerden einhergehen.

Fieber. Das Fieber bei der Staphylokokkensepsis ist in der Regel hoch und zeigt die Form einer Kontinua oder ist schwach remittierend. Ausnahmsweise kommt ein intermittierender Fiebertypus vor, so besonders wenn die Staphylokokkensepis mit Endokarditis kompliziert ist. Schüttelfröste sind trotz der vielen eitrigen Metastasen relativ selten bei der Staphylokokkensepsis. Der Puls ist meist dem Fieber entsprechend frequent.

Die Sepsis durch anaerobe Staphylokokken macht ein ganz ähnliches Krankheitsbild wie die durch den Streptococcus putridus, doch ist der Verlauf ein leichterer, Herde in der Lunge fehlten, die Prognose ist meist günstig (Bingold).

Diagnose. Die Diagnose der septischen Allgemeininfektion mit Staphylokokken wird am sichersten durch den Nachweis im Blut gestellt nach der bekannten Blutagarmischmethode. Man erhält dabei nach 24 Stunden in der Regel zwei Arten von Kolonien: In der Tiefe schwärzliche Punkte ohne hämolytischen Hof und an der Oberfläche weiße und goldgelbe Kolonien mit hellem Resorptionshof. Beide Kolonienformen gehören dem Staphylokokkus an, der offenbar an ler Oberfläche, wo mehr Sauerstoff vorhanden ist, leichter hämolysiert. Ein gutes Bild einer solchen Blutagarmischplatte zeigt Abb. 58. Nicht immer gelingt es, auf diese Weise Staphylokokken nachzuweisen. Bisweilen tritt bei der Staphylokokkensepsis die Bakteriämie in den Hintergrund im Vergleich zur Toxinämie.

Die Agglutinationsreaktion mit dem Blutserum der Erkrankten läßt sich zur Diagnose einer Staphylokokkenallgemeininfektion nicht verwerten, da sie zu unsichere Resultate gibt. Dagegen läßt sich eine Serodiagnose durchführen, wenn man von der Tatsache ausgeht, daß bei bestehender oder überstandener Staphylokokkenallgemeininfektion im Serum des Kranken Antistoffe entstehen, die sich gegen das Toxin der Staphylokokken, speziell gegen das Hämolysin richten.

Diese von Bruck, Michaelis und Schulze angegebene Methode der Antilysinbestimmung ist jedoch für praktische Zwecke zu kompliziert. Dasselbe gilt für die Bestimmung des opsonischen Index im Blutserum des Kranken.

Prognose. Die Prognose der Staphylokokkensepsis ist im allgemeinen sehr ungünstig. Man kann sagen, daß in der Regel dort, wo zahlreiche Kokken bei der bakteriologischen Blutuntersuchung mit der Blutagarmischmethode nachgewiesen werden, ein letaler Ausgang wahrscheinlich ist. Ausnahmen kommen allerdings vor; dazu gehören besonders die Osteomyelitisfälle, weil hier die Möglichkeit vorhanden ist, chirurgisch einzugreifen und dadurch den Herd der Staphylokokkeninfektion zu entfernen, was große Aussicht für die Heilung bietet. Eine gute Prognose haben ferner die paranephritischen Abszesse, die als einzige Metastase einer Staphylokokkeninfektion auftreten.

Unter 55 Fällen der Otten - Lenhartzschen Zusammenstellung wurden 11 geheilt = 20%. Von Jochmanns 23 Fällen genas nur 1 (!).

Von der Haut des Gesichts ausgehende Staphylokokkensepsis. Ganz besonders zu fürchten sind diejenigen Staphylomykosen, die von der Gesichtshaut und hier besonders von der Oberlippe und der Umgebung der Nase, Furunkeln, Pusteln u. dgl. ihren Ausgang nehmen. Der Grund dafür liegt in der nahen Beziehung, die zwischen den Venen und Lymphgefäßen des Gesichts und denen des Gehirns bestehen.

Bald erfolgt dabei auf den Lymphwegen eine Infektion der Meningen der Gehirnbasis, bald vermittelt eine fortschreitende Thrombophlebitis die Infektion des Gehirns. Bei Furunkeln der Oberlippe und der seitlichen Nasenwand kommt es nicht selten zur Infektion der Vena facialis und ophthalmica, wodurch dann wieder der Sinus cavernosus infiziert werden kann. Das Krankheitsbild ist in der Regel ausgezeichnet durch stark remittierendes Fieber mit Schüttelfrösten und vielfache Bildung eitriger Metastasen.

Von den Harnwegen ausgehende Staphylokokkensepsis. Eine große Rolle spielt die Staphylokokkensepsis bei den von den Harnwegen ausgehenden Sepsisformen. Da auch andere Bakterien nicht selten dabei beteiligt sind, soll diese Sepsisform in einem besonderen Kapitel besprochen werden. Vgl. S. 211. Sehr häufig findet sich dabei eine Endokarditis.

Von den Tonsillen ausgehende Staphylokokkensepsis mit Endokarditis. Etwas weniger häufig als die Harnwege werden die Tonsillen zum Ausgangspunkte der Staphylokokkensepsis. Folgende Beobachtung Jochmanns illustriert eine solche nach Angina auftretende Sepsisform, die mit Endokarditis kompliziert war. Hier machte sich die Endokarditis auch klinisch deutlich bemerkbar, in anderen Fällen kann man oft keine Geräusche nachweisen trotz der vorhandenen Klappenauflagerungen.

Georg Kr., 19 Jahre alt.

Anamnese: Als Kind gesund; vor 2 Jahren Gelenkrheumatismus. Bisher keine Herzbeschwerden. Am 2. März Halsschmerzen auf beiden Seiten

und plötzliche Übelkeit, Kopfschmerzen und Erbrechen. Kein Schüttelfrost. Allgemeine Mattigkeit und Halsschmerzen nahmen zu. Ein leichter, bläschenförmiger Ausschlag am linken Mundwinkel stellte sich ein. Kopfschmerzen, Fieber
wurden heftiger, nachts phantasiert er. Der Zustand verschlechtert sich von Tag
zu Tag, nur die Halsschmerzen nahmen an Intensität ab.

Status am 6. März: Mittelgroßer, mäßig genährter Mann. Nasenflügelatmen.
Sensorium: Verwirrt.

Linkes Kniegelenk eine Spur geschwollen und leicht schmerzhaft. Linkes
Schultergelenk auf Druck ebenfalls schmerzhaft. Die Konjunktiven sind
leicht gerötet. Pupillen und Augenhintergrund o. B. Die Rachenorgane leicht
gerötet und geschwollen. Keine Beläge. Keine Halsdrüsenschwellungen. Lungen o. B.

Herz: Grenzen: Linke Mamillarlinie, rechter Sternalrand, oberer Rand der
3. Rippe. An der Spitze deutliches systolisches Geräusch im Anschluß
an den systolischen Ton. Klappender 2. Pulmonalton. Spitzenstoß verbreitert im 4. und 5. Interkostalraum innerhalb der Mamillarlinie. Puls:
regelmäßig, Spannung gering. Leib: Etwas eingezogen. Milz: Nicht palpabel und
perkussorisch nicht vergrößert. Leber: Ebenso. Urin: Etwas hochgestellt. Enthält
Albumen und Indikan. Leukozytenzahl: 9000.

7. März: Eine gestern vorgenommene Blutentnahme ergibt massenhafte Kolonien von Staphylokokken auf allen Platten.

8. März: Sensorium benommen. Patient läßt Stuhl und Urin unter sich. Rechtes
Schultergelenk bei Bewegung schmerzhaft.

9. März: Schneller Verfall. Vollkommen benommen, stark beschleunigte Atmung
und Pulsfrequenz.

10. März: Exitus letalis.

Die Sektion ergibt: Concretio pericardii, frische Endokarditis der
Aortenklappen und Mitralis. Mitralklappen schwielig verdickt und
geschrumpft. Herzmuskelschwielen und frische endokarditische Herde.
Geringes Lungenödem. Milz aufs doppelte vergrößert, Blutungen, Pulpa weich
zerfließlich. Nieren akut geschwollen, kleiner Infarkt, kleine Blutungen. Processus
vermiformis-Schleimhaut gerötet und geschwollen. Leber: anäm. Infarkt mit
hämorrhagischer Umgebung, beginnende periphere Einschmelzung. Bronchien
sind trübe. Serosa: fibrinöse Auflagerungen. Ödem des Gehirns, geringer Hydrops
der Ventrikel, Flüssigkeit darin getrübt. In beiden Schultergelenken ein
Eßlöffel trübseröser Flüssigkeit, die Staphylokokken enthält.

Die Endokarditis hatte sich in diesem Falle auf dem Boden alter, durch
Gelenkrheumatismus bedingter Klappenveränderungen entwickelt. Wir sehen
daraus aufs neue, wie bedeutsam solche alten Veränderungen an den Klappen
für die Entwicklung einer septischen Endokarditis sind, ein Moment, das
namentlich bei der Streptokokkenendokarditis häufig beobachtet wird.

Die postanginöse Staphylokokkensepsis führt in seltenen Fällen auch
zu eitriger Meningitis. Die Staphylokokkenmeningitis, die im ganzen nicht
häufig ist, geht sonst bisweilen noch von akuter und chronischer Otitis aus. Die
Diagnose ist durch die bakteriologische Untersuchung des Lumbalpunktates
leicht zu stellen. Sie ist nicht selten mit Endokarditis vergesellschaftet.

Beispiel: 17jähriges Mädchen, erkrankt vor 3 Wochen mit Angina. Befund:
Fieber zwischen 39° und 40°; Puls 130; Endokarditis, Meningitis. Aus Blut und
Lumbalpunktat Staphylokokken gezüchtet. Auf Rumpf und Extremitäten massenhaft Petechien und Pusteln. Gestorben am 26. Tage mit 41,3° Temperatur.

Morawitz beschrieb eine akute eitrige Perimeningitis (Peripachymeningitis)
als charakteristisches Krankheitsbild bei Staphylokokken-Erkrankungen (Dtsch.
Arch. f. klin. Med. 128, S. 294).

Akute Osteomyelitis. Häufiger Ausgangspunkt für die Staphylokokkensepsis ist die akute Osteomyelitis, deren ausführliche Besprechung ja mehr
in die chirurgischen Lehrbücher gehört, und die wir hier nur insoweit

berühren wollen, als sie für die Kenntnis der Staphylokokkensepsis von
Bedeutung ist.

Zwei Formen von akuter Osteomyelitis sind zu unterscheiden:

1. Die primäre Osteomyelitis mit sekundärer Staphylokokken-Bakteriämie.
2. Die sekundäre Osteomyelitis bei primärer Staphylokokkensepsis.

Die erste Form, die primäre Osteomyelitis, ist das bekannte, mehr vor
das Forum der Chirurgen kommende, namentlich bei Kindern beobachtete
Krankheitsbild, das meist akut mit Fieber, Schüttelfrost und Schmerzen an den
erkrankten Knochen einsetzt, und bei dem in der Umgebung des Herdes eine
durch subperiostale Eiterung bedingte prallelastische Schwellung der Weichteile sich bildet. Das Knochenmark ist dabei in mehr oder weniger großer Ausdehnung vereitert, und es kommt durch Demarkation des gesunden von dem
kranken Gewebe zur Sequesterbildung. Der Eiter enthält massenhaft Staphylokokken; in seltenen Fällen können andere Erreger bei dieser eitrigen Osteomyelitis in Betracht kommen. Es sind einzelne wenige Fälle von Streptokokken-
Osteomyelitis beschrieben worden, so von Lannelongue, Lexer u. a. Auch
Pneumokokken sind in ganz vereinzelten Fällen gefunden worden (Lexer).
Die überwiegende Mehrzahl der Fälle wird jedoch durch Staphylokokken
verursacht. Dabei sind wir nach neueren Untersuchungen in der Lage, fast in
jedem Falle die Staphylokokken auch im Blute nachzuweisen. Trotzdem bedeutet dieser Nachweis in solchen Fällen von Osteomyelitis nicht eine so ernste
Prognose wie sonst bei der Staphylokokkensepsis, da es häufig gelingt, durch
Ausräumung des primären Herdes die Ursache der Einschwemmung der Kokken
zu beseitigen und so auch Fieber und Allgemeinzustand zu bessern.

Auf welche Weise diese Form der Osteomyelitis zustande kommt, ist ja
immer noch nicht ganz klar; man hat sich den Vorgang wohl so vorzustellen:
Daß Staphylokokken gelegentlich von kleinsten Einrissen der Haut oder der
Tonsillen aus ins Blut gelangen, ist ein wahrscheinlich nicht ganz seltenes Vorkommnis, nur daß die bakteriziden Kräfte des Blutes der Eindringlinge meist
schnell Herr werden. In manchen Fällen kommt es aber zur Ablagerung von
virulenten Kokken im Knochenmark, die dann entweder sofort oder nach mehr
oder weniger langer Latenz die Entzündung verursachen können. Bisweilen
begünstigt dabei ein Trauma durch Schaffung eines Locus minoris resistentiae
die Ansiedlung im Blute kreisender Kokken.

Daß die Metaphysen der langen Röhrenknochen am häufigsten vom ganzen
Skelett an eitrigen Herden erkranken, erklärt sich nach Lexer dadurch, daß infolge
des großen Gefäßreichtums der jugendlichen langen Röhrenknochen, der physiologischen Hyperämie mit Blutstromverlangsamung an der Wachstumszone, ferner
infolge der Anordnung feiner Gefäße und Kapillarschlingen in den ersten Markräumen
der Knorpelfuge mit Gefäßsprossen, die Verhältnisse für eine mechanische Ablagerung und Ansiedlung der Bakterien gerade in den Metaphysen ganz besonders
günstig liegen.

Die zweite Form der akuten Osteomyelitis ist die sekundäre Osteomyelitis, die im Verlauf einer Staphylokokkensepsis auftreten kann. Meist
handelt es sich dabei um mehrfache eitrige Metastasen im Knochenmark, doch kommen auch auf einen Herd beschränkte Knochenmarkeite-
rungen vor. Ausgangspunkt der primären Staphylokokkensepsis sind dabei
Phlegmonen, Verletzungen der Haut und Schleimhäute u. dgl. Weiterhin
kann natürlich der Fall eintreten, daß zunächst die erste Form der Osteomyelitis bestanden hat, und daß dann nach Eintreten einer allgemeinen Staphylokokkensepsis weitere sekundäre eitrige Metastasen im Knochenmark entstehen.

Die Prognose der Staphylokokkensepsis bei der primären Osteomyelitis
ist nicht so ungünstig wie bei den Staphylokokkenallgemeininfektionen aus

anderen Ursachen, weil man hier oft imstande ist, durch Ausräumung des primären Herdes, der vereiterten Markstelle, die Ursache der Einschwemmung der Kokken zu beseitigen.

Anders ist es mit der sekundären Osteomyelitis, die als eitrige Metastase einer Staphylokokkensepsis auftritt. Hier ist die Prognose fast stets infaust.

Puerperale Staphylokokkensepsis. Auch vom puerperalen Endometrium aus kann sich eine Staphylokokkensepsis entwickeln. Es gehört aber im allgemeinen zu den Seltenheiten, wenn eine puerperale Sepsis durch Staphylokokken verursacht wird. Jochmann konnte nur drei solcher Fälle beobachten, bei denen aus dem strömenden Blute Staphylokokken nachgewiesen wurden. Sachs, der in 65 Fällen von Puerperalsepsis Streptokokken aus dem Blut isolierte, fand 7 mal Staphylokokken.

Die Tatsache, daß nur ausnahmsweise eine Puerperalsepsis durch Staphylokokken verusacht wird, muß dazu auffordern, in solchen Fällen stets daran zu

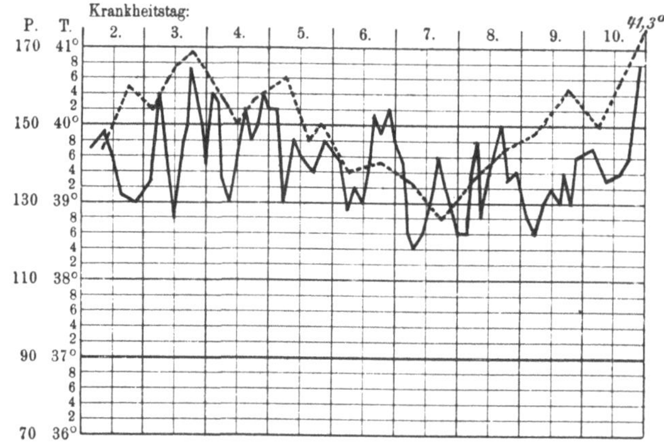

Abb. 59. Staphylokokkensepsis bei Scharlach mit multiplen Gelenkeiterungen.
Martha L., 7 Jahre alt. Am 5. Krankheitstage im Blut massenhaft Staphyloc. albus.
Alle größeren Gelenke geschwollen, Haut darüber gerötet. Zeigefinger der linken Hand
geschwollen. Gestorben.

denken, ob nicht vielleicht der Ausgangspunkt der Sepsis außerhalb des Genitals zu suchen ist. Henkel hat auf solche Fälle besonders aufmerksam gemacht. In einer Eigenbeobachtung Jochmanns wurde bei einer Sepsis post abortum eine eitrige **Tonsillitis** gefunden, die als Ausgangspunkt in Betracht kam.

Sekundäre Staphylokokkensepsis. Neben den beschriebenen primären Staphylokokkenallgemeininfektionen kommt es gelegentlich auch zu sekundären Allgemeininfektionen mit Staphylokokken. Es entwickelt sich auf dem Boden einer vorher bestehenden anderen Infektionskrankheit eine Staphylokokkensepsis. Solche Fälle sind wohl stets infaust.

Im Fall Abb. 59 kam die sekundäre Infektion mit Staphylokokken zu einer Scharlacherkrankung hinzu.

Kryptogenetische Staphylokokkensepsis. Nicht immer sind wir in der Lage, den Ausgangspunkt der Staphylokokkensepsis festzustellen. Die lokale Erkrankung an der Eintrittspforte ist oft bereits verheilt und wir finden nur das schwere Bild der Allgemeininfektion.

Als Beispiel hierfür dient folgende Kurve (Abb. 60) eines Falles, bei dem Gelenkerscheinungen und Parotitis im Vordergrunde der Erscheinungen standen.

Therapie der Staphylokokkensepsis. Die Therapie ist eine rein symptomatische, wie sie bei der allgemeinen Behandlung der septischen Erkrankungen besprochen wurde. Die spezifische Serumbehandlung hat trotz vielfacher Versuche bisher völlig versagt. Die Wrightsche Vakzinationsmethode mit abgetötetem Staphylokokkenvakzin, die in Fällen von chronischer Furunkulose oft ausgezeichnete Resultate zeitigt, versagt gänzlich bei der Staphylokokkensepsis. Das ist ja auch erklärlich, weil es sich dabei um akute, schnell zur Entscheidung kommende Fälle handelt, bei denen für eine langsame Immunisierung gar keine Zeit vorhanden ist. Dasselbe gilt von den neuen, fabrikmäßig hergestellten Staphylokokken-Vakzins (Staphar u. a.).

Bei Fällen, die mit Osteomyelitis, Phlegmonen oder mit eitrigen Metastasen wie Gelenkeiterungen, Parotitis suppurativa u. dgl. einhergehen, ist eine schnelle und energische chirurgische Behandlung vonnöten und führt dann bisweilen

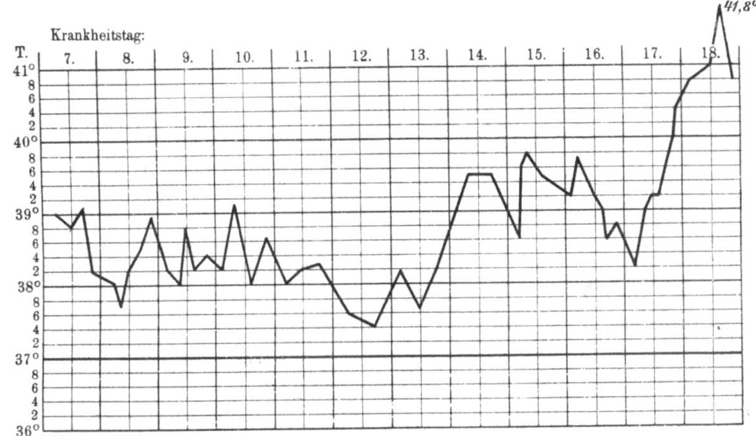

Abb. 60. Kryptogenetische Staphylokokkensepsis mit Parotitis und multiplen Gelenkeiterungen. E. K., 52 Jahre. Vor 3 Wochen mit Mattigkeit und Fieber erkrankt. Seit 8 Tagen bettlägerig. Schmerzen im rechten Arm. Erguß im rechten Schultergelenk, im linken Handgelenk und linken Knie. Im Blut Staphylokokken. Gestorben.

zur Heilung, wenn nicht schon eine multiple Metastasenbildung in den verschiedensten Organen Platz gegriffen hat.

Auffällig ist die Mitteilung von Eichhorst und Kißner (Med. Klinik 1910), daß Fälle von Staphylokokkensepsis mit Antistreptokokkenserum erfolgreich behandelt wurden. Es scheint sich dabei um unspezifische Serumwirkung gehandelt zu haben.

Staphylokokken- und Streptokokkenmischinfektion bei der Lungentuberkulose.

Ein paar Worte noch über die Mischinfektionen bei der Lungentuberkulose, weil hier und da immer noch unrichtige Vorstellungen darüber bestehen.

Zweifellos ist bei der kavernösen Phthisis pulmonum ein Teil der schweren Erscheinungen und das stark remittierende Fieber bedingt durch die Resorption von Toxinen vom erkrankten und zum Teil eingeschmolzenen Lungengewebe her. Streptokokken und Staphylokokken spielen natürlich eine große Rolle dabei; der Übergang der Streptokokken und Staphylokokken ins Blut ist jedoch intra vitam außerordentlich selten bei

der Lungenphthise. Zwar werden post mortem häufig Streptokokken und
Staphylokokken im Blute von Phthisikerleichen gefunden; auch kurz vor dem
Eintritte des Todes gelingt es in seltenen Fällen, ein paar Streptokokken- und
Staphylokokkenkolonien auf den Blutplatten nachzuweisen, während Blutunter-
suchungen, die einige Tage vorher gemacht wurden, steril blieben. Es ist also
dieser Nachweis kurz ante mortem ein Zeichen des Erlahmens der Schutzkräfte
des Körpers, eine agonale Erscheinung. Intra vitam gehört der Nachweis der
Eitererreger im Blut der Lungenkranken zu den Seltenheiten.

Das ist gegenüber anders lautenden Berichten bestimmt zu betonen, neuerdings auch an großem Material von Benöhr und Reiche (Med. Klinik 1909,
Nr. 25) sichergestellt worden. — Ausführliche Bearbeitung der Frage von
L. Brauer und Peters im Handbuch der Tuberkulose, 2. Aufl., Bd. III,
1919, S. 148 (Literatur).

Pneumokokkensepsis.

Der häufigste Ausgang für eine Pneumokokkenallgemeininfektion ist die
krupöse Pneumonie. Daneben kommen noch Angina, Otitis media, Meningitis
und Cholezystitis in Betracht. Entsprechend der wichtigsten Infektionsquelle
soll zunächst die Blutinfektion mit Pneumokokken bei der Pneumonie eingehend besprochen werden.

Der Diplococcus lanceolatus oder Pneumokokkus tritt paarweise auf.
Die einzelnen Individuen haben eine charakteristische Lanzettenform oder Kerzen-
flammenform. Mitunter bildet er Ketten von 4—6 Gliedern. Er färbt sich mit allen

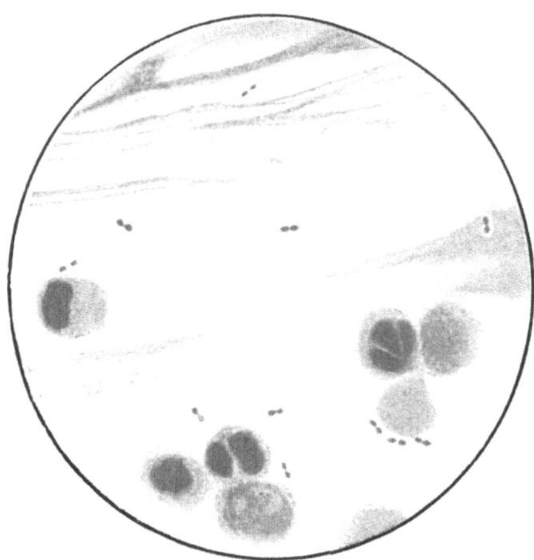

Abb. 61. Pneumokokken in der
Lumbalflüssigkeit bei Meningitis.

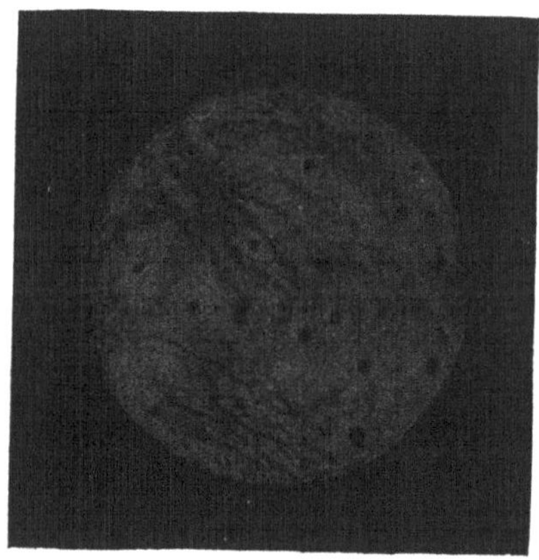

Abb. 62. Pneumokokkenkolonien auf der
Blutagar-Mischplatte. (Natürl. Größe.)

Anilinfarben und behält bei der Gramschen Methode die Blaufärbung. Eine besondere Eigentümlichkeit ist die Kapselbildung, die immer je zwei Individuen ein-
schließt und die am besten im Tier- oder Menschenkörper beobachtet wird, so z. B.
im pneumonischen Sputum, in der Lumbalflüssigkeit der Pneumokokkenmeningitis
oder im Blute einer an Pneumokokkenseptikämie verendeten Maus.

Der Pneumokokkus gedeiht auf allen Nährböden am besten bei 37°; auch bei
22° wird Wachstum beobachtet. Während auf den gewöhnlichen Nährmedien das
Wachstum relativ kümmerlich ist, gedeiht der Lanceolatus weit üppiger auf Nährböden, die mit menschlichem Serum versetzt sind. Auf der Agaroberfläche entwickeln sich durchsichtige Kolonien von derselben Größe wie die der Streptokokken.

Sie haben ein gehörntes Zentrum und einen helleren Rand. In Bouillon entwickelt sich ein feines krümeliges Sediment, Milch wird koaguliert. Auf Blutagar nach Schottmüller bildet der Pneumokokkus einen dunkelgrünen Farbstoff, führt jedoch keine Hämolyse herbei. An der Oberfläche des Nährbodens entwickeln sich nach 24 Stunden flache, glänzende, grüne Kolonien von Stecknadelkopfgröße. Im Innern des Blutagars bilden die Pneumokokken schon nach 24 Stunden schwarzgrüne, stecknadelkopfgroße Kolonien, die in einem Tage bis zu Linsengröße anwachsen. Bei 22° bleibt die grüne Farbstoffbildung aus. Blutbouillon zeigt nach 24stündigem Aufenthalt bei 37° ebenfalls eine deutliche Grünfärbung.

Zur Differentialdiagnose zwischen Pneumokokken und Streptokokken ist der Blutagar sehr geeignet. Vom Streptococcus vulgaris haemolyticus unterscheidet den Lanceolatus ohne weiteres die Farbstoffbildung und das Fehlen der Hämolyse. Von dem Streptococcus viridans unterscheidet ihn, abgesehen von der Lanzettenform und der Kapselbildung im Tierversuch, die weit intensivere grüne Farbstoffbildung auf der Blutagarplatte. Auch das Wachstum im Innern des Blutagars ist beim Pneumokokkus viel stärker als beim Streptococcus viridans, dessen Kolonien sich erst nach 48 Stunden in Form zarter grüner Punkte entwickeln.

Die Lebensfähigkeit des Pneumokokkus ist im allgemeinen gering. Schon nach drei Tagen gehen die Kulturen zugrunde. Charakteristisch ist die große Empfindlichkeit des Pneumokokkus gegen Galle. Dagegen hält er sich auffallenderweise gut in eingetrocknetem Sputum oder Blut, vielleicht weil das eingetrocknete Eiweiß eine Art Schutzhülle um ihn bildet. Eine Sekretion von löslichen Giftstoffen findet nicht statt. Seine Giftwirkungen erklären sich vielmehr durch die Wirksamkeit der beim Zerfall der Kokken freiwerdenden Endotoxine.

Von Versuchstieren sind am empfänglichsten für Pneumokokken Mäuse und Kaninchen. Sie sterben bei subkutaner Einverleibung geringer Kulturmengen in spätestens drei Tagen unter dem Bilde der Septikämie.

Nach den Arbeiten des Rockefeller-Institutes lassen sich die Pneumokokken durch Agglutination und Absorptionsversuch fast durchweg in 4 Gruppen trennen, von denen 3 pathogen sind. Typus I ist der wichtigste, als Erreger der Pneumonie, Typus II findet sich am häufigsten bei Kranken, insbesondere Kindern, Typus III (Pneumococcus mucosus) ebenfalls nur bei Kranken. Die Agglutination wird angestellt mit Aufschwemmung von bei 65° abgetöteten und mit Phenol versetzten Pneumokokken, Ablesung nach 24 Stunden bei 55°; Titer meist nicht über 80; die Gewinnung der agglutinierenden Sera, besonders gegen Typus II, ist schwierig.

Von französischen und englischen Forschern wurden die Befunde im wesentlichen bestätigt. Im Hinblick auf spezifische Prophylaxe und Therapie erscheinen diese Unterschiede wichtig und aussichtsreich.

Pneumokokkenbakteriämie bei Pneumonie. Schon seit langem wird die Frage diskutiert, ob bei der Pneumonie die spezifischen Erreger, die Pneumokokken, nur gelegentlich ins Blut übertreten und so zu einer Allgemeininfektion führen oder ob dieses Ereignis mehr zu den konstanten Symptomen gehört. Die vielfach im Anschluß an Lungenentzündung beobachteten Pneumokokkenmetastasen, Gelenkeiterungen usw. lassen ja ohne weiteres einen Transport der Keime auf dem Blutwege voraussetzen.

Die verschiedenen Resultate sind nach den jetzigen Erfahrungen zweifellos bedingt durch Unterschiede in der Untersuchungsmethodik. Erste Voraussetzung für einwandfreie Ergebnisse ist die Entnahme eines zureichenden Quantums Blut (5—20 ccm) aus der Armvene unter aseptischen Kautelen, am besten mit der Luerschen Spritze. Die weitere Verarbeitung dieser Menge ist entscheidend. Die Mischung mit flüssigem Agar und nachheriges Ausgießen auf Petrischalen, wie sie Lenhartz, Schottmüller und Jochmann stets empfohlen haben, bietet den Vorteil, die gewachsenen Kolonien zählen zu können und so etwaige Anhaltspunkte für die Schwere der Infektion zu finden. Der Nachteil besteht aber darin, daß manche schon durch die bakteriziden Kräfte des Blutes geschwächte Keime hierbei nicht zur Entwicklung gelangen. Die andere Methode, das entnommene Blut auf einen flüssigen Nährboden auszusäen, um die bakteriziden Kräfte zu verdünnen, hat den Vorzug, daß ganz verschwindend wenig Keime sich anzureichern vermögen. Andererseits aber wird man über die Menge der im Blut tatsächlich kreisenden Kokken nicht orientiert. Auch können Verunreinigungen, die in das Nährsubstrat gelangt sind und sich ebenfalls vermehren, nicht so leicht als solche erkannt werden wie auf der Agarplatte. Eine von Wiens empfohlene Untersuchungsflüssigkeit (Peptonwasser in einer Konzentration von 1:10 mit 1 % Dextrose) scheint wirklich Vorteile vor den festen Nährböden zu haben. Am besten ist 10%ige Dextrosebouillon nach Leblanc (Med. Klinik 1921, Nr. 12).

Während Jochmann früher bei der Blutagarplattenmethode nur in 35% der Fälle von kruppöser Pneumonie Pneumokokken im Blute nachweisen konnte, gelang das bei Benutzung des dextrosehaltigen Peptonwassers in ca. 70% der Fälle.

Wir können danach wohl annehmen, daß in der überwiegenden Mehrzahl der Fälle von Pneumonie die spezifischen Erreger im Blute kreisen, und zwar sind sie schon vom zweiten Tage an bis einen Tag nach der Entfieberung nachzuweisen. Der Gehalt des Blutes an Pneumokokken, die Pneumokokkenbakteriämie, gehört also zu den gewöhnlichsten Symptomen der Pneumonie.

Die Bezeichnung Pneumokokkenbakteriämie ist zweckmäßig für alle die Fälle, wo nur eine geringe Anzahl von Keimen im Blute vorhanden ist und ihre Anwesenheit keine besonderen klinischen Symptome hervorruft. Dort aber, wo sich die Überschwemmung des Blutes mit Pneumokokken auch in klinischen Erscheinungen deutlich erkennbar macht, durch lange anhaltendes hohes Fieber, Endokarditis, Gelenkmetastasen usw., ist der Ausdruck Pneumokokkensepsis angebracht.

Die Tatsache der fast konstanten Pneumokokkenbakteriämie läßt uns das klinische Bild der Pneumonie in einem anderen Lichte sehen wie bisher. Schwere Störungen des Sensoriums und hoher Puls sind wohl in der Regel auf Rechnung der schweren Allgemeininfektion zu setzen. Auch ein über die normale Zeit hinaus dauerndes, meist remittierendes Fieber trotz eintretender Lösung der Pneumonie ist oft als Zeichen einer schwereren Blutinfektion anzusehen. Ebenso sind die häufigen Durchfälle, die man besonders bei bronchopneumonischen Kindern mit positivem Blutbefund auffallend oft sieht, wohl als Folge der Allgemeininfektion zu deuten. Auf die metastasierende Pneumokokkensepsis wird später genauer eingegangen.

Zweifellos gehen die meisten Fälle, die im Verlauf der kruppösen Pneumonie sterben, an Blutinfektion zugrunde. Immerhin gibt es eine Reihe von Fällen, die nicht der Bakteriämie erliegen, denn wir wissen aus sorgfältigen postmortalen Untersuchungen des Blutes, daß nicht alle Pneumonieleichen Pneumokokken im Blute haben. Simmonds hatte bei 20% der Fälle negative Resultate. In solchen Fällen ist anzunehmen, daß wohl vorübergehend eine Bakteriämie während des Lebens bestanden hat, daß aber die bakteriziden Kräfte der Infektion Herr wurden, und daß dann der Organismus aus anderen Gründen (schwaches Herz infolge von Potatorium oder dgl.) zugrunde ging.

Bei der kruppösen Pneumonie hat der auf flüssigen Nährböden gewonnene Nachweis einer Pneumokokkenbakteriämie keinerlei prognostische Bedeutung, da wir ja in den meisten Fällen die Kokken finden und über die im Blut kreisende Zahl nicht orientiert werden. Wollen wir hier prognostische Anhaltspunkte gewinnen, so empfiehlt es sich, die Blutagarplattenmethode (Aussaat von 20 ccm) heranzuziehen. Vereinzelte Kolonien trüben in der Regel die Prognose nicht. Auch da gibt es jedoch Ausnahmen, wo trotz geringer Kolonienzahl ein letaler Ausgang beobachtet wird. Sind auf jeder ausgesäten Platte eine große Anzahl Kolonien (30 und mehr) gewachsen oder sind gar die Platten überschwemmt mit Keimen, so ist das sicher ein schlechtes prognostisches Zeichen. Solche Fälle sind fast immer verloren.

Liegt klinisch keine Pneumonie vor, sondern septische Erscheinungen, hat also die Blutinfektion einen anderen Ausgangspunkt wie z. B. Otitis, Angina, Meningitis, so bedeutet der Nachweis der Pneumokokken im Blut stets eine recht ungünstige Prognose. Ein Bild von dem Aussehen der Pneumokokkenkolonien auf Blutagarmischplatten, wo sie sich als grünlich schwarze Punkte präsentieren, gibt Abb. 62.

Als diagnostisch wichtig dürfte sich der positive bakteriologische Blutbefund erweisen bei Fällen von zentraler Pneumonie, wo Perkussion und Auskultation bisweilen im Stich lassen.

Metastatische Pneumokokkensepsis. Die Überschwemmung des Blutes mit Pneumokokken führt bei der Pneumonie in einer geringen Zahl der Fälle zu

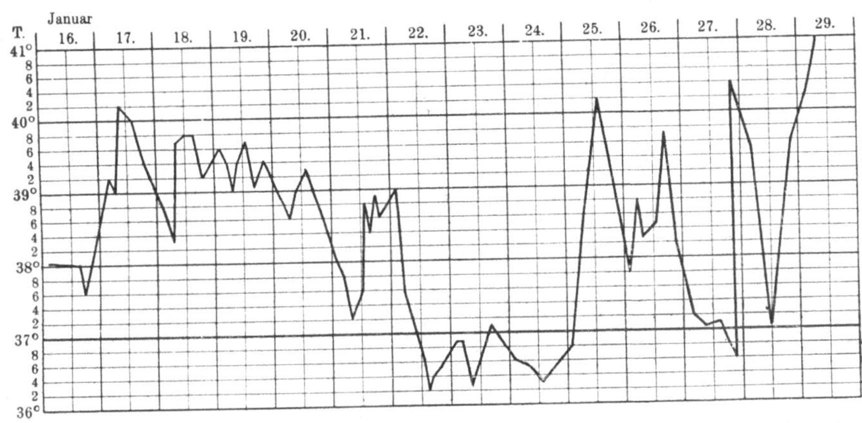

Abb. 63. Pneumokokkensepsis nach kruppöser Pneumonie mit Endocarditis septica mitralis und Meningitis purulenta. Albert H., 27 Jahre alt. Vom 13. Januar an Pneumonie im rechten Mittel- und Unterlappen. Am 26. Auftreten eines systolischen Geräusches über der Basis sterni. Im Blut massenhaft Pneumokokken. Am 28. benommen; klonische Zuckungen der rechten Körperhälfte. Im Lumbalpunktat Pneumokokken. Gestorben.

metastatischen Pneumokokkenlokalisationen, die sich in entzündlichen Erscheinungen äußern. Die bekannteste dieser Folgeerscheinungen, zugleich die gefürchtetste, ist die Endokarditis. Schon in der vorbakteriologischen Zeit war der Zusammenhang zwischen Pneumonie und Endokarditis aufgefallen. Haßler, Traube und Neuber teilen vereinzelte Fälle mit und weisen gleichzeitig auf die Eigentümlichkeit hin, daß diese Endokarditisfälle meist mit Meningitis zusammen einhergingen. Aber erst Netter sowie Weichselbaum zeigten durch bakteriologische Untersuchungen der Vegetationen auf den Herzklappen, daß die Ursache dieser Komplikation der Diplococcus lanceolatus sei. A. Fraenkel sah die Endokarditis nach Pneumonie in 0,8% seiner Fälle. Nur wenige Fälle sind mitgeteilt, so durch Lenhartz und Jochmann, wo schon während des Lebens zugleich mit der Diagnose Endokarditis auch die spezifische Ursache derselben durch den Nachweis der Pneumokokken im Blute festgestellt werden konnte. Eine solche Beobachtung Jochmanns spiegelt die Kurve Abb. 63 wieder.

Der Verlauf ist gewöhnlich folgender: Nach Ablauf der kruppösen Pneumonie vergehen einige fieberfreie Tage, bis es zum erneuten Fieberanstieg kommt. Unter unregelmäßigem Fieber entwickelt sich dann eine Endokarditis, die, wie in dem vorliegenden Falle meist mit Meningitis vergesellschaftet ist und zum Tode führt. Schüttelfröste treten gelegentlich auf. Der Sitz der Herzklappenentzündung bei dieser postpneumonischen Endokarditis ist nicht, wie Netter angab, mit besonderer Vorliebe nur der Klappenapparat des rechten Herzens, vielmehr sind regellos bald die eine, bald die andere Klappe befallen. In den fünf Fällen, die Jochmann beobachtete, war zweimal die Aorta und einmal die Trikuspidalis befallen. Die Auflagerungen charakterisieren sich als polypöse Wucherungen von Erbsen- bis Haselnuß- oder Walnußgröße von graurötlicher Farbe. Bei weniger fortgeschrittenen Fällen sieht man rötliche wärzchenähnliche Exkreszenzen. Bisweilen werden ältere Klappenveränderungen, die von überstandenem Gelenkrheumatismus herrühren, zum Sitz der frischen endokarditischen Wucherungen.

Die Prognose dieser postpneumonischen Endokarditis ist absolut letal zu stellen; A. Fraenkel, Lenhartz, sowie Jochmann berichten nur von tödlichem Ausgange.

Eine Besonderheit dieser Endokarditis ist, wie schon angedeutet, die Komplikation mit einer eitrigen Meningitis, die relativ oft zur Beobachtung kommt. A. Fraenkel sah sie viermal unter sieben Fällen, Lenhartz dreimal unter sechs Fällen, Jochmann dreimal unter fünf Fällen von Endokarditis. Der Verlauf dieser Meningitis ist in seinen klinischen Symptomen recht wechselnd je nach der Lokalisation der Entzündung. Während bei manchen Fällen Nackenstarre, Kernigsches Symptom und Störungen des Sensoriums die Diagnose sehr leicht machen, gibt es auch Fälle, wo die speziell meningitischen Symptome nur undeutlich ausgeprägt sind.

A. Fraenkel beschreibt z. B. einen Fall, der während einer dreiwöchentlichen Behandlung mit Ausnahme einer leichten, nur dann und wann zutage tretenden Verdunklung des Sensoriums kein einziges meningitisches Symptom bot.

Auch bei dem oben beschriebenen Falle ist keine Nackenstarre vorhanden, kein Kernigsches Symptom; erst die Zuckungen und das benommene Sensorium zeigten, daß eine schwerere Störung des Zentralnervensystems vorlag. Mitunter deuten auch Paresen einzelner Hirnnerven auf das Vorhandensein einer komplizierenden Meningitis hin. Die Lumbalpunktion muß dann die Diagnose sichern. Auch gibt der Augenspiegelbefund durch die Feststellung einer Neuroretinitis bisweilen diagnostisch wertvolle Aufschlüsse.

Die Meningitis als metastatische Pneumokokkenlokalisation nach Pneumonie kommt häufig aber auch allein ohne begleitende Endokarditis zur Beobachtung, und zwar in 0,5% aller Fälle von Lungenentzündung. Ihre Entstehung kann auf zwei verschiedenen Wegen zustande kommen, entweder auf dem Blutwege oder durch die Lymphbahnen. Bei dem letztgenannten Ausbreitungsmodus greift der entzündliche Prozeß aufs Mediastinum über, wo er in Form eines entzündlichen Ödems oder einer eitrigen Mediastinitis auftritt, und zieht sich dann bis zum Nasenrachenraum und den Nebenhöhlen der Nase hin, von wo aus die Basis des Gehirns infiziert wird. Der häufigere Weg aber ist die Blutbahn. Wir finden in diesen Fällen meist große Mengen von Pneumokokken im strömenden Blute. Als Typus dieser Fälle diene die Fieberkurve einer Beobachtung Jochmanns, bei der sich der Beginn der Meningitis klinisch sehr deutlich markiert. Nach zwei fieberfreien Tagen tritt plötzlich hohes Fieber auf und Nackensteifigkeit stellt sich ein (Abb. 64).

Die Prognose solcher Meningitisfälle war absolut letal zu stellen; neuerdings sah man unter intralumbaler Optochinbehandlung mehrfach eine Pneumokokkenmeningitis ausheilen.

Außer den genannten Pneumokokkenmetastasen, die durch die Allgemeininfektion des Blutes entstehen, sehen wir noch an anderen Stellen entzündliche und eitrige Prozesse. Eine besondere Prädilektionsstelle dafür sind die Gelenke. Wir sehen hier einmal seröse Ergüsse, die sich in mäßiger Schwellung des erkrankten Gelenkes äußern und das Allgemeinbefinden wenig beeinflussen, und zweitens Gelenkvereiterungen. Beide Affektionen aber werden durch den Pneumokokkus hervorgerufen, den man bisweilen im Gelenkexsudat nachweisen kann. Nach einer Zusammenstellung von Brunner sind diese Gelenkaffektionen in der Hälfte der Fälle monartikulär; im übrigen sind es relativ seltene Erscheinungen.

Weit schwerere Symptome sind die eitrigen Gelenkentzündungen. Hier fällt das relativ häufige Erkranken des Schultergelenkes auf, aber auch andere Gelenke können ergriffen werden. Diese eitrigen Entzündungen sind sehr selten. Vogelius fand sie unter 5000 Fällen viermal.

Jochmann sah einen 4 Jahre alten Knaben mit Masern, der an Bronchopneumonie erkrankte und nach 7tägigem Bestehen derselben eine Vereiterung seines linken Fußgelenkes bekam. Im Blute wurden massenhaft Pneumokokken

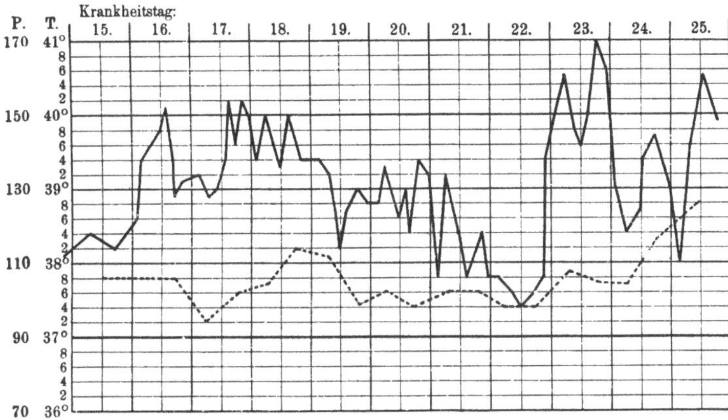

Abb. 64. Pneumokokkensepsis mit Meningitis. Rudolf Z., 48 Jahre alt. Seit 3 Tagen an kruppöser Pneumonie des rechten Oberlappens erkrankt. Am 23. Nackensteifigkeit und Fieberanstieg. Im Lumbalpunktat Pneumokokken und viele Leukozyten. Gestorben.

nachgewiesen. Das Kind erlag seiner Sepsis einen Tag nach dem Auftreten der Gelenkeiterung.

Klinisch setzt die eitrige Gelenkentzündung in der Regel mit einem Schüttelfrost ein, der sich dann häufig wiederholen kann. Das erkrankte Gelenk ist geschwollen, stark gerötet und äußerst schmerzhaft.

Die Prognose solcher Fälle mit Gelenkeiterung nach Pneumonie ist in der Regel recht schlecht, da es sich meist um eine starke Überschwemmung des Blutes mit Pneumokokken handelt. Doch gelingt es in einzelnen Fällen, wo der Organismus durch die Blutinfektion noch nicht allzusehr geschwächt ist, und wo sonst keine weiteren Metastasen, namentlich keine Endokarditis besteht, durch rechtzeitige Eröffnung des befallenen Gelenkes und Drainage, bei kleinen Gelenken eventuell durch Resektion Heilung zu erzielen.

Die Gelenkaffektion ist dabei meist nicht die einzige Pneumokokkenmetastase. So erwähnt Brunner in seiner Zusammenstellung, daß sechs solcher Fälle mit Endokarditis vergesellschaftet waren; auch A. Fraenkel sah diese Komplikation. Lenhartz beschreibt einen Fall, der zugleich an Meningitis erkrankt war.

Außer den genannten durch Pneumokokken bedingten Metastasen bei der allgemeinen Blutinfektion nach Pneumonie sind noch einige seltenere

Lokalisationen beobachtet worden. So wird das Knochenmark bisweilen der Sitz eitriger Entzündungen. Lexer hat eine Anzahl dieser Fälle zusammengestellt, wo es zu eitriger Osteomyelitis im Anschluß an Pneumonie und Bronchopneumonie gekommen ist. Diese Fälle sind freilich außerordentlich selten, und doch ist es fast verwunderlich, daß dieselben nicht häufiger zur Beobachtung kommt, da man, wie E. Fraenkel zeigte, in der überwiegenden Mehrzahl der Fälle Pneumokokken im Knochenmark der Wirbel und der Rippen von verstorbenen Pneumonikern nachweisen kann.

An sonstigen Eiterungen nach Pneumonie sind beobachtet: Parotitis suppurativa, Strumitis, Peritonitis, Muskel- und Hautabszesse.

Die Strumitis scheint nach Honsel sich meist auf der Basis eines schon bestehenden Kropfes in Gestalt einer schmerzhaften Entzündung zu entwickeln. Die Affektion hat eine relativ günstige Prognose, da nach Entleerung des Eiters meist Heilung eintritt. Daß die Haut bzw. Subkutis von Pneumoniekranken Neigung zu Abszeßbildung hat, beweisen die immer wieder vorkommenden Kampferabszesse. — Ein petechiales Exanthem bei Pneumokokkenmeningitis sah Hirsch (Med. Klinik 1920, Nr. 7).

Einen Pneumokokkenabszeß zwischen den Rektalmuskeln sechs Wochen nach Pneumonie erwähnt Röger. Solche Eiterungen entwickeln sich häufig dort, wo ein Locus minoris resistentiae vorhanden ist. So bekam ein Kind mit Pneumonie pneumokokkenhaltige Abszesse an allen den Stellen, wo Koffeininjektionen gemacht wurden. In einem anderen Falle wurden an der Stelle eines unkomplizierten Knochenbruches bei einem Pneumoniker Pneumokokken gefunden (Netter-Mariage).

Auch am Verdauungsapparat können sich in seltenen Fällen Pneumokokkenmetastasen entwickeln. In der Magenschleimhaut kommen hämorrhagische Erosionen vor, die durch Schleimhautnekrose bedingt sind. In den Gefäßen der Umgebung dieser Stelle kann man Pneumokokken nachweisen. Dieulafoie, der diesen Prozeß beschreibt, nennt als Symptome derselben: Schmerzen, Erbrechen und Durchfälle mit stärkeren Blutungen. Bietet also ein Pneumoniker verdächtige Magensymptome, so empfiehlt sich, die Untersuchung des Stuhles auf Blut vorzunehmen. Die Affektion hat Ähnlichkeit mit den Erosionen der Magenschleimhaut, die bei der Streptokokkensepsis nach Scharlach gelegentlich vorkommen, und dort näher beschrieben sind. Der Unterschied besteht jedoch darin, daß die Erosionen bei der Pneumokokkensepsis auf dem Blutwege zustande kommen, während sie bei der Streptokokkensepsis auf dem Lymphwege entstehen, nachdem die Streptokokken durch den Schluckakt in den Magen gelangt sind.

Bei der eitrigen Peritonitis nach Pneumonie, die außer auf dem Blutwege auch dadurch zustande kommen kann, daß die Pneumokokken durch das Zwerchfell hindurchwandern, kommen nach Dieulafoie neben den gewöhnlichen peritonitischen Symptomen auffallend häufig Durchfälle vor.

Auch an den Gefäßen können sich spezifische Entzündungen entwickeln. So kommt es bisweilen zu einer Thrombophlebitis, besonders an den unteren Extremitäten, die durch Lungenembolie zum Tode führen kann. In den Thromben, sowie im Blute findet man dabei Pneumokokken. Gauthier und Pierre haben 21 solcher Fälle zusammengestellt.

Daß aber auch die Arterien der Sitz einer durch Pneumokokken bedingten Entzündung werden können, lehrte eine seltene Eigenbeobachtung Jochmanns, wo bei Bronchopneumonie eine septische Embolie in die Arteria brachialis erfolgte und eine Gangrän des Vorderarmes verursachte. Vgl. Abb. 65.

Außer diesen auf dem Blutwege entstandenen Pneumokokkenmetastasen sind hier noch kurz zwei postpneumonische Erkrankungen zu erwähnen, bei denen zwar bisweilen Pneumokokken im Blute gefunden werden, die aber trotzdem in der Regel wohl nicht durch die Blutbahn infiziert sind, die Pleuritis und das Empyem. Während ein geringer seröser Erguß in den abschüssigen Partien der Pleurahöhle wohl fast in jedem Falle von Pneumonie gefunden wird, sind größere seröse Ergüsse nach Pneumonie relativ selten; man sieht sie in etwa $1^0/_0$ der Fälle. Sie entstehen in der Regel durch direkte Fortpflanzung des Entzündungsprozesses vom Lungenparenchym her; trotzdem wird das Exsudat fast stets steril befunden. In seltenen Fällen enthalten aber auch solche serösen Ergüsse Pneumokokken und können auf diese Weise immer aufs neue zur Einschwemmung der Keime ins Blut Veranlassung geben.

Häufiger findet man bei postpneumonischen Empyemen Pneumokokken im Blut; auch hier kann dann eine beständige Einwanderung der Keime ins Blut stattfinden, die leicht zu anderen eitrigen Metastasen führt. Es ist daher schon aus diesem Grunde geboten, durch Rippenresektion den kokkenhaltigen Eiter zu entfernen, um die Quelle der septischen Infektion zu verstopfen.

Eine nicht selten mit dem Empyem oder mit Pleuritis zusammen beobachtete Pneumokokkenmetastase nach Pneumonie ist die Perikarditis, die auf dem Blutwege entstanden ist; sie kann teils serös, teils eitrig auftreten.

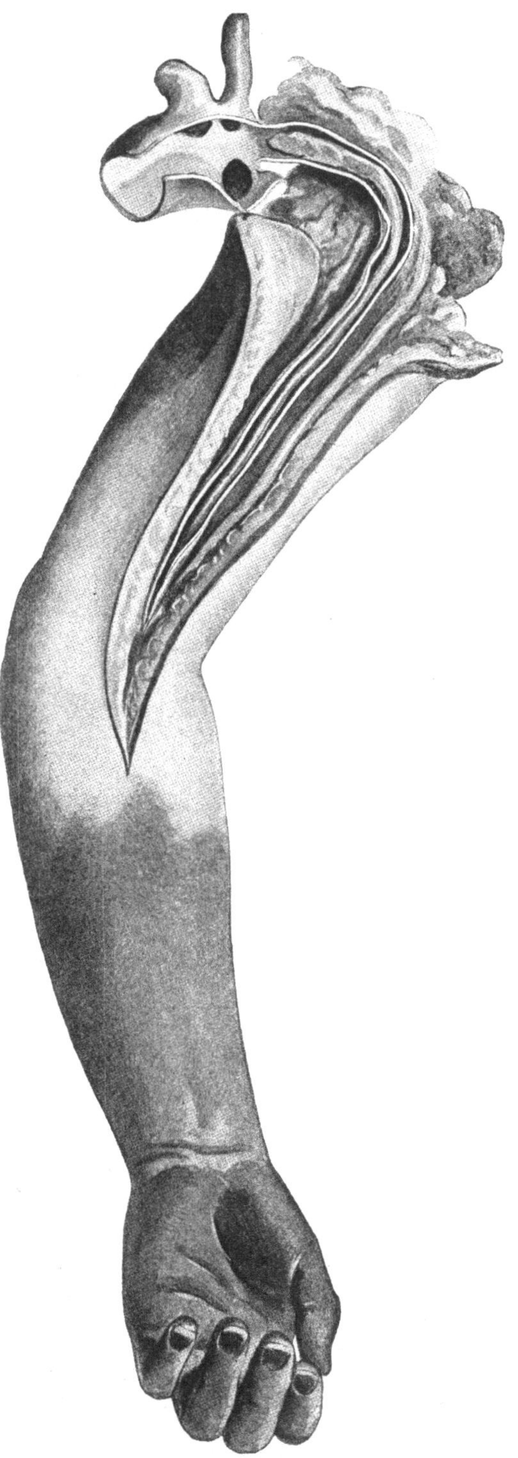

Abb. 65. Embolie in die Art. brachialis. Gangrän des linken Unterarmes bei Pneumokokkensepsis im Anschluß an Masern mit Mastoiditis purul. und Pneumonie bei einem $2^1/_2$ jährigen Mädchen.

Aber auch ohne vorangegangene Pneumonie können primäre Pleuritis serofibrinosa und primäres Empyem zur Pneumokokkenbakteriämie führen.

Otogene Pneumokokkensepsis. Im Vergleiche zur Lunge und Pleura treten die anderen Eintrittspforten für den Übergang der Pneumokokken ins Blut an Bedeutung erheblich zurück. So sind wiederholt Fälle beobachtet worden, wo vom Ohr aus eine Pneumokokkeninfektion ausging. Es ist bekannt, daß im Eiter der Otitis media nicht ganz selten Pneumokokken gefunden werden, die wohl meist durch die Tuba Eustachii vom Nasenrachenraum her dorthin gelangen. Solche Fälle von otogener Pneumokokkensepsis gehen in der Regel mit einer eitrigen Meningitis einher.

Aber auch eine primäre Meningitis kann der Ausgangspunkt für eine Pneumokokkensepsis werden (Abb. 66). Entstanden sind solche Meningitiden

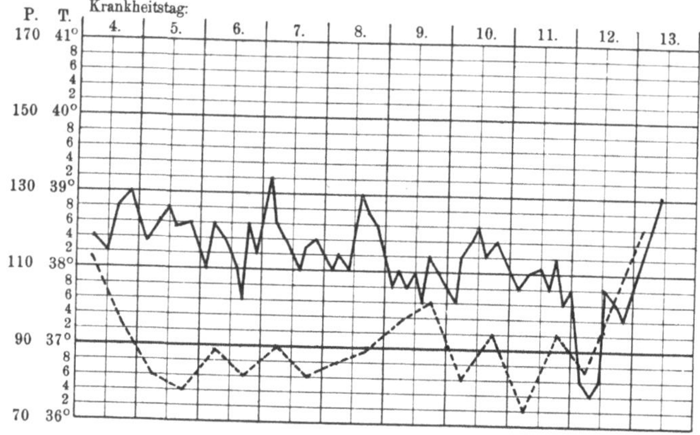

Abb. 66. Pneumokokkensepsis nach Meningitis purulenta. Karl Pr., 21 [Jahre alt, Beginn mit starken Kopfschmerzen. Benommenheit. Hauthyperästhesie. Relative Pulsverlangsamung (Meningitis!). Im Blut Pneumokokken; gestorben.

wohl in der Regel durch Fortpflanzung des Virus auf dem Lymphwege vom Nasenrachenraum her.

Bei der **Differentialdiagnose** gegen die Meningitis cerebrospinalis und die tuberkulöse Meningitis sowie gegen die durch andere Keime erzeugten Hirnhautentzündungen ist die Lumbalpunktion ausschlaggebend, wenn nicht, wie in diesem Falle, schon die Blutuntersuchung die Diagnose gestattet. Im Lumbalpunktat finden sich neben massenhaften polynukleären Leukozyten die charakteristischen, grampositiven, lanzettenförmigen, zum Teil intrazellulär gelegenen Diplokokken meist in großer Anzahl (Abb. 61). Bei der Streptokokken-, Pneumokokken- und Staphylokokkenmeningitis sind die Erreger meist schon morphologisch im Ausstrich des Liquorzentrifugates gut zu erkennen, und wenn nicht, so bringt die Kultur die Entscheidung. Bei der epidemischen Genickstarre finden wir gramnegative, meist intrazellulär gelegene Kokken oft nur sehr spärlich. Bei den letztgenannten Meningitisformen überwiegen an Menge die polynukleären Leukozyten. Bei der tuberkulösen Meningitis hingegen tritt die polynukleäre Leukozytenform zurück; es finden sich vorwiegend Lymphozyten. Außerdem kann man häufig Tuberkelbazillen schon im Ausstrichpräparat nachweisen. Bei vorgeschrittenen Fällen gestattet auch die Augenspiegeluntersuchung bereits die Diagnose Tuberkulose durch den Nachweis von Chorioidealtuberkeln.

Pneumokokkensepsis nach Angina, Cholelithiasis, Appendizitis. Bisweilen kann man im Anschluß an Angina und Tonsillarabszesse septische Allgemeininfektionen mit Pneumokokken sehen. Auch kariöse Zähne können als Eintrittspforte dienen. An diese Möglichkeit ist zu denken, wenn über den Ausgangspunkt einer Allgemeininfektion mit Pneumokokken Unklarheit herrscht (Röntgenaufnahme der Zahnwurzeln!).

Auch bei Cholelithiasis und Cholezystitis ist in mehreren Fällen Pneumokokkensepsis beobachtet worden. Man fand dabei die Pneumokokken sowohl im Blut als auch im Eiter der erkrankten Gallenwege. Es erscheint wenig wahrscheinlich, daß bei dieser Affektion verschluckte Pneumokokken vom Darm aus in die Gallenwege vorgedrungen sind; vielmehr wird man annehmen müssen, daß die Pneumokokken in solchen Fällen von irgend einer der genannten Ausgangsstellen, Angina oder dgl., ins Blut gelangt sind und nun in die Gallenblase ausgeschieden wurden, ähnlich wie z. B. die Typhusbazillen nicht aus dem Darm, sondern aus dem Blute in die Gallenwege gelangen.

Ganz ähnliche Überlegungen gelten für jene Fälle, wo bei Appendizitis im Eiter Pneumokokken gefunden werden. Die Annahme, daß dabei verschluckte Pneumokokken eine Rolle spielen, kann sehr wenig befriedigen, da diese Keime recht empfindlich sind und durch den Magensaft wohl meist abgetötet werden dürften. Der Transport auf dem Blutwege ist da weit eher zu vermuten. In der Regel ist ja sicher das Bacterium coli der primäre Entzündungserreger im Wurmfortsatz. Gelangen nun von irgend einer Infektionsquelle her Pneumokokken ins Blut, so treffen sie im entzündlich veränderten Wurmfortsatz auf einen Locus minoris resistentiae, wo sie sich anzusiedeln vermögen. Es ist aber auch denkbar, daß ohne die vorbereitende Tätigkeit des Bacterium coli abnorme Verhältnisse im Processus vermiformis vorliegen, welche die Ansiedlung pathogener, im Blute kreisender Keime begünstigen. So ist es in neuerer Zeit aufgefallen, daß nach Angina relativ häufig Perityphlitis beobachtet wurde (Weber), die man sich auf dem Blutwege entstanden vorstellt. In solchen Fällen mögen die Pneumokokken bisweilen eine Rolle spielen.

Zusammenfassung. Fassen wir die Beobachtungen über Pneumokokkensepsis noch einmal kurz zusammen, so ist zu sagen: Der häufigste Ausgangspunkt für eine Überschwemmung des Blutes mit Pneumokokken ist die Pneumonie. Weiter kommen das Mittelohr, die Schleimhaut des Rachens und die Gallenwege, mitunter auch die Meningen in Betracht. Besonders charakteristisch für die Pneumokokkensepsis ist die häufige Beteiligung des Endokards in Form von ulzeröser Endokarditis und die Komplikation mit Meningitis.

Das Fieber bei der Pneumokokkensepsis ist in der Regel hoch und kontinuierlich, häufig aber auch durch steil intermittierende Temperaturbewegungen charakterisiert.

Während der Nachweis einer einfachen Bakteriämie bei der Pneumonie an sich die Prognose nur bei starker Blutinfektion trübt, ist die Prognose der mit eitrigen Metastasen einhergehenden Pneumokokkensepsis meist letal.

Spezifische Therapie der Pneumokokkensepsis. Die spezifische Therapie der Pneumokokkenerkrankungen befindet sich noch in den Anfängen ihrer Entwicklung. Die ersten unzweifelhaften Erfolge mit einem Pneumokokkenserum hat Römer auf dem Gebiete der Augenheilkunde erzielt, bei der Behandlung des Ulcus serpens. Ein nach den Angaben von Römer hergestelltes Pneumokokkenserum wird von der Firma Merck in Darmstadt und von den Höchster Farbwerken hergestellt. Sein Heil- und Schutzwert scheint im wesentlichen auf bakteriologischen und antitoxischen Eigenschaften zu beruhen. Die

Resultate, die bei der Pneumonie und bei septischen Erkrankungen damit gewonnen wurden, sind noch recht zweifelhaft. Es hängt das wohl hauptsächlich damit zusammen, daß es außerordentlich schwer oder vielleicht gar nicht möglich ist, ein Serum herzustellen, das gegen alle Pneumokokkenstämme wirksam ist. Die einzelnen Stämme differieren so erheblich voneinander, daß ein Serum, welches durch Immunisierung von Tieren mit einem Pneumokokkenstamm gewonnen wurde, zwar gegen den homologen Stamm wirksam ist, dagegen oft gänzlich unwirksam gegen andere Stämme (vgl. oben, S. 163, die neuerdings angegebene Unterteilung in einzelne Typen!).

Ob die spezifische Therapie bei Pneumokokkensepsis gute Erfolge bringt, erscheint zweifelhaft. Die so häufigen Fälle von Pneumokokkensepsis mit metastatischer Endokarditis oder Meningitis werden der Behandlung auch in Zukunft wenig zugänglich sein. Immerhin ist ein Versuch mit intravenösen und bei Meningitis gleichzeitig mit intralumbalen Injektionen des Serums gerechtfertigt. Es empfiehlt sich aber, wie beim Meningokokkenserum nur große Dosen (intralumbal 20—30 ccm, intravenös 30—40 ccm) zu verwenden.

Das von Morgenroth gegen Pneumokokkeninfektionen empfohlene Optochin hat sich nach verschiedenen Berichten bei Pneumokokkenmeningitis (die wir bisher als absolut infaust anzusehen gewohnt waren!) als wirksam erwiesen (Rosenow, Dtsch. med. Wochenschr. 1920, Nr. 21). Man gibt nach vorheriger entlastender Punktion 1—2 mal 0,03 Optochin. hydrochloricum in sterilem Wasser (etwa 10 ccm) gelöst.

Gonokokkensepsis.

Im Anschluß an die Gonorrhöe kann es bisweilen zum Übergange der Gonokokken ins Blut kommen und damit zur septischen Allgemeininfektion, die mit den verschiedensten Metastasen einhergeht. In seltenen Fällen kann beim Säugling auch eine Blennorrhöe zum Ausgangspunkt einer Gonokokkensepsis werden. Die bekanntesten klinischen Krankheitsbilder der Gonokokkenmetastasen sind: der Tripperrheumatismus und die Endokarditis.

Nachdem man schon lange den Zusammenhang dieser Erkrankungen mit der Gonorrhöe erkannt, gelang es von Leyden, im Schnitt in den endokarditischen Effloreszenzen Mikroorganismen zu finden, die morphologisch und tinktoriell den Gonokokken glichen; Züchtungsversuche mißlangen jedoch. Thayer, Blumer, Lenhartz gelang es, den spezifischen Erreger aus den endokarditischen Auflagerungen zu züchten. Der letztere erbrachte den Beweis der Spezifität noch dadurch, daß er die Kokken auf die Harnröhre eines Kranken übertrug und eine Gonorrhöe erzeugte; dasselbe Experiment machten Ghon und Schlagenhaufer.

Aus lebendem Blut wurden die Gonokokken bei der Endocarditis gonorrhoica von Thayer und Lazear isoliert. Später haben Reye, Prochaska u. a. eine Anzahl gleicher Befunde erhoben. Bei Arthritis gonorrhoica hat zuerst Ahmann aus lebendem Blut Gonokokken gezüchtet und zugleich den Beweis ihrer Spezifität durch die Übertragung auf die menschliche Harnröhre erbracht.

Bakteriologie. Der von Neißer im Jahre 1879 im Trippereiter zuerst gefundene Gonokokkus ist ein Diplokokkus, der semmelförmig oder in Gestalt einer Kaffeebohne auftritt. Die Kokken liegen mit den ebenen Flächen gegeneinander, da die Teilung in der Richtung einer auf der Längsachse des ursprünglichen Kokkenpaares senkrecht stehenden Linie erfolgt. Sie liegen im Trippereiter meist intrazellulär und oft in größeren Gruppen zusammen. Der Gonokokkus färbt sich mit allen Anilinfarben und entfärbt sich nach der Gramschen Methode. Auf den gewöhnlichen Nährboden gedeiht er nicht, auch nicht auf Löfflerserum. Er ist am besten zu züchten in Nährmedien, die menschliches Blutserum enthalten, so z. B. auf einem Serumagar, der aus einem Teil menschlichen Blutserums und drei Teilen Fleischwasserpeptonagar besteht. Auch auf Agar, der mit Aszites oder Hydrozelenflüssigkeit gemischt ist, gedeiht er gut; ebenso auf dem Schottmüllerschen Blutagar; nach Lorenz besonders gut in verdünnter Luft (50 cm Manometerstand).

Auf der Oberfläche des Serumagars wächst er in Gestalt stecknadelkopfgroßer grauer Kolonien, die nicht konfluieren, Im Innern der Blutagarmischplatten in Gestalt kaum stecknadelkopfgroßer schwarzer Punkte.

Die Resistenz der Gonokokken ist gering. Gegen Austrocknen sind sie sehr empfindlich; auch Hitze vertragen sie schlecht. Schon bei 45⁰ sterben sie nach einigen Stunden ab. Sie bilden kein lösliches Toxin. Die Giftwirkung, die der Gonokokkus hervorbringt, ist durch die in seiner Leibessubstanz enthaltenen Endotoxine verursacht. Für Tiere ist er nicht pathogen. Vielleicht muß auch beim Gonokokkus eine Reihe von „Typen" unterschieden werden.

Verlauf der Gonokokkenallgemeininfektion. Entweder gleichzeitig oder kurz nach dem Ausbruch einer Gonorrhöe erkrankt der Patient an heftigen Schmerzen in einem oder mehreren Gelenken. Meist ist nur ein großes Gelenk, das Knie-gelenk oder das Fußgelenk ergriffen, so daß die Monarthritis gewisser-maßen als pathognomonisch für den Tripperrheumatismus angesehen wird. Die Gelenkerscheinungen können verschiedener Art sein; es kommen seröse und eitrige Ergüsse zur Beobachtung. Meist ist dabei auch das periartikuläre Gewebe stark geschwollen, so daß die ganze Umgebung des entzündeten Gelenkes lebhaft gerötet und schmerzhaft ist. Aber auch Fälle mit den heftigsten Gelenkschmerzen ohne jeden Erguß werden beobachtet. Die Erkrankung der einzelnen Gelenke dauert meist viele Wochen; Ankylosen sind häufig.

Das Fieber ist im Anfang der Gelenkerkrankung meist hoch,

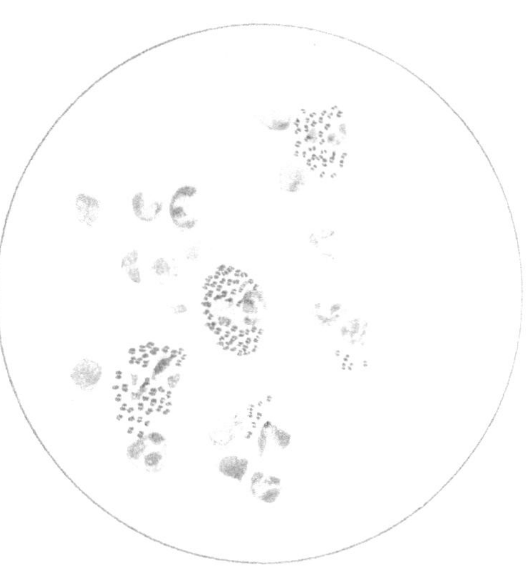

Abb. 67. Gonokokken-Eiter.

kann aber trotz Weiterbestehens seröser Entzündungen abklingen, wenn das ergriffene Gelenk die einzige Gonokokkenmetastase ist und die Bakteriämie nur vorübergehend war. Bei Vereiterungen der Gelenke oder Komplikationen mit Endokarditis, wo man beständig Gonokokken im Blute nachweisen kann, nimmt die Kurve einen sehr charakteristischen, stark intermittierenden Typus an. Abb. 68.

Die Endokarditis gehört zu den hervorragendsten Symptomen der Gonokokkensepsis. Sie kommt fast niemals allein vor, sondern ist in der Regel mit Gelenkerscheinungen verbunden, während andererseits Gelenkerkrankungen ohne Endokarditis sehr häufig vorkommen. Die Endocarditis gonorrhoica ist meist nicht die einzige Beteiligung des Herzens; auch Perikarditis und Myocarditis gonorrhoica kommen zur Beobachtung. Häufig treten Endokarditis und Perikarditis zusammen auf.

Außer den gewöhnlichen Formen der Gonokokkenmetastasen kommen bei der Gonokokkensepsis noch andere spezifische Komplikationen vor. So zeigte ein von Jochmann beobachteter Fall (Abb. 68) neben entzündlichen Erscheinungen am Herzen eine septische Pneumonie und Pleuritis und Tendovaginitis. Auch Prochaska beschreibt einen Fall von Pleuritis nach Gonorrhöe, wo er die Erreger im Blute nachweisen konnte. Schon früher hatte Bordoni-Uffreduzzi bei einem Mädchen mit gonorrhoischer Polyarthritis, Perikarditis,

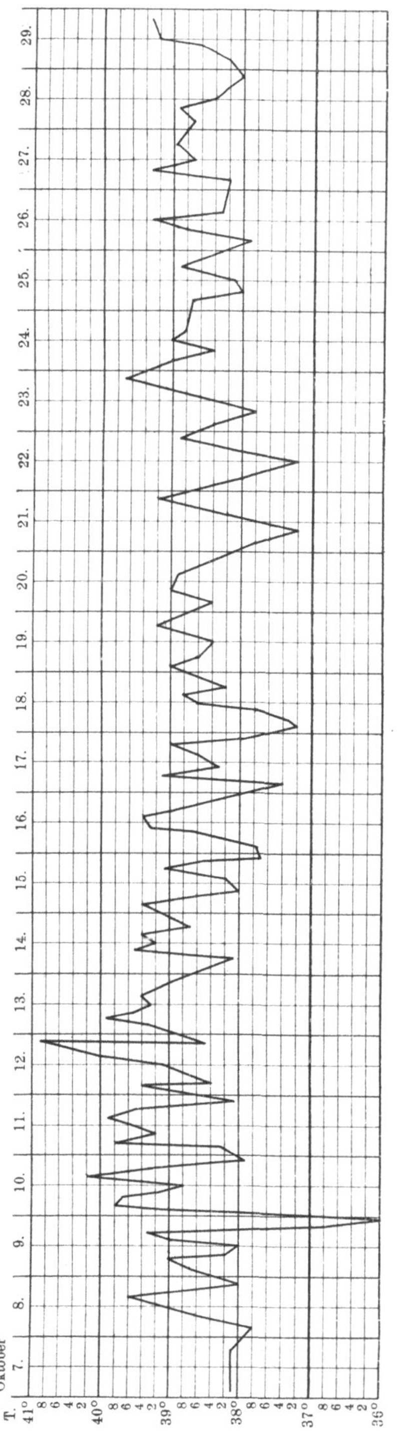

Abb. 68. Gonokokkensepsis mit Arthritis, Endokarditis, Perikarditis, Tendovaginitis und Pneumonie.
Fritz Sch., 28 Jahre alt. Vor 4 Wochen Gonorrhöe akquiriert. 14 Tage nachher Gelenkschwellungen im linken Knie und Grundgelenk der rechten großen Zehe. Vor 3 Tagen Schüttelfrost und starke Kopfschmerzen. Schmerzen über dem Brustbein. Perikarditisches Reiben. In der linken Vola manus zirkumskripte Schmerzhaftigkeit, die bei Bewegung der Finger zunimmt (Tendovaginitis). Am 26. diastolisches Geräusch über dem Sternum L. H. U. Dämpfung und Bronchialatmen. Im Blut Gonokokken, gestorben.

Endokarditis und Pleuritis Gonokokken im Pleuraexsudat nachgewiesen.

Auch die Erscheinungen einer lobären Pneumonie können gelegentlich durch den Gonokokkus verursacht werden, wie Bressel an der Hand eines von ihm beobachteten Falles zeigte:

Während der Behandlung eines floriden Trippers mit Protargolinjektionen stieg eines Tages plötzlich die Temperatur an, und es zeigten sich die Erscheinungen einer Pneumonie, die nach 8 Tagen lytisch abfiel und durch positiven Blutbefund als Gonokokkenpneumonie sichergestellt wurde. Im Blut sowohl als in dem reichlichen, zähen, mißfarbenen Auswurf (ohne Blutbeimengung) fanden sich Gonokokken. Der Patient kam trotzdem mit dem Leben davon.

Seltenere metastatische Entzündungen sind: Osteomyelitis, Phlebitis, Meningitis, subkutane Abszesse, sehr selten Puerperalsepsis.

Therapie. Vor allem ist die Ausheilung der Gonorrhöe geboten. Ein Versuch mit polyvalenter Gonokokkenvakzine ist auf jeden Fall angebracht. Man gibt z. B. 2—4 Injektionen von Arthigon oder Gonokokken-Yatren innerhalb von 8 Tagen in steigenden Dosen (0,2, 0,5, 0,5, 1,0). Bei vereiterten Gelenken kommen chirurgische Maßnahmen in Betracht. Im übrigen unterscheidet sich die Behandlung nicht von der üblichen Therapie der septischen Erkrankungen.

Die **Prognose** der Gonokokkensepsis ist im allgemeinen nicht ungünstig. Fälle von Triperrheumatismus ohne Endokarditis gehen trotz positiven Blutbefundes oft in Heilung aus. Die Endokarditis trübt die Prognose erheblich, doch ist zu betonen, daß diese Form der septischen Endokarditis relativ gutartig ist, da trotz nachgewiesener Gonokokkenbakteriämie in einigen Fällen noch von Heilung berichtet wird.

Kolisepsis.

A priori könnte man erwarten, daß bei dem konstanten Vorkommen des Bacterium coli im Darm die Kolisepsis ein häufigeres Vorkommnis sein müßte. Das ist nicht der Fall. Nach Simmonds, der mit einwandfreiem Verfahren postmortale Untersuchungen anstellte, sind auch nach dem Tode Kolibazillen nicht häufig im Blute nachzuweisen. Er fand sie unter 1200 Sektionen in $8\,^0/_0$ und zwar außer nach Infektionen der Harnwege besonders dort, wo Erkrankungen in der Nachbarschaft des Verdauungstraktus, seltener der Gallenwege vorangegangen war. Da aber bei solchen postmortal gewonnenen Resultaten immer noch der Einwand möglich ist, daß in einem oder dem anderen Falle agonal oder erst nach dem Tode die Einwanderung ins Blut erfolgte, so bleibt die Zahl der sicher nachgewiesenen Kolibakteriämien eine beschränkte.

Bakteriologie. Das Bacterium coli commune ist ein in jedem Darm vorkommendes plumpes Kurzstäbchen, dessen verschiedene Varietäten recht erhebliche Differenzen in morphologischer und biologischer Hinsicht aufweisen können. Uns beschäftigt hier nur die typische Form.

Der Kolibazillus besitzt deutliche Eigenbewegung. Er färbt sich mit allen Anilinfarben und wird bei der Anwendung der Gramschen Methode entfärbt. Wachstum erfolgt auf allen Nährböden, sowohl bei aeroben wie anaeroben Bedingungen. Auf der Oberfläche der Gelatinemischkultur entwickeln sich teils runde Kolonien, teils solche von Weinblattform. Sie sind dabei den Typhuskolonien sehr ähnlich und unterscheiden sich nur durch ihre etwas gröbere Struktur und einen leicht bräunlichen Farbton im Zentrum. Die Gelatine wird nicht verflüssigt. Auf der Agaroberfläche wächst das Bacterium coli als saftiger grauweißer Belag. Auf der Kartoffel bildet sich ein saftiger Überzug, der anfangs farblos, später gelbbraun gefärbt erscheint. Milch wird schon nach 24 Stunden zur Gerinnung gebracht. Lackmusmolke wird stark gerötet. In Bouillon erfolgt eine gleichmäßige Trübung, bei längerem Wachstum bildet sich ein Oberflächenhäutchen. Setzt man Kaliumnitrit und Schwefelsäure hinzu, so erhält man deutliche Nitrosoindolreaktion. Auf Lackmus-Milchzuckeragar wächst das Bacterium coli in Gestalt von himbeerroten Kolonien auf blauem Grunde, weil es den Milchzucker unter Säurebildung zersetzt. Die gebildete Säure färbt den umgebenden Nährboden rot. Auf Traubenzuckeragar wird Gas gebildet. Auf Neutralrottraubenzuckeragar tritt neben der Gasbildung noch Fluoreszenz auf. In der Außenwelt ist der Kolibazillus relativ widerstandsfähig gegenüber den verschiedensten Einflüssen.

Die Tierpathogenität ist gering.

Ein Bacterium coli haemolyticum hat Schottmüller wiederholt bei septischen Infektionen gefunden.

Die Koliinfektionen beruhen fast ausnahmslos auf einer endogenen Infektion, wobei der auf der Oberfläche der Schleimhäute harmlose Erreger infolge lokaler Resistenzverminderung der Gewebe (Stauung, Zirkulationsstörung, Wunden) pathogene Eigenschaften gewinnt.

Die drei wichtigsten Infektionsquellen für die Kolisepsis sind entsprechend dem Hauptsitze dieser Bazillen die Gallenwege, der Darm und die Harnwege; in seltenen Fällen kommen noch die weiblichen Geschlechtsorgane in Betracht.

Das Bacterium coli, das ja zweifellos bei vielen örtlichen Entzündungen und Eiterungen, so z. B. bei Cholangitis, Cholezystitis, Leberabszessen, Peritonitis, Perityphlitis, Zystitis u. dgl., eine ätiologische Rolle spielt, verursacht

Allgemeinerscheinungen, die in vielen Fällen nur durch eine Toxinämie und weniger häufig durch eine gleichzeitige Überschwemmung des Blutes mit Bakterien, durch eine Bakteriämie, bedingt sind.

An klinischen Merkzeichen für eine vorhandene Kolisepsis ist vor allem die steil intermittierende Fieberkurve wichtig, die namentlich bei den von den Gallenwegen ausgehenden Fällen sehr ausgeprochen ist; meist ist das Fieber von Schüttelfrösten begleitet. Aber auch mäßig remittierendes Fieber wird beobachtet (Abb. 70 und 71).

Die Pulsfrequenz entspricht meist der Fieberhöhe. Einmal sah indes Jochmann bei Kolisepsis trotz hohen Temperaturanstieges keine entsprechende Pulssteigerung, so daß man an die relative Pulsverlangsamung bei Typhus erinnert wurde.

Die Neigung zur Metastasenbildung ist bei der Kolisepsis gering. Nach einer Zusammenstellung von Jakob wurde in 45 Fällen 11 mal Metastasenbildung beobachtet. Selbst dort, wo wiederholte Schüttelfröste auftreten, findet man meist keine Metastasen. Am häufigsten findet sich Endokarditis. Eitrige Metastasen sind beobachtet worden in Milz, Nieren, Leber, Lungen, in den Meningen und in der Thyreoidea.

Die Leukozytenzahl ist bei der Kolisepsis erhöht, ca. 5000—12000 und höher. Dieses Auftreten einer Leukozytose auch bei nicht mit Eiterung einhergehenden Koliinfektionen ist interessant im Gegensatz zu der Leukopenie beim Typhus.

Auf eine interessante Begleiterscheinung der Koliinfektion hat Schottmüller aufmerksam gemacht. Er fand auffällig oft eine ausgedehnte Herpesentwicklung im Gesicht um den Mund herum, seltener am Ohr oder am Hals, häufig gleichzeitig verbunden mit einer

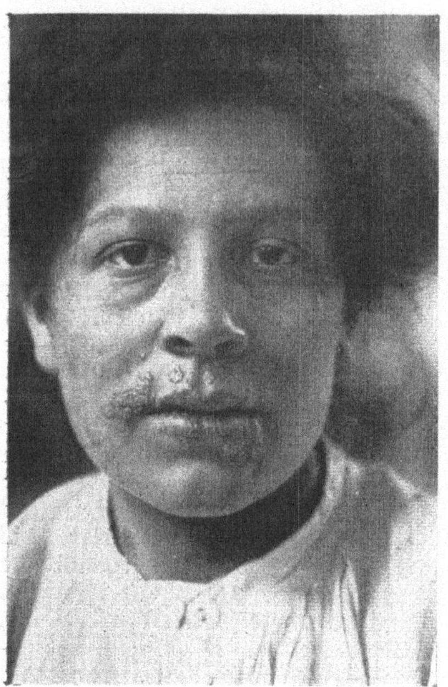

Abb. 69.   Herpes bei Koliinfektion. (Nach Schottmüller.)

Bläschenbildung auf der Schleimhaut der Unter- und Oberlippe, ferner des Zahnfleisches und des harten Gaumens. Die auf der Schleimhaut auftretenden Bläschen verwandeln sich dabei schnell in einen weißlichen Belag. Man beobachtet diese Erscheinung besonders bei Kolierkrankungen des Uterus (namentlich nach Abort) und entzündlichen Affektionen der Harnwege (Zystitis, Pyelitis).

Die Herpesentwicklung ist zweifellos toxischer Natur und beruht nicht etwa auf einer Metastasierung der Erreger, denn man findet den Herpes nicht nur bei Allgemeininfektionen mit Kolibazillen, sondern häufiger noch bei leichteren lokalen Kolierkrankungen (fieberhafte Aborte). Ein Teil der unter dem Namen Febris herpetica gehenden, kurz dauernden, fieberhaften Erkrankungen dürfte zu solchen Koliinfektionen gehören. Siehe im übrigen das Kapitel Herpes unten S. 940.

Bei der **Diagnose** der Kolisepsis läßt die bakteriologische Blutuntersuchung häufig im Stich. Trotz ausgeprägter intermittierender Fieberkurve gelingt es oft nicht, die Erreger im Blute zu finden. Es gilt das besonders für die von den Gallenwegen ausgehende Sepsisform. Bei den von den Harnwegen ausgehenden Fällen gelingt es häufiger, zu positiven Resultaten zu kommen.

Das Agglutinationsphänomen ist zur Diagnose wegen der Verschiedenheit der Kolirassen nicht brauchbar.

Die **Prognose** ist nicht unbedingt ungünstig. In 41 % der Fälle wird über Heilung berichtet. Nach Katheterismus wird gelegentlich vorübergehend eine Kolibakteriämie beobachtet, die nach Absinken der Temperatur wieder verschwindet (vgl. S. **70**). Eine ungünstige Prognose haben stets diejenigen Fälle von Kolisepsis, die bei Pylephlebitis entstehen und bei denen die Bazillen im Blute nachgewiesen werden.

Kolisepsis nach Infektionen der Gallenwege. Gerade bei denjenigen Erkrankungen, die in der Regel durch die lokale Tätigkeit der Kolibazillen hervorgerufen werden, bei Cholelithiasis und Cholezystitis findet man verhältnismäßig selten die Bazillen im Blut. Jochmann, der in fast allen von ihm beobachteten unkomplizierten Fällen von Gallensteinkolik auf der Höhe des Anfalls und Fiebers Blutuntersuchungen machte, konnte dabei niemals eine Bakteriämie konstatieren.

Dagegen treten bei ausgedehnten Eiterungen im Lebergebiete die Bazillen öfter ins Blut über. Dieselben gehen in der Regel aus von einer Cholezystitis und Cholangitis. Es handelt sich meist um Kranke, die schon wiederholt Gallensteinanfälle gehabt haben und die nun aufs neue einen Kolikanfall bekommen, der aber mit besonders schweren Allgemeinerscheinungen

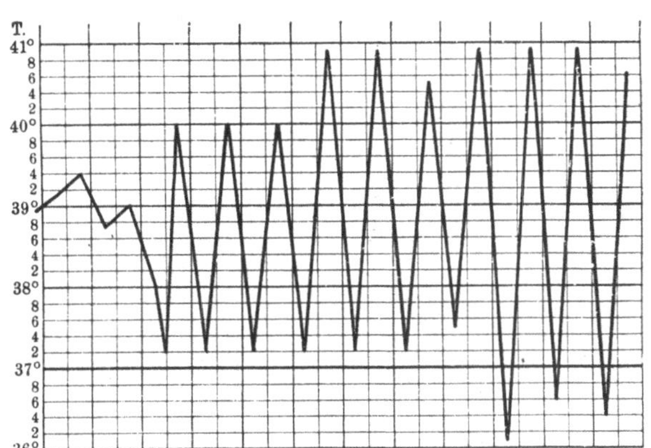

Abb. 70. Kolisepsis. Pylephlebitis nach Perityphlitis. 40jährige Frau mit Perityphlitis erkrankt. Danach steil intermittierendes Fieber mit Schüttelfrösten. Lebervergrößerung mit multiplen Abszessen.

einhergeht. Erbrechen, heftigste Schmerzen im Leib und Rücken, Schüttelfrost und Fieber stellen sich ein. Man findet die Leber stark geschwollen, die Gegend der Gallenblase sehr druckempfindlich, und oft kann man die Gallenblase als prall gefüllten Tumor deutlich palpieren. Ikterus ist fast stets vorhanden. Erfolgt nicht rechtzeitig eine Operation und Entleerung des Eiters, so verschlimmert sich schnell das Krankheitsbild. Täglich wiederkehrende Schüttelfröste und steil intermittierende Temperaturen setzen ein und der Allgemeinzustand verschlechtert sich. Der Ikterus nimmt zu, die eitrige Entzündung der Gallenwege setzt sich auf die Pfortaderäste fort, und nun kommt es bald zu multiplen Abszessen in der Leber. Es folgt dann ein oft mehrwöchentliches, mit täglichen Schüttelfrösten einhergehendes Fieber, das gelegentlich den Typus einer Tertiana oder Quartana längere Zeit mit großer Regelmäßigkeit vortäuschen kann (s. Abb. **434** bei Febris quintana). Metastasen in den verschiedensten Organen, in den Lungen, den Nieren, der Milz, in der Haut treten auf, Endokarditis, selbst Meningitis kann sich hinzugesellen, und schließlich erfolgt der Tod. Ein günstiger Ausgang dieser Sepsisform ist selten, doch kann es unter Schrumpfungsvorgängen im Lebergewebe gelegentlich zur Heilung kommen.

Vom Darm ausgehende Kolisepsis. Vom Darm aus gehen relativ selten Kolibazillen ins Blut über. Hier sind es in der Regel geschwürige Prozesse der

Darmschleimhaut, die aus den verschiedensten Ursachen entstehen können,
und bei denen es zu einer sekundären Kolisepsis kommt. Solche Fälle sind bei
Dysenterie und Cholera beschrieben. Bisweilen wird eine Perityphlitis zum
Ausgangspunkt einer Koliallgemeininfektion. Der Vorgang ist dann in der
Regel der, daß sich zunächst im Anschluß an die Blinddarmentzündung eine
septische Pfortaderthrombose entwickelt und daß dann von der Pylephlebitis
aus die Sepsis beginnt (Abb. 70). In solchen Fällen kann die frühzeitig aus-
geführte Unterbindung der Vena ileocolica die Pyämie aufhalten (Lit. bei
Martens, Arch. f. klin. Chirurg. Bd. 146, S. 720, 1921). Selten geht die Koliallgemeininfektion direkt von einem abgekapselten perityphlitischen Abszeß aus
(Jakob, Wiens).

Von den Harnwegen ausgehende Sepsis ist die häufigste Form der Kolisepsis
(vgl. auch S. 211); hier kommen sowohl Nierenbecken und Ureteren als auch
Blase und Harnröhre als Eintrittspforte in Betracht. Dementsprechend sieht

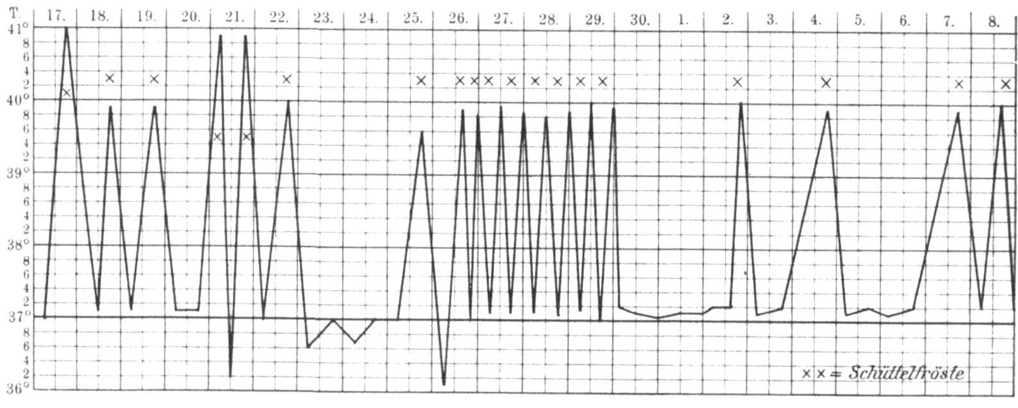

Abb. 71. Kolisepsis nach Zystitis bei einem Studenten mit postgonorrhöischer
Harnröhrenstriktur. Geheilt.

man nach Pyelitis z. B. bei Steinniere, ferner bei Zystitis und namentlich auch
nach Katheterismus der Harnröhre Kolisepsis auftreten. Sehr lehrreich
sind in dieser Beziehung die Befunde von Bertelsmann und Mau, die bei
verschiedenen Patienten nach dem Bougieren Schüttelfröste auftreten
sahen und dabei als Ursache derselben im strömenden Blut Kolibazillen nachweisen konnten. Nach Abfall des Fiebers war das Blut wieder völlig bakterienfrei.

Puerperale Kolisepsis. Durch Kolibazillen erzeugte Puerperalsepsis
haben Lenhartz, Widal und Le mierre, Blumenthal und Hamm, Jakob,
Wiens u. a. beschrieben. Am häufigsten ist sie nach Abort mit jauchiger
Endometritis beobachtet worden; aber auch nach normalen Geburten wurde
sie gesehen.

In einem von Jakob beschriebenen Falle handelte es sich um die thrombophlebitische Form der Puerperalsepsis mit Thrombose der Spermatika. Der
Fall ging nach Unterbindung der thrombosierten Vene in Heilung aus.

Gelegentlich kommen Allgemeininfektionen durch Abarten bzw. nahe Verwandte des Bacterium coli vor, nämlich das Bact. coli haemolyticum
(Schottmüller), sowie den Bac. faecalis alkaligenes (Schottmüller); der
Verlauf gleicht im wesentlichen dem der Kolisepsis. Über Parakoli-Bazillen-
sepsis s. S. 180.

Allgemeininfektion mit Typhusbazillen.

Wir wissen durch die Untersuchungen des letzten Dezenniums, daß beim Typhus regelmäßig die spezifischen Keime im Blute kreisen, daß also die Bakteriämie zum Bilde des Typhus gehört. Nachdem Schottmüller zuerst an einem großen Material auf diese Tatsache aufmerksam gemacht hat, ist diese Feststellung allerseits bestätigt; seit Einführung der Anreicherung auf Galleröhrchen durch Kayser und Conradi sind die Resultate noch konstanter und besser geworden. Man kann schon am ersten Fiebertage beim Typhus Bazillen im Blute nachweisen. Am konstantesten sind die Befunde während der Kontinua, etwas unsicherer sind sie während des amphibolen Stadiums und namentlich kurz vor der Entfieberung; in der fieberfreien Periode sind in der Regel keine Bazillen mehr nachzuweisen.

Die Menge der im Blute kreisenden Bazillen ist unabhängig von der Stärke der geschwürigen Veränderungen im Darm. So gibt es Fälle, bei denen die Überschwemmung des Blutes mit Typhusbazillen im Vergleich zu den geringfügigen Darmveränderungen so im Vordergrunde des Krankheitsbildes steht, daß man geneigt sein könnte, von einer septischen Erkrankung zu sprechen.

Solche Beobachtungen bilden den Übergang zu den seltenen Fällen, wo eine Überschwemmung des Blutes mit Typhusbazillen besteht, ohne daß überhaupt irgendwelche typhösen Veränderungen im Darm nachgewiesen werden können. Lenhartz, Weichardt u. a. haben solche Beobachtungen mitgeteilt. Im Kapitel Typhus ist schon zum Teil darauf hingewiesen worden, insbesondere auch auf die kongenitale Typhussepsis. Es ist nicht unwahrscheinlich, daß in solchen Fällen neben dem Darm auch die Tonsillen den Ausgangspunkt der Blutinfektion bilden können, da nach den Untersuchungen von Drigalski etwa $40\,^0/_0$ der Typhusfälle mit Angina einhergehen und sehr häufig Typhusbazillen in den Mandeln nachgewiesen werden. Rehberg (Berl. klin. Wochenschr. Nr. 20, 1921) hat über 30 Fälle von Typhussepsis aus der Literatur zusammengestellt. Manchmal handelt es sich dabei auch um eine Selbstinfektion eines Bazillenträgers.

In dem Lenhartzschen Falle handelt es sich um ein einjähriges Kind, dessen Geschwister an Typhus erkrankt waren und das während des Lebens im Blute Typhusbazillen in großer Menge hatte. Die Krankheitserscheinungen bestanden in völliger Benommenheit, Konvulsionen, Tetanie, unkoordinierten Augenbewegungen, Zyanose, hohem Fieber und Herzschwäche. Roseolen waren nicht vorhanden; die Milz war nicht fühlbar. Im Darm fand sich bei der Autopsie nur im Colon ascendens die Schleimhaut etwas aufgelockert und gerötet. Geschwüre oder Schwellung der Follikel oder Peyerschen Plaques bestanden nicht. Die Mesenterialdrüsen waren wenig geschwollen.

Eine andere Eigenschaft des Typhusbazillus, der ihm septischen Charakter verleiht, ist seine Fähigkeit, eitrige Metastasen in den verschiedensten Organen erzeugen zu können, so besonders im Knochenmark und Periost, ferner in der Schilddrüse, in den Ovarien, in der Muskulatur und im Unterhautzellgewebe. Diese Vorgänge spielen sich zum Teil unmittelbar im Anschluß an einen Typhus ab oder aber erst monate-, ja sogar jahrelang nachher. Die Typhusbazillen können sich in latentem Zustande an verschiedenen Stellen des Körpers, so besonders im Knochenmark und in den Gallenwegen viele Jahre halten. Im Knochenmark z. B. liegen sie, wie E. Fraenkel nachwies, in kleinen nekrotischen, von einem Fibrinnetz umgebenen Herden. Gelegenheitsursachen wie Traumen u. dgl. können dann zur Entfaltung ihrer entzündlichen Eigenschaften Anlaß geben und eitrige Knochenherde oder subperiostale Eiterungen verursachen.

Einige Autoren bestreiten noch die eitererregenden Eigenschaften des Typhusbazillus und erklären die posttyphösen Eiterungen durch Mischinfektionen, bei denen die eigentlichen Eitererreger abgestorben seien, so daß man nur noch den Typhusbazillus vorfinde. Diese Erklärung hat heute nur wenig Wahrscheinliches mehr, da es auch im Experiment gelingt, durch Typhusbazillen beim Tier Eiterungen zu erzeugen. Ausführlicher kann auf diesen Punkt hier nicht eingegangen werden. Natürlich gibt es auch eine Anzahl posttyphöser Eiterungen, die durch Staphylokokken und Streptokokken bedingt werden.

Allgemeininfektion mit Bazillen der Paratyphusgruppe.

Daß die Paratyphusbazillen, die namentlich bei Nahrungsmittelvergiftungen eine große Rolle spielen, häufig zur Bakteriämie führen, besonders bei den unter dem Bilde des Typhus abdominalis verlaufenden Fällen, ist eine bekannte Tatsache, verdanken wir doch ihre Bekanntschaft erst der systematischen Durchführung bakteriologischer Blutuntersuchungen. An dieser Stelle ist nur die Frage zu prüfen, ob auch der Paratyphusbazillus ebenso wie der Typhusbazillus allgemeine Blutinfektionen ohne Darmerscheinungen verursachen kann. Auch solche Fälle kommen zweifellos vor.

So konnte Jochmann z. B. bei einem Scharlachkinde drei Tage vor dem Tode aus dem Blute neben vereinzelten Streptokokken massenhaft Paratyphusbazillen vom Typus B züchten. Besonders klinische Merkmale für diese Art der Blutinfektion waren bei den schon durch die Scharlacherkrankung bedingten schweren Allgemeinerscheinungen nicht zu erkennen. Autoptisch ließ sich feststellen, daß ein diphtherischer Prozeß im linken Nierenbecken vermutlich der Ausgangspunkt der Infektion war. Darmveränderungen fanden sich nicht.

Eine Sepsis mit Bakterien aus der Parakolibazillengruppe hat Klieneberger beschrieben. Es handelte sich um ein mit täglichen Schüttelfrösten und intermittierenden Temperaturen einhergehendes schweres Krankheitsbild mit unklarem Ausgangspunkt, bei dem aus dem Blut und dem Harn kolibazillenähnliche unbewegliche Stäbchen isoliert wurden, die auf Drigalski-Platten blaues Wachstum hatten, Traubenzuckeragar vergärten und Milch nicht zur Gerinnung brachten.

Über Allgemeininfektionen mit einem „Paratyphus β" aus der Gruppe des Suipestifer Glässer-Voldagsen berichteten während des Krieges kurz nacheinander Neukirch 1915 aus Ostanatolien und Weil 1917 aus Albanien. Es handelte sich um teils typhöse, teils ruhrähnliche Erkrankungen, bei welchen der genannte Erreger oftmals aus dem Blut gezüchtet werden konnte; das Serum der Kranken ergab zum Teil hohen Agglutinationstiter für den Erreger. Neukirch benannte die Erkrankung als „Paratyphus Ersindjan". Auch Lewy und Schiff sahen solche Fälle in Konstantinopel 1918/19, ich selbst in Jerusalem 1917.

Literatur: Neukirch: Berl. klin. Wochenschr. 1917. Nr. 15. — Lewy und Schiff: Beiheft 4 z. Arch. f. Schiffs- u. Tropenhyg. Bd. 23. 1919. — Kraus und Reisinger, Med. Klinik 1923, Nr. 2, S. 45.

Allgemeininfektionen mit dem Friedländerschen Kapselbazillus.

Der Friedländersche Bacillus pneumoniae ist ein kurzes, unbewegliches Stäbchen. Er ist durch Kapselbildung ausgezeichnet, die am schönsten im Tierkörper zur Beobachtung kommt. Er färbt sich mit allen Anilinfarben und entfärbt sich bei der Gramschen Methode.

Wachstum erfolgt auf allen gebräuchlichen Nährböden. Auf der Oberfläche der Gelatine bildet er weiße, porzellanähnlich glänzende Kolonien, die sich halbkugelig über das Niveau des Nährbodens erheben. Auf Agar entwickelt sich ein weißer fadenziehender Belag. Auf Traubenzuckernährboden wird Gas gebildet.

Er ist den verschiedenen äußeren Einflüssen gegenüber resistent. Die Tierpathogenität ist gering; Mäuse sind am empfänglichsten, Kaninchen sind dagegen immun.

Auch der Friedländersche Kapselbazillus kann zu einer Allgemeininfektion führen. Daß in einzelnen wenigen Fällen die kruppöse Pneumonie durch ihn hervorgerufen wird, ist sicher. Auch Dauerausscheider von Friedländer-Bazillen sind beobachtet, ebenso Endemien von Friedländer-Pneumonien, z. B. von Zander (Dtsch. med. Wochenschr. Nr. 43, 1919) in einem Gefangenenlager innerhalb 5 Monaten 411 Erkrankungen mit 144 Todesfällen!

Weichselbaum fand ihn unter 127 Fällen 9 mal bei der primären oder sekundären Pneumonie im Parenchymsaft der Lunge.

Außerdem findet man ihn bisweilen bei Mittelohreiterungen. So kommen als Eintrittspforten hauptsächlich die seltenen, durch ihn verursachten Pneumoniefälle in Betracht und in zweiter Linie das Mittelohr; schließlich sind noch die Gallenwege als seltener Ausgangspunkt zu nennen.

Klinisch verläuft die jetzt schon häufig beschriebene Friedländer-Sepsis teils mit, teils ohne eitrige Metastasen. Endokarditis, Perikarditis und multiple Gelenkeiterungen, subkutane Hauteiterungen und miliare Nierenabszesse werden dabei beobachtet. Bei den vom Mittelohr ausgehenden Fällen kommt es bisweilen zur eitrigen Meningitis durch direkte Fortpflanzung vom Felsenbein her. Die von den Gallenwegen ausgehenden Fälle beginnen mit Cholelithiasis bzw. Cholezystitis. Eine letal verlaufene Friedländer-Sepsis teilte kürzlich Reichert (Virchows Arch. f. pathol. Anat. u. Physiol. Bd. 231, S. 453, 1921) mit.

Meningokokkenallgemeininfektion.

Der Meningokokkus, Diplococcus intracellularis Weichselbaum, der Erreger der epidemischen Genickstarre, führt in seltenen Fällen zur septischen Blutinfektion. (Beschreibung des Meningokokkus siehe in dem Kapitel „epidemische Genickstarre".) Nach neueren Anschauungen geht wahrscheinlich jeder Meningokokkenmeningitis ein bakteriämisches Stadium voraus, so daß man eigentlich die Meningokokkenmeningitis als Teilerscheinung einer Meningiokokkenallgemeininfektion abhandeln müßte. Die Benutzung des Blutes als Transportmittel zu der Prädilektionsstelle der Meningokokken, zu den Meningen, kann aber nur sehr vorübergehend sein; auch werden vermutlich die meisten Kokken durch die bakteriziden Kräfte des Blutes stark geschädigt; denn so viel ist sicher, daß man relativ selten bei der epidemischen Genickstarre im Blut Meningokokken nachweisen kann, obgleich oft zweifellose Zeichen dafür da sind, daß sie das Blut passiert haben. So gelingt es z. B., in den serösen und eitrigen Gelenkentzündungen bei der Meningitis mitunter Meningokokken nachzuweisen; im übrigen aber gehört es zu den Seltenheiten, wenn man die spezifischen Keime im Blute der Genickstarrekranken während des Lebens findet. Neuerdings fand jedoch Lüdtke in 7 von 28 darauf untersuchten Fällen von Meningitis, also in 25%, Meningokokken im Blut. Und weiterhin sind eine Reihe von Fällen beobachtet worden, wo eine starke Überschwemmung des Blutes mit Meningokokken stattgefunden und zu schweren septischen Erscheinungen geführt hat. Dabei stehen neben den bekannten meningitischen Symptomen, wie Nackensteifigkeit, allgemeine Hauthyperästhesie, Kernigsches Symptom, Störungen der Hirnnerven, vor allem eitrige

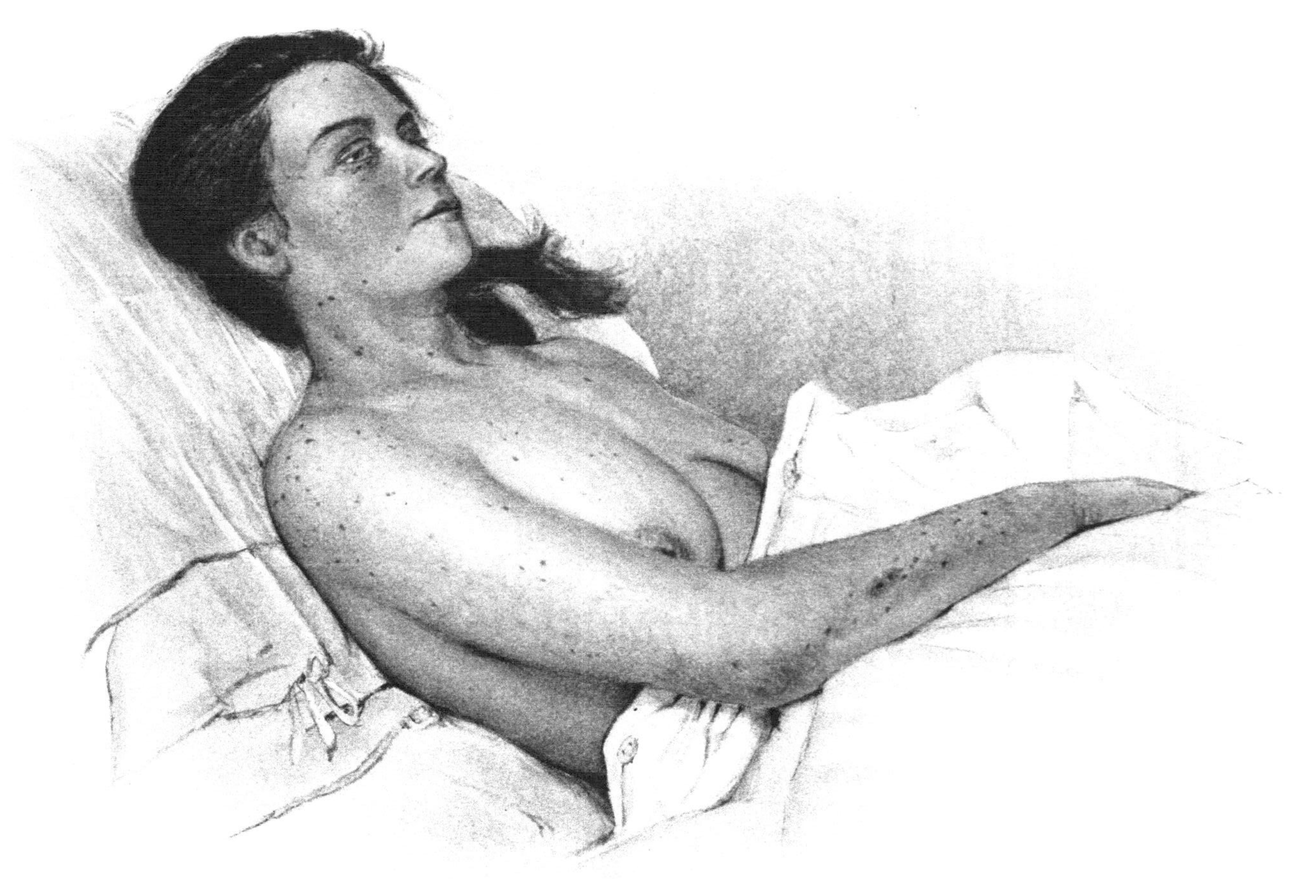

Abb. 72. Flohstichartiges, petechiales Exanthem bei Meningitis cerebrospinalis.

Gelenkentzündungen, bisweilen auch Endokarditis und Perikarditis im Vordergrunde des Krankheitsbildes. Eine echte Meningokokkensepsis ohne Vorhandensein einer Meningitis beschrieben Liebermeister, Gruber, Graetz und Deussing, Zeißler und Rieder, Lüdtke u. a.

Sehr interessant ist die Beobachtung Salomons, daß die septische Meningokokkenerkrankung wochenlang der Meningitis cerebrospinalis vorausgehen kann. Die Krankheit begann hier mit Gelenkschwellungen und einem petechialen Exanthem. Dabei waren vom Ende der ersten bis zum Ende der vierten Woche Meningokokken im Blute nachzuweisen. Erst nach zweimonatlicher Krankheitsdauer traten Nackenstarre und weitere meningitische Symptome auf. Jetzt konnten auch im Lumbalpunktate Meningokokken nachgewiesen werden. Der Fall ging in Heilung aus. Ähnlich verlief der Fall von Morgan.

Bei Meningokokken-Bakteriämie und -Sepsis beobachtet man verhältnismäßig häufig ein flohstichartiges, petechiales Exanthem (s. Abb. 72), welches eine Fleckfiebererkrankung vortäuschen kann. Ich sah im Balkankrieg einen solchen Fall, der von einem erfahrenen Kenner des Fleckfiebers als solches auf meine Fleckfieberstation zugelegt wurde. In den letzten Jahren hat die Zahl der Genickstarrefälle mit Exanthem außerordentlich zugenommen, bis 20—40% werden angegeben. Weiteres darüber siehe unten bei „epidemische Genickstarre" S. 614. Nach Thomsen und Wulff gelingt der Meningokokken-Nachweis in den Petechien regelmäßig (20 Beobachtungen): die Unterfläche der exzidierten Petechie wird auf Aszitesagarplatten abgestrichen — auch in Fällen, wo die Meningokokken aus dem Blut nicht gezüchtet werden konnten.

Auch Meningokokkensepsis ohne Beteiligung der Meningen ist beobachtet; ebenso Fälle von chronischer Meningokokkensepsis mit wochenlangem Verlauf und Heilung, sie waren ausgezeichnet durch die Häufigkeit der Hautsymptome: Makulo-pustulöses Exanthem, Petechien oder Erythema nodosum-ähnliche Veränderungen.

Therapie. Bei der Behandlung der Meningokokkensepsis empfiehlt sich außer einer energischen intralumbalen Serumbehandlung der Meningitis mit Meningokokkenserum auch die intravenöse Injektion von Meningokokkenserum in Dosen von 20 ccm (eventuell täglich wiederholt) zu versuchen.

Literatur: Graetz und Deussing, Septische Allgemeininfektion durch Meningokokken ohne Meningitis. Zeitschr. f. Hyg. u. Infektionskrankh. 1918. Bd. 87. S. 133.

Pyozyaneusallgemeininfektion.

Der Bacillus pyocyaneus ist ein schlankes bewegliches Stäbchen, das an einem Ende eine Geißel besitzt. Er färbt sich mit den gewöhnlichen Anilinfarben und wird entfärbt bei der Gramschen Methode. Auf der Oberfläche der Gelatine wächst er in Gestalt von weißen Kolonien, in deren Umgebung der Nährboden verflüssigt und grün gefärbt wird. Auf Agar wächst er in Form eines üppigen grauen Rasens, der dem gesamten Nährboden eine grünliche, fluoreszierende Farbe gibt. Auf Boullon bildet sich in den oberen Schichten eine Kahmhaut, unter der die Flüssigkeit grünlich gefärbt erscheint. Milch wird zur Gerinnung gebracht und nimmt eine grüne Farbe an.

Neben dem Gelatine verflüssigenden Ferment besitzt der Pyozyaneus noch ein proteolytisches Ferment, die Pyozyanase, das Eiweiß und Fibrin aufzulösen vermag. Außerdem produziert der Bazillus ein lösliches Toxin, das in die Nährflüssigkeit übergeht.

Am empfänglichsten für Pyozyaneus ist das Meerschweinchen.

Allgemeininfektion mit dem Pyozyaneus, dem Bazillus des grünen Eiters, kommt zuweilen bei Kindern zur Beobachtung; bei Erwachsenen gehört sie zu den größten Seltenheiten. Simmonds fand bei bakteriologischen Blutuntersuchungen an 1000 Leichen nicht ein einziges Mal den Pyozyaneus;

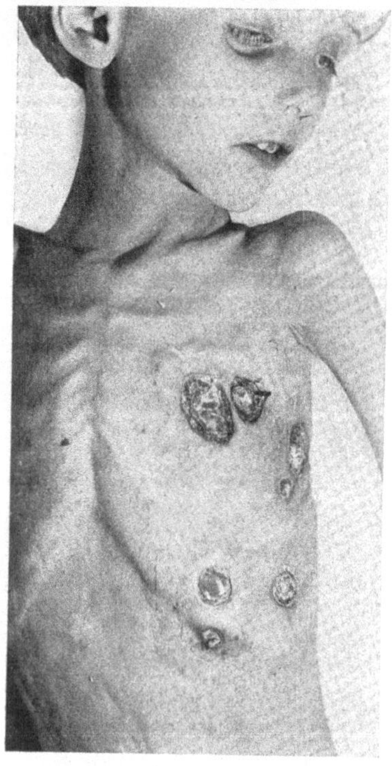

Abb. 73. 4 jähr. Mädchen, Hautnekrose (Ekthyma gangraenosum) bei
Pyozyaneussepsis (nach E. Fraenkel).

E. Fraenkel fand ihn unter 1100 Leichen 4 mal im Blut. Eintrittspforten sind die Nabelgegend, das Mittelohr und der Darm. Eine epidemieartig auftretende, durch den Bacillus pyocyaneus verursachte Nabelinfektion bei Neugeborenen konnte M. Wassermann beobachten. Er fand dabei den Erreger in der Arteria umbilicalis, bei einigen postmortal untersuchten Fällen auch im Herzblut und im Eiter des Endokards sowie bei einzelnen auch in hämorrhagisch-pneumonischen Lungenherden.

In einem von Lenhartz beschriebenen Fall handelte es sich um einen elfjährigen Knaben, der nach 7 Jahre bestehender Otitis media an Pyozyaneussepsis mit Sinusthrombose und Meningitis zugrunde ging. Die Bazillen wurden hier schon während des Lebens im Blute nachgewiesen. Weitere Beobachtungen stammen von Kranhals, Soltmann, Blum, de la Camp u. a.

Danach führt die Erkrankung stürmisch in wenigen Tagen zum Tode. Stark remittierendes hohes Fieber, Zerebralerscheinungen, Petechien, hämorrhagische und pustulöse Exantheme, die in Geschwüre nach Art eines Ekthyma gangraenosum übergehen (s. Abb. 73) und Durchfälle sind dabei die vorwiegenden Erscheinungen; einige Male wurde auch Endokarditis beobachtet. Namentlich in den hämorrhagischen oder pustulös - hämorrhagischen Exanthemen (s. das histologische Bild, Abb. 74) ist ein für die Pyozyaneussepsis charakteristisches Symptom zu erblicken. Meist handelt es sich um atrophische Säuglinge, die an der Pyozyaneussepsis sterben; daß aber auch Erwachsene einer Allgemeininfektion mit diesem Bazillus erliegen können, zeigen die Beobachtungen von Canon, Soltmann, Kühn und de la Camp. Letzterer beobachtete einen sehr interessanten Fall, aus dem hervorgeht, daß auch exquisit chronisch verlaufende Formen von Pyozyaneus-Allgemeininfektion vorkommen.

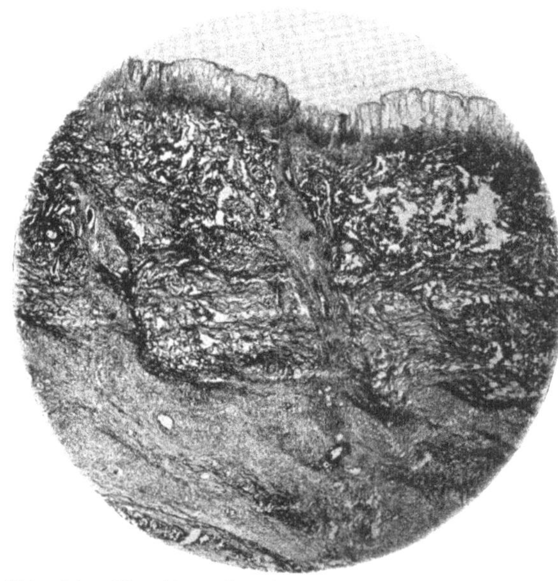

Abb. 74. Hautblase bei Pyozyaneussepsis; schwache Vergrößerung (nach E. Fraenkel).

Die Diagnose wird mit Sicherheit nur durch die bakteriologische Blutuntersuchung gestellt. Das eigenartige hämorrhagische Exanthem wird bisweilen ein guter Fingerzeig bei der Differentialdiagnose sein, namentlich dort, wo man in dem Pustel- oder Blaseninhalt Pyozyaneusbazillen nachweisen kann.

Um die **pathologische Anatomie** der Pyozyaneussepsis hat sich neben Kranhals u. a. besonders E. Fraenkel verdient gemacht. Er fand auf Grund der Unter-

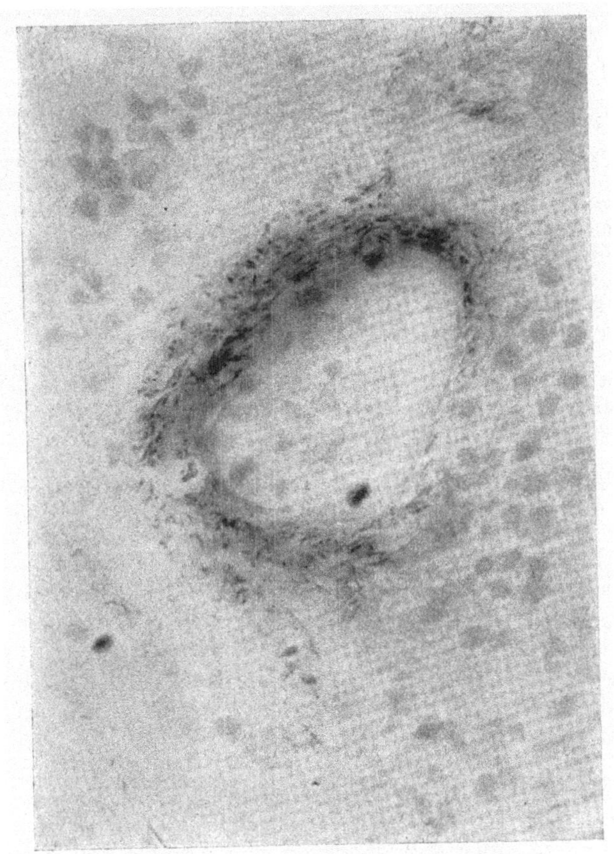

Abb. 75. Pyozyaneusinfektion der Haut. $800/_1$. Ein Gefäß, dessen Wand mit Bazillen durchsetzt ist (nach E. Fraenkel).

suchung von 26 Fällen als charakteristisch für die Pyozyaneusallgemeininfektion multiple Nekrosen und Hämorrhagien in den verschiedensten Organen, wie Haut (Ekthyma gangraenosum), Rachen-, Mundschleimhaut, Magenschleimhaut, Nieren, Lungen, Meningen. Als Ursache dafür stellte er fest, daß die Wandung der zu den erkrankten Organbezirken führenden Arterienästchen dicht mit Pyozyaneusbazillen durchsetzt war (s. Abb. 75). — Lit.: E. Fraenkel, Zeitschr. f. Hyg. u. Infektionskrankh. Bd. 84, S. 369—424. 1917.

Proteusallgemeininfektion.

Die Bazillen der Proteusgruppe, die man am häufigsten bei lokalen, mit Jauchung einhergehenden Prozessen in Gemeinschaft mit Streptokokken, Staphylokokken und anderen Eitererregern findet, so z. B. bei Endometritis,

Peritonitis, Lungengangrän, wie auch bei Phlegmonen, Dekubitus usw. führen außerordentlich selten zu einer Allgemeininfektion. Ist der Proteus mit anderen Eitererregern zusammen irgendwo im Körper lokalisiert, so neigt er sicher wenig dazu, ins Blut überzugehen. Es kommt nicht selten vor, daß man in solchen Fällen wohl die übrigen Eitererreger im Blute findet, während der Proteus auf die erste Stelle beschränkt bleibt.

Experimentell haben diese Tatsache an Tieren Lannelongue und Achard studiert. Bei gleichzeitiger subkutaner und intravenöser Injektion von Eitererregern und Proteus gingen häufig die ersteren ins Blut über, während der Proteus allein an der Injektionsstelle lokalisiert blieb.

Bakteriologie. Der Proteus ist ein großes dünnes Stäbchen mit lebhafter Eigenbewegung, das oft Fäden bildet und sich mit allen Anilinfarben färbt. Bei der Gramschen Methode behält es die blaue Farbe. Es wächst unter allen Bedingungen bei Zimmer- und Bluttemperatur. Auf Gelatine erfolgt langsame Verflüssigung; auf der Agaroberfläche entwickelt sich nach 6—8 Stunden ein grauer, schleierartiger Belag. Nach 24 Stunden hat der Belag ein trockenes, glänzendes, schilfriges Aussehen und bildet vielfache Fältchen. Auf Agarverdünnungsplatten sieht man nach 16 Stunden in der Tiefe gelegene gelblichweiße, uncharakteristische Kolonien. Wo einzelne Kolonien an die Oberfläche kommen, ist die Oberflächenauflagerung grau durchscheinend mit unregelmäßigem Rand. An vielen Stellen sieht man folgendes Bild: Gelblichgraues Zentrum, von dem aus nach allen Seiten zart grau durchscheinende, viel verästelte Arme sich in die Umgebung ausstrecken. Bei schwacher Vergrößerung sieht man, daß der Rand der tiefliegenden Kolonien teils in ein Fadengewirr, teils in dickere kurze Ausläufer mit scharf abgeschnittenen oder geknöpften Enden ausläuft.

Löfflerserum wird nicht verflüssigt. Es wächst ein grauweißer Belag. Milch gerinnt nach drei Tagen und wird später wieder verflüssigt. Bouillon wird nach 4—6 Stunden gleichmäßig getrübt, nach 24 Stunden liegt auf der Oberfläche ein faltiges Häutchen. Auf Lackmusmolke erfolgt Säurebildung.

Eintrittspforten der Proteussepsis sind verjauchte Wunden, Darm, Harnwege und Mittelohr.

Fälle mit intravitalem Nachweis einer Proteusallgemeininfektion sind selten, jedoch unterliegt es nach den mitgeteilten Beobachtungen keinem Zweifel, daß der Proteus auch allein ohne Begleitung von Eitererregern zu septischen Zuständen führen kann.

Bei einer Zystitis mit periurethralem Abszeß isolierten Bertelsmann und Mau den Proteus aus dem lebenden Blut; der Fall ging nach Spaltung des Abszesses in Heilung aus. In einem zweiten Fall kam es nach Bougieren der Harnröhre zu einer Mischinfektion von Proteus und Staphylokokken, die zusammen im strömenden Blute gefunden wurden. Die Staphylokokken überwucherten, der Kranke ging zugrunde und im Blute fanden sich post mortem nur noch die Staphylokokken. Bei einer Puerperalsepsis fand Lenhartz im Blut und im peritonitischen Eiter den Proteus. Die Kranke kam mit dem Leben davon.

Eine vom Mittelohr ausgehende Proteussepsis beschrieben Lubowski und Steinberg sowie Jochmann.

Eine kritische Zusammenstellung aller Fälle findet sich bei Zeiß.

Die bei der üblichen Aussaat von 20 ccm Blut auf den Platten gewachsenen Kolonien haben nach 20stündigem Aufenthalt im Brutschrank bei 37° folgendes Aussehen: Es sind stecknadelkopfgroße, braunschwarze, größtenteils in der Tiefe des Nährbodens gelegene Kolonien, die die Farbe des umgebenden Nährbodens nicht verändern. Da, wo die Kolonien an die Oberfläche kommen, senden sie rings im Kreise zarte, graue, stumpf endigende Arme aus, die radiär vom Zentrum der Kolonie ausstrahlen und zierliche Bilder darstellen. — Lit.: Zeiß, H.: Ergebn. d. Hyg., Bakteriol., Immunitätsforsch. u. exp. Therapie. Bd. 5, S. 727. 1922.

Allgemeininfektion mit Milzbrandbazillen.

Die Blutinfektion mit Anthraxbazillen kommt bei der äußeren örtlichen Erkrankung an Milzbrand, bei der Pustula maligna, nur selten vor. Bertelsmann konnte in einem Fall bei äußerem Milzbrand am Halse die Erreger im Blute nachweisen; Patient kam zur Genesung. Häufiger ist die Allgemeininfektion dort, wo es zu inneren Erkrankungen an Milzbrand gekommen ist: beim Lungen- und Darmmilzbrand. Schottmüller gelang es, in einem Falle von Lungenmilzbrand, der zugrunde ging, schon während des Lebens die Bazillen im Blute zu finden. Die Prognose solcher Fälle mit nachgewiesener Bakteriämie ist eine fast absolut schlechte. Manchmal ergibt die Lumbalpunktion den Nachweis der Erreger (hämorrhagische Meningitis).

Therapie. Bei solchen Allgemeininfektionen mit Milzbrand empfiehlt sich neben Anwendung des Sobernheimschen Serums die Behandlung mit Alt-Salvarsan (Becker). Weiteres siehe Kapitel Milzbrand.

Allgemeininfektion mit dem Gasbazillus.

In neuerer Zeit, wo man der anaeroben Blutuntersuchung mehr Beachtung schenkt, sind auch anaerobe Stäbchen nicht selten als Ursache von septischen Erkrankungen gefunden worden. Es handelt sich meist um grampositive, obligat anaerobe und in der Regel gasbildende Stäbchen, die den Buttersäurebazillen nahe stehen. Der wichtigste und am besten studierte Vertreter dieser

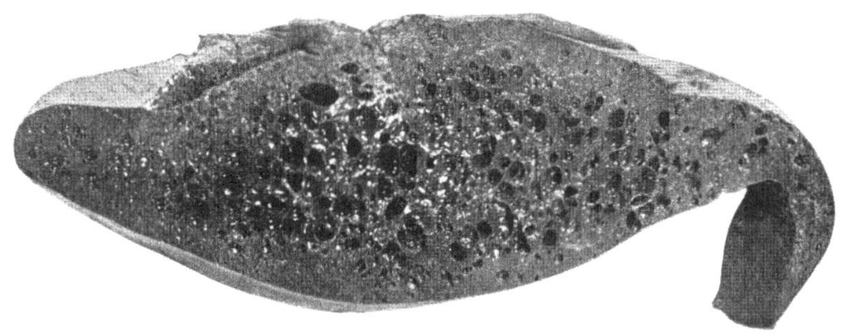

Abb. 76. Stück einer Schaumleber eines an Gasbazillen-Sepsis zugrunde gegangenen Mannes (durch Gasbildung ist das Lebergewebe wabenartig durchlochert).

pathogenen Anaerobier ist der Gasbazillus, Bacillus emphysematosus (E. Fraenkel), auch Bacillus aerogenes capsulatus (Welch, Nutall) genannt. Er kommt nicht nur in Staub und Erde häufig vor, sondern führt auch im tierischen und menschlichen Darm ein Parasitenleben.

Bakteriologie. Der Bacillus phlegmonis emphysematosae, der zuerst von E. Fraenkel genauer beschrieben wurde, ist ein plumpes Stäbchen mit abgerundeten Enden, etwa von der Größe des Milzbrandbazillus. Es ist unbeweglich und bildet keine Sporen. Es färbt sich mit allen Anilinfarben und behält bei der Gramschen Färbung die dunkelblaue Farbe. Der Bazillus ist streng anaerob und bildet auf zuckerhaltigen Nährböden Gas. Gelatine wird verflüssigt.

Verimpft man geringe Mengen der Reinkultur dieses Bazillus auf Meerschweinchen und zwar subkutan in die Bauchgegend, so entsteht eine ausgedehnte schmerzhafte Infiltration, die viel Ödemflüssigkeit und Gasblasen enthält. Kaninchen und Mäuse sind nicht empfänglich; dagegen lassen sich Sperlinge infizieren.

Der Gasbazillus bildet nach den Untersuchungen von Kamen und Eisenberg Hämolysin. Das stimmt mit der Hofbildung auf der anaeroben Blutagarplatte wie auch mit der intravitalen Hämolyse (Lenhartz, Bondy) überein.

Der Gasbazillus spielt in der Pathologie eine sehr verschiedene Rolle. In vielen Fällen ist er der Urheber rein lokaler Infektionen. Er verursacht jene eigenartige, ohne Eiterbildung verlaufende phlegmonöse Erkrankung, bei der es unter Gasbildung zur Unterminierung und Zerstörung des Zell- und Muskelgewebes kommt. Bei dieser von Eugen Fraenkel, Stolz u. a. genauer studierten Gasphlegmone dringt er gelegentlich auch ins Blut ein und erzeugt

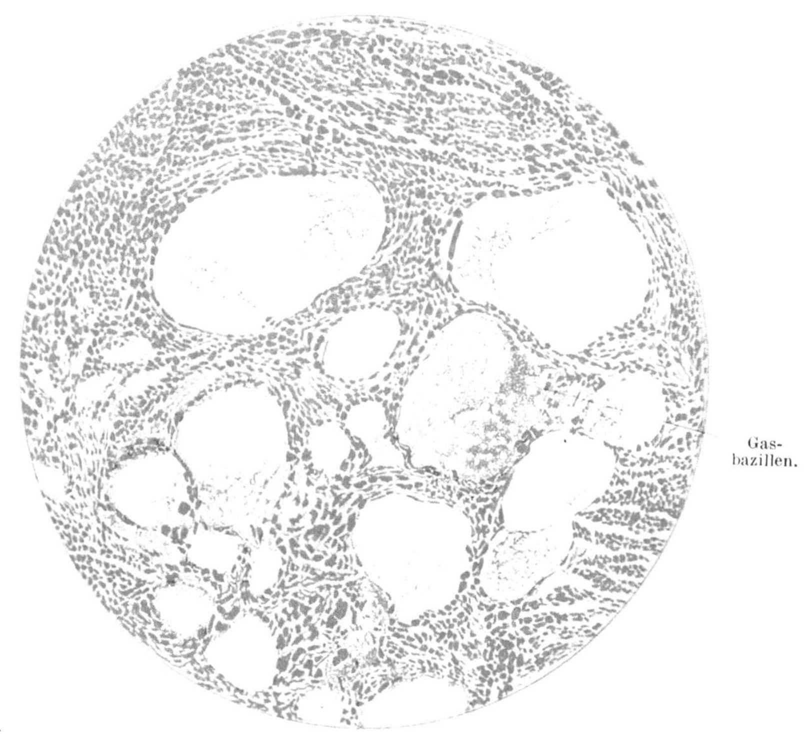

Abb. 77. Schnitt durch die umstehend abgebildete Schaumleber. (Die bei schwacher Vergrößerung sichtbaren blauen Massen in den durch Gasbildung entstandenen Gewebslücken sind Gasbazillen.)

eine schnell tödliche Sepsis. Ferner wird der Gasbazillus häufig ohne Zusammenhang mit der Gasphlegmone im Blut von Leichen gefunden, bei denen er in allen Organen eine massenhafte Gasentwicklung (Schaumorgane) erzeugt hat. Es sind in der Regel geschwürige Prozesse im Darm: karzinomatöse, tuberkulöse, typhöse Ulzera, von denen aus die Bazillen wenige Tage oder Stunden vor dem Tode der betreffenden Individuen ins Blut eindringen. So geraten sie in alle inneren Organe, vermehren sich post mortem stark, bilden Gas und führen die Veränderungen herbei, die oft fälschlich als stark vorgeschrittene Verwesungserscheinungen imponieren: Beim Öffnen des Herzens entleeren sich große Gasblasen; im Unterhautzellgewebe finden sich massenhaft kleinste Gasbläschen, Leber und Nieren sind weich, bröckelig und von unzähligen kleinen Gasblasen durchsetzt. Aber auch dort, wo keine geschwürigen Darm-

veränderungen bestehen, können die Bazillen post mortem durch die Darmwand
ins Blut überwandern und Schaumorgane erzeugen. Bekannt ist der fast regelmäßige Befund von Schaumorganen bei den Leichen der an epidemischen
Schweißfriesel Verstorbenen (Jochmann - Immermann, Der Schweißfriesel.
(Wien 1913).

Hier interessiert mehr die Tatsache, daß der Gasbazillus zweifellos imstande
ist, durch seine Vermehrung im lebenden Blute schwere septische Krankheitsbilder zu verursachen. Meist ist das puerperale Genitale, besonders nach
kriminellem Abort, der Ausgangspunkt dieser Gasbazillensepsis, wie sie Krönig
und Menge, Lenhartz, Schottmüller, Heymann, Bondy beschrieben
haben. In den letzten Jahren, besonders in der Nachkriegszeit, wurden an
verschiedenen Orten Fälle beschrieben, wo es im Anschluß an eine Injektion

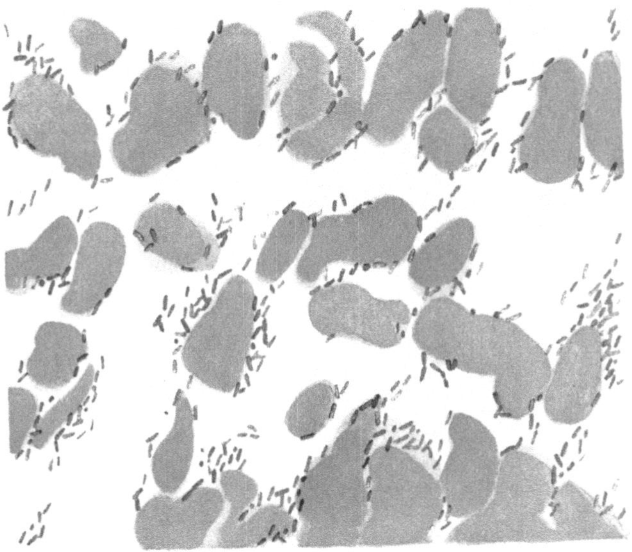

Abb. 78. Derselbe Schnitt wie Abb. 77, bei Öl-Immersion eingestellt auf die blauen
Bazillenmassen.

(meist Koffein) zur Gasbazillensepsis kam. Die beigegebene farbige Abb. 79
zeigt einen solchen von Fraenkel beschriebenen Fall. Das klinische Bild
dieser Sepsisform ist charakterisiert durch hohes Fieber, stürmischen, oft
in 24 Stunden zum Exitus führenden Verlauf und vor allem durch eine eigenartige,
bronzegelbe und dunkelzyanotische Verfärbung der Haut und hochgradige
Kurzluftigkeit. Die Gasbazillen können dabei oft schon direkt mikroskopisch
im Blute, sicherer aber durch anaerobe Kultur nachgewiesen werden. Postmortal finden sich Schaumorgane. Der Lufthunger und die Zyanose erklären
sich durch die bereits intravital nachweisbare hochgradige Auflösung der Erythrozyten, und zwar findet sich nach Untersuchungen von Schumm und Hegler,
sowie von Schottmüller, Bingold u. a. eine Umwandlung des Hämoglobins
in Hämatin als fast regelmäßiger Befund, der zugleich auch die eigentümliche
Hautfarbe erklärt. Der Nachweis des Hämatins im Serum geschieht mittels
Spektralapparates. Juckreiz und Bradykardie fehlen bei diesem ,,Hämatin-
ikterus". Im Urin findet sich Met-Hämoglobin bzw. Hämatin. Auffallend
ist häufig die erstaunliche Euphorie der Kranken trotz hochgradigster Zyanose

und Dyspnoe. Das Blutbild zeigt starke Anämie und Leukozytose, oft erhebliche
Vermehrung der Myelozyten. Am Peritoneum kann der Gasbazillus eine blutig-
seröse, nicht stinkende Entzündung erzeugen. Bei der puerperalen Gasbazillensepsis brauchen gasbrandige Erscheinungen an der Uterusmuskulatur nicht
vorhanden zu sein.

Jochmann sah eine Gasbazillensepsis im Verlaufe eines schweren Typhus
abdominalis auftreten, wobei sich ganz akut am Oberschenkel ohne äußere
Verletzung eine Gasphleg-
mone bildete, die zweifellos auf hämatogenem Wege
entstanden war und unter
Zyanose und Kurzluftig-
keit innerhalb 24 Stunden
den Exitus bedingte. Sehr
interessant sind die Feststellungen von Warne-
kros, Sachs u. a., daß
der Gasbazillus relativ
häufig im Verlaufe von
Aborten aus den weib-
lichen Genitalien ins Blut
gelangt, ohne irgend-
welche schwereren Er-
scheinungen auszulösen.
Die Tatsache, daß er in
anderen Fällen eine so
ungeheuer stürmisch ver-
laufende Sepsis erzeugt,
legt den Gedanken nahe,
daß zur Ausbildung sol-
cher schweren Formen
von Gasbazillussepsis eine
besondere Resistenzver-
minderung gehört. Die
oben erwähnten Beobach-
tungen, daß von karzino-
matösen, tuberkulösen
Ulzera und Typhusge-
schwüren aus gelegentlich
eine Überschwemmung
des Blutes mit Gasbazillen

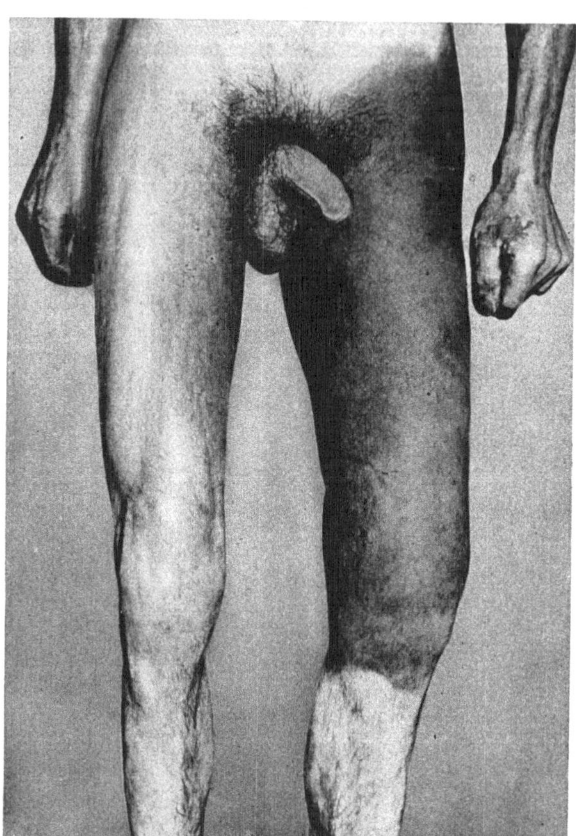

Abb. 79. Gasbazillensepsis nach Koffeininjektion
(Beobachtung von E. Fraenkel).

erfolgt, die sich dort ungeheuer schnell vermehren, würde damit überein-
stimmen. Die Behandlung der Gasbazillensepsis ist fast stets aussichtslos;
auch Bluttransfusion vermag das Ende nicht aufzuhalten. — Literatur:
Bingold, Virchows Arch. f. pathol. Anat. u. Physiol. Bd. 234, S. 332. 1921.
Kehl, Klinik und Behandlung der anaeroben Wundinfektion. Handb. d. ärztl.
Erfahrungen im Weltkrieg. Bd. 1, S. 235, 1922.

Allgemeininfektion mit Micrococcus tetragenus.

Der Micrococcus tetragenus hat die Eigenschaft, stets in Verbänden von je
vier Exemplaren aufzutreten. Er ist unbeweglich und färbt sich gut mit allen Anilinfarben. Bei der Gramschen Methode behält er die dunkelblaue Farbe. Auf der

Agaroberfläche bildet er einen graugelblichen Rasen. Für Mäuse und Meerschweinchen ist er stark pathogen; die Tiere gehen unter dem Bilde einer Septikämie zugrunde.

In seltenen Fällen hat man auch den Micrococcus tetragenus bei septischen Allgemeininfektionen aus dem lebenden Blut gezüchtet. Meist handelt es sich dabei um Mischinfektionen, wobei daneben Streptokokken in großer Menge ins Blut übergegangen waren. Irgend eine besondere Nuance erhielt dadurch das Krankheitsbild nicht. In einem Falle von Melzer (Münch. med. Wochenschr. 1910, Nr. 14) trat die Tetragenussepsis als Komplikation zu einem Typhus abdominalis hinzu; das Blut des Kranken agglutinierte die Tetragenuskokken noch in einer Verdünnung von 1 : 500. Von italienischer und französischer Seite wurden Sepsisfälle berichtet, die allein durch diesen Kokkus verursacht waren. Bondy fand ihn bei einer Sepsis nach kriminellem Abort im Blute. Lüdke beschreibt 3 Fälle von reiner Tetragenussepsis ohne besondere Lokalsymptome; in allen Blutkulturen wuchs Tetragenus in Reinkultur. Auffällig waren die Hautveränderungen: in 2 Fällen Roseolen an Stamm und proximalen Gliedmaßen, die in Petechien übergingen, ganz ähnlich einem Fleckfieberexanthem, im 3. Falle bräunliche distinkte Flecken im Gesicht und auf der Brust. Mäßige Leukozytose, lange hingezogenes Fieber mit Schüttelfrösten; Eintrittspforte nicht nachweisbar. In 2 Fällen trat auf intravenöse Injektion von $\frac{1}{10}$ Öse abgetöteter Agarkulturen von Tetragenus nach starkem Schüttelfrost rascher Temperaturabfall ein. — Literatur: Lüdke, Tetragenussepsis. Münch. med. Wochenschr. 1920. Nr. 16.

In ganz seltenen Fällen sind septische Allgemeininfektionen durch Erreger aus der Gruppe der hämorrhagischen Septikämie (E. Fraenkel und Pielsticker), durch Bac. fusiformis, Diphtherie- und Influenzabazillen, durch den Bazillus des malignen Ödems, sowie durch Streptothrix beschrieben worden. Literatur zu letzteren bei Peemüller, Brauers Beitr. z. Klinik der Tuberkul. Bd. 50, S. 523. 1922. Die übrige Kasuistik findet sich bei Leschke in Kraus-Brugsch, Spez. Pathol., Bd. 2.

Puerperalsepsis.

Wir verstehen unter Puerperalsepsis oder Kindbettfieber eine bakterielle Infektion jener Wunden, die im Zusammenhange mit den Geburtsvorgängen im Genitalapparat entstanden sind.

Seitdem Ignaz Semmelweis auf Grund seiner Beobachtungen an dem Wiener Gebärhause in den 70er Jahren des vorigen Jahrhunderts als erster es aussprach, daß das Kindbettfieber im wesentlichen durch dritte Personen auf die Geburtswege übertragen wird, und daß deshalb nur in einer richtigen Prophylaxe das Hauptmoment für die Bekämpfung der Krankheit gegeben sei, ist die Sterblichkeit am Kinbettfieber enorm gesunken. Während früher in Geburtshäusern 3%, ja namentlich dort, wo das Krankenmaterial gleichzeitig zu Lehrzwecken diente, 10—15% starben, beträgt jetzt die Mortalität nur 1,0% und die allgemeine Sterblichkeit am Wochenbettfieber in Deutschland beträgt 0,25%. Immerhin sterben in Preußen im Jahre noch 4000 bis 5000 Frauen am Kindbettfieber.

Leider ist in den letzten Jahren, insbesondere den Nachkriegsjahren, ein Stillstand in dem Rückgang des Puerperalfiebers zu verzeichnen und gleichzeitig eine Verschlechterung der Zahlen für die Stadt- gegenüber der Landbevölkerung. Das hat seinen Grund zweifellos in einer Zunahme der kriminellen Aborte, denen eine weit höhere Mortalität zukommt wie dem Kindbettfieber nach rechtzeitiger Geburt. Während das Verhältnis von Fehlgeburt zu Geburt im allgemeinen mit 1 : 8 berechnet wird, werden in Basel ein Viertel, in Berlin sogar die Hälfte aller Kindbettfiebertodesfälle auf Abort zurückgeführt. In Anstalten überwiegen die Sepsisfälle nach Abort die nach Geburt bei weitem (Bondy).

Ätiologie und Pathogenese. Die häufigsten Erreger der Puerperalsepsis sind die Streptokokken. In zweiter Linie kommen erst die Staphylokokken, Pneumokokken, Kolibazillen und anaerobe Stäbchen in Betracht. Bei der Sepsis nach rechtzeitigen Geburten spielen die hämolytischen Streptokokken die dominierende Rolle; dagegen ist die Ätiologie der Sepsis nach Aborten, wie systematische bakteriologische Blutuntersuchungen lehrten, sehr mannigfaltig. Während der hämolytische Streptokokkus hier weniger anzutreffen ist, wird hier häufig der anaerobe Streptokokkus putridus (Schottmüller) gefunden, ferner der Staphylococcus aureus und albus. Auch obligat anaerobe Staphylokokken, Kolibazillen, Pneumokokken, ferner anaerobe Stäbchen, wie der Bacillus emphysematosus (E. Fraenkel), kommen als Erreger der puerperalen Infektion in Betracht. In seltenen Fällen beteiligen sich auch Tetanusbazillen daran.

Die Infektion kann auf drei verschiedene Weisen zustande kommen. Der häufigste Weg ist der schon von Semmelweis gezeigte, daß die pathogenen Keime durch Untersuchungen, Operationen und andere Manipulationen in die Wunden verschleppt werden (ektogene Infektion). Die mangelnde Desinfektion der untersuchenden und operierenden Hand vor und während der Geburt oder von unberufener Seite vorgenommene Versuche zur Einleitung des Abortes oder der Frühgeburt spielen hier die Hauptrolle. Die Infektion geschieht bei dieser Art der Ansteckung in der Regel durch fremde Keime, d. h. also dadurch, daß von außen pathogene Bakterien in den Geburtskanal eingeführt werden. Sie kann aber auch durch sogenannte Eigenkeime zustande kommen, d. h. dadurch, daß die in der Scheide bereits vorhandenen pathogenen Mikroorganismen in die Wunden, z. B. bei geburtshilflichen Operationen in die Wundhöhle des Uterus verschleppt werden (endogene Infektion). Daß tatsächlich auch in der Scheide gesunder Wöchnerinnen solche Eigenkeime, Streptokokken, Staphylokokken, Kolibazillen, also pathogene Bakterien, wuchern, ist uns seit den Untersuchungen von Döderlein, Menge und König u. a. geläufig.

Der zweite Weg, die endogene Infektion, wird auch als spontane Infektion oder Selbstinfektion bezeichnet. Die klinische Beobachtung, daß Frauen an Kindbettfieber erkranken können, bei denen jegliche Berührung der Genitalien vor und während der Geburt unterlassen worden ist, bekam durch die erwähnten Untersuchungen Döderleins und anderer eine Stütze, die neben anderen Bakterien auch hämolytische Streptokokken in der Scheide gesunder Wöchnerinnen nachwiesen. Neuerdings hat Schottmüller gezeigt, daß auch der anaerobe Streptococcus putridus, ein häufiger Erreger septischer Aborte, ein ganz gewöhnlicher Scheidenbewohner gesunder Frauen ist. Ob diese Keime zur Infektion führen, das hängt von ihrer Virulenz und noch von verschiedenen Umständen ab, die man gemeinhin als Disposition bezeichnet und die teils mit lokalen Bedingungen, z. B. Größe und Lage der Wundstelle, teils mit dem Allgemeinzustand der Frauen, der Widerstandskraft des Organismus zusammenhängen. Vorangegangene Krankheiten, schlechter Ernährungszustand, Anämien können ganz allgemein die Widerstandskraft des Körpers herabsetzen. Daneben kommen weiterhin lokale Momente in Frage, durch die eine erhöhte Vitalität der in der Scheide vorkommenden Keime bedingt werden kann. Das normalerweise saure Scheidensekret kann durch Scheidenerkrankungen alkalisch werden und infolgedessen die Entwicklung der Scheidenkeime begünstigen. Diese können sich daher stark vermehren und bei der Geburt in die frischen Wunden in Massen einfallen. In ähnlichem Sinne kann das vorzeitig abfließende alkalische Fruchtwasser wirken, wenn nach dem Blasensprung noch längere Zeit bis zur Geburt verstreicht. Ein weiteres lokales Moment, das die Infektion begünstigt, ist z. B. das Herabhängen von Eihautfetzen aus dem Uterus in die Scheide hinein, wodurch den Bakterien eine Brücke geboten wird, auf der sie in die Gebärmutter hineinwandern können.

Aber auch mit der sterilen Hand können die Keime aus den tieferen Geburtswegen höher hinauf verschleppt werden (artefizielle endogene Infektion). Bei Erstgebärenden ist vermutlich wegen der größeren Verletzungen die Infektion häufiger als bei Mehrgebärenden. Natürlich begünstigen operative Eingriffe das Auftreten der puerperalen Infektion, namentlich, wenn sie mit starken Blutverlusten und unmittelbarer Berührung der Plazentarstelle einhergehen, so z. B. bei Placenta praevia und manueller Plazentarlösung (Bondy).

Die dritte am wenigsten häufige Infektionsart bei der puerperalen Sepsis ist die hämatogene Entstehung. Es kommt bisweilen vor, daß Allgemeininfektionen aus anderen Ursachen, z. B. von einer Angina oder einer äußeren Verletzung aus, kurz vor der Geburt einsetzen, so daß eine Frühgeburt bedingt wird, und daß nun die im Blute kreisenden Sepsiserreger eine Infektion der Wunden am Genitalkanale erzeugen.

Ausgangspunkt der puerperalen Wundinfektion kann jede Stelle des Genitalapparates von der Vulva bis zur Höhle der Gebärmutter werden. Neben Epithelverletzungen der Scheide, Einrissen der Zervixschleimhaut oder der Vulva ist am häufigsten das Endometrium die Eintrittspforte, und hier sind ja auch die denkbar günstigsten Bedingungen zu einer Infektion: Eine große des Epithels entblößte Fläche, aus der die Thromben der Uterusvenen in die Höhle der Gebärmutter hineinragen. Dazu kommt die außerordentlich reiche Versorgung des Uterus mit einem dichten Netz von Lymph- und Blutgefäßen, die dazu geschaffen sind, alles, was resorbiert werden kann, möglichst schnell in die Blutbahn zu führen. Es versteht sich von selbst, daß die Wundinfektion an den genannten Stellen nicht in jedem Falle zu einer allgemeinen Sepsis zu führen braucht. Bisweilen kommt es nur zu geringen örtlichen Entzündungsprozessen, die mit leichten Temperatursteigerungen verbunden sind und nach einigen Tagen verschwinden.

Kommt es durch Infektion einer Wunde am Genitalapparat zur Allgemeininfektion, so sind die entstehenden Krankheitsbilder verschieden, je nach dem Wege, den der Entzündungsprozeß genommen hat. Teilen wir nach diesem Prinzip die verschiedenen Formen der Puerperalsepsis ein, so sind an erster Stelle diejenigen Formen zu nennen, bei denen der infektiöse Prozeß im wesentlichen auf das Endometrium beschränkt bleibt, dabei aber mit schweren Allgemeinerscheinungen einhergeht: die Endometritis putrida oder septica.

An zweiter Stelle sind diejenigen Formen zu nennen, bei denen es im Anschluß an eine Endometritis oder andere infizierte Geburtswunden zur Entzündung und Thrombose der ableitenden Venen und zur metastasierenden Sepsis kommt: die thrombephlebitische Form (meist als Pyämie bezeichnet).

An dritter Stelle würden diejenigen Sepsisfälle zu besprechen sein, die sich auf dem Lymphwege verbreiten. Dazu rechnen 1. die Sepsis mit Parametritis, 2. die Sepsis mit Peritonitis, 3. die lymphogene Allgemeininfektion ohne Parametritis und Peritonitis.

Bei dieser Einteilung muß von vornherein gleich bemerkt werden, daß sie den Mangel eines jeden Schemas hat. Die Natur hält sich an keine Schematisierung, und so finden wir praktisch sehr oft nicht nur Übergänge zwischen diesen Formen, sondern häufig auch nebeneinander thrombophlebitische neben lymphogen entstandenen Prozessen. Da andererseits aber die reinen Fälle der genannten Typen klinisch oft streng auseinandergehalten werden können, so empfiehlt sich aus praktischen Gründen die genannte Einteilung.

1. Endometritis putrida und septica.

Besonders häufig nach Aborten, mitunter auch nach normalen Geburten kommt es zu einer Infektion des Endometriums, die zu einer Endometritis necroticans führt. Die ausgedehnte Wundfläche der puerperalen Uterus, die normalerweise vor sich gehende Zersetzung von Eihautfetzen, Plazentarresten, Blutkoagulis gibt für die aus der Scheide eindringenden Bakterien außerordentlich günstige Entwicklungs- und Infektionsbedingungen. Normalerweise sind die Sekrete des puerperalen Uterus keimfrei. In der Scheide aber wuchern Staphylokokken, Kolibazillen, deren Anwesenheit durch die Nähe des Mastdarms erklärlich ist, Pseudodiphtheriebazillen, der Bac. emphysematos. (Fraenkel), vor allem aber Streptokokken und unter diesen besonders der hämolytische Streptokokkus sowie der anaerobe, nicht hämolysierende Streptococcus putridus.

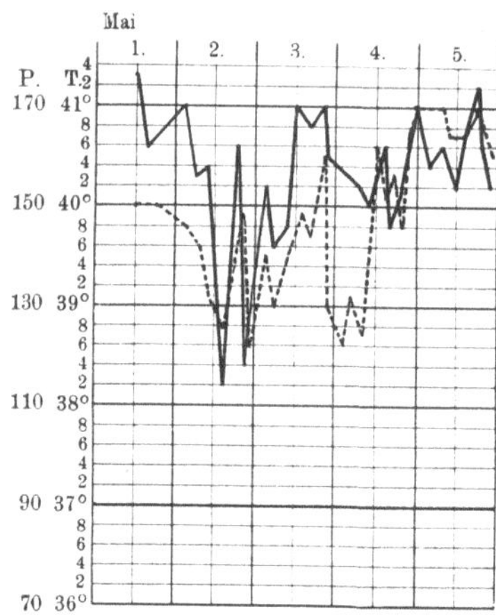

Abb. 80. Endometritis septica. 24 jährige Frau. 2 Tage nach Partus Schüttelfrost. Die Blase war von der Hebamme gesprengt worden. Bronchopneumonien. Gestorben.

Gelangen solche Keime bei klaffender Zervix oder an einem in die Vagina hineinhängenden Eihautfetzen entlang spontan in die Uterushöhle oder werden sie mit der sterilen Hand hineinverschleppt oder was häufiger ist, werden Fremdkeime, z. B. bei einem kriminellen Abort, in die Gebärmutter übertragen, so kommt es zur Infektion, zur Endometritis. Auf die leichteren Formen von Endometritis, wie sie z. B. bei vorübergehender Verhaltung der Lochien auftreten, kann hier natürlich nicht näher eingegangen werden; nur die mit schweren Allgemeinerscheinungen einhergehenden Formen sind zu berücksichtigen. Manche Autoren sprechen bei der mit schweren Allgemeinerscheinungen auftretenden Endometritis, wie sie besonders nach Aborten recht häufig ist, von Toxinämie in der Vorstellung, daß dabei nicht die Bakterien selbst, sondern nur ihre Stoffwechselprodukte, die Toxine, ins Blut übergehen und Vergiftungserscheinungen auslösen. Dieser Begriff der Toxinämie wird nur in den wenigsten Fällen das Richtige treffen, denn, wenn wir auch oft nicht imstande sind, die Erreger im Blute nachzuweisen, so ist darum doch noch nicht ohne weiteres eine Bakteriämie auszuschließen. Es ist eher anzunehmen, daß die toxischen Erscheinungen in der Mehrzahl der Fälle durch den Übergang von Bakterien ins Blut, also durch gleichzeitige Bakteriämie und Toxinämie entstehen. Wir können das einerseits daraus schließen, daß sehr häufig bei der Sektion infolge der postmortalen Anreicherung auch bei solchen Fällen Bakterien im Blute gefunden werden, wo die intravitale Untersuchung ein negatives Resultat gab, andererseits haben Schottmüller und jüngst Bingold (s. S. 149) gezeigt, daß gerade bei der septischen Endometritis nach Abort meist anaerobe Streptokokken im Blute gefunden werden, die wir bisher mangels wenig geeigneter Methoden nicht haben nachweisen können.

Steht der anaerobe Streptococcus putridus oder der Kolibazillus im Vordergrunde, so kommt es zur putriden Zersetzung des Uterusinhaltes, die Dezidua nimmt einen mißfarbenen, graugrünen Farbton an; wir sprechen von putrider Endometritis. Dabei sind die Lochien stinkend und mißfarben. Dort, wo hämolytische Streptokokken allein am Werke sind, kommt es zur nekrotisierenden Entzündung, aber das Putride fehlt meist; wir sprechen von Endometritis septica. Die Lochien sind dabei völlig geruchlos und von normalen Lochien mit dem bloßen Auge nicht zu unterscheiden. Erst die bakteriologische Untersuchung zeigt die Anwesenheit von Streptokokken. Mitunter kommen auch Mischinfektionen vor, so z. B. Streptococcus putridus zusammen mit hämolytischen Streptokocken oder die letzteren zusammen mit Kolibazillen. Auch dann sind die Lochien natürlich putrid. Bis auf die Unterschiede in der Beschaffenheit des Lochialsekrets sind die klinischen Erscheinungen der Endometritis putrida und septica meist die gleichen.

Die Krankheit beginnt ein bis zwei Tage nach einem Abort oder einer Geburt mit Schüttelfrost und schnell ansteigender Temperatur. Gelegentlich wird auch ein allmähliches Ansteigen der Temperatur ohne Schüttelfrost beobachtet. Kopfschmerz, Mattigkeit, Durst, Erbrechen, Schlaflosigkeit, Störungen des Bewußtseins, Benommenheit und Unruhe stellen sich ein und die Kranken verfallen schnell. Die Gebärmutter ist druckempfindlich, die Geburtseinrisse auf der Schleimhaut der Zervix oder in der Vagina bedecken sich mit mißfarbenen nekrotischen Belägen, der Leib ist aufgetrieben; häufig stellen sich Diarrhöen ein. Puls und Atmung sind stark beschleunigt. Die Milz ist geschwollen. Oft geht die Kranke unter zunehmender Blässe und Herzschwäche schnell im Laufe weniger Tage zugrunde. Wird der zersetzte Gebärmutterinhalt entfernt, sei es durch spontane Uteruskontraktionen, sei es durch therapeutisches Eingreifen, so schwinden die Erscheinungen oft von einem Tage zum anderen. Es wird dann nach Bumm durch Infiltration der tieferen Deziduaschichten mit Leukozyten ein Granulationswall gegen die nekrotische Deziduaschicht gebildet, der lebendes Gewebe von Nekrotischem trennt und die Abstoßung der toten Massen beschleunigt.

2. Thrombophlebitische Form der Puerperalsepsis.

Die thrombophlebitische Sepsisform, die puerperale Pyämie, geht in der Regel aus von einer nekrotischen Entzündung des Endometriums. Hier siedeln sich die Streptokokken in den massenhaften Gefäßthromben der Uterusvenen an und führen zu einer fortschreitenden Thrombophlepitis. Dieser Vorgang ist so zu denken, daß unter dem Reiz der Streptokokken die Intima der Gefäße leidet, so daß rauhe Stellen sich bilden, an denen es zu Gerinnselbildung kommt. Je mehr sich nun Fibrin an solchen Stellen niederschlägt, desto mehr wird das Lumen der Gefäße verengt, bis es völlig thrombosiert ist. Solche Thromben verhindern gewöhnlich den Übergang der Streptokokken in das kreisende Blut, so daß wir dann im lebenden Blute keine Streptokokken finden, während sie post mortem in der Thrombusmasse nachgewiesen werden können. In anderen Gefäßen aber kriechen die Keime weiter und führen zur fortschreitenden Thrombophlebitis, die sich von den kleinsten Uterusvenen bis zur Vena cava erstrecken kann. Der eine Weg führt, ausgehend von den Venenthromben des Endometriums in die Spermatica und von dort in die Kava bzw. auf der linken Seite in die Vena renalis. Der andere Weg führt von den Uterovaginalvenen in die Hypogastrica und von dort in die Iliaca und Femoralis. Vgl. Abb. 87, S. 207.

13*

Trendelenburg sah unter 43 Sektionen von Puerperalfieber 21 mal pyämische Thrombosen. Davon waren die Hypogastrica allein 1 mal befallen, eine Hypogastrica und eine Spermatica allein 1 mal, beide Hypogastricae allein 2 mal, eine Hypogastrica und eine Spermatica der anderen Seite 2 mal. Die Hypogastrica und eine Spermatica 2 mal, beide Spermaticae allein 1 mal. In 5 Fällen waren nur die beiderseitigen Venen der Parametrien thrombosiert.

Da bis zur Ausbildung einer ausgedehnteren Thrombose und bis zur Erweichung der Thrombenmassen und Einschwemmung kleinster Partikelchen derselben in die Blutbahn meist einige Zeit verstreicht, so beginnt die Krankheit klinisch nach vorherigem Wohlbefinden oder nur vorübergehenden Fiebertemperaturen, die auf Rechnung einer Endometritis zu setzen sind, in der Regel erst gegen Ende der ersten und im Beginn der zweiten Woche mit einem Schüttelfrost, der von einem hohen Temperaturanstieg gefolgt ist. Dann treten unter Schweißausbruch völlige Fieberfreiheit und Wohlbefinden ein. Bald aber wiederholen sich Schüttelfrost und Fieber in verschieden großen Intervallen. Besonders charakteristisch für diese Sepsisform sind die kurz hintereinander, etwa alle zwei bis drei Tage einsetzenden Schüttelfröste. Es muß aber hinzugefügt werden, daß gelegentlich solche thrombosierenden Sepsisfälle auch ohne Schüttelfröste verlaufen können. Der häufigste Typus indes bleibt der mit vielen Schüttelfrösten und intermittierendem Fieber einhergehende.

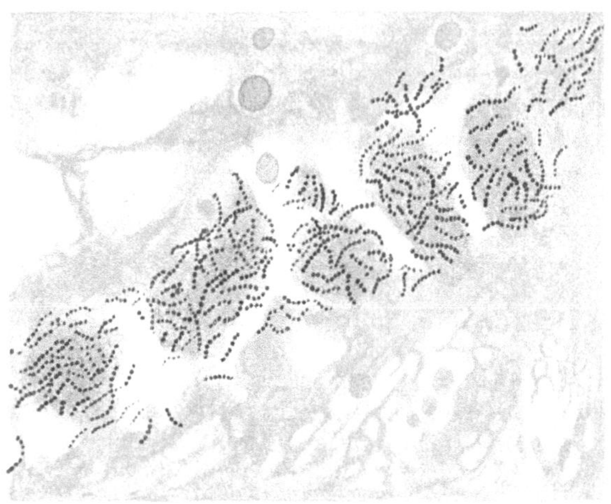

Abb. 81. Streptokokken im Thrombus einer verstopften Vena spermatica bei Puerperalsepsis.

Die Fröste stellen sich offenbar immer dann ein, wenn ein neuer Schub von streptokokkenhaltigen Thrombenpartikeln in die Blutbahn gerissen wird. Die Fröste wiederholen sich bisweilen täglich; sogar mehrmals täglich folgende Wiederholungen sind beobachtet worden. Der Wechsel zwischen Fieber und Frösten kann viele Wochen lang anhalten. Vgl. Abb. 82.

Trotz so langer Dauer kann schließlich in seltenen Fällen noch Heilung eintreten. Nach 50—60 Schüttelfrösten ist noch günstiger Ausgang gesehen worden. „Jeder Schüttelfrost kann der letzte sein," sagt von Herff. Sind drei Wochen nach Auftreten des ersten Schüttelfrostes verstrichen, so bessern sich die Heilungschancen. Im allgemeinen aber sind die Chancen für einen günstigen Ausgang meist gering. Der Körper leidet unter der wiederholten Einschwemmung von Streptokokken und die dadurch herbeigeführte Toxinvergiftung aufs schwerste. Dazu kommt die Schädigung durch die metastatischen eitrigen Entzündungen. Das Blut verändert sich unter der Toxineinwirkung in schwerster Weise, so daß die höchsten Grade der Anämie (mit stark gesunkenem Hämoglobingehalt, Poikilozytose, kernhaltigen roten Blutkörperchen) erreicht werden, und dementsprechend die Kranken zusehends blässer werden und an Schwindel, Kopfschmerz und Nasenbluten leiden. Häufig ist auch ein durch Met-Hämoglobinämie bzw. Hämatinämie bedingter Ikterus.

Der Puls ist meist stark beschleunigt und von wechselnder Stärke. Die Atmung ist nicht abnorm, außer wenn Bronchopneumonien, Infarkte und Abszesse auftreten.

Im Urin finden sich auffallend oft Eiweiß und hyaline und granulierte Zylinder.

Besonders charakteristisch aber sind die durch die Verschleppung der streptokokkenhaltigen Partikel entstandenen Metastasen.

In erster Linie kommen hier die Lungenabszesse in Betracht, denn in den Lungenkapillaren bleiben zuerst die im Blute kreisenden Thrombenteilchen stecken und führen zur Vereiterung. So kommt es, daß Lungenabszesse bisweilen die einzigen septischen Metastasen bei dieser Allgemeininfektion sind. Klinisch macht sich diese Beteiligung der Lungen durch katarrhalische oder bronchopneumonische Erscheinungen sowie durch beschleunigte Atmung, Stiche auf der Brust und bisweilen durch eitrigen Auswurf bemerkbar. Oft freilich gelingt es klinisch nicht, den Nachweis von Lungenabszessen zu bringen. Eine Mitbeteiligung der Pleura macht sich durch pleuritisches Reiben, später Dämpfung und Schallabschwächung geltend. Die Probepunktion entscheidet dann, ob es sich um eine Pleuritis serosa oder ein Empyem handelt.

Diejenigen Thrombenteilchen, die durch die feinsten Lungenkapillaren hindurchschlüpfen, gelangen weiterhin in den großen Kreislauf und setzen hier die verschiedensten Entzündungen und Eiterungen. Eiterungen der Gelenke, besonders der Knie- und Schultergelenke, mit starker Rötung, Schwellung und Schmerzhaftigkeit, auch periartikuläre Abszesse und Muskelabszesse werden nicht selten beobachtet.

Merkwürdig ist, daß viele Patientinnen ohne jede nachweisbare Gelenkveränderung über heftige Gelenkschmerzen klagen, die oft wochenlang anhalten können. Es scheinen hier toxische Einwirkungen eine Rolle spielen.

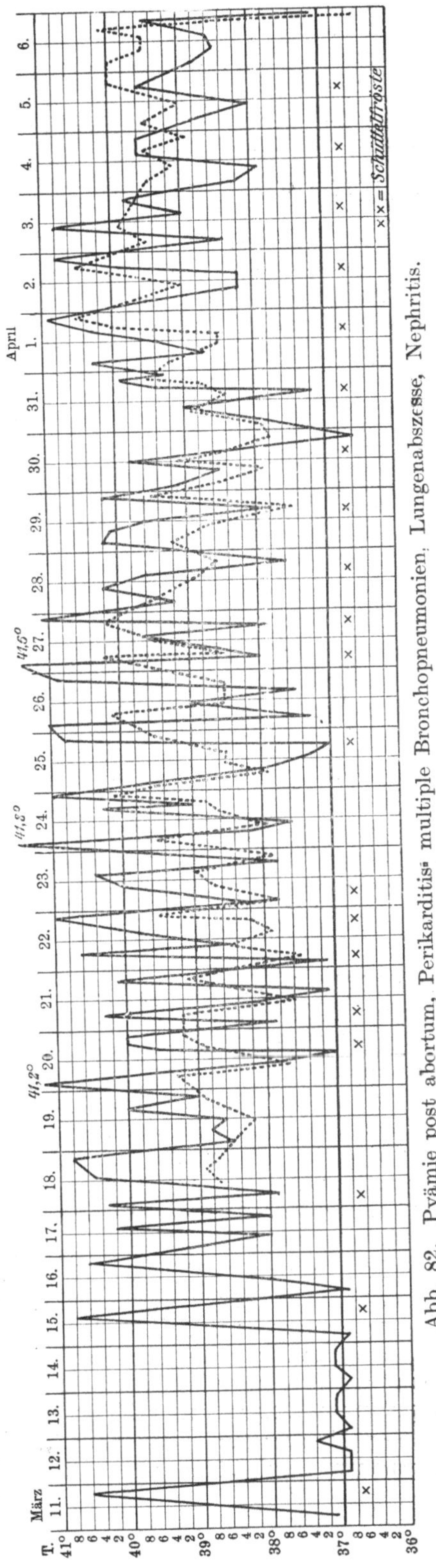

Abb. 82. Pyämie post abortum, Perikarditis multiple Bronchopneumonien, Lungenabszesse, Nephritis.

Es können ferner durch die Verschleppung der Thrombenteilchen Pan-ophthalmie, eitrige Parotitis, Schilddrüsenabszesse zustande kommen.

Die septischen Metastasen, die in den Nieren in Gestalt stecknadelkopf-großer Abszesse auftreten, sind klinisch nur zu erkennen durch den Nachweis von Streptokokken im Urin.

Milzinfarkte machen sich bisweilen durch plötzlich auftretende Schmerzen bemerkbar.

Von Metastasen in der Haut werden Blutungen und Erytheme, seltener pustulöse Ausschläge beobachtet.

Auch die Endocarditis septica mit verrukösen Auflagerungen auf einer oder mehreren Herzklappen ist eine nicht seltene Begleiterscheinung dieser puerperalen Sepsisform. Ihre Eigentümlichkeiten sind auf S. 144 genauer besprochen. Bemerkenswert ist jedoch, daß sehr häufig im Laufe der Krankheit ein systolisches Geräusch an der Herzspitze auftritt, welches nicht endo-

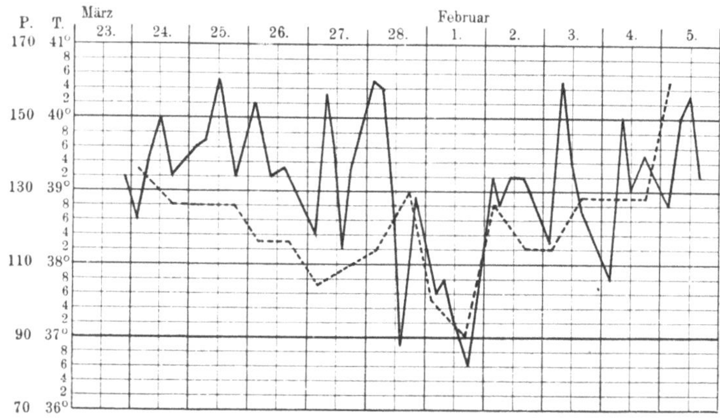

Abb. 83. Sepsis post abortum, thrombophlebitische Form. 29 jährige Frau. Starker Ikterus. Im Blut Streptoc. haemolytic. Autoptisch findet sich die rechte Vena ovarica mit eitrigen Thromben erfüllt, ebenso links. Lungenabszeß.

karditischer Herkunft ist, sondern durch die Erschlaffung des Herzmuskels bedingt wird.

Durch Fortpflanzung des thrombophlebitischen Prozesses von der Hypo-gastrica auf die Vena femoralis kommt es bisweilen zur Thrombophlebitis cruralis. Es treten Ödeme am Fuß und Knöchel auf, die sich weiter auf den ganzen Unterschenkel erstrecken können und mit starken Schmerzen im Bein, besonders bei Bewegungen verbunden sind. Die thrombosierte Vena saphena magna, eventuell auch die verstopfte Stelle der Vena femoralis im Schenkel-dreieck sind als harte Stränge zu fühlen. Von dieser Thrombose aus droht die Gefahr der Lungenembolie.

Als Erreger der thrombophlebitischen Form der Puerperalsepsis kommt neben den hämolytischen Streptokokken in vielen Fällen der anaerobe Streptococcus putridus in Betracht (Schottmüller). Charakteristisch für das durch putride Streptokokken erzeugte Krankheitsbild ist in erster Linie der stinkende Ausfluß aus der Vagina. Das Krankheitsbild dieser Sepsis putrida durch anaerobe Streptokokken ist oben S. 149 bereits geschildert.

Den Fieberverlauf einer über Wochen protrahierten thrombophlebitischen Sepsisform durch hämolytische Streptokokken zeigt Abb. 82.

Neben dieser relativ langsam verlaufenden, aber trotzdem prognostisch sehr ungünstigen Form der thrombophlebitischen Puerperalsepsis — die Mortalität beträgt 80—90% — kommen auch Fälle vor, die weit schneller einsetzen und in kürzester Frist zum Tode führen. Unter Schüttelfrost und hohem Fieber schon am zweiten oder dritten Tage des Wochenbettes erkrankt, verfallen die Frauen schnell, werden hochgradig anämisch, oft stark ikterisch, zeigen die schwersten Störungen des Sensoriums und gehen unter den Zeichen extremster Herzschwäche zugrunde. Dabei fehlen mitunter die eitrigen Metastasen.

Zu den mehr akut verlaufenden Fällen von thrombophlebitischer Puerperalsepsis gehören auch alle diejenigen, bei denen es zur allgemeinen Peritonitis kommt, sei es nun, daß der entzündliche Prozeß direkt von unten durch die Tuben aufs Bauchfell fortgeleitet wird oder daß ein durchgebrochener thrombophlebitischer, parametrischer Abszeß dazu Veranlassung gibt, oder aber daß bei gleichzeitiger tiefgehender nekrotischer Entzündung des Endometriums die Streptokokken direkt durch die Uteruswand hindurchbrechen und so ins Peritoneum gelangen. Die Peritonitis ist eine nicht seltene Komplikation der thrombophlebitischen Form.

3. Die lymphogene Form der puerperalen Streptokokkensepsis

a) mit Parametritis,
b) mit Peritonitis,
c) ohne Beteiligung von Parametrien und Peritoneum.

Die auf dem Lymphwege weiter wandernden puerperalen Wundinfektionen führen gewöhnlich zu Krankheitsbildern, bei denen eitrige Entzündungen in der Umgebung des Uterus im Vordergrunde der klinischen Symptome stehen. Die beiden wichtigsten Formen sind die Parametritis und septische Peritonitis, die beide von einer Blutinfektion begleitet sein können. Schließlich kann aber auch, ohne daß Parametritis oder Peritonitis auftreten, durch direkten Transport der Streptokokken aus den infizierten Lymphwegen in die Blutbahn eine allgemeine Sepsis entstehen.

Ausgangspunkt der lymphogenen Sepsis sind relativ oft Schleimhauteinrisse an der Zervix und in der Vagina, puerperale Geschwüre in der Vulva, endlich das Endometrium. Durch Einwirkung der Streptokokken kommt es zu einer nekrotisierenden Entzündung der Wunden, die sich mit schmutzig-gelbgrauem Belag überziehen. Die Streptokokken dringen mit großer Schnelligkeit in die Lymphwege bis in das parametrane Bindegewebe vor. Besonders an den Seitenrändern des Uterus kann man durch flache, dicht unter dem Peritoneum laufende Schnitte die weißen, thrombosierten Lymphgefäße aufdecken, die mit Streptokokken meist geradezu vollgestopft sind.

a) Parametritis.

Es kommt nun in der Regel zu einer Parametritis, die sich zunächst in einer sulzigen Durchtränkung und Trübung des Bindegewebes an den Seitenrändern des Uterus und klinisch als weiche schmerzhafte Schwellung des Ligamentum latum dokumentiert. Nebenbei besteht hohes Fieber. In der Vagina oder an der Zervix findet man mißfarbene belegte Wunden. Bald verhärtet sich das befallene Gewebe durch Infiltration mit massenhaften Leukozyten und ist dann als harter Tumor auf der einen Seite des Uterus oder doppelseitig, je nach der Ausbreitung des Prozesses, fühlbar (parametritisches Exsudat).

Der Prozeß kann durch Eindickung und langsame Resorption des Exsudates zur Heilung kommen oder vereitern. Im letzteren Falle wandelt sich das leicht remittierende Fieber in intermittierendes Fieber mit steilen Remissionen und Schüttelfrösten. Wird der Eiter nicht durch Operation entfernt, so kommt es durch Senkung desselben ins periproktale Bindegewebe entweder zum Durchbruch ins Rektum oder in die Blase, bisweilen auch ins Peritoneum. Ist der Eiter entleert, so tritt häufig Heilung ein, vorher aber ist natürlich beständig die Gefahr vorhanden, daß ein Übertritt der Keime in die Blutbahn erfolgt. Es kommt dann schnell zu septischen Erscheinungen mit Milzschwellung, Hautblutungen, Albuminurie und Bakteriämie. Der Ausgang ist in diesem Falle gewöhnlich in wenigen Tagen letal.

Wir sehen nach dieser Schilderung, daß die häufigste Form dieser lymphogenen Streptokokkeninfektion das abgekapselte Exsudat ist, und daß es darauf ankommt, hier so bald wie möglich Luft zu schaffen und den Eiter zu entfernen, um die Weiterverbreitung möglichst abzuschneiden.

Der Zusammenhang des parametranen Bindegewebes mit dem retroperitonealen Bindegewebe bringt es mit sich, daß der Prozeß in langsam verlaufenden Fällen bis zum Zwerchfell und Mediastinum posticum heraufsteigen kann; andererseits vermag er in dem Bindegewebe der großen Gefäße unter dem Ligamentum Pouparti hindurch auf den Oberschenkel überzugehen. Hohes Fieber und Schüttelfröste begleiten diesen meist sehr langwierigen Zustand, der nach Entfernung des Eiters günstigen Ausgang nehmen kann, oft aber durch Bakteriämie zum Tode führt.

b) Septische Peritonitis.

Zur allgemeinen Peritonitis, die sehr häufig ist, kann es auf verschiedene Weise kommen, einmal durch die in den Lymphbahnen retrograd vordringenden Kokken, zweitens durch direktes Übergreifen von darunter liegendem sulzigen, phlegmonös erkrankten Bindegewebe aus, oder drittens durch direktes Durchwandern der Uteruswand. Bumm hat nachgewiesen, daß von der nekrotisierenden Endometritis aus bisweilen Streptokokken durch die ödematös durchfeuchtete Wand hindurch in die Bauchhöhle dringen. Denselben Weg nimmt die Infektion bei der Perforation des Uterus durch die Curette u. dgl. Schließlich können auch auf dem Wege durch die Tuben die infizierenden Keime ins Peritoneum gelangen.

Die Darmserosa sowie der peritoneale Überzug von Uterus und Blase ist dabei gerötet und mit eitrigfibrinösen Flocken bedeckt.

Das peritonitische Exsudat, das meist ein dünner mit Fibrinflocken vermischter Eiter ist, sammelt sich zuerst im kleinen Becken und kann bei

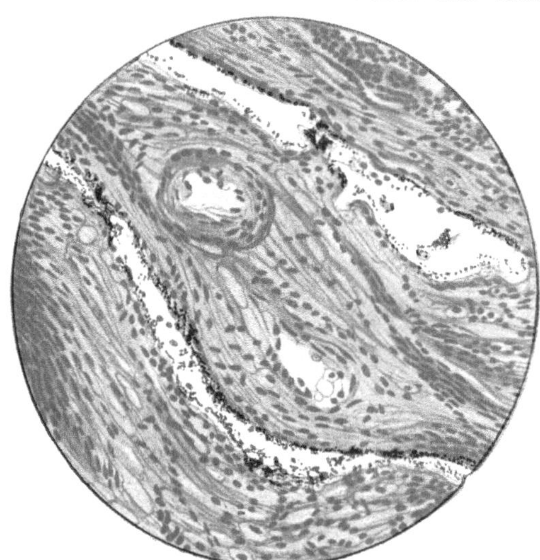

Abb. 84. Streptokokken in den Lymphbahnen der Uterusmuskulatur bei einem Falle von Puerperalsepsis. (Schwache Vergrößerung.)

größeren Mengen durch Perkussion in den abhängigen Partien des Abdomens nachgewiesen werden. In länger dauernden Fällen kommt es zu vielfacher Verklebung und Verwachsung und zur Abkapselung des Exsudates, das dann eingedickt wird.

Meist schon am ersten oder zweiten Tage des Wochenbettes eröffnet ein heftiger Schüttelfrost die Szene. Die Temperatur steigt schnell bis auf 40° und hält sich, leicht remittierend, meist auf dieser Höhe, der Puls wird sehr frequent, 140—160, Kopfschmerz, große Mattigkeit stellen sich ein. Dazu kommen bald peritonitische Symptome: Aufgetriebenheit des Leibes, Spannung der Bauchdecken, starke, entsetzlich quälende Leibschmerzen und Druckempfindlichkeit des Abdomens bei leisester Berührung, Singultus, massenhaftes Erbrechen, zunächst von Speiseresten, später von grünlichen oder bräunlichen Massen, die durch Galle- und Blutbeimischung zustande kommen. Dabei sind oft Durchfälle vorhanden, mitunter aber kommt es zur Darmlähmung

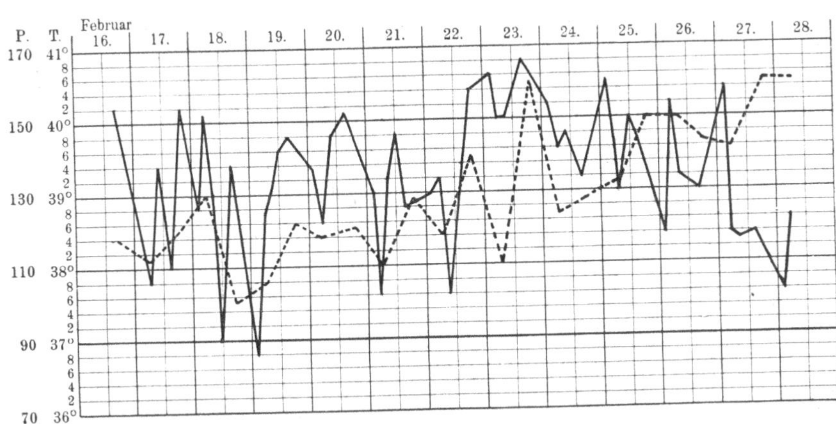

Abb. 85. Sepsis post abortum. Hämolytische Streptokokken im Blut. 25 jährige Frau. Krimineller Abort. Täglich Schüttelfröste. Multiple Hautblutungen. Ikterus. Nephritis. Bronchopneumonien.

und damit zur Verstopfung und Windverhaltung. Schlaflosigkeit und große Unruhe schwächen die Patientin. In den Lochien sind hämolytische Streptokokken nachweisbar. Es folgt meist ein schneller Verfall, der in 4—5 Tagen schließlich unter Kollapstemperaturen und immer schneller jagendem Pulse zum Tode führt.

In grellem Gegensatz zu dem entstellten Aussehen der Kranken, der Facies hippocratica, steht oft ihre Euphorie. Die Schmerzen lassen nach und eine leichte Trübung des Sensoriums täuscht sie über die Schwere ihres Zustandes.

Am Herzen kommt es bisweilen infolge der Streptokokkenbakteriämie zu endokarditischen Auflagerungen und damit zu Geräuschen. Die Milz ist geschwollen. Im übrigen können sich die mannigfachsten septischen Symptome einstellen. Haut- und Netzhautblutungen, Bronchopneumonien, Pleuritiden und Pleuraempyeme sind nicht seltene Erscheinungen. Bei der septischen Peritonitis finden wir nicht immer Streptokokken im Blut. Es richtet sich das nach der Art ihrer Entstehung. Ist sie auf dem Lymphwege entstanden, so werden die Erreger wohl stets auch in die Blutbahn gelangen. Ist sie durch Perforation des Uterus oder durch Fortpflanzung der Entzündung von der Tube aus verursacht, so ist das Blut gewöhnlich steril.

c) Lymphogene puerperale Allgemeininfektion ohne Parametritis und Peritonitis.

In vielen Fällen kommt es ohne Bildung von Parametritis oder Peritonitis zu einer Allgemeininfektion infolge direkten Übertritts der Streptokokken aus den infizierten Lymphwegen in die Blutbahn.

Man kann dabei akute, stürmisch verlaufende Fälle und mehr protrahierte Formen unterscheiden. 1—2 Tage nach der Geburt, selten später, tritt plötzlich ein Schüttelfrost auf, ohne daß vorher krankhafte Erscheinungen bei der Wöchnerin bemerkbar gewesen wären. Die Temperatur steigt auf 40 und 41 ^{c} und lebhafte Pulsbeschleunigung (120—150) stellt sich ein. Die Schüttelfröste wiederholen sich bei remittierendem oder kontinuierlichem Fieber und es kommt zu den verschiedensten septischen Erscheinungen, wie Haut- und Netzhautblutungen, Erythemen oder anderen septischen Hautausschlägen, zu Milzschwellung und Albuminurie. Dagegen fehlen in der Regel die eitrigen Metastasen, die bei der thrombophlebitischen Sepsisform so häufig sind. Klagen über Kopfschmerzen, Gelenkschmerzen (ohne nachweisbarer Gelenkveränderung), Übelkeit, Appetitmangel, Durstgefühl sind die gewöhnlichen Symptome. Das Sensorium ist leicht benommen, die Kranken phantasieren viel. Auffällig ist auch hier wie bei der Streptokokkenperitonitis die Euphorie trotz dem schweren Zustande.

Die Geburtswunden sind mißfarben belegt. Die Lochien enthalten massenhaft Streptokokken. Sie können dabei putrid und stinkend sein oder von der Norm kaum abweichend, je nachdem die hämolytischen Streptokokken mit den putriden Streptokokken bzw. mit Koli zusammen oder allein am Werke sind. Im Blute sind die Streptokokken bei den akuten Fällen stets nachweisbar. Oft tritt schon nach 2—3 Tagen unter zunehmender Herzschwäche der Tod ein.

In sehr seltenen foudroyant verlaufenden Fällen, die schon nach 24 Stunden wie vergiftet zugrunde gehen, kann die Temperatursteigerung ganz ausbleiben, nur der Puls steigt zu höchsten Zahlen.

In den mehr protrahiert verlaufenden Fällen kann es zu vorübergehenden Fieberremissionen kommen, wenn der Organismus der Blutinfektion Herr wird. Erneute Einbrüche der Streptokokken ins Blut bringen aufs neue Schüttelfröste und Fieber. Hier entwickelt sich nicht selten auch das Bild der Endocarditis septica mit Geräuschen an der Mitralis oder der Aorta. Schnell zunehmende Blässe, oft auch Ikterus, starke Milz- und Leberschwellung, häufige Komplikationen, wie Bronchopneumonien, seröse oder serös-eitrige Pleuraergüsse, auch Nephritis parenchymatosa sind sehr gewöhnlich. Die Blutuntersuchung führt auf der Höhe des Fiebers in der Regel zu positiven Resultaten; tritt tagelang Fieberfreiheit ein, so ist auch das Blut steril. Die Prognose der lymphogenen Sepsis ohne Beteiligung der Parametrien ist meist infaust. Günstiger liegen die Formen, wo es zur Ausbildung eines abgekapselten Exsudates kommt. Die Fälle von septischer Peritonitis sind im allgemeinen prognostisch recht ungünstig, wenn auch eine rechtzeitige Operation bisweilen noch rettend wirken kann.

Diagnose der Puerperalsepsis. Die Diagnose des Puerperalfiebers ist meist unschwer zu stellen, da es sich stets an eine Geburt oder an einen Abort anschließt.

Tritt Fieber im Wochenbett auf, so wird die erste Maßnahme sein, festzustellen, ob Extragenitalerkrankungen auszuschließen sind, Tuberkulose, Typhus, Malaria, Scharlach. Die Differentialdiagnose ist auf S. 130 genauer besprochen.

In zweiter Linie sind die Genitalien zu untersuchen. Schmieriggrau belegte Risse an der Vulva oder in der Vagina werden die Diagnose stützen. Vor allem wichtig ist die Betrachtung der Portio mittels eines Spekulums, da sich in der Beschaffenheit der Portioschleimhaut die des Endometriums widerspiegelt. Auch hier ist der graue, ähnlich wie bei Diphtherie membranartige Belag der oberflächlichen Erosionen ein Zeichen für die nekrotisierende, durch pathogene Keime erzeugte infektiöse Entzündung. Wichtig ist ferner die Untersuchung des Lochialsekretes. Ist es mißfarben und stinkend, so spricht das für eine jauchige Zersetzung desselben, beweist aber noch nicht das Vorhandensein einer Endometritis, die erst durch die erwähnten ominösen Beläge der Geburtswunden an der Portio sichergestellt wird. Ferner ist die bakteriologische Untersuchung der Lochien vorzunehmen.

Will man eine Probe aus dem Uterus entnehmen, so wird ein Döderleinsches Röhrchen eingeführt und etwas Sekret mittels eines Gummihütchens angesaugt. Besser aber ist es, dieses Eingreifen zu unterlassen, da man doch gelegentlich damit schaden kann, und sich zu begnügen mit der bakteriologischen Untersuchung des Scheidensekretes oder des mit der Öse entnommenen Zervixsekretes.

Die Feststellung der Art der Erreger ist natürlich von Bedeutung für Prognose und Therapie, wie noch weiter unten zu besprechen ist.

Die bakteriologische Blutuntersuchung (s. auch S. 205) stellt fest, ob im Blute Mikroorganismen kreisen. Finden wir z. B. Streptokokken, so ist die Diagnose Streptokokkensepsis sicher. Ob es sich um eine Puerperalsepsis handelt, werden dann die anderen klinischen Beobachtungen, das Aussehen der Geburtswege, die Anamnese usw. feststellen.

Der negative Ausfall der Blutuntersuchung beweist nun aber noch keineswegs, daß es sich nicht um Puerperalsepsis handelt. Die Blutuntersuchung kann bei manchen Fällen versagen, nur der positive Ausfall ist diagnostisch zu verwerten.

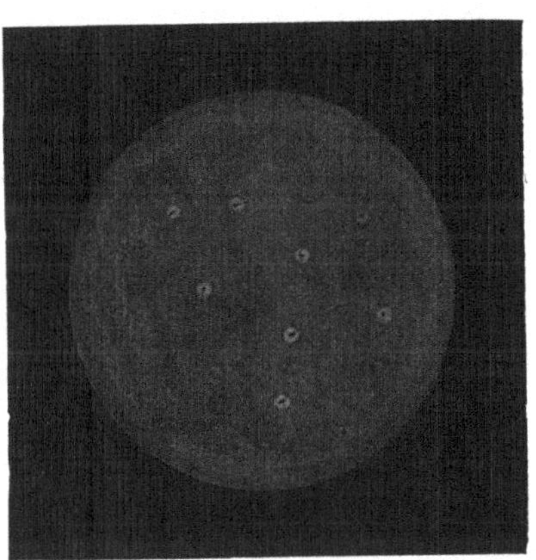

Abb. 86. Kolonien des Streptoc. vulgaris haemolyticus auf Blutagarmischplatten.

Eine genaue Abtastung der Parametrien und des Uterus gibt uns einen Anhalt dafür, ob die Infektion auf den Uterus beschränkt ist, oder ob parametritische oder thrombophlebitische Prozesse vorhanden sind. Die Form der Sepsis festzustellen, ob lymphogen oder thrombophlebitisch, ist für die Therapie von größter Wichtigkeit. Für die thrombophlebitische Form sprechen wiederholte Schüttelfröste. Unterstützend ist dabei die Möglichkeit, durch Palpation die Thromben der Venen feststellen zu können. Man kann (eventuell in Narkose) die Thromben der Spermatikalvenen palpieren. Tuben und Ovarien sind dabei normal. Die Parametritis, die puerperale Entzündung der Adnexe, tritt gewöhnlich doppelseitig auf und verursacht viel intensivere Druckempfindlichkeit als die Thrombophlebitis.

Prognose der Puerperalsepsis. Die Prognose des Puerperalfiebers ist im wesentlichen aus klinischen Kriterien zu stellen, doch sprechen auch die bakteriologischen Befunde ein Wort dabei mit. Die putriden oder septischen Endometritisformen mit Retention von Plazentastückchen, Deziduaresten usw. haben eine relativ gute Prognose, falls beizeiten eine Entfernung des infektiösen Materials erfolgt.

Von den lymphogenen Allgemeininfektionen sind am günstigsten die mit Parametritis einhergehenden Fälle, während die Peritonitis meist ungünstig verläuft. Durch geeignete Therapie werden aber auch hier noch eine Reihe von Fällen gerettet (Spülung mit physiologischer Kochsalzlösung usw.).

Die metastasierende Sepsis (Pyämie) hat im allgemeinen eine schlechte Prognose (Mortalität 80—90%), doch gelingt es zuweilen noch, durch rechtzeitiges Eingreifen (Unterbindung der Vena spermatica) die Kranken zu retten. Einzelne Fälle von spontaner Heilung kommen vor.

Frühzeitiges Auftreten von hohem Fieber und Schüttelfrost bald nach der Geburt gilt als ungünstiges Zeichen, weil es sich dabei meist um hochvirulente Keime handelt, doch darf man nicht vergessen, daß auch einfache Stauung des Lochialsekretes vorübergehend hohes Fieber erzeugen kann. Andererseits beweist ein mehrtägiges normales Verhalten der Temperatur nach der Geburt noch nichts für einen günstigen Verlauf des Wochenbettes, da die septische Thrombophlebitis oft erst nach 8 Tagen mit Schüttelfrost und Fieber einsetzt. Stark intermittierende Temperaturen mit wiederholten Schüttelfrösten sind ein ungünstiges Zeichen und sprechen für metastasierende Sepsis.

Starke Pulsbeschleunigung ist meist ein schlechtes Zeichen, das für eine septische Allgemeininfektion spricht. Man muß allerdings auch daran denken, daß nach starken Blutverlusten während der Geburt oft noch lange Pulsbeschleunigung besteht. Jaschke wies auf die wichtige prognostische Bedeutung des Blutdrucks hin. Die Art des Ikterus ist wichtig: schmutziggelbe Hautfarbe spricht für die absolut infauste puerperale Gasbazillensepsis.

Wichtig ist auch die Beobachtung der Atmung. Solange die Atemfrequenz noch normal ist, dürfte eine drohende Gefahr nicht unmittelbar bevorstehen.

Sellheim benutzt auch die Reaktionsprüfung des Körpers nach hydriatischen Reizen zur Prognosenstellung. Wenn nach Applikation eines Umschlages mit zimmerwarmem Wasser Atmung und Puls und Temperatur sich merklich bessern, so ist die augenblickliche Prognose gut.

Das Auftreten von Eiweiß und Zylindern im Urin weist auf eine durch Toxine bedingte Schädigung der Nieren hin. Auch der Nachweis von Streptokokken ist von Bedeutung. Diese können sowohl auf dem Blutwege in die Nieren und von dort in den Harn gelangt sein (Nierenabszesse) oder auf dem Lymphwege von eitrigen Entzündungen im kleinen Becken her direkt durch die Blasenwand eingedrungen sein. In jedem Falle bedeuten sie eine ernste Prognose.

Die morphologische Blutuntersuchung bietet nur unsichere Anhaltspunkte für die Prognose.

Nach Kownatzky bedeutet das Auftreten von Poikilozytose und starke Verminderung der roten Blutkörperchen ein ungünstiges Zeichen. Herkel u. a. haben jedoch sehr wechselnde Befunde in dieser Hinsicht gesehen, so daß die Beurteilung nach dem Blutbilde keineswegs zuverlässig erscheint. Erhöhung der Leukozytenzahl finden wir in der Regel bei der lymphogenen Sepsis, namentlich bei der Peritonitis, jedoch auch bei der Parametritis. Im Laufe der Peritonitis kommt es gelegentlich zu einem Leukozytensturz. Das ist immer ein schlechtes Zeichen, da es für ein Nachlassen der Widerstandskraft des Körpers spricht. Die rein thrombophlebitische Form hat meist normale Leukozytenzahlen. Die prozentuale Auszählung der einzelnen Leukozytenarten bietet nach den Untersuchungen von Sachs aus dem Virchow-Krankenhaus einen gewissen prognostischen Anhalt. Steigt z. B. bei der lokalen Streptokokkenendometritis, wo eine Allgemeininfektion droht, plötzlich bei normaler Gesamtzahl der Leukozyten die Zahl der Neutrophilen von 70% auf 85—90%, während die Lymphozyten zurücktreten und bei den Basophilen die großzelligen überwiegen, so gilt das für eine schlechte Prognose, die zu einem Eingreifen drängt.

Der Nachweis der Arnethschen Verschiebung des neutrophilen Blutbildes nach links gibt bisweilen ähnliche prognostische Fingerzeige. V. Schilling hat neuerdings auf die Wichtigkeit des Leukozytenbildes hingewiesen.

Entscheidender als die morphologische Blutuntersuchung kann häufig die bakteriologische Blutuntersuchung für die Prognose werden. Diese in der bekannten Weise vorgenommene Untersuchung (20 ccm Blut mit flüssigem Agar vermischt, auf Petrischalen ausgegossen oder in 10%ige Dextrosebouillon ausgesät) bringt in einem großen Teile der Fälle positive Resultate. Unbedingt erforderlich ist es nach den neueren Untersuchungen Schottmüllers, stets auch eine anaerobe Aussaat des Blutes vorzunehmen, da der anaerobe Streptococcus putridus eine große Rolle bei der Puerperalsepsis spielt. Technik siehe Seite 113. Lenhartz sah unter 31 Fällen von Puerperalfieber, die während des Lebens untersucht wurden, 22 mit positivem Befunde, darunter 20 mit Streptokokken. Sachs hat bei 39 tödlichen Sepsisfällen 29 positive Blutkulturen an Lebenden gehabt.

Der positive Nachweis von hämolytischen Streptokokken im Blute beim Kindbettfieber trübt die Prognose namentlich dann, wenn bei wiederholten, in Abständen von einigen Tagen vorgenommenen Blutentnahmen stets Streptokokken wachsen. Es muß jedoch betont werden, daß bei der Endometritis septica und bei der lymphogenen Form einige wenige Keime auf den Blutplatten den günstigsten Ausgang noch keineswegs ausschließen. Starke Überschwemmung des Blutes mit Streptokokken macht die Prognose zu einer letalen. Der Befund von Staphylokokken bedeutet fast regelmäßig das tödliche Ende. Der anaerobe Staphylokokkus gibt jedoch eine günstige Prognose.

Findet man den anaeroben Streptococcus putridus beim septischen Abort im Blute, so bedeutet das noch keine ungünstige Prognose, da durch richtiges therapeutisches Handeln (sofortige Ausräumung des Uterus) der Zustand schnell gebessert werden kann. Der Befund von putriden Streptokokken bei der thrombophlebitischen Form gibt stets eine sehr ernste Prognose.

Wird der Streptococcus viridans im Blut gefunden, so ist ein relativ gutartiger Verlauf wahrscheinlich, vorausgesetzt, daß keine Endokarditis zur Ausbildung kommt, die schließlich den Exitus herbeiführt.

Andererseits darf man aus einem negativen Ausfall der bakteriologischen Blutuntersuchung nicht etwa auf eine günstige Prognose schließen. Besonders bei der mit Thrombophlebitis einhergehenden Sepsisform kommt es bisweilen vor, daß die Blutuntersuchung negativ ausfällt, obgleich bei der Autopsie die Thromben mit Streptokokken ausgestopft sind. Die infizierten Gefäße sind dann so fest mit Thrombenmassen ausgefüllt, daß keine Streptokokken in die Blutbahn gelangen können, außer wenn sich Partikelchen vom Thrombus loslösen.

Sehr viel diskutiert wird in neuerer Zeit die Prognose des Kindbettfiebers nach dem bakteriologischen Untersuchungsbefund des Lochialsekrets. Im Scheidensekret der gesunden Wöchnerin kommen neben Kolibazillen und anaeroben Stäbchen Staphylokokken und Streptokokken vor. Schottmüller wies darauf hin, daß man mit Hilfe der Blutagarplatten die virulenten von den weniger virulenten Streptokokken unterscheiden könne, indem die ersteren Hämolyse, die letzteren keine Hämolyse hervorrufen. Nun findet man aber auch im Lochialsekret der gesunden Wöchnerin bisweilen hämolytische Streptokokken, ohne daß die Frau an Fieber erkrankt (Sigwart).

Die Orientierung über den Keimgehalt des Scheidensekretes geschieht am besten in folgender Weise: Man vermischt eine Öse des Scheidensekretes, das mittels des Döderleinschen Röhrchens entnommen wird, mit einem Tropfen Bouillon und überträgt je eine Öse davon

1. auf die Oberfläche einer Blutplatte, die aerob bei 37° gehalten wird,
2. auf eine anaerobe Blutplatte nach Lentz oder auf eine anaerobe Schüttelkultur.

Die Anwesenheit von hämolytischen Streptokokken beweist bei einer im übrigen gesunden Wöchnerin prognostisch nichts, bei einer kranken gilt es, bakteriologische und klinische Befunde richtig gegeneinander abzuwägen. Ein positiver Befund hämolytischer Streptokokken bei gut aussehenden Ulcera puerperalia und gutem Allgemeinbefinden ist nichts Schlimmes, dagegen bedingt die Feststellung hämolytischer Streptokokken bei septischer Endometritis mit Schüttelfrost und Fieber in schmierig belegten Geburtwunden eine ernste Prognose. Dasselbe gilt für den Nachweis des anaeroben Streptococcus putridus. Bei einer Parametritis ist der Nachweis hämolytischer Streptokokken noch keineswegs gleichbedeutend mit einer ungünstigen Prognose, da durch Operation rettend eingegriffen werden kann.

Wir sehen aus dem Gesagten, daß die Prognosenstellung aus der bakteriologischen Prüfung des Lochialsekretes im Zusammenhang mit den klinischen Kriterien gewisse Anhaltspunkte geben kann; nur ist vor einer Überschätzung der bakteriologischen Untersuchungsresultate zu warnen.

Prophylaxe. Die Verhütung der Puerperalsepsis fällt mit der Forderung der Sepsis bei allen Eingriffen am Geburtskanal zusammen. Das Kindbettfieber ist in Preußen anzeigepflichtig.

Neuerdings ist von Louros (Arch. f. Gynäkol. Bd. 116. 1923) eine prophylaktische Immunisierung gegen Streptokokken-Blutinfektion für Schwangere empfohlen worden, ebenso vor Operationen. Man spritzt 14—20 Tage zuvor eine Ampulle = 250 Millionen Streptokokken intraglutaeal ein, nach 5—10 Tagen nochmals 500 Millionen. Also eine aktive Immunisierung! Der Impfstoff (Louros-Vakzine A) ist von den Beringwerken-Marburg zu beziehen. Kreißende erhalten 500 Millionen Streptokokken intramuskulär und gleichzeitig 50 ccm Streptokokkenserum „Behringwerke" ebenfalls intraglutaeal.

Therapie der Puerperalsepsis [1]). Zwei Gesichtspunkte kommen bei der Behandlung des Puerperalfiebers zur Geltung. Einmal muß versucht werden, die Quelle der Infektion zu verstopfen, und dann, die allgemeinen Schutzkräfte des Organismus zu kräftigen. Die Quelle der Infektion kann verstopft werden:
1. durch Beseitigung der pathogenen Keime an ihrer Eintrittspforte,
2. durch Entfernung des infizierten Uterus,
3. durch Unterbindung eines thrombosierten Venenstammes.

1. Die Beseitigung der pathogenen Keime an ihrer Eintrittspforte durch Desinfektion ist nur in sehr beschränktem Maße möglich, da sie der kurzen Einwirkung unserer gebräuchlichen Desinfektionsmittel meist widerstehen. So wird das Hauptgewicht darauf zu legen sein, möglichst viel der pathogenen Keime rein mechanisch zu entfernen und im übrigen die Reaktion des Körpers, Anlockung von Leukozyten und Bildung eines Granulationswalles anzuregen. Dementsprechend wird bei der Endometritis nach Abort oder Partus das erste Erfordernis sein, festzustellen, ob nicht noch Plazentarreste oder Deziduafetzen vorhanden sind. Sie sind dann manuell zu entfernen, evtl. in Narkose; dann aber folgt eine gründliche Uterusspülung mit 1%iger Lysollösung oder 50%igem Alkohol; die Curette bleibt am besten fern. Danach sinkt in der Regel bald die Temperatur und es tritt eine Wendung zum Besseren ein. Ist dies nicht der Fall, so ist bisweilen eine permanente Spülung von Erfolg. Dabei wird ein Glasrohr eingeführt und mit milden Desinfizientien, wie 2%igem

---

[1]) Vgl. hierzu die Ausführungen in dem Kapitel „Allgemeines über die Therapie der septischen Erkrankungen" S. 133.

Borwasser, $1/_2\,{}^0/_0$iger essigsaurer Tonerde stundenlang, evtl. sogar mehrere Tage gespült. Ist die Infektion schon über den Uterus hinausgedrungen, so daß es zu Entzündungsprozessen in der Umgebung, Parametritis, Peritonitis oder schon zur Allgemeininfektion gekommen ist, so hat die Ausspülung des Uterus meist wenig Erfolg mehr.

Außer den Ausspülungen wird reichlich Ergotin subkutan oder per os gegeben, um die Kontraktionen des Uterus anzuregen. Demselben Zweck dient das Auflegen einer Eisblase. Einrisse und Wunden in der Vagina oder an der Portio, die schmierig belegt sind, werden mit Jodtinktur behandelt.

Nicht unerwähnt soll bleiben, daß man neuerdings zu einer mehr konservativen Behandlung der septischen Endometritis rät, die sich auf Ergotin und Eisblase beschränkt (Fromme, Winter). Nur dann soll die Entfernung zurückgebliebener Plazentarreste vorgenommen werden, wenn Blutungen das Leben der Mutter gefährden.

2. Die Exstirpation des Uterus, die Sippel zuerst empfahl, erfreut sich keiner allgemeinen Anerkennung. Es kommt das daher, weil es schwer ist, die Indikation zur Operation ganz richtig zu stellen. A priori hat es natürlich etwas sehr Bestechendes, die Quelle der Blutinfektion, das erkrankte Organ zu entfernen, wie man auch ein Glied mit einer Phlegmone gelegentlich amputiert, um das Leben des Kranken zu retten. Zwecklos ist die Operation aber bei der thrombophlebitischen Form der Sepsis, weil hier der entzündliche Prozeß im Uterus meist schon abgelaufen ist, wenn die Erscheinungen der septischen Thrombose auftreten. Die Entfernung der Gebärmutter hat natürlich auf diese Erscheinungen gar keinen Einfluß mehr. Von Wirksamkeit wird die Operation hauptsächlich sein bei der auf den Uterus beschränkten septischen Endometritis; auch bei der lymphogenen Form der Sepsis ist ein Versuch gerechtfertigt, wenngleich der Eingriff wegen der Gefahr der Infektion des Peritoneums gefährlich ist. Koblank hat bei 15 Kranken die Totalexstirpation vorgenommen, davon sind 6 geheilt und 9 gestorben.

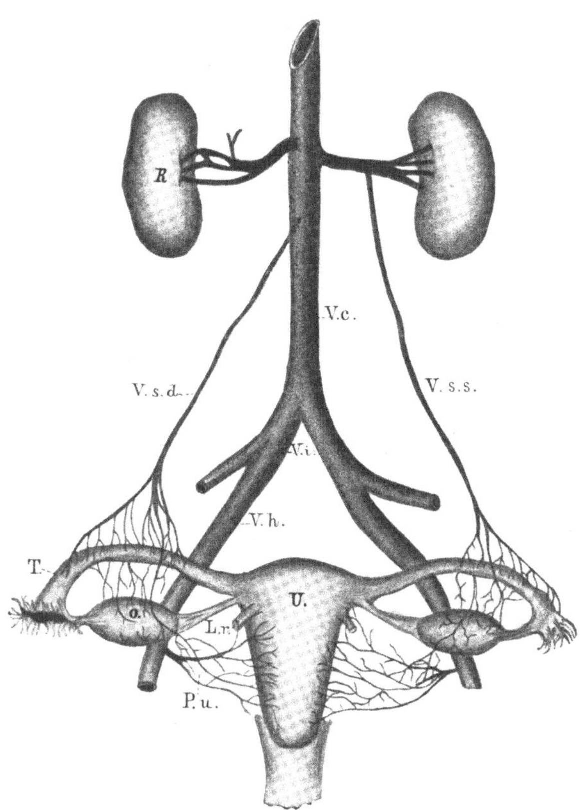

Abb. 87. Venen der weiblichen Genitalorgane: schematisch nach Lenhartz.

R Niere. *V.c.* Vena cava. *V.s.d.* Vena spermatica dextra. *V.s.s.* Vena spermatica sinistra. *V.i.* Vena iliaca. *V.h.* Vena hypogastrica. *U.* Uterus. *T.* Tube. *O.* Ovarium. *L.r.* Ligament rotund. *P.u.* Plexus uterin.

3. Häufiger angewendet wird die Unterbindung der abführenden Venenstämme und besonders die der Spermatica bei der thrombophlebitischen Sepsisform. W. A. Freund hat zuerst versucht, analog der Unterbindung der Jugularis bei der otogenen Pyämie, auf diesem Wege die Heilung der Puerperalsepsis herbeizuführen. Trendelenburg hat mehrfach die Hypogastrica unterbunden. Die Unterbindung der Spermatica, die anfangs eine Reihe Mißerfolge brachte, hat sich zu einer jetzt häufiger geübten Operation ausgebildet, doch ist die Indikationsstellung dabei von größter Wichtigkeit. Von 51 Fällen, in denen eine Venenunterbindung vorgenommen wurde, starben 32 = 67,7%, geheilt wurden 19 = 37,3%. Bei 115 von Venus angeführten Fällen betrug die Mortalität 66%. Martens (Arch. f. klin. Chirurg. Bd. 116, S. 727, 1921, Literatur) starben 4 Patienten von 11 operierten, die übrigen 7 kamen durch. Nur auf Grund der Beobachtung einiger Schüttelfröste zu operieren, hat keinen Zweck; andererseits ist es aber zu spät, wenn die Thrombose bereits zur Cava reicht. Auch wenn schon vielfache eitrige Metastasen aufgetreten sind, kommt man meist zu spät. Auf den Zeitpunkt der Operation kommt also alles an. Bumm stellt die Indikation, dann zu operieren, wenn es in Narkose möglich ist, die thrombosierte Spermatica zu palpieren. Freilich fühlen sich verdickte Lymphstränge im Parametrium bisweilen ähnlich an. Differentialdiagnostisch wichtig wird dann nach Koblank die Leukozytenkurve. Wie oben schon erwähnt, ist sie bei der unkomplizierten Thrombophlebitis normal, während bei Parametritis und Peritonitis erhöhte Leukozytenzahlen gefunden werden.

Bumm empfiehlt bei beiderseitiger Thrombose die beiden Venae spermaticae und hypogastricae, bei einseitiger Thrombose die Iliaca communis neben der Spermatica zu unterbinden.

Bezüglich der Technik sei nur erwähnt, daß der transperitoneale Weg jetzt allgemein häufiger beschritten wird als der extraperitoneale.

Bei Peritonitis ist die Öffnung der Bauchhöhle mit nachfolgender Spülung mittels körperwarmer physiologischer Kochsalzlösung und Dauerdrainage oft noch von Erfolg.

Über die Wirksamkeit des Streptokokkenserums sind die Meinungen noch sehr geteilt; das hängt wohl mit der Art seiner Anwendung zusammen. Bei starker Überschwemmung des Blutes mit Streptokokken und multiplen eitrigen Metastasen kann auch das Serum nicht mehr helfen, selbst wenn es in den höchsten Dosen gegeben wird; dagegen sieht man vielleicht von der Serumtherapie ermutigende Erfolge dort, wo die Sepsis erst im Beginn ist, bei der Endometritis septica und bei der lymphogenen Sepsisform, vorausgesetzt, daß erst wenige Keime ins Blut gedrungen sind. Bei der thrombophlebitischen Form und bei der septischen Peritonitis werden wir in der Regel keinen Erfolg erwarten können, weil immer wieder aufs neue infektiöses Material in den Kreislauf gelangt. Hier kann die Serumtherapie höchstens als unterstützendes Moment bei der operativen Behandlung gelten.

Für die Serumtherapie sind das Marmoreksche, das Aronsonsche, das Paltaufsche Serum und andere empfohlen worden. Jochmann bevorzugte das Höchster Serum nach Ruppel und Meyer und empfahl es sofort nach Feststellung einer Puerperalsepsis, nicht erst, wenn alle anderen Hilfsmittel erschöpft sind, in Dosen von 50—100—200 ccm subkutan oder 50 ccm intravenös zu geben. Diese Dosen können in den nächsten Tagen noch 2—3 mal wiederholt werden. Erst abzuwarten, ob die bakteriologische Blutuntersuchung Streptokokken nachweist, empfiehlt sich nicht. „Lieber einmal zu viel als zu wenig Serum injizieren." Die Feststellung einer fieberhaften Endometritis im Wochenbette bei gleichzeitigem Gehalt der Lochien an hämolytischen Streptokokken ist meines Erachtens schon eine Indikation zur Serumtherapie. Vgl. im übrigen die Therapie der septischen Erkrankungen S. 133.

Literatur: Halban und Köhler: Pathol. Anat. d. Puerperalprozesses. Wien-Leipzig 1919. — Köhler: Therapie des Wochenbettfiebers. Deuticke 1920.

Otogene Sepsis.

Die otogene Sepsis nimmt meist ihren Ausgang von einer akuten oder chronischen Otitis media. Libmann fand unter 272 Fällen im Otitiseiter 189 mal Streptokokken (81 %), 20 mal Streptococcus mucosus, 19 mal Pneumokokken (8 %), in selteneren Fällen Staphylokokken, Pyozyaneus und Proteus. In ähnlichem Sinne äußern sich Leutert, Wittmaack u. a., nur daß nach einigen vielleicht die Pneumokokken in etwas höherem Grade beteiligt zu sein schienen. Neuerdings wies Schottmüller auf das häufige Vorkommen des Streptococcus anaerobius hin.

Der Weg, auf dem am häufigsten die Sepsis zustande kommt, ist die Entstehung einer Sinusthrombose. Nur ausnahmsweise kommt die Invasion der Keime in die Blutbahn ohne Bildung einer Sinusthrombose durch Infektion der kleinen Knochenvenen (Osteophlebitis Körners) oder direkt von der Schleimhaut aus in den Kreislauf zustande.

Oft ist es eine chronische Otitis mit Cholesteatombildung, die zur Sepsis führt, doch gibt auch die akute Otitis bisweilen Anlaß zu dieser Erkrankung. Der eitrige Prozeß geht vom Mittelohr auf die Zellen des Warzenfortsatzes über und führt entweder zunächst zu perisinuösen Abszessen oder zur eitrigen Sinusphlebitis. Am häufigsten ist der Sinus transversus, oft auch der Sinus petrosus superior ergriffen, auch das obere Drittel der Vena jugularis kann an dem Prozeß teilnehmen. Die Jugularis ist nach Jansen bei der Thrombose des Sinus transversus in 50 % mit angegriffen. Selten ist die isolierte septische Thrombose der Fossa jugularis.

Die Sinusphlebitis beginnt plötzlich unter Übelkeit und Erbrechen, starken Kopfschmerzen und Schwindel. Ein heftiger Schüttelfrost tritt auf, und schnell steigt die Temperatur bis auf 40°. Dabei findet sich am Warzenfortsatz, besonders an seinem hinteren Rand, Druckempfindlichkeit, und am Ausgange des Emissarium mastoideum bemerkt man eine ödematöse Schwellung. Bei Beteiligung der Vena jugularis fühlt man eine strangförmige Schwellung derselben am vorderen Rand des Kopfnickers und schmerzhafte Drüsen.

Tritt die Sinusphlebitis nach akuter Otitis auf, so ist der Beginn oft nicht so leicht zu erkennen wie bei der chronischen Eiterung; immerhin kann man mit Wahrscheinlichkeit eine Sinusthrombose annehmen, wenn trotz Parazentese und guten Abflusses des Eiters die schweren Allgemeinerscheinungen, Fieber, Mattigkeit und Kopfschmerzen nicht weichen und häufige Schüttelfröste auftreten.

Ein sehr wichtiges Moment für die Diagnose spielt die bakteriologische Blutuntersuchung einer aus der Armvene entnommenen Probe. Es gelingt häufig, bei septischer Sinusthrombose die Erreger im Blute nachzuweisen. Libman hatte unter 26 Fällen von Sinusthrombose 9 positive Resultate, und zwar fand er stets Streptokokken im Blut. Zur Differentialdiagnose gegen andere hochfiebernde Erkrankungen empfiehlt Libman die gleichzeitige bakteriologische Untersuchung des Armvenenblutes und des durch Punktion aus dem Sinus gewonnenen Blutes. Im Sinusblut sind bei septischer Thrombose fast stets die Erreger nachzuweisen. Es muß jedoch möglichst tief in der Nähe des Bulbus venae jugularis punktiert werden. Ein negatives bakteriologisches

Untersuchungsresultat des Sinusblutes beweist aber nichts gegen eine Thrombose; also nur positive Resultate sind zu verwerten.

Neben der Sinusphlebitis führt die fortschreitende Eiterung manchmal auch zu subduralen Abszessen oder Hirnabszessen. Wir finden dann häufig eine Stauungspapille. Auch Schwindelanfälle sind in der Regel dabei vorhanden. Das nicht seltene Auftreten einer eitrigen Meningitis kündigt sich durch Nackenstarre, Kernigsches Symptom, Hauthyperästhesie, Strabismus, Pupillendifferenz und andere Störungen im okulopupillarischen Gebiet, ferner Konvulsionen usw. an. Eine Lumbalpunktion, die trübes Exsudat und erhöhten Druck ergibt, sichert meist schnell die Diagnose. Außerordentlich oft macht die Sinusthrombose eitrige Metastasen, was ja erklärlich ist, da sich leicht Thrombuspartikelchen loslösen können und in den Kreislauf gelangen. Demgemäß sind die häufigsten Metastasen die Lungenabszesse, da hier am ehesten Teilchen der Thromben festgehalten werden können. Weiterhin sind metastatische Abszesse in den Muskeln, in den Gelenken und in den Schleimbeuteln nicht selten.

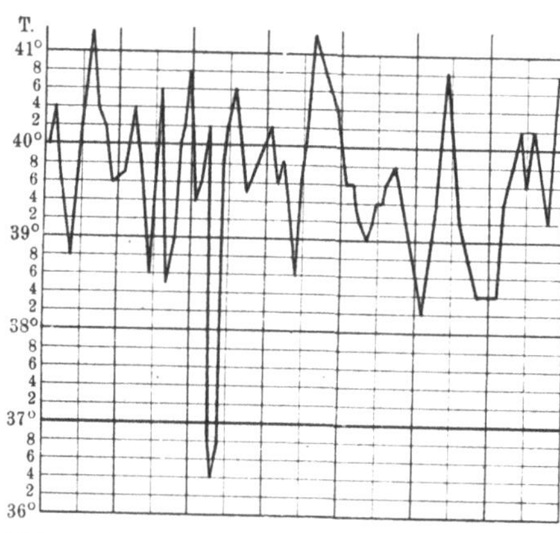

Abb. 88. Sinusthrombose. Streptokokkensepsis.

Körner unterscheidet eine pyämische und eine septische Verlaufsform, von denen die erstere vorwiegend durch die Metastasenbildung und das charakteristische pyämische Fieber mit raschen Temperatursteigerungen und -abfällen, die letztere durch die stürmische Verlaufsweise und schweren Vergiftungs-erscheinungen bei hohem, mehr kontinuierlichen Fieber gekennzeichnet ist. Nach unserer eingangs empfohlenen Nomenklatur würden diese Formen als Sepsis mit Metastasen bzw. ohne Metastasen zu bezeichnen sein. Bei der metastasierenden Sepsis unterscheidet Körner noch die an jungen Individuen beobachtete, prognostisch relativ günstige Form, bei der die Metastasen weniger in den Lungen als vielmehr in den Gelenken, Schleimbeuteln und Muskeln auftreten. Es ist schwer, hier an bestimmten, schematisch festgelegten Typen festhalten zu wollen, da alle Übergänge zwischen den genannten Typen vorkommen. Der häufigste Fiebertypus ist jedenfalls das intermittierende mit Schüttelfrösten einhergehende Fieber (vgl. Abb. 88). Ein konstantes Begleitsymptom ist der heftige Kopfschmerz. Störungen des Sensoriums wie Benommenheit und Delirien sind nicht selten.

Die Therapie der Sinusphlebitis besteht in breiter Eröffnung des thrombosierten Sinus und eventuell anschließender Unterbindung der Vena jugularis.

Die Methode geht auf Taufal zurück, der sie 1884 bei eitriger Thrombose des Sinus transversus vorschlug.

Voraussetzung für einen guten Erfolg ist natürlich das möglichst frühzeitige Eingreifen. Sind erst multiple Metastasen im Körper aufgetreten, so ist auch von der Operation nichts mehr zu erwarten. Interessant sind die Beobachtungen Libmans, daß man den Effekt des operativen Eingriffs durch die bakteriologische Blutuntersuchung bisweilen kontrollieren kann. Wird in einem Fall mit positivem Streptokokkenbefund der Sinus breit eröffnet oder die Jugularis unterbunden, so schwinden die Streptokokken meist schnell aus dem Blut.

Sind sie auch weiterhin nachzuweisen, so weist das auf eine bestehende septische Endokarditis oder auf andere schwere Komplikationen hin.

Die Prognose der septischen Sinusphlebitis, die bei nicht rechtzeitigem Eingreifen fast stets letal ist, wird durch die Operation sehr verbessert. Es gelingt, in etwa $^1/_2 - ^3/_4$ der Fälle Heilung herbeizuführen.

Außer von einer Sinusthrombose können otogene Allgemeininfektionen auch von einer Mastoiditis ausgehen, wie sie z. B. nach Scharlach sehr häufig ist. Man kann deshalb nicht oft genug darauf aufmerksam machen, daß bei der Scharlachotitis beizeiten die Parazentese gemacht wird, und daß vor allem bei jeder Mastoiditis mit Rötung und Druckempfindlichkeit des Warzenfortsatzes die Aufmeißelung des Prozessus vorgenommen wird.

Auch bei otogener Meningitis nach Otitis media kommt es häufig zur allgemeinen Sepsis. Hier kann man außer im Blut die Streptokokken auch in der Lumbalflüssigkeit nachweisen. Ich fand wiederholt dabei den hämolytischen Streptokokkus. Libman sah in zwei solcher Fälle den Streptococcus mucosus im Blut.

Am Schlusse dieses Kapitels sei besonders darauf hingewiesen, wie wichtig es ist, bei septischen Krankheitsbildern, deren Ursprung unklar ist und bei denen Sepsiserreger im Blute gefunden werden, stets auch an das Gehörorgan zu denken, das nach dem Gesagten gar nicht selten zum Ausgange für Allgemeininfektionen wird. — Neuere Literatur: Heine: Über die otogene Pyämie und Sepsis (Übersichtsreferat). Münch. med. Wochenschr. 1919. Nr. 44. — Fleischmann: Behandlung der otogenen und rhinogenen eitrigen Meningitis. Klin. Wochenschr. 1922. Nr. 48.

Von den Harnwegen ausgehende Sepsisformen.

Neben örtlichen Entzündungen der Harnwege, wie Zystitis und Pyelitis, können besonders therapeutische Manipulationen, wie Bougieren, Katheterismus, Dilatationen, zur Entstehung von Blutinfektionen Anlaß geben. Man hat sich lange darüber gestritten, ob die nach solchen äußeren Eingriffen auftretenden plötzlichen Temperatursteigerungen, die unter dem Namen Katheterfieber bekannt sind, durch Infektion mit Bakterien oder durch Intoxikation mit Uringiften bedingt seien. Es mehren sich in neuerer Zeit die Beobachtungen, daß in den meisten Fällen von Katheterfieber von kleinen Schleimhautdefekten aus eine Einschwemmung von Bakterien in die Blutbahn stattfindet, und zwar hauptsächlich von Staphylokokken. Bertelsmann und Mau, Lenhartz und Jochmann haben zur Kenntnis dieser Frage beigetragen. In den meisten Fällen von Katheterfieber widersteht der Organismus siegreich dem Ansturm der Bakterien, da er über genügend Schutzkräfte verfügt, die eine Vermehrung der Feinde nicht aufkommen lassen, sondern sie nach einiger Zeit abtöten. Klinisch macht sich dann die Einschwemmung der Keime ins Blut nur durch vorübergehende, ein bis zwei Tage anhaltende Fieberbewegungen bemerkbar. In anderen Fällen kommt es zur allgemeinen Sepsis und zum tödlichen Ausgang.

Die häufigsten Erreger der Sepsis der Harnwege sind der Staph. albus und aureus, teils allein, teils zusammen und in zweiter Linie Streptokokken und Kolibazillen, seltener Gonokokken.

In den meisten Fällen von Katheterfieber sind nicht lokale Eiterungen, sondern kleinste Schleimhautdefekte oder Einrisse die Eintrittspforte der Blutinfektion. Dabei braucht keineswegs immer eine therapeutische Manipulation voranzugehen, um den Anfall auszulösen. Es kommen vielmehr auch spontan, z. B. bei Patienten mit Harnröhrenstriktur plötzliche Fieberattacken mit nachfolgender Sepsis vor. Hier ist die Stauung die auslösende Ursache. Der Patient ist gezwungen, mit großer Anstrengung den Urin durch die verengte Stelle zu pressen, wobei er sich gelegentlich durch kleinste Risse oder Epithellücken pathogene Keime ins Gewebe und auf diesem Wege in die Blutbahn preßt. Der Weg, den die Kokken von hier aus nehmen, ist mitunter durch eine Thrombophlebitis im Plexus prostaticus gekennzeichnet. In sieben zur Sektion gekommenen Fällen von Katheterfieber fanden sich fünfmal nur kleinste Schleimhautdefekte an der Strikturstelle und zweimal Prostataabszesse. In einem von Jochmann beobachteten Fall von Kathetersepsis (Staphyl. pyogen. alb.) fand sich eine 4 cm lange eingerissene Striktur in der Harnröhre.

Meist ist das Bild der von den Harnwegen ausgehenden Blutinfektion das einer metastasierenden Sepsis mit Schüttelfrösten und eitrigen Metastasen in Lungen, Gelenken usw. Vor allem gefürchtet ist aber jene septische Metastase, die in der Regel die letale Prognose bedeutet: die Endokarditis. Unter sieben Fällen von Katheterfieber wurden fünfmal Endokarditis beobachtet.

Gar nicht selten erlebt man es, daß die Endokarditis während des Lebens nicht erkennbar ist und erst der autoptische Befund endokarditische Auflagerungen zeigt. Trotz relativ großen Effloreszenzen an den Klappen können Geräusche ganz fehlen.

Geht die Blutinfektion von den höheren Teilen der Harnwege, von der Blase oder vom Nierenbecken aus, so ist häufig die Stauung als auslösende Ursache anzusprechen. So sind Prostatiker mit chronischer Zystitis schwer bedroht, weil der in der Blase sich stauende bakterienhaltige Harn jeden Moment von der entzündlich veränderten Blasenschleimhaut aus das Blut mit septischen Keimen überschwemmen kann. Auch bei der durch Steine bedingten Pyelitis mit anschließender Sepsis spielt das Moment der Stauung eine wichtige Rolle. Ferner findet man auffällig häufig bei den im Anschluß an Zystitis auftretenden Sepsisformen eine von einer Gonorrhöe herrührende Harnröhrenstriktur, die nicht nur in ursächlichem Zusammenhange mit der Zystitis, sondern schließlich auch mit der nachfolgenden Sepsis steht. Ein lehrreiches Beispiel dieser Art der Sepsisentstehung ist in Kurve Abb. 71 wiedergegeben.

Die Prognose der von den Harnwegen ausgehenden Sepsisformen hängt zunächst davon ab, ob bereits Metastasen aufgetreten sind oder nicht. Die metastatischen Formen, namentlich die mit Endokarditis einhergehenden, sind wohl stets verloren. Die anderen Formen haben eine günstigere Prognose, doch hängt der definitive Ausgang davon ab, ob die Momente, die das Zustandekommen der Blutinfektion begünstigen (Stauung, Urethrastriktur, chronische Zystitis), beseitigt werden können oder fortbestehen.

Die Sepsis der Säuglinge.

Da die septischen Erkrankungen im Säuglingsalter eine Reihe eigener Züge besitzen, ist ihre gesonderte Besprechung nützlich. Als Erreger kommen hauptsächlich in Betracht: Staphylokokken, Streptokokken (darunter besonders die Darmstreptokokken Escherichs), Pneumokokken, Kolibazillen, die Bazillen der Paratyphus- und Gärtnergruppe, mitunter auch Gonokokken und Influenzabazillen, ferner der Friedländer, der Meningokokkus und der Pyozyaneus, der wiederholt bei gehäuft auftretenden Fällen von Nabelsepsis in Entbindungsanstalten gefunden wurde.

Übertragung. Meist handelt es sich um ektogene Infektionen, bei denen die verschiedensten Momente: infizierte Hände, die Luft und die Milch eine Rolle spielen können. Die Kuhmilch enthält ganz gewöhnlich Eitererreger;

bei stillenden Frauen können Bakterien von außen her in die Milchgänge einwandern, bei Mastitis können Eitererreger in die Milch übergehen. Aus der Blutbahn treten bei septischen Müttern nur dann Bakterien in die Milch über, wenn lokale Läsionen des Milchdrüsengewebes, z. B. durch lokale Blutungen, vorhanden sind. Das Auswaschen des Mundes ist eine häufige Infektionsquelle, seltener das Badewasser. Vor allem aber ist infektiöses Lochialsekret, das bekanntlich auch normalerweise oft Eiterkokken enthält, eine gefährliche Infektionsquelle für den Säugling entweder bei der Geburt selbst oder indirekt durch die Mutter. Schließlich können in Hospitälern von Fall zu Fall durch unreine Hände, Instrumente usw. Übertragungen erfolgen.

Die Empfänglichkeit der Säuglinge für septische Infektionen ist ungemein groß und erhöht sich noch bei Frühgeburten. Als Ursache dieser Erscheinung müssen verschiedene Momente gelten: Die leichte Durchgängigkeit der Haut (infolge der mangelnden Hornhautschicht [Hulot]), die Durchlässigkeit des Epithels der Magendarmschleimhaut, die, wie es scheint, schon normalerweise in den ersten Lebenswochen Bakterien passieren lassen kann (Czerny) und vor allem die geringe Fähigkeit, Schutzstoffe zu bilden (Halban und Landsteiner). Brustkinder sollen durch die in der Muttermilch reichlich enthaltenen bakteriziden Stoffe mehr geschützt sein als Flaschenkinder, die mit der an solchen Stoffen ärmeren Kuhmilch ernährt werden. Dadurch würde sich das häufige Vorkommen septischer Infektionen bei künstlich genährten Säuglingen zum Teil erklären. Dazu kommt bei Kindern der ersten Lebenstage die physiologische Wunde des Nabelstranges.

Damit sind wir bei den Eintrittspforten der Infektionen angelangt. In seltenen Fällen kann eine intrauterine Infektion des Kindes auf dem Wege der Plazenta durch die im Blute kreisenden Bakterien der septischen Mutter erfolgen. Ein anderer Weg ist die Aspiration infizierten Fruchtwassers, besonders bei vorzeitigem Blasensprung und die dadurch entstehende septische Pneumonie. Die häufigste Form der Säuglingssepsis ist die Nabelsepsis, die teils bei noch haftendem Nabelstrang, teils nach Abfall desselben entstehen kann. Sie war eine früher in geburtshilflichen Anstalten sehr verbreitete Infektion und ist mit der besseren Asepsis seltener geworden. Im Durchschnitt einer großen Geburtenzahl beträgt sie heute noch etwa 1 °/₀₀ (Bondy). Es handelt sich dabei meist um eine Phlebitis und eine Arteriitis umbilicalis, die mit geringen lokalen Symptomen am Nabel einhergeht. Auch die wenig widerstandsfähige Haut gibt zu leichten Einrissen, Abschilferungen und bei schlecht genährten Säuglingen zu Dekubitus, Ekzemen und Furunkulose Anlaß und führt dadurch nicht selten zu septischen Infektionen. Dasselbe gilt von den verschiedenen Schleimhautläsionen der Mundhöhle, mechanischen Abschilferungen bei der Reinigung, Bednarschen Aphthen, Stomatitis usw. Die Tonsillen dagegen treten an Bedeutung zurück; auch das Ohr ist nur selten der Ausgangspunkt einer Sepsis beim Säugling. Große Bedeutung wird von einigen Autoren (Czerny, Moser) der Magendarmschleimhaut als septischer Infektionsquelle beigemessen; dagegen ist in vielen Fällen eine Gastroenteritis der primäre Herd der Blutinfektion. In den Lungen können Bronchitis oder Bronchopneumonie den Ausgangspunkt der allgemeinen Erkrankung bilden. Gar nicht selten ist im Säuglingsalter die von den Harnwegen ausgehende Allgemeininfektion. Zystitis und Pyelitis sind, namentlich bei Säuglingen weiblichen Geschlechts, häufiger als früher bekannt die Eintrittspforten septischer Erkrankungen (Göppert).

Krankheitsbild. Die klinischen Erscheinungen der Sepsis beim Säugling sind sehr verschieden. Oft verläuft sie ganz wie eine akute Gastroenteritis mit Erbrechen, Durchfällen und hohem Fieber. Bei anderen stehen entzündliche

Erscheinungen des Nabels, der Haut, der Lungen oder der Harnwege im Vordergrunde. Ist die Haut die Eintrittspforte, so ist bemerkenswert das Überspringen der Lymphbahnen; Lymphangitis und Lymphadenitis sind in der Regel nicht vorhanden. Thrombophlebitis ist nur bei der Nabelsepsis eine gewöhnliche Erscheinung.

Fieber ist im Beginn meist vorhanden und erreicht hohe Grade, um nachher bald abzufallen und unregelmäßig remittierenden Kurven zu weichen (Knöpfelmacher). Gegen Ende treten meist Kollapstemperaturen auf, Schüttelfröste fehlen. Das Sensorium ist meist benommen; Zustände heftiger Exzitation wechseln ab mit Apathie; Konvulsionen sind selten.

Auf der Haut macht sich häufig eine Gelbfärbung bemerkbar, bei der Nabelsepsis kann sich der Ikterus zu einem bronzefarbenen Ton steigern (Porak, Durante). Sehr häufig treten Blutungen auf, teils als Petechien, teils als größere Suffusionen. Häufig ist die Nabelsepsis von Erysipel begleitet (vgl. Abb. 251). Mannigfache septische Erytheme können das Bild variieren.

Auf den Lungen sind häufig Bronchopneumonien, die nur bei größerer Ausdehnung erkannt werden. Auch multiple Lungenabszesse entstehen oft, entziehen sich aber meist der Erkennung. Seröse und eitrige Pleuritiden sind sehr gewöhnlich. Am Herzen ist die Perikarditis weit häufiger und leichter nachweisbar als die Endokarditis.

Das Abdomen ist meist aufgetrieben; oft kommt es zu Peritonitis. Der Urin enthält sehr häufig Eiweiß. Von leichteren Albuminurien bis zu schweren parenchymatösen und hämorrhagischen Nephritiden gibt es alle Übergänge. Man denke auch an die Möglichkeit einer Zystopyelitis als Ausgangspunkt der septischen Erkrankung.

Eitrige Metastasen finden sich zuweilen in den Gelenken, wo sie sich durch ödematöse Schwellung, weniger durch Rötung verraten, ferner an der Parotis, seltener im Knochenmark.

Die bakteriologische Blutuntersuchung läßt beim Säugling wegen der Schwierigkeit, genügend Blut zu bekommen, oft im Stich. Post mortem gelingt es fast immer, die Erreger nachzuweisen.

Die Prognose ist stets sehr ernst. Die Prophylaxe fordert strenge Asepsis bei der Geburt und bei der Nabelbehandlung und unbedingte Reinlichkeit bei der Pflege des Kindes. Die Mundhöhle darf nicht ausgewaschen werden. In Anstalten ist Isolierung aller Säuglinge in Boxen geboten.

Literatur siehe bei:

Lenhartz, H.: Die septischen Erkrankungen. Nothnagel, Spez. Pathol. u. Therap., Wien 1903. — Jochmann, G.: Septische Erkrankungen. Handb. d. inn. Med., herausgegeben von Mohr u. Staehelin, Bd. I, Berlin 1911. — Lexer, E.: Lehrb. d. allgem. Chirurg., 6. Aufl., Bd. I, Stuttgart 1912. — Mayer, A.: Septische Erkrankungen, in: Erkrankungen des weiblichen Genitales in Beziehung zur inneren Medizin. Nothnagel, Spez. Pathol. u. Therap., 2. Aufl., Suppl., Wien 1913. — Bondy, O.: Die septische Allgemeininfektion und ihre Behandlung: Ergebn. d. Chirurg. u. Orthop., Bd. II, Berlin 1913. — Schottmüller: Problem der Sepsis. Festschr. f. d. Eppendorfer Krankenhaus 1914. — Leschke: Kapitel Sepsis in Kraus-Brugsch, Spez. Pathol. u. Therap. inn. Krankh., Bd. II, 1918. — Bingold: Anaerobe Bakterien als Infektionserreger septischer interner Erkrankungen. Virchows Arch. f. pathol. Anat. u. Physiol. Bd. 234, 1921.

Akute Miliartuberkulose.

Die akute Miliartuberkulose (Mtbk.) entsteht durch Überschwemmung des Blutes mit Tuberkelbazillen, die in die verschiedensten Organe verschleppt werden und dort die Entwicklung zahlloser miliarer Tuberkeln hervorrufen. Vorbedingung für diese Allgemeininfektion ist das — klinisch freilich nicht immer nachweisbare — Vorhandensein eines tuberkulösen Herdes im Körper, von dem aus die Bazillen in großer Menge ins Blut gelangen können.

Pathogenese. Den erwähnten Zusammenhang hatte bereits Buhl lange vor der Entdeckung der Tuberkelbazillen erkannt, als er im Jahre 1856 über die Mtbk. schrieb: „Sie ist abhängig von dem vorherigen Bestehen eines nicht abgekapselten gelben Tuberkels oder einer Lungenkaverne und verhält sich zu dem Ausgangsherd wie die Pyämie zu einem Jaucheherd.“

Mit der Buhlschen Vorstellung war freilich die Pathogenese der Mtbk. noch wenig erklärt, denn die einfache Resorption tuberkulösen Giftes aus einem Käseherd kann noch nicht Mtbk. bedingen, sonst müßten alle Phthisen in Mtbk. übergehen. Ein Bindeglied zwischen Käseherd und Mtbk. entdeckte erst Weigert, der als Quelle der Allgemeininfektion die Gefäßtuberkeln erkannte, die sich in der Nähe tuberkulöser Herde entwickelten.

Der Einbruch der Tuberkelbazillen in die Blutbahn kann auf verschiedene Weise erfolgen. Entweder wird inmitten einer käsig zerfallenen Lymphdrüse oder einer käsigen Lungenpartie durch Arrosion der Venenwand eine Eingangspforte geschaffen, oder es kommt zur Erweichung und Ulzeration von tuberkulösen Herden der Gefäßwand (Intimatuberkeln), oder drittens der Einbruch in die Blutbahn erfolgt indirekt vom tuberkulös erkrankten Ductus thoracicus aus, indem die Bazillen in die Vena subclavia verschleppt werden.

Der direkte Einbruch eines Käseherdes in die Vene ist relativ selten; häufiger kommt es erst zur Bildung von Gefäßtuberkeln, namentlich der Lungenvenen oder des Ductus thoracicus, die dann erweichen und ihren Inhalt ins Lumen austreten lassen.

Auch die Intimatuberkeln des Ductus thoracicus, die Ponfick (1875) als häufigen Befund bei der Mtbk. erhob, aber erst Weigert in ihrer Bedeutung als Quelle der Allgemeininfektion erkannte, entstehen nur in der Minderzahl der Fälle durch direkte Fortleitung von einem anliegenden Käseherd aus. Am häufigsten führen verkäste Lymphdrüsen, deren Filter undicht geworden ist, dem Ductus thoracicus tuberkelbazillenhaltige Lymphe zu, so daß Gelegenheit zur Entstehung solcher Wandtuberkeln gegeben wird, die dann erweichen und große Massen von Bazillen an die Lymphe abgeben können.

Die Weigertsche Anschauung von der plötzlichen Entstehung einer Mtbk. durch eine einmalige Masseneinschwemmung von Tuberkelbazillen in die Blut- und Lymphbahn ist im Laufe der Zeit etwas modifiziert worden. Die Tatsache, daß man bei manchen Mtbk. Tuberkeln verschiedensten Alters findet, daß man z. B. im Lungenparenchym, namentlich aber in der Intima der Lungenpartien, bald ganz frische, bald schon verkäste Tuberkeln sieht, läßt darauf schließen, daß zu wiederholten Malen ein Schub von Tuberkelbazillen in die Blutbahn getreten ist. Benda hat dieses schubweise Abgeben von Tuberkelmaterial namentlich für die von ihm beschriebene Endangitis tuberculosa wahrscheinlich gemacht.

Das Blut ist für die Tuberkelbazillen kein geeigneter Nährboden, sondern lediglich Transportmittel; eine Vermehrung der Tuberkelbazillen im strömenden Blute findet nicht statt.

Die Entstehung ungeheurer Mengen gleich großer Tuberkeln in den verschiedensten Organen setzt also eine plötzlich erfolgte gleichzeitige Aussaat großer Mengen von Tuberkelbazillen voraus. Sind nebenher noch zahlreiche jüngere Entwicklungsstadien von Tuberkeln vorhanden, so läßt sich auf eine nach dem ersten Einbruch weiter dauernde schubweise Einschwemmung schließen. Eine solche Entladung in Schüben ist auch in vielen Fällen klinisch wahrscheinlich, wo der Krankheitsverlauf und namentlich das Fieber auffallend unregelmäßig und schwankend ist.

Die Entstehung der Mtbk. ist also in erster Linie abhängig von dem Vorhandensein eines primären tuberkulösen Herdes, ganz gleichgültig, ob er klein oder ausgedehnt ist, in zweiter Linie von dem Zustandekommen einer Gefäßtuberkulose, sei es durch direktes Übergreifen des tuberkulösen Prozesses oder durch metastatisch entstandene Intimatuberkeln.

Wir können die gewöhnlichen Formen der akuten Mtbk. als eine „metastasierende Sepsis durch Tuberkelbazillen", die von Landouzy, Reiche, Scholz beschriebenen akuten Verlaufsarten als „Sepsis tuberculosa acutissima" bezeichnen. Ganz wie bei einer septischen Erkrankung haben wir: Eintrittspforte, Sepsisentwicklungsherd, Bakteriämie, metastatische Herde in zahlreichen Organen, auch embolische Herde in der Haut (s. unten).

Der Zusammenhang der Mtbk. mit der Gefäßtuberkulose ist seit den ersten Mitteilungen Weigerts in einem immer wachsenden Prozentsatz festgestellt worden. Nach Schmorl und anderen gelingt es in 80—95% der Fälle, als Ausgangspunkt der Allgemeininfektion eine tuberkulöse Gefäßerkrankung zu entdecken. Die tuberkulöse Erkrankung der Lunge und der Bronchialdrüsen stellen die häufigste Quelle der Blutinfektion dar, am häufigsten durch Vermittlung einer Endophlebitis pulmonalis tuberculosa. In den Lungenvenen kommt es in der Nachbarschaft käsiger Herde zur Entwicklung größerer Gefäßtuberkeln, wie sie Weigert beschrieb, oder aber zu miliaren Intimatuberkeln, wie sie von Mügge zuerst gesehen wurden. Tritt dann eine Bazillenentladung ein, so werden die Keime sofort ins linke Herz und von hier aus in den großen Kreislauf getragen. Mehrmals wurde auch die Verlötung käsiger Bronchialdrüsen mit Lungenvenen und das direkte Übergreifen des Prozesses auf die Venenwand beobachtet. Ein Übertreten der Bazillen durch die unversehrte Gefäßwand von Venen und Arterien im Bereich erweichter tuberkulöser Bronchialdrüsen sahen Koch und Berghammer. Auch die Arteria pulmonalis mit ihren Verzweigungen wird nicht selten der Sitz tuberkulöser Gefäßveränderungen und damit zum Ausgang allgemeiner Mtbk., indem die Bazillen nach dem Passieren der weiten Lungenkapillaren in den großen Kreislauf gelangen. Auch hier handelt es sich um tuberkulöse Arrosionen der Gefäßwand innerhalb von Kavernen oder Käseherden oder aber um Intimatuberkeln, deren Häufigkeit in den Lungenarterien besonders Ribbert betont.

Neben den Lungen und Bronchialdrüsen kommen vor allem die tuberkulösen Erkrankungen des Ductus thoracicus als häufigste Quelle der Mtbk. in Frage. Die Verwachsung mit tuberkulösen Drüsen der Umgebung und damit das direkte Übergreifen des Prozesses aus der Nachbarschaft auf die Duktuswand spielt hier nur eine geringe Rolle. Häufiger ist die Entstehung von Wandtuberkeln und ausgedehnten Wandverkäsungen infolge der Infektion mit tuberkelbazillenhaltiger Lymphe, die von der Pleura und vom Peritoneum her oder von verkästen Mediastinaldrüsen aus zuströmt. Vom Duktus aus gelangen die Bazillen in die Vena cava und auf dem Wege über das rechte Herz in die Lunge, wo sie zu einer miliaren Aussaat, gleichzeitig aber auch nach Passieren der Lungenkapillaren zur allgemeinen Mtbk. führen.

Tuberkulöse Darmerkrankungen pflegen seltener von Mtbk. gefolgt zu sein, weil die in das Pfortadersystem gelangenden Bazillen von dem großen Filter der Leber abgefangen werden. Nur wenn auch die Mediastinaldrüsen tuberkulös erkranken oder erweichen, kann es zur Allgemeininfektion kommen, weil dann auf dem Lymphwege der Ductus thoracicus infiziert wird.

Nicht zu unterschätzen als Ausgangsort einer akuten Mtbk. ist die Urogenitaltuberkulose bei beiden Geschlechtern. Nach Simmonds geht ein Drittel der an Prostata- und Samenblasen-Tuberkulose leidenden Männer an Meningitis tuberculosa oder Mtbk. zugrunde; vor allem bringt die Samenblasen-Tuberkulose diese Gefahr mit sich.

Ein häufiger Ausgangspunkt der Mtbk. sind tuberkulöse Knochen- und Gelenkerkrankungen, ferner die Meningitis tuberculosa und namentlich auch tuberkulöse Mittelohrerkrankungen. Nebennierentuberkulose kann auf dem Venenwege zur Allgemeininfektion führen.

In gleicher Weise können an den verschiedensten Körperstellen verkäste Drüsen oder tuberkulöse Abszesse zu Ausgangspunkten der Allgemeininfektion werden.

Ein seltenes Ereignis dürfte der Durchbruch einer tuberkulösen Halslymphdrüse in die Jugularis mit nachfolgender Mtbk. sein (Kaufmann).

Zu den Seltenheiten gehören auch diejenigen Fälle, wo die Eintrittspforte der Mtbk. in großen Tuberkeln der Aortenwand oder des Herzens gefunden wurde. Diese Gefäßtuberkeln sind auf hämatogenem Wege durch Verschleppung einzelner zufällig in den Kreislauf gelangter und der Intima aufgelagerter Bazillen entstanden. Im Herzen fanden sie sich sowohl parietal, wie auch im Septum oder in vereinzelten Fällen auch auf dem Klappenendokard.

Disposition. Alle Vorgänge, die zur akuten Ausdehnung eines tuberkulösen Prozesses beitragen, können auch die Entstehung einer Mtbk. begünstigen. In diesem Sinne kann man mit Ribbert von einer „individuellen Disposition" zur Erkrankung an Mtbk. sprechen. Wenn wir an die zahlreichen Schutzvorrichtungen des Körpers denken, an die Neigung zu Wandverdickungen, zu thrombotischen Auflagerungen und reaktiven entzündlichen Wucherungen, die zur Obliteration tuberkulös erkrankter Gefäße führen, so können wir uns vorstellen, daß dort, wo schwächende Momente aller Art die Widerstandsfähigkeit des Körpers herabsetzen, der rapide käsige Zerfall von Gefäßtuberkeln beschleunigt und der Eintritt der Mtbk. unterstützt werden kann, während in anderen Fällen selbst ein entwickelter Gefäßtuberkel noch durch thrombotische Auflagerungen und zellige Wucherungen abgedämmt werden kann. So kommt es, daß schlechte Ernährung, große Blutverluste, Kummer und Sorge und schwächende Krankheiten die Entstehung einer Mtbk. begünstigen können, immer natürlich unter der Voraussetzung, daß ein tuberkulöser Herd im Körper bereits vorhanden ist. So läßt sich sogar ein zeitweilig gehäuftes „epidemieartiges" Auftreten von Mtbk. durch die gleichartige Wirkung allgemeiner Bedingungen erklären.

So kommt es, daß die verschiedensten Infektionskrankheiten, wie Typhus, Masern, Keuchhusten usw., die Entstehung einer Mtbk. begünstigen. Außer der Schwächung der allgemeinen Widerstandskraft mag beim Typhus die Eröffnung der Lymphbahnen durch die Darmulzerationen, bei den Masern die entzündliche Reizung der Respirationswege der Ausbreitung der Tuberkulose Vorschub leisten. Gravidität, Wochenbett, Abort begünstigen teils direkt, teils indirekt den Ausbruch einer akuten Mtbk.; auch bei Lymphogranulomatose entwickelt sie sich in einem relativ großen Teil der Fälle. Ferner können rein mechanische Momente die Entstehung der Mtbk. befördern. So wird z. B. nicht ganz selten im Anschluß an eine Operation von tuberkulösen

Knochenherden, Gelenken, verkästen Lymphdrüsen, auch von Mastdarmfisteln das Auftreten von Mtbk. beobachtet. Der Vorgang ist dabei aber für die meisten Fälle nicht so zu denken, daß die bei der Operation im kranken Gewebe ins Blut gepreßten Bazillen selbst zur Miliartuberkulose führen; dazu dürfte ihre Zahl meist nicht hinreichen. Es ist vielmehr anzunehmen, daß sie zunächst eine Gefäßtuberkulose verursachen, von der erst die Allgemeininfektion ausgeht. Auch ein Trauma kann unter Umständen bei schon bestehender Gefäßtuberkulose eine plötzliche Entladung des Bazilleninhalts bewirken. Ein mechanisches Moment spielt auch bei der schnellen Resorption großer tuberkulöser Pleuraexsudate eine Rolle, wobei die plötzliche, starke Erweiterung der Lymphbahnen Gelegenheit zur Infektion des Ductus thoracicus mit Tuberkelbazillen gibt und auf diese Weise zur Mtbk. führt.

Obwohl die Mtbk. in jedem Alter auftreten kann, so sieht man sie doch im allgemeinen häufiger bei Kindern als bei Erwachsenen. Der Grund dafür mag zum Teil darin liegen, daß es sich bei kleinen Kindern um die erste Infektion handelt, während Erwachsene durch Überwindung wenig ausgedehnter tuberkulöser Infektionen häufig eine relative Immunität gegen die rapide Ausbreitung tuberkulöser Prozesse erworben haben. Damit hängt es zusammen, daß die Reaktionserscheinungen des umliegenden Gewebes, die Schutzvorrichtungen des Körpers, so gering sind, und daß die Tuberkeln, namentlich die Gefäßtuberkeln, sehr rasch wachsen und schnell einschmelzen. Möglicherweise spielen die weiten und zugänglichen kindlichen Lymphgefäße für den schnellen Transport der Bazillen in die Lymphdrüsen und nach deren Erweichung in den Ductus thoracicus und damit in den Kreislauf eine große Rolle.

Pathologische Anatomie. Für die Pathogenese der Mtbk. sind die tuberkulösen Gefäßerkrankungen als Quelle der Allgemeininfektion von besonderer Wichtigkeit und müssen deshalb hier kurz besprochen werden. Ihre äußere Erscheinungsform ist nach Benda von der größten Mannigfaltigkeit. Sie können als miliare Tuberkeln, als diffuse käsige Entzündungen und als Konglomerattuberkeln auftreten. Auch ihre Größenverhältnisse sind sehr verschieden. So variiert in den Lungenvenen ihre Ausdehnung von den kleinsten, kaum sichtbaren Knötchen bis zu mehrere Zentimeter langen Wucherungen. Auch die Zahl der einzelnen Herde vaskulärer Tuberkeleruptionen differiert. Die miliaren Intimatuberkeln sind meist in der Mehrzahl vertreten, während die Konglomerattuberkeln oft solitär sind. Bei beiden Formen herrscht eine Mischung von echten tuberkulösen Prozessen mit einfach proliferierenden, exsudativ entzündlichen. Die größeren Konglomerattuberkeln bekommen durch den Blutstrom eine polypenartige Form. Benda teilt die verschiedenen Formen der Gefäßtuberkeln in zwei Gruppen. Die eine, die in der Regel von einem außen gelegenen Herde fortgeleitet sein dürfte, beginnt in der Umgebung der Gefäße als käsige Entzündung und kann somit als Periangitis caseosa bezeichnet werden. Sie greift als tuberkulöse oder käsige Entzündung auf die Media über. Sie wird durch die dichteren elastischen Lamellen an der Außenseite der Intima meist abgegrenzt und affiziert die Intima gewöhnlich nur als einfache produktive oder thrombosierende Entzündung. Zuweilen tritt nach der Zerstörung der Elastika eine Nekrose der oberflächlichen Schicht auf, so daß die Verkäsung bis an das Lumen herantritt. Die andere Form, die Endangitis tuberculosa, beginnt in der Intima und erreicht in ihr ihre Hauptentwicklung. Es entwickelt sich zuerst ein Intimatuberkel, der aus kleinen Intima-Proliferationen mit epitheloiden Zellen, poly- und mononukleären Leukozyten besteht. Er ist oberflächlich entweder von dem Endothel des Gefäßes oder von kleinen thrombotischen Auflagerungen bedeckt. In seiner weiteren Entwicklung treten sehr bald echte Riesenzellentuberkeln und Verkäsung darin auf. In dieser Form kann er ein außerordentliches Wachstum betätigen, so daß jene polypösen Formen daraus hervorgehen. Gegen das Lumen zu sind sie teilweise mit zelligen Schichten bedeckt, die aber nicht als Intima aufzufassen sind, sondern als gewucherte Intimazellen; stellenweise reichen die Verkäsungen bis an das Lumen.

Häufig, besonders in den polypösen Tuberkeln, kommen zentrale Erweichungsherde vor, die nur von einem dünnen, bei der Untersuchung leicht zerreißbaren Belag bedeckt sind. Ziemlich selten, vorwiegend nur im Ductus thoracicus, findet sich in größerer Ausdehnung ein wirklicher oberflächlicher Zerfall des Käses, so daß ein typisches käsiges Geschwür entsteht. Viel gewöhnlicher erfolgt an den oberflächlich erweichten Stellen eine Auflagerung von Fibrin. Letzteres zeigt anfänglich die gewöhnliche faserige Beschaffenheit mit eingelagerten roten und weißen Blutkörperchen. Wahrscheinlich sintert es aber schon schnell zu einer grob trabekularen oder homogen hyalinartigen Masse zusammen. Diese schmiegt sich den Unebenheiten des ulzerierten Tuberkels gefällig an und wird an der Oberfläche vom Blutstrom abgeschliffen, so daß das oberflächliche makroskopische Aussehen des Herdes völlig glatt und glänzend erscheint und die erfolgte Ulzeration nur mikroskopisch festzustellen ist (Benda).

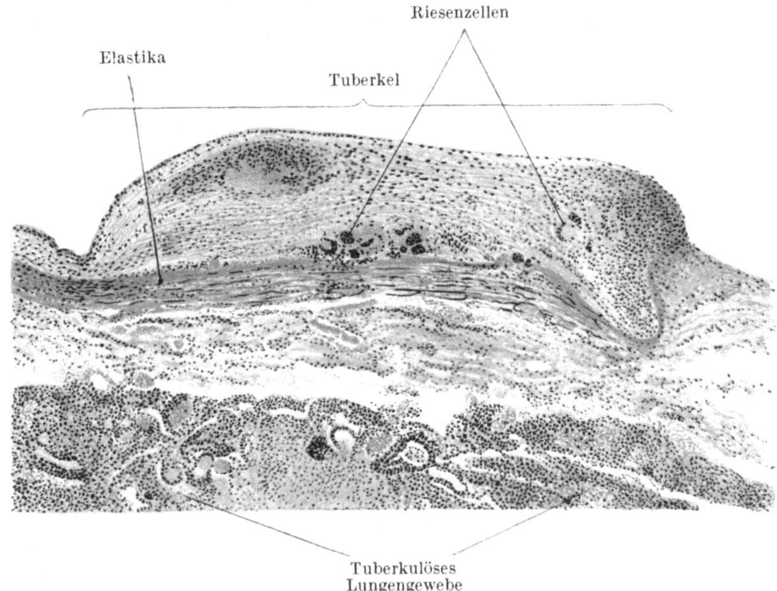

Abb. 89. Tuberkel in der Wand einer Lungenvene.

Die Intimatuberkeln entstehen in der Regel durch hämatogene oder lymphogene Infektion. Die ausgeprägtesten Veränderungen kann man am Ductus thoracicus finden. Hier beobachtet man bald größere, in das Lumen vorspringende ulzerierte käsige Knoten der Wand und oberhalb derselben Klappenverkäsungen und Intimatuberkeln, bald Klappenaffektionen und Intimatuberkeln ohne größere Knoten, bald streckenweise Wandverkäsungen, käsige Ulzerationen und Thromben und daneben miliare Knötchen.

Makroskopisches Bild. Die akute allgemeine Mtbk. charakterisiert sich nach Weigert als eine Überschüttung des Körpers mit einer großen Menge miliarer und submiliarer Knötchen, die in auffälliger Regelmäßigkeit bestimmte Organe befallen, von denen nur ganz ausnahmsweise eines oder das andere ohne Tuberkeln ist, in erster Linie Lungen, Leber, Milz, Nieren, Knochenmark, Schilddrüse, Chorioidea, Meningen, seröse Häute. Die Knötchen sind je nach Alter und Entwicklungsstadium von kaum sichtbarer Größe, bis hirsekorn- und stecknadelkopfgroß, zuerst grau und transparent, später, wenn Verkäsungsprozesse auftreten, mehr gelblich. Die Größe der Tuberkeln schwankt auch bei gleichem Alter der einzelnen Knötchen je nach den einzelnen Organen und kann sogar in demselben Organ, z. B. in der Lunge, verschieden sein. Bei schubweise erfolgender Einschwemmung der Bazillen kann man neben älteren, größeren und oft schon verkästen Tuberkeln stets auch jüngere, kleinere Knötchen nachweisen. Dort aber, wo neben vielen kleinen Miliartuberkeln viele große verkäste Herde in den Organen sich finden, handelt es sich nicht um eine akute Miliartuberkulose, sondern um eine chronische allgemeine Tuberkulose mit frischer miliarer Aussaat, eine Form, wie man sie namentlich öfter bei kleinen Kindern findet. Zu bedenken ist immer, daß sich uns am Sektionstisch die Verhältnisse so darbieten, wie sie 3—4—6 Wochen nach Eintritt der Überschwemmung des Körpers mit Tuberkelbazillen vorliegen, daß also ein Urteil über Ausgangsort und Einbruchstelle nur mit einiger Zurückhaltung abgegeben werden darf!

Die Lungen sind fast stets am reichlichsten befallen, da sie sowohl vom Ductus thoracicus aus, wie auch beim Einbruch der Bazillen in die großen Körpervenen in erster Reihe betroffen werden und durch die Arterien auch bei der Infektion des arteriellen Kreislaufes infiziert werden können. Die Lokalisation der Tuberkeln entspricht oft den Lymphknötchen der Lungen, indem die Bazillen in den feinen Kapillaren derselben stecken bleiben und dort schnell zur Zellwucherung und Obliteration der Gefäße führen. Die Beobachtung, daß die Knötchen in den Oberlappen oft größer sind als in den Unterlappen, hängt damit zusammen, daß die Spitzen weniger mit Blut versorgt sind als die Unterlappen, namentlich wenn z. B. bei bettlägerigen Kranken hypostatische Blutanschoppungen stattgefunden haben; daß durch Blutreichtum aber, z. B. durch Stauung, die Entwicklung der Tuberkeln gehemmt wird, ist bekannt. Die Knötcheneruption pflegt von starker Hyperämie und fibrinöser Exsudation begleitet zu sein.

In Kehlkopf und Rachen finden sich selten Tuberkeln. In der Leber, die durch das Pfortadersystem und durch die Leberarterien mit Bazillen überschwemmt werden kann, sind in der Regel sehr zahlreiche Tuberkeln vorhanden, doch erreichen sie wegen des reichlichen Blutgehaltes meist nicht die Größe der Lungentuberkeln. Der Sitz ist im interazinösen Gewebe: von dort aus können sie in die peripheren Teile der Acini eindringen.

Die Milz ist vergrößert, weich und stets übersät mit einer dichten Aussaat miliarer Knötchen.

In der Niere finden sich, meist in der Rinde, besonders unter der Kapsel, zahlreiche Tuberkeln, die an der Oberfläche als grau-weiße Knötchen imponieren und auf dem Schnitt eine längliche Gestalt besitzen.

Sind die Meningen beteiligt, so sieht man kleinste in Reihen gestellte Knötchen längs der Gefäße der Pia und Arachnoidea, namentlich an der Hirnbasis, und zwar besonders in der Fossa Silvii. Daneben kommt es zur Hyperämie und zu sulzigserös - fibrinösen oder eitrig-fibrinösen Exsudationen in die Zwischenräume der weichen Hirnhäute. Die Meningen der Konvexität und des Rückenmarkes sind nur wenig beteiligt. In der Substanz von Hirn und Rückenmark können sich vereinzelte Tuberkeln nachweisen lassen.

Am Herzen kommen namentlich subendokardiale und endokardiale Tuberkeln zur Beobachtung, die den Intimatuberkeln der Gefäße entsprechen; aber auch Myokardtuberkeln sind nicht selten. Pleura und Peritoneum sind von Knötchen häufig dicht übersät. Die Schleimhaut des Magendarmkanals beteiligt sich nur selten; zuweilen hat man vereinzelte Knötchen in der Magenschleimhaut gefunden. Die Beteiligung der Haut ist im klinischen Teile näher beschrieben. Schilddrüse, Knochenmark, Chorioidea zeigen fast stets miliare Tuberkeln.

Mikroskopisches Bild. Die Knötchenbildung kommt in folgender Weise zustande: die Einwirkung der Tuberkelbazillen ruft zunächst eine Wucherung der fixen Gewebszellen hervor, die zur Bildung epitheloider und Riesenzellen führen. Das bindegewebige Stroma des alten Gewebes wird dabei auseinander gedrängt und aufgelöst, so daß die einzelnen Zellen nur durch spärliche Fasern voneinander getrennt werden, deren Anordnung eine netzförmige ist, so daß man von einem Retikulum des Tuberkels spricht (Ziegler). Zwischen und in den Zellen liegen die Tuberkelbazillen. Trotz der üblichen Zellwucherung kommt es aber nicht zur Bildung neuer Kapillaren innerhalb der Knötchen. Bald erfolgt nun eine Einwanderung von kleinen Rundzellen, die bisweilen die großen Zellen ganz verdecken können. Aus dem großzelligen wird dadurch ein kleinzelliger oder lymphoider Tuberkel. Hat der Tuberkel eine gewisse Größe erreicht, so kommt es im Zentrum zu regressiven

Veränderungen, die zur Verkäsung führen. Die Tuberkeln sind dann meist an der Grenze des abgestorbenen und des lebenden Protoplasmas angehäuft.

Symptomatologie. Die Krankheitserscheinungen der akuten Mtbk. sind zum Teil eine Folge der allgemeinen Intoxikation durch die im Blute kreisenden Toxine der Tuberkelbazillen, zum Teil sind sie bedingt durch die multiple Tuberkelbildung und die damit verbundene Schädigung der verschiedensten Organe. Die Allgemeinvergiftung beginnt mit dem Momente des Einbruchs der Tuberkelbazillen und ihrer Toxine in die Blutbahn und wird nach Vollendung der miliaren Aussaat weiter unterhalten durch die Giftabgabe der über den ganzen Körper verstreuten Tuberkeln. Da bis zur vollen Entwicklung der neuen Tuberkelknötchen eine gewisse Zeit verstreicht, so werden die ersten klinischen Symptome rein toxischer Natur sein; erst später stellen sich die Symptome der Tuberkelaussaat ein, die je nach den besonders betroffenen Organen verschieden sein können.

Das Fieber erreicht in den meisten Fällen von Miliartuberkulose hohe Grade, zeigt aber im übrigen kein charakteristisches Verhalten. Oft beginnt es ganz akut mit ein- oder mehrmaligem Schüttelfrost und steigt sofort auf 39—40°; in anderen Fällen aber erfolgt ein langsamer Anstieg. Im weiteren Verlauf hat es meist eine unregelmäßig remittierende Kurve, oder aber es nimmt die Form einer hohen Kontinua an. Auch intermittierender Verlauf mit täglichen Schüttelfrösten und Schweißausbrüchen bei der Temperatursenkung kommen vor. Dabei wird nicht selten ein Typus inversus beobachtet mit hohen Morgentemperaturen und abendlichen Remissionen. Charakteristisch ist aber, daß im Einzelfall der einmal eingeschlagene Fieberverlauf oft nicht beibehalten wird, sondern daß der Typus wechselt. Hohe, kontinuierliche Temperaturen sind im allgemeinen bei starker Toxinvergiftung vorherrschend, während die Beteiligung der Meningen oft nur mit mäßiger Temperaturerhöhung oder schwankendem Fieberverhalten einhergeht. Sehr geringes Fieber und selbst fieberloser Verlauf wird zuweilen bei alten Menschen mit Herzmuskelentartung beobachtet; man hat sogar von einer ambulanten Form der akuten Miliartuberkulose gesprochen (Leichtenstern). Bestand schon vorher eine Phthise oder sonst eine Organtuberkulose mit Fieber, so erfährt die Kurve durch die hinzutretende Mtbk. oft nur eine geringe Steigerung.

Am Zirkulationsapparat sind meist von vornherein erhebliche Störungen vorhanden. Man erkennt das oft schon auf den ersten Blick an der Zyanose der Haut und der Lippen, die schon frühzeitig auftritt und mit Zunahme der Stauungserscheinungen im kleinen Kreislauf stärker zu werden pflegt. Fast regelmäßig besteht eine starke Pulsbeschleunigung, oft sogar in höherem Grade, als es der Temperatur entsprechen würde; 130—160 Pulsschläge sind in der Minute zu zählen. Dabei wird der Puls bald klein, weich und leicht unterdrückbar. Der Blutdruck sinkt; nicht selten ist eine Dilatation des rechten Ventrikels nachweisbar, die zuweilen von systolischen Geräuschen an der Spitze und über dem Sternum begleitet ist. Die genannten Störungen beruhen einmal auf toxischen Einflüssen, dann aber nach Vollendung der miliaren Aussaat in der Lunge vor allem auf Stauung im kleinen Kreislauf, die durch die Verkleinerung des Stromgebietes beim Untergange zahlreicher Lungenkapillaren bedingt ist. Wo durch eine tuberkulöse Meningo-Enzephalitis Hirndruck erzeugt wird, resultiert ein Druckpuls, so daß die relative Bradykardie einer Typhuskurve vorgetäuscht wird.

Blutbild: die Leukozytenzahl ist bei den nicht mit Meningitis komplizierten Fällen meist normal, oft sogar vermindert; bei Fällen mit Meningitis findet sich, besonders in späteren Stadien, Leukozytose von 12 000—15 000. Starke Tagesschwankungen sind nicht selten. Das Leukozytenbild zeigt regelmäßig eine Vermehrung der polynukleären Leukozyten auf Kosten der Lymphozyten. Oft ist diese relative Lymphopenie um so ausgesprochener, je höher die Leukozytengesamtzahl ist. Als mittleren Durchschnitt in den letzten acht Tagen vor dem Tode fand ich rund: 85% Neutrophile, 12% Lymphozyten, 3% große Mononukleäre und Übergangsformen. — Erythrocyten und Hämoglobin zeigen meist nur geringe Abnahme.

Meist gelingt es, im strömenden Blute Tuberkelbazillen nachzuweisen. Über Methodik und diagnostischen Wert vgl. S. 232.

Am Respirationsapparat fällt vor allem die Steigerung der Atemfrequenz und die Dyspnoe auf, die oft in gar keinem Verhältnisse zu dem objektiv nachweisbaren Befunde stehen. Wir zählen 40—60, bei Kindern sogar oft 80 Atemzüge in der Minute; die Nasenflügel spielen. Bei jüngeren Kindern mit weichem Brustkorb werden die seitlichen Thoraxpartien und das Epigastrium beim Inspirium eingezogen. Die Dyspnoe kann sich bis zur Orthopnoe steigern. Dabei quält ein heftiger, hartnäckiger, trockener Husten ohne Auswurf, der zu akuter Lungenblähung führen kann, den Kranken. Als Ursache dieser Erscheinungen ist die Verringerung der Respirationsfläche durch die zunehmende Tuberkelentwicklung in der Lunge und die Reizwirkung der Toxine anzusehen.

Die physikalische Untersuchung gibt im Anfange oft gar kein Bild von den tatsächlich vorliegenden Veränderungen. Mit der Zunahme der Tuberkeln stellt sich an Stelle des sonoren Perkussionsschalles nicht selten ein mehr oder weniger deutlich gedämpft tympanitischer Schall ein als Folge der durch die Einlagerung der miliaren Knötchen erzeugten Entspannung des Lungengewebes. Eine etwaige akute Blähung der Lungen kann durch Verkleinerung der Herz-

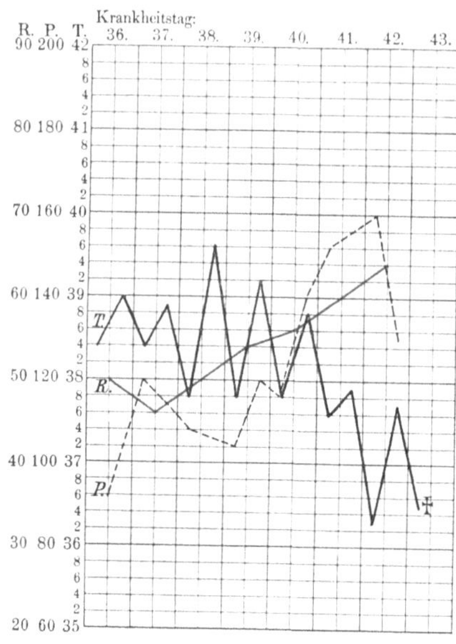

Abb. 90. Steigerung der Atemfrequenz bei der Miliartuberkulose. (Der rote Strich zeigt die Atemfrequenz.) Gegen das Ende hin steigt Puls und Atmung, während die Temperatur fällt.

dämpfung deutlich werden. Auskultatorisch finden sich die Zeichen einer Bronchitis, die durch das Aufschießen der Tuberkeln entstanden ist. Aus den feineren Verzweigungen des Bronchialbaumes klingt fein- und mittelblasiges Rasseln herauf. Grobe Rhonchi, Giemen und Schnurren stammen aus den großen Bronchialästen. Auffällig ist dabei im Gegensatz zu anderen Bronchitiden, daß die Oberlappen besonders reichlich befallen sind. Eine miliare Aussaat auf der Pleura kann auch zu pleuritischen Reibegeräuschen Anlaß geben. Jürgensen beschrieb ein auffallend weiches Reiben als pathognomisch für Pleuratuberkeln. In manchen Fällen sind die genannten physikalischen Erscheinungen nur sehr geringfügig oder gar nicht nachzuweisen.

Auswurf fehlt entweder ganz (nach meinen Beobachtungen in $^1/_3$ der Fälle) oder ist nur sehr spärlich vorhanden. Er ist farblos, schleimig, seltener durch Blutbeimengungen streifig rot gefärbt. Bei längerem Verlauf kann es zu schleimig-eitrigem Sputum kommen. Tuberkelbazillen finden sich fast nie, falls nicht ein älterer tuberkulöser Lungenherd vorliegt.

Einen Fortschritt in der Erkennung der Lungenveränderungen bei der Mtbk. verdanken wir den Röntgenstrahlen, besonders seitdem es möglich geworden ist, Momentaufnahmen zu machen und so ein Bild bei angehaltener Atmung herzustellen.

Das Röntgenbild (Momentaufnahme) zeigt oft schon sehr frühzeitig (2 Monate vor dem Tode, Matthes) den charakteristischen Befund: gleichmäßig dichte Aussaat kleiner, stecknadelkopf- bis linsengroßer Herdchen über beiden Lungen, wahr-

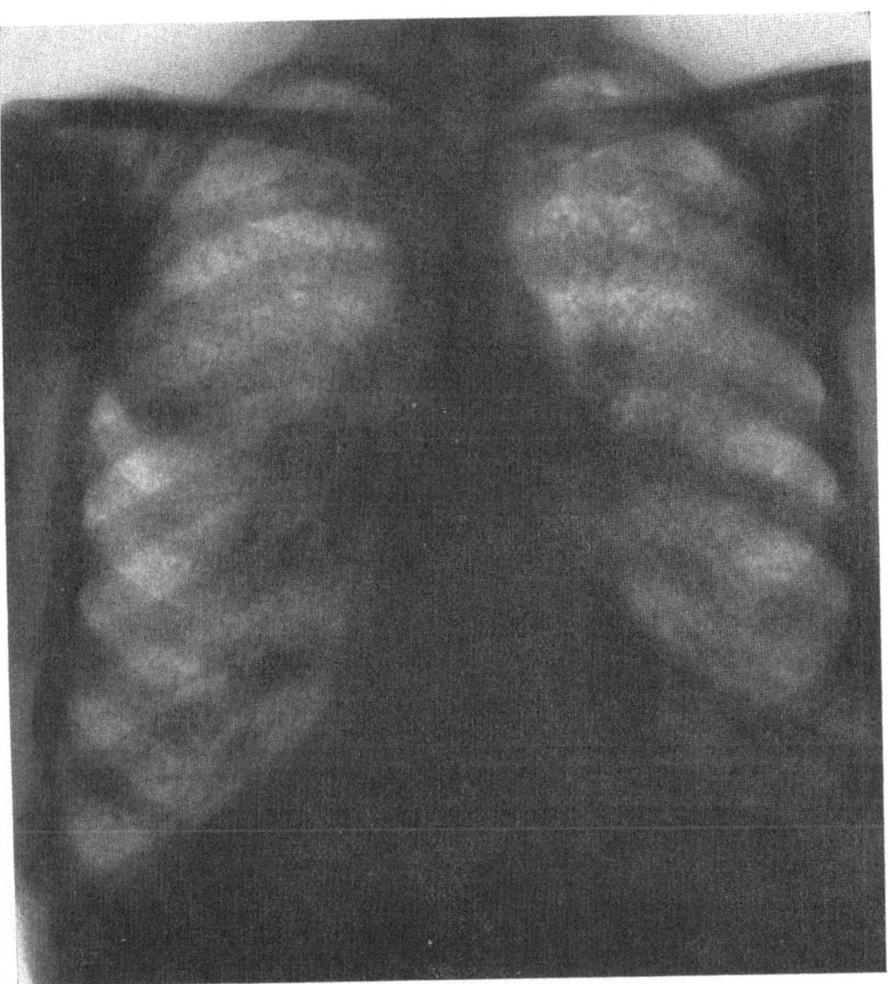

Abb. 91. Akute hämatogene Miliartuberkulose der Lungen (aus Matthes, Lehrb. d. Differentialdiagnose innerer Krankheiten).

scheinlich dadurch entstanden, daß die platten-nahen Tuberkel sich auf der Platte als weiche Herdchen abzeichnen (s. Abb. 91). Häufig ist das Röntgenbild so typisch, daß es ohne weiteres die Diagnose gestattet. Doch kommen Verwechslungen vor: mit disseminierter peribronchitischer Tuberkulose (die einzelnen Tüpfelchen sind dabei meist größer), mit miliarer Karzinose der Lungen (zeigt mehr strangförmiges Maschennetz!), mit Bronchiolitis fibrosa obliterans, kleinsten Bronchiektasien (Fälle von Matthes) und mit Pneumokoniosen. Betr. Einzelheiten sei auf meine Bearbeitung der ak. Mtbk. im „Handbuch der Tuberkulose" verwiesen.

Verdauungsorgane. Der Appetit liegt völlig danieder. Die Zunge ist grauweiß belegt, trocken und rissig. Im Anfange erfolgt zuweilen Erbrechen, ebenso im Verlaufe, wenn die Meningen sich beteiligen. Der Stuhl ist meist angehalten, seltener sind toxische Diarrhöen. Kommt es gleichzeitig zu einer tuberkulösen Peritonitis, so stellen sich Schmerzen im Unterleibe, Meteorismus, eventuell auch Durchfälle ein. Zuweilen läßt sich auch ein Exsudat in der Bauchhöhle nachweisen.

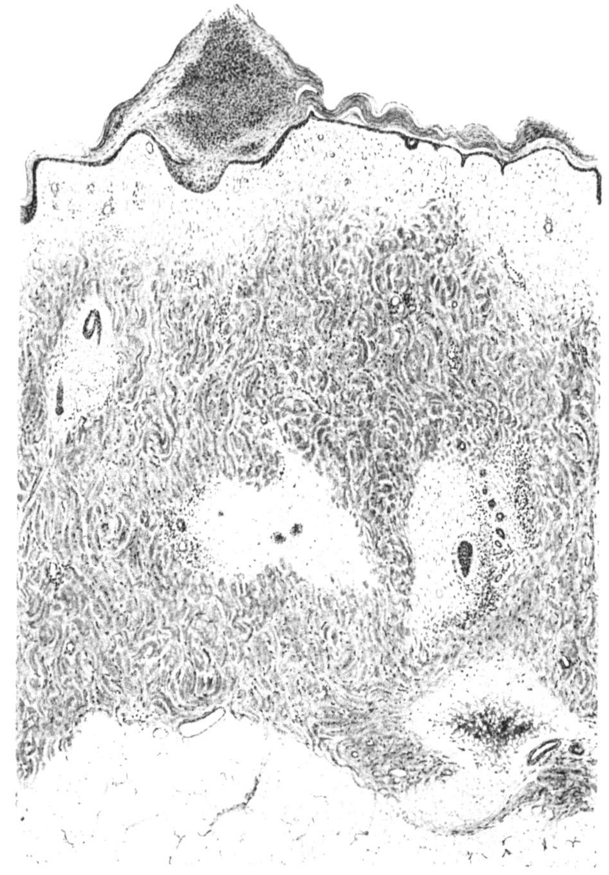

Abb. 92 [1]). Akute hämorrhagische Miliartuberkulose der Haut. In der Nähe der Kutis ein Nekroseherd mit 2 thrombosierten, Tuberkelbazillen führenden Gefäßen, ein zweiter an der Grenze von Kutis und Subkutis mit dichten Tuberkelbazillenrasen.

Die Tuberkelknötchen in der Leber machen klinisch gar keine Veränderungen, ebensowenig die der Nieren. Der Urin ist hochgestellt und gibt meist eine starke Diazoreaktion; febrile Albuminurie ist nicht selten. Mitunter gelingt es, Tuberkelbazillen im Urin nachzuweisen, deren sich der Körper auf dem Wege durch die Nieren entledigt.

Die anatomisch immer nachweisbare Milzvergrößerung läßt sich perkussorisch häufig feststellen; die Palpation ist wegen der Weichheit des Organes intra vitam nicht ausschlaggebend.

---

[1]) Abb. 92 und 93 nach Leiner und Spieler in Ergebn. d. inn. Med., Bd. VII.

Die Haut ist namentlich im Gesicht und an den Extremitäten infolge der
Stauung im kleinen Kreislauf fast stets zyanotisch. Als initiales Symptom
kann Herpes auftreten. Die interessanteste Hauterscheinung ist die akute
disseminierte Mtbk. der Haut. Nach Leiner und Spieler, sowie F.
Lewandowsky tritt die Mtbk. der Haut in den verschiedensten Formen auf.
Punktförmige, knötchenartige, bläschenförmige, bräunliche Effloreszenzen,
selbst größere Blasen, Pusteln und furunkelähnliche Infiltrate und Geschwüre
verschiedener Größe sind vertreten. Charakteristisch ist aber stets eine regressive

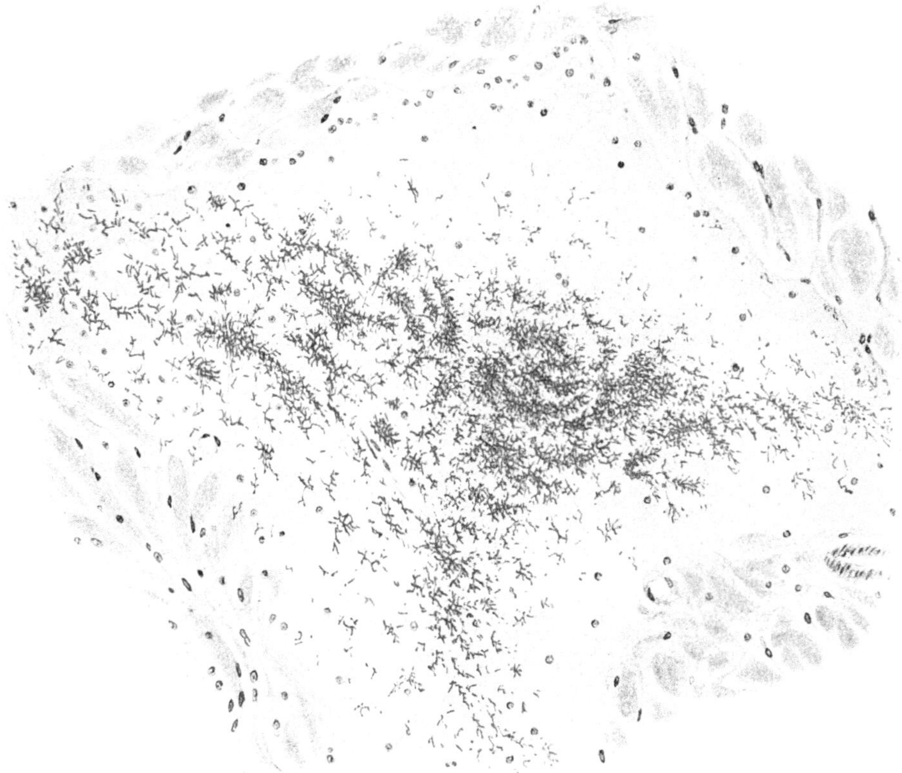

Abb. 93. Akute hämorrhagische Miliartuberkulose der Haut.
Der Nekroseherd mit Tuberkelbazillen von Abb. 92 bei starker Vergrößerung.

Metamorphose bzw. Nekrose im Zentrum der Effloreszenzen, durch die es
zu einer zentralen Dellenbildung kommt.

Histologisch findet man dabei bald typische tuberkulöse Veränderungen
— kutane und subkutane Tuberkeln mit und ohne Verkäsung — bald ganz un
charakteristisches junges Granulationsgewebe und allgemein entzündliche Gewebs
reaktion in der Umgebung. Tuberkelbazillen sind oft sehr reichlich, dann wieder
spärlich, mitunter auch gar nicht gefunden worden.

Diese Form der akuten Mtbk. der Haut gleicht sowohl klinisch wie histologisch völlig den in der Literatur unter dem Namen Folliklis bekannten
papulo-nekrotischen Tuberkuliden der Haut, die bei tuberkulösen Individuen vorkommen und ebenfalls als disseminierte, hämatogene, bazilläre
Dermatosen aufzufassen sind.

Nur wenig abweichend davon sind die Fälle akuter hämorrhagischer Mtbk. der Haut, die Leiner und Spieler 1909 mitgeteilt haben. Sie unterscheiden sich von der Folliklis klinisch nur durch ihren hämorrhagischen Charakter, histologisch durch den Befund reichlich bazillenführender Nekrosen und die Abwesenheit für Tuberkulose charakteristischer Zellformen. Sie werden von den Autoren wie folgt beschrieben:

„Das disseminiert an Stamm und Extremitäten, ev. auch im Gesicht auftretende Exanthem hat im allgemeinen purpuraähnlichen Charakter. Die einzelnen Effloreszenzen sind durchschnittlich stecknadelkopf- bis hirsekorngroß, ganz flach, kaum über das Hautniveau prominierend, lividrot bis rotbraun gefärbt, auf Fingerdruck nicht vollständig abblassend, zentral teils nur einen helleren Farbenton, teils eine kleine Delle, teils Krüstchen oder Schüppchen zeigend. Sie sind ziemlich dicht gestellt, stellenweise zu kleinen Plaques gruppiert und können innerhalb weniger Tage mit Hinterlassung zentral gedellter Pigmentfleckchen abheilen. Das Exanthem ist im allgemeinen wenig auffällig, daher namentlich von Laien leicht zu übersehen, weshalb auch die Anamnese in unseren Fällen jegliche Angabe über den Zeitpunkt seines Auftretens vermissen läßt.

Histologisch entsprechen den Effloreszenzen teils knotenförmige, teils streifenförmig ramifizierte Nekroseherde in Kutis und Subkutis, im Zentrum derselben meist thrombosierte Gefäße mit stark verdickten, hyalin degenerierten Wandungen. Die Nekroseherde zeigen eine schlecht tingible, äußerst kernarme, z. T. homogene Grundsubstanz ohne für Tuberkulose charakteristische Zellformen. Den tiefen Nekroseherden entsprechen in der Epidermis und dem angrenzenden Papillarkörper vielfach ganz ähnliche, zentral nekrotische Infiltrate mit linsenförmiger Einlagerung in das hyper- und parakeratotisch veränderte Stratum corneum, wie wir sie auch bei der Folliklis gefunden, und wie sie auch Leichtenstern in seinem Falle von Mtbk. der Haut beschreibt. Das Gewebe in der Umgebung der Nekroseherde zeigt geringe, namentlich perivaskuläre, kleinzellige Infiltration, z. T. strotzend gefüllte, erweiterte Blutgefäße, z. T. Blutaustritte in das Gewebe bis in die oberflächlichsten Epidermisschichten. Tuberkelbazillen finden sich in außerordentlich großer Menge, große Gruppen und stellenweise förmliche Rasen bildend, sowohl in den nekrotischen Epidermisveränderungen, als in den tiefen Nekroseherden in der Kutis und Subkutis und — was das Bedeutungsvollste ist — auch in den Gefäßthromben.“

Die genannten Herde entstehen danach infolge von Embolisierung kleiner Hautgefäße durch die Tuberkelbazillen, die bei dem endarterienähnlichen Verhalten der Gefäße notwendig zu rascher Nekrose führen müssen, daher auch die für Tuberkulose uncharakteristische Gewebsstruktur; denn bei der plötzlichen Unterbrechung der Gewebsernährung durch Bazillenembolie ist zur Ausbildung spezifischer Zellprodukte keine Zeit gegeben, und nur das Vorhandensein zahlloser Tuberkelbazillen, die keine Gelegenheit zu spezifischer Zellproduktion haben, verrät die tuberkulöse Ätiologie der rasch fortschreitenden Nekrose.

Wahrscheinlich sind die beschriebenen Formen von disseminierter Mtbk. der Haut früher nicht selten mit Roseola typhosa oder mit septischen Exanthemen verwechselt worden.

Störungen des Zentralnervensystems werden bei Mtbk. einmal durch die Toxinwirkung, dann aber durch die Tuberkelaussaat auf den Meningen verursacht. Kopfschmerzen, Schwindel, Somnolenz, später zunehmende Benommenheit sind die toxischen Symptome. Die meningitischen Erscheinungen sollen bei Besprechung der meningitischen Verlaufsform beschrieben werden.

Im Augenhintergrund finden sich in einem großen Teil der Fälle (70 % meiner Beobachtung) miliare Tuberkeln, ein Befund, den zuerst Manz und Cohnheim beschrieben haben. Sie haben die Gestalt graugelber oder weißlicher, stecknadelkopfgroßer Fleckchen und sitzen meist an der Seite von Netzhautgefäßen. Sie werden zuweilen von streifigen Hämorrhagien begleitet.

Oft befinden sie sich an der Peripherie der Netzhaut, so daß es sich empfiehlt, vor dem Augenspiegeln durch Atropin die Iris zu erweitern. Oft werden sie erst in den letzten Tagen vor dem Tod ophthalmoskopisch nachweisbar. Bei den meningitischen Formen entwickelt sich zuweilen eine Neuroretinitis.

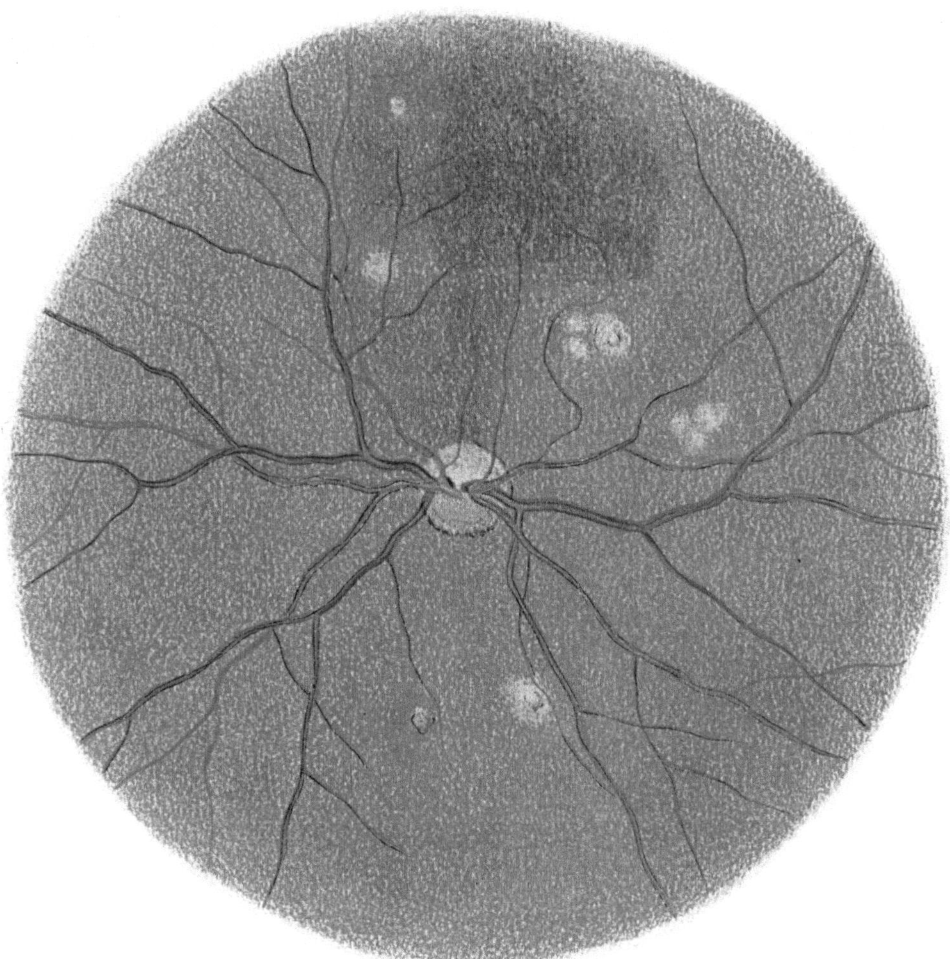

Abb. 94. Miliartuberkel im Augenhintergrund. R. Auge, umgekehrtes Bild.
10 Miliartuberkel, verschiedenen Alters, vorwiegend im hinteren Augenpol, wie gewöhnlich. Die jüngsten stellen sich im Augengrunde dar als sehr kleine, ganz verwaschen begrenzte hellgelb-rötliche Fleckchen, die älteren sind größer und heller mit weißem Zentrum; oft ist hier ein kleines scharf umschriebenes Knötchen sichtbar, als Zeichen, daß das Pigmentepithel auseinandergedrängt ist. Die Netzhautgefäße ziehen über die Tuberkel fort. Stellenweise konfluieren mehrere Tuberkel zu einem größeren Knötchen.
(Nach einer Beobachtung G. Jochmanns gezeichnet von Dr. O. Fehr.)

Verlauf. Der Krankheitsverlauf der Mtbk. ist sehr verschieden, je nachdem die Überschwemmung des Blutes mit Tuberkelbazillen und Toxinen plötzlich in massiger Weise oder mehr allmählich oder in Schüben erfolgt; auch die Widerstandskraft des Organismus spielt dabei eine Rolle. Vor allem aber variieren die Krankheitsbilder, je nachdem die allgemeinen Intoxikationserscheinungen oder mehr die lokalen Symptome der einzelnen besonders betroffenen Organe überwiegen.

Schon der Beginn der Krankheit kann sehr verschieden sein. Wie ein Blitz aus heiterem Himmel kann sie mitten in scheinbarer Gesundheit Menschen befallen, die eine latente Bronchialdrüsentuberkulose oder eine klinisch ausgeheilte Lungentuberkulose besitzen. So hat Grawitz z. B. Soldaten beobachtet, die bis wenige Tage vor ihrem an Mtbk. erfolgten Tode noch vollen Militärdienst verrichteten. In anderen Fällen gehen Prodromalerscheinungen, Unlust zu körperlicher und geistiger Arbeit, Verdrießlichkeit, Schwächegefühl, Kopfschmerzen und bei vorwiegender Beteiligung der Lungen quälender Hustenreiz dem schweren Zustand voraus. Schließlich kann die Mtbk. sich auch in kaum merklicher Weise aus chronischer Lungentuberkulose oder Drüsentuber-

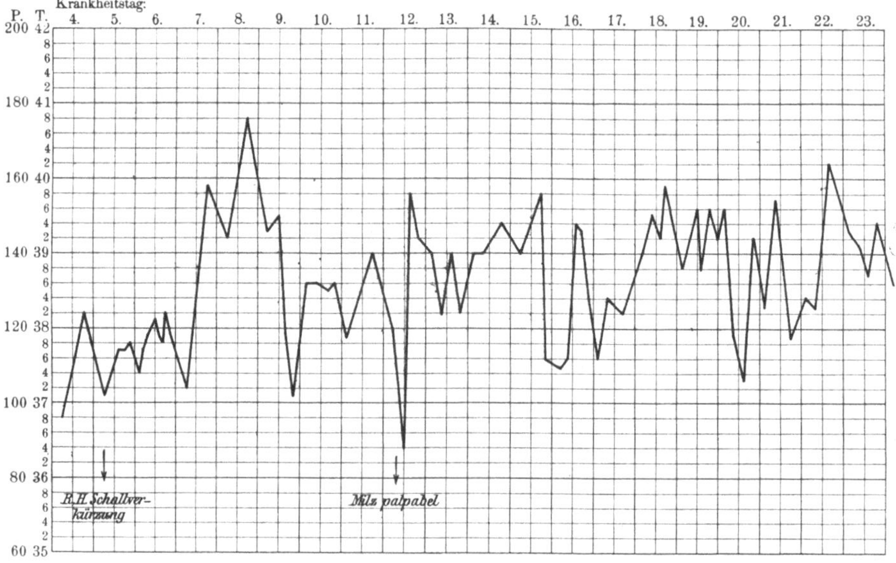

Abb. 95. Albert S., 20 Jahre. Akute Miliartuberkulose (typhoide Form).

kulose entwickeln, wobei oft nur eine geringe Steigerung des schon bestehenden Fiebers den Beginn der Katastrophe andeutet.

Man unterscheidet gewöhnlich drei verschiedene Verlaufsformen, die typhoide, pulmonale und meningeale Form. Daß diese Einteilung sehr viel Schematisches an sich trägt, wird jeder zugeben, der häufig in die Lage kommt, Mtbk. zu sehen. Gar nicht selten findet man gleichzeitig sowohl pulmonale wie meningitische Symptome; auch kann die eine Form in die andere übergehen. So treten z. B. oft zu einem typhoiden Krankheitsbilde die Erscheinungen der Meningitis hinzu. Aber der besseren Übersicht halber ist es empfehlenswert, die althergebrachte Einteilung beizubehalten.

Bei der typhoiden Form herrschen die allgemeinen Vergiftungssymptome vor. Entweder akut oder nach einem kurzen Prodromalstadium mit Kopfschmerzen, Mattigkeit und Frösteln steigt die Temperatur auf 39,5—40⁰ und hält sich zunächst kontinuierlich oder wenig remittierend auf dieser Höhe. Der Puls ist stark beschleunigt, meist mehr, als es dem Fieber entspricht. Auch die Atmung ist meist sehr frequent; schon frühzeitig stellt sich Zyanose ein. Der Kranke wird meist bald benommen und sehr unruhig, nachts stellen sich

Delirien ein. Die Ähnlichkeit mit Typhus wird durch die häufig nachweisbare
Milzvergrößerung und oft durch Meteorismus, Diarrhöen, selbst Darmblutungen, weiterhin durch Leukopenie und positive Diazoreaktion vergrößert.
Sogar roseolaähnliche Effloreszenzen als Ausdruck einer miliaren Hauttuberkulose (vgl. S. 226) können vorkommen. Die Zunge ist meist belegt und trocken
und häufig fuliginös. Meist stellen sich im weiteren Verlaufe große Temperaturschwankungen ein, und schließlich kommt es bei Fällen, die erst nach 3 bis
4 Wochen zum Exitus kommen, häufig noch zum Hervortreten von Lungenerscheinungen oder meningitischen Symptomen. Erfolgt der Tod schon in
wenigen Tagen bis einer Woche, so kann bis zum Schluß der typhoide Verlaufs-
typus bewahrt bleiben.

Bei der **pulmonalen Form** stehen im Vordergrunde die durch die multiple
Tuberkelaussaat auf den Lungen be-
dingten, schon oben genauer besprochenen
Symptome. Das Fieber steigt langsamer
an als bei der erstgenannten Form, ein
quälender Hustenreiz geht neben
anderen unbestimmten Prodromalerscheinungen oft dem Temperaturanstieg voraus,
die Atmung wird bald sehr frequent. Ein
anfallsweise auftretender Husten ohne
Auswurf pflegt während des ganzen Verlaufes vorhanden zu sein. Zyanose bedeckt
das Gesicht und färbt die Lippen blau,
von Tag zu Tag steigert sich die **Dyspnoe**,
alle Hilfsmuskeln treten in Aktion, die
Atmung ist tief und angestrengt, die
Nasenflügel spielen; über den Lungen sind
zuweilen ältere tuberkulöse Veränderungen
nachweisbar. Daneben aber sind nun die
Zeichen einer diffusen Bronchitis ausgesprochen. Perkutorisch kann man über
den Unterlappen stellenweise gedämpft
tympanitischen Schall nachweisen. Auch
stellt sich nicht selten eine akute Lungenblähung ein, die man durch eine Verkleinerung der Herzdämpfung nachweisen

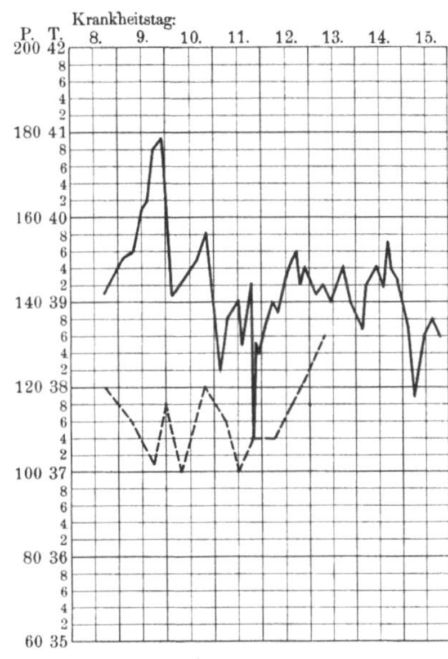

Abb. 96. Gertrud B. (Akute
Miliartuberkulose, meningitische Form.)

kann. Das Bewußtsein bleibt oft länger als bei den anderen Formen erhalten.
Die Kräfte verfallen rapide und die Kranken magern zusehends ab. Schließlich
treten aber auch hier die Zeichen der Allgemeinvergiftung, Trübung des
Sensoriums, Delirien usw. in den Vordergrund. Der Tod erfolgt nach einer
3—7 wöchentlichen Krankheitsdauer unter den Erscheinungen des Lungenödems und der Ateminsuffizienz. Oft kommt es zum Schluß zu einem hyperpyretischen Fieberanstieg oder zu Kollapstemperaturen. Die pulmonale Form
mit wenig ausgebreiteten Allgemeinerscheinungen findet man namentlich oft
bei älteren und geschwächteren Personen; bei solchen kann sie ganz unter
dem Bilde eines Emphysems mit Bronchitis, oft sehr protrahiert verlaufen, so
daß sie erst bei der Obduktion — als Überraschung — festgestellt wird.

Bei der **meningealen Form** der Mtbk. beherrscht die Tuberkelaussaat
auf den Meningen das Krankheitsbild. Wir finden diese Form mit Vorliebe
bei Kindern. Oft ist es im Anfang der Krankheit nicht ganz leicht, die Mtbk.
mit Beteiligung der Meningen von der reinen tuberkulösen Meningitis zu
unterscheiden. Beide können mit einem ausgesprochenen, tage- und wochenlang

vorangehenden Prodromalstadium: Verdrießlichkeit, allgemeines Krankheitsgefühl, Appetitlosigkeit, Kopfschmerzen und Erbrechen beginnen und die meningealen Erscheinungen sind bei beiden die gleichen. Meist aber treten schnell die Zeichen der allgemeinen Überschwemmung des Organismus mit Tuberkelbazillen hervor. Das Sensorium wird benommen, Delirien stellen sich ein. Der Puls, der im Anfang von normaler Frequenz und zuweilen sogar verlangsamt ist, wird frequenter und ist häufig arhythmisch; auf der Haut kann eine disseminierte Miliartuberkulose in Form der oben beschriebenen gedellten, hanfkorngroßen und größeren Effloreszenzen auftreten; oft kommen noch die Anzeichen der Tuberkelaussaat in den Lungen hinzu.

Die meningitischen Symptome entsprechen denen der rein tuberkulösen Basilarmeningitis. Hier wie dort bestehen Nacken- und Gliederstarre, Hauthyperästhesie, besonders an den unteren Extremitäten, Kernigsches Symptom, Einziehung und Spannung der Bauchmuskeln und Lähmungen im Gebiete der basalen Hirnnerven, namentlich Pupillenstörungen, Ungleichheit und Reaktionslosigkeit, Paresen des Abduzens, Internus, Okulomotorius- oder Fazialislähmung. Nicht selten kommt es zur Neuritis optica, vor allem wichtig aber ist das Auftreten von Chorioidealtuberkeln.

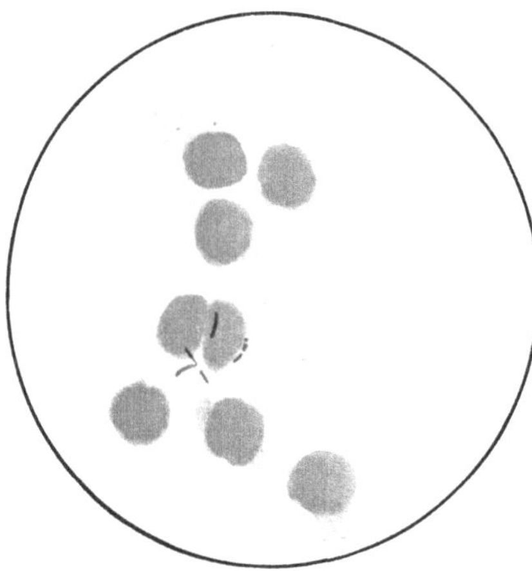

Abb. 97. Lumbalpunktat bei tuberkulöser Meningitis. Lymphozyten mit Tuberkelbazillen.

Die Spinalpunktion fördert in der Regel eine klare oder nur wenig getrübte Lumbalflüssigkeit zutage, die unter erhöhtem Druck steht oder ebenso häufig auch nur tropfenweise abfließt. Sie enthält stets überwiegend Lymphozyten, wenn auch in seltenen Fällen bei sehr akutem Verlauf oder bei Mischinfektionen polynukleäre Leukozyten vorkommen können. Bei Stehenlassen des klaren Punktates pflegt sich ein feines Gerinnungsnetz abzusetzen, das Lymphozyten und häufig auch Tuberkelbazillen beherbergt. Als Ausdruck der Entzündungsvorgänge enthält der klare Liquor mehr Eiweiß als normale Spinalflüssigkeit. Man kann diese Eiweißvermehrung entweder mit der Nonneschen „Phase I-Reaktion" (gesättigte Ammoniumsulfatlösung) oder der Pandy-Reaktion (1 Tropfen Liquor in 1 ccm 10%iger Karbolsäure) durch die dabei entstehende Trübung nachweisen.

Das Fieber bewegt sich bei dieser Form öfter in mäßigen Graden, doch sind auch hier Schwankungen des Fieberverhaltens charakteristisch. Vorübergehende Besserung aller Symptome, Klarwerden des Sensoriums, Verschwinden der Kopfschmerzen, Sinken der Temperatur kommen hier wie auch bei der reinen tuberkulösen Meningitis, besonders nach Lumbalpunktion vor, sind aber nur vorübergehend; Kräfteverfall und Abmagerung gehen unaufhaltsam weiter. Gegen das Ende der Tragödie pflegt das Bewußtsein völlig zu erlöschen. Oft geht dem Tode eine hyperpyretische Temperatursteigerung voraus. In den meisten Fällen macht sich zum Schluß auch die Beteiligung der Lungen deutlich bemerkbar. Neben den besprochenen Erscheinungen der Dyspnoe und Zyanose tritt zuweilen Cheyne-Stokesscher Atemtypus auf.

Als „Sepsis tuberculosa acutissima" ist neuerdings erst in Deutschland durch Reiche sowie durch Scholz[1]) eine besonders akute Verlaufsform bekannt geworden, die zum Teil sich mit dem Krankheitsbilde deckt, das Landouzy 1885 mit dem höchst unglücklich gewählten Namen „Typhobazillose" bezeichnet hatte. Es handelt sich um eine Überschwemmung des Blutes mit Tuberkelbazillen von höchster Virulenz und Toxizität, so daß es makroskopisch gar nicht mehr zur Bildung typischer miliarer Tuberkel zu kommen braucht; mikroskopisch finden sich in zahlreichen Organen kleine Nekroseherde mit zum Teil überraschend reichlichen säurefesten Bazillen im Innern. Die klinischen Erscheinungen bestehen in hohem Fieber, dauerndem Status typhosus, anfänglicher Leukopenie mit erheblicher Lymphozytose (64—86%), Milztumor, positiver Diazoreaktion. Von dem reinen Bilde der Sepsis tuberculosa acutissima (mit negativem Sektionsbefund) leiten Übergänge zu dem sonst meist gekannten Bild der metastasierenden Sepsis durch Tuberkelbazillen, der gewöhnlichen akuten allgemeinen Mtbk., hinüber.

Die **Dauer** der Mtbk. ist sehr verschieden. Es gibt Formen, die nach Stunden oder wenigen Tagen zugrunde gehen, andere wieder halten sich 3—4 Monate. Im Durchschnitt kommen die Fälle in 2—3 Wochen zum Exitus. Zuweilen kommt es zu auffälligen Besserungen. Das zeitweilige Vorübergehen meningitischer Erscheinungen wurde schon oben erwähnt, aber auch einzelne Lungenerscheinungen, der quälende Husten, die Dyspnoe können zeitweilig eine Besserung erfahren. Auch können Fieber und Störungen des Sensoriums tagelang wieder verschwinden. Solche Remissionen im Krankheitsverlauf sind trügerischer Natur; fast ausnahmslos ist der Ausgang der Tod.

Die Möglichkeit, daß bei Überwindung der ersten Toxinüberschwemmung und bei partieller Verteilung der miliaren Aussaat auf den Lungen noch eine Heilung oder ein Übergang in chronische Lungentuberkulose eintritt, muß zugegeben werden.

Die **Prognose** der Mtbk. ist so gut wie stets eine absolut schlechte.

Die **Diagnose** der akuten Mtbk. ist häufig nicht ganz leicht, weil in vielen Fällen die allgemeinen Symptome überwiegen, während die lokalen Erscheinungen zurücktreten oder nicht deutlich sind. Der Verdacht auf Mtbk. wird sich ergeben, wenn ein hochfiebernder Kranker die Zeichen einer schweren Allgemeinvergiftung aufweist und durch Tachykardie und starke Beschleunigung der Atmung auffällt, ohne daß irgend ein Organbefund den schweren Zustand hinreichend erklärt. Hartnäckiger Hustenreiz, starke Dyspnoe, vor allem aber Zyanose der Haut, werden den Verdacht um so mehr verdichten, als die objektive Lungenuntersuchung in einem Mißverhältnisse zu diesen Erscheinungen zu stehen pflegt und außer einer Bronchitis mäßigen Grades im Anfange wohl nichts Objektives feststellt.

Bewegen sich die differentialdiagnostischen Erwägungen in der Richtung auf Mtbk., so müssen zunächst anamnestische Erhebungen oder der Befund eventuell vorhandener sonstiger tuberkulöser Affektionen den Verdacht stützen. Es ist also zu fahnden nach tuberkulöser Belastung oder nach der Möglichkeit tuberkulöser Infektion. Ferner muß untersucht werden auf alte Lungenveränderungen, Drüsentuberkulose, Narben alter, vereiterter, skrofulöser Drüsen, Knochentuberkulose oder frische Urogenitaltuberkulose. Das Zunehmen der Dyspnoe und der Bronchitis, das Auftreten von tympanitisch gedämpften Bezirken in den unteren Lungenlappen, der trockene, unaufhörliche Reizhusten, eventuell ein zartes Pleurareiben kann den Verdacht auf Mtbk. bestärken. Vor allem aber wird die Untersuchung mit Röntgenstrahlen

---

[1]) Scholz, Berliner klin. Wochenschr. 1918, Nr. 48.

(Momentaufnahme!) durch das charakteristische Bild der multiplen Knötchenaussaat für die Diagnose Sicherheit bringen. In manchen Fällen freilich sind die Symptome seitens der Lunge sehr gering.

Eine nachweisbare Milzvergrößerung kann zur Diagnose mit herangezogen werden, ebenso eine positive Diazoreaktion.

Der Nachweis von Tuberkelbazillen im Harn wird zunächst an eine Urogenitaltuberkulose denken lassen, die ja nicht selten zum Ausgange von Mtbk. wird. Eine genaue Untersuchung mit dem Kystoskop und dem Ureterenkatheter würde hierüber Aufschluß zu bringen haben. Aber auch bei intakter Niere können im Laufe einer Mtbk. Tuberkelbazillen ausgeschieden werden. Der Nachweis von Tuberkelbazillen im Urin bei einer hoch fieberhaften Erkrankung mit schweren Allgemeinsymptomen spricht, wenn eine andere Tuberkulose der Harnwege ausgeschlossen werden kann, mit ziemlicher Wahrscheinlichkeit für Miliartuberkulose. Die Feststellung der Tuberkelbazillen im Blute, die früher als sicheres Zeichen für Mtbk. galt, ist jetzt nicht mehr absolut beweisend, nachdem wir wissen, daß auch bei mittelschweren Formen der Lungentuberkulose gelegentlich Tuberkelbazillen im Blute kreisen. Technik:

10—15 ccm Blut werden mit der doppelten Menge 3%iger Essigsäure vorsichtig unter Vermeidung von Schaumbildung geschüttelt, dann ½ Stunde stehen gelassen und zentrifugiert. Das Sediment schwemmt man mit Wasser auf, setzt 60 ccm 15%ige Antiforminlösung zu, bringt die Mischung 1 Stunde in den Brutschrank, zentrifugiert, wäscht das Sediment 2 mal in Wasser aus, zentrifugiert wieder und färbt (Stäubli-Schnitter).

Wegen der zahlreichen Fehlerquellen ist bei Deutung der mikroskopischen Befunde größte Vorsicht angezeigt; als beweisend kann eigentlich nur der tierexperimentelle Nachweis betrachtet werden!

Differentialdiagnose. Differentialdiagnostisch kommt in erster Linie der Typhus in Betracht. Hohes Fieber mit schweren Allgemeinerscheinungen bei relativ geringem Organbefund, Vergrößerung der Milz, Bronchitis, roseolaartige Effloreszenzen können bei beiden Krankheiten vorkommen. Aber doch gibt es eine ganze Reihe Anhaltspunkte, die einen Unterschied ermöglichen. Zunächst die rein klinischen: Der Nachweis tuberkulöser Organerkrankungen lenkt den Verdacht auf Tuberkulose, eine herrschende Typhusepidemie läßt zuerst an Typhus denken. Ein akuter Beginn mit Schüttelfrost und Erbrechen kommt häufiger bei der Mtbk. vor, während für Typhus ein mehr allmählicher Beginn mit Prodromalerscheinungen charakteristisch ist. Eine relative Pulsverlangsamung wird stets mehr für Typhus sprechen, da bei der Mtbk. fast stets eine hohe Pulsfrequenz zu beobachten ist, die selbst in Fällen von tuberkulöser Meningitis nicht immer und vor allem nicht dauernd reduziert wird. Die bronchitischen Erscheinungen, namentlich kleinblasige Rasselgeräusche, pflegen bei der Mtbk. in den Spitzen und Oberlappen stärker ausgeprägt zu sein als in den unteren Partien der Lungen, während beim Typhus das umgekehrte Verhalten üblich ist. Pleuritische und perikardiale Reibegeräusche würden für Tuberkulose ins Gewicht fallen. Vor allem aber wird stets das Mißverhältnis der starken Dyspnoe und Zyanose gegenüber dem relativ geringen objektiven Lungenbefund für Mtbk. und gegen Typhus einnehmen. Mit der Diazoreaktion ist nichts anzufangen, da sie meist bei beiden Krankheiten positiv ist. Auch die Leukozytenzahl gibt wenig Anhalt, doch ist der Befund einer deutlichen neutrophilen Polynukleose für Mtbk. zu verwerten. Die Stuhlverhältnisse bringen wenig Aufschluß. Reichliche Diarrhöen von der Farbe der Erbsenbrühe werden natürlich mehr für Typhus sprechen, doch verlaufen bekanntlich viele Fälle von Typhus dauernd mit Verstopfung und andererseits kommen auch bei Mtbk. gelegentlich Diarrhöen, selbst Darmblutungen (eigene Beobachtung) vor.

Die Milz ist beim Typhus fast regelmäßig sowohl perkutorisch sowie palpatorisch nachzuweisen, während bei der Mtbk. das vergrößerte Organ wegen seiner Weichheit häufig nicht zu palpieren ist. Roseolen, die schubweise um die Mitte der zweiten Woche auftreten, sind fast stets als ein sicheres Typhussymptom anzusehen, denn die „Roseola", die bei der Mtbk. erscheint, hängt an keinem Termine und hat meist auch ein anderes Aussehen (vgl. oben).

Kann man den fraglichen Fall mehrere Tage beobachten, so spricht eine regelmäßige, kontinuierliche Kurve für Typhus, während der unregelmäßige Verlauf des Fiebers, der in starken Remissionen, mitunter selbst mit Typus inversus zum Ausdruck kommt, durchaus für Mtbk. spricht. Meningitische Erscheinungen sind noch nicht ohne weiteres für die Diagnose Meningitis und Mtbk. zu verwerten. Denn beim Typhus können meningeale Symptome auftreten, die wir unter der Bezeichnung Meningismus kennen, und die der Meningitis zum Verwechseln ähnlich sind: Benommenheit, Nackenstarre, Hyperästhesie, Kernigsches Symptom usw. Die Untersuchung der Lumbalflüssigkeit pflegt aber dabei außer einem zuweilen gesteigerten Druck nichts Abnormes festzustellen, während bei der tuberkulösen Meningitis Lymphozyten und eventuell Tuberkelbazillen gefunden werden.

Wenn auch in vielen Fällen die genannten klinischen Unterscheidungsmerkmale ausreichend für die Diagnosenstellung sein werden, so ist doch oft die bakteriologische Diagnostik unentbehrlich. Am schnellsten dürfte die Untersuchung des Blutes zum Ziele führen. Der Nachweis von Typhusbazillen gelingt meist mit dem Galleanreicherungsverfahren (vgl. S. 48) nach 20 bis 24 Stunden, und klärt auf diese Weise schnell die zweifelhafte Situation. Ein gleichzeitiges Vorkommen beider Krankheiten bei demselben Individuum ist ein so seltenes Ereignis, daß damit in der Praxis nicht gerechnet zu werden braucht.

Doch sei als Kuriosum erwähnt, daß Busse Typhusbazillen im Blute gefunden hat bei einem Typhusbazillenträger, der an Mtbk. litt, bei dem also die Typhusbazillen wahrscheinlich durch tuberkulöse Darmgeschwüre in den Kreislauf gelangt waren — wieder ein Hinweis darauf, daß die Diagnose am Krankenbett gemacht werden soll und nicht allein im Laboratorium.

Auch für die Widalsche Reaktion hat das Geltung. Sie kann nur von der Mitte der zweiten Krankheitswoche an mit Vorteil verwendet werden. Es kann aber auch bei bestehender Mtbk. ein positiver Widal vorhanden sein, weil der Kranke einige Zeit vorher einen Typhus überstand oder Typhus-schutzgeimpft wurde. Ein positiver Befund von Typhusbazillen im Harn und im Stuhl spricht natürlich für Typhus — vorausgesetzt, daß man es nicht zufällig mit einem chronischen Bazillenträger zu tun hat; negative Resultate sind zur Diagnose nicht zu verwenden.

Der Befund von Tuberkelbazillen im Blut spricht im Rahmen der anderen klinischen Symptome für Mtbk.

Nicht minder ähnlich wie der Typhus kann die Sepsis der Mtbk. sein. Hohes Fieber, starke Pulsfrequenz und schwere Allgemeinsymptome, Milzschwellung, Erbrechen, Pleuritis kommen bei beiden Krankheiten zur Beobachtung. Auf Mtbk. deuten Spitzendämpfungen, ausgebreitete Bronchitis und auffällige Zyanose, während endokarditische Erscheinungen für eine septische Erkrankung sprechen. Der Augenspiegel stellt bei der Sepsis häufig Retinablutungen, bei der Mtbk. eventuell Chorioidealtuberkeln fest. Hautblutungen sprechen für Sepsis, ebenso häufige Schüttelfröste und regelmäßige

Fieberremissionen. Auch wird es bei der Sepsis häufig gelingen, die pathogenen Keime im Blute nachzuweisen.

Zuweilen kann auch die Verwechslung mit Malaria in Betracht kommen. Akuter Beginn, hohes Fieber, geringer Organbefund, Vergrößerung der Milz werden daran erinnern; gegen Malaria würden aber Dyspnoe und Zyanose sprechen. Im weiteren Verlauf ist bei der Tertiana und Quartana die typische wiederkehrende Fieberkurve mit Schüttelfrösten charakteristisch, während die Mtbk. ein unregelmäßiges Fieberverhalten zeigt. Bei der Tropika freilich ist der Fieberverlauf ebenfalls oft recht unregelmäßig. Der Nachweis von Plasmodien im Blut ist entscheidend für die Diagnose. Bei der Tropika, wo dieser Nachweis häufig nicht gelingt, leiten Blutveränderungen (basophile Körnelung der Erythrozyten, Mononukleose) eventuell auch günstiger Erfolg einer Chininbehandlung auf die richtige Fährte.

Krupppöse Pneumonien, wenn sie im Beginn und zunächst zentral gelegen sind, können ebenfalls zuweilen zu Verwechslungen Anlaß geben, solange keine Lungenerscheinungen deutlich sind. Selbst die Anwesenheit von rostbraunem Sputum braucht nicht gleich gegen Mtbk. zu sprechen, da das auch bei dieser gelegentlich vorkommen kann. Zyanose und Pulsbeschleunigung, sowie die diffuse Ausbreitung der Bronchitis sprechen immer für Mtbk. Meningitische Erscheinungen können auch bei der Pneumonie vorkommen, und zwar sowohl in Form von Meningismus wie auch als Pneumokokkenmeningitis. Hier würde erst die Untersuchung des Spinalpunktates Aufschluß bringen. Auch der Nachweis von Pneumokokken im Blut, der bei Pneumonie relativ oft gelingt, kann die Diagnose stützen. Entscheidend für Mtbk. ist stets der Nachweis von Chorioidealtuberkeln (siehe Abb. 94).

Bei der meningitischen Form der Mtbk. kommt zunächst die Unterscheidung von den verschiedenen eitrigen Meningitiden in Frage. Meist wird hier die Untersuchung des Lumbalpunktats und der Nachweis von polynukleären Leukozyten und von Eitererregern Klarheit bringen. Genauere Differentialdiagnose vgl. unter Genickstarre S. 626. Nur auf eines soll hier aufmerksam gemacht werden. Bei der epidemischen Genickstarre ist im hydrozephalischen Stadium die Lumbalflüssigkeit völlig klar, ebenso wie bei der tuberkulösen Meningitis. Vor Verwechslung schützt aber das allgemeine Krankheitsbild dieser hydrozephalischen Genickstarrekranken, die Fieberlosigkeit, die hochgradige Abmagerung, die Flexionskontrakturen an den unteren Extremitäten, das periodenweise Auftreten von Erbrechen usw.

Die rein tuberkulöse Meningitis auseinander zu halten von der allgemeinen Mtbk. mit Beteiligung der Meningen ist zuweilen recht schwer. Zyanose und Dyspnoe, vor allem der Nachweis von Chorioidealtuberkeln spricht für gleichzeitige allgemeine Mtbk.

Verwechslungen der Mtbk. mit der akuten diffusen Kapillarbronchitis ist bei kleinen Kindern nicht ausgeschlossen. Der Nachweis anderer tuberkulöser Affektionen und hereditäre Verhältnisse, das hohe Fieber, rasch fortschreitender Kräfteverfall und Überwiegen der bronchitischen Rasselgeräusche in den Spitzen werden für die Diagnose einer Mtbk. einnehmen. Sicherheit kann erst der Nachweis von Tuberkeln im Augenhintergrund oder auf der Röntgenplatte bringen. Der Ausfall der Pirquetschen kutanen Reaktion kann in zweifelhaften Fällen dieser Art nicht verwendet werden, da die Probe auch bei Mtbk. zuweilen negativ gefunden wird. Im Röntgenbild wie im klinischen Verlauf kann die Bronchiolitis fibrosa obliterans ganz das Bild der akuten Mtbk. vortäuschen. In seltenen Fällen kann die Mtbk. auch im einfachen Gewande der diffusen Bronchitis gehen, und die Verwechslung ist um so leichter möglich, wenn nur geringes oder gar kein Fieber besteht. Man sieht das zuweilen z. B. bei alten Leuten mit Arteriosklerose und Emphysem.

Klinisch, röntgenologisch, ja selbst pathologisch-anatomisch bietet weitgehendste Ähnlichkeit die Miliarkarzinose der Lungen; sie befällt besonders jugendliche, männliche Kranke und zeigt meist afebrilen bzw. subfebrilen Verlauf, gelegentlich findet man Drüsenschwellungen und krebsverdächtige Zellen im Pleuraexsudat (R. Schmidt); fast stets handelt es sich um einen nahezu symptomlos verlaufenden „Zwergkrebs" des Magens (2 eigene Beobachtungen).

Die seltenen Komplikationen der Mtbk. mit anderen fieberhaften Infektionskrankheiten sind meist sehr schwer zu erkennen; es empfiehlt sich deshalb, eine solche Diagnose nur dann zu stellen, wenn absolut sichere Kriterien vorliegen.

Jochmann sah z. B. bei einem hoch fiebernden jungen Offizier mit schweren Delirien und starker Puls- und Atemfrequenz Vereiterung eines Schultergelenkes mit Staphylokokken und konnte gleichzeitig Tuberkeln im Augenhintergrund und Tuberkelbazillen im Blute nachweisen. Die Autopsie bestätigte die Diagnose: Mtbk. und Sepsis.

Tritt zum Typhus eine Mtbk. hinzu, so wird die Dyspnoe und Zyanose, die tuberkulöse Veranlagung des Betroffenen und hohe Pulsfrequenz den Verdacht auf Mtbk. erwecken und der Befund von Tuberkeln im Augenhintergrund ihn bestätigen.

Nicht selten kommt es im Verlauf einer chronischen myeloischen Leukämie zur Entwicklung einer akuten Mtbk., dabei kann das Leukozytenbild weitgehende Besserung zeigen.

Therapie. Da wir mit der Behandlung der Mtbk. den letalen Ausgang leider nicht verhindern können, so besteht unsere Aufgabe darin, dem Kranken seine Leiden nach Möglichkeit zu erleichtern.

Eine roborierende Diät soll den Kräftevorrat möglichst lange erhalten. Gegen das hohe Fieber empfehlen sich hydropathische Verfahren, wie kühle Packungen, Kreuzbinden oder öfter gewechselte Prießnitzumschläge. Von den Antipyreticis eignet sich am besten das Pyramidon in Dosen von 0,1, 4 bis 6 mal pro die. Bei starken Kopfschmerzen gibt man eine Eisblase auf den Kopf. Der quälende Hustenreiz wird mit Kodein oder Morphium bekämpft. Kodein wird als Sirup oder in Tropfenform oder als Pulver gegeben: Codein. pur. 0,2; Spiritus 5,0; Sirup. spl. ad 100,0, mehrmals täglich einen Eßlöffel. Als Pulver: Cod. pur. 0,01—0,05 mit Saccharum lactis 0,5. Als Tropfen wird gegeben Cod. phosphoricum 0,6; Aqua dest. Elixir pector. āā 10; dreimal täglich 10—20 Tropfen. Oft kommt man nicht ohne Morphium (subkutan) aus.

Stehen die meningealen Erscheinungen im Vordergrunde, so ist es ratsam, öfter eine Lumbalpunktion vorzunehmen; da der Druck der Spinalflüssigkeit meist erhöht ist, so kann man durch Ablassen von 20—30 ccm oft eine Linderung der dadurch bedingten Erscheinungen, der Kopfschmerzen und der Nackenstarre erzielen. Auch warme Bäder sind in solchen Fällen wohltuend.

Literatur siehe bei:

Benda, Die Miliartuberkulose in Lubarsch-Ostertag, Ergebn. der Allgem. Pathol. Bd. 5,, 1900. — Cornet, Die akute allgemeine Miliartuberkulose. Wien 1913. — Hegler, Akute allgemeine Miliartuberkulose im Handb. der Tuberkulose, herausgeg. von Brauer, Schroeder, Blumenfeld, Bd. 4, Leipzig 1921 und 1923. — Steinitz und Rostoski, Die akute Miliartuberkulose im Handb. d. inn. Med., herausgeg. von Mohr u. Staehelin, Bd. I, Berlin 1911.

Maltafieber.

Undulant fever. Mittelmeerfieber.

Als Maltafieber, richtiger Mittelmeerfieber, wird eine an allen Küsten des Mittelmeers vorkommende akute Infektionskrankheit bezeichnet, die durch einen im Blute kreisenden Kokkus verursacht wird und charakterisiert ist durch den Wechsel von Fieberperioden mit fieberfreien Intervallen.

Ätiologie. Der Erreger ist der 1887 von Bruce entdeckte Micrococcus melitensis, ein sehr kleines, kokkenähnliches Gebilde von elliptischer Gestalt. Oft ist man, besonders in älteren Kulturen, zweifelhaft, ob man Stäbchen oder Kokken vor sich hat. Er ist unbeweglich und entfärbt sich nach Gram. Er wächst auf künstlichen Nährböden langsam und bildet auf Agar kleine, zarte Kolonien, die erst nach mehreren Tagen konfluieren; Gelatine wird nicht verflüssigt. Auf Bouillon tritt erst nach 2—6 Tagen eine leichte Trübung ein. Vor Licht und Austrocknung geschützt, halten sich die Kulturen monatelang. Morphologisch und kulturell völlig gleich und nur durch die spezifische Agglutination vom Micr. melitensis zu unterscheiden ist der Micr. paramelitensis.

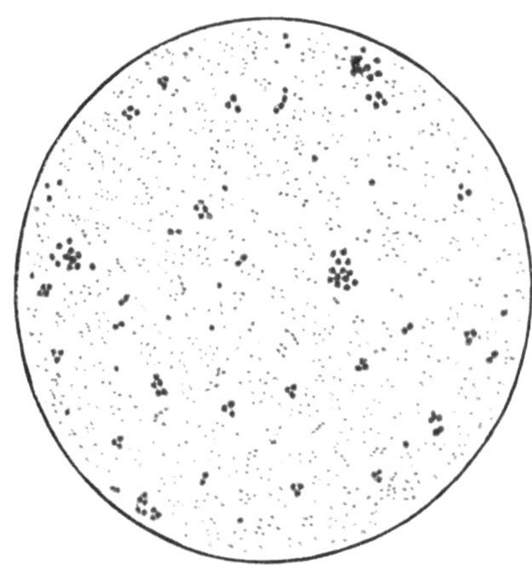

Abb. 98. Maltafieberbazillen (und Staphylokokken). Gramfärbung. Vergr. 1:500.

Tierpathogenität. Bei Affen läßt sich durch subkutane und intravenöse Injektion ein Krankheitsbild erzeugen, das dem Maltafieber des Menschen mit seinen charakteristischen Fieberattacken sehr ähnlich ist.

Epidemiologie. Die Krankheit findet sich nicht nur an den Küsten des Mittelmeeres, sondern auch in China, Indien, Süd-Afrika, Amerika. Die genauesten epidemiologischen Beobachtungen sind in Malta von englischen Militärärzten angestellt worden. Danach kommt die Krankheit das ganze Jahr hindurch vor, ist aber am häufigsten in der heißen Jahreszeit. Die Hauptquelle der Ansteckung sind Milch und Urin kranker Ziegen. 50% der Ziegen in Malta leiden an Melitensis-Septikämie, 10% davon enthalten in ihrer Milch den spezifischen Erreger. Auf den Menschen wird die Krankheit manchmal durch den Genuß ungekochter Milch oder durch den daraus bereiteten Rahmkäse übertragen, manchmal kommen auch Verletzungen an den Händen, z. B. bei Melkern in Betracht. Welche Rolle die Milch bei der Verbreitung der Krankheit spielt, lehren die Erfahrungen bei der Garnison in Malta, wo infolge des Verbotes der Ziegenmilch seit 1906 die Krankheit sofort um 80% sank und jetzt fast gar nicht mehr auftritt, während sie früher sehr verbreitet war. Die Zivilbevölkerung dagegen, die auch heute noch sehr viel ungekochte Milch konsumiert, wird stark von der Seuche heimgesucht. Im Jahre 1909—1910 erkrankten 463 Menschen.

Auch Schafe, Pferde, Kühe können spontan erkranken.

Da Personen, die das Mittelmeerfieber überstanden haben, häufig noch lange im Urin den spezifischen Kokkus beherbergen, so kommt auch die Ansteckung durch solche Bazillenträger in Betracht. An diese Möglichkeit muß man an Orten denken, wo Ziegenmilch als Infektionsquelle ausgeschlossen ist.

Krankheitsbild. Am häufigsten beginnt die Krankheit nach einer Inkubationszeit von 2—3 Wochen allmählich. Mehrere Tage lang gehen Prodromalerscheinungen, wie Mattigkeit, Kopfschmerzen, Verstopfung, Ziehen in den Gliedern, Schlaflosigkeit dem Fieberanstieg voraus. Dann beginnt eine staffelförmige zunehmende Steigerung der Abendtemperaturen mit morgendlichen Remissionen, bis etwa 40 und 41° erreicht sind. Bei den täglichen Morgenremissionen, die oft mehrere Grade betragen, kommt es zu starken Schweiß-

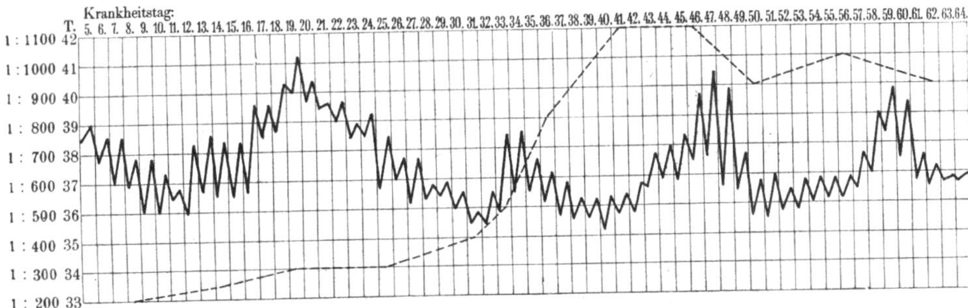

Abb. 99. Mittelmeerfieber[1]). C. John, Seemann. Geheilt.
Dicke Linie = Temperatur. Punktierte Linie = Agglutinationstiter des Serums.

ausbrüchen. Ist die Höhe erreicht, so tritt meist bald ein treppenförmiger Abstieg ein, bis die Morgentemperaturen wieder normal sind. Diese erste Fieberattacke dauert durchschnittlich 2—3 Wochen, auch länger. Manchmal ist damit die ganze Krankheit erledigt; viel häufiger aber folgt nach einem fieberfreien Intervall von 10—14 Tagen ein Rückfall, der alle Charakteristika des ersten Anfalls trägt, jedoch meist viel kürzere Zeit dauert und weniger heftig ist. So können noch mehrfach Fieberperioden mit fieberlosen Zeiten abwechseln.

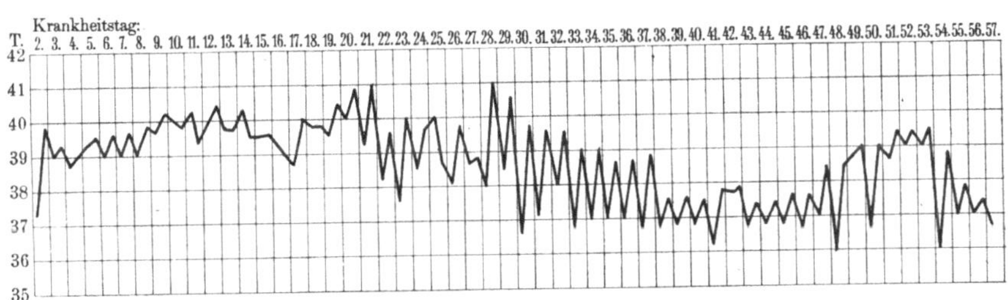

Abb. 100. Mittelmeerfieber. W. Bertram. Genesung.

Oft herrschen auch während der Intervalle zwischen den Fieberattacken leichte subfebrile Temperaturen zwischen 37 und 37,6°. Allmählich werden die Fieberattacken immer milder und erreichen nur geringere Temperaturgrade und schließlich stellen sich normale Temperaturen ein. Die Krankheitsdauer kann im ganzen sechs Wochen bis sechs Monate, ja, bis zu einem Jahre und länger betragen.

Die Zunge ist während des Fiebers trocken und mit einem dicken weißen Belage bedeckt. Die Schleimhaut des Pharynx ist gerötet, die submaxillaren Lymphdrüsen vergrößert und schmerzhaft. Meist besteht Verstopfung, mit

---

[1]) Die Kurven 99 und 100 stammen von J. W. H. Eyre.

der auf der Höhe des Fiebers häufige Diarrhöen abwechseln können. Die Milz ist meist vergrößert und palpabel; auch die Leber läßt sich in der Regel als vergrößert nachweisen. Der Puls ist etwas beschleunigt, entspricht aber in seiner Frequenz, besonders im Anfang, meist nicht der Fieberhöhe, so daß also auch hier, wie in vielen anderen Symptomen, eine Ähnlichkeit mit dem Typhus abdominalis vorhanden ist. Rascher, kleiner, unregelmäßiger Puls ist von übler Vorbedeutung.

Die Schädigungen, die der im Blute kreisende Kokkus und seine Toxine im Körper verursachen, sind von mannigfacher Art. Eine häufige Begleiterscheinung sind Entzündungen der peripheren Nerven. Plötzlich treten heftigste Schmerzen im Gebiete des Nervus ischiadicus oder auch im Nervus axillaris auf, die 1—2 Tage anhalten, um dann in geringerem Maße oft noch wochenlang den Kranken zu quälen. Auch Gelenkerkrankungen sind häufig beim Mittelmeerfieber. Sprunghaft, nach Art des Gelenkrheumatismus, erkrankt bald das eine, bald das andere Gelenk mit Schwellung und Schmerzhaftigkeit, in seltenen Fällen auch mit serösen Ergüssen, in denen gelegentlich die spezifischen Erreger nachgewiesen werden konnten. Die Gelenkentzündungen müssen also wohl zum Teil als Metastasen des Erregers aufgefaßt werden. Weitere Metastasen sind die nicht seltenen Entzündungen des Hodens und Nebenhodens, die sehr schmerzhaft sein können, meist einseitig auftreten und ohne Atrophie heilen. Auch Emypeme, Pyonephritis, subphrenische und subkutane Abszesse durch Micr. melitensisis sind beobachtet. Der Urin enthält in vielen Fällen den Micrococcus melitensis in großer Menge, ohne daß dadurch krankhafte Veränderungen bedingt zu sein brauchen.

Die Wiederholung der Fieberattacken bringt eine starke Anämie mit sich; die Zahl der roten Blutkörperchen sinkt beträchtlich, der Hämoglobingehalt nimmt ab, dabei sind die Leukozyten, speziell die mononukleären, vermehrt, noch häufiger ist Leukopenie mit relativer Monozytose.

In den Perioden zwischen den einzelnen Anfällen fühlen sich die Kranken meist matt und abgeschlagen, der vorhandene Milztumor verursacht oft Stiche und Schmerzen, und die Erscheinungen der sekundären Anämie treten in den Vordergrund. Die Blässe der Haut und der Schleimhäute fällt auf, leichte Ödeme, besonders an den Füßen stellen sich ein. Mitunter kommt es zu Thrombosen. Häufig tritt Haarausfall auf, der aber später meist wieder ersetzt wird.

Verschiedenartiger Verlauf. Außer dem oben geschilderten Verlauf kann das Mittelmeerfieber noch viele andere Krankheitsbilder darbieten. Es gibt auch sehr akut beginnende Fälle, die plötzlich aus voller Gesundheit heraus mit einem Schüttelfrost einsetzen. Dabei steigt die Temperatur schnell auf 40° und mehr, während ein starkes Krankheitsgefühl, heftiger Kopfschmerz, Ziehen in allen Gliedern den Kranken aufs Lager wirft. Es entwickelt sich bei kontinuierlichem Fieber ein typhöser Zustand mit Apathie oder Benommenheit, eventuell auch Delirien. Urin und Fäzes gehen unwillkürlich ab. Die Zunge ist fuliginös belegt, die Milz ist stark vergrößert. Dieser Zustand kann in günstig verlaufenden Fällen eine Wendung zum Bessern erfahren, indem das Fieber allmählich lytisch absinkt, so daß sich die oben beschriebene Verlaufsart mit später erfolgenden Rückfällen entwickelt. In ungünstigen Fällen stellen sich ziemlich rasch Erscheinungen von Herzschwäche ein, indem der sonst relativ verlangsamte Puls auffällig beschleunigt und klein wird, und nach kurzer Zeit versagt die Herztätigkeit oft unter hyperpyretischen Temperaturen, oder es führen Komplikationen, wie Bronchopneumonie, Lungenödem ein schnelles Ende herbei.

Auch ambulatorische Fälle kommen vor, bei denen die Fieberattacken nur als wenige Tage anhaltende subfebrile Temperaturen auftreten und die Diagnose nur aus dem Agglutiningehalt des Blutes und dem Nachweis der oft recht zahlreich vorhandenen Kokken im Urin gestellt werden kann.

Durch das Überstehen der Krankheit wird eine beträchtliche Immunität erworben, die etwa der des Typhus abdominalis gleichkommt.

Der **Ausgang** ist in den meisten Fällen trotz der langen Dauer ein günstiger; die Mortalität betrug bei einer militärischen Statistik über 3652 in Malta beobachtete Fälle nach Roziès nur 2,3 %, dagegen in anderen Statistiken über Zivilkranke bis 7 und 10 % (Eyre). Schwer bedroht sind die Formen mit typhusähnlichem Verlauf und die mit Pneumonie oder Herzschwäche komplizierten Fälle. Einen gewissen prognostischen Anhalt hat man in der Feststellung der agglutinierenden Kraft des Patientenserums. Fälle mit hohem Agglutinationstiter (über 1 : 500 und höher) und zunehmender Agglutinationskurve liegen günstig, rasches Absinken des Titers deutet auf einen Rückfall hin.

Bei der **Differentialdiagnose** kommen hauptsächlich Malaria, Typhus abdominalis, Paratyphus und Gelenkrheumatismus in Betracht. Die Malaria, deren tropische Form dem Maltafieber oft recht ähnlich sieht (Milztumor, Anämie, Fieberattacken) läßt sich durch Feststellung der Parasiten im Blut oder durch die erfolgreiche Chininbehandlung vom Maltafieber unterscheiden. Ferner ist das Maltafieber einem Typhus abdominalis während der Kontinua oder im Stadium der steilen Kurven zum Verwechseln ähnlich (Milztumor, typhöser Zustand des Sensoriums, relative Pulsverlangsamung). Klarheit kann hier nur die bakteriologische Untersuchung, der Nachweis des Erregers im Blut oder Stuhl oder die Agglutinationsreaktion bringen; dasselbe gilt für die paratyphösen Infektionen. Der Gelenkrheumatismus, an den die häufigen Gelenkkomplikationen des Maltafiebers denken lassen könnten, hat keine so stark remittierende Fieberkurve; er geht noch häufiger mit serösen Ergüssen einher. Auch Endocarditis lenta und die verschiedenen Formen der Tuberkulose können differentialdiagnostisch in Betracht kommen. Ein von mir in Palästina beobachteter Fall zeigte große Ähnlichkeit mit der typhoiden Form der akuten allgemeinen Mtbk. Starke Schweiße, zunehmende Anämie, Milzschwellung und undulierender Fieberverlauf zeichnen oftmals das Krankheitsbild der Lymphogranulomatosis (Morbus Hodgkin) aus, so daß eine Verwechslung mit Mittelmeerfieber sehr nahe liegt. In den Subtropen kann Kala-Azar ein ähnliches Krankheitsbild hervorrufen.

Die **bakteriologische Diagnose** des Mittelmeerfiebers basiert auf der Züchtung der spezifischen Kokken aus Blut oder Urin, oder auf dem Nachweis der spezifischen Agglutinine im Serum der Kranken. Die Agglutinine sind meist in großer Menge im Serum der Patienten vorhanden, so daß oft noch Verdünnungen des Serums von 1 : 1000 und höher positive Resultate geben. Sie treten gewöhnlich erst gegen Ende der ersten Krankheitswoche auf. Da häufig auch normales Serum den Micrococcus melitensis in niedrigen Verdünnungen agglutiniert, so empfiehlt es sich, erst einen Agglutinationstiter von mindestens 1 : 200 als beweisend für Maltafieber anzusprechen. Am besten bedient man sich der 48stündigen Agarkultur eines sicheren Melitensis-Stammes, von der mit physiologischer Kochsalzlösung eine starke Aufschwemmung hergestellt wird. Das Serum des betreffenden Kranken muß völlig frei von Blutkörperchen sein, da sonst Agglutination vorgetäuscht werden kann. Mit Formol versetzte Aufschwemmungen, ebenso das Fickersche Diagnostikum, lassen sich gut verwenden. Die Anstellung der Agglutination erfolgt am besten nach der makroskopischen Methode.

Am sichersten wird die Diagnose durch den Nachweis der Erreger im Blute während der Fieberanfälle erbracht. Man nimmt 20 ccm Blut aus einer gestauten Armvene und verteilt sie auf mehrere Erlenmeyer-Kolben, welche schwach alkalische Traubenzucker-Nutrose-Bouillon (je 100 ccm) enthalten. Nach 24, 48 usw. Stunden werden Tochterkulturen auf Agar angelegt. In der Tiefe des Agars wachsen die Kokken in zarten gelblichen, wetzsteinförmigen Kolonien.

Pathologische Anatomie. Die Organe der an Maltafieber Verstorbenen zeigen nur wenig Charakteristisches. Die Milz ist stets stark vergrößert, weich und brüchig, und enthält massenhaft die spezifischen Kokken, desgleichen die meist verdickten Mesenterialdrüsen. In der Mukosa und Submukosa des Darmes finden sich oft kleine entzündliche Herde in Form von Blutungen. Leber, Nieren, Lungen sind blutreich, ebenso das Gehirn.

Prophylaxe und Therapie. Die Prophylaxe ergibt sich nach den oben erwähnten epidemiologischen Erfahrungen von selbst. Der Genuß von ungekochter Ziegenmilch und Ziegenkäse ist in den gefährdeten Orten aufs strengste zu vermeiden. In Gegenden, wo die Krankheit endemisch ist, wird es auf jeden Fall ratsam sein, sich auch im übrigen vor dem Genuß ungekochter Nahrungsmittel zu hüten. Da die Krankheit auch von der äußeren Haut eintreten kann, so ist unter anderen den Bakteriologen, die mit dem Kokkus arbeiten, größte Vorsicht ans Herz zu legen. Um der Verbreitung der Krankheit durch Bazillenträger vorzubeugen, ist Isolierung der Kranken und Desinfektion ihrer Ausscheidungen dringend geboten. Außerdem wird die Abschlachtung aller kranken Ziegen, die durch die Anstellung der Agglutinationsprobe ausfindig gemacht werden, anzustreben sein.

Die Behandlung des Fiebers kann nach ähnlichen Grundsätzen wie beim Typhus abdominalis geleitet werden. Hydrotherapeutische Maßnahmen müssen auch hier im Vordergrunde stehen, während Antipyretika nur als Unterstützungsmittel gegen Kopfschmerzen oder neuralgische Beschwerden herangezogen werden. Chinin und Arsen sind auf das Fieber ohne Einfluß. Auch die Ernährung ist in ähnlicher Weise wie beim Typhus abdominalis durchzuführen. Eine spezifische Behandlung der Krankheit mittelst eines hochwertigen Serums ist durch Wright versucht worden. Die Resultate waren zweifelhaft. Wirksamer scheint die Vakzinationstherapie zu sein, die Reid u. a. mit gutem Erfolge versucht haben. Man beginnt mit kleinen Dosen abgetöteter Melitensiskulturen (5—10 Millionen Kokken) und steigt in Abständen von 4—5 Tagen allmählich bis zu 50 Millionen. Die Einspritzungen sollen die Fieberanfälle vermindern und die Krankheitsdauer abkürzen. Neuerdings sind kolloidales Silber, z. B. Kollargol 2% täglich 5—20 ccm, ebenso Elektrargol, intravenös empfohlen worden. Mühlens sah in einem chronischen Falle nach dreimaliger intravenöser Einspritzung von je 0,2 Argochrom das Fieber verschwinden. Gelegentlich hilft auch Terpentinabszeß, unspezifische Proteinkörpertherapie oder Auto-Hämotherapie (5—20 ccm Blut des Kranken aus der Vene in die Glutäalmuskulatur).

Literatur siehe bei:

J. W. H. Eyre, Mittelmeerfieber im Handb. d. pathog. Mikroorganismen, herausgeg. von Kolle u. Wassermann, Bd. IV, Jena 1912. — Schilling, Maltafieber im Handb. d. inn. Med., herausgeg. von Mohr u. Staehelin, Bd. I, Berlin 1911. — F. W. Basett-Smith in Menses Handb. d. Tropenkrankheiten, Bd. III, Leipzig 1914 (Literatur!).

Pest.

Die Pest ist eine akute Infektionskrankheit, deren Erreger teils von der äußeren Haut, teils von den Schleimhäuten und den Luftwegen aus in den Körper eindringen und in der Nähe der Eintrittspforte entzündliche Drüsenschwellungen (Bubonen) erzeugen. Sehr häufig gelangen die Pestbazillen in die Blutbahn und verursachen ein schweres septisches Krankheitsbild, das mit multiplen hämatogen entstandenen Bubonen einhergeht. Die gefährlichste Form ist die Lungenpest.

Geschichtliches. Die Pest ist eine schon seit den ältesten Zeiten bekannte Seuche, die, ursprünglich im Orient heimisch, zu wiederholten Malen auch in Europa festen Fuß faßte und ungeheure Opfer forderte. Sichere Nachrichten über eine in Ägypten und Syrien herrschende Beulenpest stammen bereits aus dem Anfange des dritten Jahrhunderts unserer Zeitrechnung. Eine allgemeine Verbreitung auf europäischem Boden fand die Seuche zur Zeit Justinians in der zweiten Hälfte des sechsten Jahrhunderts. Sie drang damals von Unterägypten über Palästina und Syrien nach Europa vor und „entvölkerte Städte und verwandelte das Land in eine Einöde" (Warnefried). Aus dem Mittelalter ist jener Seuchenzug am bekanntesten geworden, der unter dem Namen des „schwarzen Todes" im 14. Jahrhundert die ganze damals bekannte Erde überzog und nach Heckers Schätzung 25 Millionen Menschen, den vierten Teil der damaligen Bevölkerung, dahinraffte. Im 15. und 16. Jahrhundert schwand die Beulenpest niemals ganz aus Europa. Immer wieder erhob sie ihr Haupt und verursachte kleinere und größere Epidemien. Vom Ende des 17. Jahrhunderts an zieht sich die Seuche nach dem Südosten Europas zurück, um hier ab und zu noch in kleineren Kreisen epidemisch aufzutreten. Die letzte größere Epidemie im Südosten Europas hauste im Winter 1878/79 im russischen Gouvernement Astrachan. Westeuropa ist seit Mitte des 18. Jahrhunderts frei von größeren Ausbrüchen der Seuche geblieben. In Asien und Afrika dagegen haben sich bis heute endemische Pestherde erhalten, von denen immer wieder aufs neue große Epidemien ihren Ausgang nehmen. Zu erinnern ist an die große Epidemie in Hongkong 1894, in Bombay 1896, in der Mandschurei 1910/11.

Während des Weltkrieges kam bei den alliierten Armeen in Saloniki eine Reihe von Pestfällen zur Beobachtung, im Jahre 1920 trat in Paris eine kleine Epidemie von etwa 60 Fällen auf.

Trotz der ungeheuren Literatur, die über die Pest existiert, ist das klinische Bild der Seuche eigentlich erst durch Griesinger um die Mitte des vorigen Jahrhunderts in klarer Weise gezeichnet worden. Bis dahin war eine Unzahl verschwommener Schilderungen vorhanden, die größtenteils auf spekulativer und philosophischer Grundlage aufgebaut waren. Große Verdienste um die pathologisch-anatomische Erforschung der Krankheit hat sich Clot-Bey, der Gründer der Medizin-Schule in Kairo, erworben, während die epidemiologische Seite der Pestforschung namentlich durch Hecker, Haeser und Hirsch gefördert wurde. Völlige Klarheit über die Pathogenese brachte erst die Entdeckung des Pestbazillus. Im Jahre 1894 bei einer Epidemie in Hongkong gelang es Kitasato und gleichzeitig Yersin, den Erreger der Seuche zu finden. Als dann im Jahre 1896 in Bombay eine große Pestepidemie einsetzte, entsandten Deutschland, Österreich, Rußland und Ägypten wissenschaftliche Kommissionen, die bald eine fruchtbringende Forschertätigkeit entfalteten und mit Hilfe der neugewonnenen ätiologischen Kenntnisse unser Wissen über die Natur und Verbreitung der Krankheit, sowie über ihre Klinik und pathologische Anatomie bereicherten und ausbauten. Später hat namentlich die englische Pestkommission wertvolle Beiträge zur Epidemiologie der Seuche geliefert.

Bakteriologie. Der Erreger der Pest ist ein plumpes, an den Enden abgerundetes, kurzes Stäbchen, das im gefärbten Ausstrichpräparat die Eigentümlichkeit hat, sich an beiden Polen stärker als in der Mitte zu färben. Am besten kommt diese Polfärbung zum Vorschein, wenn man die Ausstrichpräparate $^{1}/_{2}$ Minute mit

Alcohol absolutus bedeckt, den man nachher durch Verdunsten in der Nähe einer Flamme entfernt, um nun mit einer dünnen Karbolmethylenblaulösung (Verdünnung 1 : 10) zu färben. Die genannte färberische Eigentümlichkeit, sowie seine Neigung ins Blut des infizierten Organismus überzugehen und septische Blutungen zu erzeugen, kennzeichnen ihn als Angehörigen der Gruppe der hämorrhagischen Septikämie. Er ist unbeweglich und färbt sich nicht nach Gram. Eine besondere Eigenart des Pestbazillus ist seine Neigung, unter ungünstigen Wachstumsbedingungen, so z. B. in älteren Kulturen oder in der Leiche, aber auch in den primären Bubonen des Pestkranken, Involutionsformen zu bilden, die weder in Größe, noch in Gestalt an seine Ursprungsform erinnern und keulen- oder bläschenförmige, mitunter auch große stabähnliche Gebilde darstellen.

Am besten gedeiht der Pestbazillus bei Luftzutritt auf schwach alkalischem Agar, auf dessen Oberfläche er tautropfenähnliche Kolonien bildet, die ein dunkleres granuliertes Zentrum und eine durchsichtige, breite Randzone besitzen. Das Temperatur-Optimum liegt zwischen 25—30° C. Genau dieselben Oberflächen-Kolonien wie auf der Agarplatte bildet er auch auf der Oberfläche der Gelatine. Er wächst auf allen gebräuchlichen Nährböden. Auf Bouillon bildet er lange, streptokokkenähnliche Ketten; Milch wird nicht zur Gerinnung gebracht.

Resistenz. Die Pestbazillen sind gegen Austrocknung sehr empfindlich; vollkommene Eintrocknung tötet sie in wenigen Stunden. Dagegen halten sie sich, vor Trockenheit geschützt, in der Außenwelt lange, z. B. in Butter oder in Milch mehrere Wochen; an Kleidungsstücken oder mit Eiter beschmutztem Verbandzeug sind sie monatelang haltbar. Die obere Wachstumsgrenze liegt bei 40°. Beim Erwärmen auf 60° sterben sie in 10 Minuten ab; Siedehitze tötet sie sofort. Durch Desinfizientien kann der Pestbazillus schnell vernichtet werden, so z. B. in 1%iger Sublimatlösung in wenigen Sekun-

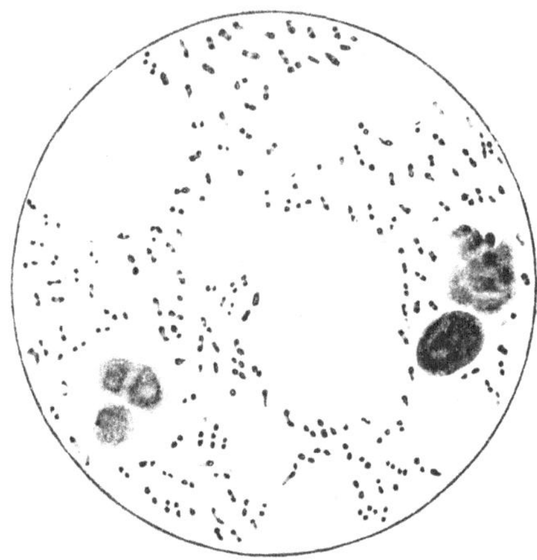

Abb. 101. Bubonen-Eiter mit Pestbazillen.

den, in 1%iger Karbolsäure in 12 Minuten. Kalkmilch vermag pestbazillenhaltige Fäzes in 1—2 Stunden zu sterilisieren.

Toxine. Die Pestbazillen sezernieren kein echtes Toxin; alle Giftwirkungen beruhen vielmehr auf den in den Bazillenleibern enthaltenen Giftstoffen. Die Virulenz ist nicht konstant; schon bei den direkt aus menschlichem und tierischem Material gezüchteten Stämmen ist die Virulenz sehr verschieden. Auch sieht man, ebenso wie bei der Züchtung der Meningokokken, sehr oft, daß virulente Kulturen plötzlich ihre Virulenz verlieren, während andere sie lange Zeit behalten.

Tier-Pathogenität. Am empfänglichsten für die Infektion mit Pestbazillen sind Meerschweinchen und Ratten. Außer diesen können noch spontan an Pest erkranken: Katzen, Mäuse, Ziesel, Murmeltiere (arctomys bobak).

Meerschweinchen gehen bei subkutaner Einverleibung kleiner Mengen von Pestbazillen in wenigen Tagen zugrunde; ebenso durch Schwanzwurzelstich infizierte Ratten. Man findet dann an der Injektionsstelle ein hämorrhagisches Exsudat, stark geschwollene Lymphdrüsen in der Umgebung und zahlreiche, weißgraue miliare Knötchen in Milz, Leber und Lunge. Für die Sicherung der bakteriologischen Pestdiagnose ist von Bedeutung, daß die Pestbazillen auch bei kutaner Infektion, auf die rasierte Haut des Meerschweinchens verrieben, die Krankheit übertragen und den Tod des Tieres bewirken. Diese Methode ist namentlich dort am Platze, wo es gilt, in einem mit vielerlei Bakterien verunreinigten Material, z. B. Fäzes oder Leichenteile, die Pestbazillen festzustellen. Nachdem auf der Haut des Versuchstieres zuerst vakzineähnliche Bläschen entstanden sind, schwellen die benachbarten Lymphdrüsen an, die Haut wird infiltriert und nach 3—4 Tagen erfolgt der Tod.

Pathogenese. Die Pest entsteht in den meisten Fällen in der Weise, daß Pestbazillen von der äußeren Haut aus auf dem Wege der Lymphbahnen in den Körper eindringen, in die nächstgelegenen Lymphdrüsen gelangen und hier eine entzündliche Schwellung, einen Bubo, erzeugen. Dieser Prozeß kann in seltenen Fällen lokal bleiben. Viel häufiger gelangen die Erreger von hier aus, nachdem sie sich in dem Drüsengewebe vermehrt haben, in die Blutbahn und verursachen das Bild einer schweren septischen Erkrankung, die mit zahlreichen Blutungen in den verschiedensten Organen einhergeht und charakterisiert ist durch multiple hämatogen entstandene Drüsenschwellungen.

Die eigentliche Eintrittspforte der Bazillen ist fast nie zu erkennen. Eine Lymphangitis, die zu der ersten geschwollenen Lymphdrüse, zum primären Bubo, hinführt und so den Gang der Infektion andeuten könnte, ist in der Regel nicht vorhanden. Der Bubo ist vielmehr stets der erste Proliferationsherd des eingedrungenen Virus. Kleinste Verletzungen und Kontinuitätstrennungen der Haut, Flohstiche usw. genügen, um dem Pestbazillus Einlaß zu gewähren. Außer von der äußeren Haut dringen die Keime nicht selten auch von der Schleimhaut aus in den Organismus ein. Mund- und Rachenhöhle, die Nasenschleimhaut, die Tonsillen, selbst die Konjunktiva können als Eintrittspforte dienen.

Eine zweite Form der Infektion kommt von den Luftwegen aus zustande. Der Auswurf der Pestkranken mit entzündlichen Lungenerscheinungen, sowie die Flüssigkeit des terminalen Lungenödems enthält massenhaft Pestbazillen, die, beim Aushusten in feinsten Sputumtröpfchen verteilt, Personen der Umgebung infizieren können.

Epidemiologie. Die Pest hat die Eigentümlichkeit, daß sie von gewissen Zentren aus, wo sie endemisch herrscht, auf den großen Verkehrsstraßen und unter Bedingungen, die ihrer Entwicklung günstig sind, also dort, wo die allgemeine Hygiene zu wünschen übrig läßt, ihre epidemische Ausbreitung findet.

Wir kennen zurzeit vier endemische Pestherde. Der erste liegt in der chinesischen Provinz Yünnan. Hier ist die Pest unter den Murmeltieren, den Tarbaganen, sehr verbreitet. Die Eingeborenen wußten seit langem, daß Jäger, die diese Tarbaganen erlegen, häufig sehr schnell erkranken und nach wenigen Tagen zugrunde gehen. Daß es sich dabei um Pest handelte, ist erst durch neuere Forschungen sichergestellt worden.

Ein zweiter Herd liegt in den westlichen Hochländern des Himalaya. Von hier aus hat schon die große Epidemie im 14. Jahrhundert ihren Ausgang genommen, die unter dem Namen des schwarzen Todes bekannt ist. Auch die 1896 in Bombay ausgebrochene Pest hat von hier aus ihre epidemische Ausbreitung gefunden. Dem Ausbruch der Seuche geht in diesen Bezirken meist ein großes Sterben unter den Ratten voraus. Dann verlassen die Eingeborenen ihre Dörfer und zerstreuen sich in andere Gegenden.

Dieselbe Beobachtung wurde bei einem dritten Pestherd gemacht, der in Zentralafrika gelegen ist und von Robert Koch entdeckt wurde. In Uganda, im Quellgebiet des Weißen Nil, herrscht die Pest unter den Negern endemisch und ist unter dem Namen Rubwunga den Eingeborenen seit undenklichen Zeiten bekannt. Die Negerdörfer wimmeln dort von Ratten, und jedesmal, bevor die Epidemie unter den Menschen wieder aufflackert, gehen Ratten in großer Menge zugrunde. Das betrachten dann die Einwohner als Warnungssignal und verlassen den durchseuchten Bezirk.

Ein vierter Pestherd liegt in der unzugänglichen Gegend von Zentralarabien bis nach Mesopotamien hin.

Die Ausbreitung der Pest ist unabhängig von den klimatischen Bedingungen, Wasser- oder Bodenverhältnissen. Bei ihrer Ausbreitung auf den Verkehrswegen, besonders dem Schiffsverkehr, spielen die Ratten die größte Rolle. So kommt es, daß namentlich die Hafenplätze gefährdet sind, und daß hier besonders die mit dem Löschen der Ladung beschäftigten Arbeiter zuerst an der Pest erkranken. Ist die Seuche auf diese Weise irgendwo eingeschleppt worden, so kann sie bei mangelnder Bekämpfung eine langsam anschwellende

Epidemie verursachen. Oft handelt es sich anfangs nur um Fälle in Familien
der zuerst Erkrankten und um Personen, die sich bei der Pflege oder bei Besuchen der Kranken ansteckten. Bald aber pflegen, zunächst immer noch in
geringer Zahl, in benachbarten Häusern oder in entlegenen Quartieren Pesterkrankungen auch bei solchen Personen aufzutreten, bei welchen eine Beziehung zu früher Erkrankten in keiner Weise sich nachweisen läßt. So nistet
die Seuche, wenn sie einen günstigen Boden findet und sich selbst überlassen
bleibt, im Laufe von Wochen und Monaten allmählich sich ein, nimmt dann
aber nicht selten verhältnismäßig schnell zu, um nach Erreichung ihres Höhepunktes wiederum erst schneller, dann langsamer abzunehmen. Ihr Erlöschen
ist oft nur ein scheinbares. Nach einer Ruhezeit von Wochen oder Monaten
beginnt nicht selten eine neue Epidemie, und auch dieser können weitere folgen.

Eine explosionsartige Ausbreitung, wie sie bei der Cholera oder beim Typhus
durch Wasserinfektion bewirkt wird, kommt bei der Pest nicht vor.

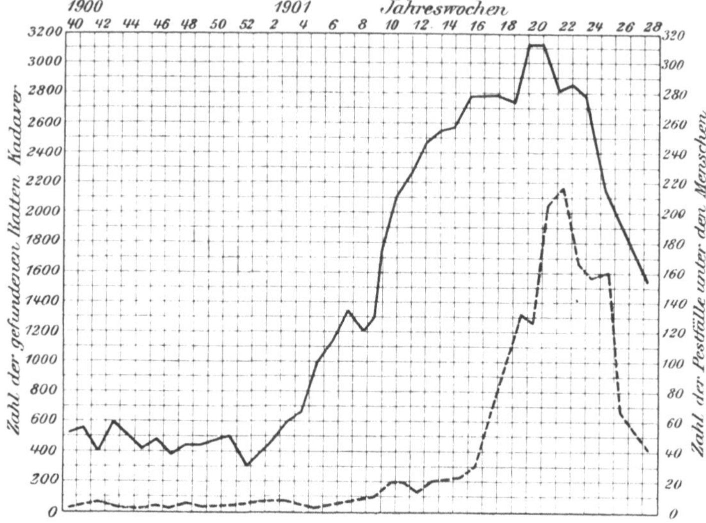

Abb. 102. Beziehungen der Rattensterblichkeit (ausgezogene Linie) zur Pestmortalität
des Menschen (punktierte Linie).

Die Übertragung erfolgt entweder von Mensch zu Mensch oder von pest-
infizierten Tieren aus. Hier sind in erster Linie die Ratten zu nennen. Weiterhin kommen für gewisse Bezirke die Murmeltiere oder Tarbaganen (arctomys
bobak) in Betracht. Aber auch Katzen, Meerschweinchen und Mäuse können
die Krankheit übertragen.

Die direkte Übertragung von Mensch zu Mensch spielt bei den leichteren
Fällen von Bubonenpest eine relativ geringe Rolle, namentlich wenn die Bubonen
nicht nach außen durchbrechen. Auch der Eiter perforierter Pestdrüsen enthält meist nur einzelne und wenig virulente Pestbazillen. Ein sorgfältig von
Ungeziefer befreiter Kranker mit Bubonenpest ist kaum viel ansteckender
als ein ebensolcher Fleckfieberkranker. Dagegen sind sehr infektiös die Fälle
mit Allgemeininfektion des Blutes. Hier können die verschiedensten Sekrete
und Exkrete, Urin, Fäzes, Blut, Sputum, sowie die Flüssigkeit des terminalen
Lungenödems die Übertragung vermitteln. Am gefährlichsten sind die mit
Pestpneumonie einhergehenden Erkrankungen. Hier geschieht die Weiterverbreitung durch das Aushusten des massenhaft Pestbazillen enthaltenden

Sputums, das in kleinsten Tröpfchen verspritzt wird und so die Umgebung aufs äußerste gefährdet. Die Einatmung solcher bazillengeschwängerter feinster Sputumtröpfchen führt entweder direkt durch Inhalation in die Lunge oder indirekt auf dem Wege über die Tonsillen und die mit der Lungenspitze korrespondierenden Lymphbahnen zur Pestpneumonie. Auch Verreibung solchen Pestsputums auf die Oberfläche der Haut kann die Krankheit übertragen.

Ferner kann durch infizierte Wäsche und Gebrauchsgegenstände eine Infektion erfolgen.

Viel Interessantes haben die Forschungen der letzten Jahre über die Rolle der Ratten bei der Weiterverbreitung der Pest gebracht. Drei Arten kommen in Betracht: Mus decumanus, die graue Wanderratte, die sich in den Kloaken und unterirdischen Gewölben der großen Städte befindet; Mus rattus, die schwarze Schiffsratte, die von der erstgenannten stark verdrängt wurde und Mus alexandrinus, die ägyptische Ratte, die durch den Schiffsverkehr auch bei uns sehr verbreitet ist. In den Heimatländern der Pest geht vielfach dem Ausbruch der Krankheit ein Massensterben der Ratten vorauf. Über die Beziehungen der Rattensterblichkeit zur Pestmortalität des Menschen s. Abb. 102.

Für die Übertragung der Pestbazillen von Ratte zu Ratte nahm man bisher die Infektion auf dem Verdauungswege durch das Annagen infizierter Kadaver als den häufigsten Infektionsmodus an. Diese Art der Infektion liegt um so näher, als die Ratten die Gewohnheit haben, ihre erkrankten oder verendeten Artgenossen anzunagen. Nach den neueren Untersuchungen scheinen jedoch in sehr vielen Fällen die Flöhe als Überträger der Krankheit in Betracht zu kommen. Frühere Laboratoriumsversuche, die sich mit dieser Frage beschäftigten, waren sehr widersprechend, hauptsächlich deshalb, weil sie nicht den natürlichen Verhältnissen entsprachen. Nach neueren sehr sorgfältigen Untersuchungen einer englischen, auf Anregung des Lister Institutes in London zusammengetretenen Kommission ist jetzt festgestellt, daß hauptsächlich der gemeine indische Rattenfloh (Pulex cheopis) die Pestbazillen von Ratte zu Ratte überträgt. Die Flöhe von toten oder kranken Ratten, die man in Pesthäusern fand, wurden im Laboratorium auf andere Ratten gesetzt mit dem Erfolge, daß auch diese an der Seuche erkrankten und Zervikalbubonen bekamen. Ferner wurden Meerschweinchen des Nachts in Häusern ausgesetzt, in denen Pestfälle unter Menschen vorgekommen waren. Unter 42 Versuchen wurden in 12 Häusern = 29 % eines oder mehrere Meerschweinchen, die am anderen Morgen große Mengen von Flöhen beherbergten, mit Pest infiziert und starben. Auch auf Affen wurde durch Flöhe von Pestratten die Krankheit übertragen. Jedenfalls ist nicht daran zu zweifeln, daß die Flöhe die Krankheit von Ratte zu Ratte und in vielen Fällen von der Ratte auf den Menschen übertragen. (Pulex cheopis beißt den Menschen ebenso gerne wie die Ratte.) Die lange Zeit in den Flöhen lebensfähigen Pestbazillen können entweder durch den Biß selbst, oder durch den gleichzeitig entleerten bazillenhaltigen Kot des Flohes in die Haut gelangen. Ob freilich die durch Rattenflöhe erfolgende Ansteckung den regelmäßigen Übertragungsmodus von der Ratte auf den Menschen darstellt, muß noch dahingestellt bleiben. Auffallend ist es, daß unter dem Pflegepersonal der Pestspitäler Pestinfektionen relativ selten sind, während man doch annehmen müßte, daß hier recht häufig, z. B. bei der Aufnahme von Pestkranken, Gelegenheit gegeben sein muß, durch Flöhe angesteckt zu werden. Für die europäischen Verhältnisse ist zu bedenken, daß bei unseren einheimischen Ratten der indische Pulex cheopis sich nicht findet, und daß die bei uns lebenden Rattenflöhe, Pulex irritans und Ceratophyllus fasciatus bei Laboratoriumsversuchen nicht so regelmäßig die Krankheit von Ratte zu Ratte übertrugen. Neben Flöhen kommen gelegentlich wohl auch Wanzen und Zecken als Überträger in Betracht.

Außer durch Flöhe kann die Krankheit auch durch direkte Berührung der Rattenkadaver von der Ratte auf den Menschen übertragen werden. Ferner können auch die Ausscheidungen der Ratten, die in großen Mengen Pestbazillen enthalten, die Krankheit weiter verbreiten. Die menschlichen Wohnungen können um so eher infiziert werden, als pestkranke Ratten erfahrungsgemäß die Scheu vor den

Menschen verlieren, aus ihren Schlupfwinkeln hervorkommen und nicht selten
in den Wohnungen verenden.

Die jahreszeitliche Verteilung der Pest zeigt in den endemischen Pestherden
einen immer wiederkehrenden Typus derart, daß vom Oktober an, dem Beginn
der kalten Jahreszeit, die Zahl der Todesfälle langsam ansteigt und im Februar
und März ihren Höhepunkt erreicht. April und Mai folgt dann ein rascher
Abfall und während der Zeit von Mai bis September kommen nur wenige zer-
streute Fälle vor. Zu dieser Zeit ist auch die Anzahl der Rattenflöhe regelmäßig eine geringere! Vgl. Abb. 103.

Gottschlich stellt auf Grund seiner Beobachtungen bei den Pestepidemien
in Ägypten (1899—1902) zwei verschiedene Typen auf: eine Sommerepidemie
und eine Winterepidemie. Im Sommer sind die Fälle meist regellos über
die ganze Ortschaft zerstreut; dabei handelt es sich fast ausschließlich um die
Beulenpest, wobei als Infektionsträger die Ratten anzusehen sind. Bei
den Winterepidemien spielt die Lungenpest die Hauptrolle, die durch

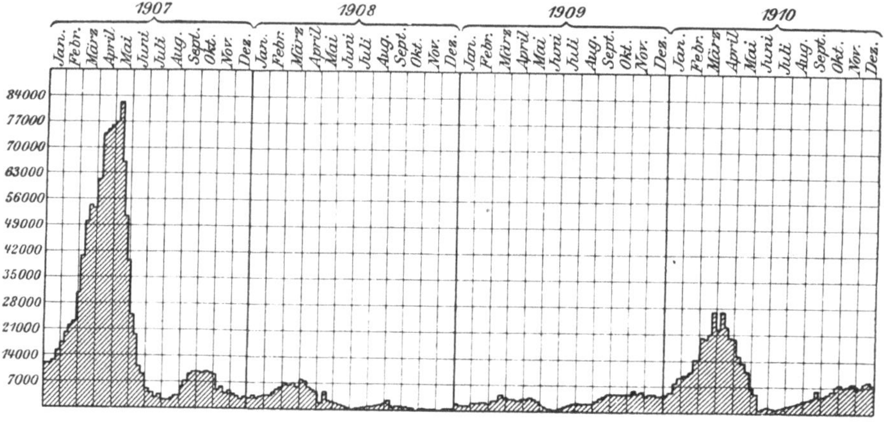

Abb. 103. Jahreszeitliche Verteilung der Pest in Indien 1907—1910.

Infektion von Mensch zu Mensch hervorgerufen wird. Der Grund liegt
darin, daß die Menschen während der kalten Jahreszeit in ihren engen Wohn-
stätten sich zusammendrängen. Auch mag infolge der Witterungsverhältnisse
noch eine erhöhte Prädisposition zu Erkrankungen der Atmungsorgane hinzukommen. Der Zusammenhang der Sommerepidemien mit der Rattenpest
erklärt sich in folgender Weise. Während einer Pestepidemie geht der größte
Teil der empfänglichen Ratten zugrunde; dementsprechend vermindert sich
auch die Gelegenheit zur Infektion für den Menschen und die Seuche erlischt.
In der seuchenfreien Zeit wird die Pest unter den Ratten erhalten in Form
einzelner chronischer oder latenter Fälle, wie sie von Kolle und Martini im
Laboratorium durch Versuche nachgewiesen worden sind, und wie sie sich
auch unter natürlichen Verhältnissen finden. Im Frühjahr zur Wurfzeit, wenn
eine neue empfängliche Generation von Ratten sich entwickelt, kann nun
von einem einzelnen latenten Fall eine neue akute Pestepidemie unter den
Ratten und damit gleichzeitig eine neue Epidemie unter den Menschen entstehen. Das Primäre ist in der Regel die Beulenpest. Kommt es bei dem einen
oder dem anderen Falle zu einer sekundären Pestpneumonie, so kann diese
zum Ausgangspunkt der Lungenpestepidemie werden, die dann durch Tröpfcheninhalation von Mensch zu Mensch weiter übertragen wird.

Bekämpfung. Bei der Ausdehnung unseres modernen Weltverkehrs wird sich eine Einschleppung der Pest in Europa niemals ganz vermeiden lassen. Es wird also darauf ankommen, einzelne eingeschleppte Fälle sofort zu erkennen und die Weiterverbreitung der Seuche zu verhindern. Von den internationalen Abmachungen, die bei der Pariser Konvention im Jahre 1903 von den Mächten vereinbart wurden, ist eine der wichtigsten, daß sich die Staaten gegenseitig über etwaige Pesterkrankungen unterrichten, so daß gegebenenfalls prophylaktische Maßnahmen getroffen werden können. Die inneren staatlichen Maßnahmen sind den einzelnen Mächten überlassen.

Von großer Wichtigkeit ist die Beobachtung des Schiffsverkehrs. Schiffe, die aus pestverseuchten Ländern kommen, oder die in den letzten 10 Tagen einen pestverdächtigen Fall hatten oder solche, auf denen Rattenpest konstatiert wurde, werden 10 Tage in Quarantäne gelegt, die Passagiere werden beobachtet, die Ladung desinfiziert und die Ratten durch giftige Gase getötet. Dazu eignet sich besonders das Generatorgas (ein Gasgemisch aus Stickstoff, Kohlenoxyd und Kohlensäure); ferner das Claytongas (Schwefel-Dioxyd). Diese Gase werden in besonderen Apparaten, dem Nocht-Giemsaschen und dem Clayton-Apparat erzeugt und in das möglichst abgedichtete Schiff eingeleitet.

Die beste Handhabe für eine zielbewußte Bekämpfung der Pest bietet die richtige Erkenntnis der ersten Fälle von Übertragung der Seuche auf den Menschen. Zur richtigen Diagnose ist aber in erster Linie eine einwandfreie bakteriologische Untersuchung erforderlich, wie sie oben genauer geschildert wurde. Die Durchführung dieser Untersuchung geschieht in Preußen in amtlichen Pestlaboratorien, wo das verdächtige Material unter besonderen Vorsichtsmaßregeln verarbeitet wird.

Jeder Pestkranke oder pestverdächtige Fall muß in Deutschland nach dem Reichsseuchengesetz der Behörde angezeigt werden, die dann durch beamtete Ärzte die zur Verhinderung der Weiterverbreitung der Krankheit notwendigen Maßnahmen durchführen läßt. Als pestverdächtige Erkrankungen sind insbesondere schnell entstandene, mit hohem Fieber und mit schweren Störungen des Allgemeinbefindens verbundene Drüsenschwellungen anzusehen, sofern nicht andere Ursachen für diese Erscheinungen bestimmt nachgewiesen sind. Ferner haben nach dem Ausbruch einer Epidemie alle Erkrankungen und Todesfälle an Lungenentzündung, die in den gefährdeten Bezirken sich ereignen, als pestverdächtig zu gelten. Besonders wichtig ist es, bei den ersten Fällen in einem Ort Nachforschungen darüber anzustellen, wo und wie sich die Kranken infiziert haben, damit in erster Linie gegen die Infektionsquelle vorgegangen werden kann.

An Pest erkrankte oder krankheitsverdächtige Personen sind zu isolieren. Das geschieht am besten in einem eigens dazu eingerichteten Krankenhaus. Auch die Isolierung ansteckungsverdächtiger Personen, d. h. solcher, bei denen zwar keine verdächtigen Krankheitserscheinungen vorliegen, bei denen jedoch die Besorgnis gerechtfertigt ist, daß sie den Krankheitsstoff aufgenommen haben, kann in Preußen auf die Dauer von 10 Tagen angeordnet werden.

Das Haus, in dem ein Pestkranker gelegen hat, muß aufs genaueste nach Rattenkadavern untersucht werden. Der Vertilgung von lebenden Ratten, Mäusen und sonstigem Ungeziefer ist besondere Aufmerksamkeit zuzuwenden; eine Anleitung hiezu ist vom Kaiserl. Gesundheitsamt herausgegeben (2. Aufl. Berlin, Julius Springer).

Alle Abgänge der Kranken sowie Gegenstände, die mit ihnen in Berührung gekommen sind, namentlich Bett- und Leibwäsche, Eß- und Trinkgeschirre, Verbandstoffe müssen aufs sorgfältigste desinfiziert werden. Von chemischen desinfizierenden Mitteln eignen sich besonders: verdünnte Karbolsäurelösung

($3\,^0/_0$ig), auf die Hälfte verdünntes Karbolwasser sowie Chlorkalklösungen ($2\,^0/_0$ig).

Alle Personen, die mit der Pflege des Kranken beschäftigt sind, müssen die allergrößte Vorsicht dabei beobachten. Jede kleinste, unbedeckte Wunde des Körpers kann zur Eintrittspforte des Pestbazillus werden. Gründliche Waschung und Desinfektion nach jeder Berührung des Kranken ist deshalb dringend erforderlich. Besonders gefährlich für die Umgebung sind die Kranken mit Lungenpest, weil kleinste, in der Luft suspendierte Teilchen des ausgehusteten Auswurfs die Bazillen übertragen können. Es empfiehlt sich deshalb, bei der Pflege solcher Kranken mit Mull bedeckte Drahtmasken zu tragen, die mit einer antiseptischen Flüssigkeit getränkt sind, um die Einatmung solcher in Tröpfchenform verstäubter Sputumpartikelchen zu verhindern.

Auch Pestleichen sind hochgradig infektiös und bleiben es lange Zeit; unter Umständen empfiehlt sich deshalb Feuerbestattung.

Wegen der Möglichkeit der Pestübertragung durch Flöhe und andere Insekten ist es dringend geboten, sich durch gründliche Reinigung frei von Ungeziefer zu halten. In Pestgegenden schützt man sich vor dem Stiche der Flöhe durch Einreibungen mit Öl oder Fett. Die Vernichtung von Flöhen in den Wohnräumen erfolgt am einfachsten durch eine wässerige bzw. Seifenemulsion von Petroleum in Verdünnung von 1:20. Allen Personen, die genötigt sind, in eine durchseuchte Gegend zu reisen oder mit Pestkranken in Berührung zu kommen, wie Ärzten, Schwestern, Pflegern, ist die aktive Immunisierung mit abgetöteten Pestkulturen dringend anzuraten, wie sie zuerst von Haffkine empfohlen wurde. Er verwendete 4—6 Wochen alte Bouillonkulturen, die 1 Stunde bei 60^0 erhitzt und mit $0,5\,^0/_0$iger Karbolsäure versetzt wurden. Davon wurden Erwachsenen 2,5—3 ccm, Kindern 0,1—0,5 ccm subkutan injiziert; nach 8 Tagen wurde ein zweites Mal mit einer etwas höheren Dosis geimpft. Nach Haffkine ist die Morbidität der Geimpften um das Vierfache geringer als die der nicht Geimpften.

Kolle modifizierte diese Methode, indem er statt der 6 Wochen alten Kulturen frische, vollvirulente, durch Erhitzen abgetötete Agarkulturen verwendete. Die deutsche Pestkommission unter Gaffkys Leitung hat von dieser modifizierten Art der Haffkineschen Schutzimpfung ausgiebig Gebrauch gemacht und sie zum Schutze von kleineren Bevölkerungsgruppen empfohlen. Man gibt von dem deutschen Schutzstoff gegen Pest eine einmalige Dosis von 1 ccm subkutan.

Nach der Einspritzung stellt sich eine schmerzhafte Infiltration in der Umgebung der Impfstelle ein, die erst nach mehreren Tagen zurückgeht. Die regionären Lymphdrüsen sind dabei häufig schmerzhaft und vergrößert. Einige Stunden nach der Injektion kann es zu einer Steigerung der Temperatur bis zu 38 und 39^0 kommen, die indessen nach Ablauf von einigen Tagen zur Norm zurückzukehren pflegt. Als Allgemeinerscheinungen stellen sich Kopfschmerzen, Mattigkeit in den Gliedern und mangelnde Eßlust ein. Der Impfschutz tritt bei den auf diese Weise aktiv immunisierten Menschen nicht vor dem fünften Tage nach der Injektion ein und erreicht sein Maximum ungefähr am 10. Tage nach der Injektion; Dauer des Impfschutzes etwa 3—4 Monate.

Für besonders gefährdete Personen (Ärzte, Pflegepersonal) empfiehlt sich eine Kombination der aktiven Immunisierung mit gleichzeitiger Injektion kleiner Mengen von Antipest-Serum. Auf diese Weise wird eine allenfalls auftretende „negative Phase" umgangen.

In Fällen, wo es nur darauf ankommt, einen Impfschutz von 3—4 Wochen zu erzielen, kann man auch eines der Pestsera, das Pariser Serum oder das Berner Serum verwenden, die auf Seite 260 genauer besprochen werden.

Krankheitsbild. Die Inkubationsdauer der Krankheit beträgt 2—5 Tage, in seltenen Fällen bis zu 10 Tagen, in einer Reihe genau beobachteter Laboratoriumsinfektionen 24—48 Stunden. Nur selten gehen dem ausgesprochenen Kranksein stunden- oder tagelang Vorboten, wie Mattigkeit, Verlust des Appetits, Kreuzschmerzen, Kopfweh voraus. Die Krankheit setzt in der Regel plötzlich ein. Mitten in der Arbeit, scheinbar aus voller Gesundheit heraus, wird der Pestkranke von Schüttelfrost, heftigen Kopfschmerzen und von intensivem Schwindelgefühl befallen. Begleitet sind diese Symptome oft von Ekel und Erbrechen; bald danach stellt sich hohes Fieber ein. Seine Sinne umnebeln sich und auffallend schnell bemächtigt sich seiner eine große Schwäche. Das Gesicht wird schlaff und ausdruckslos, die Konjunktiven röten sich lebhaft, der Gang wird unsicher und taumelnd, die Sprache schwer und stammelnd. So bietet er das Bild eines Trunkenen. Dieser Eindruck wird oft noch dadurch verstärkt, daß Abschürfungen und blutige Beulen der Haut, die beim Schwanken und Hinstürzen des Kranken entstanden sind, das Aussehen entstellen. In einzelnen Ausnahmefällen bleibt das Allgemeinbefinden in den ersten Tagen, trotz hohem Fieber, relativ wenig gestört.

Ich sah 1912 in Hamburg-Cuxhaven einen jungen englischen Matrosen mit Bubonenpest, welcher in den ersten 6 Tagen nur Fieber ohne charakteristische Allgemeinsymptome darbot, erst dann entwickelte sich gleichzeitig mit einem Achselhöhlenbubo stärkere Unruhe, Wandertrieb, Benommenheit. Auch später bestand ein Gegensatz zwischen geistiger Regsamkeit und gutem subjektivem Befinden gegenüber der Schwere der Infektion. (Der Fall ist eingehend beschrieben von Aumann, Zentralbl. f. Bakt. Orig.-Bd. S. 353, 1913.)

Die Zunge ist dick weiß belegt, wie mit Kalk getüncht, „perlmutterweiß", die Haut am ganzen Körper trocken und brennend heiß, oder sie zeigt bei hochgradiger Herzschwäche am Stamm Fieberhitze, während die peripheren Teile kühl und mit klebrigem Schweiß bedeckt sind. Der Puls ist stark beschleunigt, anfangs noch voll, später klein und leicht unterdrückbar. Gelegentlich beginnt die Erkrankung mit einer pseudo-membranösen Angina, die an eine septische Diphtherie, Scharlach oder Plaut-Vincentsche Angina denken läßt.

Schon meist in den ersten Krankheitstagen, seltener 1—2 Tage später, erscheinen diejenigen örtlichen Symptome, die dem weiteren Verlauf der Krankheit ihr besonderes Gepräge geben. Je nachdem es sich um eine Drüsengeschwulst, eine Hautpustel oder die Zeichen einer Lungenentzündung handelt, unterscheiden wir Drüsenpest, Hautpest oder Lungenpest. Nach einer Statistik über 13 600 im Arthur Road und Maratha-Hospital in Bombay behandelte Pestkranke litten: an Bubonenpest 92,8 $^0/_0$, an Hautpest 3,7 $^0/_0$, an Pestseptikämie 2,4 $^0/_0$, an Pestpneumonie 1,0 $^0/_0$ und an ambulanter Pest 0,1 $^0/_0$.

Drüsenpest. Das wichtigste klinische Symptom der Pest stellt die Anschwellung einer oder mehrerer Lymphdrüsen dar. Sind in irgendeinem Körperbezirk Bazillen in die Haut oder Schleimhaut eingedrungen, so werden sie, ohne daß an der Eintrittspforte eine Gewebsreaktion erfolgt, durch die Lymphbahnen schnell zu den nächsten Lymphdrüsen transportiert, wo es zu einer starken Vermehrung der Bazillen und dadurch zu einer Entzündung meist hämorrhagisch-eitrigen Charakters kommt. Dieser erste Proliferationsherd des Pestbazillus wird als primärer Bubo bezeichnet.

Von hier aus schreitet meist das Verderben weiter seinen Weg; entweder kriecht der Prozeß in den Lymphwegen fort und führt zu weiteren Lymphdrüsenschwellungen (primäre Bubonen zweiter Ordnung nach Albrecht und Ghon), oder es kommt durch Einbruch der Bazillen ins Blut zu einer Allgemeininfektion, so daß nun durch Vermittlung der Blutbahn gleichzeitig eine große Anzahl von Lymphdrüsen infiziert und in den Zustand entzündlicher Schwellung versetzt werden kann (sekundäre Bubonen). Der primäre Bubo läßt sich bei der Bubonenpest meist schon zur Zeit des plötzlichen Krankheitsbeginnes nachweisen; selten tritt er erst später in Erscheinung. Charakteristisch ist die starke Schmerzhaftigkeit auf Druck, die meist schon bei sehr kleinen und schwer palpablen Drüsenschwellungen die Erkennung sehr erleichtert. Es gibt nur wenige Pestfälle, wo während des Lebens keine Bubonen nachgewiesen werden können; die anatomische Untersuchung vermag stets eine oder die andere Drüsenschwellung aufzudecken, außer in einzelnen Fällen von Pestpneumonie, auf die wir noch zu sprechen kommen. Eine Reihe von Autoren steht indes auf dem Standpunkte, daß auch bei der Drüsenpest zunächst immer eine primäre Blutinfektion stattfindet mit sekundärer Ansiedlung der Bazillen in den Lymphdrüsen. Dafür sprächen die Fälle, in welchen der Pestbazillus schon vor der Bildung eines Bubo, ja vor Auftreten von Fieber im Blute nachgewiesen wurde, und andererseits die Fälle, wo nach Infektion einer bestimmten Stelle der Haut nicht die regionären, sondern weit entfernte, in keinem direkten

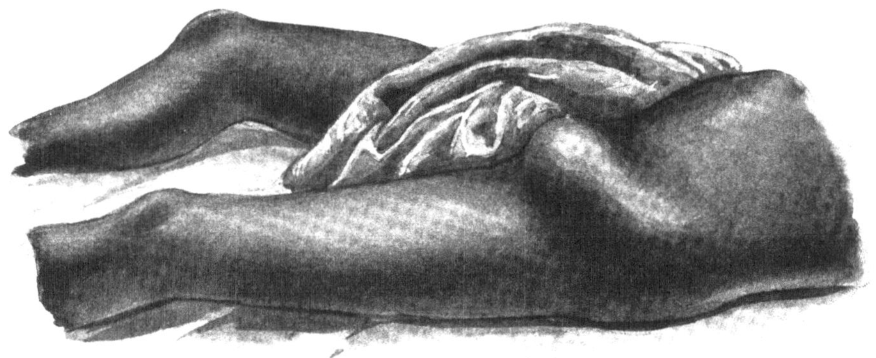

Abb. 104. Pestbubo in der Leistengegend.

anatomischen Zusammenhang mit der Infektionsstelle stehende Lymphdrüsen anschwollen.

Der häufigste Sitz des primären Bubo ist die Leistengegend oder das Oberschenkeldreieck; es folgt die Achselhöhle und schließlich die Gegend des Unterkieferwinkels. Seltenere Lokalisationen sind: die Ellenbeuge und die Kniekehle. Die Größe der Bubonen ist wechselnd. Mitunter sind sie so klein, daß nur die Schmerzhaftigkeit auf Druck sie erkennen läßt; in anderen Fällen können sie die Größe eines Gänseeies oder einer Männerfaust erreichen. Im Beginn kann man die einzelnen Drüsen in ihren Konturen noch gut abgrenzen. Die bedeckende Haut ist noch weich und geschmeidig; später wird die Haut verdickt, starr und weniger faltbar. Es bildet sich durch Entzündung und Infiltration des periglandulären Gewebes eine harte Resistenz um die Drüsen herum, deren Konturen sich jetzt nur noch undeutlich abgrenzen lassen. Schließlich ist eine harte, rasch zunehmende Prominenz sichtbar, in der die vergrößerten Drüsen eingepackt sind und in deren Nähe die Haut oft noch weit in die Nachbarschaft hinein teigig ödematös geschwollen ist. Bisweilen treten in der Umgebung noch Blutungen und Blaseneruptionen auf.

Anatomisch ist der Bubo durch eine exsudative, mit Blutungen einhergehende und später nekrotisierende Entzündung charakterisiert. Oft sind mehrere Lymphdrüsen durch die exsudative Entzündung zu einem Paket vereinigt, bei dem die Grenzen der einzelnen Drüsen auf dem Durchschnitt kaum noch zu erkennen sind.

Die Vergrößerung der Lymphdrüsen ist zum Teil auf Rechnung von Hämorrhagien zu setzen, die meist sehr ausgedehnt sind und die Drüsen auf dem Schnitt wie hämorrhagisch infarziert erscheinen lassen.

Das periglanduläre Gewebe wird meistens in Mitleidenschaft gezogen, indem die Hämorrhagien die Kapsel der Drüse durchbrechen und nun das umgebende Fett- und Bindegewebe mit Blut und Ödemflüssigkeit durchtränken. Gleichzeitig kommt es zu einer zellreichen, starken Infiltration des periglandulären Gewebes. Namentlich das subkutane Bindegewebe oberhalb primärer Bubonen ist stark infiltriert.

Beim Bubo der Leistenbeuge, der am häufigsten beobachtet wird, halten viele Kranke das Bein im Hüftgelenk gebeugt, um die entzündete Partie zu entspannen. Häufig sind dabei auch die iliakalen Drüsen in Mitleidenschaft gezogen. Sie können bisweilen zu großen, druckempfindlichen, durch die Bauchdecke hindurch tastbaren Resistenzen anschwellen, die, wenn sie auf der rechten Seite gelegen sind, an eine perityphlitische Geschwulst erinnern. Noch täuschender kann das Bild werden, wenn der primäre Bubo in der Leistenbeuge an Größe ganz zurücktritt oder gar nicht nachgewiesen werden kann.

Der Bubo der Achselhöhle entsteht durch Schwellung der axillaren Lymphdrüsen. Daneben sind meist die Glandulae pectorales, infraclaviculares und supraclaviculares und die zervikalen Lymphdrüsen sekundär infiziert. Typisch ist dabei das Verstreichen der Infraklavikulargrube und der Mohrenheimschen Grube und oft auch der Oberschlüsselbeingrube, das durch ödematöse Durchtränkung des periglandulären Gewebes zu erklären ist. Eine Folge dieser Durchtränkung des lockeren Zellgewebes der Axilla ist auch das sog. Gallertzittern der Haut. Die Haut zittert beim Beklopfen wie mit dem Finger angeschlagene Gallerte.

Die primären Halsbubonen, die namentlich bei Kindern häufig sind, entwickeln sich in der Regel an einem Kieferwinkel. Zuerst nur bohnen- oder taubeneigroß, schwellen sie im Laufe weniger Stunden mächtig an. Auch die benachbarten Drüsen des ganzen Halses werden infiziert und vergrößern sich zusehends, um bald infolge der Infiltration und ödematösen Durchtränkung des periglandulären Gewebes in einer enormen teigigen Geschwulst unterzutauchen, die schließlich den ganzen Hals einpackt. Die Haut darüber ist gespannt und glänzend. Oft schreitet das Ödem der Haut und die Infiltration des Zellgewebes noch weiter in die Nachbarschaft bis in die Gegend der Brustwarzen hin oder über den Nacken bis zur Skapula. In vielen Fällen solcher primären Halsbubonen kommt es durch sekundäre Infektion mit Streptokokken zu nekrotischen Vorgängen an den Tonsillen, die mit schmierigen Belägen und tiefen Ulzerationen einhergehen und zu mehr oder minder starken Blutungen führen können. In manchen Fällen kommt es dabei auch zur ödematösen Schwellung der Uvula, der Gaumenbögen und zum Glottisödem, so daß furchtbare Atemnot und inspiratorische Einziehungen im Jugulum und Epigastrium auftreten und nach qualvollem Kampfe unter immer stärker werdender Unruhe, tiefer Zyanose des ganzen Körpers und immer elender werdendem Puls der Tod an Erstickung eintritt.

Die Lymphdrüsen der Ellenbeuge sind fast stets nur sekundär infiziert, entweder durch retrograden Transport auf den Lymphwegen von der Achselhöhle aus oder auf dem Blutwege. Primäre Bubonen finden sich hier seltener vor. Dasselbe gilt für die Kniekehlengegend.

Die sekundären Bubonen können sich schon wenige Stunden nach dem Krankheitsbeginn entwickeln. Da sie durch Verschleppung von Pestbazillen auf dem Blutwege entstehen, so kann man bisweilen beobachten, daß multiple Drüsenschwellungen gleichzeitig an mehreren Körperstellen auftreten. Das Erscheinen sekundärer Bubonen ist daher als ein Zeichen der allgemeinen

Blutinfektion aufzufassen. Dementsprechend kann man auch in allen diesen sekundären Lymphdrüsenschwellungen Pestbazillen nachweisen. Da sich die sekundären Bubonen zeitlich später entwickeln als der primäre Bubo, so sind sie in der Regel auch erheblich kleiner als diese, und die Umgebung ist meist weniger verändert. Sie sind selten über haselnußgroß, können aber bei längerer Krankheitsdauer natürlich auch größere Ausdehnung gewinnen. Die anatomischen

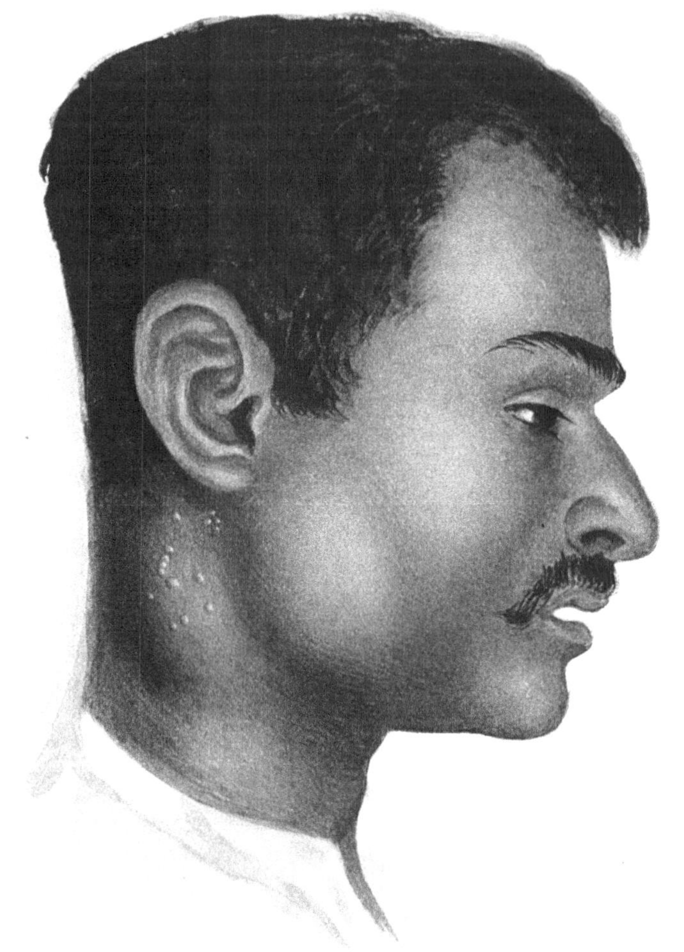

Abb. 105. Bubonen am Nacken und Kieferwinkel. Auf der Haut des Nackenbubo Bläschenbildung.

Veränderungen sind ebenfalls geringer als beim primären Bubo. Auf dem Durchschnitt erscheinen sie graurot und von einzelnen Blutaustritten durchsetzt. Das umgebende Fettbindegewebe ist in der Regel nur ödematös durchtränkt und nicht hämorrhagisch infiltriert wie beim primären Bubo, doch kommen auch darin Ausnahmen vor.

Das weitere Schicksal der Bubonen ist verschieden; in manchen Fällen tritt eine Rückbildung ein. Die periglanduläre Infiltration geht zurück; die vorher gar nicht oder undeutlich tastbaren Konturen der geschwollenen Drüsen werden wieder deutlich, die bedeckende Haut wird weicher und dünner und läßt sich wieder falten, und die Drüsen werden kleiner. Häufig kommt es zur Erweichung und Vereiterung.

Anatomisch kann man etwa nach 4—6 tägiger Krankheitsdauer im Innern der Drüsen nekrotische Vorgänge beobachten, die zur Einschmelzung einzelner Teile der Drüsen führen, so daß man auf dem Schnitt aus mehreren kleineren Einschmelzungsherden eitrig-bröckeligen Inhalt hervorquellen sieht. Schreitet dieser Prozeß fort, so kommt es schließlich zu einer richtigen eitrigen Einschmelzung der betreffenden Drüsen; auch die bedeckende Haut wird erweicht und es erfolgt ein Durchbruch des Eiters nach außen. Diese Vereiterung scheint allein als Folge der Einwirkung des Pestbazillus auftreten zu können, doch mögen zuweilen auch sekundäre Eitererreger wie Staphylokokken und Streptokokken eine Rolle dabei spielen.

Die genannten nekrotisierenden Prozesse brauchen jedoch keineswegs in allen Fällen zur völligen Erweichung und zum Durchbruch der Drüsen zu führen. Zweifellos können vielmehr kleinere nekrotische oder eitrige Einschmelzungsherde, die innerhalb der Bubonen auftreten, spontan bei intakter Haut zur Resorption gelangen.

Die primären Bubonen enthalten in den ersten Tagen stets enorme Massen von Pestbazillen. In nekrotischen und eitrig eingeschmolzenen Drüsen finden sich dieselben im allgemeinen nur spärlich. Auch beobachtet man hier die oben erwähnten Involutionsformen.

Haut. Eines der auffallendsten Hautsymptome, das jedoch bei den einzelnen Epidemien in sehr verschiedener Häufigkeit beobachtet wurde, sind die Hautblutungen. Sie scheinen in den Epidemien des Mittelalters häufiger gewesen zu sein als in der neueren Zeit. In Gestalt von blaurot bis blauschwarz gefärbten Flecken von Stecknadelkopf- bis Linsengröße sind sie besonders auf der Haut des Stammes und der oberen Extremitäten lokalisiert. Oft liegen sie in der Umgebung eines Bubo. Ihre Zahl ist verschieden; bald stehen sie ganz vereinzelt, bald sind sie in zahlloser Menge über die Haut des Körpers verstreut. Die Blutungen enthalten stets Pestbazillen, sind also als Pestmetastasen aufzufassen (Albrecht und Ghon).

Dieselbe Art der Entstehung hat vermutlich in einem Teil der Fälle auch der Pestkarbunkel. Man bemerkt zunächst eine blaurot gefärbte, lebhaft schmerzende Hautinfiltration von Hanfkorn- bis Markstückgröße, über der sich etwa nach Ablauf eines Tages die Epidermis als Bläschen abhebt. Kommt dann die Blase zum Platzen, wobei sich eine trübe, blutig-seröse Flüssigkeit mit massenhaft Pestbazillen entleert, so liegt als Geschwürsgrund das blaurot gefärbte Korium frei. In der Mitte des Geschwürs bildet sich ein schwarzer Schorf, während sich die Peripherie wallartig abhebt; in der Umgebung wird die Haut ödematös. Der Karbunkel, der spontan in der Regel keine Schmerzhaftigkeit zeigt, ist auf Druck lebhaft schmerzempfindlich.

Die Lymphdrüsen der Umgebung sind stark geschwollen. Häufig ziehen rote Lymphgefäßstreifen als Zeichen einer Lymphangitis zur nächsten geschwollenen Lymphdrüse. Die Größe der Karbunkel ist verschieden; sie schwankt zwischen Markstück- und Handtellergröße. Die Rückbildung erfolgt in den genesenden Fällen in der Weise, daß der Schorf sich abstößt und die Geschwürsfläche granuliert und sich überhäutet.

Der Karbunkel, der dort, wo er als hervorstechendes Symptom das Krankheitsbild beherrscht, zu der Bezeichnung Hautpest Veranlassung gibt, entsteht wahrscheinlich in der Mehrzahl der Fälle als Metastase auf dem Wege der Blutbahn; aber auch die Lymphwege kommen in Frage. Man findet nicht selten Karbunkel im Lymphgefäßbezirke von primären Bubonen, so z. B. bei primären inguinalen Bubonen an verschiedenen Stellen der unteren Extremitäten und über dem Os ilei. Dieselben sind auf dem Lymphwege durch retrograden Transport entstanden zu denken. Ein bezeichnender Fall dieser Art war z. B. folgender (H. C. Müller): Bei bestehendem primären Bubo in der Achselhöhle zeigte sich eine Lymphangitis am Oberarm mit Schwellung der Kubitaldrüse, über der schließlich ein Karbunkel aufschoß. Das fertige Bild hätte in diesem

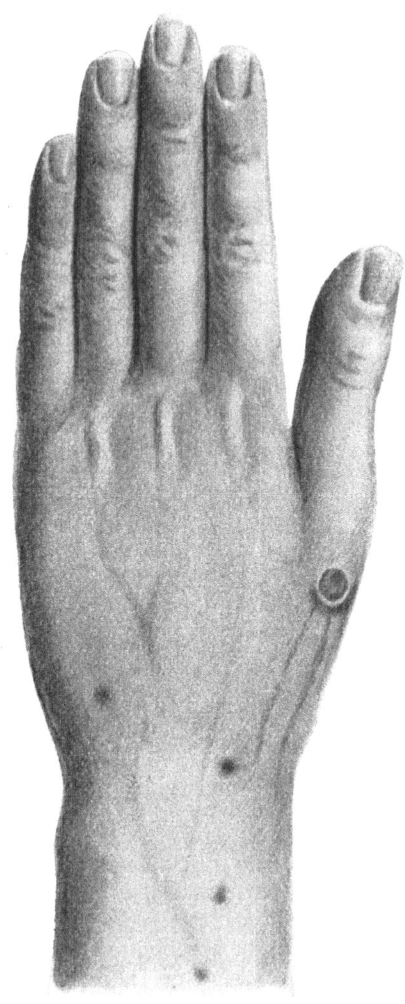

Abb. 106. Pestkarbunkel und Hautblutungen.

Falle leicht zu der Annahme verleiten können, daß der Karbunkel das Primäre gewesen sei und daß die Infektion der Achselhöhle erst sekundär von der Kubitaldrüse ausging, anstatt umgekehrt. Ob überhaupt primäre Karbunkel als erste Reaktion des Körpers auf das eingedrungene Pestvirus vorkommen, ist noch ein strittiger Punkt. Im allgemeinen ist ja die Eintrittspforte der Pestbazillen reaktionslos. Wir sahen oben bereits, daß nicht einmal eine Lymphangitis den Weg bezeichnet, den die Bazillen zum primären Bubo, ihrem ersten Proliferationsherd, genommen haben. Trotzdem ist aber natürlich die Möglichkeit nicht zu bestreiten, daß bei intensivem Verreiben von Pestbazillen in die Haut sich am Orte der Infektion ein primärer Karbunkel entwickeln kann. Die deutsche Pestkommission hat bei 376 Kranken 11 primär entstandene Karbunkel beobachtet; davon starben nur zwei. Es geht daraus schon hervor, daß die Fälle mit Karbunkeln im allgemeinen nicht zu den schwersten Erkrankungen gehören.

Nervensystem. Die Symptome des Nervensystems können bei der Pest sehr mannigfach sein. Die Erscheinungen im akuten Stadium wurden schon oben kurz erwähnt. Kopfschmerzen und Schwindel sind hier an erster Stelle zu nennen. Die Kopfschmerzen sind von wechselnder Intensität, aber meist vorhanden. Mit dem Schwindelgefühl, an dem die meisten Kranken, ganz unabhängig von den Kopfschmerzen, leiden, hängt die eigentümliche Unsicherheit des Ganges zusammen, die den Pestkranken schwanken und taumeln läßt. Diese Erscheinungen müssen als funktionelle Störungen aufgefaßt werden, die durch das Gift der Pestbazillen bedingt sind, denn anatomische Veränderungen am Gehirn lassen sich nicht nachweisen.

Das Verhalten des Sensoriums ist wechselnd. Völlig klares Bewußtsein ist selten. Meist sind die verschiedenen Grade des Status typhosus ausgesprochen, von einfacher Somnolenz bis zum tiefen Koma. Häufig sind Delirien, teils ruhiger Art, wobei die Kranken in stillem Traumleben vor sich hin murmeln, teils mit Erregungszuständen, motorischer Unruhe und lautem Lärmen einhergehend. Bekannt und von allen Autoren erwähnt ist der „Wandertrieb" der Pestkranken. In dunklem Betätigungsdrange, der sie antreibt, nach Hause zu gehen oder sich an die Arbeit zu machen, stehen sie auf, wandeln umher und machen Fluchtversuche, so daß das Aufhalten und Zurückbringen der aufgestandenen Kranken im Pestspital zu den Hauptaufgaben des Personals gehört. Charakteristisch sind die Sprachstörungen der Pestkranken. Eine eigentümlich schwerfällige, lallende Sprache wird außerordentlich oft beobachtet. Sie findet sich sowohl bei günstigen wie bei tödlich endenden Fällen.

Nicht selten wird in den ersten Tagen Meningismus beobachtet: Nackenstarre, Kernigsches Symptom, Hyperästhesie. Aber auch echte Pestmeningitis kommt bisweilen vor, bei der die bakteriologische Untersuchung im Eiter der Meningen Pestbazillen nachweist.

Augen. Konjunktivitis ist fast bei allen Pestkranken mehr oder minder ausgesprochen. Die Conjunctiva bulbi wie die der Lider ist dabei in gleicher Weise beteiligt. Mitunter ist die Injektion so stark, daß die Bindehaut aus der Entfernung gleichmäßig rot erscheint. Die Alten sprachen von einem „wilden Blick" der Pestkranken, wobei wohl an solche Fälle von Konjunktivitis gedacht worden ist. Eine häufige Komplikation ist ferner die parenchymatöse Keratitis, die meist mit Iridozyklitis kombiniert beobachtet wird.

Ohren. An Komplikationen seitens des Ohres wurde in manchen Fällen Otitis media beobachtet; auch über zentrale Taubheit ist wiederholt berichtet worden.

Respirationsapparat. In manchen Epidemien sind die Erscheinungen seitens des Respirationsapparates gering. So berichtet Aoyama von der Hongkonger Epidemie z. B., daß die Lungen gewöhnlich intakt seien, und nur selten Bronchitis leichteren Grades bestehe. In anderen Epidemien aber können die Lungenerscheinungen im Vordergrunde des klinischen Krankheitsbildes der Pest stehen. Der dunkle, blutige Auswurf, der dabei entleert wird, hat dieser Form der Pest den Namen des „schwarzen Todes" gegeben, und unter diesem Namen hat die Lungenpest im 14. Jahrhundert 25 Millionen Menschen, den vierten Teil der europäischen Bevölkerung, hinweggerafft. Trotzdem geriet die Tatsache in Vergessenheit, daß der schwarze Tod nichts anderes als die Pest war; erst Hecker stellte die Zusammengehörigkeit der beiden als höchst wahrscheinlich hin. Zum erstenmal anatomisch und ätiologisch sichergestellt wurde das Vorkommen einer primären Pestpneumonie durch Childe in Bombay 1896/97. Eine größere Ausdehnung gewann die Lungenpest in der Mandschurei im Jahre 1910/11.

Die **Lungenpest** beginnt mit einem Schüttelfrost, ohne daß Prodromalerscheinungen vorausgehen. Daneben sind wie bei der Beulenpest intensiver Kopfschmerz, Schwindel und Erbrechen vorhanden. Das Sensorium ist auffallend häufig frei. Das allgemeine Bild der Pest kann mehrere Tage anhalten, bevor die spezifisch pneumonischen Erscheinungen sich geltend machen. Oft machen sich zunächst pleuritische Schmerzen bemerkbar. Das Auftreten der Lungenherde verrät sich in dem Husten mit blutigem Auswurf. In typischen Fällen gleicht die Form des Hustens einer Hämoptoe. Jeder Hustenstoß bringt reichliches, förmlich hervorquellendes, dünnflüssiges, schaumig-blutiges Sputum hervor. In anderen Fällen ist der Husten quälend, und das Sputum wird unter großen Anstrengungen herausgebracht. Daneben herrscht hochgradige Dyspnoe und Zyanose; Atemfrequenzen von über 50 bilden die Regel. Frühzeitig stellt sich eine hochgradige Herzschwäche ein mit enorm frequentem Puls und minimaler Spannung. Die Perkussion ergibt wechselnde Befunde. Bald sind die Erscheinungen einer katarrhalischen Bronchopneumonie, bald mehr die einer kruppösen Pneumonie ausgesprochen. Auskultatorisch findet sich über den Herden Bronchialatmen oder scharfes vesikuläres Atemgeräusch, groß- und mittelblasiges Rasseln, Pfeifen und Schwirren. Die primäre Lungenpest endet in allen Fällen tödlich. Der Tod tritt in der Regel am 2. bis 5. Tage der Krankheit ein.

Da bei der Lungenpest primäre Bubonen häufig fehlen, so wird diese Form der Krankheit von manchen Autoren auch als „Pest ohne Bubonen" bezeichnet. Diese Benennung besteht nicht zu Recht, da die Bronchialdrüsen meist infiziert sind und auch an anderen Körperstellen sekundäre Bubonen auftreten können. Das geht schon daraus hervor, daß bei der Pestpneumonie oft tagelang vor dem Exitus Bazillen im Blut nachgewiesen werden können, wodurch die Möglichkeit der Entwicklung von metastatischen Bubonen gegeben ist. Die reine Lungenpest kann entweder eine primäre Inhalationspest sein — analog dem Inhalationsmilzbrand — oder sekundär hämatogen entstehen, als Ausdruck einer vielleicht durch die Tonsillen eingewanderten Pestseptikämie.

Die im Verlaufe der Drüsenpest auftretenden Pneumonien sind verschiedener Natur. Einmal können es sekundäre durch den Pestbazillus erzeugte Pneumonien sein und zweitens Bronchopneumonien, wie sie auch bei anderen Infektionskrankheiten durch sekundäre Erreger, Pneumokokken, Streptokokken, Influenzabazillen hervorgerufen werden. Die sekundäre Pestpneumonie kann metastatisch auf dem Blutwege oder aber durch Aspiration bazillenhaltigen Rachenschleims hervorgerufen werden. Die perkussorischen und auskultatorischen Zeichen sind dieselben wie bei der primären Pestpneumonie. Das Sputum ist spärlich, zäh, glasig, von gelblich-eitrigen Flocken durchsetzt, meist nicht bluthaltig; nicht selten ist daneben Pleuritis sicca vorhanden. Trockenes Reiben geht mitunter den Verdichtungserscheinungen voraus. Die Prognose ist auch bei der Bronchopneumonie der Drüsenpest in der Regel infaust. Nach überstandener Pestpneumonie können die Kranken noch wochen- und monatelang Pestbazillen im Sputum ausscheiden. Solche „Dauerausscheider" sind unter Umständen epidemiologisch wichtig (Gotschlich).

Von allen verderblichen Wirkungen, die der Pestbazillus im menschlichen Körper auszuüben vermag, ist die gefährlichste seine Einwirkung auf das Herz. Er bringt Drüsen zur Anschwellung und Vereiterung, er geht ins Blut über und umnebelt die Sinne, er bringt entzündliche Lungenerscheinungen hervor, aber alle diese Symptome reichen nicht hin, um seine todbringende Macht zu erklären. Sein Gift ist seine tödliche Waffe: Er vergiftet das Herz. Außer bei den ganz leichten, lokal bleibenden Erkrankungen beherrscht die Herzschwäche wenigstens gegen das Ende hin das klinische Bild; von der Widerstandskraft des Herzens ist die Prognose abhängig. Die Spannung des Pulses ist schon im Anfangsstadium meist herabgesetzt; häufig zeigt sich Dikrotie. Die Frequenz nimmt schnell zu. Im Anfang durchschnittlich 120 in der Minute, erreicht sie bei letal endenden Fällen oft Höhen von 200—210, um mitunter ganz kurz vor dem Tode auf 80 Schläge jäh abzufallen. Ein ungünstiges Zeichen ist es, wenn bei sinkender Temperatur, z. B. bei den Morgenremissionen der Puls hoch bleibt. Die Herzschwäche kann schon in den ersten Tagen, mitunter wenige Stunden nach dem Krankheitsbeginn zum Tode führen. Der Puls an der Radialis ist dann fadenförmig, für Augenblicke überhaupt unfühlbar, von rasender Schnelligkeit; infolge der schlechten Blutversorgung werden die peripherischen Körperteile kühl und zyanotisch. Arhythmien sind seltener und finden sich nur kurz vor dem Exitus, dagegen ist die Paradoxie des Pulses ein häufiges Symptom. Die schon normalerweise vorhandene Herabsetzung des arteriellen Druckes wird nach Gerhards Erklärung um so stärker sein, je größer die inspiratorischen Druckschwankungen und je schwächer der arterielle

Druck ist. Ist der Blutdruck an sich schon sehr gering, so verschwinden an der Radialis des Pestkranken die auf das Inspirium fallenden Pulse häufig ganz. Besonders deutlich ist das bei der Pestpneumonie, wo die Verringerung der respiratorischen Fläche tiefe inspiratorische Druckschwankungen bedingt. In der Rekonvaleszenz wird oft eine Verlangsamung des Pulses beobachtet, ähnlich wie beim Erysipel. Statt dessen bleibt bei einzelnen Fällen für längere Zeit noch eine erhöhte Pulsfrequenz neben stark verminderter arterieller Spannung zurück. Eine Dilatation des Herzens wird in der Regel nicht beobachtet, ebensowenig auch Endokarditis und Perikarditis. Oft findet man Schwäche des ersten Tones bis zum völligen Verschwinden desselben. Systolische Geräusche an der Spitze, die als febrile Geräusche zu deuten sind, werden nicht selten bei der Auskultation wahrgenommen.

Die anatomischen Grundlagen für die schweren Störungen des Herzens sind gering und erklären die klinischen Erscheinungen nicht in zufriedenstellender Weise. Das Herz erscheint schlaff, in manchen Fällen dilatiert, die Muskulatur ist grau, wie gekocht (Albrecht und Ghon) oder graugelblich. Häufig sind perikardiale und endokarditische Blutungen. An den Ostien findet sich nichts Abnormes; dagegen zeigen die Venenwandungen in der Nachbarschaft von Bubonen, Hämorrhagien, die dadurch entstanden sind, daß der hämorrhagisch-ödematöse Erguß, der das periglanduläre Gewebe durchsetzt, in die Adventitia der Gefäße einbricht und nun auch die anderen Gewebsschichten der Wandungen durchsetzt.

Die hochgradigen Erscheinungen von Herzschwäche sind bei der Geringfügigkeit der anatomischen Veränderungen vermutlich in erster Linie auf eine Intoxikation des Nervenapparates des Herzens und zugleich auf eine hochgradige vasomotorische Schwäche zu beziehen.

Fieber. Das Fieber steigt in der Regel steil an auf 39—40°. Es kann sich mehrere Tage (3—4) kontinuierlich halten; meist aber ist es durch starke Remissionen ausgezeichnet. Die Tagesschwankungen betragen dann 1—2° und noch mehr. Bisweilen zeigt die Kurve von vornherein intermittierenden Charakter: frühmorgens 37° und abends 39—40°. Schüttelfröste werden dabei, abgesehen von dem initialen Frost, nicht beobachtet. Bei den Fällen mit remittierendem Fieber pflegt vom dritten Tage an die Fieberkurve mit großen Remissionen lytisch abzufallen, ganz ähnlich dem Abfall des Fiebers beim Typhus. Eine kritische Entfieberung ist selten. Bisweilen werden terminale exzessive Temperaturen beobachtet, aber auch bei subnormalen Temperaturen kann der Tod eintreten. Eine prognostische Bedeutung kommt der Fieberkurve des akuten Stadiums nicht zu; ebensowenig den schon im Anfange auftretenden tiefen Morgenremissionen. Die Gesamtdauer des Fiebers ist sehr verschieden. Müller hat bei milden Fällen mindestens 6 Tage und bei schweren Fällen 28 Tage Dauer und darüber beobachtet. Bei verspätetem Auftreten sekundärer Bubonen kann es zu erneutem Fieberanstieg kommen. Sehr kompliziert wird mitunter der Fieberverlauf durch Mischinfektionen mit Eitererregern, Staphylokokken, Streptokokken u. dgl., die dann über längere Zeit ein stark remittierendes Fieber bedingen können.

Verdauungsapparat. Der Verdauungsapparat zeigt in der Regel keine speziell für die Pest charakteristischen Symptome. Der Appetit ist wechselnd. Während bei manchen schweren Fällen Appetitlosigkeit sich findet, leiden andere an Heißhunger. Großer Durst mit schmerzhaftem Hitzeempfinden im Magen und Unterleib ist häufig. Erbrechen kommt außer als initiales Symptom auch im weiteren Verlauf der Krankheit nicht selten vor. Müller faßt es als ein zerebrales, von dem begleitenden initialen Schwindelgefühl abhängiges Symptom auf, das keinen Zusammenhang hat mit Magen- und Darmveränderungen. Die Stuhlverhältnisse bieten nichts Charakteristisches. In vereinzelten Fällen wurden blutige Stühle gesehen. Häufig ist Meteorismus.

In einzelnen Epidemien scheinen Darmsymptome mehr im Vordergrunde zu stehen, so z. B. bei der Epidemie, die Wilms in Hongkong beobachtete. Er sah im Anfange häufig Diarrhöe und später Verstopfung. Die solitären Follikel fand er geschwollen; auch die Mesenterial- und die retroperitonealen Drüsen waren vergrößert und von blutigen Extravasaten umgeben. Wilms gewann aus diesen Befunden die Überzeugung, daß der Pestbazillus in der Mehrzahl der Fälle vom Darmtraktus her und nicht von der Haut aus in den Körper eindringt. Diese Verallgemeinerung trifft sicher nicht das Richtige.

Nach den Untersuchungen von Albrecht und Ghon fanden sich bei der Epidemie in Bombay zwar oftmals Blutungen auf der Schleimhaut des Magens und des Dickdarms, weniger häufig im Blinddarm, aber die mesenterialen Lymphdrüsen waren nie derartig verändert, daß man daraus auf eine primäre Infektion vom Darmkanal hätte schließen können.

Die Zunge ist zu Beginn mit einem dicken grauweißen Belag bedeckt, wie mit Kalk übertüncht. Nach einigen Tagen pflegen sich die Ränder der Zunge sowie die Spitze zu reinigen. Ikterus wird selten beobachtet. Da oft in der Gallenblase Pestbazillen gefunden werden und ihnen die Fähigkeit zukommt, Eiterung zu erzeugen, so wäre es denkbar, daß eine Cholezystitis zu Ikterus führt.

Die Milz ist fast stets perkussorisch nachweisbar vergrößert und palpabel, oft schon am ersten Tage; besonders große Milztumoren finden sich bei Pestseptikämie.

Der Urin wird entsprechend der Polydipsie der Pestkranken meist in reichlicher Menge ausgeschieden und ist von niedrigem spezifischem Gewicht. Er enthält häufig Spuren von Albumen. In schweren Fällen ist Nephritis häufig; nicht selten lassen sich Pestbazillen aus Urin züchten, besonders da, wo eine Bakteriämie vorliegt.

Anatomisch finden sich oft trübe Schwellung und fettige Degeneration der Nieren.

Das Blut zeigt eine mäßige Leukozytose.

In sehr vielen Fällen kommt es im Anschluß an den primären Bubo zu einer allgemeinen Blutinfektion. Mit geeigneter Technik (je 1—2 ccm Blut auf 100 ccm Dextrose-Bouillon, oder 10°/₀ Peptonbouillon) läßt sich in zahlreichen, und zwar nicht ausschließlich nur in den allerschwersten Fällen, der Pestbazillus aus dem Blut züchten. Am häufigsten gelingt der Nachweis zwischen dem 2. und 4. Krankheitstag. Bei der Lungenpest sind sie wohl stets im Blute zu finden. In der Rekonvaleszenz und in leichten Fällen enthält das Blut keine Pestbazillen. Bei Mischinfektionen weist die Untersuchung neben den Pestbazillen noch andere Bakterien, meist Streptokokken, im Blute nach.

Diagnostisch kann die Untersuchung des Blutes von Bedeutung werden bei foudroyanten Fällen, wo noch vor Ausbildung der Bubonen die schwersten Allgemeinerscheinungen vorhanden sind und ein positiver Bazillenbefund die Diagnose entscheidet.

Krankheitsverlauf und -Dauer. Nachkrankheiten. Die Krankheitsdauer bei letal endenden Fällen ist sehr verschieden. Viele Fälle gehen wenige Stunden nach Beginn der Krankheit an Herzschwäche zugrunde. So kommt es, daß manche während der Arbeit oder auf dem Wege nach dem Spital vom Tode überrascht werden (Pestis siderans). Die größte Zahl der Todesfälle ereignet sich in den ersten acht Krankheitstagen; die Chancen auf Genesung wachsen demnach, wenn eine Woche überstanden ist; die mittlere Krankheitsdauer der genesenden Fälle ist 6—8 Tage.

Die Rekonvaleszenz bietet sehr wechselnde Verhältnisse. Häufig ist verlangsamter Puls, Labilität des Pulses und Irregularität vorhanden.

Andererseits berichtet Sticker von dauernden Lähmungen des hemmenden Vaguseinflusses auf das Herz. An nervösen Nachkrankheiten beobachtet man: halbseitige und doppelseitige Gaumenlähmung, Rekurrenslähmung, Aphasie, Paraplegie und Hemiplegie.

Rezidive kommen bei der Pest bisweilen vor. Sie treten oft spät in der Rekonvaleszenz nach mehreren Wochen auf und verlaufen dann stets tödlich.

Die Mortalität beträgt ca. $70-90\%$. Nach Liebermeister sterben zu Beginn einer Epidemie oft fast alle Kranken. Die Lungenpest führt fast stets zum tödlichen Ausgang; nur äußerst selten kommt ein solcher Kranker mit dem Leben davon.

Prognose. Absolut infaust ist die Prognose bei der primären Pestpneumonie, beim primären Halsbubo, bei der Pestmeningitis und beim ulzerativen Zerfall der Tonsillen. Im übrigen richtet sich die Prognose nach dem Charakter der Epidemien, die nach ihrer Malignität sehr verschieden sein können. Danach schwankt die Mortalität zwischen 30 und 90%. Nachweis der Pestbazillen im Blut spricht dafür, daß eine ernstere Erkrankung vorliegt, gibt jedoch nicht ohne weiteres eine infauste Prognose. Vor allem hängt der Ausgang von der Widerstandskraft des Herzens ab. Von Anfang vorhandene abnorme Weichheit des Pulses, geringe Spannung, Paradoxie, Kühle an den peripheren Teilen des Körpers und Dyspnoe lassen auf einen ungünstigen Ausgang schließen. Dagegen berechtigt der Befund normaler Verhältnisse an Herz und Gefäßen nicht ohne weiteres zu der Hoffnung auf Genesung, denn schon wenige Stunden nach der Untersuchung kann die tödliche Herzschwäche hereinbrechen.

Bereits bestehende chronische Krankheiten wie Lungentuberkulose und Syphilis, ferner Potatorium verschlechtern die Prognose ganz erheblich.

Diagnose. Bei epidemischem Auftreten der Krankheit ist die Diagnose nicht schwer, wenn man den schweren Allgemeinzustand, die rauschartige Umnebelung der Sinne, den wankenden Gang, die lallende Sprache und die Weichheit des Pulses in Betracht zieht und örtliche Symptome an Lymphdrüsen, Haut oder Lungen sich bemerkbar machen. Schwieriger ist jedoch die Erkennung der Krankheit bei den ersten Fällen einer Epidemie oder bei pestverdächtigen Einzelerkrankungen, z. B. auf einem Schiffe oder in einer Hafenstadt.

Differentialdiagnostisch können dann in Betracht kommen: mit Inguinalbubonen einhergehende Erkrankungen der Sexualorgane, Milzbrand, Pneumonie, Typhus, Zerebrospinalmeningitis u. a. m. Sicher wird die Diagnose stets erst durch den Nachweis von Pestbazillen. Der Nachweis geschieht am einfachsten durch die Punktion einer verdächtigen Drüse mittels der Pravaz-Spritze und Untersuchung des aspirierten Drüseninhalts. Oft kann man schon im direkten Ausstrichpräparat nach Fixierung in Alkohol und Färbung mit Karbol-Methylenblau massenhaft die charakteristischen polgefärbten Stäbchen nachweisen. Bei vereiterten Drüsen ist dieser Befund freilich meist weniger häufig, weil hier oft nur vereinzelte Bazillen vorhanden sind, die überdies noch meist Involutionsformen angenommen haben. Der Kulturversuch und die Verimpfung auf empfängliche Tiere (Ratten, Meerschweinchen) ist in jedem Falle zur Unterstützung der Diagnose heranzuziehen. Auch die Blutkultur ist ein wichtiges diagnostisches Hilfsmittel.

Man streicht einige Tropfen Drüsensaftes auf die Oberfläche von schwach alkalischem Agar aus und bringt die Platte für 24 Stunden in eine Bruttemperatur von 30^0. Sind verdächtige Kolonien mit der oben besprochenen Randbildung vorhanden, so muß ihre Identität festgestellt werden. Unbeweglichkeit, Polfärbung, Entfärbung nach der Gramschen Methode, Kettenbildung in Bouillon sind Zeichen, die für die Diagnose Pest sprechen. Den Schlußstein der Untersuchung bildet die

Identifizierung durch ein hochwertiges, agglutinierendes Pestserum. Die Bazillen aus den verdächtigen Kolonien müssen bis zur Titergrenze durch das Serum makroskopisch deutlich agglutiniert werden.

Die Infektion der Meerschweinchen nimmt man durch Verreiben des Materials auf die rasierte Bauchhaut vor; Ratten werden durch Schwanzwurzelstich infiziert. Handelt es sich um Pest, so gehen die Tiere in der Regel unter den oben beschriebenen Erscheinungen in wenigen Tagen zugrunde.

Neben dem Drüsensaft kommt für die bakteriologische Untersuchung vor allem das Blut in Frage. Wir wissen, daß fast in allen schweren Fällen Pestbazillen im Blute kreisen. Man nimmt einige Kubikzentimeter Blut aus einer Vene der Ellenbeuge, verteilt sie auf mehrere Röhrchen alkalischer Bouillon und gießt einen Teil davon mit flüssig gemachtem Agar zusammen auf Platten aus, noch besser ist die oben beschriebene Züchtung in flüssigem Nährmedium. Außerdem empfiehlt es sich, direkt mit dem Blute Ratten intraperitoneal zu impfen.

Für die Diagnose der Lungenpest sind die starke Dyspnoe, die hämorrhagische Beschaffenheit des Sputums und der elende Puls pathognomisch, das Krankheitsbild erinnert an das eines Inhalations-Milzbrandes oder der foudroyanten Fälle von Grippepneumonie. Den Ausschlag gibt die bakteriologische Untersuchung des Auswurfs und des Blutes. Im Sputum findet man bei Methylenblaufärbung massenhaft Pestbazillen mit typischer Polfärbung.

Auch die Serodiagnostik kann man bei der Krankenuntersuchung mit zur Diagnose heranziehen. Es muß freilich gleich hinzugefügt werden, daß ihre Ergebnisse für die Praxis nur von geringer Bedeutung sind; denn die Agglutinine entwickeln sich nicht gleich in den ersten Krankheitstagen, so daß man auf einen positiven Ausfall erst zu einer Zeit rechnen kann, wo die Diagnose meist schon gestellt ist. Als beweisend für Pest gilt eine positive Agglutinations-Reaktion in einer Verdünnung des Serums von 1 : 10. Bei der letzten Epidemie in Paris (1920) erwies sich für die Diagnose der leichten Erkrankungsfälle die Komplementablenkung mit abgetöteten Bazillen als überaus wertvoll, während Agglutination und Blutkultur dabei unsichere und inkonstante Resultate gab. (Unter 60 sicheren Pestfällen 58 mal positive Komplementablenkung.)

Therapie. Die Behandlung der ausgebrochenen Krankheit ist in der Regel eine wenig dankbare. Abführmittel, Venaesektionen, Schwitzprozeduren, Quecksilberbehandlung, Öleinreibungen und viele andere warm empfohlene therapeutische Methoden haben völlig versagt. Von der internen Therapie gilt noch heute, was von ihr Duvigneau 1835 auf Grund seiner Beobachtungen in Ägypten sagte, daß nämlich dabei die Pest verläuft, „comme si l'on se fût borné à administrer de l'eau pure aux malades".

Das einzige Mittel, von dem man in einzelnen Fällen noch Heilung erhoffen kann, ist die spezifische Therapie, wie sie zuerst von Yersin versucht wurde. Freilich bleibt die günstige Wirkung auch dabei nur auf diejenigen Fälle beschränkt, die frühzeitig zur Behandlung kommen.

Durch Immunisierung von Tieren mit abgetöteten, später mit lebenden Pestkulturen in steigenden Dosen, erhält man ein Serum, das neben Agglutininen vor allem bakterizide Substanzen in größerer Menge enthält, vielleicht auch bakteriotrope Stoffe.

Das Pariser Pestserum wird im Institut Pasteur von Roux und Dujardin-Beaumetz durch Vorbehandlung von Pferden gewonnen. In derselben Weise wird das Berner Pestserum im Institut für Infektionskrankheiten zu Bern hergestellt. Speziell auf die Gewinnung eines antitoxischen Pestserums waren die Bestrebungen von Lustig und von Markl gerichtet. Lustig behandelte zu diesem Zwecke Pferde mit einem aus Pestkulturen gewonnenen Nukleoprotein und Markl immunisierte Tiere mit dem in die Kulturflüssigkeit übergegangenen Toxin der Pestbazillen.

Im Tierversuch am wirksamsten haben sich das Pariser und das Berner Serum erwiesen. Spritzt man Meerschweinchen oder Ratten vor der Infektion mit Pestbazillen eine wirksame Dosis des Pestserums intraperitoneal ein, so wird der Tod trotz der mehrfach tödlichen Menge von Pestkulturen verhindert. Es ist also zweifellos eine Schutzwirkung vorhanden. Nach erfolgter Infektion wirkt das Serum aber nur, solange die Pestbazillen sich nicht im Körper (in den Drüsen und Organen) verbreitet und vermehrt haben, also nur in den ersten Stunden nach Aufnahme der Pestbazillen in den Organismus.

Ganz entsprechend ist die Wirkung des Serums beim Menschen. Zur Schutzimpfung dort, wo es darauf ankommt, schnell einen wirksamen Impfschutz zu erzeugen, ist es sehr brauchbar, also z. B. bei den Angehörigen pestkranker Menschen, bei Ärzten, bei den Passagieren pestinfizierter Schiffe usw., wobei jedoch gleich hinzugefügt werden muß, daß die Dauer des Impfschutzes nur 3—4 Wochen beträgt, so daß es vorteilhafter ist, in Fällen, wo eine längere Dauer der Immunität erstrebt wird, zur aktiven Immunisierung zu greifen.

Therapeutisch kann das Serum nur dann günstig wirken, wenn es frühzeitig gegeben wird, d. h. bevor es zu einer Bakteriämie, zu einer Überschwemmung des Blutes mit Pestbazillen gekommen ist. Man gibt 30—40 ccm Serum intravenös oder intramuskulär und wiederholt diese Dosis in den nächsten Tagen mehrmals. In schweren Fällen kann man ohne Schaden die doppelte, auch dreifache Dosis geben.

In manchen Fällen von Bubonenpest hat diese Behandlungsmethode gute Resultate gebracht. Abfall der Temperatur, Besserung des Pulses, Klarerwerden des vorher benommenen Sensoriums wurden dabei beobachtet. Bei Lungenpest versagt die Serumtherapie fast stets, da hier die Überschwemmung des Blutes mit Pestbazillen zur Regel gehört.

Im übrigen muß die Therapie eine symptomatische sein. Das Fieber wird mit hydrotherapeutischen Maßnahmen, kühlen Packungen oder Bädern bekämpft. Die Ernährung ist die bei fieberhaften Infektionskrankheiten übliche. Die Bubonen behandelt man zunächst mit Eisumschlägen. Nach eingetretener Suppuration werden sie breit eröffnet und tamponiert. Eine frühzeitige Inzision des Bubo, noch ehe Eiterung eingetreten ist und Fluktuation beobachtet wird, ist besser zu unterlassen.

Injektionen antiseptischer Mittel in die geschwollenen Drüsen hinein haben keinen Zweck, da sie niemals alle Erreger abzutöten vermögen. Wichtig ist vor allem die Erhaltung der Herzkraft. Subkutane Injektionen von Koffein, Kampfer, Digalen, Adrenalin usw. kommen hier in Betracht; der früher viel empfohlene Alkohol hat sich als Stimulans nicht bewährt. Intravenöse oder subkutane Kochsalzinfusionen sind geeignet, den sinkenden Blutdruck zu erhöhen. Salvarsan scheint ohne Nutzen zu sein.

Literatur siehe bei:

Bericht über die Tätigkeit der zur Erforschung der Pest im Jahre 1897 nach Indien entsandten Kommission, erstattet von Gaffky, Sticker, Pfeiffer, Dieudonné. Arbeiten a. d. Kais. Gesundh.-Amte, Bd. 16, Berlin 1899. — Report of the commission sent by the Egyptian Government to Bombay to study plague (Roger, Bitter, Ibrahim, Pascha Hassan, Cairo 1897). — Albrecht, H. und Ghon, A., Über die Beulenpest in Bombay im Jahre 1897. II. wissenschaftl. Teil des Ber. Bakt. pathol.-anat. Unters. mit Einschluß der pathologischen Histologie und Bakteriologie. Denkschrift d. math.-naturw. Klasse d. Kais. Akad. d. Wissensch., Bd. 66, Wien 1898. — Albrecht, H. und Ghon, A., Über die Beulenpest in Bombay im Jahre 1897. II. wissenschaftl. Teil des Ber. C. Studien über den Pestbazillus. Denkschrift d. math.-naturw. Klasse d. Kais. Akad. d. Wissensch.

Wien 1900, Bd. 66. — Müller, H. F., Über die Beulenpest in Bombay im Jahre 1897. II. wissenschaftl. Teil des Ber. Klinische Untersuchungen. Denkschrift d. math.-naturw. Klasse d. Kais. Akad. d. Wissensch. Wien 1898, Bd. 66. — Müller, H. F. und Pöch, Die Pest in Nothnagel, Spezielle Pathol. u. Ther., Wien 1900. — Kolle, W., Die Pest, Die Deutsche Klinik, Berlin und Wien 1903. — Dieudonné, A., Pest im Handb. d. path. Mikroorg., herausgeg. von Kolle u. Wassermann, Bd. 2 und 2. Ergänzungsband. — Sticker, G., Die Pest in Ebstein-Schwalbe, Handb. d. prakt. Med., Stuttgart 1906, Bd. 4. — Kolle-Hetsch, Experimentelle Bakteriologie und Infektionskrankheiten. 6. Aufl., 1922. — v. Lewin, Neuere Forschungen über die Epidemiologie der Pest. Ergebn. d. inn. Med. Bd. 10, 1913. — Pöch, Die Pest in Menses Handbuch der Tropenkrankheiten. Bd. 3, 2. Aufl., 1914.

Rückfallfieber.

Febris recurrens.

Das Rückfallfieber ist eine akute Infektionskrankheit, ausgezeichnet durch plötzlich einsetzende und rekurrierende Fieberanfälle von meist mehrtägiger Dauer und durch die Anwesenheit von Spirochäten im kreisenden Blute.

Epidemiologie und Geschichtliches. In Europa ist das Rückfallfieber, das bereits im Jahre 1741 durch Rutty als selbständige Krankheit vom Flecktyphus und Typhus abdominalis abgegrenzt wurde, schon seit langer Zeit heimisch. Große Epidemien haben im 18. und 19. Jahrhundert in England geherrscht, so z. B. in Irland in den Jahren 1868—1873. Es ist eine Krankheit der armen und ärmsten Bevölkerungsschichten und ging deshalb auch vielfach unter dem Namen Hungertyphus. Deutlich ist das aus den Berichten über die Verbreitung des Rückfallfiebers in Rußland zu ersehen, wo es bis zum Ausgange des 19. Jahrhunderts ein häufiger Gast war und noch heute große Verbreitung hat. Von 3399 Fällen, die 1895/96 in St. Petersburg gezählt wurden, kamen 52% in Nachtasylen vor; auch unter 7895 mit 3% Mortalität im Jahre 1908 entfielen 35% auf Nachtasylgäste.

Das Rückfallfieber befällt mit Vorliebe Landstreicher, Gefängnisinsassen, Arbeiter in schlechten Baracken usw.; Männer werden deshalb im ganzen häufiger befallen als Frauen. In Deutschland war es noch bis zum Jahre 1880 viel verbreitet. Größere Epidemien herrschten 1868—1870, 1871—1873 z. B. in Breslau und Berlin, sowie 1878 und 1879. Auch hier wurden stets die ärmeren Bevölkerungsschichten bevorzugt. Die Hauptherde waren unsaubere Spelunken und Herbergen, wo allerlei fahrendes Volk, reisende Handwerker, Vagabunden usw. verkehrten. Seit 1880 war das Rückfallfieber bei uns fast ganz verschwunden; es kam in Europa außer in Rußland nur noch in Bosnien und der Herzegowina häufiger vor. Durch den Weltkrieg ist auch das Rückfallfieber, als eine der wichtigsten Kriegsseuchen, wieder weit verbreitet worden. Auf fast allen Kriegsschauplätzen, aber auch in der Heimat, kam es zu größeren und kleineren Epidemien. Das Krankheitsbild ist nicht überall und jederzeit völlig dasselbe; ich fand z. B. doch nicht unerhebliche Unterschiede bei den von mir im Balkankrieg 1913 bzw. in der Sinaiwüste, in Palästina und Mesopotamien 1915—1918 bzw. bei russischen Gefangenen in Deutschland beobachteten Fällen. Die nachfolgende Schilderung stützt sich im wesentlichen auf dieses selbst beobachtete Material von reichlich 1500 Fällen von europäischem Rückfallfieber.

Durch ihr morphologisches, immunbiologisches, tierpathogenes und teilweise auch klinisches Verhalten unterscheiden sich von der europäischen Rekurrens-Spirochäte die des afrikanischen Rückfallfiebers („Zeckenfiebers") sowie die des amerikanischen und indischen Rückfallfiebers. Über diese Unterschiede soll unten zusammenfassend berichtet werden.

Ätiologie des europäischen Rückfallfiebers. Der Erreger der Rekurrens wurde im Jahre 1868 von Otto Obermeier entdeckt. Er fand im Blute der Rückfallfieberkranken „feinste Eigenbewegung zeigende Fäden", die er als Spirillum Febris recurrentis im Jahre 1873 genauer beschrieb.

Der Beweis für die ätiologische Bedeutung dieser Spirochäte wurde durch Übertragungsversuche erbracht. Metschnikoff injizierte sich selbst zweimal das spirillenhaltige Blut von Rückfallfieberkranken und erkrankte drei bzw. fünf Tage danach; im Blute konnte er die Obermeierschen Spirillen nachweisen. Auch durch Verimpfung des Blutes rekurrenskranker Menschen auf Affen konnte Rückfallfieber erzeugt werden (Carter und Koch, 1878).

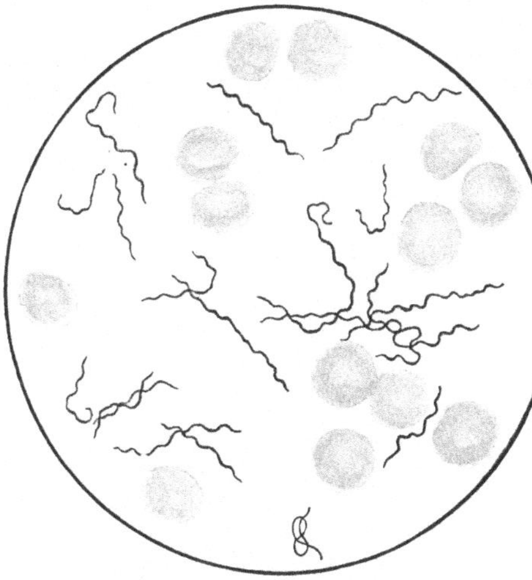

Die neuerdings mehrfach ausgeführten Versuche, die Paralyse durch Rekurrensinfektion günstig zu beeinflussen (Plaut und Steiner,

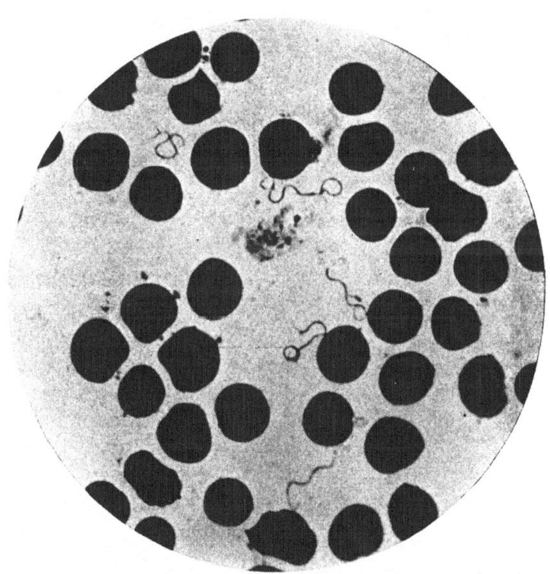

Abb. 107. Rekurrens-Spirochäte (Giemsafärbung). Vergr. $^{300}/_1$.

Muehlens und Weygandt), ergaben, daß sich die Infektion — meist wurde afrikanische Rekurrens verwendet — sowohl durch lange im Tier weiter gezüchtete Passagestämme, als von Mensch zu Mensch ohne weiteres übertragen läßt; am sichersten durch Verimpfung von Blut, das während des Fieberanfalles entnommen wurde, gelegentlich aber auch durch Überimpfung im Intervall (Muehlens).

Untersucht man ein Tröpfchen Blut eines Rekurrenskranken mit etwas physiologischer Kochsalzlösung verdünnt im hängenden Tropfen, am besten im Dunkelfeld, so präsentieren sich die korkzieherartig gewundenen Spirochäten in lebhaftester Bewegung, teils in rotierender Schraubendrehung um die Längsachse, teils wellenartig vor- und rückwärts gleitend, teils durch Zusammenrollen Schlingen und Schleifen bildend, wobei die roten Blutkörperchen hin- und hergestoßen werden. Im gefärbten Präparat sieht

Abb. 108. Spirochäte des europäischen Rückfallfiebers im Blute. (Belgrad 1913.) Karbolfuchsinfärbung, Mikrophotogramm. Vergr. 500fach.

man unregelmäßig geschlängelte Fäden von 10—20 μ Länge. Man bedient sich am besten der Giemsafärbung nach vorheriger Fixierung in Alkohol und Äther, doch sind auch andere Anilinfarben geeignet. Eine sehr brauchbare Methode zum

Nachweis ist auch das Burrische Tuscheverfahren, wobei das spirochätenhaltige Blut mit einer Aufschwemmung von chinesischer Tusche gemischt wird. In dem getrockneten Ausstrich erscheinen dann die Spirochäten als helle, gewundene Fäden (vgl. die Abbildung der Spirochäten bei der Angina Vincenti, Abb. 142. Bei spärlichem Spirochätengehalt empfiehlt sich die Untersuchung im dicken Blutstropfen, den man auf dem Objektträger gut lufttrocken werden läßt und nachher mit destilliertem Wasser oder in $^1/_2\,^0/_0$iger Essigsäure 5 Minuten lang auslaugt, dann wieder trocken werden läßt und nun erst mit einer der bekannten Methoden, Giemsa oder Karbolfuchsin, färbt, oder auch den Tropfen nach Lufttrocknung ohne Fixierung mit Giemsalösung mehrfach überdeckt.

Ob die Bewegung der Spirochäten durch einen geißelartigen Fortsatz zustande kommt (Doflein), ist noch strittig. Die Spirillen halten sich wochenlang lebend, wenn sie im Blutserum gehalten werden; im Innern von Blutegeln vermehren sie sich und halten sich über 100 Tage.

Die Kultur der Rückfallfieberspirochäten gelang zum erstenmal in einwandfreier Weise Noguchi mittels steriler Aszitesflüssigkeit, welcher frische Gewebestücke von Kaninchen zugesetzt waren; Überschichtung mit sterilem Paraffinöl. Noch einfachere Kulturmethoden wurden von Ungermann 1918 angegeben.

Im Tierversuch sind besonders Affen für Rekurrens empfänglich. Andere Tiere verhalten sich verschieden, je nachdem es sich um die europäischen Rekurrensspirochäten oder die afrikanischen oder amerikanischen handelt, ein Beweis für das Vorhandensein verschiedener Spielarten der Rekurrenserreger. Die Spirochäte der afrikanischen Rekurrens z. B. ist für Mäuse und Ratten pathogen, die des europäischen Rückfallfiebers nicht. Erst nach einer Affenpassage vermag die europäische Rekurrensspirochäte Ratten und Mäuse zu infizieren.

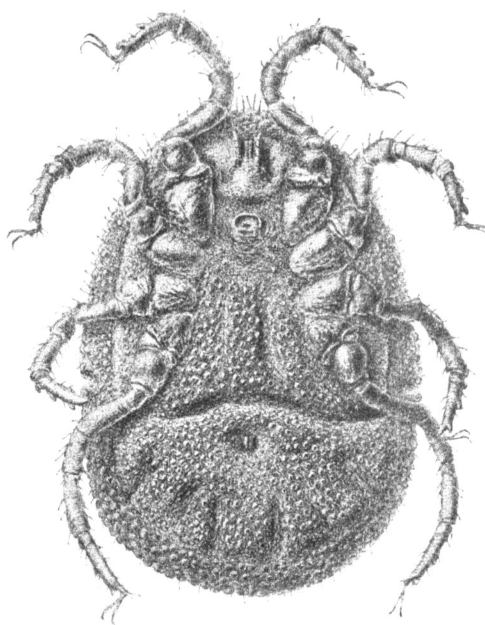

Abb. 109. Ornithodorus moubata nach Zeichnung von Dönitz (Unterseite, ca. 8 mal vergrößert).

Die natürliche Übertragung der Spirillen auf den Menschen erfolgt in der Regel nicht durch Kontaktinfektion, sondern durch Zwischenträger. Strümpell berichtet, daß bei der Epidemie Ende der 70er Jahre über 250 Rekurrenskranke behandelt wurden und, obwohl die Isolierung keineswegs streng durchgeführt werden konnte, kein einziger Fall von Ansteckung vorgekommen war. Robert Koch konnte zeigen, daß beim afrikanischen Rückfallfieber, das durch die Spirochaeta Duttoni verursacht wird, eine Zecke Ornithodorus moubata (vgl. Abb. 109) die Krankheit überträgt. In analoger Weise geschieht auch beim europäischen Rückfallfieber die Infektion durch ein blutsaugendes Insekt. Flöhe und Wanzen kommen wahrscheinlich weniger in Frage, dagegen scheinen die Läuse, Pediculi capitis und vestimenti, die Überträger zu sein. Sergent und Foley konnten durch die Läuse die Krankheit auf Affen übertragen. Diese Art der Infektion würde es auch erklärlich machen, daß gerade die sozial am niedrigsten stehenden Menschenklassen mit Vorliebe von der Krankheit befallen werden. Fast immer handelt es sich um **stark** verlauste Individuen. Im Gegensatz zum Fleckfieber, bei welchem der Parasit in der Laus eine Entwicklung durchmacht und durch Läusestich — es genügt ein einziger! — auf den Menschen übertragen wird, ist bei der Rekurrensübertragung ein Läusestich nicht notwendig, vielmehr werden die durch Zerdrücken der Läuse oder mit deren Kot freigemachten Spirochäten **mechanisch** in kleinste Läsionen der Haut inokuliert und gelangen damit ins Blut. Auch das spirochätenhaltige Blut von Rückfallfieberkranken kann gelegentlich (bei Blutuntersuchungen z. B.) zu direkten Übertragungen Anlaß geben.

Ausnahmsweise können Kontaktinfektionen zustande kommen, wenn spirochätenhaltige Blutstropfen in eine Wunde gelangen, z. B. bei Sektionen. Möglicherweise kann sogar eine Infektion durch die unverletzte Haut zustande kommen.

Das während des Krieges in Mesopotamien und Persien beobachtete Rückfallfieber, das als ,,Mianehfieber'' bezeichnet wurde, ist durch Zecken (Argas persicus bzw. Ornithodorus lahorensis) übertragen. Vielleicht kommt Argas persicus auch gelegentlich beim europäischen Rückfallfieber als Überträger in Betracht (Doenitz).

Vorkommen im menschlichen Körper. Beim europäischen Rückfallfieber sind die Spirochäten während der Krankheit in reichlicher Menge im Blut vorhanden; bei der afrikanischen und persischen Rekurrens sind sie viel spärlicher, so daß der Nachweis bedeutend schwieriger ist und nur im dicken Blutstropfen gelingt. Kurz vor der Krise, in der Regel während des Schweißausbruches und während des kritischen Abfalls, verschwinden die Spirochäten aus dem zirkulierenden Blute ganz. Zuweilen sieht man noch einzelne im Zerfall begriffene Exemplare. Bei ihrem Zugrundegehen wird eine große Menge giftiger, in ihren Leibessubstanzen enthaltener Stoffe (Endotoxine) frei, die durch Intoxikation den letalen Ausgang herbeiführen können. Nach gut abgelaufener Krisis sind in dem fieberfreien Intervall nur wenige vereinzelte Spirillen nachweisbar. Beim Beginn der nächsten Fieberattacke vermehren sie sich wieder; in den Se- und Exkreten des Körpers sind sie nicht nachzuweisen. Nach neueren Beobachtungen an absichtlich rekurrensinfizierten Paralytikern finden sich im Liquor fast regelmäßig in den ersten Wochen (durch Mäuseimpfung nachweisbar) die Spirochäten (der dazu verwandten afrikanischen Rekurrens). Ob das auch für sonst Nervengesunde, natürlich an europäischem Rückfallfieber Erkrankte zutrifft, möchte ich dahingestellt sein lassen. Im Sediment des Liquors konnte ich sie in solchen Fällen niemals nachweisen.

Krankheitsbild des europäischen Rückfallfiebers. Die größte Zahl der Erkrankungen entfällt auf die Wintermonate, hauptsächlich Februar und März. Nach einer Inkubationszeit von 5—7 Tagen setzt die Krankheit in der Regel plötzlich ein. Nur selten gehen Prodromalerscheinungen, wie eingenommener Kopf, Appetitlosigkeit, Abgeschlagenheit, dem Sturm voraus. Ein heftiger Schüttelfrost eröffnet die Szene und im Verlauf von 1—2 Stunden steigt die Temperatur schnell bis zu hohen Graden an (39—40°). Die Kranken klagen über heftige Kopfschmerzen, große Abgeschlagenheit, Kreuzschmerzen, Glieder- und Muskelreißen. Namentlich die **Wadenmuskeln** zeigen eine auffällige Hyperästhesie, besonders auf Druck. Dazu gesellen sich oft, jedenfalls bedeutend öfter als beim Typhus und bei Fleckfieber, Übelkeit und Erbrechen, weiterhin großer Durst und Hitzegefühl. Manchmal wird über schmerzhafte Spannung in der Milz geklagt. Wegen der heftigen Kopf- und Muskelschmerzen besteht völlige **Schlaflosigkeit.** Der Kranke magert hochgradig ab, das Sensorium ist in der Regel nur wenig in Mitleidenschaft gezogen, eine gewisse Apathie ist meist vorhanden. Manchmal treten auch Delirien auf, namentlich

kurz vor der Krise. Die Zunge ist mit einem dicken, weißen Belage bedeckt
und trocken. Der Puls ist frequent, 120—140 Schläge. Die Milz ist fast stets
stark vergrößert; der weiche, palpable Milztumor überragt oft um 3—4 Quer-
fingerbreite den Rippenbogen und ist auf Druck empfindlich. Auch die Leber
pflegt anzuschwellen; sie ist bei der Perkussion vergrößert und druckempfindlich. Meist besteht Obstipation, doch beobachtet man auch nicht selten Durch-

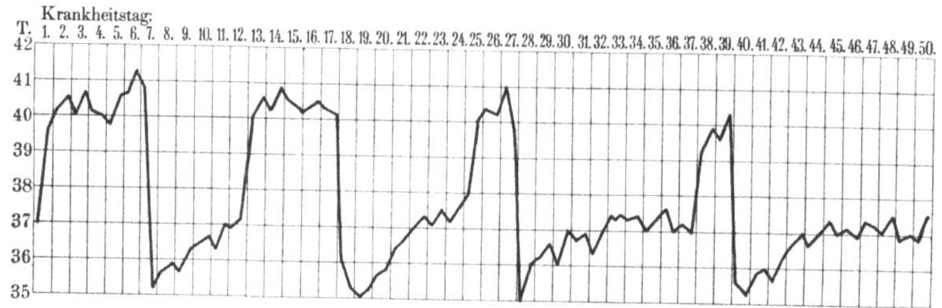

Abb. 110. Europäisches Rückfallfieber. Typischer Fall. (Nach Eggebrecht.)

fälle. Auf den Lungen entwickelt sich oft eine Bronchitis. Die Haut fühlt
sich heiß an und wird in vielen Fällen bald ikterisch. Die Häufigkeit dieses
leichten Ikterus schwankt in den einzelnen Epidemien bedeutend; ich sah in
Palästina Epidemien, wo über $^3/_4$ aller Fälle mindestens eine leichte Gelbfärbung
der Skleren zeigten. Mit dem später zu besprechenden schweren Krankheitsbild des biliösen Typhoids haben diese Erscheinungen nichts zu tun. Auch

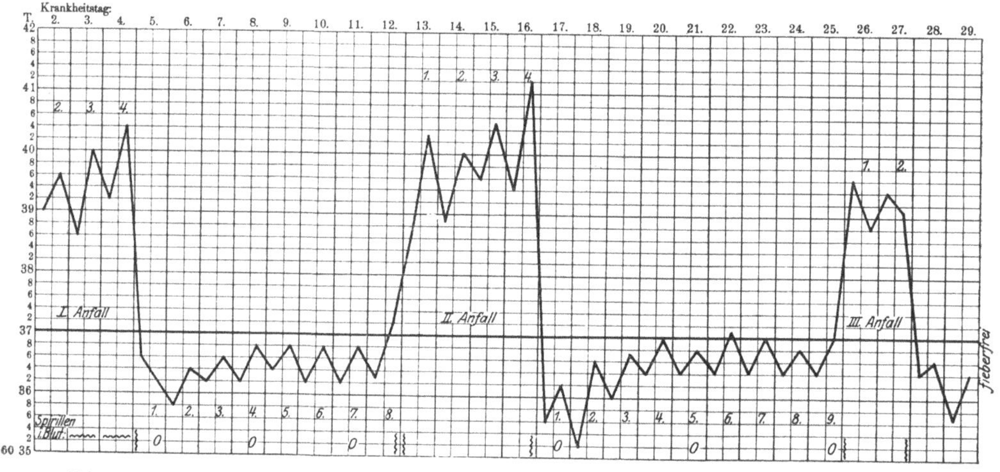

Abb. 111. Rückfallfieber, unbehandelt. 27jähr. türkischer Soldat. Nazareth 1915.

der Herpes labialis findet sich in wechselnder Häufigkeit, zwischen 5—10%.
Die Harnmenge ist vermindert, der Urin hochgestellt, enthält mäßige Mengen
von Albumen, frühzeitig Urobilin bzw. Urobilinogen, während die Diazoreaktion
negativ zu sein pflegt. — Blutbild: Während des Anfalls besteht eine neutrophile Leukozytose, mit einer Gesamtmenge von 10—12—15 000 Leukozyten im I. Anfall, beim II. und III. Anfall meist nur 8—10 000; Eosinophile
verschwinden während des Anfalls. Nach Abfall des Fiebers vermindern sich
die Neutrophilen und die Lymphozyten nehmen relativ zu. Wo keine Lues

vorliegt, ist die **Wassermannreaktion** des Serums während und nach den Anfällen (fast) stets negativ.

Die **erste Fieberattacke** beim europäischen Rückfallfieber hält gewöhnlich 5—7 Tage an, und zwar in Form einer Kontinua oder einer leicht remittierenden Kurve. Oft steigt die Temperatur noch kurz vor der Krise erheblich an, so daß extreme Grade, 41 und sogar 42⁰ erreicht werden (**Perturbatio critica**); dabei steigern sich die Beschwerden noch erheblich: die Kopfschmerzen werden unerträglich, das Sensorium trübt sich, Delirien treten auf, der Puls wird klein und oft aussetzend. Dann erfolgt plötzlich unter heftigem Schweißausbruch ein kritischer Umschwung. Das Fieber sinkt in wenigen Stunden bis zur Norm oder meist sogar bis auf subnormale Temperaturen (36—35⁰), so daß zuweilen ein Temperatursturz von 6—7⁰ erfolgt, und schnell bessern sich alle Erscheinungen (vgl. Kurve Abb. 110). Die Apyrexie tritt ein, die Pulsfrequenz macht oft einer Bradykardie Platz, wobei 60—50 gezählt werden, die Kranken fühlen sich wohl, wenn auch sehr ermattet und geben sich einem erquickenden Schlummer hin. Der Appetit

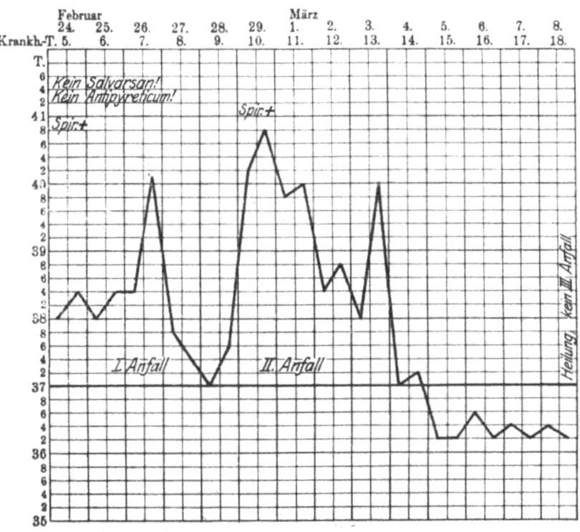

Abb. 112. Rückfallfieber, unbehandelt. 30jähr. arabischer Arbeitssoldat. Birsaba 1916.

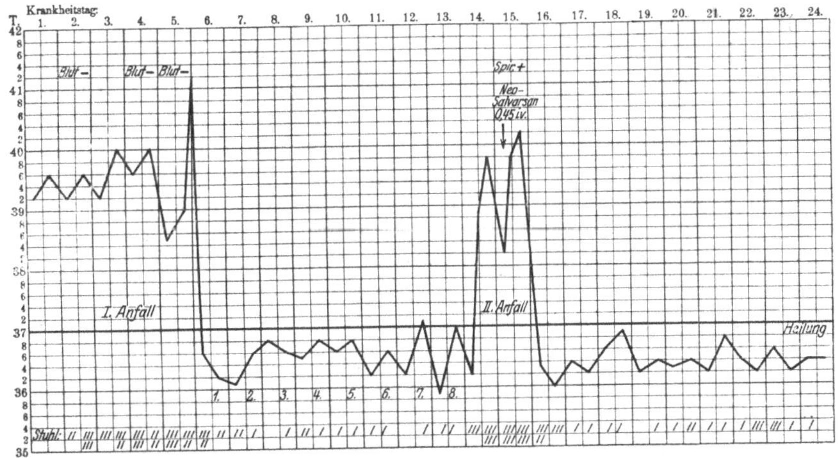

Abb. 113. Rückfallfieber mit anfangs negativem Blutbefund. Starke Durchfälle bei jedem Anfall. Heilung nach 0,45 Neosalvarsan. 30jähr. Krankenschwester. Jerusalem 1917.

hebt sich, der Milztumor verkleinert sich zusehends, die Leber ist nicht mehr druckempfindlich, die Temperatur hält sich in subnormaler oder normaler Höhe.

In Ausnahmefällen erschöpft sich die Krankheit mit der ersten Fieberattacke (nach **Dehio** in 13⁰/₀). Meist folgt dem Stadium der Apyrexie in 4 bis

6 Tagen ein neuer Anfall, der als Relaps bezeichnet wird. Er setzt ebenso
wie der erste mit Schüttelfrost ein und bringt eine Wiederholung aller Erscheinungen, verläuft aber meist etwas kürzer. Die Milz schwillt dabei aufs
neue an, sogar häufig noch mehr als bei der ersten Attacke, und nach 3 bis
5 Tagen erfolgt wiederum unter Schweißausbruch ein jäher Temperatursturz.
In 40—55% der Fälle ist mit diesem zweiten Anfall die Krankheit beendet.
In anderen Fällen aber kommt es nach 10—12 Tagen zu einem dritten und nach
weiteren 14 Tagen zu einem vierten Anfall, ja, sogar eine fünfte Attacke kann
auftreten. Die Relapse pflegen sowohl an Dauer wie an Intensität hinter dem
ersten Fieberanfall zurückzutreten. Nach Eggebrecht, der aus zahlreichen
Literaturangaben die Durchschnittswerte berechnete, dauerte

der 1. Anfall durchschnittlich 6,2 Tage

,, 2. ,,   ,,   4,3 ,,

,, 3. ,,   ,,   2,98 ,,

,, 4. ,,   ,,   1,9 ,,

,, 5. ,,   ,,   1,8 ,,

Die fieberfreien Intervalle, die Apyrexien, zwischen den einzelnen Anfällen
werden dabei immer länger bis zu 17 Tagen.

Das reguläre Bild des Rückfallfiebers kann durch mancherlei **Abweichungen**
und **Komplikationen** variiert werden. Nicht selten ist die Fieberkurve nicht
„typisch“, sondern zeigt, besonders beim 2. und den späteren Anfällen, ein remittierendes Fieber. Kurz vor der Entfieberung treten manchmal typische Fieberremissionen auf (Pseudokrisen), wobei die Temperatur jedoch nach wenigen
Stunden wieder steil ansteigt (s. Abb. 113). In Ausnahmefällen treten bei der
kritischen Entfieberung außer dem enormen Schweißausbruch noch andere,
schwerere Erscheinungen auf: starkes Erbrechen und die Zeichen der akuten
hämorrhagischen Diathese mit blutigen Durchfällen, Hautblutungen, Nasenbluten, Genitalblutungen und meningitische Blutungen mit den Symptomen
der Pachymeningitis haemorrhagica, wobei die Kranken unter zunehmender
Bewußtseinstrübung zugrunde gehen. In manchen Fällen tritt während der
Krisis ein Kollaps ein, die Prostration hat ihren Höhepunkt erreicht, Schwindel
tritt auf und unter wachsender Herzschwäche erfolgt der Tod.

Am Zirkulationsapparat ist die auffällige Bradykardie zur Zeit der
Apyrexie bemerkenswert, wobei 40—50 Schläge gezählt werden. Sie beruht
auf einer gewissen Muskelermüdbarkeit des Herzens und geht meist mit einer
auffälligen Labilität einher, so daß bei kleinen Erregungen eine Erhöhung
auf 100 und mehr Schläge erfolgt; auch systolische, später wieder verschwindende
Geräusche sind dabei nicht selten. Bei den schwersten Fällen kommt es zuweilen, besonders zur Zeit der Krise, zu einer akut einsetzenden Herzschwäche
mit äußerst frequentem und kleinem Puls, die zum Exitus führen kann. Die
auffällige Neigung der Rekurrenskranken zu Ödemen an den unteren Extremitäten, die mit Vorliebe in der Apyrexie auftreten, scheinen mit der Zirkulationsschwäche nicht zusammenzuhängen, vielmehr auf einer enormen Durchlässigkeit der Kapillarwände zu beruhen. In der Moskauer Epidemie von 1894 zeigten
12% der Kranken solche Ödeme. Auch während des Weltkrieges wurden
Ödeme gerade bei Rückfallfieberkranken und -Rekonvaleszenten besonders
häufig beobachtet; sie stellen nichts Spezifisches dar, sondern sind die Folge
gleichzeitiger Unterernährung, richtige Hungerödeme. Bei solchen Ödem-
kranken mit Rekurrens fand ich meist niedrigere Leukozytenwerte als sonst
im Durchschnitt.

Eine häufige Komplikation im Laufe der Rekurrens ist profuses Nasenbluten.

Auf den Lungen kommt es außer der so häufigen begleitenden Bronchitis nicht selten zu lobulären und lobären Pneumonien, einer Komplikation, die eine nicht geringe Gefahr bedeutet, denn nach Hödlmoser gehen 37 % der davon befallenen Rekurrenskranken zugrunde.

Eine mit jedem Fieberanfall wieder einsetzende Entzündung der Schilddrüse (Anschwellung um 2—3 cm Halsumfang) mit starker Druckempfindlichkeit aller 3 Lappen sah ich mehrfach 1915 und 1916, es bestand anscheinend eine richtige „rekurrierende Thyreoiditis acuta".

Die Milz verdoppelt und verdreifacht während des Fieberanfalls häufig ihr Volumen, ja, es kann sogar durch die Schwellung zum Einreißen der Kapsel kommen, wodurch Blutungen oder Peritonitis entstehen können. In manchen Fällen bilden sich unter starker Schmerzhaftigkeit des Organs blande Milz-infarkte. Eine Vereiterung derselben kommt bei septischen Mischinfektionen vor und kann nach Durchbruch der Kapsel zur Peritonitis führen.

Während der Darm sich in der Regel nur wenig am Krankheitsprozeß beteiligt, abgesehen von gelegentlich auftretenden Durchfällen, die, wie Abb. 113 zeigt, oft parallel mit den Fieberanfällen sich häufen, können zuweilen auch schwere, schleimig-blutige, dysenterieähnliche Entleerungen auftreten, die ihren Grund in hämorrhagisch-nekrotisierenden Schleimhautveränderungen haben, ohne daß eine Bazillen- oder Amöbenruhr vorliegt.

Die Nieren, die in den meisten Fällen intakt bleiben, werden manchmal schwer ergriffen in der Form einer hämorrhagischen Nephritis.

Auf der Haut sieht man zuweilen urtikaria-ähnliche Erytheme. Das häufige Vorkommen von Herpes labialis wurde schon erwähnt. Petechien und ausgedehnte Hautblutungen kommen gelegentlich als Ausdruck einer hämorrhagischen Diathese vor, die auch mit Schleimhautblutungen einhergeht. Gangrän der Nase und Ohren (meist wenige Tage vor dem Tode, einmal 2 Tage nach der Entfieberung mit Heilung) sah ich mehrfach und zwar in Fällen, wo sicher kein Fleckfieber vorlag; Zehengangrän niemals.

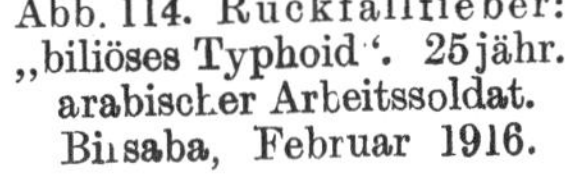

Abb. 114. Rückfallfieber: „biliöses Typhoid". 25 jähr. arabischer Arbeitssoldat. Bisaba, Februar 1916.

Eine besonders schwere Form des Rekurrensfiebers ist das sog. **biliöse Typhoid**, das Griesinger zuerst in Ägypten beobachtet hat. Es ist ausgezeichnet durch einen intensiven Ikterus, der wenige Tage nach Beginn des Fiebers einsetzt, sowie durch schwere nervöse Symptome, Delirien, starke Benommenheit und schnelles Versagen der Herzkraft. Oft stellen sich auch Erbrechen, Diarrhöen von dysenterischem Charakter und nephritische Symptome dabei ein. Nach Eintritt des Ikterus nehmen alle Erscheinungen zu, Delirien oder starke Somnolenz treten auf. Mitunter begleiten noch Haut- und Schleimhautblutungen die schweren Symptome, oder es gesellt sich eine Pneumonie hinzu und der Kranke geht an Herzschwäche zugrunde; oft führt schon der erste Anfall zum tödlichen Ende. Mitunter geht aber die erste Fieberattacke vorüber, und erst im Rezidiv stellen sich die schwereren Erscheinungen ein, die dann meist zum Exitus führen. Nur ganz selten gelingt es, durch Neosalvarsan einen solchen Fall zu retten — die meisten sterben mit oder ohne Salvarsan (s. Abb. 114).

Das schwere Krankheitsbild ist als eine maligne Form des Rückfallfiebers aufzufassen. Seine Zugehörigkeit zur Rekurrens ergibt sich aus einem Versuch von Moczutkowsky, der das Blut eines Rückfallfieberkranken mit biliösem Typhoid einem Gesunden einimpfte und dabei einen nicht besonders schweren Rekurrensfall erzeugte.

In manchen dieser Fälle mag eine Komplikation des Rückfallfiebers mit septischen Mischinfektionen vorliegen, denn anatomisch findet man häufig dabei multiple Abszesse und parenchymatöse Entzündungen aller Organe.

Im übrigen sieht man in reinen Fällen von biliösem Typhoid, wie ich Jürgens vollkommen beipflichten kann, bei der Sektion meist einen großen Milztumor mit zahlreichen Infarkten und unzähligen kleinen Herden im Parenchym, dabei oft fibrinöse Auflagerungen auf Milz und Leber. Intra vitam zeigen sich oft massenhaft Spirochäten im Blutpräparat — ich sah aber auch Fälle, die, moribund eingeliefert, im peripheren Blut keine, dagegen bei der Sektion im Abstrich von Knochenmark, Leber und Milz zahlreiche Spirochäten nachweisen ließen.

Der Weilschen Krankheit kann das biliöse Typhoid sehr ähnlich sein und ist auch sicher oftmals damit verwechselt worden. Es ist aber meines Erachtens nicht zulässig, das Krankheitsbild des biliösen Typhoids einfach in dem der Weilschen Krankheit aufgehen zu lassen! Die große Milz, die typische Fieberkurve, der meist mühelose Nachweis der Spirochäten sprechen mit Sicherheit für Rekurrens.

Das Nervensystem ist nicht bloß bei diesen schwersten Formen des Rückfallfiebers beteiligt, sondern oftmals auch bei leichterem Verlauf. Ja, nach Plaut und Steiners Beobachtungen an künstlich rekurrensinfizierten Paralytikern befällt die Rekurrensspirochäte wie die Syphilisspirochäte kurze Zeit nach den ersten klinischen Äußerungen der Infektion fast immer die Meningen und führt Liquorveränderungen herbei. Akute Polyneuritis, hauptsächlich der unteren Extremitäten, sah ich mehrfach, zweimal — fast zu gleicher Zeit — periphere Fazialislähmung (einmal ohne, einmal nach Salvarsan), mehrfach auch Erscheinungen von Meningitis bzw. Meningismus, wie z. B. in folgendem Fall:

Türkischer Soldat mit Rückfallfieber, Spiroch. +, spontaner Fieberabfall am 7. Tag, nach 2 Tagen wieder Anstieg (Blut: keine Spiroch.); am 12. Krankheitstag Zeichen von Meningitis: Nackensteifigkeit, Kernig, allgemeine Hyperästhesie, stark benommen, Babinski beiderseits angedeutet. Lumbalpunktion: Druck über 300 mm, 20 ccm klarer Liquor, Phase I positiv, Fibrinetz, worin keine T. B., keine Spirochäten, Kultur steril. Nach Punktion freies Sensorium, allmähliche Besserung. Kein weiterer Anfall; nach 14 Tagen geheilt.

Schwerste Erregungszustände mit anschließenden Erscheinungen von Encephalitis haemorrhagica, langsamer Heilung und völliger retrograder Amnesie sah ich bei einer 45jährigen Krankenschwester, deren Rückfallfieber am 5. Krankheitstag durch 0,6 Neosalvarsan vorübergehend beeinflußt war. Wie nach Typhus, Masern und anderen Infektionskrankheiten kann auch nach Rückfallfieber eine Myelitis transversa sich einstellen; als Beispiel sei folgender Fall angeführt:

22jähriger türkischer Soldat mit typischem, nicht allzu schwerem Rückfallfieber; kein Salvarsan. Wenige Tage nach der Entfieberung vom 2. Anfall Erscheinungen von Lähmung beider Beine; Sensibilität fast völlig aufgehoben bis zur Höhe der Spina iliaca; Bauchdeckenreflexe +, Blase und Mastdarm nicht gestört, kein Babinski. Langsamer Rückgang der Lähmung, später völlige Heilung.

Am Auge ist Iritis bei der afrikanischen Rekurrens nicht selten; auch bei der europäischen sah ich mehrfach Iritis, Iridozyklitis, Chorioiditis und Chorioretinitis. Auch Hornhautdefekte kommen gelegentlich vor.

Eitrige **Parotitis** fand ich bei nicht mit Fleckfieber komplizierten Rekurrens-fällen nur ganz selten; meist handelte es sich um desolate Fälle, die bald danach starben.

Begreiflicherweise ist eine **Kombination von Rekurrens mit Fleck-fieber** nicht selten, handelt es sich doch um zwei Krankheiten, die beide durch Läuse übertragen werden. Erfolgt die Ansteckung gleichzeitig (Abb. 115), so treten, wegen der kürzeren Inkubationsdauer der Rekurrens, zuerst die Er-scheinungen dieser letzteren auf und es kann dann zunächst ein Versagen der Salvarsanbehandlung vorgetäuscht werden (nochmaliger Schüttelfrost, keine Spirochäten im Blut), bis nach einigen Tagen das typische Fleckfieberexanthem die Lage klärt. Bei Fleckfieberansteckung im Beginn des Rückfallfiebers (Abb. 116) erfolgt erst am 14. bis 15. Krankheitstag ein nochmaliger Schüttelfrost mit später anschließendem Exanthem. Ich habe oftmals feststellen können, daß

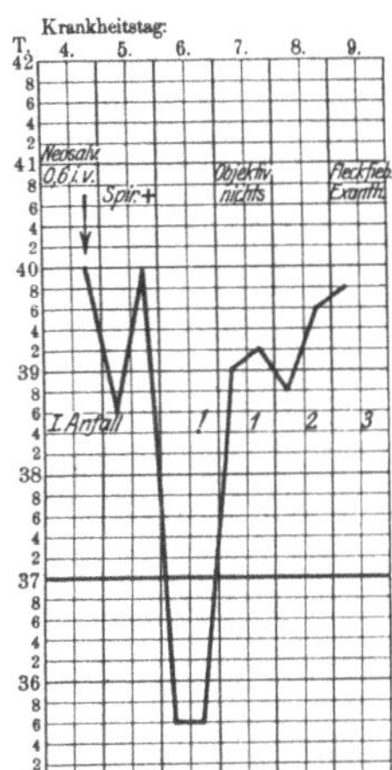

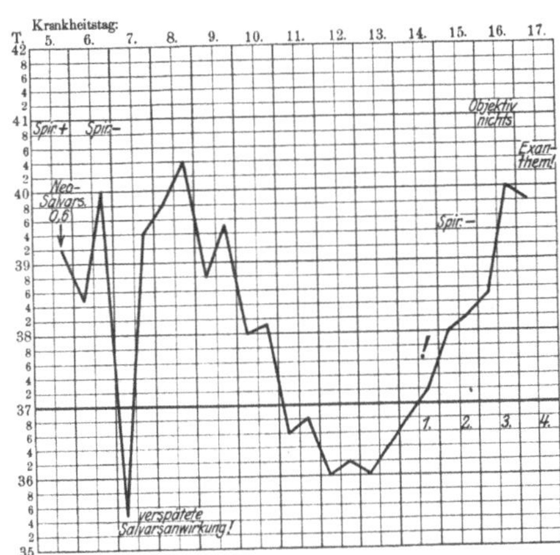

Abb. 115. **Rückfallfieber und Fleckfieber**; gleichzeitige Infektion. Birsaba 1916.

Abb. 116. **Rückfallfieber** mit nachfolgendem **Fleck-fieber**. Ansteckung an letzterem in der Quarantäne des türkischen Lazaretts. Birsaba 1916.

der Verlauf solchen Fleckfiebers durch das vorangegangene, überstandene Rückfallfieber weder nach der guten noch nach der schlechten Seite beein-flußt war.

Ganz eigenartige Temperaturkurven und Krankheitsbilder resultieren aus gleichzeitiger Infektion mit **Rekurrens und Malaria**.

Die **Prognose** des Rückfallfiebers ist im ganzen eine günstige. Die Mortalität betrug in den letzten Epidemien vor Einführung der Salvarsantherapie 2—5%. Der tödliche Ausgang wird am häufigsten durch Pneumonie oder durch früh-zeitiges Versagen der Herzkraft während der Krise bewirkt, seltener durch septische Prozesse, Peritonitis nach Erweichung eines Milzinfarktes, schwere nekrotische Darmerkrankungen usw. Durch andere Krankheiten geschwächte Personen und Potatoren sind gefährdet. Ganz besonders unter den eigen-artigen Verhältnissen des Krieges, wo gerade stark unterernährte Personen an Rückfallfieber erkranken, zeigt die Mortalität oft erschreckend hohe Zahlen: ich hatte bei Rekurrensepidemien unter halbverhungerten arabischen Arbeits-bataillonen nicht selten 10—13% Mortalität, oft genau so hohe wie bei Fleck-fieber. Daran ändert auch die Salvarsanbehandlung leider oft nur wenig! — Kinder überstehen die Krankheit auffallend gut.

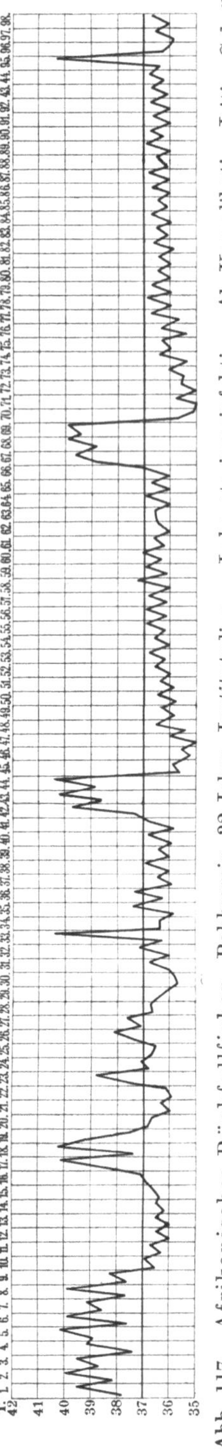

Abb. 117. Afrikanisches Rückfallfieber. Bobbermin, 32 Jahre. Institutsdiener. Laboratoriumsinfektion. Als Komplikation Iritis. Geheilt.

Diagnose. Die Diagnose des Rückfallfiebers ist zur Zeit gehäuften Auftretens der Krankheit relativ leicht. Eingeschleppte, sporadische Fälle werden bei uns manchmal schon deshalb nicht sofort erkannt, weil bei der Seltenheit des Leidens nicht gleich an Rekurrens gedacht wird. Der plötzliche Beginn mit Schüttelfrost, die stark vergrößerte Milz lassen differentialdiagnostisch Malaria, Sepsis und eventuell Paratyphus in Erwägung ziehen. Ist der Verdacht auf Rekurrens erst erweckt, so bringt die Untersuchung des Blutes meist schnell die Entscheidung. Es muß allerdings betont werden, daß gelegentlich Fälle vorkommen, wo im ersten Fieberanfall trotz genauer Untersuchung des Blutes (dicker Tropfen, mehrere geübte Beobachter) keine Spirochäten zu finden sind und solche erst im II. Anfall nachgewiesen werden. Abb. 113 gibt eine gute Illustration dafür. Was die Ursache dieses eigenartigen Verhaltens ist, läßt sich nicht sagen. Fleckfieber unterscheidet sich durch seinen weniger stürmischen Beginn und durch das am 4.—5. Tage auftretende Exanthem. In späteren Krankheitsstadien leitet der charakteristische Fieberverlauf auf die Diagnose hin. Gelegentlich kann man auch die Komplementbindungsmethode mit zur Diagnose heranziehen. Nach Kolle und Schatilow treten nach dem zweiten Anfall komplementbindende Stoffe im Serum auf, die dann nachträglich die Diagnose und eventuell die Differenzierung der verschiedenen Varietäten des Rekurrenserregers ermöglichen.

Überstehen der Krankheit verleiht keine dauernde Immunität. Schon nach $1^{1}/_{4}$—6 Monaten ist Reinfektion möglich. Nach Janssoff (zitiert bei Mühlens) waren in der Moskauer Epidemie im Jahre 1908 $^{1}/_{3}$ aller Erkrankten Reinfizierte. Mehrmaliges Erkranken desselben Menschen an Rekurrens sah ich im Krieg oftmals; ob die erste Erkrankung durch Salvarsan kupiert worden war oder nicht, spielt anscheinend keine Rolle. Einen türkischen Krankenwärter im Infektionsspital sah ich innerhalb 14 Monaten dreimal an typischer Rekurrens erkranken; bei der 2. und 3. Erkrankung hatte er je 0,6 Neosalvarsan erhalten.

Pathologische Anatomie. Die am meisten charakteristische Veränderung ist die starke Vergrößerung der Milz, die auf das Drei- bis Fünffache angeschwollen sein kann. Sie ist weich und zeigt auf dem Durchschnitt eine starke Follikelschwellung. Häufig sieht man die Milz durchsetzt mit verschieden großen, scharf abgegrenzten Infarkten, die teils dunkelrot, teils gelblich-weiß sind. Vereiterung der Infarkte kommt in der Regel nur bei septischen Mischinfektionen vor. Die Kapsel der Milz ist meist verdickt und oft durch perisplenitische Veränderungen mit den Nachbarorganen verlötet. In der Leber, die meist etwas vergrößert ist, finden sich kleine nekrotische Herde; auch im Knochenmark sind nekrotische

Erweichungsherde nachzuweisen. Im Herzmuskel findet sich zuweilen Trübung und fettige Entartung.

Die durch die verschiedenen Varietäten der Spirochaeta Obermeieri erzeugten Rückfallfieber unterscheiden sich klinisch nicht allzu sehr von der europäischen Rekurrens. Daß aber tatsächlich biologische Unterschiede unter den Erregern bestehen, geht daraus hervor, daß die Immunisierung einer Ratte mit der einen Spirochäte nicht gegen die Infektion mit einer Varietät schützt. Das afrikanische Rückfallfieber wird durch die Spirochaeta Duttoni erzeugt, die erheblich spärlicher im Blute auftritt als die Spirochaeta Obermeieri. Im Ausstrichpräparat erscheint sie bisweilen etwas länger. Sie wird durch eine blutsaugende Zecke, Ornithodorus moubata, übertragen, die in den Ritzen der Wände von Eingeborenenhütten nistet und des Nachts ihr Opfer mit schmerzhaften Stichen angreift (vgl. Abb. 109). Die Erreger gehen auch in die Eier der Zecke über, und so kann ihre Infektiosität bis zur fünften Zeckengeneration vererbt werden. Die einzelnen Fieberattacken bei der afrikanischen Rekurrens sind kürzer als beim europäischen Rückfallfieber und oft durch lange Apyrexien getrennt. Illustriert werden diese Verhältnisse durch die Kurve eines Laboratoriumsdieners im Institut für Infektionskrankheiten, der sich beim Arbeiten mit infizierten Zecken Rückfallfieber zuzog, und u. a. eine interessante Komplikation, die bei der afrikanischen Rekurrens häufig ist, eine Iritis bekam (s. Abb. 117). Der Verlauf ist meist günstig.

Dem afrikanischen Rückfallfieber klinisch in vielen Punkten ähnlich ist das ebenfalls durch eine Zecke, Argas persicus, übertragene persische oder mesopotamische Rückfallfieber, das sog. Mianehfieber, das während des Krieges von englischen Ärzten mehrfach beschrieben wurde. Auch hierbei ist der Nachweis der Erreger im Blute viel schwieriger als beim europäischen Rückfallfieber.

Das indische Rückfallfieber, das durch die Spirochaeta Carteri verursacht wird, gilt als erheblich bösartiger als das europäische und afrikanische. Der erste Anfall dauert 6—7 Tage, die späteren kürzere Zeit. Die Prostration ist auffällig groß, auch Kollapse sind häufig, und die biliöse Form ist nicht selten. Nach Choslay (zitiert bei Mühlens) ist in der letzten Bombay-Epidemie eine Mortalität von 30,7 % festgestellt worden. Hiermit verwandt dürfte das in China beobachtete „Szechuanfieber" sein, das sich durch atypischen Verlauf, langsame Genesung, Häufigkeit von Kachexie mit Ödemen und große Sterblichkeit, bis zu 50 %, auszeichnet.

Die amerikanische Rekurrens, als deren Erreger die Spirochaeta Novyi anzusprechen ist, unterscheidet sich klinisch wenig von dem europäischen Rückfallfieber.

Eine vorzügliche tabellarische Übersicht über die morphologischen und klinischen Unterschiede der einzelnen Spirochäten findet sich nach Chosky-Balfour in der Arbeit von Mühlens.

Prophylaxe. Da das europäische Rückfallfieber hauptsächlich durch Läuse von Fall zu Fall übertragen wird, andererseits aber auch die direkte Übertragung von Blut eines Erkrankten auf die irgendwie lädierte Haut eines Gesunden die Krankheit auslösen kann, so ergeben sich daraus die Maßnahmen zur Verhütung der Verbreitung der Seuche.

Die Prophylaxe muß vor allem auf die Vernichtung von Ungeziefer in den Wohnungen und Herbergen und auf die Entlausung sowie Desinfektion befleckter verunreinigter Wäsche und Kleidungsstücke zielen. Der Kranke ist zu isolieren und alle Personen, die gezwungen sind, mit ihm in Berührung zu kommen, müssen Vorsicht im Verkehr mit ihm obwalten lassen.

Das afrikanische Rückfallfieber wird von einer Zecke, s. S. 264, übertragen, die im Fußboden der menschlichen Wohnungen lebt und des Nachts am Menschen saugt. Eine gewisse Rolle bei der Verbreitung der Krankheit scheinen auch die Ratten zu spielen, an denen die Zecke sich infizieren kann. Zum Schutze gegen das Rückfallfieber empfiehlt es sich danach, nicht in „Rasthäusern" zu übernachten, wo sich meist viele Zecken aufhalten, sondern im eigenen Zelt, das man abseits von infizierten Wohnungen aufschlägt. In den infizierten Häusern müssen die Zecken nach Möglichkeit vernichtet werden; in feucht gehaltenen und geölten Fußböden gehen dieselben schnell zugrunde.

Das indische Rückfallfieber wird ebenso wie das europäische durch die Kleiderlaus übertragen, deren Beseitigung also mit allen Mitteln anzustreben ist.

Therapie. Die Behandlung des Rückfallfiebers, die bisher eine rein symptomatische war, ist durch die Ehrlichsche Chemotherapie mit einem Schlage

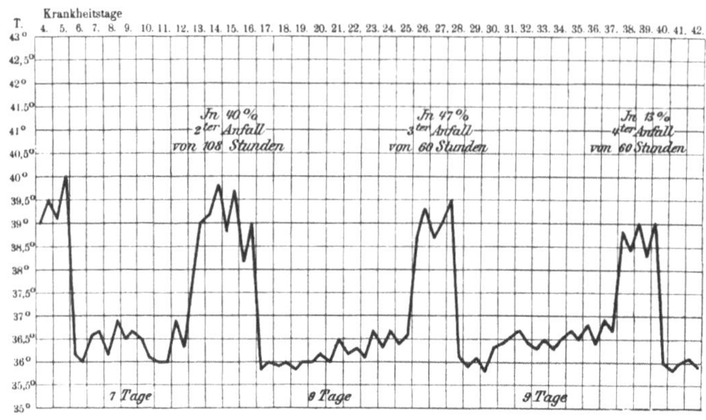

Abb. 118. Kombinationskurve aus 30 symptomatisch behandelten Rekurrensfällen. (Nach Iversen.)

zu einer der dankbarsten Aufgaben des Arztes geworden. Schon das Atoxyl und das Arsazetin hatten in den Versuchen von Iversen eine abtötende Wirkung auf die Spirochäten im Blute des Menschen gezeigt. Bei Verwendung des Atoxyls waren in 15 % der Fälle die Spirochäten durch die Injektion vernichtet worden, so daß Rezidive nicht mehr auftraten; mit Arsazetin gelang das schon bei 52 % der Kranken. Geradezu glänzende Resultate aber brachte das Ehrlichsche Dioxydiamidoarsenobenzol, das Salvarsan. Nachdem es von Hata im Tierexperiment geprüft und festgestellt war, daß mit Rekurrensspirochäten infizierte Ratten und Mäuse durch eine einzige Injektion geheilt wurden, zeigte Iversen an einem großen Krankenmaterial,

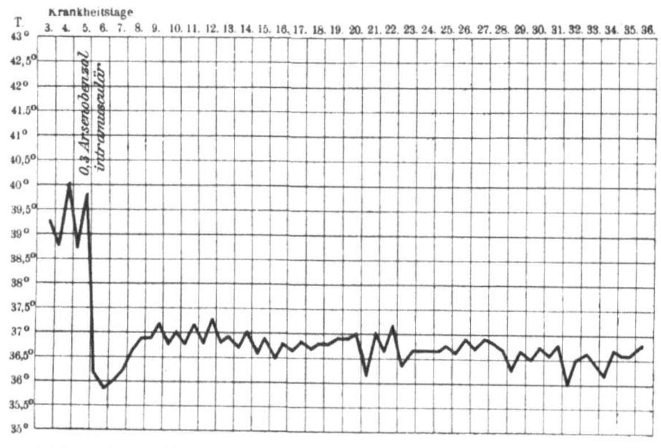

Abb. 119. Kombinationskurve aus 20 mit Salvarsan behandelten Rekurrensfällen. (Nach Iversen.)

daß es, bei Rekurrenskranken an einem beliebigen Tage eines beliebigen Anfalls eingespritzt, innerhalb 7—14, spätestens aber in 20 Stunden den Anfall zu kupieren und in 92 % aller Fälle einen weiteren Anfall zu verhüten vermag. Eine einzige Injektion kann also das Blut eines mit Rekurrensspirochäten infizierten Menschen sterilisieren.

Zur Illustration der Salvarsanwirkung dienen folgende bezeichnende Kurven, die sehr schön den Vergleich der früheren symptomatischen Therapie mit der

Salvarsanbehandlung ermöglichen. Iversen hat sie in der Weise gewonnen, daß er aus 30 symptomatisch behandelten Fällen einerseits und aus 20 Salvarsanfällen andererseits Kurven kombinierte (Abb. 118 und 119).

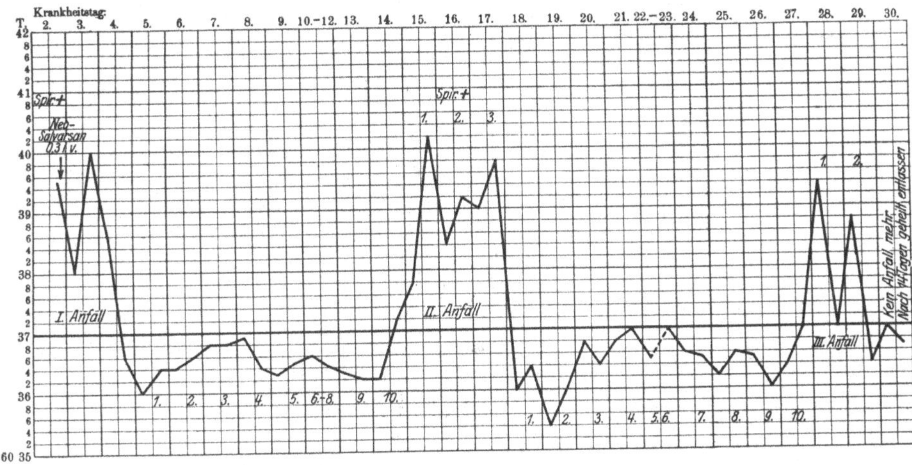

Abb. 120. Rückfallfieber: 3 Anfälle trotz 0,3 Neosalvarsan (zu kleine Dosis!).

Neuerdings wird fast ausschließlich das Neosalvarsan zur Behandlung verwendet. Als geeignete Dosis hat sich mir wie anderen 0,6 intravenös erwiesen; mit 0,3 und 0,45 sind die Resultate nicht sicher. Als Beispiel eines

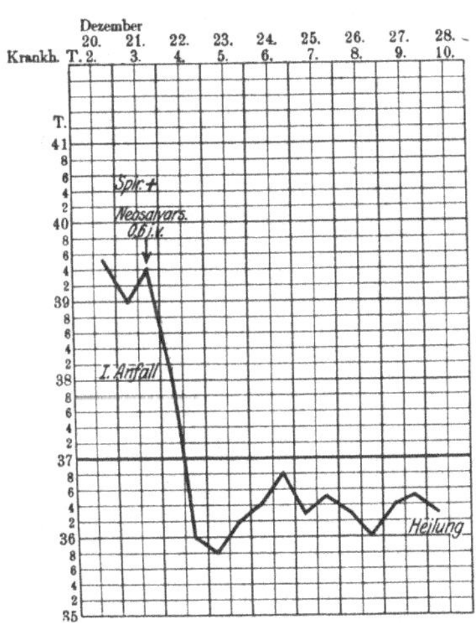

Abb. 121. Rückfallfieber, prompte Wirkung von 0,6 Neosalvarsan am 3. Krankheitstage.

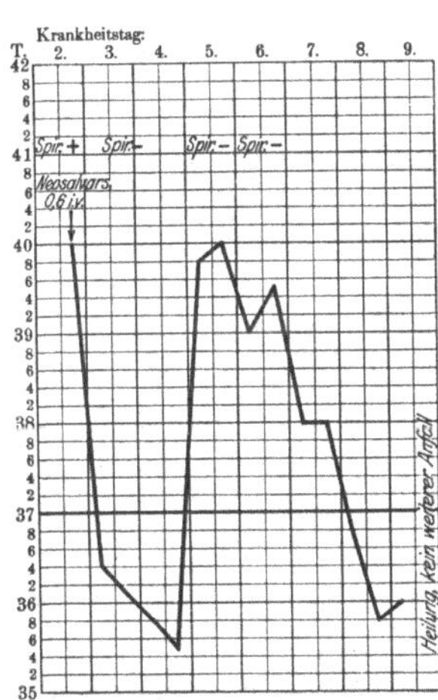

Abb. 122. Rückfallfieber, zunächst prompte Wirkung von 0,6 Neosalvarsan am 2. Krankheitstage. Hatte nochmals Fieberanstieg — durch Spirillolyse?

durch ungenügende Dosis bewirkten „Versagers" diene Abb. 120: die Krankheit nahm trotz 0,3 Neosalvarsan einen ungestörten, typischen Verlauf. Neben der Dosierung ist von Einfluß der Zeitpunkt der Neosalvarsaninjektion; je näher der letztere dem spontanen Fieberabfall liegt, um so rascher tritt Entfieberung ein. Das geht auch aus den Tabellen von Lorentz deutlich hervor.

Indes: auch hier gelegentliche Ausnahmen, z. B. in Kurve Abb. 121. Im Intervall ist die Salvarsanbehandlung meist ohne Erfolg. Die Frist zwischen Salvarsaninjektion und Fieberabfall (dem fast immer das Verschwinden der Spirochäten aus dem Blut parallel geht) wechselt zwischen 12—24—48 Stunden. Wird in den ersten Krankheitstagen (des I. Anfalls) Salvarsan gegeben, so zeigt sich oft der in Abb. 122 wiedergegebene Verlauf: Die Temperatur fällt nach 12 Stunden zunächst prompt ab, steigt dann aber nochmals für kurze Zeit an, um dann erst endgültig abzufallen. Im Blute sind dabei keine Spirochäten mehr nachzuweisen. Es handelt sich teils um unvollständige Abtötung der kreisenden Spirochäten, teils um Fieber durch Spirillolyse. Nicht selten ist die Wirkung des Neosalvarsans so verzögert (Abb. 123 und 124), daß man im Zweifel sein kann, ob es sich überhaupt noch um Salvarsanwirkung oder nicht vielmehr um spontane Krisen handelt. Trotz genügender Dosierung gibt es

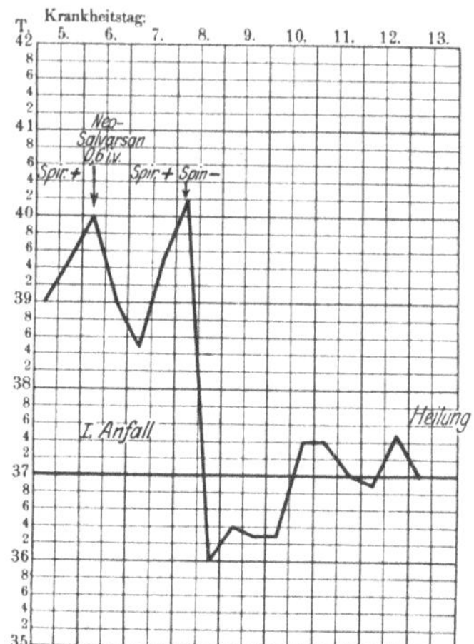

Abb. 123. Rückfallfieber, verzögerte Wirkung von 0,6 Neosalvarsan am 6. Krankheitstage.

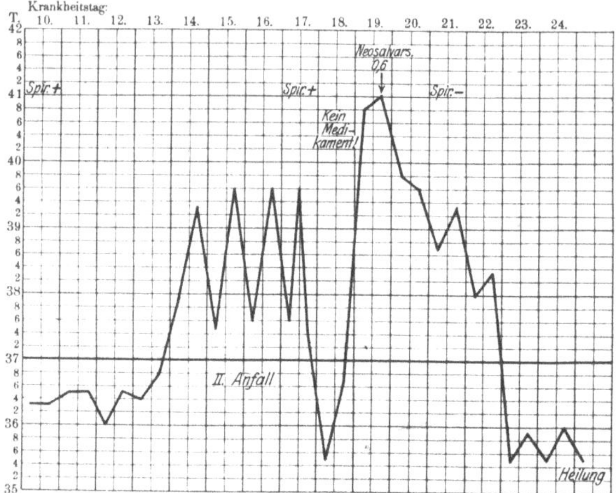

Abb. 124. Rückfallfieber, verzögerte Wirkung von 0,6 Neosalvarsan im 2. bzw. 3. Anfall.

immer wieder Fälle, wo die Salvarsantherapie völlig versagt, es mögen durchschnittlich 10% sein. Von einer absolut zuverlässigen „Therapia sterilisans magna" in Ehrlichs Sinne läßt sich mithin nicht sprechen. Ob hierbei arsenfeste Stämme anzunehmen sind, mag dahingestellt bleiben.

Bei sehr elenden Kranken kann der Fieberabfall nach Salvarsan starken Kollaps bedingen, so daß man in solchen Fällen oft lieber von der Salvarsantherapie Abstand nimmt oder wenigstens gleichzeitig $\frac{1}{2}$ mg Adrenalin intramuskulär einspritzt.

Gegenüber der Behandlung mit Salvarsan treten alle früher empfohlenen Behandlungsmethoden an Bedeutung zurück. Die Antipyretika setzen zwar das Fieber etwas herab, aber sie vernichten die Erreger der Krankheit nicht. Das früher von mancher Seite empfohlene Serum von Rekurrens-Rekonvaleszenten hat oft recht günstige Wirkung; es kommt allenfalls dann in Betracht, wenn nicht sofort Salvarsan zur Stelle ist. Daß dabei auf die Möglichkeit einer Lues-Übertragung besonders genau geachtet werden muß, ist selbstverständlich.

Die Ernährung ist auf der Höhe des Fiebers flüssig (Schleimsuppen, Milch, Kakao); man gibt den Kranken reichlich zu trinken, um der starken Schweißabsonderung und dem Durstgefühl Rechnung zu tragen.

Kollapserscheinungen werden mit Kampferöl, Digalen oder Koffein bekämpft.

Bei starken Durchfällen kann man von der gerbsauren Enteroklyse nach Cantani Gebrauch machen und $^3/_4$—1 Liter einer $1^0/_0$igen auf 40^0 erwärmten Tanninlösung in den Mastdarm einlaufen lassen (siehe Cholerabehandlung).

Gegen Erbrechen verordnet man Schlucken von Eisstückchen und warme Umschläge auf den Leib.

Literatur siehe bei:

Mühlens, Rückfallfieber-Spirochäten. Handb. d. pathog. Mikroorg., herausgeg. von Kolle und Wassermann, Bd. 7, Jena 1913. — Jürgens, Rückfallfieber. Berl. klin. Wochenschr. 1918, Nr. 19. — Lorentz, Rückfallfieber und Salvarsan. Zeitschr. f. Hyg. u. Infektionskrankh. Bd. 90, 1920, S. 281. — Plaut und Steiner, Arch. f. Schiffs- u. Tropenhyg. Bd. 24, 1920, S. 33. — Mühlens und Weygandt, Münch. med. Wochenschr. 1920, Nr. 29. — Rostoski, Ärztl. Erfahrungen im Weltkriege. Bd. 3, S. 138, 1921. — v. Wasielewski, und Hurting, ebenda, Bd. 7, S. 537. — Forschbach, Rückfallfieber in Menses Handbuch der Tropenkrankheiten, 2. Aufl., Bd. IV, 1923.

Malaria.

Unter Malaria oder Wechselfiebern verstehen wir Infektionskrankheiten, die durch das Eindringen von gewissen Protozoen in die roten Blutkörperchen verursacht werden und durch ihren charakteristischen Fieberverlauf ausgezeichnet sind.

Geschichte. Früher galt die Malaria als eine miasmatisch-kontagiöse Krankheit, die durch die Ausdünstung von Sümpfen verursacht wird. 1880 sah Laveran im Blute von Malariakranken zum ersten Male spezifische Gebilde, die er als die Erreger des Leidens ansprach. Durch die weiteren Forschungen von Celli, Marchiafavi, Golgi wurde dann festgestellt, daß den verschiedenen klinischen Formen der Malaria auch verschiedene Erreger entsprechen, und daß die periodische Wiederkehr der Anfälle durch die Entwicklung neuer Parasitengenerationen bedingt ist. Ronald Roß und Grassi konnten zeigen, daß die Malariaparasiten im Körper einer bestimmten Mückenart, der Anophelesmücke, einen besonderen Entwicklungsgang durchmachen, um dann erst durch den Stich der Mücke auf den Menschen übertragen zu werden.

Ätiologie. Als Ursache der verschiedenen Formen der Malaria kommen drei Parasiten in Frage, die zu den Protozoen, und zwar zur Gattung Plasmodium gehören. Wir unterscheiden:

1. den Erreger der Febris tertiana, Plasmodium vivax;
2. den Erreger der Febris quartana, Plasmodium malariae;
3. den Erreger der Febris tropica, Plasmodium immaculatum.

Der Entwicklungsgang dieser Parasiten ist schematisch in beifolgender Abbildung dargestellt. Wir sehen daraus, daß die Entwicklung der Malariaparasiten in vier Bahnen sich abspielt, von denen die drei ersten im Körper des Menschen (endogene Entwicklung) verlaufen, während die vierte in der Mücke (exogene Entwicklung) sich vollzieht; nämlich:

1. Die agame (geschlechtlose) Entwicklung, Agamogonie, Schizogonie. Sie dient der vegetativen Vermehrung der Parasiten und kann sich vielmals wiederholen. Die diesem Entwicklungskreis angehörigen Parasiten heißen Agamonten, auch Schizonten, die jüngsten Formen heißen Merozoiten.

Alsbald nach ihrer Entstehung dringen die Merozoiten in die roten Blutkörperchen ein. Die im gefärbten Präparat ringförmig erscheinenden Parasiten vergrößern sich und bilden Pigment. Dann verschwindet allmählich die Vakuole und die Plasmodien schicken sich zur Teilung an, indem sie die Form einer Maulbeere oder einer Margueritenblume annehmen, die aber bald in ihre Teilstücke zerfällt. Diese Teilstücke, jüngste Parasiten (Merozoiten) dringen wieder

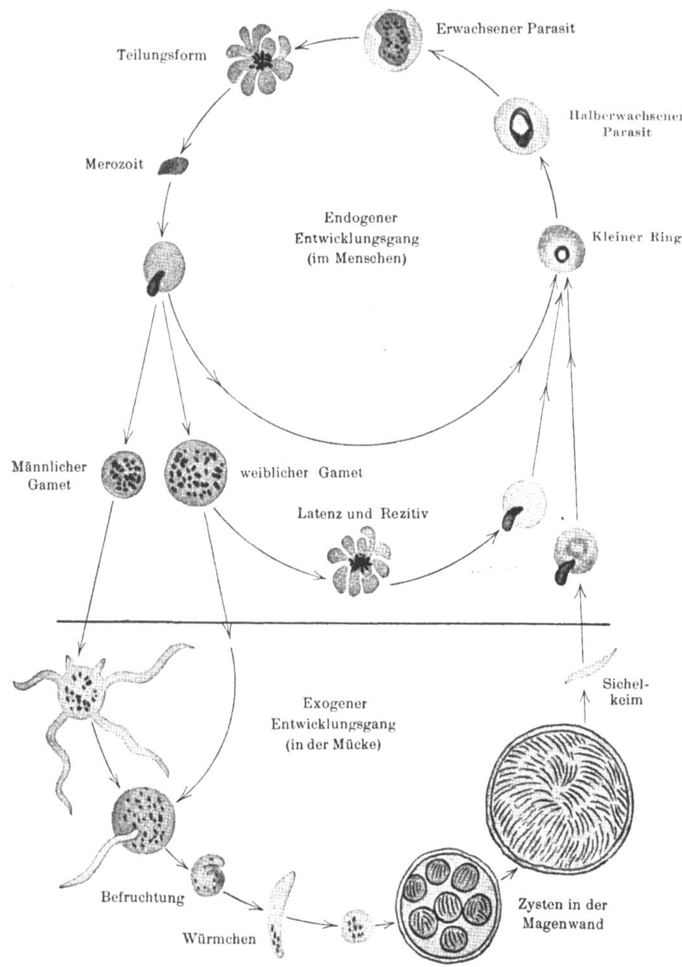

Abb. 125. Schematische Darstellung des Entwicklungsganges des Malariaparasiten. (Nach Kolle-Hetsch.)

in rote Blutkörperchen ein, und der Kreislauf der Schizogonie beginnt aufs neue. Ein bei der Teilung übrigbleibender pigmenthaltiger Restkörper wird von Phagozyten aufgenommen und in inneren Organen, z. B. in der Milz abgelagert.

2. Die Gamogonie. Neben den Agamonten oder Schizonten treten unter den Merozoiten auch alsbald geschlechtliche Formen (Gamonten, Gameten) auf. Sie entwickeln sich ebenfalls in den roten Blutkörperchen, aber langsamer als die Schizonten, ohne ausgesprochene Ernährungsvakuole und amöboide

Bewegung, aber mit reichlicher Pigmentbildung. Von den ausgebildeten Gamonten haben die männlichen (Mikrogametozyten) einen großen lockeren Kern, aber schwach färbbares, reservestoffarmes Protoplasma, die weiblichen (Makrogameten) einen kleinen, dichten Kern und ein reich entwickeltes, nährstoffreiches Protoplasma. Bei der Tropica nehmen die Gameten Halbmondform an.

3. Die parthenogenetische Entwicklung. Aus den Makrogameten bilden sich nach Schaudinn unter Kernreduktion reife Schizonten, deren junge Teilstücke als Merozoiten wieder neue, rote Blutkörperchen besetzen und sich dort weiter zu ausgebildeten Schizonten (Schizogonie) oder wieder zu

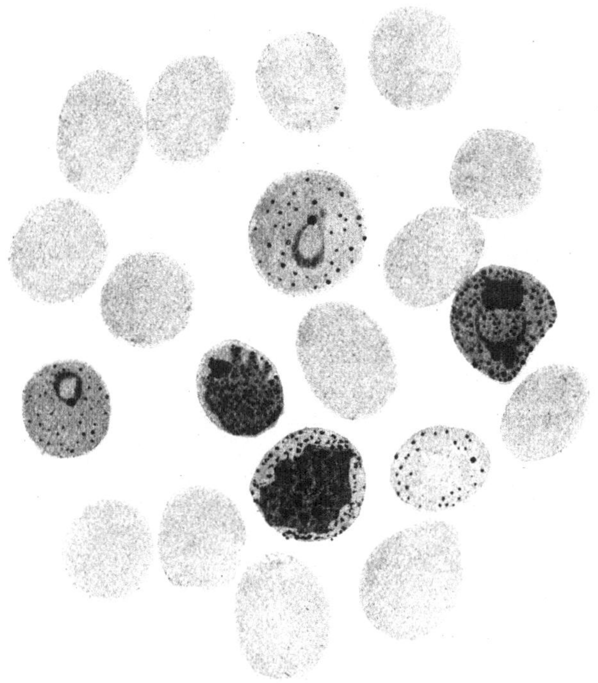

Abb. 126. Tertiana-Schizonten[1]).

Gameten (Gamogonie) entwickeln. Die Beobachtungen von Biedl, nach denen diese Umwandlung der Gameten in Schizonten sich nicht parthogenetisch, sondern nach Befruchtung der weiblichen Gameten durch männliche im strömenden, menschlichen Blut sich vollziehen soll, bedürfen noch der Bestätigung. Die Makrogameten sind die Dauerformen der Malariaparasiten im menschlichen Körper, sie können sich lange unverändert halten, bis sie nach Schaudinns Annahme in die parthogenetische Schizogonie eintreten und Fieberrezidive hervorrufen.

4. Die metagame Entwicklung, die exogen, nämlich in der Mücke verläuft, nachdem die Mücke Blut mit reifen Geschlechtsformen in den Magen durch Saugen aufgenommen hat.

---

[1]) Abb. 126—131, 133—135, 137 u. 139 sind mit gütiger Erlaubnis des Verf. aus Schilling, Malaria im Handbuch d. inneren Med., herausgegeben von Mohr u. Staehelin, Bd. I, Berlin 1911 entnommen.

Im Mückenmagen bilden sich bald nach der Blutaufnehmung durch den Saugakt aus den Mikrogametozyten die männlichen Geschlechtsformen, Mikro-
gameten, zarte, lebhaft bewegliche Geißelfäden, die aus den Mikrogametozyten hervorschießen, sich schließlich von ihnen loslösen und umherschwärmen,
bis sie einen Makrogameten finden und befruchten. Die Makrogameten haben
sich inzwischen auch verändert. Aus ihrer Kernsubstanz wölbt sich ein kleiner
Buckel hervor, in den der in die Nähe gekommene, wohl chemotaktisch angezogene
Mikrogamet blitzartig eingezogen wird.

Die befruchteten Makrogameten nehmen im Laufe von etwa ein bis zwei Stunden
die Gestalt von Würmchen an, Ookineten, die sich durch die Magenwandung
der Mücken hindurchbohren und an deren Außenseite kleine pigmentierte Zysten
von der Größe eines roten Blutkörperchens bilden. Diese Zysten wachsen zu Kugeln
heran, die das Vielfache der ursprünglichen Größe erreichen. In ihnen entstehen
nach 6—7 Tagen kleine, sichelförmige Gebilde, die sog. Sichelkeime, die sich

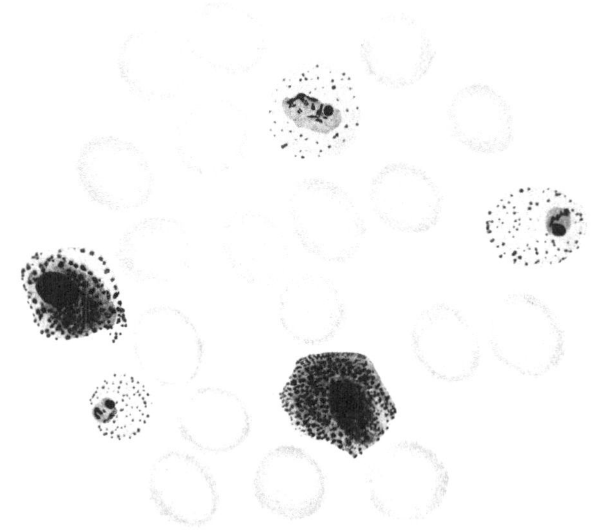

Abb. 127. Tertiana-Gameten.

nach dem Platzen der gereiften Zysten in die Leibeshöhle der Mücken entleeren.
Von hier aus dringen sie vermöge ihrer Eigenbewegung unter anderem auch in die
Speicheldrüsen der Mücke ein, wo sie mitunter in großer Masse gefunden werden
und sich monatelang halten können. Sticht nun die Mücke einen gesunden Menschen,
so gelangen durch den Stachel die Sichelkeime aus der Speicheldrüse in das Blut
des Menschen, wo sie in die roten Blutkörperchen eindringen, zu Schizonten heranwachsen und die endogene Entwicklung durchmachen.

Der Parasit der Febris tertiana (Plasmodium vivax) präsentiert sich
auf seiner jüngsten Entwicklungsstufe in Präparaten, die nach Romanowsky-
Giemsa gefärbt sind, als kleines ovales Körperchen, dessen Durchmesser
etwa dem sechsten Teil eines roten Blutkörperchens entspricht. Bald darauf
nimmt es Ringform an. Dabei ist gewöhnlich die eine Hälfte des Ringes dicker
als die andere, während in der zarten Hälfte ein leuchtend rot gefärbtes Chro-
matinkorn liegt, so daß so die Form eines Siegelringes zustande kommt. Im
ungefärbten Präparat zeigen sich die lebenden Parasiten lebhaft beweglich,
nach allen Seiten Protoplasmafortsätze vorstreckend. Dadurch kommen in
schnell fixierten Präparaten manchmal absonderliche Formen zustande. Die

Ringformen wachsen zu größeren, meist unregelmäßigen und mehr pigmentierten Gebilden heran. Beim weiteren Wachstum verkleinert sich die Vakuole, so daß die Ringform verschwindet und nach etwa 40 Stunden unregelmäßig begrenzte Scheiben gebildet werden, die viel Pigment enthalten. Das befallene Blutkörperchen vergrößert sich dabei oft bis zur doppelten Größe und zeigt eine deutliche Aufhellung im Vergleich zu den freien Erythrozyten. Gleichzeitig tritt bei Romanowskyfärbung eine gleichmäßige rote Tüpfelung (die Schüffnersche Tüpfelung) im Protoplasma auf, die für Tertiana charakteristisch ist. Nach 48 Stunden erfolgt die Teilung. Das Pigment des Parasiten sammelt sich in der Mitte. Der Kern teilt sich in 16—24 Tochterkerne, um die sich das Protoplasma gruppiert, während vom Rande her der Parasit sich einkerbt; so entsteht ein Gebilde, das als Maulbeerform (Morulaform) bezeichnet wird. Aus ihr treten dann die einzelnen Teilprodukte aus, um neue

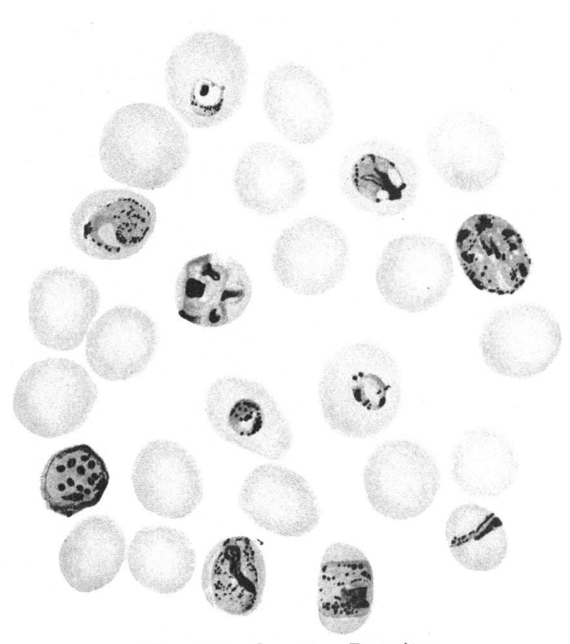

Abb. 128. Quartana-Parasiten.

Blutkörperchen zu infizieren und sich in Ringe umzuwandeln. Ein die Pigmentklumpen enthaltender Restkörper bleibt zurück und wird phagozytiert. Mit dem Ausschwärmen der jungen Parasitengeneration beginnt der zweite Anfall.

Die neben den bisher beschriebenen ungeschlechtlichen Formen, den Schizonten, sich bildenden geschlechtlichen Formen, die Gameten der Tertiana, erreichen die Größe von $1—1\frac{1}{2}$ Blutkörperchen, ermangeln aber der Nahrungsvakuole, sind meist rundlich und enthalten mehr Pigment als die Schizonten. Die männlichen Gameten, die Mikrogametozyten, haben viel Chromatin und ein helles, nur schlecht Farbstoff annehmendes Plasma, während die weiblichen Gameten, die Makrogameten, weniger Chromatin und ein dunkler färbbares Plasma besitzen.

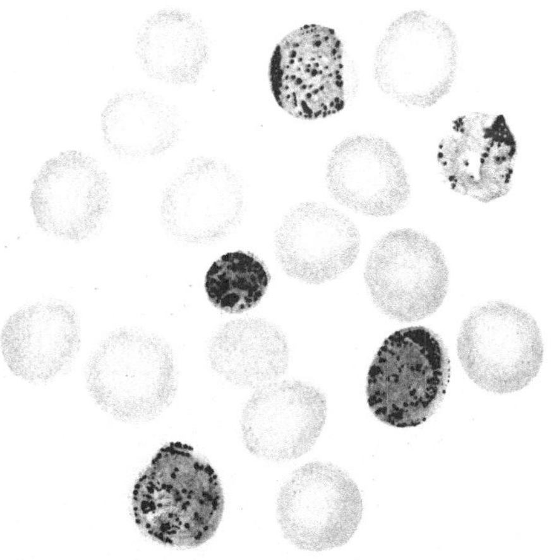

Abb. 129. Quartana-Gameten.

Der Parasit der Febris quartana (Plasmodium malariae) gleicht in seinen jüngsten Entwicklungsformen völlig dem der Tertiana. Wenn die Parasiten

größer werden, so kann als Unterscheidungsmerkmal zunächst das Verhalten
der befallenen Blutkörperchen gelten. Während bei der Tertiana die betroffenen
Erythrozyten sich in der Regel vergrößern und blasser werden, bleiben sie bei
der Quartana unverändert. Auch fehlt in der Regel die „Schüffner-Tüpfelung.‘‘
Ferner pflegen die Quartanaparasiten beim Heranwachsen die Form von band-
förmigen Gebilden anzunehmen, die sich quer über das Blutkörperchen von
einem Rande bis zum anderen herüberziehen. Nach 60 Stunden haben sie den
Erythrozyten fast vollständig ausgefüllt. Dann teilen sie sich, indem sie die
Form einer Margaretenblume annehmen, in etwa 8—12 Teilprodukte.

Die Gameten der Quartana sind gröber pigmentiert als die Tertiangameten,
aber sie bleiben kleiner als jene, da sie niemals die Größe eines Blutkörperchens
überschreiten.

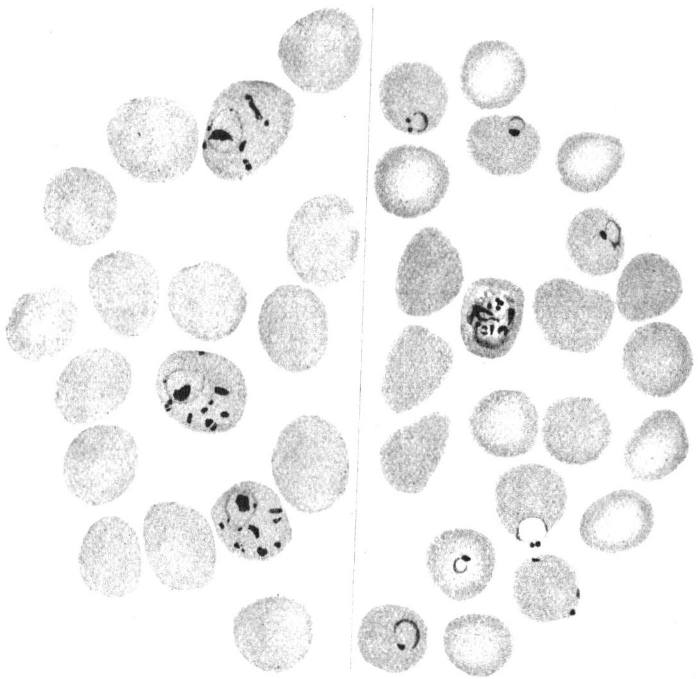

Abb. 130.

Große Ringe mit Maurerscher   Kleine und mittlere Tropika-Ringe;
Perniziosa-Fleckung.   beginnende Teilung.

Der Parasit des Tropenfiebers (Plasmodium immaculatum) unterscheidet
sich schon in seinen jüngsten Entwicklungsformen als kleinerer Ring von
den anderen Parasiten durch die geringe Ausbildung seines Protoplasmas. Wir
sehen auf der Höhe des Fieberanfalls nach Romanowskyfärbung außerordentlich zarte Ringe von $^1/_{10}$ Blutkörperchendurchmesser mit einer knopfartigen
bei Romanowskyfärbung leuchtend rot gefärbten Verdickung, mitunter auch
zweien. Innerhalb von 40 Stunden wächst der Parasit bis zu etwa $^1/_4$ Blutkörperchendurchmesser an und wird zum mittelgroßen Ring. Die großen Ringe
(gegen Ende des Fieberanfalls und in der fieberfreien Zeit) sind $^1/_3$—$^1/_2$ so groß
wie ein rotes Blutkörperchen. Die Teilung der Parasiten geht in den meisten
Fällen in den inneren Organen, Milz, Leber, Knochenmark und Gehirn vor sich.
Dort findet man die Teilungsformen in der Gestalt wie bei Tertiana, aber nur

von $^1/_2$ Erythrozytendurchmesser mit dickem Pigment. Bei der Teilung entstehen junge Teilprodukte etwa in derselben Anzahl wie bei Tertiana. Bei starker Infektion trifft man Teilungsformen der Tropikaparasiten auch im strömenden Blute an (namentlich bei Untersuchung in dicken Tropfen).

Ein sehr charakteristisches Aussehen haben bei der Tropika die Gameten. Sie nehmen die Gestalt eines Halbmondes an mit meist in der Mitte angeordnetem klumpenförmigen Pigment. Bei Romanowskyfärbung färben sie sich häufig rot-violett. Die Halbmonde sind oft doppelt so groß wie ein rotes Blutkörperchen. Meist scheinen sie frei zu liegen, öfter umgibt sie auch eine unregelmäßige, rötliche Kapsel, mitunter sieht man aber auch noch den Rest der befallenen Erythrozyten auf der konkaven Seite anhaften. Die männlichen und weiblichen Gameten unterscheiden sich in ihrer Struktur und ihrem färberischem Verhalten ebenso wie bei der Tertiana.

Die mit Ringen besetzten Blutkörperchen, die ihre normale Größe beibehalten, zeigen bei intensiver Romanowskyfärbung bisweilen dunkelviolett-rote, zackige, ungleich große Flecke, die Maurersche Perniziosa-Fleckung

Züchtung der Malaria-Plasmodien. Vor ungefähr 12 Jahren ist es Bass[1]) gelungen, die Plasmodien der Malaria einige Tage in künstlichem Nährmedium entwicklungsfähig zu halten, und, wie er angibt, auch zur Vermehrung zu bringen. Er erreicht die Züchtung durch Zerstörung des Komplements des zur Verwendung kommenden Blutes. Das plasmodienhaltige Blut

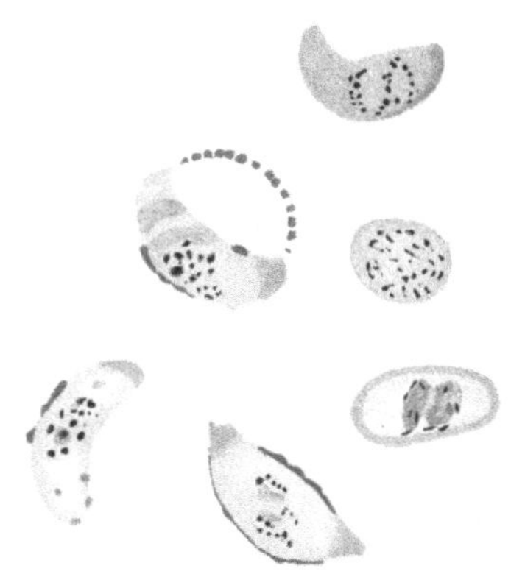

Abb. 131. Tropika-Gameten (Halbmonde).

wird mit Natrium citricum gemischt und eine halbe Stunde bei 40° gehalten, mit Dextroselösung versetzt und unter anaerobe Bedingungen gebracht. Rocha-Lima und Werner, die eine Nachprüfung der Angaben vornahmen, konnten die Züchtung in vitro nicht bestätigen. Sie konstatierten jedoch eine Weiterentwicklung der Schizonten bis zur Teilung. Eine Sporulation jenseits der ersten Schizontenteilung konnten sie nicht feststellen. Die Annahme von Bass, daß seine Befunde auf eine erneute Sporulation in vitro jenseits der ersten Teilung schließen lassen, erklären sie mit einer Verlangsamung der Schizontenentwicklung in der Kultur.

Epidemiologie. Die Quelle der Ansteckung ist der erkrankte Mensch. Von ihm aus wird die Krankheit durch Vermittlung der Anophelesmücke auf gesunde Menschen übertragen. Dazu sind aber noch besondere Bedingungen erforderlich, vor allem eine hinreichend hohe Außentemperatur, die der Entwicklung der Parasiten in der Mücke förderlich ist. Die Parasiten verlangen mindestens eine Temperatur von 16° C für ihre Entwicklung, wobei vorübergehende Temperaturerniedrigungen, z. B. während der Nacht, die Entwicklung zwar verzögern, aber nicht schädigen. Erst bei einer längeren Temperatur unter 8° bleibt jede weitere Entwicklung aus. In unseren Breiten ist das Auftreten der Malaria an die warmen Sommermonate von Juli bis Oktober gebunden und in kalten Klimaten, also jenseits des 60. Grades nördlicher und des 40. Grades südlicher Breite, fehlt die Malaria ganz.

Eine große Reihe epidemiologisch wichtiger Züge der Malaria erklärt sich

---

[1]) Journ. trop. med. hyg. 15. XI. 1911.

aus der Biologie der Anophelesmücke, die als eigentlicher Wirt der Malariaparasiten aufzufassen ist.

Die Gattung Anopheles unterscheidet sich von der Gattung Culex, zu der
unsere gemeine Stechmücke gehört, durch verschiedene charakteristische Eigentümlichkeiten. Beim Sitzen an der Wand nimmt der Culex meist eine bucklige,
der Anopheles eine gestreckte, von der Unterlage abstehende Haltung ein. Den
Ausschlag gibt die Betrachtung der Palpen, die zu beiden Seiten des Stechapparates

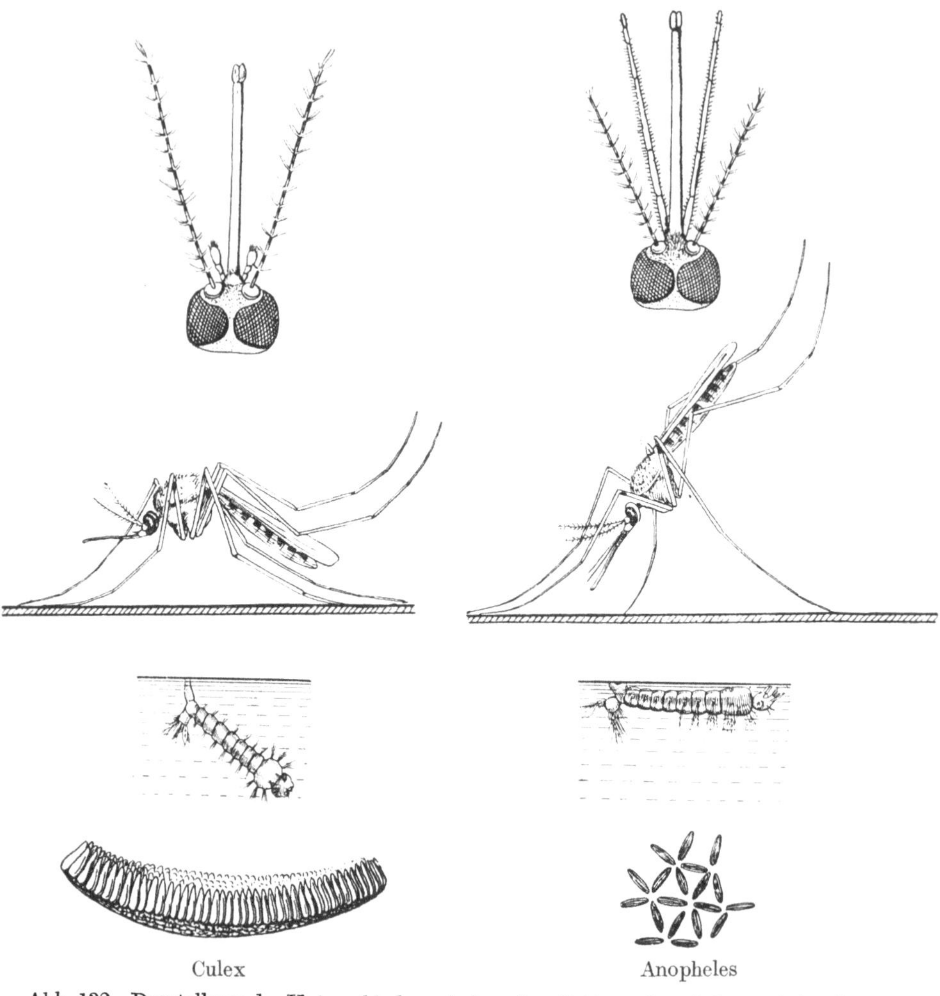

Abb. 132. Darstellung der Unterschiede zwischen der Gattung Anopheles und der Gattung
Culex. (Nach Schilling.)

sitzen und mit borstigen Haaren besetzt sind. Nach außen von ihnen steht beiderseits der Fühler oder die Antenne, die mit Haaren bedeckt sind. Das Weibchen
hat kurze Antennenhaare, das Männchen lange. Sie können also gut zur Feststellung
des Geschlechtes dienen. Wichtig ist nun das Kennzeichen, daß bei der Gattung
Culex die Palpen beim Männchen $1^1/_2$ mal so lang sind wie der Rüssel, während das
Weibchen nur sehr kurze stummelartige Palpen besitzt. Beim Anopheles haben
beide Geschlechter gleich lange Palpen, die der Länge des Rüssels
entsprechen (vgl. Abbildung). Auch Larven und Eier der beiden Arten sind leicht

zu unterscheiden. Die Eier von Anopheles werden einzeln abgelegt, die von unsern gewöhnlichen Culexarten zusammenhängend in „Schiffchen". Die Larve der Anophelesmücke liegt parallel zur Wasseroberfläche, die des Culex hängt schräg zur Wasseroberfläche.

Die Übertragung der Malariaplasmodien erfolgt durch den Saugakt. Nur die weiblichen Stechmücken saugen Blut, die männlichen ernähren sich hauptsächlich durch das Saugen von Pflanzensäften. Vorbedingung für die Weiterentwicklung der Parasiten in dem Magen einer Mücke, die von einem Malariakranken Blut gesogen hat, ist das Vorhandensein von genügend zahlreichen Gameten. Waren zur Zeit des Saugaktes nur Schizogonieformen im Blute des Menschen, so gehen diese in der Mücke zugrunde. Die Infektion erfolgt gewöhnlich abends oder des Nachts, denn am Tage sitzen die Mücken in ihren dunklen Schlupfwinkeln. Die Verbreitung der Malaria hängt zum großen Teil von der Frage ab, ob die Anophelesmücke an dem befallenen Ort gute Entwicklungsbedingungen findet. Sie braucht zum Absetzen ihrer Eier stehende Gewässer, Teiche, Gräben, Tümpel, kleine Wasserpfützen; größere (meist bewegte) Wasserflächen sind weniger bevorzugt. Deshalb sind besonders sumpfige Gegenden von Malaria befallen. Die Häufung von Malariaerkrankungen bei Deichbauten, Kanalarbeiten usw. erklärt sich dadurch, daß durch Stauungen und durch das Aufwühlen der Erdoberfläche viele kleine Wasserlachen gebildet werden, die dann als Brutplätze für die Anophelesmücken dienen. Sind dann zufällig zugewanderte, malariainfizierte Arbeiter vorhanden, wie z. B. seiner Zeit bei den Hafenbauten in Wilhelmshaven, so sind für die Entstehung einer Epidemie alle Bedingungen erfüllt.

Daß die Städte, selbst wenn sie inmitten verseuchter Landbezirke liegen, stets eine geringere Malariamorbidität zeigen als das offene Land, erklärt sich daraus, daß die Anophelesmücke auf dem Lande weit günstigere Bedingungen für die Entwicklung ihrer Brut findet als in der Stadt. Wo keine Anopheles vorkommt, gibt es auch keine Malaria.

Ein bekanntes Beispiel für diesen Satz ist die Insel Barbados, die frei von endemischer Malaria ist, obgleich vielfach von auswärts Malariakranke hingelangen. Die Anophelesmücken können angeblich dort nicht gedeihen, weil ihre Larven daselbst einen natürlichen Feind in Gestalt kleiner Fischchen, Barrigudos, besitzen, die in großen Massen dort überall vorkommen.

Aber auch nicht überall, wo Anopheles hinkommt, herrscht Malaria, denn es hat sich gezeigt, daß die Malariaerreger sich nicht in allen Anophelesarten gleich gut entwickeln. Daß in kühlerer Jahreszeit Malariainfektionen ausbleiben, obgleich die Anophelesmücke noch sticht, hat darin seinen Grund, daß sich die Parasiten in kühlen Monaten in der Mücke nicht fortentwickeln.

Verbreitung. In wie enger Beziehung die Malaria zu den Lebensbedingungen der Anopheles-Mücke steht, lehrt auch die geographische Verbreitung. Wärme und Feuchtigkeit begünstigt die Moskitos bei ihrer Entwicklung. Deshalb sind warme Länder, und zwar namentlich in den Küstenstrichen und in der Umgebung der großen Flüsse, besonders heimgesucht. Schlecht kultivierte Landbezirke mit feuchtem Boden und Sumpfland, z. B. die berüchtigten pontinischen Sümpfe in Italien, wurden zu Brutstätten der Malaria. Feuchtes Klima und Sumpfland gehören aber nicht zu den notwendigen Eigenschaften einer Malariagegend. Man findet unter anderem auch trockene Gegenden mit steppenartigem, sogar wüstenartigem Charakter, die stark von Malaria heimgesucht sind. Dort sind es Zisternen (z. B. die Gegend von Jerusalem, manche Oasen in der Wüste und andere mehr), vereinzelte Quellen und Bäche mit Ausbuchtungen, aus der Regenzeit übrig gebliebene Tümpel und anderes totes Gewässer, in denen sich Anopheleslarven oft in ungeheuren Mengen finden. Die Malaria hat ihre größte Verbreitung in den Tropen und zeigt eine vom Äquator zu den Polen fortschreitende Abnahme ihrer Extensität und Intensität bis zu einer Grenze, die ungefähr durch die Isotherme von 15—16° C dargestellt wird. In Europa werden besonders die Mittelmeerländer von der Seuche heimgesucht. In Italien sind namentlich die feuchte Ebene des Po und die ganze Westküste von den Sümpfen der Arnomündung bis nach Kalabrien, ferner Sizilien, Korsika, Sardinien, Kreta und Malta befallen; auch Istrien, Dalmatien, Albanien, ferner Griechenland, Bosnien, Herzegowina, Serbien, Bulgarien, Rumänien.

Durch den Weltkrieg hat die Malaria auf den in diesen Gegenden befindlichen Kriegsschauplätzen sehr stark zugenommen; die dort operierenden Truppen wurden durch die malariadurchseuchte Zivilbevölkerung infiziert und verbreiteten dann die Krankheit weiter auch in bisher malariafreie oder malariaarme, aber stark von Anopheles heimgesuchte Gebiete. In Spanien sind vornehmlich die südlichen und westlichen Küstenstriche, die Niederungen des Tajo und die sumpfigen Ufer des Guadalquivir und Guadiana verseucht; auch in Frankreich ist die Süd- und Westküste besonders befallen. In Rußland, Ungarn, Siebenbürgen und im Kaukasus herrscht die Malaria endemisch. Im nördlichen Europa findet man sie in den russischen Ostseeprovinzen, in Südschweden (an den großen Seen), ferner an der belgischen Küste und über die Niederlande, Frankreich und die Nordseemarschen verbreitet. In Afrika ist namentlich die gesamte tropische Ost- und Westküste befallen, aber auch in den Seegebieten und Flußtälern ist sie häufig. Das Kapland ist nahezu frei, ebenso einige Inseln, z. B. St. Helena; der Norden, Tunis, Tripolis und Algier ist reich an Malaria. In Asien herrscht die Malaria besonders in Kleinasien, Persien, Indien und im indischen Archipel. In Amerika ist die Ostküste Südamerikas, besonders Guayana, schwer heimgesucht. Die Küste des mexikanischen Golfes, die atlantische Küste Zentralamerikas sind sehr stark befallen. In Nordamerika herrscht sie besonders längs des Kolorado und Mississippi. Auch in Australien und auf vielen Inseln des Stillen Ozeans ist sie stark verbreitet.

In manchen Gegenden, wo sie früher endemisch war, ist die Malaria im Laufe der Jahrzehnte allmählich ganz verschwunden oder sehr selten geworden, so z. B. in Deutschland im Rheingebiet, in Posen, Schlesien, in den Nordseemarschen und an anderen Orten.

Aber die Anophelesmücken sind in diesen und in noch vielen anderen Gegenden Deutschlands immer noch zahlreich verbreitet; noch längst nicht überall sind in Deutschland dieser Mücke die Entwicklungsmöglichkeiten durch Trockenlegung des Bodens, Regulierung der Wasserflächen usw. genommen. Mit dem unmittelbar gegen die Mücke gerichteten Kampf hat man abgesehen von einzelnen Anläufen — bei Emden, bei Hamburg, an einigen Plätzen in Süddeutschland — noch kaum begonnen. Die aus dem Kriege so zahlreich heimgekehrten Plasmodien- (Gameten-) träger haben allerdings in Deutschland zu neuen Malariaherden bisher noch nicht in größerem Umfange Veranlassung gegeben.

Immunität. Die Tatsache, daß in den Küstengebieten Ostafrikas die erwachsenen Eingeborenen nur selten und dann nur leicht an Malaria erkranken, ließ den Gedanken aufkommen, daß die Neger eine natürliche Immunität gegenüber der Malaria besitzen. R. Koch hat jedoch gezeigt, daß es sich hier um eine erworbene Immunität handle. Schon als Kinder machen die Eingeborenen fast sämtlich (in einzelnen Gegenden zeigten sich 100% der Kinder infiziert) Malaria durch. Ein Teil der Infizierten geht zugrunde, andere aber erlangen durch fortwährende Neuinfektionen und Rezidive allmählich einen hohen Immunitätsgrad. Eine solche aktive Immunisierung tritt aber nur dann ein, wenn die Neuinfektionen lange Zeit hindurch ständig sich wiederholen. In Gegenden, wo malariafreie Zeiten mit Malariazeiten abwechseln (Saisonmalaria), z. B. in Italien, kommt die Immunisierung nicht zustande (Dempwolff). Überhaupt kommt es bei Europäern in der Regel nicht zur Ausbildung einer aktiv erworbenen Immunität. Die erworbene Malariaimmunität richtet sich nur gegen diejenige Malariaform, die sie entstehen ließ. Ein gegen Tropika immuner Neger ist noch empfänglich für Tertiana und Quartana.

Klinik. Das Charakteristische an dem Krankheitsbild der Malaria ist das Fieber, das durch seinen Wechsel zwischen anfallsweise auftretenden hohen

Temperaturen und fieberfreien Intervallen auch zu der Bezeichnung **Wechsel-fieber** geführt hat. Da die Febris tertiana und quartana in ihren Krankheits-bildern sich nicht unwesentlich von der Febris tropica unterschieden, so soll das Tropenfieber getrennt behandelt werden.

Die **Inkubationszeit** der Malaria, die Zeit, die von dem Stich der Ano-phelesmücke bis zum ersten Fieberanfall verstreicht, beträgt mindestens zehn Tage, kann sich aber gelegentlich über Wochen und Monate ausdehnen, namentlich bei der Infektion mit Tertianaparasiten.

Tertiana und Quartana. Dem Fieberanfall gehen häufig, aber nicht immer gewisse Vorboten voraus, die in Mattigkeit, Kopfschmerzen, Frösteln, Ziehen in den Gliedern bestehen und sich mehrere Stunden vor dem Fieberanstieg, seltener schon 2—3 Tage vorher bemerkbar machen. Das „Erstlingsfieber", wie der erste Anfall der Tertiana und Quartana im Gegensatz zu den Rezidiven genannt wird, setzt meist mit einem heftigen Schüttelfrost ein, der meist nur von kurzer Dauer ist, mitunter aber auch stundenlang anhalten kann. Mit

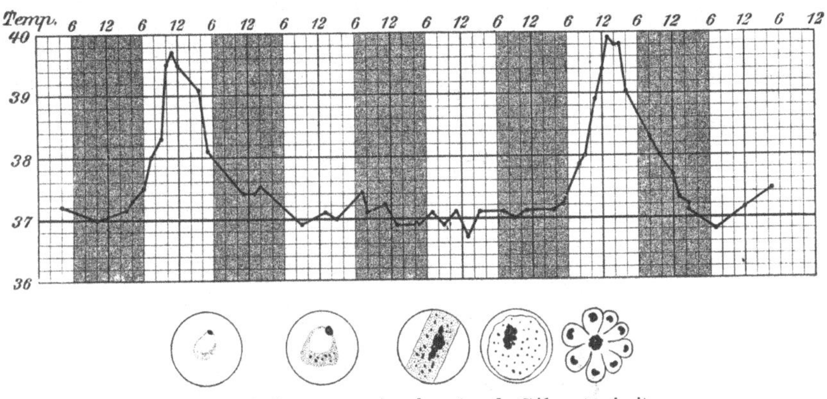

Abb. 133. Quartana simplex (nach Silvestrini).

den Zähnen klappernd, am ganzen Körper zitternd, die Nase spitz, die Augen tiefliegend, mit blauen Lippen und Nägeln, flüchten die Kranken ins Bett, um sich in Kissen und Decken zu vergraben. Dabei ist der Puls klein und sehr frequent. Bald wechseln Frostschauer mit Hitzewellen ab, die Körpertemperatur steigt in wenigen Stunden zu hohen Graden, 40 und 41° sind nicht selten. Die Haut des Gesichts rötet sich und wird wieder sukkulent, der Puls wird frequenter (bis 140 Schläge) und voller, die Atmung ist oberflächlich, schnell, die Haut des Körpers ist brennend heiß und trocken. Starke Kopfschmerzen und heftiger Durst quälen den Patienten. Meist besteht große Unruhe, die sich manchmal zu Delirien steigern kann. Brennen in den Augen, Schwindel, Schmerzen in den Gliedern und im Rücken sind häufige Klagen. Fast konstant treten Schmerzen in der Milzgegend auf. Die Milz ist bei den späteren Anfällen regel-mäßig, seltener schon beim ersten Anfall perkutorisch vergrößert und palpabel. Übelkeit, oft auch Erbrechen, manchmal Durchfälle kommen hinzu.

Das Frost- und Hitzestadium dauert durchschnittlich 5—6 Stunden; zu-weilen ist es erheblich kürzer. Dann beginnt das Schweißstadium. Zuerst an der Stirn und unter den Achselhöhlen, bald auch am ganzen Körper bricht ein starker Schweiß aus. Dabei fällt die Temperatur schnell ab und sinkt meist unter die Norm. Puls und Atmung werden ruhiger, die subjektiven Beschwerden lassen nach und meist verfallen die Kranken in einen tiefen Schlaf, aus dem sie noch etwas matt, aber doch mit einem Gefühl der Genesung erwachen.

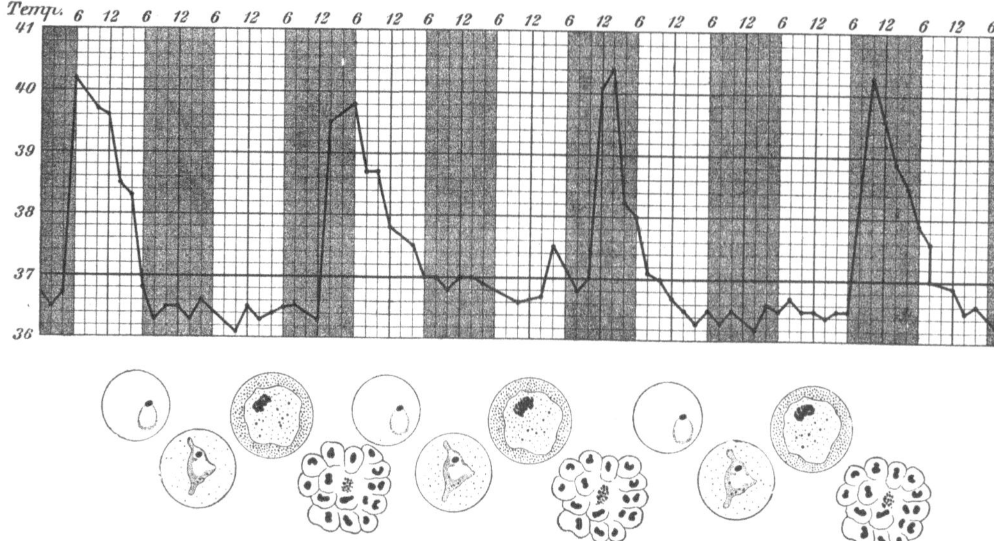

Abb. 134. Tertiana simplex anteponens (nach Mannaberg). (Unter der Kurve sind die entsprechenden Stadien der Schizogonie eingezeichnet.)

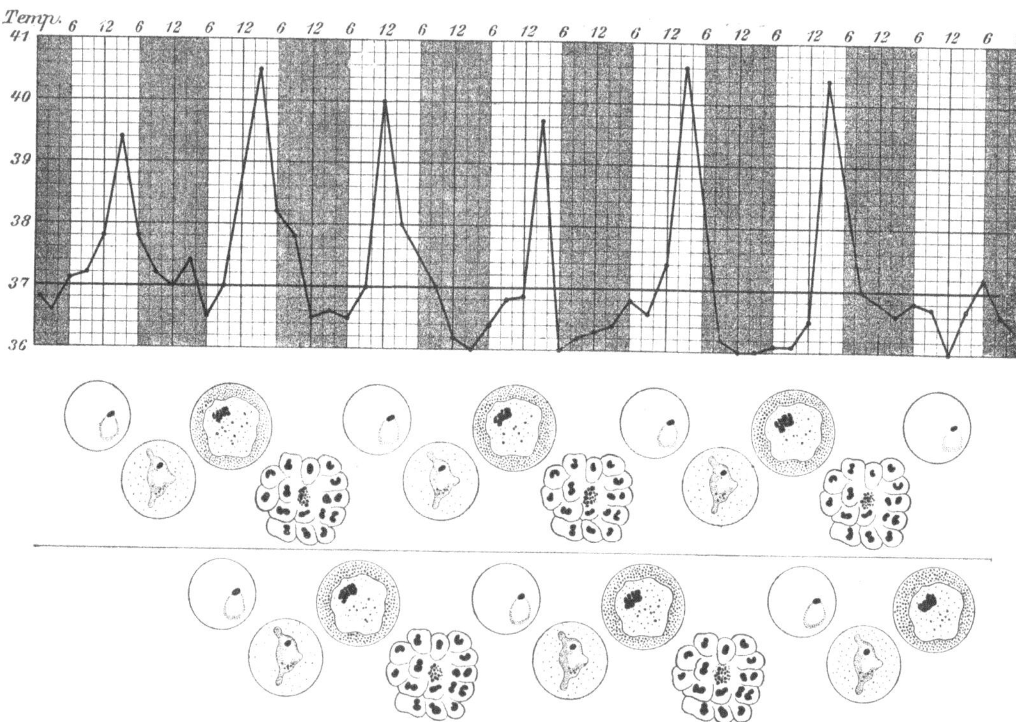

Abb. 135. Tertiana duplex (Quotidiana) nach Marchiafava und Bignami.
(Obere Reihe: 1. Generation im peripheren Blut. Untere Reihe: 2. Generation im peripheren Blut.)

Während des fieberfreien Intervalls fühlen die Kranken sich meist ganz wohl. Bei Tertiana folgt etwa 48 Stunden nach Einsetzen der ersten Attacke ein neuer Anfall, bei Quartana nach 72 Stunden. Dabei wiederholen sich die geschilderten Symptome. Nicht immer wird ein völlig pünktliches Einsetzen der Temperatursteigerung beobachtet, oft pflegen die späteren Anfälle nicht mehr zu der gleichen Tagesstunde einzusetzen. Sie beginnen vielfach um einige Stunden früher oder später, als das nach der Art des vorliegenden Fiebers erwartet wurde. Man spricht dann von anteponierendem und postponierendem Fieber. Der Grund dafür liegt darin, daß die Entwicklung der im Blute kreisenden Parasiten einmal etwas früher bis zur Teilung gediehen ist (Febris anteponens) und das andere Mal etwas später (Febris postponens), denn der Gang des Fiebers entspricht ganz der Entwicklung der im Blute befindlichen Erreger. Das Fieber beginnt zur Zeit der Parasitenteilung und ist wahrscheinlich bedingt durch die dabei freiwerdenden Toxine. Die Abhängigkeit des Fiebers von der Entwicklungsstufe der jeweilig im Blute kreisenden Parasiten illustriert die beistehende Kurve (Abb. 134).

Treten bei einem Malariakranken täglich Fieberanfälle auf (Febris quotidiana), so handelt es sich nicht um Infektion mit einem besonderen Erreger, sondern um das Vorhandensein mehrerer Parasitengenerationen der Tertiana oder der Quartana, deren einzelne Entwicklungsphasen in ihrem Alter um 24 Stunden differieren. Die zweite Generation kommt 24 Stunden später zur Teilung als die erste und ruft dadurch schon 24 Stunden nach dem ersten Fieberanfall einen neuen hervor. Es sind um die Zeit des Fieberanstiegs gleichzeitig halberwachsene Ringe der ersten Generation und Teilungsformen der zweiten Generation im Blute (vgl. Kurve, Abb. 136). Es handelt sich also hier um eine Tertiana duplex.

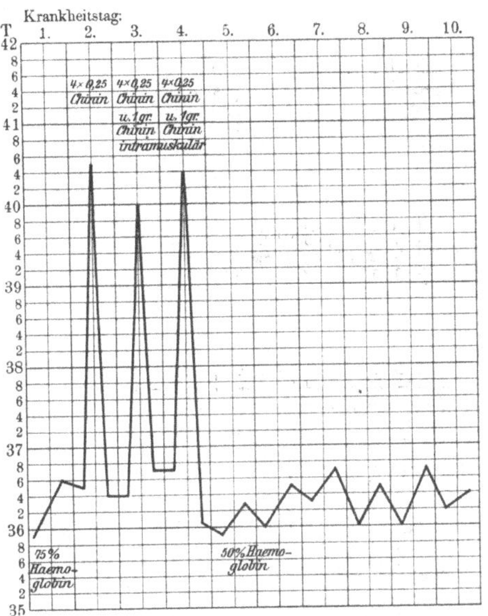

Abb. 136. Max Hie., 30 Jahre. Tertiana duplex. In Brasilien akquiriert. Bisher trotz Chininkuren häufig rezidiviert.

Bei der Quartana kann durch die gleichzeitige Anwesenheit von drei Generationen eine Febris quotidiana (Quartana triplex) zustande kommen.

Werden die durch Tertian- oder Quartanparasiten verursachten Malariafieber nicht erfolgreich behandelt, so wiederholen sich die Anfälle in regelmäßigen Zeiträumen, bis sie nach mehrwöchentlicher, bei Quartana oft monatelanger Dauer an Intensität abnehmen und schließlich ganz aufhören. Es hat sich durch eine, allerdings unvollständige, Immunisierung ein Zustand von Toleranz ohne Fieberreaktion ausgebildet. Das geschieht aber nicht ohne große Schädigung des ganzen Organismus. Vor allem entsteht eine hochgradige Anämie, die durch den massenhaften Zerfall von roten Blutkörperchen bedingt wird und schon äußerlich durch die fahle, grau-gelbliche Farbe des Malariakranken angedeutet wird. Der Hämoglobingehalt ist um 40—50 % herabgesetzt, die starke Milzschwellung geht nur langsam zurück, die allgemeine Schwäche hält noch lange Zeit an. In den meisten Fällen kommt es nach einiger Zeit zu Fieberrezidiven.

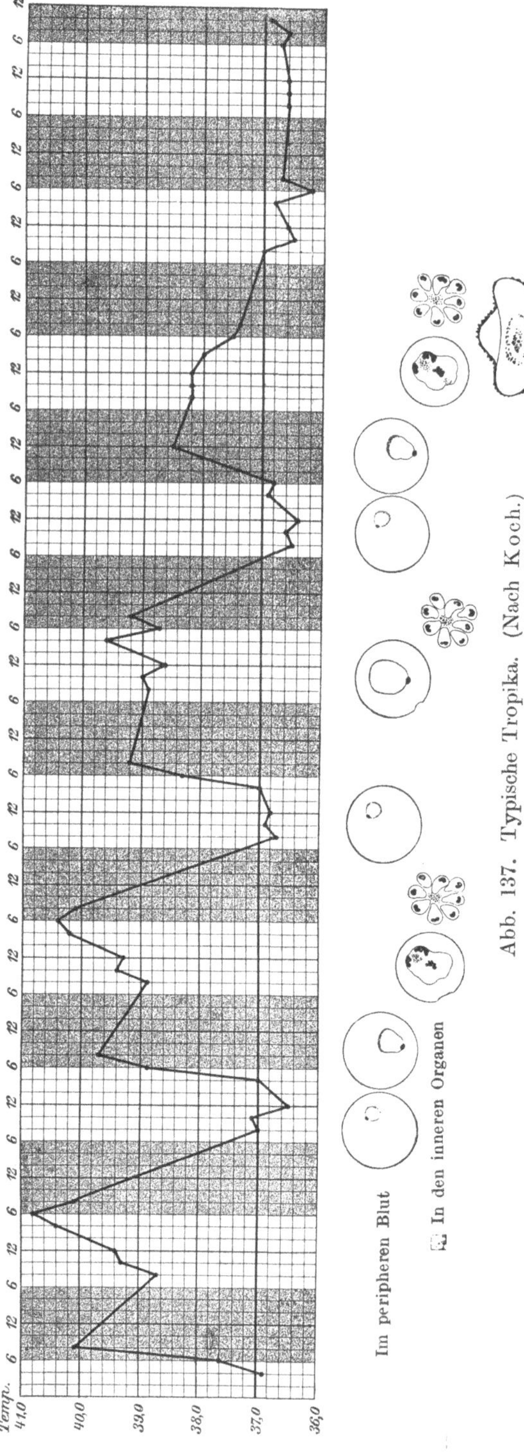

Abb. 137. Typische Tropika. (Nach Koch.)

Die häufige Wiederholung solcher Rezidive bei ungenügender Behandlung führt allmählich zu einem schweren Zustande, der als Malariakachexie bezeichnet wird.

Febris tropica. Das Tropenfieber, das identisch ist mit dem Aestivo-Autumnalfieber Italiens, unterscheidet sich von der Tertiana und Quartana durch die Form des Fieberverlaufs und noch einige andere wichtige Züge, namentlich durch die Schwere der Erscheinungen. Als Prodromalerscheinungen können auch hier heftige Kopfschmerzen, Ziehen in den Gliedern, Mattigkeit vorausgehen. Charakteristisch für die Tropika ist aber, daß der initiale Schüttelfrost meist nicht deutlich ausgesprochen ist. Der Anfall beginnt mit leichtem Frösteln. Dann folgt schnell das Hitzestadium. Die Kranken sind äußerst matt und klagen über Gliederschmerzen, Hitzegefühl und lebhaften Durst. Übelkeit ist meist vorhanden und steigert sich oft zu heftigem Erbrechen. Quälend sind ferner heftige Kopfschmerzen und vor allem eine große Unruhe, die dem Kranken den Schlaf raubt. Dazu können sich Katarrhe des Respirationstraktus, Schnupfen, Husten usw. gesellen. Der Harn ist hoch gestellt und enthält zuweilen Eiweiß. Der Fieberverlauf ist folgender: Der Anstieg des Fiebers ist nicht so steil wie bei der Tertiana und Quartana. Die Temperatur steigt aber auch bis zu 40° und höher, um nach etwa 10—18 Stunden bis auf 38° und häufig noch weiter herunterzugehen (pseudokritische Einsenkung). Dann steigt sie von neuem auf etwa 40°

an und hält sich etwa 12—18 Stunden unter Schwankungen auf dieser Höhe. Erst 30—36 Stunden nach Beginn des Anfalls erreicht die Temperatur oft unter Schweißausbruch wieder die Norm, und schon 8—10 Stunden später schließt sich der zweite Anfall an. Oft kommt es überhaupt nicht zu einer Apyrexie, sondern der zweite Anfall setzt schon ein, während vom ersten noch 38 oder 38,5° Fieber vorhanden ist.

So kann man dann ein 7 bis 8 tägiges, unter Umständen noch längeres, kontinuierliches oder remittierendes Fieber beobachten. Aber das ist sehr selten, sehr viel öfter wird solch kontuinierliches Fieber vorgetäuscht, weil, namentlich des Nachts, nicht genügend oft gemessen wird, und die kurzen fieberfreien Pausen unbemerkt bleiben. Solch schweren Verlauf, aber auch typische Fieberkurven mit regelrechten Intermissionen, sieht man übrigens bei Neuerkrankungen wie bei Rezidiven. Es ist ein Irrtum, anzunehmen, daß die Rezidive der Tropika immer leichter verliefen als die Neuerkrankungen. Auch sieht man bei beiden oft allmähliche Entwicklung von voll ausgebildeten Anfällen aus rudimentären. Erst bei ganz chronisch gewordener Infektion verwischt sich die charakteristische Fieberkurve. Untersucht man bei einem Neuerkrankten im ersten Fieberanstieg das Blut, so findet man oft gar keine Parasiten. Erst nach mehreren Stunden hohen Fiebers zeigen sich spärliche kleine Ringe, und erst gegen Ende des Fieberanfalls und im fieberfreien Intervall finden sich große Ringe. Teilungsformen werden in der Regel im peripheren Blute nicht gefunden, weil sich die Teilung der Tropikaparasiten meist in den inneren Organen, in den Kapillaren der Milz, Leber, des Gehirns und des Knochenmarks abspielt. Oft ist die Menge der nachweisbaren Parasiten im peripheren Blut sehr gering im Vergleich zu den anderen Malariaformen. Es gibt freilich besonders schwere Tropikaformen, wo man fast in jedem Blutkörperchen Tropikaringe findet; mitunter sind die Blutkörperchen mit 2—3 Ringen besetzt.

Die Febris tropica hat im allgemeinen einen schwereren Verlauf als die Tertiana und Quartana. Vielleicht sind toxische Einflüsse beteiligt. Im übrigen sind gerade bei der Tropika oft die feinsten Kapillaren der inneren Organe, besonders im Gehirn, geradezu ausgestopft mit pigmenthaltigen Parasiten. In den Endothelien der Hirngefäße ist das Pigment zerstörter Blutkörperchen oft so reichlich angehäuft, daß die Hirnrinde dadurch eine grauviolette Farbe bekommt. Die lange Dauer der Anfälle und die kurzen Intervalle lassen den Kranken nicht zur Erholung kommen. So bildet sich schnell auch eine hochgradige Anämie aus, und ohne Behandlung kann in kurzer Zeit der Tod an Herzschwäche erfolgen. Von der verschiedenartigen Gestalt, die solche perniziösen Formen annehmen können, soll später noch die Rede sein. In vielen Fällen freilich kommt es ohne Behandlung wie bei den anderen Malariaformen zur vorläufigen Selbstheilung. Die Anfälle werden allmählich schwächer und seltener und hören schließlich ganz auf. Der Kranke erholt sich, und so kann eine vorläufige Spontanheilung eintreten. Nach einiger Zeit kommt es aber doch zu Rezidiven. Diese Rezidive treten in unregelmäßigen Zwischenräumen auf und führen, wenn sie nicht genügend behandelt werden, zur Malariakachexie.

Eine große Mannigfaltigkeit können die perniziösen Malariaformen durch besonderes Hervortreten einzelner Organsymptome gewinnen. Bei den meisten schweren Malariafällen und besonders bei der Febris tropica stehen Gehirn- und Nervensymptome im Vordergrunde. Außer heftigen Kopfschmerzen und Schlaflosigkeit kommt es nicht selten zu starken Erregungszuständen und furibunden Delirien mit Bettflucht usw. Diese deliranten Formen haben bei nicht rechtzeitiger energischer Behandlung eine hohe Mortalität. In anderen — häufigeren — Fällen (komatöse Formen) stellt sich nach vorangehenden heftigen Kopfschmerzen und Schwindel bald Somnolenz

und völlige Bewußtlosigkeit ein; dazu können sich Nackenstarre, Pupillenerweiterung, Hauthyperästhesie und Kernigsches Symptom gesellen, also
Anzeichen von Meningismus. Diese Erscheinungen verschwinden meist mit
dem Absinken des Fiebers, kehren aber dann oft mit dem neuen Anfall wieder,
und der Kranke geht, wenn nicht schon bei der ersten, bei einer zweiten oder
dritten Fieberattacke im tiefen Koma zugrunde. Gegen das Ende hin beobachtet
man nicht selten Cheyne-Stockessches Atmen und einen stundenlang anhaltenden ominösen Singultus. Bei malariakranken Kindern sieht man häufig
Konvulsionen. Seltenere Störungen im Gebiete des Zentralnervensystems sind
Hemiplegien, Paraplegien der unteren Extremitäten mit Blasen- und Mastdarm-
lähmung, Lähmungen verschiedener Hirnnerven, Neuralgien und Neuritiden.

Manche Formen gehen mit schweren Störungen des Herzens und der Gefäße
einher. Bei der sog. algiden Form kommt es schon beim ersten Anfall zu
einer rapiden Blutdrucksenkung. Der Puls ist äußerst frequent und kaum fühlbar. Die Kranken liegen mit livid verfärbter Haut, mit kühlem Schweiß bedeckt da und die Extremitäten fühlen sich kalt wie Marmor an; schon wenige
Stunden nach Beginn der Erkrankung kann der Tod eintreten.

In vielen Fällen rücken Magen-Darmstörungen in den Vordergrund
des Krankheitsbildes, von denen die leichteren durch Versiegen der Magen-
saftausscheidung, die schwereren durch Toxinwirkung und Reizwirkung infolge
Verstopfung der Darmkapillaren mit infizierten Blutkörperchen und Pigmentschollen bedingt sind. So wird z. B. nicht selten über heftige Kardialgien geklagt.

Von choleriformer Malaria spricht man, wenn das Fieber von massenhaften, oft sogar reiswasserähnlichen diarrhoischen Entleerungen, starkem unstillbaren Erbrechen und Wadenkrämpfen begleitet wird. Der Kranke verfällt
dabei schnell, die Nase wird spitz, die Augen liegen tief in den Höhlen, die Haut
wird kühl und livide, der Puls klein und frequent, ein Bild, wie es auch schwere
Choleraanfälle gewähren. Der Tod erfolgt relativ selten unter solchen Symptomen; oft bessern sich mit eintretender Apyrexie die Erscheinungen und
eine langsame Genesung setzt ein, oder aber nach mehrfachen Rezidiven entwickelt sich eine Malariakachexie.

Auch dysenterieähnliche Formen kommen vor. Schleimig blutige
Durchfälle treten auf, die mit häufigem Tenesmus entleert werden. In einem
Teil dieser Fälle sind Gefäßverstopfungen und nachfolgende Schleimhautnekrosen
die Ursache der Erscheinungen, in einem anderen Teil dürfte es sich um Mischinfektionen mit bazillärer oder Amöbendysenterie handeln.

Als Febris gastrica biliosa bezeichnen die Engländer eine Tropikaform, bei der neben einer Kontinua ein rasch zunehmender Ikterus, Erbrechen
gallig gefärbter Massen und Durchfälle die Szene beherrschen.

Als Malariatyphoid wurde von Billet u. a. eine Tropikaform beschrieben,
die rein äußerlich eine Reihe von Symptomen mit dem Typhus gemein hat,
sonst aber keine ätiologischen Beziehungen zu ihm besitzt. Es sind Fälle, die
mit einer Kontinua (s. o.) und starker Benommenheit, oft auch mit Delirien
einhergehen, und bei denen Diarrhöen, Erbrechen und Meteorismus vorherrschen.
Die Milzschwellung kommt hinzu, um die Ähnlichkeit des Krankheitsbildes
zu vervollständigen.

Wir sehen, daß das Bild der Malaria tropica außerordentlich variieren kann.
Von wichtigen Organstörungen, die teils durch die Erreger selbst, teils durch
sekundäre Infektionen bedingt werden, sind noch folgende zu erwähnen: Auf
der Lunge entwickeln sich nicht selten Bronchitiden und Bronchopneumonien.
Ob hier eine Anhäufung der Parasiten in den Kapillaren der Lunge als auslösendes Moment angesprochen werden soll, muß dahingestellt bleiben. Mit dem Abfall des Fiebers pflegen auch die entzündlichen Erscheinungen der Bronchien

zu verschwinden; seltener sind Pleuritiden beobachtet worden. Entwickeln sich pneumonische Erscheinungen, so handelt es sich meist um katarrhalische Bronchopneumonien, seltener um fibröse Pneumonien.

Die Leber ist in der Regel geschwollen. Im Laufe der Anfälle pflegt sich Ikterus einzustellen.

Akute Nephritis wird bei frischer Malaria nur selten beobachtet, häufig dagegen ist febrile Albuminurie.

Bei schwangeren Frauen kommt es mitunter zu Frühgeburten oder Aborten.

Eine Kombination der Malaria mit anderen Infektionskrankheiten ist namentlich in den Tropen nicht selten. Dysenterie, Leberabszesse, Typhus kommen dabei vor allem in Betracht.

Als larvierte Malaria werden Erkrankungsformen bezeichnet, bei denen die Anfälle unter der Maske von regelmäßig wiederkehrenden Neuralgien auftreten. Fieberattacken bleiben dabei aus, und nur die periodische Wiederkehr erinnert an Malaria. Zuweilen treten gleichzeitig Übelkeit und Erbrechen auf. Meist handelt es sich um neuralgische Schmerzen im Trigeminusgebiet, besonders Supraorbitalis und Infraorbitalis, seltener im Gebiete des Nerv. alv. inf. oder Nerv. ling. als Zahn- und Zungenschmerzen. Die Anfälle dauern mehrere Stunden und schwinden nachher, um in rhythmischer Weise wiederzukehren (z. B. nach dem Tertian- oder Quartantypus). Auch Interkostalneuralgien, Okzipitalschmerzen und Ischiasanfälle können in ähnlicher Weise auftreten. Möglicherweise sind auch migräneartige Kopfschmerzen, Kardialgien und noch andere Schmerzen der verschiedensten Art gelegentlich als larvierte Malariaformen aufzufassen, doch muß man sich hüten, mit dieser Diagnose bei alten Malarikern mit nervösen Beschwerden allzu freigebig zu sein.

In sehr vielen Fällen stellt sich die Malaria als eine chronische Erkrankung heraus, bei der die Fieberrezidive sich auch durch eingreifende, spezifische Behandlung nicht ausschalten lassen, allerdings bei mangelhafter Behandlung um so öfter und hartnäckiger wiederholen. Anfangs zeigen die Rezidive häufig eine Neigung zu regelmäßiger Wiederkehr in etwa dreiwöchigen Abschnitten, später treten sie aber ganz unregelmäßig auf, oft im Anschluß an Erkältungen, nasse Füße, Diätfehler, alkoholische Exzesse, starke Muskelanstrengungen (Jagdausflüge). Man kann sie häufig durch solche Einwirkungen künstlich hervorrufen, ebenso wie durch viele andere Störungen des körperlichen Wohlbefindens. So stellen sich häufig Rezidive im Inkubations- und Anfangsstadium anderer akuter Krankheiten, wie auch in der Rekonvaleszenz von selbst ein, während sie auf der Höhe solcher Krankheiten nicht zur Entwicklung kommen. Auch Impfungen aller Art (Pocken- und Typhusimpfungen) können Rezidive hervorrufen, ebenso Injektionen irgendwelcher Proteinkörper, z. B. von sterilisierter Milch, von Pferdeserum; auch die Beleuchtung der Haut mit Höhensonne provoziert Rückfälle, was mit der Häufigkeit von Rezidiven nach den ersten schönen Tagen im Frühjahr übereinstimmt und anderes mehr. Man kann sich vorstellen, daß durch alle diese Einwirkungen die immunisatorischen Hemmungen, die die Makrogameten an der parthenogenetischen Rückbildung zu Schizonten hindern, geschwächt werden und dadurch das Auftreten von Rezidiven begünstigt wird. Anfangs können die Rezidive den Erstlingsfiebern durchaus gleich sein und — bei Tropika — gelegentlich ebenso zu perniziösen Formen neigen, wie unter Umständen die Erstlingsfieber. Erst die späteren Rückfälle schwächen sich allmählich ab, so daß von dem charakteristischen Fiebertypus schließlich nur noch Andeutungen übrigbleiben. Häufig werden die späteren Rezidive durch eine andere Parasitenform als die Erstlingsfieber und ersten Rückfälle bedingt: so werden namentlich nach im Sommer erworbener

Malaria tropika häufig im darauffolgenden Winter und Frühjahr Tertiana-parasiten bei den Fieberrückfällen beobachtet. Der umgekehrte Fall: Tropika-Rezidive nach Tertianainfektion ist viel seltener. Diese Beobachtungen werden vielfach als Beweis dafür angeführt, daß die drei Parasitenformen, die beim Menschen auftreten, ineinander übergehen können und nur eine Art darstellen. Abgesehen davon, daß vieles andere gegen diese Auffassung spricht, lassen sich die obigen Beobachtungen ungezwungen durch Mischinfektion mit Tertiana und Tropika erklären, wobei die hartnäckigere Tertianaform erst in den Vordergrund tritt, nachdem die Tropikainfektion sich ausgetobt hat.

In der rezidivfreien Zeit können Malariainfizierte oft des besten subjektiven und objektiven Wohlbefindens sich erfreuen. In vielen Fällen beobachtet man allerdings Milzschwellung, Druckempfindlichkeit der Milz, auch geringe Leberschwellung, häufig auch Achylia gastrica mit Verdauungsstörungen, blaßgrünliche Gesichtsfarbe, leicht ikterische Verfärbung der Konjunktiven und geringe Anämie mit basophil gekörnten Roten und Vermehrung der mononukleären Weißen. Subjektive Klagen sind dabei meist Müdigkeit, Gedächtnisschwäche, und bei Männern Fehlen der Libido. Bei schwerer, chronischer Infektion, besonders aber bei häufiger Reinfektion und mangelhafter Behandlung entwickelt sich allmählich das Bild der **Malariakachexie.** Die Hautfarbe der Kranken ist graugelb, die Lippen und sichtbaren Schleimhäute von extremer Blässe. Die Kranken sind matt und hinfällig und ermüden bei der geringsten Anstrengung; ihre Stimmung ist deprimiert und leicht gereizt. Der Appetit liegt gänzlich darnieder (Achylia gastrica). Am Herzen ist oft eine Dilatation nachzuweisen, die zuweilen mit akzidentellen Geräuschen einhergeht. Die Milz ist stark vergrößert und deutlich palpabel; manchmal ragt sie tief ins Becken hinab. Sie verursacht häufig drückende und stechende Schmerzen. Auch die Leber ist meist stark vergrößert. In manchen Fällen kommt es zu sekundärer Zirrhose.

Der Hämoglobingehalt des Blutes ist stark herabgesetzt, die Zahl der roten Blutkörperchen aufs äußerste vermindert bis auf eine Million, ja $\frac{1}{2}$ Million pro cbmm. Die Leukozytenzahl ist vermindert, die Mononukleären in den meisten Fällen relativ vermehrt. Als Folge der Anämie und Hydrämie stellen sich, besonders an den Extremitäten, Ödeme ein; auch das Gesicht ist gedunsen. Im übrigen können sich in seltenen Fällen weitere Erscheinungen allgemeinen Marasmus einstellen. Die Malariakachexie ist aber bei Leuten, die rechtzeitig ärztlich behandelt werden, ein recht seltenes Ereignis.

Die **Prognose** der Malariakachexie ist bei fehlender oder nachlässiger Behandlung ungünstig; bei vorsichtiger und dabei gründlicher Behandlung und Vermeiden von Reinfektion während der Behandlung aber günstig. In den wenigen Fällen, in denen es nicht mehr gelingt, eine Besserung zu erzielen, führt allgemeine Erschöpfung allmählich zum Tode oder aber Sekundärinfektionen, Pneumonien, Nephritis, Amyloid geben dem erschöpften und wenig widerstandsfähigen Organismus den letzten Rest. Mitunter führt auch ein Rezidiv mit schweren Erscheinungen einen schnellen Tod herbei. Bei Thrombenbildungen drohen die erwähnten Embolien.

Pathogenese und pathologische Anatomie. Die Pathogenese ist bei der vorangehenden Besprechung schon wiederholt berührt worden. Es bleibt nur übrig, sie hier zu rekapitulieren und die wichtigsten Momente für das Zustandekommen der Krankheitserscheinungen und der pathologischen Organveränderungen hervorzuheben. Wir sahen, daß der Fieberanfall bedingt wird durch das Ausschwärmen der jungen Plasmodiengeneration im Anschluß an den Teilungsvorgang. Vielleicht treten dabei zugleich mit dem ausgestoßenen Restkörper fiebererregende Giftstoffe ins Blut über. Allerdings kann man, namentlich bei Quartana, gelegentlich Teilungsformen im Blute finden, ohne daß Fieberanfälle danach folgen.

Die periodische Wiederkehr der Anfälle ergab sich, wie wir sahen, aus dem rhythmischen Entwicklungsgang der Schizonten. Die Anfälle wiederholen sich bei Fehlen der Behandlung so lange, bis durch Selbstimmunisierung genügend Antikörper gebildet sind, um die Weiterentwicklung zu hemmen.

Die Rezidive kommen nach Schaudinn (s. S. 279) dadurch zustande, daß die weiblichen Gameten sich teilen und in Schizonten verwandeln, von denen aus ein neuer ungeschlechtlicher Entwicklungsgang beginnt. Der Zeitpunkt für das Auftreten eines Rezidivs hängt offenbar ab von der Menge der gleichzeitig vorhandenen parthogenetisch sich teilenden Makrogameten. Einzelne Rezidive entstehen wohl aber auch sicher aus ungeschlechtlichen Formen, die sich bei stillstehender oder stark verzögerter Entwicklung (Depressionsstadium) lange im Körper halten, ohne Erscheinungen hervorzurufen, unter günstigeren Bedingungen sich aber sehr schnell vermehren und Fieberanfälle verursachen können. Wahrscheinlich spielen dabei auch die Höhe der Selbstimmunisierung, die Menge der gebildeten hypothetischen Antikörper, die vermutlich nach einiger Zeit wieder ausgeschieden werden, eine Rolle. Die Zahl der Rezidive ist sehr verschieden, und sie ist auch abhängig von der Behandlung. Die Quartana rezidiviert am häufigsten und hartnäckigsten. Der Typus der Rezidive ist meist kein so regelmäßiger wie beim ersten Anfall, da oft mehrere Generationen gleichzeitig vorhanden sind, so daß Quotidianfieber und andere Unregelmäßigkeiten zustande kommen.

Wirkung auf das Blut. Die Hauptschädigung, die der Organismus durch die Anwesenheit der Malariaplasmodien erleidet, ist die hochgradige Anämie. Sie ist nicht allein dadurch bedingt, daß die befallenen Blutkörperchen der Zerstörung anheim fallen. Auch die nicht von Plasmodien besetzten Erythrozyten sieht man häufig geschädigt. Man erkennt in vielen von ihnen, am besten bei Manson-Färbung, feinste Tüpfelchen, die man als basophile Körnung bezeichnet, eine Veränderung, wie man sie auch bei anderen schweren Blutkrankheiten, Bleivergiftung, Karzinom, Leukämie usw. findet. Sie wird auf überstürzte Neubildung mit degenerativem Charakter der neugebildeten Elemente zurückgeführt. Der Degenerationszeichen, die in den infizierten Erythrozyten auftreten (Schüffnersche Tüpfelung, Vergrößerung und Abblassen der roten Blutkörperchen bei Tertiana und Perniziosafleckung bei Tropika), ist schon oben gedacht worden.

Als Zeichen der hochgradigen Anämie und der Störungen der blutbildenden Organe finden wir ferner kernhaltige rote Blutkörperchen und Poikilozyten, Jolly- und Ringkörper, und anderes mehr, bei schwer anämischen Kranken sogar Megaloblasten, deren Auftreten bei Malaria — baldige, zweckmäßige Behandlung vorausgesetzt — aber keine schlechte Prognose bedeutet. Die Leukozytenzusammensetzung erfährt bei der Malaria eine Verschiebung: während zu Beginn des Fiebers eine geringe polynukleäre Leukozytose einsetzt, folgt auf der Höhe und beim Abfall des Fiebers eine Leukopenie mit relativer Vermehrung der großen Mononukleären. Die letzteren können nach Roß bis zu 40—50% aller weißen Blutkörperchen betragen, so daß diagnostische Anhaltspunkte daraus gewonnen werden können.

Folgezustände der Anämie sind: die Neigung zu allgemeinen Ödemen, zur Thrombenbildung und zu Blutungen.

Das Malariapigment ist dem Hämatin nahe verwandt, vielleicht mit ihm identisch. Es ist nicht richtig, es, wie es häufig noch geschieht, als Melanin oder Malariamelanin zu bezeichnen. Es gibt im Gegensatz zum Hämosiderin, das wie bei jeder Blutzerstörung auch im Malariablut in geringen Mengen sich bildet, keine positive Berlinerblaureaktion mit Ferrozyankalium, da es Eisen nur in organisch gebundener Form enthält. Es findet sich in den Malariaparasiten und den damit behafteten roten Blutkörperchen, sowie in Phagozyten des Blutes und der Gefäßwände und der blutbildenden Organe. Das Hämosiderin ist heller als das meist dunkle Malariapigment und findet sich in körniger Anordnung in den Leberzellen, den Kupfferschen Sternzellen, in den Kapillarendothelien, Gefäßwandungen, Milz, Knochenmark, Pia mater, Nieren, Pankreas, seltener auch in Leukozyten.

Häufig wird Formalinpigment mit Malariapigment verwechselt. Daher ist bei der Untersuchung auf Malaria die Fixierung der Organe in Formalin eine Fehlerquelle.

Die Pigmentablagerung und die Neigung der infizierten Blutkörperchen, an den Wandungen der Gefäße kleben zu bleiben, führt zuweilen zur Verstopfung von Kapillaren und zu Zirkulationshindernissen, auf die manche schweren Symptome, z. B. des Gehirns (Hemiplegien) oder der Leber (Aszites durch Pfortaderstauung) und des Magendarmkanals (Schleimhautnekrosen) zurückzuführen sind.

Die starke Pigmentbildung innerhalb der roten Blutkörperchen hat auch eine graubraune Färbung aller inneren Organe zur Folge. Am deutlichsten sieht man das im Gehirn, dessen Rindensubstanz eine schiefergraue bis bräunliche Farbe bekommt, während das Mark von grauen Streifen (den Gefäßen) durchzogen wird. Das Pigment ist in den Endothelien der Gehirnkapillaren enthalten und außerdem in den parasitenhaltigen Blutkörperchen, mit denen die Kapillaren vielfach ganz ausgestopft sind. Die damit in Zusammenhang stehende abnorme Durchlässigkeit der Gefäßwände führt zu punktförmigen Blutungen in Rinde und Marksubstanz, gelegentlich auch zu perivaskulären, kleinzelligen Wucherungen (Dürck).

Neben der starken Pigmentierung beherrscht die Milzvergrößerung das autoptische Bild der Malaria. Ihr Gewicht beträgt das Zwei- bis Fünffache des normalen. Die Pulpa ist weich, zerfließlich, von schwarzbrauner Farbe. Die Follikel sind geschwollen. Im Pulpagewebe herrschen vor allem die großen Mononukleären vor, die stark mit Pigmentschollen beladen sind. Durch Verstopfung von Gefäßen kommt es zu Hämorrhagien und nekrotischen Herden.

Bei der chronischen Malaria und der Malariakachexie ist die Milz in einen derben, großen Tumor verwandelt, der 2—3 kg schwer sein kann. Diese Veränderung kommt dadurch zustande, daß das bindegewebige Gerüst stark hyperplasiert, während die lymphatischen Elemente reduziert werden und die pigmenthaltigen Makrophagen größtenteils zugrunde gehen. Das Pigment ist in der Umgebung der Gefäße zusammengeklumpt, die Kapsel ist derb von schwieligen Verdickungen und ist meist mit der Umgebung verwachsen.

Die Leber, die ebenfalls eine graubraune Färbung besitzt durch die Anhäufung von Malariapigment in den Kapillarendothelien und von Hämosiderin in den Leberzellen, ist ebenfalls mehr oder weniger vergrößert. Bei der chronischen Malaria entwickelt sich mitunter durch Bindegewebsvermehrung eine Zirrhose. Die Nieren sind infolge der starken Farbstoffablagerung fleckig und streifig pigmentiert. Im Darm kann es durch Verstopfung von Gefäßen mit pigmenthaltigen Erythrozyten und Pigmentschollen zu Nekrosen der Schleimhaut und dysenterieähnlichen Substanzverlusten kommen. Am Herzen finden sich meist keine besonderen Veränderungen. In den chronischen Fällen sieht man oft Dilatation. Das Knochenmark ist von braunroter Farbe, weich und zerfließlich.

Die **Diagnose** der Malaria ist bei typischem Verlauf durch die charakteristischen, periodisch wiederkehrenden Fieberanfälle, namentlich bei Tertiana und Quartana, und den in der Regel palpablen Milztumor relativ leicht. Ist der Verdacht auf Malaria erst erweckt, dann wird eine mikroskopische Blutuntersuchung meist schnell die Sachlage aufklären. In vielen Fällen freilich, wo der Fieberverlauf nicht so charakteristisch ist oder gar ein dauernd remittierendes oder kontinuierliches Fieber vorherrscht wie so häufig bei der Tropika, stößt die Erkennung des Leidens auf erheblich größere Schwierigkeiten. Ist eine Anamnese zu erheben, so wird natürlich die Angabe, daß sich der Kranke in Malariagegenden aufgehalten und bereits an periodisch auftretenden Fieberanfällen gelitten hat, von Bedeutung sein. Ist der Kranke benommen oder ergibt die Anamnese keine Anhaltspunkte, so kommen differentialdiagnostisch hauptsächlich septische, tuberkulöse und typhöse Erkrankungen in Betracht. So vermag eine durch Tertiana oder Quartana verursachte Quotidiana eine Sepsis vorzutäuschen, die mit gleichem Fiebertypus, Schüttelfrösten und Milztumor einhergehen kann. Die Hauptsache ist dabei, daß überhaupt an Malaria gedacht wird, dann bringt die mikroskopische Blutuntersuchung meist schnell Aufschluß. Daß umgekehrt eine Sepsis für Malaria gehalten wird, dürfte weniger oft vorkommen. Der Nachweis septischer Metastasen, von Haut- und Netzhautblutungen, endokardialen Geräuschen, vor allem aber der Nachweis septischer Erreger im Blute leitet auf die richtige Fährte. Stärkere Leukozytose spricht gegen Malaria. Auch die Miliartuberkulose mit ihrem stark remittierenden, unregelmäßigen Fieber und ihrer Milzvergrößerung kann zur Verwechslung mit Malaria Anlaß geben. Tuberkulöse Organsymptome, vor allem der Nachweis von Choreoidealtuberkeln, klären oft die Sachlage. Daß die Malaria, namentlich die Tropika, auch mit dem Typhus eine große Ähnlichkeit haben kann, sahen wir schon oben. Ich erinnere an die schweren perniziösen Tropikaformen, die neben ihrem oft mehrere Tage scheinbar kontinuierlichen Fieber und starker Milzschwellung mit profusen Durchfällen einhergehen. Man denke bei der Differentialdiagnose daran, daß der Typhus von relativer Pulsverlangsamung begleitet wird. Die Untersuchung des Blutes auf Typhusbazillen mit dem Galleanreicherungsverfahren dürfte schnell die Entscheidung bringen. Die in den Tropen gelegentlich vorkommende Verwechslung des Rückfallfiebers mit Malaria wird durch die Blutuntersuchung und den Nachweis von Spirochäten im Blute vermieden. Von großer Bedeutung ist für viele tropische und subtropische Gegenden die Differentialdiagnose zwischen chronischer Malaria (Malariakachexie) und Kala-Azar, einer chronischen, mit Fieberperioden, enormer Milzschwellung und allgemeiner Kachexie verlaufenden Krankheit, die bis zur Auffindung ihres besonderen Erregers (Leishmania Donovani) allgemein mit Malaria zusammengeworfen wurde. Die Diagnose wird durch den Nachweis der Erreger im Blut, insbesondere in den durch Punktion der Milz oder (vorsichtigeres Verfahren) der Leber gewonnenen Blutströpfchen sichergestellt. Zu Verwechslungen auch in der Heimat haben mitunter Erkrankungen an hämolytischem Ikterus geführt. Hier ist, abgesehen von dem Fehlen von Malariaparasiten, der Nachweis verminderter Resistenz der roten Blutkörperchen gegen Kochsalzlösungen ausschlaggebend. Bei Malaria findet man ausnahmslos normale oder leicht vermehrte Resistenz.

Von großer Wichtigkeit für die Diagnose ist die Beobachtung der Wirkung einer zweckmäßigen Chinintherapie. Wo nach längstens 4—5 tägiger, zweckmäßiger Chininbehandlung (s. u.) einer scheinbaren Malaria das Fieber nicht zur Norm abfällt und auch nach dem Aussetzen des Chinins dann nicht mindestens noch einige Tage normal bleibt, handelt es sich nicht um Malaria.

Der **Nachweis der Malariaparasiten im Blut** zum Zwecke der Diagnose geschieht mit der Romanowskyfärbung (Giemsafärbung).

Um gleichmäßig dünne Blutausstriche zu erhalten, verfährt man in folgender Weise: Man macht in die mit Äther gut gereinigte Haut der Fingerbeere oder des Ohrläppchens, einen kleinen Stich und nimmt den austretenden Blutstropfen mit der Unterseite der Kante eines gut gereinigten abgeschliffenen Objektträgers. Diese, den Blutstropfen tragende Kante setzt man in einem Winkel von 45° auf einen mit Alkohol gereinigten Objektträger auf, so daß sich das Blut langsam auf der

Berührungsfläche strichförmig ausbreitet. Dann schiebt man den Ausstreicher in der Winkelstellung schnell über den Objektträger hin, nach der dem stumpfen Winkel entsprechenden Richtung. Auf diese Weise bilden die roten Blutkörperchen keine Geldrollen, sondern legen sich einzeln nebeneinander. Nun muß das Präparat lufttrocken gemacht werden und dann fixiert man es 10 Minuten bis $^1/_2$ Stunde in 96$^0/_0$igem oder absolutem Alkohol.

Zur Mansonschen Borax-Methylenblaufärbung braucht man eine Farblösung, die durch Auflösung von 2,0 Methylenblau med. pur. Höchst in 100 ccm warmer 5$^0/_0$iger Boraxlösung hergestellt ist. Sie wird vor dem Gebrauch so verdünnt, daß sie in 1 ccm dicker Schicht im Reagenzglase eben durchsichtig erscheint. Man färbt die Ausstrichpräparate 2—3 Sekunden lang und spült dann gut mit Wasser ab.

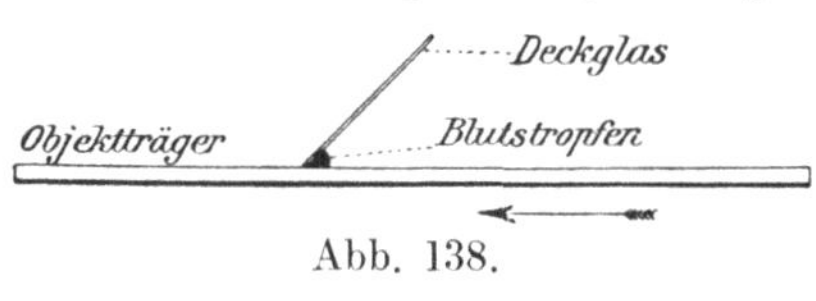

Abb. 138.

Auf diese Weise werden die roten Blutkörperchen grünlich, die Kerne der Leukozyten und die Blutparasiten kräftig blau.

Die Romanowskyfärbung beruht auf dem Zusammenwirken von Eosin und einer Methylenblaulösung, die außer dem Methylenblau noch einen anderen Farbstoff, das „Rot aus Methylenblau" (Nocht), Methylenazur enthält. Methylenazur bildet sich bei der Zersetzung von Methylenblau durch Alkalien z. B. auch in der oben genannten Mansonlösung.

Zur Färbung verwenden manche Autoren noch heute getrennte Lösungen von Borax-Methylenblaulösung und Eosin, andere von Azur und Eosin, die im Augenblick des Gebrauches in bestimmten Verhältnissen (Näheres in der Spezialliteratur) gemischt werden. Für manche morphologische Studien sind diese Methoden empfehlenswert.

Für den allgemeinen Gebrauch wird dagegen jetzt fast überall die „Giemsa-Farblösung für die Romanowskyfärbung", die fertig käuflich zu beziehen ist und die wirksamen Farbstoffe in einer einzigen gebrauchsfertigen Lösung vereinigt enthält, angewandt. Je ein Tropfen fertiges Farbgemisch wird mit 1 ccm destillierten Wassers gemischt, für 1—2 Präparate genügen 10 ccm dieser verdünnten Färbeflüssigkeit durchaus. Die Giemsasche Originalfarblösung wird aus einer Tropfflasche, die bei Nichtgebrauch immer gut verschlossen gehalten werden muß, tropfenweise einem weiten Meßzylinder mit destilliertem Wasser zugesetzt. Zur Mischung wird leicht umgeschwenkt, nicht geschüttelt.

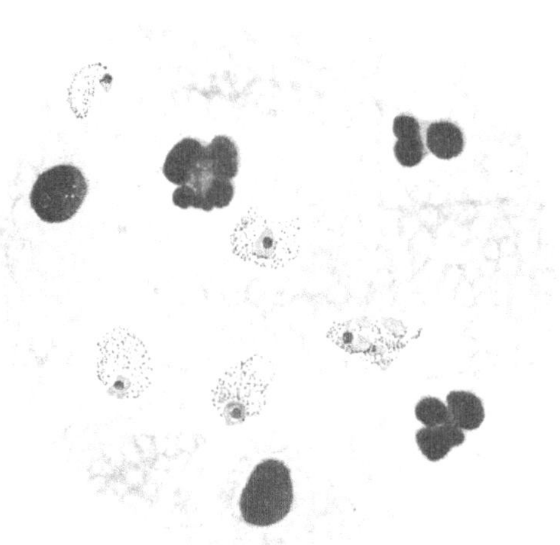
Abb. 139. „Dicker Tropfen", nach Romanowsky gefärbt. (Protoplasma der Tertianparasiten blau, Chromatin und Schüffnersche Tüpfelung rot.)

Das benutzte, destillierte Wasser darf nicht sauer sein, was ein häufiger Grund für mißlungene Färbungen ist. Es muß von Zeit zu Zeit auf saure Reaktion geprüft und wenn nötig, neutralisiert werden. Ganz schwache, alkalische Beschaffenheit des Wassers ist unschädlich, ja bis zu einem gewissen Grade der Färbung förderlich, häufig ist deshalb gewöhnliches Leitungswasser vorzuziehen.

Die in Alkohol fixierten Präparate werden aus der Fixierflüssigkeit herausgenommen, mit Fließpapier abgetupft und sofort mit der Farblösung übergossen. Man färbt etwa 30 Minuten und spült dann kräftig mit Wasser ab.

Bei spärlichem Vorhandensein von Plasmodien bewährt sich die Methode des „dicken Tropfens". Sie gestattet die Untersuchung größerer Quantitäten Blut.

Man bringt 2—3 kleine Blutstropfen auf einen gut gereinigten Objektträger, verteilt sie in der Ausdehnung von etwa einem 10 Pfennigstück in dicker Schicht mit der Nadel und läßt ihn lufttrocken werden. Dann wird das nicht fixierte Präparat genau wie oben angegeben nach Giemsa ¹/₂ Stunde gefärbt. Hierauf wird die Farbe abgegossen und der Objektträger vorsichtig abgespült, aber nicht, wie das bei den dünnen Ausstrichen erlaubt, ja geboten ist, abgespritzt, weil dabei die unfixierte Blutschicht abblättert. Auch darf das Präparat nicht mit Löschpapier abgetupft werden. Am besten schwenkt man den Objektträger einige Male in einem Glase Wasser hin und her und stellt es schräg bis zum Trocknen auf, was durch leichtes Erwärmen und Luftbewegung (Ventilator) beschleunigt werden kann.

Durch die Einwirkung der wäßrigen Farbflüssigkeit auf die nicht fixierte, dicke Blutschicht wird das Hämoglobin ausgelaugt, so daß sich die roten Blutkörperchen nur noch sehr schwach färben und das Präparat überall durchsichtig bleibt. So treten die — öfter allerdings verzerrten, aber bei einiger Übung immer noch erkennbaren (Leib blau, Kern rot) — Malariaparasiten hervor, auch die basophile Körnung und Schüffner-Tüpfelung der roten Blutkörperchen bleibt erhalten und ist diagnostisch verwertbar, während die Leukozyten meist derart verzerrt oder zusammengeballt sind, daß man sie nicht mit Sicherheit klassifizieren kann. Im übrigen wird nur der Geübte Malariaparasiten im dicken Tropfen mit der nötigen Zuverlässigkeit diagnostizieren können.

Therapie. Die Malaria gehört zu den wenigen Infektionskrankheiten, bei denen wir Mittel zur Beseitigung der Krankheitsursache im Körper besitzen. Allerdings sind wir auch für die Malaria noch nicht bei einer Therapia magna sterilisans angelangt, die ätiologische Therapie versagt gegenüber gewissen Formen der Malariaparasiten; zu einem zufriedenstellenden Erfolg gehört Zeit, Geduld und Erfahrung. Wer sich sklavisch an ein Behandlungsschema klammert, wird auch bei der Malaria viel Enttäuschungen erleben.

Das Malariamittel $Κατ$ ᾽$εξοχήν$ ist das Chinin, ein Alkaloid der Rinde des Chinabaumes. Ob die Wirkung des Chinins bei der Malaria als eine direkte, parasitizide aufzufassen ist oder auf indirektem Wege — z. B. durch Beeinflussung der roten Blutkörperchen als Wirtzellen der Parasiten — zustande kommt, ist eine noch offene Frage. Am empfindlichsten gegen die Chininwirkung sind die jungen ungeschlechtlichen Formen. Dagegen werden die Gameten durch die beim Menschen anwendbaren Chinindosen kaum beeinflußt.

Daraus geht hervor, daß das Chinin 1. am intensivsten wirken muß, wenn es zur Zeit der Teilung der Parasiten in genügender Menge im Körper in Umlauf ist und daß 2. bei dem Vorhandensein zahlreicher Geschlechtsformen (Gameten) selbst die beste Chininkur nicht vor Rezidiven schützt. Es muß dahin gestrebt werden, so früh wie möglich, d. h. tunlichst schon beim ersten Anfall Chinin zu geben, damit es nicht erst zur Entwicklung zahlreicher Gameten kommt.

Von Bedeutung ist auch die Tatsache, daß das Chinin trotz seiner vernichtenden Wirkung auf die im Blute kreisenden Malariaerreger die in den inneren Organen sitzenden Parsiten nur wenig zu beeinflussen vermag. Auch dieses Moment ist bei der Erklärung der Rezidive trotz richtig durchgeführter Chininkur nicht zu vergessen.

Von den verschiedenen Chininpräparaten sind die gebräuchlichsten: das Chininum hydrochloricum, das Chininum sulfuricum und die freie Chininbase. Letztere ist fast geschmacklos und wird gut resorbiert. Das Chininum hydrochloricum und das Chininum sulfuricum wird des bitteren Geschmackes wegen in Oblaten, Tabletten, Gelatinekapseln oder Pillen gegeben. Die Darreichung in Zigarettenpapier ist nicht zu empfehlen, da solche Chininpäckchen häufig unversehrt im Stuhl wiedergefunden werden. Tabletten und fertige Pillen müssen in Wasser in wenigen Minuten zerfallen, wenn sie eine gute Resorption des darin enthaltenen Chinins gewährleisten sollen. Gelatinekapseln müssen weich sein und sind in den Tropen unter Luftabschluß aufzubewahren, damit sie nicht verschimmeln oder zerfließen.

Ein in Italien viel gebrauchtes Präparat ist das von Celli empfohlene geschmacklose Chinintannat, das, in Schokoladenplätzchen gereicht, namentlich in der Kinderpraxis gern genommen wird. Da jedoch sein Gehalt an Alkaloid kein ganz gleichmäßiger ist, außerdem ein weit höherer Prozentsatz davon unresorbiert mit dem Kot abgeht als bei den anderen oben genannten Chininsalzen, so sind diese vorzuziehen. Jedenfalls darf man nicht vergessen, daß wegen des hohen Molekulargewichts der Gerbsäure der Chiningehalt in gleichen Gewichten viel geringer ist als z. B. im Chinin hydrochloric. Von derselben Wirkung etwa wie gleiche Dosen Chinin. hydrochloric. ist das geschmacklose Insipin (das Sulfat des Diglykolsäureesters des Chinins). Das Dihydrochininum hydrochloricum übertrifft das Chinin noch an Wirkung. 0,6 g davon sind gleich der Wirkung von 0,8—1 g Chinin hydrochloric. Das Optochin (Äthylhydrokupreinum hydrochloricum) wirkt nicht besser als Chinin, hat aber oft gefährliche Nebenwirkungen (Amaurose) und kommt daher für die Behandlung der Malaria nicht in Betracht.

Von anderen Chininderivaten ist noch das Euchinin brauchbar, das jedoch in $1^1/_2$fach größerer Dosis gegeben werden muß als das Chininum hydrochloricum und dabei viermal teurer ist.

Anwendungsweise. Das Chinin kann per os, subkutan, intramuskulär oder intravenös gegeben werden. In den meisten Fällen kommt man mit der internen Behandlung aus. Sie sei deshalb an erster Stelle besprochen.

Nach einer alten Regel soll man das Chinin in der Menge von mindestens 1 g für den Erwachsenen 4—6 Stunden vor dem zu erwartenden Anfall geben. Das ist auch theoretisch durchaus begründet; denn dann kreist das Mittel gerade zu der Zeit, wo die am meisten chininempfindlichen Parasitenformen besonders reichlich im Blute vorhanden sind, in genügender Menge im Blut. Aber die „Malaria-Uhr" ist unzuverlässig (L. R. Müller), die Anfälle können anteponieren oder postponieren. Auch verführt diese Regel dazu, daß man vor Beginn der Therapie gern einen oder zwei Anfälle abwartet, um die richtige Zeit für das Einnehmen des Chinins sicher zu bestimmen. Damit wird kostbare Zeit verloren, auch die Bildung der chininfesten Gameten begünstigt. Sicherer ist die mikroskopische Kontrolle der Entwicklung der Parasiten durch die Untersuchung häufig entnommener Blutausstriche. Aber auch das läßt, abgesehen davon, daß man nicht immer Zeit und Gelegenheit dazu hat, oft im Stiche, zumal bei der gefährlichsten Form der Krankheit, der Tropika, bei der Teilungsformen nur sehr selten im entnommenen Blut zu finden sind und auch die halberwachsenen und die noch mehr herangereiften Formen nicht immer in so großen Mengen im Blut zu beobachten sind, daß man daraus sichere Schlüsse auf den Ausbruch eines neuen Anfalles ziehen kann. Es ist daher gerade für die Behandlung der Tropika vielfach empfohlen worden, das Chinin möglichst bald nach dem Abklingen des gerade beobachteten Anfalles zu geben. Aber häufig folgen sich die Anfälle so kurz hintereinander, daß man die fieberfreie Zeit zur Therapie verpaßt. Endlich machen Chinindosen von 1 g und mehr, auf einmal gegeben, oft recht unangenehme Nebenwirkungen. Alles das hat dazu geführt, von der Behandlung mit so großen Chinindosen zu bestimmten Zeiten abzusehen. Man erreicht die nötige Chininwirkung sicherer, wenn die Chininmenge in kleinen Dosen auf den ganzen Tag verteilt wird (Nochtsche Methode).

Bei dieser Methode beginnt man am besten mit der Chinindarreichung sofort, nachdem die Diagnose gestellt oder der Verdacht erhoben worden ist,

also auch mitten im Fieberanfall, da kleine Chinindosen meist ganz gut
vertragen werden. Im allgemeinen genügen 5 Dosen à 0,2 g Chinin auf den Tag
für den Erwachsenen, aber selbstverständlich macht es wenig Unterschied, ob man
die Menge von 1 g in 4 Teildosen à 0,25 oder sogar 4 mal 0,3 g Chinin nehmen
läßt. Aufteilung in mehr als 5 Einzeldosen ist unbequem und hat keinen weiteren
Vorteil. Diese Chininbehandlung muß mehrere Tage fortgesetzt werden. Meist
schwinden allerdings Fieber und Parasiten schon nach 2 tägiger, derartiger
Chinindarreichung, indessen würde es sehr bald zu Rückfällen kommen und die
Rekonvaleszenz sich verzögern, ja sogar Malariakachexie drohen, wenn man
nur immer so lange Chinin geben würde, als Fieber vorhanden ist. Aber es bringt
auch keinen Nutzen, wenn man die tägliche Chininbehandlung zunächst länger
als 5—6 Tage nach Fieberabfall fortsetzt. Im Gegenteil, bei längerem ununter-
brochenen Chiningebrauch stumpft sich die Chininwirkung oft ab oder es zeigen
sich Erscheinungen von Chininüberempfindlichkeit, wie unerträgliche Steigerung der gewöhnlichen Nebenwirkungen des Alkaloids (Ohrensausen, Schwindel,
Magen- und Darmstörungen, Herzschwäche, Sehstörungen u. a. m.) oder darüber
hinaus vasomotorische Störungen (Haut- und Schleimhautblutungen (Nase,
Mund, Darm), Ödem (Urtikaria). Auch Temperatursteigerungen (paradoxes
Chininfieber) können nach Chininmißbrauch folgen. Im Weltkriege sind solche
unerwünschten Chininschäden viel häufiger als früher infolge weitverbreiteten
Chininmißbrauchs nach dem falschen Grundsatz: „Viel hilft viel" beobachtet
worden. Auch die im Kriege so häufig beobachteten Fälle von sog. Chininfestig-
keit der Malariaparasiten lassen sich zum größten Teil durch die Abstumpfung
der Chininwirkung infolge dieses Mißbrauchs erklären. Ob es wirklich chinin-
feste, der agamen, endogenen Entwicklungsreihe angehörige Malariaparasiten
gibt, ist eine noch offene Frage. Man kann zwar bei Protozoen, die sich außerhalb des Körpers züchten lassen, beobachten, daß sie sich allmählich an steigenden Chininzusatz zur Nährflüssigkeit gewöhnen, aber diese Beobachtungen
dürfen nicht ohne weiteres auf die Malariaparasiten verallgemeinert werden.
Jedenfalls verliert sich die so oft beobachtete Abstumpfung der Chininwirkung
auf die Malariaparasiten sehr bald nach dem Aussetzen des Chinins wieder
und ist deshalb nicht der erworbenen Arzneifestigkeit im Sinne des von Ehrlich
geprägten Begriffs gleich zu setzen.

Um die Abstumpfung der Chininwirkung zu vermeiden, muß man chininfreie
Pausen einschieben. Wir bemessen sie jetzt in der Regel von Anfang an auf
4 Tage und lassen jeder solchen Pause 3 Chinintage folgen. Das Schema ist also
folgendes: Zunächst sofort nach gestellter Diagnose, im Zweifel sofort bei
Malariaverdacht täglich $5 \times 0,2$ Chinin bis etwa zum 5. fieberfreien Tage nach
einem Anfall, dann 4 Tage Chininpause, dann weitere 3 Tage Chinin, dann 4 Tage
Pause und so fort bis einige Wochen nach dem Anfall vergangen sind und der
Patient sich gut erholt hat. Längeres Fortsetzen dieser Chininkur hat
meist keinen Zweck, Rückfälle werden durch eine längere Kur auch nicht verhindert, ja sie treten oft mitten in solcher zu lange fortgesetzten Kur auf und
sind dann um so hartnäckiger. Jedes Rezidiv ist in derselben Art zu behandeln.
Natürlich handelt es sich dabei aber nur um ein Schema, von dem Abweichungen
im Einzelfall nicht blos erlaubt, sondern oft geboten sind. So kann es angezeigt
erscheinen, bei sehr geschwächten Patienten oder bei Schwarzwasserfieber-
gefahr (s. u.) erst mit kleineren Dosen zu beginnen, in anderen Fällen (schwere
Fieber) empfehlen sich unter Umständen größere Anfangsdosen (2 g in den ersten
Tagen) usw.

Zu welchen Tageszeiten die Teildosen verabreicht werden, ist gleichgültig.
Bei mangelhafter Salzsäureausscheidung im Magen, was bei Malaria sehr häufig
zu beobachten ist, gebe man etwas Salzsäure dazu.

In allen Fällen, in denen die Resorption des Chinins bei innerlicher Darreichung nicht sicher erscheint, muß das Chinin intramuskulär oder intravenös gegeben werden. Dies gilt nicht bloß für die schweren Fieber, in denen Somnolenz, Bewußtlosigkeit oder Erbrechen oder sonst schwere Allgemeinerscheinungen die Aufnahme des Chinins in Frage stellen, sondern auch von Fällen von Magenkatarrh, Darmkatarrh, Ruhr und ruhrartigen Erkrankungen. Bei empfindlichen Menschen macht Chinin selbst nicht selten Durchfall, auch in diesen Fällen ist, wenn es auf sichere und genügende Chininwirkung ankommt, das Chinin durch Einspritzung einzuverleiben; aber nur die intramuskuläre und intravenöse Einverleibung verbürgen prompte Resorption und genügende Wirkung, die subkutane Einspritzung von Chinin hat demgegenüber nur Nachteile.

Die zu den Einspritzungen verwandten Chininlösungen müssen das Mittel in ganz leichtlöslicher Form enthalten, da es sich sonst bei intramuskulärer, noch leichter bei subkutaner Einführung im Körpergewebe abscheidet, als Ablagerung liegen bleibt, das Gewebe infiltriert und abgesehen von der Wirkungslosigkeit gegenüber der Malaria zu langdauernden, schmerzhaften Infiltrationen, ja zu Nekrosen auch bei aseptischer Anwendung führen kann. Bei uns hat sich bei diesen Einspritzungen das Urethanchinin (Chininum hydrochloricum 10 g, Aqua dest. 18 g, Äthylurethan 5 g) am besten bewährt. Eine solche Lösung nimmt bei Zimmertemperatur gerade ein Volum von 30 ccm ein und enthält demnach, in zugeschmolzene Glasröhrchen zu 1,5 ccm eingefüllt, in jeder solchen Ampulle 0,5 g Chinin. Für die Praxis empfiehlt es sich, jede Ampulle etwas stärker, z. B. mit 1,6 ccm der Lösung anzufüllen, damit man sicher 1,5 ccm in seine Spritze hineinsaugen kann. In der Kälte fällt ein Teil des Chinins aus der Lösung in spitzen Nadeln aus. Man muß daher in der kalten Jahreszeit sich die Ampullen genau ansehen und die, die Trübungen, durch Salznadeln verursacht, aufweisen, leicht anwärmen, ehe man die Lösung benutzt. Die Einspritzungen macht man nur intramuskulär, nie subkutan, da dann die Resorption schneller und vollständiger ist. Die ersten Einspritzungen — und meist sind ja nur wenige Einspritzungen nötig, da das Chinin nach dem Abklingen der stürmischen Fiebererscheinungen meist weiter innerlich gegeben und nur bei dauernden Darmstörungen eine fortgesetzte intramuskuläre Behandlung nötig werden kann — werden am besten in das obere äußere Viertel der Gesäßhälften gemacht. Muskeln und Nerven müssen dabei entspannt sein. Von größter Wichtigkeit ist zuverlässig keimfreies Arbeiten, da sonst bei der Neigung des Chinins zu Ablagerungen und Infiltrationen böse Abszesse, Nekrosen, ja selbst Allgemein-Infektionen (Tetanus, Sepsis) vorkommen können und tatsächlich nicht so ganz selten beobachtet sind. Meist wird es genügen, 2—3 Spritzen à 0,5 Chinin in den ersten Tagen täglich zu geben, dann kann man in den meisten Fällen zur innerlichen Verabreichung übergehen.

Wo es auf eine besonders schnelle Chininwirkung ankommt, muß die Einspritzung in die Blutbahn vorgenommen werden. Das ist namentlich angezeigt bei allen perniziösen Fiebern. Man wende aber in diesen Fällen die Chininurethanlösung nur verdünnt an. Entweder, indem man den Inhalt einer Ampulle mit 0,5 g Chinin zu 10—20 ccm 0,9 % Kochsalzlösung in der Spritze zufügt, oder, wenn man gleichzeitig die Herzkraft heben will, dieselbe Menge von Chinin in 100—200 ccm Kochsalzlösung einspritzt. Mehr als ein halbes Gramm Chinin sollte intravenös nicht auf einmal eingespritzt werden, sonst kann man recht unangenehme Kollapse erleben. Meist genügt auch diese Chininmenge, um den Zustand augenblicklich günstig zu beeinflussen. Daneben empfiehlt es sich, evtl. gleichzeitig 0,5—1 g Chinin intramuskulär zu verabfolgen. Natürlich aber muß die intravenöse Einspritzung, wenn bedrohliche Erscheinungen wiederkehren, noch öfter wiederholt werden. Sind sie vorüber, kann die gewöhnliche Chininbehandlung (innerlich oder intramuskulär) wieder Platz greifen.

Ersatzmittel des Chinins sind bei Idiosynkrasie, bei durch Chininmißbrauch erworbener Überempfindlichkeit und bei Abstumpfung der Chininwirkung nicht zu entbehren; indessen erreichen die bis jetzt bekannten Ersatzmittel das Chinin in seiner Wirkung nicht vollständig. Das gilt auch von den Arsenobenzolen, Salvarsan, Neosalvarsan, Arsalyt. Sie wirken nur im akuten Stadium der Malaria; in der fieber- und parasitenfreien Zeit einverleibt, vermögen sie Rezidive weder hinauszuzögern, geschweige zu verhüten, im Gegenteil haben wir und andere mehrmals durch Salvarsaneinspritzungen Malariaanfälle auslösen können. Mehr als 2—3 Einspritzungen kleiner Dosen (0,3—0,4—0,5 g) in 8 tägigen Zwischenräumen sind meist nicht erforderlich. Nur intravenöse Injektionen sind von genügend zuverlässiger Wirkung. In jedem Falle raten wir, eine Chininbehandlung anzuschließen, jedenfalls zu versuchen. Bei Überempfindlichen muß man dann mit kleinen und kleinsten Chiningaben beginnen und ganz allmählich steigen. Nur in Ausnahmefällen erweist sich erworbene Überempfindlichkeit hiergegen ganz abweisend. (Näheres siehe unter „Schwarzwasserfieber".)

Das Methylenblau medicinale wirkt langsamer als das Chinin, ist aber bei Quartana oft von besserer Wirkung. Es wird in derselben Menge und denselben Teildosen wie Chinin gegeben; auch nach seiner Darreichung ist in seltenen Fällen Schwarzwasserfieber beobachtet worden. Es reizt die Harnröhre und den Magendarmkanal und wird deshalb am besten mit Muskatnuß (messerspitzenweise) zusammengegeben. Man verabreicht es in Dosen von 0,2 g 4—5 mal täglich.

Symptomatische Behandlung. Während des Anfalles legt man eine Eisblase oder einen kühlen Umschlag auf den Kopf, um Hitzegefühl und Kopfschmerzen zu lindern. Bei starken Aufregungszuständen ist mitunter etwas Morphium von wohltätiger Wirkung. Gegen Chininrausch empfiehlt Szent-Györgyi Aspirin und Coffein. Die Verwendung anderer Antipyretika wie Antipyrin, Salizyl usw. neben dem Chinin ist nicht anzuraten. Gegen den quälenden Durst gibt man Limonaden, kalten Tee, kohlensaure Wässer, wohl auch etwas verdünnten Sekt. Schwitzprozeduren haben keinen Zweck; dagegen werden kühle Abwaschungen des ganzen Körpers oder lauwarme Vollbäder wohltuend empfunden. Bei schweren mit Koma verbundenen Formen sind Bäder (35° C) mit kühlen Übergießungen zu empfehlen. Die häufige Obstipation wird durch warme Einläufe bekämpft. Das oft recht quälende Erbrechen wird durch Schlucken von Eisstückchen oder Jodtinktur (ein Tropfen auf ein Weinglas voll Wasser) gemildert; auch Magenspülungen führen zum Ziele. Von guter Wirkung soll nach Ziemann folgende Schüttelmixtur sein: Chloroform 10, Gummi arabic. 10, Zucker 20, in einem Mörser zu zerreiben und mit Aquae ad 200 zu versetzen; vor dem Gebrauch gut durchzuschütteln; ein- bis zweistündlich ein Teelöffel bis zum Aufhören des Erbrechens. Das beste Mittel gegen das Erbrechen ist natürlich die möglichst rasche Beseitigung der Parasiten im Blut, was in solchen Fällen am sichersten durch die intravenöse Injektion von Chininurethan zu erreichen ist.

Bei Herzschwäche empfiehlt sich der Gebrauch von Digalen 2—3 mal täglich 1 ccm subkutan oder Coffein und Natrium benzoicum 2—3 mal täglich 0,2 g. Bei plötzlichen Kollapserscheinungen sind subkutane Injektionen von Kampferöl oder intramuskuläre Einspritzungen von Adrenalin (von der 1 °/₀₀ igen Lösung 1 ccm) von Nutzen. Husten wird mit Kodein bekämpft.

Eine wichtige Aufgabe erwächst dem Arzt nach Beseitigung des akuten Anfalles meist noch in der Bekämpfung der zurückbleibenden Anämie und der nervösen Erscheinungen. Nach einem einmaligen Anfall pflegen sich die Kranken bei richtiger Chininanwendung in der Regel schnell zu erholen, so daß schon nach einigen Tagen der Milztumor zurückgeht und der Hämoglobingehalt sich hebt. Sind aber schon mehrere Rezidive aufgetreten, dann sind die blutbildenden Organe schwerer in Mitleidenschaft gezogen. Als Mittel zur Förderung der Blutbildung sind vor allem das Arsen und das Eisen im Gebrauch. Das Arsen kann in den verschiedensten Formen genommen werden. Bei gutem Zustande des Magendarmtraktus gibt man es als Solutio Fowleri (Sol. arsenic. Fowleri 5 Aqu. ment. pip. 10) dreimal täglich 2—15 Tropfen ansteigend und wieder absteigend; oder man verordnet Pilulae asiaticae (Acid. arsenicosi 0,05. Piper. nigr. pulv. 1,5. Rad. liq. pulv. 3,0. Muc. gum. arab. qu. s. F. pilul. No. 50, jede Pille = 1 mg Acid. Arsenic.) oder Elarson. Auch die Dürkheimer Maxquelle in steigenden und später wieder fallenden Dosen (beginnend mit 3×10 ccm) ist zu empfehlen, ebenso Leviko-Wasser.

Bei weniger intaktem Darmkanal gibt man das Arsen lieber subkutan als Arrhenal oder besser noch als Natrium kakodylicum in Dosen von 0,02 bis 0,05 pro die oder Solarson.

Von Eisenpräparaten empfehlen sich die Pilulae Blaudii, dreimal täglich zwei Pillen, das Liquor ferri albuminati, dreimal täglich ein Kaffeelöffel, ferner die Arsenferratose und andere.

Von großer Wichtigkeit bei der Behandlung von Malariarekonvaleszenten und chronischen Malariakranken ist neben den besprochenen Verfahren natürlich auch die hygienisch-diätetische Behandlung.

Eine kräftige Ernährung ist vor allem erforderlich. Dabei muß sorgfältig auf den Stuhlgang geachtet werden, der besonders in den Tropen häufig angehalten ist. Wassereinläufe, Glyzerinklystiere, eventuell salinische Abführmittel sind dabei am Platze. Man vergesse auch nicht, reichlich frisches Obst und Gemüse als Beikost zu geben. Häufig ist es von großem Vorteil, den Malaria-Rekonvaleszenten, der in den Tropen lebt, in einen Gebirgsort zu bringen, einmal um ihn vor einer neuen Infektion zu schützen, und zweitens um durch die anregende Wirkung des Höhenklimas seinen Schlaf und Appetit zu bessern und die Blutbildung zu befördern.

Dauer der Behandlung. Nach der ersten, einige Wochen dauernden Chininkur soll man zunächst eine längere Chininpause machen. Erst wenn das erste, unausbleibliche Rezidiv eingetreten ist, muß die Kur, dann aber auch sofort, wieder aufgenommen werden. Die späteren Chininkuren können abgekürzt werden.

Die Frage, wann ein Malariakranker als endgültig geheilt anzusehen ist, läßt sich nicht mit Sicherheit beantworten. Rückfälle können auch bei Leuten, die klinisch durchaus normale Verhältnisse zu bieten scheinen, noch bis zu 4 oder mehr Jahren aus anscheinend voller Gesundheit heraus auftreten, aber bei Tertiana und Tropika gehören doch Rezidive, die nach mehr als 1 Jahre noch auftreten, zu den Seltenheiten. Im allgemeinen steht auch fest, daß die Malariainfektionen, wenn neue Einimpfung von Malariaparasiten ausgeschlossen ist, in den meisten Fällen nach 4—5 Jahren bei zweckmäßigem Verhalten ganz ausheilen. Leute, die „ihre Malaria" nach der Rückkehr aus Malariagegenden, z. B. den Tropen 10 Jahre und länger behalten, sind immer anderer Erkrankungen verdächtig; auch die Nachkrankheiten der Malaria (Neuritiden usw.) halten meist nicht länger als einige Jahre an. Die weit verbreitete Neigung, alle Beschwerden und Unpäßlichkeiten, die nach einer Malaria auftreten, noch als Folge dieser Infektion anzusehen, ist unbegründet und zumal bei Kriegsteilnehmern mit Rentenansprüchen zurückzuweisen.

Provokation. Es liegt nahe, in immer wieder rezidivierenden Fällen eine Radikalheilung dadurch zu versuchen, daß man durch provokatorische Einwirkungen (s. o. S. 293) die chininfesten Gameten auf einmal zur Rückbildung in Schizonten anzuregen und dann diese chininempfindlichen Formen durch eine Chininkur abzutöten sucht. Aber es ist noch eine durchaus offene Frage, ob sich dieser Zweck wirklich durch die bisher bekannten Provokationskuren erreichen läßt. Es ist in keiner Weise erwiesen, daß durch solche Provokationen sämtliche im Körper befindlichen Gameten auf einmal zur Rückbildung veranlaßt werden. Viel wahrscheinlicher ist es, daß immer unbeeinflußte Gameten übrig bleiben. Und so sind in der Tat auch die mit Provokation und nachfolgender Chininkur behandelten Malariakranken in der Folge doch nicht sicher vor Rückfällen. Ich halte daher die Provokation nur in besonderen Fällen hauptsächlich als diagnostisches Hilfsmittel für angezeigt.

Prophylaxe. Schutz vor der Infektion gewährt allein mechanischer Schutz vor dem Stich der Anophelen oder Ausrottung der Mücken. Das letztere ist aber niemals durch persönliche Maßnahmen eines einzelnen, sondern immer nur durch allgemeine Unternehmungen in größeren Bezirken zu erreichen.

Die persönliche Prophylaxe durch Schutz vor Mückenstichen gelingt mit Sicherheit nur bei sehr sorgfältiger, pedantisch strenger Ausführung, wie sie nicht immer möglich ist. Von der größten Bedeutung ist dabei immer der Moskitoschutz des Bettes. Das allein gibt schon einen sehr weitgehenden, wenn auch nicht vollkommenen Schutz vor der Infektion. Wo die Mückenplage und die Infektionsgefahr sehr groß ist, müssen auch Fenster und Türen (Doppeltüren) samt den Schlüssellöchern, Schornsteinen usw. mit Drahtnetzen überspannt sein. Diese Verschlüsse müssen immer in tadelloser Ordnung gehalten werden. Moskitosichere Kleidung käme nur des Abends, insbesondere auf nächtlichen Ausflügen und dergleichen in Betracht, dazu müßten Kopf- und Handschutz durch Moskitonetz, die natürlich nirgends an der Haut anliegen dürfen, gehören, weil sonst die Moskitos durch die Maschen hindurchstechen. In den meisten Fällen wird man sich allerdings darauf beschränken, des Abends hochschäftige Stiefel oder Gamaschen (auch beim bloßen Sitzen im Freien und auch für Damen) und dergleichen zu tragen. Alle Einreibungen der Haut mit irgendwelchen Mitteln haben sich bisher als nur kurze Zeit wirksam und daher nur ganz ausnahmsweise brauchbar gegen die Mücken erwiesen.

Die **Chininprophylaxe** schützt nicht vor Mückenstichen und Infektion. Die durch den Mückenstich eingeimpften Keime können aber durch Chinin bis zu einem gewissen Grade an der Weiterentwicklung gehindert und abgetötet werden. Dieses Ziel wird allerdings durch keine bisher bekannte Methode der Chininprophylaxe zuverlässig erreicht, namentlich nicht in stark verseuchten Gegenden mit reichlicher Infektionsgelegenheit, da es dort nötig wäre, für einen immer genügend hohen Chiningehalt des Blutes durch dauernde, tägliche Zufuhr größerer Chiningaben zu sorgen. Das hält der Körper aber auf die Dauer nicht aus, auch stumpft sich dabei bald diese prophylaktische Wirkung des Chinins ebenso ab, wie seine therapeutische (v. o.).

In weniger stark mit infizierten Mücken besetzten Gegenden leistet die Chininprophylaxe in Verbindung mit mechanisch in bequem durchführbaren Grenzen gehaltenem Mückenschutz (Moskitonetz zum Schlafen, einigermaßen gut durchgeführter Zimmerschutz, abends im Freien Schaftstiefel oder Gamaschen, bedeckter Kopf, Nackenschleier, Tabakrauchen, Hände in den Taschen) völlig befriedigendes, da bei den selteneren, durch gelegentliches Versagen des mechanischen Schutzes und trotz der Chininprophylaxe zustande gekommenen Infektionen, die nur gelegentlich und in geringen Mengen eingeimpften Malariakeime vom Chinin und den immunisatorischen Kräften des Kranken überwunden werden und vor allem sich nicht so oft und so reichlich chininresistente Gameten bilden, wie dies bei reichlicher Infektionsgelegenheit trotz Chininprophylaxe zu erwarten ist.

Wegen der auch bei der Chininprophylaxe unter Umständen eintretenden Abstumpfung der Chininwirkung ist die sog. Pausenprophylaxe der täglichen Prophylaxe in allen Fällen vorzuziehen, wo sie durchführbar ist. Bei der Pausenprophylaxe müssen größere Chinindosen (1 g) auf den Tag genommen werden. Dabei sind bei den meisten Leuten an den Chinintagen die körperlichen und geistigen Leistungen herabgesetzt und die Leute sind an diesen Tagen schonungsbedürftig. Solche Schontage können aber nicht immer, z. B. nicht einer kämpfenden Truppe, gewährt werden. Unter solchen Umständen ist die tägliche Prophylaxe vorzuziehen, bei der kleinere Chinindosen, die nicht belästigen, täglich genommen werden. Man nimmt 0,25 bis 0,4 g Chininhydrochloricum täglich, am besten des Abends ein. Größere tägliche Dosen werden auf die Dauer nicht vertragen und stumpfen ihre Wirkung schnell ab.

Bei der Pausenprophylaxe nimmt man entweder jeden 4. Tag 1 g Chinin oder jeden 6. bis 7. Tag (also immer an denselben Wochentagen) je 1 g Chinin in kleinen Teilgaben. Größere Chinindosen werden auch bei der Pausenprophylaxe auf die Dauer nicht vertragen, wesentlich kleinere geben überhaupt keinen Schutz.

Bei jeder Art von Chininprophylaxe kommt es, wenn man sich allein darauf verläßt und Moskitoschutz und Bekämpfung vernachlässigt, in stark verseuchten Gegenden schließlich in den meisten Fällen doch zur Infektion und zu Fieberausbrüchen, aber für die Gesamtheit, z. B. für kämpfende Truppen, Arbeiter, bleibt dabei doch der Vorteil, daß die Leute nicht alle zugleich erkranken. Die Erkrankungen verteilen sich über einen breiten Zeitraum und beeinträchtigen die Gefechtskraft der Truppe, die Leistungsfähigkeit einer Arbeitertruppe nicht so stark, als wenn sich alle Erkrankungen, was bei ganz fehlendem Chininschutz sicher zu erwarten gewesen wäre, in der Hauptgefahrzeit der Malaria auf wenige Wochen zusammendrängen würden.

Bekämpfung. Die Bekämpfung der Malaria, die bei der großen volkswirtschaftlichen Bedeutung der Seuche in den betroffenen Ländern mit allen Mitteln ins Werk gesetzt werden muß, hat sich in zwei Richtungen zu bewegen: einmal muß darauf hingewirkt werden, daß die infizierten Menschen systematisch mit Chinin behandelt werden, damit den Mücken die Gelegenheit genommen wird, sich an den Kranken zu infizieren, und zweitens muß nach Möglichkeit die Vernichtung der Anophelesmücken und ihrer Brut angestrebt werden.

Die Kochsche Malariabekämpfung stellte die erstgenannte Forderung in den Vordergrund und es gelang ihm z. B., Stephansort auf Neu-Guinea sowie die Insel Brioni durch die Chininbehandlung aller infizierten Menschen vorübergehend malariafrei zu machen.

Indessen versagt die Chininbekämpfung der Malaria an allen Orten mit auch nur einigermaßen stärkerem Verkehr, dazu kommen die Schwierigkeiten, die durch die Chininresistenz der Gameten und die bei vielen Menschen sich bald einstellende, allgemeine Abstumpfung der Malariawirkung des Chinins gesetzt werden. Man betrachtet deshalb jetzt nirgendsmehr die Chininbekämpfung der Malaria als die Hauptwaffe. Dauererfolge sind von ihr nur im Zusammenwirken mit einer großzügigen, planmäßigen, gründlichen Mückenbekämpfung zu erwarten. Vorausgehen muß gründliches Studium der in der zu behandelnden Malariagegend vorkommenden Anophelesarten, ihrer Lebensgewohnheiten, ihrer Brutplätze und Brutzeiten usw. Die Bekämpfung muß sich sowohl gegen die Mücken selbst (Ausräuchern, Abbrennen, Abspritzen,

Abfangen u. dergl. — Winterbekämpfung —), wie gegen ihre Brut (Puppen, Larven und Eier — Sommerbekämpfung —) richten (Trockenlegung und Zuschütten von Tümpeln, sumpfigen Stellen, Beseitigung von Scherben, Konservenbüchsen und ähnlichem Hausabfall, Auskrauten von Gräben, Herstellung guten Abflusses, Übergießen von stehenden Gewässern mit Petroleum, Saprol, Schutz und Ansiedlung der natürlichen Feinde der Moskitolarven und Eier, Enten, kleine Fische, die auch an seichte Stellen gelangen, Wasserkäfer, Molche, usw.). Dauererfolge sind natürlich nicht in wenigen Wochen zu erzielen, man kann aber bei gründlichen Vorarbeiten, planmäßigem Vorgehen und hartnäckiger Ausdauer schon mit verhältnismäßig geringem Aufwand von Arbeitskräften, Material und Geld sehr viel erreichen.

Schwarzwasserfieber.

Als Schwarzwasserfieber bezeichnet man eine unter Schüttelfrost und Fieber akut einsetzende Hämoglobinurie, die mit der Malaria in engstem Zusammenhange steht und bedingt wird durch einen plötzlichen massenhaften Zerfall roter Blutkörperchen und Ausscheidung der Zerfallsprodukte durch die Nieren. Die Leber vermag das massenhaft anstürmende Hämoglobin nicht zu bewältigen, und so kommt es schnell zu einem starken Resorptionsikterus. Der alarmierende Symptomenkomplex ist nicht etwa als eine besonders schwere Form von Malaria aufzufassen, wie das früher sehr zum Schaden der Kranken geschah, wo man infolge dieser falschen Vorstellung hohe Chinindosen gegen das Leiden gab; die bestehende oder vorangegangene Malaria stellt vielmehr nur die Disposition dazu dar, auslösendes Moment ist stets die Zuführung von Medikamenten, meist von Chinin, seltener spielen Antipyrin, Methylenblau oder andere Antipyretika und Antimalarika dabei eine Rolle. Eine bestehende und ungenügend behandelte Malaria schafft eine Intoleranz gegen die genannten Mittel, und so genügen unter Umständen schon geringe Mengen Chinin, um einen Schwarzwasserfieberanfall auszulösen. Meist handelt es sich um Tropenfieberfälle, doch können auch Tertiana- und Quartanakranke davon betroffen werden. In der Regel sind es Personen, die schon seit langem an Malaria leiden und einen starken Milztumor haben.

Es liegt nahe, nach bekanntem Muster an eine Überempfindlichkeit gegenüber dem Chinin zu denken, wie wir das gegenüber dem Quecksilber und allen möglichen Giften heute kennen. Aber diese Erklärung leidet Schiffbruch, denn man hat beobachtet, daß unter Umständen dieselbe Dosis Chinin, die bei einem Malariker Hämoglobinurie hervorrief, wenige Tage später anstandslos vertragen wurde. Auch die Vorstellung, daß Hämolysine, die sich infolge der Malariainfektion bilden, die Ursache des Blutzerfalles seien, ist nicht zu beweisen, da das Blutserum eines Schwarzwasserfieberkranken weder die eigenen noch fremde Blutkörperchen auflöst. Es bleibt also bei der Erklärung der Hämoglobinurie noch fast alles dunkel.

Krankheitsbild. Der Schwarzwasserfieberanfall beginnt 1—3 Stunden nach der Chininaufnahme plötzlich mit einem starken, mitunter mehrere Stunden währenden Schüttelfrost, und schnell steigt die Temperatur zu hohen Graden. Ein äußerst heftiger Kopfschmerz quält den Kranken und heftiges, fast unstillbares Erbrechen stellt sich ein; häufig treten auch Durchfälle hinzu. Puls und Atmung werden auffällig frequent. Schon nach 2—3 Stunden gibt ein schnell zunehmender Ikterus, von den Skleren beginnend und rasch über den ganzen Körper sich ausbreitend, der Haut des geängstigten Kranken ein gelbliches

Kolorit. Gleichzeitig tritt Hautjucken auf. Der Urin, der während des Anfalls entleert wird, ist dunkelrot wie Burgunder und in schweren Fällen dunkelbraun bis schwarz wie englischer Porter. Er enthält massenhaft Hämoglobin (zuerst Oxyhämoglobin, später Methämoglobin) und viel Eiweiß. Mikroskopisch sieht man granulierte Zylinder von brauner Farbe, Blasen- und Nierenepithelien, spärliche hyaline und Epithelzylinder und fast gar keine roten Blutkörperchen. In kurzer Zeit entwickelt sich eine hochgradige Anämie durch den enormen Zerfall der Erythrozyten. Der Hämoglobingehalt sinkt oft auf 20%, die Zahl der roten Blutkörperchen auf ein Fünftel des Normalen. Die Milz schwillt unter Schmerzen schnell zu bedeutender Größe an, auch die Leber vergrößert sich, was von Schmerzen begleitet ist.

Der **Verlauf** ist verschieden. In leichteren Fällen kann schon nach wenigen Stunden eine Besserung der bedrohlichen Zeichen auftreten, indem sich die dunkle Färbung und damit der Hämoglobingehalt des Urins vermindert und das Fieber absinkt; nur eine große Schwäche bleibt lange zurück. In schweren Fällen meldet sich oft schon nach einigen Stunden, mitunter erst nach Tagen, ein neues bedrohliches Symptom; das Sinken der Harnmenge. Die massenhaften in der Niere niedergeschlagenen Pigmentschollen verstopfen die Harnkanälchen, und so kommt es zur Oligurie und mitunter sogar zur Anurie. Auffälligerweise vermindert sich dabei mitunter auch die Hämoglobinmenge des ausgeschiedenen, noch stark eiweißhaltigen Urins; selbst in schwersten Fällen, wo nur noch wenige Kubikzentimeter Harn ausgeschieden werden, kann seine Farbe ganz hell sein, da das Hämoglobin in den verstopften Harnkanälchen sitzen bleibt. Die Temperatur stellt eine unregelmäßig remittierende Kurve dar, kann aber auch in den ersten zwei Tagen schon abfallen und sich in niedriger Höhe halten. Der Ausgang richtet sich meist nach der Dauer dieses Zustandes. Bei fortbestehender Oligurie und häufigem Erbrechen, das jede Flüssigkeitsaufnahme durch den Mund unmöglich macht, nimmt die Schwäche zu, der Kranke wird apathisch und somnolent und unter zunehmender Herzschwäche erfolgt der Tod. In anderen Fällen aber, bei denen es unter Verschwinden der Hämoglobinurie zur Oligurie gekommen ist, können noch 10—13 Tage bei relativem Wohlbefinden vergehen, ehe bedrohliche Anzeichen von Herzschwäche, allgemeines Anasarka, Dyspnöe und Pulsverschlechterung auftreten; dann aber kommt es schnell zum letalen Ausgang.

In günstig verlaufenden Fällen können sich trotz eingetretener Oligurie nach zwei Tagen Kopfschmerzen und Erbrechen bessern. Allmählich steigt dann auch die Harnmenge wieder, das Erbrechen läßt nach, der quälende Durst kann wieder gestillt werden und die Rekonvaleszenz beginnt. Hochgradige Schwäche bleibt noch lange zurück, bis sich das geschädigte Blut wieder regeneriert hat; auch der Ikterus hält noch eine Weile an.

Die Prognose richtet sich nach der Schwere des Anfalls und der Dauer der Oligurie. Die Mortalität beträgt etwa $5—10\%$.

Prophylaxe. Die Prophylaxe des Schwarzwasserfiebers fällt zusammen mit der der Malaria, denn erfahrungsgemäß erkranken mit wenigen Ausnahmen nur solche Kranken an Schwarzwasserfieber, die eine Malariainfektion durchgemacht haben, und dadurch eine Intoleranz gegen das Chinin oder andere Antipyretika erworben haben. Vor allem ist nach jeder Malariainfektion eine gründliche Chininkur geboten, um dem Schwarzwasserfieber vorzubeugen. Bei ungenügend durchgeführter Chininprophylaxe besteht nicht selten eine latente Malaria, die von den Kranken gar nicht bemerkt wird, weil stärkere Fieberbewegungen infolge des prophylaktisch genommenen Chinins nicht zustande kommen. Trotzdem aber geht die Infektion wegen der unzureichenden Chininmenge immer weiter, führt zu Milzschwellung und Anämie und kann eines Tages bei der Einnahme der gewohnten prophylaktischen Chinindosis zu Schwarzwasserfieber führen.

Diese Beobachtung mahnt also, die Chininprophylaxe recht gründlich in der oben beschriebenen Form durchzuführen und andererseits auch auf jede verdächtige Fieberbewegung zu achten und gegebenenfalls sofort eine ausreichende Chininkur einzuleiten.

Therapie. Sind bei einem Malariakranken infolge der spezifischen Intoleranz gegen Chinin oder ein anderes Antipyretikum wie Antipyrin, Aspirin u. dgl. die Symptome des Schwarzwasserfiebers aufgetreten, so ist das erste Gebot das Aussetzen des betreffenden Mittels. Der Kranke kommt ins Bett, um nicht durch Erkältungsmöglichkeiten und Bewegung der Hämoglobinurie noch mehr Vorschub zu leisten. Nun gilt es vor allen Dingen, eine Verdünnung des im Blute kreisenden hämolytischen Giftes durch reichliche Flüssigkeitszufuhr zu erzielen und die drohende Anurie zu beseitigen. Man gibt also dem Kranken große Mengen Limonaden, leichten Tee, kohlensaure Wässer und macht subkutane oder besser intravenöse Infusionen mit physiologischer Kochsalzlösung. Letzteres empfiehlt sich besonders bei unstillbarem Erbrechen: man kann dann 300—500 ccm Kochsalzlösung in eine Vene der Ellenbeuge einfließen lassen. Auch hohe Darmeingießungen ($^3/_4$—1 l physiologische Kochsalzlösung) sind zu empfehlen. Ich bevorzuge die permanenten Darmeinläufe, bei denen der zuführende Schlauch durch einen Quetschhahn so weit abgeklemmt wird, daß die Flüssigkeit nur tropfenweise in den Darm eintreten kann. Dabei werden große Mengen Flüssigkeit gut resorbiert, ohne Peristaltik zu erzeugen (1 l in 2—3 Stunden). Zur Bekämpfung der Oligurie empfiehlt sich die Kombination von diuretisch wirksamen Mitteln mit Herztonizis, z. B. Diuretin 1,0 und Pulv. fol. dig. 0,1, dreimal täglich, oder Theocin. nat. acet. 0,3, dreimal täglich kombiniert mit Digalen. Ist es wegen des unstillbaren Erbrechens nicht möglich, solche Medikamente per os zu geben, so müssen subkutane Injektionen gemacht werden, also z. B. Digalen dreimal 1 ccm oder Coffein natr. benz. 0,2 dreimal täglich. Bei bedrohlicher Herzschwäche sind dann auch häufig Kampferinjektionen dazwischenzuschieben. Ist völlige Anurie eingetreten, kann bei gutem Kräftezustand schließlich noch ein Versuch mit der Nephrotomie und Dekapsulation der Niere gemacht werden, um die intrarenale Hyperämie und die dadurch bedingte Kompression der Harnkanälchen zu beseitigen. Die ursprünglich von den Franzosen stammende Operation hat allerdings noch niemals Erfolg gehabt.

Neuerdings hat Matko auf Grund seiner Beobachtungen über die Hemmung der hämolytischen Wirkung des Chinins im Reagenzglase durch Zusatz phosphatreichen Urins zu der geprüften Blutkörperchenaufschwemmung empfohlen, den Schwarzwasserfieberkranken im Anfall Phosphatlösung intravenös zu verabreichen (100 ccm 2,5 proz. Dinatriumphosphatlösung). Die Einspritzung ist, falls nötig, an den folgenden Tagen zu wiederholen. Matko selbst, aber auch andere Beobachter, haben sofortiges und dauerndes Aufhören der Hämoglobinurie danach beobachtet, in anderen Fällen war die Wirkung zwar vorübergehend, trat aber bei intravenöser Einspritzung neuer Phosphatlösung wieder prompt ein, so daß auch diese Patienten schnell geheilt wurden. Einige Beobachter haben allerdings Mißerfolge gehabt. Ob das nur daher kam, daß zu wenig und zu spät eingespritzt wurde oder ob die Heilwirkung überhaupt unsicher ist, müssen weitere Beobachtungen lehren. Mir ist es nicht unwahrscheinlich, daß die Hypertonie der eingeführten Phosphatlösung bei dieser günstigen Witterung eine Rolle spielt, weshalb als Ersatzmittel, falls keine Phosphatlösung vorrätig ist, hypertonische Kochsalzlösungen in Frage kämen.

Das Erbrechen wird bekämpft durch Schlucken von Eisstückchen und durch Magenspülungen, die häufig große Mengen Schleim zutage fördern.

Auch die Ziemannsche Chloroformmischung ist sehr wohltuend: Chloroform 10, Gummi arabic. 10, Zucker 20, in einem Mörser zu zerreiben und mit Aqua $\overline{aa}$ 200 zu versetzen. Vor dem Gebrauch gut umzuschütteln, 1—2stündlich 1 Teelöffel bis zum Aufhören des Erbrechens.

Kommt der Kranke trotzdem nicht zur Ruhe, so muß eventuell etwas Morphium gegeben werden, das außer dem Erbrechen auch die quälenden Kopf- und Lendenschmerzen lindert.

Nach dem Schwarzwasserfieberanfall sind die Kranken infolge des massenhaften Zerfalles roter Blutkörperchen im höchsten Grade anämisch und schwach. Sie müssen daher auf das Sorgfältigste gepflegt und geschont werden. Geboten sind also: absolute Bettruhe und Vermeidung jeder körperlichen Anstrengung, kräftigende, aber für die Nieren unschädliche, also reizlose Kost. Mächtige Unterstützungsmittel sind dabei das Arsen und das Eisen (über die Form ihrer Anwendung vergleiche die Malariabehandlung).

In der Zeit nach dem Schwarzwasserfieberanfall muß man, nachdem sich der Kranke einigermaßen erholt hat, also in der Regel 8—10 Tage nach dem Anfall, allmählich den Kranken wieder an Chinin gewöhnen, weil es das einzige Mittel ist, das seine Malariainfektion und damit auch seine Disposition zum Schwarzwasserfieber sicher beseitigen kann.

Die Chinin-Gewöhnungskur bei Schwarzwasser erfordert große Geduld und Vorsicht, weil man stets unter der Schwellendosis Chinin bleiben muß, die bei dem Kranken Schwarzwasserfieber auslöst. Man beginnt mit Dosen von 0,1 g pro die, die man am besten noch in 5 Teilen zu 0,02 g gibt. Wird die Dosis gut vertragen, so macht man einen Tag Pause und steigert dann die Chininmenge. Manchmal tritt schon bei 0,1 g pro die Hämoglobinurie auf. Dann muß man mit noch kleineren Dosen als 0,1 g pro Tag beginnen. Peinlichste Beobachtung von Temperatur und Urin ist bei der Gewöhnungskur erforderlich. Sobald sich Fieber zeigt oder Eiweiß im Urin auftritt, macht man zwei Tage Pause und gibt das nächste Mal nicht eine höhere, sondern dieselbe Dosis. Diese Chininmenge wird dann mit eingeschobenen Pausen von 1—2 Tagen so lange wiederholt, bis sie fieberfrei vertragen wird. Nachher wird langsam gesteigert, bis man allmählich dahin kommt, daß der Kranke 1 g Chinin pro die ohne Hämoglobinuire verträgt. Nun kann zu einer richtigen Chininkur, wie sie bei der Besprechung der Malaria beschrieben wurde, übergegangen werden.

Während bei den meisten Fällen von Schwarzwasserfieber auf den Anfall zunächst eine fieberfreie Zeit folgt, weil mit dem massenhaften Zerfall roter Blutkörperchen auch die meisten Parasiten zugrunde gehen, gibt es auch Kranke, bei denen noch genügend Parasiten übrig bleiben, um Fieberattacken hervorzurufen. Dann ist man gezwungen, trotz der Neigung zu Schwarzwasserfieber gegen die Malaria vorzugehen. Da dies wegen der geringen Chinintoleranz nicht mit ausreichenden Mengen Chinin geschehen kann, so muß versucht werden, mit Salvarsan und Methylenblau der Infektion Herr zu werden. Aber auch dabei ist Vorsicht geboten, weil auch diese Mittel in seltenen Fällen Schwarzwasserfieber auslösen können.

Literatur siehe bei:

Ruge, Reinhold, Malariaparasiten im Handb. d. path. Mikroorg., herausgeg. von Kolle u. Wassermann, Bd. VII, Jena 1912. — Schilling, Cl., Malaria im Handb. d. inn. Med., herausgeg. von Mohr u. Staehelin, Bd. I, Berlin 1911. — Ziemann, Malaria und Schwarzwasserfieber im Handb. d. Tropenkrankheiten, herausgeg. von Mense, 2. Aufl. Bd. V. 1917. — Loeffler, Die Malariakrankheiten. Deutsche Klinik, I. Bd., 1903. — Nocht u. Mayer, Die Malaria. Berlin 1918.

Zweiter Teil.

Die verschiedenen Formen von Angina.

Unter Angina (von angere = verengern, würgen) verstehen wir eine entzündliche Erkrankung der Tonsillen oder des gesamten lymphatischen Rachenringes.

Anatomische Vorbemerkungen. Die an lymphatischem Gewebe reiche Gaumen- und Rachenschleimhaut, welche Rachenöffnung und Choanen umgibt, und in den Rachenmandeln und den Gaumenmandeln zu tumorartigen Gebilden anschwillt, wird als lymphatischer Rachenring bezeichnet. An der Oberfläche der Mandeln senkt sich das mehrschichtige Pflasterepithel in vielen blindsackartigen Krypten oder Lakunen in das lockere lymphatische Zellgewebe. Dicht unter der Oberfläche und in der Umgebung der Krypten liegen zahlreiche Lymphfollikel, aus denen lymphatische Zellen durch das Epithel nach der Oberfläche und in die Krypten wandern. Ein Blick auf die schematische Abb. 140 läßt die pathologischen Verhältnisse leichter verstehen.

Die **Ätiologie** der verschiedenen Formen von Angina ist keine einheitliche. Sofern es sich nicht um eine Angina als Teilerscheinung einer allgemeinen Infektionskrankheit handelt und spezifische Entzündungserreger, wie Grippeerreger, Meningokokken, Typhusbazillen, Scharlacherreger in Betracht kommen, sind meist Streptokokken, Pneumokokken, Staphylokokken beteiligt. Daß man die Anginen zu den Infektionskrankheiten rechnen muß, geht schon aus der gelegentlichen Neigung zu epidemischem und endemischem Auftreten hervor. In Familien, in der Schule, in Krankensälen wird oft eine ganze Reihe von Personen kurz hintereinander davon befallen. In vielen Fällen kommt die Angina aber auch durch Selbstinfektion zustande, indem gewisse Schädlichkeiten, besonders Erkältungen, z. B. durch Naßwerden der Füße, Sprechen in feuchter, kalter Luft die lokale Resistenz des Rachengewebes herabsetzen und den schon normalerweise dort sitzenden Krankheitserregern Gelegenheit zur Entfaltung ihrer pathogenen Eigenschaften geben. Daß auch die Staubinhalation eine nicht geringe Rolle spielt, geht aus der Beobachtung hervor, daß in staubfreier Luft, an der See oder im Hochgebirge, Anginen zu den Seltenheiten gehören.

Eine Gelegenheitsursache für die Entstehung von Anginen sind auch endonasale Operationen oder die Abtragung der Rachenmandel. Die postoperative Angina, die durch Wundinfektion an der Operationsstelle und Weiterverbreitung des infektiösen Prozesses auf die Gaumenmandel entsteht und durch die erzwungene Mundatmung nach solchen Operationen noch begünstigt wird, ist oft eine recht unerwünschte Operationsfolge.

Jugendliche Individuen erkranken häufiger als ältere jenseits des 35. Lebensjahres. Unter den Kindern sind besonders solche mit lymphatischer Diathese zu häufiger Anginaerkrankung disponiert.

Krankheitsbild. Den meisten Anginen gemeinsam sind folgende Symptome, die natürlich in sehr verschiedener Intensität auftreten. Zunächst die Schluckbeschwerden: Die Kranken haben bei jeder Schlingbewegung einen stechenden Schmerz, der mitunter bis ins Ohr ausstrahlt. Das Schlucken erfolgt langsam und mühselig. Oft ist das Leerschlucken noch schmerzhafter als das Hinunterbefördern eines Quantums Flüssigkeit. Der Schmerz läßt in schwereren Fällen auch in der Zwischenzeit nicht ganz nach. Die Sprache hat gewöhnlich einen nasalen Beiklang, weil infolge der herabgesetzten Beweglichkeit des weichen Gaumens der Abschluß gegen die Nasenhöhle kein ganz vollständiger ist; es klingt dann, als hätten die Kranken einen Kloß im Munde. Meist macht das Sprechen den Kranken Schmerzen, so daß sie sich darin nur auf das Allernotwendigste beschränken. Häufig besteht starke Salivation infolge gleichzeitig vorhandener Stomatitis. Sehr gewöhnlich ist ein übler Geruch aus dem Munde. Die Allgemeinerscheinungen, Frieren oder Schüttelfrost, Fieber, Kopfschmerzen, Mattigkeit, manchmal auch Milztumor sind als Ausdruck dafür aufzufassen, daß es sich um eine Infektionskrankheit handelt.

Eine Einteilung der verschiedenen Formen von Angina nach ätiologischen Gesichtspunkten, nämlich nach der Art der jeweiligen Erreger, ist bisher nur in beschränktem Maße möglich und eigentlich nur für manche Formen der Pneumokokken-Angina (E. Leschke), sowie für die Plaut-Vincentsche Angina möglich. Nach rein praktischen Gesichtspunkten unterscheiden wir folgende Formen:

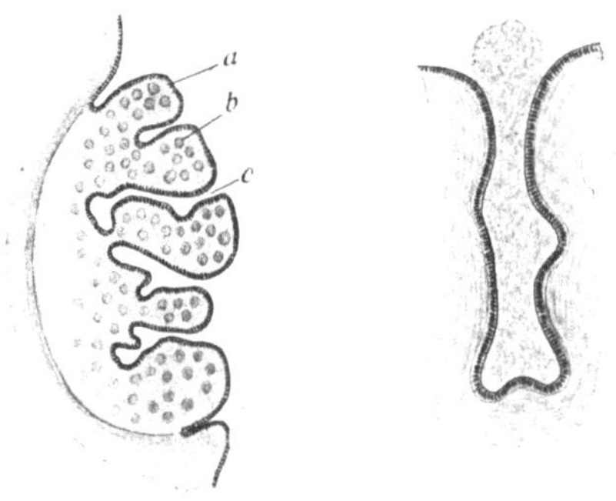

a Pflasterepithel,　　　Eine Lakune
b Follikel, c Lakune.　　der Tonsille.

Abb. 140. Schematische Darstellung der Tonsille.

Angina catarrhalis, Angina follicularis, Angina lacunaris, Angina retronasalis, Angina phlegmonosa, Angina necroticans und gangraenosa und Angina Plaut-Vincenti.

1. Die **Angina catarrhalis** geht in ihren leichtesten Formen mit einer gleichmäßigen oder fleckigen Röte der Schleimhaut von Tonsillen, hinterer Rachenwand, Uvula und weichem Gaumen einher. Die Röte ist mitunter an den Gaumenbögen am deutlichsten. Die Tonsillen sind dabei entweder geschwollen oder aber von normaler Größe. Die Lymphdrüsen am Halse sind entweder gar nicht oder nur in geringem Maße vergrößert. Eine solche einfache Angina kann ohne Fieber verlaufen und außer durch Schluckbeschwerden und einem leichten Gefühl von allgemeinem Unbehagen den Betroffenen nur wenig in seiner gewöhnten Beschäftigung stören. Sie pflegt nach 1—2 Tagen wieder verschwunden zu sein.

In anderen schwereren Fällen kann das Bild aber weit ernster aussehen. Die Erkrankung beginnt mit Unbehagen, Kopfschmerzen, Halsschmerzen und Frieren. Oft setzt auch ein plötzlicher Schüttelfrost ein, der die Kranken dazu nötigt, sich zu Bett zu legen. Die Temperatur steigt schnell auf 39—40°. Bei Kindern beobachtet man oft recht alarmierende Erscheinungen, sehr hohes Fieber und zuweilen Krämpfe; auch sieht man häufig bei ihnen initiales Erbrechen und eventuell auch Diarrhöe. Der lokale Rachenbefund zeigt außer der Rötung der Schleimhaut vor allem eine starke Schwellung der Tonsillen, die mitunter so stark sein kann, daß der Pharynxeingang fast ganz verlegt wird und das Zäpfchen von den in der Mitte zusammentretenden Tonsillen nach vorn gepreßt wird. Mitunter sind eine oder beide Tonsillen mit einer dünnen Schicht eitrigen Schleimes bedeckt, der sich leicht abstreifen läßt. Das Schlucken kann dabei fast ganz unmöglich sein. Meist ist auch die Schleimhaut des weichen Gaumens und der Uvula stark ödematös und geschwollen; die Uvula kann auf das Doppelte ihrer Größe angeschwollen sein. Auf der Schleimhaut des weichen Gaumens, die einen feuchten ödematösen Glanz zeigt, präsentieren sich zuweilen stecknadelkopfgroße bläschenartige Gebilde, die zum Teil durch geschwollene Follikel gebildet werden, manchmal aber auch wirkliche Bläschen darstellen, die durch Epidermisabhebung entstanden und mit klarer Flüssigkeit gefüllt sind (Angina herpetica, meist von Herpes labialis begleitet). Die submaxillaren Lymphdrüsen sind oft haselnuß- bis walnußgroß und auf Druck empfindlich. Der Puls ist von mäßiger Frequenz und guter Spannung.

Die etwas schwereren Formen der Angina catarrhalis, die mit starker Schwellung der Tonsillen einhergehen, pflegen nach 4—5 Tagen abzuklingen. Das Fieber sinkt ziemlich rasch, die Schwellung geht zurück und der Kranke ist genesen.

2. Unter **Angina follicularis** ist eine katarrhalische Angina zu verstehen, bei der die Lymphfollikel auf den Tonsillen stark anschwellen und sich als graue, später gelbliche, runde, über die Oberfläche hervorragende Punkte präsentieren. Sie können auch eitrig zerfallen und auf diese Weise kleine oberflächliche Geschwüre bilden. Fälschlicherweise wird oft die Angina lacunaris als follicularis bezeichnet.

3. **Angina lacunaris.** Die Angina lacunaris ist außer durch Rötung und Schwellung einer oder beider Gaumenmandeln durch das Auftreten gelblicher Fleckchen in den Lakunen der Mandeln ausgezeichnet. Mitunter sieht man 2—3, manchmal aber auch 10—12 und noch mehr solcher weiß-gelblichen Fleckchen. Sie erscheinen oft als Pfröpfe, die aus den als Lakunen bezeichneten kleinen Höhlen der Mandeln hervorragen (vgl. Abb. 140 und 141). Quetscht man mit einem Spatel einen solchen Pfropf heraus, so erhält man einen weißen Brei, der aus Eiterkörperchen, Epithelzellen, Detritus und massenhaft Bakterien besteht. Oft verschmelzen mehrere nebeneinander liegende Pfröpfe zu einem membranähnlichen, gelblichweißen Belag, der sehr diphtherieähnlich aussehen und zu Täuschungen Anlaß geben kann. Charakteristisch ist aber, daß er sich im Gegensatz zur diphtherischen Membran leicht und ohne Blutung von der Unterlage abstreifen läßt. Auch beschränkt er sich stets auf die Tonsillen und läßt die angrenzenden Teile des Pharynx frei. Die submaxillaren Lymphdrüsen sind stets vergrößert. Mitunter verursachen einzelne der Pfröpfe durch Vereiterung ihrer nächsten Umgebung kleine, oberflächliche Geschwüre. Durch Konfluenz mehrerer vereiterter Lakunen kann es sogar zu ausgedehnteren geschwürigen Defekten in den Tonsillen kommen. Manche von häufig rezidivierenden lakunären Anginen befallenen Tonsillen haben deshalb ein zerklüftetes Aussehen.

Die Angina lacunaris geht gewöhnlich mit hohem Fieber und stark gestörtem Allgemeinbefinden, Appetitlosigkeit, Kopfschmerzen einher; aber schon am 3. bis 4. Tage tritt ein Umschwung ein. Die Auflagerungen auf den Tonsillen

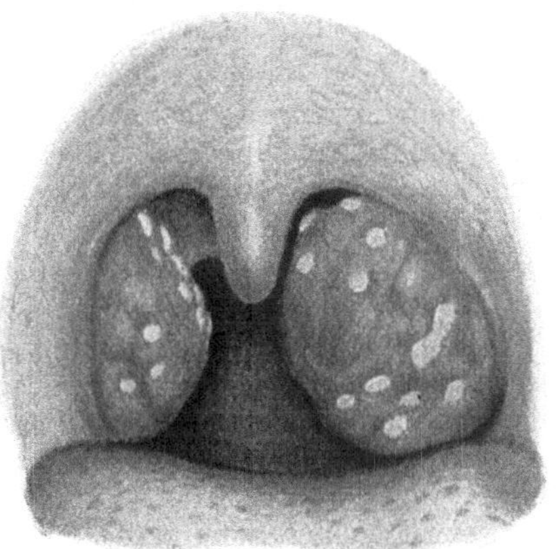

Abb. 141. Angina lacunaris.

verschwinden, wenn auch die Rötung und Schwellung zunächst noch zurückbleibt. Das Fieber sinkt, die Allgemeinerscheinungen bessern sich und die Lymphdrüsenschwellungen am Halse gehen in den meisten Fällen bald zurück.

Bei der **Diagnose** hüte man sich vor der Verwechslung mit Diphtherie, die bekanntlich manchmal völlig unter dem Bilde einer lakunären Angina auftreten kann und deshalb in zweifelhaften Fällen nur durch die bakteriologische Untersuchung des Rachenabstriches zu erkennen ist. Weiteres über Differentialdiagnose vgl. bei Diphtherie S. 442. Betont sei aber auch hier, daß man in zweifelhaften Fällen lieber einmal zu viel als zu wenig vom Serum Gebrauch machen soll!

Die von Leschke (Münch. med. Wochenschr. 1914. Nr. 52) als besondere Form der Mandelentzündung beschriebene Pneumokokken-Angina kann unter dem Bilde einer follikulären Angina, einer Pneumokokken-Influenza oder einer septischen Pneumokokken-Angina mit Pneumokokkämie verlaufen. Ihre Diagnose ist nur durch bakteriologische Untersuchung der Mandeloberfläche oder des Blutes mit Sicherheit zu stellen, wenn auch gelegentlich graugrüne bis graugelbe schmierige Membranen und Pfröpfe in den Mandeln und ähnliche Beläge an der hinteren Rachenwand an diese besondere Form denken lassen, die sich zudem durch hartnäckigen Verlauf und erhebliche grippeähnliche Störung des Allgemeinbefindens auch bei geringem lokalem Befund auszeichnet. Manches unklare Krankheitsbild von länger dauerndem Fieber ohne objektiven Befund wird dadurch geklärt. Ihre Erkennung kann im Hinblick auf die „spezifische" Behandlung mit Optochin (3 mal 0,4 täglich, 3 Tage lang) bzw. Eucupin. basic. (insgesamt 4 mal 0,3 in 2 Tagen) wichtig sein.

Therapie. Bei der Behandlung der Angina catarrhalis und lacunaris ist man immer mehr davon abgekommen, durch lokale antiseptische Pinselungen oder dgl. den Prozeß zu beeinflussen. Man beschränkt sich darauf, durch Gurgelwässer möglichst viel Schleim und Beläge von den Mandeln abzuspülen und die Ansiedelung neuer Krankheitserreger zu verhüten. Das Bestreben, die in der Tiefe der Lakunen festsitzenden Erreger der Angina abzutöten, wird stets ein frommer Wunsch bleiben. Deshalb kommt es auch gar nicht so sehr auf die Art der zur Verwendung kommenden Gurgelwässer an. Vielfach bevorzugt wird wegen der starken Schaumbildung und guten Reinigung das Wasserstoffsuperoxyd (Hydrogenium peroxydatum solutum, ein Eßlöffel auf ein halbes Glas Wasser) oder Perhydrol (ein Eßlöffel auf ein Glas Wasser); man kann aber auch mit Kal. chloric. (ein abgestrichener Teelöffel auf ein Glas) oder essigsaurer Tonerde ($^1/_2$ Teelöffel auf ein Glas Wasser) oder einer dünnen Lösung von Kalium hypermanganicum gurgeln lassen. Auch einfache Abkochungen von Salbeitee oder Kamillentee genügen vollkommen. Angenehm ist es den Kranken, zur Milderung der Schlingbeschwerden kleine Eisstückchen zu schlucken. Bei Kindern, die noch nicht gurgeln können, sind Pergenol-Kautabletten recht angenehm, die langsam im Munde zergehen und zu 4—6 an der Zahl am Tage genommen werden können. Sie entwickeln beim Zerschmelzen Wasserstoffsuperoxyd; auch Formaminttabletten werden gern genommen. Bei starken Schluckbeschwerden wird von Inhalation mit Zusatz anästhesierender Mittel gern Gebrauch gemacht, z. B. 0,1 Kokain, Natrium bromat. 6,0 auf 200 Wasser, mit einem kleinen Dampfinhalationsapparat zu inhalieren. Mentholtabletten, Ritserts Anästhesintabletten oder kokainhaltige Pastillen verfolgen ebenfalls diesen Zweck. Folgende Rezepte sind empfehlenswert (Brünings):

<table>
<tr><td>

Mentholi 0,5
Natrii bicarbon. 2,5
Gummi arabici 0,5
Sirupi simpl. q. s.
m. f. pillulae No. XXV.

</td><td>

Cocaini hydrochlor. 0,02—0,04
Antipyrini 2,0
Sacchari vanillisat. 20,0
Sirupi simpl. q. s.
m. f. trochisci No. X.

</td></tr>
</table>

Besonders bequem ist auch die Verordnung der M.-B.-K.-Kompretten „Mentholum compositum cum Cocaïno" (25 Stück, mehrmals täglich 1 Komprette langsam im Munde zergehen lassen).

Um den Hals empfiehlt sich eine Eiskrawatte (Gummischlauch mit kleinen Eisstückchen) oder ein Prießnitzscher Umschlag, der dreimal am Tage gewechselt wird. Bei Fieber ist Bettruhe geboten. Starke Kopfschmerzen und sehr hohes Fieber können mit Aspirin, 3—4 mal 0,5, oder Antipyrin, 3—4 mal 0,5, bekämpft werden. Wegen der starken Schmerzhaftigkeit beim Schlucken beschränkt man sich auf flüssige Kost. Am wenigsten Schmerzen machen kühle Getränke, eisgekühlte Milch, Limonaden. Man gibt ferner Mehl- und Milchsuppen, geschlagene Eier, Zitronencreme, Weingelee usw. Das genügt für die ersten Tage. Sobald die Schmerzen nachlassen, kann man schnell zu normaler Kost übergehen.

4. Die **Angina retronasalis** oder **Pharyngitis superior**, die Entzündung der Rachenmandel, die sich manchmal mit der Angina catarrhalis kombiniert oder ihr vorangeht, häufig aber, besonders bei Kindern in den ersten Lebensjahren, als isolierte Erkrankung auftritt, kündigt sich an durch nasal klingende Stimme, Stiche in den Ohren, eventuell eitrigen Nasenausfluß. Die Rachenmandel zeigt sich bei der Rhinoscopia posterior geschwollen, gerötet und mit eitrigem Schleim oder mit Pfröpfen bedeckt. Die Halsdrüsen sind dabei geschwollen. Diese Angina retronasalis mit ihren begleitenden Drüsenschwellungen kann wochenlanges, stark remittierendes Fieber bedingen. Solche langen Fieberzustände, die meist unter der Bezeichnung „Drüsenfieber" (E. Pfeiffer) gehen, sind in letzter Linie meist auf eine Erkrankung der Rachenmandel zurückzuführen.

5. Unter **Angina phlegmonosa**, Tonsillarabszeß, Peritonsillitis verstehen wir eine durch Eitererreger verursachte Entzündung des submukösen Bindegewebes der Tonsillen und ihrer Umgebung. Die Krankheit beginnt plötzlich mit Frieren oder Schüttelfrost, heftigen Halsschmerzen und schnell ansteigendem Fieber. Im Rachen zeigt sich starke Rötung und Schwellung einer oder beider Mandeln und des weichen Gaumens. Die submaxillaren Lymphdrüsen sind geschwollen, vielleicht fühlt man aber schon die stärkere Schmerzhaftigkeit und Schwellung einer Seite. Am nächsten Tage zeigt sich deutlich eine Vorwölbung der Mandel und der angrenzenden Teile des weichen Gaumens, die Schwellung und Rötung dieser vorgewölbten Partien nimmt immer mehr zu, so daß die Uvula ganz nach der anderen Seite gedrängt wird und nach einigen Tagen (4—7) kann man mit dem Finger an einer Stelle des vorderen Gaumensegels Fluktuation nachweisen. Mitunter erfolgt eine spontane Perforation nach der Mundhöhle oder nach hinten zu; besser ist es jedoch, durch Inzision den Eiter zu entleeren. Je nachdem sich die Eiterung in der Tonsille selbst oder — häufiger — in dem Bindegewebe zwischen Tonsille und Gaumenbogen entwickelt, spricht man von Tonsillarabszeß oder Peritonsillarabszeß.

Die subjektiven Beschwerden der Kranken pflegen bei der Angina phlegmonosa außerordentlich stark zu sein. Sie empfinden beständig ein heftiges Brennen im Halse, das sich bei jeder Schlingbewegung zu den heftigsten stechenden Schmerzen steigert. Schon dadurch ist jeder Versuch, breiige oder flüssige Nahrung hinabzubefördern, mit Qualen verknüpft. So wird in manchen Fällen, namentlich bei doppelseitigen Prozessen durch die entzündliche Schwellung der Rachengebilde im Verein mit dem starken Ödem der Schleimhaut die Passage so verengert, daß schon rein mechanisch das Schlucken selbst flüssiger Nahrung fast ganz unmöglich wird. Um so quälender ist die fast stets vorhandene starke Salivation. Der Patient, der den vielen Speichel wegen der

Schmerzen nicht verschlucken kann, ist genötigt, ihn in kurzen Zeiträumen aus dem Munde zu geben, oder er läßt ihn einfach zu den Mundwinkeln herausfließen. Das Sprechen klingt nasal und kloßig und verursacht ebenfalls lebhafte Schmerzen, um so mehr als meist infolge der entzündlichen Schwellung eine starke Mundklemme vorhanden ist, die nur ein geringes Öffnen des Mundes gestattet. Beängstigend aber wird die Situation, wenn durch die Enge des Racheneinganges auch die Atmung behindert wird. Besonders während des Schlafes macht sich oft ein starker Stridor bemerkbar, der sich zeitweise zu bedrohlichen Anfällen von Luftmangel steigert. Durch ein plötzlich auftretendes Glottisödem kann es in seltenen Fällen zum Exitus kommen. Bei regulärem Verlauf wird ein solches Ereignis durch rechtzeitiges therapeutisches Eingreifen stets vermieden werden können.

Die Prognose ist demnach trotz der bedrohlichen Erscheinungen meist günstig zu stellen, weil es fast stets gelingt, durch Entleerung des Eiters mit einem Schlage die Beschwerden zu heben. In einzelnen Fällen freilich kann, besonders bei doppelseitiger, tiefliegender Eiterbildung und Übergreifen des entzündlichen Ödems auf den Kehlkopf, ein Glottisödem das Ende herbeiführen.

Die **Therapie** ist in den ersten Tagen dieselbe wie bei der gewöhnlichen Angina (Prießnitz, Gurgelungen). Bei lebhaften Schmerzen und starker Ödembildung werden häufige Pinselungen mit Novokain und Adrenalin als wohltuend empfunden. Wölbt sich eine Stelle am weichen Gaumen stark vor und fühlt man Fluktuation, so ist die Inzision geboten; aber in vielen Fällen wird schon vor der nachweisbaren Fluktuation bei hochgradiger Schwellung eine multiple Skarifikation von Nutzen sein, die eine Entspannung des Gewebes bringt. Man umwickelt zu diesem Zweck ein Skalpell bis 1 cm von der Spitze entfernt mit Heftpflaster und macht dann in die geschwollene Partie vier bis acht $^1/_2$ cm lange oberflächliche Schnittchen. Nachher läßt man mit warmer Salbeiteeabkochung gurgeln. Ist der Tonsillarabszeß reif zur Entleerung, was gewöhnlich nach 5—7 Tagen der Fall zu sein pflegt, so sucht man sich durch Tasten mit der Sonde die schmerzhafteste Stelle aus und macht mit dem eben beschriebenen geschützten Messer parallel dem vorderen Gaumenbogen einen 1—2 cm tiefen Schnitt oder man stößt einen geschlossenen spitzen Schieber rasch in den Abszeß und öffnet ihn dann; dadurch wird eine breite Öffnung geschaffen. Man läßt dann häufig gurgeln und erweitert, falls nötig, die klaffende Öffnung noch etwas mit einer Kornzange, damit sie sich nicht vorzeitig schließt und eine neue Inzision erforderlich wird. Durch die Entleerung des Eiters ändert sich das Bild mit einem Schlage. Die Schluckbeschwerden sind viel geringer, so daß der Patient besser trinken kann und die Atmung ist freier. Es empfiehlt sich nicht, bei der Bildung eines Tonsillarabszesses bis zur spontanen Entleerung des Eiters zu warten, da der Durchbruch eventuell im Schlaf erfolgt und durch Hinunterfließen in den Kehlkopf zu Erstickungsanfällen oder zur Aspiration mit nachfolgender Lungengangrän oder Abszeßbildung führen kann.

6. Unter **Angina necroticans** verstehen wir eine meist durch Streptokokken verursachte Form von Angina, bei der es zur schichtweisen Nekrose der Schleimhaut kommt. Der Prozeß beschränkt sich oft nicht nur auf die Tonsillen, sondern kann auch auf die Gaumenbögen und Uvula übergreifen. Am häufigsten beobachtet man diese Anginaform beim Scharlach, dessen Krankheitsbild oft eine unheilvolle Wendung dadurch erfährt. Daß aber nekrotische Anginen auch spontan und ohne Zusammenhang mit Scharlach, durch Streptokokken verursacht, auftreten können und in gar nicht seltenen Fällen zu schweren septischen Zuständen führen, ist eine Tatsache, die viel zu

wenig bekannt ist. Man beobachtet außer Schwellung und Rötung der Rachengebilde zunächst weißlich-graue, später mehr mißfarbene Stellen, an denen das Epithel nekrotisch geworden ist. Der Belag kann nicht im ganzen abgewischt werden, vielmehr lösen sich meist nur einzelne kleine Partikelchen, die aus Streptokokken, Detritus und Eiterkörperchen bestehen. Durch das Fortschreiten der Nekrose in die Tiefe bilden sich mehr oder weniger tiefe Ulzera, die mit mißfarbenem, schmieriggrauem nekrotischem Gewebe ausgekleidet sind. Die Drüsen am Halse sind dabei stark geschwollen, mitunter bis walnuß- und gänseeigroß. Bisweilen kommt es zur Vereiterung der einen oder anderen Drüse. Auch Angina Ludovici (vgl. S. 330) kann sich aus einer solchen Angina necroticans entwickeln. In seltenen Fällen bildet die Tonsille auch die Eintrittspforte für den Pestbazillus; es tritt dann als erste Erscheinung eine primäre Pestangina unter dem Bilde einer nekrotisierenden Angina auf.

7. Meist geht die nekrotisierende Angina mit hohem Fieber und stark gestörtem Allgemeinbefinden einher, und oft entwickelt sich daraus eine Sepsis, die zum Tode führt. In günstig verlaufenden Fällen beträgt die Dauer etwa acht Tage, dann reinigen sich die nekrotischen Stellen allmählich. In schwersten Fällen von Nekrose kann man von **Angina gangraenosa** reden. Dabei entstehen zunächst schmierig belegte Ulzera, die sich schnell nach der Breite und Tiefe ausdehnen und zu Blutungen neigen. Bald sind die Tonsillen in ein schwarzes, pulpöses, leicht blutendes Gewebe umgewandelt. Ein aashafter Gestank entströmt dem Munde des Kranken. Starke Schwellung der Halsdrüsen, Fieber und schwere Störungen des Allgemeinbefindens begleiten diese ernste Affektion, die meist zum Tode an Sepsis führt.

Bei der Behandlung hat sich lokale Anwendung von Salvarsan (0,1 in 5,0 Glyzerin, auf die Tonsillen gepinselt) gut bewährt. Vgl. im übrigen die Therapie der Angina lacunaris.

8. **Angina Plaut-Vincenti.** Unter Angina Plaut-Vincenti verstehen wir eine in neuerer Zeit immer häufiger beobachtete ulzero-membranöse Angina, die eine große Ähnlichkeit mit der Diphtherie und der tertiär-syphilitischen Angina hat und wahrscheinlich durch die Symbiose von fusiformen Stäbchen und Spirillen verursacht wird. Sie befällt in erster Linie jugendliche Erwachsene und besitzt eine gewisse, wenn auch geringe Kontagiosität. Dafür spricht das mehrfach beobachtete gruppenweise Auftreten in Familien, Pensionaten, Kasernen, sowie das gehäufte Auftreten am Ende und nach dem Weltkrieg. Vincent hat sie in 2,6% seiner Anginafälle beobachtet.

Ätiologie. Die von Plaut und Vincent beschriebenen, als Ursache dieser Erkrankung angesprochenen fusiformen Stäbchen und Spirillen sind in großer Massenhaftigkeit sozusagen in Reinkultur im direkten Rachenabstrich zu finden. Zum Nachweis genügt ein einfacher Objektträgerausstrich, der mit Karbolfuchsin gefärbt wird. Man sieht dann an beiden Enden zugespitzte, in der Mitte etwas verdickte spindel- oder spießförmige Stäbchen von 8—12 μ Länge und daneben massenhaft Spirochäten. Sehr schön gelingt der Nachweis dieser Symbiose auch durch das Burrische Tuscheverfahren.

Man nimmt gute, flüssige, chinesische Tusche, verdünnt sie mit 9 Teilen Aqua destillata, kocht sie und läßt abstehen, bis alle gröberen Teilchen sich absetzen. Ein Tropfen der obenstehenden Flüssigkeit wird mit einigen Ösen des Rachenbelages auf dem Objektträger gemischt, ausgebreitet und an der Luft getrocknet. Dann kann das Präparat sofort mit Ölimmersion untersucht werden, wobei die Spirochäten und Stäbchen weiß auf dunklem Grunde erscheinen (vgl. Abb. 143). Die fusiformen Stäbchen färben sich oft nicht ganz gleichmäßig, so daß hellere Stellen mit dunkleren abwechseln. Der Gramfärbung gegenüber verhalten sie sich negativ. Gute Bilder gibt auch eine kräftige Giemsafärbung, bei deren Anwendung in dem blau gefärbten Protoplasma rote Chromatinkörnchen auftreten. Ellermann, Mühlens u. a. ist die Züchtung des Bacillus fusiformis unter anaeroben Bedingungen in Stichkulturen auf Serumnährböden bei 37° gelungen. Sie wachsen in Form von gelblich - weißen Kolonien, von denen strahlenartige Ausläufer ausgehen, und verbreiten einen fauligen Geruch, daher die drastische Bezeichnung „Stinkspieße" für diese fusiformen Stäbchen. Tierpathogenität besteht nicht.

Die mit den spindelförmigen Gebilden zusammen auftretenden Spirochäten sind nicht etwa als Entwicklungsstadien der ersteren aufzufassen, sondern nach den Untersuchungen von Mühlens wahrscheinlich identisch mit der in jeder Mundhöhle, namentlich in kariösen Zähnen und im Zahnbelag vorkommenden Spirochaeta dentium. Auch diese Spirochäten lassen sich unter anaeroben Bedingungen auf serumhaltigen Nährboden in Form perlschnurartiger Kolonien züchten.

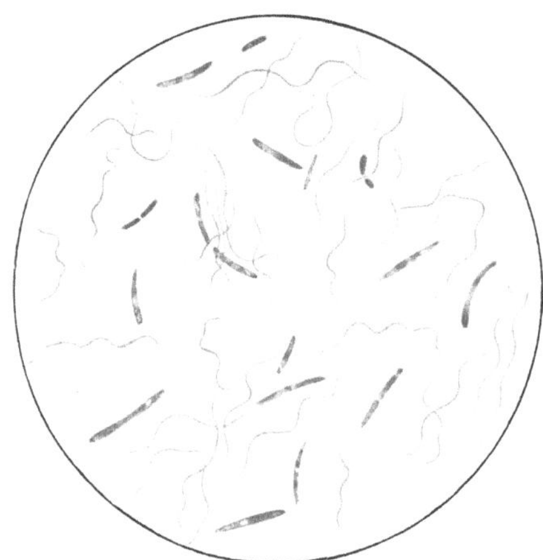

Abb. 142. Spirillen und fusiforme Stäbchen bei Angina Vincenti.

Dieselben fusiformen Stäbchen und Spirillen findet man nach Untersuchungen von Blühdorn, sowie von Mühlens gelegentlich auch im Rachenabstrich Gesunder und fast regelmäßig im Zahnbelag an der Grenze des Zahnfleisches der gesunden Mundhöhle. Man sieht sie manchmal in Begleitung einer reichlichen Bakterienflora bei den verschiedensten anginösen Erkrankungen, Diphtherie, Scharlach und besonders häufig bei der syphilitischen Angina. Ferner sind sie bei ulzerösen Mundprozessen, Stomatitis ulcerosa, in großer Menge zu finden. Ihre ätiologische Bedeutung für die Angina Vincenti wird deshalb von manchen als zweifelhaft hingestellt. Es muß aber doch betont werden, daß bei der als Angina Vincenti imponierenden Tonsillenerkrankung das Vorkommen von Spirochäten und fusiformen Stäbchen absolut konstant ist, und sie dabei fast stets „in Reinkultur" nachgewiesen werden können, während sie bei anderen anginösen Erkrankungen meist spärlicher oder noch von einer großen Menge anderer Bakterien begleitet sind. Für ihre ätiologische Bedeutung spricht auch die oftmals prompte Wirkung des Salvarsans, nach dessen Anwendung der sonst so hart-

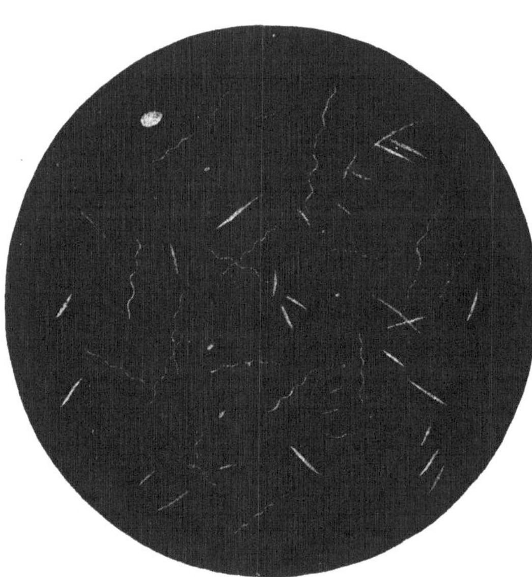

Abb. 143. Spirillen und fusiforme Stäbchen (Burris Tuscheverfahren).

näckige Belag schnell verschwindet. Diese Wirkung läßt darauf schließen, daß hauptsächlich die Spirochäten als Krankheitserreger anzusprechen sind. Die Tatsache, daß dieselben Mikroorganismen auch als Bewohner der normalen Mundhöhle angetroffen werden, braucht nicht gegen ihre ätiologische Bedeutung für die Angina Vincenti zu sprechen, denn wir wissen auch von anderen Bakterien, so z. B. von Streptokokken und Pneumokokken, daß sie sich in der Mundhöhle des gesunden Menschen finden, und unter gewissen Umständen bei herabgesetzter lokaler Resistenz, z. B. bei Erkältungen oder dgl. zu gefährlichen Krankheitserregern werden.

Ob auch die fusiformen Stäbchen allein, ohne Begleitung von Spirillen, die Krankheit erzeugen können, muß dahingestellt bleiben. Vincent führt die diphtheroide Form seiner Angina auf die alleinige Wirkung der fusiformen Stäbchen zurück, und Reiche hatte ähnliche Befunde. Ich habe ebenso wie Jochmann auch bei der diphtheroiden Form der Angina Vincenti die Spirillen nie vermißt.

Der vielgebrauchte Ausdruck „ulzero - membranöse Angina" trifft nicht zu; besser ist die Bezeichnung „nekrotisierende fusospirilläre Angina", z. B. im Gegensatz zur Streptokokkenangina (E. Fraenkel).

Man unterscheidet gewöhnlich zwei verschiedene Formen von Angina Vincenti: eine

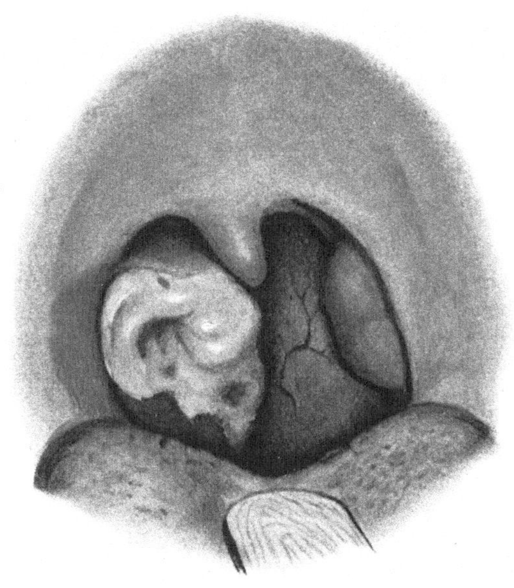

Abb. 144. Angina Plaut-Vincenti, diphtheroide Form.

diphtheroide und eine ulzeröse Form, die freilich häufig Übergänge zeigen. Bei der diphtheroiden Form treten auf einer, seltener auf beiden geröteten und geschwollenen Tonsillen diphtherieähnliche, schmierig grau-weiße, zähe Pseudomembranen auf, die aber nicht so fest sitzen wie bei der Diphtherie und nur wenig Fibrin enthalten. Die Abstoßung der Beläge erfolgt oft erst nach 10—14 Tagen. Dabei sind meist nur geringe Schluckbeschwerden vorhanden. Charakteristisch ist auch das wenig gestörte Allgemeinbefinden, das geringe Fieber, das nur selten über 38⁰ steigt und meist schon nach wenigen Tagen trotz Fortbestehen der Beläge abklingt. Die Drüsen am Halse sind nur wenig geschwollen.

Auch bei der ulzerösen Form sind die relativ geringen Schluckbeschwerden trotz tiefer geschwüriger Defekte charakteristisch. Das Fieber hält sich stets in niedrigen Grenzen und klingt oft nach 3—4 Tagen bereits ab, obgleich die schmierig belegten Ulzera noch

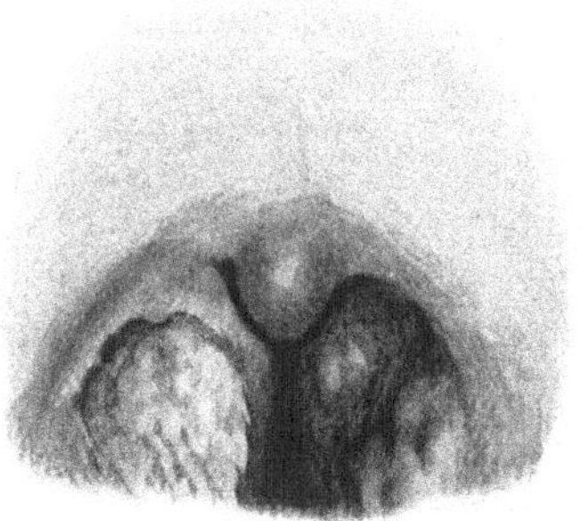

Abb. 145. Angina Plaut-Vincenti, ulzeröse Form.

wochenlang sichtbar sind. Das Allgemeinbefinden ist nur wenig alteriert. Auf der befallenen Tonsille bilden sich durch eine mit Exsudation einhergehende Nekrose ziemlich rasch in die Tiefe greifende kraterförmige Ulzera, die mit schmierigen gelblich- oder grünlich-grauen Belägen bedeckt sind. Die obersten Schichten dieser Beläge sind meist weich und lassen sich leicht abkratzen. Sie enthalten neben Zelldetritus massenhaft Spirillen und fusiforme Stäbchen und nur wenig Fibrin.

Von vielen Autoren wird die Einseitigkeit als charakteristisch für Angina Vincenti angegeben. Diese Eigenschaft ist nach meinen und anderer Erfahrungen nicht konstant, doch pflegt auch bei doppelseitiger Beteiligung die Ausdehnung der ulzerösen Prozesse auf der einen Seite meist zu überwiegen. Auch pflegt sich der Prozeß keineswegs immer an die Tonsillen zu binden. Zuweilen greift die Erkrankung auf die Gaumenbögen über oder erstreckt sich auch auf die Uvula. Gar nicht selten besteht gleichzeitig eine Stomatitis ulcerosa in Form einzelner mehr oder weniger tiefer, grau belegter Geschwüre auf der Schleimhaut der Wangentaschen oder an den Rändern der Zunge. Sehr charakteristisch ist ein fauliger Foetor ex ore, der erklärlich ist, wenn man bedenkt, daß die Reinkulturen der Spirillen sowohl wie der fusiformen Stäbchen außerordentlich übel riechen.

Bezeichnend für die beiden Formen von Plaut - Vincentscher Angina, besonders aber für die ulzeröse, ist der milde und protrahierte Verlauf. Die Beläge stoßen sich nur sehr langsam ab, die Reinigung dauert oft bis in die zweite oder dritte Woche, in einzelnen Fällen noch erheblich länger (bis zu drei Monaten). Auch die große Neigung zu Rezidiven ist sehr bemerkenswert. Einer von Jochmanns Patienten hatte innerhalb eines Jahres vier Rezidive.

Komplikationen sind selten; Reiche sah in Hamburg unter 193 Fällen einigemale nephritische Reizung, Myokard-Alteration und Lähmung peripherer Nerven (darunter 1 mal isolierte Abduzenslähmung). Bei einer sehr ausgedehnten Epidemie (in 6 Monaten über 2000 Fälle) unter den türkischen Truppen in Jerusalem und Umgebung im Jahre 1916/17 waren Nierenreizungen und andere Komplikationen äußerst selten. Dagegen zeigte sich die Angina vielfach mit ulzeröser Gingivitis und Stomatitis kombiniert und bei etwa einem Dutzend von Fällen entwickelte sich aus der ulzerösen Stomatitis heraus eine schwere Noma — ganz so, wie dies von Heinemann und von Sauerwald während des Krieges in Adrianopel beobachtet wurde. Auffallend war, daß bei den mit den türkischen Truppen zum Teil in enge Berührung kommenden deutschen Soldaten zur gleichen Zeit nicht ein einziger Fall von Plaut-Vincentscher Angina zur Beobachtung kam.

Bei der **Diagnose** der Plaut - Vincentschen Angina droht die Verwechslung mit Diphtherie oder mit tertiär-syphilitischer Angina. Die meisten Fälle, die Jochmann zu sehen bekam, wurden unter der Diagnose Diphtherie auf die Abteilung gelegt. Sicher ist, daß in der Praxis die Angina Vincenti fast stets für Diphtherie gehalten wird. Der Verdacht, daß es sich nicht um Diphtherie, sondern um Plaut-Vincentsche Angina handelt, wird erweckt durch das auffällig gute Allgemeinbefinden und die geringen Schluckbeschwerden trotz relativ ausgedehnter nekrotischer Beläge, vor allem aber durch die etwaige anamnestische Angabe, daß der Prozeß schon seit mehreren Tagen oder länger in gleicher Weise besteht. Dazu kommt die geringe Anschwellung der regionären Lymphdrüsen und die einseitige bzw. vorwiegend einseitige Lokalisation. Die Diagnose Plaut - Vincentsche Angina darf nur dann gestellt werden, wenn im direkten Rachenabstrich massenhaft Spirillen und fusiforme Stäbchen sich finden und die kulturelle, stets vorzunehmende Untersuchung die Abwesenheit von Diphtheriebazillen ergeben hat.

Tertiär-syphilitische Prozesse auf den Tonsillen erinnern klinisch mitunter ebenfalls außerordentlich an Plaut - Vincentsche Angina. Die schmierig belegten Ulzera, die Hartnäckigkeit, die geringen Beschwerden, die Fieberlosigkeit sind bei beiden in gleicher Weise vorhanden. Hier bringt auch die mikroskopische Untersuchung des Rachenabstrichs noch nicht die Entscheidung, denn häufig sehen wir bei solchen tertiär-syphilitischen Anginen massenhaft Spirillen und fusiforme Stäbchen. Die Anamnese, die Wassermannsche Reaktion und die prompte Wirkung antisyphilitischer Mittel sichern dann die Diagnose.

Die **Prognose** ist fast stets günstig zu stellen; nur bei kachektischen Kindern sind zuweilen ausgebreitete Nekrosen mit tödlichem Ausgange beobachtet worden.

Therapie. Außer der bei Angina üblichen Behandlung (Prießnitz-Umschläge, Gurgeln mit Wasserstoffsuperoxyd) ist man in neuerer Zeit dazu übergegangen, die Angina Vincenti mit Salvarsan zu behandeln. Nach intravenöser Injektion von 0,45 Neosalvarsan sieht man in der Tat in vielen — aber lange nicht in allen! — Fällen nach kurzer Zeit eine auffallend rasche Reinigung der ulzerierten Partien mit prompter Heilung der zuvor oft wochenlang aller Behandlung trotzenden Angina. Statt der intravenöen Applikation — oder mit ihr kombiniert — kann man nach Citron lokale Pinselung mit Salvarsanlösung (Neosalvarsan 0,15 auf 5,0 Glyzerin) oder nach Zemann oberflächliche Einspritzung von $3\,^0/_0$iger wässeriger Neosalvarsanlösung mit Erfolg verwenden. Mehrfach wiederholtes Abwischen der Geschwüre mit $2\text{—}5\,^0/_0$iger Chromsäurelösung hat sich mir oftmals als besonders wirksam bewährt.

Komplikationen und Nachkrankheiten der verschiedenen Anginaformen. Die meisten akuten Anginen bleiben auf die Rachenorgane beschränkt, ohne noch in anderen Körperbezirken Unheil zu stiften; in manchen Fällen aber werden sie zum Ausgangspunkt weiterer Organschädigung. So kann es durch direktes Fortschreiten der Tonsilleninfektion auf die Rachenmandel und auf die Tuba Eustachii zur Otitis media mit allen ihren vielfachen Folgeerscheinungen kommen. Auch sekundäre Drüsenvereiterungen am Halse, die auf dem Lymphwege zustande kommen, werden zuweilen beobachtet.

Bedenklicher sind die Fernwirkungen, welche von der Angina ausgehen und durch toxische Einflüsse oder aber durch vorübergehend ins Blut gelangte Erreger der Mandelentzündung verursacht werden. In erster Linie sind die Nierenschädigungen zu nennen. Spuren von Eiweiß finden sich auf der Höhe des Fiebers oft. Mitunter aber entwickelt sich eine akute Nephritis mit reichlicher Albuminurie, granulierten und hyalinen Zylindern, oft auch verbunden mit Hämaturie. Meist tritt auch in solchen Fällen nach 14 Tagen bis drei Wochen völlige Heilung ein. Es gibt aber auch einzelne Beobachtungen, wo sich daraus eine chronische Glomerulo-Nephritis entwickelte.

Der innige Zusammenhang zwischen Angina und Gelenkrheumatismus ist bekannt. Genaueres über das Zustandekommen dieser Beziehungen harrt noch der Aufklärung. Gar nicht selten kommt es im Anschluß an Angina zu septischen Erkrankungen. Die Streptokokkensepsis sowohl wie die Staphylokokkensepsis kann ihren Ausgang von der Tonsillitis nehmen. Nicht nur die Angina phlegmonosa und necroticans, sondern auch die gewöhnliche Angina kommt dabei in Betracht. Mit Vorliebe schließt sich besonders die als Endocarditis lenta bezeichnete Sepsisform an Anginen an, wobei eine besondere Streptokokkenart, der Streptococcus viridans, von den entzündlichen Mandeln auf dem Lymphwege ins Blut gelangt und auf alten Klappenveränderungen des Herzens eine frische Endocarditis verrucosa erzeugt (vgl. S. 144).

Daß überhaupt bei den akuten Anginen die Infektionserreger häufiger als man früher glaubte, vorübergehend im Blute kreisen, ist nach unserer Kenntnis bei anderen Infektionskrankheiten mehr als wahrscheinlich. Auf diese Weise erklären sich die nach Anginen beobachteten Fälle von Osteomyelitis, Pleuritis, akuter Endokarditis, vielleicht auch der neuerdings nicht selten beobachtete Zusammenhang mit Perityphlitis.

Eine nicht zu unterschätzende Rolle spielt die in ihrer Bedeutung für viele pathologische Prozesse erst in neuerer Zeit immer mehr gewürdigte **chronische**

lakunäre Angina, die sich nicht selten aus der akuten Form entwickelt. Die Mandeln sind dabei meist blaß, entweder verdickt oder von normaler Größe und enthalten eitrige oder schleimig-eitrige Pfröpfe, die als weißliche Knöpfe aus den Lakunen hervorragen. Oft bleiben sie aber auch verborgen und quellen erst als wurstförmige Massen heraus, wenn man mit einem Instrument gegen die Tonsille drückt. Die Fäulnisprodukte, die sich in den Pfröpfen bilden, sind oft die Ursache von übelriechendem Atem. Auch können sie Schlund- und Kehlkopfreizungen verursachen. Mitunter führen sie zu zirkumskripten kleinen Entzündungen, die beim Schlucken stechende Schmerzen bedingen. Auch ein reflektorischer Husten kann durch Mandelpfröpfe ausgelöst werden. Päßler bringt eine große Reihe der verschiedenartigsten sekundären Erkrankungen damit in Zusammenhang, so z. B., abgesehen von der schon erwähnten Nephritis, Polyarthritis rheumatica und septischen Erkrankungen, auch Ischias, Erythema nodosum, Chorea minor, Herzneurosen, akute und chronische Endokarditis und Myokarditis, Thrombophlebitis, Nephritis, Appendizitis, Erregungs- und Depressionszustände. Der Beweis für diesen Kausalnexus wird darin gesehen, daß die Beseitigung der chronischen Tonsillitis die genannten Krankheitszustände zu heilen vermag.

Die einzige sicher wirkende Therapie dieser chronischen Tonsillitis ist die radikale Tonsillektomie, die Herausschälung der Mandeln aus ihrer Kapsel. Der Einwand, daß man damit dem Körper einen Schutzwall gegen Infektionen raubt, besteht nicht zu recht, da schädliche Folgen dieses Vorgehens nie beobachtet wurden. Auch ist das Gewebe solcher Mandeln meist so verändert, daß sie nicht mehr als Schutzorgan angesehen werden können. Früher begnügte man sich damit, die Mandelpfröpfe herauszudrücken oder schlitzte die Lakunen oder kauterisierte sie mit dem Galvanokauter.

Stomatitis aphthosa (Mundfäule).
(Stomatitis maculo-fibrinosa.)

Die Stomatitis aphthosa stellt eine relativ harmlose auf Infektion beruhende Erkrankung der Mundschleimhaut dar, die besonders bei Kindern in der Dentitionsperiode vorkommt, aber auch gar nicht selten Erwachsene befällt. Die Kontagiosität dieser Affektion erhellt daraus, daß oft in derselben Familie mehrere Kinder oder auch Erwachsene erkranken. Mangelhafte Mundpflege, gastrische Störungen scheinen dazu zu disponieren. Frauen während der Gravidität und Laktation werden besonders gerne befallen. Der Erreger ist nicht bekannt. Anatomisch handelt es sich (E. Fraenkel, Jadassohn) um Fibrineinlagerung zwischen die Epithelien, die dabei zugrunde gehen, darunter ist das Bindegewebe der Schleimhaut reichlich mit Rundzellen durchsetzt.

Krankheitsbild. Unter Fieber und leichten Störungen des Allgemeinbefindens (Appetitlosigkeit) erscheinen ziemlich plötzlich auf der Mundschleimhaut, namentlich im vorderen Teile der Mundhöhle, stecknadelkopf- bis linsengroße, grauweise bis gelbliche, runde oder ovale leicht erhabene Plaques, die von einem hyperämischen Hof umgeben sind. Die Auflagerungen charakterisieren sich bei der mikroskopischen Untersuchung als ein fibrinöses Exsudat in den oberen Schichten des Epithels. Sie können vereinzelt bleiben oder sich stark vermehren und in Konglomeraten zusammenfließen, so daß sie z. B. manchmal flächenhaft das Zahnfleisch der Vorderzähne oder die Innenseite der Lippen bedecken. Gelegentlich können sie sich auch auf den Tonsillen etablieren und dort entweder in Gestalt vereinzelter Plaques auftreten oder zu grauen Belägen zusammenfließen, so daß sie manchmal den Verdacht auf Diphtherie erwecken. Die aphthösen Stellen pflegen recht schmerzhaft zu sein, so daß oft die Nahrungsaufnahme darunter leidet und auch die Nachtruhe gestört wird. Außerdem besteht starke Salivation und ein übler Fötor, daher auch der Name „Mundfäule". Die submaxillaren Lymphdrüsen sind etwas geschwollen. Meist vermehren sich die Aphthen in den ersten Tagen der Erkrankung noch beträchtlich, so daß sie allenthalben auf der Innenfläche der Lippen, auf der Wangenschleimhaut, auf der Zunge und an ihren Rändern zu sehen sind. Die Dauer der Krankheit beträgt etwa $1^1/_2$ Wochen bis 14 Tage. Die oberflächlichen Auflagerungen stoßen sich ab, und es bleibt eine leichte Rötung zurück, die bald verschwindet.

In ernsteren Fällen, namentlich bei wenig widerstandsfähigen Kindern, können sich auch schwerere Krankheitsbilder entwickeln. Unter hohem, tagelang

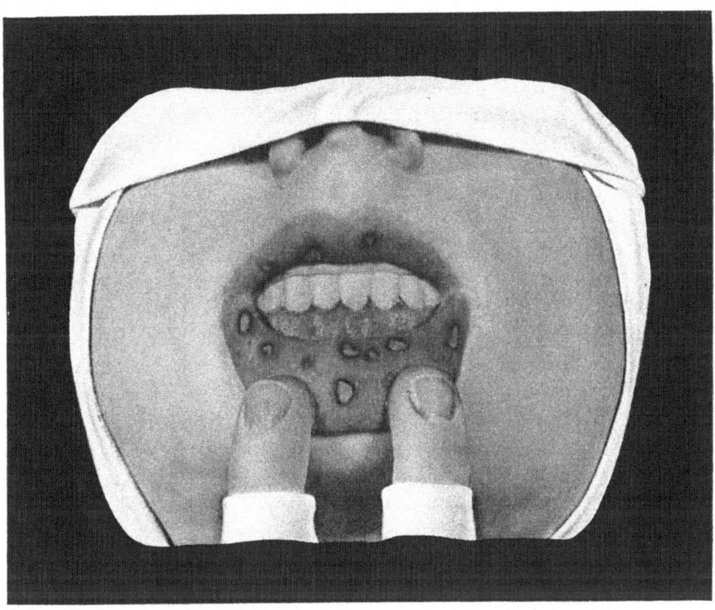

Abb. 146. Stomatitis aphthosa.

anhaltendem, kontinuierlichem Fieber fließen dann auf verschiedenen Schleimhautbezirken, namentlich an den Lippen, die dicht zusammenstehenden Aphthen zu ausgedehnten membranösen Auflagerungen zusammen, so daß man vorübergehend an Diphtheriemembranen denken muß. Die befallenen Lippen schwellen an und bedecken sich mit blutigen Rhagaden, die submaxillaren Lymphdrüsen sind stark geschwollen. Durch Mischinfektion kann sich das Bild einer schweren ulzerösen Stomatitis entwickeln. Die Prognose ist aber selbst in so schweren Fällen trotz langen Verlaufes meist gut.

Die **Diagnose** hat zunächst die Verwechslung mit Diphtherie zu berücksichtigen, einmal bei der Lokalisation der Aphthen auf den Tonsillen und dann bei den eben genannten ausgedehnten membranösen Belägen. Die Feststellung zirkumskripter runder Plaques und in zweifelhaften Fällen die kulturelle bakteriologische Untersuchung entscheidet die Sachlage. Große Ähnlichkeit hat auch die Stomatitis herpetica, die unter leichten Fieberbewegungen in Begleitung von Herpes labialis oder facialis nicht selten bei

Kindern auftritt und nach dem Platzen der Bläschen ähnliche Eruptionen auf der Mundschleimhaut macht. Sie sind jedoch kleiner (stecknadelkopfgroß) und stehen stets in Gruppen zusammen. Auch die Unterscheidung von der Stomatitis epidemica (Maul- und Klauenseuche) stützt sich auf das Vorhandensein von Bläschen. Genaueres darüber vgl. daselbst.

Die Behandlung kann sich auf einfache Spülungen mit Kamillentee oder die Anwendung antiseptischer Lösungen: 1%ige Wasserstoffsuperoxydlösung, 1%ige Lösung von übermangansaurem Kali, 3%iges Borwasser beschränken, mit denen man bei Kindern am besten den Mund ausspritzt. Gern wird auch mit Tinctura ratanhiae und Tinctura myrrhae (zu gleichen Teilen) gepinselt. Leidet wegen der Schmerzen die Nahrungsaufnahme sehr, so sind Pinselungen mit 1%igem Novokain oder 10%igem Anästhesin-Glyzerin zu empfehlen. Man gibt nur flüssige reizlose Kost. Wegen der großen Kontagiosität empfiehlt es sich, den Kranken von den Geschwistern zu trennen und ihm eigenes Eß- und Trinkgeschirr zu geben.

Literatur siehe bei:

Mikulicz und Kümmel: Krankheiten des Mundes, 4. Aufl. 1922.

Soor.

Mit Soor bezeichnet man eine hauptsächlich bei Säuglingen beobachtete, durch den Soorpilz verursachte Erkrankung des Schleimhautepithels der Mundhöhle. Bei älteren Kindern und bei Erwachsenen findet sie sich nur dann, wenn es sich um kachektische, durch andere Krankheiten (Typhus, Pneumonie u. a.) geschwächte Individuen handelt. Auch bei Säuglingen gehört eine gewisse Disposition dazu, die meist durch Darmstörungen gegeben ist. Aber selbst bei vorhandener Disposition ist für das Haften des Soorpilzes noch eine Läsion des Mundepithels erforderlich, die den Krankheitserregern Eingang verschafft. Diese Läsion geschieht in der Regel durch die schlechte Angewohnheit des Mundauswischens, denn seit man auf die Auswaschung des Mundes der Säuglinge verzichtet, ist der Soor viel seltener geworden.

Krankheitsbild. Es handelt sich um stecknadelkopfgroße oder größere, wie Körnchen über die Schleimhaut verbreitete Auflagerungen und bei längerem Bestehen um streifige oder flächenhafte weiße, samtartig glänzende Plaques, die ziemlich fest auf der Unterlage haften, so daß man sie nicht abstreifen, sondern nur durch Abkratzen teilweise entfernen kann. Sie sitzen auf dem Zahnfleisch, auf der Lippenschleimhaut, der Innenfläche der Wangen und an den Zungenrändern; auch können sie auf der Schleimhaut des harten Gaumens lagern. Manchmal sieht man bei schwer fieberhaften, schlecht genährten Kranken diese Soorbeläge auch auf den Tonsillen; Anginen können ebenfalls mit Soor kompliziert sein, wobei die Soorplaques durch ihr samtartiges Aussehen und ihre blendend weiße Farbe auffallen. Mikroskopisch besteht der Belag aus Myzelfäden und Hefepilzen (Untersuchung in konzentrierter Kalilauge).

Ätiologie. Der Soorpilz erscheint, ebenso wie in den Belägen, so auch in der Kultur, in zwei verschiedenen Formen, sowohl als Hefe wie auch als Myzelbildner. Deshalb ist seine Stellung im System, ob Hefe- oder Schimmelpilz, umstritten. Plaut ist der Anschauung, daß er zum Genus Monilia, also zu den Hyphenpilzen gehöre. Er läßt sich leicht auf Bierwürz-Gelatine, Agar, Kartoffel usw. züchten. Auf festen Nährböden bildet er sproßpilzähnliche Formen, auf Bouillon wächst er in langen, dichotomisch geteilten Fäden.

Außer in der Mundhöhle des Säuglings kommt er als Parasit in der **Vagina schwangerer Frauen** vor, wo er eine leichte, mit Jucken und Brennen verbundene Mykose verursacht, aber auch symptomlos vegetieren kann. In der **Mundhöhle** dringt er zwischen die oberen und mittleren Schichten des Pflasterepithels ein, zwischen denen er oft ein dichtes Flechtwerk bildet, um allmählich in die Tiefe zu gehen, ohne freilich in die eigentliche Mukosa vorzudringen (vgl. Abbildung). Nur äußerst selten kommt er auch ins submuköse Gewebe, wo er in die Gefäße hineinwuchert und so Metastasen bilden kann.

Im ganzen stellt die Soorkrankheit eine relativ harmlose Erkrankung dar, nur ausnahmsweise beobachtet man z. B. bei atrophischen Säuglingen, daß die dicken, häutigen Beläge zu Membranen zusammenfließen und über den Kehldeckel hinweg in den Kehlkopf vordringen und zur Glottisverengerung führen.

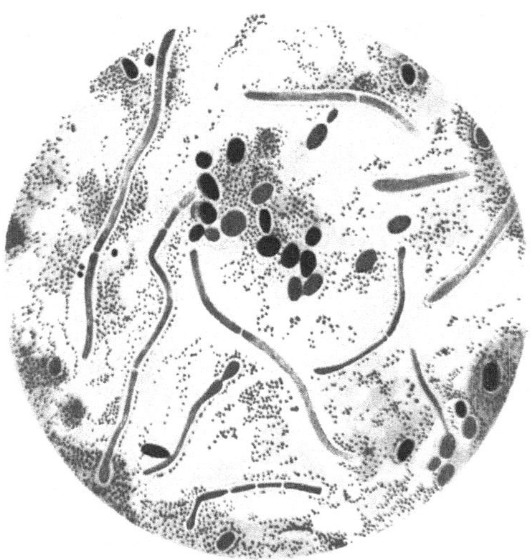

Abb. 147. Direkter Abstrich von Soorbelag. Myzelfäden und Hefeformen (Färbung mit Karbolfuchsin).

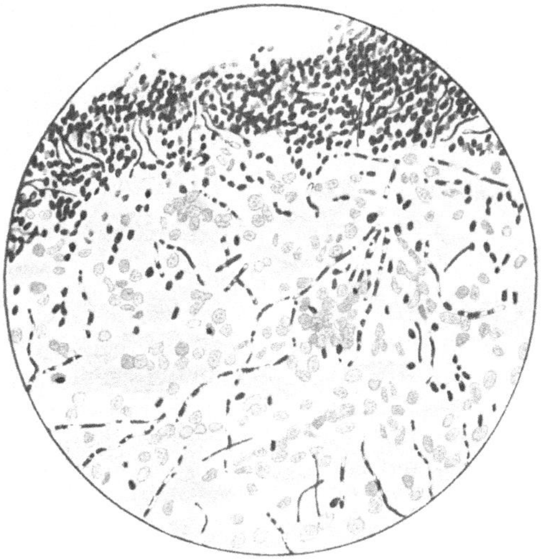

Abb. 148. Schnitt durch eine Zunge mit Soorbelag. In den oberflächlichen Partien viel Hefeformen, in der Tiefe mehr Myzelfäden.

Auch wird zuweilen der ganze Pharynx und Ösophagus damit austapeziert, so daß starke Schluckbeschwerden auftreten. Auch die Magenschleimhaut kann in ausgedehnter Weise befallen sein. Eine Allgemeininfektion, ein Übertritt der Pilze ins Blut gehört zu den größten Seltenheiten, doch hat **Heubner** z. B. bei einem unter schweren Allgemeinerscheinungen zugrunde gehenden Kind, das Soormassen auf den Tonsillen zeigte, in den Glomerulis der Nieren Soorpilze nachgewiesen.

Die **Diagnose** ist relativ leicht. Der samtartige Glanz und das feste Haften an der Unterlage unterscheidet den Soor von ähnlichen Auflagerungen, z. B. von Milchresten. Vor Verwechslung des Rachensoor mit Diphtherie schützt die mikroskopische Untersuchung.

Die Behandlung besteht am einfachsten darin, daß man 3—4 mal täglich nach vorherigem Ausspülen der Mundhöhle mit abgekochtem Wasser die Schleimhaut mit 25°/₀iger Boraxlösung pinselt (2,5 Natr. biborac. auf 10 g Glyzerin) (**Heubner**). Das gleiche erreicht man durch Pinseln mit Kalium hypermanganicum 0,1 auf 15 oder (bei Erwachsenen) mit Sublimat 1 : 5000. Bei Säuglingen empfiehlt **Escherich** das Vermeiden jeglichen Auswischens und die Anwendung eines Borglyzerin-Schnullers.

Literatur siehe bei:

Plaut, H. C.: Kapitel „Soor" in Kraus-Brugsch, Handb. d. spez. Pathol. u. Therap. Bd. 2, Abt. II. 1913. — Fischl: Entwicklung und gegenwärtiger Stand unserer Kenntnisse über die Soorkrankheit. Ergebn. d. inn. Med. u. Kinderheilk. Bd. 16, S. 107. 1919.

Anhangsweise sei hier auf eine weniger bekannte Affektion der Mundhöhle aufmerksam gemacht, deren Erreger mit dem Soorpilz wohl nahe verwandt ist: die **Sporotrichose.** Sie befällt im allgemeinen die äußere Haut, kann sich aber auch an der Zunge und am Gaumen zeigen als anfangs kleine, strahlige weiße Flecken, die von leicht geschwellter Schleimhaut umgeben sind und später zu größeren, oft übelriechenden Flecken konfluieren. Die Halslymphdrüsen sind dabei regelmäßig geschwollen, häufig vereitert. Die sichere Diagnose ist nur zu stellen durch Kultur der Sporotrichose Schenckii (Beurmanni) aus dem Belag bzw. Eiter auf 3% Maltoseagar. Jodkali (4—5 g pro die) wirkt dabei meist zauberhaft rasch.

Literatur siehe bei:

Gans u. Dresel: Arch. f. Dermat. u. Syphilis, Bd. 133, S. 176. 1921.

Stomatitis ulcerosa (Stomacace).

Die Stomatitis ulcerosa ist eine nekrotisierende Entzündung der Mundschleimhaut, die zu mißfarbig belegten, in die Tiefe greifenden Geschwüren am Zahnfleisch und seiner Umgebung führt und ätiologisch wahrscheinlich mit der Angina Plaut-Vincenti zusammengehört. Sie findet sich nur da, wo Zähne vorhanden sind, ist häufig bei älteren Kindern mit schon vorhandenem Gebiß (nach dem 6. Lebensjahr) und bei jugendlichen Erwachsenen und als eine kontagiöse Krankheit zu betrachten, denn sie tritt gruppenweise und endemisch in Familien, Kasernen usw. auf. Ein gehäuftes Vorkommen wurde im Krieg und in den ersten Friedensjahren vielfach beobachtet.

Ätiologie. Als Erreger kommen wahrscheinlich die von Plaut und Vincent beschriebenen fusiformen Stäbchen in Gemeinschaft mit Zahnspirochäten in Betracht, denn man findet beide Mikroben meist in überwiegender Menge im direkten, mit Karbolfuchsin gefärbten Ausstrichpräparat der mißfarbenen Beläge. Genaueres über Wesen und Art dieser Mikroorganismen siehe bei Angina Plaut-Vincenti S. 317.

Krankheitsbild. Das erste ist meist eine Gingivitis an einem kariösen Backenzahn, die sich durch Schwellung und Gelbfärbung des Zahnfleischsaums kundgibt. Schnell kommt es nun zur Nekrose des Gewebes und es bildet sich ein mit mißfarbenen, stark stinkenden, graugelblichen oder schwärzlich grünlichen Massen bedecktes Geschwür, das die Zahnwurzel frei legt und die nächste Umgebung ödematös anschwellen läßt. Eine Lieblingsstelle ist auch die Wangentasche, weil die gegenüberliegenden kariösen, scharfkantigen Zahnkronen leicht Verletzungen machen und dadurch Infektionspforten erschließen. Auch die am Zungenrande sitzenden Geschwüre haben ihren Sitz meist an einer Stelle, die einer zackigen Zahnkrone gegenüberliegt. Die Geschwüre an der Wangenschleimhaut greifen mehr oder weniger kraterartig in die Tiefe, sind unregelmäßig begrenzt, schmierig grau belegt und von einem roten, infiltrierten wallartigen Rand umgeben. Manchmal ist gleichzeitig auch auf den Tonsillen und am Gaumenbogen ein kleines Geschwür vorhanden (Angina Vincenti). Die übrige Mundschleimhaut ist auch bei solitär auftretenden Geschwüren katarrhalisch entzündet, aufgelockert und geschwollen, so daß die Wangenschleimhaut die Eindrücke der Zähne sehen läßt. Das Zahnfleisch blutet leicht.

Starke Salivation und ein scheußlicher Foetor ex ore sind charakteristisch. Der Verlauf dieser leichteren auf ein oder zwei Geschwüre beschränkten Formen ist gutartig, das Allgemeinbefinden wenig gestört, Fieber meist nicht vorhanden, doch zieht sich die Reinigung der Ulzera oft über viele Wochen hin. Die Erscheinungen gleichen vollkommen denen einer Stomatitis mercurialis, an welche bei Erwachsenen immer zuerst gedacht werden muß.

In schweren Fällen erstreckt sich die Entzündung über die gesamte Mundschleimhaut. Das Zahnfleisch schwillt allenthalben an und bedeckt sich mit schmierigen grauen Belägen, unter denen der nekrotische Prozeß mehr oder weniger in die Tiefe greift, die Zähne lockern sich und fallen zum Teil aus, das entzündete Zahnfleisch blutet bei jeder Berührung und das aussickernde Blut vermischt sich mit den nekrotischen Belägen zu schmierigen, schwärzlichen, furchtbar stinkenden Massen, mit denen die erkrankten Partien der Mundschleimhaut überzogen sind. Die Zunge ist fuliginös und trocken und zeigt eventuell an den Rändern noch geschwürige Defekte. Die äußeren Kieferbedeckungen schwellen und die submaxillaren Lymphdrüsen sind stark vergrößert. Dabei besteht hohes Fieber und schlechtes Allgemeinbefinden, das durch die geringe, mit Schmerzen verbundene Nahrungsaufnahme noch mehr beeinträchtigt wird. Auch solche Fälle können nach 2—3 Wochen oft noch zur Heilung kommen. Mitunter aber entwickeln sich septische Komplikationen; Milzschwellung, Hautblutungen treten auf, Diarrhöen kommen hinzu, das Kind verfällt und geht unter zunehmender Herzschwäche zugrunde.

Bei der **Behandlung** hat sich folgendes Verfahren gut bewährt. Alle erkrankten Partien werden mit $\frac{1}{2}$—$2\,^0/_0$iger Chromsäure und sofort nachher mit 1—$2\,^0/_0$iger Argentum nitricum-Lösung bestrichen. Darauf folgt eine Spülung des Mundes mit Kochsalzlösung. Diese Prozedur kann an mehreren Tagen vorgenommen werden. Außerdem wird mehrmals täglich mit desinfizierenden Mundwässern, Wasserstoffsuperoxyd oder Perhydrolmundwasser, gespült. Dazu können einfache Spülungen mit Kamillentee oder Salbeitee oder essigsaurer Tonerdelösung vorgenommen werden. Auf Erhaltung des Kräftezustandes durch kräftige flüssige Nahrung, nahrhafte Suppen, geschlagenes Eigelb mit Zucker, Sahne usw. ist besonderes Gewicht zu legen. Um die Weiterverbreitung der Krankheit zu verhindern, ist vor allem darauf zu achten, daß die Kranken eigenes Eß- und Trinkgeschirr benützen und nach Möglichkeit von den Angehörigen getrennt werden. Die schweren Formen müssen mit Neosalvarsan behandelt werden, wie oben bei der Plaut - Vincentschen Angina ausgeführt wurde; ein Erfolg ist nach meinen Erfahrungen allerdings nicht in jedem Falle zu erreichen.

Noma oder Wasserkrebs

(vom griechischen ἡ νομή die fressende Flechte) wird die furchtbarste aller infektiösen Mundkrankheiten, die Stomatitis gangraenosa, genannt, die namentlich bei schlecht genährten Kindern oder jugendlichen Personen im Gefolge erschöpfender Infektionskrankheiten, besonders nach Masern, Typhus, Tuberkulose, gelegentlich auch nach Diphtherie, beobachtet wird. Manche Masernepidemien zeichnen sich durch auffallend häufiges Vorkommen von Noma (neben Gangrän anderer Teile, z. B. der Labien) aus. Auch auf dem Boden einer ulzerösen Stomatitis kann sie entstehen, wie ich das in rund einem Dutzend von Fällen in der Türkei beobachten konnte (s. oben S. 320). Es handelt sich dabei um einen von der Schleimhautoberfläche ausgehenden, schnell in die Tiefe fortschreitenden Gewebstod, dem kein Gewebe, selbst der Knochen nicht widerstehen kann.

Die **Ätiologie** dieser schweren Affektion ist noch nicht mit Sicherheit erklärt. Meist findet man die fusiformen Stäbchen (Plaut - Vincent), begleitet von Spirillen, in großer Massenhaftigkeit dabei vor. Ob sie aber die alleinige Ursache darstellen, bleibt zweifelhaft. So wird z. B. auch von cladothrixartigen, in Fäden auswachsenden Bakterien berichtet, die massenhaft an der Grenze zwischen brandigem und gesundem Gewebe gefunden wurden. In einigen Fällen hat man auch Diphtheriebazillen dabei beobachtet. Sicher ist, daß gewisse Schädigungen der oben genannten Art, vorangegangene Infektionskrankheiten und Ernährungsstörungen den Boden dafür vorbereiten. Meine oben (S. 320) geschilderten Beobachtungen in der Türkei während des Krieges zeigen, ebenso wie die von Heinemann, Sauerwald und von H. C. Plaut (Dtsch. med. Wochenschr. 1921. Nr. 8),

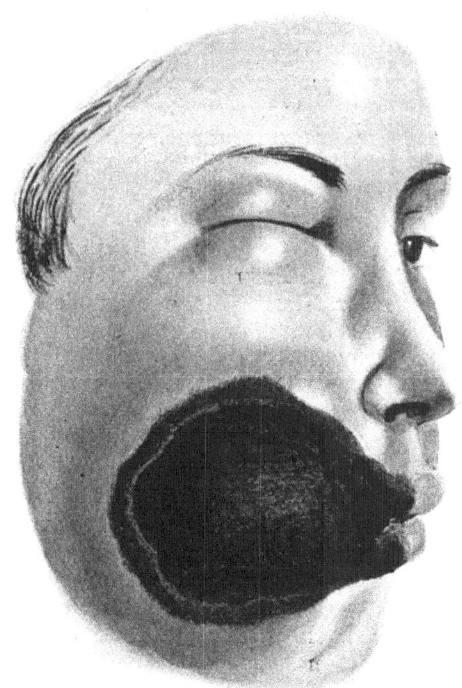

Abb. 149.   Noma.

daß aus einer Angina bzw. Stomatitis fusospirillaris sich eine akute Noma heraus entwickeln kann. Das spricht doch sehr dafür, daß durch die fusospirilläre Symbiose tatsächlich auch die Noma erzeugt werden kann, wie man das früher schon vermutete, aber nicht beweisen konnte.

Krankheitsbild. Die Krankheit beginnt mit einer schmutziggrau verfärbten, kleinen Infiltrierung der Wangenschleimhaut gewöhnlich gegenüber dem vorderen Backenzahn. Meist wird diese erste Phase gar nicht bemerkt, sondern man sieht als erstes einen runden bläulichen Fleck auf der äußeren Wange, der auf den von innen nach außen fortschreitenden Gewebstod hindeutet; denn schnell hat sich der primäre Herd an der Wangenschleimhaut schwarz verfärbt, und die Nekrose ist rasch in die Tiefe gegangen und hat die Wange durchdrungen. Aber nicht nur im Zentrum, sondern auch an der Peripherie schreitet der Prozeß mit großer Geschwindigkeit weiter, so daß in wenigen Tagen ausgedehnte Gewebspartien der Mundschleimhaut und der äußeren Wange in schwarze, mortifizierte Massen verwandelt werden und nach Abstoßung der stinkenden gangränösen Massen das Mundinnere frei zutage liegt. Die gesunde Umgebung des schwarzen Brandherdes ist meist blaß und ödematös und zeigt keine entzündliche Reaktion. Die fortschreitende Zerstörung macht auch vor dem Knochen nicht Halt. Der vom Periost entblößte Ober- und Unterkiefer verfällt der Nekrose, die gelockerten Zähne fallen aus, Knochensequester werden abgestoßen, die ganze Gesichtshälfte kann so in kurzer Zeit dem Brande zum Opfer fallen, wenn nicht schon vorher der Tod Einhalt gebietet. Der fortschreitende gangränöse Prozeß gibt den schon normalerweise in der Mundhöhle sitzenden Sepsiserregern willkommene Gelegenheit zur Vermehrung. So können Streptokokken, Fäulniserreger usw. in Massen ins Blut übergehen. Unter toxischen Erscheinungen, hohem Fieber, Störungen des Sensoriums und fortschreitendem Kräfteverfall, der durch die verringerte Nahrungsaufnahme noch beschleunigt wird, naht das

Ende des qualvollen Zustandes. Ein spontaner Rückgang des Prozesses wird nur in seltenen Fällen beobachtet.

Eine Abgrenzung der Noma von dem Hospitalbrand dürfte, wenn überhaupt möglich, nur sehr schwierig sein. Praktische Erfahrungen über letzteren besitzen wir nicht.

Therapie. Antiseptische Spülungen mit Wasserstoffsuperoxyd, Ätzungen mit Lapis und dem Glüheisen halten den Prozeß nicht auf. Sind die Zerstörungen noch nicht zu weit fortgeschritten, so ist es dringend geboten, den Versuch einer Exzision der gangränösen Stelle zu machen. Dabei muß die

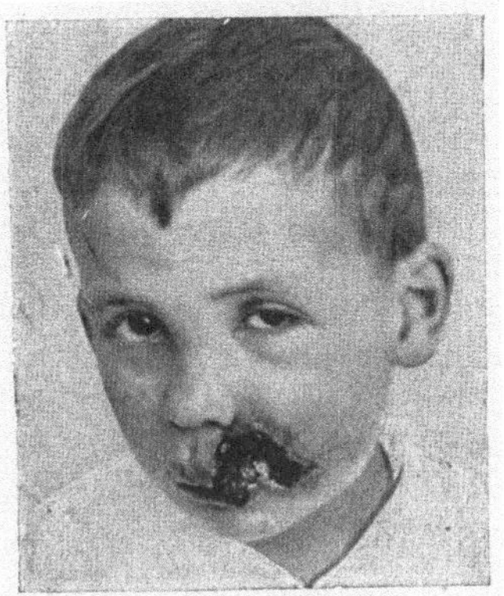

Abb. 150. Beginnende Noma bei gesundem, 4 jähr. Knaben, von einem kariösen Zahn ausgehend.

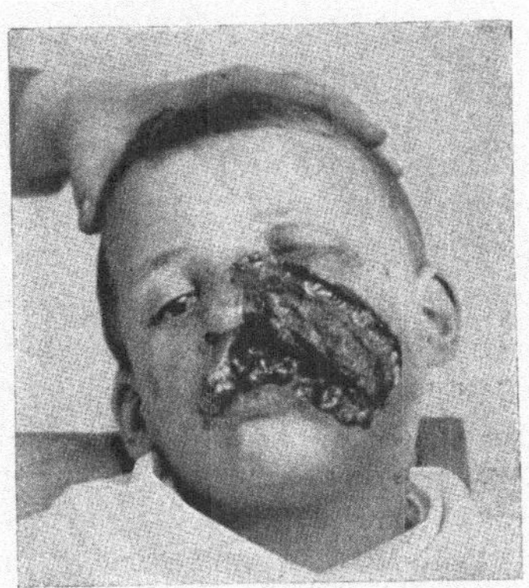

Abb. 151. Noma. 8 Tage später. (Aus Feer: Diagnostik der Kinderkrankheiten, 3. Aufl., Berlin: Julius Springer 1924.)

brandige Partie im Gesunden umschnitten werden. v. Ranke hatte dabei einzelne günstige Heilerfolge. In jedem Falle muß so frühzeitig wie möglich Neosalvarsan sowohl intravenös als lokal angewendet werden. Ich sah damit mehrere anscheinend hoffnungslose Fälle noch zum Stillstand und zur Heilung kommen. Allerdings reagieren nicht alle Fälle auf Salvarsan, woraus man wohl auf eine verschiedenartige Ätiologie der Noma schließen darf.

Literatur siehe bei:

Mikulicz und Kümmel: Krankheiten des Mundes 4. Aufl. Jena 1922.

Stomatitis phlegmonosa.

Im Gefolge schwerer Mund- und Rachenaffektionen, namentlich nach ulzerösen Entzündungen der Schleimhaut, entwickeln sich zuweilen tief greifende phlegmonöse Prozesse im submukösen Gewebe, als deren Ursache meist Streptokokken anzusprechen sind. So können die Lippen, die Wangenschleimhaut oder die Zunge phlegmonös infiltriert werden. Die starke Schwellung und vor allem die brettharte Infiltration des Gewebes sind dafür charakteristisch. Oft ist die Umgebung ödematös, so z. B. die Augenlider bei einer Phlegmone der Wangenschleimhaut. Die Lymphdrüsen sind stark geschwollen. Hohes Fieber begleitet gewöhnlich diese schwere Affektion. Kommt es nicht bald zur Abszedierung, so breitet sich die Phlegmone weiter aus und es droht die Gefahr der septischen Allgemeinerkrankung.

Ein gefürchtetes Krankheitsbild ist die Phlegmone des Mundbodens und der benachbarten Teile am Halse, die von dem Stuttgarter Arzt Wilh. Friedr. v. Ludwig 1836 beschriebene, sogenannte

Angina Ludovici.

Sie beginnt meist mit der Schwellung einer submaxillaren Drüse, von der aus sich außerordentlich schnell unter hohem Fieber eine phlegmonöse Infiltration der gesamten Halsseite entwickelt (s. Abb. 307 im Kapitel Scharlach). Diese Infiltration, in welcher einzelne Drüsen nicht mehr abgetastet werden können, trifft sich in der Mitte des Halses mit einem von der anderen Seite kommenden gleichen Infiltrat, so daß der Hals wie von einem Panzer umgeben wird. Durch Weitergehen des Prozesses und Ödem der Umgebung kann es unter Umständen zur Kompression des Kehlkopfes und Erstickungsgefahr kommen. Durch Senkung entsteht zuweilen eine eitrige Mediastinitis. Kommt es an einer Stelle zur eitrigen Einschmelzung und entleert sich eine größere Menge Eiter, so ist das gewöhnlich die Einleitung zur Rückbildung, in den meisten Fällen aber gehen die Kranken an Sepsis zugrunde. Streptokokken sind fast stets die Ursache.

Die **Therapie** muß vor allem bestrebt sein, eine Erweichung herbeizuführen. Das geschieht am besten durch heiße, öfter gewechselte Breiumschläge. Gelingt das nicht, so empfiehlt Garré breite und tiefe Entspannungsschnitte in der Mittellinie unter dem Kinn und seitlich unter den Kieferrändern, und stumpfes Vordringen durch das sulzig infiltrierte Gewebe.

Parotitis epidemica (Mumps).

Die Parotitis epidemica ist eine akute kontagiöse Erkrankung der Ohrspeicheldrüse, die meist epidemisch, seltener sporadisch auftritt und im allgemeinen nur jugendliche Individuen und Kinder befällt. Die Bezeichnungen: Mumps, Ziegenpeter, Bauernwetzel usw., die das Leiden im Volksmunde führt, Bezug nehmend auf die durch die Anschwellung der Parotis verursachte, komisch wirkende Entstellung des Gesichts, zeigen schon, daß man es verstand, sich über die relativ harmlose Erkrankung mit gutem Humor lustig zu machen. Neben der Parotis können gleichzeitig auch die Submaxillaris und die Sublingualis von der Anschwellung ergriffen werden.

Ätiologie. Der Erreger ist noch unbekannt.

Die von verschiedenen Autoren beschriebenen Diplo- und Streptokokken, die im Sekret des Ausführungsganges gefunden worden sind, entstammen wohl sicherlich der Mundhöhle. Der tatsächliche Erreger von Mumps ist nach neueren Untersuchungen (Granata, Nicolle und Conseil, Wollstein) ein filtrierbares Virus (vielleicht mit dem der Poliomyelitis, der Encephalitis epidemica und der Lyssa zusammen in eine Gruppe gehörend), welches sich im Speichel findet und durch diesen direkt oder indirekt übertragen wird. M. Wollstein zeigte im Rockefeller-Institut, daß Speichel, von 4 Kindern mit typischer Parotitis am 2. und 3. Krankheitstag entnommen, filtriert und Katzen in die Parotis gespritzt, eine typische Drüsenschwellung, Leukozytose und Fieber auslöst. Bei Einspritzung des filtrierten Speichels in den Subarachnoidalraum trat schon am nächsten Tag eine Meningitis mit hohem Fieber auf. Die Eintrittspforte des Erregers ist wahrscheinlich die Mundhöhle und der Weg, auf dem das Virus zur Stätte seiner Wirksamkeit gelangt, der Ausführungsgang der Drüse, der Ductus stenonianus.

Anatomische Befunde liegen bei der Gutartigkeit des Leidens nur in sehr beschränkter Zahl vor. Nach Virchow ist die früheste Veränderung eine starke Hyperämie, wobei die Drüse selbst und das Zwischengewebe stark durchfeuchtet und leicht geschwollen erscheint. Die roten Drüsenläppchen setzen sich sehr scharf von der mehr gelblich durchschimmernden Zwischensubstanz ab und sehen auf dem Durchschnitte wie rote, gruppenweise gestellte Körner aus. In den Ausführungsgängen der Drüsenläppchen häuft sich mehr und mehr katarrhalisches Sekret, eine zähe, fadenziehende, neben den sog. Speichelkörperchen auch Eiter führende Flüssigkeit. Zu einer stärkeren Eiterbildung in den Drüsengängen kommt es im allgemeinen nicht. Andere Autoren, wie Trousseau und Gerhard, legen mehr Gewicht auf die Entzündung des interazinösen und periglandulären Zellgewebes, während sie die Beteiligung der Drüsenzellen nur für sehr geringfügig halten. Die Befunde Virchows haben durch Untersuchungen von Loschner an sechs Fällen eine Stütze erhalten.

Nur in seltenen Fällen kommt es durch Mischinfektionen mit Eitererregern zu Abszeßbildungen in den Drüsen.

Epidemiologie. Die Krankheit ist ansteckend, beschränkt sich jedoch meist auf geschlossene Kreise, wo viele Menschen dicht gedrängt beieinander leben (Schulen, Pensionate, Waisenhäuser, Kasernen), während eine Ausbreitung von diesen Herden aus in die Umgebung seltener erfolgt. Besonders häufig sind Kasernenepidemien. Auch auf Ozeanschiffen sind oft umfangreiche Massenerkrankungen an Mumps beobachtet worden.

So berichtet Jobard z. B. über zwei solcher Schiffsepidemien. Die eine betraf den Dampfer „Contest", auf welchem fünf Tage nach der Abreise von Carrical der erste Fall von Parotitis vorkam, worauf von den 471 Passagieren 83 erkrankten. An Bord der „Medusa" entstand 23 Tage, nachdem das Schiff den Hafen verlassen hatte, eine Mumpsepidemie, wobei von 512 Personen 67 erkrankten.

Breitet sich eine Epidemie in einem Dorf oder in einer Stadt weiter aus, so erfolgt die Verbreitung nur langsam und schrittweise. In abgeschlossenen Anstalten pflegt die Seuche in einigen Wochen oder Monaten zu erlöschen. Ist die Parotitis in einer Stadt epidemisch ausgebrochen, so pflegt die Epidemie wegen des langsamen Fortschreitens mitunter 2—3 Jahre zu dauern.

Die Ansteckung erfolgt meist direkt von Person zu Person. In der Hauptsache dürfte dabei die Tröpfcheninhalation beim Sprechen eine Rolle spielen; aber auch indirekte Übertragung durch gesunde Mittelpersonen kommt vor. Seltener vermitteln leblose Gegenstände, Kleider, Spielzeug u. dgl. die Weiterverbreitung. Die langsam schleichende Ausbreitung der Seuche hat ihren Grund hauptsächlich darin, daß die Übertragung von Mensch zu Mensch eine Hauptrolle spielt. Wasser und Nahrungsmittel haben mit der Verbreitung der Seuche nichts zu tun.

In der kälteren Jahreszeit ist die Krankheit häufiger als in der warmen. Wie lange das Virus bei Rekonvaleszenten persistiert, ist noch nicht sicher, doch spricht für eine relativ lange Dauer der Kontagiosität folgende Beobachtung (Comby):

Drei Kinder einer Familie wurden nacheinander wegen Mumps behandelt. Wegen der Ansteckungsgefahr werden die Kinder isoliert. Nach Verlauf von sechs Wochen fragten die Eltern, ob ihre Kinder ohne Gefahr die Familie ihres Onkels besuchen könnten, der auf dem Lande wohnte. Sie gingen hin und teilten ihren zwei kleinen Vettern die Krankheit mit.

Am empfänglichsten für die Krankheit sind Kinder im Alter von 6 bis 15 Jahren. Die Erkrankung im frühesten Kindesalter, namentlich im ersten Lebensjahre, gehört zu den Seltenheiten. Ob daran die saure Reaktion der Mundhöhle bei Säuglingen Schuld trägt wie bei der Diphtherie, oder ob die geringe Entwicklung der Parotis und die Enge des Ausführungsganges die Bedingungen der Infektion erschwert, wie Soltmann es will, muß dahingestellt bleiben. Über einen Ausnahmefall berichtet Falkenhain, der einen siebenmonatigen Säugling erkranken sah.

Überstehen der Parotitis verleiht eine spezifische Immunität, die in der Regel das ganze Leben hindurch dauert; nur in vereinzelten Fällen sind Wiedererkrankungen bekannt geworden.

Die einzelnen Epidemien unterscheiden sich oft durch bestimmte Eigentümlichkeiten, so z. B. ist in der einen Epidemie die begleitende Orchitis häufiger als in der anderen. Ein anderes Mal wieder häufen sich die Vereiterungen der Parotitis.

Die Inkubationszeit ist von langer Dauer; sie beträgt im Durchschnitt 18—22 Tage, nach neueren Beobachtungen genau 18 Tage (im Tierversuch nur 8 Tage).

Krankheitsbild. Meist gehen uncharakteristische Prodromalerscheinungen dem Beginn der Parotisanschwellung einen oder mehrere Tage voraus, es stellen sich leichte Fieberbewegungen ein und der Kranke klagt über Kopfschmerzen, Mattigkeit, Schlaflosigkeit, mitunter auch über Halsschmerzen, denen aber nicht unbedingt eine Veränderung der Mandeln entsprechen muß. In manchen Fällen findet sich eine solche. Bei Kindern bemerkt man Unlust am Spielen, motorische Unruhe, mitunter auch Erbrechen; Nasenbluten wird ebenfalls häufig als Initialsymptom beobachtet. Soltmann beobachtete in schweren Fällen sogar eklamptische Anfälle, sowie partielle und allgemeine Fazialiskrämpfe. Auch Diarrhöen können in einzelnen Epidemien den Beginn begleiten. Einzelne Fälle beginnen ohne alle Prodromalerscheinungen; das erste, was man bemerkt, ist die charakteristische Schwellung. Mag sich die Krankheit mit oder ohne Vorboten entwickeln, stets pflegt mit dem Einsetzen der spezifischen lokalen Parotisentzündung die Temperatur anzusteigen. Unter Frösteln, seltener unter

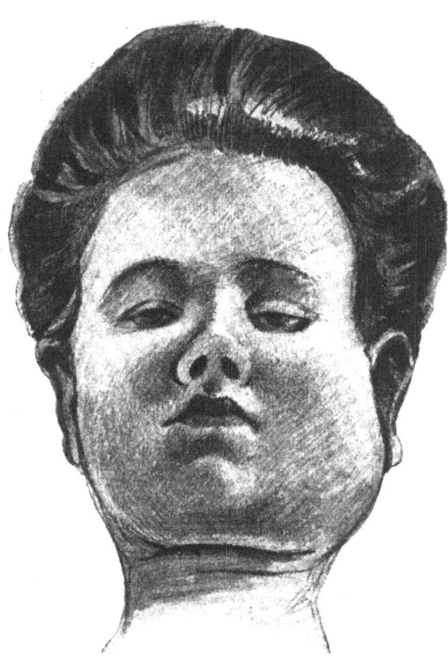

Abb. 152. Einseitige Parotitis epidemica.

einem Schüttelfrost erhebt sich die Eigenwärme auf 39⁰ oder noch höher, und nun entwickelt sich unter einem leichten Spannungsgefühl zunächst nur auf einer Seite die charakteristische Schwellung der Parotisgegend. Dabei schwillt gewöhnlich zuerst die dem aufsteigenden Unterkiefer fest aufsitzende Partie der Drüse an und schnell breitet sich die Schwellung über das ganze Organ aus, überschreitet dann die Grenze der Drüse und führt zur Infiltration des benachbarten Gewebes. Oft wird das Ohrläppchen nach aufwärts oder nach der Seite verdrängt. Auf der Höhe der Entwicklung füllt die Geschwulst die Gegend zwischen Processus mastoideus und aufsteigendem Unterkiefer fast bis zum Kieferwinkel aus und kann sich nach oben zu fast bis ans Auge erstrecken (Abb. 152). Dadurch wird das Gesicht stark verbreitert und bekommt ein etwas tölpelhaftes, bäuerisches Aussehen, das zu den oben erwähnten spöttischen Bezeichnungen des Leidens geführt hat. Bei Berührung fühlt sich die Schwellung etwas teigig an, doch kann man oft die etwas härtere Drüse aus dem weicheren infiltrierten umgebenden Gewebe herausfühlen.

In seltenen Fällen kann die Schwellung weit größere Dimensionen annehmen. Sie erstreckt sich dann hinauf bis zur Orbita, so daß die Lidspalte verengt wird, zieht über die Wange hinüber bis zum Mundwinkel, geht nach unten auf die Submaxillaris über und von dort auf den Hals, wo sie bis zur Clavicula hinabsteigt. Am Halse kann die Schwellung so gewaltig sein, daß bei doppelseitiger Affektion der Halsumfang den des Kopfes übertrifft.

Die Haut über der Schwellung ist gespannt und glänzend, bleibt aber blaß und sieht leicht gedunsen aus. Auf Druck besteht leichte Schmerzempfindlichkeit. Subjektiv besteht in den meisten Fällen nur geringe Schmerzhaftigkeit und Spannungsgefühl. Stärker werden diese Beschwerden beim Versuch, den Mund weit zu öffnen, z. B. zum Zwecke der Rachenbesichtigung, und beim Kauen. Bei sehr starker Schwellung sind natürlich die Beschwerden stark vermehrt. Es stellen sich dann anfallsweise auftretende, ziehende Schmerzen in der Geschwulst ein, die bis ins Ohr ausstrahlen; der Mund kann kaum geöffnet werden, so daß die Nahrungszufuhr Schwierigkeiten macht und auch die Sprache behindert ist und einen näselnden Beiklang bekommt. Schottmüller beobachtete vermehrte Schmerzen nach der Nahrungsaufnahme. Er bringt diese Beobachtung zusammen mit der beim Essen vermehrten Speichelabsonderung. Wenn durch das entzündliche Ödem der Austritt des Speichels aus dem Ausführungsgange behindert sei, so müsse in der Drüse eine Stauung eintreten, die zu lebhaften Schmerzen führt.

Sprinzels (Wien. klin. Wochenschr. 1912. Nr. 48) wies auf eine doppelseitige, meist symmetrisch ausgebildete Massenzunahme der Parotis bei sehr fettleibigen Individuen hin, die der Gesichtsform vielfach eine eigentümliche Konfiguration gibt.

Mund und Rachen bieten meist nichts Abnormes. Zuweilen finden wir Rötung und Schwellung der Tonsillen und der hinteren Rachenwand und eine leichte Stomatitis. Je nach dem Grade der Angina bestehen mehr oder weniger lebhafte Schluckbeschwerden. Setzt sich die in der Gegend der Parotis auftretende Schwellung weit nach innen fort, so kommt es zur Vorwölbung der entsprechenden Tonsille und der seitlichen Rachenwand. Dadurch kann, namentlich bei doppelseitiger Affektion, eine starke Atembehinderung eintreten. In seltenen Fällen kommt es sogar zum Übergreifen des Ödems auf den Larynx und zum Glottisödem.

Eine Veränderung in der chemischen Beschaffenheit des Speichels besteht nicht, doch kommt es zuweilen zu profusem Speichelfluß.

Mitunter bleibt der Prozeß auf eine Seite beschränkt; meist aber, in der Hälfte bis drei Viertel der Fälle, folgt schon am zweiten oder dritten Tage nach Beginn der ersten Parotisschwellung auch die zweite nach, oder aber die zweite Schwellung entwickelt sich erst, nachdem die erste abgeklungen ist. Da bis zu diesem Zeitpunkte oft 5—6 Tage verstreichen, kann dann die ganze Affektion 14 Tage bis 3 Wochen dauern. Die Entzündung kann sich aber auch in beiden Ohrspeicheldrüsen zugleich entwickeln.

Der Fieberverlauf hat gar nichts Charakteristisches. Ob Fälle ohne jede Temperatursteigerung vorkommen, erscheint nicht ganz sicher, da zuweilen die Temperatursteigerung nur ganz vorübergehend ist und schon nach einigen Stunden abgeklungen sein kann. In den meisten Fällen steigt die Temperatur mit dem Beginn der Drüsenschwellung auf 38—39°, um nach 1—2tägigem Bestehen wieder abzufallen, noch ehe die lokalen Symptome ganz verschwunden sind; oder aber das Fieber beginnt zugleich mit der Drüsenschwellung und bleibt während der Dauer derselben bestehen und fällt lytisch ab entsprechend dem langsamen Verschwinden der Geschwulst. Gesellt sich zur Parotitis nach dem Abklingen der Schwellung auf der entgegengesetzten Seite eine zweite Anschwellung hinzu, so steigt die bereits gesunkene Temperatur aufs neue wieder an. Es gibt aber auch Fälle, die mit hohem, kontinuierlichem Fieber einhergehen, so lange die Drüsenschwellung anhält. Das sind namentlich die mit Hodenentzündungen komplizierten Formen (vgl. Abb. 154).

Häufig erkrankt gleichzeitig mit der Parotis die Glandula submaxillaris, die mächtig anschwillt und als harter Tumor am Unterkieferwinkel gefühlt werden kann. Auch eine isolierte Erkrankung der Submaxillaris ohne gleichzeitiges Befallensein der Parotis kommt im Verlaufe von Mumpsepidemien vor; ebenso wie die Submaxillaris kann auch die Sublingualis ergriffen werden. Eine kleine Epidemie von rein auf die Sublingualis beschränktem „Mumps" beobachtete ich im Januar/Februar 1912 unter den Schwestern des Eppendorfer Krankenhauses; sie verlief sehr leicht, mit geringen Temperaturen und ohne Komplikationen. Auch die Halsdrüsen der Nachbarschaft, die maxillaren, jugularen und zervikalen Drüsen pflegen in etwas schwereren Fällen anzuschwellen. Die Milz ist häufig vergrößert und palpabel; das Blut zeigt nach Pick auch in schweren Fällen keine Leukozytose, nach Zimmerli (Zeitschr. f. klin. Med. Bd. 76) besteht im Frühstadium Leukopenie mit relativer Mononukleose bei deutlicher Verminderung der Lymphozyten und Herabsetzung der Neutrophilen, sowie Abnahme der Eosinophilen. Im weiteren Verlauf nimmt die Leukozytenzahl langsam wieder zu; in der Rekonvaleszenz herrscht meist postinfektiöse Lymphozytose und Zunahme der Eosinophilen. Die Mumpsorchitis geht bisweilen mit neutrophiler Hyperleukozytose einher.

Verlauf und **Dauer** der Krankheit ist sehr verschieden. Sie verläuft bei Kindern im allgemeinen leichter als bei Erwachsenen. Die Mehrzahl der einseitigen Erkrankungen klingt nach etwa 4—6 Tagen ab, die der doppelseitigen nach 8—14 Tagen und ist von mäßigen

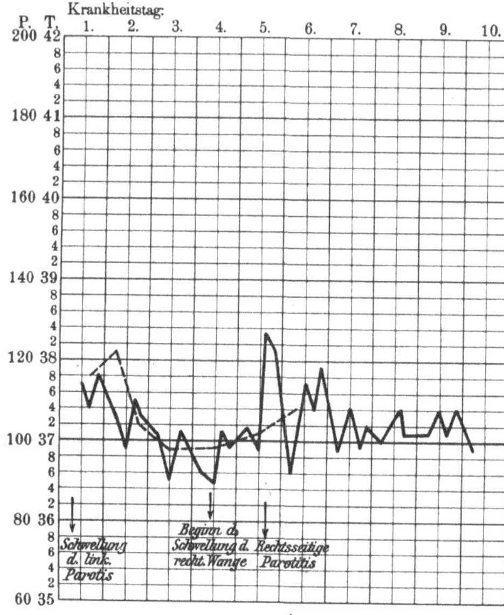

Abb. 153. Paul N. Parotitis epidemica; erst links, dann rechts.

lokalen und geringen allgemeinen Beschwerden begleitet. Aber es gibt auch abnorm leichte und abnorm schwere Fälle. Bei den ganz leichten Erkrankungen kann die Schwellung schon nach einem Tage sich wieder zurückbilden, die abnorm schweren Fälle erinnern lebhaft an Typhus abdominalis, da sie mit starken Kopfschmerzen, Schwindel, hohem kontinuierlichen Fieber, Milzschwellung und sogar mitunter Durchfällen einhergehen. Man findet diesen Zustand besonders bei begleitender Orchitis.

Damit kommen wir zu den eigenartigen Begleiterscheinungen des Mumps, die sich an verschiedenen drüsigen Organen, am häufigsten aber am Hoden abspielen. Diese seltsame Kombination der Parotitis und Orchitis war schon Hippokrates bekannt; aber der innere Zusammenhang beider Erkrankungen ist uns bis heute rätselhaft geblieben. Aller Wahrscheinlichkeit nach handelt es sich bei der Parotitis um eine allgemeine Blutinfektion. Der Erreger, der sich primär in der Parotis niederläßt, hat eine bestimmte Avidität (chemische Verwandtschaft) zu gewissen drüsigen Organen, außer zu den Speicheldrüsen besonders zu dem Drüsengewebe des Hodens, vielleicht auch zu dem der Schild-

Verlauf und Dauer.

drüse, der Thymus- und der Tränendrüse. Gelangt er nun von seiner ersten Niederlassung aus ins Blut, so wird er entweder bald abgetötet, oder vermöge der genannten Avidität zu einem jener Organe, am häufigsten zum Hoden, hingezogen, wo er dann seine pathologischen Wirkungen entfalten kann.

Die Orchitis kommt fast ausschließlich bei geschlechtsreifen Personen und nur sehr selten im Kindesalter vor. Mit besonderer Häufigkeit finden wir die Erkrankung daher bei Kasernenepidemien, doch waltet auch hier der Genius epidemicus; bald erkranken viele, bald nur wenige der mumpskranken Männer an Orchitis.

Bei einer kleinen Mumpsepidemie, die Noble an Bord eines Schiffes auf der Reise nach Montevideo beobachtete, erkrankten 12 Personen an Parotitis und alle ohne Ausnahme bekamen Hodenentzündung; bei anderen Epidemien (z. B. bei Soldaten im Weltkrieg) sah ich nur rund 10%.

Man kann nach den Berechnungen von Comby und denen von Védraine sagen, daß etwa 26—30% der erwachsenen männlichen Mumpskranken von Orchitis betroffen werden. Die Erkrankung ist im Gegensatz zur Parotitis im allgemeinen häufiger einseitig als doppelseitig.

Die Hodenentzündung entwickelt sich meist erst dann, wenn die Parotisschwellungen schon im Abklingen sind und die Temperatur bereits wieder normal geworden ist, also etwa am 6.—10. Tage. Die Temperatur steigt dann mit dem Beginn der Hodenentzündung hoch an bis auf 39 oder 40°. In manchen Fällen aber tritt die Orchitis auch gleichzeitig mit der Parotisschwellung auf.

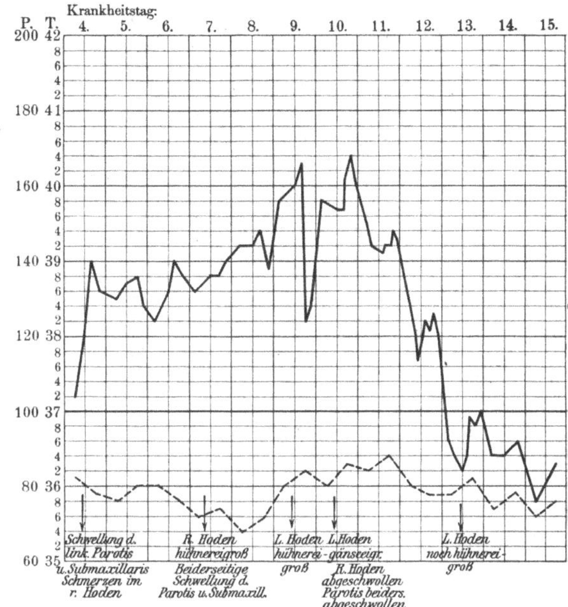

Abb. 154. Otto Z., 24 Jahre. Doppelseitige Parotitis epidemica mit Orchitis duplex.

Unter mäßigen Schmerzen und einem leisen Gefühl von Spannung und Schwere vergrößert sich der Hoden im Laufe von mehreren Tagen um das Doppelte und kann in manchen Fällen sogar Gänseeigröße erreichen. Nach etwa einer Woche beginnt die Abschwellung, die wieder einige Tage erfordert und gewöhnlich von lytischem Fieberabfall begleitet wird. So beträgt die Dauer dieser Affektion 8—14 Tage. Das erkrankte Organ ist lebhaft druckempfindlich. Mitunter geht die Entzündung auch auf den Nebenhoden und auf den Samenstrang über, und in seltenen Fällen kommt es zur ödematösen Schwellung der Skrotalhaut. Obenstehende Kurve illustriert den Verlauf eines schweren mit Orchitis einhergehenden Mumpsfalles, der wegen seiner nervösen Allgemeinerscheinungen und seines kontinuierlichen Fiebers lebhaft an Typhus erinnerte.

Es handelte sich um einen 24jährigen Mann, der akut mit Fieber und Halsschmerzen erkrankt war, am zweiten Tage eine linksseitige Schwellung der Parotis und Submaxillaris und am dritten Tage gleichzeitig eine Schwellung der rechten

Parotisgegend und Schmerzen im rechten Hoden bekam. Er litt an starken Kopfschmerzen und großer Unruhe, delirierte nachts und war am Tage oft somnolent. Der rechte Hoden schwoll im Laufe von drei Tagen bis auf das Dreifache seiner Größe an, um dann schnell abzuschwellen. Vom 5. Tage an zeigte sich am linken Hoden eine Schwellung, die bis zum achten Tage bis zu Gänseeigröße anwuchs, während die Ohrspeicheldrüsen um diese Zeit schon abgeschwollen waren. Nach weiteren acht Tagen waren wieder normale Verhältnisse vorhanden. Das kontinuierlich hohe Fieber, der auffällig langsame Puls, die Milzschwellung und die Störungen des Sensoriums ließen an Typhus denken, doch sprachen der weitere Verlauf, der negative Gruber-Widal und die Leukozytenzahl (6000) dagegen.

Während in vielen Fällen die Orchitis mit dem Abschwellen des Organs schnell abheilt, kommt es in anderen Fällen zu einem sehr fatalen Ausgang, nämlich zur Atrophie des Hodens, die in den einzelnen Epidemien mit verschiedener Häufigkeit auftritt. Nach den Berechnungen von Comby ist sie in durchschnittlich 63%, nach Granier in 44% der an Hodenentzündung erkrankten Fällen zu erwarten. Um so verhängnisvoller kann dieser Ausgang werden, wenn beide Hoden der Atrophie verfallen. In einzelnen Fällen stellt sich eine — selbst doppelseitige — Hodenatrophie erst nach Abklingen der Mumpserscheinungen ganz schleichend und ohne erhebliche Schmerzen in den Hoden ein und führt allmählich zu Sterilität. Das geschrumpfte Organ ist hart und in der Regel schmerzlos. In seltenen Fällen jedoch kann es derartige Schmerzen verursachen, daß es, wie in einem Falle von Stolz, entfernt werden mußte.

Über analoge Komplikationen beim weiblichen Geschlecht liegen nur sehr spärliche Mitteilungen vor. In seltenen Fällen soll eine einseitige Schwellung des Ovariums bei mumpskranken Frauen beobachtet sein. Daß Wechselbeziehungen zwischen diesen beiden Organen bestehen, könnte aus der Beobachtung vervorgehen, daß nach Ovariotomie mitunter Entzündungen der Speichedrüsen auftreten. Einseitige Mastitis ist nach Parotitis mehrfach beschrieben worden.

Aber auch noch andere drüsige Organe können in seltenen Fällen im Anschluß an Mumpserkrankungen anschwellen. Der Vorgang ist vermutlich ebenso wie die Entstehung der Orchitis durch Infektion vom Blute aus zu erklären. Zuweilen schwellen die Tränendrüsen einerseits oder beiderseits an; dabei ist das obere Augenlid geschwollen und nach dem Umstülpen findet man die höckerige, druckempfindliche und geschwollene Drüse vorliegend.

Weiterhin können die Thymus- und die Schilddrüse in Zusammenhang mit Parotitis anschwellen; auch die gleichzeitige Erkrankung des Pankreas in der Form einer akuten Pankreatitis mit heftigen Schmerzen im Epigastrium, Übelkeit, Erbrechen und Durchfällen ist wiederholt beobachtet worden.

Von den im Laufe der Parotitis auftretenden Komplikationen lehrt auch die Beteiligung der Niere, daß es sich bei der Parotitis nicht um eine rein lokale Entzündung, sondern um eine allgemeine Infektion handelt. Es entwickelt sich zuweilen im Anschluß an die Parotitis, und zwar gewöhnlich in der Rekonvaleszenz, eine hämorrhagische Nephritis, die ähnlich der Scharlachnephritis verläuft und ebenso wie diese meist von gutartigem Charakter ist. Sie steht nicht im Zusammenhange mit der febrilen Albuminurie, die man bei manchen hochfiebernden Fällen von Mumps auf der Höhe der Krankheit findet.

Auch schwere Erscheinungen seitens des Zentralnervensystems können im Verlaufe der Mumpserkrankung vorkommen. Schon oben wurde über zerebrale Erscheinungen berichtet, die an den Status typhosus erinnern und namentlich bei begleitender Orchitis beobachtet werden. Diese Erscheinungen können sich zu den heftigsten Delirien steigern und den Tod im Koma herbeiführen.

Außerdem sind in der Literatur eine ganze Reihe von Beobachtungen niedergelegt, die über Meningo - Enzephalitis im Anschlusse an Orchitis berichten. Es handelt sich um Pupillenstörungen, wie Mydriasis, Pupillenstarre und Augenmuskellähmungen; ferner verschiedenartige Lähmungserscheinungen, z. B. halbseitige, spastische Lähmungen der Extremitäten oder schlaffe Lähmungen des Fazialis, Hemianästhesie. Dazu kommen noch meningitische Symptome, verlangsamter Puls, kahnförmig eingezogener Leib, Bewußtseinsstörungen. Das Vorkommen solcher Komplikationen bei der Parotitis, die sich aus rein meningitischen Symptomen und enzephalitischen Herderscheinungen zusammensetzen, überrascht uns um so weniger, als wir ja auch bei anderen Infektionskrankheiten, Typhus, Scharlach, Masern usw., ähnliches beobachten. Vermutlich ist es der im Blute kreisende Erreger selbst, der durch Infektion der Meningen und durch Bildung kleiner entzündlicher Herde im Gehirn die Störungen hervorruft.

Urbantschitsch (Wien. klin. Wochenschr. 1921. Nr. 46) fand bei einem Falle von toxischer Meningitis bei Mumps den Liquor unter erhöhtem Druck, klar, mit Zellvermehrung, positiver Phase I-Reaktion und Goldfällung.

Auch periphere Nervenlähmungen sind in seltenen Fällen beobachtet worden, namentlich Paresen des Fazialis, der zuweilen direkt durch Übergreifen der Entzündung aus der Nachbarschaft, besonders bei Vereiterung der Parotis affiziert wird.

Wichtiger noch als diese relativ seltenen Vorkommnisse sind die Affektionen des Gehörorgans. Die harmloseste Störung ist die Verlegung des äußeren Gehörganges durch entzündliches Ödem bei ausgebreiteter Parotisschwellung. Eine gewöhnliche Komplikation ist auch die Otitis media, die durch Fortleitung auf dem Wege der Tuba Eustachii von der initialen katarrhalischen Pharyngitis her zustande kommt; sie kann gelegentlich zur Schwerhörigkeit führen. Bedenklicher als diese Affektion ist die Erkrankung des inneren Ohres im Verlaufe der Parotitis, die völlige Taubheit mit sich bringt. Sie entsteht entweder ohne alle subjektiven Beschwerden, oder aber eingeleitet durch Symptome, die dem Ménièreschen Symptomenkomplex gleichen: Erbrechen, Schwindel, Gleichgewichtsstörungen, Ohrensausen, Kopfschmerzen. Die Ursache für diese Störung dürfte in der Entzündung des Nervus acusticus durch das im Blute kreisende Mumpsgift liegen. Die Affektion, die sich in jeder Phase der Krankheit abspielen kann, ist unabhängig von dem Sitze der Parotitis; es können bei einseitiger Parotisschwellung beide Ohren erkranken und umgekehrt.

An den Augen kommt außer der schon erwähnten spezifischen Entzündung der Tränendrüsen nicht selten eine Konjunktivitis im Laufe der Parotitis vor. Sie erklärt sich in der Regel durch Übergreifen der bis zur Orbita vorgeschrittenen Entzündung. Es kann dabei zu starker Schwellung der Bindehaut und Chemosis kommen. Die Schwellung in der Umgebung des Auges kann aber noch zu einer anderen Augenstörung führen; sie kann durch Zirkulationsstörungen im Innern des Auges eine Verringerung des Sehvermögens bewirken. Ophthalmoskopisch sieht man dann eine Hyperämie der Papille (Tournié). Schließlich kann die Schwellung des retrobulbären Bindegewebes der Orbita eine Exophthalmie bedingen. Auf eine direkte Einwirkung des Mumpsgiftes ist das verhängnisvolle, aber seltene Vorkommen einer Neuritis optica mit nachfolgender Erblindung zurückzuführen.

Endokarditis und trockene Perikarditis, auch Pleuritis, scheint in seltenen Fällen bei Parotitis vorzukommen, wenigstens spricht dafür die Tatsache, daß mitunter gleichzeitig mit den am Herzen festgestellten Geräuschen auch Gelenkschmerzen beobachtet werden. Einige der in der Literatur vorhandenen Angaben über Endokarditis lassen freilich auch die Deutung zu, daß es sich hier nur um Dilatation und akzidentelle Geräusche gehandelt hat.

Gelenkentzündungen im Anschluß an Parotitis, die in den verschiedensten Gelenken, namentlich denen der Extremitäten auftreten, werden mehrfach beschrieben. Sie stellen sich entweder schon auf der Höhe der Parotisschwellung ein oder erst nach Ablauf des Mumps etwa am 15. Tage. Sie befallen dann sprungweise nacheinander verschiedene Gelenke, sind von geringer Intensität und gehen ohne größere Ergüsse einher. In seltenen Fällen gehen die Gelenkschmerzen dem Auftreten der Parotitis voraus. Gelegentlich zeigen sich auch gleichzeitig mit den Gelenkschmerzen Exantheme, die wir ja auch sonst nicht selten mit multiplen Gelenkentzündungen einhergehen sehen, Erythema nodosum und urtikarielle Exantheme.

Abnormer Verlauf. Die Bildung eines Abszesses inmitten der Parotisschwellung gehört zu den Seltenheiten und ist durch Sekundärinfektion mit Eitererregern bedingt. Es treten dabei Rötung der Haut, Fluktuation und protrahierte Fieberbewegungen auf. Wird nicht inzidiert, so kann der Eiter nach außen oder nach innen in die Mundhöhle oder schließlich in den äußeren Gehörgang durchbrechen. Die Prognose wird durch Abszeßbildung nicht wesentlich getrübt. Dagegen verlaufen die Fälle stets letal, bei denen es zur Gangränbildung in der geschwollenen Parotis kommt. Dabei entsteht an der Oberfläche der Schwellung ein mißfarbiges Geschwür, das sich schnell vergrößert und in die Tiefe greift.

In seltenen Fällen verzögert sich die Rückbildung der geschwollenen Parotis; es kann sogar jahrelang ein Tumor sichtbar bleiben.

Die **Diagnose** ist aus den lokalen Erscheinungen relativ leicht zu stellen. Differentialdiagnostisch kommen zunächst in Betracht entzündliche Drüsenschwellungen am Unterkieferwinkel, Periostitis und Parulis. Für Parotitis ist stets die Lage der Schwellung charakteristisch, die ganz der anatomischen Lage der Speicheldrüse entspricht. Entzündete Lymphdrüsenpakete liegen niemals auf dem aufsteigenden Unterkiefer fest wie die Parotis, sondern unter oder hinter ihm. Vor Verwechslung mit der Parulis oder Periostitis schützt die genauere Untersuchung auf kariöse Zähne und Wurzeleiterungen.

Ist eine Parotisschwellung festgestellt, so handelt es sich noch darum, zu entscheiden, ob eine epidemische, eine toxische oder schließlich eine sekundäre Parotitis vorliegt.

Eine toxische Anschwellung der Speicheldrüsen kann durch Quecksilbervergiftung, ferner bei Bleiintoxikation und schließlich nach Jodgebrauch auftreten. Bei der Bleivergiftung pflegt die Parotisschwellung nicht schmerzhaft zu sein und lange Zeit anzuhalten. Die nach Jod auftretende Parotitis ist meist noch mit anderen Erscheinungen des Jodismus, Schnupfen, Halsschmerzen, Kopfschmerzen usw. verbunden.

Die sekundäre Parotitis kann einmal direkt von entzündeten Prozessen in der Nachbarschaft fortgeleitet oder metastatisch auf dem Blutwege entstanden sein. Direkt fortgeleitet wird sie z. B. von einer Otitis media (Durchbruch des Eiters in die Parotis auf dem Wege durch die Fissura Glaseri) oder aber vom Munde aus bei Schwerkranken mit schlecht gepflegter Mundschleimhaut. Die sekundäre Parotitis, die wir bei den verschiedensten Infektionskrankheiten beobachten (Scharlach, Typhus, Pocken, Fleckfieber, Sepsis, Dysenterie usw.), kann bald auf einer, bald auf beiden Seiten entstehen. Sie unterscheidet sich von der epidemischen Parotitis vor allem dadurch, daß dabei stets eine entzündliche Rötung der Haut über der Geschwulst vorhanden ist und schließlich Abszedierung eintritt.

Zur Verwechslung mit Mumps kann das seltene Krankheitsbild einer familiären, teils chronischen, teils anfallsweise auftretenden symmetrischen Schwellung der Parotis Veranlassung geben, das Hochschild jüngst (Jahrb. f. Kinderheilk. Bd. 92, S. 360. 1920) beschrieb. Bei Frauen in der Menopause kann eine vorübergehende oder dauernde Schwellung der Parotis auftreten (Dalché), die vielleicht auf einer Insuffizienz der Keimdrüsen- oder Schilddrüsenfunktion beruht.

Die **Prognose** der Parotitis epidemica ist nach dem Besprochenen im allgemeinen absolut günstig zu stellen. Durch hinzukommende Komplikationen, die aber zu den Seltenheiten gehören, Meningoenzephalitis, Nephritis mit Urämie, Larynxödem, Gangrän, Sepsis usw. kann es zu tödlichem Ausgang kommen. Die Seltenheit dieser Ereignisse beleuchtet die Statistik von Ringberg, der unter 58337 Fällen nur sieben Todesfälle verzeichnete. Bei Kindern ist der Verlauf der Parotitis im allgemeinen leichter als bei Erwachsenen. Bei letzteren spielt die Orchitis eine bedenkliche Rolle, denn einmal gestaltet sie den Verlauf im allgemeinen schwerer und zweitens droht die Hodenatrophie und die Sterilität (in ca. $60\,^0/_0$ der Fälle).

Prophylaxe. Bei der relativ harmlosen Natur der Krankheit halten manche Autoren, wie Henoch und Lavaranne die Isolierung der an Mumps erkrankten Kinder für überflüssig. Wir möchten trotzdem dazu raten, die Kranken abzusondern. Die Möglichkeit einer Otitis mit nachfolgender Taubheit und andere Komplikationen, sowie die Beobachtung, daß bei skrofulösen Kindern bisweilen Schwellung benachbarter Lymphdrüsen eintritt, die zur Verkäsung neigen, sind Momente, die zur Vorsicht mahnen. Ebenso die Möglichkeit einer Weiterverbreitung auf erwachsene Männer mit der Gefahr einer Orchitis und Hodenatrophie.

Behandlung. Die Behandlung der Parotitis epidemica hat die Aufgabe, das durch die Entzündung hervorgerufene Spannungsgefühl zu lindern und Schädlichkeiten fernzuhalten. Solange noch Fieber besteht, gehört der Kranke ins Bett. Die Anschwellung wird mit warmem Öl oder Vaseline bestrichen und mit Watte bedeckt oder mit Umschlägen von essigsaurer Tonerde behandelt.

Häufige Spülungen des Mundes und Gurgelungen mit $2\,^0/_0$iger Wasserstoffsuperoxydlösung oder $3\,^0/_0$iger Kalichlorikumlösung sollen das Eindringen eitererregender Keime in die Parotis verhindern und der Entwicklung einer Otitis vorbeugen, die bisweilen als Folge einer auf dem Wege durch die Tuba Eustachii fortgeleiteten sekundären Infektion entsteht.

Bei zögernder Resorption der geschwollenen Drüsengegend kann mit Kalium jodatum oder Unguentum cinereum eingerieben werden. Tritt eine Vereiterung ein, so ist die Inzision erforderlich.

Bei komplizierender Orchitis muß das erkrankte Organ hochgelagert werden. Kühle Umschläge mit essigsaurer Tonerde werden angenehm empfunden.

Die Diät besteht auf der Höhe des Fiebers am besten aus flüssiger oder breiiger Nahrung. Für regelmäßigen Stuhlgang ist Sorge zu tragen.

Literatur siehe bei:

Schottmüller: Parotitis epidemica in Spez. Pathol. u. Therap., herausgeg. von Nothnagel, Bd. III, 2. Wien 1904. — Krause, P.: Parotitis epidemica im Handb. d. inn. Med., herausgeg. von Mohr u. Staehelin, Bd. 1. Berlin 1911.— Citron: Parotitis epidemica in Kraus-Brugsch, Spez. Pathol. u. Therap. Bd. 2, 2. Teil. — Hegler: Mumpsartige Erkrankungen der Zungenspeicheldrüse. Beitr. z. Klin. d. Infektionskrankh. u. z. Immunitätsforsch. Bd. 1, S. 229, 1912.

Keuchhusten.

Pertussis, Tussis convulsiva, Coqueluche, Whooping cough.

Der Keuchhusten ist eine kontagiöse Infektionskrankheit, die durch charakteristische, anfallsweise auftretende krampfhafte Hustenattacken ihr Gepräge erhält und durch einen wochen- und monatelangen Verlauf ausgezeichnet ist.

Geschichte. Die Krankheit ist erst seit Ende des 16. Jahrhunderts bekannt. Die ersten Keuchhustenepidemien wurden von Guilleaume Baillou im Jahre 1578 in Paris beobachtet und vortrefflich beschrieben. 1658 trat in London eine größere Epidemie auf und von hier aus verbreitete sich die Krankheit über ganz England. Epidemien in den Jahren 1670 und 1679 hat Sydenham beschrieben. Aus dem Jahre 1730 stammt eine gute Beschreibung der Krankheit durch den Hallenser Arzt Friedrich Hoffmann. Die Krankheit ist seitdem fast auf der ganzen Erde endemisch geworden und pflegt alljährlich, namentlich in den Großstädten, epidemisch aufzutreten. Während in Europa, Nordamerika und Südamerika in jedem Jahre Epidemien wiederkehren, sind Mittelamerika und die Tropenländer Asien und Afrika weniger befallen. In Australien kennt man den Keuchhusten erst seit Mitte des 19. Jahrhunderts.

Epidemiologie. Daß der Keuchhusten eine kontagiöse Infektionskrankheit ist, bedarf heute wohl kaum noch des Beweises. Unzählige einwandfreie Fälle der nachgewiesenen Ansteckung von Person zu Person durch einzelne Keuchhustenkranke, das epidemische Auftreten und die Möglichkeit, beim Entstehen von Epidemien in vorher nicht befallenen Gegenden die Quelle der Einschleppung deutlich nachzuweisen, sprechen dafür zur Genüge. Die Keuchhustenepidemien fehlen, wo keine Gelegenheit zur Infektion vorhanden ist.

Deshalb ist z. B. auf den Faröerinseln im Laufe der ersten Hälfte des 19. Jahrhunderts nur zweimal eine Keuchhustenepidemie durch Einschleppung aufgetreten. Aus neuerer Zeit sei die Angabe Rahners erwähnt, der über eine Keuchhustenepidemie im Untermünstertahl bei Freiburg im Breisgau berichtet, bei der die Einschleppung durch einen aus Freiburg stammenden Fall erwiesen war.

Die Übertragung der Krankheit geschieht in der Regel direkt dadurch, daß Sputumteilchen beim Husten versprüht werden und in die Respirationswege von Kindern der Umgebung gelangen. Der Keuchhusten ist das Paradigma einer „Tröpfcheninfektion"; der indirekte Übertragungsmodus durch an Wäsche, Spielzeug u. dgl. angetrockneten Auswurf scheint, wenn überhaupt, jedenfalls sehr selten vorzukommen.

Die Empfänglichkeit ist am größten in den ersten fünf Lebensjahren, deshalb sind die Quellen der Verbreitung des Keuchhustens alle jene öffentlichen Orte, wo Kinder des frühen Lebensalters in größerer Anzahl zusammenkommen: Spielschulen, Kindergärten, öffentliche Spielplätze, Kinderbewahranstalten. Hier erkranken die Kleinen und tragen die Krankheit auch in die Familie, wo sie ihre jüngeren Geschwister anstecken. Das erste Lebensjahr ist nicht ganz so häufig betroffen wie das zweite bis fünfte. Das liegt daran, daß gut behütete Säuglinge nicht so oft Gelegenheit haben, in nahe Berührung mit keuchhustenkranken Geschwistern zu kommen. Immerhin pflegt auf einer großen Keuchhustenabteilung stets etwa der vierte Teil dem ersten Lebensjahre anzugehören. Selbst Neugeborene können an Keuchhusten erkranken; so sah z. B. Jochmann ein drei Wochen altes Kind bereits typische Keuchhustenanfälle produzieren. Vom sechsten Jahre an nimmt die Empfänglichkeit rapide ab, und Erwachsene erkranken relativ selten. Das liegt zum Teil daran, daß sehr viele Menschen im frühen Kindesalter — oft unbemerkt oder später vergessen — Keuchhusten durchmachen und dadurch eine Immunität erwerben,

zum Teil daran, daß der Erwachsene überhaupt weniger dazu disponiert ist,
denn auch Personen, die in der Kindheit verschont geblieben sind, erkranken
trotz gegebener Infektionsmöglichkeit relativ selten. Immerhin hat man auch
bei Greisen schon Keuchhusten auftreten sehen. In neuerer Zeit wird mit Recht
auf die wichtige Rolle der Erwachsenen für die Übertragung des Keuchhustens
hingewiesen (Schwenkenbecher, Hennes u. a.); da er oftmals atypisch
verläuft, wird er sehr leicht übersehen. Infektion von Kindern durch keuchhustenkranke Erwachsene ist in vielen Fällen einwandfrei festgestellt, nicht
aber Übertragung seitens keuchhustenkranker Erwachsener auf Erwachsene,
sondern nur durch Kinder. Daraus läßt sich vielleicht der Schluß ziehen
(Hennes), daß das Virus im Körper des Erwachsenen eine Abschwächung,
nach Passage durch den kindlichen Körper eine Steigerung erfährt.

Unter Jochmanns Material im Rudolf Virchow-Krankenhause waren im
Alter von:

```
0— 3 Monaten  . . . . . . . . . . . . . . .   48
3— 6     „     . . . . . . . . . . . . . . .   75
6—12     „     . . . . . . . . . . . . . . .  169
2    Jahren   . . . . . . . . . . . . . . .  171
3        „     . . . . . . . . . . . . . . .  102
4        „     . . . . . . . . . . . . . . .   77
5        „     . . . . . . . . . . . . . . .   49
6—10     „     . . . . . . . . . . . . . . .   49
über 10 Jahren . . . . . . . . . . . . . .    7
```

Eine Bevorzugung des weiblichen Geschlechts, die von einigen Autoren
angegeben wird, konnte er bei 745 Fällen nicht feststellen, da sich die Beteiligung
der Geschlechter die Wage hielt.

Der in allen Großstädten endemische Keuchhusten pflegt Jahr für Jahr
in mehr oder weniger ausgedehnten Epidemien gehäufter aufzutreten. Nach
Jochmanns Beobachtungen herrscht im März und April sowie im Oktober die
größte Morbidität. Das ist aber keine allgemein gültige Regel. Die Verhältnisse

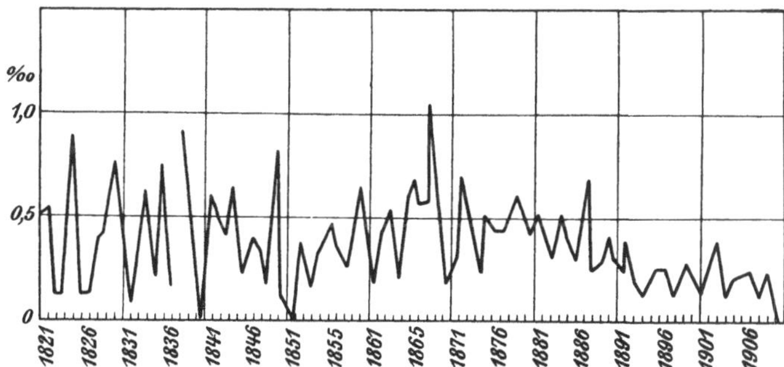

Abb. 155. Säkularkurve der Keuchhusten-Sterblichkeit in Hamburg 1821—1909.

liegen an verschiedenen Orten verschieden. Vielleicht haben Witterungsverhältnisse einen bestimmenden Einfluß. Zweifellos dauert die Krankheit im Winter
regelmäßig länger als im Sommer, wo der ausgiebige Genuß der frischen Luft
die Heilungschancen begünstigt. Die einzelnen Jahre zeigen Schwankungen
in der Morbidität; es gibt Jahre, wo die Erkrankungsziffer außerordentlich
gering ist und umgekehrt. Eine Periodizität in dem Sinne, daß vielleicht die
Durchseuchung einer besonders großen Zahl in dem nächsten Jahre zu einem
starken Absinken der Erkrankungsziffer führt, ist freilich nicht nachzuweisen.
Das beweist die Hamburger Säkularkurve (Abb. 155).

Ätiologie und Pathogenese. Darüber, daß der Keuchhusten eine Infektionskrankheit ist, besteht heute bei der Mehrzahl der Autoren wohl kein Zweifel mehr. Es fragt sich nun: Ist er eine lokale, auf die Schleimhäute der oberen Luftwege beschränkte infektiöse Erkrankung, oder ist er eine infektiöse Allgemeinerkrankung, die erst zu einer Lokalisation in den Luftwegen führt? Die initiale Leukozytose, das Vorkommen leichter Fieberbewegungen im Beginn der Krankheit, die unabhängig sind von dem objektiven Befunde an den Respirationswegen, und die durch Überstehen der Krankheit erworbene Immunität sprechen für eine Allgemeininfektion, ebenso wie manche Veränderungen am Zentralnervensystem, auf die wir später noch zu sprechen kommen. Wodurch der typische Keuchhustenanfall zustande kommt, ist noch ein Rätsel. Hufeland und nach ihm Romberg faßten den Keuchhusten wegen der charakteristischen krampfhaften Art des Anfalles, der Aura, der Konvulsionen und des Erbrechens als eine nervöse Erkrankung auf und machten eine Reizung des Vagus entweder direkt durch Entzündung oder indirekt durch Kompression benachbarter Bronchialdrüsen für die Erkrankung verantwortlich. Beides trifft aber nicht zu; die geringe Schwellung der Trachealdrüsen und der Drüsen im vorderen Mediastinum, die man oft findet, genügt nicht zu einer Vaguskompression (Jochmann). Die von Biermer u. a. vertretene Theorie, daß der Keuchhusten ein spezifischer Katarrh der Atemwege sei, dessen Sekret eine merkwürdig gesteigerte reflektorische Erregbarkeit der respiratorischen Bahnen des Vagus und des Sympathikus bewirkt, wurde scheinbar gestützt durch laryngoskopische Befunde. Herff sah an sich selbst von den Choanen bis zur Bifurkation einen leichten Katarrh der Schleimhaut. Am auffallendsten zeigten sich die entzündlichen Erscheinungen in der Regio interarytaenoidea sowie an den unteren Flächen des Kehldeckels. Auch Rehn und Meyer-Hüni stellten bei ihren Untersuchungen einen Katarrh der Larynx- und Trachealschleimhaut fest, während andere jede Veränderung des laryngoskopischen Bildes bei Keuchhustenkranken leugneten. Auch über die Stelle, die als Reizpunkt für die Auslösung des Anfalles gelten soll, sind die Meinungen geteilt. Herff und R. Meyer verlegten sie zwischen die Stimmbänder in die Regio respiratoria, Meyer-Hüni oberhalb der Stimmbänder, Arnheim in die Hinterwand der Trachea, einige Zentimeter unterhalb der Glottis.

Wahrscheinlich dürfte beim Zustandekommen des Keuchhustens ein nervöser Faktor mitspielen, der dem Anfall das charakteristische Gepräge gibt und sich durch die Aura, das Erbrechen, die eigentümlichen exspiratorischen Stöße und den krampfhaften Schluß der Glottis bekundet. Man könnte sich vorstellen, daß die Anwesenheit spezifischer Keime eine starke Reizbarkeit der Schleimhaut der oberen Luftwege verursacht, teils auf toxischem Wege, teils rein mechanisch, so daß durch die leichtesten Reize ein Hustenanfall ausgelöst wird, der durch die Schädigung zentripetaler Nervenelemente, also vermutlich des Vagus, seine charakteristischen Eigenschaften erhält. Bei pharmakologischer Prüfung fanden allerdings Bardach und Lade kürzlich keine Beziehung zwischen Keuchhusten und vegetativem Nervensystem; die Reizbarkeit des sympathischen Systems durch Adrenalin ist bei Kindern geringer als bei Erwachsenen; Atropin beeinflußte den Keuchhusten nicht.

Pathologische Anatomie. Die pathologisch-anatomischen Befunde bringen uns im ganzen wenig Aufschluß über die Ätiologie der Pertussis, denn was wir bei den Autopsien finden, ist in der Regel als Folge oder Komplikation der Krankheit, nicht aber als unmittelbare Ursache zu deuten. Im besten Falle können wir einzelne als unterstützende oder auslösende Momente für das Zustandekommen des Keuchhustenanfalles betrachten; so die katarrhalischen Schleimhauterkrankungen der Trachea und der Bronchien.

Die Lungenveränderungen, die bei Keuchhustenkindern gefunden werden, sind wohl stets als Komplikationen aufzufassen. Emphysem, namentlich der Randpartien der Lungen, wird häufig beobachtet. Seltener ist die Ruptur einzelner ausgedehnter Lungenalveolen mit nachfolgendem interlobulärem Emphysem oder gar Pneumothorax. Gelegentlich kommt es bei sehr lange dauernder Bronchitis zu Bronchiektasen-Bildung. Einen sehr merkwürdigen derartigen Fall beschrieben

Jochmann und Moltrecht; hier war außer der Erweiterung der Bronchien eine eigenartige Fibrinbildung innerhalb der Bronchioluswand aufgetreten, die zusammen mit peribronchitischen Infiltrationsbezirken eine eigentümlich wallartige Umrahmung der Bronchien darstellte.

Während die fibröse Pneumokokkenpneumonie und Pleuritis verhältnismäßig selten beobachtet werden, sind bronchopneumonische Herde der häufigste Befund bei der Autopsie von Keuchhustenkindern. Die Bronchopneumonien entsprechen makroskopisch und mikroskopisch im wesentlichen den von Pfeiffer bei Influenza beschriebenen Pneumonien. Nach Jochmanns Beobachtungen ist das Bild etwa folgendes: Makroskopisch graue oder gelblichgraue, über die Schnittflächen leicht prominierende Herde von verschiedenster Größe, derber Konsistenz und herabgesetztem Luftgehalt; wo eine Anzahl Herde konfluiert sind, größere Infiltrationen von grauroter Farbe und stark herabgesetztem Luftgehalt mit glatter Schnittfläche. Wo die Herde bis an die Pleura heranreichen, zarte graue Auflagerungen auf derselben, wo das nicht der Fall ist, bleibt sie glatt und spiegelnd. Häufig sieht man reichliche Ekchymosen in der Pleura. Die Bronchien sind selbst in den erkrankten Lungenabschnitten z. T. intakt, meist dagegen mehr oder weniger hochgradig verändert. Oft findet man, und zwar in einzelnen Fällen fast ausschließlich, eine teilweise oder völlige Desquamation des Epithels ohne tiefer greifende Veränderungen, an anderen Stellen eine Abhebung des Epithels durch Rundzelleninfitrationen. In vorgeschritteneren Stadien geht dann diese Infiltration in die Tiefe der Bronchialwand, um endlich noch auf das peribronchiale Gewebe überzugreifen. Der Inhalt der Bronchien und der gleichartig erkrankten Bronchiolen ist meist ein eitriger, seltener ein blutiger. Zwischen und in den Zellen des Bronchialinhaltes findet man massenhaft influenzabazillenähnliche Stäbchen. Untersucht man systematisch etappenweise den ganzen Bronchialbaum, so findet sich im Ausstrichpräparat des Schleimhautsekrets der Trachea und des Kehlkopfs ein Gemisch von Streptokokken, Lanceolatus und influenzaähnlichen Stäbchen, und je weiter man nach abwärts in die feineren Verästelungen der Bronchien geht, desto mehr überwiegt das influenzaähnliche Stäbchen, bis es im Lungengewebe fast allein in Reinkultur angetroffen wird.

Die an einigen Stellen recht reichliche Durchsetzung des peribronchialen Gewebes mit Rundzellen läßt sich vielfach weit in die benachbarten Alveolarsepten hinein verfolgen, die hierdurch und durch die Erweiterung der Gefäße stellenweise eine sehr erhebliche Breite angenommen haben.

Die erweiterten Alveolen verhalten sich sehr different. Dem schon bei schwacher Vergrößerung erkennbaren Unterschied zwischen Zentrum und Peripherie der Entwicklungsherde entspricht auch der Zellreichtum der Alveolen sowohl wie ihrer Septen. Während man in jenen an der Peripherie oft nur wenige Epithelien und im wesentlichen eine seröse Flüssigkeit vorfindet, sind die Alveolen, je weiter nach dem Zentrum, um so dichter mit Eiterkörperchen gefüllt, bis schließlich die mit gelblichem Exsudat vollgepfropften Alveolen mit ihren ebenfalls dicht infiltrierten Septen die Lungenstruktur kaum mehr erkennen lassen. Neben solchem, vom Bilde der gewöhnlichen Bronchopneumonien kaum abweichenden Verhalten finden sich regelmäßig in den untersuchten Lungen größere und kleinere Bezirke, in denen der Alveolarinhalt völlig oder zum größten Teile aus roten Blutkörperchen besteht. Letztere finden sich dann auch, wie erwähnt, in den zugehörigen Bronchien. Die hämorrhagischen Lungenabschnitte zeigen meist nur geringe entzündliche Veränderungen. Fibrin ist in den bronchopneumonischen Herden sehr spärlich vorhanden. In den Alveolen findet man im Schnitt vereinzelte influenzaähnliche Stäbchen, meist frei, mitunter in Zellen liegend.

Eine Folge der starken venösen Stauung und der Widerstände im Lungenkreislauf, die das Herz zu überwinden hat, ist in nicht seltenen Fällen die Dilatation des rechten Ventrikels und damit im Zusammenhange auch fettige Degeneration des Myokards.

Eine häufige Komplikation des Keuchhustens und deshalb ein nicht seltener autoptischer Befund ist die Tuberkulose, und zwar besonders die der Lungen und der Bronchialdrüsen.

Schon oben erwähnt wurden die häufigen Ekchymosen unter der Konjunktiva und Blutungen in die Haut des Gesichtes, ferner die weißlich-graue Erosion und Ulzeration des Zungenbändchens. Die Veränderungen am Zentralnervensystem sind bei der Besprechung der Komplikationen beschrieben (vgl. S. 355).

Ätiologie. Der Erreger des Keuchhustens ist noch nicht mit Sicherheit festgestellt. Die zahlreichen früher gefundenen „Erreger", meist sehr kleine, ovale, influenzabazillenähnliche Stäbchen hat Jochmann 1905 in einem umfassenden Sammelreferat (s. Literatur) zusammengestellt. Nach seinen jahrelang fortgeführten Untersuchungen findet sich der Influenzabazillus sowohl im Stadium catarrhale wie convulsivum fast regelmäßig und ist jedenfalls der häufigste Erreger der Lungenkomplikationen des Keuchhustens.

Zur Zeit gilt allgemein der von Bordet-Gengou beschriebene influenzaähnliche Bazillus als mutmaßlicher Keuchhustenerreger, weil er der einzige der beschriebenen influenzaähnlichen Bazillen ist, bei dem mit Hilfe serologischer Methoden (Agglutination und Komplementbindung) nähere biologische Beziehungen zum Serum Keuchhustenkranker nachgewiesen werden können. Er ist ein kleines, ovoides, oft kokkenförmiges Stäbchen, etwas größer und plumper als der Influenzabazillus. Man findet ihn im Stadium catarrhale in großer Menge, größtenteils extrazellulär, später, zu Beginn des konvulsiven Stadiums, auch intrazellulär. Im weiteren Verlauf der Krankheit verschwindet er bald, so daß er während des größten Teiles des Stadiums convulsivum nicht mehr zu finden ist. Er ist mit den gewöhnlichen Anilinfarben gut darstellbar, bei Anwendung von Karbolmethylenblau färbt er sich an den Enden stärker als in der Mitte (Polfärbung). Er ist nicht säurebeständig und nicht nach Gram färbbar, bildet keine Sporen und keine Geißeln. Er ist, ebenso wie der von Jochmann fast konstant im Auswurf der Keuchhustenkranken gefundene Influenzabazillus, aus-

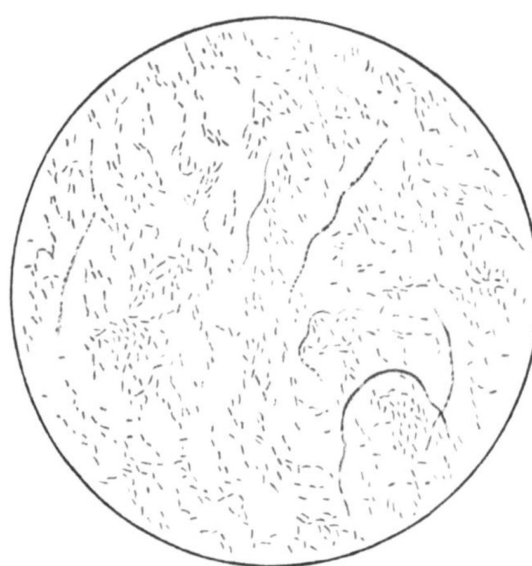

Abb. 156. Bordet-Gengousche Keuchhustenbazillen.

gesprochen hämoglobinophil und gedeiht nur auf Blutagar unter aeroben Bedingungen. Bordet und Gengou züchteten ihn im Jahre 1906 zuerst auf Kartoffel-Glyzerin-Extraktagar und Blut. Hier entwickeln sich nach zweitägiger Bebrütung bei 37° sehr kleine, kaum sichtbare, stark gewölbte, runde, glänzende Kolonien. Zur Fortzüchtung eignen sich besonders Nährmedien, die Aszitesflüssigkeit und Serum enthalten. Das Wachstum der Bazillen wird dann immer üppiger, und schließlich gelingt die Kultur auch auf gewöhnlichem Agar. Während die Kolonien der Influenzabazillen bläulich und durchsichtig sind, präsentieren sich die Kolonien des Keuchhustenbazillus weißer und dicker. Der Bordet-Gengousche Bazillus wächst nicht oder nur kümmerlich auf Taubenblutagar, auf welchem der Influenzabazillus vorzüglich gedeiht. Chievitz und Meyer in Kopenhagen empfehlen für die Frühdiagnose des Keuchhustens, die betreffenden Kinder gegen eine Schale mit Kartoffelglyzerinagar (nach C. Fränkel und Thiemann tut die gewöhnliche Blutagarplatte denselben Dienst) husten zu lassen; im Brutschrank wachsen dann isolierte Kolonien des Bordet-Gengouschen Bazillus. Thiemann fand an der Kleinschmidtschen Kinderklinik in Hamburg den Bazillus keineswegs regelmäßig; das Verfahren, insbesondere die Differenzierung der betreffenden Kolonien, ist noch recht umständlich und vorläufig für die Praxis noch nicht geeignet.

Pathogenität. Bei Verimpfung auf Versuchstiere (intraperitoneale Einverleibung bei Meerschweinchen) werden nur durch Verwendung großer Dosen Vergiftungserscheinungen ausgelöst (Blutungen in die inneren Organe, Pleuraergüsse usw.). Auf das Kaninchenauge verimpft, verursachen die Bazillen eine stürmische

Reaktion, starke Trübung der Hornhaut, intensive Konjunktivitis. Klimenkow hat bei Hunden und Affen angeblich typischen Keuchhusten durch Einverleibung der Bordet - Gengouschen Bazillen hervorgerufen. Auch C. Fraenkel hat bei Affen durch Zerstäuben von Keuchhustenbazillen einen bellenden Husten ausgelöst. Andere Autoren hatten bei solchen Versuchen negative Resultate. Ob es überhaupt möglich ist, bei Tieren ein dem menschlichen Keuchhusten völlig gleiches Krankheitsbild zu erzeugen, muß bezweifelt werden.

Wichtiger für die Beurteilung der Beziehungen des Bordet - Gengouschen Bazillus zur Ätiologie des Keuchhustens sind die Ergebnisse der Agglutination und Komplementbindung. Der Bazillus wird durch Rekonvaleszentenserum von Keuchhustenkranken agglutiniert, allerdings in recht schwacher Verdünnung, 1 : 32 war z. B. der höchste Titer, den Seifert konstatieren konnte. Ferner ergab die Komplementbindungsmethode mit Keuchhusten-Rekonvaleszentenserum gegenüber dem Bordet - Gengouschen Bazillus eine positive Reaktion, während sie mit dem Influenzabazillus negativ ausfiel. Nach intrakutaner Injektion von 0,1 ccm einer 24stündigen, abgetöteten und eingeengten Bazillenemulsion des Bordet - Gengouschen Bazillus sahen Modigliani und de Villa sowohl auf der Höhe, als im Beginn, ja schon vor Auftreten charakteristischer Erscheinungen des Keuchhustens, eine positive Intrakutanreaktion, und zwar nur bei Keuchhustenkindern; nach Abheilung des Keuchhustens war sie schwach positiv oder negativ.

Diese mit Hilfe der Serologie erlangten Tatsachen könnten es immerhin wahrscheinlich machen, daß der Bordet -Gengousche Bazillus eine ätiologische Rolle beim Keuchhusten spielt. Allerdings muß man eine gewisse Vorsicht in der Beurteilung von allein durch serologische Hilfsmittel erlangten Beweisen walten lassen. Solche Reaktionen beweisen manchmal nur das Bestehen einer Wechselwirkung zwischen Bazillen und Organismus, ohne als Beweis für die Ätiologie gelten zu können. Eine solche Wechselwirkung kann auch bei rein sekundären Infektionen eintreten. Es sei nur erinnert an die Streptokokken und ihre Beziehungen zum Scharlach, die zwar durch das Serum der Kranken agglutiniert werden, aber doch nicht als Erreger gelten können, oder an die Agglutination des Proteus X 19 durch das Serum Fleckfieberkranker.

Ein Moment, das man gegen die ätiologische Bedeutung des Bazillus ins Feld führen kann, ist die Tatsache, daß man ihn nur im Stadium catarrhale und in den ersten Tagen des Stadiums convulsivum findet, daß er aber während der ganzen monatelangen Dauer des konvulsivischen Stadiums, also doch gerade in der charakteristischen Phase des Keuchhustens nicht mehr zu finden ist, auch in Fällen, wo Zahl und Intensität der Anfälle von Tag zu Tag zunehmen. Wie bestechend also der Ausfall der serologischen Reaktion ist und für die ätiologische Bedeutung für den Keuchhusten einnehmen könnte, so sehr spricht dieses Moment dagegen. Es erscheint durchaus naheliegend — ähnlich wie für die Ätiologie der Grippe — anzunehmen, daß der Erreger des Keuchhustens ein noch unbekanntes Virus ist, zu welchem als Mischinfektion in der ersten Krankheitsperiode hauptsächlich der Bordet - Gengousche, später der Influenzabazillus sich hinzugesellt.

Krankheitsbild. In dem langen Verlaufe des Keuchhustens, der sich meist allen unseren therapeutischen Bestrebungen zum Trotz über Monate erstreckt, kann man drei verschiedene Stadien unterscheiden, die natürlich nicht unvermittelt ineinander übergehen, sondern fließende Übergänge zeigen: das Stadium catarrhale, das Stadium convulsivum und das Stadium decrementi.

Das **katarrhalische Stadium** beginnt akut meist mit Fieber und einem intensiven Katarrh der Respirationswege. Das Kind bekommt Schnupfen, verliert den Appetit und leidet an einem rauhen Husten. Inspektion der Mundhöhle ergibt dabei oft Röte der hinteren Rachenwand; manchmal ist Heiserkeit vorhanden. Die Laryngitis steigert sich zuweilen bei jüngeren Kindern sogar zum Pseudokrupp und zu vorübergehender Dyspnoe und Einziehungen. Auskultatorisch ist entweder gar nichts nachzuweisen oder aber allenthalben verstreute trockene, bronchitische Geräusche. Die katarrhalischen Erscheinungen werden in der Regel von Fieber begleitet, das mehrere Tage bis 39⁰ erreichen kann, um dann aber wieder abzuklingen. Zuweilen hält es sich in Form einer subfebrilen Kurve noch etwa 14 Tage. Von irgendwelcher Regelmäßigkeit des Fiebers kann nicht die Rede sein. Nach etwa 7—10 Tagen pflegt das Stadium catarrhale in das **Stadium convulsivum** überzugehen. Damit bekommt die Krankheit erst ihr charakteristisches Gepräge, denn bis dahin war aus dem klinischen Bilde allein keine sichere Diagnose zu stellen.

Der Übergang vollzieht sich allmählich. Der Husten tritt nicht mehr so häufig auf, wird aber krampfartig und tritt in scharf abgesetzten Anfällen

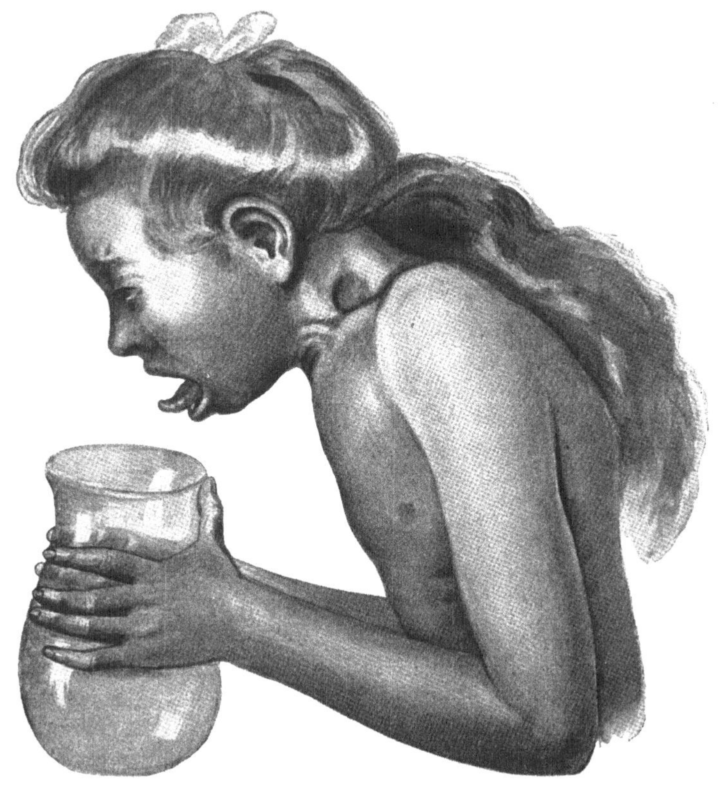

Abb. 157. Keuchhustenkind im Anfall.

auf, die im Laufe der nächsten zwei Wochen intensiver und häufiger werden. Der typische Keuchhustenanfall spielt sich in folgender Weise ab: Oft gehen prämonitorische Erscheinungen dem Anfall voraus. Ältere Kinder oder Erwachsene schildern diese Vorboten als ein beängstigendes Beklemmungsgefühl, Kitzeln im Halse und Druck hinter dem Brustbein, auch wohl Würg- und Brechreiz. Jüngere Kinder unterbrechen ihr Spiel und eilen ängstlich zur Pflegerin, bettlägerige fahren angstvoll auf. Dann kommt ein kurzer Atemstillstand, dann ein tiefes, oft schon etwas ziehendes Einatmen und nun oft kurz hintereinander, durch kein Inspirium unterbrochen, 5—10 krampfhafte, laute Exspirationsstöße, die unter Anspannung aller Inspirationsmuskeln den ganzen Oberkörper erschüttern. Die starke venöse Stauung, die durch den gesteigerten Druck im Thoraxinnern bedingt wird, läßt die Venen des Halses und des Kopfes mächtig anschwellen, das Gesicht und die Lippen verfärben sich tief zyanotisch, die Augen quellen aus den Höhlen und tränen, die Augenlider scheinen anzuschwellen und die bläulich verfärbte Zunge wölbt sich kahnförmig und wird weit zwischen den Zähnen hervorgestreckt. Nachdem durch solche krampfhaften Exspirationsstöße die gesamte eingeatmete Luft verbraucht ist, erfolgt eine tiefe, laut ziehende oder krähende Inspiration, die ihren eigentümlichen und für den Keuchhustenanfall so charakteristischen Ton dadurch erlangt, daß die beim Exspirium krampfhaft verengte Glottis diesen Krampf bei der Inspiration noch beibehält; das nach Atem ringende Kind muß also bei noch verengter Glottis die Luft einziehen. Dabei spannen sich alle Inspirationsmuskeln aufs äußerste an. Bei dem Mißverhältnis der starken Thoraxerweiterung und der ihr nicht entsprechenden inspirierten Luftmenge kommen im Jugulum, in den Schlüsselbeingruben und Rippenzwischenräumen Einziehungen zustande. Sofort folgt dann eine neue Serie forcierter Hustenstöße und schließlich kommt als Frucht dieser Anstrengungen etwas zäher, glasiger Schleim zutage, der unter Würgen oder Erbrechen herausbefördert wird. Oft tritt schon vor diesem Abschluß Ruhe ein, die aber nur scheinbar ist, denn nach einer Pause von wenigen Atemzügen wiederholt sich das Spiel der einander jagenden Exspirationsstöße mit darauffolgendem langgezogenen Inspirium, bis das Ziel erreicht ist und das zähe Sekret aus der Tiefe der Bifurkation oder von der Stimmritze her nach oben befördert ist. Diese nach wenigen Sekunden auftretende Wiederholung des Anfalls, die Reprise, ist für den Keuchhusten sehr charakteristisch. Die gewaltsame Muskelanstrengung verursacht eine Steigerung der Pulsfrequenz, oft ist auch Irregularität vorhanden. Die forcierte Anspannung der Bauchmuskeln ruft manchmal unwillkürlichen Abgang von Stuhl und Urin hervor. Nach dem Anfall ist das Kind für einige Augenblicke erschöpft, hält sich still und zeigt eine beschleunigte Atmung, aber sehr schnell ist es wieder erholt und kehrt ruhig, als wenn nichts geschehen wäre, zu seinem Spiel zurück oder nimmt ohne Unbehagen die unterbrochene Mahlzeit wieder auf. Dieses subjektive Wohlbefinden der Kranken in den Pausen zwischen den einzelnen Anfällen ist pathognomisch für das Stadium convulsivum des unkomplizierten Keuchhustens, Appetit und Verdauung sind gut und die Temperatur normal. Abweichungen von diesem Verhalten deuten stets auf beginnende Komplikationen.

Die Anfälle können spontan auftreten, ausgelöst durch den Reiz des zähen Sekrets an einer der oben bezeichneten Hustenstellen, oder durch besondere Gelegenheiten verursacht werden. Dazu gehören die verschiedensten Reize, der Kitzel im Rachen durch eine trockene Brotkrume, einen Schluck kalten Wassers, das Hochnehmen des Kindes, psychische Alterationen, Schreck, Weinen oder starkes Lachen. Auf einen nervösen Einfluß deutet die Erfahrung, daß in einem Raume mit mehreren Keuchhustenkindern häufig der Ausbruch eines Anfalles geradezu ansteckend wirkt, indem ein Kind nach dem anderen zu husten anfängt. Diagnostisch wichtig ist die Tatsache, daß man mit dem Vorschieben eines Spatels in den Mund bis zur Larynxschleimhaut und Auslösen von Würgbewegungen leicht einen Anfall auslösen kann, ebenso durch Druck auf den Kehlkopf. Die Anfälle treten auch im Schlafe auf und sind sogar nachts häufiger als am Tage.

Die Zahl der Attacken ist sehr verschieden, je nach der Schwere der Erkrankung. Sie beträgt auf der Höhe des Stadiums convulsivum oft nicht mehr als 10—15 in 24 Stunden, kann aber auch auf 50—60 steigen. Für den Arzt ist es dringend geboten, zur genaueren Orientierung jeden Anfall auf der Fieberkurve durch einen Strich markieren zu lassen. Auch die Intensität der Anfälle ist recht verschieden. Die Zahl der kurz hintereinander folgenden

Exspirationsstöße kann schwanken, das Inspirium hat nicht immer den laut krähenden Ton, das Erbrechen kann fehlen. Andererseits kann heftiges Erbrechen und Würgen jeden Anfall begleiten und jede Nahrungsaufnahme von Anfällen gefolgt sein, so daß die Kinder fast alle zugeführte Speise wieder von sich geben und in ihrer Ernährung sehr herunterkommen. Dazu trägt die Häufigkeit und Heftigkeit der Anfälle des Nachts bei, die den Kindern den notwendigen Schlaf raubt, so allmählich ihre Widerstandskraft herabsetzt und die Disposition zu Komplikationen schafft.

Die Dauer des Stadium convulsivum ist sehr verschieden; als Minimum müssen wir etwa drei Wochen rechnen. Allerlei Schädlichkeiten, Erkältungen, klimatische Einflüsse, Komplikationen können aber das Abklingen um Wochen und Monate hinausschieben.

Wenn man die Zahl der typischen Keuchhustenanfälle kurvenmäßig notiert, so kann man oft beobachten, wie etwa nach 4—6 Wochen eine abfallende

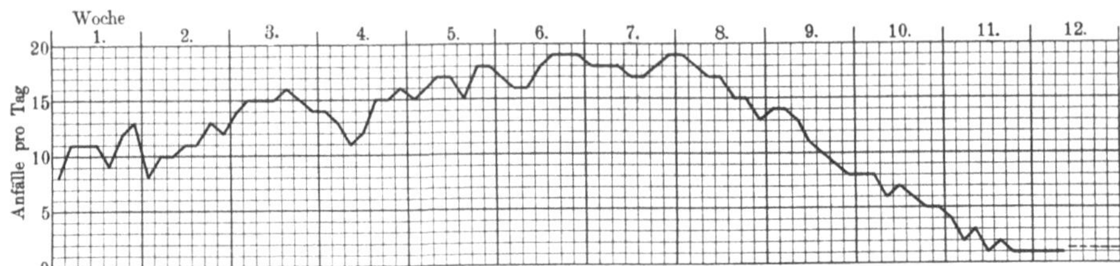

Abb. 158. Kurvenmäßige Darstellung der Zahl der Keuchhustenanfälle während einer 12wöchentlichen Krankheitsdauer.

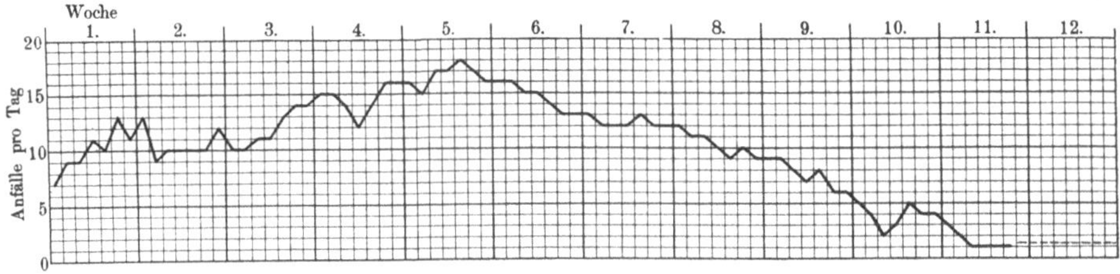

Abb. 159. Kurvenmäßige Darstellung der Zahl der Keuchhustenanfälle während einer 11wöchentlichen Krankheitsdauer.

Tendenz der Kurve bemerkbar wird, die dann freilich durch verschiedene Momente der obengenannten Art wieder eine Steigerung erfahren kann, bis dann schließlich ein ganz allmählicher lytischer Abfall der Kurve eintritt (vgl. Abb. 158 und 159).

Das **Stadium decrementi,** also die letzte Phase des Keuchhustens, in der die Häufigkeitskurve der Anfälle lytisch abklingt, ist, abgesehen von dem Seltenerwerden der Attacken, vor allem durch ihre mildere Form ausgezeichnet. Die Zahl der Exspirationsstöße ist geringer, die Reprise ist seltener, und allmählich schieben sich zwischen die Anfälle gewöhnliche Hustenattacken ein, die man kaum noch als Keuchhustenanfälle bezeichnen kann, weil das klingende, ziehende Inspirium fehlt. Dann erfolgt noch drei-, zwei-, einmal am Tage ein milder Anfall, und schließlich liegen zwischen den einzelnen Attacken mehrere Tage, während man in der Zwischenzeit nur noch einen lockeren Husten hört, der in nichts mehr einem typischen Keuchhusten gleicht und nach dem Schwinden der typischen Anfälle noch einige Tage oder sogar Wochen anhält. Das Stadium decrementi dauert etwa 2—3 Wochen, mitunter auch länger, kann aber durch irgendwelche Schädlichkeiten wieder plötzlich für längere Zeit in ein konvulsives Stadium übergehen.

Die Gesamtdauer des Keuchhustens beträgt in leichten, unkomplizierten Fällen etwa 8—10 Wochen, wo Komplikationen auftreten meist ganz erheblich länger. Sehr ins Gewicht fällt dabei vor allem die Jahreszeit. Nach unseren Erfahrungen können wir die Kinder im Sommer durchschnittlich zwei Monate eher entlassen als im Winter, weil natürlich in der guten Jahreszeit die Möglichkeit ausgiebigen Luftgenusses in größerem Maße vorhanden ist als im Herbst und Winter.

Gewisse pathognomische Anzeichen kann man bei genauer Beobachtung an vielen Keuchhustenkindern als Folge der häufigen Hustenattacken finden, wenn auch im ganzen das subjektive Wohlbefinden nur wenig oder gar nicht gestört zu sein pflegt. Fast regelmäßig läßt sich beim Keuchhustenkind eine mechanische Übererregbarkeit der Nerven nachweisen. Die starke venöse Stauung, die bei jeder Attacke erzeugt wird und sich während des Anfalls in der Zyanose des Gesichts und der Schwellung der Halsvenen kundgibt, führt allmählich zu einem etwas gedunsenen Aussehen des Gesichts, das durch eine Lymphstauung an den Stellen mit lockerem Gewebe zustande kommt, besonders also an den Augenlidern, die polsterartig vortreten und um den Mund herum. Eine weitere Folge des stark erhöhten Druckes im venösen Kreislauf sind Blutungen in die Konjunktiva, die den Angehörigen mitunter einen großen Schreck einjagen, namentlich wenn sie nicht, wie gewöhnlich, nur als linsengroße Flecke auf der Bindehaut auftreten, sondern wenn die gesamte Bindehaut

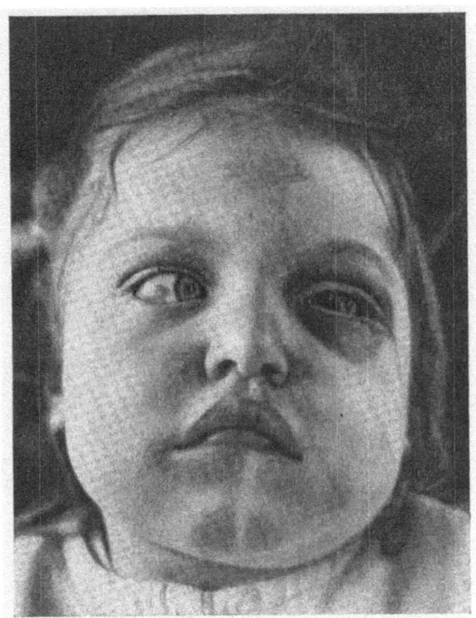

Abb. 160. Gesichtsausdruck bei Keuchhusten. Subkonjunktivale Blutungen beiderseits.

des Auges blutig suffundiert ist, so daß die Kornea aus einer blutroten Fläche hervorsieht. Seltener ist auch die Haut in der Umgebung der Augen und der Nase mit Blutpunkten bedeckt oder, wie z. B. an den Augenlidern, blutig suffundiert. Ferner findet man gar nicht selten das charakteristische Zungenbändchengeschwür. Bei Kindern, die bereits die unteren Schneidezähne haben, reibt sich das Zungenbändchen während des Anfalls an den Kanten der Zähne, da die Zunge bei den kräftigen Exspirationsstößen krampfhaft nach vorn gestreckt wird. Dadurch entsteht eine Erosion und schließlich ein Geschwürchen, das speckig grauweiß belegt ist und etwas geschwollene Ränder zeigt und bis zu 5 mm Durchmesser haben kann (vgl. Abb. 161). Da es sich (abgesehen von stark hustenden imbezillen Kindern und gelegentlich bei Grippe, Masern, chronischer Bronchitis) fast nur bei Keuchhustenkindern findet, so ist es ein wichtiges diagnostisches Merkmal.

Bei lange dauerndem Stadium decrementi findet man in schweren Fällen oft eine Verbreiterung des Herzens nach rechts zum Zeichen der Dilatation des rechten Ventrikels als Folge der Stauung im Lungenkreislauf, öfter auch eine Verstärkung des zweiten Pulmonaltones.

An der Lunge macht sich die Folge der häufig wiederholten forcierten Exspirationsstöße zuweilen durch die Zeichen einer Blähung (Volumen pulmonum auctum) geltend, Tiefstehen der Lungengrenzen, Vorwölbung der Schlüsselbeingruben.

Der Blutbefund ist beim Keuchhusten insofern charakteristisch, als meist eine starke Leukozytose besteht (im Durchschnitt etwa das Dreifache der Norm). Jochmann sah zweimal bis zu 30000 bzw. 35000 Leukozyten, ohne daß etwa eitrige Komplikationen vorhanden gewesen wären, Boume bei einem $9^3/_4$jährigen Mädchen am 16. Tage 176000 Leukozyten, wovon 116000 auf die Lymphozyten entfielen. Leukozytose mit relativer Lymphozytose $(50-80^0/_0)$ findet sich schon im katarrhalischen Stadium, beweisend ist aber nur der positive Blutbefund (Kleinschmidt). Am Urin soll nach Blumenthal und Hippius eine gesteigerte Harnsäureausscheidung bemerkenswert

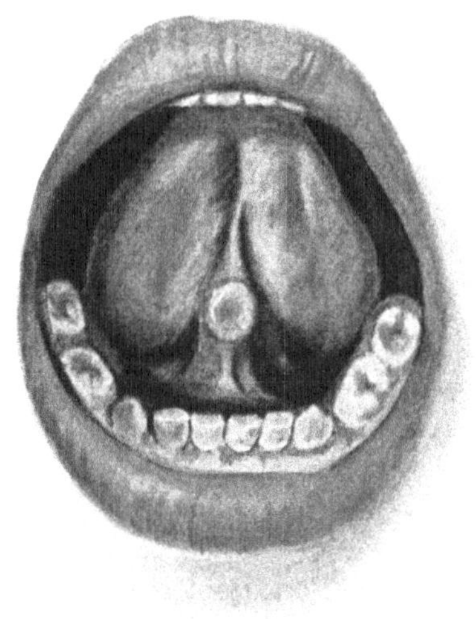

Abb. 161.   Zungenbändchengeschwür bei
Keuchhusten.

sein; schon im Stadium convulsivum kann das 2—3fache der normalen Menge ausgeschieden werden. Da dieser Befund aber keineswegs konstant ist und im übrigen bei bestehendem Fieber nichts bedeutet, so ist der diagnostische Wert gering; auch die oft erwähnte Glykosurie ist keine konstante Erscheinung. Urobilin- und Diazoreaktion pflegen negativ zu sein. Albuminurie ist selten.

Abweichungen. Neben den regulär verlaufenden Fällen kommen auch Formen vor, die man als abortive oder als rudimentäre Fälle, formes frustes, bezeichnen kann. Die einzelnen Attacken haben hier nicht den typischen Keuchhustencharakter, weil die krähende Inspiration fehlt, dagegen sind die kurz hintereinander folgenden krampfhaften Exspirationsstöße vorhanden.

Man findet solche Formen häufiger bei Erwachsenen als bei Kindern, besonders zur Zeit einer Epidemie. Die Dauer der Erkrankung ist viel kürzer als die des regulären Keuchhustens; solche Fälle werden bei Erwachsenen außerordentlich oft übersehen!

Auch Rezidive kommen beim Keuchhusten vor. Wiederholt sieht man Kinder, die ohne jeden Husten entlassen wurden, nach einiger Zeit mit typischen Keuchhustenattacken wiederkehren und wieder monatelang daran laborieren. Nicht zu den eigentlichen Rezidiven sind jedoch jene Fälle zu rechnen, wo nach überstandenem Keuchhusten eine gewisse Neigung zu krampfartigem, von ziehenden Inspirationen begleitetem Husten bestehen bleibt und sich auch bei relativ schnell vorübergehenden Erkältungskatarrhen geltend macht. Hier spielen zweifellos die nervöse Quote des Keuchhustens und die Bahnung des Hustenreflexes eine Rolle.

Pospischill glaubt, daß viele Keuchhusteninfektionen zunächst latent bleiben und erst durch einen sekundären Infekt das bekannte klinische Bild des Keuchhustens ausgelöst wird. Besonderen Wert legt er darauf, daß noch Monate, selbst Jahre nach überstandenem Keuchhusten durch irgendwelchen

Lungeninfekt das ganze klinische Bild mitsamt Komplikationen nochmals reproduziert werden kann.

Komplikationen. Zunächst seien hier einige Abweichungen vom regulären Bilde besprochen, die durch die Heftigkeit der Keuchhustenattacken verursacht werden. Wir erwähnten u. a. schon oben die subkonjunktivalen Blutungen und die Hautblutungen im Gesicht infolge der venösen Stauung. Auf dieselbe Ursache zurückzuführen ist das Nasenbluten, das wir zuweilen bei Keuchhustenkindern beobachten. Wird das Blut verschluckt und nachher beim Anfall herausgebrochen, so kann ein Magenbluten vorgetäuscht werden. Auch aus den Ohren können bei vorhandener Otitis und perforiertem Trommelfell Blutungen erfolgen. Mitunter kann sich auch das Sputum durch ein beim Anfall berstendes venöses Gefäß blutig färben. Von Hirnblutungen soll nachher die Rede sein.

Die starke Anspannung der Bauchpresse während des Anfalls führt zuweilen zu Mastdarmprolaps, einer sehr unangenehmen Komplikation, da natürlich jeder Anfall den im Intervall wieder reponierten Darm aufs neue herauspreßt. Auch Nabelhernien können bei Säuglingen im Verlaufe des Keuchhustens entstehen.

Die häufigsten Komplikationen, die dem Keuchhustenkinde drohen, haben ihren Sitz in den Respirationsorganen. Während für den normalen Verlauf des Keuchhustens im Stadium convulsivum die Fieberlosigkeit und das Wohlbefinden in den Intervallen charakteristisch sind, muß man auf eine Störung aufmerksam werden, sobald sich

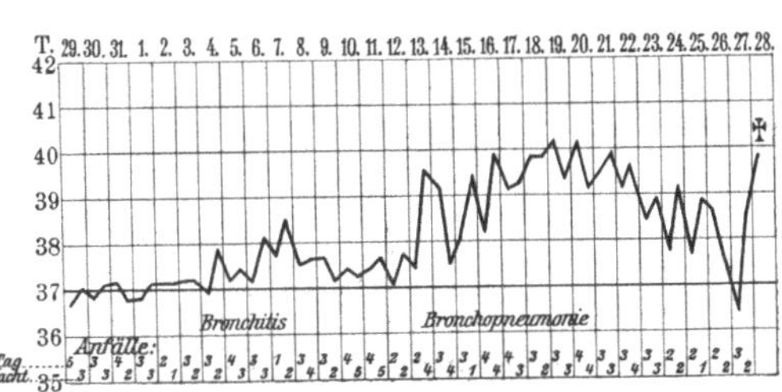

Abb. 162. Frieda F., 1 Jahr. Keuchhusten, zu dem sich erst eine Bronchitis und nachher eine Bronchopneumonie gesellte. Gestorben.

Fieber meldet und bei dem Kinde Appetitlosigkeit, Unlust zum Spiel, Mattigkeit und Dyspnoe in den Pausen zwischen den Anfällen bemerkt werden. Die leichteste der drohenden Lungenkomplikationen ist die Bronchitis der gröberen Bronchien, die mit diffusen giemenden Geräuschen und groben Rhonchi über der Trachea einhergeht. Die Temperatur pflegt sich dabei um 38° zu halten. Geht der Prozeß von den gröberen Verzweigungen des Bronchialbaumes auch auf die feineren Bronchien über, so entwickelt sich eine Bronchitis capillaris, die namentlich Kindern im frühesten Lebensalter (bis zu zwei Jahren) sehr gefährlich werden kann, weil hier die Enge der Luftwege den Verschluß der feineren Bronchien durch Sekret und die Ausschaltung mehr oder minder großer Lungenpartien begünstigt. Das wirkt natürlich um so verderblicher, wenn das gesamte Verzweigungsgebiet der Bronchien befallen ist. Das Fieber steigt dabei zu höheren Graden (39—40°), der Puls wird sehr frequent (160—180), die Frequenz der Atmung nimmt zu, die Nasenflügel spielen, die Keuchhustenanfälle verlieren ihren typischen Charakter insofern, als das krähende Inspirium jetzt fortfällt oder nur angedeutet ist, der Husten wird zuweilen von Schmerzäußerungen begleitet. Die seitlichen Thoraxpartien im Gebiete der unteren Rippen werden namentlich bei schwächlichen und rachitischen Kindern bei jedem Inspirium eingezogen. Das Kind verfällt rapid und wird äußerst matt. Mit eingesunkenen Augen, zyanotischen Lippen wirft es sich hin und her, mit fortschreitender Atembehinderung und zunehmender Kohlensäurevergiftung wird es apathisch und liegt oft lange Zeit somnolent da. Profuse Durchfälle gesellen sich hinzu, Konvulsionen treten auf, und so kann der Tod oft in wenigen Tagen erfolgen.

Weit häufiger kommt es nicht zu einer diffusen, über den ganzen Bronchialbaum verbreiteten Bronchitis capillaris, sondern zur umschriebenen Kapillarbronchitis und im Anschluß daran zur Atelektasenbildung und zu bronchopneumonischen Herden. Die Bronchopneumonie beim Keuchhusten entspricht in ihren klinischen und anatomischen Verhältnissen ganz der Masernpneumonie. Wegen der Wichtigkeit dieser Komplikation seien aber trotzdem die wesentlichsten Punkte hier hervorgehoben. Sie geht mit hohem,
oft remittierendem oder intermittierendem Fieber einher und bedingt starke
Dyspnoe, Nasenflügelatmen und große Atemfrequenz. Der Husten verliert
häufig seinen Keuchhustencharakter, indem an die Stelle der häufigen, mit
ziehenden Inspirationen einhergehenden Anfälle ein heftiger Reizhusten tritt,
der freilich immer noch hier und da auffällig krampfhafte, stakkatomäßig

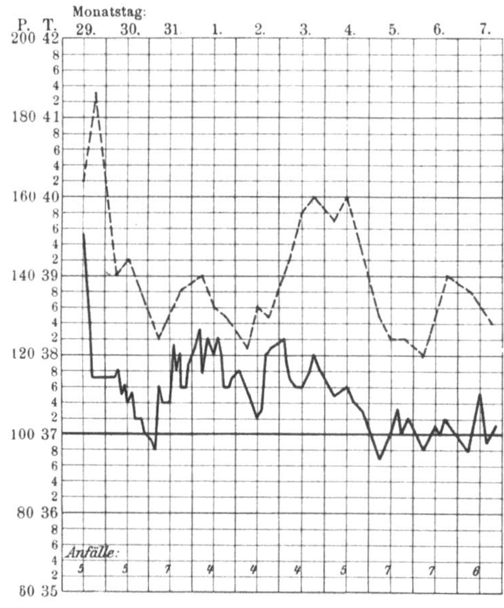

Abb. 163. Gerda F., 9 Monate. Keuchhusten
mit Bronchopneumonie. Geheilt.

erfolgende Inspirationsstöße aufweist. Der weiche nachgiebige
Thorax (meist handelt es sich um
rachitische Kinder) wird dabei in
den seitlichen unteren Partien,
aber auch im Jugulum und in
den Schlüsselbeingruben eingezogen.

Die Untersuchung der Lunge
ergibt meist in den hinteren
unteren Partien entweder ein-
oder doppelseitig reichliches, feinblasiges Rasseln bei schwachem
oder verschärftem Vesikuläratmen, häufig zunächst noch ohne
deutliche perkutorische Schallabschwächung. Mit Zunahme der
Infiltration durch Konfluenz der
einzelnen Herdchen stellt sich
dann eine deutlich umschriebene,
perkutorisch nachweisbare Dämpfung ein, in deren Bezirk die
Rasselgeräusche klingenden Charakter angenommen haben und

Bronchialatmen wahrnehmbar ist. Die Feststellung von Bronchialatmen beweist
mit Sicherheit das Vorliegen eines pneumonischen Infiltrates, während der
Nachweis abgeschwächten Perkussionsschalles bei schwachem Vesikuläratmen
auch auf Atelektasenbildung hinweisen kann. Daß neben den bronchopneumonischen Herden oft auch mehr oder minder große atelektatische Partien
im Anschluß an die Verlegung der feinsten Bronchien durch schleimig-eitriges
Sekret sich entwickeln, während die Lungenränder vikariierend gebläht
erscheinen, wissen wir aus den autoptischen Befunden.

Mit Ausbreitung der bronchopneumonischen Herde verschlechtert sich
das Allgemeinbefinden. Das Kind wird sehr unruhig, blaß und hinfällig, die
Nahrungsaufnahme ist gering. Dabei bestehen häufig Durchfälle. Bei unglücklichem Ausgange gesellen sich oft noch Delirien und Konvulsionen hinzu,
oder das Kind verfällt in völliges Koma und unter den Zeichen der Herzschwäche
tritt der Tod ein. In günstigen Fällen kommt es langsam zur Lösung der infiltrierten Lungenpartien, die Dämpfung hellt sich auf, die Rasselgeräusche
verschwinden. Mitunter zieht sich dieser Resorptionsprozeß sehr lange, mehrere
Wochen hindurch, hin, bis die letzten Reste der Entzündung verschwunden

sind (asthenische Pneumonie nach Escherich). Besonders gefährlich
sind natürlich jene Formen von Pneumonie, bei denen es durch Zusammenfließen mehrerer lobulärer Herde zu lobärer Ausbreitung des pneumonischen
Prozesses kommt. Auf diese Weise können einer oder beide Unterlappen völlig
infitriert sein; seltener ist ein Oberlappen befallen. Die Dyspnoe tritt dann
entsprechend intensiver auf und unter schweren Störungen des Sensoriums,
Konvulsionen und Delirien kann es in wenigen Tagen zum Exitus kommen.
Kräftige Kinder überstehen freilich auch diese schwere
Komplikation oft noch in überraschender Weise.

Besonders gefährdet durch die Bronchopneumonie
sind Säuglinge und rachitische Kinder und solche mit
Magendarmstörungen, doch wird auch in diesen Fällen
die Krankheit noch oft überwunden. Von 216 auf
Jochmanns Abteilung im Laufe des Keuchhustens
Verstorbenen (bei einer Gesamtzahl von 769 Erkrankten)
sind 125 an Pneumonie zugrunde gegangen.

Die anatomischen Verhältnisse der Bronchopneumonie
sind auf S. 343 genauer besprochen. Hier sei nur hervorgehoben, daß sehr häufig die multipel verteilten, bronchopneumonischen Herde sehr klein sind und durch lufthaltiges
Gewebe voneinander getrennt werden, so daß die Perkussion keine deutlichen Dämpfungserscheinungen nachzuweisen vermag und man bei der Autopsie mitunter erstaunt
ist, statt einer reinen Kapillarbronchitis eine große Anzahl
kleiner pneumonischer Herdchen zu finden (vgl. beistehende
Abb. 164).

Als Ursache dieser Keuchhustenpneumonien
fand Jochmann in den verschiedensten Epidemien
(Hamburg, Breslau und Berlin) stets den Influenzabazillus, zuweilen in Kombination mit Pneumokokken
oder Streptokokken.

Im Anschluß an die Kapillarbronchitis und die
bronchopneumonischen Herde entwickelt sich nicht
selten eine Komplikation, die als charakteristisch für
den Keuchhusten gelten kann, die multiple Bronchiektasenbildung. Sie führt klinisch zu außerordentlich protrahiertem fieberhaften Verlauf mit reichlichem
Husten und vielem Auswurf und läßt die Kinder meist
nach langem Siechtum zugrunde gehen.

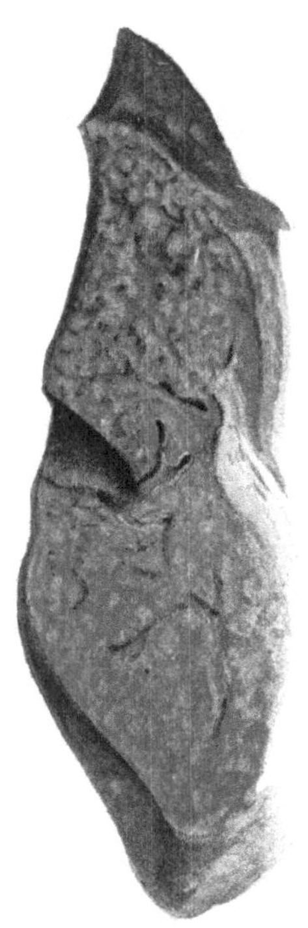

Abb. 164. Multiple bron-
chopneumonische Herde
(die graugelblichen Flek-
ken) in der Lunge eines
Keuchhustenkindes.

Man kann diese Veränderungen in Parallele setzen zu der bei Masern beobachteten
multiplen Bronchiektasenbildung. Sie kommt — manchmal nach relativ kurzer
Krankheitsdauer — so zustande, daß unter der Einwirkung von Bakterien (Influenzabazillen, Pneumokokken) die Bronchialschleimhaut ihr Epithel verliert und die
Bronchialwand nach Schädigung ihrer muskulären und elastischen Elemente nachgibt,
schlaffer wird und sich unter den forcierten Hustenstößen erweitert. Ähnliches
haben wir auch bei der letzten Grippeepidemie gesehen.

In Fällen mit günstigem Ausgange bleiben größere Bronchiektasen zurück,
während an Stelle der entzündlichen Prozesse in der Umgebung der Bronchien
bindegewebige Narben auftreten.

Lungenemphysem sah Jochmann niemals als Folge von Keuchhusten
zurückbleiben, doch wurde es von anderen beobachtet. Daß während des Stadium convulsivum eine akute Lungenblähung zustande kommt, ist verständlich,
aber sie pflegt mit dem Abklingen der Krankheit wieder zurückzugehen. Dasselbe gilt für die in der Nähe atelektatischer bronchopneumonischer Herde

auftretenden emphysematös geblähten Lungenpartien, namentlich am Rande
der Lunge, wie man sie autoptisch oft nachweisen kann. Interessant ist auch
das Auftreten eines subpleuralen Emphysems im Anschluß an einen foudroyanten
Keuchhustenanfall, das sich im subkutanen Gewebe als Hautemphysem
über die ganze obere Körperhälfte verbreiten kann. Die Haut fühlt sich dabei
polsterartig an, und man fühlt knisternde Luftblasen.

Komplikation des Keuchhustens mit Grippe, wie dies Reiche bei
einer kleinen Krankenhausepidemie beobachtete, pflegt einen schweren Verlauf
zu nehmen; von 9 doppelinfizierten Kindern starben 6; bei der Sektion fiel eine
starke Dilatation des linken Ventrikels auf, ähnlich wie bei Diphtherieherzen.
Einmal bestand eine Leukozytose von 172000!

Bei der Besprechung der Lungenkomplikationen des Keuchhustens ist
schließlich noch der Beziehungen der Krankheit zur Tuberkulose zu gedenken. Daß eine Komplikation mit Bronchitis und Bronchopneumonie zum
Aufflackern einer Bronchialdrüsentuberkulose und Ausbreitung derselben auf
die Lunge Anlaß gibt, ist ein nicht seltenes Ereignis. Man wird deshalb bei
protrahiert verlaufenden bronchopneumonischen Prozessen, die mit starkem
Kräfteverfall einhergehen, stets an diese Möglichkeit denken müssen. Aber
auch ohne vorangehende Lungenkomplikationen kann auf dem Boden eines
Keuchhustens eine bestehende Drüsentuberkulose schnellen Fortgang nehmen
oder zur Miliartuberkulose führen. Die frühzeitige Diagnose der während
eines Keuchhustens aufflackernden Tuberkulose ist schwierig! Geringe Temperatursteigerungen besagen nichts, da sie auch beim reinen Keuchhusten auftreten können. Die Tuberkulindiagnostik versagt nicht selten, da, ähnlich
wie bei Masern, zuweilen eine Herabsetzung der Allergie in den ersten Wochen
des Keuchhustens zu bestehen scheint. Auch das Röntgenbild, das z. B. vergrößerte Bronchialdrüsen erkennen läßt, muß vorsichtig bewertet werden, da
der Keuchhusten als solcher zu einer weichen Schwellung der Hilusdrüsen
führen kann.

Mannigfache Gefahren drohen dem Keuchhustenkinde von seiten des
Zentralnervensystems. Hier sind es vor allem die Konvulsionen, die
eine recht fatale Komplikation darstellen. Sie treten besonders bei Säuglingen
und Kleinen auf, meist im Stadium convulsivum, doch sind sie auch schon in der
ersten Krankheitswoche beobachtet worden. Im Anschluß an eine heftige
Hustenattacke setzen klonisch-tonische Krämpfe ein, die sich gleich epileptischen
Krämpfen auf alle willkürlichen Muskeln erstrecken. Solch ein Krampfanfall
pflegt nie vereinzelt zu bleiben. Die Konvulsionen wiederholen sich vielmehr
bald wieder, entweder im Zusammenhang mit Keuchhustenanfällen oder aber
auch ganz selbständig auftretend, und können schließlich mit kurzen Pausen
stundenlang anhalten. In den Intervallen ist das Sensorium häufig getrübt.
Die Kinder werden durch die gehäuften eklamptischen Anfälle sehr erschöpft
und gehen häufig während eines Krampfes zugrunde. Die Lumbalpunktion
ergibt in solchen Fällen regelmäßig einen gesteigerten Druck, der Liquor ist
klar, zeigt meist normalen Zell-, Eiweiß- und Chlorgehalt; leichte Trübung
und Pleozytose werden gelegentlich beobachtet. Bakteriologisch erweist sich
der Liquor — falls nicht eine eitrige Meningitis vorliegt, die vorher leicht übersehen werden kann — als steril. Eckert empfahl, bei diesen Konvulsionen
etwas Spinalflüssigkeit abzulassen, um den Druck zu vermindern; wir sahen
davon wiederholt recht gute Erfolge. Welche Momente diese eklamptischen
Anfälle bedingen, ist nicht ganz sicher. Wahrscheinlich spielen Reizungen der
Rindenzentren durch die Toxinwirkung des Keuchhustenvirus eine Rolle. In
einzelnen Fällen kann den allgemeinen Konvulsionen ein Laryngospasmus
vorausgehen, aber auch selbständig auftretender Spasmus glottidis kommt mit-

unter bei Keuchhustenkindern vor. So sah Jochmann ein Kind nach mehreren Attacken von Laryngospasmus in einem solchen Anfalle plötzlich zugrunde gehen. Weniger häufig als die Konvulsionen sind die verschiedenartigen Lähmungsformen keim Keuchhusten. Man beobachtet Hemiplegien, Paraplegien (Typus der zerebellaren Kinderlähmung), zum Teil mit bulbären Symptomen (Augenmuskelparesen). Auch schlaffe Lähmungen, wie wir sie von der spinalen Kinderlähmung kennen, sind wiederholt beobachtet worden, z. B. Paraparese der Beine und Abduzenslähmung mit günstigem Ausgange (Jochmann).

Sensibilitätsstörungen, Hyperästhesien in den Beinen, Blasen- und Mastdarmstörungen können solche schlaffen Lähmungen komplizieren, ganz wie bei der Poliomyelitis; auch eine aufsteigende Paralyse nach dem Landryschen Typus kann, ebenso wie dort, vorkommen. Es bleibt zu erwägen, ob nicht das Virus der Kinderlähmung hier doch gelegentlich eine Rolle spielt. Aufklärungen darüber sind nur durch die experimentelle Pathologie und Übertragung des Rückenmarkes solcher Fälle auf Affen zu erwarten.

Neurath fand als häufigen Befund bei Fällen, die in vivo zerebrale Reizerscheinungen geboten hatten, eine meningitische Infiltration (von meist einkernigen Leukozyten), Hyperämie und durch die Entzündung bedingte meningeale Blutungen, Befunde, wie sie in analoger Weise auch bei anderen akuten Infektionskrankheiten erhoben wurden. Solche histologischen Befunde fanden sich mehrfach bei Fällen, die klinisch an eine interkranielle Blutung hatten denken lassen. Es scheint also nach Neurath diese Meningitis simplex für das Zustandekommen einer Anzahl zerebraler Komplikationen verantwortlich zu machen zu sein. Für einen Teil der Fälle kommen Embolien, Hämorrhagien und Enzephalitis in Betracht.

Reiche beobachtete unter 136 Keuchhustenkindern 29 mal Krämpfe; 12 mal handelte es sich um bakterielle Infektion der Hirnhäute (Tuberkulose, meningeale Venenthrombose, Pneumonie), in 17 Fällen um „echte Keuchhustenkrämpfe". Oft bestand während der Krämpfe Pupillenstarre; Nackensteifigkeit und Kernig fehlten. Es handelt sich um eine (oftmals auch anatomisch bestätigte) meningitische Reizung bzw. eine „Keuchhusten-Meningitis", nicht um eine Komplikation des Grundleidens.

In ihrer Häufigkeit überschätzt worden sind lange Zeit die Blutungen ins Gehirn, da man die erwähnten Hemiplegien, Paraplegien usw. größtenteils darauf zurückführte. Daß solche Blutungen vorkommen, steht außer Zweifel; Jochmann erwähnt die Sektion eines solchen Falles, bei dem eine ausgedehnte Hirnblutung bei einem Keuchhustenkinde zur Hemiplegie geführt hatte. In der Mehrzahl der Fälle von zerebralen Lähmungen finden sich jedoch, wie Neurath zeigte, keine Blutungen vor.

Psychische Störungen sind nach Keuchhusten relativ selten und bilden sich meist allmählich wieder zurück. Halluzinatorisches Irresein, Pavor nocturnus, Verblödung sind beobachtet worden.

Das Herz leidet unter der starken Stauung im Lungenkreislauf. Wir erwähnten schon, daß am rechten Ventrikel mitunter eine Dilatation gefunden wird, an die sich dann meist eine Hypertrophie anschließt. Geschieht dies nicht, so kann bei sehr dekrepiden Kindern, besonders wenn Lungenkomplikationen hinzukommen, ein plötzlicher Herztod eintreten. Endokarditis und Perikarditis sind sehr selten.

Seitens der Verdauungsorgane kommen Komplikationen am Magendarmkanal, Magendarmkatarrhe, in Betracht, die namentlich bei Säuglingen eine unheilvolle Rolle spielen, da sie bei längerer Dauer die Widerstandsfähigkeit des Körpers sehr herabsetzen und dadurch der Entwicklung von Komplikationen Vorschub leisten.

Die Niere ist in der Regel unbeteiligt; akute Nephritis, die mit Fieber einsetzen kann, ist sehr selten.

Das Gehörorgan kann sich mit einer Otitis media an den Komplikationen des Keuchhustens beteiligen. Ursache ist ein durch die Tuba Eustachii auf das Mittelohr fortgeleiteter infektiöser Katarrh. Die Symptome sind dieselben wie sie z. B. bei der Scharlachotitis beschrieben werden (vgl. S. 692). Durch lange anhaltendes Fieber, vor allem aber durch Fortschreiten des Prozesses auf den Warzenfortsatz mit allen üblen Folgen (Sepsis, Sinusthrombose, Meningitis) kann die Otitis bei ungenügender Pflege zur Quelle der schwersten Störungen, z. B. eitriger Streptokokkenmeningitis, werden. In selteneren Fällen kommt auch eine Taubheit infolge von Blutungen in das innere Ohr zustande. Es wäre dies ein Analogon zu der plötzlichen Erblindung nach Keuchhusten infolge von Blutungen in die vordere Kammer.

Auf der Haut beobachtet man als Folge sekundärer Infektion Impetigo contagiosa, Pemphigus und bei sehr kachektischen Kindern ekthymaartige hämorrhagische Blasen, die zur Gangränbildung der Haut in der Form runder, wie ausgestanzter nekrotischer Geschwüre führen, wie wir sie auch im Anschluß an Varizellen beobachten (vgl. Abb. S. 385). Manche dieser Fälle dürften durch Mischinfektion mit Bac. pyocyaneus bedingt sein (s. Abb. 73). Auch urtikariaähnliche Exantheme im Anschluß an Ernährungsstörungen kommen natürlich zur Beobachtung.

Das Hinzutreten von anderen Infektionskrankheiten zum Keuchhusten bedeutet stets eine ernste Komplikation. Ganz besonders gilt das von Masern und Diphtherie. Im Krankenhause ist es stets ein ominöses Ereignis, wenn durch Einschleppung auf der Keuchhustenabteilung Masern ausbrechen, denn leider geht dabei stets ein großer Teil von Kindern, besonders des zartesten Lebensalters infolge dieser Komplikation und der dadurch erhöhten Neigung zu Bronchopneumonien zugrunde. Über Komplikation mit Grippe s. oben S. 354.

Diagnose. So wünschenswert es im Einzelfalle ist, einen beginnenden Keuchhusten schon im katarrhalischen Stadium zu erkennen, so schwierig kann diese Aufgabe sein. Die nachgewiesene Infektionsmöglichkeit beim Verkehr mit anderen Pertussiskindern in der Schule oder beim Spiel wird an Keuchhusten denken lassen, der Blutbefund (Leukozytose) dann die Diagnose unterstützen. Der Nachweis von Bordet - Gengouschen Stäbchen, die ja in diesem Stadium besonders reichlich vorkommen sollen, kann einen Anhaltspunkt bieten, doch ist die Spezifizierung dieser Stäbchen recht schwierig, weil verschiedene influenzaähnliche Bazillen im Keuchhustenauswurf vorkommen; die einfache Färbung des Auswurfs kann also nicht zum Ziele führen. Über den Nachweis des Bordet - Gengouschen Bazillus s. oben S. 344; über die Verwendung der Intrakutanreaktion mit Bazillenemulsion des Bordet - Gengouschen Bazillus S. 345. Im Stadium convulsivum ist die Diagnose des Keuchhustens relativ leicht. Oft kann schon der Anblick des gedunsenen Aussehens des Kindes, subkonjunktivale Blutungen oder ein Zungenbändchengeschwür die Erkennung ermöglichen. Vor allem aber charakteristisch ist der Anfall, den man zur Sicherstellung der Diagnose künstlich hervorrufen kann. Das Einführen des Spatels in den Mund bis zur Schleimhaut des Pharynx oder ein Druck auf den Kehlkopf genügen meist, um einen Anfall zu erzielen. Dessen Charakteristika, die wiederholten, forcierten Exspirationsstöße, die von Zeit zu Zeit von einer krähenden oder ziehenden Inspiration unterbrochen werden, das Blauwerden des Gesichts, das abschließende Herauswürgen glasigen Schleimes und vor allem die Reprise sind eigentlich kaum zu verkennen, so daß der Arzt selbst in dem Fall, wo er einen Anfall nicht zu sehen bekommt, schon durch die Beschreibung der Mutter des Kindes mit annähernder Sicherheit die richtige Diagnose stellen wird. Wichtig ist auch das auffällige Wohlbefinden des Kindes in den hustenfreien Intervallen und der negative Untersuchungsbefund bei der Perkussion und Auskultation der Lungen.

Ein keuchhustenähnlicher, krampfhafter Husten kommt bei der Bronchialdrüsentuberkulose vor, unterscheidet sich aber durch das Ausbleiben des ziehenden Inspiriums und der Reprise. Auch pflegt das Herauswürgen und Brechen am Schluß des Anfalls zu fehlen. Ferner kann man dabei mitunter Dämpfung und Bronchialatmen zwischen den Schulterblättern nachweisen und im Röntgenbilde verkalkte und vergrößerte Bronchialdrüsen erkennen. Bei Erwachsenen wird der Keuchhusten vielfach verkannt und als Symptom einer Raucherpharyngitis gedeutet.

Ein hysterischer Husten, wie er bei neuropathisch veranlagten Kindern mitunter durch den Nachahmungstrieb erzeugen wird, unterscheidet sich vor allem dadurch, daß im Schlafe keine Anfälle auftreten.

Prognose. Die Prognose des Keuchhustens ist bei sonst gesunden und kräftigen älteren Kindern im allgemeinen günstig zu stellen, doch muß man nie vergessen, die Angehörigen auf die lange Dauer des Leidens und die Möglichkeit von Komplikationen aufmerksam zu machen. Die jüngsten Altersstufen, besonders das Säuglingsalter, sind stärker gefährdet, weil hier die verschiedenen Lungenkomplikationen, Kapillarbronchitis und Bronchopneumonie, häufig den Tod herbeiführen. Aus demselben Grunde bietet der Keuchhusten für rachitische Kinder eine schwere Gefahr. Fast alle auf Jochmanns Abteilung zugrunde gegangenen Keuchhustenkinder boten die Zeichen einer schweren Rachitis, seine Mortalitätsstatistik an einem Material von 749 Fällen des Rudolf Virchow-Krankenhauses gestaltete sich folgendermaßen:

	Erkrankt:	Gestorben:
1. Lebensjahr	292	$180 = 61{,}6\%$
2.—5. Lebensjahr	399	$36 = 9{,}02\%$.

Der enorme Unterschied zwischen dem ersten Lebensjahre (61% Mortalität) und den höheren Altersstufen ($9{,}02\%$ Mortalität) springt in die Augen. Es kommt allerdings hinzu, daß die Keuchhustenkinder des ersten Lebensjahres, die eingeliefert wurden, zum großen Teil auch mit schweren Ernährungsstörungen hereinkamen.

Auch die Kombination mit anderen Infektionskrankheiten, besonders mit Masern, Diphtherie, Varizellen, bedeutet stets eine ernste Wendung.

Nach Reiche (Med. Klinik 1921. Nr. 2) nimmt unter den vier Kinderkrankheiten (Masern, Scharlach, Diphtherie und Keuchhusten) der letztere bei geringster Morbiditätsziffer in seiner Mortalität die höchste Stelle ein. Bei 66 Sektionsfällen lag in 24% eine während des Keuchhustens aufgeflammte Tuberkulose vor, in 13% eine schwere, letale Zweitinfektion (Influenza, Diphtherie, kruppöse Pneumonie), bei 14% schwere Rachitis oder lymphatische Diathese. 27 Kinder hatten ausgedehnte Bronchopneumonie, 21 eitrige Mittelohrentzündung, 12 Enteritis, 8 Keuchhustenmeningitis mit Pleozytose im sterilen Liquor, 2 eine eitrige Meningitis.

Behandlung. Krankenpflege und Ernährung. Frische, wenig bewegte, staubfreie Luft ist eines der ersten Erfordernisse für eine rationelle Keuchhustenbehandlung. Das geht schon daraus hervor, daß im Sommer, wo die Kinder sich viel im Freien bewegen können, der Keuchhusten weit schneller zur Heilung kommt als im Winter, wo die Kranken ans Zimmer gefesselt sind. Die zwischen den einzelnen Hustenattacken liegenden Pausen sind beim Aufenthalt im Zimmer durchschnittlich dreimal kürzer als im Freien. Wenn Fieber besteht, so muß das kranke Kind natürlich das Bett hüten, kann aber bei gutem Wetter auf eine Loggia oder in den Garten gefahren werden. Ist das aber nicht der Fall, so muß ihm Gelegenheit gegeben werden, sich womöglich viele Stunden am Tage in frischer Luft zu bewegen. Erkältungsmöglichkeiten müssen dabei natürlich vermieden werden. Besonders sind die Kranken vor rauhen Winden sorgsam zu schützen. Ein Luftwechsel ist nur dann zu raten, wenn damit die Möglichkeit gegeben ist, das Kind in ein besseres Klima, d. h. in Verhältnisse zu bringen, die ihm erlauben, möglichst ausgiebigen Gebrauch von frischer staubfreier Luft zu machen. In der rauhen Jahreszeit, wo der Aufenthalt im Freien nicht möglich ist, empfiehlt sich das sogenannte Zweizimmersystem. Während das eine Zimmer benutzt wird, muß das andere bei weit geöffneten Fenstern gut gelüftet werden. Am zweckmäßigsten ist es, wenn man das eine Zimmer als Schlafzimmer für die Nacht benutzt und das andere als Tagesraum. Die Temperatur des Krankenzimmers soll 17^0 C nicht übersteigen. Nach Möglichkeit ist auch in der Nacht ein Klappfenster im Schlafzimmer zu öffnen, um dauernd frische Luft zuzuführen.

Die Kleidung muß der Jahreszeit entsprechen.

Die Nahrung soll leicht verdaulich und nahrhaft sein. Sie wird mit Vorteil auf häufige kleine Mahlzeiten verteilt, weil eine reichliche Nahrungsaufnahme und Überladung des Magens das Auftreten von Anfällen begünstigt. Man vermeidet krümelige und trockene Speisen, wie Kuchen, Kakes, Brotrinde u. dgl., um nicht zum Husten zu reizen. Bei Kindern, die viel erbrechen, ist besonders die Zeit nach einem Hustenanfall zur Nahrungsaufnahme auszunützen. Von großer Wichtigkeit ist bei spasmophilen Kindern eine milcharme, knappe Diät. Man reiche dabei auch Phosphorlebertran.

Das Baden der Kinder braucht während des Keuchhustens nicht unterbrochen zu werden. Bei Neigung zu Bronchitis empfehlen sich am Ende des Bades kurze kühle Übergießungen oder kühle Abreibungen und nachheriges Warmfrottieren.

Während des Anfalles muß das Kind unterstützt werden, am besten in der Weise, daß man die Hand gegen die Stirn legt und so dem vornüber gebeugten Kopf Halt gibt. Schon das Gefühl des Beistandes übt auf das Kind eine wohltuende psychische Beruhigung aus.

Medikamentöse Behandlung. Die Fülle der gegen den Keuchhusten empfohlenen Mittel ist so groß, daß schon daraus die Unzulänglichkeit unserer Therapie bei dieser langwierigen Krankheit hervorgeht.

Im Gebrauch sind erstens: Narkotica oder Antispasmodica, die den Hustenreiz unterdrücken und namentlich für die Nacht Ruhe schaffen sollen. Zweitens: Antimykotische Mittel, die womöglich den Erreger der Krankheit selbst angreifen und also die Ursache der Krankheit beseitigen sollen. Drittens: Antikatarrhalische Mittel.

Von den beruhigenden Mitteln, den Antispasmodica empfiehlt sich vor allem Brom, z. B. in folgender Mischung: Kalium bromat. 7,5, Natrium bromat. 5,0, Ammon. bromat. 2,5, Aqu. dest. ad 200,0; 3—5mal täglich ein Kinderlöffel. Auch folgende Mixtur hat sich bewährt: Natrium. bromat., Ammon. bromat. aa 5,0, Aqua ad 100,0; dreimal täglich 10 ccm. Feer rechnet Bromnatrium in wässeriger Lösung für Säuglinge 0,3—1,0 pro die, für ältere Kinder bis zu 3 g.

Ausgedehnter Anwendung erfreut sich seit langer Zeit das Bromoform, das Stepp in die Therapie einführte. Man gibt es nach der Formel dreimal $x + 2$ Tropfen, wobei x das laufende Lebensjahr bedeutet; z. B. ist bei zwei Jahre alten Kindern dreimal vier Trofen, bei dreijährigen Kindern dreimal fünf Tropfen zu geben. In vielen Fällen sieht man zweifellos eine günstige Wirkung davon, in anderen Fällen versagte es wieder. Bei seinem Gebrauch ist Vorsicht am Platze, da zuweilen Vergiftungserscheinungen vorgekommen sind.

Bei sehr heftigen und häufigen Anfällen, namentlich wenn sie die Nachtruhe stören, ist ein gutes Unterstützungsmittel der Brompräparate das Chloral, das man als Chloralhydrat per os oder per clysma geben kann. So verordnet man z. B. Chloralhydrat 1,0, Sirup. 10,0, Aqua ad 100,0; dreistündlich einen Kinderlöffel. Oder man gibt als Klysma gegen Abend: Chloralhydrat 0,1—0,5, je nach dem Lebensalter mit Mucilago Salep 10,0 und Aqua 25,0.

Auch Morphium ist bei schweren Fällen sehr wirksam. Henoch, der, wie er schreibt, dahin gekommen war, sich nur noch auf dieses Keuchhustenmittel zu verlassen, verordnet davon folgende Mischung: Morph. hydrochlor. 0,01—0,03, Aqua. dest. 35,0, Sir. alth. 15,0; 2—4 mal täglich einen Teelöffel. Immerhin ist bei Kindern große Vorsicht am Platze. Weniger gefährlich und in geeigneten Fällen auch zum Ziele führend, ist das Kodein, von dem man am Tage 0,005—0,01 verbrauchen kann. Soltmann rät z. B., von einem Kodeinsirup (Kodein 0,2, Alkohol 5,0, Sirup 95,0) etwa 10 g = 0,02 Kodein mit 50,0 Aqua in zwei Tagen zu verbrauchen. Man rechnet von Codein phosphor. für einen Säugling 2—3 mal 0,001 pro dosi, bei einem zweijährigen Kind dreimal 0,002, bei einem fünfjährigen Kind dreimal 5—6 mg pro dosi. Sehr gut vertragen wird auch der Parakodinsirup (Knoll); 1 Teelöffel mehrmals am Tage.

Die Belladonnapräparate, die zuerst von Trousseau gegen Keuchhusten gebraucht und viel verwendet wurden, sind jetzt weniger im Gebrauch. Bei kleinen Kindern vermeidet man sie wegen der Vergiftungsgefahr lieber ganz. Gebräuchliche Verordnungsweisen sind: Extract. Bellad. 0,05—0,15, Aqua, Sir. alth. $\overline{aa}$ 30; 2—3 mal täglich einen Teelöffel oder Atrop. sulfur. 0,003, Aqua 10,0; zweimal täglich 1—5 Tropfen langsam steigend.

Aus der zweiten Gruppe der Keuchhustenmittel, den antimykotischen Medikamenten, erfreut sich das Chinin seit langer Zeit des Rufes eines guten Keuchhustenmittels. Die bekanntesten Präparate sind: das Chininum muriaticum und das Chininum tannicum. Ersteres wird wegen seines bitteren Geschmackes gern in Form von Chininperlen oder in Schokoladentabletten (zu 0,05, 0,01, 0,02, 0,1 und 0,3) oder in Capsulis geloduratis gereicht. Kindern bis zu vier Jahren gibt man dreimal täglich soviel Dezigramm Chininum muriaticum, als das Kind Jahre, Kindern unter zwei Jahren zweimal täglich soviel Zentigramm, als das Kind Monate zählt.

Für kleine Kinder eignet sich das Chininum tannicum besser, weil es sich im Speichel nicht löst und deshalb geschmacklos ist. Es ist schwächer als das Chininum muriaticum und muß deshalb in doppelter Dosis gegeben werden. Empfehlenswerte geschmackfreie Präparate sind auch die kohlensauren Esther des Chinins, das Aristochin und das Euchinin, die ebenfalls in doppelt so starker Dosis wie das salzsaure Chinin gegeben werden müssen.

Neuerdings hat Lenzmann die intramuskuläre oder intravenöse Einführung des Chinins beim Keuchhusten empfohlen, um durch schnelle Resorptionsverhältnisse bessere Wirkungen zu erzielen. Die Erfolge, die wir damit hatten, waren recht ermunternd, wenn auch die Prozedur bei nervösen Kindern recht unbequem ist und viel Aufregung mit sich bringt.

Fertige Ampullen der verschiedenen Lösungen von Hydrochinin. hydrochloricum kommen zum Zwecke dieser Lenzmannschen Injektionen in den Handel unter dem Namen „Tussalvin" (Chemische Fabrik von Simon, Berlin C 2, Probststr. 14). Man injiziert in den Gluteaus die ersten 4 und 5 Tage täglich, dann an jedem 2. Tage eine Injektion. Gewöhnlich sind nach Lenzmann 7—8 Einspritzungen erforderlich. Die Dosen betragen für Säuglinge von 3—4 Monaten 0,02, von 4—8 Monaten 0,05, von 9—15 Monaten 0,1, für Kinder im 2. Lebensjahre 0,15, im 3. Lebensjahre 0,2, für größere Kinder 0,25 Tussalvin. Bei Kindern von 10—14 Jahren und Erwachsenen können die Injektionen auch intravenös gemacht werden (0,1—0,15).

Rietschel empfiehlt statt Chinin intramuskuläre Injektion von 5% wässeriger Yatrinlösung, jeden 2. oder 3. Tag, je nach Alter des Kindes 1—5 ccm; unterstützt wird die Wirkung durch 0,025—0,1 Luminal abends.

Weniger zu empfehlen ist der Gebrauch des Antipyrins, das in denselben Dosen wie das Chininum muriaticum verordnet wird. Obwohl ihm in einzelnen Fällen eine günstige Wirkung auf die Intensität der Anfälle nicht abzusprechen ist, versagt es andererseits noch öfter als das Chinin und ist nicht imstande, die Krankheitsdauer zu beeinflussen. Dagegen kann es bei wochenlanger Darreichung zweifellos Vergiftungserscheinungen, namentlich Herzstörungen und Kollapserscheinungen hervorrufen. Dasselbe gilt von dem mandelsauren Antipyrin, das unter dem Namen Tussol in den Handel kommt.

Es ist schwer abzuschätzen, wieweit alle diese Mittel, insbesondere bei Einspritzung, nicht lediglich suggestiv wirken!

Von den antikatarrhalischen Mitteln erfreut sich das Pertussin (Extract. thymi saccharatum) vielfacher Anwendung. Man gibt davon mehrmals täglich einen Kinderlöffel. Statt dessen kann man auch das Dialysat Golaz herbae thymi et pingueculae mit Vorteil verabreichen. Die genaue Gebrauchsanweisung, auf deren Befolgung seitens der Anhänger des Mittels viel Wert gelegt wird, ist folgende:

1. Für Kinder bis zu fünf Jahren: Ein Tropfen morgens nüchtern und ein Tropfen abends nüchtern in einem Eßlöffel voll kalten Wassers, bis die Anfälle nachlassen (3—6 Tage), darauf 2—3 Tropfen morgens und 2—3 Tropfen abends bis zur Heilung. Sollten sich wieder Hustenanfälle zeigen, während man noch 2—3 Tropfen gibt, so gehe man zurück auf einen Tropfen morgens und einen Tropfen abends bis zum vollständigen Verschwinden der Krankheit.

2. Für Kinder über fünf Jahren und für Heranwachsende: Morgens 2 Tropfen und abends 2 Tropfen während 3—6 Tagen, dann steigen auf 3—4 Tropfen morgens und 3—4 Tropfen abends bis zur Heilung. Sollten während der Zeit, in welcher man 3—4 Tropfen gibt, wieder Hustenanfälle auftreten, so gehe man zurück auf 2 Tropfen morgens und 2 Tropfen abends bis zur vollständigen Heilung.

Von Heinz und Schottenheim wird Thymipin empfohlen: bei Kindern bis 5 Jahre 1 Tropfen, bei älteren Kindern 2—4 Tropfen.

Neben der inneren Darreichung von Medikamenten hat von jeher auch die örtliche Anwendung von Keuchhustenmitteln eine Rolle gespielt. Die lokale Behandlung der Nase ging von der Annahme aus, daß der Keuchhusten durch reflektorische Vorgänge von der Nasenschleimhaut verursacht wird. Michael riet deshalb, durch ein gerades 20 cm langes Glasrohr Pulv. resinae benzoes. in den unteren Nasengang einzublasen. Salge empfiehlt diese Methode namentlich bei Säuglingen. Auch Borsäure, Orthoform, Chinin, Magnesia kann auf diese Weise eingestäubt werden. Ebenso sind Einblasungen von 0,25 des reinen Natrium sozojodolicum in die Nasenöffnungen mit gutem Erfolge vorgenommen worden (Gutmann).

Versuche mit Kokainpinselungen der Nase, die Jochmann auf Koblanks Anregung hin unternahm, blieben in den meisten Fällen erfolglos, während bei einigen Kranken eine Herabsetzung der Intensität und Zahl der Anfälle konstatiert werden konnte. Injektion von Novokain-Alkohol in den Nervus laryngeus superior, zwecks Anästhesierung des Kehlkopfinnern (Spieß) scheint sich nicht zu bewähren (Biemann, Kleinschmidt).

Die örtlichen Pinselungen des Rachens mit 1%iger Resorzinlösung oder ähnlichem erfreuen sich keiner Beliebtheit mehr. Dagegen werden Inhalationen viel verwendet.

Man benutzt dazu entweder Inhalationsapparate oder den Bronchitiskessel oder einfach Leinwandlappen, die mit der Inhalationsflüssigkeit getränkt und am Bette aufgehängt oder mit einem Band um den Hals des Kindes befestigt werden.

Auf diese Weise wird Karbolwasser 1 : 100 oder Salizylsäure 1 : 1000 verstäubt. Nach Soltmann bringt Zypressenöl Linderung (Zypressenöl 1 : Alkohol 5, täglich viermal 15 gtt. auf einen um den Hals des Kindes gehängten Latz aufzuträufeln). Kieferlatschenöl (Oleum pini pumil.) wird in derselben Weise inhaliert (2—3 mal täglich 10—20 Tropfen); auch kann man das Wasser eines Bronchitiskessels mit 3—5 Tropfen davon beschicken.

Holzinol (35% Formaldehyd, 60% Methylalkohol und 5% Menthol) wird mit Hilfe eines besonderen Verdunstungsbrenners inhaliert.

Löffler empfiehlt folgende Inhalation: Argent. chlorat. recenter parat. 0,1, Natr. subsulfur. 1,0, Aq. dest. 300,0; 3 mal täglich $^1/_4$ Stunde inhalieren.

Ein neueres Verfahren bezweckt die Einatmung von verschiedenen Keuchhustenmitteln vermittels des sogenannten Sanofix-Apparates (Fabrik Georg Hanning in Hamburg 15): ein zum Glühen gebrachter Platinkranz vergast die durch einen Docht aus der Flasche aufgesogene Flüssigkeit, die aus Weingeist, Menthol, Eukalyptol und Terpentinöl besteht, während gleichzeitig in einem darüberstehenden Vergasungstiegel ein Kondensationsprodukt des Kresols und Eukalyptols durch die Hitze verflüssigt wird. Der Apparat kann die ganze Nacht im Gange bleiben. Dabei entwickeln sich Dämpfe, die von den Kindern gut vertragen werden und eine Linderung der Intensität der Anfälle bewirken. Ob eine Verkürzung der Krankheit dadurch bedingt wird, erscheint mir auch hier zweifelhaft.

Die früher übliche Anordnung, Keuchhustenkinder in die Gasanstalten zu schicken, um dort die Destillationsprodukte des Steinkohlenteers einzuatmen, hat sich als unwirksam erwiesen.

Bestrahlungen des Oberkörpers mit der Siemensschen Aureollampe (1 bis $^1/_4$ m Abstand, 15—60 Minuten) sollen die Dauer des Keuchhustens wesentlich herabsetzen (Meyer-Houselle).

Aus diesem Überblick über die gebräuchlichsten Keuchhustenmittel, den man mit Leichtigkeit um das Doppelte vergrößern könnte, geht hervor, daß ein spezifisches, die Dauer der Krankheit abkürzendes Mittel nicht existiert. Viele der aufgeführten Mittel haben die Eigenschaft, die Intensität der Anfälle zu lindern und ihre Zahl herabzusetzen; viele wirken gewiß nur suggestiv.

In zahlreichen leichteren Fällen ist eine medikamentöse Behandlung überhaupt gar nicht erforderlich. Man kommt dann mit hygienisch-diätetischen Maßnahmen aus, unter denen an erster Stelle die Sorge für frische Luft zu nennen ist. Bei älteren Kindern läßt sich durch suggestive Beeinflussung ein Erfolg erzielen: die Willenskraft der kleinen Patienten muß gestählt werden! Durch liebevolles, aber energisches Zureden können die Kinder daran gewöhnt werden, den Hustenreiz zu unterdrücken, so daß sich die Zahl der Anfälle zweifellos vermindert. Komplikationen werden symptomatisch behandelt. Bei starker Bronchitis ist ein Ipekakuanha-Infus oder Liquor ammoni anisatus am Platze. Daneben sind vor allem hydropathische Maßnahmen: lauwarme Bäder mit kühlen Übergießungen zu empfehlen; außerdem sind Prießnitzumschläge um die Brust zu verordnen.

Bei Herzschwäche geben wir gern Kampfer-Benzoepulver oder Coffeinum natrio-benzoicum. Bei häufig wiederholten Krampfanfällen empfiehlt es sich, die Lumbalpunktion vorzunehmen und je nach der Stärke des Druckes einige Kubikzentimeter Flüssigkeit abzulassen. Beträgt der Druck über 150 mm, so läßt man 20—30 ccm Flüssigkeit ab und hat dadurch oft einen günstigen Erfolg. Bei starker Häufung der Krampfanfälle kann man eventuell auch zum Chloroform greifen und einige Tropfen davon vorsichtig einatmen lassen.

Serumbehandlung: Versuche mit Keuchhusten-Rekonvaleszentenserum führten bisher nicht zu Erfolgen. Ein günstiger Einfluß der erstmaligen Kuhpockenimpfung bei Keuchhustenkindern ist schon lange bekannt; Hammer (Dtsch. med. Wochenschr. 1921. Nr. 32) sah in 12jähriger Anwendung keinen

Versager bei vorher nicht geimpften Kindern. Ausgehend von diesen Beobachtungen empfahlen Stern und Schubert (Dtsch. med. Wochenschr. 1921. Nr. 20) das Blutserum vakzinierter Kälber (besonders geeignete Pockenstämme, Blutentnahme zu bestimmter Zeit). Es werden 20 ccm des Serums (sächsisches Serumwerk) injiziert, eventuell muß nach 7 Tagen die Injektion wiederholt werden. Die bisherigen Nachprüfungen haben wenig befriedigt.

Prophylaxe. Da der Keuchhusten eine ansteckende Krankheit ist, so ist die Fernhaltung des erkrankten Kindes von seinen gesunden Geschwistern und Spielgenossen geboten. Besonders gefährdet sind durch die Komplikationen und Folgen des Keuchhustens Säuglinge und schwächliche oder tuberkulös belastete Kinder. Sie sollten daher sorgsam vor der Ansteckung geschützt und zu Zeiten von Keuchhustenepidemien von öffentlichen Spielplätzen, Kindergärten, Spielschulen ferngehalten werden. Kleinkinderschulen bedürfen der ärztlichen Überwachung und müssen beim Ausbruch von Keuchhusten geschlossen werden.

Die Frage, ob man keuchhustenkranke Kinder der Luftveränderung wegen auf Reisen schicken soll, gehört insofern auch in das Kapitel der Prophylaxe, als durch ein zugereistes krankes Kind der Keuchhusten in Badeorte, Luftkurorte und Sommerfrischen verschleppt werden kann. Daher sollte man sich vor der Anordnung eines Luftwechsels erst sehr genau davon überzeugen, ob an dem Orte, der zu dem Aufenthalte des kleinen Patienten bestimmt wird, Gelegenheit gegeben ist, das kranke Kind in einem Einzelhause unterzubringen. In manchen Badeorten, z. B. in deutschen Nordseebädern, stößt die Unterbringung eines Keuchhustenkindes auf die allergrößten Schwierigkeiten, da die Einwohner nicht mit Unrecht das Auftreten einer Epidemie befürchten. Der Vorschlag, besondere Sanatorien an geeigneten Plätzen für Keuchhustenkranke zu schaffen, ist entschieden der Beachtung wert.

Spolverini glaubt mit der Nicolleschen Vakzine (aus Bordet-Gengouschen Bazillen hergestellt, 3 Injektionen) einen gewissen Schutz gegen Keuchhustenansteckung zu erzielen.

Literatur siehe bei:

Baginsky: Lehrbuch der Kinderkrankheiten. Leipzig 1905. — Bordet-Gengou: Der Mikrobe des Keuchhustens. Bull. de l'acad. roy. de méd. de Belgique. Juillet 1906. — Heubner: Lehrbuch der Kinderheilkunde. Leipzig 1911. — Jochmann: Über Ätiologie und pathologische Anatomie des Keuchhustens in Ergebn. d. allg. Pathol. u. pathol. Anat., herausgegeben von Lubarsch und Ostertag, 9. Jahrg., Wiesbaden 1903. — Sticker: Der Keuchhusten in Spez. Pathol. u. Therap., herausgegeben von Nothnagel, Bd. IV, 1. Wien 1896. — Reyer: Kapitel Keuchhusten in Kraus-Brugsch: Spez. Pathol. u. Therap. Bd. 2. 1913. — Pospischill: Der Keuchhusten. Wien 1920.

Die Grippe.

Die epidemische Grippe („Influenza") ist eine akute fieberhafte Infektionskrankheit, die, ursprünglich besonders in den Hinterländern Rußlands heimisch, von Zeit zu Zeit unter Steigerung der Virulenz des Erregers und Zunahme der Kontagiosität in gewaltigen Epidemien ganze Länder, ja sogar die ganze Erde überzieht.

Geschichte. Der Name Influenza wird zuerst in der Epidemie von 1743 gebraucht; er deutet auf die Ursache der Krankheit hin: Einfluß der Kälte — influenza di freddo — oder Einflüsse durch atmosphärische Vorgänge. Das Wort

Grippe stammt aus Frankreich und kommt von „grippe" = erwischen, erhaschen. Andere Namen sind Catarrhus epidemicus, Febris catarrhalis epidemicus, Blitzkatarrh (1782) wegen des plötzlichen Krankheitsbeginnes, Schafshusten (1580) wegen des lauten Hustens.

Die älteste Geschichte der Influenza ist dunkel. Die ersten sicheren Influenzaepidemien scheinen nach Biermer um das Jahr 1387 geherrscht zu haben; andere (Thomas, Zülzer usw.) lassen erst die Pandemie vom Jahre 1510 als solche gelten.

Die erste wirkliche Pandemie scheint 1580 geherrscht zu haben. Sie verbreitete sich zuerst im Orient und zog dann über Europa von Ost nach West und von Süd nach Nord. Das 17. Jahrhundert ist arm an Mitteilungen über Influenza: dagegen finden sich im 18. Jahrhundert mehrere kleine Pandemien verzeichnet. So zog z. B. 1781 bis 1782 eine Epidemie von China über Rußland, Deutschland, Schweden, England, Frankreich usw. Auch 1799 verbreitete sich eine Pandemie von Rußland aus über Deutschland, Frankreich, Dänemark, um nach fünfmonatlicher Pause in Form von ausgebreiteten Nachzüglerepidemien wieder aufzuflackern. Im 19. Jahrhundert herrschten mehrere große Pandemien, die in den Jahren 1830 bis 1833, 1836 bis 1837, von Rußland ausgehend, Europa von Ost nach West durchzogen, aber auch Nordamerika überfielen. 1847 bis 1848 herrschte die Seuche wieder in ganz Europa, aber auch in Nordamerika, Afrika, Westindien usw. Die bedeutendste Pandemie des 19. Jahrhunderts war die noch in unserer Erinnerung lebende Epidemie von 1889 bis 1890, die sich mit ihren Nachzüglern bis 1893 erstreckte. Sie kam von Rußland und überschwemmte in wenigen Monaten ganz Europa, dann auch Teile von Ostasien, Amerika, Afrika.

Die große Pandemie des Frühjahrs 1918 ging anscheinend von Spanien aus, wo in kurzer Zeit über 100000 Menschen erkrankten, und wurde daher zunächst — von vielen anfänglich verkannt — als „spanische Krankheit" bezeichnet. In ungeheuer raschem Zuge und in enormer Ausbreitung ergriff die Seuche ganz Mitteleuropa, wo etwa im Juli 1918 der Höhepunkt der ersten — relativ leicht verlaufenden — Epidemiewelle erreicht wurde. Bald darauf sprang sie, zunächst in den Hafenstädten auftretend, auf England und Amerika über. Eine zweite Welle mit schwererem Charakter breitete sich Oktober 1918 rasch über die ganze Erde aus, ihr folgte Frühjahr 1919 eine dritte, und in den ersten Monaten 1920 eine vierte, teilweise ebenso schwer verlaufende Epidemie. Weitere Fälle in geringerer Anzahl und Schwere folgten Ende 1920.

Wie groß die Zahl der in den einzelnen Phasen dieser Pandemie an Grippe Gestorbenen ist, läßt sich nur annähernd schätzen; nach einer englischen Berechnung sollen innerhalb weniger Monate 1918 in der ganzen Welt mindestens 6 Millionen Menschen an Grippe bzw. Grippe-Lungenentzündung gestorben sein. In Hamburg wurden beispielsweise vom 1. Oktober bis 31. Dezember 1918, also in einem Vierteljahr, insgesamt rund 2500 Todesfälle an Grippe gemeldet, mehr als ein Viertel der Opfer der Hamburger Choleraepidemie von 1892.

Genauere Angaben über Ausdehnung und Verlauf dieser letzten Pandemie finden sich bei B. Möllers.

Epidemiologie und Pathogenese. Die epidemisch auftretende Grippe, deren letzte Pandemie wir 1889—1890 und 1918—1921 durchgemacht haben, nimmt ihren Ausgang meist von einem bestimmten Punkte der Erde, um dann mit rasender Schnelligkeit den ganzen Erdball zu überziehen. Die alte Annahme, daß die Grippe sich ganz unabhängig von den Verkehrswegen durch die Luft fortpflanze, ist durch das Studium der Verbreitungsweise der Seuche während der beiden jüngsten Epidemien als irrtümlich erwiesen worden. Die Schnelligkeit, mit der die Krankheit sich über die Länder ausbreitet, hat mit der Schnelligkeit unserer Verkehrsmittel zugenommen, aber nirgendwo war die Verbreitungsgeschwindigkeit der Grippe größer als die Geschwindigkeit unserer schnellsten Transportmittel. Da der Verkehr dem Fortschreiten der Seuche die Richtung gibt, so werden Großstädte und Handelsstädte am schnellsten befallen, während verkehrsarme Gegenden erst später erreicht werden.

Neben der großen Schnelligkeit, mit der sich die Seuche fortpflanzt, ist besonders charakteristisch, daß sie überall sofort zu ausgedehnten Massenerkrankungen führt. Diese Eigentümlichkeit der Krankheit erklärt sich durch die große Kontagiosität, die Leichtigkeit, mit der die Keime durch Husten, Niesen usw. in der Umgebung des Influenzakranken versprüht werden, durch die große Zahl der Leichtkranken, die ihre Bazillen nach allen Richtungen hin tragen, durch das sehr kurze nur ein- bis zweitägige Inkubationsstadium und durch die allgemeine Empfänglichkeit für die Seuche (Leichtenstern); weder alt noch jung, weder arm noch reich bleibt verschont. In Deutschland erkrankte 1888—1890 über die Hälfte der Bevölkerung an Influenza, 1918 bis 1921 wohl etwa der gleiche Prozentsatz. Fällt der Influenzakeim in eine Familie, so werden fast alle Familienmitglieder der Reihe nach davon betroffen. Lehrreich ist in dieser Beziehung auch die Verbreitungsweise der Seuche auf Schiffen.

Das Postschiff „St. Germain" lief am 2. Dezember von St. Nazaire aus, legte am 5. Dezember vor Santander an und nahm hier, bei bestem Gesundheitszustande aller Schiffsinsassen, einen Reisenden aus Madrid auf, wo bereits die Influenza herrschte. Der Reisende erkrankte tags darauf an Influenza, vier Tage danach der ihn behandelnde Arzt und nach weiteren zwei Tagen begann die Krankheit sich dermaßen auf dem Schiffe auszubreiten, daß von 436 Passagieren 154 erkrankten, außerdem noch 47 Matrosen.

Von der Seuche verschont bleiben nur Örtlichkeiten, die vom Verkehr mit der Außenwelt völlig abgetrennt sind, so z. B. streng abgeschlossene Klöster. Der Gang einer Epidemie in einem leicht übersehbaren Bevölkerungsdistrikt ist etwa der, daß von dem Bekanntwerden der ersten Fälle an bis zu dem Beginn der Massenerkrankung rund 14 Tage vergehen. Dann nimmt die Erkrankungszahl rapide zu, um in etwa drei Wochen ihren Höhepunkt zu erreichen und in weiteren 14 Tagen schnell abzufallen. Die Gesamtdauer der Epidemie beträgt also sechs bis acht Wochen. Trotz der enormen Morbidität ist die Mortalität der Seuche relativ gering; am meisten gefährdet war in der vorletzten Epidemie (1889—1890) das höhere Lebensalter, in der letzten Pandemie ganz wesentlich das jugendliche Alter. Um nur ein Beispiel anzuführen, entfielen im IV. Quartal 1918 unter den in Hamburg an Grippe Gestorbenen 81% auf Patienten unter 40 Jahren, nur 19% auf das höhere Lebensalter. Klima, Witterung und Jahreszeiten haben auf die Verbreitung einer Pandemie keinen wesentlichen Einfluß; während früher die Pandemien meist im Spätherbst oder Winter begannen, brach die große Pandemie des Jahres 1918 im Sommer aus, um dann im Herbst desselben Jahres als zweite Welle mit besonders schwerem Verlauf wiederzukehren.

Solche Nachzüglerepidemien sind aus früheren Pandemien bekannt, wobei zwischen der selben Intervalle von 1—2 Jahren liegen können. So folgte auf die Pandemie von 1889/90 eine Frühjahrsepidemie von 1891 und eine Winterepidemie von 1891/92. Diese Nachepidemien haben epidemiologisch insofern ein anderes Gesicht, als die Morbidität zweifellos dabei eine geringere ist. Auch bleiben sie auf ein kleineres Gebiet beschränkt; sie entstehen nicht so plötzlich, sondern entwickeln sich allmählich und ziehen sich monatelang hin. Aller Wahrscheinlichkeit nach spielen dabei die durch das Überstehen der Grippe erworbene Immunität, sowie die abnehmende Virulenz des Kontagiums eine wichtige Rolle. Mit der abnehmenden Virulenz würde freilich die Tatsache schlecht vereinbar sein, daß die Mortalität in den Nachzüglerepidemien im allgemeinen größer war als in der Pandemie. Seit den Nachepidemien ist die Grippe überall endemisch geblieben. Diese endemische Grippe ist im Gegensatz zur Pandemie insofern abhängig von der Jahreszeit, als ihr Ausbruch zum größten Teile in die Herbst-, Frühling- und Wintermonate fällt.

Vollkommen unaufgeklärt ist die in der letzten Pandemie immer wieder so erschütternd sich manifestierende Tatsache geblieben, daß gerade die jungen, kräftigen Menschen der Grippe erliegen. Die verschiedenen Erklärungsversuche (rascher Abbau von Endotoxinen im kräftigen Körper und dadurch gegebene plötzliche Überschwemmung mit Endotoxinen) wie sie von Hohlweg, A. W. Fischer u. a. aufgestellt wurden, befriedigen doch nicht ganz.

Tiere kommen für die Übertragung der Grippe nicht in Betracht, weder als Virusträger, noch als Zwischenwirt.

Ätiologie. Nachdem R. Pfeiffer als Erreger der vorletzten Grippeepidemie im Jahre 1892 den von ihm als „Influenzabazillus" bezeichneten Mikroorganismus beschrieben hatte, schien ohne weiteres eine sichere Grundlage für die Unterscheidung der echten Influenza von ähnlichen Krankheitsbildern gegeben, denn daß vielfach unter Ärzten und Publikum die Neigung besteht, jeden

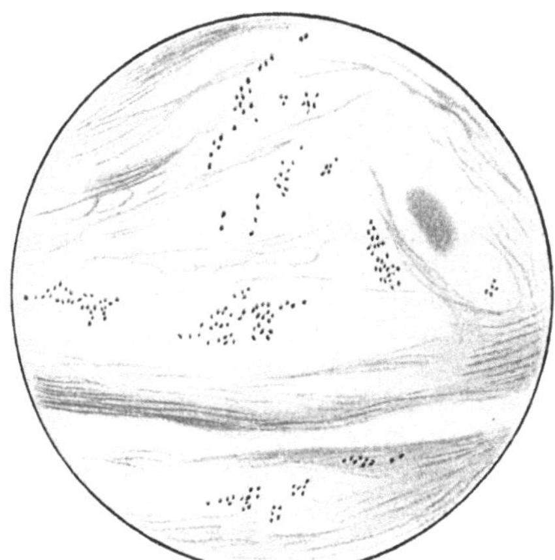

Abb. 165. Pfeiffersche Bazillen im Sputumausstrich.

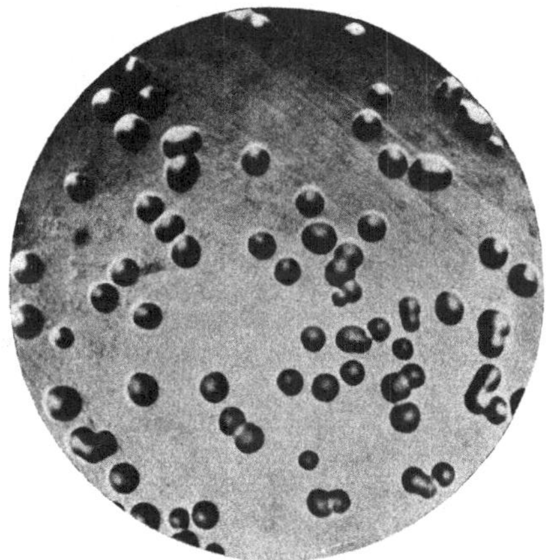

Abb. 166. Kolonien von Pfeifferschen Bazillen auf Blutagar (50fache Vergr.).

gewöhnlichen, etwas intensiveren Katarrh als Influenza oder Grippe zu bezeichnen, ist eine bekannte Tatsache. Nun stellte sich aber in den letzten Jahrzehnten heraus, daß der „Influenzabazillus" keineswegs immer mit der gleichen Regelmäßigkeit bei klinisch als Grippe imponierenden Erkrankungen gefunden wurde. Zwar gibt es auch heute noch sporadische Fälle mit positivem Bazillenbefund und mit allen klinischen Erscheinungen der Influenza, wie sie bei der Pandemie beobachtet wurden. Auch gelingt es in einem Teil der gehäufter auftretenden Fälle von endemischer Grippe die Pfeifferschen Bazillen nachzuweisen. Aber bei der großen Mehrzahl der Beobachtungen von sog. endemischer Influenza werden sie nicht gefunden, so daß der Arzt unsicher wird und nicht weiß, ob er klinischen oder bakteriologischen Kriterien bei der Diagnose den Vorrang einräumen soll. Es kommt hinzu, daß der Pfeiffersche Bazillus auch als Saprophyt und als Erreger von Mischinfektionen bei einer ganzen Reihe anderer Krankheiten vorkommt, die klinisch gar nichts mit „Influenza" zu tun haben. Schon in der ersten Auflage dieses Buches hat Jochmann auf die Schwierigkeit hingewiesen, die der ätiologisch-bakteriologischen Klärung des „Influenzabegriffes" innewohnt. Man wird gut tun, den Namen „Influenza" überhaupt fallen zu lassen und dafür den allgemeinen Namen Grippe zu verwenden, wie dies in der letzten Epidemie fast allgemein geschah.

Als Fazit der letzten Pandemie müssen wir zur Zeit den Satz aufstellen: **Der wirkliche Erreger der Grippe ist bisher noch unbekannt; die ätiologische Bedeutung des Pfeifferschen Bazillus ist jedenfalls stark umstritten.**

Der **Pfeiffersche Bazillus** ist ein außerordentlich kleines, unbewegliches Stäbchen mit abgerundeten Enden, das nur zweimal so lang wie breit ist. Es färbt sich nicht nach Gram. Im Ausstrich von Sputum, Bronchial- oder Nasenschleim Influenzakranker liegen sie häufchenweise zusammen oder in großen Scharen.

Man färbt sie am besten in zehnfach verdünnter Karbolfuchsinlösung oder mit Löfflerschem Methylenblau. Der Influenzabazillus ist ausgesprochen hämoglobinophil; er gedeiht nur auf Nährböden, die Blut enthalten; besonders geeignet sind steril gebliebene Blutagarplatten nach Schottmüller, vor allem aber der 1918 von Levinthal angegebene „Spezialnährboden für Influenzabazillen". Auf Blutagar wächst er in Form von wasserhellen, tautropfenähnlichen Kolonien, die nur geringe Neigung zur Konfluenz zeigen (vgl. umstehende Abbildung). In der nächsten Umgebung von Streptokokken- oder Pneumokokkenkolonien bildet er auffällig große, sog. Riesenkolonien. Der Pfeiffersche Bazillus ist streng anaerob und gedeiht nur bei Bruttemperatur (32—37°).

Um die Bazillen aus Sputum zu züchten, empfiehlt es sich, die gelben Sputumflöckchen in mehreren Schalen mit steriler Kochsalzlösung zu spülen, um nach Möglichkeit die Begleitbakterien abzuschwemmen.

Resistenz. Der Pfeiffersche Bazillus bildet keine Sporen. Er ist gegen Austrocknen sehr empfindlich; in getrocknetem Auswurf ist er nach 36 Stunden abgestorben. Das von Jochmann und Krause beschriebene influenzaähnliche Stäbchen, das beim Keuchhusten häufig im Sputum und in bronchopneumonischen Herden gefunden wird, dürfte mit dem Pfeifferschen Bazillus identisch sein.

Tierpathogenität. Der Pfeiffersche Bazillus ist für Tiere nicht pathogen, nur bei Verwendung großer Dosen von Bazillen kann man Affen unter Intoxikationserscheinungen töten, ohne daß es zu einer Vermehrung der Bazillen kommt. Intessant ist jedoch, daß man durch die gleichzeitige Einspritzung von Influenzabazillen und Streptokokken bei Mäusen eine Septikämie erzeugen kann, während die Infektion mit Pfeifferschen Influenzabazillen allein unschädlich ist.

Blake und Cecil berichteten kürzlich aus Washington, daß ihnen durch fortgesetzte intraperitoneale Impfung von Mäusen und durch Affenpassagen eine außerordentliche Virulenzsteigerung des Pfeifferschen Bazillus gelungen sei, so daß Affen nach Einträufelung in Nase und Mund nach kurzer Inkubation unter klinischen Symptomen erkrankten, die außerordentlich denen der menschlichen Grippe ähnlich waren.

Verhalten des Pfeifferschen Bazillus im Körper des Grippekranken.

Die Pfeifferschen Bazillen sind während der Pandemie in erster Linie auf den entzündeten Schleimhäuten der oberen Luftwege frischer Krankheitsfälle nachgewiesen worden. Sie finden sich häufig in großer Menge im Auswurf und im eitrigen Nasensekret; ferner sind sie massenhaft in den entzündlichen Herden der Grippepneumonie nachgewiesen. Ob sie auch ins Blut übergehen und sich dort lebensfähig erhalten können, war lange eine umstrittene Frage.

Beweisend für die Möglichkeit einer Einwanderung von Pfeifferschen Bazillen ins Blut sind jene Fälle, wo sie als Ursache klinisch sichergestellter besonderer lokaler Erkrankungsprozesse später post mortem in den betreffenden Organen gefunden wurden: So bei Enzephalitis (Pfuhl), bei Meningitis, bei Endokarditis (Hanstein - Jehle, neuerdings auch Dietrich) und bei Gelenkeiterungen. Intra vitam konnte Spaet bei einer im Anschluß an Influenza entstehenden Pyämie mit Endokarditis Influenzabazillen im Blute nachweisen; auch Saathoff konnte in einem Falle von Influenza mit Endokarditis, Enzephalitis und Meningitis die Influenzabazillen post mortem aus der Milz in Reinkultur gewinnen und sie im Schnitt in den

Herzklappen und im Gehirn nachweisen. Im allgemeinen ist das Eindringen des Pfeifferschen Bazillus in die Blutbahn nicht häufig, das beweisen die völlig negativen Befunde von Jochmann, Wohlwill u. a. bei regelmäßiger bakteriologischer Untersuchung des Herzblutes von Leichen.

Der Pfeiffersche Bazillus vermag für den menschlichen Organismus eine recht verschiedene Bedeutung zu gewinnen. Das Bild, das wir im Laufe der Zeit von ihm erhalten haben, entfernt sich ziemlich weit von dem, was Pfeiffer uns zuerst beschrieb: er ist keineswegs absolut spezifisch für die epidemische Influenza, etwa wie der Gonokokkus oder Tuberkuloseerreger für die Gonorrhöe bzw. Tuberkulose. Er wird gelegentlich als Schmarotzer auf den Tonsillen gefunden, sowohl bei Gesunden wie im Verlaufe von Infektionskrankheiten, ferner in den Kavernen der Phthisiker und in Bronchiektasen, ohne daß dadurch das Krankheitsbild beeinflußt zu werden brauchte. Er vermag ferner bei Erwachsenen sowohl wie besonders im Kindesalter leichtere und schwerere katarrhalische Bronchitiden und lobulär pneumonische Prozesse auszulösen, so z. B. im Verlaufe von Masern, Diphtherie und Keuchhusten, ohne daß dabei sonst irgendwelche Erscheinungen ausgeprägt wären, die zu der klinischen Diagnose Influenza oder Grippe Veranlassung geben.

Wird der Pfeiffersche Bazillus somit auf der einen Seite zu häufig gefunden, so gelingt es andererseits, auch in Epidemiezeiten bei sicheren Grippefällen — auch im Beginn und mit optimaler Technik — lange nicht immer, ihn im Sputum, Nasen-Rachensekret des Kranken oder im Bronchialsekret der Leiche regelmäßig nachzuweisen. Die Angaben über positive bzw. negative Befunde widersprechen einander so außerordentlich, daß vorläufig eine Verständigung darüber kaum möglich ist. Eine eingehende Schilderung aller Befunde findet sich in dem Sammelreferat von Levinthal; weiterhin hat R. Pfeiffer selbst alles zusammengestellt, was für die ätiologische Bedeutung seines Bazillus angeführt werden kann, und schließlich hat Hübschmann in einer kritischen Studie das Influenzaproblem beleuchtet.

Ein Teil der Autoren nimmt an, daß ein filtrierbares, ultravisibles Virus der wahre Erreger der Grippe sei, und führt als Beweis dafür Tierversuche mit Filtraten von Grippesputum an, insbesondere die wichtigen Beobachtungen von Olitzky und Gates, die bei intratrachealer Injektion von Berkefeld-Filtrat ganz frischen Grippe-Nasenrachensekrets an Kaninchen eine Erkrankung mit Fieber, Leukopenie, Konjunktivitis, Lungenveränderungen hervorrufen konnten. Sicher nachgewiesen ist bisher ein ultraversibles Virus der Grippe noch nicht.

Am meisten Wahrscheinlichkeit hat die Annahme, daß das Virus der Grippe als solches uns derzeit noch nicht bekannt ist, und daß die Befunde von Pfeifferschen Bazillen, Pneumo-, Strepto- und Staphylokokken als gleichwertig, nämlich als Mischinfektions- oder Begleitbakterien zu betrachten sind. Dabei kann wohl der Pfeiffersche Bazillus als „primus inter pares" auftreten.

Allgemeiner Verlauf und Beginn. Die Inkubationszeit der Grippe beträgt einen bis höchstens drei Tage. Gemeinsam ist allen Formen der plötzliche Beginn mit Frost und raschem Temperaturanstieg und die auffällige Mattigkeit. Nur in seltenen Fällen gehen Prodromalerscheinungen, wie Abgeschlagenheit oder Schnupfen voraus. Hervorzuheben ist noch, daß die Influenza zuweilen mit ganz abnormen Symptomen beginnt; eine tiefe Ohnmacht oder Konvulsionen oder ein plötzlich einsetzendes beängstigendes Schwindelgefühl mit nachfolgender Benommenheit können die Szene eröffnen. Auf solche atypisch beginnenden Fälle folgt mitunter ein leichter und schnell in Genesung übergehender Verlauf. Praktisch von großer Wichtigkeit sind auch die Fälle, die mit einer akuten Psychose, entweder mit Verwirrtheit oder mit maniakalischen

Aufregungszuständen u. a. beginnen. Da das Fieber erst einen bis zwei Tage nach dem Beginn dieser psychischen Störungen einsetzt, so kann es leicht zu Fehldiagnosen kommen.

Die Krankheitsdauer der unkomplizierten Grippe beträgt meist nur wenige Tage. Die Rekonvaleszenz tritt in der Mehrzahl der Fälle recht bald ein, so daß der Kranke seiner gewohnten Tätigkeit wieder nachgehen kann. Oft aber ist die Rekonvaleszenz sehr langwierig, indem Abgeschlagenheit, Hinfälligkeit, Schlaflosigkeit, Energielosigkeit und mancherlei nervöse Störungen, Neuralgien usw. wochen- und monatelang anhalten. In den Fällen, wo sich Herzschwäche geltend gemacht hat, dauert die Erholung des Herzens ungewöhnlich lange.

Rückfälle. Sehr häufig kommt es vor, daß einen oder mehrere Tage nach der Entfieberung ein neuer Fieberanstieg erfolgt, wobei sich dieselben Influenzasymptome wie vorher wiederholen oder neue, z. B. pneumonische Erscheinungen sich hinzugesellen können.

Krankheitsbild. Das Bild der Grippe ist außerordentlich wechselvoll, je nachdem mehr die entzündlichen Erscheinungen des Respirationsapparates oder des Magendarmkanals oder mehr toxisch-nervöse Symptome überwiegen. Die typische Influenza, wie sie sich im Jahre 1889/90 in der großen Mehrzahl der Fälle darstellte, schilderte Leichtenstern, der klassische Zeuge jener gewaltigen Epidemie, als einen plötzlichen, mit Frost oder häufigem Frösteln einsetzenden Fiebersturm von ein- bis mehrtägiger Dauer, verbunden mit heftigen Kopfschmerzen, namentlich in der Stirngegend, Schwindel, Rücken- und Gliederschmerzen, mit unverhältnismäßig großer Hinfälligkeit, darniederliegendem Appetit. Der Urin ist hochgestellt und vermindert, die Milz häufig vergrößert. Dazu treten in einer großen Zahl von Fällen katarrhalische Erscheinungen des Respirationsapparates, Schnupfen, Tracheitis, Bronchitis. Es kommen freilich auch Fälle ohne jede Beteiligung der Luftwege vor. Schon nach 24—48 Stunden klingt die Krankheit, bei vielen unter Schweißausbruch, ab, und es bleibt noch für einige Tage ein Gefühl großer Schwäche und Schmerzen in den Muskeln und Gelenken zurück.

In diesem Bilde können nun einzelne Symptomgruppen besonders hervortreten, so daß man verschiedene Erscheinungsformen der Influenza, je nach dem Vorherrschen der toxischen oder der nervösen Symptome, der katarrhalischen oder gastroenteritischen Erscheinungen unterscheidet. Dabei ist freilich hervorzuheben, daß diese verschiedenen Formen ohne scharfe Grenzen ineinander übergehen können, und daß bei derselben Form oft mehrere Symptomgruppen gleichzeitig beobachtet werden können. In der letzten Pandemie waren es überwiegend die schweren allgemeinen toxischen Erscheinungen mit kollapsartiger Kreislaufsschwäche und andererseits die Lungenerscheinungen, welche den schweren Fällen oft von vornherein ihren besonderen Stempel aufdrücken.

Will man der Übersichtlichkeit halber einzelne Formen abtrennen, so kann man nach A. Strümpells Vorschlage sechs Formen der Grippe unterscheiden:

1. Die rein toxische (typhöse) Form: akuter Beginn, Kopfschmerz, große Hinfälligkeit, Gliederschmerzen, hohes Fieber. Geringe katarrhalische Erscheinungen; zuweilen Exantheme; meist schon nach einigen Tagen, Heilung.

2. Die schwere nervöse, zerebrale Form, die wie die erste beginnt, aber bald zu schweren zerebralen Symptomen führt: Delirien, Benommenheit, heftigster Kopfschmerz mit Brechneigung, zuweilen deutlicher Meningismus. Übergänge zur eigentlichen Grippemeningitis bzw. Influenzaenzephalitis.

3. Katarrhalische Form: Rhinitis, Laryngitis, Tracheitis, Bronchitis, Konjunktivitis, Angina mit Fieber und Allgemeinsymptomen, wie Kopf- und Gliederschmerzen.

4. **Rheumatoide Form** mit Vorherrschen von Glieder-Muskel-Gelenkschmerzen.

5. **Gastrointestinale Form**: dickbelegte Zunge, Erbrechen, Diarrhöen im Vordergrunde.

6. **Die pneumonische Form**: plötzlicher Beginn, wie bei kruppöser Pneumonie, mit Schüttelfrost, Dyspnoe, Husten, Auswurf. Dies war die Ende 1918, 1919 und Anfang 1920 besonders häufige und gefürchtete Form, die von manchen geradezu als „Lungenpest" wegen ihrer Bösartigkeit bezeichnet wurde.

Eine getrennte Schilderung der Symptome bei der „pandemischen Influenza" einerseits und bei der „sporadischen oder endemischen Influenza" andererseits erscheint nicht mehr angebracht, seitdem wir durch die letzte Pandemie und ihre Nachzügler gelernt haben, daß die Grippe zwar einen außerordentlich verschiedenen Verlauf zeigen kann, aber doch immer ein, wenn auch noch nicht ätiologisch, so doch klinisch einheitliches Krankheitsbild darstellt.

Gemeinsam ist allen Formen auf der Höhe der Epidemie der plötzliche Beginn, das Frieren mit dem nachfolgenden Temperaturanstieg und die auffällige Hinfälligkeit. Mit dem

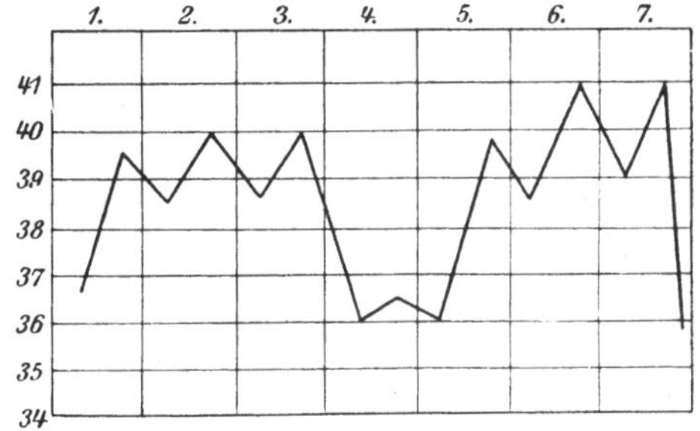

Abb. 167. Initialfieber, Remission, Nachschub bei Grippe (nach Leichtenstern).

Abklingen der Epidemie kommen auch Fälle vor, die langsam und schleichend anfangen und nur mit geringem Fieber einhergehen. Im folgenden wollen wir zunächst die wichtigsten Symptomgruppen: das **Fieber**, die **entzündlichen Erscheinungen des Respirationsapparates, des Zentralnervensystems** und die des **Magendarmkanals** besprechen, um nachher auch die Veränderungen an den übrigen Organen zu berücksichtigen.

Fieber. Die Temperatur steigt bei der Grippe meist nach einem Schüttelfrost steil bis auf 39 oder 40 ° an, doch wird auch ein staffelförmiger, allmählicher Anstieg beobachtet.

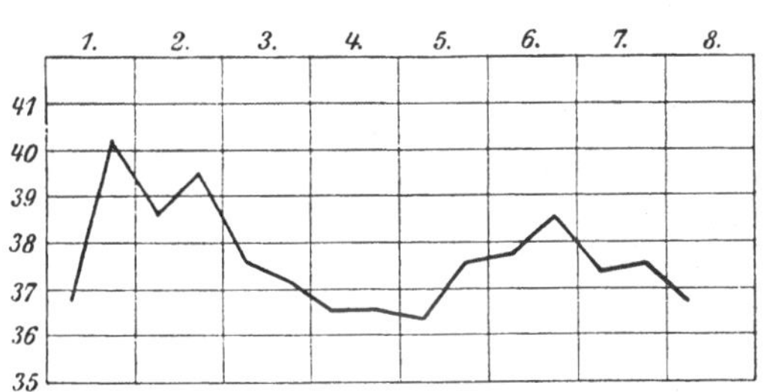

Abb. 168. „Influenzarelaps" (nach Leichtenstern).

Nach einem bis mehreren Tagen erfolgt der Abfall, der bald kritisch, bald lytisch einsetzt. Zwischen Fieberhöhe und den übrigen Symptomen besteht oft ein großes Mißverhältnis. So kann die Temperatur schon wieder normal sein, während die übrigen Influenzaerscheinungen noch anhalten. Bei mehrtägiger Fieberdauer kann die Kurve kontinuierlich oder remittierend sein. Ein fieberfreier Verlauf, der mehrfach angegeben wird, dürfte so zu erklären sein, daß die initiale Temperatursteigerung sehr flüchtig war und nicht bemerkt wurde; besonders gilt das für die Fälle, die angeblich nur mit Frieren begonnen haben. Hyperpyretische Temperaturen sieht man zuweilen dort, wo die Influenza unter schweren Gehirnerscheinungen verläuft.

Eine wichtige und fast pathognomische Verlaufsart der Fieberkurve besteht darin, daß die Temperatur nach einem meist dreitägigen Initialfieber für einen oder zwei Tage abfällt, wobei dann ein Fiebernachschub mit Exazerbation der Influenzasymptome erfolgt. Schon hier zeigt sich also die Neigung der Krankheit zu Rezidiven, die wir am ausgeprägtesten bei der intermittierenden Form der Influenza kennen lernen werden (vgl. S. 373). In seltenen Fällen stellt die Grippe ein protrahiertes fieberhaftes Allgemeinleiden ohne katarrhalische oder andere komplizierende Erscheinungen dar, selbst unter geringer Entwicklung von nervösen Symptomen. Ein hohes kontinuierliches Fieber erinnert dabei an Typhus. In anderen seltenen Fällen kann die Kurve das Bild einer Intermittens quotidiana annehmen, wobei ebenso wie bei der Malaria Frösteln beim Fieberanstieg und Schweißausbruch beim Fieberabfall erfolgt.

Die entzündlichen Erscheinungen des Respirationsapparates. Da die entzündlichen Erkrankungen des Respirationstraktus zu den häufigsten Begleitsymptomen der Grippe gehören, so gebührt ihnen hier die erste Stellung. Dabei ist vor allem die Erkenntnis wichtig, daß es sich keineswegs stets um von den oberen Luftwegen langsam nach der Tiefe zu steigende Prozesse handelt, daß vielmehr jeder einzelne Abschnitt der Respirationsschleimhaut für sich allein oder auch mit anderen Abschnitten kombiniert erkranken kann. In vielen Fällen besteht eine intensive Rhinitis. Die Kranken zeigen gerötete Naseneingänge, sie klagen über Brennen in den Augen, Schmerzen in der Nasenwurzel, leiden aber eigentlich nicht an dem häufigen Niesen und der ungemein reichlichen, wässerigen Sekretion des gewöhnlichen Schnupfens. Verschiedene Epidemien haben sich in dieser Beziehung verschieden verhalten. Häufig ist die Beteiligung der Nebenhöhlen. Die so außerordentlich oft lange Zeit persistierenden Stirnkopfschmerzen haben ihren Grund meist in einer entzündlichen katarrhalischen Erkrankung der Stirnhöhle; mitunter verbirgt sich dahinter auch ein eitriger Prozeß. Empyeme der Stirnhöhle und der Oberkieferhöhle gehen oft lange unter der Flagge einer Supraorbital- und Infraorbitalneuralgie. Man kann in solchen Fällen im Empyemeiter Reinkulturen von Influenzabazillen finden. Heftiges Nasenbluten scheint in einzelnen Epidemien sehr häufig zu sein. Im Rachen findet sich eine starke, meist streifig nach der Uvula ausstrahlende Röte der Schleimhaut; auch die Tonsillen pflegen gerötet zu sein, doch bleiben sie meist ohne Beläge. Entzündliche Erkrankungen des Larynx mit Heiserkeit beobachtete Leichtenstern in 6 % der Fälle, Heiserkeit war in den letzten Epidemien sehr häufig. Laryngoskopisch finden sich intensive Hyperämie und Schwellungszustände, relativ häufig eine hämorrhagische Laryngitis. In seltenen Fällen kann es zu akutem Glottisödem kommen. Im Gefolge der Laryngitis treten zuweilen Lähmungen einzelner Kehlkopfmuskeln auf.

Die tracheale Schleimhaut ist fast stets entzündet und zeigt laryngoskopisch eine intensivere Rötung. Subjektiv macht sich die Tracheitis durch Reizhusten, Brennen und Schmerz hinter dem Brustbein bemerkbar. Druck auf das Sternum ist schmerzhaft und verursacht Hustenreiz. Die Bronchien beteiligen sich ebenso wie die Trachea fast regelmäßig an der katarrhalischen Entzündung. Die Bronchitis kann diffus über beide Lungen verbreitet sein, kann aber auch — und das ist charakteristisch für Grippe — auf einen Lungenlappen beschränkt bleiben.

Die Lokalisierung auf einen Oberlappen führt mitunter zur Verwechslung mit Tuberkulose. Meist ist die Bronchitis mit einem quälenden trockenen Krampfhusten verbunden, den Leichtenstern auf die Entzündung der Bifurkationsstelle der Trachea zurückführt. Die Auskultationserscheinungen sind je nach der Ausdehnung des Prozesses auf die großen, mittleren und kleineren Bronchien und je nach der trockenen oder feuchten Beschaffenheit der Entzündung verschieden. Mitunter ist eine ganz auffällige Dyspnoe vorhanden, die sich durch die auskultatorischen Phänomene nicht erklären läßt, weil das

Atemgeräusch dabei überall vesikulär bleibt und oft nur spärliche Rhonchi nachweisbar sind.

Je nach dem Charakter der Bronchitis ist der Auswurf verschieden. Am häufigsten findet man ein in großer Menge ausgehustetes Sputum, das sich in drei Schichten im Glase absetzt. Über einer trüb serösen Schicht, in der eitrige Fetzen flottieren, steht weißer oder schmutziggrauer Schaum, während der Boden des Gefäßes mit einer dünnen Schicht glasigen Schleimes bedeckt ist; in anderen Fällen sehen wir ein rein eitriges, münzenförmig geballtes Sputum. Schließlich können blutige Streifen oder aus reinem Blut bestehende Ballen dem eitrigen oder schmutzig-serösen Auswurf beigemengt sein. Ursache dieser Blutungen sind durch die Hustenstöße bedingte kleine Gefäßzerreißungen innerhalb der stark hyperämischen Bronchialschleimhaut.

Durch Ausbreitung der Entzündung auf die feinsten Bronchien kann es zur Kapillarbronchitis kommen, die mit hochgradiger Dyspnoe und mit Zyanose einhergeht und bei schwächlichen rachitischen Kindern, bei Greisen und Potatoren nicht selten den Tod herbeiführt. Seltener ist die akute Entstehung von multiplen Bronchiektasen in den kleineren und mittleren Bronchien, die sich durch reichliche großblasende, klingende Rasselgeräusche bei relativ normalem Perkussionsschall verrät. Sie können sich trotz wochen- und monatelangen Bestehens wieder zurückbilden. Es handelt sich dabei um die gleichen Vorgänge, wie wir sie bei den Masern konnen lernen und abbilden werden (vgl. Abb. S. 345). Zuweilen ist auch eine Bronchitis fibrinosa mit oder ohne gleichzeitige Pneumonie im Laufe der Iufluenza beobachtet worden.

Die wichtigste und häufigste Grippekomplikation, durch die die Mortalität der Krankheit meist bestimmt wird, ist die **Pneumonie** bzw. **Bronchopneumonie.** Dabei kommt es zu zellig fibrinösen lobulären oder durch Konfluenz zu lobären Pneumonien. Die katarrhalische Grippepneumonie ist durch ein Weiterschreiten der spezifischen Influenzainfektion von dem Bronchus aus auf das Lungengewebe entstanden, daneben kommen aber auch zweifellose Mischformen, d. h. zellig-fibrinöse lobuläre Pneumonien bei der Grippe vor, in deren Ätiologie sich Streptokokken und Pneumokokken mit den Pfeifferschen Bazillen teilen, und schließlich als häufigste Form der Pneumonie bei Grippe die fibrinöse Pneumonie, die ebenfalls durch eine Mischinfektion von Pfeifferschen Bazillen und Pneumokokken, oft auch von Streptokokken bedingt wird.

Da die entzündliche Anschoppung oft lange bestehen bleibt, ehe es zur festen Infiltration kommt, so hört man oft lange nur Knistern und Bronchial-atmen und findet nur eine relative Dämpfung. Entsprechend dem schub-weisen Fortkriechen dieser Pneumonie ist das Fieber auffällig remittierend und selbst intermittierend, es kann bei den ganz foudroyant verlaufenden Fällen sogar fast völlig fehlen. Das Sputum ist häufig nicht rubiginös, sondern eitrig, entsprechend der starken Beteiligung der Bronchien mit ihrem massenhaften eitrigen Sekret. Die begleitende ausgebreitete Kapillarbronchitis sowie das nicht seltene akut entzündliche Lungenödem verursachen oft starke Zyanose und Dyspnoe, die im Mißverhältnis zu der Kleinheit der pneumonischen Infiltrate stehen. Die Lösung dieser fibrinösen Pneumonie vollzieht sich meist nicht kritisch, sondern allmählich. Häufig sind begleitende seröse und eitrige Pleuraexsudate.

Klinik und Verlauf der Grippepneumonie. Die Pneumonie kann gleichzeitig mit dem Beginn der Grippe einsetzen oder sich erst später hinzugesellen. Die gleichzeitig mit den ersten Grippesymptomen beginnende Pneumonie, die sowohl katarrhalischer wie auch fibrinöser Natur sein kann, pflegt mit einem

Schüttelfrost einzusetzen. Häufiger aber tritt zu einer bereits bestehenden
Grippe die Pneumonie hinzu. Dann ist der Beginn der entzündlichen Lungen-
erscheinungen ein schleichender, der Schüttelfrost bleibt aus, und das erhöhte
Fieber, der vermehrte Husten und ein an zirkumskripter Stelle auftretendes
Knisterrasseln zeigen den Beginn der Krankheit an. Oft drückt sich der Ein-
tritt der Lungenentzündung nicht einmal in der Fieberkurve aus.

Dort, wo die Pneumonie erst nach dem Grippeanfall beginnt, pflegt einen
bis zwei Tage nach dem Überstehen der fieberhaften Grippe mit oder ohne
Schüttelfrost ein plötzlicher Fieberanstieg den Beginn der Pneumonie anzukündigen. Dyspnoe, stechende Schmerzen, rubiginöses Sputum sind oft schon
vorhanden, wenn noch gar keine deutliche Lokalisation der Pneumonie nachweisbar ist. In solchen Fällen kann das Röntgenbild schon wertvollen Aufschluß geben. Die ersten Erscheinungen, die sich oft nur in kleinen, talergroßen

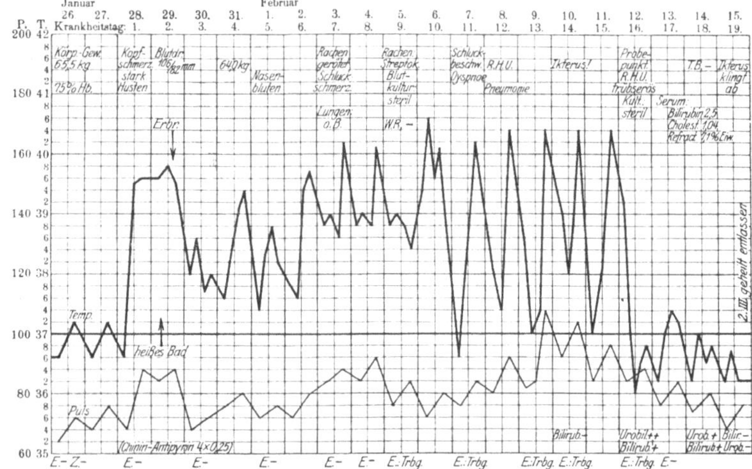

Abb. 169. 27jähriger Mann. Grippeinfektion im Krankenhaus mit anschließender
Pneumonie und Pleuritis exsudat., Heilung (Januar 1920).

Herden nachweisen lassen, bestehen in Knisterrasseln, relativer Dämpfung
und schwacher Bronchophonie. Diese Symptome bleiben auch bei größerer
Ausbreitung des Prozesses oft bis zum Abklingen der Entzündung bestehen,
ohne daß man immer absolute Dämpfung oder Bronchialatmen nachweisen
kann. Die meisten Grippepneumonien, auch die kruppösen, beginnen lobulär und kriechen nur langsam von Lobulus zu Lobulus
fort. Charakteristisch ist auch die Doppelseitigkeit. Die Grippepneumonie
zieht sich oft sehr in die Länge. Das Fieber kann dabei nach einwöchentlicher
Dauer abklingen oder remittierend weitergehen, während absolute Dämpfung
und Bronchialatmen unverändert nachzuweisen sind und von einer Crepitatio
redux nichts hörbar ist. Allmählich stellt sich dann Knisterrasseln ein, das
noch eine bis zwei Wochen anhalten kann.

Einen weit rapideren Verlauf zeigt die von Anfang an doppelseitig einsetzende Pneumonie, die sich schnell über mehrere Lappen ausdehnt und, häufig
mit Lungenödem einhergehend, den Tod durch Erstickung herbeiführen kann.
Aber auch abortive, rudimentäre Formen werden beobachtet, die unter Schüttelfrost und plötzlichem hohem Temperaturanstieg einsetzen, mit Stichen in der
Brust, Dyspnoe und den Zeichen einer lobulären Entzündung, Knisterrasseln

oder sogar Bronchialatmen einhergehen und schon nach einer bis drei Wochen wieder für immer verschwunden sind.

Ganz besonders charakteristisch für die Grippe sind Pneumonien mit intermittierendem Verlauf, der sich in der intermittierenden Fieberkurve spiegelt und bedingt wird durch das sukzessive Fortschreiten der entzündlichen Herde von einem Lobulus zum andern. Zuweilen liegen dabei zwischen den einzelnen Pneumonien mehrere Tage, so daß man mit Leichtenstern von „Pneumonia recurrens" sprechen kann; wir sahen solche Fälle im Januar - Februar 1920 nicht selten.

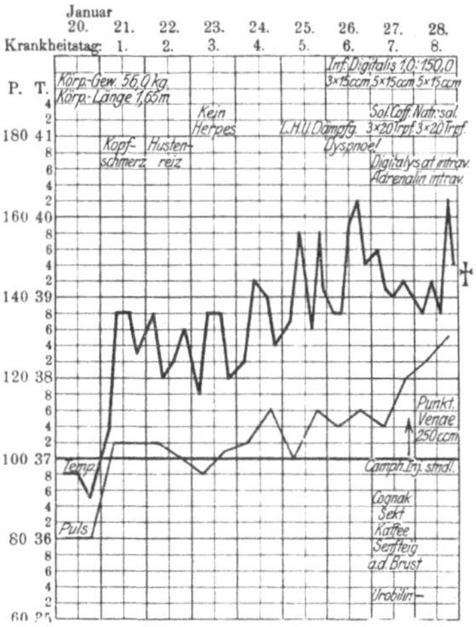

Das **Sputum** bei der Grippepneumonie gleicht im wesentlichen dem oben bei der Bronchitis geschilderten, ist also bald kopiös, serös, schaumig, bald rein eitrig, mitunter etwas sanguinolent. Rubiginöses Sputum ist selbst bei den kruppösen Pneumonieformen der Influenza nicht häufig, da das rein eitrige Sputum der begleitenden Bronchitis den Charakter des Auswurfs bestimmt.

Von der genuinen kruppösen Pneumonie unterscheidet sich die Grippepneumonie außer durch die geschilderten Verlaufseigentümlichkeiten noch durch andere Züge. Der auffällige Krampfhusten, die von Anfang der Pneumonie an bestehende Zyanose und profuse Schweißsekretion sind der Grippe eigen. Vor allem aber ist auch die Art des Beginnes charakteristisch.

Abb. 170. 28jähriger Mann. Grippeinfektion im Krankenhause. Pneumonie. Tod am 8. Tage (Januar 1920).

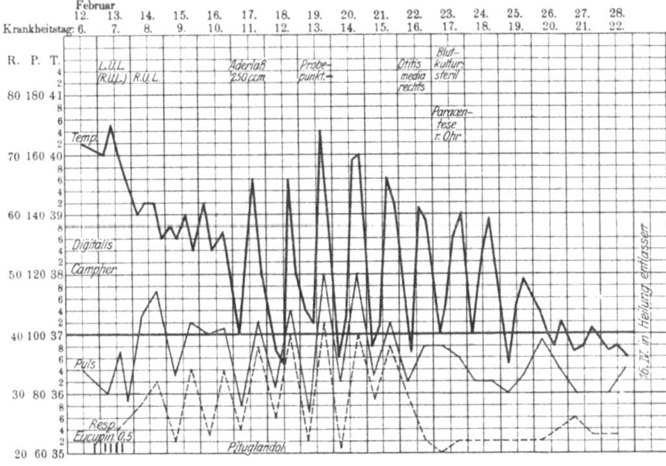

Abb. 171. 45jähriger Mann, Grippepneumonie beider Unterlappen. Otitis media rechts, Heilung (Februar 1920).

Eine Krise wie bei der kruppösen Pneumonie ist bei der Grippepneumonie nur selten vorhanden. Die Lösung zieht sich oft sehr in die Länge, wobei Pseudokrisen mit plötzlicher Rückkehr der Temperatur zur Norm und nach mehreren Tagen aufs neue erfolgendem Anstieg vorkommen. Dämpfung und Bronchialatmen können sich über lobären Bezirken eine bis zwei Wochen ohne Zeichen von Lösung halten. Häufiger erlebt man, daß sich zwar die Dämpfung aufhellt, aber die nun auftretenden reichlichen klingenden Rasselgeräusche, die über einem ganzen Lappen nachweisbar sind, wochenlang bestehen bleiben, während dauernd ein geballtes eitriges Sputum ausgeworfen wird und remittierendes oder intermittierendes Fieber, verbunden mit Schweißen, diese verzögerte Lösung begleitet (chronische Grippepneumonie). Der Ausgang dieser Form kann trotz wochenlangen Bestehens immer noch eine Restitutio ad integrum sein. In anderen Fällen entwickelt sich eine chronische intermittierende Pneumonie mit schiefriger bindegewebiger Induration größerer Lungenbezirke und Ausbildung von Bronchiektasen. Daß in solchen Fällen der Verdacht auf Tuberkulose naherückt, ist erklärlich, um so mehr als tatsächlich solche protrahiert verlaufenden Grippepneumonien gar nicht selten zum Ausgangspunkt einer tuberkulösen Erkrankung werden, sei es, daß alte tuberkulöse Lungenherde dadurch aufflackern oder eine frische tuberkulöse Infektion haftet, nachdem ihr die Influenzapneumonie den Weg bereitet hat.

Ein anderer, gar nicht seltener Ausgang der Influenzapneumonie ist die Bildung von Lungenabszessen und Lungengangrän, die sich unter der Einwirkung von Mischinfektionen entwickeln. Die Lungenabszesse machen oftmals nur sehr geringe physikalische Symptome und finden sich gelegentlich als überraschender Befund bei der Röntgendurchleuchtung. Sie heilen nicht selten spontan aus.

Auch Spontan-Pneumothorax, ausgehend von einem nach der Pleura hin aufgebrochenen Erweichungsherd der Lunge, ist mehrfach gesehen worden, ebenso ein Hautemphysem, das sich am häufigsten am Hals zeigt, aber auch auf den ganzen Brustkorb sich weiter erstrecken kann.

Eine nicht seltene Komplikation der Grippepneumonie ist die Meningitis, die in 11 % der Fälle gefunden wurde, während die kruppöse genuine Pneumonie in 0,5 % der Fälle mit Meningitis kompliziert wird.

Die Grippesterblichkeit hängt in der Hauptsache ab von der Häufigkeit des Auftretens der Pneumonie. Nach Leichtenstern starben während der Pandemie 1889/90 im Bürgerhospital in Köln von 105 Influenzapneumonien 42 = 30 %. Kranhals hatte in Riga in derselben Zeit eine Mortalität von 33,9 %, bei seinen Influenzapneumonien, bei der letzten Epidemie 1918—1920 war die Sterblichkeit zum Teil noch größer.

Pleuraerkrankungen. Sehr häufig treten sekundär im Gefolge der Influenza Pleuritiden auf, die teils seröser, teils eitriger Natur sind. Aber auch primäre Brustfellentzündungen kommen gleichzeitig mit der Influenzabronchitis ohne begleitende Pneumonien vor. Sie haben meist einen eitrigen Charakter, wobei sich selten Pfeiffersche Bazillen in Reinkultur, häufiger Streptokokken oder Pneumokokken finden. Eine besondere Form der akuten primären Grippepleuritis, die unter Schüttelfrost, hohem Fieber, Dyspnoe und Zyanose entweder gleichzeitig mit dem Grippeanfall oder am zweiten oder dritten Tage desselben einsetzt, ist durch ein rapid ansteigendes Exsudat von lehmwasserfarbener Beschaffenheit ausgezeichnet, das oft doppelseitig auftritt. Die gleichzeitige Anwesenheit einer diffusen, oft kapillaren Bronchitis vermehrt die starke Dyspnoe, die schon durch das Exsudat bedingt ist, und so kommt es oft schnell zu äußerster Zyanose und Herzschwäche, so daß die Kranken binnen wenigen Tagen zugrunde gehen. Besondere diagnostische Schwierigkeiten bereiten oft die interlobären Empyeme.

Störungen des Zentralnervensystems. Neben dem Respirationsapparat schädigt die Grippe mit besonderer Vorliebe oft das Nervensystem, an dem sich teils organisch bedingte, teils funktionelle Störungen abspielen.

An den sensiblen Nerven beobachtet man vor allem Neuralgien, ferner mannigfache Sensibilitätsstörungen. Die häufigste Begleiterscheinung der Influenza ist der Kopfschmerz, der namentlich in der Supraorbitalgegend sitzen und ganz extreme Grade erreichen kann. Daß er in einem Teil der Fälle mit Entzündungen der Stirnhöhle im Zusammenhange steht, wurde schon oben hervorgehoben. Ferner sind oft zu beobachten Interkostalneuralgien, Trigeminusneuralgien, Kreuz- und Rückenschmerzen, Ischias, Schmerzen in den unteren Extremitäten.

Neben den Neuralgien spielen die Myalgien eine große Rolle. Beide haben die Eigentümlichkeit, daß sie zu bestimmten Stunden, namentlich des Nachts, exazerbieren. In den langen Rückenmuskeln, Wadenmuskeln, Oberschenkelmuskeln können heftigste Schmerzen wüten.

Manchmal findet man auch eine allgemeine Hauthyperästhesie oder eigenartige lokale Parästhesien und Anästhesien, ferner Verlust des Geschmackes, des Geruchs oder abnorme Sensationen im Gebiete dieser Sinnesorgane.

Störungen an den motorischen Nerven, die bei der Grippe vorkommen, sind neuritischen Ursprungs oder beruhen auf zerebralen oder spinalen Erkrankungen.

Die Grippeneuritis kann teils als Polyneuritis, teils in der Form isolierter, auf einzelne Nerven beschränkter Lähmungen vorkommen.

Die Polyneuritis nach Grippe entspricht in ihren klinischen Erscheinungen durchaus den nach Diphtherie und anderen Infektionskrankheiten vorkommenden multiplen Neuritiden. Dementsprechend gibt es auch hier, je nach der Intensität und der Ausbreitung des Prozesses, sehr verschiedene Krankheitsbilder. Eine besonders foudroyante Verlaufsform kann, wie bei der Poliomyelitis, unter dem Bilde der akuten aufsteigenden Landryschen Paralyse gehen. Häufiger sind die Formen, die ganz den bei der Diphtherie beobachteten Lähmungen entsprechen. Paresen der unteren Extremitäten mit Ataxie und fehlenden Patellarreflexen kombinieren sich mit Lähmungen, die durch degenerative Prozesse in den motorischen Kernen des dritten und vierten Ventrikels verursacht werden: Paresen der Augenmuskeln (Akkommodations-, Internus-, Abduzens-, Okulomotorius-), Gaumensegel- und Schlundmuskellähmungen. Dabei ist aber hervorzuheben, daß die Prognose dieser Grippe-Polyneuritis im allgemeinen günstiger ist als die ausgebreitete Diphtherie-Polyneurits, weil bei der Influenza die gefürchtete Ausbreitung des Prozesses auf die Atemmuskeln in der Regel ausbleibt. Am häufigsten ist die Influenzaneuritis auf einzelne Nerven beschränkt, so daß isolierte Lähmungen der verschiedensten Art beobachtet werden: Akkommodationsparesen, Gaumensegel- und Schlundlähmungen, Parese oder Insuffizienz des Rectus internus, Trochlearis-, Abduzens-, Okulomotoriuslähmung; ferner gleichzeitige Lähmung des Hypoglossus, Rekurrenslähmung, Fazialisparese, atrophische Lähmungen im Bereiche einzelner Schulter-, Brust- und Oberarmnerven, des Deltoideus, Supra- und Infraspinatus, Kukullaris, Serratus, Pektoralis; weiter isolierte und kombinierte Lähmungen des Radialis, Ulnaris, Medianus, des Peronaeus, Tibialis, Cruralis. Die durch Neuritis und Kernaffektionen bedingten Lähmungen treten erst nach Ablauf der Influenza auf.

Grippe-Enzephalitis.

Die Grippeenzephalitis kommt in der Weise zustande, daß sich unter der Einwirkung des auf dem Blutwege verschleppten Grippevirus in der grauen Substanz der Großhirnrinde oder der zentralen Ganglien kirschkern- bis taubeneigroße, graurötliche Erweichungsherde bilden, in deren Bezirk zahllose flohstichähnliche Blutpunkte zu sehen sind. (Strümpell-Leichtensternsche Form der hämorrhagischen Enzephalitis bei Grippe.) Sekundär kann es zu einer größeren Blutung in den Herd hinein kommen.

Klinisch entspricht dieser Veränderung eine in der Regel akut einsetzende apoplektiform auftretende halbseitige Lähmung, die unter hohem Fieber und schweren Gehirnsymptomen (Schwindel, Kopfschmerzen, Delirien, Bewußtlosigkeit, Koma, epileptische Krämpfe) einsetzen. Das Bild erinnert also sehr an eine durch Gehirnhämorrhagien oder -embolien bedingte Apoplexie mit Hemiplegie, doch ist es leicht davon zu unterscheiden, da die Erscheinungen auf der Höhe des Grippeanfalles unter Schüttelfrost und hohem Fieber auftreten oder sich an einen vorangehenden Grippeanfall anschließen. Seltener tritt die Enzephalitis mehr schleichend in Erscheinung, indem zuerst Schwindel, Delirien, Krämpfe, Schlaflosigkeit auftreten und dann erst die Lähmungserscheinungen sich anschließen. In diesem Falle kann die Abgrenzung gegen Encephalitis epidemica (siehe unten) unmöglich sein. Je nach dem Sitze der Herde sind natürlich die Herderscheinungen sehr verschieden. Außer kompletten Hemiplegien kommen auch Lähmungen einzelner Nerven, wie des Hypoglossus, des Fazialis, auch reine Aphasie ohne Bewegungsstörung zur Beobachtung. Mitunter verschont die Enzephalitis sogar die motorischen Zentren und Bahnen ganz, so daß alle motorischen Reiz- und Lähmungserscheinungen ausbleiben.

Neben der Enzephalitis können bei der Grippe natürlich auch Embolien, Thrombosen, kleine Blutextravasate zu ähnlichen zerebralen Monoplegien und Hemiplegien führen.

Die Meningitis bei Grippe verdankt ihre Entstehung wohl meist der Verschleppung von Bazillen auf dem Blutwege, wie wir das auch bei der echten epidemischen Meningitis annehmen. Dieser Entstehungsmodus dürfte häufiger sein als der Transport auf dem Lymphwege von der Nasenhöhle aus. Akuter Beginn mit Schüttelfrost und hohem Fieber, frühzeitige Benommenheit, Nackenstarre, Kernigsches Symptom, Hauthyperästhesie, Schielen und Pupillenungleichheit sind hier wie bei der echten epidemischen Meningitis die häufigsten Symptome. Die Differentialdiagnose muß vor allem die Beschaffenheit des Lumpalpunktates berücksichtigen. Durch den Befund von Meningokokken, Pneumokokken oder anderen Eitererregern ist die Diagnose sofort auf die richtige Fährte gelenkt. Zuweilen gelingt es auch, Pfeiffersche Bazillen im Spinalpunktat nachzuweisen. Natürlich ist zu bedenken, daß auch bei der Influenza sekundäre eitrige Meningitiden, z. B. von Mittelohreiterungen her, vorkommen können.

Große diagnostische Schwierigkeiten können jene Fälle machen, wo das klinische Bild durchaus den Charakter der Meningitis trägt, während das Lumbalpunktat klar serös ist. Die bedrohlichsten klinischen Symptome: Benommenheit, Nackenstarre, Erbrechen können dabei nach wenigen Tagen verschwinden, so daß nur noch die Erscheinungen der Grippe übrig bleiben. In Fällen, die unter diesem Bilde ad exitum kamen, hat man nur eine Hyperämie der weichen Hirnhäute gefunden. Ob man hier von einer serösen Meningitis sprechen will oder von Meningismus, bleibt dem einzelnen überlassen. Ursache ist zweifellos eine Reizung der Meningen durch die spezifischen Toxine. Wir kennen das gleiche Krankheitsbild ja auch bei Masern, Scharlach, Typhus usw.

Zu den selteneren zerebralen Symptomen gehört die hochgradige Somnolenz, die sich bis zum Koma steigern kann; Fälle von mehrtägiger Schlafsucht sind wiederholt beschrieben worden — solche Fälle lassen sich kaum abgrenzen gegen die Encephalitis epidemica. Über die Beziehungen der letzteren zur Grippe herrscht noch keine einheitliche Auffassung. Trotz des auffälligen zeitlichen Zusammentreffens beider Erkrankungen ist man heute mehr geneigt, die Encephalitis epidemica als eine besondere, spezifisch bedingte Erkrankung des Zentralnervensystems anzusehen, nicht einfach als eine Nachkrankheit oder Mischinfektionserkrankung nach Grippe. Eine eingehende Schilderung dieser „neuen" Infektionskrankheit s. S. 952.

Bisweilen entwickelt sich im Anschluß an Grippe eine Epilepsie, die jedoch nach mehr oder weniger langer Dauer in Heilung auszugehen pflegt. Auch Tetanie, Myoklonus, Chorea kommen im Anschluß daran mitunter vor. Daß die Grippe, namentlich wenn sie mit Pneumonie einhergeht, bei Potatoren nicht selten ein Delirium tremens auslöst, ist nicht verwunderlich; Erscheinungen von Hysterie und Neurasthenie treten häufig im Anschluß an Grippe zum ersten Male hervor, in manchen Beobachtungen sogar ohne daß vorher eine nachweisbare neuropathische Anlage bestand, in anderen Fällen bewirkt die Grippe eine Verschlimmerung dieser schon vorhandenen nervösen Zustände.

Über Erkrankungen des Rückenmarks infolge von Grippe liegen eine ganze Reihe von Beobachtungen vor. Wieviel hier auf zufälliges Zusammentreffen, auf Verwechslung mit epidemischer Kinderlähmung zu schieben und wieviel auf spezifische entzündliche Veränderungen, muß dahingestellt bleiben. Eine disseminierte hämorrhagische Myelitis mit zahlreichen kleinen Herden im Rückenmark würde der oben beschriebenen Encephalitis haemorrhagica entsprechen. Auch das Bild der Poliomyelitis anterior, die Myelitis transversa, schnell vorübergehende Paraparesen der unteren Extremitäten, isolierte Blasenlähmungen können bei Grippe beobachtet werden.

Relativ häufig im Vergleich zu anderen Infektionskrankheiten führt die Grippe zur Entwicklung von Psychosen. Sie können in den verschiedensten Perioden der Krankheit auftreten. Am seltensten ist die Einleitung der Grippe durch ein akutes, nicht von Fieber begleitetes Irresein depressiver Art mit Angstzuständen oder mit Erregtheit und Delirien. Die Dauer dieser akuten, durch toxische Wirkung ausgelösten Psychose beträgt einen oder mehrere Tage, um mit Beginn des Fiebers oder des Grippeanfalles normalem psychischen Verhalten Platz zu machen. Ein spezifisches Bild der Grippepsychose existiert nicht.

Gastrointestinale Erscheinungen. Während die Grippe in den meisten Fällen nur vorübergehende Appetitstörungen mit sich bringt, gibt es doch eine Form, wo gastrointestinale Erscheinungen im Vordergrunde stehen. Die Zunge, die sonst bei der Influenza feucht und nur mäßig belegt ist, überzieht sich dann mit einem dicken grauweißen Belag, der Appetit liegt darnieder, es besteht Foetor ex ore; häufiges Erbrechen stellt sich ein. Der Magen ist auf Druck schmerzhaft und Leibschmerzen und Diarrhöen quälen den Kranken. Das Fieber pflegt dabei mäßigen Grades, aber protrahierter zu sein als bei anderen Influenzaformen. Erreicht es hohe Grade und kombinieren sich mit diesen intestinalen Erscheinungen solche der nervösen Form (Kopfschmerzen, Delirien, Apathie), so kann die Verwechslung mit Typhus abdominalis nahe liegen (typhöse Form der Grippe), namentlich wenn, wie mehrfach beobachtet, noch Roseolen dazu kommen. Der plötzliche Beginn mit Schüttelfrost, die intensiven Glieder- und Kopfschmerzen, evtl. Herpes und starke Neigung zum Schwitzen sprechen für Grippe. Zuweilen nimmt die gastrointestinale Form der Grippe das Bild eines schweren Brechdurchfalls an. In seltenen Fällen kann die Grippe auch zu akuter hämorrhagischer Enteritis mit Leibschmerzen und blutigen Diarrhöen führen.

Es kommt zu starker Hyperämie der Darmschleimhaut, besonders der Solitärfollikel und der Peyerschen Plaques und im Anschlusse daran zu nekrotischen Vorgängen und Geschwürsbildungen. Durch Übergreifen der hämorrhagischen Schleimhautentzündung auf die Darmserosa kommt es in seltenen Fällen zur Peritonitis, bei der sich fibrinöse Auflagerungen auf der entzündlichen Darmschleimhaut bilden.

Das schwere Krankheitsbild, das sich aus Meteorismus, Erbrechen, blutigen Diarrhöen und nachher Obstipation in Form von Darmlähmung zusammensetzt, endet stets mit dem Tode. Ist diese hämorrhagische Enteritis auf die Gegend des Zökums beschränkt, so kann sie eine Perityphlitis vortäuschen. Aber auch echte Appendizitis, die nachweislich durch Influenzabazillen hervorgerufen wird, kommt zur Beobachtung.

Die Störungen des Magendarmtraktus bei der gastrointestinalen Grippe ziehen sich oft lange in die Rekonvaleszenz hinein und bedingen schwere Ernährungsschädigungen, verbunden mit starkem Gewichtsverlust, so daß bisweilen von Influenzakachexie gesprochen wurde.

Die Leber bietet klinisch meist keine Veränderungen. In seltenen Fällen kann sich in Verbindung mit der Enteritis haemorrhagica ein Leberabszeß entwickeln. Ikterus ist bei unkomplizierter Grippe im allgemeinen selten, bei Grippepneumonie sieht man ihn oftmals.

Die Milz ist bei dem Gros der leichteren Fälle nicht vergrößert. In etwa 15—20 % der Fälle kann man sie palpatorisch und perkutorisch vergrößert nachweisen; regelmäßig vergrößert findet sie sich bei der Obduktion der unter septischen Erscheinungen oder an schwerer Grippenpneumonie Verstorbenen.

Herz- und Kreislaufstörungen. Herz und Gefäße werden bei der Grippe in der mannigfachsten Weise geschädigt.

Am Herzmuskel werden anatomisch myokarditische Veränderungen, parenchymatöse und fettige Degenerationen häufig mit konsekutiver Dilatation der Ventrikel gefunden, also dieselben Vorgänge wie bei anderen Infektionskrankheiten auch. In anderen Fällen, und dies war in der letzten Epidemie die überwiegende Zahl, bietet das Herz gar keine Veränderungen, so daß die schweren klinischen Erscheinungen von Kreislaufschwäche mehr durch Giftwirkung — vielleicht auf die zentralen Gefäßregulationszentren — zu erklären sind.

Während des fieberhaften Stadiums ist in der Regel Pulsbeschleunigung vorhanden, eine Tachykardie, die größer ist, als der Temperatur entsprechen würde. Besonders ausgeprägt ist diese Tachykardie bei den Fällen mit diffuser Bronchitis, und es ist charakteristisch, daß die Pulsbeschleunigung auch trotz afebrilen und subfebrilen Verlaufs vorhanden sein kann.

Andererseits aber findet man außerordentlich häufig bei der Grippe eine Bradykardie, die teils absolut (bei afebrilen Fällen 48—60 Schläge), teils relativ ist (bei febrilem Verlauf, z. B. bei 39—41°, 80—120 Schläge). Sie pflegt ein bis zwei Wochen anzuhalten und meist von einer auffälligen Labilität der Pulsfrequenz begleitet zu sein (Steigerung der Schlagzahl von 80 bis auf 130 bei einfachem Aufrichten). Es sind das genau dieselben Erscheinungen, wie wir sie auch bei anderen Infektionskrankheiten, z. B. beim Scharlach, beobachten. Besonders in der Rekonvaleszenz kann eine solche Bradykardie häufig beobachtet werden.

Bedrohlicher sind die Fälle mit starker Arhythmie, Tachykardie und Kleinheit des Pulses. Dabei kommt es gar nicht selten zu stenokardischen Anfällen und plötzlichem Herztod. Solche Erscheinungen plötzlicher Herzschwäche können bei vorher ganz herzgesunden Individuen, allein durch das Grippegift bedingt, auftreten. Besonders gefährdet sind aber natürlich Personen, die schon vorher krankhafte Herzveränderungen darboten, wie Arteriosklerose, Klappenfehler usw. Zeichen venöser Stauung, Leberschwellung od. dgl. findet sich meist nicht. Es handelt sich weniger um eine primäre Herzschwäche als um eine Vasomotorenlähmung mit Überfüllung des Splanchnikusgebietes. Der Blutdruck ist in solchen Fällen immer erheblich gesenkt, z. B. auf 85/50 mm Hg, und noch weniger, doch ist im Durchschnitt nicht so starke und regelmäßige Blutdrucksenkung zu beobachten, wie beim Fleckfieber.

Endokarditis und Perikarditis können primär durch Grippebazillen bedingt werden, doch ist das ein sehr seltenes Vorkommnis. Ein solcher von Jochmann beobachteter Fall war z. B. folgender:

Eine 26jährige Frau erkrankt plötzlich mit starkem Husten, Auswurf, Rückenschmerzen, Kopfschmerzen, hohem Fieber und großem Mattigkeitsgefühl. Es findet sich eine diffuse Bronchitis. Im Auswurf massenhaft Influenzabazillen. Temperatur 40,6°. Herzgrenzen: Oberer Rand der vierten Rippe, Mitte des Brustbeins, Spitzenstoß nach innen von der Brustwarzenlinie im IV. Interkostalraum. Systolisches Geräusch an der Spitze und über der Pulmonalis II. Pulmonalton kaum akzentuiert. Im Urin Spuren von Eiweiß.

In den nächsten Tagen treten die Zeichen einer hämorrhagischen Nephritis auf (fleischwasserfarbener Urin, rote und weiße Blutkörperchen im Harnsediment). Außerdem bildet sich hinten rechts eine exsudative Pleuritis aus, deren Dämpfung bis zum unteren Schulterblattwinkel reicht. Bald darauf kommen noch die Erscheinungen einer Bronchopneumonie im linken Oberlappen hinzu.

Vier Wochen nach Beginn der Beobachtung zeigt sich, daß der Spitzenstoß sehr verbreitert ist und bis einen Querfinger breit nach außen von der Mamillarlinie reicht, im V. Interkostalraum. Der II. Pulmonalton ist jetzt laut akzentuiert. Das systolische Geräusch ist an der Spitze und Pulmonalis erheblich lauter geworden und auch über dem Sternum zu hören. Stürmische, sehr frequente Herzaktion. Klagen über Herzklopfen. In den nächsten Wochen bleibt die hämorrhagische Nephritis noch bestehen, um dann allmählich abzuklingen. Die Pleuritis kommt nur sehr langsam zur Resorption.

Vier Monate nach Beginn der Erkrankung ist der Herzbefund folgender: Grenzen: Oberer Rand der III. Rippe, einen Querfinger nach rechts vom rechten Sternalrand. Hebender, verbreiterter Spitzenstoß im V. Interkostalraum, einen Querfinger breit außer der Mamillarlinie. An der Spitze blasendes systolisches Geräusch, lauter II. Ton mit leisem diastolischem Geräusch. II. Pulmonalton sehr verstärkt. Das systolische Geräusch ist auch über der Pulmonalis und Aorta hörbar.

Häufiger erfolgt die Infektion des Endokards und Perikards sekundär durch Streptokokken und Pneumokokken im Zusammenhange mit entzündlichen Prozessen der Lunge und der Pleura.

Nicht selten kommt es, ähnlich wie beim Typhus und anderen Infektionskrankheiten, zu Thrombophlebitis und zu Venenthrombosen. Die großen Venen der unteren Extremitäten sind besondere Prädilektionsstellen dafür, aber auch an den Venen der Arme sind bei der Influenza wiederholt thrombotische Vorgänge beobachtet worden. Auch arterieller Gefäßverschluß, z. B. Thrombose der Arteria brachialis mit nachfolgender Gangrän sind wiederholt beschrieben worden. Dieser Vorgang kommt entweder bei bestehender Endokarditis durch Embolie zustande, indem sich von den Klappenauflagerungen kleinste Teilchen losreißen und in den Kreislauf gelangen, oder es handelt sich um bakterielle Intimaerkrankungen, die zur Obliteration des Gefäßes führen.

Das **Blut** zeigt bei der Grippe in der Regel nur wenig Veränderungen. Hämoglobingehalt und Erythrozytenzahl sind in schwereren Fällen herabgesetzt, die Leukozyten pflegen bei unkomplizierter Grippe vermindert zu sein auf Werte von 5000 bis herab zu 2000, und zwar oft schon vom ersten Tage an; es besteht anfangs relative Neutrophilie, Verschiebung nach links und Auftreten einzelner unreifer Formen; später stellt sich rasch eine postinfektiöse Lymphozytose ein. Bei Komplikationen (Lungen- usw.) besteht neutrophile Leukozytose — aber gerade in den schwersten Fällen fehlt diese Leukozytose als Zeichen einer schwer toxischen Lähmung des Knochenmarks. Die Wassermannprobe gibt bei Grippepneumonie gelegentlich unspezifische Bindung. Die Neigung zu Blutungen (Nasenbluten, hämorrhagische Bronchitis, Encephalitis haemorrhagica) dürfte weniger auf Blutveränderungen als auf einer durch das Grippevirus bedingten Durchlässigkeit der Gefäße beruhen.

Eine mäßige Schwellung der Lymphdrüsen wurde häufig beobachtet. Strumitis mit Ausgang in Eiterung kommt bei der Grippe ebenso wie beim

Typhus gelegentlich vor und ist durch Sekundärinfektion mit Eiterkokken bedingt. Auch Orchitis sah ich zweimal bei Erwachsenen unmittelbar im Anschluß an Grippe, mit Schüttelfrost, hohem Fieber, heftigen Schmerzen; beide Fälle heilten völlig aus.

Die **Nieren** werden klinisch relativ selten durch die Grippe geschädigt; Albuminurie ist nicht selten. Zuweilen wird hämorrhagische Nephritis beobachtet. Ein solcher Fall ist auf S. 379 beschrieben.

Der Urin gibt auch in schwersten Fällen fast nie eine positive Diazoreaktion; Urobilin findet sich bei den schweren Fällen (Leberstauung?) nicht selten.

Der Einfluß der Grippe auf die weiblichen Sexualorgane besteht hauptsächlich in einer vorzeitigen Herbeiführung der Menstruation, die sich mitunter zu Hämorrhagien steigert. Öfter begünstigt die Grippe das Auftreten von Aborten; solche Fälle sind immer äußerst bedroht, wie auch die Grippe bei Schwangeren eine schlechte Prognose gibt — in der letzten Epidemie eine Letalität von $40-45\%$!

Haut. Eine auffällige, von Hyperhidrosis begleitete Hautröte gehört zum Bilde der typischen Grippe. Diese Röte nimmt zuweilen die Form eines masern- oder scharlachähnlichen Exanthems an; ferner wird auch Urtikaria nicht selten bemerkt. Diese Hautveränderungen dürften sämtlich in das Gebiet der toxischen Erytheme gehören; meist erfolgt keine Schuppung hinterher. Nicht selten ist Herpes labialis vorhanden (in 4% der Fälle, Leichtenstern; in der letzten Epidemie zum Teil sehr viel häufiger!). Herpes zoster tritt als Nachkrankheit der Grippe im Gefolge von Interkostalneuralgien öfter auf, seltener kommen Erythema nodosum, Erythema multiforme, Purpura haemorrhagica als Begleiterscheinungen zur Beobachtung.

Einige Wochen bis Monate nach Überstehen der Grippe erfolgt, namentlich bei jungen Frauen, ein recht erheblicher Ausfall der Kopfhaare, die allerdings meist von selbst allmählich wieder nachwachsen.

Auch an den Nägeln finden sich trophische Störungen, die „Beausche Linie", ähnlich wie nach Scharlach.

Gelenkerkrankungen sind eine große Seltenheit bei der Grippe, doch kommt Synovitis grippalis vor. In vereiterten Gelenken im Verlauf einer Influenzasepsis gelang es mehrmals, Pfeiffersche Bazillen nachzuweisen.

Von Störungen des Gehörorgans ist die Otitis media ein häufiges Ereignis bei der Grippe. Dabei besteht eine auffällige Neigung zu Hämorrhagien, die mit der starken Hyperämie der erkrankten Schleimhaut der Paukenhöhle zusammenhängen. Auch in anderen Schleimhäuten führt ja diese Hyperämie bei der Influenza nicht selten zu Blutungen. Bemerkenswert ist aber, daß die Prognose der Ohrerkrankungen der Grippe günstig ist, erheblich besser z. B. als beim Scharlach.

An Augenerkrankungen wird häufig eine Konjunktivitis beobachtet. „Der feuchte Glanz der Augen" spielt bei den Beschreibungen des Krankheitsbildes eine Rolle. Die Bulbi sind nicht selten auf Druck, manchmal auch bei extremer Blickrichtung schmerzhaft. Mit der Konjunktivitis im Zusammenhang steht ein nicht seltenes Ödem der Augenlider. Viel seltener sind Hornhauterkrankungen, Iritis, Panophthalmie. Bei letzterer sind gelegentlich Pfeiffersche Bazillen im Eiter nachgewiesen worden. Lähmungen einzelner Augenmuskeln sind als vorübergehende Störung mehrfach beschrieben worden. Ophthalmoskopisch zeigt sich in schweren Fällen oftmals eine verwaschene Papille, stärkere Füllung der Netzhautvenen mit leichtem Ödem der Netzhaut und kleinen Blutungen.

Lungentuberkulose und Grippe. Der Verlauf der ausgesprochenen Lungentuberkulose wird durch die Grippe und ihre pneumonischen Komplikationen

häufig in ungünstiger Weise beeinflußt; Lungentuberkulosen kommen zum
Ausbruch, in Heilung begriffene flackern aufs neue auf und vorgeschrittenen
Fällen wird durch das Hinzutreten einer akuten Grippepneumonie ein schnelles
Ende bereitet. Diese Verhältnisse spiegeln sich in der Statistik, die eine beträchtliche Steigerung der Sterblichkeit an Lungenschwindsucht während
der Pandemie 1889 bis 1890 aufweist. Andererseits muß betont werden, daß
viele Phthisiker Pfeiffersche Bazillen in ihrem Sputum lange Zeit beherbergen
können, ohne irgendwelche klinischen oder anatomischen Erscheinungen, die
auf Influenza hindeuten (s. oben).

Beginnende tuberkulöse Spitzenprozesse und gutartige zirrhotische Tuberkulosen bleiben von einer interkurrenten Grippenerkrankung im allgemeinen
unbeeinflußt. Ja, die Erfahrungen der Heilstättenärzte bei der letzten Pandemie
ergaben sogar, daß bei den Leichtlungenkranken die Grippe meist leichter verlief als bei dem nichttuberkulösen Pflegepersonal — vielleicht „weil sich der
tuberkulöse Organismus in einer steten Abwehrbereitschaft befindet."

Pathologische Anatomie. Eigentlich spezifische Veränderungen finden sich
bei der Obduktion der an Grippe Verstorbenen nicht; doch ergeben sich eine
Reihe pathologischer Veränderungen, die während einer Epidemie auch am
Leichentisch die Diagnose einer Grippe gestatten. Im Vordergrund stehen
die Veränderungen der oberen Luftwege. Nach E. Fränkel finden sich in
$75\,^0/_0$ der Sektionen Erkrankungen der Nebenhöhlen, hauptsächlich exsudativ-
hämorrhagischer, auch eitriger, seltener seröser Natur. Während Nasenrachenraum und Kehlkopf nur wenig verändert zu sein pflegen, zeigt die Trachealschleimhaut eine bis in die feinen Bronchialverzweigungen sich erstreckende
und nach abwärts an Intensität zunehmende hämorrhagische Entzündung, oft
mit pseudomembranösen Auflagerungen. Die mittleren und kleineren Bronchien
sind manchmal richtig „in Eiterstraßen umgewandelt" (Oberndorfer). Die
Lungen erscheinen bei sehr rasch verlaufenen Fällen oft stark gebläht, bieten
auf der Schnittfläche ein buntes, zuweilen marmoriertes Aussehen, neben reichlichem entzündlichem Ödem dunkelrote körnige, daneben weißgelbe, in Abszedierung begriffene bronchopneumonische Herde; wechselvolle Bilder, die der
Schnittfläche ein landkartenartiges Aussehen verleihen (E. Fraenkel). Die
Lungenprozesse greifen sehr gerne auf die Pleura über, führen zu fibrinös eitrigen
Belägen und Ansammlung von Ergüssen, die klar serös, häufiger trübe, eitrig
oder hämorrhagisch, oft eigentümlich „lehmwasserähnlich" sich darstellen.
Auch auf das Perikard kann sich die Entzündung fortpflanzen. Die Milz
ist bei den zur Sektion gelangenden Fällen meist vergrößert, oft als erheblicher,
weicher Milztumor, auch die Leber zeigt nicht selten Vergrößerung, oftmals
Verfettung und trübe Schwellung. Eine Nierenveränderung bis zu ausgesprochener diffuser Glomerulonephritis findet sich nach Kriczinski in fast
der Hälfte der Sektionen. Hirn und Hirnhäute zeigen meist erhebliche
Hyperämie; auf der Schnittfläche kann sich vermehrte Zahl von Blutpunkten
und das Bild der hämorrhagischen Enzephalitis vorfinden. Die von Zenker
seinerzeit beschriebene wachsartige Degeneration findet sich sehr häufig, oft
mit Hämorrhagien und Rupturen der Muskeln, am regelmäßigsten in den unteren
Teilen der Mm. recti abdominis.

Aschoff weist auf die Ähnlichkeit des Sektionsbefundes bei Grippe mit
dem bei Vergiftung durch Gelbkreuzgas hin.

Diagnose. Zu Zeiten einer epidemischen Häufung von Grippefällen
macht die Erkennung der Krankheit in der Regel keine Schwierigkeiten. Der
plötzliche Beginn mit Frieren und hohem Fieber, die große Hinfälligkeit, die
starken Kopf- und Gliederschmerzen, oft ohne jede respiratorischen Erscheinungen, erwecken bereits den Gedanken an Grippe. Sieht man dann

gleichzeitig mehrere mit den gleichen Symptomen, zum Teil vielleicht verbunden mit bronchopneumonischen Erscheinungen oder auch mit Durchfällen und anderen Magendarmsymptomen oder schließlich auch mit schweren Gehirnstörungen, Enzephalitis, Meningitis u. dgl., so kann man schon aus diesem klinischen Bilde erkennen, daß es sich um eine Epidemie von Grippe handelt. In manchen Fällen wird dann auch die bakteriologische Untersuchung des Auswurfs die charakteristischen Pfeifferschen Stäbchen finden lassen. Es soll aber hier ausdrücklich noch einmal betont werden, daß der Befund der Pfeifferschen Bazillen nur im Rahmen der klinischen Symptome zur Diagnose Grippe berechtigt. Der Satz: Wo Pfeiffersche Bazillen, da Grippe, ist nicht richtig; denn wir sehen diese Bazillen bei den allerverschiedensten Erkrankungen, die gar nichts mit Grippe zu tun haben. Andererseits aber wird in vielen Fällen auf Grund klinischer Symptome die Diagnose Grippe gestellt werden, obgleich die Pfeifferschen Bazillen nicht zu finden sind. Außerhalb einer Epidemie ist die Diagnose „Grippe" oftmals nur eine Verlegenheitsdiagnose oder nur per exclusionem zu stellen! Während der Epidemie ist eine Verwechslung mit beginnendem Typhus, Paratyphus, Miliartuberkulose, Sepsis, bei Hervortreten zerebraler Erscheinungen mit Meningitis, epidemischer Enzephalitis oder Poliomyelitis leicht möglich.

Das ausgeprägte Bild der schweren toxischen Grippe oder der Grippepneumonie, wie wir es in der letzten Epidemie immer wieder sahen, ist nicht zu verkennen: das verfallene, blasse, zyanotische Aussehen, der oft ängstliche Gesichtsausdruck, die schwere Dyspnoe, der quälende, unaufhörliche Reizhusten; die Akrozyanose, die in schwersten Fällen die Fingernägel schwarzblau verfärbt zeigt, das sind Krankheitsbilder, wie sie ähnlich schwer eigentlich nur bei Methämoglobinvergiftung, bei Inhalationsmilzbrand oder Lungenpest zu sehen sind. Keiner von uns wird den erschütternden Anblick vergessen, den ein mit solch schweren Grippekranken belegter Saal Ende 1918, 1919 oder Anfang 1920 bot!

Leichte Fälle können mit Pappatacifieber sehr leicht verwechselt werden, wie ich das Sommer 1918 in der Türkei vielfach erlebte.

Fälle mit Exanthem können unter Umständen zu Verwechslung mit Scharlach Veranlassung geben; das Schulze-Charltonsche Phänomen (siehe Scharlach) ist dabei negativ.

Die Untersuchung des Blutes auf spezifische Antikörper, speziell Agglutinine, läßt sich vorläufig klinisch kaum verwerten. Die Agglutination von Pfeifferschen Bazillen fällt nur bei einem Teil der Erkrankten positiv aus — und dieser positive Ausfall beweist natürlich noch nicht einmal, daß die Pfeifferschen Bazillen hier als die wirklichen Erreger und nicht bloß als Begleitbakterien anzusehen sind — man denke an das Verhalten der Proteusagglutination bei Fleckfieber. Bieling und Joseph konnten neuerdings mit polyvalenten Stämmen von Pfeifferschen Bazillen regelmäßiger agglutinierende und andere Antikörper nachweisen.

Immunität. Überstehen der Grippe verleiht im allgemeinen eine gewisse Immunität. Dafür sprechen viele epidemiologische Beobachtungen, insbesondere bei Truppenteilen, in Schulen. Dafür läßt sich auch anführen die Tatsache, daß bei der letzten Epidemie überwiegend die jugendkräftigen Altersklassen befallen wurden, dagegen die höheren Jahrgänge, welche die Epidemie von 1889—1891 schon mitgemacht hatten, im wesentlichen verschont blieben. Daß keine absolute Immunität durch Überstehen der Grippe erzielt wird, zeigte sich an zahlreichen Beispielen, insbesondere, daß dieselbe Person auch während der letzten Epidemie mehrfach an typischer Grippe erkrankte.

Prophylaxe. Wirksame Maßnahmen, um einer Grippeerkrankung vorzubeugen, gibt es nicht. Die vielen Leichtkranken, die nicht bettlägerig sind, verschleppen durch Hustenstöße, Niesen usw. die Krankheit überallhin. Die chemischen Mittel haben eigentlich alle versagt; hervorgehoben wurde immerhin, daß die Einatmung der Dämpfe von Jod, von grauer Salbe, wie sie auf den Geschlechtskrankenstationen der Krankenhäuser vorkommt, die geringe Erkrankungsziffer der betreffenden Kranken erklären könnte.

Auch der mechanische Schutz gegen Ansteckung (durch Tragen von Masken, einfacher durch Vorbinden von Gazekompressen) ist nicht sicher wirksam.

Die staatlichen Maßnahmen: Meldepflicht, vorübergehende Schließung von Schulen, Theatern, Kinos, Versammlungen haben nur Wert, wenn sie ganz frühzeitig erfolgen.

Die Versuche einer aktiven Schutzimpfung lassen sich noch nicht überblicken. Verwendet wurde meist eine Mischvakzine von Pfeifferschen Bazillen mit Strepto- und Pneumokokken. Leishmann hatte in der britischen Armee mit einer solchen Vakzine befriedigende Resultate. Solange die Frage nach dem eigentlichen Grippeerreger noch nicht endgültig gelöst ist, stellen alle diese Versuche einer aktiven Schutzimpfung ein Tappen im Dunkeln dar.

Prognose. Allgemeine Zahlen über die Gefährlichkeit einer Grippeerkrankung lassen sich selbstverständlich nicht geben, dieselbe hängt ab vom Charakter der Epidemie, dem Zustand des betreffenden Kranken, der Art der Komplikationen u. a. m. Nochmals sei darauf hingewiesen, daß in der letzten Epidemie gerade die jugendstarken Kranken die schwersten Verlaufsformen boten. In Krankenhäusern, wo begreiflicherweise die schweren Fälle zusammenkamen, betrug die Mortalität zwischen 10 und 40 %. Von 130 Grippefällen in den Monaten Januar und Februar 1920 starben auf meiner Krankenabteilung z. B. 39 = 30 %; unter diesen 39 Gestorbenen waren nur 6 über 40 Jahre alt. Aufgefallen ist mir, daß deutlicher Herpes wie bei der kruppösen Pneumonie, so auch bei der Grippe und der Grippepneumonie, selbst in schweren Fällen, meist eine günstige Prognose zu stellen gestattet.

Daß Frauen in der Gravidität besonders durch Grippe gefährdet sind, wurde oben schon erwähnt. Auch Malaria gibt eine schlechte Prognose: von 38 Malariakranken, die Grippe bekamen, starben 30 = 78 % (Metko).

Therapie. Wohl für keine Krankheit ist eine solche Menge von angeblich spezifisch wirkenden Mitteln empfohlen worden wie für die Grippe. Tatsächlich gebührt keinem einzigen der angepriesenen Medikamente der Ruf eines Spezifikums. Die Behandlung muß eine rein symptomatische sein.

Jedem Grippekranken rate man dringend, das Bett zu hüten. Wenige Tage Bettruhe genügen oft, um eine „Influenzaattacke" zu beseitigen, während bei nicht genügender Schonung häufig die schwersten Schädigungen zustande kommen. Das Fieber und die nervösen Erscheinungen der Grippe, das allgemeine Krankheitsgefühl, die Neuralgien und Myalgien, die Kopfschmerzen und die Unruhe werden durch Antipyretika zweifellos günstig beeinflußt. Die Schmerzen werden gelindert und der Patient bekommt Ruhe. Drei Präparate mit ihren Derivaten kommen in Betracht: Das Antipyrin, das Phenazetin und die Salizylsäure.

Das Antipyrin (Pyrazolonphenyldimethylicum), von Knorr hergestellt und von Filehne als Antipyretikum eingeführt, galt während der großen Influenzaepidemie 1889/90 als „Spezifikum". Die damals verwendeten hohen Dosen von 2 g sind jedoch nicht ratsam. Man kommt mit 0,5 g Antipyrin, drei bis viermal täglich gereicht, in der Regel aus. Da die akuten Erscheinungen nach einigen Tagen meist abklingen, so ist ein längerer Gebrauch des Mittels und damit die Auslösung von Nebenerscheinungen nicht zu befürchten.

Von seinen Derivaten werden das Salipyrin und das Pyramidon viel gebraucht. Das Salipyrin (eine Kombination von Salizylsäure und Antipyrin), das die günstigen Eigenschaften seiner Komponenten vereinigen soll, erfüllt diese Aufgabe nicht ganz im Sinne des Erfinders. Um antifebrile Wirkungen zu erzeugen, muß es in doppelt so großer Menge wie das Antipyrin gegeben werden.

Das Pyramidon (Dimethylamidonantipyrin) gibt man in Dosen von 0,3 zwei- bis dreimal täglich.

Das Phenacetin (Para-Azetphenetidin), ein Abkömmling des Anilins, das von Kast und Bäumler eingeführt wurde, wird in Dosen von 0,25 täglich verabreicht.

Von seinen Derivaten sind mit gutem Erfolg in Gebrauch: Das Laktophenin (Laktylverbindung des Phenetidins) in Dosen von 0,5 bis 1,0, dreimal täglich; das Zitrophen (zitronensaures Azetphenetidin) in derselben Dosierung.

Von den Abkömmlingen der Salizylsäure wird das Aspirin (Azetylsalizylsäure) in Dosen von 0,5 bis 1,0 mehrmals täglich gegeben, ebenso das Diplosal.

Neben Bettruhe und einem der genannten Antipyretika können schweißtreibende Verfahren herangezogen werden. Ein heißes Bad mit nachfolgendem Einpacken in warme Decken und einhalbstündigem Nachschwitzen wirkt oft günstig. Es muß dabei natürlich auf die Konstitution des Kranken Rücksicht genommen werden; Herzanomalien, Arteriosklerose usw. sind Kontraindikationen. Die Behandlung mit kalten hydropathischen Verfahren, kühlen Bädern oder Packungen empfiehlt sich beim Grippekranken nicht, weil eine auffällige Empfindlichkeit gegen kühle Temperaturen besteht. Selbst eine Eisblase oder ein kühler Umschlag auf den Kopf wird meist unangenehm empfunden. Dagegen sind Prießnitzumschläge um die Brust in der Form der Kreuzbinde gegen die bronchitischen Erscheinungen von Nutzen. Bei anginösen Beschwerden werden Prießnitzumschläge um den Hals verordnet.

Der quälende Hustenreiz wird am besten mit Kodein in Verbindung mit Ipecacuanha bekämpft. Man gibt diese Kombination entweder in Gestalt der Doverschen Pulver zu 0,3 bis 0,5 mehrmals täglich oder als Mixtur. Eine bewährte Formel ist die von Martius, der den Vorschlag macht, die Mischung erst abends, und zwar um acht, neun und zehn Uhr zu geben, um für die Nacht Ruhe zu schaffen (Infus. rad. Ipecac. 0,5/150; Codein. phosphor. 0,2; Syr. simpl. 20,0. M.D.S. abends drei Eßlöffel). Auch anästhesierende Inhalationen werden bisweilen gern verordnet, z. B. Kokain 0,1; Natrium bromat. 0,6; Aqua dest. 200 (Matthes). Gut bewährt hat sich auch Parakodin (als Tabletten oder Sirup).

Bei Bronchitis und drohender Bronchopneumonie empfehlen sich lauwarme bis heiße Vollbäder evtl. mit kühlen Übergießungen, um kräftige Inspirationen anzuregen und die Lunge gut zur Entfaltung zu bringen. Die Influenzapneumonie erfordert sorgfältige Beobachtung der Herzkraft. Sobald sich Störungen geltend machen, wird Digalen oder Digipurat. intern. oder intramuskulär verabreicht; Koffein und Kampfer sind bei Kollapserscheinungen angezeigt.

Gutes sahen wir auch von kleinen Dosen ($^1/_4$ mg) Strophantin intravenös. Die Vasomotorenschwäche wird oft wirksam bekämpft durch große Dosen Strychnin (drei- bis fünfmal 1 mg subkutan); eine besonders günstige Wirkung auf die Lungenprozesse wird dem Adrenalin (alle drei Stunden 1 ccm der Lösung 1 : 1000 intramuskulär) nachgerühmt. Niemals versäume man, bei den allerersten Symptomen eines drohenden Lungenödems oder bei Überfüllung des kleinen Kreislaufs einen ausgedehnten Aderlaß von 4—500 ccm zu machen; bei den schwer toxischen Fällen kann auch eine „Organismuswaschung" mit Ringer-Lösung am Platze sein.

Als „Spezifikum" gegen die Lungenentzündung ist vielfach das Optochin bzw. Eucupin. basicum empfohlen worden; von letzterem gibt man, so früh wie möglich, auf 2 Tage verteilt etwa 1,5 g. Bei verzögerter Lösung der Pneumonie empfiehlt Isaac täglich 1 ccm Menthol-Eukalyptol intramuskulär einzuspritzen (Menthol 5,0, Eukalyptol 10,0, Ol. Dericini 50,0).

Gegen die septischen Formen ist Kollargol, Fulmargin, Trypaflavin, Argoflavin u. a. empfohlen worden, ebenso das ganze Heer der unspezifischen Proteinkörper.

Bei Ansammlung von Eiter in der Pleurahöhle empfiehlt sich dringend zunächst sehr schonend vorzugehen, erstmal das Exsudat durch mehrfache Punktion oder durch Anlegung der Bülauschen Drainage zu entleeren und die Rippenresektion auf später aufzuschieben. Spülungen mit Vuzinlösung können in manchen Fällen den Heilverlauf beschleunigen. Daß gelegentlich Lungenabszesse bei Grippe spontan ausheilen können, wurde oben schon erwähnt. Bei Gangrän ist ein Versuch mit Neosalvarsan zu empfehlen.

Bezüglich der Behandlung der zurückbleibenden Neuralgien oder neurasthenischen Erscheinungen muß auf die speziellen Kapitel verwiesen werden. Hier sei nur betont, daß natürlich das schablonenmäßige Weiterverordnen der Antipyretika, die im akuten Stadium von Nutzen waren, bei diesen chronichen Nachkrankheiten zu verwerfen ist. Alle die genannten Mittel eignen sich nicht zu längerem Gebrauch, weil Schädigungen seitens des Herzens und andere Nebenerscheinungen auftreten können.

Gastroenteritische Symptome, wie sie namentlich während der vorletzten Pandemie häufig waren, erfordern vor allem eine diätetische Behandlung, die auf den entzündeten Darm Rücksicht nimmt. So lange Durchfälle vorhanden sind, gibt man flüssige Kost, Schleimsuppen, kalten Tee mit Rotwein usw. Später wird langsam zu gemischter Kost übergegangen. Im Anfange kann man evtl. versuchen, zunächst eine gründliche Entleerung des Darmes durch Rizinusöl oder Kalomel (0,2) herbeizuführen. Die Behauptung, daß man durch Kalomel die Krankheit kupieren könne, dürfte kaum zu Recht bestehen. Nachher empfiehlt es sich, zur Beruhigung des Darmes Opium- oder Tanninpräparate zu geben.

In der Rekonvaleszenz muß der Kranke sorgfältig vor Rückfällen geschützt werden. Auch ist daran zu denken, daß nicht selten als Folge der Influenza eine Herzschwäche zurückbleibt. Die Kranken dürfen deshalb das Bett erst verlassen, wenn acht Tage nach dem Verschwinden aller akuten Erscheinungen und dem Absinken des Fiebers verstrichen sind und müssen auch dann noch mehrere Tage das Zimmer hüten. Die nicht selten lange zurückbleibenden allgemeinen Schwächezustände erfordern noch für längere Zeit weitgehende Schonung, roborierende Diät und evtl. einen Kuraufenthalt in günstigen klimatischen Verhältnissen. Namentlich die Luft des Hochgebirges ist hier von günstigem Einfluß.

Rekonvaleszenten-Serum habe ich, wie viele andere, in umfangreichem Maße angewandt, in Dosen von 20—50 ccm, evtl. täglich wiederholt — ohne durchgreifenden Erfolg; die schweren toxischen wie die schwer pneumonisch Erkrankten starben fast alle trotz Serumeinspritzung.

Grippeserum (Höchst) wurde vielfach versucht, ebenfalls ohne Erfolg. Auch Diphtherieserum (intravenös), als unspezifische Eiweißkörpertherapie, soll gelegentlich von Nutzen gewesen sein.

Chronische Grippe.

Daß nach dem Überstehen einer akuten Grippeattacke die mannigfachsten Störungen, auffällige Schwäche, Verstimmungen im Verdauungsapparat, funktionelle Herzstörungen, Lungenindurationen, Bronchiektasenbildung, namentlich aber nervöse Erscheinungen, Parästhesien, Neuralgien usw. noch lange Zeit fortbestehen können, wurde bereits mehrfach besprochen. Diese Störungen verdienen aber besser den Namen Grippefolgen. Besondere Krankheitsformen unter dem Namen „chronische Influenza" haben Filatoff, Ortner und Felix Franke, in jüngster Zeit Treupel beschrieben.

Filatoff unterscheidet bei Kindern zwei Formen der chronischen Influenza: „Erstens ein wochen- oder monatelang remittierendes oder intermittierendes Fieber, das mit Schüttelfrost einsetzt und unter Schweißausbrüchen endigt oder auch sich in Frostanwandlungen mit geringen Temperatursteigerungen bis zu 37,2° und 37,4° äußert, in beiden Fällen von allgemeiner Schwäche, Husten und Gliederschmerzen begleitet wird, sodann in Form von Rezidiven mit erratischen Fieberanfällen von eintägiger bis dreitägiger Dauer, die hartnäckig jahrelang ohne Regelmäßigkeit wiederkehren."

Er spricht als chronische Influenza jede über vier Wochen sich erstreckende Influenzakrankheit an, bei der Pfeiffersche Bazillen auf den Schleimhäuten nachgewiesen oder — vermutet werden. Man kann sich dabei des Gedankens nicht erwehren, daß bei solchen Fällen irgendeine latente Drüsentuberkulose mit im Spiele ist.

Franke hat bei solchen Fällen von chronischer Influenza ganz auf den Nachweis der Pfeifferschen Bazillen verzichtet, weil er ihm nicht gelang und stützt sich nur auf die klinische Diagnose. Das Bild, das er von der chronischen Influenza entwirft, ist etwa folgendes: Es handelt sich um Personen, die sich nach dem Überstehen einer heftigen Influenzaattacke nicht mehr recht erheben können, kraftlos bleiben, abmagern, eine graublasse Hautfarbe bekommen und auffallend empfindlich gegen Abkühlung und jeden Erkältungseinfluß werden, Sie klagen beständig über Frieren und bekommen bei der kleinsten Unvorsichtigkeit, nach Durchnässung, nach Niedersitzen im Freien einen neuen Influenzaanfall. Dazu können die verschiedensten Organsymptome kommen. Neben den bekannteren Influenzaerscheinungen, wie Druckempfindlichkeit eines oder mehrerer Nervenstämme, namentlich an den Austrittsstellen des Infraorbitalis, Okzipitalis und der Interkostalnerven, Parästhesien, Neuralgien usw. bezeichnet Franke noch folgende Symptome als charakteristisch: Das Influenza-Knie, das sich durch eine quälende Schmerzhaftigkeit über dem Condylus internus femoris oder an beiden Kondylen äußert, Knochenschmerzen, z. B. Empfindlichkeit der unteren Schienbeinhälfte, die er auf eine umschriebene Periostitis zurückführt, Schmerzhaftigkeit und Steifigkeit der Schulter oder des Ellenbogens, Fußsohlenschmerzen, als deren Ursache Franke linsengroße Knoten in den Faszien nachweisen konnte. Besonderen Wert legt Franke bei der Diagnose der chronischen Influenza auf das Vorhandensein einer vergrößerten Milz, auf die Influenzazunge und auf den Influenzagaumen.

Ob bei diesem von Franke beobachteten klinischen Bilde das Influenzaknie, die Knochenschmerzen, der Fußsohlenschmerz und die Zungenveränderungen tatsächlich auf Influenza zurückzuführen sind, muß dahingestellt bleiben.

Unter dem Begriff „chronische Influenza" wurden früher, sicher mit Unrecht, auch eine Anzahl von Lungenkrankheiten geführt, bei denen Pfeiffersche Bazillen nachgewiesen werden konnten, ohne daß klinische Influenzasymptome bestehen, vor allem die „chronische Influenza der Phthisiker". Pfeiffer machte 1892 darauf aufmerksam, daß tuberkulöse Individuen in vorgerückterem Stadium, wo es zur Bildung von Kavernen gekommen ist, mitunter recht lange, über Wochen und Monate hinaus, Influenzabazillen beherbergen. Er sprach damals von „chronischen Grippeerkrankungen". Der Krankheitsverlauf war klinisch jedoch nicht von dem anderer Patienten zu unterscheiden; nur die Sputumuntersuchung wies auf bestehende Komplikationen hin.

Daß die Phthise durch das Hinzutreten akuter lobulärer pneumonischer Prozesse, die durch den Pfeifferschen Bazillus verursacht sein können, verschlechtert und zum tödlichen Ende geführt werden kann, ist ja aus der Pandemie bekannt. Aber andererseits finden wir recht oft Influenzabazillen bei Phthisikern ohne jede klinischen Erscheinungen ven Influenza.

Jochmann hatte diesen Befund z. B. bei 12 Fällen von Lungentuberkulose. Auch Klieneberger fand unter 13 Fällen von Tuberkulose achtmal Influenzabazillen, doch fehlten konstante Beziehungen zwischen besonders schweren Erkrankungen und dem Vorkommen von Influenzabazillen. Viermal waren bei den Influenzabazillenträgern Kavernen nachweisbar, in denen sich die Influenzabazillen mit Vorliebe anzusiedeln scheinen. Sehr bemerkenswert ist in diesem Zusammenhange auch die Beobachtung, daß in den sezierten Fällen Klienebergers der pathologische Anatom Verschiedenheiten in dem Lungenverhalten bei den Fällen mit Influenzabazillenbefund und ohne denselben nicht festgestellt hat.

Im Anschluß an die letzte Grippe-Pandemie zeigte sich in einer nicht ganz geringen Zahl von Fällen, daß physikalisch und röntgenologisch nachweisbare Lungenveränderungen zurückbleiben, die man mit Treupel (Münch. med. Wochenschr. 1921. Nr. 25) wohl als chronische Grippe bezeichnen kann. Es handelt sich dabei entweder um sehr protrahiert verlaufende Grippe-Bronchopneumonien oder um Spitzeninfiltrationen nach Grippe, die lange Zeit völlig das Bild einer Spitzentuberkulose vortäuschen können, um versteckte, abgesackte kleine Empyeme, Ausbildung von Bronchiektasen oder von kleinen Abszessen. Das Auftreten von elastischen Fasern im Sputum solcher Fälle läßt trotz des negativen Bazillenbefundes oft sehr an Tuberkulose denken. Die Entscheidung, ob Tuberkulose vorliegt oder nicht, ist oftmals sehr schwierig: protrahierte subfebrile Temperatur, physikalischer Lungenbefund, Husten, Schweiße, Gewichtsabnahme sind bei chronischer Grippe-Bronchopneumonie genau wie bei Tuberkulose vorhanden.

Literatur siehe bei:

Jochmann, G.: Influenzabazillus in Ergebn. d. allg. Pathol. u. pathol. Anat., herausgeg. von Lubarsch u. Ostertag, Wiesbaden 1906. — Leichtenstern-Sticker: Influenza in Spez. Pathol. u. Therap., herausgeg. von Nothnagel, Wien 1912. — Moellers: Die Grippe. Kraus-Brugsch, Spez. Pathol. u. Therap. Bd. 2, 3. Teil, S. 1—88. 1922.— W. Levinthal, M. H. Kuczynski und E. Wolff: Ätiologie Epidemiologie, pathologische Morphologie und Pathogenese der Grippe. Ergebn. d. allg. Pathol. u. pathol. Anat. 19. Jahrg. II. Abt., S. 848—1163. — Redwitz: Chirurgie der Grippe. Ergebn. d. Chirurg. u. Orthop. Bd. 14, S. 57. 1921. — Pfeiffer, R.: Das Influenzaproblem. Ergebn. d. Hyg., Bakteriol., Immunitäts-Forsch. u. exp. Therapie. 5. Bd., S. 1—18. 1922. — Hübschmann, P.: Die Ätiologie der Influenza. Eine kritische Studie. Ergebn. d. Hyg., Bakteriol., Immunitäts-Forsch. u. exp. Therapie. Bd. 5, S. 19—70. 1922.

Die Grippe im Säuglingsalter.

Wir verstehen unter dem Namen Grippe, auch im Säuglingsalter, gehäuft während der rauhen Jahreszeit auftretende Erkrankungsfälle, bei denen bald akute katarrhalische Erkrankungen der Luftwege, bald Magendarmstörungen, bald mehr nervöse, mit hohem Fieber einhergehende Erscheinungen in den Vordergrund treten. Die Grippe ist nicht eine spezifische Infektionskrankheit, keine ätiologische Einheit, sondern ein klinischer Begriff; sie spielt unter den infektiösen Erkrankungen des Säuglingsalters eine außerordentlich wichtige Rolle.

Ätiologie. Die Entscheidung der Frage, welche von den verschiedenen dabei im Sputum oder bei der Autopsie im Parenchymsaft der entzündlich erkrankten Bronchien und Lungen gefundenen Bakterien ätiologisch verantwortlich zu machen sind, ist sehr schwer; bald treten Streptokokken, bald Pneumokokken, bald auch Pfeiffersche Bazillen in den Vordergrund. Meist findet man ein Gemisch von diesen Bakterien.

Über eine Epidemie von echter epidemischer Grippe während der letzten Pandemie mit schweren pneumonischen Erkrankungen, die in einem Berliner Säuglingsheim 1918 auftrat, haben Niemann und K. Foth berichtet (Dtsch. med. Wochenschr. 1919, Nr. 27); die Mortalität betrug 38%.

Pathogenese. Die Grippe wird meist von Erwachsenen, die an Schnupfen oder Pharyngitis leiden, oder von anderen grippekranken Kindern der Umgebung auf den Säugling übertragen. Sie ist außerordentlich kontagiös. In Unkenntnis über die große Gefahr, die dadurch dem Kinde droht, wird von katarrhalisch affizierten Müttern oder Ammen sehr häufig im Umgange mit Säuglingen die nötige Vorsicht außer acht gelassen. Die Tröpfcheninhalation dürfte die Hauptrolle bei der Übertragung spielen. Auf Kinderabteilungen kann eine schnupfenkranke Pflegerin oder ein neu eingeliefertes grippekrankes Kind explosionsartig eine große Hausendemie entfachen. Wie es gelingt, durch die Einführung des Boxensystems solche Endemien zu verhüten, soll bei der Prophylaxe besprochen werden. Eine andere Art der Entstehung ist so zu denken, daß eine plötzliche Herabsetzung der Widerstandsfähigkeit durch Erkältung den schon normalerweise auf den Schleimhäuten der Luftwege sitzenden Bakterien die Möglichkeit zur Entfaltung ihrer pathogenen Eigenschaften gibt. So sind jene Fälle zu erklären, wo z. B. das Versagen der Zentralheizung in kühlen Nächten bei einer großen Reihe von Säuglingen einer Kinderabteilung Grippeerkrankungen auslöst (Heubner). Die Grippe ist eine Saisonkrankheit des Winters; naßkalte, sonnenarme Tage bringen eine Häufung der Grippefälle.

Das Krankheitsbild der Grippe im Säuglingsalter ist sehr mannigfaltig. Um sein Studium haben sich namentlich Finkelstein, L. F. Meyer, Risel u. a. verdient gemacht. Man kann, wie auch beim Erwachsenen, unterscheiden: Eine katarrhalische Form, eine intestinale Form und eine nervöse Form. Zuweilen sieht man gleichzeitig bei derselben Endemie, z. B. auf einer grippedurchseuchten Säuglingsabteilung, alle diese verschiedenen Typen nebeneinander, doch sei gleich im voraus bemerkt, daß die Bilder auch im Einzelfalle sehr mannigfaltig variieren können, indem Organsymptome dieser verschiedenen Formen bei demselben Individuum gleichzeitig erscheinen.

Die Grippe mit vorwiegend katarrhalischen Symptomen beginnt beim Säugling mit Apetitlosigkeit und Schnupfen. Man hört eine leicht schniefende und vielleicht schnarchende Atmung, der Rachen ist leicht gerötet und geschwollen. Ein seröses oder schleimig-eitriges Nasensekret fließt aus den Nasenöffnungen und exkoriiert zuweilen die Oberlippe. Die starke Sekretion im Nasen-Rachenraum veranlaßt das Kind zu häufigem Würgen und Räuspern. Daraus resultiert eine beständige Unruhe, schlechter Schlaf und Aufschrecken aus dem Schlummer durch das Gefühl der Luftbehinderung. Das Fieber, das diese Grippeform begleitet, kann sehr verschieden sein. Einmal handelt es sich um eine eintägige hohe Fieberspitze, die von normalen Temperaturen gefolgt ist. In anderen Fällen folgt auf einen akuten Anstieg bis auf 38,5° ein remittierendes Fieber zwischen 37,5 und 38°, und in manchen Fällen können die Schwankungen zwischen Morgen- und Abendtemperaturen so groß sein, daß ein intermittierender Fiebertypus wie bei gewissen Sepsisformen entsteht. Dieser pyämische Fiebertypus, auf den besonders Finkelstein aufmerksam gemacht hat, kann sich, ebenso wie die leicht remittierende Fieberkurve, länger als eine Woche hinziehen und dann abklingen, ohne daß irgendwelche schwerere Komplikationen in den tieferen Luftwegen nachzuweisen sind.

In vielen Fällen freilich steigt der Prozeß tiefer. Die Trachea, die Bronchien, die Lungen werden befallen. Bei der Tracheitis sind häufig grobe, schnurrende und pfeifende Geräusche zu hören. Bei der Bronchitis und Bronchopneumonie der Säuglinge orientiert die Auskultation und Perkussion oft nur sehr ungenügend über die tatsächlich vorliegenden Veränderungen. Trotz multipel vorhandenen bronchopneumonischen Herden ergibt oft die Perkussion keine Dämpfungserscheinungen, und die Auskultation läßt nur einige spärliche krepitierende Geräusche vernehmen. Erst wenn die

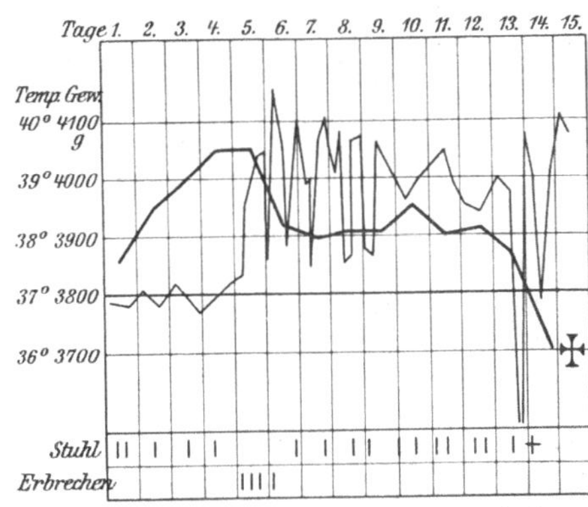

Abb. 172. Säuglingsgrippe. Pyämischer Fiebertypus (nach Erich Müller).

Herdchen in großer Ausdehnung konfluiert sind, werden die Dämpfungserscheinungen deutlicher. Das Auftreten der gefürchteten Kapillarbronchitis oder pneumonische Infiltration kündigt sich für den Diagnostiker außer durch höheren Fieberanstieg vor allem durch die veränderte dyspnoische Atmung an:

Es tritt Nasenflügelatmung auf, die Atemzüge erfolgen keuchend und jagen sich in schneller Folge. Der Thorax wird durch die Hilfsmuskeln stark nach vorn gewölbt, während in den Flanken und am Sternum infolge der Weichheit des Knochengerüstes inspiratorische Einziehungen auftreten. Dabei wird das Kind auffallend blaß und bei vorwiegender Kapillarbronchitis livide verfärbt, Nägel und Lippen bekommen ein zyanotisches Aussehen. Bei zunehmender Kohlensäureintoxikation wird die Atmung oberflächlicher, das Kind verfällt in Sopor und es erfolgt der Exitus. Selten treten bei der Säuglingsgrippe kruppöse Pneumonien auf.

Sehr häufig kombinieren sich die katarrhalischen Störungen mit intestinalen Erscheinungen, als deren Ursache wohl toxische Einflüsse der in den Respirationswegen sitzenden Infektionserreger angeschuldigt werden müssen. Die Prognose wird dadurch wesentlich getrübt. Es gibt aber auch **rein intestinale Grippenformen,** wo wir den Magendarmkanal selbst als den

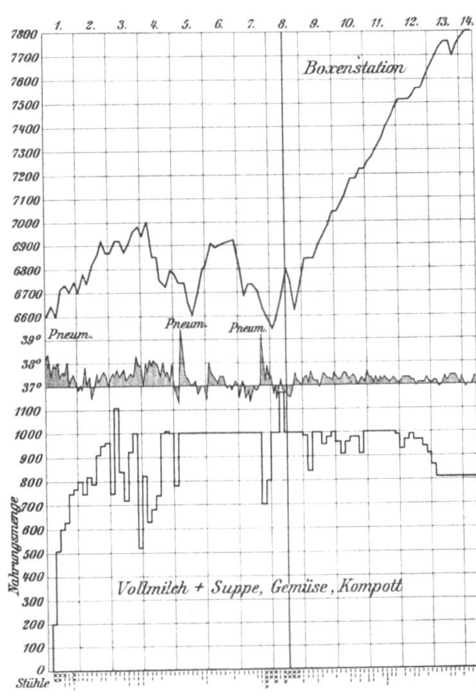

Abb. 173. Säuglingsgrippe mit rezidivierenden Pneumonien. Günstiger Einfluß der Isolierung auf der Boxenstation und Fernhaltung weiterer Infektionen: Anstieg der Gewichtskurve und Heilung der Grippe (nach L. F. Meyer).

Sitz der Erreger ansprechen müssen. Im Vordergrunde des Krankheitsbildes steht dabei die große Appetitlosigkeit und häufiges, schubweise erfolgendes Erbrechen. Die Kinder sind dabei auffällig matt und hinfällig, von blasser Hautfarbe. Es erfolgen wässerige, später mehr schleimige oder schleimig-eitrige, häufige Stühle, die massenhaft Leukozyten, manchmal auch rote Blutkörperchen und viel Schleim und Bakterien (Pneumokokken, Streptokokken usw.) enthalten. Das Fieber ist dabei entweder gering und bewegt sich zwischen 37⁰ und 38⁰, oder aber es nimmt jenen oben erwähnten stark remittierenden oder intermittierenden pyämischen Typus an. In vielen solchen Fällen wird es zunächst schwierig sein, zu sagen, ob die Magendarmerscheinungen Störungen alimentärer Art sind oder infektiöser grippaler Natur; auch kann zu einer alimentären Störung eine grippale Darminfektion hinzukommen, oder umgekehrt kann sich auf dem Boden einer infektiösen grippalen Magendarmerkrankung eine Störung alimentärer Art entwickeln. Durch Nahrungsänderung (Eiweißmilch) werden die Erscheinungen alimentärer Herkunft meist gebessert werden.

Das Vorwiegen **rein nervöser Erscheinungen** dürfte beim Säugling zu den Seltenheiten gehören; wenn man will, können jene protrahierten, mit hohem, intermittierendem Fieber verlaufenden Fälle hierher gerechnet werden, bei denen außer einem mäßigen Schnupfen ein objektiver Organbefund fehlt und nur die allgemeine Intoxikation im Vordergrunde steht. Im übrigen sind nervöse Erscheinungen sowohl bei der katarrhalischen wie bei der intestinalen Form stets vorhanden. Apathie und Hinfälligkeit, Appetitlosigkeit gehören hierher; auch eklamptische Anfälle, tonisch-klonische Zuckungen und Bewußtseinstrübungen sind zu nennen und beim letalen Ausgang nicht selten (Risel). Ferner kommt bei schweren Grippeerkrankungen Meningismus zur Erscheinung.

Komplikationen. die im Verlaufe einer Grippeinfektion eintreten können, sind sehr mannigfaltiger Natur. Zu den besprochenen Lungenerscheinungen können Empyeme hinzutreten. Eine recht häufige Nachkrankheit sind Bronchiektasen. Häufig sind Mittelohrerkrankungen mit ihren mannigfaltigen Folgeerscheinungen, seltener Entzündungen der serösen Häute, des Peritoneums, der Bauchhöhle und der Gelenke. Öfter sieht man noch die Entzündung und eitrige Einschmelzung der Lymphdrüsen am Halse oder retropharyngeal an der Wirbelsäule. Das Pfeiffersche Drüsenfieber ist in der Regel eine durch grippale Nasen-Rachenerkrankungen bedingte Lymphadenitis. Langdauernde Pyelitiden mit starkem remittierenden Fieber können das Leben gefährden; hämorrhagische Nephritis, Endokarditis, Osteomyelitis und Sepsis können metastatisch auf hämatogenem Wege entstehen. Die Grippe ist als die häufigste Ursache unklarer Fieberzustände im Säuglingsalter anzusehen (Risel).

Zuweilen flammt auf dem Boden einer Grippeinfektion ein diphtherischer Schnupfen auf. L. F. Meyer, ebenso E. Müller machten die Beobachtung, daß diphtheriebazillentragende Säuglinge, wenn sie an Grippe erkranken, sehr oft eine Nasendiphtherie mit eitrig-blutigem Ausfluß bekommen und durch diese Komplikation aufs höchste gefährdet werden. Der Vorgang ist dabei natürlich so zu denken, daß die Diphtheriebazillen, die bei vielen Säuglingen (auf Säuglingsabteilungen manchmal bei einem Drittel aller Insassen) auf der Nasenschleimhaut sitzen, ohne Krankheitserscheinungen auszulösen, durch die Grippeinfektion erst Gelegenheit finden, ihre Pathogenität zu entfalten.

Eine sehr unangenehme Eigenschaft der Grippeinfektion ist ihre große Neigung zu rezidivieren, wie wir das ja in gleicher Weise auch bei der echten Grippe der Erwachsenen kennen. Durch das häufige Wiederaufflackern der Grippe zieht sich die Krankheit oft über Monate hin und kann die Kinder in

ihrem Ernährungszustande außerordentlich schädigen und in ihrer Weiterentwicklung zurückbringen.

Die **Prognose** der Grippe im Säuglingsalter ist in vielen Fällen abhängig
vom Ernährungszustande. Der Säugling, der infolge von Ernährungsstörungen
reduziert ist, fällt ihr fast stets zum Opfer; aber auch bei jungen Säuglingen
in den ersten Lebensmonaten, die bis dahin keine Ernährungsstörungen hatten,
bringt die Grippe schwere Gefahr. Es ist ein Circulus vitiosus, der sich da
abspielt. Durch die grippale Infektion wird eine erschwerte Nasenatmung
bedingt, die zu häufigem Absetzen beim Saugen an der Brust und dadurch
zu schneller Ermüdung führt, so daß die Nahrungsaufnahme sehr beeinträchtigt
wird. Intestinale grippale Störungen kommen hinzu. So leidet die Ernährung
und dadurch wird die Widerstandsfähigkeit herabgesetzt, so daß grippale
Komplikationen aller Art einsetzen und die Katastrophe vollenden können.
Aber auch sekundäre alimentäre Störungen können nach Ablauf der Grippe
das Kind noch lange schädigen.

Prophylaxe. Bei der Sorge um die Verhütung der Grippeinfektionen im
Säuglingsalter muß man vor allem die starke Infektiosität der Erkrankung
berücksichtigen. An Schnupfen und katarrhalischen Affektionen erkrankte
Erwachsene müssen dem Kinde fernbleiben, denn die Ansteckung geschieht
fast stets auf dem Wege der Tröpfcheninhalation. Wieviel man durch das
Fernhalten von Ansteckungsmöglichkeiten erreichen kann, zeigen die glänzenden
Resultate auf Säuglingsabteilungen mit dem Boxensystem von Lesage. Das
Prinzip dieser Isolierungsmethode beruht auf der Verhütung der Infektion
durch Isolierung jedes Kindes und durch Dämpfung der Ventilation und Verhütung jeder stärkeren Luftbewegung. Die Fenster werden geschlossen gehalten, doch gestatten perforierte Glasscheiben den Eintritt der Luft. Durch
ein großes mit Mull bespanntes Gestell vor dem Fenster wird der Luftstrom
gedämpft. Eine einzige Tür, die noch mit einem Wandschirm verstellt ist und
in einem Vorraum mündet, gestattet den Eintritt ins Zimmer. Die Isolierung
der Kinder geschieht durch Glasboxen, die nach dem Mittelgang hin offen sind
und eine Höhe von 2,50 m haben.

Therapie. Eine spezifische Behandlung (Grippeserum, Gripkalen) ist zwecklos.
Chinin-Urethan intramuskulär (1—2 ccm einer Lösung 1 : 10) wird von manchen
empfohlen. Wichtig ist die lokale Behandlung der oberen Luftwege, frühzeitige Behandlung der Lungenerscheinungen mit warmen Bädern, Senfpackung,
Schwitzpackung, Anregung des Kreislaufs durch Koffein, Strychnin, wenn nötig
auch ein Aderlaß. Die Ernährung muß, besonders bei den intestinalen Formen,
sorgfältig überwacht werden (Buttermilch, Eiweißmilch, Larosan).

Literatur.

Siehe im vorhergehenden Kapitel. Außerdem: Kleinschmidt, Akute Infektionskrankheiten im Kindesalter (Diagnost. u. therapeut. Irrtümer u. deren Verhütung).
Leipzig 1922.

Diphtherie.

Unter Diphtherie verstehen wir eine akute, fieberhafte, kontagiöse Infektionskrankheit, die durch einen spezifischen Bazillus
verursacht wird und durch die Bildung häutiger, fibrinhaltiger
Beläge am Orte der Infektion sowie durch spezifische toxische
Allgemeinerscheinungen gekennzeichnet ist. Der Sitz der Erkrankung

ist in der überwiegenden Mehrzahl der Fälle die Schleimhaut des Rachens; häufig werden auch Nase und Kehlkopf befallen, seltener die Konjunktiva und die des Epithels beraubte äußere Haut.

Geschichte. Die Diphtherie ist vermutlich schon den Ärzten des Altertums bekannt gewesen. Wenigstens sprechen Beschreibungen von geschwürigen Prozessen im Rachen und hautartigen Belägen der Trachea, die mit Fieber einhergingen, sehr für das Krankheitsbild der Diphtherie. Aretaios, ein Zeitgenosse des Galen, hat die Krankheit wegen ihrer Herkunft aus Ägypten und Syrien als Morbus aegyptiacus und Morbus syriacus beschrieben. In späteren Jahrhunderten waren es namentlich die Beteiligung des Kehlkopfes und die damit verbundenen Erstickungserscheinungen, die der epidemieartig auftretenden Krankheit ihren Stempel aufdrückten. Schwere Epidemien dieser Art überzogen im 16. und 17. Jahrhundert Spanien und Italien. Spanische Autoren nannten sie Garrotillo (nach dem Knüppel des Henkers), in Italien hieß sie Cynanche tracheale oder Morbus suffocatorius. Um das Jahr 1736 trat die Krankheit auch in Frankreich epidemieartig auf (Angine trachéale), 1744 in England, 1745 in Holland; von 1752 ab werden größere Epidemien auch in Deutschland, in der Schweiz und Amerika beschrieben. In Deutschland sprach man von Bräune oder häutiger Bräune, in Schweden von strypsjuka (Erdrosselungskrankheit). Der großen, im Jahre 1825 in Frankreich herrschenden Epidemie verdanken wir die klassische Beschreibung der Krankheit durch Brétonneau. Während bis dahin Krupp und membranöse Angina, sowie die übrigen Formen der Diphtherie, als ganz verschiedenartige Krankheitsformen gegolten hatten, erkannte Brétonneau zum ersten Male die Einheit der verschiedenen Krankheitsformen (Rachendiphtherie, Kehlkopfdiphtherie, Nasendiphtherie) und schilderte als pathognomisch das Auftreten von lederartigen Häuten. Von ihm stammt auch der Name Diphtheritis (von $\delta\iota\varphi\vartheta\acute{\varepsilon}\varrho\alpha$ = Haut). Dieses Wort wurde später von Trousseau in Diphtherie umgewandelt. Trousseaus Arbeit brachte eine wertvolle Ergänzung zu den Beschreibungen Brétonneaus, indem er auch die bösartigen Formen mit schweren Zerstörungen im Rachen und toxischen Allgemeinerscheinungen beschrieb. Ein Markstein in der Geschichte der Diphtherie war die Entdeckung des Erregers der Krankheit. 1883 zuerst von Klebs in diphtherischen Pseudomembranen gesehen, wurde er von Löffler im Jahre 1884 rein gezüchtet. Der wichtigste Beweis für die ätiologische Bedeutung dieses Bazillus wurde durch Roux und Yersin erbracht. Sie konnten aus Reinkulturen des Löfflerschen Bazillus das spezifische Diphtheriegift isolieren und damit bei Tieren die charakteristischen diphtherischen Lähmungen hervorrufen. Die Kenntnis des Erregers und des von ihm produzierten Giftstoffes ermöglichte dann zehn Jahre später die Behringsche Großtat, die Entdeckung eines spezifischen Heilmittels gegen die Diphtherie.

Ätiologie. Der Löfflersche Diphtheriebazillus ist ein kleines, leicht gebogenes, an den Enden meist etwas verdicktes, unbewegliches Stäbchen, das sich leicht mit allen Anilinfarben färbt und sich der Gramfärbung gegenüber schwach positiv oder negativ verhält (Pseudo-Diphtheriebazillen sind grampositiv). Die Größe variiert etwas. Im Durchschnitt hat er die Länge der Tuberkelbazillen, in älteren Stämmen und auch im direkten Ausstrich aus dem Rachen von Dauerausscheidern, bei manchen Stämmen auch von vornherein, erscheinen sie oft länger und plumper. Zuweilen zeigen sich nach längerer Fortzüchtung keulenartige Anschwellungen an den Enden. Aber auch bei frischen, aus Rachendiphtherie gezüchteten Stämmen kann man neben zarteren und kürzeren auch dickere und plumpere Individuen finden. Charakteristisch ist die segmentierte Färbung und die eigenartige Lagerung der Diphtheriebazillen. Bei der Färbung mit verdünnten Anilinfarben wechseln stärker gefärbte Partien der Bazillenleiber mit schwächer gefärbten ab, weil der Farbstoff nicht gleichmäßig aufgenommen wird. So kommt ein segmentiertes, gekörntes Aussehen zustande; ganz junge Individuen färben sich gleichmäßig. Die einzelnen Bazillen lagern sich gern in ganz bestimmter Anordnung, entweder parallel zueinander, palisadenartig, oder aber so, daß mehrere Individuen mit dem einen Ende zusammenliegen, während die anderen Enden sich zu fliehen scheinen. So kommen Gruppen zustande, die wie gespreizte Finger oder wie ein V oder Y aussehen oder an die Verzweigungen eines Hirschgeweihes erinnern (vgl. Abb. 175).

In seltenen Fällen, namentlich bei Bazillenträgern, zeigt sich schon in der ersten Kultur Bildung von verzweigten und unverzweigten Fäden.

Zur Färbung eignet sich besonders Löfflers Methylenblau oder Ziehlsches Karbolfuchsin. Vor allem aber ist differentialdiagnostisch wichtig die M. Neißersche Polfärbung mit Chrysoidin und essigsaurem Methylenblau, die auf sehr schöne und deutliche Weise die Babes-Ernstschen Polkörner an den Enden des Bazillenleibes zur Darstellung bringen. Zwei dunkelblau gefärbte Punkte an je einem Pol des Bazillus heben sich dabei scharf von dem zart hellgelb gefärbten Bazillenleib ab. Am konstantesten ist diese Färbung bei Serumkulturen von Diphtheriebazillen, die nicht jünger sind als 8 und nicht älter als 18 Stunden, während diphtherieähnliche Stäbchen um diese Zeit keine Polkörnerfärbung zeigen.

Kultur. Die Diphtheriebazillen sind fakultativ anaerob und wachsen am besten bei alkalischer Reaktion des Nährbodens und bei einer Temperatur von 36°. Das üppigste Wachstum erfolgt zweifellos auf Löffler-Blutserum, einer Mischung von einem Teil 1%iger Traubenzuckerbouillon und drei Teilen Hammelblutserum,

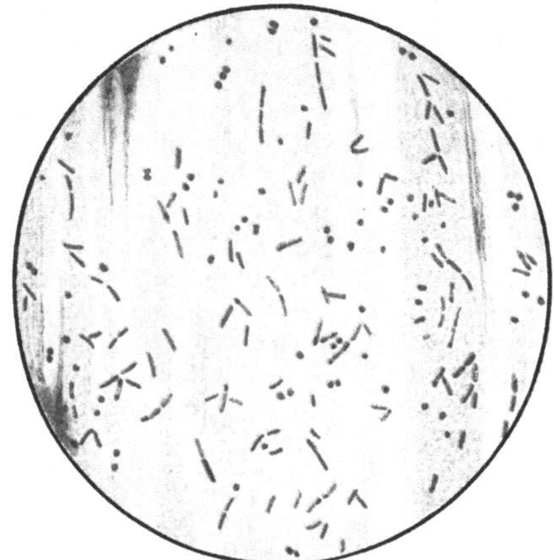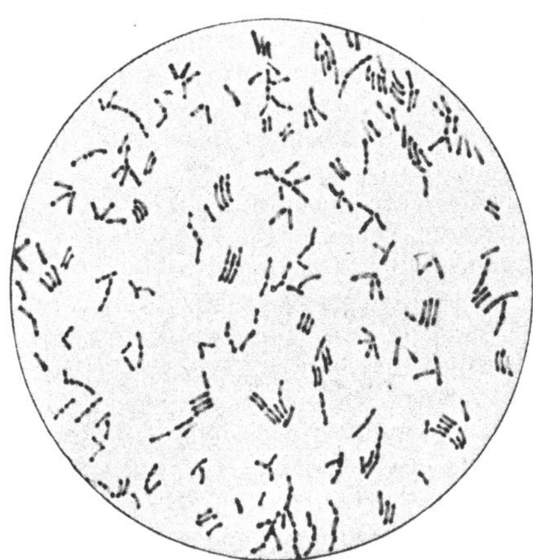

Abb. 174. Diphtheriebazillen im direkten Rachenabstrich. Erkennbar durch ihre Form und typische Lagerung.

Abb. 175. Diphtheriebazillen. Neissersche Polfärbung.

die durch Erhitzen zum Erstarren gebracht werden. Dieser Nährboden stellt ein elektives Nährsubstrat für Diphtheriebazillen dar, weil viele Begleitbakterien darauf weniger üppig als die Diphtheriebazillen gedeihen. Nach 12—14 Stunden entwickeln sich die Kolonien des Diphtheriebazillus als runde, weißliche Knöpfchen von Stecknadelkopfgröße. Auf Bouillon wachsen sie in Form von kleineren Krümeln oder in Gestalt einer Oberflächenhaut. Dabei erfolgt eine Säuerung der Bouillon, die nach ca. 8 Tagen wieder in alkalische Reaktion umschlägt. Milch wird nicht zur Gerinnung gebracht.

Resistenz. Die Diphtheriebazillen vertragen die Kälte auffallend gut und zeigen auch bei monatelanger Einwirkung der Winterkälte keine Virulenzabnahme; dagegen tötet sie feuchte Hitze von 50° nach einigen Stunden und 65° nach kurzer Zeit. Gegenüber den übrigen Desinfektionsmitteln zeigen sie keine besondere Widerstandsfähigkeit. Auffällig ist jedoch ihre Resistenz gegenüber der Austrocknung. In Membranstücken eingetrocknet und vor Licht geschützt, können sie sich monatelang halten; aber auch an Spielzeug, Büchern, Möbeln können sie lange lebensfähig bleiben. Abel zeigte z. B., daß an dem Stein eines Baukastens eingetrocknete Diphtheriebazillen noch nach Monaten entwicklungsfähig waren.

Tierpathogenität. Da Diphtherie bei Tieren nicht vorkommt, so war es nach der Entdeckung des Diphtheriebazillus notwendig, auf künstlichem Wege den Beweis für die ätiologische Bedeutung der Bazillen zu erbringen.

Löffler hat bereits durch intratracheale Verimpfung von Diphtheriebazillen bei Kaninchen nach vorangegangener Tracheotomie diphtherieähnliche Erscheinungen erzeugen können. Die Tiere gingen nach zwei Tagen unter dyspnoischen Erscheinungen zugrunde. Dabei fand sich eine grauweiße, die ganze Trachea bedeckende Pseudomembran, die an der Impfstelle am dicksten war, und, allmählich dünner werdend, sich bis zur Teilungsstelle der Bronchien erstreckte. Die Umgebung der Tracheotomiewunde war von einem hämorrhagischen Ödem durchtränkt. Im Schnitt durch die Trachea fand sich das Epithel größtenteils erhalten und in der aufgelagerten fibrinösen Membran waren viele Zellen, aber keine Diphtheriebazillen nachweisbar; letztere fanden sich ausschließlich in der Impfstelle an der Tracheotomiewunde.

Die gleichen Erscheinungen konnten Roux und Roger, Bayeux, Trumpp u. a. bei Kaninchen erzielen, wenn sie statt der Diphtheriebazillen ein bazillenfreies Kulturfiltrat nahmen. Dadurch wurde ein wichtiger Beweis dafür erbracht, daß die Pseudomembran in der Hauptsache durch Giftwirkung zustande kommt. Auf die gleiche Bedeutung der Giftwirkung der Diphtheriebazillen wurde Löffler gleich bei seinen ersten Versuchen aufmerksam, als er kleine Mengen von Reinkultur Meerschweinchen subkutan oder intraperitoneal einverleibte. Er fand dabei an den unter Intoxikationserscheinungen zugrunde gehenden Tieren einen ganz typischen Sektionsbefund: Grauweiße, fibrinähnliche Beläge an der Impfstelle und hämorrhagisches Ödem in der Umgebung derselben. Entzündung der serösen Häute, namentlich Erguß in die Pleurahöhle, lobuläre braunrote Verdichtungen in den Lungen Hyperämie und Blutung der Nebennieren. Bei protrahiertem Verlauf der Krankheit zeigten sich bei den Tieren Lähmungserscheinungen, die ganz analog den postdiphtherischen Lähmungen beim Menschen waren. Da sich Diphtheriebazillen in den inneren Organen nicht vorfanden, so schloß Löffler bereits, daß ein an der Impfstelle produziertes Gift in dem Blutstrom zirkulieren müßte, das auf die Gefäßwände eine alterierende Wirkung ausübt und die beschriebenen Erscheinungen verursacht. Mäuse und Ratten verhalten sich gegenüber den Diphtheriebazillen und ihren Giften refraktär.

Toxin. Der Nachweis des Diphtheriegiftes und seine Trennung von den Diphtheriebazillen gelang Roux und Yersin. Jetzt erst, als es gelang, mit dem isolierten Toxin der Diphtheriebazillen im Tierexperiment pathologische Veränderungen zu erzeugen, die ganz denen an Diphtherie verstorbener Kinder glichen, Veränderunge des Herzens, der Nieren und der Nerven, und als man damit experimentell auch ganz ähnliche Lähmungserscheinungen hervorrufen konnte, wie beim Menschen, fand die Entdeckung des Löfflerschen Bazillus die gebürende Beachtung. Vor allem aber wurde der Nachweis des Diphtherietoxins zum Grundstein, auf dem Behring seine große Entdeckung aufbauen konnte. Das Diphtherietoxin ist nicht ein Bestandteil der Leibeshülle des Diphtheriebazillus, wie die Endotoxine des Typhusbazillus. Es ist ein Sekretionsprodukt der Bazillen und wird von ihnen an das Nährmedium abgegeben. Am schnellsten und besten kann man die Toxinbildung in Bouillonkulturen bei schwach alkalischer Reaktion und einer Temperatur von 35° beobachten. Das Maximum der Giftigkeit erreicht die Bouillon oft schon nach 4—7 Tagen, in manchen Fällen erst später. Die chemische Zusammensetzung des Diphtherietoxins ist nicht bekannt, da bis jetzt nur die Trennung von den Diphtheriebazillen, nicht aber seine Reindarstellung gelungen ist. Es handelt sich um einen hochmolekularen Körper, der sehr labil ist und durch Hitze, Säuren und Antiseptika schnell zerstört wird.

Die wichtigste Eigenschaft des Diphtheriegiftes ist die, im tierischen Organismus die Produktion von Antikörpern anzuregen, wenn es zum Zwecke der Immunisierung wiederholt in kleinen, nicht tödlichen Dosen eingeführt wird. Dadurch kommt eine Immunität, eine Widerstandsfähigkeit des tierischen Organismus gegenüber dem Toxin zustande. Die Möglichkeit, diese Immunität mit dem Serum des immunisierten Tieres auf den Menschen zu übertragen, führte zur Serumtherapie.

Einer kurzen Erwähnung bedürfen hier noch die sog. **Pseudo-Diphtheriebazillen,** die gelegentlich differentialdiagnostisch in Betracht kommen. Wahrscheinlich gibt es verschiedene Arten diphtherieähnlicher Stäbchen, die man als Pseudo-Diphtheriebazillen bezeichnen kann, u. a. gehören hierher die Xerosebazillen die häufig im Konjunktivalsekret angetroffen werden, ferner die von Hofmann und Wellenhof u. a. beschriebenen Pseudo-Diphtheriebazillen. Diese sind etwas kürzer als die echten Diphtheriebazillen und wachsen auf gewöhnlichem Agar viel üppiger als jene. Bouillon wird beim Wachstum diffus getrübt. Kulturen auf Löfflerserum erscheinen nach 12stündigem Wachstum kleiner als die des Diphtheriebazillus und haben einen weniger gezahnten Rand. Meist gelingt es mit Hilfe der Neißerschen Polfärbung, die Entscheidung zu bringen. Pseudo-Diphtheriebazillen haben entweder gar keine Polfärbung oder nicht in so regelmäßiger Anordnung wie die Diphtheriebazillen. In zweifelhaften Fällen müssen noch andere bakteriologische Kriterien herangezogen werden, die aber der Kliniker natürlich in der Regel nicht ausführen kann, sondern speziellen Untersuchungsanstalten überlassen wird; weiteres hierüber s. S. 441.

Ein gutes Unterscheidungsmerkmal bringt die Prüfung der fraglichen Bazillen auf Zuckernährböden, weil Diphtheriebazillen und Pseudo-Diphtheriebazillen sich dabei ganz verschieden verhalten. Zu empfehlen ist z. B. das von Rothe angegebene Verfahren. Je 10 ccm von $1^0/_0$igen Lösungen verschiedener Zuckerarten (Dextrose, Lävulose, Maltose, Rohrzucker usw.) in Lackmuslösung (Kahlbaum), die vorher an drei Tagen je 20 Minuten im Wasserbade filtriert wurde, werden mit 90 ccm Serumbouillon (4 Teile Rinderserum und 1 Teil neutraler, zuckerfreier Nährbouillon) vermischt und ebenso zu Platten verarbeitet, wie Löfflersches Serum. Echte Diphtheriebazillen greifen konstant Dextrose und Lävulose unter Säurebildung an und färben daher den blauen Nährboden rot. Pseudo-Diphtheriebazillen vergären Rohrzucker fast immer, fast nie Maltose, kaum Dextrose und Lävulose; Xerosebazillen keine der genannten Zuckerarten.

Auch der Tierversuch gibt einen gewissen Anhalt, da Pseudo-Diphtheriebazillen keine Toxine bilden und deshalb nicht imstande sind, ebenso wie die Diphtheriebazillen das Meerschwein unter dem Bilde der Vergiftung zu töten. Nun gibt es aber unter den echten Diphtheriebazillen avirulente Stämme, die trotz ihrer pathogenen Eigenschaft gegenüber dem Menschen im Tierversuch versagen. Also kann man hier allein auf das Tierexperiment die Diagnose nicht stützen. Man muß dann die Prüfung auf Zuckernährböden vornehmen, oder versuchen, mit Hilfe hochwertiger agglutinierender Tiersera die Identifizierung herbeizuführen. Pseudo-Diphtheriebazillen werden vom agglutinierenden Diphtherieserum nicht agglutiniert (Lubowski).

Epidemiologie. Die Krankheit ist in allen Klimaten verbreitet, bevorzugt aber die gemäßigte und nördliche Zone. Während sie früher gewöhnlich in mehr oder minder abgegrenzten Epidemien auftrat, hat sie sich um die Mitte des 19. Jahrhunderts in Deutschland pandemisch verbreitet und herrscht heute in allen größeren Städten endemisch. Doch sind dabei große Schwankungen in der Heftigkeit ihres Auftretens zu beobachten. Im allgemeinen erfolgte um die Mitte des vorigen Jahrhunderts ein langsames Ansteigen der Diphtheriemorbidität und -mortalität, das im Jahre 1886 seinen Gipfel mit tausend Todesfällen erreichte. Von da an sank die Kurve allmählich wieder ab. Ganz ähnliche Verhältnisse spiegeln sich auch in der Mortalitätskurve der in Berlin seit dem Jahre 1861 vorgekommenen Diphtheriefälle. Vgl. Abb. 209.

Die wichtigste Quelle der Ansteckung ist der Mensch. Die Infektion erfolgt am häufigsten auf dem Wege der Flüggeschen Tröpfcheninhalation, wobei von Diphtheriekranken kleinste Flüssigkeitsteilchen beim Sprechen oder Husten in die Umgebung ausgesprüht werden und auf die Schleimhaut des Gesunden gelangen. Besonders gefährlich sind in dieser Beziehung die tracheotomierten Kruppkranken, die bei Hustenstößen häufig kleinste Membranstückchen aus der Kanüle herausschleudern. Neben dieser direkten Infektion kann auch indirekt eine Übertragung vermittelt werden durch Eß- und Trinkgeschirre, Spielsachen u. dgl. Auch Wäsche, namentlich Taschentücher, die mit dem Mundsekret des Kranken in Berührung gekommen sind, kommen in Betracht. Auch der Urin der Diphtheriekranken, der nach den Untersuchungen Conradis gar nicht selten Diphtheriebazillen enthält, kann bei dem Pflegepersonal ebenfalls zu einer Infektion führen. Nahrungsmittel, Milch und Wasser, spielen nur eine untergeordnete Rolle.

Die Gefahr der Ansteckung durch Diphtheriekranke besteht nicht nur auf der Höhe der Krankheit, sondern auch in der Rekonvaleszenz und oft noch lange Zeit darüber hinaus. Die Beobachtung, daß die Diphtheriebazillen auf den Schleimhäuten der Rekonvaleszenten sich noch sehr verschieden lange Zeit in virulenter Form erhalten, ist eine wichtige Bereicherung unserer epidemiologischen Kenntnisse. Nehmen wir noch die Tatsache hinzu, daß auch gesunde Menschen in der Umgebung von Diphtheriekranken häufig Diphtheriebazillen auf ihren Schleimhäuten beherbergen, so erfahren manche bisher rätselhaften Züge in dem epidemiologischen Bilde der Diphtherie eine Aufklärung. Wenn z. B. früher in einer jahrelang diphtheriefreien Bevölkerung in einem Dorfe plötzlich eine Diphtherieepidemie aufflackerte, ohne daß die zuerst erkrankte Person auch nur einen Schritt aus dem Dorfe hinausgekommen wäre, so suchte man den Grund in allerlei hygienischen Mißständen, feuchter Bodenbeschaffenheit, schlechter Grundwasserversorgung. Jetzt erklärt sich die scheinbar unvermittelte Entstehung der Diphtherie durch die Vermittlung zugereister, bazillentragender Zwischenträger, sei es, daß es sich um sog. Dauerausscheider handelt, d. h. um Personen, die nach einer leichten, vielleicht gar nicht erkannten Diphtherieerkrankung wochen- und monatelang ihre Bazillen im Rachen beherbergen, oder um gesunde Bazillenträger, d. h. Personen, die, ohne selbst zu erkranken, durch Kontakt mit Diphtheriekranken oder mit anderen Bazillenträgern die spezifischen Keime akquiriert haben und sie lange Zeit auf ihren Schleimhäuten mit sich herumtragen. Nach Untersuchungen, die Jochmann am Material des Rudolf Virchow-Krankenhauses ausführte, verlieren die Patienten durchschnittlich erst in der dritten bis vierten Woche ihrer Erkrankung die Diphtheriebazillen. Eine ganze Reihe von Fällen aber, etwa $15\,^0/_0$, zeigt erheblich längere Persistenz der Bazillen, so daß sich bei ihnen noch in der 5., 6., ja in der 7.—9. Woche Diphtheriebazillen vorfinden.

Jochmanns Zahlen stimmen mit denen anderer Beobachter ziemlich genau überein. So konnte Scheller unter 339 untersuchten Diphtheriekranken Diphtheriebazillen nachweisen

weniger als	10	Tage	bei	$23\,^0/_0$
mehr „	11	„	„	$77\,^0/_0$
„	„	21	„	„	$35\,^0/_0$
„		31	„	„	$18\,^0/_0$
„	„	41	„	„	$10\,^0/_0$
„	„	51	„	„	$7,6\,^0/_0$
„	„	61	„	„	$5\,^0/_0$
„	„	90	„	„	$2\,^0/_0$

und bei den ca. 500 Fällen von E. Neißer verschwanden die Bazillen vom Krankheitsbeginn an gerechnet

nach 2	Wochen	bei	$22,7\,^0/_0$
„ 3	„	„	$51,5\,^0/_0$
„ 4	„	„	$82,5\,^0/_0$
„ 5	„	„	$96,2\,^0/_0$.

Daß solche Dauerausscheider, wenn sie zu frühzeitig entlassen werden, sehr geeignet sind, ihre Umgebung zu gefährden, lehrten uns verschiedene Beispiele, die um so wichtiger sind, als ja noch öfter behauptet wird, die Virulenz der so lange auf den Schleimhäuten persistierenden Bazillen sei nur gering, und es handle sich dabei nur um harmlos schmarotzende Keime.

Zweimal verlegten wir Patienten, die über viele (6 bzw. 7) Wochen Diphtheriebazillen auf dem Rachen gehabt hatten, nachdem sie endlich nach dreimaliger Untersuchung negativen Befund gezeigt hatten, von der Diphtheriestation auf andere Stationen, um sie anderweitiger Affektionen wegen noch länger zu beobachten. Prompt erkrankten beide Male einige Tage darauf mehrere Patienten desselben Raumes, in welchen die Dauerausscheider gebracht worden waren, an Diphtherie, und als wir nun die verlegten Fälle wieder untersuchten, hatten sie beide Male wieder erneuten Bazillenbefund.

Es beweisen diese Fälle sicherer als alle Tierversuche, daß die Diphtheriebazillen der sog. Dauerausscheider noch recht infektiös sein können; außerdem lehren solche Beobachtungen, daß selbst trotz dreimal negativen Befundes noch in verborgenen Krypten der Tonsillen Bazillen persistieren können.

Ähnliches geht aus folgender Beobachtung Jochmanns hervor, die gleichzeitig das Vorkommen von Rezidiven innerhalb relativ kurzer Zeit nach der Ersterkrankung beweist:

Ein vierjähriger Knabe, Jean H., der am 6. II. 1909 mit schwerer Rachendiphtherie aufgenommen war, bleibt nach dem Abstoß der Beläge Dauerausscheider und wird deshalb mehrere Monate im Krankenhause gehalten. Am 9. VI. 1909 erkrankte er aufs neue an Tonsillardiphtherie mit starken Belägen.

Nicht geringere Beachtung als solche Dauerausscheider beanspruchen die gesunden Bazillenträger. Welche Gefahr von dieser Seite her droht, lehren z. B. die Untersuchungen Schellers (Zentralbl. f. Bakteriol., Bd. 40, H. 1. 1904), der bei 38% aller untersuchten Angehörigen von diphtheriekranken Personen Diphtheriebazillen feststellte. Was für Schaden solche Bazillenträger anrichten können, kann man am besten in geschlossenen Anstalten, Pensionaten, Irrenanstalten usw. beurteilen. Auch im Krankenhause kann man sehr unangenehme Erfahrungen damit machen, wenn z. B. auf einer Scharlachrekonvaleszentenabteilung plötzlich eine Diphtherie mit 10—15 mehr oder minder schweren Erkrankungen ausbricht und als Ursache ein neu eingestelltes Glied des Pflegepersonals entdeckt wird, das sich als Bazillenträger entpuppt.

Die Untersuchungen über das Vorkommen von Bazillenträgern haben noch eine interessante Frage zur Lösung gebracht, die Frage nach der Ubiquität der Diphtheriebazillen. Wäre der Diphtheriebazillus ubiquitär, so könnte er sich auch bei gesunden Personen ohne einen Zusammenhang mit Diphtheriekranken auf den Schleimhäuten finden. Wir wissen aber jetzt, daß nur solche Individuen zu Bazillenträgern werden, die mit Diphtheriekranken entweder direkt oder indirekt in Berührung gekommen sind.

Dafür sprechen u. a. z. B. die Untersuchungen von Hasenknopf und Rothe (Jahrb. f. Kinderheilk. Bd. 16) im Potsdamer Kadettenhause, die unter 177 Kadetten nicht einen einzigen Bazillenträger fanden. Auch Scheller fand bei gesunden Personen, bei denen ein Konnex mit Diphtheriekranken ausgeschlossen war, niemals Diphtheriebazillen.

Interessant ist auch der Befund von Schürer (Berl. klin. Wochenschr. 1920. S. 106), nach dem die Bazillenträger einen abnorm hohen Antitoxingehalt im Serum aufweisen, was auch dagegen spricht, daß bei solchen Personen die Bazillen harmlose Schmarotzer sind.

So hat die Lehre von den Bazillenträgern unser epidemiologisches Denken vielfach befruchtet; aber zur restlosen Erklärung des epidemiologischen Verhaltens der Diphtherie gehören noch manche anderen Faktoren. So vor allem die Frage der Disposition.

Von großer Bedeutung für die Diphtherieempfänglichkeit ist das Lebensalter. Mit weit größerem Rechte kann man die Diphtherie eine Kinderkrankheit nennen als die Masern. Am meisten gefährdet sind die jüngsten Altersstufen

vom 2.—5. Lebensjahre. Hier finden sich die höchsten Erkrankungsziffern
und Mortalitätszahlen; etwas geringer ist die Erkrankungszahl bis zum 10. Lebensjahre; aber auch bis zum 15. Lebensjahre kommen noch recht häufig Diphtherie-
erkrankungen vor. Von da an sinkt die Diphtherieempfänglichkeit bedeutend.
Zwar sind Erwachsene keineswegs gegen die Krankheit gefeit — oft genug
sieht man gerade bei Erwachsenen maligne Formen mit schwerer Herzschwäche
und tödlichem Ausgang —, aber im ganzen ist die Erkrankungszahl jenseits
des 20. Lebensjahres relativ gering. Ein Einfluß der Jahreszeiten auf die
Erkrankungszahl macht sich insofern bemerkbar, als zweifellos die kälteren
Monate, und zwar besonders der November, Dezember und Januar, ein Ansteigen
der Erkrankungen und Todesfälle an Diphtherie erkennen lassen (vgl. Abb. 176).
Besonders bei schnellem Wechsel von warmem zu kaltem Wetter pflegt die

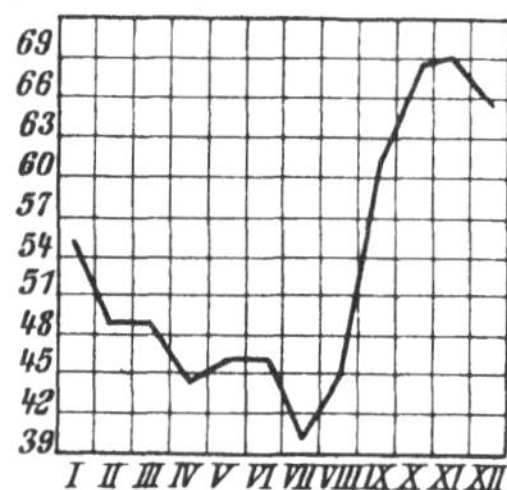

Abb. 176. Monatliche Zu-
sammenstellung der ge-
meldeten Diphtheriefälle
in Berlin 1886—1899 nach
Schultz.
(Die monatl. Meldungen
in den genannten Jahren
sind addiert und in eine
Kurve eingetragen.

Mortalitätskurve in die Höhe zu schnellen; es scheint,
als ob die bei solcher Gelegenheit auftretenden katarrhalischen Erkrankungen der Nase und des Rachens
das Haften der Diphtheriebazillen und ihre Entwicklung begünstigen.

Man hat versucht, den Einfluß der Schule
mit den jahreszeitlichen Schwankungen der Diphtherie-
mortalität in Zusammenhang zu bringen. Daß die
Schule eine nicht geringe Bedeutung für die Weiterverbreitung der Diphtherie hat, ist aus den zeitweise
auftretenden Schulepidemien bekannt und ebenso
aus der Tatsache, daß es bei spärlichen Diphtherie-
erkrankungen in den Schulklassen häufig gelingt
nachzuweisen, wie gerade nebeneinander sitzende
Kinder in kurzen Zeitintervallen erkranken. Ob
freilich die tiefe Senkung der Sterblichkeitszahl im
Monat Juli, wie sie aus nebenstehender Kurve hervorgeht, als Ausdruck dafür aufgefaßt werden darf, daß
in diesen Monat die großen Ferien fallen, wie das
Schultz (Jahrb. f. Kinderheilk. 1907) vermutet, erscheint zweifelhaft. Vielmehr ist wohl der Grund in der günstigen Jahreszeit gelegen.

Die Empfänglichkeit für Diphtherie ist bei arm und reich die gleiche.
„Aequo pulsat pede pauperum tabernas regumque turres." Daß freilich der
Weiterverbreitung der Krankheit durch ungünstige äußere Lebensbedingungen,
dichtes Zusammenwohnen und die damit verbundene Unsauberkeit usw. Vorschub geleistet wird, steht außer Frage.

Das Geschlecht hat keinen besonderen Einfluß auf die Erkrankungsziffer der Diphtherie, wenn auch in einzelnen Städten das weibliche Geschlecht
etwas stärker beteiligt erscheint. Auch die Rasse ist ohne Einfluß auf die
Disposition zur Diphtherieerkrankung; die Neger erkranken in gleicher Weise
wie die Weißen. Dagegen kann die Empfänglichkeit für Diphtherie durch
örtliche Verhältnisse der Schleimhäute stark beeinflußt werden. Die örtliche
Disposition spielt eine nicht zu unterschätzende Rolle bei der Diphtherie.
Wenn die Schleimhäute aufgelockert und entzündet sind, haften die Krankheitserreger leichter als bei intakter Beschaffenheit. Man spricht dann von
gesteigerter Oberflächendisposition (Escherich). Auch die Hyperplasie des
lymphatischen Rachenringes scheint eine solche gesteigerte Disposition zur
Erkrankung mit sich zu bringen.

Als Ursache einer verminderten örtlichen Disposition finden wir die saure
Reaktion der Mundhöhle bei Säuglingen, die weit häufiger an Nasendiphtherie
als an Rachendiphtherie erkranken.

Aber die genannten Faktoren, die bei der Disposition zur Diphtherie-erkrankung und bei der Ausbreitung der Seuche mitsprechen, reichen noch nicht aus, um die Tatsache zu erklären, daß die Zahl der Erkrankungen oft in gar keinem richtigen Verhältnis zu der Menge der Infektionsmöglichkeiten steht. Während wir auf der einen Seite in derselben Familie zuweilen alle Kinder an Diphtherie erkrankt sehen, machen wir andererseits gar nicht selten die Beobachtung, daß in sehr kinderreichen Familien nur ein oder zwei Kinder an Diphtherie erkranken und die anderen gesund bleiben, obgleich sie Diphtherie-bazillenträger sind und sich in einem zur Erkrankung disponierenden Alter befinden. Auch macht man zuweilen die Beobachtung, daß trotz der Anwesenheit vieler Bazillenträger in einer geschlossenen Anstalt nur eine verschwindend kleine Zahl von Personen erkrankt.

So berichtet Lippmann z. B., daß innerhalb von 14 Wochen fast bei der Hälfte des 250 Kopf starken Personals des Hamburger Krankenhauses St. Georg Diphtherie-bazillen gefunden wurden und nur fünf davon an Diphtherie erkrankten.

Auffallend ist auch, daß Laboratoriumsinfektionen mit Diphtherie-bazillen kaum bekannt sind, im Gegensatz z. B. zu denen durch Typhusbazillen, Bac. melitensis und andere.

Viele Menschen erkranken eben trotz gegebener Infektionsmöglichkeit niemals in ihrem Leben an Diphtherie, weil sie eine angeborene Resistenz dagegen besitzen. Wassermann konnte nicht nur bei Diphtherierekonvaleszenten, sondern auch bei gesunden Erwachsenen und bei Kindern bis zum elften Lebens-jahre, die niemals an Diphtherie erkrankt waren, spezifische Antitoxine nach-weisen. Solche Antitoxine können sogar durch Diphtherierekonvaleszenten-mütter auf das Kind übertragen werden und finden sich dann im Blute der Neugeborenen, verschwinden freilich nach relativ kurzer Zeit.

Wir müssen also sagen, die Empfänglichkeit für Diphtherie ist beim Menschen im ganzen keine große, doch kann sie durch mancherlei örtliche und allgemeine Ursachen eine Steigerung erfahren. Das Zusammenwirken vieler solcher be-günstigenden Faktoren und der Virulenzgrad der Bazillen bestimmt den Cha-rakter der Epidemie — den Genius epidemicus.

Ganz neuartige Aufschlüsse über die Diphtherieempfänglichkeit wurden durch die Arbeiten von B. Schick gewonnen. Er konnte 1913 zeigen, daß bei intrakutaner Impfung mit verdünnter Toxinlösung dann eine Lokalreaktion mit Quaddelbildung und Rötung auftritt, wenn der Untersuchte weniger als 0,03 I.-E. per Kubikzentimeter Serum besitzt. Die Reaktion bleibt dagegen negativ, wenn das Serum des Betreffenden mehr Antitoxin als die oben angegebene Menge enthält; solche Personen sind, wie zahlreiche Nachprüfungen, besonders in Amerika, gelehrt haben, unempfänglich gegen Diphtherie. Die Technik der nach ihrem Entdecker als Schicksche Probe bezeichneten Reaktion ist in der Münch. med. Wochenschr. 1913, S. 2608, genau beschrieben. Sie besteht kurz zusammengefaßt, darin, daß man die Toxinmenge von $^1/_{50}$ der Dosis letalis für 250 g Meerschwein, die in 0,1 ccm enthalten sein muß, ebenso wie bei der Impfung nach Deycke-Much, streng intrakutan einspritzt. Bei positiver Reaktion beginnt nach 4—6 Stunden eine Rötung der Impfstelle, die immer mehr zunimmt, und nach 24—48 Stunden ihren Höhepunkt erreicht. Die ent-standene Quaddel ist dann 10—25 mm groß. Sie heilt unter Schuppung und Pigmentierung ab. Der negative Ausfall ist immer beweisend für vorhandene Immunität, der positive dagegen kann auch durch lokale Reizung entstehen: es handelt sich dann um die sog. „paradoxe Reaktion", die von Opitz auf hitzebeständige Endotoxine zurückgeführt wird (Jahrb. f. Kinderheilk. Bd. 94, S. 258, 1919). Man kann sich vor derselben schützen, wenn man, wie Zingher

es tut, am anderen Arm eine Kontrolle mit erhitztem Toxin macht. Ist auch
diese positiv, so handelt es sich um die Pseudoreaktion, da das eigentliche
Toxin hitzeempfindlich ist.

Nach Schick und seinen Mitarbeitern Magyar, Michiels, Groer haben
sich an einem größeren Material folgende Befunde erheben lassen:

	Gesamtzahl	davon	
		positiv	negativ
Neugeborene	291	16	$275 = 93\,^0/_0$
1. Lebensjahr	42	18	$24 = 57\,^0/_0$
2.—5. „	150	95	$55 = 37\,^0/_0$
5.—15. „	264	131	$133 = 50\,^0/_0$.

Danach sind also die Neugeborenen praktisch immun gegen Diphtherie,
was allerdings kürzlich von Rominger im Gegensatz zu v. Groer bestritten
wurde.

Der große Wert der Schickschen Probe hat sich vor allem bei der prophy-
laktischen Serumbehandlung gezeigt, daß man z. B. bei Hausinfektionen im
Krankenhause nur die Kinder zu behandeln braucht, die positiv reagieren.
Über sehr gute Erfahrungen mit dieser Methode hat Paschen aus dem
Krankenhause St. Georg, Hamburg (Dtsch. med. Wochenschr. 1917) berichtet.
Kein negativer Fall ist später an Diphtherie erkrankt. Über die ausgedehnte
Anwendung der Schick-Probe bei der aktiven Immunisierung nach Behring
in Amerika s. u. unter Prophylaxe.

Pathogenese. Für das Verständnis der krankhaften Vorgänge bei der
Diphtherie ist es zunächst notwendig, zu wissen, wo die Diphtheriebazillen im
menschlichen Organismus hauptsächlich vorkommen und die Frage zu entscheiden, ob es sich um eine lokale Wirkung am Orte des ersten Eindringens
oder um eine Allgemeininfektion handelt.

Die Untersuchungen ergaben, daß die Diphtheriebazillen mit Regelmäßigkeit
im lokalen Herd, sei es im Rachen, in der Nase oder im Kehlkopf, zu finden
sind, während sie im Blute während des Lebens nur selten und auch post mortem
nicht gerade häufig gefunden werden. Daraus folgerte man, daß die Diphtheriebazillen sich hauptsächlich am Orte ihrer ersten Ansiedlung, also z. B. im Rachen,
vermehren, dort ihr Gift produzieren und von hier aus den Körper mit Gift-
stoff überschwemmen. Durch das im Blute kreisende Toxin werden Intoxikationserscheinungen — Schädigung des Herzens, der Nieren und der
peripheren Nerven — verursacht.

Diese Lehre schien in neuerer Zeit einen kleinen Stoß zu erleiden durch die
Feststellung Conradis, daß man recht häufig im Urin Diphtheriekranker Diphtheriebazillen findet. Dieser Befund, den auch Jochmann zwar nicht mit großer
Häufigkeit, aber doch wiederholt erheben konnte, drängt zu dem Rückschluß, daß
auch im Blute häufiger Diphtheriebazillen vorhanden sein müssen, doch konnte
Jochmann während des Lebens nur in ganz vereinzelten Fällen im Blute Diphtheriebazillen feststellen.

Die Sachlage ist wohl so zu beurteilen, daß zwar nicht selten Diphtheriebazillen vom lokalen Herd aus ins Blut übertreten, daß sie dort aber keine
günstigen Entwicklungsbedingungen vorfinden, sondern schnell durch die
Nieren ausgeschieden werden, oder aber zum Teil in den Lungen sich festsetzen.
In den Lungen von Diphtherieleichen werden sie sehr häufig angetroffen (Reye).

Im Vordergrunde aller durch die Diphtheriebazillen gesetzten
krankhaften Störungen steht die Vergiftung durch das von ihnen
abgegebene Toxin, das einmal lokale und zweitens allgemeine
Schädigungen hervorruft.

Sind virulente Diphtheriebazillen in genügender Anzahl auf eine empfängliche Schleimhaut gelangt, so verstreicht bis zur Entwicklung der ersten Krankheitserscheinungen eine bestimmte Frist (Inkubationszeit), die zwischen zwei und sieben Tagen schwankt, je nach der Größe der Empfänglichkeit des Erkrankten und der Virulenz und der Zahl der Bazillen.

Die von den Diphtheriebazillen abgegebenen Giftstoffe verursachen entzündliche Vorgänge, die sich gleichzeitig in einer Schädigung des Epithels und einer Alteration der Gefäßwände der darunter gelegenen Schleimhautschichten äußern. Durch Quellung der einzelnen Epithelien werden die oberflächlichen Epithellager in ihrem Zusammenhange gelockert und gesprengt. Gleichzeitig ergießt sich in die Zwischenräume zwischen die einzelnen Epithelzellen ein fibrinhaltiges Exsudat, das seine Entstehung einer Schädigung der Wand der Gefäße verdankt, die man stets erweitert und prall mit Blut gefüllt findet. Außerdem wandert eine große Anzahl Rundzellen herbei, die sich zwischen die Epithelzellen lagern und zum Teil mit dem Exsudat zusammen an die Oberfläche steigen. So bildet sich zwischen den einzelnen Epithelzellen ein feines Fibrinnetz, das an der Oberfläche der Schleimhaut zu einer zusammenhängenden Membran zusammenfließt. Mitunter hebt das gerinnende Exsudat einen Teil des Epithels in die Höhe, so daß dann die äußere Membran schon sich als epithelzellenhaltig erweist. Viel häufiger aber gehen die obersten Epithelschichten unter der Wirkung des Diphtheriegiftes durch Nekrose zugrunde, und die aus Fibrin und Rundzellen bestehende Pseudomembran sitzt auf dem mehr oder weniger geschädigten tieferen Epithellager oder nach gänzlichem Schwund der Epithelzellen auf den subepithelialen Schichten der Schleimhaut auf. Man bezeichnet dann solche Membranen, wie sie z. B. im Beginn der Erkrankung und bei wenig in die Tiefe reichender Giftwirkung zur Beobachtung kommen, als der Schleimhaut aufgelagert.

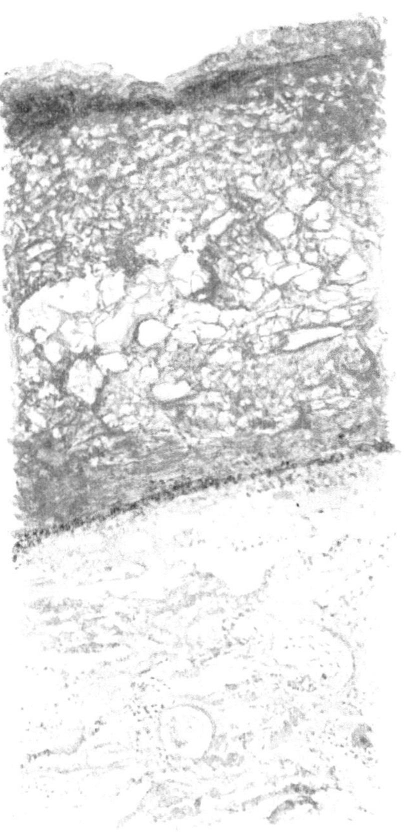

Abb. 177. Schnitt durch eine Diphtheriemembran. Fibrin rot gefärbt, Bestsche Färbung, nach E. Fraenkel (Virchows Archiv 104, S. 197). Das Fibrin ist in der obersten Schicht sehr kompakt, dann kommt ein engmaschiges Fibrinnetz, in der Mitte mit etwas weiteren Maschen, die zum Teil Kerntrümmer enthalten.

Sie lassen sich ohne Substanzverlust und oft sogar ohne Blutung bei vorsichtigem Vorgehen abziehen, da sie mit den darunter liegenden Schichten nur durch wenige Fibrinfäden verbunden sind. Anders ist es dagegen dort, wo die Giftwirkung bis in die Submukosa gedrungen ist und auch hier zur Alteration der Gefäßwände geführt hat. Da hängt die Pseudomembran fest mit den schon in der Submukosa gebildeten Fibrinmassen zusammen und läßt sich nicht ohne Blutung und ohne zurückbleibenden Gewebsdefekt entfernen. Sie ist der Schleimhaut eingelagert.

Bei den malignen Diphtherieformen kommt es neben der Membranbildung zu gangränösen, weit in die Tiefe reichenden Zerstörungen, die zuweilen die Tonsillen, Uvula und angrenzenden Teile in ein dunkelbraunes oder schwarzes völlig nekrotisches Gewebe verwandeln. Wie weit hier im Einzelfalle das Diphtherietoxin allein oder wie weit Sekundärinfektionen mit Eiter und Fäulniserregern eine Rolle spielen, ist schwer zu sagen. Roux hatte die Vorstellung, daß Streptokokken eine Symbiose mit den Diphtheriebazillen eingehen und die Virulenz derselben steigern. Behring, Heubner, Jochmann und andere glauben dagegen, daß die Diphtheriebazillen allein schon weitgehende nekrotische Veränderungen verursachen können, und daß dann auf dem so vorbereiteten Boden die fast stets im Rachen anwesenden Streptokokken leichter eindringen und am Werke der Zerstörung mithelfen können. Zur Überschwemmung des Blutes mit Streptokokken und zu ausgesprochenen septischen Prozessen kommt es dabei selten. Der relativ häufige Befund von Streptokokken in Diphtherieleichen ist in der Mehrzahl der Fälle durch agonale Einwanderung und postmortale Vermehrung der Streptokokken bedingt. Selbst die durch Sekundärinfektion verursachte Vereiterung der mächtig geschwollenen Drüsen am Halse ist nicht häufig. Wer oft gesehen hat, wie bei energischer Diphtherieserumtherapie auch schwere, mit Nekrose einhergehende diphtheritische Prozesse im Rachen sich reinigen und mächtige Drüsenschwellungen am Halse mit periglandulärem Ödem völlig verschwinden, der wird der Mischinfektion nur eine bescheidene Rolle bei der malignen Diphtherie zusprechen.

Neuerdings jedoch wird z. B. von Paneth (Zeitschr. f. klin. Med. Bd. 94, S. 370) die Bedeutung der Streptokokken wieder stärker betont (wobei das Vorkommen schwerer Fälle von „reiner Diphtherie" keineswegs abgestritten wird). Je mehr der Einfluß der Streptokokken überwiegt, um so mehr nimmt das Krankheitsbild, besonders das Fieber, septischen Charakter an.

Im engsten Zusammenhang mit den besprochenen lokalen Wirkungen der Diphtheriebazillen pflegen die dem primären Sitz der Erkrankung benachbarten Lymphdrüsen anzuschwellen. Bei den malignen Formen wachsen sie zu großen Tumoren an, die in einem teigigen periglandulären Ödem eingebettet sind. Oft kann man in den Drüsen sowohl wie in diesem Ödem Diphtheriebazillen nachweisen.

Zu der lokalen Giftwirkung der Diphtheriebazillen treten in den meisten Fällen noch Zeichen einer allgemeinen Vergiftung, die durch das Übertreten des Toxins in die Lymph- und Blutwege bedingt werden. Solche Intoxikationssymptome sind: Fieber, Mattigkeit, Albuminurie und in schweren Fällen Schädigungen des Herzens. Dazu kommen noch die sogenannten postdiphtherischen Lähmungen, über deren Entstehungsgeschichte später noch berichtet werden soll (vgl. S. 431). Je nach der Virulenz der eingedrungenen Diphtheriebazillen, der Empfänglichkeit des Individuums und der primären Lokalisation der Erkrankung kann das Krankheitsbild sehr verschieden verlaufen. Bald stehen mehr die lokalen entzündlichen Symptome, bald die Intoxikationserscheinungen im Vordergrunde, und dann kann beides miteinander verquickt sein. In den meisten Fällen handelt es sich um eine rein lokale, auf die Tonsillen beschränkte diphtherische Entzündung mit nur geringen allgemeinen Symptomen. In anderen Fällen verbreiten sich die Bazillen fortwuchernd in die Umgebung, überal den spezifischen, mit Pseudomembranen einhergehenden Prozeß hervorrufend und befallen so nacheinander die Nase, den Kehlkopf und die Trachea, ja sogar die feinsten Verzweigungen des Bronchialbaumes. Ist der Kehlkopf beteiligt, so kann es durch entzündliche Schwellung der Schleimhaut und membranöse Auflagerungen zu Erstickungserscheinungen kommen, deren genauere Beschreibung bei der Schilderung des Kehlkopfkrupps abzuhandeln ist. Die Verstopfung der Bronchien durch Pseudomembranen führt zur Ausschaltung großer Lungenbezirke und Atelektasenbildung, und dadurch zu schwersten dyspnoischen Erscheinungen und zu tödlichem Ausgange. Oder aber es kommt auf dem Umwege durch Ansiedlung der Diphtheriebazillen in der Lunge zur Entstehung von bronchopneumonischen

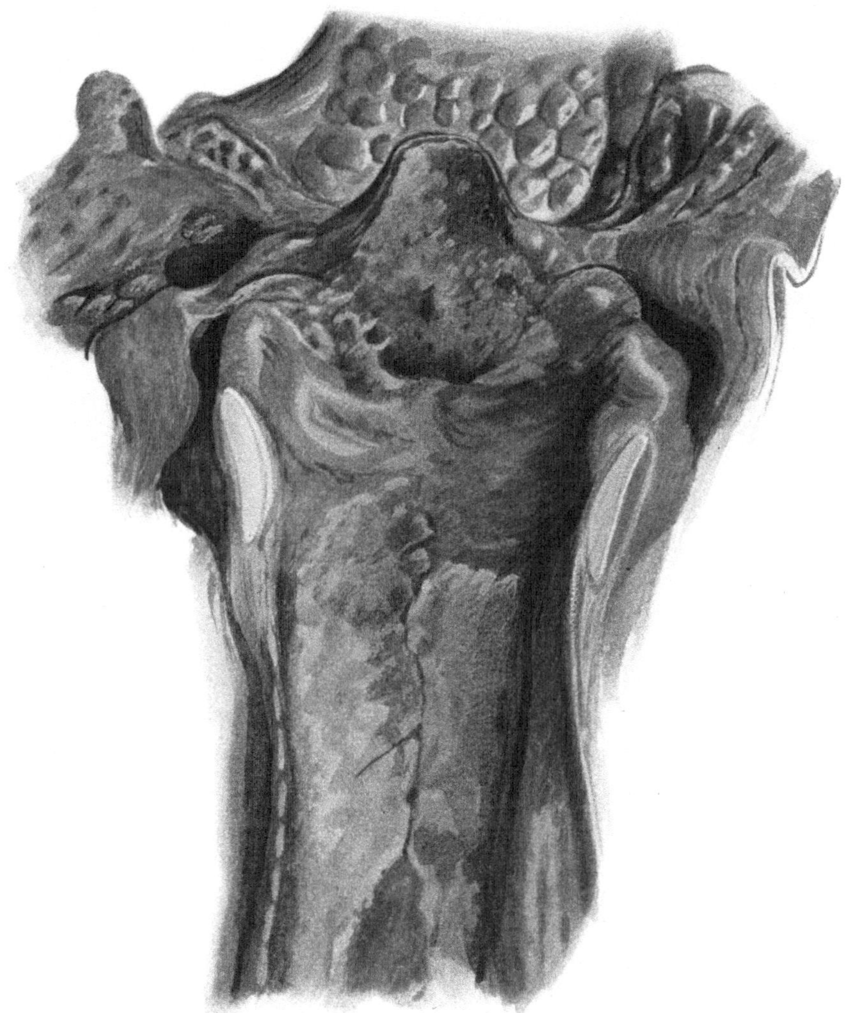

Abb. 178. Kehlkopf- und Rachen-Diphtherie. Die Membranen erstrecken sich weit in die Trachea hinein.

Herden oft hämorrhagischen Charakters, die durch die Massenhaftigkeit der darin enthaltenen Diphtheriebazillen zu einer neuen Intoxikationsquelle für den Körper werden. In den schwersten Fällen stehen die durch Toxinvergiftung bedingten Allgemeinsymptome, die Schädigungen des Herzens und der Nieren, im Vordergrunde. Die Stärke der lokalen diphtherischen Entzündungserscheinungen und Intensität der Vergiftungssymptome gehen meist parallel, doch gibt es auch Ausnahmen. Man beobachtet zuweilen auch bei relativ geringer örtlicher Ausbreitung des Prozesses schwere Schädigungen an Herz und Nieren und andererseits kann man Fälle mit weit verbreiteter Membranbildung ohne stärkere Allgemeinsymptome verlaufen sehen.

Die Abheilung des lokalen Prozesses erfolgt durch die auf den bedrohten Herd geworfenen Schutzkräfte des Blutes. Neben unspezifischen Abwehrstoffen treten vor allen Dingen hier spezifische Antitoxine in Kraft, die als Reaktion auf das eingedrungene Diphtherietoxin entstehen und der Ausbreitung und Tiefenwirkung des Prozesses Halt gebieten. Unterstützt wird diese Naturheilung durch künstliche Einverleibung fertigen Antitoxins, also mit einem Worte durch die Serumtherapie. Bei der Abstoßung der Membranen spielen die Leukozyten eine große Rolle, die in großer Menge herbeiwandern und die Auflagerungen lockern, so daß es zur Abstoßung größerer zusammenhängender Membranstückchen kommt. Die fester sitzenden Beläge oder Auflagerungen schmelzen vom Rande her ein. Dabei wirkt das beim Zerfall vieler Leukozyten frei werdende proteolytische Leukozytenferment erheblich mit, indem es die Fibrinmassen auflöst und erweicht. In der Trachea hebt sich die auf der Schleimhaut lagernde Membran unter der vermehrten Sekretion der Schleimdrüsen oft in großen zusammenhängenden Streifen ab. Oberflächliche Defekte, die nach Abstoßung der Membranen und der angrenzenden abgestorbenen Epithellagen

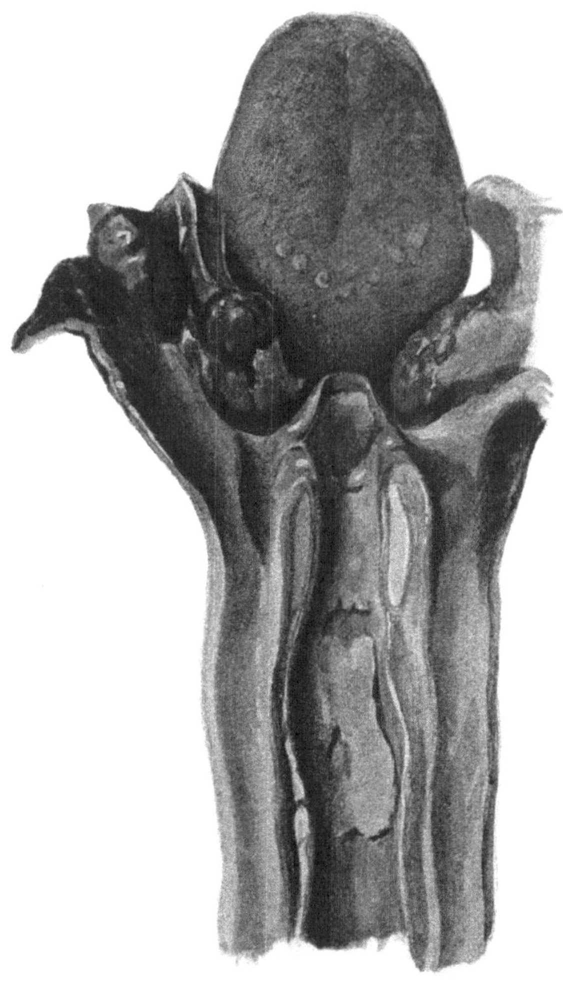

Abb. 179. Schwere Diphtherie des Rachens und Kehlkopfes. Auf den Tonsillen nekrotisierende Prozesse. In der Trachea Membranen.

vorhanden sind, heilen meist schnell, indem sich von der Nachbarschaft her Epithel herüberschiebt. Bei tieferen Ulzerationen, die bis in die Submukosa gehen, bildet sich eine bindegewebige Narbe.

Die Abstoßung der Membranen und die Ausheilung des lokalen Prozesses ist unabhängig von dem Schwinden der Diphtheriebazillen. Diese halten sich vielmehr oft noch längere Zeit an den Stellen, wo sie sich

zuerst eingenistet haben. Die Krypten der Gaumentonsillen sowie die Rachenmandel sind ihnen willkommene Schlupfwinkel. Hier halten sie sich bei Rekonvaleszenten durchschnittlich bis zur dritten Woche nach Beginn der Krankheit.
In ca. 15 % der Rekonvaleszenten kann man jedoch auch noch nach vier, sechs,

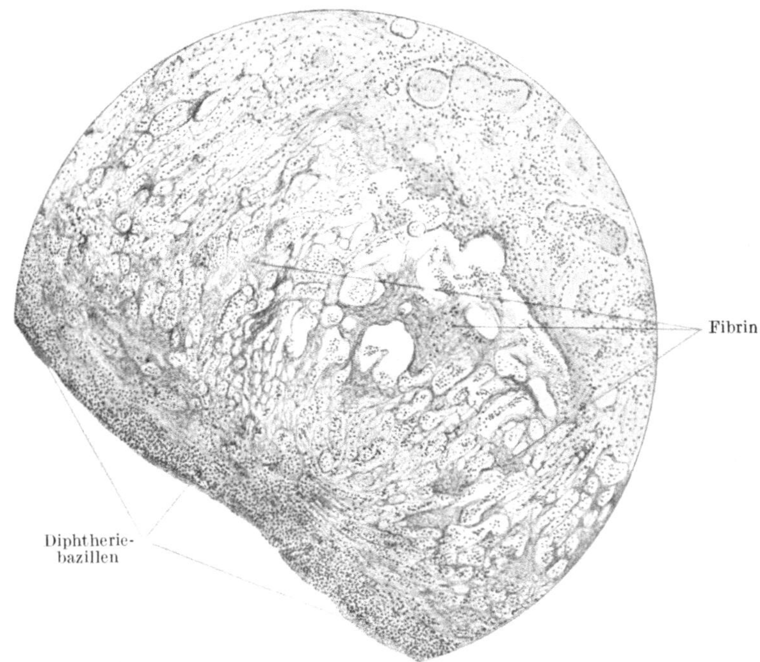

Abb. 180. Schnitt durch Diphtheriemembran (Weigertsche Fibrinfärbung). Fibrin
und Bakterien blau. Schwache Vergrößerung.

sieben Wochen und länger die
Bazillen nachweisen (vgl. darüber
auch S. 396). Wir sehen also den
interessanten Vorgang, daß dieselben Krankheitserreger, die zuerst ein schweres mit Intoxikationserscheinungen einhergehendes Leiden verursacht haben, mit
dem Ende der Krankheit auf die
Stufe von Parasiten herabsinken,
deren Anwesenheit dem Träger
nichts mehr schadet, weil die
Schutzkräfte des Körpers die
Oberhand gewonnen haben.

Durch das Überstehen der
Krankheit gewinnt der Körper
eine gewisse Immunität. Wie
lange diese andauert, ist schwer
zu sagen, da sowieso jenseits
des 15. Lebensjahres die Disposition zur Diphtherieerkrankung

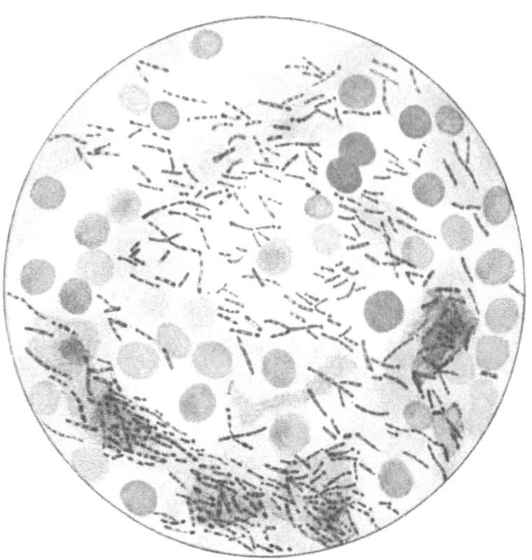

Abb. 181. Die oberste Schicht der obenstehenden
Membran bei starker Vergrößerung (Ölimmersion).
Man sieht massenhaft Diphtheriebazillen.

abnimmt; auch gibt es gar nicht selten Menschen, die zwei- und dreimal im Leben Diphtherie bekommen. Mitunter erkranken sogar bazillentragende Rekonvaleszenten 6—8 Wochen nach Ablauf der ersten Erkrankung bereits wieder an Diphtherie, ein Zeichen dafür, daß die immunisierenden Kräfte des Körpers dem Andringen der auf den Schleimhäuten persistierenden Bazillen nochmals unterlegen sind.

Andererseits aber gibt es viele Menschen, die niemals in ihrem Leben eine Diphtherieerkrankung durchmachen und offenbar eine angeborene Immunität gegenüber der Infektion mit Diphtheriebazillen besitzen.

Pathologische Anatomie. Bei der Sektion von Diphtheriefällen, die auf der Höhe der Krankheit gestorben sind, findet sich die Schleimhaut der Tonsillen, der Uvula und des Rachens mehr oder weniger livid rot verfärbt und oft von Blutpunkten durchsetzt. Häutige Pseudomembranen von gelblich-weißer und bei mehr nekrotisierenden Prozessen von schmierig bräunlicher Färbung bedecken die mäßig vergrößerten Tonsillen, hüllen oft auch die Uvula ein und reichen weit auf den weichen Gaumen hinüber. Häufig ist der ganze Kehlkopf vom Kehldeckel an mit zusammenhängenden Membranen, die fest auf der Unterlage haften, austapeziert. Die membranöse Auskleidung der Trachea löst sich meist leicht von der Unterlage los, so daß sie in Form eines schlauchartigen Gebildes bis zur Bifurkation herabreicht.

Mikroskopisch setzt sich die Membran, entsprechend der oben erörterten Pathogenese, hauptsächlich aus Fibrin, nekrotischem Zelldetritus, Leukozyten und Bakterien zusammen. Man kann in der Regel drei Schichten unterscheiden: zu oberst eine Schicht aus Zelldetritus und Bakterien, namentlich zahlreiche Diphtheriebazillen, aber auch Streptokokken und Saprophyten, dann ein dichtes Netzwerk von Fibrin, das oft reichlich Diphtheriebazillen sozusagen in Reinkultur enthält, neben einzelnen der Nekrose verfallenen Epithel-

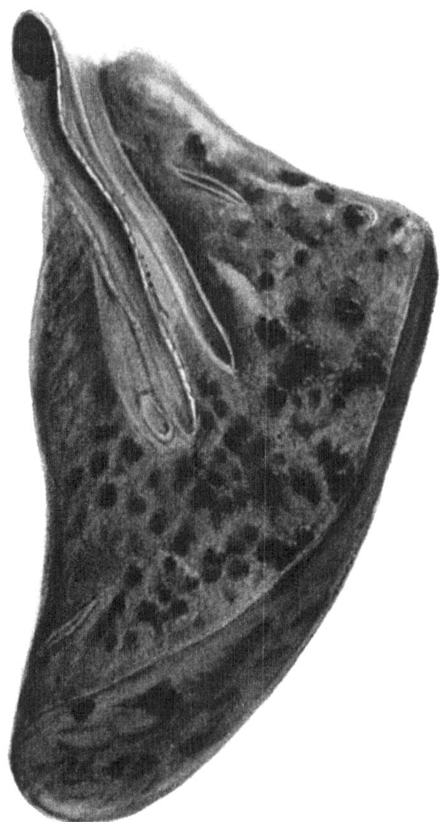

Abb. 182. Diphtherie-Lunge mit multiplen hämorrhagischen lobulärpneumonischen Herden.

resten und gegen die Unterlage zu eine Schicht, bei der neben dem Fibrinflechtwerk reichliche Leukozyten und mehr oder weniger veränderte Epithelzellen auffallen.

Die Membranen sind entweder der Schleimhaut aufgelagert oder gleichzeitig eingelagert. Die erstere Form bezeichnete man früher als Krupp, während die andere Form diphtheritische Entzündung benannt wurde (Virchow). Bei der aufgelagerten Membran pflegt nur die oberflächliche Epithelschicht nekrotisch zu sein, und die Pseudomembran hängt nur durch einige Fibrinfäden mit der Unterlage zusammen. Bei der anderen Form sind auch die tieferen Schichten des Schleimhautepithels von Entzündungsprodukten (fibrinösem Exsudat und Rundzellenansammlungen) durchsetzt und werden nekrotisch. Der Prozeß kann sich bis in die

Submukosa erstrecken. Die Gefäße sind erweitert und zum Teil thrombosiert, ihre Wandungen häufig hyalin degeneriert. An der Grenze zwischen nekrotischem Gewebe und gesundem Gewebe findet sich ein Leukozytenwall. Heute unterscheiden wir nicht mehr prinzipiell zwischen Krupp und Diphtherie, sondern erblicken in beiden Prozessen nur die Wirkung derselben Ursache.

Die Lymphdrüsen sind geschwollen, stark durchfeuchtet, zuweilen mit Blut durchsetzt, in seltenen Fällen enthalten sie nekrotische Partien. Mikroskopisch sieht man hyaline Degeneration der Gefäßwände, Rundzellenherde und stellenweise kleine Nekrosen.

Vereiterung der Drüsen ist selten und stets bedingt durch Mischinfektion mit Streptokokken oder Staphylokokken. Das periglanduläre Gewebe ist ödematös durchtränkt, sulzig infiltriert, bisweilen hämorrhagisch. Die Blutgefäße können thrombosiert sein; dann findet man meist in ihrer Umgebung Blutungen.

Lungen. Sehr häufig sind lobuläre pneumonische Herde, die entweder von der gewöhnlichen Lobulärpneumonie sich nicht unterscheiden, oder aber häufiger einen hämorrhagischen Charakter haben. Man sieht dann besonders in den Unterlappen, manchmal aber auch in der ganzen Lunge auf der Schnittfläche erhabene dunkle Herde mit feingekörnter Oberfläche, die Linsen- bis Pfennigstückgröße haben können. Die Herde erweisen sich als völlig luftleer. Sie liegen zuweilen auch an der Oberfläche der Lungen und wölben die Pleura buckelförmig vor, so daß sie an Infarkte erinnern. Zum Unterschiede von den keilförmigen Infarkten haben sie jedoch eine runde Form. Mikroskopisch enthalten sie in den Alveolen rote und weiße Blutkörperchen, abgestoßene Epithelien und wenig Fibrin. Kulturell enthalten diese bronchopneumonischen Herde stets Diphtheriebazillen, die auch im Schnitt nachzuweisen sind. Die Entstehung der Herde geschieht zweifellos auf dem Blutwege. Wenn man nämlich in solchen Fällen sowohl die pneumonischen Partien als auch den Bronchialbaum etappenweise untersucht, finden sich nur in den Herden und in der Trachea bis zur Bifurkation Diphtheriebazillen, nicht aber in den feineren Verzweigungen der Bronchien. Daß man Diphtheriebazillen überhaupt sehr häufig in den Lungen findet, selbst in Fällen ohne Pneumonie, wurde oben schon erwähnt.

Die absteigende Bronchialdiphtherie, bei der man die Membranen bis in die feinsten Verzweigungen der Bronchien hin findet, so daß im Schnitt in dem Bronchiallumen die zusammengerollten Membranen gefunden werden, wurde schon oben erwähnt. In der Umgebung der verstopften Bronchien wird die Lunge atelektatisch, und aus den atelektatischen Herden entwickeln sich Bronchopneumonien (vgl. Abb. 182).

Auch Aspirationspneumonien, die zum Teil von Lungenabszessen oder Gangränbildung gefolgt sind, werden zuweilen beobachtet. Auf der Pleura findet man häufig subpleurale Blutungen. Die Pleurahöhlen enthalten ein geringes Transsudat. Exsudate mit Fibrinbildung sind seltener, ebenso hämorrhagische Pleuritiden.

Das Herz zeigt makroskopisch fast stets charakteristische Veränderungen. Zunächst fallen subperikardiale Blutungen ins Auge, die fast nie fehlen und hirsekorngroß, mitunter auch größer, sind. Der Herzmuskel ist schlaff und weich und in der Regel dilatiert. Die Schnittfläche ist grauweiß, wie gekocht, brüchig. In Fällen, die an postdiphtherischer Herzschwäche langsam zugrunde gehen, ist die Muskulatur auf dem Schnitt grau gefleckt und häufig auch von Blutungen durchsetzt. Ein derartig langsam verlaufender Fall von postdiphtherischer Herzschwäche, bei dem die Muskulatur von graugelben Streifen und Flecken durchzogen war, ist in Abb. 183 wiedergegeben. In seltenen Fällen extremer Herzschwäche finden sich in der Spitze und im Herzohr mitunter Thromben, die zu Embolien ins Gehirn und sekundärer Hirnerweichung führen können. Das Endokard zeigt meist wenig Veränderungen; häufig sind subendokardiale Blutungen. Endokarditis ist selten.

Die mikroskopischen Veränderungen des Herzmuskels sind recht charakteristisch. Bei Fällen, die auf der Höhe der Krankheit in den ersten Tagen gestorben sind, findet man nach Jochmanns Untersuchungen ziemlich konstant eine Erscheinung, die Eppinger als Myolyse bezeichnet hat. Die Muskelfasern sind durch ein Ödem, das als entzündliche Exsudation aufgefaßt werden muß, auseinandergedrängt; bisweilen sieht man auch Fragmentation der Muskelfasern, wobei die Kontinuität der Muskeln in breiten, geschwungenen Linien völlig unterbrochen erscheint, so daß breite, von quergestreifter Muskelsubstanz freie Stücke entstehen. Verfettung hat Jochmann bei Fällen mit kurzer Krankheitsdauer nur selten gesehen, während sie bei Fällen mit lang andauernder Herzschwäche sehr ausgedehnte Grade annehmen kann. Ferner findet man bei Fällen mit kurzer Krankheitsdauer zwischen den vom Ödem auseinandergedrängten Muskelfasern sehr häufig Herde von Rundzellen und polymorphkernigen Leukozyten eingesprengt; auch Blutungen sind nicht selten. So kann das Bild ein

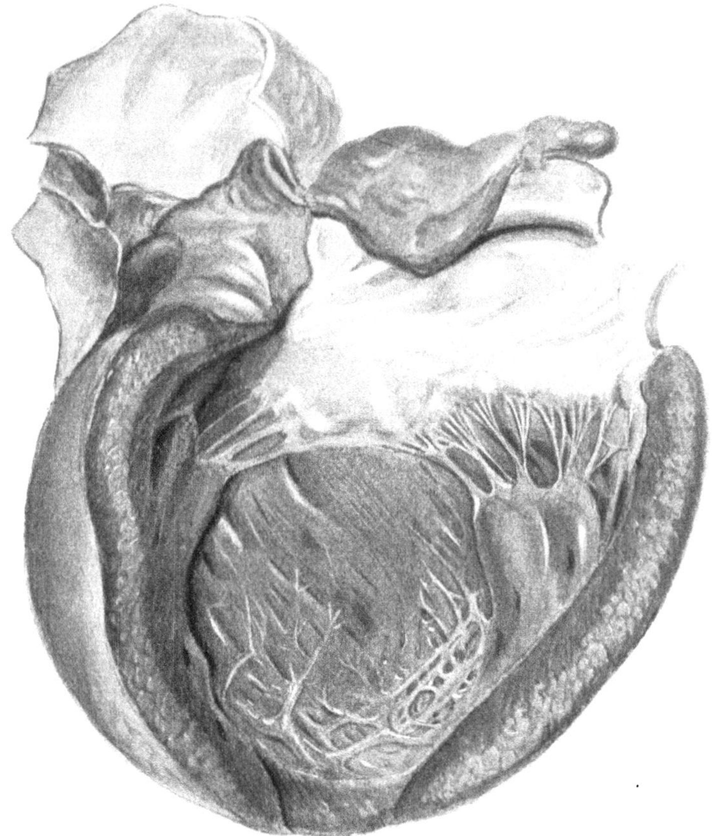

Abb. 183. Fall von postdiphtherischer Herzschwäche. Herz stark dilatiert. Muskulatur durchsetzt von graugelben Flecken und Streifen und von Blutungen.

recht buntes werden: Aufgefaserte Muskelbündel, entzündliche Rundzellenherde, durch welche die Kontinuität der Fasern unterbrochen werden kann und Blutungen, die manchmal größere Gewebspartien zertrümmern. Diese Veränderungen finden sich über das ganze Herz verstreut, sowohl in der Wand der Ventrikel wie auch in den Vorhöfen und im Herzohr. Auch im Reizleitungssystem konnte Jochmann gelegentlich, wenn auch nicht konstant, dieselben Veränderungen nachweisen.
    In Fällen mit längerer Krankheitsdauer, die an Herzschwäche zugrunde

gefunden wurden (Mönkeberg, Lubarsch), doch gehen oft auch Fälle an Herztod zugrunde, ohne daß im Reizleitungsbündel Verfettungen gefunden wurden (Rohmer: Zeitschr. f. exp. Pathol. u. Therap. 1912). Neben der Verfettung sieht man Kernschwund, Vakuolenbildung und schollige Entartung der Herzmuskelfasern, vor allem aber ist die interstitielle Myokarditis sehr ausgesprochen. Die Muskelfasern scheinen an vielen Stellen durch Rundzellenansammlungen wie auseinandergedrängt oder auch in ihrem Zusammenhang unterbrochen. An manchen Stellen haben sie bereits zu bindegewebiger Narbenbildung geführt. Auch Blutungen, die größere Gewebspartien zerstören, sind häufig. Gelegentlich kann es sogar in den schollig zerfallenen und von Rundzellen durchsetzten Gewebspartien zu Kalkablagerung kommen. Der Gang der Zerstörung ist wahrscheinlich der, daß die Toxinschädigung zunächst

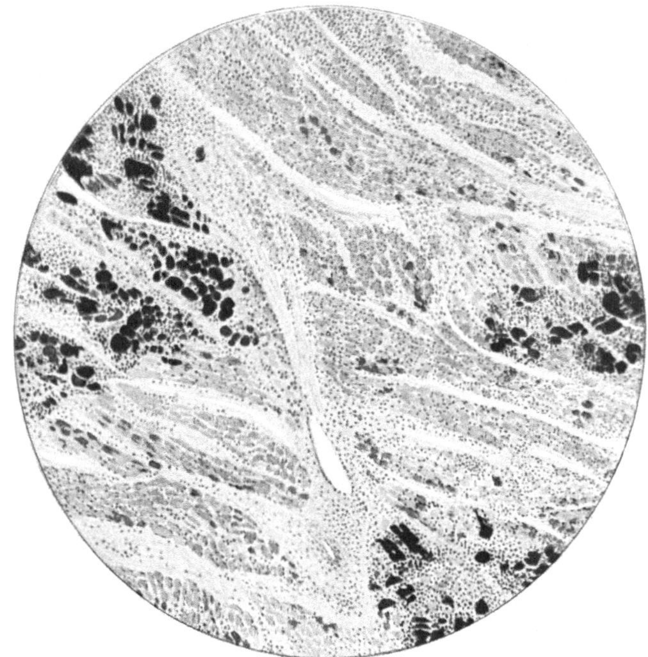

Abb. 184. Schnitt durch die Herzmuskulatur eines Falles von postdiphtherischer Herzschwäche. (Derselbe Fall wie Abb. 183.) Verfettung der Muskulatur (die mit Sudan rot gefärbten Stellen), Rundzellenansammlungen, Myolyse, Kernschwund. Die blauen Schollen sind Kalkablagerungen.

an den Muskelfasern angreift, sie schädigt, und daß dann sekundär die Rundzellen zuwandern, um Totes beiseite zu schaffen und durch Granulationsgewebe und Narbenbildung zu ersetzen.

Die Milz ist geschwollen und, außer in septischen Fällen, von fester Konsistenz; sie erscheint blutreich. Auf der Schnittfläche fällt regelmäßig die starke Follikelschwellung auf, die sich in Form von grauweißen Flecken von der dunkelroten Pulpa scharf abheben. Bei septischen, durch Mischinfektionen komplizierten Fällen ist die Milz groß, schlaff, die Pulpa zerfließlich, schmutzig braunrot, doch bleibt auch hier die Pulpaschwellung deutlich.

Die Leber zeigt keine für Diphtherie spezifischen Veränderungen. Neben ausgedehnter Verfettung und Trübung der Parenchymzellen finden sich Rundzellenanhäufungen, wie sie auch bei anderen Infektionskrankheiten vorkommen.

Die Nierenveränderungen sind nach Intensität und Ausdehnung sehr verschieden, doch betont Jochmann gegenüber der herkömmlichen Darstellung auf Grund sehr zahlreicher Untersuchungen, daß die parenchymatösen Veränderungen bei der Diphtherie keineswegs stets vor den interstitiellen Veränderungen prävalieren. Die Niere ist meist groß und derb. Die fibröse Kapsel ist leicht abziehbar, an der Oberfläche sind die Blutgefäße stark gefüllt; auch sieht man oft schon mit bloßem Auge kleine Blutungen. Auf dem Durchschnitt ist die Zeichnung häufig trüb. In den frischen Fällen, die klinisch keinerlei Erscheinungen von seiten der Nieren bieten, sieht man im Schnitt einen auffallenden Kernreichtum der vergrößerten Glomeruli, die die Kapsel völlig ausfüllen und deren Schlingen prall mit Blut gefüllt sind. Das Parenchym ist nicht geschädigt, doch findet man häufig im Interstitium Rundzellenansammlungen und Blutungen. In länger sich hinziehenden Fällen mit Albumen im Urin und Zylindern finden sich ebenfalls auffällig kernreiche Glomeruli und in ihrer näheren und weiteren Umgebung Rundzellenansammlungen. Blutungen im Interstitium sind häufig. Dazu gesellen sich parenchymatöse Veränderungen. Die Harnkanälchen zeigen stellenweise Fettinfiltration, körnigen Zerfall und Trübung. In den geraden Harnkanälchen finden sich häufig hyaline Zylinder, dagegen sind Blutungen in den Harnkanälchen im Gegensatz zur Scharlachnephritis nur selten zu beobachten.

Die peripheren Nerven zeigen in manchen Fällen fettige Degeneration der Markscheiden, Quellung und Schwund der Achsenzylinder und interstitielle Wucherungen.

Was das Vorkommen von Diphtheriebazillen im Blute anbelangt, so hat Graetz (Zentralbl. f. Bakt., Bd. 84, S. 401. 1920) zeigen können, daß nur in $6\,^0/_0$ der Diphtherieleichen Bazillen gefunden werden. Bei 215 Kranken war das Blut während des Lebens steril.

Die einfache, lokalisierte Rachendiphtherie.

Die Krankheit setzt in der Regel nicht akut ein, sondern hat einen mehr schleichenden Beginn insofern, als die örtlichen Entzündungserscheinungen im Rachen zunächst noch zurücktreten und mehr ein allgemeines Krankheitsgefühl vorherrscht. Das Kind zeigt eine gewisse Mattigkeit und Unlust zum Spielen oder Lernen, der Appetit fehlt, oft ist die Nase verstopft, die Stimme nasal; es hat den Anschein, als sei ein Schnupfen im Anzuge. So können 1 bis 2 Tage verstreichen, ohne daß über den Hals geklagt wird. Seltener ist ein plötzlicher Anfang mit Schüttelfrost, hohem Fieber, Erbrechen, starken Kopfschmerzen. Aber auch hier pflegen sich Hals- und Schluckbeschwerden erst am Ende des ersten oder Anfange des zweiten Tages einzustellen. Die Temperatur erhebt sich bis auf 38 oder 39°, seltener zu höheren Graden. Hat man Gelegenheit, den Kranken schon am ersten Krankheitstage zu untersuchen, was im Krankenhause seltener möglich ist als in der Privatpraxis, so kann man folgende Veränderungen feststellen: der Kranke ist blasser als sonst und fühlt sich heiß an. Puls und Atmung sind entsprechend der Temperatur beschleunigt, auffällig ist ein übler Geruch aus dem Munde. Die Zunge ist etwas trocken und mäßig belegt, die Rachenschleimhaut ist leicht gerötet und zeigt vermehrte Schleimsekretion. Auf einer der Mandeln, mitunter auch schon auf beiden findet man linsen- oder bohnengroße, mattgraue, opalfarbige Überzüge oder auch eine graue Trübung, wie sie nach leichter Verätzung der Schleimhaut zustande kommt. Der Belag

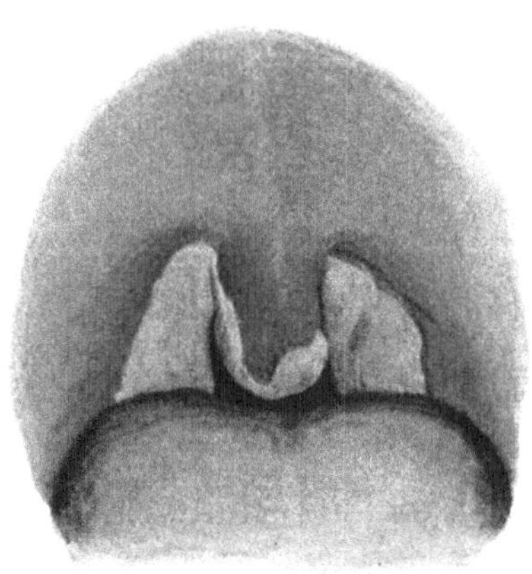

Abb. 185. Lokalisierte membranöse Rachendiphtherie.

sitzt in diesem Stadium noch wenig fest und läßt sich ohne Läsion der Schleimhaut ablösen. Er stellt ein zartes Häutchen dar, das sich auf den Objektträgern nicht zu Brei verreiben läßt und mikroskopisch Fibrin, einige Epithelzellen und Leukozyten und daneben Diphtheriebazillen und Mundbakterien enthält. Schon am Ende des ersten oder Anfang des zweiten Tages ist aus diesem zarten Überzug eine fest auf der Unterlage sitzende, zusammenhängende Pseudomembran mit sammetartig glänzender Oberfläche geworden, die einen Teil oder die ganze Fläche der Tonsillen überzieht. Auffällig ist oft dabei die geringe entzündliche Reaktion der Schleimhaut in der Umgebung der Membran. Häufig beschränkt sich der Prozeß nicht auf eine oder beide Tonsillen, sondern es bedecken sich schnell auch die vorderen und hinteren Gaumenbögen und die Seitenränder der Uvula mit membranösen Auflagerungen. Oft ist das ganze Zäpfchen befallen und steckt in der grauweißen Membranhülle wie in einem Handschuhfinger. Aber dieser Vergleich hinkt, denn die Pseudomembranen lassen sich nicht einfach abstreifen wie ein Handschuh, sondern sie haften fest auf der Unterlage und können in der Regel nicht ohne Blutung und geringen Substanzverlust abgezogen werden. Die Beschwerden, die durch die Etablierung dieser membranartigen Beläge erzeugt werden, bestehen in Brennen und Schmerzen beim Schlucken. Sind die Mandeln irgendwie erheblicher geschwollen, so hat die Stimme einen gaumigen Klang und entsprechend dem entzündlichen Vorgange im Rachen schwellen die Halslymphdrüsen, namentlich die angulären und submaxillaren Drüsen schon am ersten Tage an; je nachdem eine oder beide Gaumenhälften befallen sind, bilden sich auf der einen oder auf beiden Seiten schmerzempfindliche, harte leicht verschiebliche Drüsenschwellungen von Bohnen- bis Haselnußgröße. Die Nasenschleimhaut beteiligt sich fast stets an der Entzündung, doch besteht diese Beteiligung in den leichteren Formen fast nur in der Sekretion einer schleimigen oder schleimig-eitrigen Flüssigkeit, die zuweilen zu Erosionen an den Nasenöffnungen führt. Meist ist die eine Nasenseite stärker befallen.

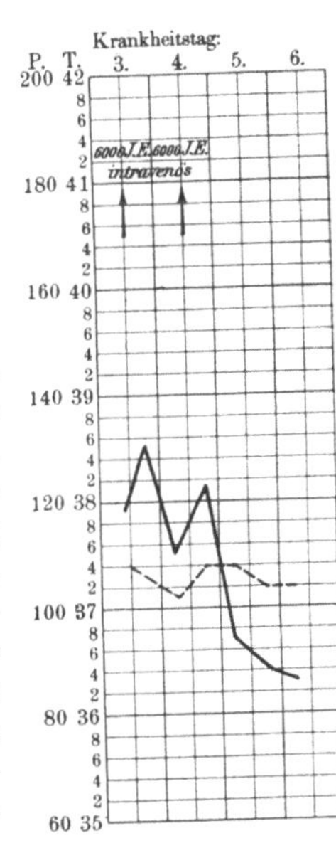

Abb. 186. Jakob H., 9 Jahre. Schwere Diphtherie mit ausgebreiteten Belägen auf Tonsillen, Uvula und weichem Gaumen. 2 malige Serumgabe von je 6000 I.-E. intravenös. Geheilt.

Außer diesen örtlichen Folgeerscheinungen der Infektion im Rachen finden sich stets auch in den hier beschriebenen leichteren und mittelschweren Formen von lokalisierter Rachendiphtherie allgemeine Symptome, die als Ausdruck der toxischen Wirkung des Diphtheriegiftes auf den Körper zu deuten sind. Das Fieber erreicht bei der Diphtherie 38—39° und klingt schon nach zwei bis drei Tagen lytisch ab. In mittelschweren Fällen setzt es oft mit einem Schüttelfrost ein und steigt bis auf 40° und kann von vorübergehenden Störungen des Sensoriums, Delirien, Somnolenz, verdrießlicher Stimmung begleitet sein. Bei Kindern kommen im Anfange zuweilen Konvulsionen vor. Aber auch in mittelschweren Fällen pflegt die Fieberkurve schon vom zweiten Tage an eine lytische Tendenz zu zeigen. Die Dauer des Fiebers wird wesentlich beeinflußt durch die Serumbehandlung.

Der Puls entspricht in seiner Frequenz meist der Fieberhöhe; bei Kindern ist er oft sogar noch etwas höher. Auch das angegriffene Aussehen der Diphtheriekranken, die Blässe und die halonierten Augen, die namentlich bei noch

nicht bettlägerigen Kranken auffallen, weisen auf die toxische Schädigung hin.
Im Blute findet sich meist eine mäßige Leukozytose. In günstigen Fällen
pflegt der Prozentgehalt der Leukozyten gegenüber dem der Lymphozyten
vermehrt zu sein. Das Auftreten von Myelozyten soll nach Engel ein prognostisch ungünstiges Zeichen darstellen. Da jedoch bei Leukozytose im Kindesalter häufig Myelozyten vorkommen, so dürfte diesem Befunde keine allzu große
Bedeutung beizumessen sein, um so mehr als Reckzeh auch bei leichten Diphtheriefällen Myelozyten beobachtete. Sehr häufig ist die Niere in Mitleidenschaft gezogen. Eine leichte Albuminurie ist in über der Hälfte der Fälle vorhanden; man beobachtet sie oft schon am dritten Tage. Untersucht man den
Urin von Anfang an mikroskopisch, so kann man häufig schon vor der Eiweißausscheidung hyaline Zylinder und Epithelzylinder nachweisen. Mit dem Absinken des Fiebers ist in den meisten
Fällen auch die Albuminurie verschwunden. Über schwere Nephritis
siehe S. 431.

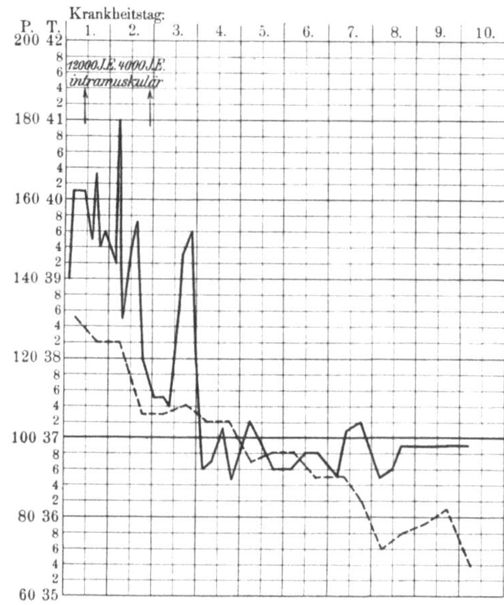

Abb. 187. Luise Schw. Schwere ausgebreitete
Rachendiphtherie.

Verlauf. Wird die Serumtherapie rechtzeitig eingeleitet,
so kommt der Prozeß schnell zum
Stillstand. Die Membranen heben
sich teils in Fetzen ab, teils
schmelzen sie von den Rändern
aus ein und werden zusehends
kleiner. Am 3.—4. Tage sind sie
bereits wieder verschwunden. Als
letzte Reste bleiben zarte, grauweiße Einlagerungen, die das
Niveau der Umgebung nicht überragen, von Linsen- oder Bohnengröße zuweilen noch einige Tage
zurück. Nach Abstoßung der Membran präsentiert sich die darunter
liegende Schleimhaut als stark gerötet. Der Abfall des Fiebers wird
meist schon 24 Stunden nach der
Seruminjektion eingeleitet. Am
dritten Tage ist Temperatur und Puls häufig schon zur Norm zurückgekehrt;
die Kranken fühlen sich gesund, bedürfen aber noch längere Zeit der ärztlichen Kontrolle. Die Tatsache, daß in einzelnen Fällen auch trotz des leichten
Verlaufes später die gefürchtete Herzschwäche eintreten kann, veranlaßt dazu,
stets für Schonung des Herzens zu sorgen und auf 14tägige Bettruhe zu
halten. Postdiphtherische Lähmungen, Gaumensegelparese, Akkommodationsparese und sogar ausgebreitete Lähmungszustände kommen auch bei leichten
Fällen in der Rekonvaleszenz vor. Schließlich muß der Kranke in der Rekonvaleszenz auch noch bakteriologisch kontrolliert werden, da die Bazillen sich
weit länger als die membranösen Beläge auf der erkrankten Schleimhaut
halten. Im Durchschnitt verlieren die Rekonvaleszenten ihre Bazillen am
Ende der dritten Woche; manche freilich entwickeln sich zu Dauerausscheidern. Genaueres darüber soll bei Besprechung der Prophylaxe erörtert
werden.

Ist die Krankheit sich selbst überlassen, so ist der Verlauf protrahierter, die membranösen Beläge bleiben dann fast nie auf eine Seite beschränkt; nacheinander können sämtliche Rachengebilde davon überzogen

werden. Dabei nehmen die Schluckbeschwerden einen erheblichen Grad an, so daß jeder Tropfen Flüssigkeit, der getrunken wird, heftige Schmerzen verursacht und die Nahrungszufuhr nur gering ist; auch besteht völliger Appetitmangel. Der Verlauf der Erscheinungen dauert bei solchen unbehandelten Fällen, wie sie aus der Vorserumzeit bekannt sind, 8—14 Tage. Ohne Serumbehandlung bleibt die Prognose stets zweifelhaft. Zwar heilt eine ganze Anzahl dieser Fälle von protrahierter Rachendiphtherie auch ohne spezifische Therapie, aber das Leben des Kranken ist von den mannigfachsten Störungen bedroht, der Prozeß kann jeden Moment auf den Kehlkopf übergreifen und zu Stenoseerscheinungen führen. Die zuerst gutartig erscheinende Rachendiphtherie kann sich in eine schwere toxische Form mit rapid sinkender Herzkraft und raschem tödlichem Ausgang verwandeln. Oder aber es entwickelt sich eine protrahiert verlaufende schwere Form mit Nephritis und postdiphtherischer Herzschwäche, die unter allgemeiner Entkräftung und zunehmender Schwäche des Zirkulationsapparates, Dilatation des Herzens, akzidentellen Geräuschen, Bradykardie und unaufhaltsam fallendem Blutdruck gegen Ende der zweiten Woche zum Tode führt.

Abweichungen. Nicht selten kommt es bei der lokalen Rachendiphtherie durch Sekundärinfektion mit Eitererregern zu schwerer parenchymatöser Mandelentzündung. Die mit Membranen bedeckten Tonsillen sind ungewöhnlich stark geschwollen, die stark gerötete Schleimhaut des Gaumensegels und weichen Gaumens erscheint ödematös, die Atmung ist durch die starke Schwellung der Rachenteile sehr erschwert und laut schnarchend, das Schlucken außerordentlich schmerzhaft. Es besteht hohes Fieber, große Unruhe und Schlaflosigkeit. Meist geht die Schwellung bald wieder zurück. In seltenen Fällen entwickelt sich ein Tonsillarabszeß, der durch die zunehmende Vorwölbung der einen Gaumenhälfte und die fühlbare Fluktuation zu erkennen ist und durch Inzision entleert wird.

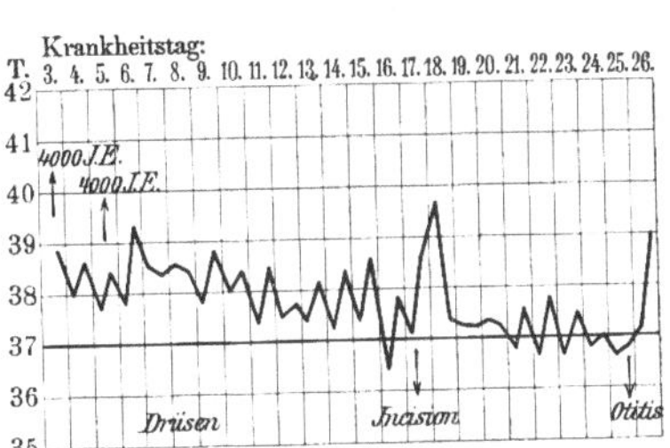

Abb. 188. Charlotte Sch. Rachendiphtherie mit nachfolgender Drüseneiterung auf der linken Halsseite.

Während die bei der Rachendiphtherie regelmäßig vorhandene Drüsenschwellung in den meisten Fällen bei richtiger Serumbehandlung in einigen Tagen abklingt, kommt es in einzelnen Fällen zur Vereiterung einer oder mehrerer Drüsen und durch Übergreifen des eitrigen Prozesses auf das benachbarte Bindegewebe zu einer Phlegmone am Hals. Diese Komplikation ist meist einseitig und bedingt in der Regel ein lange anhaltendes, remittierendes Fieber. Es kommt zu starker Schwellung der entsprechenden Drüsengegend und starker Schmerzhaftigkeit. Die Haut über den betroffenen Partien rötet sich, Fluktuation tritt ein, und bei der Inzision entleert sich ein streptokokkenhaltiger Eiter. Daraus ist schon ersichtlich, daß es sich in diesem Falle um eine Sekundärinfektion mit Eitererregern handelt, die von dem Entzündungsprozesse am Halse her in die Drüsen gelangt sind. Ist eine der tieferen, subfaszial gelegenen Halsdrüsen unter dem Sternokleidomastoideus betroffen, so kann sich der Prozeß lange der Erkennung entziehen, so daß die Deutung des Fiebers Schwierigkeiten macht wie bei nebenstehender Kurve. Solche Drüsenvereiterungen nach einfacher lokalisierter Rachendiphtherie pflegen die Prognose nur wenig zu trüben. Septische Zustände werden danach nicht beobachtet.

Rudimentäre Form der Rachendiphtherie.

Die Rachendiphtherie tritt zuweilen in der Gestalt einer einfachen katarrhalischen Angina oder einer Angina lacunaris oder follicularis auf und ist dann
mit Sicherheit nur mit Hilfe der bakteriologischen Diagnostik zu erkennen.
Jochmann konnte solche Beobachtungen wiederholt bei Hausinfektionen im
Krankenhause machen.

So erkrankten z. B. auf einer Abteilung im Laufe weniger Tage durch Einschleppung acht Patienten, drei bekamen eine typische, lokalisierte Rachendiphtherie
mit membranösen Belägen, ein Erwachsener hatte eine Anschwellung und Rötung
der Tonsillen mit einem leicht abstreifbaren, bohnengroßen, graugelben Belage,
der schon am nächsten Tage wieder verschwunden war, zwei andere Kranke hatten
die Erscheinungen einer Angina lacunaris (beide Tonsillen mäßig gerötet und
geschwollen und mit stecknadelkopfgroßen, grauweißen Pfröpfen besetzt) und zwei
weitere Kranke hatten nur Rötung und mäßige Schwellung der Mandeln. Alle
acht aber hatten Diphtheriebazillen auf der Rachenschleimhaut.

Gerade durch solche Hausinfektionen, als deren Ursache häufig Bazillenträger unter dem Personal festzustellen sind, wird, wie im Experiment, die
Tatsache demonstriert, daß die Infektion mit Diphtheriebazillen neben den
typischen mit Membranen einhergehenden Krankheitsbildern auch spezifisch
diphtherische Halsentzündungen hervorruft, die sich in nichts von
der gewöhnlichen katarrhalischen oder lakunären Angina unterscheiden. Die Erkrankung geht mit Fieber bis zu 39°, häufig auch nur bis
zu 38° einher, das im Verlauf der nächsten 2—3 Tage lytisch abklingt. Zuweilen kann sich an eine solche als Angina lacunaris imponierende Diphtherieerkrankung ein richtiger Kehlkopfkrupp anschließen. Es empfiehlt sich daher,
in Fällen von Angina, die in der Umgebung von Diphtheriekranken auftreten,
regelmäßig den Rachenabstrich auf Diphtheriebazillen zu untersuchen, damit
bei positivem Befunde eine sofortige Serumtherapie eingeleitet wird und üble
Folgen verhindert werden können.

Die malignen Formen der Rachendiphtherie.

Die schwersten Formen der Rachendiphtherie erhalten ihren malignen
Charakter einmal durch die große Ausbreitung des lokalen Prozesses und durch
Vermischung mit nekrotisierenden Vorgängen und schließlich durch das Her-
vortreten der Intoxikationserscheinungen, die ihren Ausdruck vor allem in
einer hochgradigen Herzschwäche und in der Schädigung der Nieren finden.
Man unterscheidet am besten

1. die Diphtheria gravissima oder Diphtheria fulminans;
2. die protrahierte maligne Rachendiphtherie.

Die Bezeichnung „septische Diphtherie", die lange Zeit für diese malignen
Formen in Gebrauch war, ist irreführend, da sie von der falschen Vorstellung
ausging, daß dabei eine Mischinfektion mit Streptokokken und anderen Eitererregern das Wesentliche sei. Heubner hat diese Auffassung bekämpft und
darauf hingewiesen, daß auch ohne Mitwirkung der Streptokokken sehr schwere
Zustände zustande kommen können. Auch Behring stellt sich schroff auf
diesen Standpunkt und lehnt die Beteiligung der Streptokokken bei der Diphtherie vollkommen ab. Nach Jochmann, der sich gleichzeitig auf eigene
klinische Beobachtungen und bakteriologische Untersuchungen stützt, kann
der schwere Zustand der malignen Diphtherie zweifellos in der Mehrzahl der
Fälle allein durch das Diphtherietoxin bedingt werden, denn meist ist das
Blut solcher Fälle intra vitam und oft auch post mortem steril. Auch gelingt

es durch Diphtherieserum allein, den Prozeß bisweilen günstig zu beeinflussen, wenn auch nur selten zu heilen. Andererseits aber kann in manchen Fällen von maligner Diphtherie, namentlich dort, wo schwere nekrotische Prozesse vorhanden sind, die Mitwirkung von Streptokokken gar nicht bestritten werden, denn man kann sie zuweilen sowohl während des Lebens wie post mortem im Blute nachweisen. Es handelt sich dann eben um eine sekundäre Sepsis bei einem durch das Diphtheriegift häufig schon schwer geschädigten Organismus. Eitrige Metastasen kommen nicht vor, jedoch brettharte, phlegmonöse Infiltrationen am Halse und Otitis media.

Das Krankheitsbild der **Diphtheria gravissima** ist folgendes:

Der Beginn kann ebenso wie bei der einfachen Rachendiphtherie ein schleichender sein. Das erste, was bemerkt wird, sind Allgemeinstörungen, Mattigkeit, Appetitlosigkeit, Schlafsucht. Dabei fällt die tiefe Blässe des Kranken auf. Die Frage nach Schluck-beschwerden wird in der Regel ver-neint, und doch findet man meist schon am Ende des ersten Tages die Rachen-teile in weiter Ausbreitung mit Pseudo-membranen belegt.

In anderen Fällen setzt die Tragödie stürmischer ein. Die Kinder erkranken mit hohem Fieber, heftigen Leib-schmerzen, Erbrechen und klagen über starkes Kopfweh. Sie sind unruhig, schlaflos und verfallen schnell in eine hochgradige Schwäche. Die Schleim-haut der Rachenteile ist intensiv gerötet und mit Blutpunkten durchsetzt. Auf den enorm geschwollenen Tonsillen, der Uvula und auf dem weichen Gaumen breiten sich schnell schmierige, grau-gelbe Membranen aus. Die Nasenschleimhaut beteiligt sich zugleich in inten-siver Weise an der Entzündung. Ein blutig-seröses Sekret beginnt aus den Nasenöffnungen zu fließen.

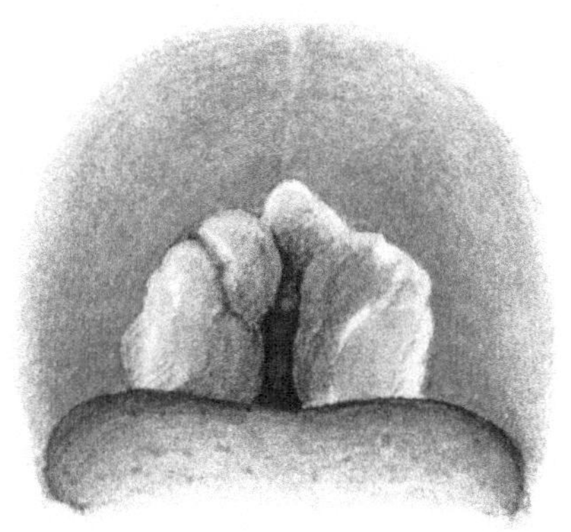

Abb. 189. Nekrotisierende Rachendiphtherie. Graugelb verfärbte Membranen.

Auf der Höhe der Entwicklung, etwa am Ende des zweiten Tages bietet sich folgendes furchtbare Bild: Der Kranke liegt apathisch und regungslos in tiefer Entkräftung da mit wachsbleichem Gesicht von etwas gedunsenem Aus-sehen, mitunter besteht auffälliges Ödem an den unteren Augenlidern und auf dem Nasenrücken, infolge der Beteiligung der Nase. Aus den Nasenöffnungen ergießt sich ein schmieriges, blutig-seröses oder blutig tingiertes, schleimig-eitriges Sekret, das die Nasenlöcher wund macht und die Oberlippe anätzt und zur Schwellung bringt. Mitunter sieht man kleine membranöse Auflagerungen auf erodierten Stellen der Umgebung der Nase; auch werden gelegentlich größere membranöse Stückchen beim Schnauben herausbefördert. Die Lippen sind trocken und rissig und bluten leicht. Mitunter finden sich auf exkoriierten Partien oder auf Rhagaden in den Mundwinkeln speckige, diphtheritische Membranen. Der Mund ist leicht geöffnet und läßt einen widerlich süßlichen, sehr charakteristischen Geruch entströmen. Die Zunge ist trocken und dick fuliginös belegt. Tonsillen, Gaumenbögen, Uvula, weicher Gaumen, hintere Pharynxwand sind mit einer dicken, grau-gelblichen Membran mit höckeriger Oberfläche bedeckt, die durch Blutungen zum Teil bräunlich oder schwärzlich verfärbt ist und sich häufig noch weit auf den harten Gaumen hinüberschiebt. Blutungen und nekrotischer Zerfall verwandeln die Membran in schwersten

Fällen in eine schwärzliche schmierig-pulpöse Masse, die die gesamten Rachenteile bedeckt und einen aashaften Gestank verbreitet.

Wo im Rachen Schleimhaut frei bleibt, ist sie mächtig geschwollen, stark gerötet und hämorrhagisch gesprenkelt. Durch die Schwellung und Austapezierung der Tonsillen und Uvula ist der Pharynxeingang stark verengt und die Atmung schnarchend.

Es besteht eine große Neigung zu Blutungen. Bei der Untersuchung mit dem Spatel blutet die Rachenschleimhaut leicht; oft stellt sich starkes

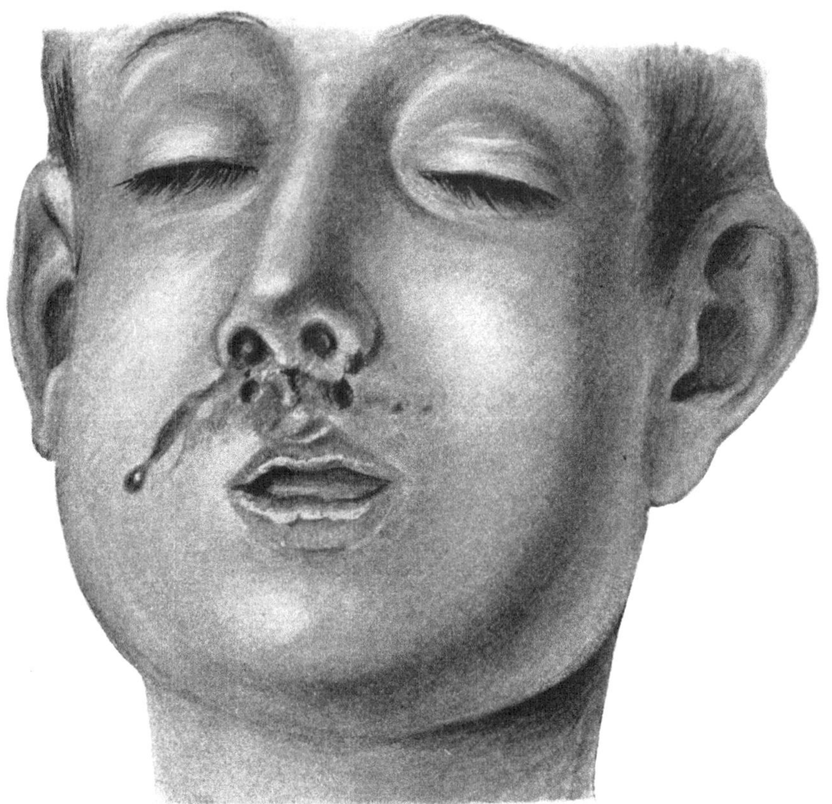

Abb. 190. Diphtheria gravissima. Schmierig-blutiges Nasensekret, wachsbleiche Gesichtsfarbe, dicke Drüsenschwellungen am Hals mit periglandulärem Ödem. Auch auf den Lippen Membranenbildung.

Nasenbluten ein. Besonders charakteristisch aber ist die Neigung zu Hautblutungen. An den verschiedensten Stellen, besonders an den unteren Extremitäten, aber auch am Rumpf, an den Armen oder an der Stirn sieht man Blutungen von Stecknadelkopfgröße, die zum Teil diskret, zum Teil in großen Haufen beieinander stehen. Die Stellen, wo Serumeinspritzung vorgenommen wird, sind blutunterlaufen, Druck und geringfügiges Trauma, so z. B. ein Stoß gegen die Bettdecke, können blutige Suffusionen herbeiführen. Dazu können in seltenen Fällen von vorwiegend hämorrhagischer Diathese noch Blutungen aus dem Darm, der Blase, dem Mund usw. kommen. Der schwere Rachenprozeß wird stets von einer ausgedehnten Drüsenschwellung am Halse begleitet.

Während man aber bei der einfachen Rachendiphtherie die einzelnen geschwollenen Drüsen stets gut abtasten kann, entwickelt sich hier neben den großen Drüsenpaketen ein starkes Ödem des gesamten periglandulären Bindegewebes, so daß die einzelnen Drüsen in einer teigigen Geschwulst untertauchen und der Kopf nach hinten gebeugt wird.

Das Fieber, das am ersten und zweiten Tage zuweilen hohe Grade erreicht, fällt um den dritten Tag herum meist ab und bleibt nun unter 38°. Die Extremitäten sind kühl und zyanotisch, und es mehren sich die Zeichen der Herzschwäche. Der Puls ist sehr frequent und klein, am Herzen läßt sich meist eine schnell zunehmende Dilatation beider Ventrikel nachweisen, die Herztöne

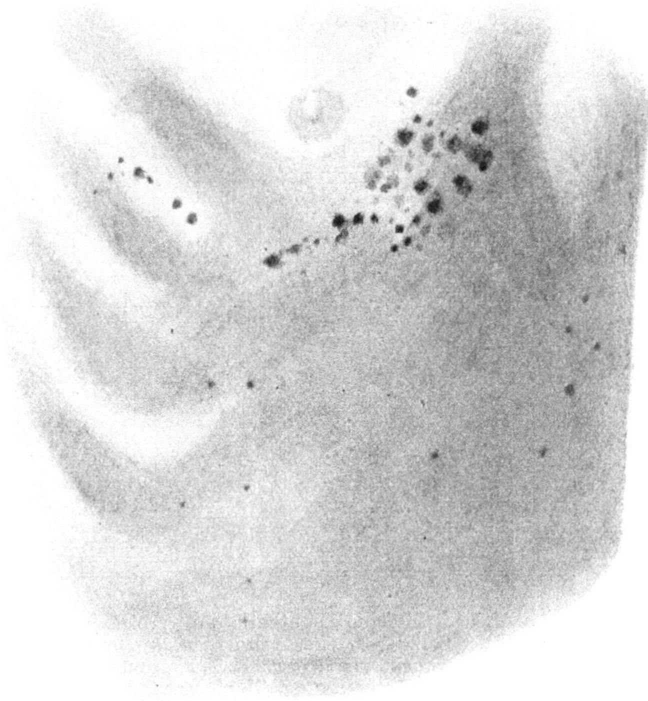

Abb. 191. Multiple Hautblutungen bei maligner Diphtherie.

werden leiser; an der Basis oder an der Spitze hört man häufig ein systolisches Geräusch. Der Blutdruck nimmt zusehends ab. Oft ist Galopprhythmus zu beobachten. Leber und Milz schwellen an. Zu den toxischen Schädigungen des Herzens gesellen sich solche der Nieren und des Magendarmkanals. Der Urin enthält fast stets reichlich Albumen und viel Zylinder. Die Menge des Eiweißes ist unabhängig von der Schwere des Falles. Oft stellen sich Diarrhöen toxischen Ursprungs ein. Ein ominöses Symptom, ein Vorbote des Todes, ist das Auftreten von Erbrechen, das sich mehrfach wiederholen kann. Das Bewußtsein ist meist bis zum Schluß erhalten, seltener gehen komatöse Zustände oder Konvulsionen dem Exitus voraus. In einzelnen Fällen werden die Qualen des Kranken noch durch das Übergreifen des Prozesses auf den Kehlkopf vermehrt, so daß noch Erstickungserscheinungen hinzukommen; aber

auch die Tracheotomie vermag solche Kranken nicht mehr zu retten. Die
Herzarbeit wird immer ungenügender, Blässe und Zyanose nehmen zu, der Puls
wird auffällig langsam und immer matter und schließlich tritt der Exitus ein.

Die eben beschriebenen Vorgänge spielen sich in etwa 4—5 Tagen ab.
Rettung ist nur in den seltensten Fällen zu bringen. Große Serumdosen, Herztonika, Adrenalin versagen leider auch hier fast immer ihren Dienst.

Die häufigeren Formen der malignen Diphtherie verlaufen protrahierter
und geben folgendes Bild: Zuerst die schon bekannten Erscheinungen der
schweren Rachendiphtherie. Auf den stark geschwollenen Rachenteilen ausgedehnte dicke Pseudomembranen mit höckeriger Oberfläche von grau-grüner
Farbe, zum Teil auch bräunlich verfärbt und hämorrhagisch gesprenkelt, eine

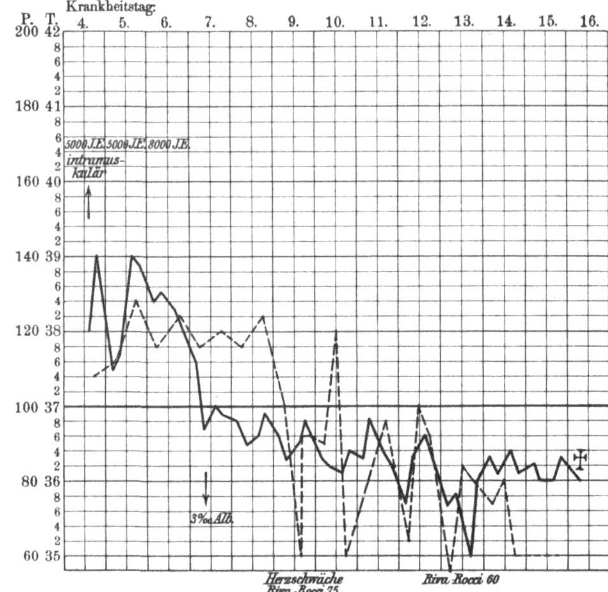

Abb. 192. Erich B., 15 Jahre. Maligne Diphtherie mit protrahiertem Verlauf. Sehr
ausgedehnte breitgesprengelte Beläge, starke Halsdrüsenschwellungen mit periglandulärem Ödem. Hautblutungen. Starke Nephritis. Nach Serumbehandlung guter Rückgang der lokalen Erscheinungen. Abstoßung der Membranen. Zurückgehen der Drüsenschwellungen. Vom 5. Tage an Herzschwäche. Blutdruck sinkt. Puls arrhythmisch, klein.
Erbrechen. Schmerzen im Epigastrium. Zunehmende Blässe und Schwäche. Gestorben.

enorme Schwellung der Halsdrüsen mit periglandulärem Ödem, starke Nasendiphtherie mit blutig-eitrigem Ausfluß, mäßiges Fieber, tiefe Blässe der Haut,
schwacher, frequenter Puls, mehr oder weniger hochgradige Albuminurie.
Unter dem Einfluß der Serumbehandlung ändert sich die Situation,
wie es scheint, in günstiger Weise. Die Membranen werden im Laufe
von ca. sechs Tagen abgestoßen, herausgewürgt oder beim Gurgeln fortgespült,
und es kommt eine stark geschwollene, hochrote, leicht blutende, an manchen
Stellen ulzerierte Schleimhaut zum Vorschein. An einzelnen Partien, z. B.
an den Seitenrändern der Uvula, finden sich noch zarte graue Auflagerungen
als Residuen des Prozesses. Der weiche Gaumen erscheint dort, wo vorher
Membranen gesessen haben, hämorrhagisch gesprenkelt. Das Ödem am
Halse geht zurück, auch die Drüsenschwellungen werden geringer, und man
kann jetzt einzelne der noch vergrößerten Drüsen deutlich abtasten. Das

Gesicht verliert sein gedunsenes Aussehen. Das Fieber kehrt zur Norm zurück oder hält sich nur wenig über 37⁰. Die Umgebung des Kranken atmet auf und hält ihn für genesen. Der erfahrene Arzt aber sieht mit Besorgnis die fortbestehende, in den nächsten Tagen noch zunehmende Blässe, die Apathie und große Hinfälligkeit. Stundenlang kann der Kranke regungslos auf demselben Fleck liegen und mit weiten, erstaunten Augen in die Luft starren; auffällig ist dabei die starke Abmagerung, die sich oft in wenigen Tagen einstellt, so daß man mit Heubner von diphtheritischem Marasmus sprechen kann. Nur selten verlangt der Kranke zu essen oder zu trinken. Versucht man, ihm etwas flüssige Nahrung einzuflößen, so kommt oft ein Teil der Flüssigkeit wieder zur Nase heraus, denn häufig hat sich schon eine Gaumensegellähmung eingestellt, die sich auch durch den näselnden Klang der Stimme verrät. Läßt man bei der Racheninspektion den Kranken phonieren, so bleibt das Gaumensegel unbeweglich. Die Eiweißausscheidung ist unterdessen noch gestiegen, kann sich aber auch in niedrigen Graden bewegen. Vor allem zeigen sich aber nun bedrohliche Herzerscheinungen. Der Puls wird auffällig schwächer und fällt durch starke Frequenz auf; oft findet sich auch Arrhythmie, doch ist das keineswegs immer der Fall. Das Herz dilatiert sich nach links und nach rechts, der Spitzenstoß erscheint verbreitert, die Herztöne werden leiser, besonders der erste Ton. Oft sind akzidentelle Geräusche zu hören. Hand in Hand damit geht eine zunehmende Vergrößerung der Leber, oft auch der Milz. Auch in diesem schweren Zustande kann noch eine Wendung zur Besserung und eine allmähliche Erholung eintreten. Jochmann sah sogar einen Fall noch in Heilung ausgehen, wo infolge der hochgradigen Herzschwäche eine Hirnembolie mit rechtsseitiger Hemiplegie erfolgte, verursacht durch ein in den Kreislauf gelangtes, im dilatierten Herzen gebildetes Blutgerinnsel. Häufiger aber ist der tödliche Ausgang, der entweder akut durch plötzlichen Herzstillstand oder aber angekündigt durch gewisse Vorboten eintreten kann.

Die fatalen Zeichen, die den Tod fast immer anzeigen, sind Erbrechen und Leibschmerzen. Nur äußerst selten sieht man einen Kranken mit dem Leben davonkommen, der in diesem Zustande ein oder mehrere Male erbrochen hatte. Woher die Leibschmerzen kommen, ist nicht mit Sicherheit zu sagen. Vermutlich handelt es sich um ein ins Epigastrium verlegtes Oppressionsgefühl. Nun sinkt der Blutdruck in bedenklicher Weise, eine auffällige Pulsverlangsamung tritt ein — 60, 50, 40 Schläge werden in der Minute gezählt — und bei erhaltenem Bewußtsein ohne Zeichen des Leidens erlischt plötzlich das Leben. In seltenen Fällen gehen Unruhe und Angstgefühl, Dyspnoe, zuweilen auch Krampfzustände der Katastrophe voraus.

Die gezeichneten Formen der malignen Diphtherie können durch Komplikationen variiert werden. Es kann sich eine Otitis mit Perforation des Trommelfelles hinzugesellen. Es kann eine oder die andere der geschwollenen Drüsen am Halse zur Vereiterung kommen, doch sind das relativ seltene Ereignisse.

Auch die Komplikation mit septischen Zuständen ist, wie gesagt, seltener, als früher angenommen wurde. Steht infolge einer Mischinfektion mit Streptokokken bei dem diphtheritischen Prozesse im Rachen die Nekrose im Vordergunde, so kann es durch Überschwemmung des Blutes mit Streptokokken zur allgemeinen Sepsis kommen. Eitrige Metastasen in den Gelenken und serösen Höhlen, eitrige Perikarditis, Pleuritis und Endokarditis können dabei das Bild in furchtbarer Weise komplizieren.

Zwischen den beschriebenen Formen der malignen Diphtherie und der zuerst geschilderten einfachen Rachendiphtherie gibt es naturgemäß Übergänge. Die membranösen Gebilde können die beschriebene schmierige graugrüne

Farbe mit Hämorrhagien zeigen, aber auf die Tonsillen beschränkt bleiben, sonst von allen den genannten Erscheinungen begleitet sein. In seltenen Fällen ist sie sogar nur einseitig und ruft entsprechend nur auf einer Seite Halsdrüsenschwellung und Ödem hervor.

Die Ausbreitung der Rachendiphtherie auf Mund, Nase, Zunge, Ohr.

Daß der diphtherische Prozeß in schweren Fällen vom Rachen aus sich weiter in die Umgebung verbreiten kann, wurde schon bei der Besprechung der malignen Diphtherieformen erwähnt. Hier sei nur noch in Kürze einzelner Besonderheiten gedacht.

In schweren Fällen kann eine dicke, graugrüne Membran vom weichen Gaumen her über den ganzen harten Gaumen hinweg bis zu den vorderen Zahnreihen sich erstrecken. Aber auch auf der Schleimhaut der Lippen, seltener der Wangen, kommen spezifische diphtherische Beläge vor, die zuerst als zarte, speckige Auf- oder Einlagerungen, später als richtige graugrüne Membranen von Linsen- bis Markstückgröße imponieren. Treten auf den Lippen oder in den Mundwinkeln Erosionen auf, so bedecken sie sich ebenfalls mit speckigen diphtherischen Belägen (vgl. Abb. 190). Das Zahnfleisch pflegt stets frei zu bleiben. Auch auf der Zunge können sich Membranen einstellen und zuweilen die ganze Oberfläche als speckige, graugrüne Auflagerungen überziehen. Versucht man, diese Gebilde abzuziehen, so erfolgt leicht eine Blutung. Dabei besteht der bekannte süßliche Fötor und Salivation.

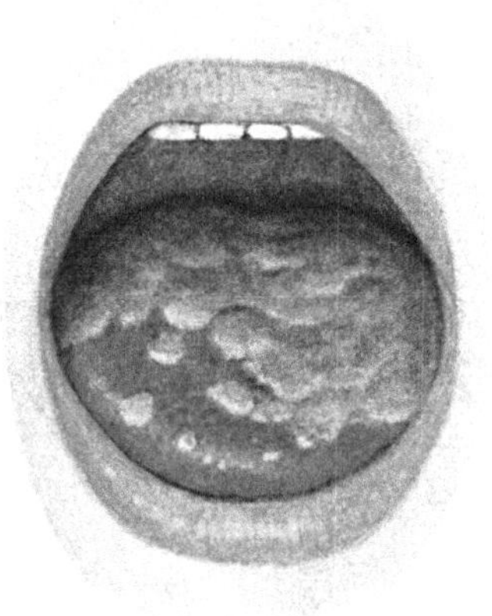

Abb. 193. Zungendiphtherie.

Die **Nase** wird sehr häufig im Laufe einer Rachendiphtherie mitergriffen, indem der Prozeß an der seitlichen Rachenwand nach oben steigt oder von der vorderen Fläche des Gaumensegels aus auf die hintere übergeht. Auch eine primäre Erkrankung der hinteren Rachenwand kann der Ausgangspunkt sein. Der Prozeß ist oft einseitig. Klinisch macht er sich durch Verstopfung der Nase und Nasenlaufen bemerkbar. Das Sekret ist zuerst meist serös, dann eitrig und blutig verfärbt. Bei hämorrhagischen Formen strömt fast kontinuierlich reines Blut hervor. Oft werden kleine Membranstückchen, seltener große zusammenhängende membranöse Stränge beim Schnauben herausbefördert. Bei malignen Formen kann sich ein gangränöser Prozeß wie im Rachen so auch in der Nase abspielen. Dann bekommt das Sekret einen fauligen, höchst üblen Geruch und enthält schwärzliche, nekrotisch zerfallene Membranfetzen und viel Blut. Nasenrücken, Wangen und untere Augenlider werden dabei häufig ödematös, so daß man im ersten Moment an ein Erysipel denken muß. Naseneingänge und Oberlippe werden durch die beständig fließende ätzende Flüssigkeit wund und bekommen Erosionen. Die rhinoskopische Untersuchung ergibt eine Schwellung und Rötung der Schleimhaut der Muschel und des Septums und zarte grauweiße Auflagerungen in verschiedener Ausdehnung. In seltenen Fällen kommt es nach Abstoßung der Membran zu geschwürigen Prozessen, die zu Synechien des Septums mit den Muscheln, Verschluß der Tubenostien, partieller

Verwachsung des weichen Gaumens mit der hinteren Rachenwand führen können (W. Anton). In seltenen Fällen entwickelt sich eine chronische, mehrere Monate währende Form der Nasendiphtherie mit schleimig-serösem Katarrh der vorderen Nasenhöhlen.

Das **Ohr** wird bei der Diphtherie nicht selten auf dem Wege durch die Tuba Eustachii hindurch infiziert. Stangenberg fand unter 1000 Fällen von Diphtherie in 24% Störungen am Gehörorgan. Zum großen Teil (78%) handelt es sich um katarrhalische Entzündung der Tuba Eustachii mit Einziehungen des Trommelfelles. Die Otitis diphtherica beginnt meist schleichend und zeigt sich oft erst, wenn Rachen- und Kehlkopfdiphtherie in Abheilung begriffen sind. Die zur Norm zurückgekehrte Temperatur steigt dann plötzlich wieder an; es treten Ohrenschmerzen auf, die aber meist nur gering sind und sehr schnell kommt es zur Perforation des Trommelfelles und zum Ausfluß einer serös-eitrigen, übelriechenden Flüssigkeit. Untersucht man vor dem Durchbruch, so findet sich seröse Durchtränkung, oft auch Vorwölbung des Trommelfelles. Nach der Perforation sieht man bisweilen diphtherische Pseudomembranen in der Tiefe der Paukenhöhle. Mitunter nimmt der Ausfluß durch Blutbeimengung eine sanguinolente Färbung an. Die Otitis bei Diphtherie ist im allgemeinen gutartiger Natur und hinterläßt nur selten Spuren in Gestalt von Schwerhörigkeit oder Taubheit. Mastoiditis und intrakranielle Eiterungen sind selten.

Ausbreitung der Diphtherie auf die Respirationsorgane.

Kehlkopfkrupp. Im Anschluß an die einfache lokalisierte Diphtherie, seltener an die maligne Form, kann der Prozeß auch auf den Kehlkopf und die tiefer gelegenen Respirationswege übergehen. Diese Ausbreitung erfolgt in der Regel nicht so, daß die Entzündung kontinuierlich vom Rachen auf den Kehlkopf sich erstreckt, sondern sprungweise. Ob die örtliche Rachenerkrankung von größerer oder geringerer Ausdehnung war, ist für das Zustandekommen der Larynxdiphtherie nicht von Belang. Selbst bei scheinbar fehlender Rachenaffektion kann der Kehlkopf erkranken. Wir kommen darauf bei Besprechung der primären Kehlkopfdiphtherie zurück. Der Kehlkopfkrupp, wie die Larynxdiphtherie seit Home genannt wird, wird selten im ersten Lebensjahr beobachtet, häufiger im 2.—7. Jahre und relativ selten beim Erwachsenen. Haben sich unter den schon beschriebenen lokalen und allgemeinen Symptomen die Erscheinungen der Rachendiphtherie entwickelt, so pflegt sich die Ausbreitung auf den Kehlkopf um den 3.—5. Tag herum durch folgende Symptome anzukündigen: Die Stimme verschleiert sich, ein kurzer, rauher, bellender Husten tritt auf, und bald stellt sich völlige Heiserkeit ein. Die Stimme wird tonlos, auch der Husten wird dumpfer. Dabei ist die Atmung zunächst noch frei. Kann man in diesem Stadium den Kehlkopf mit dem Spiegel untersuchen, so zeigen sich Schwellung und Blutüberfüllung der Schleimhaut an der Epiglottis, den Ary-Knorpeln und den Taschenbändern, vielleicht auch schon ein zarter, membranöser Belag auf den Taschen- oder Stimmbändern. Die Krankheit kann auf diesem Punkt stehen bleiben und abheilen, ohne zu Atemstörungen Anlaß zu geben. Meist aber stellen sich nach verschieden langer Frist, die zwischen wenigen Stunden und 2—3 Tagen schwanken kann, Zeichen der Atembehinderung ein. Die durch die Rima glottidis streichende Luft ruft ein laut tönendes Atemgeräusch hervor, das bald einen ziehenden oder keuchenden, mitunter auch sägenden Charakter trägt (Stridor). Zuerst nur beim Inspirium vernehmbar, ertönt es bald auch beim Exspirium in gleicher Stärke und ruft Besorgnis und Schrecken hervor. Um die Luft durch die enge Passage im

Kehlkopf hindurchzubringen, werden alle Atemmuskeln und Hilfsmuskeln angespannt. Die Sternocleidomastoidei kontrahieren sich mächtig und treten während der Inspiration stark hervor. Die Atemfrequenz ist im Beginn der Stenose meist verlangsamt, weil der Kranke mehr Zeit braucht als gewöhnlich, um beim Inspirium und Exspirium die Luft durch die verengte Stimmritze hindurchzubringen. Später, wenn die Erstickungserscheinungen zunehmen und der Kranke erschöpft ist, wird die Atmung frequenter, aber auch oberflächlicher.

Dazu kommen nun bald als das wichtigste und alterierendste Symptom der fortschreitenden Verengerung die inspiratorischen Einziehungen. Während der Kranke in gierigem Lufthunger bei der Inspiration mit Aufbietung aller Hilfsmuskeln den Brustkorb kräftig erweitert, reicht die durch den verlegten Kehlkopf eindringende geringe Luftmenge nicht mehr hin, um den durch die Ausdehnung vergrößerten Thoraxraum auszufüllen. Der Druck im Thoraxinnern sinkt deshalb immer mehr unter den atmosphärischen Druck, und so müssen die weniger starren Teile nachgeben und einsinken. Solche Einziehungen beobachtet man daher besonders am Jugulum, über dem Schlüsselbein und am Epigastrium, sowie bei Kindern mit weichen Rippenbögen auch in den seitlichen Thoraxpartien. Praktisch von großer Wichtigkeit ist es, die Tatsache zu kennen, daß Einziehungen der seitlichen Thoraxgegenden sowie epigastrische Einziehungen auch ohne Stenose des Kehlkopfes bei Kindern mit sehr nachgiebigem Thorax, also im ersten Lebensjahr und bei rachitischen Individuen nicht selten zur Beobachtung kommen, wenn eine Bronchopneumonie vorliegt. Die Einziehungen im Jugulum dagegen deuten stets auf Verlegung des Kehlkopfes hin.

Zuweilen ist das Phänomen der inspiratorischen Einziehungen mit einem Pulsus paradoxus verbunden. Bei jeder Inspiration wird der Puls kleiner oder verschwindet ganz. Es hängt das damit zusammen, daß der starke negative Druck im Thoraxinnern, der bei der Atmung erzeugt wird, eine starke Aspirationswirkung auf das Blut der peripheren Gefäße ausübt, so daß in der Aorta sich Blut anstaut, während die Füllung der peripheren Gefäße abnimmt.

Nimmt man in diesem dyspnoischen Stadium eine Kehlkopfuntersuchung vor, so finden sich meist ausgedehnte diphtheritische Beläge auf den Taschenbändern; auf den Aryknorpeln liegen gelbe membranartige Auflagerungen, in deren Umgebung die Schleimhaut stark gerötet ist. In schweren Fällen kann man sehen, wie die ganze hintere Epiglottiswand austapeziert ist und eine Membran über die falschen und wahren Stimmbänder hinweg in die Trachea läuft. In anderen Fällen aber sind nur wenige Beläge nachweisbar, so daß die stenotischen Erscheinungen aller Wahrscheinlichkeit nach weniger durch die Verlegung mit Membranen zustande kommen, sondern mehr auf Rechnung der Schleimhautschwellung und ödematösen Durchtränkung der subglottischen Partien zu setzen sind.

Neben den genannten Symptomen der Dyspnoe kommt es nach kürzerem oder längerem Bestehen der Stenose zu Erstickungsanfällen, die in ihren leichteren Graden schnell (nach 1—2 Minuten) vorübergehen und durch vermehrten Stridor und starke Zunahme der Einziehungen und große Unruhe gekennzeichnet sind, in ihren schwereren Graden aber äußerst bedrohlich aussehen und zu sofortigem Eingreifen drängen. Das Atemgeräusch wird immer länger gezogen und mühsamer, ist von keuchenden und pfeifenden Tönen begleitet, die seitlichen Thoraxpartien werden beim Inspirium tief eingebuchtet, alle Hilfsmuskeln sind angespannt, der Kranke wälzt sich unruhig, mit angstverzerrtem Gesicht hin und her, wirft den Kopf nach rückwärts oder sucht das Fenster zu erreichen, um Luft zu bekommen. Plötzlich nimmt das bleiche

Gesicht einen lividen Farbton an und bedeckt sich mit Schweiß, die Extremitäten werden zyanotisch, die Atmung stockt, und man glaubt, der Kranke müsse ersticken. Da wird aus dem Mund unter Husten und Würgen ein Membranstückchen herausgewürgt, und der Zustand bessert sich zusehends. Die livide Farbe schwindet, und die Atmung wird wieder besser, ohne freilich ganz frei zu sein. In unglücklichen Fällen, wo keine Erleichterung durch Ablösung einer Membran gebracht wird, kann bei solchen Anfällen der Tod eintreten, wenn nicht schnell genug durch Tracheotomie oder Intubation eingegriffen wird. In der Regel aber wiederholen sich solche Anfälle noch in immer kleiner werdenden Zeitabständen, zuerst alle 3—4 Stunden, später häufiger, und wenn nicht eingeschritten wird, so kann allmählich eine dauernde Kohlensäureüberladung, ein asphyktisches Stadium eintreten.

Die Ursache dieser Erstickungsanfälle ist keineswegs in allen Fällen in plötzlicher Verlegung der Rima glottidis durch losgerissene Membranstückchen zu suchen. Viel häufiger liegt nach Marfan der Grund in einem Spasmus der Glottismuskulatur. Auch in den Fällen, wo Membranteile beim Anfall herausgewürgt werden, kann man sich einen Zusammenhang mit spastischen Vorgängen so vorstellen, daß die losgelöste Membran durch mechanische Reizung den Spasmus ausgelöst hat. Für diese Erklärung sprechen auch die laryngoskopischen Beobachtungen, daß bei Patienten mit wiederholten Erstickungsanfällen oft nur geringfügige membranöse Beläge gefunden werden, die allein den plötzlichen Erstickungsanfall nicht erklären konnten. Das plötzliche Auftreten der Anfälle und ihr schnelles Verschwinden sprechen in vielen Fällen für ihren spastischen Charakter.

Asphyktisches Stadium. Die Atmung wird immer oberflächlicher und geringer. Die Dyspnoe erscheint besser, die Aufregung weicht einer unheimlichen Ruhe und Somnolenz, die dem Unerfahrenen eine Besserung vortäuscht, in Wirklichkeit aber ein Zeichen von Kohlensäureintoxikation ist. Die Extremitäten werden kühl und livid, das totenblasse Gesicht zyanotisch, der Puls jagt mit rasender Schnelligkeit und wird unregelmäßig, schließlich erfolgt der Tod im Koma, mitunter unter vorangehenden Konvulsionen, zuweilen auch in einem letzten schweren Erstickungsanfall. Selbst in diesem asphyktischen Stadium, das nach einigen Stunden, spätestens aber innerhalb eines halben Tages zum Exitus führt, kann die Tracheotomie und Sauerstoffzufuhr noch Hilfe bringen. Ein Versuch damit sollte deshalb in jedem Falle gemacht werden.

Variationen des Verlaufes der Kehlkopfdiphtherie. Nicht immer nimmt der Kehlkopfkrupp den geschilderten Verlauf. Mitunter sind bellender Husten und Heiserkeit die einzigen Symptome, die bei geeigneter spezifischer Behandlung nach 2—3 Tagen verschwinden, ohne Serumtherapie aber sogar wochenlang bestehen können, um schließlich doch noch zu Erstickungsanfällen zu führen oder aber noch in Heilung auszugehen.

In anderen seltenen Fällen bleibt infolge geringer Beteiligung der Stimmbänder an dem diphtherischen Prozeß die Stimme klar; nur der rauhe Krupphusten deutet auf die gefährliche Erkrankung hin. Dabei können Atemveränderungen, Einziehungen usw. vorhanden sein oder fehlen.

Wichtiger ist die scheinbar **primäre Larynxdiphtherie,** auf die man in vielen Fällen erst aufmerksam wird, wenn sich bereits dyspnoische Erscheinungen als Zeichen der Stenose einstellen. Ob die Diphtheriebazillen in solchen Fällen sich wirklich jedesmal zuerst im Larynx ansiedeln und dort zu der spezifischen Erkrankung führen, ist sehr zweifelhaft. Meist geht doch eine diphtheritische Erkrankung der höher gelegenen Luftwege voraus; selbst in den Fällen von Larynxkrupp, wo man auf der Rachenschleimhaut und in der Nase nichts Entzündliches nachweisen kann, bleibt es sehr wahrscheinlich, daß der primäre

Prozeß auf einer der Untersuchung schlecht zugänglichen Stelle der hinteren Rachenwand sitzt, von dem aus der Kehlkopf infiziert wird. Wir sprechen deshalb hier lieber von scheinbar primärem Larynxkrupp, obgleich klinisch zweifellos die Larynxerkrankung in vielen Fällen die ersten nachweisbaren Erscheinungen macht.

Man beobachtet solche Fälle besonders bei Kindern im ersten Lebensjahr, die im ganzen nur selten an Rachendiphtherie erkranken, jedoch häufiger Bazillen in der Nase haben und dann mitunter eine Larynxdiphtherie bekommen. Dabei ist im Rachen häufig gar nichts Entzündliches nachzuweisen. Das erste, was man vernimmt, ist der verdächtige, bellende Husten, und bald kommen dyspnoische Erscheinungen, keuchendes, ziehendes Atmen, Einziehungserscheinungen usw. hinzu. Wenn man aufmerksam beobachtet, kann man freilich oft schon 1—2 Tage vorher einen verdächtigen Schnupfen feststellen, der sich von einem gewöhnlichen katarrhalischen Schnupfen in nichts zu unterscheiden braucht und oft erst durch den Nachweis von Diphtheriebazillen im Sekret erkannt wird. Ein anderes Mal kann die blutig-seröse Beschaffenheit des Sekretes oder das Wundwerden der Nasenlöcher auf die richtige Fährte lenken. Bei der Enge des Kehlkopfes im Säuglingsalter und der Neigung zu Spasmen ist der Larynxkrupp beim Säugling stets sehr ernst zu nehmen und erfordert meist operativen Eingriff. Aber auch bei gelungener Besserung der Kehlkopfstenose durch Tracheotomie oder Intubation bleibt die Prognose stets zweifelhaft, weil sich die Larynxdiphtherie im ersten Lebensjahre sehr häufig mit Bronchopneumonie kompliziert.

Eine andere Gelegenheit zur Entwicklung der scheinbar primären Larynxdiphtherie bietet die oben beschriebene rudimentäre Form der Rachendiphtherie. Wir sahen, daß es Fälle gibt, wo die Infektion mit Diphtheriebazillen sich nur durch eine Rötung der Tonsillen oder unter dem Bilde einer gewöhnlichen Angina follicularis darstellt. Auch in solchen Fällen kann eine plötzlich auftretende Kehlkopfstenose dem Unerfahrenen eine unangenehme Überraschung bereiten.

Ferner sehen wir die Erscheinungen des Kehlkopfkrupps als erstes Anzeichen der Diphtherieinfektion mit Vorliebe dort, wo sich die Diphtherie als Komplikation zu anderen Infektionskrankheiten hinzugesellt, namentlich bei den Masern und beim Keuchhusten. Sehr oft ist z. B. bei den Masern der Vorgang so, daß 6—8 Tage nach Erscheinen des Exanthems plötzlich zu einem schon bestehenden bellenden Husten Heiserkeit und inspiratorische Einziehungen hinzukommen und eine schleunige Tracheotomie erforderlich wird. Dabei ist im Rachen nichts Verdächtiges nachzuweisen, doch kann man im Nasensekret Diphtheriebazillen feststellen. Die Prognose dieser Komplikation ist wegen der Neigung zu Bronchopneumonien sehr ernst. Das gleiche gilt für den Keuchhusten.

Auch bei Bazillenträgern konnte Jochmann als erstes klinisches Symptom der Diphtherie einen Larynxkrupp beobachten.

So handelte es sich in einem Falle um einen fünfjährigen Jungen, der eine leichte Nasendiphtherie durchgemacht hatte und sechs Wochen nachher noch Diphtheriebazillen in der Nase beherbergte. Ohne jede Vorboten erkrankte er plötzlich an Heiserkeit und stenotischen Erscheinungen und mußte tracheotomiert werden. Im Rachen war dabei nichts nachzuweisen.

Verlauf des Kehlkopfkrupps nach erfolgter Tracheotomie oder Intubation. Der Verlauf der Larynxdiphtherie nach erfolgter Operation ist abhängig von dem Grade der allgemeinen Intoxikation durch das Diphtheriegift und damit im Zusammenhange im wesentlichen von dem Zeitpunkte der eingeleiteten Serumtherapie, ferner von der Empfänglichkeit der Lungen für Sekundärinfektionen (Bronchopneumonie) und schließlich von dem Grade der Ausdehnung des diphtherischen Prozesses auf die tieferen Luftwege.

In den meisten Fällen wird unter dem Einfluß der segensreichen Operation und der dadurch bedingten guten Sauerstoffzufuhr im Verein mit der gleichzeitig eingeleiteten Serumbehandlung eine schnelle Besserung erzielt werden. Das Fieber sinkt innerhalb von 2—3 Tagen ab, die Ausbreitung des diphtherischen Prozesses kommt zum Stillstand, aus der Tube oder Kanüle werden reichlich Schleim und Membranfetzchen expektoriert und nach drei Tagen kann meist schon dekanülisiert oder extubiert werden. Das gilt für Fälle, die etwa am 2.—4. Tage nach Beginn der Diphtherie in Behandlung kommen.

Bei Kranken, die erst um den sechsten Krankheitstag herum oder noch später mit den Symptomen einer schweren Rachendiphtherie und Stenoseerscheinungen zur Behandlung kommen, wird die Beseitigung des Atemhindernisses zwar zunächst eine bessere Atmung und durch die reichliche Sauerstoffzufuhr eine vorübergehende Erleichterung bringen, aber die Schädigung des Herzens, die bereits entstanden ist, wird bei so später Serumbehandlung oft nicht mehr besserungsfähig sein, so daß trotz guter Durchlüftung der Lungen und Stillstand des diphtherischen Prozesses das Bild der protrahierten malignen Diphtherie sich entwickelt, wie wir es oben beschrieben haben und der Tod an Herzschwäche erfolgt. In anderen Fällen schafft zwar die Operation durch Beseitigung der Kohlensäurevergiftung zunächst eine deutliche Besserung. Die Serumbehandlung bringt die örtliche Ausbreitung des Prozesses zum Stehen, aber ein neuer Feind taucht auf in Gestalt einer Bronchopneumonie. Erreger können einmal die Diphtheriebazillen allein oder aber Streptokokken, zuweilen im Verein mit Pneumokokken, seltener mit Friedländerschen Kapselbazillen, sein. Dort wo es sich um die bei der pathologischen Anatomie besprochenen infarktähnlichen, hämorrhagisch gefärbten bronchopneumonischen Herde handelt, pflegen die Diphtheriebazillen selbst die Hauptrolle zu spielen.

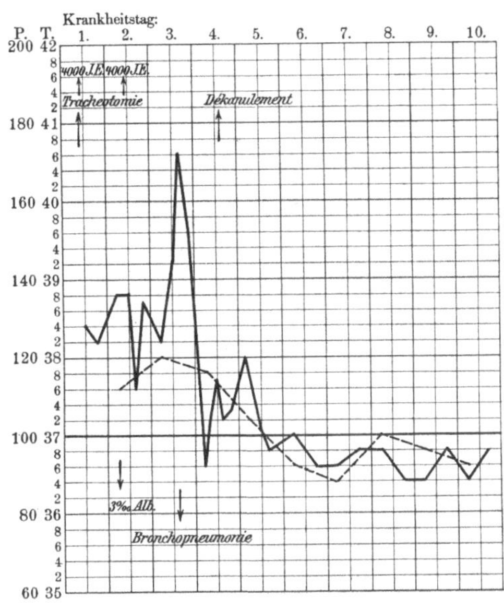

Abb. 194. Frieda N., 4 Jahre. Diphtherie mit Kehlkopfkrupp. Tracheotomie und Bronchopneumonie. Nephritis. Geheilt.

Die Entwicklung der Bronchopneumonie wird durch die Widerstandsunfähigkeit des Organismus infolge der diphtherischen Intoxikation und ferner durch die behinderte Expektoration und Sekretstauung in den Bronchien begünstigt. Daraus folgt, daß man mit der Operation nicht länger zögern darf, sobald Stenoseerscheinungen dazu auffordern. Meist entsteht die Bronchopneumonie am zweiten oder dritten Tage nach der Tracheotomie. Das Fieber, das schon abfallende Tendenz zeigte oder bereits zur Norm zurückgekehrt war, geht wieder in die Höhe auf 39—40° und die Atemfrequenz steigt bis auf 50 und 60 Züge in der Minute; oft stellt sich Nasenflügelatmen ein. Diese Zeichen deuten mit großer Wahrscheinlichkeit auf die Lungenkomplikation hin. Die Auskultationserscheinungen sind zuweilen nicht ganz eindeutig, weil man bei tracheotomierten Kranken infolge der fast stets vorhandenen Tracheitis und

Bronchitis, die mit starker Schleimbildung einhergehen, giemende und brummende Geräusche und Rasselgeräusche vorfinden kann. Meist aber deuten dichtere, feinblasige Rasselgeräusche über einem oder beiden Unterlappen auf den Sitz der lobulären Herde hin. Perkutorisch ist oft gar nichts nachzuweisen. Bei größerer Ausdehnung des Prozesses und Konfluenz der Herde hört man Schallabschwächung und Dämpfung und Bronchialatmen. Das Befallensein eines ganzen Lappens (pseudolobäre Pneumonie), entstanden durch Konfluenz zahlreicher kleinerer lobulärer Infiltrationen, ist selten.

Das Hinzutreten einer Bronchopneumonie bedeutet stets eine ernste Komplikation. In schweren Fällen führt sie oft schon nach 4—6 Tagen unter zunehmender Dyspnoe zum Tode; häufiger aber ist der Ausgang in Heilung.

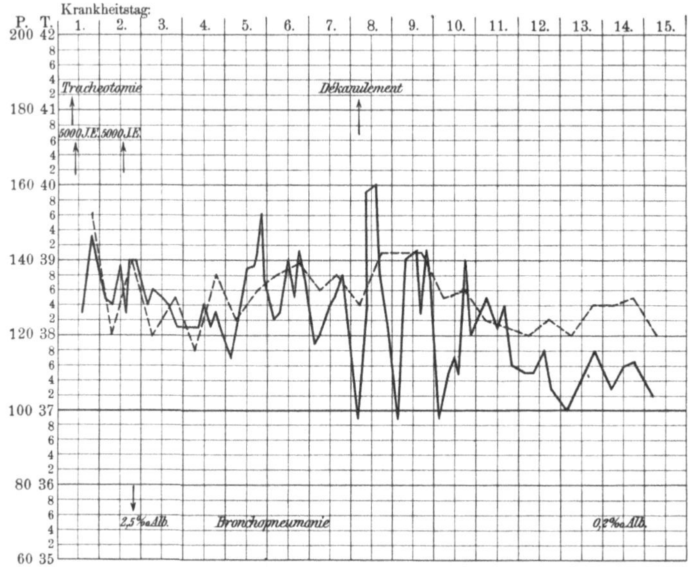

Abb. 195. Erna P., 2 Jahre. Kehlkopfkrupp, Tracheotomie und nachfolgende Bronchopneumonie. Geheilt.

Sehr gefährlich ist das Hinzutreten der Bronchopneumonie beim Larynxkrupp im Verlaufe von Masern. In seltenen Fällen können Pleuritis und Empyem den Verlauf noch weiter komplizieren. Abszesse und Gangräne entwickeln sich zuweilen dort, wo die Bronchopneumonie als Schluckpneumonie durch Aspiration von Speiseresten nach der Tracheotomie entstanden ist.

Die ominöseste Komplikation des Kehlkopfkrupps ist die Ausbreitung auf die tieferen Luftwege, die **Tracheitis oder Bronchitis diphtherica.** Hat der Prozeß schon vor der Operation eine große Ausdehnung gewonnen, so sehen wir jene schrecklichen Fälle, wo trotz regelrecht ausgeführter Tracheotomie keine merkbare Besserung eintritt. Die Einziehungen, die Dyspnoe, die oberflächliche und beschleunigte Atmung, Zyanose bestehen weiter. Auskultatorisch kann man zuweilen, namentlich in den unteren Lappen, über große Bezirke abgeschwächtes oder aufgehobenes Atemgeräusch feststellen zum Zeichen, daß große Partien durch Verlegung von Bronchien atelektatisch geworden sind. In anderen Partien ist dann nicht selten Bronchialatmen und dichtes Rasseln zu hören als Ausdruck einer fast stets vorhandenen Bronchopneumonie. Nach wenigen Stunden erfolgt bei zunehmender Asphyxie der Exitus.

Bei der Autopsie findet man nicht nur den Kehlkopf mit großen Membranen austapeziert, eine dicke, makkaroniartige Membran läuft auch die

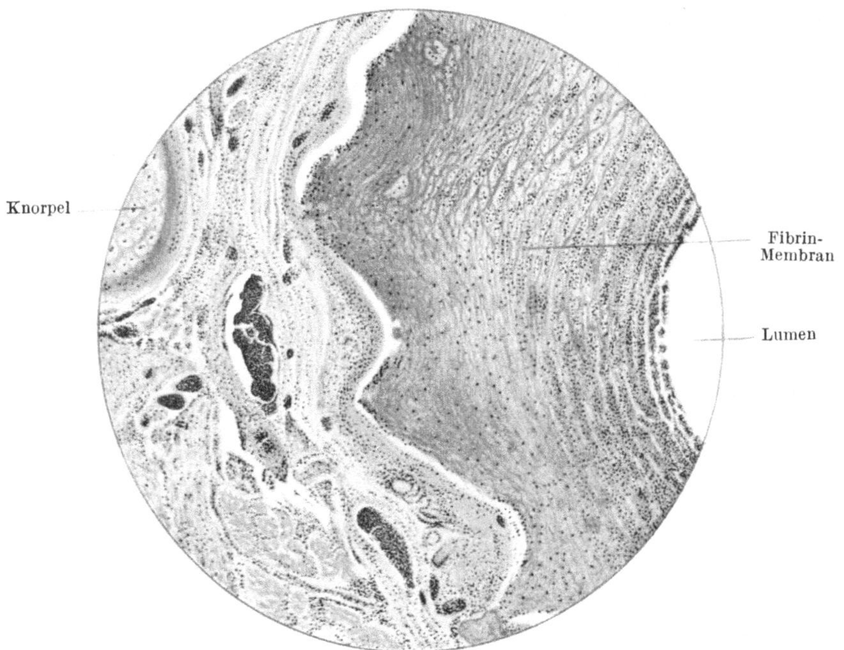

Abb. 196. Bronchial-Diphtherie. Die blau gefärbte Diphtheriemembran sitzt der Wand des Bronchus auf. Schwache Vergrößerung. (Färbung nach Weigert.)

Trachea entlang und geht auf die großen Bronchien über. Macht man dann einen Querschnitt durch die Lunge, so sieht man überall in den größeren und kleineren Bronchien die zusammengerollten Membranen stecken. In den größeren Bronchien füllen sie das Lumen nicht völlig aus, so daß es auf dem Querschnitt aussieht, als wenn ein durchgeschnittenes Pfeifenröhrchen im Lumen steckte. In den kleineren sind sie fest komprimiert, und es hat den Anschein, als stecke eine Nudel im Bronchiallumen. In der Umgebung solcher völlig ausgefüllter Bronchien ist das Lungengewebe atelektatisch, während es an anderen Partien vikariirend emphysematös erscheint.

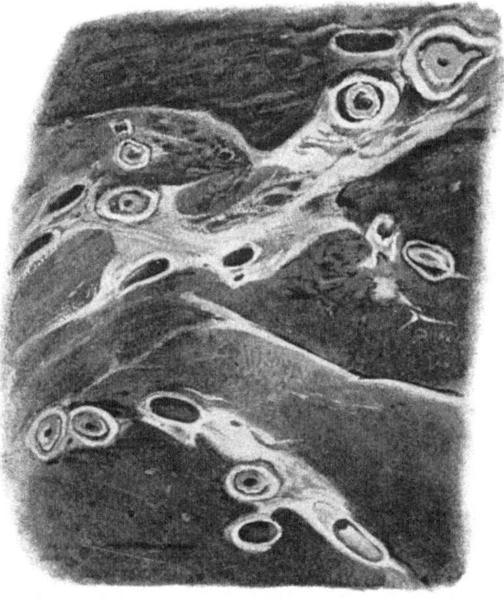

Abb. 197. Ausbreitung der Diphtherie auf die Bronchien. In den Bronchiallumina stecken zusammengerollte Membranen. Die umgebenden Lungenpartien sind atelektatisch.

Solche schwere Tracheobronchitis diphtherica sieht man häufiger bei Erwachsenen als bei Kindern.

Auch Marfan macht darauf aufmerksam, daß im allgemeinen bei Erwachsenen mit Stenose einhergehender Kehlkopfkrupp erheblich seltener ist als bei kindlichen Individuen, weil der erwachsene Kehlkopf viel weiter sei und nicht so leicht durch Pseudomembranen verlegt werden könne und vor allem weniger zu Spasmen neige als der kindliche. Wenn erst schwere stenotische Erscheinungen bei Erwachsenen auftreten, so sei das meist ein Zeichen der ausgebreiteten Tracheobronchial-Diphtherie.

Nicht in allen Fällen von Bronchitis diphtherica ist das Bild ein so schweres. Es werden nach gelungener Tracheotomie sehr oft große zusammenhängende Membranen abgelöst, die den Ausguß des Trachealrohres und sogar weitere Verzweigungen des Bronchialbaumes darstellen, wie z. B. im beigegebenen Bilde. Wenn also nicht zuviel Lungengewebe durch die Verstopfung von Bronchien ausgeschaltet ist, so bleibt immer noch Heilung möglich.

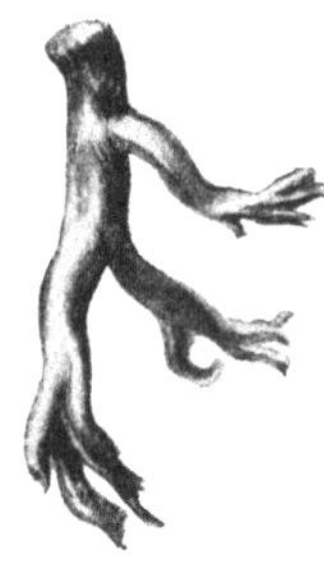

Abb. 198.
Von einem Kinde ausgehustete Diphtheriemembran, die einen Ausguß der Bronchien darstellt.

Ohne spezifische Behandlung und bei nicht ausreichender Serumtherapie kommt es zuweilen auch nach der Tracheotomie noch zu einer absteigenden Tracheo-bronchial-Diphtherie. Das Bild ist dann folgendes: Zunächst tritt nach vollzogener Operation eine Beruhigung ein: die Atmung ist besser, das Fieber sinkt. Am nächsten oder übernächsten Tage steigt die Temperatur wieder an, und es stellen sich aufs neue Zeichen von Dyspnoe, Einziehungen, erhöhte Atemfrequenz, Zyanose ein. Auskultiert man, so ist zuweilen über größeren Partien der Lunge, namentlich im Unterlappen sehr abgeschwächtes oder gar kein Atemgeräusch zu hören, eine Folge der Atelektase. An anderen Partien hört man sehr verschärftes, von Rasselgeräuschen begleitetes Atmen. Unter zunehmender Kohlensäurevergiftung erfolgt dann in wenigen Stunden oder Tagen der Tod.

Aus dem Besprochenen geht hervor, daß die Prognose eines mit Stenoseerscheinungen einhergehenden Kehlkopfkrupps um so günstiger ist, je früher und energischer die Serumtherapie vorgenommen wurde, denn dadurch wird der fortschreitenden Allgemeinintoxikation und der Ausbreitung des Prozesses auf die unteren Luftwege vorgebeugt. Ferner ist die rechtzeitige Vornahme der Tracheotomie oder Intubation von großer Wichtigkeit; denn je länger man wartet, desto größer ist die Kohlensäurevergiftung und die Sekretstauung in den Bronchien und damit die Disposition für die Entwicklung der Bronchopneumonie. Schließlich ist auch das Lebensalter von bestimmendem Einfluß auf die Prognose des Kehlkopfkrupps. Sie ist ungünstig bei Kindern im ersten Lebensjahre und bei Erwachsenen.

Diphtherische Lähmungen.

Das Diphtheriegift hat die Eigentümlichkeit, sehr charakteristische Lähmungszustände hervorzubringen, die für die Krankheit pathognomisch sind. Man spricht von postdiphtherischen Lähmungen, weil diese Zustände in der Regel erst in der Rekonvaleszenz, ein oder zwei Wochen nach Abstoßung der Membranen, selten noch später, auftreten. Als Frühlähmungen werden die schon am dritten oder vierten Tage einsetzenden Paresen bezeichnet. Es sind das stets Gaumenlähmungen, die zuweilen bei der malignen Form der Rachendiphtherie zur Beobachtung kommen. In manchen Fällen mögen sie durch eine Entzündung des Muskels, nicht durch Nervenerkrankung verursacht sein. Die Häufigkeit der postdiphtherischen Lähmungen ist je nach dem Genius epidemicus verschieden. Im ganzen hat sie seit Einführung der Serumtherapie entschieden abgenommen. In der Vorserumzeit betrug sie nach Sanne etwa 20%. Jochmann beobachtete im Rudolf-Virchow-Krankenhause in fünf Jahren unter 1624 Fällen 130 Lähmungen $= 8\%$. Im ganzen kann man sagen, daß sich um so seltener schwere Lähmungszustände entwickeln, je frühzeitiger und energischer die Serumtherapie gehandhabt wird. Nach malignen Diphtherieformen mit ausgedehnten Belägen treten Lähmungen im allgemeinen häufiger auf als nach leichteren Erkrankungen, doch kann auch eine einfache, leichte Rachendiphtherie die schwersten, ja tödliche Lähmungszustände nach sich ziehen.

Die Lähmung beginnt in der Regel in dem Bezirk, der zuerst von der Diphtherie befallen wurde (Trousseau). Im Gefolge der Rachendiphtherie tritt zuerst eine Gaumenlähmung auf, und nach einer Hautdiphtherie an den Extremitäten wird meist zuerst die befallene Extremität paretisch. Die häufigste Form ist die Gaumenlähmung, entsprechend dem primären Sitz der Diphtherie. Unter 130 postdiphtherischen Lähmungen sah Jochmann 66 Gaumensegelparesen $= 50,7\%$. Auch dort, wo es später noch zu anderen Lähmungen, Akkommodationsparese, Ataxie, Lähmungen der Extremitäten und Respirationsmuskeln kommt, beginnt der Reigen stets mit einer Gaumenlähmung. Der Eintritt der Gaumenlähmung verrät sich durch den näselnden Klang der Stimme und durch Störungen des Schluckaktes, die durch den unvollständigen Schluß des Nasenrachenraumes bedingt werden. Ein Teil der Flüssigkeit, die der Kranke versucht, hinunterzuschlucken, kommt zur Nase wieder heraus, er verschluckt sich und muß husten. Bei Inspektion des Rachens ist deutlich zu erkennen, wie das Gaumensegel einschließlich der Uvula schlaff beim Phonieren herunterhängt. Dabei kann man auch eine Herabsetzung der Empfindlichkeit der Schleimhaut des weichen Gaumens konstatieren. Die isolierte Gaumenlähmung dauert ca. 14 Tage bis drei Wochen, in seltenen Fällen bis zu zwei Monaten. Sie bildet sich dann langsam wieder zurück, indem zunächst die Schluckfähigkeit wieder besser wird. Der näselnde Klang der Stimme hält etwas länger an.

Treten weitere Lähmungen hinzu, so geschieht das gewöhnlich erst eine Woche nach Auftreten der Gaumenparese. An zweiter Stelle rangiert der Häufigkeit nach die Akkommodationslähmung. Auf 130 postdiphtherische Lähmungen hatte Jochmann 20 Akkommodationsparesen $= 15,3\%$. Die Kranken können in der Nähe nicht deutlich sehen und klagen vor allem, daß ihnen das Lesen unmöglich ist, da ihnen die Buchstaben verschwimmen. Bei Kindern, die noch nicht lesen können, wird diese Lähmungserscheinung oft übersehen. Die Akkommodationslähmung ist zuweilen begleitet von Strabismus (Abduzensparese), seltener von Ptosis oder Fazialislähmung. Zu den Raritäten gehört eine Neuritis optica.

Breiten sich die Lähmungen auch auf die Extremitäten aus, so werden gewöhnlich zuerst die Beine ergriffen. Unter Kribbeln, Ameisenlaufen, stellt sich eine Schwäche der Beine ein, die sich zunächst in rascher Ermüdbarkeit und ataktischem Gange bemerkbar macht. Die Kranken gehen unsicher wie Tabiker, schleudern die Füße bei der Vorwärtsbewegung und setzen sie stampfend auf, schwanken und taumeln bei geschlossenen Augen und führen Zielbewegungen nur schleudernd und im Zickzack aus. Die Patellarreflexe sind dabei stark herabgesetzt oder erloschen. Bei dieser „akuten Ataxie" sind häufig eigentliche Lähmungen nicht vorhanden. Es handelt sich vielmehr um Störungen des Lagegefühls sowie um Anästhesie und Hypästhesie besonders an den distalen Teilen der Glieder. Eine weitere Ausbreitung des Prozesses braucht nicht in jedem Falle zu erfolgen. Nach vier- bis sechswöchentlichem Bestehen können sich allmählich wieder normale Verhältnisse einstellen. Die unteren Extremitäten waren nach Jochmann unter 130 postdiphtherischen Lähmungen 20mal befallen = 15,3%. In schwereren Fällen kommt zur Ataxie eine Parese und eine degenerative Lähmung einzelner Muskelgruppen (Peronei usw.) hinzu.

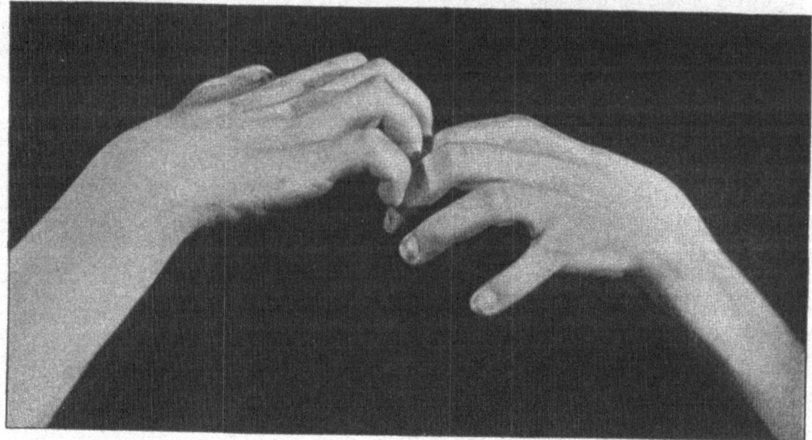

Abb. 199. Postdiphtherische Ulnarislähmung. Atrophie der Interossei. Krallenstellung.

Die Kranken vermögen nicht mehr zu stehen. Es besteht eine schlaffe Lähmung mit partieller Entartungsreaktion, und nun werden meist auch die oberen Extremitäten, ferner Rumpf und Nacken ergriffen. Die Arme werden schwach, die Hände zittern bei Zielbewegungen, die Kranken können sich nicht mehr selbst die Nahrung zum Munde führen, auch vermögen sie sich nicht mehr allein aufzurichten, weil der Iliopsoas seinen Dienst versagt. Der Kopf wird ihnen zu schwer infolge der Schwäche der Nackenmuskeln und fällt auf die Schultern. Auch in diesem Zustande tritt, namentlich bei der Verabreichung großer Serumdosen, meist noch Heilung ein, doch dauert die Rekonvaleszenz 2—3 Monate und mehr. Mitunter bleiben an den Händen nach Ulnarislähmung noch lange Kontrakturen zurück infolge der Atrophie der Interossei (vgl. Abb. 199).

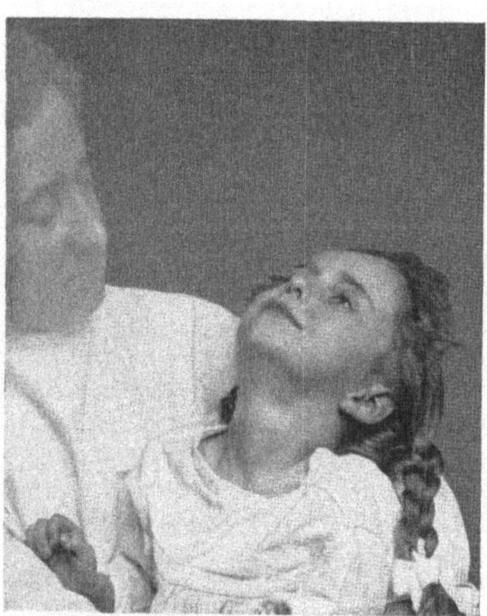

Abb. 200. Postdiphtherische Lähmung der Nackenmuskulatur.

Am furchtbarsten ist die Ausbreitung der Lähmung auf die Respirationsmuskeln (Parese der Interkostales) und besonders auf das Zwerchfell (Phrenikus). Sind die Thoraxmuskeln isoliert gelähmt, so bleibt der Brustkorb während der Inspiration fast unbeweglich; die Lähmung des Zwerchfells erkennt man an der fehlenden exspiratorischen Vorwölbung im Epigastrium, die Lähmung der Bauchmuskeln erschwert die Exspiration. Dazu gesellen sich oft noch Paresen der Kehlkopfmuskeln im Gebiete des N. laryngeus recurrens, die übrigens auch ohne die Begleitung der generalisierten Lähmung vorkommen. Ihre Charakteristica sind Aphonie und ein klangloser, schwacher Reizhusten, oft verbunden mit dyspnoischen Erscheinungen, die durch Lähmung der Stimmbandöffner bedingt sind und eine Tracheotomie notwendig machen können. Der Zustand der Kranken mit diesen verbreiteten Lähmungen ist ein warhhaft bejammernswerter. Atemlähmung kann den Tod herbeiführen oder Aspirationspneumonien machen dem Leiden ein Ende. Jochmann sah solche allgemeine Lähmungen unter 130 postdiphtherischen Paresen 5 mal = 3,8 %.

Der anatomische Befund gibt über die Pathogenese dieser Lähmungen keinen sicheren Aufschluß. Man findet bei den peripheren Nerven häufig fettige Degeneration der Markscheiden, Quellung und Schwund der Achsenzylinder, während das Zentralnervensystem trotz ausgesprochener generalisierter Lähmung völlig frei von Veränderungen sein kann. In anderen Fällen sind im Rückenmark im Gebiete der vorderen Wurzeln degenerative Veränderungen nachgewiesen worden.

Experimentell konnte Babonnaix zeigen, daß eine Einspritzung von Diphtherietoxin in einen peripheren Nerven beim Hunde zunächst eine Lähmung der betroffenen Extremität und erst allmählich nachfolgende Paresen anderer Gliedmaßen zur Folge hatte. Danach kann man sich vorstellen, daß das Gift sich zum Teil, ebenso wie beim Tetanus, auf dem Nervenwege langsam ausbreitet, zunächst zentripetal zum Zentralnervensystem aufsteigt und von dort wieder absteigend zentrifugal auf die peripherischen Nerven übergeht, wo es zu neuritischen Veränderungen führt. Zweifellos spielt aber der Blutweg bei der Schädigung der peripheren Nerven durch das Diphtheriegift auch eine nicht geringe Rolle. Das beweisen die im Tierexperiment durch intravenöse Toxininjektionen hervorgerufenen Lähmungen.

Wahrscheinlich ist die neuerdings festgestellte Tatsache, daß Diphtheriebazillen sich meist sehr lange im Körper, besonders in der Lunge, in großer Menge halten, für die Entwicklung der postdiphtherischen Lähmungen von Bedeutung. Die große Menge Toxin, die dort produziert wird, geht ins Blut über, tritt dann in die Nerven-Endapparate ein und führt in den dazu disponierten Nerven neuritische Schädigungen herbei. Ein Teil der Lähmungen, z. B. die Gaumensegellähmung, mag direkt durch das in der unmittelbaren Nähe produzierte Toxin bedingt werden. Dafür sprechen die Beobachtungen von Aubertin und Babonneix, die in sechs Fällen von unilateraler Angina diphtherica gleichseitige unilaterale Gaumensegellähmung konstatiert haben.

Ehrlich stellt sich vor, daß die Lähmungen nicht durch das gewöhnliche Toxin, sondern durch eine zweite Komponente des Diphtheriegiftes, das Toxon, erzeugt werden, das zum Unterschiede von dem Toxin eine geringere Avidität zur Körperzelle besitzt, also weniger giftig wirkt.

Eine besondere Form von Lähmungen bei Diphtherie sind die durch Embolie ins Gehirn entstandenen Hemiplegien, die als Folge von Thrombenbildungen im Herzen bei diphtherischer Herzschwäche zustande kommen. Sie sind ausführlicher in dem Kapitel über diphtherische Herzschwäche beschrieben (vgl. S. 434).

Die Nieren bei Diphtherie.

Wie oft in dem Bilde der Diphtherie die Erscheinungen einer allgemeinen Intoxikation durch das Toxin vorhanden sind, geht aus der Häufigkeit der Albuminurie hervor. Auch bei leichten Formen der Rachendiphtherie ist eine geringe Eiweißausscheidung sehr gewöhnlich. Wir finden sie in über der Hälfte der Fälle; bei den malignen Fällen wird sie so gut wie nie vermißt. Die Eiweißausscheidung beginnt in der Regel nicht vor dem dritten Krankheitstage. Es handelt sich in den meisten Fällen nur um mäßige Mengen Albumen, $^1/_{10}$—$^1/_2$ $^0/_{00}$; dabei sind stets vereinzelte hyaline oder granulierte Zylinder und Epithelzylinder vorhanden, aber auch ohne gleichzeitige Eiweißausscheidung ist der Befund von Zylindern recht häufig.

Die Schwere der Diphtherieerkrankung geht nicht immer parallel mit der Intensität der Nephritis. Es gibt maligne Diphtheriefälle, die bis zum Tode nur Spuren von Eiweiß ausscheiden und andererseits mittelschwere Fälle von Rachendiphtherie, bei der es zu akuter Nephrose mit großen Eiweißmengen (8—10°/$_{00}$ Albumen), reichlichem Gehalt von Zylindern, Leukozyten und Erythrozyten kommt. Am häufigsten gehen aber die malignen Fälle mit größerer Eiweißausscheidung einher. Bei den protrahiert verlaufenden malignen Diphtheriefällen wird in der Regel bis zum Exitus durchschnittlich 2—3°/$_{00}$ Albumen täglich ausgeschieden. Urämische Erscheinungen sind bei der Diphtherienephritis außerordentlich selten. Die Wasserausscheidung ist bei starker Nephritis zwar vermindert, doch niemals so stark wie beim Scharlach. Das spezifische Gewicht ist erhöht, die Farbe ist hellgelb bis gelbbraun; Urobilinurie ist häufig. Fast niemals wird blutiger Harn ausgeschieden. Hämorrhagische Nephritis bei Diphtherie beobachtete Jochmann nur zweimal; sie war beide Male durch ihre kurze Dauer — etwa 14 Tage — ausgezeichnet. Allgemeine Wassersucht gehört zu den Seltenheiten.

Die Diphtherienephritis dauert in Fällen, die nicht an Herzschwäche oder anderen Ursachen zugrunde gehen, etwa zwei Wochen, leichte Albuminurie oft nur wenige Tage. Der Übergang in eine chronische Form ist recht selten.

Diphtherische Herzschwäche.

Die verderblichste Eigenschaft des Diphtheriegiftes ist seine schädigende Wirkung auf das Herz. Die leichtesten Störungen bestehen, wie auch bei anderen Infektionskrankheiten, in vorübergehender Irregularität und akzidentellen Geräuschen.

Der gefürchtete diphtherische Herztod tritt in zwei verschiedenen Formen auf: entweder plötzlich, schlagartig, unerwartet oder vorbereitet durch lang andauernde Herzschwäche und angekündigt durch bestimmte typische Vorboten.

Schon im akuten Stadium in den ersten Tagen kann bei malignen Diphtheriefällen der Tod eintreten entweder plötzlich ohne Vorboten oder wie oben schon beschrieben, unter den Zeichen der nachlassenden Herzkraft, rapide sinkenden Blutdruckes, Arrhythmie, Dilatation, Auskühlung und livider Verfärbung der Extremitäten und Leberschwellung. Nicht selten sieht man auch bei Fällen, die ohne vorangegangene Serumtherapie erst am fünften oder sechsten Krankheitstage mit ausgebreiteten Rachenbelägen zur Behandlung kommen plötzliche Todesfälle. Wichtig ist, daß Puls und Herzuntersuchung keineswegs immer über die drohende Gefahr unterrichten. Der Puls ist zwar frequent, 120—140, aber regelmäßig und von guter Spannung, und doch erfolgt plötzlich beim Aufrichten des Kranken der Exitus.

Solch plötzlicher unerwarteter Herztod kommt auch in der Rekonvaleszenz zuweilen vor, und zwar nicht nur bei malignen Formen, sondern auch bei Fällen, die einen relativ leichten Eindruck gemacht haben. Das Kind, das sich bis dahin gut erholt und keine Zeichen von Herzschwäche gezeigt hatte, auch schon wiederholt aufgestanden war, wird mitten im Spiele plötzlich blaß, setzt sich hin, läßt Urin und Fäzes unter sich, schreit vielleicht noch auf und klagt über Leibschmerzen und sinkt tot um.

Häufiger aber kündigt sich die postdiphtherische Herzschwäche durch gewisse Vorboten an, wie wir sie bei der Besprechung der protrahiert verlaufenden Fälle der malignen Diphtherie beschrieben, Vorboten, die als Zeichen der allgemeinen Toxinvergiftung anzusprechen sind. Der Kranke

wird auffällig blaß, hinfällig und apathisch und muß erbrechen. Dieses fatale
Symptom des Erbrechens kann sich in den nächsten Tagen noch öfter wiederholen, meist wird auch über Magenschmerzen (epigastrische Beklemmungen)
oder Leibschmerzen geklagt. Die Perkussion des Herzens weist meist eine
schnell zunehmende Dilatation des Herzens nach rechts und nach links nach.
Die Töne werden dumpf und leise, mitunter hört man akzidentelle Geräusche.
Am Puls fällt vor allem der sinkende Blutdruck auf. Der Puls ist klein und
leicht unterdrückbar. Mit dem Riva-Rocci gemessen, sinkt der systolische Druck
rasch auf 90 80 und noch niedriger. Die Frequenz ist sehr verschieden. Perioden
einer sehr frequenten irregulären Herzaktion können abwechseln mit solchen

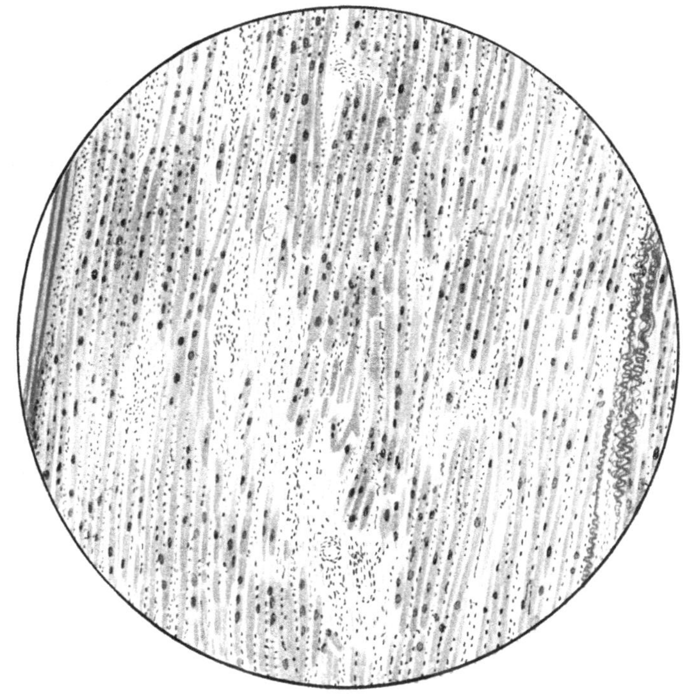

Abb. 201. Schnitt durch das Myokard eines an postdiphtheritischer Herzschwäche
verstoibenen Falles (Rundzellenherde, frisch gebildetes Bindegewebe zwischen den
Muskelbündeln).

stark verlangsamter Tätigkeit; oft herrscht Galopprhythmus vor. Die Verlangsamung stellt sich gewöhnlich in den letzten Tagen des Lebens ein; man
zählt 60, 50, 40 Schläge dabei wird der Blutdruck immer niedriger und bei
erhaltenem Bewußtsein und zunehmender Schwäche erlischt das Leben. Neben
dieser protrahiert verlaufenden Form von Herzschwäche gehen stets noch
andere Zeichen der Toxinvergiftung einher. Außer dem ominösen Symptom
des Erbrechens und der Leibschmerzen ist da vor allem die enorme Abmagerung zu nennen, die Heubner mit Recht dem diphtherischen Marasmus von
Meerschweinchen vergleicht, denen man wiederholt kleine Dosen Diphtherietoxin zugeführt hat. Auch die fast stets bestehende Nephritis ist als Ausdruck der Vergiftung aufzufassen. Außerdem laufen häufig nebenher noch
toxische Lähmungserscheinungen, Gaumensegelparese, Ataxie, Lähmung der
Respirationsmuskeln.

Als direkte Folge der Herzschwäche findet man die Leber fast stets stark vergrößert. In einzelnen Fällen, namentlich dort, wo stärkere Nephritis vorhanden ist, treten auch wassersüchtige Anzeichen auf.

Eine andere Folge von Herzschwäche, die in seltenen Fällen das Bild noch kompliziert, sind Thrombenbildungen im dilatierten Herzen mit sekundären Embolien. Hirnembolien haben halbseitige Lähmungen zur Folge, die meist den Tod herbeiführen. Einen Fall sah Jochmann trotz schwerer Herzschwäche und halbseitiger Lähmung doch noch in Heilung ausgehen.

Erfolgt die Embolie in eines der großen Gefäße der Extremitäten (Arteria brachialis oder cruralis), so kommt es unter lebhaften Schmerzen zum allmählichen Absterben des betreffenden Gliedes. Eine Embolie in die Bauchaorta kann sich intra vitam durch starke Leibschmerzen in der Gegend des Nabels verraten. Marfan beobachtete einen Fall, bei welchem die Arteria abdominalis bis in die Iliaca hinein thrombosiert war. Auch Lungeninfarkte werden durch solche embolischen Infarkte verursacht.

Bei der Pathogenese der postdiphtherischen Herzschwäche sind wahrscheinlich in der Hauptsache zwei verschiedene Faktoren bezeichnend, einmal die direkte Schädigung des Herzmuskels selbst und zweitens die Schwäche der Vasomotoren. Die schweren Veränderungen, die wir bei langsam verlaufenden Fällen von postdiphtherischer Herzschwäche finden in Gestalt von massenhafter Rundzelleninfiltration des interstitiellen Gewebes, fettiger Degeneration der Muskeln und Fragmentation der Muskelzellen, machen es ja völlig verständlich, daß ein solches Organ nicht mehr weiter arbeiten kann. Anders ist es bei Fällen, die an akutem Herztod in den ersten Tagen zugrunde gehen. Hier ist die Rundzelleninfiltration und fettige Degeneration oft nur spärlich, dagegen spielt die von Eppinger beschriebene Myolysis, die Auflösung der Muskelfibrillen durch toxisches Ödem, eine große Rolle (vgl. pathol. Anat. S. 407), ebenso Schädigungen des Reizleitungssystems.

Die Herzschwäche wird von U. Friedemann (Dtsch. med. Wochenschr. 1920. S. 1134) auf eine Sympathikuslähmung zurückgeführt; sie soll nur eine Teilerscheinung der allgemeinen Vasomotorenlähmung sein. Durch Nachlassen des sympathisch bedingten Herzmuskeltonus soll es zur akuten Erweiterung kommen. Auch die Bradykardie soll so durch Überwiegen des Vagus entstehen. Als Beweis für seine in mancher Beziehung bestechende Theorie sieht Friedemann auch die von ihm beobachtete gute Wirkung intrakardialer Adrenalininjektion an (Dtsch. med. Wochenschr. 1921. S. 1581).

Hautdiphtherie. Wunddiphtherie.

Auf Hautpartien, die des Epithels entblößt sind, können sich durch Infektion mit Diphtheriebazillen spezifisch diphtherische Prozesse entwickeln. Von den grauen, zarten, speckigen Belägen auf erodierten Stellen der Oberlippe bei Nasendiphtherie wurde schon gesprochen. Auch auf der mazerierten Haut der Ohrmuschel nach Otitis diphtherica können sich solche Beläge entwickeln; ebenso auf Kratzeffekten, ekzematösen, impetiginösen Stellen, Intertrigo oder ähnlichen mit Epithelläsionen einhergehenden Hauterkrankungen. Die Hautdiphtherie ist häufiger bei Kindern als bei Erwachsenen. Namentlich Intertrigo in der Analgegend oder Genitokruralgegend spielt dabei eine große Rolle. Es entstehen Geschwüre von Pfennigstück- bis Talergröße oder größere, die speckig belegt sind und einen leicht infiltrierten Rand haben. Dabei wird meist eine sanguinolente, süßlich riechende Flüssigkeit sezerniert, deren charakteristischer Geruch oftmals die Diagnose Hautdiphtherie erleichtern kann.

Eine sehr ausgesprochene, schwere Form von Hautdiphtherie ist in nebenstehendem Bilde festgehalten.

Das Kind, ein achtmonatlicher Säugling, dessen zwei Geschwister an Rachendiphtherie erkrankt waren, hatte Bazillen im Rachen, ohne selbst an Schleimhautdiphtherie erkrankt zu sein, war also Bazillenträger. Am Halse hatte sich ein Intertrigo entwickelt, auf dem sich nun eine weit in die Umgebung verbreitete, mächtige Hautdiphtherie etablierte, die zweifellos durch Infektion mit Speichel zustande gekommen war. Eine dicke, graugelbe Membran von 3 cm Breite lagerte auf der exkoriierten Haut. Wo sie an den Rändern sich etwas aufrollte, trat das blutende Korium zutage. Dabei wurde eine sanguinolente, äußerst übelriechende Flüssigkeit sezerniert, die die Umgebung anätzte und auf diese Weise zur weiteren Ausbreitung des Prozesses beitrug. Die umgebenden Halsdrüsen waren mächtig

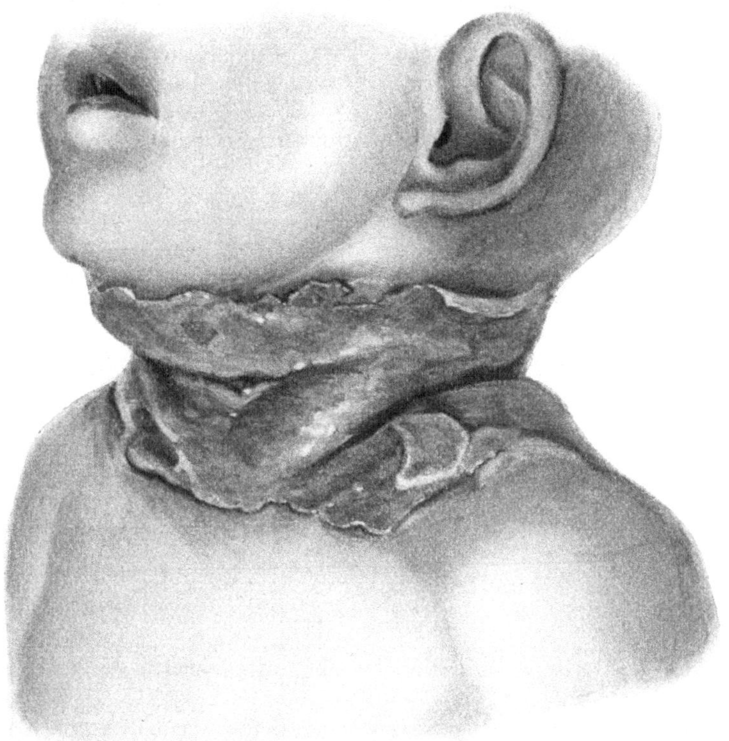

Abb. 202. Ausgebreitete Hautdiphtherie bei einem 8monatlichen Säugling.

geschwollen. Der Fall ging trotz großer Serumdosen in wenigen Tagen an Allgemeinintoxikation zugrunde.

Bei einer so großen resorbierenden Fläche wie im vorliegenden Falle ist es verständlich, daß die Toxinvergiftung hohe Grade annehmen muß und zum Tode führen kann. In anderen Fällen hat man im Anschluß an Wunddiphtherie nicht selten postdiphtherische Lähmungen beobachtet, und zwar interessanterweise in der Nachbarschaft der infizierten Hautpartien beginnend. So sah Marfan z. B. Lähmung des Armes im Anschluß an eine Hautdiphtherie am Oberarm.

In seltenen Fällen entwickelt sich an den Fingern eine Hautdiphtherie, so bei Kindern mit Rachendiphtherie, die häufig die Finger zum Munde führen oder bei Ärzten im Anschluß an eine Intubation. Es entsteht ein roter, etwas schmerzhafter Fleck mit einem Bläschen. Dieses kommt bald zum Bersten, und es entsteht ein Geschwür, das mit speckigen, diphtheritischen Membranen belegt ist.

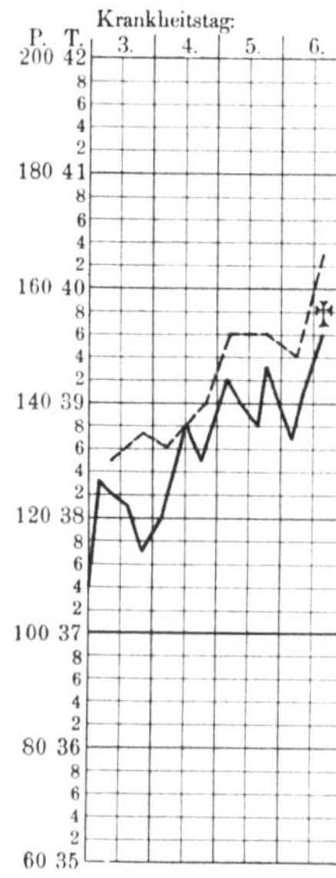

Abb. 203. Otto Ha., 5 Monate. Schwere Hautdiphtherie mit tödlichem Ausgange.

Diphtherie in der Genitalgegend. Auch an den Genitalien, namentlich an der Vulva, können sich durch sekundäre Übertragung spezifisch diphtherische Prozesse entwickeln. Dabei findet man auf den Labien ein oder mehrere linsen- bis markstückgroße tiefe Ulzera, die mit Pseudomembranen bedeckt sind und Diphtheriebazillen enthalten. Die Labien sind dabei gerötet und geschwollen; die benachbarten Lymphdrüsen sind vergrößert (vgl. Abb. 204). In schweren Fällen können durch Konfluenz der Geschwüre sehr ausgedehnte Partien der Vulva von einer zusammenhängenden graugrünen Membran bedeckt sein, unter der es zu tiefgreifenden Ulzerationen kommt. Die dabei sezernierte Flüssigkeit verbreitet einen widerlichen Geruch.

Auch am Penis, namentlich am Präputium, sah Jochmann in mehreren Fällen oberflächliche mit Pseudomembranen bedeckte Geschwüre von Pfennigstückgröße.

Bei sehr ausgedehnter Geschwürsfläche kann es auch bei diesen Formen von Diphtherie zu Intoxikationserscheinungen kommen. Im allgemeinen verlaufen dieselben jedoch ohne toxische Symptome. Sie finden sich fast nur bei Kindern, die an Rachen- oder Nasendiphtherie erkrankt sind. Sehr selten entstehen sie durch Übertragung von Diphtheriekranken auf eine gesunde Person.

Die verschiedenen Formen der Wunddiphtherie sind in den letzten Jahren des Weltkrieges und in den ersten Nachkriegsjahren in Deutschland allenthalben bedeutend häufiger beobachtet worden als früher, was wohl sicher mit den ungünstigen Einflüssen dieser Zeit auf allgemeine Widerstandsfähigkeit, Durchführung der Hautpflege u. a. zusammenhängt.

Bei Neugeborenen wird, meist am Ende der ersten oder in der zweiten Lebenswoche, gelegentlich eine **Nabeldiphtherie** beobachtet, oft zunächst mit ganz leichten Symptomen, dünnen, schleierartigen Belägen auf der granulierenden Nabelwunde, manchmal aber auch sehr rasch als schmieriges Geschwür mit Infiltration der Umgebung, ja rasch auftretender Nabelgangrän verlaufend. Die Mortalität solcher, besonders in Entbindungsanstalten beobachteten Fälle ist ohne rasche Serumanwendung eine erschreckend hohe. (Goeppert: Dtsch. med. Wochenschr. 1920. S. 324.)

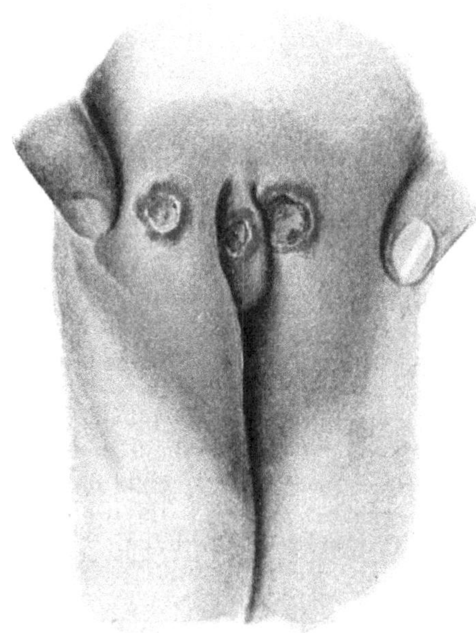

Abb. 204. Diphtherie der Vulva.

Konjunktivaldiphtherie. Die Konjunktivaldiphtherie kann primär als Folge einer Infektion durch Diphtheriebazillen auftreten; häufig steht sie im Zusammenhange mit einer Rachen- oder Nasendiphtherie. Je nach ihrer Intensität kann man eine oberflächliche und eine tiefe Form unterscheiden.

Oberflächliche Form (auch kruppöse Form genannt). Sie beginnt stets an der Conjunctiva palpebralis und ist charakterisiert durch Rötung, Schwellung und Auflagerung einer zarten, grauweißen Membran, die viel Fibrin und wenig zellige Bestandteile enthält. Unter dieser Pseudomembran ist die Konjunktiva sammetartig aufgelockert, stark gerötet und leicht blutend. Im reichlichen eitrigen Konjunktivalsekret finden sich Diphtheriebazillen. Die membranösen Auflagerungen überziehen in der Regel die Conjunctiva tarsi, seltener auch die der Übergangsfalten. Sie werden nach etwa acht Tagen abgestoßen, und es bleibt zunächst das Bild einer heftigen katarrhalischen Entzündung, die ohne bleibende Veränderungen der Bindehaut heilt.

Bei der schwereren tiefen Form sind beide Augenlider stark gerötet, geschwollen und oft bretthart infiltriert, so daß es kaum möglich ist, sie umzustülpen. Versucht man, die Lidspalte zu öffnen, so entleert sich ein schmierig-seröses, oft sanguinolentes Sekret. Die gesamte Conjunctiva palpebralis ist von schmutzig-gelblichen oder durch Blutung stellenweise bräunlich verfärbten, speckigen Membranen überzogen, die fest in die Schleimhaut eingelagert sind und nicht ohne Blutung und Substanzverlust abgezogen werden können. Auch die Conjunctiva bulbi ist in Mitleidenschaft gezogen, geschwollen, gerötet und zuweilen ebenfalls mit Membranen bedeckt. Die benachbarten Lymphdrüsen vor dem Ohr und am Halse sind stets geschwollen. Nach 5—8 Tagen stellt sich an

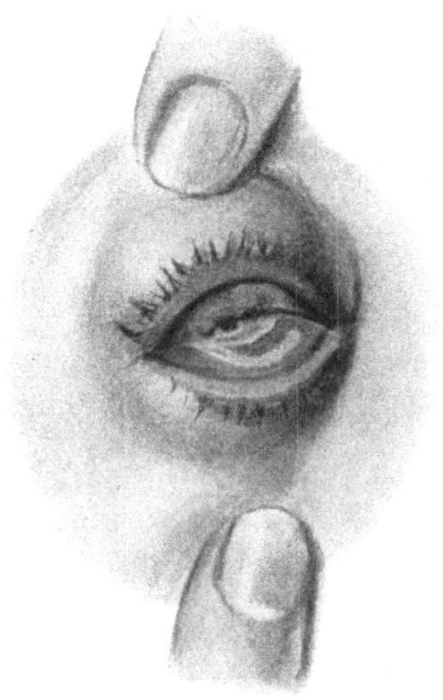

Abb. 205. Konjunktivaldiphtherie.

Stelle des serösen, blutigen Sekrets eine profuse Eiterung ein (Stadium blennorrhoicum), die Schwellung und brettharte Infiltration der Lider gehen zurück, die eingerollten Membranen werden abgestoßen, und an vielen Stellen bleiben durch Nekrose entstandene Substanzverluste in der Bindehaut zurück, die sich nun mit Granulationen bedecken und überhäuten. Dabei gibt es narbige Einziehungen, Verwachsungen der Lider und des Bulbus (Symblepharon, Entropium). Von schwerwiegender Bedeutung für den Ausgang des Prozesses ist die Beteiligung der Kornea. Zuweilen kommt es schon vor Eintritt des eitrigen Stadiums zur Geschwürsbildung oder infolge der starren Infiltration der Bindehaut und Kompression der Hornhautrandgefäße zu schneller Einschmelzung der Kornea. Iridochorioiditis und Verlust des Auges können die Folge sein. In anderen Fällen bleiben Narbenbildungen in der Kornea und schwere Sehstörungen zurück. Allgemeine toxische Erscheinungen können den schweren Prozeß begleiten. In manchen Fällen schließen sich an eine schwere isolierte Konjunktivaldiphtherie postdiphtherische Lähmungen an, und bei kleineren Kindern kann die Intoxikation den Tod herbeiführen. Seitdem man die intravenöse Serumbehandlung mit einer lokalen Serumtherapie verbindet (Aufstreuen von karbolfreiem Trockenserum), sieht man die schwereren Formen nur noch selten.

Primäre Nasendiphtherie. Die Nasendiphtherie kommt nicht selten als erste und einzige Lokalisation der Diphtherieinfektion zur Beobachtung. Sie rangiert an Häufigkeit gleich nach der Rachendiphtherie und befällt mit Vorliebe Kinder im ersten Lebensjahre. Ausgangspunkt für die Infektion ist vermutlich auch hier, ebenso wie bei der Rachendiphtherie, der lymphatische Rachenring, doch scheint die saure Reaktion der Mundhöhle beim Säugling der Entwicklung der Diphtheriebazillen im Rachen hinderlich.

Die Erscheinungen sind zunächst die eines gewöhnlichen Schnupfens, ein schleimiger oder schleimig-eitriger Nasenfluß, doch fällt dabei oft schon auf, daß die Nasenlöcher wund sind und die Nase ungewöhnlich stark verstopft erscheint, was sich durch lautes, schniefendes Atmen verrät. Marfan macht ferner darauf aufmerksam, daß auffällig oft nur eine Nasenseite erkrankt sei. Dabei besteht mäßiges Fieber. In den nächsten Tagen entstehen unter weiterem remittierendem Fieber zarte membranöse Auflagerungen, die zunächst an den Choanen und an den Tubeneingängen auftreten, dann aber auch das Septum und die vorderen Nasenpartien befallen können und sich allmählich in dickere, graugelbe, hämorrhagisch gesprenkelte Membranen umwandeln. Das Nasensekret nimmt nun eine sanguinolente jauchige Beschaffenheit an, zuweilen werden zusammenhängende Stückchen der Pseudomembranen ausgeworfen Die Umgebung der Nase ist gerötet und zeigt ein erysipelartiges Ödem über dem Nasenrücken bis auf die Stirn. In unkomplizierten Fällen tritt in der Regel nach ca. 14 Tagen Heilung ein, die Beläge stoßen sich ab, das Sekret verliert seine sanguinolente Beschaffenheit und wird wieder mehr katarrhalisch und versiegt schließlich ganz. Bei starker Nekrosenbildung bleiben Narben zurück.

Sehr häufig sind beim Säugling auch larvierte Formen, bei denen Schnupfen und mäßiges remittierendes Fieber die einzigen Erscheinungen sind. Aber auch ohne Krankheitssymptome auszulösen kommen Diphtheriebazillen nicht selten beim Säugling in der Nase vor.

Sehr häufig kommt es im Anschluß an die primäre Nasendiphtherie beim Säugling zum Kehlkopfkrupp. Die Rachenschleimhaut wird dabei meist übersprungen. Dieser Sprung kann schon wenige Tage nach Beginn der Nasendiphtherie geschehen. In anderen Fällen geht dem Beginn der schweren Stenoseerscheinungen eine wochenlange larvierte Nasendiphtherie voraus, die unter dem Bilde eines gewöhnlichen Schnupfens verläuft, mitunter aber durch Wundwerden der Nasenlöcher oder leicht sanguinolente Färbung des Sekrets verdächtig ist. Unter erneutem, erhöhtem Fieberanstieg und akut einsetzender großer Blässe, starker Schwellung der regionären Lymphdrüsen am Halse kommt es schnell zu den Erscheinungen der Kehlkopfstenose, Dyspnoe, Zyanose, Einziehungen usw. und zu Erstickungsanfällen, die ein tödliches Ende herbeiführen, wenn nicht rasch eingegriffen wird.

In seltenen Fällen schließt sich an die primäre Nasendiphtherie eine maligne Rachendiphtherie an.

Im ganzen ist die Prognose der primären Nasendiphtherie beim Säugling schlecht. Heilung erfolgt in ca. 40% der Fälle. Ebenso wie bei der Rachendiphtherie bleiben nach Überstehen der Nasendiphtherie oft noch wochenlang die Bazillen in der Nase nachweisbar. Nimmt man dazu die gesunden in der Nase Bazillen beherbergende Säuglinge, so wird die Zahl der Bazillenträger auf Säuglingsstationen oft erschreckend groß.

Ob auch die Rhinitis membranacea, bei der in der Mehrzahl der Fälle Diphtheriebazillen gefunden werden, eine spezifisch diphtherische Erkrankung darstellt, muß noch dahingestellt bleiben. Es handelt sich um eine sehr chronisch verlaufende, mit geringer Rötung und Schwellung der Nasenschleimhaut und Bildung von Pseudomembranen einhergehenden Affektion, die stets auf die Nase beschränkt bleibt und keine toxischen Erscheinungen macht. Die Membranen lassen sich leicht ohne Blutung und Substanzverlust abziehen.

Diphtherie des Magens und Darms. In seltenen Fällen kann durch Verschlucken der Diphtheriebazillen im Magen und sogar im Darm eine spezifisch diphtherische Infektion zustande kommen. Jochmann sah einmal fast die gesamte Magenschleimhaut von einer dicken grauweißen Membran überzogen. Während des Lebens wird diese Komplikation wohl fast stets unbemerkt bleiben, denn Übelkeit, epigastrische Schmerzen und Erbrechen, die als charakteristisch angegeben werden, kommen in schweren Fällen auch ohne diese Komplikation vor. Reichliches Erbrechen von blutig-seröser, übelriechender Flüssigkeit mag in einem Einzelfalle auf die richtige Diagnose leiten. Ähnliche Prozesse sollen auch im Darm vorkommen.

Exantheme. In seltenen Fällen kommen bei der Diphtherie flüchtige Exantheme vor, die masern-, scharlach-, rötelnartig oder urtikariaähnlich sein können. Man sieht sie gewöhnlich im akuten Stadium, jedoch nicht vor dem zweiten Krankheitstage. Sie haben mit dem Serumexanthem nichts zu tun, da sie auch ohne Serumbehandlung auftreten und schon in der Vorserumzeit beschrieben worden sind. Sie sind außerordentlich flüchtig, halten sich meist nur wenige Stunden, höchstens einen Tag lang und gehen ohne oder nur mit geringer Fiebersteigerung einher. Sie sind aufzufassen als toxische Erytheme, bedingt durch das Diphtherietoxin.

Seit der Einführung der Serumbehandlung sieht man sehr häufig Serumexantheme, die ebenfalls bald scharlachähnlich, bald masern- oder rötelnartig, bald als Urtikaria auftreten. Im Einzelfalle ist es dann manchmal nicht ganz leicht zu sagen, ob es sich um ein Diphtherieexanthem oder um ein Serumexanthem oder endlich um Scharlach, Masern oder Röteln handelt. Die Erkennung der Serumexantheme wird erleichtert durch die Regelmäßigkeit, mit der sie sich an eine bestimmte Inkubationszeit halten. Bei Erstinjizierten verstreichen fast immer 8—12 Tage nach der ersten Injektion, bis die ersten Hauterscheinungen hervorkommen, bei Reinjizierten 4—6 Tage, manchmal freilich noch weniger. Genaueres darüber findet sich in dem Kapitel über die Serumkrankheit (S. 805). Am meisten differentialdiagnostische Schwierigkeiten macht das scharlachähnliche Exanthem, namentlich dann, wenn es, wie häufig mit anderen Erscheinungen der Serumkrankheit, mit hohem Fieber (3 bis 5 tägige Dauer), Lymphdrüsenschwellung und Angina verbunden ist. Für die Diagnose Serumexanthem spricht einmal die Feststellung der typischen Inkubationszeit, die seit der Seruminjektion verstrichen ist, dann das Fehlen der Himbeerzunge, der negative Ausfall des Auslöschphänomens nach Schultze und Charlton (s. bei Scharlach, S. 680), schließlich das Fehlen von Urobilin und Urobilinogen im Harn, die beim Scharlach auf der Höhe des Exanthems fast regelmäßig nachgewiesen werden können. Bei einem masernartigen Exanthem würde nach katarrhalischen Erscheinungen der Nase und der Konjunktiva und nach Koplikschen Flecken zu fahnden sein; gegen Röteln würde das Fehlen von Nackendrüsen sprechen. Multiforme Ausschläge, die sich halb als Scharlach, halb als Masern präsentieren, sind wohl ohne weiteres als Serumexanthem erkennbar.

Kombination der Diphtherie mit anderen Infektionskrankheiten. Gar nicht selten sieht man Diphtherie mit anderen Infektionskrankheiten zusammen. Zu **Scharlach** kann die Diphtherie in jeder Periode hinzutreten. Am häufigsten sieht man die Kombination in den ersten Scharlachtagen. Da wir im Krankenhause jeden Fall von Scharlach, der irgendwie verdächtige Beläge auf den

Tonsillen hat, namentlich die Fälle mit Scharlachnekrose, bakteriologisch unter-
suchen, so finden wir nicht selten die genannte Kombination. Bei sofortiger
Serumtherapie verlaufen diese Fälle nicht schwerer als ein Scharlach ohne diese
Sekundärinfektion.

Kommt Scharlach zu Diphtherie hinzu, so ist die Prognose oft etwas ernster,
denn mit Vorliebe entwickelt sich auf dem durch die Diphtherie bereits vorbereiteten Boden eine nekrotische Angina mit ihren mannigfachen Folgezuständen.

Eine besondere Disposition zur Erkrankung an Diphtherie haben die
Masern. Die Katarrhe der Schleimhaut, die hier im Vordergrunde stehen,
stellen einen Locus minoris resistentiae dar. Mit Vorliebe tritt die Diphtherie
bei Masern in Form des scheinbar primären Larynxkrupps auf; in etwa 60 bis
70 % der Fälle von Diphtherie bei Masern handelt es sich um Krupp, der zuweilen noch von Nasendiphtherie begleitet bzw. eingeleitet wird. Man gebe
sich durch die Annahme einer Masernlaryngitis nicht einer Selbsttäuschung
hin. Treten bei Masern Aphonie, Dyspnoe und inspiratorische Einziehungen
auf, so ist neben dem erforderlichen operativen Eingriff eine sofortige Serumbehandlung vonnöten, ohne erst die bakteriologische Untersuchung abzuwarten. Erscheinungen von Kehlkopfstenose bei Masern beruhen fast immer
auf Diphtherie. Die Prognose dieser Komplikation ist stets ernst, weil erfahrungsgemäß häufig Bronchopneumonien hinzukommen.

Auch zum **Keuchhusten** pflegt die Diphtherie oft in ähnlich heimtückischer Weise hinzuzutreten. Der Pharynx bleibt öfter frei, dagegen ist
eine behinderte Nasenatmung, eitrig-schleimiger Katarrh einer oder beider
Nasenhälften häufig das erste Anzeichen der Infektion; wenn man das Nasensekret untersucht, so finden sich Diphtheriebazillen. Von der Nase aus springt
der Prozeß zuweilen erst nach ein- bis zweiwöchentlichem Bestehen plötzlich
auf den Kehlkopf über. Aus der „larvierten" Diphtherie wird ganz akut ein
bedrohlicher Zustand; aber auch ohne die Vorboten einer klinisch bemerkbaren
Nasendiphtherie können sich plötzlich stenotische Erscheinungen entwickeln.
Die Prognose dieser Komplikation ist ernst, weil auch hier häufig Bronchopneumonie hinzukommt.

Tritt die Diphtherie zum **Typhus** in der Form eines Kehlkopfkrupps hinzu,
so hüte man sich vor Verwechslungen mit Laryngotyphus und denke beizeiten
an die Serumtherapie.

Tuberkulose und Skrofulose scheinen die Empfänglichkeit für Diphtherie
zu erhöhen.

Diagnose. Die Diagnose der Diphtherie ist in den meisten Fällen auf Grund
der klinischen Untersuchung leicht zu stellen, namentlich dann, wenn ausgebreitete membranartige Rachenbeläge und stärkere Allgemeinerscheinungen
vorhanden sind. Es gibt aber eine ganze Reihe von Fällen, wo es nicht leicht
ist zu entscheiden, ob Diphtherie vorliegt oder nicht. Hierher gehören die
rudimentären Diphtherieerkrankungen, die als katarrhalische oder lakunäre
Angina imponieren. Dann wieder gibt es eine Anzahl von Anginen, die wegen
ihrer diphtherieähnlichen Beläge den Verdacht auf Diphtherie erwecken, aber
auf ganz andere Ätiologie zurückzuführen sind. Da wir aber heute mit der
Diagnose Diphtherie die Forderung der sofortigen Serumbehandlung verbinden
und außerdem prophylaktische Maßnahmen zum Schutze der Umgebung davon
abhängen, so ist es unbedingt notwendig, das Leiden schnell und sicher zu
erkennen. In zweifelhaften Fällen ist uns die bakteriologische Untersuchung
des Rachenabstriches ein wertvolles Hilfsmittel zur Unterstützung der Diagnose
geworden. Dabei sei aber gleich hervorgehoben, daß es sich dringend

empfiehlt, in Fällen, wo klinisch der Verdacht auf Diphtherie besteht, nicht erst die bakteriologische Bestätigung der Diagnose abzuwarten, sondern sofort Serum zu geben. „Bis dat qui cito dat", heißt es in der Serumtherapie. Darum bleibt die Beherrschung der klinischen Differentialdiagnose bei der Diphtherie von größter Wichtigkeit, um so mehr, als auch die bakteriologische Untersuchungsmethodik nicht unfehlbar ist und trotz vorliegender echter Diphtherie auch einmal negativ ausfallen kann.

Bakteriologische Diagnostik. Die bakteriologische Untersuchung gestaltet sich in folgender Weise: Zur sofortigen Orientierung empfiehlt sich die direkte Untersuchung des Rachenbelages. Man löst mit der Pinzette oder Platinöse zunächst ein kleines Stückchen des membranösen Mandelbelages ab, verreibt es zwischen zwei Objektträgern und färbt mit Methylenblau oder Karbolfuchsin. Handelt es sich um Diphtherie, so wird man neben vielen Fibrinfäden und einigen Mundbakterien diphtherieverdächtige Stäbchen mit ihrer bekannten Keulenform und in ihrer typischen Lagerung (palisadenartig, hirschgeweihartig) finden. Finden sich keine verdächtige Bazillen, so ist das noch kein Beweis gegen Diphtherie; es bleibt vielmehr der Kulturversuch abzuwarten. Findet man dagegen in großer Menge Spirillen und fusiforme Stäbchen, so handelt es sich um eine Angina Vincenti, die klinisch zuweilen der Diphtherie zum Verwechseln ähnlich sieht (vgl. Differentialdiagnose).

Die kulturelle Untersuchung wird in der Weise vorgenommen, daß man einen gestielten, sterilen Wattetupfer an verschiedene Stellen des Tonsillenbelages andrückt und versucht, ein Fetzchen Membran mitabzustreichen und nun diesen Rachenabstrich auf einer Löfflerserumplatte verreibt. Nach 12 Stunden Aufenthalt im Brutschrank ist auf dieser Platte meist eine Mischkultur von Diphtheriebazillen, Streptokokken und einigen anderen Mundbakterien gewachsen. Man taucht dann eine Platinöse in verschiedene verdächtige Kolonien, streicht die Probe auf einen Objektträger aus und färbt mit der Neißerschen Polfärbung [1]), um die Babes - Ernstschen Körperchen sichtbar zu machen. Man findet dann im positiven Falle eine große Menge hellgelb gefärbter Diphtheriebazillen, die an jedem Ende ein schwarzblau gefärbtes Polkorn haben (vgl. Abb. 175). Diese Probe ist für klinische Zwecke hinreichend zuverlässig.

So leicht in manchen Fällen die bakteriologische Diagnose „Diphtheriebazillen" sein kann, so schwer ist manchmal eine einwandfreie Feststellung, daß es sich um virulente, echte Diphtheriebazillen handelt. Die Abgrenzung der letzteren von den „Pseudodiphtheriebazillen" führt auf das schwierige, auch heute noch stark umstrittene Problem der Arteinheit der Diphtheriebazillen. Lange Zeit glaubte man, daß man strenge Unterschiede zwischen echten und unechten Diphtheriebazillen machen könnte, und es ist auch ziemlich sicher, daß von den vielfach in der Natur vorkommenden Diphtheroiden viele nichts mit dem echten Diphtheriebazillus zu tun haben. Aber andererseits ist es nicht zu leugnen, daß es alle möglichen Übergänge zwischen beiden Arten gibt, und daß der Fachmann bei solchen Übergangsformen,

---

[1]) Polkörner-Färbung nach M. Neißer:

I. Färben mit einer Mischung von 2 Teilen Lösung A ⎫ etwa 1—2 Sekunden
                    und 1 Teil   Lösung B ⎭

      Lösung A = Methylenblau   1,0
                  Alkoh. absol.   20,0
                  Aq. dest   1000,0
                  Ac. acet. glac.   50,0
      Lösung B = Kristallviolett   1,0
                  Alkoh. absol.   10,0
                  Aq. dest.   300,0

II. Abspülen mit Wasser und sofort
III. Nachfärben mit Chrysoidin (2,0 in 400 Aq. ferrid. gelöst u. filtriert) 3 Sekunden,
IV. Abspülen mit Wasser.

    Sehr empfehlenswert ist nach Gins, vor der Nachfärbung mit Chrysoidin die Präparat auf 3—5 Sekunden in eine Jodjodkaliumlösung, die auf 100 Teile 1 Teil konzentrierte Milchsäure enthält, zu tauchen, dann weiterbehandeln wie oben angegeben.

den sogenannten atypischen Rassen, recht oft in Verlegenheit kommt, wohin er
sie rechnen soll. Diese Verlegenheit ist um so berechtigter, als es auch experimentell
gelingt, echten Diphtheriebazillen künstlich ihre charakteristischen Merkmale
unwiederbringlich zu nehmen. Und das durch einen Eingriff, der dem natürlichen
Geschehen sehr nahesteht: wenn man nämlich virulente Bazillen zur Tötung eines Versuchstieres benutzt, und aus den Organen wieder Kulturen anlegt, und damit weiter
impft, so erhält man schon nach wenigen Tierpassagen einen vollständig avirulenten
Stamm mit allen Eigenschaften eines Pseudodiphtheriebazillus. Ein gleiches
Ergebnis erzielt man durch Weiterzüchten von Diphtheriebazillen im Diphtherie-
heilserum. Es ist auch bemerkenswert, daß die aus dem Körper bei Allgemeininfektion mit Diphtheriebazillen gezüchteten Stämme ganz avirulent sein können
(Roosen - Runge, Jacobsthal). Und so ist es verständlich, wenn immer mehr
Forscher annehmen, daß auch bei der Rekonvaleszenz von echter Diphtherie sich
die im Rachen und der Nase befindenden Bazillen unter dem Einfluß der Abwehrkräfte des Körpers in die „Pseudoform" umwandeln.

Welches sind nun die wichtigsten Kriterien, die beide Formen voneinander unterscheiden lassen? Es sind folgende:

Echter Diphtheriebazillus.	Pseudodiphtheriebazillus.
1. Tierversuch: Virulent für Meer- schweinchen.	Avirulent.
Nekrose bei Intrakutanimpfung, typischer Sektionsbefund.	
2. Polkörnchenbildung.	Keine oder mäßige Polkörnchenbildung.
3. Relativ wenig fest bei Gramfärbung.	Streng gramfest.
4. Rötung und Trübung im Thiel- schen Lackmusnutrosenährboden.	Thielscher Nährboden bleibt blau oder rötet sich nur schwach.
5. Fähigkeit zu streng anaerobem Wachstum in Traubenzuckeragar- stichkultur.	Wachsen nur aerob.

Erst das Vorhandensein aller dieser typischen Eigenschaften gestattet die
Diagnose des Diphtheriebazillus. Bei Fehlen von einer oder mehreren davon spricht
man von atypischen Stämmen, oder gar von Pseudodiphtheriebazillen.

Nun ist es aus rein äußeren Gründen aber im allgemeinen nicht möglich, im
bakteriologischen Institut jeden Fall so genau zu untersuchen. Denn allein die Reinzüchtung verdächtiger Stäbchen ist fast immer eine große Arbeit, oder gar unmöglich.
Man begnügt sich deswegen meistens mit der morphologischen Untersuchung. In
den meisten Instituten wird die Diagnose von dem Ausfall der Neißerfärbung, in
Zweifelsfällen unterstützt durch Färbung in stark verdünntem Löfflerblau, oder
durch das Tuschepräparat, bei denen die charakteristische Polymorphie der Diphtheriebazillen gut hervortritt. Gerade in diesen Fällen kommt es sehr auf die persönliche Erfahrung des Untersuchers an, und verschiedene Beurteiler werden solche
Fälle häufig verschieden ansehen. Jeder, der oft solche Untersuchungen zu machen
hat, weiß, daß hin und wieder sicher auch Fehldiagnosen vorkommen. Die Haupt-
fehlerquellen sind gewisse Stäbchen bei fötiden Ohreiterungen, die bei ozäna in der
Nase vorkommenden diphtherieähnlichen Stäbchen, und die Flora der Haut bei
Verdacht auf Hautdiphtherie. Hier ist die Untersuchung von Reinkulturen eigentlich
unerläßlich.

In Preußen bestehen staatliche Untersuchungsämter, die unentgeltlich die
Diphtheriediagnose ausführen und sofort nach Feststellung des Resultates an den
einsendenden Arzt berichten. Für diesen Zweck sind in allen Apotheken die zur
Verschickung notwendigen Utensilien (Reagenzglas mit sterilem, an einem Draht
befindlichen Wattetupfer, Holzetui und passende Einpackung) kostenfrei zu haben.

Differentialdiagnose. Die rudimentären Diphtherieformen, die in Gestalt einer Angina catarrhalis oder lacunaris auftreten, sind nur durch bakteriologische Untersuchung als zur Diphtherie gehörig festzustellen. Man muß
daran denken, wenn sie bei Personen aus der Umgebung Diphtheriekranker
auftreten.

Im allgemeinen kann man sagen, daß Fieber und subjektive Klagen relativ wenig Wert für die Unterscheidung zwischen Diphtherie und anderen Anginen besitzen. Zwar hält sich in den meisten Diphtheriefällen die Temperatur in mäßigen Graden, aber es können ebensogut Temperaturen bis 40° vorkommen. Die Klagen über Halsschmerzen pflegen bei der Diphtherie häufig geringer zu sein als bei anderen Anginen, doch es gibt eine Menge von Fällen, wo die lebhaftesten Schluckbeschwerden bestehen. Etwas mehr Anhalt bekommt man schon, wenn neben der Angina eine Koryza mit verdächtiger, d. h. leicht sanguinolenter, eventuell einseitiger Sekretion und wunden Nasenlöchern besteht, oder wenn gleichzeitig Heiserkeit vorhanden ist, oder schließlich wenn in der Umgebung der erkrankten Person Diphtheriefälle vorgekommen sind. Die wichtigsten Anginaformen, die mit Diphtherie verwechselt werden können, sind: die Angina Plaut-Vincenti, die syphilitische Angina, die Angina necroticans beim Scharlach.

Die **Plaut-Vincentsche Angina,** die auf S. **317** genauer beschrieben worden ist, tritt meist einseitig auf und kennzeichnet sich durch membranartige, auf ulzerierter Unterlage liegende Beläge von graugrüner Farbe, die sich schlecht abstreifen lassen. Auch der dem Munde entströmende üble Geruch ähnelt sehr der Diphtherie. Differentialdiagnostisch wichtig ist ihre längere Dauer (ca. 14 Tage) und die geringen lokalen Beschwerden sowie geringes oder fehlendes Fieber. Entscheidend ist die mikroskopische Betrachtung des direkten Rachenabstriches. Das Vorhandensein von Spirillen und fusiformen Stäbchen in solcher Menge, daß man fast von einer Reinkultur sprechen kann, sichert die Diagnose (vgl. Abb. 142 auf S. 318). Von größter Wichtigkeit ist aber die Tatsache, daß man auch gar nicht selten bei Diphtherie vereinzelte Spirillen und fusiforme Stäbchen findet und sogar so viele, daß man ohne die kulturelle Unter-

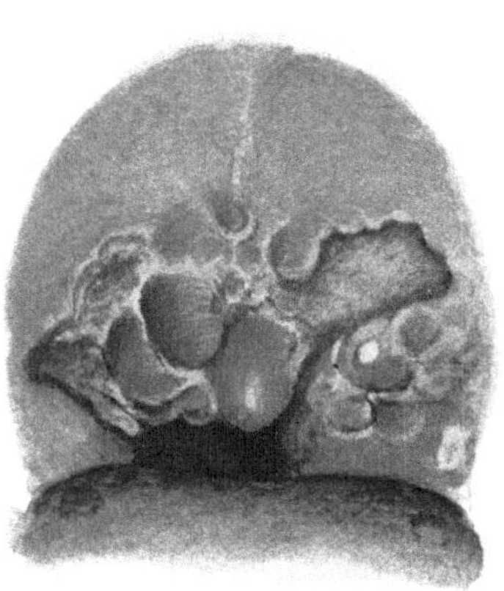

Abb. 206.   Syphilis des Rachens.

suchung die Diagnose Angina Vincenti stellen würde. Man versäume also nie, überall dort, wo man aus klinischen Gründen seiner Sache nicht ganz sicher ist, namentlich dort, wo nur spärliche Spirillen und fusiforme Stäbchen gefunden werden, auch **kulturell auf Diphtheriebazillen zu fahnden!**

Die **syphilitische Angina,** namentlich wenn sie bei Erwachsenen zur Beobachtung kommt, kann recht diphtherieähnliche Bilder machen, aber auch sehr an Angina Vincenti erinnern. Meist handelt es sich um Schleimhautplaques, die sich mit einem membranartigen, grauweißen Belage bedecken und nur geringe Schluckbeschwerden machen. Die lange Dauer dieser Beläge, die Abwesenheit von Fieber, das relative Wohlbefinden, die gleichzeitige Anwesenheit von anderen Schleimhautplaques an den Lippen oder Wangen, eventuell noch die Feststellung eines Primäraffektes oder eines spezifischen Ausschlages im Verein mit der Anamnese werden in der Regel zur sicheren Diagnose führen. Kommen noch starke geschwürige Veränderungen am weichen Gaumen hinzu, wie auf Abb. 206, so ist die Erkennung nicht schwer. In anderen Fällen, wo solche Beweise fehlen, wird eventuell die positive Wassermannschen Reaktion in Verbindung mit der negativen Prüfung auf Diphtheriebazillen die Sachlage aufklären. Natürlich kann auch eine Kombination von Syphilis und Diphtherie vorliegen, wobei die Rachenbeläge positiven Diphtheriebazillen-

befund geben, aber trotz Serumbehandlung unverändert bestehen bleiben, auf
Salvarsan dagegen prompt ausheilen. U. Friedemann hat (Berl. klin. Wochen-
schrift 1921. S. 376) kürzlich zehn derartige Fälle mitgeteilt. Seltener ist der
Fall, daß ein Primäraffekt auf einer Tonsille zur Verwechslung mit Diphtherie
Anlaß gibt. Hier kann das begleitende Fieber, die stärkere Halsdrüsenschwellung
usw. den Verdacht verstärken. Die Abwesenheit von Diphtheriebazillen, das
Auftreten von Roseolen und anderen sekundären Erscheinungen werden die
Erkennung ermöglichen.

Die **Scharlachanginen** werden gar häufig für Diphtherie gehalten, und
zwar nicht nur die Angina necroticans, die ihr zuweilen wirklich recht ähnlich
sehen kann, sondern auch die gewöhnliche Scharlachangina der ersten 2 bis
3 Scharlachtage. Die gewöhnliche Scharlachangina unterscheidet sich von
der Diphtherie durch die intensivere, dunklere Röte der Tonsillen und der
Uvula, die sich oft noch bis zum harten Gaumen hin erstreckt und durch die
Beschaffenheit des Belages. Die weißen Flecke von Bohnen- oder Linsengröße, die auf den geschwollenen Tonsillen lagern, bestehen aus puriformem
Detritus, sind leicht abwischbar und enthalten kein Fibrin und keine Diphtheriebazillen.

Die Angina necroticans beim Scharlach, die sich um den dritten oder
vierten Tag herum entwickelt, ist durch ihre gelblichgrauen, pseudomembranösen
Beläge auf ulzerierter Basis ausgezeichnet. Entfernt man die oberflächlichen,
abwischbaren Auflagerungen, so kommt man nicht auf einen entzündlich geröteten Geschwürsgrund, sondern auf ein schmierig grau verfärbtes Gewebe,
weil es sich hier um eine in die Tiefe gehende Nekrose handelt. In einzelnen
Fällen, wo ein zusammenhängender, grauweißer Belag die oberflächlich nekrotisierten Tonsillen überzieht, hat das Bild eine solche Ähnlichkeit mit Diphtherie,
daß nur die bakteriologische Untersuchung die Entscheidung gestattet. Meist
wird der Zusammenhang der Erscheinungen, das bestehende Scharlachexanthem,
die charakteristische Fieberkurve (vgl. S. 686) die Erkennung ermöglichen.

Aber auch die ohne Scharlach vorkommende Form von Angina
necroticans, die mit gangränöser Zerstörung der Tonsillen und der angrenzenden Pharynxteile und septischen Erscheinungen einhergeht, kann mit
Diphtheria gravissima große Ähnlichkeit haben. Auf den durch septische
Bakterien tief ulzerierten Tonsillen lagern bräunlich-graue, zusammenhängende,
membranartige Massen, die aber relativ leicht auf den Objektträgern zerdrückt
werden können und keine Diphtheriebazillen enthalten. Der schwere Allgemeinzustand, das hohe Fieber, die starke Beteiligung der Mundschleimhaut
und der Zunge, die sich ebenfalls mit solchen schmierig-braungrauen Belägen
überzieht, der aashafte Gestank aus dem Munde können auch bei Diphtherie
vorkommen. Die Halsdrüsen sind aber bei dieser gangränösen Angina meist
stärker geschwollen, doch fehlt häufig das für Diphtherie charakteristische
periglanduläre Ödem. Die Fälle mit gangränöser Angina halten sich meist
länger als die Diphtherie, die Herzschwäche steht hier nicht von vornherein
so im Vordergrunde wie bei der Diphtherie. In solchen Fällen ist nur die bakteriologische Untersuchung entscheidend.

Zuweilen mag auch die Angina lacunaris, die mit starker Rötung,
Schwellung und Vorwölbung einer, seltener beider Tonsillen und weißen membranähnlichen Belägen und Ödem des weichen Gaumens einhergeht, den Gedanken an Diphtherie aufkommen lassen, doch spricht die Zerfließlichkeit und
geringe Adhärenz der Beläge, die aus Schleim und abgestoßenen Epithelien
bestehen, gegen Diphtherie.

Durchaus diphtherieähnlich kann auch eine eigenartige gangräneszierende
Schleimhauterkrankung aussehen, die sich bei schweren Fällen von

Leukämie entwickelt. Es handelt sich dabei um mehr oder weniger in die Tiefe greifende nekrotische Prozesse, die auf Tonsillen oder Wangenschleimhaut oder auf den Lippen erscheinen. Handelt es sich um akute Leukämie und ist die Nekrose allein auf die Tonsillen lokalisiert, so wird die Verwechslung um so eher möglich sein, als die Affektion manchmal bereits zur Ausbildung kommt zu einer Zeit, wo die Blut- und Organveränderungen, die auf Leukämie hindeuten, noch gar nicht vorhanden sind. Der Diphtherieverdacht wird in solchen akuten Fällen verstärkt durch das meist vorhandene Fieber und den rapiden Krankheitsverlauf, der bald zum Tode führt. Jochmann hat einen solchen Fall mit Blühdorn zusammen genauer beschrieben. Die schmutzig grauweißen Auflagerungen auf den ulzerierten Partien sind nekrotisches Gewebe. Wenn man Teile davon entfernt und mikroskopiert, so zeigt sich, daß der aufliegende Brei nur Detritus darstellt und kein Fibrin enthält. Da diese gangräneszierenden Veränderungen außer auf den Tonsillen auch noch auf anderen Partien der

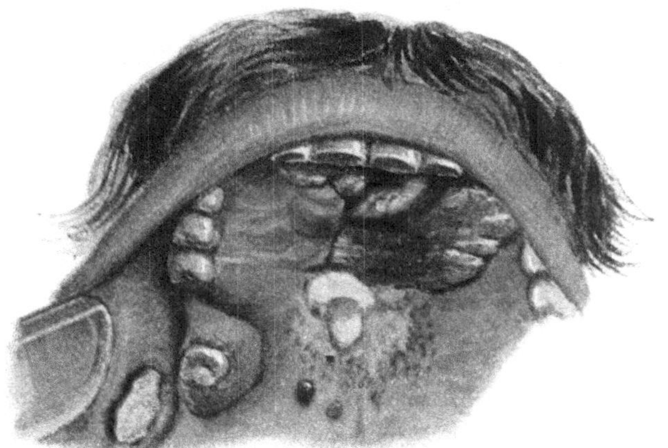

Abb. 207. Gangräneszierende Schleimhauterkrankung bei Leukämie.

Mundschleimhaut auftreten, so ist hierin eine Aufforderung zur Blutuntersuchung gegeben, die dann meist das Blutbild der Leukämie zeigt. Vgl. Abb. 207.

Seltener werden die Angina aphthosa und herpetica zu Verwechslungen Veranlassung geben. Bei der Angina aphthosa, die auf den Tonsillen runde oder ovale aphthöse, gelblich belegte Geschwürchen mit entzündlich gerötetem Hof hervorbringt, werden die außerdem noch auf der Wangenschleimhaut oder am Zungenrande nachweisbaren Aphthen den Zusammenhang mit einer Stomatitis aphthosa beweisen. Die Angina herpetica, die durch Entwicklung zahlreicher Herpesbläschen auf den Tonsillen verursacht wird, und bei der es nach dem Platzen derselben zu grauweißen Geschwürchen kommt, geht im Gegensatz zur Diphtherie meist mit starken Kopfschmerzen einher und zeigt gewöhnlich auch noch auf anderen Teilen der Mundschleimhaut Herpesbläschen. Schließlich kann gelegentlich auch ein auf den Tonsillen lagernder Soorbelag, wie er bei kachektischen Kranken oder bei Säuglingen vorkommt, ein diphtherieähnliches Bild machen, doch ist er im Gegensatz zur diphtheritischen Membran breiartig und enthält mikroskopisch Myzelfäden und Hefezellen.

Die grauweiß belegten Schnittwunden nach der Tonsillotomie sehen durchaus diphtherieverdächtig aus, werden aber natürlich durch die Anamnese stets leicht erkannt werden. Dasselbe gilt von Verätzungen der Tonsillen und des Pharynx durch Laugen oder Verbrennungen.

Differentialdiagnose des Kehlkopfkrupps. Treten im Laufe einer gewöhnlichen Rachendiphtherie Erscheinungen von Kehlkopfstenose auf, so ist die Diagnose eines diphtheritischen Kehlkopfkrupps nicht zu verfehlen. Schwieriger aber ist die Erkennung bei einer scheinbar primär auftretenden Larynxdiphtherie, denn Stenoseerscheinungen können auch auf anderer ätiologischer Grundlage sich entwickeln. Besteht gleichzeitig eine Coryza mit Nasenausfluß und wunden Nasenlöchern, so ist das schon sehr diphtherieverdächtig. Werden Membranstückchen herausgehustet, so kann dadurch die Diagnose gesichert werden, doch ist das ohne Intubation oder Tracheotomie selten der Fall. In vielen Fällen primären Kehlkopfkrupps bringt die bakteriologische Untersuchung von Nasen- und Rachensekret Aufschluß; auch trotz fehlender entzündlicher Rachenerscheinungen kann der Tonsillenabstrich z. B. positiven Diphtheriebefund aufweisen. Verwertbar für die Diagnose sind natürlich nur positive Bazillenbefunde; negative Ergebnisse beweisen gar nichts. Auch im ausgehusteten Schleim können Diphtheriebazillen gefunden werden. Oft muß ohne sichere Diagnose wegen zunehmender Stenose die Tracheotomie oder Intubation vorgenommen werden. Dann wird meist die Untersuchung der aus Kanüle oder Tube herausgehusteten Schleim- oder Membranteilchen die Entscheidung bringen. Ist intubiert worden, so kann man aus der Untersuchung des an der Tube haftenden Schleimes Sicherheit gewinnen. Man muß zu diesem Zwecke extubieren und den Schleim bakteriologisch untersuchen. Die Abwesenheit von Diphtheriebazillen spricht mit großer Wahrscheinlichkeit gegen Diphtherie.

Als oberstes Gebot ist aber festzuhalten: Wo die klinischen Erscheinungen den Verdacht auf einen diphtheritischen Kehlkopfkrupp erwecken, ist sofort Serum zu geben und nicht erst das Resultat einer bakteriologischen Untersuchung abzuwarten.

In manchen Fällen wird man nach genauerer klinischer Untersuchung den Verdacht auf Larynxdiphtherie fallen lassen, selbst wenn man im ersten Moment an diphtheritischen Larynxkrupp gedacht hat. Veränderungen, welche gelegentlich das Bild des diphtheritischen Larynxkrupps vortäuschen, können sowohl im Kehlkopf selbst als auch außerhalb desselben gelegen sein. Beide Gruppen sollen hier kurz besprochen werden. Nichtdiphtheritische Larynxaffektionen, die zu Stenoseerscheinungen führen, sind: der Laryngospasmus, die Laryngitis mit Pseudokrupp, das Glottisödem. Der Laryngospasmus, der auf nervöser Grundlage bei Kindern zuweilen vorkommen kann, unterscheidet sich vom diphtheritischen Kehlkopfkrupp vor allem durch das Klarbleiben der Stimme und die freie Atmung in dem Intervall zwischen den einzelnen Anfällen. Bei Larynxdiphtherie wird die Stimme fast stets heiser, und es stellt sich schnell Aphonie ein; nur in wenigen Ausnahmefällen bleibt die Stimme klar. Die gewöhnliche akute Laryngitis, die im ersten Stadium der Larynxdiphtherie differentialdiagnostisch in Betracht kommt, geht ebenso wie der diphtheritische Kehlkopfkrupp mit Heiserkeit und „Krupphusten" einher. Bei der Diphtherie pflegt sich aber relativ schnell Aphonie einzustellen. Vor allem spricht das Hinzutreten dyspnoischer Erscheinungen, Stridor und Einziehungen für Diphtherie, ebenso das Auftreten von Drüsenschwellungen am Halse oder eine begleitende Coryza.

Eine größere Ähnlichkeit mit dem Bilde des echten diphtheritischen Kehlkopfkrupps haben diejenigen Formen von Laryngitis, die man als Pseudokrupp bezeichnet. Das Kind hat etwas rauhen Husten und eine leicht belegte Stimme und wird mitten im Schlaf durch einen plötzlich auftretenden Erstickungsanfall überfallen. Es schreckt plötzlich auf, bekommt Stridor, Zyanose und Einziehungen, und nach einem kräftigen Hustenanfall ist gewöhnlich die

Attacke vorüber. Ursache war eine Schleimansammlung und akute entzündliche Schwellung in der Regio subglottica. Eine Wiederholung solcher Anfälle
ist selten. Gegen Diphtherie sprechen die freie Atmung vor und nach dem
Anfall, die geringe Heiserkeit und das plötzliche Auftreten während des Schlafes.

Besonders vorsichtig muß man bei Masern mit der Diagnose Pseudokrupp sein.
Die im Beginn der Masern, noch vor Erscheinen des Exanthems auftretende Laryngitis kann durch starke, entzündliche Schwellung und Ödem der Kehlkopfschleimhaut, namentlich in der subglottischen Gegend, zu Stenoseerscheinungen
mit Stridor und Einziehungen führen. Man findet dann zuweilen auch kleine Geschwüre in der Regio subglottica. Einen gewissen Anhalt bietet der Zeitpunkt
des Auftretens, da die mit Pseudokrupp verbundene Laryngitis meist vor dem
Ausbruch des Exanthems auftritt, doch kann man natürlich hiervon allein keine
Diagnose abhängig machen. In zweifelhaften Fällen empfiehlt es sich, lieber einmal
zu viel als zu wenig Serum zu injizieren.

Ein Ödem der Regio subglottica kommt zuweilen bei schwerer Laryngitis
auch ohne Zusammenhang mit Masern zustande und äußert sich in starker
Dyspnoe und Erstickungsanfällen. Die Unterscheidung von diphtheritischem
Larynxkrupp kann nur durch die bakteriologische Untersuchung des Larynx-
schleimes gebracht werden.

Die gefährlichste Affektion, die mit diphtheritischem Kehlkopfkrupp verwechselt werden kann, ist das akute Glottisödem. Es kommt meist zustande im Anschluß an entzündliche oder eitrige Prozesse, die im Kehlkopf
selbst oder in seiner Umgebung ihren Sitz haben. So kann z. B. ein Schleimhauterysipel vom Rachen aus auf den Kehlkopf übergreifen und plötzliche
Stenoseerscheinungen bewirken, oder eine schwere Angina phlegmonosa führt
akut zum Glottisödem. Rachen- und Kehlkopfuntersuchung wird meist die
richtige Diagnose ermöglichen.

Auch als Folge einer Schleimhauturtikaria bei der Serumkrankheit nach der
Einspritzung von Diphtherieserum sah Jochmann Glottisödem zustande kommen.
In einem solchen Falle kann man um so eher an diphtheritischen Kehlkopfkrupp
denken, als die kurz vorangegangene diphtheritische Rachenerkrankung die Lokalisation und das Auftreten einer Larynxdiphtherie wahrscheinlich macht. Die gleichzeitig auftretenden anderen Serumerscheinungen, urtikarielle oder scharlachähnliche
Exantheme, Ödem im Gesicht usw. werden die richtige Diagnose sichern. (Vgl.
auch unter Serumkrankheit S. 807.)

Larynxpapillome, die im Kindesalter nicht selten sind, rufen im allgemeinen
nur langsam zunehmende Stenoseerscheinungen hervor, können aber auch einmal
plötzlich ventilartig die Rima glottidis verlegen und den Verdacht auf Larynxkrupp
erwecken. Die schon lange bestehende Heiserkeit spricht gegen Diphtherie.

Auch außerhalb des Kehlkopfes gelegene Affektionen können dyspnoische
Erscheinungen verursachen und an Kehlkopfkrupp denken lassen. Hierher gehört
die akute Schwellung der Rachenmandel, die bei Säuglingen nicht selten
vorkommt. Es besteht behinderte Nasenatmung und im Schlaf anfallsweise auftretende Atembehinderung durch Stauung des Sekretes im Additus pharyngis.
Das Fehlen der Anfälle beim wachenden und aufgenommenen Kinde und die klare
Stimme sprechen gegen Diphtherie.

Auch ein Retropharyngealabszeß, der durch Vereiterung retropharyngealer Lymphdrüsen (z. B. durch Infektion mit dem Finger beim Auswischen des
Mundes) oder als Senkungsabszeß zustande kommt, kann zu Verwechslungen Veranlassung geben. Der Abszeß, der in der Regel in der Höhe des 3. oder 4. Hals-
wirbels liegt, komprimiert den Kehlkopfeingang und verursacht Schluckbeschwerden,
schnarchende Atmung und Dyspnoe. Oft markiert er sich schon äußerlich durch
Schwellung einer Halsseite. Untersuchung mit dem Finger läßt Fluktuation nachweisen und ermöglicht so die Diagnose.

Seltener führt eine Bronchialdrüsentuberkulose durch Druck der Drüsenpakete auf die Trachea zu Stenoseerscheinungen, die an Kehlkopfkrupp erinnern.

Charakteristisch dafür ist ein laut tönendes, tutendes Exspirium, inspiratorische Einziehungen und ein etwas heiserer Husten. Im Gegensatz zur Larynxdiphtherie bleibt jedoch die Stimme klar, sofern nicht der Rekurrens komprimiert wird. Vor allem spricht aber der chronische Verlauf der Erkrankung gegen Diphtherie. Das Röntgenbild kann die Diagnose unterstützen.

In ähnlicher Weise kann eine Thymushyperplasie bei Säuglingen die Trachea komprimieren und den Verdacht auf Kehlkopfkrupp erwecken. Auch hier kommt es, namentlich während des Schlafens, zu Einziehungen und Stridor und namentlich zu Erstickungsanfällen, die den Tod herbeiführen können. Die klare Stimme spricht gegen Diphtherie, das Röntgenbild unterstützt die Diagnose.

Schließlich kann auch eine Struma zu Stenoseerscheinungen Veranlassung geben, doch dürfte hier eine Verwechslung mit Diphtherie nur selten vorkommen, da das Leiden relativ leicht zu erkennen ist. Diagnostische Schwierigkeiten ergeben sich allenfalls bei Säuglingen. Nach Trumpp sind dabei die durch den Druck der Struma auf die Trachea entstehenden Stenosegeräusche verschieden laut, je nach der Haltung des Kopfes, d. h. je nach der Anspannung resp. Entspannung der die Struma gegen die Trachea anpressenden Musculi sternohyoidei.

Prognose. In der Vorserumzeit gehörte die Diphtherie zu den mörderischsten Krankheiten des Kindesalters. So betrug z. B. die Mortalität nach Bayeux damals $55^0/_0$. Seit der Einführung der Serumtherapie ist ein gewaltiger Umschwung eingetreten. So sank die Sterblichkeit im Kaiser und Kaiserin Friedrich-Krankenhause von $47,82^0/_0$ auf $13,2^0/_0$. Im Rudolf Virchow-Krankenhause hatte Jochmann eine Sterblichkeit von ca. $14^0/_0$. Aber auch heute noch wechseln schwere Epidemien mit leichten ab. Der Genius epidemicus bringt es mit sich, daß in dem einen Jahre die malignen Formen von Diphtheria gravissima sich häufen, in anderen Jahren nur leichte Fälle auftreten. Warum aber unter mehreren Geschwistern, die durch dieselbe Infektionsquelle mit Diphtherie angesteckt worden sind, die einen an der malignen Form, die anderen nur leicht erkranken, kann nur durch eine individuelle Disposition erklärt werden. Im allgemeinen kann man also sagen: Die Prognose der Diphtherie ist abhängig von dem Genius epidemicus, von dem Zeitpunkte der Seruminjektion und von der Disposition des Erkrankten. Einen gewissen Einfluß auf die Mortalität hat auch das Alter. Die größte Mortalität herrscht bis zum fünften Lebensjahre. Bei Säuglingen ist die Lokalisation der Diphtherie prognostisch von Bedeutung. Tritt die Krankheit hier nur als Nasendiphtherie auf, so ist die Prognose relativ günstig, während beim Kehlkopfkrupp die Chancen auf Wiederherstellung sehr geringe sind.

Die einfache lokalisierte Rachendiphtherie hat bei frühzeitiger energischer Serumbehandlung im allgemeinen eine gute Prognose. Vor Überraschungen ist man freilich auch hier nicht geschützt, da zuweilen trotz der Serumtherapie eine postdiphtherische Herzschwäche eintritt; dagegen sieht man niemals ein Übergreifen des diphtherischen Prozesses auf den Kehlkopf, wenn bei einer Rachendiphtherie zur Zeit der Seruminjektion noch keine Larynxerscheinungen vorhanden waren.

Fälle mit Kehlkopfkrupp sind bei rechtzeitigem therapeutischem Eingreifen, namentlich bei energischer Serumbehandlung prognostisch keineswegs ungünstig zu beurteilen. Unter **110** Fällen hatte Jochmann **42,7**$^0/_0$ Mortalität. Die geringsten Chancen auf Wiederherstellung haben bei Entwicklung des diphtherischen Kehlkopfkrupps die Säuglinge, da hier meist Bronchopneumonien dem Leben ein Ende machen. Aber auch bei Erwachsenen, die im Laufe einer Diphtherie Stenoseerscheinungen bekommen, ist die Prognose oft ungünstig, weil die Dyspnoe hier meist schon auf eine Ausbreitung des Prozesses auf die feineren Verzweigungen des Bronchialbaumes hindeutet. Fällen von Tracheobronchialdiphtherie bringt auch die Tracheotomie keine Besserung; sie sind fast stets verloren.

Sehr reserviert muß man sich mit der Vorhersage stets auch bei den Fällen von einfacher Rachendiphtherie verhalten, die erst nach dem vierten oder fünften Tage in die Behandlung kommen. Das späte Einsetzen der Serumbehandlung trübt hier häufig die Prognose, weil es leicht zu plötzlich einsetzender Herzschwäche kommt.

Eine ungünstige Prognose haben von vornherein die malignen Fälle mit starker Ausdehnung und schmieriger Verfärbung der Beläge, mächtigen Drüsenschwellungen am Halse und periglandulärem Ödem. Ein übles Zeichen sind stets auch Hämorrhagien der Haut. Gehen solche Fälle nicht schon in den ersten Tagen zugrunde, so droht ihnen die postdiphtherische Herzschwäche.

Therapie. Bis zu der Entdeckung Behrings stand der Arzt dem Wüten der Diphtherie fast gänzlich machtlos gegenüber. Wohl konnte er in einzelnen Fällen von Kehlkopfstenose bei Larynxdiphtherie mit operativem Eingriff lebensrettend

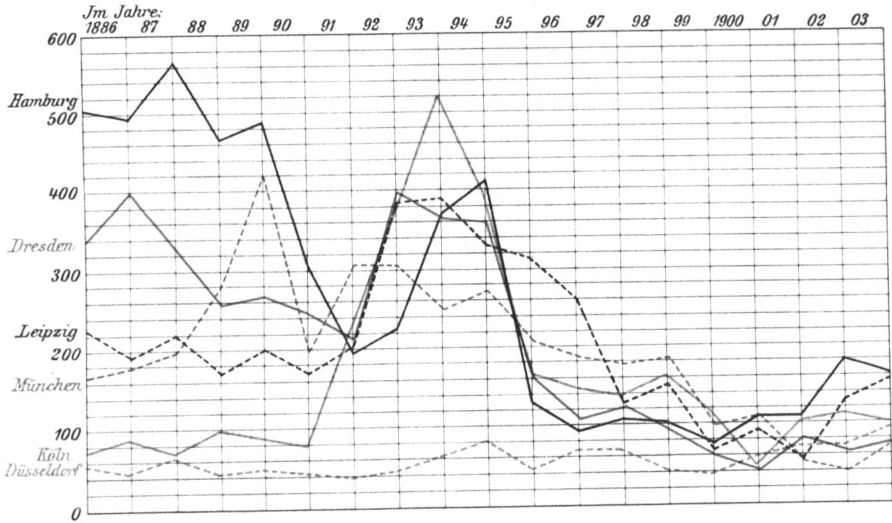

Abb. 208. Diphtherie-Mortalitätskurve in verschiedenen Städten Deutschlands. Deutlicher Einfluß der im Jahre 1894 eingeführten Serumtherapie. (Nach den Veröffentlichungen des Kaiserlichen Gesundheitsamtes.)

wirken, sei es mit Hilfe der von Bretonneau, Trousseau und Guersant eingeführten Tracheotomie oder der von Bouchut empfohlenen und von O'Dwyer vervollkommneten Intubation. Aber ein Mittel, die für die Krankheit charakteristischen Vergiftungserscheinungen zu verhindern, stand nicht zu Gebote. Bezeichnend für die Erfolglosigkeit der Therapie vor der Einführung des Diphtherieserums ist die im Jahre 1874 niedergeschriebene Äußerung Henochs: „Nach meinen Erfahrungen leisten alle von mir bisher empfohlenen Mittel absolut nichts in den schweren Fällen der Krankheit, und darauf kommt es doch allein an, da die leichteren auch ohne Zutun der Kunst heilen." Selbst die Entdeckung des Diphtheriebazillus durch Löffler im Jahre 1884 änderte zunächst nichts an dieser traurigen Tatsache. Zwar versuchte man, mit lokalen antiseptischen Pinselungen die Vermehrung der Diphtheriebazillen im Larynx aufzuhalten, aber den im Blute kreisenden Toxinen, die erst die Schwere des Krankheitsbildes bedingen, konnte man nicht beikommen. Das gelang erst mit dem Behringschen antitoxischen Heilserum. Zur Behandlung diphtheriekranker Menschen wurde es zum ersten Male im Jahre 1894 in Berliner Krankenhäusern verwendet. Die günstigen Resultate, über die am 27. Juni 1894 in der Berliner medizinischen Gesellschaft berichtet wurde, entfachten eine lebhafte Kontroverse. Namentlich von pathologisch-anatomischer Seite wurde die Möglichkeit, die Diphtherie mit einem Serum heilen zu können, heftig bestritten. Die Zahlen mußten beweisen. Nach Baginsky war im Kaiser und Kaiserin Friedrich-Krankenhause die Mortalitätsziffer nach Einführung der Serumbehandlung von 47,82% auf 13,2% gesunken. Rudolf Virchow sprach damals das Wort: „Alle theoretischen Betrachtungen müssen zurücktreten gegenüber den brutalen Zahlen, die so eindringlich sprechen, daß sie alle Widersprüche zurückschlagen."

Seitdem hat die spezifische Behandlung der Diphtherie einen Siegeszug durch alle Kulturländer angetreten und überall, wo sie sachgemäß durchgeführt wurde, sank die Mortalität.

Einige Zahlen sollen das demonstrieren. An der Heubnerschen Klinik sank die Sterblichkeit von 39,5% auf 11,5%. Siegerts Statistik, die an 42000 Diphtherie-erkrankungen umfaßt, ergibt in den vier Jahren vor der Einführung des Serums eine Mortalität von 41,5% und in den vier Jahren nach der Serumeinführung eine solche von 16%. Die Sammelforschung des Reichs-Gesundheitsamtes ergibt nach Dieudonné eine Sterblichkeit von 15,5% nach Einführung des Serums.

Diesen Erfolgen gegenüber fehlten natürlich auch die Skeptiker nicht. Gottstein, Kassowitz u. a. suchten das Absinken der Sterblichkeit damit zu erklären, daß der Charakter der Epidemie ein milderer geworden sei, und daß bei den wellenförmigen Schwankungen, denen die Mortalitätskurve der Diphtherie unterliegt, die Einführung des Serums gerade in eine absteigende Phase gekommen sei. Dieser Einwand verliert seinen Halt, wenn man überlegt, daß in allen Staaten und Ländern gerade in dem Zeitraum ein Absinken der Sterblichkeit zu erkennen war, wo die Serumtherapie eingeführt wurde. Von Interesse ist in diesem Zusammenhang Kurve 208, die den Einfluß der Serumtherapie in den verschiedenen Städten Deutschlands beweist.

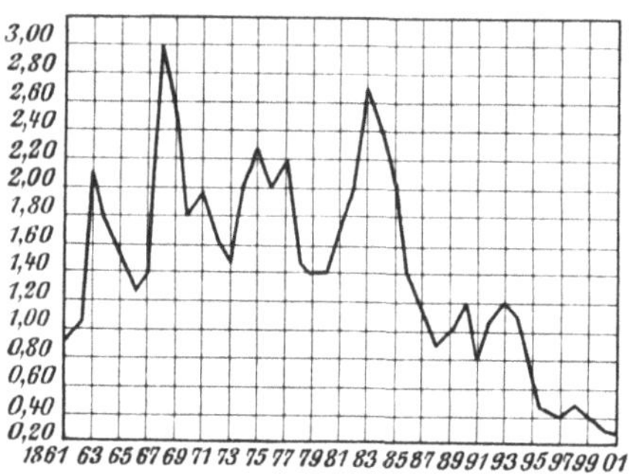

Abb. 209. Sterblichkeit an Diphtherie in Berlin 1861—1901 auf 1000 Lebende berechnet.

Auch vergleichende Untersuchungen bei derselben Epidemie sprachen zugunsten des Serums. In einem Triester Hospital starben von 236 serumbehandelten Kranken 22%. Als eines Tages der Vorrat an Serum erschöpft war und nicht sofort ergänzt werden konnte, stieg die Sterblichkeit sofort auf 50%.

Sehr bezeichnend sind auch die Zahlen von Fiebiger aus dem Blegdam-Hospital in Kopenhagen, der eine Zeitlang versuchsweise nur die Zugänge jedes zweiten Tages mit Serum behandelte und dabei unter 201 nicht spezifisch behandelten Fällen eine Mortalität von 7%, unter 204 spezifisch behandelten Fällen eine solche von 2% bekam.

Ein anderes Moment, das von den Gegnern der Serumtherapie gegen die Beweiskraft der Statistiken ins Feld geführt wird, ist folgendes: Früher wurde die Diagnose „Diphtherie" nur auf klinische Kriterien hin gestellt, jetzt gibt die bakteriologische Untersuchung des Rachenabstriches den Ausschlag. So kommt es, daß viele leichtere Fälle, die früher unter der Diagnose „Angina" gingen, jetzt zur Diphtherie gerechnet und gespritzt werden. Viele solcher leichten Fälle aber müssen die Statistiken verbessern. Der Einwand entbehrt nicht ganz der Berechtigung. Man mußte deshalb verlangen, daß auch bei dem Vergleich zweifellos schwerer mit und ohne Serum behandelter Fälle ein Unterschied zugunsten des Serums zu erkennen war. Einen solchen Vergleich kann man durch die Gegenüberstellung der in der Vorserumzeit operativ behandelten Larynxstenosen mit denen der Serumperiode erhalten. Wenn auch hier natürlich Unterschiede in der Schwere des Krankheitsbildes vorhanden sind, so kann man doch annehmen, daß solche Fälle, die wegen Larynxstenose tracheotomiert oder intubiert werden mußten, nicht zu den leichten Diphtherie-erkrankungen zu rechnen waren. Nach Körte starben in der Vorserumperiode von den tracheotomierten Kindern 77,5%, seit Einführung des Serums 52,4%.

Schönholzer berechnet die Mortalität der operierten Larynxstenose unter dem alten Regime auf 66,16% und in der Serumära auf 32,54%. Über das größte Zahlenmaterial verfügt die Siegertsche Sammelstatistik, die unter 17499 operierten Larynxstenosen der Vorserumzeit eine Sterblichkeit von 60,38% verzeichnet und unter 12870 Fällen der Serumperiode eine Mortalität von 36,32%.

Anwendungsweise und Dosierung des Diphtherieserums. Das Serum, das nach Behring zur Bekämpfung der Diphtherie verwendet wird, ist ein antitoxisches. Es richtet sich also gegen diejenigen Gifte, die von den Diphtheriebazillen am Orte ihres ersten Eindringens im Pharynx oder Larynx produziert werden und von da aus ins Blut übergehen. Die erste Aufgabe der Serumtherapie besteht also darin, möglichst viel von dem Toxin der Diphtheriebazillen abzufangen, bevor es an lebenswichtige Zellen gebunden wird. Die zweite Aufgabe, eventuell auch dann noch heilsam zu wirken, wenn größere Mengen des Giftes bereits an lebenswichtige Zellen gebunden sind, stößt auf größere Schwierigkeiten. Das lehrten schon die klassischen Versuche von Dönitz. Wohl kann eine lockere Bindung zwischen Zelle und Toxin noch gesprengt werden, indem z. B. Meerschweinchen, die mit der $1\frac{1}{2}$fach tödlichen Toxindosis vergiftet sind, doch noch 6—8 Stunden nach der Vergiftung durch große Antidoxindosen gerettet werden können, bei festerer Bindung aber, d. h. bei längerer Einwirkung des Toxins auf die Nervenzentren können selbst die größten Dosen Antitoxin keine Heilung mehr bringen. Je stärker die Vergiftung ist, desto kürzer ist die Zeit, innerhalb deren noch eine Rettung durch große Antitoxindosen gelingt. Bei der Injektion der siebenfach tödlichen Dosis ist es schon nach $1\frac{1}{2}$ Stunden nicht mehr möglich, mit den größten Antitoxinmengen das Tier am Leben zu erhalten. Und F. Meyer zeigte, daß frühzeitige große Serumdosen bei 10—20facher Vergiftung den Tod, die Herzveränderungen und die Kachexie vermeiden lassen. Die Erfolge werden also um so größer sein, je früher die Behandlung einsetzt. Daß dem so ist, geht aus allen Statistiken hervor, die über diesen Punkt publiziert wurden.

Nach Kossel wurden geheilt:

von Fällen, die am	1. Tage gespritzt wurden,	100%
,, ,, ,, ,,	2. ,, ,, ,,	96 ,,
,, ,, ,, ,,	3. ,, ,, ,,	87 ,,
,, ,, ,, ,,	4. ,, ,, ,,	77 ,,
,, ,, ,, ,,	5. ,, ,, ,,	60 ,,
,, ,, ,, ,,	6. ,, ,, ,,	47 ,,
,, ,, ,, ,,	7.—14. ,, ,, ,,	51 ,,

Nach Baginski starben:

von 111 am 1. Tage Gespritzten	3 oder	2,7 %
,, 134 ,, 2. ,, ,,	14 ,,	10,45 ,,
,, 92 ,, 3. ,, ,,	13 ,,	14,3 ,,
,, 52 ,, 4. ,, ,,	12 ,,	23,07 ,,
,, 39 ,, 5. ,, ,,	14 ,,	35,9 ,,
,, 6 ,, 9. ,, ,,	4 ,,	$66\frac{2}{3}$,,

Diese Zahlen mahnen uns, besser als Worte es tun können, die kostbare Zeit bei der Diphtheriebehandlung nicht nutzlos verstreichen zu lassen, selbst dann, wenn die bakteriologische Bestätigung der Diagnose noch nicht erfolgt ist. Die Zeit, die uns gegeben ist, um einen deletären Verlauf der Krankheit vorzubeugen, ist kurz. Es wäre ein Kunstfehler, wollte man in einem leicht erscheinenden Fall abwarten, ob der Prozeß nicht auch von selbst günstig ablaufen wird, um erst dann zu spritzen, wenn schwere Erscheinungen auftreten. Will man in zweckmäßiger Weise spezifische Therapie treiben, so gilt es, den geeigneten Zeitpunkt nicht zu verpassen, denn fast immer zu spät kommt derjenige, der zögert und sich zur Injektion erst dann entschließt, wenn die Diphtheriesymptome bedrohlicher werden. Auch muß man bedenken, daß manche Fälle der geringen Lokalerscheinungen wegen, klinisch zuerst einen relativ leichten Eindruck machen, und trotzdem später in der Rekonvaleszenz die schwersten auf toxischer Basis beruhenden Lähmungserscheinungen bekommen. Je frühzeitiger und energischer das Serum gegeben wird, desto seltener kommen solche postdiphtherischen Lähmungen zur Beobachtung. Das geht auch deutlich aus den von Römer mitgeteilten Versuchen hervor, bei denen im Tierexperiment durch große Serumdosen die Lähmungen vermieden, durch kleine in ihrem Auftreten verzögert werden konnten.

Die gebräuchlichste Form der Einführung des Serums war früher die subkutane Injektion. Empfehlenswerter ist nach neueren Erfahrungen die intramuskuläre oder noch besser die intravenöse Einverleibung des Serums. Nach Morgenroth kommt bei intramuskulärer Einführung das Antitoxin 5—7 mal schneller zur Wirkung als bei der subkutanen Injektion. Der Grund dafür liegt darin, daß bei intramuskulärer Injektion das Serum schneller resorbiert wird als bei der Einspritzung unter die Haut. Bei der subkutanen Methode wird nach Untersuchungen am Seruminstitut in Kopenhagen das Maximum des eingespritzten Serums erst nach 2—3 Tagen resorbiert. Da wir wissen, wie kostbar die Zeit bei der Diphtheriebehandlung ist, so muß natürlich alles versucht werden, um Zeit zu sparen und eine möglichst rasche Wirkung zu erzielen. Die schnellste Wirkung erreicht man durch die intravenöse Einspritzung. Das geht klar aus Tierversuchen von Dönitz und besonders von Berghaus hervor. Letzterer zeigte, daß bei intravenöser Injektion die giftneutralisierende Wirkung des Serums 500 mal stärker ist als bei subkutaner. So erstrebenswert es nach diesen Ausführungen auch ist, in jedem Falle von Diphtherie die Serumeinspritzung intravenös vorzunehmen, so scheitert diese Forderung doch an mancherlei äußeren Umständen. Namentlich macht die Technik manchmal Schwierigkeiten besonders bei kleinen Kindern und fettreichen Frauenarmen. Auch denke man daran, daß bei früher Schutzgeimpften evtl. Serumerscheinungen nach intravenöser Seruminjektion besonders stürmisch auftreten!

Man zieht das Serum in eine 10—20 ccm-Spritze, die vorher gekocht oder trocken sterilisiert ist (Rekordspritze oder Luersche Glasspritze), staut dann mit einem Gummischlauch, der am Oberarm angelegt wird, die Venen der Ellenbeuge und sticht in die gestaute Vena mediana ein. Liegt die Kanüle richtig, so muß Blut in die Spritze treten und das Serum rot färben. Dann wird der Gummischlauch abgenommen und das Serum sehr langsam injiziert.

Der Karbolgehalt des Serums braucht kein Hinderungsgrund zu sein. Das Serum enthält 0,5 % Karbol. Nach Versuchen an der Heubnerschen Klinik kann man jedoch bis zu 9000 I.-E. = 18 ccm 500faches Serum auf einmal injizieren, ohne daß Karbolharn auftritt.

Nach dem Vorgange von Frankreich und anderen Ländern wird auch bei uns jetzt ein steriles, karbolfreies Serum hergestellt.

Für die Praxis wird in den meisten Fällen die intramuskuläre Injektion in Frage kommen, die an der Außenseite des Oberschenkels vorzunehmen ist, wo man wenig Gefäße oder Nerven verletzen kann oder in den Glutaeus. Bei schwer toxischen Fällen oder Patienten, die schon mehr als vier Tage krank sind, bei denen also höchste Eile geboten ist, raten wir jedoch unbedingt zur intravenösen Einspritzung des Serums, eventuell bei technischen Schwierigkeiten nach Freilegung einer Vene in der Ellenbeuge.

Dosierung. Bei der Dosierung des Diphtherieserums wird nach Immuneinheiten (I.-E.) gerechnet. Dabei wird ausgegangen von einem Normaltoxin,

d. h. von einer Giftmenge, die in 1 ccm die tödliche Dosis für 100 Meerschweinchen von je 250 g Gewicht enthält. Unter Normalantitoxin versteht man dann ein Heilserum, von dem 1 ccm genügt, um 1 ccm des Normalgiftes zu neutralisieren. Das Normalantitoxin enthält im Kubikzentimeter 1 I.-E. Um nun möglichst viele I.-E. mit einem möglichst geringen Quantum Serum einverleiben zu können, ist das Bestreben der Fabriken darauf gerichtet, recht hochwertige Sera in den Handel zu bringen. Bisher waren hauptsächlich 400fache Sera gebräuchlich, d. h. also solche, die in einem Kubikzentimeter 400 I.-E. enthalten. In neuerer Zeit sind 500fache und 1000fache Sera erhältlich. Die Höchster Farbwerke stellen ein 500faches Serum her, Schering, Berlin, ein 500faches und ein 1000faches, Ruete-Enoch, Hamburg, ein 500faches und ein 750faches Serum, die sächsischen Serumwerke in Dresden ein 1500faches, die Behring-Werke in Marburg ein 400- bzw. 500faches.

Die moderne Behandlung der Diphtherie arbeitet mit wesentlich höheren Dosen, als das früher üblich war. Wir haben uns gewöhnt, viel größere Dosen anzuwenden, da die Erfahrung gelehrt hat, daß mit der höheren Dosierung auch die Erfolge wachsen. Selbst wenn schon Vergiftungserscheinungen aufgetreten und beträchtliche Mengen des Diphtheriegiftes bereits an lebenswichtige Zellen gebunden sind, gelingt es bei dreister Dosierung noch zuweilen, die Bindung zwischen Körperzelle und Toxin zu sprengen. Selbst Fälle mit Hautblutungen, elendem Puls, Erbrechen, dicken Drüsenerkrankungen am Halse und ausgebreiteten, scheußlich stinkenden Rachenbelägen kann man nach hohen, intravenös injizierten Serumdosen, wenn auch selten, noch heilen sehen. Wir geben bei Fällen von lokalisierter einfacher Rachendiphtherie, die einen leichten Eindruck machen und am ersten oder zweiten Krankheitstage zur Behandlung kommen, 3000—4000 I.-E., die eventuell am nächsten Tage wiederholt werden. Bei mittelschweren Fällen werden 4000—8000 I.-E. gegeben, die am nächsten oder übernächsten Tage wiederholt werden können, falls sich keine Besserung der lokalen Erscheinungen zeigt. Bei schweren toxischen Fällen empfiehlt es sich, sofort intravenöse Dosen von 8000 bis 9000 I.-E. zu geben und dieselben am gleichen oder am nächsten Tage zu wiederholen. Dazu sind natürlich hochwertige Sera notwendig. Vielfach geben wir auch die Hälfte, z. B. 4000 I.-E. intramuskulär, die andere Hälfte intravenös.

Wichtig für die Höhe der Dosierung ist auch der Krankheitstag, an welchem die Patienten zur Behandlung kommen. Sind schon mehrere Tage verflossen, ehe zur Serumbehandlung geschritten wird, so müssen sofort hohe Dosen injiziert werden. Wir raten dringend, Fälle, die am 4.—7. Krankheitstage mit starker Membranbildung im Rachen zur Behandlung kommen und vorher kein Serum erhalten haben, sofort intravenös mit Dosen von 6000—8000 und mehr I.-E. zu injizieren, selbst wenn der Puls gut ist, und die Kranken sich wohl fühlen. Bei subkutaner und intramuskulärer Einverleibung selbst größerer Serumdosen kann man in solchen Fällen wiederholt schon am ersten oder zweiten Tage des Krankenhausaufenthaltes einen plötzlichen Herztod eintreten sehen, offenbar deshalb, weil die Serumbehandlung zu spät kam. Bei intravenöser Einführung des Serums hingegen sieht man auch bei solchen spät behandelten Fällen oft noch gute Erfolge.

Ein Schema für die Behandlung der Diphtherie ist natürlich nicht aufzustellen; nur die Krankenbeobachtung lehrt, ob im gegebenen Falle noch Serum erforderlich ist. Sehr ausgedehnte oder schmierig aussehende nekrotische Beläge, die den Rachen oder die Uvula überziehen und von blutig-eitrigem Nasenausfluß und dicken Drüsenpaketen am Halse begleitet sind, gebieten natürlich von vornherein größere Dosen als geringere Erscheinungen. Ebenso sind bei den geringsten Anzeichen einer Larynxdiphtherie sofort hohe

Dosen, 6000—8000 I.-E., zu geben, um eine weitere Propagation des Prozesses aufzuhalten. Die höchste Dosierung erfordern die schwer toxischen Fälle mit elendem Pulse, schweren Rachenerscheinungen, blasser Gesichtsfarbe, multiplen Hautblutungen, die als Diphtheria gravissima bezeichnet werden.

Auch die postdiphtherischen Lähmungen werden nach dem Vorgange französischer Autoren (Comby u. a.) jetzt von vielen mit hohen Dosen Serum bekämpft. In Deutschland hat Kohts gute Erfahrungen darüber berichtet. Es sind dazu die höchsten Serumdosen erforderlich. Durch zweimal täglich injizierte 9000 I.-E., an mehreren Tagen hintereinander wiederholt, bei einer Gesamtmenge von 40 000—60000 I.-E. sind schwere Lähmungen prompt gebessert worden. Auch Jochmann sah mehrfach überraschende Resultate davon in Fällen, wo trotz weit vorgeschrittener Lähmungen (die außer Gaumensegel die unteren und oberen Extremitäten, Rumpf- und Nackenmuskulatur und einen Teil der Respirationsmuskeln betrafen) noch völlige Heilung eintrat. Er gab an zwei aufeinanderfolgenden Tagen je 18000 I.-E. intramuskulär. Die intravenöse Einverleibung unterläßt man dabei lieber, weil die Kranken zu Beginn der Rachendiphtherie ja meist Serum bekommen haben und man schwerere anaphylaktische Erscheinungen vermeiden muß.

Die Behandlung der Lähmungen mit großen Dosen Serum entbehrt nicht der theoretischen Unterlage. Morgenroth fand, daß die Bindung zwischen Toxin und Antitoxin in saurer Lösung wieder getrennt werden kann, also reversibel ist und erklärt sich deshalb das Zustandekommen der Lähmungen in der Weise, daß gewisse Mengen von Toxin, die bereits im Körper, z. B. im Muskel gebunden waren, infolge chemischer Umsetzungen, also beispielsweise durch Säurebildung, wieder frei werden und die Lähmungen verursachen. Da wir ferner durch neuere Untersuchungen wissen, daß Diphtheriebazillen in großer Menge häufig in der Lunge noch lange nach Abklingen der lokalen Rachenerkrankungen sich halten, so könnten auch von dort große Toxinmengen in den Kreislauf kommen. Es liegen also verschiedene Möglichkeiten vor, die es wünschenswert erscheinen lassen, neue ungebundene Toxinmengen durch große Antitoxingaben zu neutralisieren.

Einwirkung der Serumtherapie auf den Krankheitsprozeß.

Die Hauptwirkung des Serums wird stets darin zu suchen sein, daß es die Ausbildung schwerer Intoxikationserscheinungen verhindert. Dieser Eigenschaft ist es hauptsächlich zuzuschreiben, daß die Sterblichkeit an Diphtherie seit seiner Einführung um etwa 40% gesunken ist. Die Diphtheriebazillen werden durch das Serum zwar nicht getötet, aber ihr Toxin wird gebunden, und dadurch wird die Reaktionsfähigkeit des vorher durch die Giftwirkung geschwächten Organismus gehoben. Der Körper wird in den Stand gesetzt, seine natürlichen Schutzkräfte wieder voll in Tätigkeit treten zu lassen und nun auch die Bazillen selbst, namentlich durch Phagozyten unschädlich zu machen.

Die unmittelbare Wirkung auf vorhandene Krankheitserscheinungen zeigt sich einmal in der mächtigen Beeinflussung des lokalen Prozesses und zweitens in der Einwirkung auf toxische Symptome. Die rasche Abstoßung der Membranen, die einer allmählichen Einschmelzung verfallen, und die prompte Verhinderung der weiteren Ausbreitung des diphtherischen Prozesses ist der wichtigste Lokaleffekt der Therapie. Während die Abstoßung der membranösen Beläge in unbehandelten Fällen durchschnittlich acht Tage dauert, vollzieht sich derselbe Prozeß bei behandelten Fällen in durchschnittlich fünf Tagen. Dabei sieht man zunächst eine demarkierende Röte den diphtherischen Herd umgrenzen und die vorher graugelbe bis graugrüne Farbe der Pseudomembran nimmt eine mehr hellgelbe Färbung an. Dann lockert sich die Pseudomembran, scheint zu quellen, hebt sich und löst sich in kleineren oder größeren Fetzen von der Unterlage, manchmal unter leichter Blutung. Oft bleibt für ein paar Tage dort, wo die Membranen gesessen haben, noch eine weißgraue Färbung der Schleimhaut zurück. Sie wird bedingt durch die Nekrose der oberflächlichen Epithelschichten und verschwindet mit dem Abstoßen der nekrotisierten Partien. Auch die Nasendiphtherie wird günstig beeinflußt. Das blutig-seröse, ätzende Sekret, das aus den Nasenöffnungen hervorfließt, wird dickflüssiger und schwindet bald ganz. Dadurch, daß der diphtherische Prozeß zum Stillstand kommt, was meist schon innerhalb von drei Tagen geschieht, wird vor allem die Ausbreitung auf den Larynx und damit die gefürchtetste Komplikation der Diphtherie verhindert. An einem Material von 5000 Fällen sah Jochmann nach genügender Serumbehandlung niemals eine Ausbreitung des Prozesses vom Rachen auf

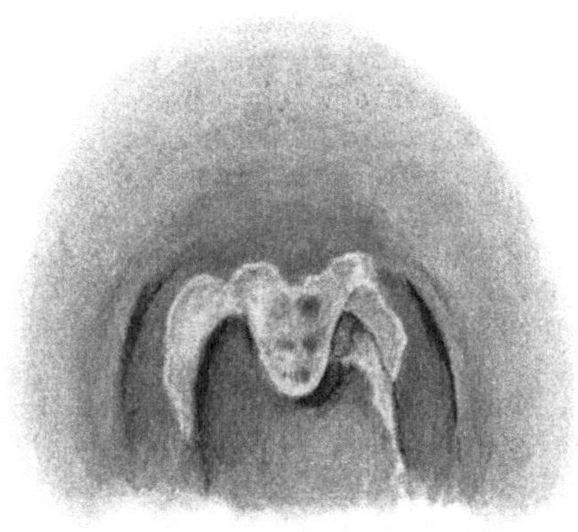

Abb. 210. Abheilende Diphtherie. Die Membranen sind abgestoßen und man sieht die oberflächlichen Nekrosen des Epithels in Gestalt grauweißer Trübungen.

den Larynx. Aber auch dort, wo die Kinder erst zur Behandlung kommen, nachdem stenotische Erscheinungen seitens des Kehlkopfes aufgetreten sind, gelingt es noch oft, durch die Serumbehandlung die Kranken ohne Tracheotomie oder Intubation zu retten. Man kann sagen, daß fast die Hälfte der Kranken mit Stenoseerscheinungen bei rechtzeitiger Serumbehandlung noch vor der Tracheotomie bewahrt bleiben können. Aber auch die oben erwähnte Statistik der operierten Larynxstenosen lehrt den guten Einfluß der Serumbehandlung.

Während vor Einführung derselben etwa 60% der Kinder starben, beträgt die Sterblichkeit jetzt nur noch ca. 40% der operierten Larynxdiphtherien.

Zugleich mit der schnellen Abstoßung der Membran schwindet meist auch der eigentümlich süßlich riechende scheußliche Foetor ex ore und die Drüsenschwellungen am Halse gehen zurück. Das Fieber fällt bei den mit Serum behandelten Kindern meist kritisch zur Norm ab. Entsprechend der guten Wirkung auf die Lokalerscheinungen hebt sich das Allgemeinbefinden. An die Stelle der anfänglichen Teilnahmlosigkeit tritt wieder Interesse für die Umgebung. Daß selbst schwere Vergiftungserscheinungen noch gebessert werden können, zeigt einmal die Ausheilung toxischer Nephritis unter der Serumbehandlung und vor allem die

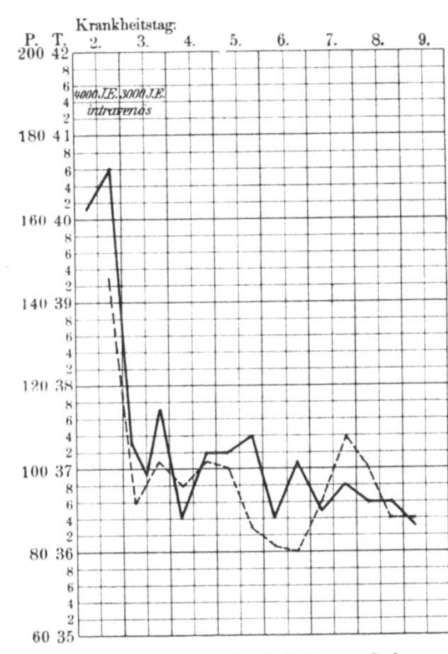

Abb. 211. Walter S., 5 Jahre. Schwere Rachendiphtherie und Nasendiphtherie mit ausgebreiteten Membranen. Kritischer Temperaturabfall nach intravenöser Serumgabe.

erstaunlichen Erfolge, die man gelegentlich noch bei der Diphtheria gravissima erzielen kann.

Daß wir trotz der Serumtherapie noch postdiphtherische Lähmungen und namentlich die gefürchtete Herzschwäche auftreten sehen, hängt damit zusammen, daß leider nicht jeder Fall vom ersten Tage an der spezifischen Behandlung unterzogen werden kann. Ist aber erst eine größere Menge von Toxin an lebenswichtige Zellen des Herzens und des Zentralnervensystems gebunden, so kann es die Serumbehandlung nur schwer wieder losreißen, und wenn nun auch die im Blute kreisenden Toxine gebunden werden, und der lokale Prozeß zum Stillstand kommt, das an die Nervenzellen gebundene Gift wirkt weiter und führt schwere Störungen herbei. Für diese Erklärung würde die Tatsache sprechen, daß die Zahl der Lähmungen sich um so mehr häuft, je später mit der Serumbehandlung begonnen wurde.

Berechtigtes Aufsehen erregte im Jahre 1918 eine Mitteilung von Bingel, der seine ausgedehnten klinischen Erfahrungen über die Behandlung der Diphtherie mit gewöhnlichem Pferdeserum mitteilte. Die überaus kritischen und gewissenhaften Versuche des bekannten Klinikers schienen das großartige Fundament der spezifischen antitoxischen Serumbehandlung zu erschüttern, zumal ihre Bekanntgabe in eine Zeit fiel, die auf „unspezifische" Therapie durch die Arbeiten R. Schmidts und Weichardts u. a. eingestellt war. Bingel (Dtsch. Arch. f. klin. Med. 125, S. 284) hat, kurz gesagt, von einem Material von 937 Fällen systematisch die eine Hälfte mit antitoxischem Serum (A. S.), die andere Hälfte mit gewöhnlichem Pferdeserum (G. P.) gespritzt und dabei keine nennenswerten Unterschiede in dem Heilerfolge gesehen. Weder war die Mortalität größer, noch die Zahl der Lähmungen und Herzaffektionen. Auch der Verlauf der tracheotomierten Fälle war ein sehr ähnlicher. Kurz, Bingel erklärt die ganzen Heilerfolge für reine Serumwirkungen, die ganz unabhängig seien von dem Antitoxingehalt.

Gegen Bingel wandte sich nun bald eine ganze Zahl von Klinikern. Den Einwand, daß es sich bei dem verwendeten Leerserum doch um antitoxinhaltiges gehandelt habe, konnte Bingel bald widerlegen. Schwerer wogen die Erfahrungen eines so bekannten Pädiaters, wie Feer, der die Bingelschen Befunde nicht bestätigen konnte (Münch. med. Wochenschr. 1919, S. 343). Im gleichen Sinne sprechen die Arbeiten von H. Meyer (Dtsch. med. Wochenschr. Bd. 38, S. 1048), R. Kraus und Lordelli, Feldmann und Schwenkenbecher. Letzterer warnt den Praktiker dringend, das Heilserum aufzugeben. und andere Autoren haben die Verwendung von Leerserum geradezu als unverantwortlich bezeichnet. Kritisch ist dazu zu sagen, daß keiner der Nachprüfer über ähnlich große Erfahrungen verfügt wie Bingel, weil ein ziemlicher Wagemut dazu gehört, im Einzelfall von der tausendfältig bewährten Therapie zu gunsten einer noch strittigen abzuschwenken.

Die Nebenwirkungen des Serums werden in dem Kapitel „Serumkrankheit", S. 807, ausführlich besprochen. Gerade bei der Behandlung der Diphtherie ist es von größter Wichtigkeit, über all diese Nebenerscheinungen: Exanthem, Fieber, Gelenkschmerzen, Ödem, Drüsenschwellungen, Albuminurie usw. auf das genaueste orientiert zu sein, um nicht durch das eine oder das andere Symptom überrascht zu werden, und namentlich um ängstliche Gemüter damit beruhigen zu können, daß diese Symptome in der Regel schnell und spurlos vorübergehen.

Die Furcht vor der Anaphylaxie beherrscht jetzt den Praktiker in viel zu hohem Grade. Es ist eine ganz unnötige Beunruhigung in die Kreise der Praktiker hineingetragen worden dadurch, daß man Beobachtungen am Tierexperiment auf den Menschen übertrug. Die kleinen Unbequemlichkeiten, ein Serumexanthem, eventuell sogar verbunden mit Gelenkschmerzen und zwei- bis dreitägigem Fieber, die wir bei Reinjizierten, aber auch gar nicht selten bei zum ersten Male mit Serum behandelten Menschen beobachten, wird jeder ruhig mit in Kauf nehmen, der von dem Nutzen der Serumtherapie überzeugt ist. Wirklich bedrohliche Erscheinungen mit akut einsetzender Herzschwäche, Zyanose, allgemeinem Ödem und Exanthem usw. sind außerordentlich selten, und Jochmann betont ausdrücklich, daß er unter den vielen tausend Seruminjektionen, die im Laufe der Jahre bei ihm im Krankenhause gemacht wurden, nur zweimal ernstere Symptome gesehen hat, die jedesmal gut ausgingen. Genaueres darüber siehe S. 810.

Wie gering verhältnismäßig die Schockgefahr ist, geht auch aus einer neuen Zusammenstellung Pfaundlers hervor, nach der in München auf ca. 110 000 Injektionen 3 (0,03%) Todesfälle kamen. Pfaundler warnt daher vor übertriebener Vorsicht.

Unterstützende Maßnahmen neben der Serumtherapie.

Allgemeine Pflege und Ernährung. Jeder Diphtheriekranke gehört ins Bett. Die Zimmertemperatur soll 15—17° C nicht übersteigen. Die Luft muß durch Lüften stets frisch gehalten werden; auch ist für die Beschleunigung der Membranabstoßung eine gewisse Feuchtigkeit der Luft wünschenswert. Man erreicht das durch Aufhängen nasser Tücher, Verwendung eines Dampfsprays (vgl. weiter unten) oder eines Inhalationsapparates. Eine gute Hautpflege durch tägliche Waschung des ganzen Körpers oder bei Leichtkranken auch durch häufige Bäder ist von Wichtigkeit. Dabei ist aber darauf zu achten, wie überhaupt bei der Pflege Diphtheriekranker, daß sie möglichst wenig angestrengt werden, um die Herzkraft zu schonen.

Die Ernährung besteht, solange das Fieber anhält, hauptsächlich in flüssiger Nahrung, die bei starken Schlingbeschwerden am besten kalt gegeben wird. Milch, Kakao, Milchsuppen sind dazu geeignet. Wenn die Schluckbeschwerden sich bessern, können breiige Speisen, wie Grießbrei, Reisbrei, Apfelmus, Kartoffelpüree, Spinat, Karotten und junge Schoten in Püreeform gereicht werden. Nach ca. acht Tagen, wenn der Appetit sich hebt, kann dann zur gemischten Kost, leicht verdaulichen Fleischsorten und zarten Gemüsen übergegangen werden. Als Getränk während der Fieberperiode dient Brunnenwasser mit etwas Zitronensaft und Zucker; auch nehmen die Kranken gern Eisstückchen in den Mund, um Schmerzen und Brennen zu lindern.

Lokale Behandlung. Zur Beseitigung der Membranen und Desinfektion des Rachens wurden früher allerlei mechanische und chemische Mittel empfohlen. Man ist aber von eingreifenderen Maßnahmen, wie Pinselungen mit Ichthyol oder Sublimatabreibungen des Rachens u. dgl. immer mehr zurückgekommen. Versuche, die im Rachen sitzenden Bazillen abzutöten, sind doch meist vergeblich, weil sie in den Krypten und Buchten der Tonsillen sitzen und von den Desinfizientien nicht erreicht werden. Dagegen sind Gurgelungen und eventuell auch Ausspritzungen des Mundes mit leichten antiseptischen Lösungen sehr zu empfehlen. Das rein mechanische Moment des Wegschwemmens abgelöster Membranfetzchen und Abspülens abgestoßener Bazillen spielt für die Reinigung der Mundhöhle eine nicht zu unterschätzende Rolle. Man kann sich auf einfache Gurgelungen mit 1%iger Wasserstoffsuperoxydlösung beschränken. Die Kranken werden angehalten, alle Stunde damit zu gurgeln und den Mund zu spülen. Wo das nicht möglich ist, z. B. bei Kindern, die nicht gurgeln können oder bei Schwerkranken, die zu schwach dazu sind, lasse man die Mundhöhle mit einer warmen Wasserstoffsuperoxydlösung ausspritzen. Der Strahl der

Flüssigkeit wird dabei gegen die Wangenschleimhaut gerichtet. Statt Wasserstoffsuperoxydlösung können auch Lösungen von Kalium permanganicum, 3%iges Borwasser oder Diphthosan (s. u.) verwendet werden. Die Zähne sind nach jeder Mahlzeit mit der Bürste zu reinigen.

Sehr ausgiebigen Gebrauch mache man bei der Behandlung der Diphtheriekranken von der Verwendung der Inhalationsapparate. Es ist dies eines der besten Mittel, um die Abstoßung der Membran und die Reinigung der Mundhöhle und Nase zu unterstützen. In modernen Krankenhäusern hat der Dampfsprayapparat meist eine eigene Dampfzuleitung, so daß man den Kranken viele Stunden lang bequem unter seiner Wirkung liegen lassen kann. Zur Verstäubung eignet sich 1%ige Wasserstoffsuperoxydlösung, Kalkwasser oder

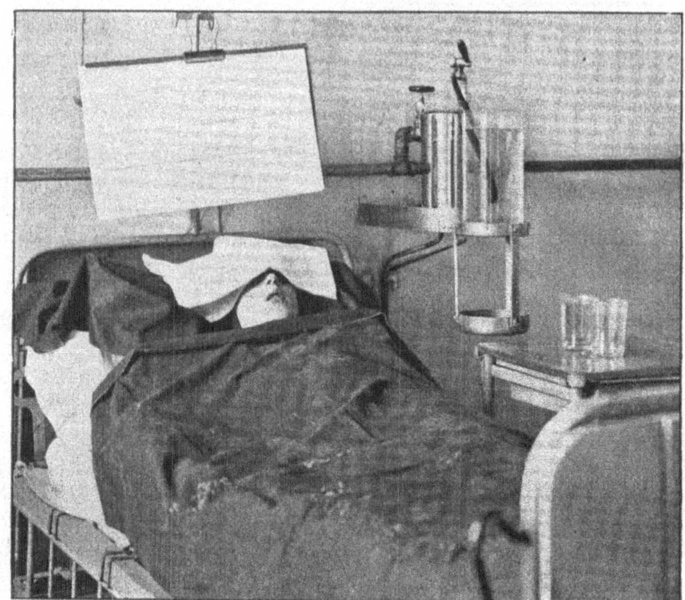

Abb. 212. Spray mit eigener Dampfzuleitung auf der Infektionsabteilung des Rudolf Virchow-Krankenhauses-Berlin.

einfache Kochsalzlösung. In der Privatpraxis kann auch jeder Inhalationsapparat zu dem gleichen Zwecke benutzt werden. Der Strahl des Sprayapparates muß direkt auf das Gesicht des Kranken gerichtet werden, wobei Bett und Wäsche durch Gummitücher zu schützen sind. Eine Eiskrawatte um den Hals oder ein Prießnitzumschlag wird stets verordnet.

Gegen das Fieber einzuschreiten, ist in der Regel nicht notwendig. Steigt es zu höheren Graden an, so ist es mit hydrotherapeutischen Maßnahmen, häufig gewechselten Prießnitzumschlägen und kühlen Einpackungen zu bekämpfen.

Der wesentlichste Punkt bei der Behandlung der Diphtherie ist neben der Serumtherapie die Bekämpfung der Herzschwäche. Sowie sich Anzeichen dafür geltend machen, bestehend in Arrhythmie, Weicherwerden des Pulses, ist sofort dagegen einzuschreiten. Digalen ist in Tropfenform (dreimal täglich so viele Tropfen, wie das Kind Jahre alt ist) oder subkutan mehrere Tage hintereinander zu geben. Statt dessen sind auch Ext. dialys. Golacz dreimal täglich 5—10 Tropfen oder Tinctura strophanti 3—4 mal täglich 4—8 Tropfen oder Digitalysat geeignet. Auch Coffeinum natriobenzoicum 0,05—0,2 dreimal täglich in Pulverform oder subkutan ist zu empfehlen. Bei starker Blutdrucksenkung sind die Nebennierenpräparate von guter Wirkung. Adrenalin oder Epirenan in Lösungen von 1:1000 mehrmals täglich $\frac{1}{2}$—1 ccm subkutan sowie Asthmolysin haben wir in den letzten Jahren sehr oft mit gutem Erfolg gegeben. Auch in Verbindung mit Kochsalzinfusionen, wie sie Pospischill empfahl, ist Adrenalin mit Vorteil anzuwenden (150 g physiologische Kochsalzlösung mit 2 mg Adrenalin). Bei plötzlichen Kollapserscheinungen sind Injektionen von Kampfer, Äther oder Tinctura moschi, Sauerstoffinhalationen sowie starker Kaffee und Wein am Platze.

Sind Herzstörungen vorhanden, so ist dringend zu raten, für möglichst lange Zeit absolute Ruhe zu verordnen. Die Kranken dürfen für viele Wochen das Bett nicht verlassen, bis der Blutdruck sich gehoben hat und der Puls regelmäßiger geworden ist. Sie sind vor jeder körperlichen Anstrengung und psychischen Erregung zu hüten und müssen kräftig ernährt werden.

Auf Anregung von A. Lippmann wurden auf der Diphtherieabteilung des Krankenhauses St. Georg, Hamburg, seit 1918 alle schwereren Fälle mit hochprozentigen Traubenzuckerlösungen, täglich 30—50 ccm der 15%igen Lösung, intravenös gespritzt. Veranlassung hierzu gab die Tatsache, daß bei schwer toxischen Diphtherien der Blutzucker stark absinkt. Abschließendes läßt sich über diese Therapie noch nicht sagen, aber wir haben den Eindruck, daß sie besonders bei einsetzender Herzschwäche sehr Gutes leistet.

Bei postdiphtherischen Lähmungen kann ein Versuch mit den oben besprochenen großen Serumdosen gemacht werden. In der Regel wird Strychninum nitricum 0,01, Aqua 10 jeden oder jeden zweiten Tag $\frac{1}{2}$ bis 1 Spritze verordnet. Bei Extremitätenlähmungen sind Massage, Faradisation und Bewegungsübungen, eventuell im warmen Bade, angezeigt. Bei Schlinglähmungen ist die Anwendung des galvanischen Stromes von Vorteil. Die Anode wird dabei im Nacken aufgesetzt, die Kathode gleitet an der Trachea und dem vorderen Rande des Sternokleidomastoideus herab. In jeder Sitzung wird durch Schließen des Stromes 12—15 mal der Schluckakt ausgelöst. Zwei Sitzungen am Tage genügen. Ist die Lähmung eine hochgradige, so daß sich der Kranke häufig verschluckt, und die Gefahr der Aspirationspneumonie droht, so muß an die Stelle der gewohnten Nahrungsaufnahme die Ernährung mit der Schlundsonde treten. Die einzelne Mahlzeit besteht dabei aus $\frac{1}{2}$ l Milch mit zwei Eidottern und einem Glase Ungarwein. Um der Wasserverarmung vorzubeugen, ist es angezeigt, nebenher Wasserklistiere zu geben, die möglichst lange gehalten werden sollen. Nimmt trotzdem die Wasserarmut der Gewebe zu, so sind subkutane Kochsalzinfusionen (2—300 ccm) zu geben.

Bei Albuminurie und Nephritis empfiehlt sich eine Diät, die im wesentlichen aus Milch und Milchsuppen, Obstsuppen, Grießbrei, Reisbrei, Apfelmus besteht. Daneben kann etwas Weißbrot mit ungesalzener Butter gegeben werden. Fleisch, Eier und Bouillon sind zu vermeiden, bis die Albuminurie zurückgeht. Bei urämischen Symptomen ist ein Aderlaß von 100—200 ccm und daran anschließend eine subkutane Kochsalzinfusion indiziert (vgl. im übrigen die Behandlung der Scharlachnephritis).

Bei der Diphtherie des Larynx und der Trachea, die mit Heiserkeit, bellendem Husten, Stridor, mehr oder weniger hochgradigen Stenoseerscheinungen, inspiratorischen Einziehungen einhergeht, sind sofort größere Serumdosen zu geben, am besten intravenös. Von größter Wichtigkeit sind aber dabei auch die unterstützenden Maßnahmen. Um ableitend zu wirken, läßt man zweckmäßig die Kranken sofort nach der Injektion des Serums, falls nicht sehr hohes Fieber besteht, in eine heiße Packung legen. Auf das Bett kommt eine wollene Decke, darüber ein Gummituch und zu oberst ein Laken, das in heißes Wasser (so heiß, als es die Hand ertragen kann) getaucht ist. Auf dieses wird das Kind gelegt und sofort bis ans Kinn heineingewickelt. Sehr schwächliche Kinder wickelt man besser in ein trockenes warmes Tuch und gibt ihm schweißtreibende Getränke (Lindenblütentee oder heißes Zitronenwasser). In der Einpackung bleiben die Kranken 1—2 Stunden. Gleichzeitig wird sofort eine Inhalationsbehandlung eingeleitet, entweder mit dem Dampfspray oder einem Inhalationsapparat. Die stundenlang fortgesetzte Einwirkung des Dampfes hat im Verein mit der Serumwirkung noch oft den Erfolg, daß beginnende Stenoserscheinungen wieder verschwinden. Werden die Anzeichen der Stenose immer größer, treten tiefe inspiratorische Einziehungen im Epigastrium und im Jugulum auf und verschlechtert sich der Puls, so muß dem Kranken durch Operation Luft geschafft werden. Zwei Operationen stehen zur Verfügung: die Intubation und Tracheotomie.

Tracheotomie. Man unterscheidet eine Tracheotomia superior und inferior, je nachdem man oberhalb oder unterhalb der Schilddrüse zur Trachea vordringt.

Tracheotomia superior. Ein festes rundes Kissen wird unter die Schultern des Patienten geschoben, damit Kopf und Hals zurückfallen. Die Desinfektion des Operationsfeldes geschieht mit Äther oder besser noch durch Einpinseln mit Jodtinktur; in den meisten Fällen wird man eine Narkose vornehmen. Scheut man das wegen des Herzens, so muß in Lokalanästhesie operiert werden. Man infiltriert dann beiderseits seitlich von der Mittellinie Haut und Unterhautzellgewebe mit 30—50 ccm $^1/_2 \%$iger Novokain-Adrenalin-Lösung (Braun). Bei schon asphyktischen Kranken ist wegen der Kohlensäure-Intoxikation jede Anästhesie entbehrlich.

Zur Operation erforderlich sind: 1 Hautskalpell, 1 Hohlsonde, 2 Hakenpinzetten, 1 Bosescher Sperrhaken, 1 Lidhalter, 2 scharfe und 2 stumpfe Häkchen, Schieberpinzetten, Umstechungsnadeln und Trachealkanülen.

Beim Erwachsenen ist der Schildknorpel der prominenteste Punkt, beim Kinde der Ringknorpel. Vom Ringknorpel ab schneidet man genau in der Mittellinie 3—5 cm nach abwärts. Nach Durchtrennung der Haut dringt man stumpf zwischen zwei Längsvenen, die vorsichtig zur Seite geschoben werden, durch das Unterhautfettgewebe bis zur oberflächlichen Halsfaszie vor. Diese wird in der Mitte zwischen den beiden Venen mit zwei Pinzetten erhoben und angeschnitten und auf der Hohlsonde gespalten; dann liegt die Linea alba, die sehnige Verbindung der Musculi sternothyreoidei und sternohyoidei vor. Diese dient als Richtlinie. Man schneidet sie an und nimmt nun die Muskeln mit zwei mehrzinkigen Haken oder mit dem Boseschen Sperrhaken auseinander. Nun kommt man schon auf die Schilddrüse, deren mittlerer Rand als braunrotes Gebilde unterhalb des weißlich schimmernden Ringknorpels sich vorwölbt. Um zu den Trachealknorpeln vorzudringen, muß die Schilddrüse vom Ringknorpel abgelöst werden. Das geschieht mittels des Bose-Müllerschen Querschnittes. Mit flach gehaltenem Messer wird durch schabende Schnitte die Faszie durchtrennt, welche die Schilddrüse mit dem Ringknorpel verbindet. Nun setzt man einen Lidhalter an und zieht damit die Schilddrüse kräftig nach abwärts; dann schimmern schon die ersten 3—4 Trachealringe durch, und es ist nur noch nötig, das Terrain noch etwas zu reinigen, damit die Trachealknorpel noch deutlicher hervortreten. Nun wird beiderseits je ein einzinkiger scharfer Haken in die Trachea eingesetzt, so daß man sie fixieren und in das Niveau der Wunde ziehen kann. Dann wird das Messer senkrecht aufgesetzt, und man durchtrennt die ersten drei Trachealknorpel. Die Knorpelwundränder zieht man mit stumpfen Haken auseinander, und nun wird sofort das schlürfende Geräusch der eintretenden Luft hörbar. Ein Hustenstoß befördert gewöhnlich Schleim und Membranstücke heraus, so daß für die Umgebung Vorsicht geboten ist. Dann tritt für $\frac{1}{2}$—1 Minute Apnoe ein, die durch die plötzliche Übersättigung mit Sauerstoff verursacht wird und den Unerfahrenen ängstigen kann. Manchmal gelingt es, mit der Pinzette eine etwa sichtbare Membran in der Trachea zu fassen und herauszuziehen. Ein vorsichtiges Eingehen mit ausgekochten Taubenfedern oder Gänsefedern lockert zuweilen Membranstückchen, die dann durch Hustenstöße herausbefördert werden. Dann wird die Kanüle eingeführt und mit einem Leinenbändchen um den Hals befestigt, so daß man bequem noch einen Finger zwischen Hals und Band schieben kann. Zwischen Kanülenschild und Wunde kommt ein Läppchen mit Jodoformgaze. Soweit es möglich ist, wird die Wunde durch Naht geschlossen.

Zwischenfälle. Unangenehm sind Blutungen aus den gestauten Venen oder aus der Schilddrüse. Man vermeidet sie am besten durch möglichst stumpfes Arbeiten. Sieht man, woher die Blutung kommt, so sind größere Gewebspartien abzuklemmen; eine Unterbindung ist dann meist nicht nötig. Ist Blut in die Trachea geflossen, so muß es durch Aufsaugen mit einem Nélaton-Katheter, an den eine Spritze angesetzt ist, herausbefördert werden. Asphyxien während der Operation sollen den Operateur nicht nervös machen, da auch nach 1—2 Minuten langer Asphyxie die nach Eröffnung der Trachea vorgenommene künstliche Atmung in der Regel schnell die Kranken ins Leben zurückruft. Tritt trotz eingeführter Kanüle keine Besserung der Atmung ein, so kann der Grund eine falsche Lage der Kanüle sein, wenn nämlich beim Einschneiden der Trachea das Messer schräg statt senkrecht angesetzt wurde. So geschieht es manchmal, daß nur die Knorpel, nicht aber die Schleimhaut durchtrennt werden, so daß beim Einsetzen der Kanüle diese zwischen Knorpelwand und Schleimhaut eindringt (Décollement). In anderen Fällen kann durch die Kanüle die Membran zusammengerollt werden, so daß sie die Trachea verstopft. Dann muß man sofort mit der Kanüle herausgehen und mit einer Pinzette oder ausgekochten Gänsefedern versuchen, das Hindernis zu entfernen. Falsche Wege der Kanüle, z. B. Einführung in den Ösophagus nach Durchtrennung der hinteren Trachealwand, können nur bei völliger Kopflosigkeit des Operateurs vorkommen. Hautemphysem, das sich zuweilen einstellt, pflegt stets nach kurzer Zeit zu verschwinden.

Nachbehandlung. Der tracheotomierte Kranke bedarf einer ständigen Überwachung. Um die Bildung trockener Krusten zu vermeiden und die Expektoration von Schleim und Membranfetzchen zu erleichtern, empfiehlt sich die stundenlange Anwendung eines Sprayapparates (Kalkwasser- oder Kochsalzlösungen oder dünne Wasserstoffsuperoxydlösungen). Die Kanüle muß mindestens alle zwei Stunden entfernt und mit Taubenfedern, die in Borwasser getaucht sind, von Membranstückchen und Sekret befreit werden. Bei Dyspnoe und asphyktischen Anfällen in der Nachbehandlungsperiode muß versucht werden, mit Taubenfedern einzugehen und so eventuell Membranen zu entfernen. Gelingt es nicht, so muß auch die äußere Kanüle herausgenommen werden, wobei man manchmal daranhängende Membranen mit entfernt. Die Entfernung der äußeren Kanüle darf aber nur unter Assistenz geschehen. Die Wiedereinführung ist in den ersten Tagen, wenn der Wundkanal noch nicht starr geworden ist, oft nicht ganz leicht. Sehr geeignet ist dazu der Trousseausche Dilatator, eine Zange mit drei Branchen.

Sehr wünschenswert ist es, so bald wie möglich zu dekanülisieren, da die Entfernung der Kanüle um so schwieriger vertragen wird, je länger sie gelegen hat. Nach drei Tagen soll man bereits versuchen, das Dekanülement vorzubereiten. Zu dem Zwecke führt man eine Sprechkanüle ein, d. h. eine auch nach dem Kehlkopf zu gefensterte Kanüle und verstopft das Lumen der äußeren Kanüle durch einen Korken. Wird dieser 24 Stunden ohne Atemnot vertragen, so kann man die Kanüle entfernen. Ein leichter Schutzverband deckt die Wunde, die schon nach einer Woche meist verheilt ist. Erschwertes Dekanülement kann dadurch bedingt sein, daß der obere Rand der Trachealwand nach abwärts gedrückt wird und einen ventilartigen Verschluß der Trachea bedingt. Ferner können Granulationswucherungen in der Umgebung der Trachealwände, die durch die Kanüle beiseite gehalten werden, nach Entfernung der Kanüle Atemhindernisse abgeben. Schließlich können Dekubitalgeschwüre durch den unteren Kanülenrand an der vorderen Trachealwand entstehen, die zu Granulationswucherungen und damit zu Atemnot führen. Um die Bildung solcher Dekubitalgeschwüre zu vermeiden, muß man bei längerem Tragen der Kanüle mit verschieden langen Kanülen abwechseln, damit nicht stets dieselbe Stelle gedrückt wird. Granulationen müssen ausgekratzt werden.

Tracheotomia inferior. Die Tracheotomia inferior dringt unterhalb der Schilddrüse ein. Man sucht sich auch hier die Linea alba und geht genau in der Mittellinie möglichst stumpf in die Tiefe, bis die Trachealknorpel zum Vorschein kommen. Die Schilddrüse muß dabei mit dem Lidhalter nach oben gezogen werden. Bei der Nachbehandlung kommt es mitunter zur Dekubitalnekrose der Trachealwand, die auf eines der großen Gefäße, namentlich die Anonyma, übergreifen und tödliche Blutungen nach sich ziehen kann.

Von Tracheotomia transversa wird gesprochen, wenn man den Hautschnitt nicht in der Längsrichtung des Halses, sondern quer legt. Dieses Vorgehen hat entschieden bessere kosmetische Resultate als der Schnitt in der Längsrichtung, denn die Hautfalten am Hals verlaufen ebenfalls quer.

Intubation. Die von O'Dwyer eingeführte Intubation muß zuerst am Phantom und an der Leiche gründlich geübt werden, ehe man einen Versuch am Kranken wagen darf. Das Verfahren besteht in der Einführung eines Metalltubus in den Kehlkopf vom Munde aus.

Die dazu nötigen Instrumente sind: ein Satz von Tuben, der Intubator, der Extubator und ein Mundsperrer. Die Tuben verteilen sich auf die verschiedenen Lebensalter wie folgt:

Nr. I	für	ein	Kind	von	1 Jahr
„ II	„	„	„	„	2 Jahren
„ III	„	„	„	„	3—4 „
„ IV	„	„	„	„	5—7 „
„ V	„	„	„	„	8—10 „
„ VI	„	„	„	„	10—12 „

Die Tube stellt eine Hohlröhre aus versilberter Bronze dar und besitzt einen Kopf, einen Hals und eine bauchige Anschwellung. Die Einführung geschieht in folgender Weise: Das Kind wird von einer Pflegeperson auf den Schoß genommen, die mit der einen Hand den Kopf, mit der anderen die Arme festhält und ein Bein über die Füße des Kindes schlingt. Nun wird ein Mundsperrer in den geöffneten Mund des Kranken geschoben, dann geht der linke Zeigefinger des Operateurs bis tief in den Rachen hinter die Glottis. Der mit der Tube armierte Intubator wird unter Leitung des Zeigefingers bis an den Kehlkopfeingang herangeführt. Der Tubus berührt nun den Nagel des Zeigefingers. Jetzt läßt man das Tubenende um den radialen Rand des Zeigefingers herumgehen, so daß es zwischen Fingerspitze und Epiglottis zu liegen kommt. Nun muß der Griff des Intubators stark gehoben werden, damit das Tubenende in die Stimmritze gleiten kann. Geschieht das nicht, so gerät der Tubus stets in die Speiseröhre. Auch ist es dringend notwendig, genau in der Mittellinie zu bleiben, damit der Tubus nicht in den Sinus pyriformis abgleitet. Sowie der Tubus im Kehlkopfeingange sitzt, drückt der Daumen auf die Schiebervorrichtung und stößt damit den Tubus ab oder aber die Zeigefingerspitze besorgt das Abstoßen allein, und nun entfernt man den Intubator, während der Zeigefinger noch langsam nachdrückt, bis der Kopf des Tubus auf der Glottis sitzt. Ist die Intubation richtig gelungen, so tritt die Luft mit einem schlürfenden Geräusch ein, und es erfolgt zunächst ein krampfhafter Husten, der aber nach wenigen Minuten einer ruhigen Atmung Platz macht. Ist man in die Speiseröhre gelangt, so bleibt der Husten aus, und es treten Würgbewegungen auf. Die Fäden werden nicht so straff angezogen, damit sie nicht in die Epiglottis einschneiden können und werden zwischen zwei Zähnen festgeklemmt, dann aus dem Munde herausgeleitet und ans Ohr geschlungen. Die Hände der

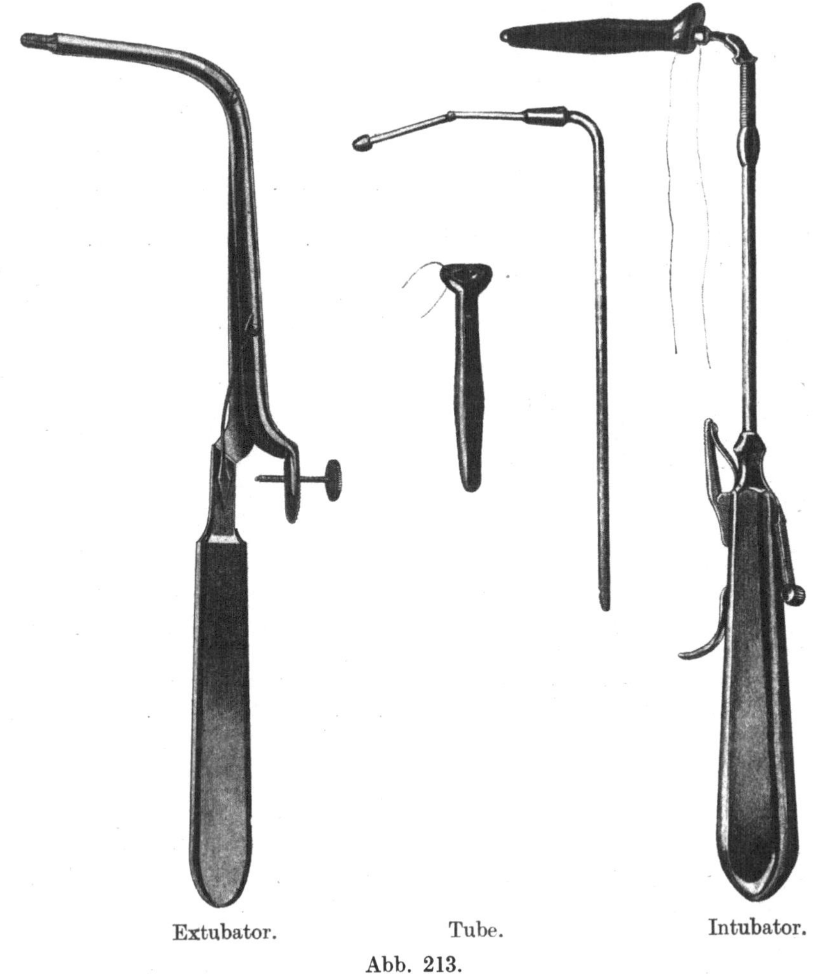

Extubator.Tube.Intubator.

Abb. 213.

Kinder müssen eventuell festgebunden werden, damit sie den Tubus nicht herausreißen, oder aber man legt Papprollen um die gestreckten Arme, so daß das Kind die Arme zwar bewegen, aber nicht ins Gesicht greifen kann. Die ganze Intubation dauert ca. 20 Sekunden. Gelingt es nicht, eine freie Atmung zu erzielen, so muß tracheotomiert werden.

Die Nachbehandlung erfordert große Aufmerksamkeit. Wird die Tube herausgehustet, so muß oft noch einmal intubiert werden. Um die Gefahr der Dekubitalgeschwüre zu vermeiden, sucht man schon nach 36 Stunden die Extubation vorzunehmen. Ist dann die Atmung noch nicht frei, so muß eventuell die Intubation wiederholt werden. Dazu ist man nicht selten mehrmals gezwungen.

Die Extubation geschieht entweder durch einfachen Zug am Faden oder dadurch, daß man den Kehlkopf und die obersten Trachealringe zwischen

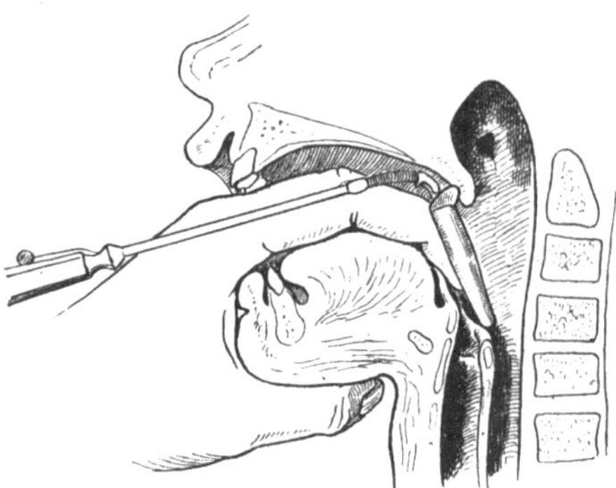

Abb. 214. Intubation I.

Daumen und Finger nimmt und mit sanfter Gewalt nach oben streicht. Ist die Tube gelockert und tritt sie aufwärts, so faßt die freie Hand in den Mund und zieht sie heraus. Gelingt das nicht, so muß der Extubator benutzt werden, eine kleinbranchige Zange, die geschlossen bis ins Tubenlumen geführt wird und durch das Öffnen der Branchen den Tubus festklemmt. Diese Art der Extubation geschieht ähnlich wie die Intubation unter Führung des linken Zeigefingers, der das Tubenlumen abtasten muß. Manchmal gleitet eine zu kleine Tube bei Extraktionsversuchen in den Bronchus, dann muß sofort tracheotomiert werden. Ist es nach einem Zeitraum von fünf Tagen noch nicht möglich, zu extubieren, so empfiehlt es sich, die sekundäre Tracheotomie vorzunehmen, da natürlich mit dem längeren Liegen der Tube die Gefahr des Dekubitus näherrückt. Eine weitere Indikation zur sekundären Tracheotomie ist eine trotz richtiger Intubation eintretende schwere Dyspnoe, die auch durch Extubation und nochmalige Intubation nicht behoben wird.

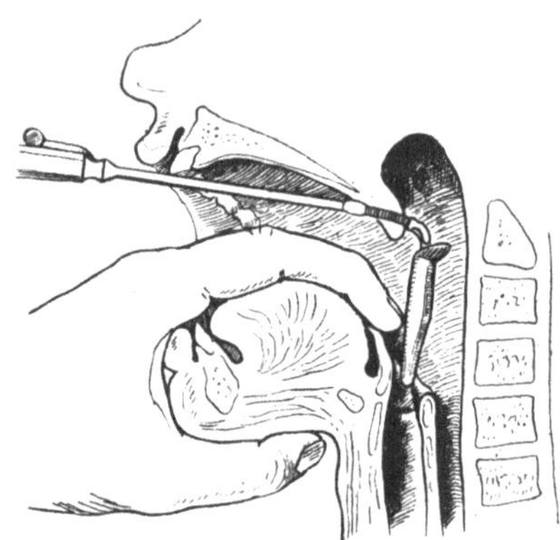

Abb. 215. Intubation II:
Hebung des Griffes des Intubators.

Das Atemhindernis kann dann entweder durch eine mit der Tube in die Trachea hinabgestoßene und zusammengerollte Membran entstanden sein oder aber durch das Hinabsteigen der Membranen bis in die feinsten Bronchien. In diesem letzten Falle wird freilich die sekundäre Tracheotomie nichts mehr ändern, höchstens das Ende erleichtern.

Die Vorzüge der Intubation sind die Vermeidung der Narkose und der Wunde und damit auch der Wundinfektionsgefahr, die Schnelligkeit, mit der sie selbst bei schlechter Beleuchtung ausgeführt werden kann,

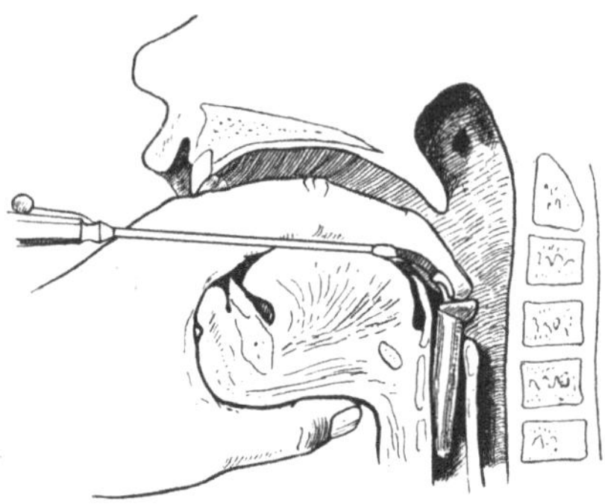

Abb. 216. Intubation III.

die kurze Behandlungsdauer und die geringere Gefahr späterer Atmungs- und Sprachstörungen.

An Zufällen, die bei der Intubation auftreten können, sind zu nennen: Durch den eingeführten Tubus kann eine Membran zusammengerollt und

propfenartig in die Trachea gepreßt werden, so daß akute Erstickungsgefahr
besteht und die sofortige Tracheotomie erforderlich wird. Ferner sind die Fälle
häufig, wo nach der Intubation der Tubus durch eine ausgehustete Membran
verlegt wird. Die Ernährung nach der Intubation bietet oft Schwierigkeiten,
da die Kranken sich verschlucken und Hustenanfälle bekommen. In solchen
Fällen ist den Kranken zu raten, sich beim Essen nach vorn zu beugen, oder
bei der Nahrungsaufnahme auf dem Bauch zu liegen. Halbweiche Nahrung:
Brei, Mus, eingeweichtes Backwerk ist dabei besser als flüssige Nahrung. Schließlich treten nicht selten als Folgen der Intubation Dekubitusgeschwüre an der
vorderen Wand der Luftröhre oder des Kehlkopfes auf (vgl. Abb. 217), die
zwar meist gutartig verlaufen, aber auch durch Knorpelnekrose zur Sepsis
und nach Perforation der Wand zu Mediastinaleiterungen führen können.

Ganz abgesehen von solchen Zufällen erscheint als der Hauptnachteil der
Intubation, daß zur Behandlung eines intubierten
Kindes fast beständig ein Arzt ans Krankenbett
gehört; denn es passiert sehr häufig, daß nach
erfolgreicher Intubation, wenn der Operateur sich
bereits entfernt hat, der Tubus ausgehustet wird,
und nun aufs neue Erstickungsanfälle auftreten.

Ein wichtiger Nachteil ist auch die nicht ganz
leichte Technik, die man erst nach langer Übung
an der Leiche und am Phantom beherrschen lernt.

Kontraindiziert ist die Intubation bei schwer
affizierten Rachenorganen, bei Pneumonie und
bei Säuglingen.

Die Tracheotomie bringt zwar den Nachteil,
daß eine Wunde gesetzt wird, aber sie hat den
Vorzug, daß, abgesehen von den Fällen mit bis in
die Bronchien und Bronchiolen hinabreichender
Membranbildung, stets Luft geschafft wird, und
daß nach gelungener Operation eine Wiederholung der Erstickungsanfälle nur selten vorkommen kann.

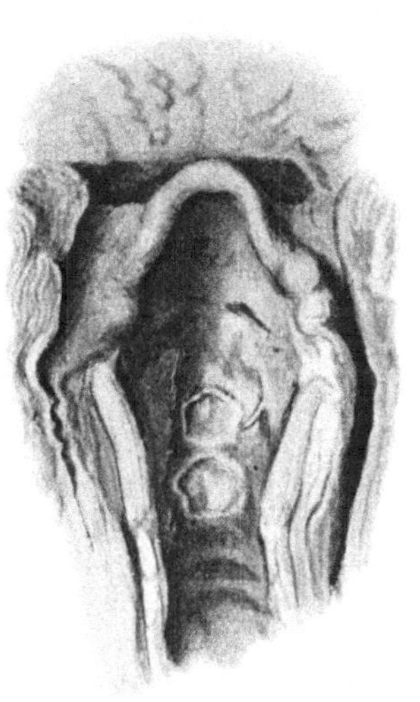

Abb. 217. Durch die Tube
erzeugte Dekubitusgeschwüre
in der Trachea.

Welche Operation ist vorzuziehen? In
der Hand technisch gut ausgebildeter Ärzte halten
sich die Resultate, die mit der Intubation und
Tracheotomie erzielt werden, etwa die Wage. Wir
haben im Krankenhause bei dem häufigen Wechsel der Assistenten auf der
Diphtherieabteilung jedoch die Erfahrung gemacht, daß man mit der Bevorzugung der Tracheotomie im allgemeinen besser fährt. Anders ist es, wenn
ein Arzt, der die Technik der Intubation gut beherrscht, jahrelang auf der
Diphtherieabteilung tätig sein kann. In der Privatpraxis kann man, gute
Übung vorausgesetzt, zunächst die Intubation rasch vornehmen, der man
aber nach Möglichkeit gleich eine Tracheotomie anschließen soll, nachdem
man dem Kind fürs erste Luft geschaffen hat und Zeit gewonnen hat, die
Ausführung der sekundären Tracheotomie genügend vorzubereiten und sich
eventuell Assistenz dazu zu besorgen. Ein intubiertes Kind nur der Aufsicht
einer Schwester und der Angehörigen zu überlassen, ist nicht angängig, weil
die Gefahr besteht, daß der Tubus ausgehustet oder durch eine Membran
verstopft werden kann. Ist es nicht möglich, an die Intubation sofort die
Tracheotomie anzuschließen, so muß unbedingt die Überführung des Patienten
in ein Krankenhaus gefordert werden, damit er bis zur Tracheotomie stets
unter ärztlicher Aufsicht bleibt.

In Deutschland verfügt die Leipziger Kinderklinik wohl über die größten Erfahrungen mit der Intubation. Hohlfeld berichtet (Jahrb. f. Kinderheilk. Bd. 91, S. 240, 1920), daß von 433 Stenosen 428 intubiert wurden und von diesen 121 starben. Das entspricht 35%, was etwa auch die Mortalität bei der Tracheotomie nach unseren Erfahrungen darstellt. Er gibt an, daß das erschwerte Dekanülement stets ein Symptom für ein Dekubitalgeschwür sei und rät häufigen Tubenwechsel und Einsetzen verschieden geformter Tuben.

Für Intubation setzt sich auch Hoyne ein (Journ. of americ. med. ass. Vol. 76, p. 1305, 1921). Er hat bei 205 Fällen die Mortalität auf 15,6% gebracht, was sehr niedrig erscheint.

Um die Expektoration des Schleimes und der Membranfetzchen den Kindern zu erleichtern, empfiehlt sich nach der Tracheotomie oder Intubation die stundenlange Anwendung des Sprayapparates. Außerdem kann man ein Ipekakuanhainfus 0,5 : 180, viermal täglich einen Kinderlöffel, oder Sol. ammon. chlorat. 5 : 150 und Sirup. liquirit. ad 200, dreistündlich einen Kinderlöffel, verabreichen. Sind die Kranken nach den genannten Operationen sehr unruhig, so empfiehlt sich die Erlenmeyersche Bromlösung (dreimal einen Kaffeelöffel).

Bei der Diphtherie der Konjunktiva hat sich die Behandlung mit trockenem Diphtherieserum sehr bewährt, das zweimal täglich eingestäubt wird. Außerdem sind auch intramuskulär Seruminjektionen zu machen. Das erkrankte Auge bekommt einen Verband mit kalter Borwasserlösung, das gesunde Auge wird mit einer Zelluloidkappe geschützt.

Bei Wunddiphtherie, wie sie z. B. an der Vulva und am Penis bisweilen vorkommt, wird mit antiseptischen Umschlägen, z. B. Sublimat und mit Diphtherietrockenserum behandelt.

Otitis. Bei der Rötung des Trommelfelles ist eine Einträufelung von warmem Glyzerin 1 : 10 oder von Thymolwasser, 2—3 mal täglich, anzuraten. Bei Vorwölbung des Trommelfelles ist die Parazentese erforderlich; nach erfolgtem Durchbruch des Eiters Austupfen mit in Wasserstoffsuperoxyd getauchtem Gazestreifen.

Bei Nasendiphtherie ist der Gebrauch von Sprayapparaten von großem Nutzen. Daneben sind mehrmals täglich vorzunehmende Einblasungen mit Natrium sozojodolicum 1,0 zu Saccharum 20 zu empfehlen. Sind die Nasenöffnungen und die Oberlippe durch das Sekret angeätzt, so ist Goldcreme oder Unguentum glycerini aufzustreichen. Um die Verstopfung der Nase durch die geschwollenen Schleimhäute zu lindern, werden Pinselungen mit schwachen Kokainlösungen vorgenommen.

Prophylaxe. Um die Weiterverbreitung der Diphtherie einzuschränken ist es nötig, die Wege abzuschneiden, auf denen die Bazillen übertragen werden können. Da die Übertragung in der Hauptsache von Mensch zu Mensch erfolgt und in zweiter Linie erst durch Gebrauchsgegenstände, Geschirr u. dgl., so ist das erste Gebot die Isolierung der Diphtheriekranken und die zweite Forderung die Desinfektion ihrer Umgebung. Das Reichsseuchengesetz, das in Deutschland aufs genaueste die Bekämpfung der Diphtherie regelt, macht die Anzeige jeder Diphtherieerkrankung den Ärzten zur Pflicht. Um die bakteriologische Diagnose der Diphtherie zu erleichtern, sind Zentraluntersuchungsstellen eingerichtet worden, die unentgeltlich die Untersuchung ausführen und unverzüglich über das Resultat berichten.

Zur Einsendung der Proben sind mit Wattebausch versehene, in Reagenzgläsern eingeschlossene und mit diesen sterilisierte Kupferdrahtstäbe, sowie zur Verschickung geeignete Holzhülsen und Briefumschläge in den Apotheken unentgeltlich zu haben.

Die Absonderung der Kranken hat derart zu erfolgen, daß der Patient mit anderen als den zu seiner Pflege bestimmten Personen nicht in Berührung kommt. Wo das im Privathause nicht möglich ist, muß die Überführung in ein Krankenhaus angeordnet werden.

Große Schwierigkeiten erwachsen den Ärzten bei der Bekämpfung der Diphtherie erstens aus der Tatsache, daß sich bei vielen Diphtherierekonvaleszenten Bazillen noch wochenlang auf der Schleimhaut des Rachens halten und zweitens, daß es gesunde Bazillenträger gibt, d. h. Personen, die sich durch den Kontakt mit den Diphtheriekranken infiziert haben, ohne selbst zu erkranken und noch lange Zeit die ansteckenden Keime mit sich herumtragen können. Die Verhütung der Bazillenpersistenz bei Diphtherierekonvaleszenten und die Behandlung der Bazillenträger sind deshalb wichtige Fragen bei der Bekämpfung der Diphtherie.

Durch regelmäßige, vom Anfange der Krankheit an erfolgende, aber auch nach der Abstoßung der Membran dauernd fortgesetzte häufige Gurgelungen mit antiseptischen Lösungen, z. B. mit 1%iger Wasserstoffsuperoxydlösung oder auch mit indifferenten Mitteln, wie Kamillenteeabkochungen, muß man versuchen, das Verschwinden der Bazillen zu beschleunigen. Die meisten Personen verlieren durchschnittlich innerhalb 3—4 Wochen nach Beginn der Erkrankung ihre Bazillen. Einzelne freilich beherbergen sie noch bis zu sieben Wochen und länger. Genaueres darüber haben wir bei Besprechung der Epidemiologie, S. 396, berichtet. Eine von Jochmann bei 300 Rekonvaleszenten vorgenommene Prüfung der zur Beseitigung der Bazillenpersistenz empfohlenen Mittel ergab für alle etwa das gleiche unbefriedigende Resultat. Argentum nitricum-Lösung (2—10%), Jodtinktur, Natr. sozojodolicum, Löfflersche Toluolalkoholmischung, Natr. perboricum, auch Pyocyanase, Pergenol, Formaminttabletten haben versagt. Das von manchen sehr gelobte Yatren hat sich uns nicht bewährt. Das einzige Präparat, von dem wir Nutzen bei der Entkeimung hatten, ist das von Langer (Therap. Halbmonatsh. 1920, S. 569) eingeführte Flavizid bzw. Diphthosan (Flavizid mit Saccharinzusatz). Wir ließen die Kranken von Anfang an mit Diphthosanlösungen spülen (1 : 5000), und beobachteten ein auffallend schnelles Verschwinden der Bazillen, die auch nach Aussetzen der Spülungen nicht wiederkehrten. Selbst hartnäckige Bazillenträger wurden oft in wenigen Tagen entkeimt. Das Präparat schmeckt nicht schlecht; allerdings muß man eine vorübergehende Gelbfärbung der Lippen und der Nasenlöcher mit in Kauf nehmen. Über ebenso gute Erfahrungen mit Diphthosan berichten andere. Doch sahen wir immer wieder einzelne Fälle, die auch dieser Behandlung trotzten.

Die Isolierung der bazillentragenden Rekonvaleszenten bis zu dem Moment, wo sie bei dreimaliger Untersuchung frei von Bazillen sind, wäre zur Verhütung der Ausbreitung der Diphtherie dringend wünschenswert. In der Praxis ist diese Forderung leider meist nicht zu erreichen und selbst in großen Krankenhäusern kann sie teils aus finanziellen Gründen, teils zu Epidemiezeiten wegen Raummangels schwer durchgeführt werden. Um wenigstens die im Krankenhaus aufgenommenen Diphtheriepatienten lange genug isolieren zu können, müßte daher immer wieder angestrebt werden, Rekonvaleszentenstationen zu schaffen, wo die Rekonvaleszenten oder wenigstens das Gros derselben bis zur Bazillenfreiheit verbleiben können. Im Rudolf-Virchow-Krankenhause war es trotz großer Epidemien möglich, das Gros der bazillentragenden Rekonvaleszenten bis zur Bazillenfreiheit im Krankenhause zu halten, da noch Doekkersche Baracken zu Hilfe genommen werden konnten. Wenn man sich überlegt, daß ein großer Teil der Kranken schon nach 2—3 Wochen die Bazillen verliert und daß nach 3—4 Wochen durchschnittlich 75% der

Fälle frei sind von Bazillen, so sehen wir, daß durch die Möglichkeit, bei bestehender Bazillenpersistenz die Isolierung wenigstens bis zu vier Wochen ausdehnen zu können, schon viel gewonnen ist.

Die wenigen Dauerausscheider, die bis zur sechsten, achten Woche und noch länger ihre Bazillen behalten, wird man für gewöhnlich nicht so lange isolieren können. Das ist aber auch nur ein kleiner Teil der bazillentragenden Rekonvaleszenten. Für die Prophylaxe der Diphtherie ist schon viel erzielt, wenn wir die überwiegende Mehrzahl der bazillentragenden Rekonvaleszenten bis zur Bazillenfreiheit isolieren. Was für traurige Folgen die frühzeitige Entlassung bazillentragender Rekonvaleszenten haben kann, lehren zahlreiche von uns erlebte Beispiele, wo anderweitig schon am 6.—12. Krankheitstage entlassene Diphtherierekonvaleszenten schwere, zum Teil tödlich verlaufende Erkrankungen in ihren Familien verursacht haben.

Gesunde Bazillenträger zu isolieren, haben wir keine gesetzliche Handhabe, doch sind sie auf die Gefahr hinzuweisen, die sie für ihre Umgebung bilden, und dazu aufzufordern, ihren Rachen regelmäßig mit 1%iger Wasserstoffsuperoxydlösung auszuspülen sowie Wäsche, vor allem Taschentücher, und Gebrauchsgegenstände sorgfältig reinigen und desinfizieren zu lassen. Bazillentragende Schulkinder müßten vom Schulbesuch ferngehalten werden. Dazu ist es dringend erforderlich, stets die Geschwister erkrankter Schulkinder auf Bazillen zu untersuchen. Bei Dauerausscheidern, die über fünf Wochen hinaus Bazillen tragen, wird die Fernhaltung von der Schule oft nicht möglich sein. Dann bleibt nur Belehrung und Mahnung zur Vorsicht und Reinlichkeit übrig.

Von nicht geringer Wichtigkeit ist ferner eine gründliche Desinfektion der Umgebung des Kranken. Abgesehen von der Wäsche, Kleidung, den persönlichen Gebrauchsgegenständen und dem Wohnzimmer sind bei der Desinfektion besonders Nasen- und Rachenschleim, sowie die Gurgelwässer des Kranken zu berücksichtigen. Nach der Genesung des Kranken oder nach seinem Tode muß eine gründliche Schlußdesinfektion stattfinden.

Ein sehr wirksames Mittel, um Personen, die mit Diphtheriekranken in Berührung kommen müssen, vor der Ansteckung zu schützen, ist die prophylaktische Schutzimpfung mit Diphtherieserum. Die intramuskuläre Injektion von etwa 500 I.-E. verleiht den Geimpften für die nächsten drei Wochen Schutz gegen die Diphtherieerkrankung. In Krankenhäusern, in Schulen, Kasernen, Gefängnissen, Pensionaten, sowie in kinderreichen Familien, wo einzelne Personen erkrankt sind, ist die prophylaktische passive Immunisierung mit Serum von unschätzbarem Nutzen. Auf Masernabteilungen in Krankenhäusern wird sie nach dem Vorgange Heubners vielfach durchgeführt, um den gerade bei Masern so verderblichen Diphtherieerkrankungen vorzubeugen. Auch auf anderen Kinderstationen empfehlen sich, um Hausinfektionen zu vermeiden, vorbeugende Seruminjektionen dann, wenn ein Diphtheriefall eingeschleppt wurde.

Die Forderung, die gefährdeten Kinder in Familien, wo eine Diphtherieerkrankung vorgekommen ist, prophylaktisch mit Serum zu behandeln, stößt vielfach auf Schwierigkeiten. Einmal spielt die Geldfrage eine große Rolle und zweitens scheut sich mancher Praktiker jetzt, wo soviel von Anaphylaxie gesprochen wird, bei den ihm anvertrauten Kindern durch die Seruminjektion einen allergischen Zustand hervorzurufen, der später bei einer etwa notwendig gewordenen Reininjektion eine schwere Serumkrankheit nach sich ziehen könnte.

Die prophylaktische Schutzimpfung allein wird freilich die Ausbreitung der Diphtherie nicht verhindern können, wenn immer noch die Rekonvaleszenten dem allgemeinen Verkehre zurückgegeben und aus der Isolierung entlassen werden, bevor sie frei geworden sind von Bazillen.

Der durch die prophylaktische Immunisierung erzeugte Schutz reicht etwa drei Wochen. Kommen also bazillentragende Diphtherierekonvaleszenten nach drei Wochen wieder in die Familie, so sind die Geschwister, bei denen der Impfschutz schon wieder nachläßt, aufs neue bedroht und können an Diphtherie erkranken, und daß solche Diphtherieerkrankungen bei Kindern, die drei Wochen vorher prophylaktisch immunisiert worden waren, keineswegs immer milde Formen sind, lehrten zwei Beobachtungen an prophylaktisch im Krankenhause gespritzten Patienten, die am 16—18. Tage nach der Einspritzung infolge von Hausinfektion an schwerer Diphtherie erkrankten.

Die prophylaktischen Maßnahmen: Isolierung der bazillentragenden Rekonvaleszenten und prophylaktische Serumbehandlung müssen also Hand in Hand gehen.

Aber nun zu der wichtigen Frage: Wie wir uns mit der Möglichkeit abfinden, durch die prophylaktische Einspritzung von Serum einen allergischen Zustand zu schaffen. Die Tierexperimente von Ascoli u. a. haben gezeigt, daß nur die Reinjektion des Serums der gleichen Tierart anaphylaktische Erscheinungen auslöst, daß aber die Reinjektion des Serums einer anderen Tierart unschädlich ist. Es lag also nahe, Diphtheriesera herzustellen, die von verschiedenen Tieren gewonnen wurden, um bei der Notwendigkeit einer Reinjektion das Serum einer anderen Tierart wählen zu können.

Da zur Herstellung des therapeutischen Serums Pferde benutzt werden, so ging man daran, zur Herstellung von Prophylaktikerserum Hammel und Rinder zu verwenden. Bei beiden Tierarten ist die Immunisierung jedoch nicht leicht, da die Tiere sehr empfindlich sind und häufig dabei zugrunde gehen.

In größerem Maßstabe wird ein durch Immunisierung von Rindern hergestelltes Diphtherieserum von den Höchster Farbwerken abgegeben, das in Abfüllungen von 500 I.-E. in den Handel kommt. Der Einführung eines solchen Rinderserums stellt sich aber eine neue Schwierigkeit entgegen. Rinderserum soll beim Menschen toxisch wirken und namentlich bei Kindern im ersten Lebensjahre Kollapserscheinungen auslösen können. Diese in verschiedenen Abhandlungen über Serumtherapie wiederkehrende Bemerkung, die manchen von der Anwendung des Serums abhalten mußte, entbehrt aber der Begründung.

Die Prophylaxe der Diphtherie ist in ein neues Stadium getreten durch die letzten großen Arbeiten v. Behrings und seiner Mitarbeiter. Behring teilte auf den Kongressen für innere Medizin 1913 und 1914 mit, daß es ihm gelungen sei, durch geeignete Mischung von Diphtherietoxin und -Antitoxin ein Präparat herzustellen, mit dem er ohne Schädigung Menschen aktiv gegen Diphtherie immunisieren konnte. In zahlreichen Versuchen war festgestellt worden, daß tatsächlich nach Injektion des Toxin-Antitoxingemisches, von Behring „TA“ genannt, der Antitoxingehalt im Serum ansteigt, daß also durch die Neutralisation in vitro das Toxin seine Wirksamkeit als Antigen nicht verliert. Diese Tatsache ist seither u. a. von Löwenstein erhärtet worden, der zeigen konnte, daß sogar überneutralisierte Gemische wirksam sind, so daß also wohl im Körper die Bindung des Toxins an das Antitoxin gesprengt, das erstere wieder voll wirksam wird, wenigstens, was die Antikörperbildung anbelangt. Hahn, Hagemann, Kleinschmidt, Matthes u. a. haben für Behring die klinischen Prüfungen durchgeführt und Matthes konnte über ein Kind berichten, das nach der Impfung 600 000 I.-E. hatte, ein Rekordfall. Die Technik ist vor allem von dem verwendeten Präparat abhängig, das von den Behringwerken mit genauer Gebrauchsanweisung geliefert wird.

Die Injektion geschieht intrakutan, nach Hagemann am besten an der Beugeseite des Vorderarmes, etwa 2—3 Querfinger unterhalb der Ellenbeuge, mit 0,1 ccm der Toxinverdünnung. Behring empfahl erst eine probatorische Injektion von $\dfrac{\text{TA VII}}{16}$, dann bei schwacher Reaktion $\dfrac{\text{TA VII}}{8}$ oder $\dfrac{\text{TA VII}}{4}$, falls gar keine Reaktion auftrat. Diejenige Dosis, welche bei der ersten bzw. zweiten Injektion mäßige Reaktion zeigte, ist nach 10—14 Tagen zu wiederholen. Busson und Löwenstein haben dann später dringend die Immunisierung mit überneutralisierten „atoxischen" Toxinen empfohlen, die gefahrloser sei; allerdings tritt der Impfschutz, der sonst nach 3—5 Wochen vollkommen ist, erst wesentlich später ein. Die Angaben von Löwenstein wurden klinisch von Kassowitz nachgeprüft (Dtsch. med. Wochenschr. 1921. S. 833, 834).

Es ist seltsam, daß die große Entdeckung Behrings in Deutschland wenig Anklang gefunden hat. Vielleicht ist daran der Weltkrieg schuld, und die seitdem gerade auch in den Hansestädten, die Behring für die praktische Prüfung empfahl, beobachtete starke Abnahme der Diphtherie.

Um so größere Anwendung hat die Diphtherieprophylaxe nach Behring in den Vereinigten Staaten gefunden, wo sie, staatlich unterstützt, in größtem Maßstabe ausgeübt wird. Die Literatur darüber ist noch schwer zu übersehen. Übereinstimmend wird von allen Untersuchern die glänzende Wirksamkeit der Methode bei gänzlicher Unschädlichkeit betont. In Betracht kommen vor allem Schulen, größere Internate, das Pflegepersonal in Krankenanstalten. Es wird in der Weise vorgegangen, daß zuerst z. B. bei Schulkindern die diagnostische Impfung nach Schick ausgeführt wird; jedes Kind mit positiver Reaktion wird dann aktiv immunisiert. Zingher, der wohl über die größte Erfahrung verfügt, führt die Schicksche Probe immer mit erhitzter Kontrolle aus, um die Pseudoreaktion zu vermeiden, und liest erst am vierten Tage ab. Er hat im Staate New York 50 000 Schulkinder diagnostisch geimpft. Kinder von 6 Monaten bis 5 Jahren sollten sämtlich immunisiert werden, da sie stets positiv reagieren, oder doch zu 90% (Arch. of pediatr. Vol. 38, p. 326. 1921). Park hat 2490 unter 1 Jahr alte Kinder immunisiert; nach vier Jahren waren noch 90% immun. Der Impfstoff wird vom Staate New York geliefert. Über ähnliche Erfahrungen berichten Blau, Bosler, Blum, in Deutschland Bieber, der angibt, daß in einer von ihm z. T. immunisierten Gegend in 6 Jahren 15% der Nichtgeimpften und nur 3,3% der Geimpften erkrankten. Bei der fundamentalen Bedeutung der letzten Großtat Behrings, und dem Vorliegen so ausgedehnter guter Erfahrungen in Amerika erscheint es an der Zeit, daß auch in Deutschland die Diphtherieprophylaxe mit der aktiven Immunisierung in großem Stile ausgeführt wird. Eine kurze Übersicht der neuen Wege der Diphtherieprophylaxe findet sich bei Kassowitz und Schick (Klin. Wochenschr. 1922. Nr. 5, S. 225).

Literatur siehe bei:

Baginsky, A.: Diphtherie. Wien 1913. — Behring: Diphtherie. Bd. 2 der Bibliothek von Coler-Schjerning. Berlin 1901. — Nuttal, C. H. F. und G. S. Graham-Smith: The Bacteriology of Diphtheria. Cambridge 1908. — Marfan: Leçons Cliniques sur la Diphthérie. Paris 1905. — F. Meyer in Kraus-Brugsch: Handbuch der speziellen Pathologie. v. Behrings Gesammelte Abhandlungen. Neue Folge 1915.

Tetanus (Starrkrampf).

Der Tetanus (von τείνω ich spanne) ist eine akute, durch einen spezifischen Bazillus verursachte Wundinfektionskrankheit, die auf einer Schädigung der motorischen Ganglienzellen von Rückenmark und Gehirn durch das Tetanustoxin beruht. Daraus resultiert eine gesteigerte reflektorische Erregbarkeit der motorischen Zentren und ein tonischer Krampf der Muskulatur.

Geschichte. Der Wundstarrkrampf war schon den Alten wohlbekannt. In den Schriften des Hippokrates und anderer Autoren des Altertums finden sich bereits sorgfältige Beschreibungen des eigenartigen Krankheitsbildes. In dem Bestreben, verschiedene Formen des Krankheitsprozesses aufzustellen, ging man zuerst von rein äußerlichen Gesichtspunkten aus, indem man z. B. die Verteilung des Krampfes auf verschiedene Körperregionen als Einteilungsprinzip wählte. So unterschied der Kappadozier Aretäus einen Opisthotonus und einen Emprosthotonus, je nachdem Rücken- oder Bauchmuskeln betroffen waren. Später versuchte man, mehr die Ursachen der Krankheit in den Vordergrund zu stellen. Der im Anschluß an Verletzungen auftretende Starrkrampf — Tetanus traumaticus — wurde getrennt vom Tetanus rheumaticus, den man durch Erkältungen verursacht wähnte, und was in keine dieser Gruppen paßte, wurde Tetanus idiopathicus genannt und auf psychische Einflüsse, Schrecken oder dgl. zurückgeführt.

Die Anschauung, daß die eigentliche Ursache des Tetanus eine Infektion mit einem lebenden Organismus sei, tauchte um die Mitte der sechziger Jahre des vorigen Jahrhunderts auf (Griesinger, Strümpell). Ihren experimentellen Beweis erhielt sie durch Carlé und Rattoni, die bei Kaninchen durch intramuskuläre Einverleibung von Gewebssaft einer Aknepustel eines Tetanuskranken die typischen Symptome des Starrkrampfes erzeugten. Nikolaier glückte es 1885 zum ersten Male, den Erreger zu Gesicht zu bekommen. Er vermochte mit Proben von Gartenerde bei Mäusen und Kaninchen Tetanus zu erzeugen und fand in der Umgebung der Infektionsstelle feine Bazillen, die er als Ursache der Krankheit ansprach. Julius Rosenbach wies dann (1886) dieselben Bazillen im Wundsekret beim Tetanus des Menschen nach. Die Reinzüchtung des Bazillus gelang im Jahre 1887 dem Japaner Kitasato, der durch die gelungene Übertragung von Reinkulturen auf Tiere den definitiven Beweis für die spezifische Bedeutung dieser Bakterien erbrachte.

Ätiologie. Der Erreger des Tetanus ist ein schlankes Stäbchen mit leicht abgerundeten Enden, das sich mit allen Anilinfarben gut färbt und sich der Gramfärbung gegenüber ungleichmäßig verhält, früher wurde er meist als grampositiv bezeichnet. Durch eine große Anzahl peritrich angeordneter Geißeln, die sich durch besondere Färbemethoden darstellen lassen, ist ihm eine lebhafte Eigenbewegung möglich. Drei Merkmale an ihm sind vor allem von Bedeutung für die Pathogenese des Wundstarrkrampfes: Seine Sporenbildung, sein anaerobes Wachstum und seine Fähigkeit, Toxine abzuscheiden. Er bildet Sporen, die sich am Ende des Stäbchens entwickeln und ihm das Aussehen eines Trommelschlägels verleihen. Diese Sporen, die sich schon nach 24 Stunden entwickeln und in älteren Kulturen an Menge zunehmen, haben eine außerordentliche Resistenz gegen Austrocknung und andere Schädigungen. So erklärt sich die Tatsache, daß sie sich auch in trockenem Straßenstaub lange lebensfähig erhalten, und daß infizierte trockene Holzsplitter noch nach Jahren Starrkrampf erzeugen können. Die Sporen vertragen Temperaturen von 60—70°, werden aber in strömendem Wasserdampf von 100° nach 5 Minuten abgetötet und auch durch direktes Sonnenlicht schnell vernichtet.

Der Tetanusbazillus vermag sich nur unter anaeroben Wachstumsbedingungen zu vermehren; am besten eignen sich zu seiner Züchtung Nährböden, die reduzierende Bestandteile enthalten, z. B. Traubenzuckeragar (2%), ameisensaurer Agar (0,3%) usw. Er bildet auf diesen Nährböden Gas, das den Kulturen einen widerlich süßlichen Geruch gibt. Der v. Hiblersche Hirnbrei-Nährboden wird unter Gestank geschwärzt. Auf Agarmischkulturen bildet er weißliche Kolonien, die mikroskopisch ein dunkleres Zentrum und eine in ein Fadengewirr aufgelöste Peripherie zeigen. Auf der Traubenzucker-Blutagarplatte bildet er starke Hämolyse. In Agarstich-

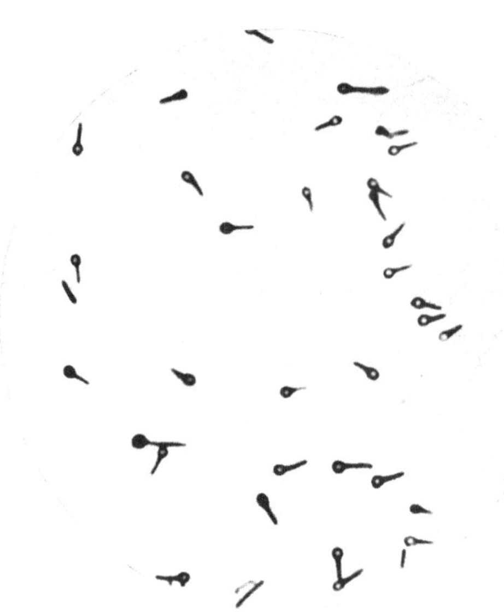

kulturen gehen von den Stichkanälen zahlreiche Ausläufer nach den Seiten aus, so daß die Kultur das Aussehen eines umgekehrten Tannenbaumes bietet.

Für die Pathogenese von Bedeutung ist die Tatsache, daß der Bazillus, mit Eitererregern vermischt, auch unter aeroben Bedingungen wachsen kann, wobei der vorhandene Sauerstoff von den Symbionten verbraucht wird, so daß auf diese Weise anaerobe Bedingungen geschaffen werden.

Die wichtigste Eigenschaft ist seine Fähigkeit, Toxine zu bilden. Filtriert man eine Bouillonkultur von Tetanusbazillen, so ist das Filtrat hochgradig giftig; es enthält die von den Bazillen sezernierten wasserlöslichen Toxine. Die chemischen Eigenschaften des Tetanusgiftes sind noch wenig erklärt, da es bisher noch nicht gelungen

Abb. 218. Tetanusbazillen mit Sporen (Trommelschlägelform).

ist, dasselbe chemisch rein darzustellen. Dagegen sind wir über seine Wirkungen im Tierkörper ziemlich genau unterrichtet dank den Arbeiten von Kitasato, Brieger, Behring, Roux, Tizzoni usw. Die einzelnen Tierarten verhalten sich in ihrer Empfindlichkeit gegen das Tetanustoxin sehr verschieden. Das Pferd ist

das empfänglichste Tier und ist zwölfmal empfindlicher als die Maus, während diese wieder 30 000 mal empfindlicher als das Huhn ist.

Nach Ehrlich sind im Tetanusgift Substanzen mit ganz verschiedener biologischer Wirkung enthalten. Das eigentliche krampferregende Gift, das Tetanospasmin, ist durch seine besondere chemische Affinität zum Zentralnervensystem ausgezeichnet, auf die wir bei Besprechung der Pathogenese der Krankheit noch zurückkommen. Eine zweite Komponente des Giftes, das Tetanolysin, dagegen, das die Eigenschaft besitzt, rote Blutkörperchen aufzulösen, hat keine Bedeutung für die Pathogenese des Tetanus. Von größter Wichtigkeit für die Behandlung des Starrkrampfes wurde die Eigenschaft des Tetanustoxins, im Körper empfänglicher Tiere die Bildung von Antitoxinen zu be-

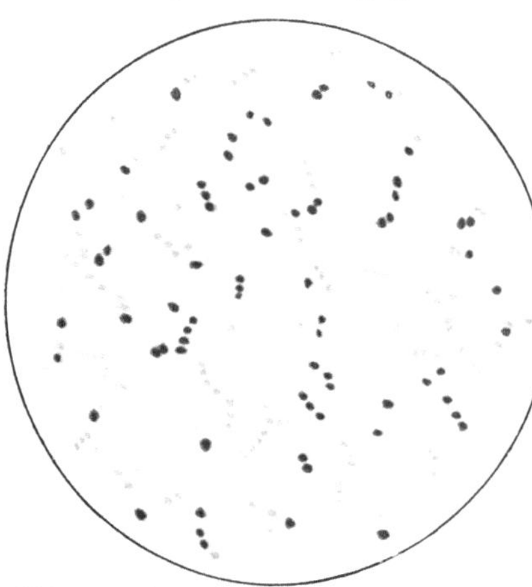

Abb. 219. Tetanusbazillen (Reinkultur). Sporen rot gefärbt.

wirken, wenn es zum Zwecke der Immunisierung wiederholt in kleinen, nicht tödlichen Dosen eingeführt wird. Wir kommen auf dieses Antitoxin und die Art seiner Gewinnung bei der Abhandlung der Therapie noch genauer zu sprechen.

Die Verbreitung des Tetanusbazillus in der Außenwelt ist sehr groß. Wie schon Nikolaier 1887 nachwies, ist der Bazillus fast regelmäßig in der Erde

von Gärten und Feldern zu finden; auch im Straßenschmutz ist er gewöhnlich
in großer Menge vorhanden. Dagegen findet er sich seltener im Waldboden und
überhaupt an Orten, die wenig durch tierische Exkremente verunreinigt werden.
Diese Beobachtung hängt damit zusammen, daß die Tetanussporen häufig mit
dem Futter, namentlich mit Gras und Heu in den Darm unserer Haustiere gelangen
und dort ein saprophytisches Leben führen. Der Kot von Pferden und Rindern
enthält fast regelmäßig Tetanussporen. So kommt es, daß Verletzungen
mit Straßenstaub, dem fast stets tierische Exkremente in fein verteilter Form beigemengt sind, besonders häufig Tetanus nach sich ziehen.

Die von Friedberger neuerdings geäußerte Vermutung, daß neben dem
Tetanusbazillus auch andere Mikroorganismen als Erreger in Betracht kommen bzw.
daß durch Resorption von Körpereiweiß (bei großen Weichteilverletzungen) tetanus-
ähnliche Krämpfe ausgelöst werden können, dürfte wohl allgemein abgelehnt sein.

Tierpathogenität. Außer beim Menschen beobachtet man Tetanus auch bei
einigen unserer Haustiere, namentlich bei Pferden (z. B. nach Kastration, Huf-
verletzungen) und seltener bei Rindern und Schafen. Da Tetanussporen im Kot
dieser Tiere stets vorhanden sind, so ist die Möglichkeit der Infektion irgendwelcher
Verletzungen sehr nahegerückt. Experimentell lassen sich fast alle Tierarten
infizieren, nur Hühner und Tauben, sowie Kaltblüter verhalten sich refraktär. Infiziert man eines unserer gebräuchlichen Versuchstiere, Maus oder Meerschweinchen,
mit Tetanusbazillen, so tritt die tonische Muskelstarre nach einer Inkubationszeit von 1—3 Tagen zunächst an der Impfstelle auf, um von hier aus allmählich
erst dieser benachbarte Muskelgruppen zu ergreifen.

Pathogenese. Überall da, wo offene Wunden mit Tetanusbazillen in Berührung kommen, ist die Möglichkeit der Entstehung des Wundstarrkrampfes
gegeben. Da Tetanussporen eine große Verbreitung in der Außenwelt haben
und mit Leichtigkeit in Gartenerde oder Straßenstaub nachgewiesen werden
können, so müßte man daraus schließen, daß der Wundstarrkrampf eine überaus
häufige Krankheit sei. Tatsächlich gehört der Tetanus, wenigstens in unseren
Breiten, zu den selteneren Erkrankungen. Das hängt vor allem mit der Tatsache
zusammen, daß die Tetanusbazillen im menschlichen Körper sich nur wenig
vermehren können; sie fallen dort schnell den bakteriziden Kräften des Blutserums und der Phagozytose zum Opfer. Außerdem ist ihre Eigenschaft, nur
unter Sauerstoffabschluß zu gedeihen, der Vermehrung hinderlich. Soll eine
Infektion zustande kommen, so müssen ganz besonders günstige
Bedingungen für die Entwicklung der Bazillen vorliegen. Aus Tier-
experimenten wissen wir, daß namentlich drei Momente das Zsutandekommen
der Infektion begünstigen:

1. die Übertragung einer ungewöhnlich großen Menge von Tetanussporen, zu deren Abwehr die in der Wunde wirksamen Schutzkräfte nicht aus-
reichen;

2. die Anwesenheit von Fremdkörpern, Holzsplittern u. dgl., durch welche
die Leukozyten angelockt und deshalb von der Phagozytose ferngehalten werden.
In ähnlichem Sinne wirkt eine starke Gewebsschädigung der Wunde;

3. das gleichzeitige Eindringen aerober Bakterien, besonders von
Eitererregern, die den Sauerstoff an sich reißen und auf diese Weise für die Tetanusbazillen anaerobe Entwicklungsbedingungen herstellen.

Früher nahm man an, daß besonders tiefe Verletzungen, Schußwunden
u. dgl. dem Eindringen der Tetanuskeime günstig seien, weil in der Tiefe der
Krypten und Buchten eher anaerobe Wachstumsbedingungen vorhanden seien.
Diese Annahme hat sich aber als irrtümlich herausgestellt.

Nach erfolgter Infektion keimen die Tetanussporen zu Bazillen aus und
produzieren bei günstigen Wachstumsbedingungen in der infizierten Wunde
ihr Toxin, das dann ins Zentralnervensystem gelangt und dort die charakteristischen Erscheinungen auslöst. Von großer Bedeutung ist die Feststellung,

daß Tetanusbazillen, an Projektilen haftend, in die Wunde einheilen und nach langer Zeit, durch äußeren Anstoß zur Infektion Veranlassung geben können. Die Bazillen dringen in der Regel nicht in die Blutbahn ein. Nur in einzelnen Fällen, z. B. beim Tetanus puerperalis ist es bisweilen gelungen, aus dem Blute Tetanusbazillen zu züchten. Gelegentlich finden sich auch Tetanusbazillen in Lymphdrüsen oder inneren Organen. Meist erliegen sie schnell den Schutzkräften des Blutes. Es handelt sich also beim Tetanus nicht um eine Bakteriämie wie beim Typhus, sondern um eine Toxinämie. Die Tetanuserkrankung besteht im wesentlichen in einer Steigerung der reflektorischen Erregbarkeit der motorischen Zentren von Gehirn und Rückenmark. Diese Störung kommt durch Bindung des Tetanustoxins an das Protoplasma der motorischen Ganglienzellen zustande. Das an die Zellen verankerte Gift schädigt sie und bedingt die motorischen Reizerscheinungen. Die Bindung des Giftes an die genannten Zellen hat ihren Grund in einer hochgradigen Affinität des Toxins zu der Nervensubstanz von Gehirn und Rückenmark.

Man kann diese chemische Affinität durch folgenden Tierversuch illustrieren: Wenn man einem empfänglichen Tiere die zehnfach tödliche Dosis Tetanustoxin gleichzeitig mit 1 ccm Meerschweinchengehirn einspritzt, so bleibt das Tier am Leben, weil die mit dem Toxin gleichzeitig eingeführte Gehirnsubstanz alles Gift an sich gerissen und festgebunden hat.

Die zunächst auffallende Tatsache, daß nach Hirn- und Rückenmarksverletzungen Tetanus außerordentlich selten ist (Holbeck sah z. B. unter mehreren Hundert solcher Fälle von Schußverletzung des Gehirns nur einen einzigen Tetanus), erklärt sich wohl in ähnlicher Weise, daß durch das verletzte Nervenmaterial eine Bindung des Tetanustoxins erfolgt.

Nach den Versuchen von Meyer und Ransom glaubt man, daß das Toxin von der Wunde aus hauptsächlich durch die peripherischen motorischen Nervenbahnen geleitet wird, indem das Gift am Achsenzylinder entlang in die Fibrillen bis zum Zentralnervensystem wandert.

Durch diese Art der Giftleitung bis zu den motorischen Zentren erklärte man auch die Aufeinanderfolge der tetanischen Symptome beim Menschen. Gelangt das an irgendeiner infizierten Körperwunde produzierte Tetanustoxin ins Blut, so wandert es in alle vom Blut umspülten Endapparate der motorischen Nerven hinein und von da am Achsenzylinder entlang ins Zentralnervensystem. Dabei ist natürlich die Länge der Nerven von Bedeutung für die Reihenfolge der Tetanussymptome, weil das im Blut zirkulierende Gift durch die kürzesten Nerven am schnellsten zu den Zentren fortgeleitet werden kann. So kommt es, daß Trismus, der Krampf der Kaumuskeln, und Opisthotonus, der Krampf der Nackenmuskeln, die ersten Zeichen des ausbrechenden Tetanus sind.

Dieser Meyer-Ransomschen „Fibrillentheorie" setzten Aschoff und Robertson ihre Lymphbahntheorie entgegen: das Tetanustoxin wandert in den Lymphbahnen des Nervs zentralwärts, gelangt dabei zuerst in die motorische Region des Rückenmarks und wird an die motorischen Ganglienzellen verankert. Die Lymphbahntheorie, welche tatsächlich alle Beobachtungen über die Wanderung des Toxins und Antitoxins, die Tierexperimente wie die klinischen Beobachtungen am zwanglosesten und einheitlichsten erklärt, ist auch von praktischer Bedeutung für die Behandlung des Tetanus.

Epidemiologie. Meist tritt der Tetanus nur in sporadischen Fällen auf. Gehäuftes epidemieartiges Auftreten beobachtet man hauptsächlich in Kriegszeiten. Namentlich in der ersten Periode des Weltkrieges wurde allenthalben eine geradezu erschreckende Häufigkeit des Tetanus festgestellt; nach Madelung z. B. unter rund 27000 Verwundeten eine Morbidität von 6,6 $^0/_{00}$, nach Kreuter unter 60000 Verwundeten eine Mortalität von rund $4\,^0/_{00}$! Nach allgemeiner Einführung der prophylaktischen Serumbehandlung gingen diese Zahlen im Jahre 1915 schlagartig zurück, so daß die Gesamtzahl der während des ganzen Weltkrieges an Tetanus Erkrankten bzw. Gestorbenen relativ wesentlich geringer ist, als in früheren Kriegen, in welchen rund etwa $1\,^0/_0$ der Verwundeten an Tetanus starben. Nach Bruce betrug die Zahl der englischen Verwundeten im Weltkrieg rund 2 Millionen, darunter waren 2385 Tetanusfälle $= 1,17\,^0/_{00}$; die Mehrzahl davon entfiel auf die Monate September—Oktober 1914.

Tetanusepidemien kamen in vorantiseptischer Zeit bisweilen auch in Krankenhäusern und in Gebäranstalten zum Ausbruch; durch infizierte Instrumente oder Verbandstoffe wurde die Krankheit von einem Falle zum anderen übertragen und zahlreiche Erkrankungen an Tetanus puerperalis und Tetanus neonatorum waren die Folge. In Deutschland gehört der Tetanus zu den selteneren Erkrankungen. Verletzungen der Füße beim Barfußgehen, Quetschungen und Verwundungen bei Straßenunglücksfällen durch Überfahren usw. spielen dabei die Hauptrolle. Auch durch Injektion von Medikamenten wird bisweilen Starrkrampf übertragen. So sind eine Reihe von Tetanuserkrankungen bekannt geworden nach der Einspritzung von nicht genügend sterilisierter Gelatine, die zur Stillung von Blutungen einverleibt wurde. Im Kriege zeigte sich eine erhebliche regionäre Verschiedenheit bezüglich der Häufigkeit des Tetanus: an der Ostfront relativ selten, war er in gewissen Abschnitten der Westfront, z. B. im Gebiet der Aisne, sehr häufig; im Kriegslazarett Chauny starben im September 1914 fast $100\,^0/_0$ der tetanuskranken Verwundeten. In den warmen Ländern ist der Tetanus weit häufiger als bei uns; die farbigen Rassen scheinen besonders dafür disponiert zu sein. Vielleicht spielt aber auch der Umstand eine große Rolle, daß dort der größte Teil der Bevölkerung barfuß geht und in Erdhütten wohnt, so daß bei Verletzungen reichlich Gelegenheit zur Infektion mit sporenhaltiger Erde gegeben ist. So ist in Cayenne der Starrkrampf eine häufige Krankheit. Im Gebiet des Senegal soll der Tetanus puerperalis unter der eingeborenen Bevölkerung zahlreiche Opfern fordern. In Bombay starben in den Jahren 1848—1853 $3,9\,^0/_0$ der Gesamtzahl der Toten an Tetanus.

Inkubationszeit. Die Inkubationszeit schwankt zwischen 6 und 14 Tagen; selbst 4 Tage (Kreutter), ja 1—2 Tage (Kümmell) sind im Weltkrieg beobachtet. Dabei spielt die Virulenz und die Menge der eingedrungenen Keime sowie die Art der Verwundung eine nicht geringe Rolle. Nach unseren Kenntnissen von der Pathogenese der Erkankung ist es verständlich, daß bei der Anwesenheit einer nur geringen Menge von Tetanussporen und bei Verhältnissen, die ihrer Entwicklung ungünstig sind, weit längere Zeit zur Produktion der krankmachenden Giftmenge gebraucht wird als umgekehrt. Sind große Mengen von Keimen eingedrungen und können sie sich rasch vermehren, so wird schnell ein großes Giftquantum produziert und die Inkubationszeit ist kurz. Damit hängt es aber auch zusammen, daß Fälle mit kurzer Inkubationszeit im allgemeinen schwer sind und solche mit langer Inkubationszeit prognostisch günstiger liegen.

Es gibt außerdem noch einzelne Fälle, wo noch monatelang nach der erlittenen Verletzung Starrkrampf ausbricht. Man kann das nur so erklären, daß die Tetanussporen gelegentlich sich längere Zeit in der Wunde oder Narbe oder in benachbarten Lymphdrüsen halten, ohne sich zu entwickeln, und daß erst besondere Gelegenheitsursachen, Trauma oder dgl. einen Anstoß zur Vermehrung und Entfaltung ihrer pathogenen Wirksamkeit geben. Fremdkörper, z. B. Holzsplitter, Geschosse spielen dabei eine wichtige Rolle.

Während der Inkubationszeit machen sich in der Regel keinerlei tetanische Erscheinungen geltend. Die Verletzungen, die den Ausgangspunkt der Krankheit bilden, verheilen manchmal schon während der Inkubationszeit, so daß man beim Auftreten der ersten Erscheinungen nur noch eine kleine Narbe findet. Häufiger beobachtet man Wunden mit starker Gewebsschädigung, an denen die Kranken noch laborieren, wenn schon die ersten Tetanussymptome auftreten. Wiederholt lassen sich bei solchen Fällen noch Holzsplitter aus der Wunde des Kranken entfernen.

Krankheitsbild. Mitunter gehen dem Ausbruch der Krankheit Unruhe, Schlaflosigkeit und ziehende Schmerzen in der Wunde voraus. Die Erfahrungen des Weltkrieges lehrten, daß der Tetanus häufiger, als man bisher annahm, mit Lokalerscheinungen an dem verletzten Körperteil beginnt: leichtes Ziehen und Zucken in den der Wunde benachbarten Muskelgruppen, tonische Spannung und Reflexsteigerung daselbst. Auf die Reflexsteigerung als Frühsymptom hat Goldscheider neuerdings hin-

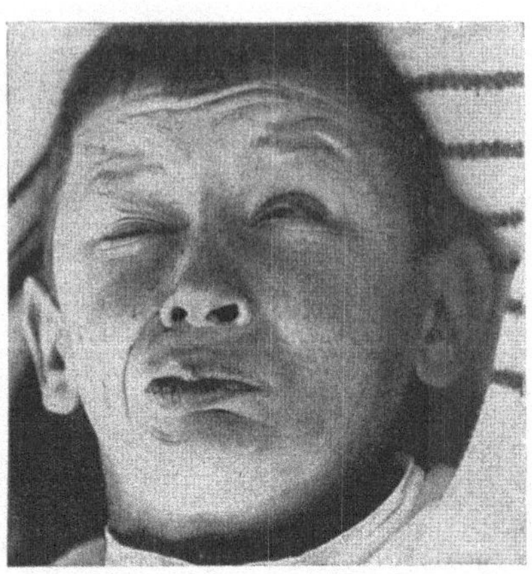

Abb. 220. 12jähr. Knabe. Kopftetanus. (Nach Feer.)

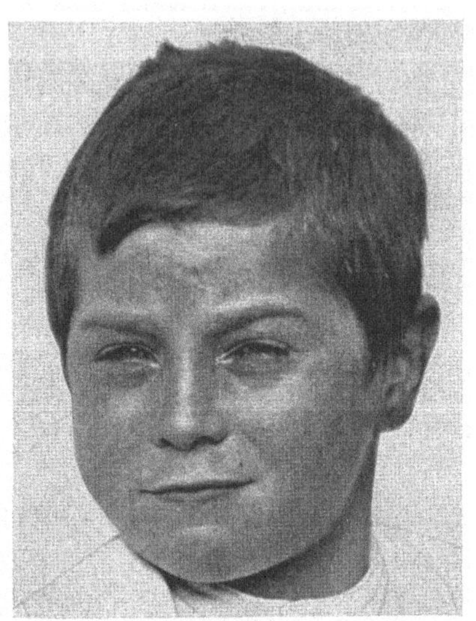

Abb. 221. Tetanus traumaticus. 5jähr. Knabe. Ausdruck des Geblendetseins. (Aus Feer.)

gewiesen: Babinski, Fuß- und Patellarklonus, Ulnaris- und Fazialisphänomen (nie bei Tetanie!). — Meist ist das erste Symptom, das der Kranke bemerkt, ein Gefühl der Steifigkeit und Spannung im Gebiet der Kaumuskeln. Er vermag den Mund nicht mehr wie sonst zu öffnen; bald wird der Kinnbackenkrampf stärker und die Kiefer können nur noch einige Millimeter weit voneinander entfernt werden (Trismus). Dadurch ist das Sprechen erschwert. Vor allem aber wird die Nahrungsaufnahme immer schwieriger. Die weitere Ausbreitung des tonischen Krampfes auf andere Muskeln des Körpers erfolgt absteigend in gesetzmäßiger Weise, eine Muskelgruppe nach der anderen ergreifend, aber mit wechselnder Schnelligkeit. In schweren Fällen kann schon nach 24 Stunden das Krankheitsbild entwickelt sein, in anderen dauert es mehrere Tage. Zunächst stellt sich auch in der übrigen Gesichtsmuskulatur ein Gefühl der Spannung ein, und das Gesicht erhält einen ungemein charakteristischen Ausdruck. Die Stirn wird gerunzelt, die Lidspalte verengert, die Augen sind starr geradeaus gerichtet, die Nasolabialfalten vertieft, die Nasenflügel heben sich, und der Mund wird zu einem schmerzlichen Lächeln in die Breite gezogen (Risus sardonicus). Fast gleichzeitig mit dem beginnenden Trismus macht sich eine Spannung der Nackenmuskulatur bemerkbar, die dem Kranken anfangs nur zum Bewußtsein kommt, wenn er das Kinn der Brust zu nähern versucht. Bald aber wird der Spannungszustand stärker, der Nacken wird steif gehalten und der Kopf nach rückwärts gezogen; dann dehnt sich die Starre auf Rücken-, Brust- und Bauchmuskeln und schließlich auch auf die Beine aus. Die langen Rückenmuskeln sind fest kontrahiert, so daß die Wirbelsäule, besonders in ihrem Lendenteile, nach vorn gekrümmt wird und der Brustkorb sich vorwölbt (Opisthotonus). In schweren Fällen ruht der Körper nur auf Kopf und Kreuzbein, und man kann zwischen Wirbelsäule und Bett die Faust unterschieben. Der Leib ist kahnförmig eingezogen, die Bauchmuskulatur bretthart gespannt, so daß Stuhl- und Harnentleerung bis zur Retention behindert sein können. Der Kranke liegt starr wie ein Stock im Bett; sich aufzurichten ist ihm völlig unmöglich. Die Beteiligung der Brustmuskulatur schränkt die Exkursionsfähigkeit des Brustkorbs ein, so daß die Atmung oberflächlich wird. An den Beinen ist die Starre besonders stark in den Streckmuskeln des Kniegelenkes; auch die

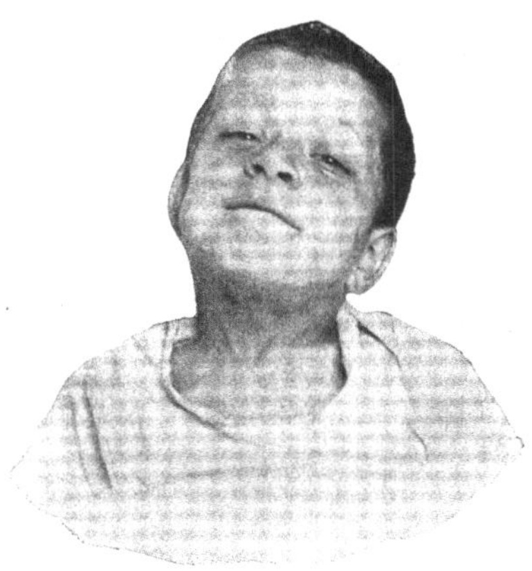

Abb. 222.   Tetanuskranker   Junge.
Risus sardonicus.

Adduktoren sind drahthart gespannt. Der Versuch, die Beine im Hüft- und Kniegelenk zu beugen, gelingt entweder nur mit großer Mühe oder gar nicht. Zehen und Füße bleiben meist von der Starre verschont; auch Unterarme und Hände sind gewöhnlich frei. In der Muskulatur des Schultergürtels und der Oberarme ist die Steifigkeit meist nicht so ausgeprägt wie in den unteren

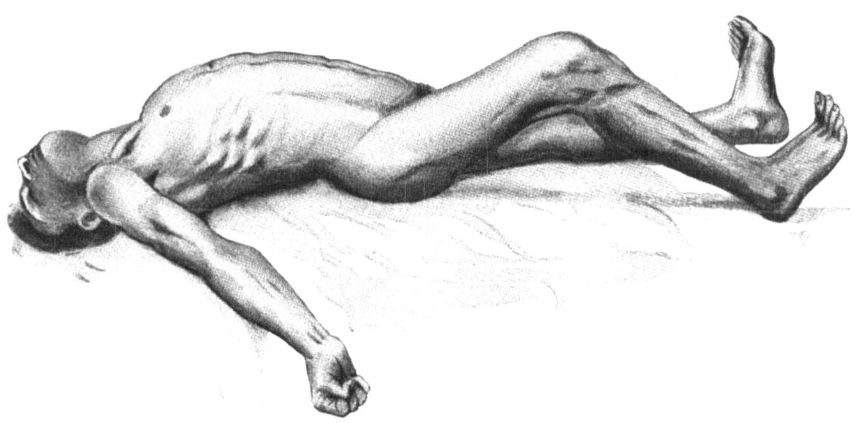

Abb. 223.   Tetanuskranker während eines tonischen Krampfanfalles.

Extremitäten. Die Kranken haben jedoch auch hier häufig ein Gefühl der Spannung und Steifigkeit, und man bemerkt bei passiven Bewegungen einen deutlichen Widerstand. Der beschriebene tonische Krampf der Muskulatur löst sich nur im Schlaf, im Koma oder in der Narkose.

Zu der dauernden Starre kommen in den meisten Fällen noch ruckweise auftretende Exazerbationen des Krampfzustandes, die bald scheinbar spontan, bald durch äußere Reize veranlaßt einsetzen. Die geringsten Reize, die leiseste Erschütterung des Bettes, ein unbedeutendes Geräusch, der Lichtreiz, der durch die Türe eindringt, können die heftigsten tonischen, selten auch klonischen Krampfanfälle auslösen. Die Wirbelsäule wird noch stärker lordotisch gekrümmt, der Kopf tief in die Kissen gebohrt, die Arme dicht an den Rumpf gezogen und krampfhaft gestreckt, die Finger zur Faust geballt und der Daumen eingeschlagen. Die Beine strecken sich krampfhaft. Dabei wird die Starre der Gesichtsmuskulatur noch ausgeprägter. Schaumiger Speichel tritt vor den Mund, und eine tiefe Zyanose überzieht das Gesicht, hervorgerufen durch den Krampf der Atemmuskulatur. Wenn die Kehlkopfmuskeln an dem Krampf sich beteiligen und spastischer Glottisverschluß eintritt, oder der Krampf des Zwerchfells hohe Grade erreicht, so können die Kranken im Anfalle an Asphyxie zugrunde gehen. In schweren Fällen kommt es zu Krämpfen der Schlund- und Zungenmuskulatur, ganz ähnlich wie bei der Lyssa (Tetanus hydrophobicus). Jeder Versuch, einen Schluck Flüssigkeit zu genießen, ruft einen Krampf der Schlingmuskulatur hervor, so daß die Kranken schon aus Furcht vor der Wiederholung solcher Anfälle jede Nahrungsaufnahme verweigern. Derartige Attacken sind infolge der starken Spannung der Muskulatur äußerst schmerzhaft, so daß selbst harte Männer weinen und vor Schmerzen klagende Laute ausstoßen, soweit die Kieferklemme das zuläßt. Besonders quälend und beängstigend für den Kranken sind die Schmerzen in der Herzgegend und im Epigastrium, die durch krampfhafte Kontraktionen des Zwerchfelles bedingt werden. In schweren Fällen von Tetanus können sich solche Anfälle in mehr oder minder großer Heftigkeit öfter, d. h. 3—4mal in der Stunde wiederholen. Jochmann sah einmal 40 Anfälle in der Stunde. In anderen Fällen sind sie seltener oder nur angedeutet. Auch hinsichtlich der Dauer sind sie sehr verschieden. Es gibt Fälle, wo solche Attacken vermehrter tonischer Spannung wie kurze Stöße nur eine Sekunde lang den Körper durchzittern, dabei sich aber sehr häufig wiederholen, dann wieder schwere Anfälle der oben beschriebenen Art mit Dyspnoe und Zyanose, die mehrere Minuten anhalten können. Die Starre der Muskulatur ist regelmäßig begleitet von einer enorm erhöhten Schweißproduktion, die beständig die Leib- und Bettwäsche durchnäßt und die Gefahr der Erkältung und der Erkrankung an Bronchopneumonien mit sich bringt. Das Freibleiben des Sensoriums macht die Leiden des Kranken nur noch furchtbarer. Zu allem Unglück bleibt auch der Schlaf dem Kranken meist fern, und nur durch hohe Dosen von Morphium und Chloral wird es möglich, ihm einigermaßen Ruhe zu verschaffen.

Die Schweißproduktion tritt auch schon bei Leuten auf, die lediglich Trismus zeigen, scheint also weniger durch die Muskelkrämpfe als durch toxische Reizung spinaler Zentren der Schweißsekretion bedingt zu sein.

In seltenen Fällen können die tetanischen Erscheinungen, ähnlich wie beim experimentellen Tetanus unserer Versuchstiere, in denjenigen Muskelgruppen zuerst auftreten, die in der Nähe der Infektionsstelle liegen (lokaler Tetanus). Nach Kriegsverletzungen scheint der lokale Tetanus nicht ganz selten zu sein; er wurde im Weltkriege vielfach beschrieben. Bemerkenswert ist noch die Beobachtung von Halban, bei welcher der Tetanus fast nur auf eine Körperhälfte beschränkt war, auch Horf, Goldscheider u. a. berichten über solche Fälle.

Die Sensibilität ist in den meisten Fällen normal. Mitunter soll die Tast- und Temperaturempfindung etwas herabgesetzt sein. Die Sehnenreflexe sind stark gesteigert, besonders die Patellar- und Achillessehnenreflexe. Manchmal läßt sich Fußklonus auslösen; das Phänomen verursacht dem Kranken lebhafte Schmerzen. Die Hautreflexe sind häufig gesteigert. Die Bauchdeckenreflexe sind infolge der starken Spannung der Bauchdecke oft nicht auszulösen.

Die Temperaturverhältnisse sind sehr wechselnd. Man kann schwere Fälle bis zum Tode mit völlig normaler Temperatur verlaufen sehen. Meist finden sich im Beginn der Krankheit mäßige Temperaturen (um 38°), die dann bei schweren Fällen weiter ansteigen und kurz ante exitum oft hyperpyretische Werte annehmen, vermutlich infolge der Lähmung wärmeregulierender Zentren, ganz ähnlich wie bei der Lyssa. Nach dem Tode findet in vielen Fällen noch eine weitere Steigerung der Temperatur statt (Abb. 224), so daß Werte von 43 und 44° erreicht werden. Solche postmortale Hyperpyrexie kann auch in Fällen beobachtet werden, die bis zum Tode normale Temperatur zeigten.

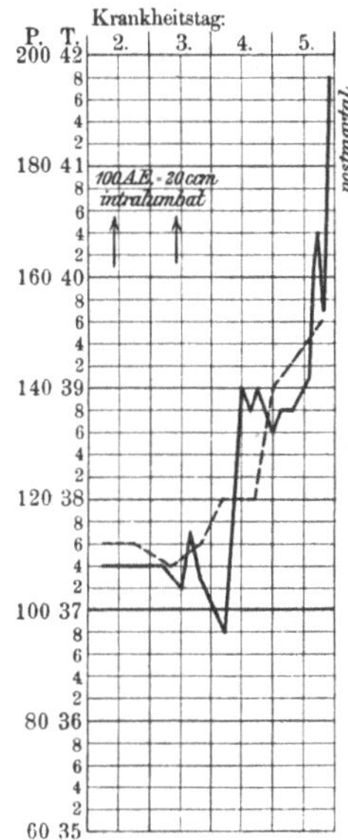

Abb. 224. Alb. Th., 34 Jahre. Tetanus. Inkubationszeit 10 Tage. Gestorben. Starke postmortale Temperatursteigerung.

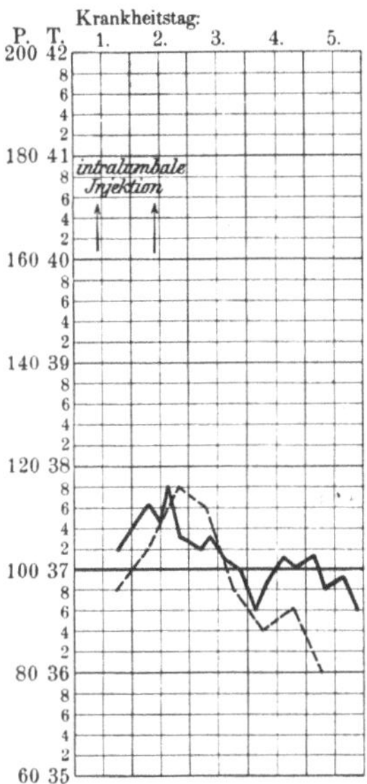

Abb. 225. Rob. Bi. Tetanus. Inkubationszeit 14 Tage. 2 × 100 Antitoxin-Einheiten = je 20 ccm Tetanusserum intralumbal injiziert. Auf die Wunde Trockenserum gepulvert. Geheilt.

Der Puls, der zu Beginn der Krankheit oft noch normal ist, steigt dann entsprechend der Temperatur auf höhere Werte; Zahlen von 120—150 sind nicht selten. Namentlich während der Anfälle ist die Frequenz stark erhöht. In schweren Fällen zeigt sich bisweilen Arrhythmie als Zeichen beginnender Erschöpfung der Herzkraft.

Die Respiration ist in der Regel erschwert infolge des tonischen Krampfes der Atemmuskeln, die den Brustkorb in Inspirationsstellung fixieren. Namentlich während der oben beschriebenen Anfälle führt diese erhöhte Spannung zu starker Dyspnoe und Zyanose.

Infolge der ungenügenden Durchlüftung der Lunge kommt es leicht zu Sekretstauung und zu diffuser Bronchitis und Bronchopneumonien. Besonders in den Fällen mit Schlingkrämpfen treten leicht Aspirationspneumonien auf. Ein recht selten vorkommendes Ereignis ist ein plötzlich auftretender Glottiskrampf, der zu schwerster Dyspnoe und Erstickungserscheinungen führen kann. Sehr gefürchtet ist auch ein plötzlicher Zwerchfellkrampf, der unter zunehmender Dyspnoe und Zyanose nicht selten den Tod herbeiführt.

In der Muskulatur kann es durch die heftigen Krampfzuckungen zu Zerreißungen und Blutungen kommen, so z. B. im Musc. ileopsoas, rectus abdominis, pectoralis.

Die Harnmenge ist infolge der starken Schweißproduktion vermindert, die Entleerung oft durch die Starre der Bauchmuskulatur und den Krampf des Sphinkters erschwert. Der Urin enthält bisweilen Spuren von Albumen, auch Saccharum wurde mitunter in geringer Menge gefunden. Urobilin ist vermehrt. Gesteigerte Ausscheidung von Harnsäure, Kreatin und Kreatinin konnte nicht nachgewiesen werden. Die Harnstoffausfuhr verläuft nach Senator unabhängig von den Krampfanfällen, da durch die erhöhte Muskeltätigkeit der Eiweißzerfall nicht gesteigert wird, Mendl fand dagegen einen vermehrten Zerfall von Körpereiweiß. Der Stuhl ist infolge der tonischen Spannung der Bauchmuskulatur angehalten. Der Appetit bleibt im Beginn der Krankheit meist gut, der Durst ist sehr gesteigert; doch stößt die Ernährung der Kranken per os wegen des Trismus und der häufigen Krampfanfälle auf große Schwierigkeiten oder wird zur Unmöglichkeit infolge von Schlingkrämpfen.

Im Blut wird nach Bennecke, dessen Angaben im Weltkrieg von Grote bestätigt wurden, fast regelmäßig eine neutrophile Leukozytose gefunden.

Verlauf. Die schweren Fälle von Tetanus verlaufen ohne Serumbehandlung meist innerhalb weniger Tage letal. Die Starre breitet sich sofort über den ganzen Körper aus, so daß oft schon am ersten Tage sämtliche Erscheinungen ausgeprägt sind, und die Anfälle sind durch ihre Dauer, Häufigkeit und Schwere ausgezeichnet. Aber auch schwere Fälle können, namentlich bei sachgemäßer Serumbehandlung, in Heilung ausgehen. Man kann sagen, daß sich die Chancen auf Heilung bessern, wenn seit Beginn des Trismus bereits eine Woche verstrichen ist. Die Mehrzahl der Fälle dauert 2—7 Wochen. In unglücklichen Fällen tritt der Tod gewöhnlich unter den Zeichen der Atemlähmung während eines Anfalles ein; in anderen Fällen gehen die Kranken an Herzlähmung zugrunde. Bei protrahiert verlaufenden Fällen sind zuweilen komplizierende Bronchopneumonien oder durch Mischinfektion bedingte komplizierende Erkrankungen die Todesursache. In manchen Fällen von starkem Trismus und Schlingkrämpfen trägt auch die ungemein erschwerte Nahrungszufuhr dazu bei, die Prognose zu verschlechtern und eine allmähliche Erschöpfung herbeizuführen. In den in Heilung ausgehenden Fällen bleiben zunächst die Anfälle aus. Dann schwindet allmählich die Spannung in den unteren Extremitäten und in der Rumpfmuskulatur; am längsten hält sich die Spannung der Gesichtsmuskeln. Bei der leichteren Form des Tetanus treten alle Erscheinungen von vornherein milder auf und breiten sich langsamer aus; bisweilen ist die Krankheit nur durch Krampf der Kau-, Gesichts- und Nackenmuskeln gekennzeichnet, während tonische Krämpfe in den Rumpfmuskeln nur angedeutet oder gar nicht vorhanden sind. Der Kranke kann schon nach wenigen Tagen genesen sein. Da aber aus einem leichten Fall plötzlich immer noch ein schwerer werden kann, so empfiehlt es sich, mit der Prognosestellung vorsichtig zu sein.

Auch Tetanusrezidive kommen zur Beobachtung. So berichtete Sick von einem Fall, der mit Pausen von 6 Wochen dreimal an Tetanus erkrankte. Roedelius beobachtete einen Fall, der 2 Monate nach der Verwundung an Tetanus erkrankte und im Anschluß an eine Operation nach weiteren 3 Monaten noch einmal. Bakteriologisch konnten vom entfernten Projektil virulente Tetanusbazillen gezüchtet werden.

Die **Prognose** ist in jedem Fall von Tetanus ernst. Vor der Serumbehandlung betrug die Mortalität ca. 80—90%; in welcher Weise sie durch die spezifische Behandlung beeinflußt wird, soll später erörtert werden. Im allgemeinen gilt als ein vielfach bestätigtes Gesetz die von Rose aufgestellte Beobachtung: je länger die Inkubationszeit, desto besser die Prognose und umgekehrt. Rose berechnet, daß 91% aller Fälle gestorben sind, die in der ersten Woche nach der Verletzung an Tetanus erkrankten, 82,3% von denen, die erst in der zweiten Woche nach der Infektion erkrankten und 50% von denen, deren Inkubationszeit länger als zwei Wochen betrug.

Nachkrankheiten. Zuweilen bleiben dauernde Verkürzungen einzelner Muskelgruppen noch jahrelang zurück, z. B. Kieferklemme (de Brun), Risus Sardonicus (Grober); Wirbelsäulen-verkrümmungen wurden nach Tetanus mehrfach beobachtet, ebenso Gelenk-versteifung. In der Rekonvaleszenz beobachtete Romberg neuritische Erscheinungen in den Beinen; auch Parotitis, Enteritis, hartnäckige Schlaf-losigkeit kommen vor.

Besondere Verlaufsarten des Tetanus. Der Tetanus puerperalis unter-scheidet sich in seinem Verlaufe nicht von dem eines schweren Tetanus trau-maticus. Er kommt zustande durch die Infektion der Geburtswunden mit Tetanusbazillen. Versuche, einen krimi-nellen Abort einzuleiten, aber auch manuelle Eingriffe bei der Entbindung können dazu Veranlassung geben. Es gelingt in solchen Fällen, aus den Lochien Tetanusbazillen zu isolieren. Die Prognose ist meist ungünstig.

Dasselbe gilt vom Tetanus neo-natorum, der durch die Infektion der Nabelwunde verursacht wird. Un-saubere und unhygienische Verhält-nisse begünstigen das Zustandekommen dieser gefährlichen Wundinfektions-krankheit. Man beobachtet sie deshalb

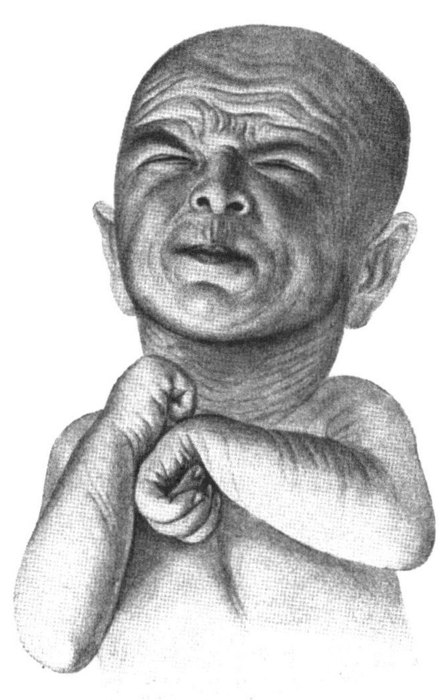

Abb. 226. Tetanus neonatorum. (16 Tage alter Säugling, nach Knöpfelmacher.)

häufiger in den ärmeren Bevölkerungsschichten. Häufiger als bei uns in Europa tritt der Tetanus neonatorum in den Tropen auf. So gehen in Cayenne 10—25% aller von Negern gezeugter Kinder daran zugrunde. Der Tetanus neonatorum tritt am häufigsten am Ende der ersten und Anfang der zweiten Lebenswoche auf, da unter normalen Verhältnissen in vier oder fünf Tagen die Nabelschnur abfällt und die Stelle bis zu ihrer Überhäutung, also bis zum Ende der zweiten Woche eine offene Wunde darstellt. Das charakte-ristische Anfangssymptom besteht darin, daß die an die Mutterbrust ge-legten Kinder plötzlich die Kiefer zukneifen, die dazwischen liegende Warze pressen und dann loslassen, ein Zeichen des beginnenden Masseterkrampfes. Sie sind dann nicht mehr zum Trinken zu bewegen. Bald stellt sich auch die charakteristische Gesichtsverzerrung ein, der Mund tritt oft rüsselartig vor und nun breitet sich, gesetzmäßig fortschreitend, der tonische Krampf auf Rücken-, Bauch- und Extremitätenmuskeln aus. Die Exazerbation dieser Muskelstarre, die plötzlich einsetzenden kurzen Stöße können beim Tetanus neonatorum eine außerordentlich große Häufigkeit erreichen. Die Prognose ist schlecht; die Kinder gehen im Verlaufe von 3—4 Tagen, mitunter schon am zweiten Tage, zugrunde.

Der Tetanus facialis ist eine von Rose aufgestellte Form des Tetanus, die man bei Kopfverletzungen beobachtet. Sie ist vor allem dadurch ausgezeichnet, daß zuerst eine Lähmung des Fazialis auf der Seite des Sitzes des Traumas eintritt. Eine weitere Besonderheit besteht darin, daß hier mit Vorliebe Schlingkrämpfe auftreten. Rose betont die verhältnismäßig längere Dauer, sowie den leichten Verlauf der Erkrankung.

Außer diesen nach ihrem Ausgangspunkte verschiedenen Formen findet man bisweilen Fälle, bei denen trotz aller Nachfragen und Nachforschungen es unmöglich ist, die Eintrittsforte nachzuweisen. Man nannte solche Fälle früher Tetanus idiopathicus oder rheumaticus und führte sie meist auf Erkältung zurück, ohne sich über die Ursache klar zu sein. Auch diese Formen sind sicherlich bedingt durch eine Infektion mit Tetanusbazillen, mögen sie

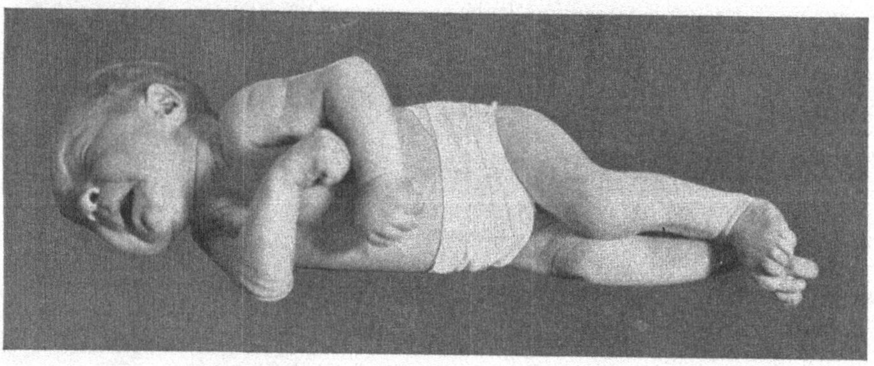

Abb. 227. Tetanus neonatorum, im tetanischen Stoß photographiert. (Nach Feer.)

nun durch eine ganz geringfügige, der Kenntnis des Kranken und unserer Untersuchung entgangene Verletzung eingedrungen und in benachbarten Lymphdrüsen deponiert oder zunächst latent in der Narbe verblieben sein, oder mögen sie ihren Weg durch die katarrhalisch affizierten Schleimhäute genommen haben. Zweifellos werden Tetanussporen häufig mit Straßenstaub eingeatmet, und so besteht die Möglichkeit, daß sie auf der durchgängig gewordenen Schleimhaut der Tonsillen oder Bronchien oder an einer exkoriierten Stelle der Nasenschleimhaut unter der Mitwirkung von Begleitbakterien zur Infektion führen. Daß Erkältungen, Durchnässungen, Erschütterungen, ferner gewisse Krankheiten wie Angina, Diphtherie u. dgl. und andere Momente, die früher als Ursache der Krankheit angesprochen wurden, das Zustandekommen des Tetanus begünstigen können, ist möglich, weil dadurch die allgemeine Widerstandsfähigkeit des Körpers herabgesetzt wird. Die Hauptsache bleibt aber natürlich immer die Infektion mit den spezifischen Erregern.

Diagnose. Die Diagnose des Tetanus ist auf der Höhe der Entwicklung des Krankheitsprozesses wegen der dauernden Muskelstarre leicht zu stellen. In seinem ersten Beginn oder in Fällen, die sich auf einen Krampf der Kaumuskeln und der Gesichts- und Nackenmuskulatur beschränken, können bei der Abwägung der Diagnose Zustände in Betracht kommen, die ebenfalls mit einem Kinnbackenkrampf einhergehen: schwere Anginen, insbesondere Tonsillarabszesse, Zahnerkrankungen, Zungenentzündungen, Parotitis und Entzündungen des Kiefergelenkes führen gelegentlich zu einer Kieferklemme, die sehr an Tetanus erinnert. Die Überlegung, daß beim Starrkrampf außer dem Trismus meist noch andere tonische Krämpfe der Gesichtsmuskeln und Nackenmuskeln bestehen, wird im Einzelfalle entscheiden.

Auch rheumatische Affektionen, Polyarthritis können gelegentlich zunächst vorgetäuscht werden.

Zu einer Verwechslung mit Meningitis cerebrospinalis kann die Starre der Nacken- und Rückenmuskeln Veranlassung geben. Das Fehlen der zerebralen Störungen, der Kopfschmerzen, des Erbrechens, der Bewußtseinstrübung, sowie die Abwesenheit von Hauthyperästhesie, Herpes und Pupillenveränderungen und das Vorhandensein der gesteigerten reflektorischen Erregbarkeit werden jedoch für Tetanus sprechen.

Manche Erscheinungen der Lyssa erinnern lebhaft an den Starrkrampf, so besonders die gesteigerte Reflexerregbarkeit und die Schlingkrämpfe. Dagegen fehlt bei der Lyssa die tonische Muskelstarre in den Pausen zwischen den einzelnen Anfällen. Auch sprechen die psychischen Exaltationszustände für Lyssa, das Fehlen des Trismus gegen Tetanus.

Große Ähnlichkeit mit dem Bilde des Wundstarrkrampfes hat auch die Strychninvergiftung. Wichtig ist hier vor allem die Anamnese. Ferner ist zu überlegen, daß bei der Strychninvergiftung von vornherein gesteigerte Reflexerregbarkeit vorhanden ist, daß die Krämpfe in den Extremitäten, namentlich in den Händen im Vordergrunde stehen, daß zwischen den Krampfanfällen völlig krampffreie Pausen vorhanden sind, und daß der ganze Sturm der Krampferscheinungen in wenigen Stunden vorüberbraust, so daß eine schnelle Entscheidung herbeigeführt wird, ob die Intoxikation mit Genesung oder Tod endet.

Manche Erscheinungen der Frühjahrstetanie erinnern sehr an die Frühsymptome eines Tetanus.

Schließlich können mitunter auch tonische Krämpfe bei Hysterie den Gedanken an Tetanus aufkommen lassen. Das Vorhandensein hysterischer Stigmata, das Fehlen der tonischen Starre in der anfallsfreien Zeit werden schnell den richtigen Fingerzeig für die Diagnose geben.

Bakteriologische Methoden zur Sicherung der Diagnose Tetanus. Um die klinische Diagnose Tetanus zu erhärten, sind verschiedene Wege gegeben: Erstens der Nachweis der Bazillen im Wundsekret, zweitens der Nachweis des Tetanustoxins im Blut oder in der Zerebrospinalflüssigkeit des Kranken. Im Wundsekret kann man die Tetanusbazillen durch Züchtung oder durch den Tierversuch nachweisen. Die direkte mikroskopische Untersuchung führt nur selten zum Ziele, da die Bazillen nur sehr spärlich in der Gewebsflüssigkeit enthalten sind. Bei der Züchtung aus Wundsekret gilt es vor allem, die vorhandenen Tetanusbazillen vor der Überwucherung von Begleitbakterien zu schützen. Dazu verhilft uns die große Widerstandsfähigkeit ihrer Sporen. Man bringt Gewebssaft der Wunde oder kleine exzidierte Gewebsstückchen in Traubenzuckerbouillon, die zum Zwecke des Sauerstoffabschlusses mit Paraffin oder sterilem Öl überschichtet und für 24 Stunden im Brütschrank bei 37° gehalten wird, um eine Anreicherung zu erzielen. Dann werden durch Erhitzen der Kulturflüssigkeit auf 70° alle vegetativen Formen abgetötet und es bleiben nur die widerstandsfähigen Tetanussporen zurück. Verimpft man dann Teile der Kulturflüssigkeit auf Traubenzuckeragar, so wächst eine Reinkultur von Tetanusbazillen. Einfacher und aussichtsreicher ist es, das Wundsekret bei einer Anzahl von Mäusen an der Schwanzwurzel zusammen mit einer kleinen Menge sterilen Bimssteinpulvers unter die Haut zu verimpfen. Die Auslösung der charakteristischen Tetanuserscheinungen nach 2—3 Tagen sichert dann die Diagnose.

Der Befund von Tetanusbazillen in einer Wunde gestattet noch nicht den Schluß, daß es nun auch mit absoluter Sicherheit zum Ausbruch eines Tetanus kommen muß: mehrfach sind Fälle beobachtet, wo „Tetanusbazillenträger" die Keime in Wunden beherbergten, ohne selbst zu erkranken.

Der Nachweis der Tetanusbazillen bzw. Toxine im Blut und Zerebrospinalflüssigkeit wird ebenfalls durch den Tierversuch erbracht, indem man etwa 1—2 ccm des Materials Meerschweinchen subkutan einverleibt; es gelingt in schweren Fällen gelegentlich schon am Ende des Inkubationsstadiums.

Pathologische Anatomie. Der pathologisch-anatomische Befund ist beim Tetanus völlig negativ, außer bei Fällen, die infolge von Komplikationen, wie Bronchopneumonie, Lungenödem u. dgl., zugrunde gegangen sind. Die feineren mikroskopischen Veränderungen, die von Goldscheider und Flatau mittels der Nißlmethode an den Ganglienzellen des Zentralnervensystems gefunden wurden, sind nicht spezifisch, sondern finden sich auch bei anderen Krankheiten, Vergiftungen mit Strychnin, Aalgift usw. Přibram stellte bei seinen Obduktionen häufig Zeichen eines Status thymicolymphaticus, Mönckeberg neben Bronchopneumonien öfter Schilddrüsenerkrankungen fest. E. Fraenkel weist darauf hin, daß er nur einmal bei der Sektion das (durchaus uncharakteristische) Bild des unkomplizierten Tetanus sah, in sechs anderen Fällen dagegen die verschiedenartigsten Komplikationen (Blutungen im Gehirn, Abszeß im Thorax, Geschoß in der Lunge, syphilitische Myokarditis, Bronchopneumonie, septische Allgemeininfektion), die es verständlich machen, daß eine spezifische Behandlung in solchen Fällen versagte. Die Beachtung dieser Tatsache ist wichtig für die statistische Beurteilung serotherapeutischer Resultate und erklärt einen Teil der „Versager", d. h. der tödlichen Tetanusfälle trotz vorhergegangener prophylaktischer Serumbehandlung. Der Tod erfolgt nicht in allen Fällen von Tetanus traumaticus durch die Tetanusinfektion, sondern in einer Reihe von Fällen durch komplizierende Erkrankungen bzw. Infektionen.

Prophylaxe. Je unbefriedigender die Therapie einer Infektionskrankheit ausfällt, um so wichtiger ist ihre Verhütung. Das gilt vom Tetanus ganz besonders. Wir können eine Wundprophylaxe und eine Serumprophylaxe unterscheiden. Beide sind wichtig!

Die Wundprophylaxe hat den Zweck, die Wundverhältnisse so zu gestalten, daß die Entwicklung der Tetanusbazillen möglichst erschwert wird; Entfernung von Fremdkörpern, von Holz- und Granatsplittern, Tuchfetzen aus der Wunde, Bekämpfung von Nekrose und Eiterung durch breite und tiefe Eröffnung der Wunde, Sorge für genügenden Abfluß des Wundsekretes, kurz: alle die Maßnahmen, die wir bei jeder Wunde durchzuführen gewohnt sind. Inwieweit neben rein physikalischen auch chemische Methoden dabei Erfolg versprechen, wird nach den Kriegserfahrungen verschieden beurteilt. Ausspülung der Wunden mit Wasserstoffsuperoxyd, Desinfektion mit Jodtinktur, Perubalsam sind immer wieder von manchen Chirurgen sehr warm empfohlen worden. Die Wundexzision nach Friedrich kann bei rechtzeitiger Anwendung Erfolge geben (Sauerbruch, Ritter), ebenso die frühzeitige Amputation bei völliger Zertrümmerung von Gliedmaßen; eine spezielle Indikation zur Gliedabsetzung ergibt sich aus der Möglichkeit einer Tetanusinfektion nicht.

Den Wert der Serumprophylaxe haben die Erfahrungen des Weltkriegs schlagend bewiesen. So betrug beispielsweise die Sterblichkeit an Tetanus im September 1914 im Kriegslazarett Chauny nahezu 100 % (Kümmell), um nach allgemeiner Durchführung der Serumprophylaxe gewaltig abzusinken. Der vorher sehr häufige Tetanus (rund 0,5 % der Verwundeten!) ging mit der Schutzimpfung auf ganz wenige Fälle zurück. Allgemein übereinstimmend wird die Serumprophylaxe als notwendig bezeichnet bei allen Kriegsverletzungen; auch in Friedenszeiten muß sie gefordert werden bei allen Schuß- und allen solchen Verletzungen, bei denen eine Infektion mit Tetanuskeimen irgendwie in Betracht kommen kann (Holzsplitter, Gartenerde, Straßenstaub usw.). Man gibt sofort nach der Verletzung 20 Antitoxineinheiten Tetanusserum subkutan, daneben eventuell noch lokal Serum in die Wunde. Wichtig ist die möglichst frühzeitige Verabreichung des Serums, ebenso wichtig aber auch die Wiederholung der Serumdosis nach etwa acht Tagen bei allen nicht reaktionslos heilenden Wunden, sowie vor jedem größeren chirurgischen Eingriff. Dadurch werden die Fälle von postoperativem Spättetanus vermieden und andererseits die Zahl der trotz Serumprophylaxe auftretenden Tetanuserkrankungen (die übrigens dann meist leichter zu verlaufen pflegen) erheblich verringert. Das Massenexperiment des Weltkrieges hat bewiesen, daß durch eine streng durchgeführte Serumprophylaxe der Starrkrampf fast völlig zum Verschwinden gebracht werden kann. Die allenfalls auftretenden Unannehmlichkeiten einer Anaphylaxie bzw. Serumkrankheit infolge wiederholter Serumverabreichung müssen diesem anerkannten Nutzen gegenüber mit in Kauf genommen werden. Über Vermeidung und Behandlung dieser Komplikation siehe das Kapitel Serumkrankheit S. 815.

Die **Behandlung** des Wundstarrkrampfes hat im wesentlichen drei Aufgaben:

1. Die Tetanuskeime womöglich schon an der Eintrittspforte zu beseitigen;

2. zu verhindern, daß das Tetanusgift bis ans Zentralnervensystem gelangt und dort fest verankert wird;

3. die gesteigerte reflektorische Erregbarkeit herabzusetzen.

Die Beseitigung der Tetanusbazillen an der Eintrittspforte macht schon deshalb manchmal Schwierigkeiten, weil beim Ausbruch der tetanischen Erscheinungen oft nicht mehr mit Sicherheit zu erkennen ist, wo der Ausgangspunkt der Infektion war. Die kleinen Wunden oder Risse, die als Eintrittspforte gedient haben, sind dann bereits verheilt. In den meisten Fällen freilich ist die Wunde noch vorhanden, es kommen dann die oben angeführten Methoden der Wundprophylaxe, eventuell auch Exzision in Betracht — nur daß bei schon ausgebrochenem Tetanus alle diese Maßnahmen meist schon zu spät kommen. Das gilt auch für die Amputation von Gliedmaßen, die Exzision des Nabels bei Tetanus der Neugeborenen und die Uterusexstirpation bei puerperalem Tetanus.

Spezifische Therapie. Die spezifische Behandlung des Tetanus besteht in der Einführung eines antitoxischen Serums, das die von den Tetanusbazillen produzierten Toxine zu binden vermag. Wir wissen, daß die spezifischen Erreger beim Wundstarrkrampf meist nicht selbst ins Blut eindringen, sondern in der infizierten Wunde ein Toxin abgeben, das von hier aus ins Zentralnervensystem gelangt.

Das an der Eintrittspforte produzierte Toxin geht also ins Rückenmark und Gehirn und wird dort an den motorischen Ganglienzellen fest verankert. Die Hauptstraße, auf der das Gift in das Zentralnervensystem vordringt, sind die peripherischen Nerven; daneben spielt aber auch der Blut- und Lymphweg eine nicht unbeträchtliche Rolle. Die Aufgabe der antitoxischen Serumbehandlung besteht also darin, zu verhindern, daß Toxin in größerer Menge zu den motorischen Zellen des Gehirns und Rückenmarks gelangt, d. h. also auf dem Wege dorthin möglichst viel Toxine abzufangen, und zweitens zu versuchen, dort, wo eine Bindung zwischen Körperzelle und Toxin bereits zustande gekommen ist, diese Bindung zu sprengen.

Je früher wir mit der Serumtherapie einsetzen, desto besser wird der Erfolg sein, denn desto leichter ist es, der ersten Aufgabe gerecht zu werden. Nur dort vermag das eingespritzte Antitoxin das Toxin zu neutralisieren, wo es in ausgiebige Berührung mit ihm kommt. Würde das Toxin nach der Fibrillentheorie nur im Achsenzylinder vordringen, so könnte es durch das im Blut und in der Lymphe kreisende Antitoxin nicht beeinflußt werden. Wenn das Toxin nach der Aschoffschen Theorie jedoch in die Lymphbahn vordringt, so kann es, solange es nicht definitiv mit Nervenelementen verankert ist, durch intravenöse Seruminjektion neutralisiert werden. Die zweite Aufgabe, die Bindung des Giftes an lebenswichtige Zellen eventuell noch zu sprengen, ist weniger dankbar. Das lehren schon die klassischen Versuche von Dönitz:

Einer Reihe von Kaninchen wurde die gleiche Menge Toxin in eine Ohrvene gespritzt und in die andere Ohrvene nach verschiedenen Zeiten Antitoxin. Bei Verwendung großer Toxinmengen (12fach letale Dosis) war es nötig, um die Tiere am Leben zu erhalten, bei einem Zeitintervall von 4 Minuten zwischen Toxin- und Antitoxininjektion bereits das 2fache, von 8 Minuten das 6fache, von 1 Stunde das 24fache jener Antitoxindosis zu injizieren, die im Anfang erforderlich war, um das Tier vor der Vergiftung zu retten. Bei kleineren Toxinmengen (2fach letale Dosis) konnten die Tiere noch nach 20 Stunden gerettet werden, aber nur noch mit der 3000fachen Antitoxindosis. Bei mit Sporen infizierten Tieren, die bereits tetanische Erscheinungen zeigten, konnte Dönitz nur die Hälfte durch große Serumdosen retten.

Die Herstellung eines antitoxischen Tetanusserums geschah zum ersten Male durch Behring und Kitasato. Es wird durch Immunisierung von Pferden mit dem Toxin der Tetanusreinkulturen gewonnen. Als Toxineinheit wird diejenige Menge eines Tetanusgiftes bezeichnet, welche die tödliche Dosis für 40 Millionen Mäusegewicht darstellt. Eine Tetanus-Antitoxineinheit (A.-E.) ist diejenige Menge eines Tetanusserums, welche imstande ist, eine Toxineinheit zu neutralisieren. Die gebräuchlichsten Sera sind das Tetanusserum der Höchster Farbwerke, es kommt als Heildosis zu 20 ccm = 100 A.-E. in den Handel und als prophylaktische Dosis zu 20 A.-E. Die Präparate des Behringwerkes in Marburg a. d. Lahn werden in fast derselben Dosierung wie die eben genannten Präparate abgegeben, ebenso von Merck in Darmstadt, den Dresdener Serumwerken u. a.

Anwendung. Wenn wir möglichst viel Tetanusgift auf dem Wege von der Wunde zum Zentralnervensystem abfangen wollen, so wird es sich empfehlen, in die Umgebung der Wunde subkutan oder intramuskulär Serum zu injizieren und außerdem das im Blute kreisende Gift durch intravenös einverleibtes Antitoxin zu neutralisieren. Ist das Gift erst im Zentralnervensystem verankert, so wird weder die subkutane noch intravenöse Einverleibung des Antitoxins wesentliche Wirkung haben, weil das Zentralnervensystem vom Blut her kein Antitoxin aufnimmt. Selbst nach den größten intravenös gegebenen Dosen von Antitoxin finden sich im Liquor cerebrospinalis nur Spuren. Man wird deshalb versuchen, durch intralumbale Einführung des Serums auch diejenigen Toxinmengen zu treffen, die bereits ins Zentralnervensystem gelangt sind. Nach den klinischen Erfahrungen erscheint die intralumbale Injektion, kombiniert mit der intramuskulären oder intravenösen am empfehlenswertesten.

Die alte Form der Anwendung des Serums, die subkutane Methode, hat, allein angewendet, keine absolut günstigen Resultate gezeitigt, sie bleibt für prophylaktische Zwecke reserviert, wo sie von besten Resultaten begleitet ist.

Die Technik der intralumbalen Serumbehandlung, die von Blumenthal und Jacob empfohlen wurde, ist folgende:

Zunächst wird eine regelrechte Lumbalpunktion vorgenommen und so viel Spinalflüssigkeit abgelassen, als man nachher Serum einzuspritzen beabsichtigt, also etwa 20 ccm. Dann wird die Punktionsnadel durch einen 4 cm langen Gummischlauch mit der vorher gefüllten Luerschen Glasspritze verbunden und das auf Körpertemperatur erwärmte Serum langsam injiziert. Man gibt in der Regel 20 bis 25 ccm = 100 A.-E. Die Technik dieses Verfahrens ist manchmal nicht ganz einfach. Der Tetanuskranke liegt meist mit stark opisthotonisch gebogenem Rücken da, so daß man die für die Lumpalpunktion nötige Fiedelbogenstellung des Rückens, wobei Kinn und Knie sich nähern sollen, nicht erreichen kann. Auch treten oft schon bei den Vorbereitungen zu dem Eingriffe oder bei der Punktion selbst heftige Krämpfe auf, bei denen der Opisthotonus noch hochgradiger wird. Wir raten deshalb, in den Fällen mit großer Reflexerregbarkeit vor der Ausführung der Injektion eine Chloroformnarkose vorzunehmen. Freilich ist dabei zu bedenken, daß die Narkose für einen Tetanuskranken keineswegs gleichgültig ist, da während des Exzitationsstadiums Krämpfe auftreten können. Will man keine Narkose vornehmen, so muß vorher wenigstens eine Dosis Chloralhydrat, 2 g per Klysma, und etwas Morphium, 0,01, gegeben werden.

Als erste intralumbale Dosis gebe man 20—25 ccm = 100 A.-E. und wiederhole diese Dosis täglich oder einen um den anderen Tag, solange noch häufige tonische Krampfanfälle und Spasmen vorhanden sind. Oft genügt eine Injektion, in schweren Fällen sind bisweilen 3—5 Injektionen und noch mehr erforderlich. Während der Injektion wird meist vom Kranken über Schmerzen in den Beinen geklagt. Diese Schmerzen, die durch Reizung der austretenden Nervenwurzeln bedingt werden, gehen meist schnell vorüber. Nach der Injektion wird das Fußende des Bettes durch Klötze hochgestellt, damit das Serum auch die höheren Teile des Rückenmarkkanales bespült. Etwa auftretende Kopfschmerzen werden mit Morphium bekämpft. Handelt es sich darum, Toxine in den Hals- oder Gesichtsnerven zu binden, so kann nach Jonescu und Lewandowsky eine zervikale Injektion gemacht werden.

Gleichzeitig mit der intralumbalen Behandlung gebe man täglich in die Umgebung der infizierten Wunde intramuskulär je 100 A.-E., um möglichst viel Toxin abzufangen, und spritze in den ersten Tagen noch 1—2 mal je 20 ccm = 100 A.-E. intravenös ein, um das im Blut kreisende Toxin zu neutralisieren. (Vorsicht wegen der Gefahr eines anaphylaktischen Schocks!) Vielfach ist man im Kriege mit den Serumdosen ganz wesentlich höher gegangen; es wurde eine direkte „Überschwemmung des Organismus" mit Serum (Dreyfuß) empfohlen; vor allem amerikanische Ärzte haben geradezu ungeheuerliche Serummengen verabreicht, z. B. Freedlander insgesamt 755000 A.-E., ein Kranker von Bruce (engl. Heeresbericht) erhielt in 20 Tagen 900000 A.-E. (was einer Menge von 6 Litern Pferdeserum und einem Kostenaufwand von 90 engl. Pfunden entspricht).

Die von theoretischen Erwägungen aus empfohlene endoneurale Serumbehandlung ist im ganzen wegen ihrer Umständlichkeit (der betr. Nervenstamm muß freigelegt werden) und Schmerzhaftigkeit wenig beliebt, sie kommt vor allem bei lokalem Tetanus in Betracht. Im Krieg ist sie von verschiedenen Chirurgen ausgeführt und zum Teil warm empfohlen worden.

Fränkel, Behr, Duhamel empfehlen neuerdings in schweren Fällen die endokranielle Einführung des Serums: nach doppelseitiger Trepanation werden je 20 ccm Serum direkt unter die Dura beider Hemisphären eingespritzt mit nachfolgender Beckenhochlagerung, vorher ist eine entsprechende Liquormenge durch Lumbalpunktion abgelassen. Es sind einzelne überraschende Erfolge damit erzielt worden.

Die zweckentsprechendste Serumbehandlung des Tetanus ist die Kombination der intralumbalen Injektionsmethode mit der intramuskulären. Es empfiehlt sich in jedem Falle von Tetanus zunächst die intralumbale Einspritzung von 100—200 A.-E. zu machen, die dann eventuell noch mehrfach zu wiederholen

ist und gleichzeitig intramuskulär in die Umgebung der Wunde täglich 100 bis
200 A.-E. zu injizieren.

Eventuell können in den ersten Tagen der Behandlung noch 1—2 intravenöse Injektionen von je 20 ccm Serum gemacht werden.

Die Erfolge der Antitoxintherapie sind nicht so glänzende wie bei
der Diphtheriebehandlung. Während von unbehandelten Fällen etwa 70—80%
starben, ist die Mortalität bei behandelten Tetanuskranken durchschnittlich
noch 40—50%. Der Grund liegt darin, daß oft schon zuviel Toxin an die Ganglienzellen verankert ist, das selbst durch große Serumdosen nicht mehr los-
gerissen werden kann. Je früher und energischer die Serumtherapie in der
besprochenen kombinierten Weise durchgeführt wird, desto besser werden die
Erfolge sein. Zunächst bessert sich in der Regel der Trismus. Die Zahnreihen

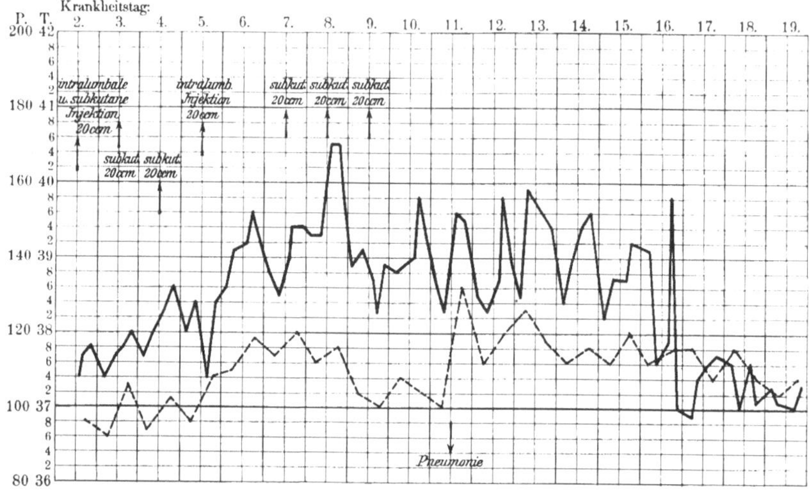

Abb. 228. Theod. Pr., 49 Jahre. Tetanus nach Quetschwunde am Zeigefinger, kompliziert mit Bronchopneumonie. Inkubationszeit 14 Tage, Trismus, Schluckbeschwerden.
Opisthotonus. Starke Spasmen in den Beinen. 2 mal intralumbale und 6 mal subkutane
Seruminjektionen (je 100 Antitoxin-Einheiten = 20 ccm). Bei den wegen starken Opisthotonus in Narkose ausgeführten lumbalen Injektionen jedesmal im Beginn der Narkose
schwerer Krampfanfall mit Asphyxie. Vom 10. Krankheitstage an Bronchopneumonie
im rechten Unterlappen. Geheilt.

können weiter voneinander entfernt werden, so daß die Nahrungsaufnahme
leichter wird. Auch das Spannungsgefühl und die Starre der Nackenmuskulatur
wird geringer. Etwa vorhandene, schwere, tonische Krampfanfälle nehmen an
Intensität ab. Dann lassen allmählich die Spasmen in den Beinen und in der
Rückenmuskulatur nach, so daß die Extremitäten wieder frei bewegt werden
können. Einige durch Serumbehandlung geheilte Fälle mögen das Gesagte
illustrieren.

Symptomatische Behandlung. Die symptomatische Behandlung, die zur
Unterstützung der spezifischen Therapie notwendig ist, hat vor allem die Auf-
gabe, die gesteigerte reflektorische Erregbarkeit des Kranken nach
Möglichkeit herabzusetzen. Alle äußeren Reize, die den Patienten irritieren
können, sind ihm fernzuhalten. Der Kranke muß in einem ruhig gelegenen
Zimmer untergebracht werden, das halb verdunkelt wird. Der Fußboden muß
mit Teppichen bedeckt sein, unter die Bettpfosten wird Filz gelegt, um alle
Erschütterungen zu vermeiden. Äußerste Beschränkung des Besuches, leises

Sprechen und Hantieren ist geboten. Alle Verrichtungen am Kranken sind leise und behutsam vorzunehmen, die Ernährung ist flüssig: Milch, Kakao, Gelbeier mit Zucker und Wein, Beeftea; daneben kalter Tee, Limonaden, keine kohlensäurehaltigen Getränke, die leicht Regurgitationen machen und Schluckkrämpfe auslösen. Trotz des Trismus kann man meist den Kranken sehr gut per os ernähren. Dazu empfehlen sich aber nicht die bekannten Schnabeltassen aus Porzellan, die bei einem plötzlichen Anfall leicht zerbissen werden können. Geeigneter ist vielmehr die Ernährung aus einer Flasche mit Gummipfropfen, aus der sich der Kranke die Nährflüssigkeit heraussaugt.

Bestehen Schlingkrämpfe, so verzichtet man für ein paar Tage lieber ganz auf die Ernährung per os, um Schluckpneumonien zu verhüten und gibt Nährklistiere und hohe Wassereinläufe in den Darm. Daneben sind subkutane Kochsalzinfusionen anzuraten, um dem Wasserbedürfnis zu genügen. Auch die subkutane Infusion sterilen Öles (bis 200 g) ist wegen der hohen damit einverleibten Kalorienzahl geeignet, um die Kräfte zu erhalten.

Die Gelegenheit der zur intralumbalen Serumbehandlung vorgenommenen Narkose kann man auch mit Vorteil benutzen, um die Schlundsonde einzuführen und eine genügende Menge Nährflüssigkeit: Milch, geschlagene Eier mit Wein usw. einzuverleiben.

Die von manchen Autoren empfohlenen heißen Bäder sind bisweilen von gutem Einfluß auf die Muskelstarre, doch ist dabei äußerste Vorsicht am Platze, weil jede Erschütterung des Kranken Krampfanfälle auslösen kann. Also nur da, wo man den Kranken mit guter Unterstützung direkt aus dem Bett in die Wanne heben kann, sind sie anzuraten. Weniger irritierend für den Kranken und von beruhigender Wirkung sind heiße Packungen von 1/2 stündiger Dauer.

Um Krampfanfälle zu verhüten, empfiehlt es sich, den Kranken beständig in einem halb soporösen Zustande zu halten. Dabei schwindet die Starre der Muskulatur, der Trismus wird geringer und der Patient vermag wieder zu schlucken. Am geeignetsten dazu sind Morphium und Chloralhydrat. Bei der Dosierung muß man sich nach der Zahl der Starrkrampfanfälle richten. Im allgemeinen werden von Tetanuskranken große, selbst die Maximaldosis übersteigende Dosen dieser Mittel sehr gut vertragen.

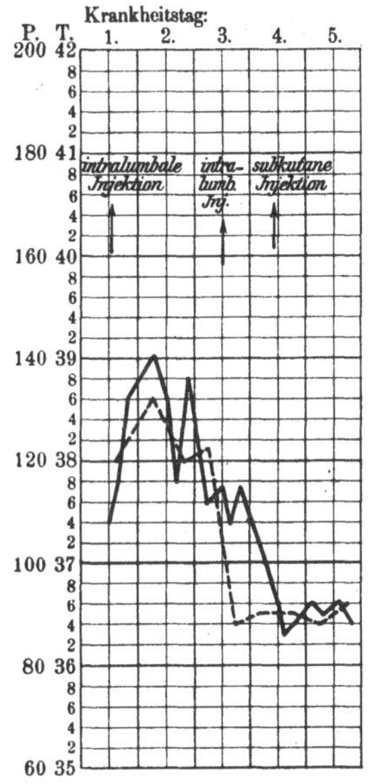

Abb. 229. Arthur A., 9 Jahre. Tetanus. Starker Trismus, Opisthotonus - Nackenstarre. Viel Anfälle. Inkubationszeit: 7 Tage. 2 mal intralumbale Injektion von 100 Antitoxineinheiten = 20 ccm und 2 mal subkutan dieselbe Dosis. Geheilt.

Chloralhydrat gibt man als Klysma oder als Suppositorium 2 g pro dosi, 3—5 mal täglich, aber auch weit höhere Dosen sind schon wiederholt gegeben und vertragen worden. Auch das Morphium gibt man in großen Dosen 0,02, mehrmals täglich subkutan. Empfehlenswert ist es, die Anwendung des Morphiums mit der des Chloralhydrats zu kombinieren.

Nicht ganz so sicher wie diese beiden Präparate sind in ihrer beruhigenden Wirkung: das Amylenhydrat, 6—10 g pro die, das Chloraldehyd bis 10 g pro die, das Urethan bis 15 g pro die und das Trional bis 4 g pro die.

Auch Veronal, Medinal (0,5—1,0 in Zuckerwasser), Chloreton (bis 5 g pro die in Olivenöl gelöst, per rectum), Bromkalium (3,0 pro die) können zur Abwechslung gegeben werden. Neuerdings wurde mit guter narkotischer Wirkung das Luminal (bis zu 2 g Luminalnatrium pro die) angewandt, auch subkutan als 20 %ige wäßrige Lösung, 1—2 ccm.

Bei gehäuften Anfällen ist die Chloroformnarkose sehr wohltuend, die dann am besten gleichzeitig zur intralumbalen Serumbehandlung und zur Schlundsondenernährung mitbenutzt wird. Man muß sich jedoch darüber klar sein, daß auch die Narkose für den Tetanuskranken unter Umständen bedenklich werden kann, Jochmann verlor dabei einen Patienten an einer plötzlich eintretenden Zwerchfellähmung.

Curarin (0,001—0,1 pro die), als Mittel gegen die motorische Erregbarkeit, kann nicht empfohlen werden, da die Präparate inkonstant in ihrer Wirkung sind und vorher jedesmal erst im Tierversuch geprüft werden müssen. Auch das Physostigminum salicylicum, ein Präparat aus der Kalabarbohne, das zur Behandlung des Tetanus empfohlen wurde (0,001 pro die) ist wegen seiner ungünstigen Wirkungen auf Herz und Atmung aufgegeben worden.

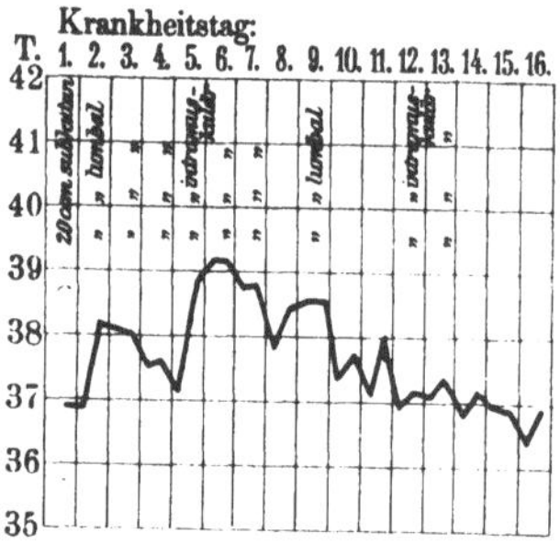

Die von Meltzer und Auer 1905 empfohlene, von Theod. Kocher in Europa eingeführte Behandlung des Tetanus mit **Magnesiumsulfatlösung** ist im Weltkrieg ausgiebig verwendet worden. Alle Urteile stimmen darin überein, daß sie eine ebenso wirksame, als gelegentlich gefährliche Methode ist. Nach Straub handelt es sich dabei nicht um eine eigentliche Narkose mit Lähmung der motorischen Nervenendigungen in der Skelettmuskulatur, sondern mehr um eine kurareähnliche Einwirkung; es wird die im Krampfe begriffene Muskulatur vor der normalen Muskulatur gelähmt und zwar nicht vollständig, sondern nur bis zu ihrer normalen Funktionsfähigkeit. Diese lähmende Wirkung kann erzielt werden durch subkutane, intramuskuläre, intravenöse, intralumbale und rektale Applikation. Über Menge und Art sind die Ansichten noch recht widersprechend.

Abb. 230. Tetanus traumaticus. 20jährige Patientin. Inkubationszeit 8 Tage. Starker Trismus. Opisthotonus. Häufige tonische Zuckungen. Geheilt durch intralumbale Seruminjektion.

Die **subkutane** oder **intramuskuläre** Injektion (nach Kocher pro Kilogramm Körpergewicht 1,5 g einer 20—30 %igen Mg-Sulfatlösung in 4 Dosen auf 24 Stunden verteilt) ist die relativ ungefährlichste, aber auch die unsicherste Form der Einverleibung. Sie kommt, täglich wiederholt, nur für leichte Fälle in Betracht.

Die **intralumbale** Injektion muß sehr vorsichtig ausgeführt werden: 2—10 ccm einer 15—25 %igen Lösung werden nach Ablassen der gleichen Menge Liquors intralumbal eingespritzt. Mit Beckenhochlagerung sei man vorsichtig, da hierbei außerordentlich leicht eine plötzliche Atemlähmung eintritt. Der Kranke muß dauernd überwacht werden, die unten genannten Gegenmittel müssen zur Hand sein. Nach 1—1½ Tagen kann die Injektion wiederholt werden; sie soll nur dann Anwendung finden, wenn andere Narkotika versagen und Zahl und Schwere der Krämpfe direkt lebensbedrohlich sind.

Die **intravenöse** Einverleibung ist von Straub besonders warm empfohlen worden, er läßt 50—150 ccm einer 3 %igen Mg-Sulfatlösung langsam einfließen; die in die V. mediana cubiti eingebundenen Kanülen können mehrere Tage liegen bleiben (da Mg-Sulfat die Gerinnung verhindert) und es kann so mittels intravenösen Dauertropfeinlaufs nach Abklingen der Wirkung stets wieder nachgefüllt werden. Bei dauernder Überwachung durch geschultes Personal gibt die Methode hervorragende Resultate.

Mit rektaler Applikation (3 mal täglich 10 ccm einer 20%igen Lösung) sah Hotz ebenfalls günstige Wirkung in einem schweren Falle bei einem 10 Monate alten Knaben. Die bekannte abführende Wirkung des Mg-Sulfats tritt bei rektaler Anwendung nicht ein.

Bei jeder Form der Mg-Sulfatbehandlung muß man auf plötzliche Vergiftung, insbesondere des Atemzentrums und Störung der Herztätigkeit, gefaßt sein. Als Gegenmittel gebe man 10 ccm einer 5%igen Chlorkalziumlösung (Afenil, Arnotan) intravenös (bei Kombination des Mg mit anderen Narkotizis, speziell Morphium,, ist jedoch das Kalzium unwirksam!); oder Atropin 1 mg subkutan; vor allem aber künstliche Atmung, am besten durch Einführung eines Katheters nach Tracheotomie oder Intubation und intratracheale Sauerstoffberieselung.

Auch bei schweren Zwerchfellkrämpfen ist das zuletzt genannte Verfahren oftmals lebensrettend, in solchen Fällen ist gelegentlich auch die beiderseitige Phrenikotomie mit Erfolg ausgeführt worden.

Salvarsan, von Rothfuchs empfohlen, dürfte nur symptomatisch wirken.

Die von Bacelli vor langen Jahren schon empfohlene Karbolinjektion (2—3 mal täglich 2—5 ccm einer 2%igen Lösung) ist während des Kriegs wieder vielfach versucht worden, im ganzen mit widersprechenden Resultaten. Erforderlich sind offenbar große Dosen, die bis über die Maximaldosis hinausgehen und anscheinend hauptsächlich krampfstillend wirken durch Beeinflussung der Reflexerregbarkeit; Hochhaus gab z. B. 3—5 mal 10 ccm einer 3%igen Lösung. Natürlich ist sorgfältige Harnkontrolle notwendig.

Literatur siehe bei:

Leyden - Blumenthal: Der Tetanus in Spez. Pathol. u. Therap., herausgeg. von Nothnagel. Wien 1900. — Lingelheim: Tetanus im Handb. der pathogenen Mikroorganismen, Bd. 4, herausgeg. von Kolle u. Wassermann, Jena. — v. Stenitzer: Tetanus in Kraus u. Brugsch: Spez. Pathol. u. Therap. innerer Krankh., 1913. — E. Fraenkel: Anaerobe Wundinfektionen in Weichardts Ergebn. der Hygiene usw. Bd. 2, S. 415. 1917. — Sonntag: Bisherige Erfahrungen über den Wundstarrkrampf im jetzigen Kriege. Ergebn. d. Chirurg. u. Orthop. Bd. 10, S. 1—100. 1918. — Kreuther: Die moderne Behandlung des Tetanus. Beitr. z. Klin. d. Infektionskrankh. u. z. Immunitätsforsch. Bd. 5, S. 189—221. 1917. — Kehl: Handb. d. ärztl. Erfahrungen im Weltkriege. Bd. 1, S. 212. 1922.

Dysenterie (Ruhr).

Die Dysenterie oder Ruhr ist eine infektiöse, unter Allgemeinerscheinungen verlaufende, meist auf den Dickdarm beschränkte Entzündung der Darmschleimhaut, die mit häufigen, blutigschleimigen Entleerungen einhergeht.

Geschichtliches. Die Krankheit war schon Hippokrates bekannt. Sie hat sich im Mittelalter in verheerenden Epidemien und Endemien in allen Ländern ausgebreitet und als gefürchtete Geißel kriegführender Heere unzählige Opfer gefordert. Während man früher Durchfälle der verschiedenartigsten Ätiologie unter dem Namen Dysenterie zusammenfaßte, reservierte man diese Bezeichnung mit dem Fortschreiten der pathologisch-anatomischen Kenntnisse im 19. Jahrhundert für die diphtherischen und geschwürigen Erkrankungen der Dickdarm-Schleimhaut. Aber es zeigte sich, daß auch diese Affektionen nicht sämtlich in den Rahmen der Dysenterie paßten. Es gab diphtherische Dickdarmentzündungen bei Quecksilbervergiftung, die nichts Infektiöses an sich hatten; auch bei der Urämie kamen Veränderungen im Dickdarm vor, die als diphtherisch im anatomischen

Sinne bezeichnet werden mußten, und schließlich zeigte sich, daß auch die echten infektiösen Ruhrfälle keineswegs immer diphtherische Veränderungen im Dickdarm aufwiesen. Die wichtigsten Tatsachen aber für die genauere Fixierung des Krankheitsbildes der Dysenterie brachten die in der Ära Robert Kochs einsetzenden ätiologischen Forschungen. Koch und Cartulis gelang es, in Ägypten in den breiigschleimigen Entleerungen sowie in der Darmwand der Ruhrkranken Amöben nachzuweisen und durch das Tierexperiment ihre Pathogenität sicherzustellen. Schon vorher hatte Loesch in Petersburg Amöben in den Darmgeschwüren Ruhrkranker beschrieben, ohne jedoch ihren ätiologischen Zusammenhang mit dem Krankheitsprozeß beweisen zu können. Die einwandfreie Feststellung der Amöbenätiologie für die ägyptische Ruhr brachte Cartulis in einer Reihe wichtiger Arbeiten. Seine Ergebnisse wurden von Osler, Quincke und Roos u. a. bestätigt. Bald aber zeigte sich, daß wohl bei den meisten Ruhrendemien die Amöben als Krankheitsursache gefunden wurden, daß aber bei epidemisch auftretender Ruhr dieser Nachweis nicht gelang. Auch fiel es auf, daß gewisse anatomische Besonderheiten die endemische von der epidemischen Dysenterie unterschieden, so daß man als Ursache für diese verschiedenen Formen auch verschiedene Erreger vermutete. Endlich gelang es, den Schleier ganz zu lüften, der über der Ätiologie der verschiedenen Ruhrformen lag. Der Japaner Shiga untersuchte 1898 bei einer heftigen Ruhrepidemie in Japan systematisch die Entleerungen der Kranken. Während er dabei niemals Amöben finden konnte, gelang es ihm, aus den blutigschleimigen Fäzes einen Bazillus zu isolieren, der von dem Serum der Kranken noch in hohen Verdünnungen agglutiniert wurde. Er sprach ihn daher als den Erreger der epidemischen Ruhr an. In Deutschland fand dann Kruse zwei Jahre später bei einer Ruhrepidemie im rheinisch-westfälischen Industriegebiet ganz ähnliche Bazillen und etwa zu gleicher Zeit isolierte Flexner auf den Philippinen bei Ruhrkranken Bazillen, die sich nur wenig von den Shiga-Kruseschen unterschieden.

Schließlich haben Hiss und Russel in Amerika als Ruhrerreger einen Bazillus beschrieben, der den genannten morphologisch völlig gleich, aber durch biologische Eigenschaften von ihnen verschieden ist.

So können wir auf Grund dieser Forschungen zwei verschiedene Formen der Dysenterie aufstellen:

1. die durch Bazillen verursachte epidemische Ruhr;
2. die durch Amöben hervorgerufene endemische Ruhr oder Amöben-Enteritis, die namentlich in den Tropen zu Hause ist, aber auch in unseren Breiten zur Beobachtung kommt.

Im folgenden sollen die beiden ihrer Ätiologie nach verschiedenen Formen der Dysenterie getrennt behandelt werden, da sie sich auch in bezug auf Klinik, pathologische Anatomie und Epidemiologie unterscheiden.

Bazillenruhr.

Die Bezeichnung „Ruhr" ist ein klinischer Begriff, nicht eine bakteriologische Klassifikation; die Diagnose ist am Krankenbett zu stellen und kann durch die bakteriologische Untersuchung nur ergänzt werden. Das haben die Erfahrungen des Weltkrieges allenthalben eindringlich gelehrt! Jedenfalls hat sich gezeigt, daß der „streng orthodoxe bakteriologische" Standpunkt in der Ruhrfrage sich nicht restlos durchführen läßt. Die folgenden Ausführungen über die Ätiologie sind demnach nur mit gewissen Einschränkungen für den einzelnen Fall zutreffend.

Ätiologie: Die verschiedenen Ruhrbazillen lassen sich nach Lentz in zwei Gruppen aufteilen: den giftreichen Bazillus Shiga - Kruse und die Gruppe der „giftarmen Typen": Flexner, Bazillus Y (Hiss, Russel), Strong und andere.

Der Shiga-Krusesche Bazillus ist ein kurzes unbewegliches Stäbchen von der Größe des Typhusbazillus, aber dicker und plumper als dieser, ohne Geißeln und ohne Sporenbildung. Vgl. Abb. 231. Er färbt sich mit allen Anilinfarben, wenn auch nicht in allen Exemplaren gleichmäßig; bei der Färbung nach Gram entfärbt er sich. Hervorzuheben ist die auffallend lebhafte Molekularbewegung, die Shiga seinerzeit irrtümlicherweise veranlaßt hat, die Bazillen als beweglich zu bezeichnen, während Kruse die mangelnde Eigenbewegung feststellte. Sie wachsen gut auf den gebräuchlichen Nährböden, am besten bei 37°. Charakteristisch ist den Kulturen ein deutlicher Spermageruch, der auch den Entleerungen der Ruhrkranken eigen ist. Auf Traubenzuckeragar bildet der Ruhrbazillus kein Gas, Milch wird nicht zur Gerinnung gebracht, Lackmusmolke wird durch die Dysenteriebazillen in demselben Grade gerötet wie durch Typhusbazillen. Auf Lackmus-Milchzucker-Agar verhalten sich die Bazillen ähnlich wie die Typhusbazillen. Sie wachsen in tautropfenähnlichen Kolonien, ohne die Färbung des Agars zu verändern.

Der Flexnersche Ruhrbazillus und der Bazillus Y sind von dem eben beschriebenen Shiga-Kruseschen Typus morphologisch nicht verschieden, wenn sie auch vielleicht eine Spur schlanker

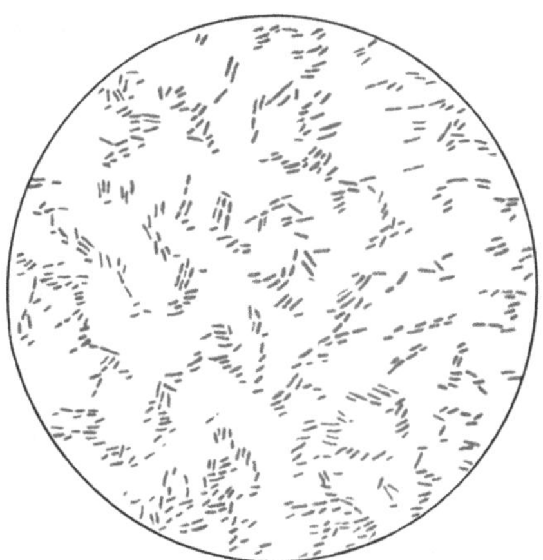

Abb. 231. Shiga-Krusesche
Dysenteriebazillen.

erscheinen als der erstbeschriebene. Auch auf den bisher genannten Nährböden verhalten sie sich völlig gleich.

Differenzierung der drei Typen. Der Typus Flexner und der Bazillus Y bilden in wenige Tage alten Bouillonkulturen Indol, während der Shiga-Krusesche Bazillus kein Indol bildet. Weit sicherer aber gestattet eine Unterscheidung das Verhalten der verschiedenen Ruhrbazillen gegenüber verschiedenen Kohlehydraten, die man zu lackmushaltigen Nährböden hinzufügt. Nach Lentz gibt folgende Tabelle die Unterschiede deutlich wieder:

Lackmusagar mit Zusatz von	erscheint in der Kultur des Bazillus			
	Shiga-Kruse	Y	Flexner	Strong
Mannit	blau	rot	rot	rot
Maltose	blau	blau	rot	blau
Saccharose	blau	blau	blau	rot

Man erhält diese Unterschiede am besten durch Ausstreichen der frisch aus menschlichem Stuhl gezüchteten Bazillen auf die Oberfläche von Agarplatten, denen Mannit bzw Maltose oder Saccharose zugesetzt ist.

Außer durch kulturelle Merkmale kann man die genannten Typen auch vermittels der Immunitätsreaktionen, namentlich durch die Agglutination, voneinander unterscheiden. Es sind zu diesem Zwecke zwei Sera erforderlich: ein durch Immunisierung mit dem Shiga-Kruseschen Stamm gewonnenes Serum und ein durch Immunisierung mit dem Flexnerschen Stamm erhaltenes. Man verwendet zur Immunisierung am besten Ziegen oder Hammel. Will man einen aus Ruhrentleerungen gewonnenen Stamm vermittels der Agglutinationsreaktion prüfen, so muß sein Verhalten gegenüber diesen beiden Seris geprüft und etwa vorhandene Agglutination bis zu den Grenzwerten genau austitriert werden, da die nahe Verwandtschaft der einzelnen Typen Gruppenwirkung mit sich bringt. Ein

Shiga - Serum 1 : 1000 beeinflußt einen Flexner-Stamm noch 1 : 100. Der Typus Y ist von dem Flexnerschen Bazillus durch die Agglutinationsreaktion nicht zu unterscheiden, da die beiden Typen einen zu ähnlichen Rezeptorenapparat besitzen. Hier müssen also die kulturellen Unterscheidungsmerkmale hinzugezogen werden.

Lebensfähigkeit außerhalb des Körpers. Die Ruhrbazillen haben wenig Widerstandsfähigkeit gegen äußere Einflüsse. In trockenem Zustande gehen sie nach 8—10 Tagen zugrunde, dagegen können sie sich feucht mehrere Monate lang halten. Direktes Sonnenlicht zerstört sie in ca. 30 Minuten; gegen Kälte sind sie widerstandsfähig. In eingefrorenem Zustande können sie sich mehrere Monate lang halten.

Giftbildung und Pathogenität. Eine für die Pathogenese und für die Serumtherapie wichtige Tatsache ist die Giftbildung der Ruhrbazillen. Der Shiga - Krusesche Bazillus sezerniert ein lösliches Gift, während die anderen Typen diese Fähigkeit nicht besitzen. Durch Verfütterung von Reinkulturen der Ruhrbazillen gelingt es nicht, bei Tieren eine dysenterische Erkrankung hervorzurufen, dagegen gelingt es durch intravenöse oder subkutane Einverleibung von lebenden oder abgetöteten Kulturen, Giftwirkungen zu erzielen. Diese Giftwirkungen sind namentlich bei dem Shiga-Kruseschen Bazillus äußerst charakteristisch. Verwendet man genügend große Mengen von lebenden Kulturen, so gehen die Tiere, z. B. Kaninchen, akut unter Lähmungserscheinungen an den Extremitäten, Durchfällen, zum Teil mit Schleim und Blut vermischt, und Temperatursturz zugrunde, und man findet eine diffuse Hyperämie im ganzen Darmtraktus mit Schwellung der Darmschleimhaut und der Peyerschen Plaques. Aus Blut und inneren Organen sind die Bazillen zu züchten. Wählt man die Injektionsdosis kleiner, so gelingt die Züchtung der Bazillen aus Darminhalt und den inneren Organen nicht immer. Wir finden aber infolge des protrahierten Krankheitsverlaufes vereinzelte Verdickungen der Darmschleimhaut, Verschorfungen und Nekrose des Epithels mit Geschwürsbildung im Dickdarm, im Zökum und in den ersten zwei Dritteln des Processus vermiformis. Interessant ist nun die Tatsache, daß man dieselben Veränderungen bekommt durch Injektion der bakterienfreien Filtrate von Kulturen des Shiga-Kruseschen Bazillus. Es sind also die Darmveränderungen als eine Giftwirkung aufzufassen, und wir erkennen, daß der Dickdarm die Prädilektionsstelle für die dysenterischen Veränderungen ist, daß also die Dysenteriegiftstoffe eine spezifische Affinität zu den Zellen der Dickdarmschleimhaut haben müssen.

Die Beziehungen zwischen bakteriologischem Befund und klinischem Verlauf sind keineswegs in allen Fällen ganz eindeutig: gerade im Weltkriege zeigten sich oft leichte Fälle durch Shiga-Kruse-Bazillen bedingt und andererseits schwerer, selbst tödlicher Verlauf durch „giftarme Typen". Trotzdem kann man im allgemeinen sagen, daß die durch den Shiga-Kruseschen „echten" Dysenteriebazillus bedingten Fälle schwerer verlaufen als die durch giftarme Typen, die sog. „Pseudodysenteriebazillen" verursachten. Übrigens finden sich nicht ganz selten Mischinfektionen durch verschiedene Typen.

Vorkommen im Körper des Menschen. Die Bazillen sind enthalten in dem glasigen Schleim der Ruhrstühle; ferner findet man sie in der Tiefe der Geschwüre der Darmwand und in den geschwollenen Mesenterialdrüsen. Sie finden sich fast niemals im Blute der Kranken und ebenso selten in der Milz und im Urin. Die Ruhr verhält sich also in ihrer Pathogenese ganz anders wie der Typhus, bei welchem stets eine Bakteriämie zustande kommt.

Agglutination. Das Serum der Ruhrkranken erreicht oft recht beträchtliche Agglutinationswerte gegenüber dem infizierenden Dysenteriebazillus im Verlauf der Krankheit, namentlich in der Rekonvaleszenz; in den ersten

Tagen der Erkrankung ist davon nichts nachzuweisen. Verdünnungen des Serums von 1 : 500 bis 1 : 1000 haben nicht selten noch positive Agglutinations-Reaktionen ergeben. Als beweisend für das Vorliegen einer Bazillendysenterie kann nach Lentz bei verdächtigen Krankheitserscheinungen (nach Feststellung des höchsten Serumtiters vermittels aller in Betracht kommenden Krankheitserreger) die grobflockige Agglutination des Shiga - Kruseschen Bazillus in der Serumverdünnung 1 : 50, die des Flexnerschen und Y-Bazillus in der Serumverdünnung 1 : 100, angenommen werden. Für die beiden letztgenannten Typen ist ein höherer Titer als für den ersten Typus zur Diagnose deshalb erforderlich, weil oft schon normales menschliches Serum den Flexnerschen und Y-Bazillus noch in Verdünnungen von 1 : 30 bis 1 : 50 agglutinieren kann.

Epidemiologie. Die Hauptinfektionsquelle ist der Mensch. Das ist die wichtigste Tatsache für das Verständnis der Epidemiologie der Bazillenruhr. Wo ruhrkranke Menschen sich aufhalten, ist tausendfältige Gelegenheit zur Kontaktinfektion der Umgebung. Die ungemein häufigen Entleerungen bazillenreicher Stühle und die plötzlichen Anfälle von Stuhldrang machen es oft selbst den reinlichsten Kranken unmöglich, Bett oder Wäsche ganz ohne Verunreinigungen zu lassen. So kommt es, daß selbst bei bester Pflege durch geschulte Schwestern Infektionen des pflegenden Personals nicht selten sind. Um wieviel größer ist die Ansteckungsmöglichkeit dort, wo unter schlechten hygienischen Verhältnissen Menschen dicht gedrängt beieinander wohnen! So kommt es, daß die Ruhr besonders unter den armen Bevölkerungsschichten, die, wie Robert Koch sagt, „nicht verstehen, mit ihrem Kot umzugehen‟, die größte Verbreitung hat, daß sie vor allem zu den gefürchtetsten Kriegsseuchen zählt, und daß sie schließlich auch in Gefängnissen, Strafanstalten u. dgl. ein bekannter Gast ist. Die Häufung der Erkrankungen in einzelnen Häusern und Anstalten erklärt sich dadurch, daß durch die kotbeschmutzten Finger gemeinsame Gebrauchsgegenstände und Geräte, Nahrungsmittel usw. infiziert werden; auch die Fliegen spielen dabei eine nicht zu unterschätzende Rolle. Im Gegensatz zu dieser meist angenommenen „oralen Kotinfektion‟ glaubt Benecke, daß die Bazillen häufig vom Anus aus in den Dickdarm eindringen und, sich hier ansiedelnd, die Ruhrgeschwüre verursachen. Dagegen glaubt L. Brauer, daß vielmehr bei der Ruhr eine Ausscheidungserkrankung des Dickdarmes vorliegt, indem die Ruhrbazillen sich gewissermaßen „durch ihre Toxine und Endotoxine den Acker selbst vorbereiten‟.

Eine ebenso wichtige Rolle wie die bettlägerigen Ruhrpatienten spielen die Leichtkranken, die nur an einer abgeblaßten Form des Krankheitsbildes, leichter Kolik und Diarrhöen leiden und weder selbst an Ruhr denken, noch den Arzt konsultieren. Da sie jedoch mit ihren schleimigen Stühlen Bazillen ausscheiden, so sind sie natürlich eine schwere Gefahr für die Umgebung. Solche leichten Fälle werden häufig gegen Ende einer Epidemie beobachtet. Namentlich in der kalten Jahreszeit verläuft die Ruhr oft unter so leichten Symptomen, daß Shiga z. B. von der Winterdiarrhöe als einer besonderen Ruhrform spricht. Weiterhin sind von großer Bedeutung für die Verbreitung der Krankheit vor allem auch Personen, die lange Zeit nach überstandener Ruhr noch Bazillen ausscheiden, die sog. Dauerausscheider. Es sind das meist Personen, die nur wenig unter ihrer Krankheit leiden und gelegentlich eines leichten Rezidives mit schleimigem Durchfall Bazillen, besonders solche der giftarmen Typen ausscheiden. Diese Leute sind sich oft gar nicht der Gefahr bewußt, die sie für ihre Umgebung bilden. Es sind mehrere Epidemien beschrieben, die ihren Ausgang von solchen chronischen Bazillenträgern genommen haben.

Lentz fand in Saarbrücken bei einem Soldaten, der bereits während der Rekonvaleszenz nach einer Y-Dysenterie fünf Wochen nach klinischer Genesung noch

Ruhrbazillen ausgeschieden hatte, fünf Monate, nachdem die Ausscheidung sistiert hatte, Ruhrbazillen im Stuhl, als der betreffende an einem leichten Rezidiv litt, das sich in geringen schmerzhaften Anfällen, z. B. in der Gegend des Colon descendens und in häufigerem dünnbreiigen Stuhlgang äußerte.

Neben diesen kranken Bazillenträgern können nun aber auch gesunde Personen, die, ohne selbst an Ruhr zu erkranken, Ruhrbazillen in ihre Verdauungswege aufgenommen haben, die Krankheit verbreiten. Das unterliegt nach den vortrefflichen Beobachtungen bei der Ruhrepidemie in Hagenau vom Jahre 1908 keinem Zweifel mehr.

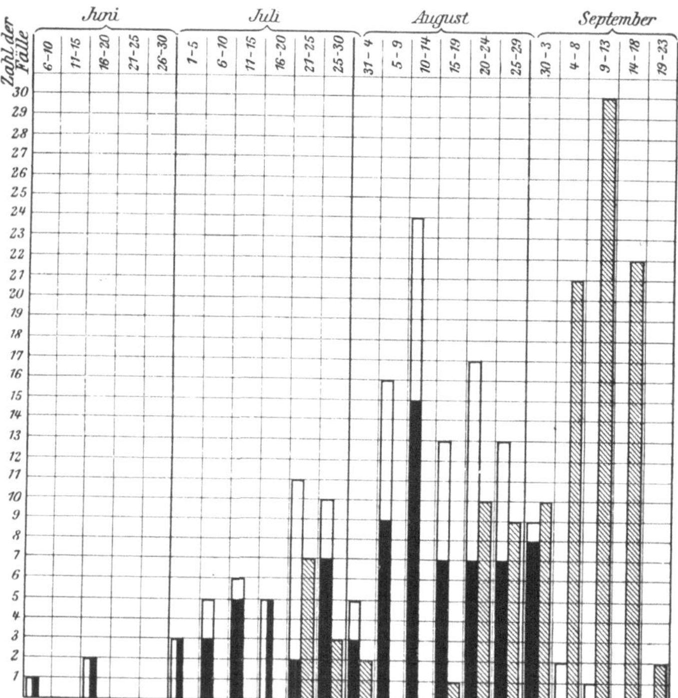

Abb. 232. Verhältnis der Zahl der Kranken zur Zahl der Bazillenträger bei der Ruhrepidemie in Hagenau 1908.

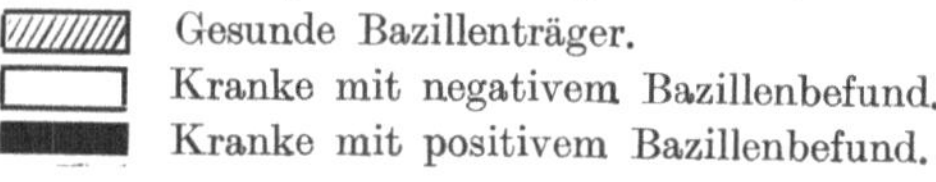

Nur ein Beispiel: Auf einer Stube der Infanteriekaserne war ein Mann mit ruhrverdächtigen Erscheinungen erkrankt. Als später seine gesunden Stubengenossen bakteriologisch untersucht wurden, fanden sich unter ihnen nicht weniger als sechs Bazillenträger.

Bei derselben Epidemie, bei der im ganzen bei 234 Personen Ruhrbazillen vom Typus Y im Stuhl gefunden wurden, stellte sich das Verhältnis der Bazillenträger zur Zahl der an Ruhr und an ruhrverdächtigen Erscheinungen Erkrankten auf $139:171 = 1:1,23$. Obenstehende Tabelle gibt ein deutliches Bild von dem Anwachsen der Zahl der Bazillenträger, namentlich nach dem Abklingen der Epidemie. Die Ausscheidung kann sich bei solchen gesunden Bazillenträgern über Wochen und Monate hinziehen.

Auch im Weltkriege ergab sich allerorten die Häufigkeit gesunder Bazillenträger zu Zeiten von Epidemien; Koch berechnete z. B. 236 auf 923 Ruhrkranke, Boehncke 135 Bazillenträger auf 204 Ruhrkranke.

Der Ort, wo die Ruhrbazillen bei den Dauerausscheidern und Bazillenträgern sich vermehren, ist nicht wie beim Typhus die Gallenblase, sondern die Darmwand. Bei chronischen Ruhrkranken kommen besonders atonische Darmgeschwüre in Betracht. Lentz sah im Rektoskop bei zwei Dauerausscheidern noch 4—8 Wochen nach klinischer Genesung vereinzelt Geschwüre auf der hochroten Mastdarmschleimhaut. Bei direkter Entnahme von Schleimpartikeln von der Dickdarmschleimhaut mittels Rektoskopie gelingt der Nachweis von Ruhrbazillen oft erstaunlich leicht — auch in solchen Fällen, wo die Untersuchung des Stuhlganges negativ ausfiel.

Im Gegensatz zum Typhus und zur Cholera tritt bei der Bazillenruhr die Infektion durch das Wasser etwas zurück hinter der direkten Kontaktinfektion von Mensch zu Mensch. Immerhin sind eine Reihe zweifelfrei nachgewiesener Trinkwasserepidemien beobachtet worden.

So gelang es z. B. Schmiedecke, während einer auf dem Truppenübungsplatze Döberitz im Sommer 1907 ausgebrochenen Epidemie als Infektionsquelle den Ziehbrunnen eines Hauses zu ermitteln, in welchem mehrere Ruhrkranke lagen. Auch Cartulis berichtet über eine Anzahl solcher Trinkwasserepidemien.

Eine durch verseuchtes Flußwasser verursachte Ruhrepidemie hat Shiga beschrieben. In einem Flusse Japans waren die mit Stuhlentleerungen beschmutzten Kleider Ruhrkranker gewaschen worden. Unterhalb dieser Waschstelle waren bald darauf Hunderte von Einwohnern eines Dorfes zum Schwimmen und Fischen in den Fluß gegangen. Vier Tage später erkrankten 413 dieser Dorfbewohner.

Durch Verteilung des Wassers können die Bazillen auch in die Milch (Lorenz beschrieb eine Milch-Epidemie durch Y-Bazillen) oder auf andere Nahrungs- und Genußmittel gelangen und so weitere Infektionen veranlassen.

Die häufigsten Ruhrerkrankungen kommen Ende Juli bis Anfang September zur Beobachtung; der Höhepunkt der Epidemien pflegt Mitte bis Ende August zu sein. Es hängt das zum Teil wohl damit zusammen, daß um diese Jahreszeit die Neigung zu Magendarmkatarrhen infolge des überreichlichen Trinkens und Obstgenusses gesteigert, die Verbreitung durch Fliegen eine besonders große ist. Ebenso finden um die genannte Jahreszeit oft größere Menschenansammlungen statt: Manöver, Erntefeste u. dgl. Eine gewisse individuelle Disposition gehört zweifellos auch zur Erkrankung an Ruhr ebenso wie bei der Cholera und ähnlichen Krankheiten; das ergab sich im Krieg immer wieder: hygienische Zustände bei den Truppen, Art der Verpflegung, Unterbringung, Bekleidung, Durchnässungen, Diätfehler spielten die allergrößte Rolle bei der Krankheitsbereitschaft.

Daß namentlich schwache Individuen, Kinder, Greise, schlecht genährte Personen durch die Krankheit gefährdet sind, wurde schon oben erwähnt.

Über die Häufigkeit der Ruhr, die ja geradezu die eigentliche Kriegsseuche des Weltkriegs darstellte, gibt eine Berechnung von Boehncke Auskunft, wonach 1914—1918 auf deutscher Seite die Zahl der Ruhrkranken auf mindestens 120000 einzuschätzen ist. Dabei stellte sich allenthalben heraus, daß gut sanierte größere Städte im ganzen von der Ruhr verschont blieben.

Symptomatologie. Bei der epidemischen Ruhr haben wir zwischen einer akuten und einer chronischen Form zu unterscheiden.

a) Akute Form. Die akute Form beginnt nach einer Inkubationszeit von 2—7, am häufigsten im Durchschnitt von 3 Tagen zunächst mit wenig alarmierenden Erscheinungen: Appetitlosigkeit, belegte Zunge, Mattigkeit, Unregelmäßigkeit des Stuhles mit Neigung zu Durchfällen sowie kolikartige Schmerzen ohne Fiebererscheinungen lassen den Patienten an einen Magendarmkatarrh

denken, ohne daß er deshalb das Bedürfnis fühlt, sich ins Bett zu legen. Diese
einleitenden Durchfälle werden häufig nicht beachtet, als Folge des Klimas
oder der Lebensweise angesehen (im Kriege als „Macedonitis", „Dardanellen-
krankheit" und ähnlich bezeichnet), so daß man mit Recht von einem „ver-
lachten Vorstadium" spricht. Eine „Gastritis" mit Verminderung von Salzsäure und Pepsin im Magensaft ist schon im Beginn fast regelmäßiges Symptom.
Auch die Gallensekretion ist oftmals herabgesetzt. Nach 2—5 Tagen ändert sich
meist das Bild. Die anfallsweise auftretenden Leibschmerzen nehmen an
Heftigkeit zu, so daß sich die Kranken vor Schmerzen krümmen, die Durchfälle werden immer häufiger, so daß der Patient 20 mal und öfter zur Stuhlentleerung gedrängt wird. Dabei verlieren die Stühle allmählich ihren fäkulenten Charakter. Nicht mehr reichliche, dünnbreiige kotige Massen, sondern
nur wenige Eßlöffel glasigen Schleimes mit einzelnen Blutstreifen oder auch

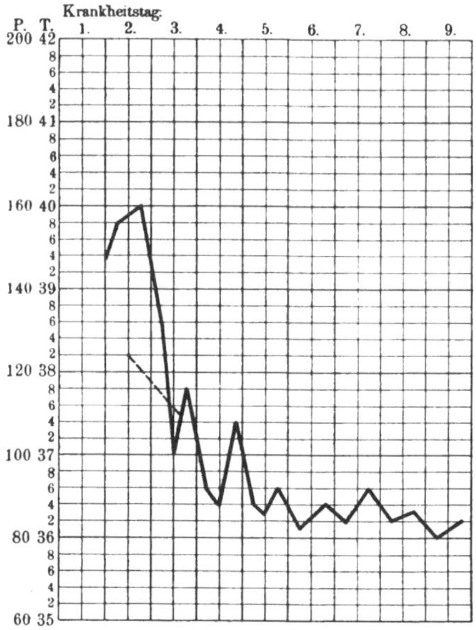

Abb. 233. Bazillenruhr. 5jähriges Kind.
Geheilt.

bei fortgeschrittener Geschwürbildung
mit reichlichen Blutbeimengungen
werden unter quälendem Brennen und
Schmerzen im After (Tenesmus)
herausgepreßt. Mitunter kommt es
infolge des starken Drängens und
Pressens zum Prolapsus ani.

Die Entleerungen haben einen
eigentümlich faden Geruch, den man
als spermaähnlich bezeichnen kann.
Mikroskopisch enthalten sie Epithelien
und Eiterkörperchen, rote Blutkörperchen, reichlich Bakterien und Detritus.
Auf der Höhe der Krankheit bestehen
die Entleerungen meist aus einer
serösen Flüssigkeit, in der Schleim-
klümpchen von Sagogröße bis Bohnengröße und Schleimhautfetzen schwimmen. Dieselben sind häufig etwas
blutig gefärbt. Froschlaichähnliche
Gebilde stellen Schleimausgüsse geschwürig zerfallener Follikel dar.

Der Tenesmus, der durch die Entzündung der Mastdarmschleimhaut
und den reflektorischen Krampf des Sphincter ani bedingt wird, peinigt die
Patienten auch zwischen den einzelnen Defäkationen. Dazu gesellt sich häufig
Blasenkrampf, der teils durch den stark reizenden, sehr konzentrierten Urin ausgelöst wird, teils durch Übertragung des Sphinkterspasmus des Anus auf den
Blasenausgang. Die immer schneller sich folgenden Schleimentleerungen, die
namentlich in den Abendstunden und des Nachts auftreten, bis zu 100 am Tage,
lassen den Kranken trotz allem Ruhebedürfnis nicht zum Schlafen kommen und
schwächen ihn aufs äußerste, um so mehr als auch die Nahrungsaufnahme
völlig darniederliegt; nur einige Schluck Flüssigkeit nimmt der von Durst
Gepeinigte zu sich. Nun treten immer deutlicher die Vergiftungserscheinungen
des Zentralnervensystems, insbesondere des Wärme- und Zirkulationszentrums
in den Vordergrund. Die Kranken verfallen schnell, werden blaß und fahl,
die Haut wird kühl und spröde und verliert ihren normalen Turgor, der Puls
wird beschleunigt und klein, die Augen liegen tief in den Höhlen, die Stimme
wird schwach und heiser, und die Körperkräfte schwinden rapid. Die Zunge
ist dabei trocken und grauweiß belegt. Mitunter tritt Erbrechen und in schweren

Fällen — fast immer als signum mali ominis — auch Singultus auf. Der Leib ist eingesunken und druckempfindlich, besonders an den Umbiegungsstellen des Dickdarmes. Bisweilen kann man auch das Kolon als pralles Gebilde in der linken Unterbauchgegend abtasten. Mäßiger Aszites ist nicht selten. Die Milz ist nicht geschwollen. Der Urin ist spärlich und hochgestellt und enthält häufig Indikan.

Das Sensorium ist meist frei und kann bis zum Ende ohne Störung bleiben.

Wie der Pneumoniker „zwar an der Lunge erkrankt ist, aber am Herzen stirbt“, so stirbt auch der Ruhrkranke in den ersten Tagen nicht an den Folgen der Darmerkrankung, sondern an der Vergiftung seines Zentralnervensystems und der zentralen Regulierungsapparate der Zirkulation (Brauer).

Das Blut zeigt während des fieberhaften Stadiums geringe Leukozytose (nur Marcovici fand überwiegend Leukopenie) mit fast völligem Verschwinden der Eosinophilen; letzteres besonders bei den schweren Fällen, die zugleich oft hochgradige Leukozytose aufweisen (Ewald).

Die Körpertemperatur bietet nichts Charakteristisches. Oft bestehen nur geringe subfebrile Temperaturen; auch subnormale Temperaturen werden namentlich bei den schwersten Fällen beobachtet. In der Regel besteht ein leicht remittierendes unregelmäßiges Fieber zwischen 38 und 39°.

Ausgang. Der geschilderte Zustand kann nach 2—3 Wochen, am häufigsten am Ende der 2. Krankheitswoche unter allmählich immer mehr zunehmender Schwäche des Kranken zum Tode führen. Die Temperatur ist gegen das Ende oft subnormal. Der Puls wird immer kleiner und schwächer, die Extremitäten werden kühl und zyanotisch.

Wenig widerstandsfähige Individuen, Kinder, Greise und schlecht genährte Personen fallen der Krankheit leichter zum Opfer als Menschen von kräftiger Konstitution. Den Einfluß des Alters auf die Mortalität zeigt eine Zusammenstellung von Kriege. Von 100 Gestorbenen kamen 35 auf das Alter von 1 bis 10 Jahren und 22 auf das Alter von 10—50 Jahren.

Der häufigere Ausgang ist die Heilung. Nachdem die Ruhrerscheinungen etwa eine Woche angehalten haben, nehmen die Stühle allmählich wieder fäkulente Beschaffenheit an, wenn auch gelegentlich immer noch Schleim- und Blutbeimengungen beobachtet werden; die Entleerungen werden seltener, der Appetit hebt sich, und die Kräfte kommen wieder. Die Rezidive dauern oft mehrere Wochen, selbst in leichteren Fällen. Die Kranken müssen noch lange Zeit sehr vorsichtig mit ihrer Ernährung sein, da die geringste Reizung durch schwer verdauliche Speisen oder kühle Getränke einen neuen Anfall auslösen kann.

Die Dauer der Krankheit schwankt zwischen wenigen Tagen und mehreren Wochen. Auch leicht rudimentäre Fälle kommen vor, bei denen die geschilderten Erscheinungen nur in abgeblaßter Form auftreten (leichte Kolikanfälle mit diarrhöischen, schleimhaltigen Stühlen) und nach 3—4 Tagen Heilung erfolgt. Mittelschwere Fälle dauern etwa 14 Tage. Sehr oft kommen Rezidive vor. Es sind das meist Fälle von chronischer Ruhr, bei denen zwischen den einzelnen Anfällen eine Zeit des Wohlbefindens liegt, wo aber der Prozeß noch nicht gänzlich zur Ausheilung gekommen ist. Mitunter kann man in solchen Fällen durch das Rektoskop noch atonische Geschwüre im Mastdarm nachweisen (Lentz).

Manchmal kommt es durch Mischinfektionen der Ruhrgeschwüre zu gangränösen Vorgängen im Dickdarm; dabei werden die häufigen Entleerungen stinkend und enthalten brandige schwärzliche und bräunliche Fetzen der Darmschleimhaut, Eiter und zersetzte Massen. Solche Fälle sind meist verloren.

Unter Kollapserscheinungen erfolgt oft frühzeitig der Tod. Dasselbe kann man auch bei Amöbenenteritis beobachten.

Komplikationen und Nachkrankheiten. Eine relativ häufige Komplikation ist der Ruhrrheumatismus, der in etwa 3% der Fälle, und zwar oft gerade der leichteren, beobachtet wird. Es sind das multiple Gelenkschwellungen, die meist erst in der Rekonvaleszenz auftreten und am häufigsten die Fußgelenke, Knie- und Hüftgelenke, seltener die Gelenke der oberen Extremitäten ergreifen. Meist sind es seröse Ergüsse in die Gelenkhöhle, mitunter auch periartikuläre Entzündungen. Eine nachbleibende Störung der Funktion der Gelenke ist selten. Ferner sind Sehnenscheidenentzündungen oft beobachtet, die jedoch meist schnell wieder zurückgehen. Die üblichen Antirheumatika pflegen meist wenig auf diese Rheumatoide einzuwirken.

Störungen des Herzens, namentlich solche nervöser Natur, sind in einzelnen Epidemien in auffallender Häufigkeit aufgetreten. Aber auch Dilatationen, Klappen- und Muskelerkrankungen sind als Folge der Ruhr beobachtet worden; auch auffallende Bradykardie ist in der Rekonvaleszenz wiederholt festgestellt worden; Beteiligung des Endokards ist selten. Nephritis in der Rekonvaleszenz ist ebenfalls mehrfach beobachtet.

Von Nachkrankheiten im Gebiete des Nervensystems sind Paraplegien, Monoplegien, Hemiplegien selten, Lähmungen einzelner Muskelgruppen öfters beobachtet. Über akute neuritische Symptome im Peroneus- und Kruralisgebiet berichteten Luce und Meinecke; Serratus-Fazialis-Lähmung und Lähmung aller vier Extremitäten mit Tod sah Schittenhelm. Relativ häufig ist die Konjunktivitis als Nachkrankheit. Bei der Döberitzer Epidemie fand sie sich in 2½% der Fälle doppelseitig; auch Iridozyklitis kommt vor. Eitrige Uretritis ist nicht selten.

Die bisher genannten Begleiterscheinungen sind durch toxische Einwirkungen des Ruhrbazillus zu erklären. Anders ist es bei den vereinzelt beobachteten eitrigen Komplikationen, die wohl sämtlich durch sekundäre Infektion mit Eitererregern verursacht werden; so z. B. die eitrige Parotitis (Shiga), die eitrige Pleuritis (Haßler), Orchitis, Stomatitis. Auch zu allgemeiner Sepsis kann es kommen.

Eitrige Leberabszesse, diese gefürchtete Nachkrankheit der Amöbenruhr, kommen bei der Bazillenruhr fast nie zur Beobachtung. Buchanan sah sie unter 1130 Fällen nicht ein einziges Mal. Da, wo Leberabszesse beobachtet wurden, waren es multiple, kleine Abszesse, die wohl zweifellos als septische Metastasen aufzufassen waren, da man Kolibazillen und Streptokokken im Eiter gefunden hat.

b) Chronische Form. Bei manchen Personen entwickelt sich von vorneherein eine chronische Erkrankung. Sie sehen blaß und mager aus, leiden an Schwäche und wechselndem Appetit; vor allem haben sie über Unregelmäßigkeit des Stuhlganges zu klagen. Verstopfung wechselt ab mit leichten Durchfällen; auch treten zeitweise mäßige Leibschmerzen auf. Dabei finden sich oft im Stuhl kleinste Beimengungen von Schleim und Blut, die massenhaft Dysenteriebazillen enthalten. Solche Patienten achten oft gar nicht auf ihren anormalen Zustand, bis sie durch ein plötzliches stärkeres Aufflackern ihrer Krankheit daran erinnert werden. Ein kühler Trunk, eine etwas schwerere Mahlzeit, Überanstrengungen od. dgl. können ein plötzliches Rezidiv einer Dysenterie mit allen ihren Erscheinungen hervorrufen. Wiederholen sich solche Rezidive oft, so können die Kranken hochgradig kachektisch werden, oftmals ein direkt „septisches" Aussehen bieten und an Herzschwäche zugrunde gehen. In derartigen Fällen kann die chronische Ruhrerkrankung aber auch monate- und sogar jahrelang anhalten und schließlich ausheilen, ohne daß die Kranken so schwerem

Siechtum verfallen wie bei der chronischen Amöbenruhr. Von großer Bedeutung sind die Fälle von chronischer Ruhr für die Epidemiologie, da solche Kranken die Krankheit und ihre Übertragungsmöglichkeit gar nicht kennen und oft unbewußt ihre Bazillen verbreiten und Epidemien hervorrufen. Sie lassen sich oftmals durch den positiven Ausfall der Agglutination (s. oben) herausfinden.

Was als „chronische Ruhr" bezeichnet wird, beruht wohl nicht immer auf der Fortwirkung von Ruhrbazillen oder Ruhrgift auf den Körper, stellt vielmehr meist eine „postdysenterische Kolitis" dar. H. Strauß, Ad. Schmidt und M. Kauffmann sowie C. v. Noorden haben sich hauptsächlich mit diesen Zuständen beschäftigt, von denen die Colitis ulcerosa gravis praktisch besonders wichtig ist. Auch eine dyspeptische Form sowie eine chronisch rezidivierende Form der chronischen Ruhr ist nicht selten.

Pathologische Anatomie. Die Bazillenruhr ist eine auf den Dickdarm lokalisierte diphtherische Erkrankung der Schleimhaut. Im Gegensatz zu der Amöbenruhr, wo in erster Linie die Submukosa erkrankt, tritt bei der Bazillenruhr die **Epithelaffektion** in den Vordergrund. In seltenen Fällen ist der Prozeß nicht auf den Dickdarm beschränkt, sondern geht auch auf die benachbarte Schleimhaut des Ileums über.

Man kann drei Grade der Erkrankung unterscheiden. Bei dem ersten Grade, dem katarrhalischen Stadium, findet sich lediglich eine Hyperämie und eine beginnende Infiltration der Schleimhaut. Der zweite Grad, das Stadium der Schorfbildung, ist durch Schwellung der Lymphfollikel und Epithelnekrose gekennzeichnet, und der dritte Grad charakterisiert sich durch Bildung von Geschwüren und diphtheritischen Auflagerungen. Nicht immer kommt es zur Ausbildung dieser drei Stadien. Es gibt auch leichtere Ruhrerkrankungen, bei denen z. B. nur das erstgenannte Stadium ausgebildet ist. Wir finden dann die Schleimhaut, namentlich auf der Höhe der Falten, hochgradig injiziert und mit Ekchymosen durchsetzt, mit grauem Schleim bedeckt und entzündlich geschwollen, so daß sie sammetartig aussieht und stark gefaltet erscheint. Auch die Submukosa ist hyperämisch und entzündlich geschwollen. Mikroskopisch ist das Epithel getrübt und in der Submukosa findet sich Rundzellenvermehrung.

Im zweiten Stadium (vgl. Abb. 234) ist die Entzündung erheblich fortgeschritten und eine Nekrose des Epithels eingetreten. Die Schleimhautfalten werden durch die entzündliche Schwellung zu erhöhten groben Runzeln und bedecken sich mit kleienartigen Schuppen, die aus zugrunde gegangenen Epithelzellen und aus Schleim bestehen. Blutungen von verschiedenster Ausdehnung treten auf. Die Follikel sind stark geschwollen und beginnen einzuschmelzen; durch stärkere Rundzellenanhäufungen in der Submukosa erscheint die ganze Darmwand verdickt. Zu den kleienförmigen Auflagerungen gesellen sich massigere, zum Teil durch fibrinöse Ausschwitzung bedingte mißfarbene Borken; nun kommt es im dritten Stadium zur Bildung von Geschwüren, teils durch Tiefergreifen der allenthalben einsetzenden Schleimhautnekrose, teils durch nekrotische Einschmelzung der geschwollenen Follikel. Es entstehen unregelmäßig gezackte seichte Geschwüre, deren Ränder nicht unterminiert sind wie bei der Tropenruhr, und die besonders auf der Höhe der Schleimhautfalten sich etablieren. Sie sind, bevor es zu größerer Flächenausdehnung kommt, in der Regel quergestellt; die Geschwürsränder sind infiltriert. Ihre Größe schwankt zwischen der einer Linse und eines Talers. Sie können in seltenen Fällen bis zur Mukosa reichen. Dann erscheint der Grund quergestreift. Ja selbst bis zur Serosa können sie vordringen. Dann werden sie schon von außen durch die starke Injektion und schwarzbläuliche Verfärbung der Darmserosa erkannt. Dieses „in die Tiefegreifen" ist jedoch bei der Bazillenruhr erheblich seltener als bei der Amöbenruhr.

Die stärksten Zerstörungen finden sich dort, wo die Schleimhaut den größten Insulten durch den vorbeipassierenden Kot ausgesetzt ist, an den Flexuren und am Mastdarm.

Tritt Heilung ein, so bleiben pigmentierte flache Narben zurück, die epithelialisiert sind, aber der Drüsenschläuche entbehren. Oft bleiben ganze Partien der

Darmwand stark verdickt; auch kann es durch Narben noch zu einer Verengerung des Darmes und durch Abknickung zum Verschluß desselben kommen.

Die Veränderungen an den anderen Organen sind relativ gering im Vergleich zu den beschriebenen pathologischen Vorgängen. Die Mesenterialdrüsen sind geschwollen und hyperämisch, die Nieren zeigen Hyperämie, die Leber ist meist frei von Veränderungen. Außerordentlich selten kommt es bei Vereiterung der Darmgeschwüre infolge von Mischinfektion zur Pylephlebitis und dabei zu multiplen Leberabszessen. Die Milz ist oftmals geschwollen. Im übrigen zeigen die Organe die Zeichen der Anämie.

Über bakteriologische Untersuchungen an Ruhrleichen hat W. Groß berichtet: in frischeren Fällen finden sich im Darm regelmäßig Ruhrbazillen, und zwar ganz überwiegend nur in den auch anatomisch erkrankten Darmabschnitten. Die Shiga-Kruse-Bazillen fand Groß streng auf den Darm beschränkt, die giftarmen Stämme können auch in der Leber, Milz und mesenterialen Lymphknoten gefunden werden. Als wesentlich fand er auch die Mischinfektion, die sich auf der durch die Wirkung der Ruhrbazillen geschaffenen Wundfläche des Darms immer ansiedelt; sie bewirkt das Weiterschreiten des Krankheitsprozesses im Darme auch nach Verschwinden der spezifischen Ruhrerreger oder führt zu einer Allgemeininfektion. — Die Seltenheit von Leberabszessen oder eitriger Einschmelzung der Lymphknoten erklärt sich nach W. Lorentzen durch die besonderen reaktiven Vorgänge in der Darmschleimhaut, die eine weitere Verbreitung von Infektionserregern in wirksamer Weise verhindern.

Prognose. Die Prognose richtet sich, wie aus vorstehendem ersichtlich, teils nach der Art des Erregers, teils nach der Widerstandsfähigkeit des Erkrankten, schließlich auch nach den äußeren Verhältnissen, unter denen die Kranken leben. Im großen ganzen kann man — mit mancherlei Ausnahmen im einzelnen — sagen, daß die Shiga-Krusesche

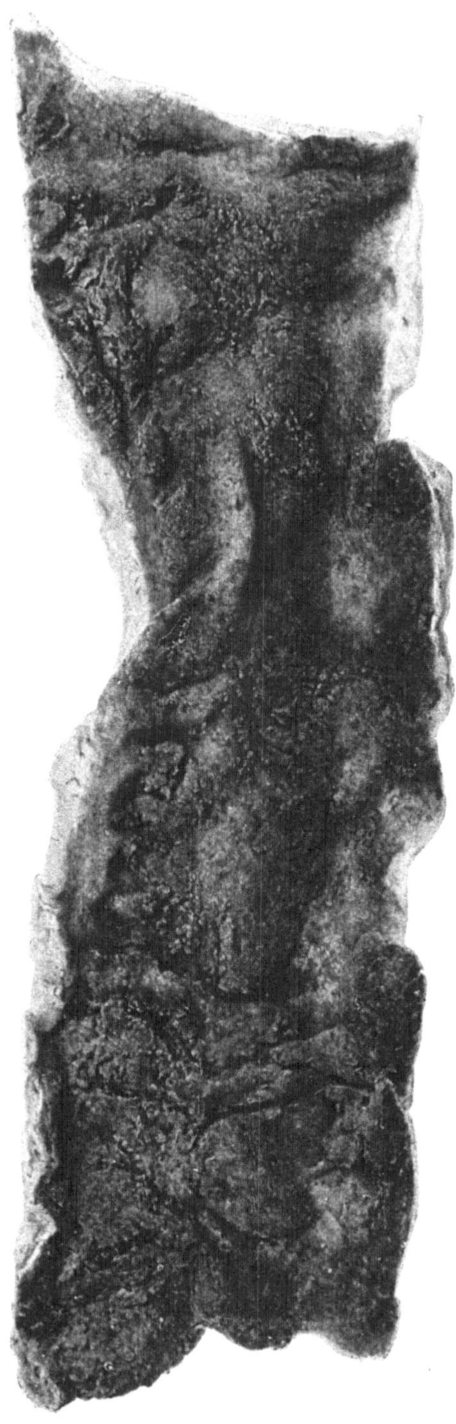

Abb. 234. Dysenterische Dickdarmentzündung, Bazillenruhr.

Dysenterie eine relativ ernstere Prognose hat als die durch Typus Flexner oder Y hervorgerufene. Geschwächte Individuen, Greise, Insassen von Gefängnissen sind mehr gefährdet als Menschen in gutem Ernährungszustande. Subnormale Temperaturen, Singultus und Herzschwäche, sowie die gangränöse Form der Ruhr geben eine schlechte Prognose.

Diagnose. Die Diagnose kann oft schon aus den charakteristischen klinischen Symptomen, den häufigen Entleerungen, dem starken Tenesmus und den schleimig-blutigen spärlichen Stühlen mit großer Wahrscheinlichkeit gestellt werden. Unumgänglich notwendig ist jedoch im Interesse der Verhütung einer Epidemie die bakteriologische Diagnose. Die Dysenteriebazillen finden sich meist nicht im Blute und nicht im Harn; wir sind also auf die Untersuchung des Stuhles angewiesen. Die Bazillen sind in dem blutigglasigen Schleim der Entleerungen enthalten. Zu ihrer Identifizierung ist die Kultur unerläßlich. Man fischt sich eine Schleimflocke heraus, wäscht sie in einer 3—4 mal gewechselten Schale mit steriler physiologischer Kochsalzlösung und macht dann eine Aussaat auf Platten von Lackmus-Milchzucker-Agar und Lackmus-Mannit-Agar. Die weitere Identifizierung der gewachsenen Kolonien wurde bereits oben gesprochen, ebenso darauf hingewiesen, daß die Agglutination bei nicht ganz frischen Fällen herangezogen werden kann, und daß Entnahme von Untersuchungsmaterial mittels Rektoskop oftmals besonders gute Dienste leistet.

Die **Differentialdiagnose** der Bazillenruhr gegenüber Amöbenenteritis gründet sich meist auf den akuten Beginn, die sofort schweren Allgemeinerscheinungen und das häufig akut einsetzende Fieber bei der ersteren. Der Stuhlgang enthält hier neben Schleim das Blut meist in Streifen beigemengt; bei der Amöbenenteritis ist Schleim und Blut meist innig zu „Himbeergelee" gemischt. Der Kräfteverfall, die toxische Beeinflussung des Nervensystems und Kreislaufs treten bei Bazillenruhr viel rascher und akuter auf als dies in der Regel bei Amöbenruhr der Fall ist. Rasch tödlich verlaufende Fälle von „gangränöser Ruhr" sah ich allerdings mehrfach auch bei reiner Amöbenruhr. An die Möglichkeit einer „Mischruhr" (Bazillen und Amöben) ist natürlich auch immer zu denken.

Die tropische Malaria (sehr selten die Tertiana) führt gelegentlich zum Bilde einer hämorrhagischen Kolitis, das einer Bazillenruhr völlig ähneln kann. Falls nicht eine Mischinfektion von Malaria mit Ruhrbazillen vorliegt, kann energische Verabreichung von Chinin intramuskulär (das zuvor, per os einverleibt, natürlich wirkungslos war) die Sachlage rasch klären.

Daß Durchfälle bei Typhus, Gastroenteritis, Fleischvergiftungen, Sepsis, Urämie, organischen und anorganischen Vergiftungen (insbesondere Quecksilber) das Bild einer Ruhr vortäuschen können, sei hier nur bemerkt.

In Epidemiezeiten wird man gut tun, jeden leichten Darmkatarrh als mindestens ruhrverdächtig so lange zu betrachten, bis negativer Ausfall wiederholter bakteriologischer Untersuchung und der weitere Verlauf das Gegenteil wahrscheinlich machen.

Bekämpfung und Prophylaxe. Aus dem Besprochenen ergeben sich von selbst die zur Bekämpfung nötigen Maßregeln. Die Kranken müssen isoliert werden, um Kontaktinfektionen zu vermeiden, und müssen von Personen gepflegt werden, die über den Ansteckungsmodus genau unterrichtet sind. Vor allem ist auf die Desinfektion der Darmentleerungen und der Wäsche das Hauptgewicht zu legen. Die tägliche Reinigung der Aborte mit Kresol-Seifen-Lösung ist geboten. Die Ruhrkranken sollen womöglich nicht eher aus der Behandlung und Isolierung entlassen werden, als bis sie bei zwei in Abständen von einer Woche vorgenommenen Untersuchungen bazillenfrei sind. Ist dies nach 10 Wochen vom Beginn der Erkrankung an gerechnet, noch nicht der Fall, so ist die Absonderung aufzuheben und der Rekonvaleszent zu äußerster Reinlichkeit anzuhalten.

Außerdem aber sind die gesunden Bazillenträger ausfindig zu machen; dazu ist es notwendig, auch diejenigen Personen zu untersuchen, die in der Umgebung von Ruhrkranken gewesen sind. Auch bei Leuten, die an Ruhr erkrankt waren, ist nach einiger Zeit eine Nachuntersuchung des Stuhles vorzunehmen. Den Bazillenträgern ist eine regelmäßige Desinfektion ihrer Entleerungen mit Chlorkalk und peinlichste Sauberkeit (Waschen der Hände nach der Defäkation, Sorge für reine Wäsche usw.) zur Pflicht zu machen.

Ein sicheres Mittel, um die Bazillenträger von ihren Bazillen zu befreien, gibt es nicht. Lentz empfiehlt hohe Einläufe mit Argentum nitricum-Lösung 1 : 2000, auf die man zur Neutralisation des Argentum nitricum 2—5 Minuten später eine hohe Mastdarmspülung mit 1 Liter Kochsalzlösung folgen läßt. Nach Ford hat die Eingießung folgender Lösung guten Erfolg:

Eucalyptoli   1,5
Eucalypti gummi   2,5
Aqu. dest. ad   1500,0.

Schließlich ist die allgemeine Hygiene der größte Feind der Ruhr. Gute Wasserversorgung, helle geräumige Wohnungen, zweckentsprechende Abwässerbeseitigung, Bekämpfung der Fliegenplage, Vorsicht mit Rohnahrung, sorgfältige Mundpflege u. dgl. spielen dabei eine große Rolle. Daß die energische Durchführung allgemein hygienischer Maßnahmen im Verein mit der Unschädlichmachung der Infektionsträger imstande ist, einen früher stark verseuchten Bezirk in relativ kurzer Zeit (3 Jahren) annähernd ruhrfrei zu machen, hat Bornträger im Regierungsbezirk Danzig bewiesen; dasselbe zeigten mannigfache Erfahrungen im Weltkrieg.

Auch Schutzimpfungen (aktive Immunisierungen) zum Schutze größerer geschlossener Verbände und unmittelbar von der Ruhr bedrohter Gegenden sind empfohlen worden. So hat Shiga bereits in einer von Ruhr hart heimgesuchten japanischen Provinz 10000 Menschen mittels seiner sog. Simultanmethode immunisiert. Er erreichte durch seine Impfungen ein Sinken der Mortalität bei den Geimpften auf Null gegenüber einer solchen von $40\,^0/_0$ bei den Nichtgeimpften. Praktisch in großem Maßstabe durchgeführt wurde die Ruhrschutzimpfung zu Ende des Weltkrieges mit dem von Boehncke angegebenen, vom Serumlaboratorium Ruete-Enoch in Hamburg hergestellten Ruhrimpfstoff „Dysbacta". Derselbe setzt sich zusammen aus abgetöteten Dysenterie- und Pseudodysenteriebazillen sowie Dysenterietoxin und -antitoxin. In viertägigen Intervallen werden hievon zuerst 0,5, dann 1,0, schließlich 1,5 ccm subkutan unterhalb der Klavikula eingespritzt. Bei vielen Hunderttausenden in den Jahren 1917 und 1918 ausgeführten Impfungen ergaben sich niemals ernstere Schädigungen, dagegen eine erhebliche Herabsetzung der Morbiditäts- und Mortalitätsziffern. Bei schon ausgebrochener Ruhr ist Dysbacta wertlos, ja schädlich (L. Brauer).

Therapie. Pflege der Kranken. Der Ruhrkranke gehört auch in leichten Fällen ins Bett und muß warm gehalten werden. Warme Breiumschläge auf den Leib oder Thermophore werden meist angenehm empfunden und lindern die Leibschmerzen und den Tenesmus. Auch das Zimmer ist warm zu halten (15° R), damit die Kranken bei der Defäkation sich nicht erkälten. Nach jeder Entleerung ist die Umgebung des Anus auf das sorgfältigste, am besten mit Watte, zu reinigen. Wird trotzdem die Gegend wund, so ist Borsalbe anzuwenden; auch Umschläge von essigsaurer Tonerde ($2\,^0/_0$ig) sind zu empfehlen. In länger dauernden Fällen ist es ratsam, die Patienten auf ein Wasserkissen zu legen, um Dekubitus zu verhüten.

Ernährung. In den ersten Tagen des akuten Stadiums sind die Kranken auf eine möglichst reizlose Diät zu setzen. Haferschleim, Gerstenschleim, Bouillon, Milchsuppen sind zu verordnen. Oder man läßt die Kranken 1—2 Tage hungern und sorgt nur für Wasserersatz (Normosal- oder 10 %ige Traubenzuckerlösung intravenös). Als Getränk kann etwas kalter Tee, Eiweißwasser, Reiswasser gegeben werden. Doch empfiehlt es sich, die Getränke nicht kühl zu verabreichen, da dadurch Peristaltik und Tenesmus hervorgerufen wird. Milch wird in unverdünntem Zustande meist schlecht vertragen; man kann sie jedoch auf $^1/_3$ mit Wasser oder Tee verdünnen und den Kranken lauwarm verabreichen. Dauern Durchfälle und Tenesmus länger als 5—6 Tage, so muß man etwas konzentriertere Nahrung geben, um den Kräftezustand zu heben. Durch das Sieb gegebener Reisbrei, Grießbrei, Zusätze zu den Suppen in Gestalt von Eigelb oder Nährpräparaten wie Somatose, Hygiama, Plasmon u. dgl., auch etwas Beeftea oder frisch ausgepreßter Fleischsaft wird gern genommen. Wird der Stuhl wieder breiig und schwindet der Tenesmus, so gibt man fein geschabtes Fleisch, Taube, Huhn, später Kalbfleisch, Zwieback, dazu Reisbrei, Maronenpüree u. dgl. und kehrt so langsam zur normalen Kost zurück. Saure, fette und stark gewürzte Speisen sowie gröbere Hülsenfrüchte sind noch auf lange Zeit zu vermeiden; der Appetit ist durch Verabreichung von Salzsäure anzuregen.

Medikamentöse Therapie. Seit alters her erfreuen sich Abführmittel eines guten Rufes bei der Behandlung der Ruhr. Für frühzeitig zur Behandlung kommende Fälle ist Verabreichung von 1—2 Eßlöffeln Rizinusöl zweifellos das beste Abführmittel; statt dessen läßt sich auch späterhin eine leichte Reinigung des Darmes erzielen, indem man den Kranken morgens auf nüchternem Magen $^3/_4$ Liter warme physiologische Kochsalzlösung (Kestner) langsam trinken läßt; oder man gibt eine 3 %ige Magnesium-Sulfatlösung, am besten nach vorheriger subkutaner Verabreichung von 1 mg Atropin, um quälenden Stuhlzwang zu vermeiden.

Von Kalomel und Ipecacuanha, die bei der Behandlung der Amöbenenteritis wertvoll sind, wird man bei Bazillenruhr besser absehen.

Ein neueres „Spezifikum" gegen die Ruhr ist Uzara, das aus der Wurzel einer afrikanischen Pflanze hergestellt wird und in Form von Liquor, Tabletten und Suppositorien in den Handel kommt. Es wird sowohl gegen die Bazillenruhr wie auch gegen die Amöbenruhr besonders in den Tropen jetzt viel gegeben. Dosierung: für Erwachsene 2 stündlich 3—4 Tabletten, Kinder 2 stündlich 1 Tablette oder von dem Liquor Uzara Erwachsene 2 stündlich 10—30 Tropfen. — Ich sah weder bei Bazillen- noch bei Amöbenruhr davon überzeugende Erfolge.

Von den absorbierenden Mitteln ist immer wieder Tierkohle (30—50—100 g als Aufschwemmung täglich) und Bolus alba (100—200 g als Aufschwemmung) versucht und empfohlen worden. Die Begeisterung dafür hat aber stark nachgelassen, jedenfalls empfiehlt es sich, beide Mittel nur gelegentlich, nicht regelmäßig und in allzugroßen Mengen zu geben.

Von adstingrierenden Mitteln ist Tannalbin (1—2 g täglich mehrmals) in manchen Fällen von günstiger Wirkung (besonders auf begleitende Dünndarmkatarrhe); ebenso Bismut, z. B. Bismutum subgallicum (Dermatol) 4—6 mal 0,5 täglich.

Die Behandlung mit Einläufen muß im akuten Stadium sehr vorsichtig ausgeführt werden und eignet sich mehr für die spätere Zeit der Erkrankung. Dann sind Einläufe einer Aufschwemmung von Tierkohle (1 Eßlöffel) — oder Bolus alba (100—200 g auf 1 Liter physiologischer Kochsalzlösung, evtl. unter Zusatz von 20 Tropfen Tct. opii), oder Tanninlösung ($^1/_2$—1 %) von guter Wirkung — falls der Kranke sie einigermaßen halten kann!

Will man den Patienten vorübergehend, namentlich für die Nacht, etwas Ruhe verschaffen, so empfiehlt es sich in einem Decoctum amylaceum etwa 10 Tropfen Opiumtinktur als Klistier zu geben. Auch Suppositorien mit Extr. opii oder Kokain vermögen den Tenesmus zu lindern: Opii puri 0,03—0 01, Ol. Cakao 2,0 oder Cocain hydrochlor. 0,05—0,01, Ol. Cakao 2,0. Oder man gibt ein Morphium-Kodeingemisch: Morph. hydrochlor und Codein phosphor. aa 0,1, Aqu. dest. 10,0, 3—4 mal täglich 10 Tropfen (Cohnheim - Kestner).

Die Herzschwäche ist mit den üblichen tonisierenden Mitteln zu bekämpfen: Strophantin (Böhringer) $^1/_4$—$^1/_2$ ccm intravenös wirkt rasch und kräftig; ferner Coffein natr. benz., das in 20 $^0/_0$iger Lösung in Dosen von 0,2 g eingespritzt werden kann. Suprarenin (1 ccm der 1 $^0/_{00}$-Lösung) mehrmals täglich intramuskulär injiziert, ist oft von bester Wirkung. Bei akuten Kollapsen ist Kampfer, Äther usw. am Platze. Gegen hartnäckiges Erbrechen und Singultus ist Morphium zu geben.

In manchen Fällen ist es notwendig, um den starken Wasserverlust auszugleichen, bei den Patienten subkutan oder intravenös sterile physiologische Kochsalzlösung, besser noch Normosal einzuführen. Man gibt davon zirka $^1/_2$ Liter auf Körpertemperatur erwärmt, am besten unter die Brusthaut.

Bei Darmblutungen gebe man Afenil oder Arnotan intravenös Einläufe von Suprarenin (2 ccm auf 200 Wasser).

Außer den bisher besprochenen Mitteln zur Behandlung der akuten Ruhr ist noch der Serumtherapie zu gedenken, die vielfach außerordentlich günstige Erfolge gezeigt hat.

Serumtherapie der Bazillenruhr. Durch Immunisierung von Pferden mittels abgetöteter Ruhrbazillen vom Typus Shiga - Kruse gelingt es ein wirksames Heilserum herzustellen. Seitdem sich herausgestellt hat, daß der wichtigste Bestandteil dieses Serums ein hoher Gehalt von Antitoxin ist, sind zur Herstellung von Ruhrseris mancherlei Variationen verwendet worden, die darauf ausgingen, einerseits die antitoxische Quote zu erhöhlen, andererseits auch die bakterizide zu steigern.

Die Sera zeigen nach Rosenthal, Lüdtke, Kolle u. a. sämtlich einen hohen Antitoxingehalt, sind bakterizid und agglutinieren den Shiga - Kruse-schen Bazillus in hohen Verdünnungen.

Die experimentellen Unterlagen für ein spezifisches Dysenterieserum sind noch keineswegs in wünschenswertem Umfange sichergestellt; insbesondere ist die Wertbestimmung noch unbefriedigend.

Verwendet wird neben dem reinen Shiga - Kruse-Serum meist ein polyvalentes; bei der Herstellung des Serums werden die Pferde teils nur mit den Toxinen, teils auch mit den Leibessubstanzen der Dysenteriebazillen behandelt.

Die meisten Autoren, welche Gelegenheit hatten, Anti-Dysenterieserum in großem Umfange zu verwenden (Boehncke, L. Brauer, Schittenhelm u. a.) treten warm dafür ein. Genau wie beim Diphtherieserum ist die wichtigste Voraussetzung für guten Erfolg die frühzeitige Verabreichung genügend großer Mengen: die frischen Ruhrfälle sind die Domäne der Serumtherapie; schon nach dem vierten Tag ist der Erfolg zweifelhaft und wird immer unsicherer; bei chronischer Ruhr versagt das Serum völlig; ebenso übrigens bei der Ruhr der Säuglinge bzw. kleinen Kinder und bei der vornherein schweren gangränösen Form der Ruhr.

Man gibt das Serum, z. B. das Höchster Antidysenterieserum subkutan oder intravenös, in leichten Fällen 20—30 ccm, bei Schwerkranken 80—100 ccm, evtl. zu wiederholten Malen. Der Erfolg besteht darin, daß schon wenige Stunden nach der Injektion die nervösen Beschwerden verschwinden und einer auffallenden Euphorie weichen. Innerhalb der ersten 24 Stunden lassen auch gewöhnlich die Leibschmerzen und der quälende Tenesmus nach, Blut und Schleim verschwinden aus den Stühlen, und die Zahl der Defäkationen geht stark zurück. Die Entleerungen nehmen wieder fäkulenten Charakter an, so daß 2—5 Tage nach der Seruminjektion der Stuhl der Kranken wieder normal wird.

L. Brauer empfiehlt, statt weniger Injektionen von großen Serummengen besser jeweils kleinere Mengen (etwa 20 ccm) einzuspritzen und dies öfter zu wiederholen; in schweren Fällen sind während der ersten 2—3 Tage täglich zwei solche Injektionen notwendig. Insgesamt kommt man so bei frischen Fällen mit etwa 40—80 ccm aus, schwere, schon etwas fortgeschrittenere Fälle erfordern 120—160—200 ccm.

Bei wiederholter Einspritzung können die bekannten Erscheinungen der Serumkrankheit (s. S. 805) auftreten; ganz selten, besonders bei wiederholter intravenöser Einverleibung, kann es zu gefährlichem anaphylaktischem Schock kommen — solche Fälle (wie z. B. Brauer sie beschrieb) erscheinen in den Berichten meist nicht.

Der Ruhrheilstoff Boehncke (hergestellt vom Serumlaboratorium Dr. Ruete-Enoch in Hamburg), nicht zu verwechseln mit dem Ruhrimpfstoff Dysbacta, enthält wie letzteres eine Vakzine, welcher antitoxisches Ruhrserum zugefügt ist. Man gibt in frischen Fällen am ersten Tag 0,1—0,3 ccm, am nächsten 0,5—0,75 ccm, eventuell in schweren Fällen kombiniert mit Anti-Dysenterieserum; Boehncke hebt hervor, daß bei dieser kombinierten Behandlung nicht so massive Serumdosen nötig seien.

Einzelne Beobachter (Matthes, U. Friedemann) sahen von der Verwendung des spezifischen Ruhrserums keine wesentlichen Erfolge. Ein Vergleich der Behandlungsresultate ist naturgemäß kaum möglich.

Therapie der chronischen Ruhr. Haupsache ist die Regelung der Diät: alle zwei Stunden ein kleines Quantum einer Nahrung, die möglichst wenig Anlaß zu Gärung oder Zersetzung bietet und fast allein vom Dünndarm verarbeitet wird. Bei aller Vorsicht in der Auswahl ist aber doch unbedingt großer Wert darauf zu legen, daß die Kost genügenden, ja überreichen Nährwert besitzt! Die bei solcher Kost sich leicht einstellende Stuhlträgheit muß durch milde Abführmittel (Magnesia usta u. a.) bekämpft werden; bei Fällen von spastischer Obstipation ist Atropin oder Belladonna am Platze.

Medikamentös wird gelegentlich von Wismut gutes gesehen (4 mal täglich 0,5 g); von Uzara oder Chinosol habe ich auch bei chronischer Ruhr keine überzeugenden Erfolge gesehen.

Dagegen wirken oftmals sehr günstig methodisch durchgeführte Darmspülungen: mit anfangs $^1/_4$, dann $^1/_2$ Liter warmer Lösung von Tannin ($^1/_2$—1 $^0/_0$), noch besser vielfach von Argent. nitrium. Selbst verzweifelte Fälle von Colitis gravis ulcerosa nach Bazillenruhr, für welche schon die Operation vorgeschlagen war, wurden damit endgültig geheilt. Man beginne mit einer Argent. nitr.-Lösung von 1 : 10000 und gehe langsam zu konzentrierteren (bis 1 : 2000 und 1 : 1000) über; anfänglich läßt man die Einläufe möglichst lange halten; bei den konzentrierteren Lösungen empfiehlt sich eine Nachspülung mit Kochsalzlösung.

Die in erster Linie für die chronische Amöbenruhr empfohlene Spülung mit Yatrenlösung (s. unten) kann gelegentlich auch bei chronischer Bazillenruhr überraschenden Erfolg haben.

Eine ,,Umstimmung der Darmflora'' durch reichliche Mengen von Yoghurt, Kefir bzw. durch Verabreichung des von Nissle empfohlenen Mutaflor (Emulsion einer besonderen Bakterienrasse) wird man immer wieder gerne versuchen; über die letztere Behandlung liegen eine Reihe günstiger Resultate vor.

Wo man rektoskopisch chronische, torpide Geschwüre der Dickdarmschleimhaut direkt nachweisen kann, empfiehlt sich die Tuschierung derselben mit 2 % Argent. nitricum-Lösung oder mit dem Lapisstift (Lentz); leider ist gerade in solchen Fällen die Rektoskopie wegen Tenesmen usw. auf die Dauer unmöglich.

Die chirurgische Therapie der akuten Ruhr ist nur bei Komplikation mit Peritonitis angezeigt; bei chronischer Ruhr können oft wiederholte Blutungen dazu zwingen. Bei protrahierter Ruhr und Colitis gravis ulcerosa nach Ruhr kommt sie in Betracht, wenn der Allgemeinzustand relativ günstig ist und die vorhergehende innere Behandlung (Diät, Einläufe) nicht zum Ziele führten. Dann soll man aber auch nicht zu lange warten! Welches Verfahren: Appendikostomie, Zökalfistel oder Anus praeternaturalis gewählt werden soll, richtet sich nach dem Kräftezustand des Kranken, der Schwere der vorliegenden Dickdarmveränderungen. Die Appendikostomie, der leichtere Eingriff, ist nicht immer genügend; zum Zökalafter können sich oftmals die Patienten nur schwer entschließen, so daß schließlich als Mittelweg meist die Anlegung einer Witzelfistel am Zökum ausgeführt wird. Wenn hierbei das Drainrohr dick genug gewählt wird, kann dasselbe nach Wunsch zur teilweisen Entleerung des Darminhaltes oder für die Spülung benützt werden. Die Spülungen können mit ganz indifferenten Lösungen (Kochsalzlösung) gemacht werden, ich sah jedenfalls von Desinfizientien oder Adstringentien keinen augenscheinlichen Vorteil. Die Dauer der Darmspülung vom Zökum her bzw. das Tragen des Kunstafters ist im allgemeinen auf mindestens ein Vierteljahr zu bemessen.

Nicht zu unterschätzen ist eine Nachbehandlung der chronischen Ruhr durch Badekuren in Kissingen, Homburg, Karlsbad, Mergentheim, Marienbad.

Literatur zu Bazillenruhr:

Boehncke: Ärztl. Erfahrungen im Weltkriege. Bd. 7, S. 360—385. — Brauer, L. und Theys, E.: Die Ruhr. Monographie. 2. Aufl. Berlin: Fischers med. Buchh. 1922. — Goeppert: Die einheimische Ruhr im Kindesalter. Ergebn. d. inn. Med. Bd. 15, S. 180. 1917. — Kruse und Matthes: Referate über Ruhr. Verhandl. d. dtsch. Kongr. f. inn. Med. Warschau 1916. — Schittenhelm: Bazillenruhr. Ärztl. Erfahrungen im Weltkriege. Bd. 3, S. 136. — Schmidt-v. Noorden: Klinik der Darmkrankheiten. 2. Aufl. 1921. — Strauß, H.: Nachkrankheiten der Ruhr. Samml. zwangl. Abh. a. d. Geb. d. Verdauungs- u. Stoffwechselkrankh. Bd. 7. Halle 1921.

Amöbenruhr (Amöbenenteritis).

Ätiologie. Die in den Tropen endemisch vorkommende Dysenterie wird durch Amöben hervorgerufen.

Der erste, der Amöben im Stuhl bei Ruhrkranken gefunden und sie als Erreger angesprochen hat, war Loesch (1875). Er nannte die von ihm gesehene Art Amoeba coli. Acht Jahre später konnten Koch und Cartulis in Ägypten feststellen, daß in den Darmgeschwüren und in den Entleerungen der Ruhrkranken konstant Amöben vorhanden sind. Obwohl ihre Befunde in der Folgezeit vielfache Bestätigung erfuhren, fehlte es doch nicht an Autoren, die an der Pathogenität der Amöben zweifelten. Den gelungenen Versuchen von Cartulis, durch amöbenhaltiges Material Katzen zu infizieren, wurde entgegen gehalten, daß die Begleitbakterien vielleicht die Ursache der ruhrähnlichen Erkrankungen der Versuchstiere sei. Darauf züchteten Kruse und Pasquel alle Bakterien, die sie neben den Amöben in dem Übertragungsmaterial fanden, in Reinkultur und benutzten sie zur intrarektalen Einspritzung bei Katzen. Dysenterie wurde dadurch nicht hervorgerufen, während das bei Verwendung amöbenhaltigen Stuhle stets der Fall war. Dem anderen Einwand, daß die Amöben nur sekundär in die bereits vorher erkrankte Schleimhaut einwanderten, konnte Jürgens begegnen, indem er die Amoeba dysenteriae bei ihrem Eindringen in die gesunde Darmwand beobachtete. Trotzdem blieb immer noch als Haupteinwand gegen die Pathogenität die Tatsache bestehen, daß auch im Darm von gesunden Menschen Amöben zu finden seien. Schon Councilman und Lafleure kamen deshalb zu der Überzeugung, daß zwei Amöben zu unterscheiden seien, eine Amoeba dysenteriae und eine nicht pathogene Art.

Erst Schaudinn (1903) konnte durch seine glänzenden Untersuchungen sicherstellen, daß im menschlichen Darm zwei Arten von Amöben vorkommen, die in Bau und Entwicklung durchaus verschieden sind, und von denen die eine harmlos ist und die andere nur bei der ulzerösen Dysenterie gefunden wird. Die harmlose Art nannte Schaudinn Entamoeba coli, die er jedoch nicht identifiziert wissen wollte mit der unzureichend beschriebenen Amoeba coli Loesch, und die pathogene Art bezeichnete er als Entamoeba histolytica. 1907 hat dann Viereck noch eine dritte Art von Darmamöben beschrieben, die er als Ursache der Dysenterie fand und die er als Entamoeba tetragena bezeichnete. Weitere Untersuchungen (Darling, Hartmann, Walker) ergaben aber die Identität der Entamoeba histolytica und der tetragena. Es stellte sich heraus, daß Schaudinn nur bestimmte End- und Anfangsstadien der Dysenterieamöben vor sich gehabt hatte, wobei es sich zum größten Teile um Degenerationsformen handelte. Danach gibt es also nur eine Dysenterie-Amöbe, die Entamoeba histolytica heißen muß, wenn auch zu ihr sämtliche als Entamoeba tetragena beschriebene Stadien gehören.

Technik der Untersuchung auf Amöben. In der Hauptsache handelt es sich um den Nachweis der Amöben in den Darmentleerungen, seltener im Eiter von Leber- oder Lungenabszessen. Wichtig ist vor allem, das Material so frisch wie möglich, wenn irgend angängig „körperwarm" zur Untersuchung zu bekommen. Ich empfehle dringend, in allen fraglichen Fällen mittels Rektoskopie etwas (blutigen) Schleim von der Schleimhaut abzustreifen; sich auch nicht mit einer Untersuchung zu begnügen, sondern mehrmals, an verschiedenen Tagen und zu verschiedenen Tageszeiten, evtl. auch nach Verabreichung eines salinischen Abführmittels, auf Amöben zu untersuchen. Bei einiger Übung gelingt die Unterscheidung lebender, vegetativer Formen von Entamoeba histolyt. und Entamoeba coli nicht allzuschwer, und zwar lediglich auf Grund des frischen Präparates; höchstens mit Zusatz von Neutralrot (1 : 10 000 Kochsalzlösung, davon 1 Öse).

Bei der Herstellung von Dauerpräparaten muß von der Lufttrocknung völlig abgesehen werden. Nur feucht fixiertes Material ist brauchbar. Der Ausstrich auf dem Deckglas wird sofort, noch feucht, fixiert und bis zu seiner Einbettung in Kanadabalsam feucht gehalten. Zur Fixierung wird die heiße Schaudinnsche Sublimatlösung: zwei Teile gesättigte wäßrige Sublimatlösung, ein Teil absoluten Alkohols gebraucht; man läßt die Deckgläschen mit der bestrichenen Seite auf die 60—80° heiße Lösung fallen, sie einige Sekunden darin verweilen, führt sie für 1—2 Minuten in die kalte gleiche Sublimatlösung, für 10 Minuten in verdünnten Jodalkohol und dann in 60%igen Alkohol über, in dem sie aufbewahrt werden können. Zum Studium der genaueren Struktur, besonders des Baues der Kerne, ist die Eisenhämatoxylinmethode gebräuchlich, und zwar entweder die alte Heidenhainsche, die für Zystenuntersuchung am meisten zu empfehlen ist, oder deren Modifikationen nach Breinl und Rosenbusch. Nach Heidenhain beizt man 6—12 Stunden in $2^1/_2$%iger Eisenalaunlösung, färbt dann bis zu 24 Stunden in alter 1%iger wäßriger Hämatoxylinlösung und differenziert dann wieder in der Eisenalaunlösung, und zwar unter Beobachtung unter dem Mikroskop (starkes Trockensystem).

Riegel hat eine Methode angegeben, die gleichzeitig färbt und fixiert, aber keine Dauerpräparate liefert (Arch. f. Schiffs- und Tropenhyg. Bd. 22. 1918).

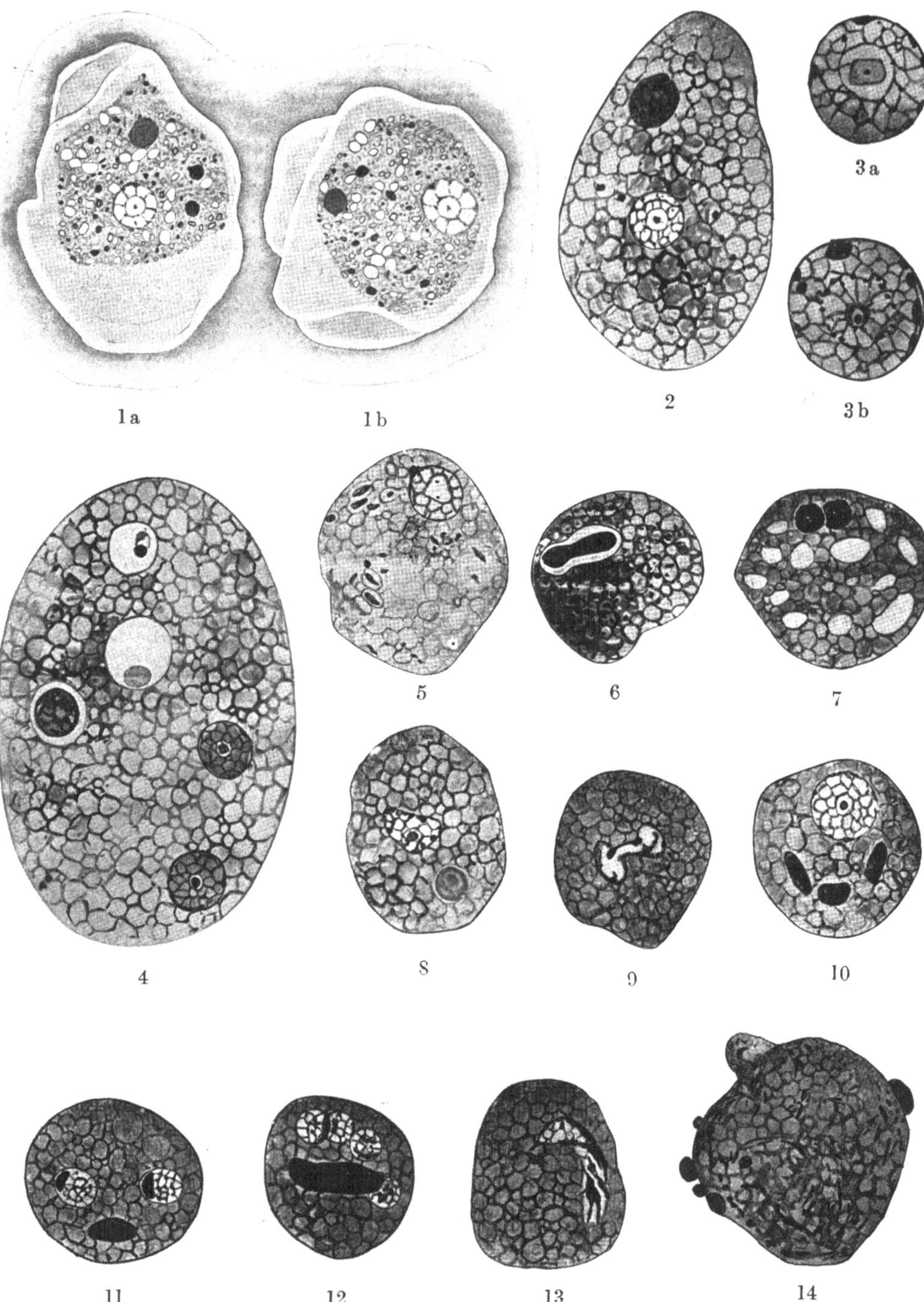

Abb. 235. Entamoeba histolytica (nach Schaudinn).

Die Vergrößerung ist bei Fig. 1, 2 und 4 sowie bei 8, 9, 13, 14 1000fach, bei Fig. 3a und b 2600fach und bei Fig. 5—7, 10—12 2000fach.

Die Unterscheidung der Entamoeba histolytica von der Entamoeba coli erfolgt auf Grund der nachfolgend aufgeführten morphologischen und biologischen Merkmale. Eine Züchtung der Amöben in Reinkultur (etwa im Kondenswasser von Agarröhrchen) ist bisher noch nicht einwandfrei gelungen.

a) Entamoeba histolytica (Abb. 235).

Fig. 1—4. Vegetative Individuen aus Dysenteriefäzes.

Fig. 1 a u. b. Vegetatives Individuum in zwei aufeinanderfolgenden Stadien der amöboiden Bewegung nach dem Leben. Sehr deutlich ist das homogene, stark lichtbrechende Ektoplasma von dem Entoplasma abgesetzt. Die Bewegung geschieht durch sog. Bruchsack-Pseudopodien. Dabei reißt die Oberflächenhaut an einer Stelle und das darunterliegende Ekto- und Entoplasma fließt heraus und breitet sich wie ein Bruchsack nach beiden Seiten über die alte Oberflächenhaut aus, so daß dann eine Ektoplasmazone unter eine Entoplasmazone zu liegen kommt. Die Grenze verschwindet dann und das alte Ektoplasma wandelt sich dann in Entoplasma um, umgekehrt das darüberliegende Entoplasma in Ektoplasma. Das Entoplasma ist wabig gebaut und enthält allerhand körnige und tropfige Inhaltsgebilde (Nahrungsreste, Stoffwechselprodukte) und einen noch unverdauten Erythrozyten. Der Kern ist meist auch im Leben sichtbar, stets kugelig und von einer deutlichen Membran begrenzt. Im Zentrum findet sich ein Karyosom, das von einem hellen Hof umgeben ist (zyklische Veränderungen). Der Außenkern bildet ein wabiges Lininwerk, in dem besonders an der Membran größere und kleinere Chromatinkörner liegen.

Fig. 2. Vegetatives Individuum nach fixiertem und gefärbtem Präparat. Auch das Ektoplasma weist wabige Struktur auf (Ausfüllung); im Ektoplasma liegt oben ein Erythrozyt. Der Kern zeigt dieselbe Struktur wie im Leben.

Fig. 3 a u. b. Kerne von vegetativen Individuen bei stärkerer Vergrößerung, um die genauere Struktur und die zyklischen Veränderungen am Karyosom zu zeigen. Bei Fig. 3 a sieht man ein deutliches Zentriol im Karyosom und um letzteres einen hellen Hof. Die äußere Begrenzung desselben (Körnerschicht) ist die ursprüngliche Grenze des Karyosoms und hat sich durch die zyklischen Veränderungen von ihm abgespalten. Fig. 3 b zeigt weitere Abspaltungen vom Karyosommaterial an den Außenkern und Umwandlung des vorherigen hellen Hofs in Linin. Um den Rest des Karyosoms (Zentriol) bildet sich durch zentropetale Strömungen aber wieder bereits ein neues Karyosom.

Fig. 4. Großes vegetatives Individuum (fixiert und gefärbt) kurz nach vollendeter Kernteilung. Im oberen Kerne hat das Karyosom noch nicht seine kompakte Natur wieder erhalten. Die Zelle steht offenbar kurz vor der Teilung.

Fig. 5. Bildung vegetativer Chromidien durch Abgabe von Chromatin vom Außenkern (siehe oben) und Beginn der Kernteilung, die durch eine Teilung des Zentriols im Karyosom eingeleitet ist.

Fig. 6 u. 7. Kleine Amöbenform, sogenanntes Minutastadium, tritt nach Ablauf der akuten Dysenterieerscheinungen auf. Daraus bildet sich dann die Zystenform.

Fig. 8. Minutaform wie 6 und 7, unterscheidet sich von den oben abgebildeten größeren Formen des akuten Stadiums (Fig. 1—4) durch den Bau des Kernes, der ziemlich chromatinarm ist und die zyklischen Veränderungen am Karyosom nur selten morphologisch erkennen läßt, nie mit der Deutlichkeit wie bei den größeren Stadien. Im Plasma unten ist ein gefressener Erythrozyt.

Fig. 9. Kernteilung einer Minutaform. Das Karyosom befindet sich im Hantelstadium und ist ganz an die Membran des sich gleichfalls durchschnürenden Außenkernes gerückt.

Fig. 10. Soeben gebildete Zyste. Der Kern (Sykaryon) zeigt wieder die normale Struktur, und die vegetativen Chromidien haben sich zu großen kompakten Körpern, sog. Chromidialkörpern (in diesem Falle drei) zusammengeballt, was für diese Amöbe sehr charakteristisch ist.

Fig. 11. Zweikernige Zyste kurz nach der Kernteilung. Die Kerne weisen das für die Telophase charakteristische Bild auf, bei dem Karyosom und Außenkern noch getrennt nebeneinander liegen.

Fig. 12. Reife vierkernige Zyste. Sie dient der Neuinfektion.

Fig. 13 u. 14. Sogenannte Chromidien- und Zystenbildung von Entamoeba histolytica nach Schaudinn. Es handelt sich dabei um Degenerationsformen, wie sie häufiger vor allem bei behandelten Fällen auftreten.

Die Entamoeba histolytica, die im vegetativen Zustande ein ovales oder rundes Gebilde von wechselnder Größe ist, unterscheidet sich von der Entamoeba coli, der gleich zu besprechenden harmlosen Darmamöbe des Menschen dadurch, daß sie ein deutlich abgesetztes Ektoplasma besitzt, das sich durch seine stärkere Lichtbrechung vom Entoplasma sondert. Das Ektoplasma ist zähflüssig, macht einen glasigen Eindruck und bildet die Pseudopodien, die bruchsackähnlich ausgestülpt werden und die zur Nahrung geeigneten Partikel der Umgebung zwecks Aufnahme umfließen. Als Nahrung dienen Bakterien, rote und weiße Blutkörperchen usw. Das Entoplasma ist entweder körnig oder mit Nahrungsvakuolen erfüllt.

Die Fortpflanzung geschieht nach Schaudinn durch Zweiteilung niemals aber durch Schizogonie (Zerfallteilung) wie bei der Entamoeba coli. Bei der Teilung findet eine amitotische Kernvermehrung statt; das Karyosom nimmt dabei Hantelform an.

Bildung von Dauerformen tritt wie bei anderen Protozoen erst dann auf, wenn die äußeren Lebensbedingungen schlechter werden, d. h. also bei der Dysenterie, wenn der Prozeß in Heilung übergeht. Die Bildung dieser Dauerformen geschieht in folgender Weise. Das Karyosom rückt an den Rand des Kernes und gibt chromatinhaltiges Material (Chromidialbrocken) an das Plasma ab. Die Chromidialbrocken vermehren sich und füllen allmählich das ganze Plasma an. Infolge der Vermehrung der Chromidien, d. h. also der Chromatinelemente des Protoplasmas, wächst die Amöbe und erreicht eine Größe von $20-30$ μ.

Bei der Dysenterieamöbe sind also drei Hauptstadien zu unterscheiden. Zu Beginn der Erkrankung große Formen mit deutlichem Kern und gut erkennbarer Kernmembran und zyklischen Veränderungen (Fig. 1—4). Diese dringen vorzugsweise in die Darmwand und die darunter liegenden Gewebe ein und verursachen die eigentlichen Dysenterieerscheinungen. Aus ihnen gehen bei dem Abklingen des akuten Stadiums die kleinen sog. Minutaformen hervor, die sich intensiv vermehren und nicht mehr in die Darmwand eindringen, sondern im Darmlumen bleiben. Bei diesem Minutastadium kann die Infektion monatelang verbleiben, häufig ohne jede Krankheitssymptome. Aus den kleinen Minutaformen gehen die Zysten hervor, indem im Plasma Massen einer chromidial stark färbbaren Substanz ausgeschieden werden und eine Zystenmembran gebildet wird. Innerhalb der Zyste kommt es zu einer zweimaligen Kernteilung, so daß die reife Zyste vier Kerne besitzt. Die Zysten dienen der Neuinfektion. Die Minutaform kann sich umgekehrt auch wieder in die große Form des akuten Stadiums zurückverwandeln und damit ein Rezidiv auslösen. Neuere Untersuchungen haben ferner gezeigt, daß die Minutaform gegenüber den therapeutischen Mitteln, speziell Emetin, sehr resistent sind im Gegensatz zu den großen Formen des akuten Stadiums.

b) Entamoeba coli.

Da differentialdiagnostisch bei der Untersuchung von menschlichem Darminhalt die Entamoeba coli von Bedeutung ist, so wird auch die Kenntnis dieser Amöbe unerläßlich. Sie findet sich im Darm gesunder Menschen in verschiedener Häufigkeit, in Berlin z. B. in $20\,^0/_0$ der Fälle, in Budapest in $60\,^0/_0$. Normalerweise kommt sie im oberen und mittleren alkalisch reagierenden

Abschnitt des Kolons vor. Die ganze Amöbe ist schwach lichtbrechend, eine Sonderung in Ekto- und Entoplasma ist an ihr im ruhenden Zustande nicht zu erkennen; auch bei der Bewegung ist die Unterscheidung nur angedeutet. Der Kern hingegen ist schon am lebenden Objekt gut zu erkennen wegen seines großen Chromatingehaltes und seiner derben Membran.

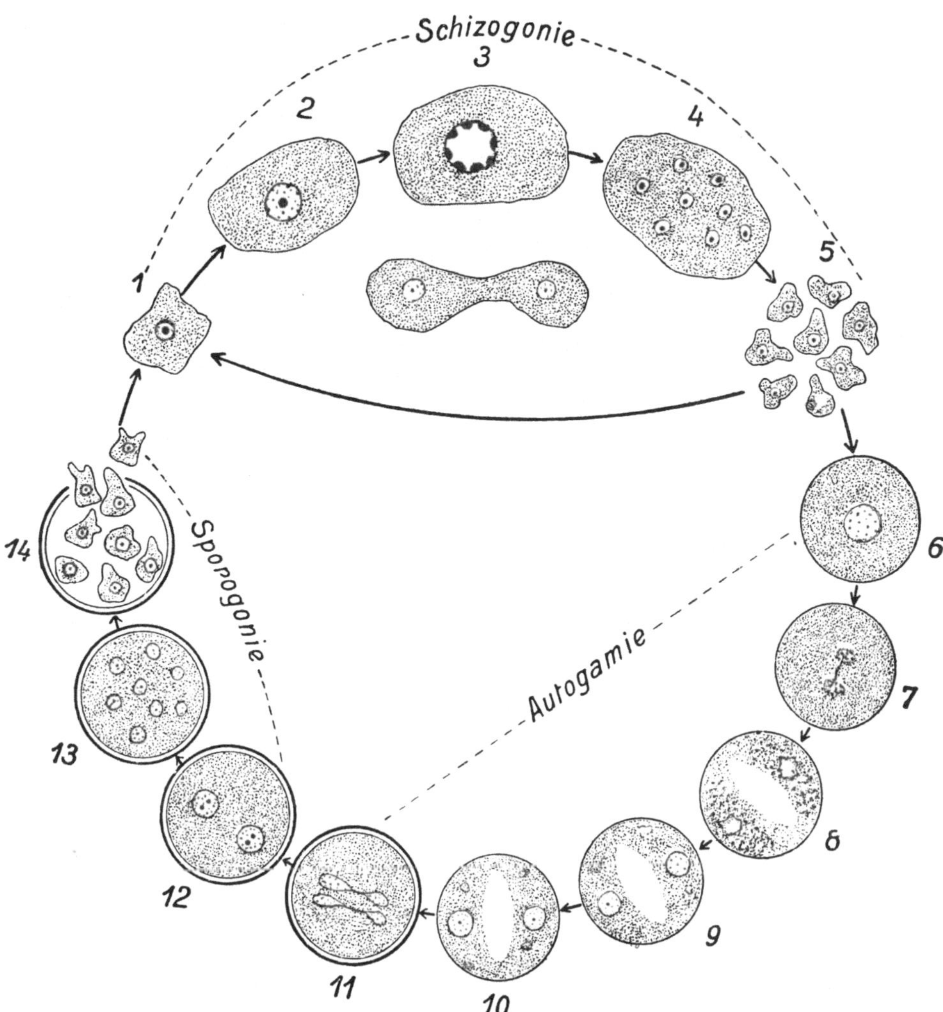

Abb. 236. Entwicklungszyklus der Entamoeba coli (nach Hartmann).

Im gefärbten Präparat zeigt er ein großes Karyosom, und an der Kernmembran sind einzelne Chromatinbrocken verteilt.

Der Entwicklungszyklus der Amöbe ist sehr mannigfaltig. Vgl. Abb. 236. Die vegetativen Formen vermehren sich erstens durch Schizogonie oder Zerfallteilung und zweitens durch einfache Zweiteilung. Bei der ersten Art teilt sich die chromatische Substanz des Kernes in acht Teile, die Kernmembran löst sich auf, die Chromidialteile zerstreuen sich im Plasma und bilden acht Tochterkerne, dann tritt eine Teilung in acht junge Amöben ein. Diese Teilung nennt man

Schizogonie oder Zerfallteilung (Fig. 1—5). Die andere Art der Vermehrung geschieht durch Zweiteilung mit primitiver Mitose des Kernes.

Bei ungünstigen Lebensbedingungen bildet auch die Entamoeba coli Dauerformen. Sie umgibt sich nach Abstoßung aller Fremdkörper mit einer Schleimhülle. Der in diesem Stadium sehr deutlich sichtbare Kern teilt sich durch Mitose in zwei Tochterkerne, die dabei auseinander rücken und eine linsenförmige Lücke im Protoplasma zurücklassen. Der Zysteninhalt ist unvollständig in zwei Teile, Gameten, geteilt, deren Kerne chromatische Substanz in Form von Chromidien an das Protoplasma abgeben. Beide Kerne teilen sich noch je zweimal und bilden dadurch zwei Restkerne, die entweder im Plasma resorbiert oder ausgestoßen werden. In diesem Stadium verwandelt sich die äußere Schleimhülle in eine feste Zystenwand, die Lücke im Protoplasma verschwindet jeder der beiden Kerne teilt sich mitotisch und nach wechselseitigem Austausch der männlichen und weiblichen Spindelhälften entstehen zwei Befruchtungskerne oder Synkarien. Es ist also eine Doppelbefruchtung vor sich gegangen, die ihren Ausgang genommen hat von einer Selbstbefruchtung eines einzelnen Individuums, Autogamie. In der Zyste kommt es zu einer weiteren Teilung, bis sich acht Kerne gebildet haben. Diese achtkernigen Zysten, die man im Stuhl findet, sind ungemein charakteristisch für die Entamoeba coli und kommen bei keinem anderen Darmparasiten vor. Man kann damit Menschen und Katzen per os infizieren. Dabei platzen die Zysten im Ausgangsteil des Dickdarms und zerfallen in acht junge Amöben; wir nennen diesen Vorgang Sporogonie.

Für die Praxis sei zusammenfassend gesagt: finden sich in Stühlen mit glasig-schleimigen, blutigen Partikeln bei frischer Untersuchung große, bewegliche Amöben mit chromatinarmem Kern, deutliche Trennung von Ento- und Ektoplasma, zähen, stark lichtbrechenden Pseudopodien und Erythrozyten im Protoplasma, so liegt mit fast völliger Sicherheit eine echte Amöbenruhr vor. Zysten mit nicht sehr dicker Hülle und bis zu vier Kernen gehören ebenfalls zur Entamoeba histolytica. Die Entamoeba coli zeigt im vegetativen Stadium einen chromatinreichen Kern, keine deutliche Trennung von Ento- und Ektoplasma, wenig zähe Pseudopodien und enthält meist Vakuolen, Bakterien, Detritus; ihr Zystenstadium ist ausgezeichnet durch eine dicke, doppellichtbrechende Hülle und bis zu acht Kernen, meist sind die Kolizysten auch größer.

Vorkommen im Körper des Menschen. Die Ruhramöben finden sich während des akuten Stadiums als vegetative Form in den glasigen Schleimpartikeln des Stuhles und in der Darmwand. Später, wenn die Stühle breiig werden, beobachtet man daneben noch die beschriebenen Dauerformen (Zysten). Außer im Darm sind die Amöben noch in dem Eiter der Leberabszesse und der Lungen- und Gehirnabszesse sowie in den Abszeßwänden zu finden. Bricht ein Abszeß in die Lunge, so kann man sie gelegentlich sogar im Auswurf nachweisen.

Die Lebensfähigkeit außerhalb des Menschen ist gering. Die vegetativon Formen sterben schnell ab, die Dauerformen halten sich einige Wochen. Schaudinn konnte mit vier Wochen altem Ruhrstuhl, der Dauerformen enthielt, bei Katzen durch Verfütterung noch Ruhr erzeugen.

Beweise für die Pathogenität der Ruhramöben. Die Amoeba histolytica findet sich niemals bei Gesunden, stets aber in Entleerungen und in der Tiefe der Darmwand von Ruhrkranken. Die Anschauung, daß etwa Bakterien erst den Amöben den Weg bereiten, und die Amöben nur Nosoparasiten seien, ist nicht richtig, denn man kann, wie Jürgens zeigte, die Amöben ohne alle Begleitbakterien in die gesunde Darmwand eindringen sehen. Schließlich ist vor allem die Tierpathogenität der Ruhramöben von Bedeutung. Zwar kommt Dysenterie als spontane Tierkrankheit nicht vor, aber sie läßt sich ohne Schwierigkeiten auf Tiere übertragen. Dazu eignen sich am besten nach Besser und Cartulis Katzen und Hunde. Spritzt man Amöben des vegetativen Stadiums, am besten also amöbenhaltigen Stuhl (etwa 0,1—0,15 ccm) einer jungen Katze ins Rektum, so entwickelt sich nach ca. fünf Tagen eine typische

Dysenterie mit blutigschleimigem Stuhl, die zum Tode führt und anatomisch eine geschwürige Entzündung der Dickdarmschleimhaut darstellt. Auch durch Einspritzungen mit amöbenhaltigem Leberabszeß-Eiter kann man dieselben Veränderungen hervorrufen. Dagegen gelingt die Infektion nicht, wenn man Stuhl mit Amöben des vegetativen Stadiums verfüttert. Durch Verfütterung gelingt nur dann eine Infektion, wenn man Fäzes benutzt, die Zysten, also die Dauerformen der Amöben, enthalten. Auch Leberabszesse können bei Tieren durch die Infektion hervorgerufen werden. Bei den Versuchstieren von Marchoux entstanden Leberabszesse, wenn die Krankheit länger als 15 Tage dauerte. Mehrfache Laboratoriumsinfektionen beweisen ebenfalls schlagend die pathogene Rolle der Ruhramöben.

Epidemiologie. Die Amöbenruhr ist vorwiegend eine Erkrankung der tropischen und subtropischen Länder; dort herrscht sie endemisch. In Afrika, Asien und im tropischen Amerika ist sie zu Hause. Aber auch in der gemäßigten Zone ist Amöbenruhr beobachtet worden. Insbesondere durch den Weltkrieg sind aus dem südöstlichen Kriegsschauplatz zahlreiche Fälle an Amöbenruhr in die Heimat gekommen. W. Fischer hält es für sicher, daß wir in Deutschland gar nicht so selten endemische Fälle von Amöbenruhr haben.

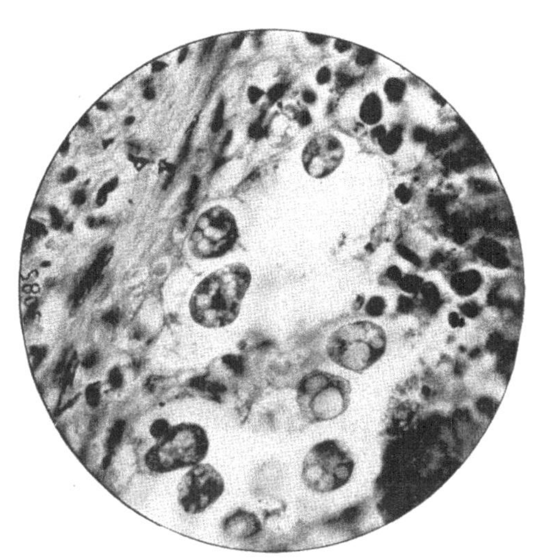

Abb. 237. Ruhramöben (500 mal vergrößert) (photogr. von Zettnow).

Auf welche Weise die Übertragung erfolgt, ist nicht für alle Fälle ersichtlich. Es hat den Anschein, als ob im Gegensatz zur Bazillenruhr die Übertragung durch das Wasser die größte Rolle spielt. Eine Reihe von Beobachtungen sprechen dafür.

So zeigen die Berichte der englischen Armee in Indien, daß seit Verbesserung der Wasserversorgung die Sterblichkeit an Ruhr im Heer ganz auffallend gesunken, während sie bei den Eingeborenen noch gleich hoch ist wie früher. Ferner erwähnt Barthelmy, daß bei den französischen Truppen während der Expedition in Dahomey die Soldaten so lange von der Ruhr verschont wurden, als sie abgekochtes Wasser tranken, dann aber, als sie keine Zeit mehr zum Abkochen hatten, trat bei ihnen die Krankheit auf.

Bärmann hat auf den Teeplantagen bei javanischen und chinesischen Arbeitern durch Verabreichung von Tee bei der Arbeit (statt des verunreinigten Wassers) die Morbidität bei Dysenterie von ca. 160 auf 11 pro 10000, die Mortalität von 70 auf 10 herabgedrückt.

Die Übertragung durch das Wasser kann nur so gedacht werden, daß die Dauerformen der Amöben, die Zysten, mit dem Wasser zugleich in den Magendarmkanal gelangen. Wir wissen, daß dieselben bis zu vier Wochen lebensfähig bleiben, während die vegetativen Formen schnell absterben.

In manchen Fällen kann auch eine direkte Kontaktinfektion von Mensch zu Mensch eine Rolle spielen. Dopter hat z. B. berichtet, daß drei Soldaten in Frankreich, die mit Amöbenruhrkranken zusammen auf einem Zimmer lagen, später an Amöbenruhr erkrankten. Durch verunreinigte Nahrungsmittel, Obst,

Gemüse, Salat erfolgt sehr häufig die Infektion, vor allem durch eingeborene Diener und Köche, unter welchen gesunde Zystenträger nichts Seltenes sind. Auch die Verbreitung durch Fliegen möchte ich als wichtig bezeichnen. Am wichtigsten aber ist immer der Kranke, der Rekonvaleszent und der Zystenträger.

Symptomatologie. Wir unterscheiden auch bei der endemischen Ruhr eine akute und eine chronische Form.

Akute Form. Das akute Krankheitsbild kann ziemlich plötzlich einsetzen mit gallig gefärbten Durchfällen, denen Schleimflocken und etwas Blut beigemengt sind. Dabei bestehen kolikartige Schmerzen, besonders in der Nabelgegend, und peinigender Tenesmus, der sich durch einen brennenden, vom After ins Kreuz ausstrahlenden Schmerz kennzeichnet. Die gesamte Kolongegend ist druckempfindlich, die Zunge ist trocken und belegt, der Puls frequent. Mitunter besteht im Anfange auch Erbrechen, das aber meist bald wieder nachläßt. Häufig geht doch ein Prodromalstadium von einigen Tagen mit Unbehaglichkeit, Völle im Leib, auch leichter Koliken und Diarrhöen, Brechneigung voraus. Es wird sehr oft übersehen.

Die Temperaturverhältnisse bieten ebenso wie bei der Bazillenruhr nichts Charakteristisches. Es gibt Fälle, die nur mit geringem Fieber und ganz ohne Temperaturerhöhungen verlaufen; Steigerungen über 39,5° kommen kaum vor. Auch in fieberhaften Fällen stellt sich nach 2—3 Tagen bereits wieder normale Temperatur ein, außer wenn Komplikationen oder Mischinfektionen vorhanden sind.

Die Zahl der Durchfälle ist verschieden (6—20—50 in 24 Stunden). Dabei ist die Menge der entleerten Fäzes sehr gering und beträgt oft nur 10—15 g. Anfangs setzen sich die Durchfälle aus zwei Bestandteilen zusammen, einem fäkulenten Teil von galliger Farbe und einem blutigschleimigen Teil. Später mit dem Fortschreiten der ulzerösen Entzündung verschwindet allmählich der fäkulente Anteil. Die Stühle werden mehr fleischwasserähnlich und enthalten zusammengeballte, blutig tingierte, himbeergeleeartige Schleimmassen, zum Teil von Sago- und Froschlaichform oder in Flocken, und flüssiges Blut. Manchmal wird auch reines Blut von Schokoladenfarbe entleert.

Mikroskopisch enthalten die Stühle Darmepithelien, viele rote und weiße Blutkörperchen, Bakterien, Leyden-Charkotsche Kristalle und Amöben, die in frischen und nicht abgekühlten Stühlen durch ihre Größe und Bewegung sich leicht von den Leukozyten unterscheiden lassen. Man findet sie hauptsächlich in dem blutigen Schleim der Fäzes. Solange die Stühle noch kotige Beimengungen enthalten, sind sie übelriechend, die schleimig-blutigen Entleerungen sind ohne Geruch. Durch Beimengung nekrotischer Massen können sie aber stark stinkend werden.

Die häufigen Entleerungen und der ständige Stuhldrang erschöpfen die Patienten, die auch nachts fast gar nicht zur Ruhe kommen. Beständig haben sie ein Gefühl, als ob ein Fremdkörper im Anus stecke, den sie durch Drängen herauspressen können. Mitunter ist der Versuch, durch Drängen Stuhl zu entleeren, ganz erfolglos, dagegen kommt es bisweilen zum Prolaps der geröteten und geschwollenen Schleimhaut des Mastdarmes, dessen Reposition wegen der Entzündung äußerst schmerzhaft ist.

Das Blutbild der unkomplizierten Amöbendysenterie zeigt meist mäßige neutrophile Leukozytose; die eosinophilen Zellen sind gewöhnlich vermindert. Eine typische, diagnostisch verwertbare Veränderung des Blutbildes findet sich nicht (W. Fischer).

Allmählich werden die Kranken blaß und matt, die Haut verliert ihren normalen Turgor, der Puls wird klein und frequent, die Atmung beschleunigt, die Nahrungsaufnahme liegt gänzlich darnieder, nur starker Durst ist vorhanden.

Die Gegend des Kolons ist druckempfindlich; der Urin ist hochgestellt und enthält viel Indikan.

So kann die Krankheit wochen- und monatelang anhalten. Oft steigern sich noch die Beschwerden; die Stuhlgänge werden häufiger, besonders des Nachts und am Morgen. Sie enthalten mit dem Fortschreiten der Entzündung außer Blut und Schleim oft große nekrotische Schleimhautfetzen und münzenförmige Pseudomembranen, die als abgestoßene Geschwürsschorfe aufzufassen sind. Der Allgemeinzustand leidet immer mehr, da Kolikschmerzen, Durchfälle und Tenesmus die Kranken nur wenig zur Ruhe kommen lassen. Oft quält sie auch ein starker Blasenkrampf, der teils durch den konzentrierten Urin, teils durch Übergreifen des Tenesmus auch auf den Sphinkter der Blase hervorgerufen wird. Der Kranke wird aufs äußerste hinfällig und liegt mit klebrigem Schweiß bedeckt apathisch, aber bei vollem Bewußtsein da. Die Leber ist meist geschwollen; auch die Milz kann vergrößert sein.

Choleraähnliche Form. Eine andere Form der Tropenruhr beginnt nach Cartulis mit choleriformen Erscheinungen. Schüttelfrost und Temperatursteigerung auf 39—40° leiten die Krankheit ein. Daneben tritt Erbrechen auf und Durchfälle (20—40 Stühle in 24 Stunden). Die Farbe der Stühle ist zunächst gallig, erst nach 1—2 Tagen nehmen sie die für Dysenterie charakteristische schleimigblutige Beschaffenheit an; auch der Tenesmus fehlt bei dieser Form am ersten und zweiten Tage und stellt sich erst zusammen mit den charakteristischen Stühlen ein. Mitunter ist Herpes labialis vorhanden. Die Zunge ist weiß belegt und trocken. Die Patienten klagen über quälenden Durst und starken Wadenschmerz. Der Puls ist weich und frequent.

Gangränöse Form. Nicht ganz selten kommt es bei der Tropenruhr zu Gangrän ganzer Darmabschnitte, die wohl immer durch Mischinfektion mit Darmbakterien erzeugt wird. Das gibt dann die schwersten Krankheitsbilder. Die häufigen Entleerungen sind aashaft stinkend, von bräunlicher oder schwärzlicher Farbe und enthalten nekrotische Schleimhautfetzen verschiedenster Größe. Amöben sind darin in der Regel nicht mehr nachzuweisen, da die Bakterien sie überwuchert haben. Dabei verfallen die Kranken schnell in einen Zustand äußerster Schwäche. Der Puls wird fadenförmig, die Temperatur ist subnormal (Kollapstemperatur). Die Kranken liegen völlig apathisch, aber bei vollem Bewußtsein da mit bleichem Gesicht, in den Höhlen liegenden Augen und lassen alles unter sich gehen. Der Urin ist spärlich, konzentriert und enthält häufig Eiweiß. Oft kommt es durch Darmperforation zur Peritonitis mit ihren charakteristischen Symptomen: Erbrechen, starker Druckempfindlichkeit des Leibes, Singultus. Der Ausgang ist in den meisten dieser Fälle letal.

Chronische Form. Die Amöbenruhr hat eine große Neigung, chronisch zu werden. Die mildesten dieser Fälle sind solche, wo nach einem akuten Anfall noch viele Wochen lang mehrere schleimigblutige Stühle am Tage auftreten, aber schließlich nach 4—5 Monaten ein Stillstand und Heilung des Leidens erfolgt.

Die anderen Formen sind die immer wieder rezidivierenden Fälle, bei denen Zeiten der Besserung und der Latenz abwechseln mit starken Verschlimmerungen, wo schleimigblutige, oft eitrige Stühle wieder in gehäufter Menge auftreten und die Kranken nicht zur Ruhe kommen lassen; dabei fehlt oft der bei der akuten Form vorhandene Tenesmus. Das sind diejenigen Formen, die wir in Europa weit häufiger als die akuten zu sehen bekommen. Oft wissen die Patienten selbst nichts Näheres über eine frühere Amöbenruhr anzugeben, hatten vielmehr scheinbar nur unbestimmte Erscheinungen von „chronischer Diarrhöe". Seeleute, Soldaten aus den Kolonien, Kaufleute, die lange in den Tropen gelebt haben, laborieren nicht selten an diesem Übel. Sie magern dabei ab und bekommen ein gelblich fahles Kolorit. Das chronische Leiden macht sie zu Hypochondern. Der Leib ist druckempfindlich, namentlich in der Nabelgegend. Das Kolon ist oft als harter Strang zu fühlen. Die Temperatur bleibt meist normal oder subnormal, außer wenn Komplikationen oder Nachkrankheiten sich hinzugesellen.

Rezidive sind bei der Amöbenruhr außerordentlich häufig; $^1/_3$ bis $^1/_2$ der Kranken ist nicht zu viel geschätzt. Noch größer wird der Prozentsatz, wenn man die Ausscheidung von Zysten zugrunde legt.

Die wichtigste Komplikation der Amöbenruhr ist der Leberabszeß, der durch Verschleppung der Amöben ins Lebergewebe verursacht wird, wo es zur Nekrose und zur Vereiterung kommt. Außerdem können die Amöben noch in die Lungen, ins Gehirn und in die Milz verschleppt werden und Abszesse erzeugen. Der Leberabszeß ist aber die bei weitem häufigste Nachkrankheit der Dysenterie. Er kann schon nach wenigen Tagen der Erkrankung auftreten, viel häufiger aber erst Monate und Jahre nachher sich bemerkbar machen. Die Leber schwillt an und wird schmerzhaft; sehr bald tritt auch der ungemein charakteristische Schulterschmerz auf der rechten Seite auf. Auch in die ganze rechte Brustseite können die Schmerzen ausstrahlen. Dabei nehmen die Kranken eine sehr charakteristische Haltung an. ,,Es sieht aus, als trügen sie ihren Leberabszeß unterm Arm‘‘, sagte Robert Koch in seiner plastischen Ausdrucksweise. Meist ist es ein einziger Abszeß, der gewöhnlich im rechten Leberlappen lokalisiert ist. Die Größe schwankt zwischen Apfel- und Kindskopfgröße. Multiple Abszesse sind sehr selten. In der Abszeßwand, seltener im Eiter findet man Amöben. Ein unregelmäßig remittierendes Fieber, mitunter mit Schüttelfrost einhergehend, stellt sich ein. Die Kranken verfallen und werden ikterisch. Oftmals — nicht immer — weist erhebliche neutrophile Leukozytose auf das Bestehen einer Eiterung hin. Oft zeigt sich eine ganz zirkumskripte Druckempfindlichkeit an der Leber. Gelingt es, durch die Probepunktion Eiter zutage zu fördern, so ist die Diagnose gesichert. Nicht selten aber ist es trotz wiederholten Punktierens der Leber nicht möglich, den Abszeß nachzuweisen. Die operative Entleerung der Abszesse ist unbedingt geboten, da sonst ein Durchbruch nach verschiedenen Gegenden erfolgen kann. Der Eiter kann in die Pleura durchbrechen und eitrige Pleuritis verursachen. Bisweilen, wenn Leber, Zwerchfell und Lunge durch den fortschreitenden eitrigen Prozeß miteinander verkleben, kommt es zu Lungenabszessen und gelegentlich auch zum Durchbruch in die Bronchien, so daß die Kranken große Eitermassen aushusten. Sehr gefürchtet ist das Platzen des Abszesses und die Entleerung des Eiters in die freie Bauchhöhle mit nachfolgender eitriger Peritonitis. Dazu kommt es aber relativ selten, wenn besondere Ursachen, eine plötzliche Erschütterung, ein Schlag oder ein Fall das Unglück herbeiführen. Weniger selten ist der subphrenische Abszeß, der sich bei allmählicher Perforation des Eiters ins Peritoneum entwickelt. Der Durchbruch in den Darm ist nicht häufig.

Auch Gehirnabszesse bei gleichzeitig vorhandenem Leberabszeß sind nichts Seltenes (Cartulis), dagegen scheinen Milzabszesse nur ausnahmsweise vorzukommen.

Nicht ganz selten treten auch neuritische und myelitische Erscheinungen bei den chronischen Dysenteriekranken auf. Es kommt zu Paraplegien und Hemiplegien an den unteren Extremitäten teils auf myelitischer, teils auf polyneuritischer Basis. Einmal sah ich im akuten Stadium der Amöbenruhr eine rasch wieder abklingende Psychose.

Auch Gelenkerkrankungen kommen vor. Sie beschränken sich oft auf 1—2 Gelenke; die großen Gelenke, besonders die Knien werden am meisten betroffen. Es sind das äußerst langwierige Erkrankungen, die aber schließlich in Heilung ausgehen. Herzkomplikationen sind dabei nicht zu beobachten.

Mischinfektion mit Bazillenruhr ist nichts Seltenes, auch solche mit anderen Darmparasiten, z. B. Balantidium coli, Lamblia usw. war im Orient oft zu bemerken. Ebenso wie bei der Bazillenruhr bildet der Darm bei Amöbendysenterie die Eintrittspforte für Eiterbakterien (Staphylokokken, Streptokokken, Pyozyanus), die zu allgemeiner Sepsis führen können. Darmblutungen und -perforationen sind bei Amöbenruhr selten.

Ausgang. Das Leben der chronischen Dysenteriekranken ist, wie wir sahen, auf die mannigfaltigste Weise bedroht. In den Fällen, die nicht zur Ausheilung kommen, erfolgt der Tod entweder durch eine der genannten Komplikationen, oder es wird infolge des immer mehr zunehmenden Marasmus allmählich durch Herzschwäche das Ende herbeigeführt.

Pathologische Anatomie. Sitz der dysentcrischen Veränderungen ist der Dickdarm. Hier sind es wieder gewisse Prädilektionsstellen, an denen mit Vorliebe die für die Tropenruhr charakteristischen Geschwüre auftreten: die Flexura sigmoidea, das Zökum und der Wurmfortsatz sind besonders bevorzugt. Mitunter ist nur die eine oder die andere dieser Stellen befallen, und der ganze übrige Dickdarm ist frei von Veränderungen. Nicht so ganz selten, als man dies früher annahm, enthält auch das unterste Ende des Dünndarms Geschwüre. Stirbt der Kranke schon im katarrhalischen Stadium, so

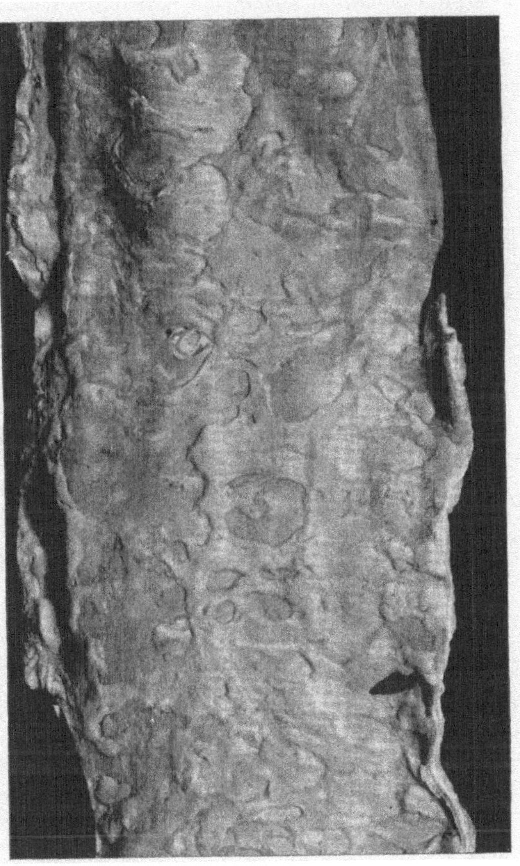

Abb. 238. Dysenterische Geschwüre des Dickdarmes ($^3/_4$ natürl. Größe). (Aus Jores, Anat. Grundlagen wichtiger Krankheiten.)

finden sich lediglich die Zeichen einer katarrhalisch-hämorrhagischen Entzündung: Hyperämie der Schleimhäute, Blutungen verschiedener Größe und auf der Höhe der Schleimhautfalten blutiger Schleim. Die Submukosa ist in der Regel injiziert und geschwollen. Die charakteristischen Veränderungen finden sich jedoch erst, wenn es zur Geschwürsbildung gekommen ist. Da ist vor allem festzustellen, daß der ulzeröse Prozeß in der Submukosa seinen Sitz hat. Geschwüre von verschiedenstem Umfange, von Erbsen- bis Talergröße, reichen in die Submukosa, seltener bis in die Muskularis hinein.

Der Rand der Geschwüre ist aufgeworfen und hart, der Grund ist bisweilen mit einem nekrotischen, schmutzig gelben Schorf bedeckt. Geht man mit der Sonde unter den etwas aufgeworfenen Rand der Geschwüre ein, so findet man die Schleimhaut in der Umgebung unterminiert, und oft hängen mehrere Geschwüre durch solche Minengänge zusammen. So sind häufig weite Strecken der Mukosa abgehoben, ohne selbst zerstört zu sein. Bisweilen ist nach dem Darmlumen zu nur ein stecknadelkopfgroßes Loch vorhanden. Die untersuchende Sonde kann aber von dieser Öffnung aus unter der Mukosa nach verschiedenen Seiten hin Exkursionen machen, ein Zeichen, daß der Hauptsitz des Geschwüres die Submukosa ist. Sie ist in der Umgebung der Ulzera entzündlich verdickt und serös durchtränkt. Auch bis zur Serosa hin kann der geschwürige Prozeß reichen. Auf diese Weise können leicht Perforationen und allgemeine Peritonitis entstehen, oft aber kommt es nur zu Verklebungen und Verwachsungen in der nächsten Umgebung.

Die Beteiligung der Follikel an dem dysenterischen Prozeß wird von den Autoren verschieden aufgefaßt. Die einen, wie Councilman und Lafleur, sind der Anschauung, daß die Geschwüre niemals von Follikeln ihren Ausgang nehmen, während Kruse und Pasquall, denen sich auch Cartulis anschließt, die Ansicht vertreten, daß geschwollene Follikel einschmelzen und zu Geschwüren werden können. Häufig sind Blutungen in der Schleimhaut von kleinsten Hämorrhagien bis zu großen Blutbeulen beobachtet.

Ausgedehnte diphtherische Veränderungen, Nekrose des Epithels mit fibrinösem Exsudat, die für die Bazillenruhr so charakteristisch sind, kommen bei der Amöbenruhr selten vor. Auch gangränöse flächenhafte Zerstörung größerer Schleimhautpartien sind nicht häufig. Sie sind in der Regel das Werk von Begleitbakterien, von Streptokokken und Staphylokokken, die dann in den schwarzen, nekrotischen Fetzen, in die sich die Darmschleimhaut verwandelt, in Massen zu finden sind.

Histologisches. Die Basis der Geschwüre ist in der Regel die Submukosa. Sie besteht aus nekrotischen Fetzen, Detritus mit Bazillen und Amöben; letztere liegen zum Teil auch in den Lymphgefäßen, die sich vom Grunde des Geschwüres in die Mukosa hineinziehen. Die Submukosa in der Umgebung des Geschwüres ist stark verdickt teils durch seröse Durchtränkung, teils durch Wucherung der Bindegewebszellen; ferner durch starke Füllung der Blut- und Lymphwege und durch Blutungen. Die Rundzelleninfiltration ist nur gering.

Über die Art, wie die Amöben ihr Zerstörungswerk ausführen, hat Cartulis folgendes beobachtet:

Man findet häufig auf der Submukosa bereits ausgedehnte Entzündungen und Einschmelzungserscheinungen, während die darüber liegenden Schichten, die Mukosa und die Muscularis mucosae nur wenig entzündet sind. Dabei finden sich Amöben in großer Menge im Grunde des Einschmelzungsherdes in der Submukosa und wenige in der Muscularis mucosae. Sie zerstören zunächst das Epithel der Schleimhaut und gelangen in die Zwischenhaut der schlauchförmigen Drüsen ohne nennenswerte Zerstörungen derselben; dann durchbrechen sie die Muscularis mucosae, die sie nur wenig lädieren, und setzen sich nun in der Submukosa fest. Hier entsteht durch die Nekrose ein Erweichungsherd, der sich immer weiter ausdehnt; endlich erweicht auch die Mukosa und durch eine anfangs nur kleine, später sich erweiternde Öffnung in der Schleimhaut kommt es endlich zur Kommunikation zwischen dem Erweichungsherd der Submukosa und dem Darmlumen. Hoppe - Seyler hat für diese Geschwüre den sehr bezeichnenden Ausdruck „flaschenförmig". Der Bauch der Flasche ist der Geschwürsgrund und der Hals die Öffnung in den Darm.

Auch im Tierexperiment ist ein ganz ähnlicher Gang des Prozesses nachzuweisen. So hat Roos bei Katzen, die er mit amöbenhaltigem Material infizierte, beobachtet, daß unter der Einwirkung der Amöben das Epithel der Darmschleimhaut an vielen Stellen schnell nekrotisch wird und daß sie bis zur Muscularis mucosae vordringen. Hier findet eine kurze Stockung und Ansammlung der Amöben statt wegen der Straffheit des Gewebes; bald wird auch dieses Hindernis überwunden, und sie siedeln sich in der Submukosa an, wo sie ausgedehnte entzündliche Schwellung und Nekrose verursachen können. Durch Zerfall der nekrotischen Massen und Durchbruch in den Darm entsteht dann das Geschwür.

In chronischen Fällen findet man neben ausgedehnten Heilungsvorgängen, wie linearen und sternförmig pigmentierten Narben, vor allem eine starke Reizung der Submukosa und der Muskularis. Die Ränder der noch vorhandenen Geschwüre sind verdickt und pigmentiert, der Geschwürsgrund granulierend.

Daß der Leberabszeß ebenfalls durch die Amöbe verursacht wird, steht außer Zweifel. Auch bei Katzen hat man durch intrarektale Einverleibung von amöbenhaltigem Material die Abszesse entstehen sehen. Der Weg, auf dem die Amöben in die Leber gelangen, ist noch nicht ganz klar. Daß sie auf dem Wege der Pfortader eindringen, ist nach Roger deshalb nicht wahrscheinlich, weil dann vermutlich zahlreiche Abszesse entstehen würden. Den Lymphweg lehnen Councilman und Lafleur ab, weil in den Lymphdrüsen keine Amöben gefunden werden. Bleibt noch die direkte Einwanderung durch die Flexura hepatica des Darmes, was ja nicht unwahrscheinlich ist, da die Amöben, wie wir sahen, unaufhaltsam durch die Darmwand durchzuwandern vermögen. Oft finden sich in den Leberabszessen noch andere Mikroorganismen, wie Staphylokokken, Kolibazillen u. dgl.

Diagnose. Die Diagnose Amöbenruhr kann allein auf klinische Symptome hin nicht gestellt werden. Es ist dazu unbedingt eine mikroskopische Untersuchung der schleimigen Entleerungen der Kranken auf Amöben erforderlich. Der Gang dieser Untersuchung ist in dem Kapitel Ätiologie S. 509 genauer beschrieben. Die Angabe von Izar (1914), wonach im Blute der Amöbenruhrpatienten mittels Komplementbindungsreaktion sich spezifische Ambozeptoren nachweisen lassen sollen, ist bisher nicht bestätigt worden; experimentell hat sich Schückmann (Berl. klin. Wochenschr. 1920. Nr. 23) mit dieser Frage beschäftigt.

Prognose. Die Prognose ist immer zweifelhaft zu stellen, da man bei der Amöbenruhr niemals weiß, ob nicht später noch ein Leberabszeß sich entwickeln oder eine chronische Ruhr sich ausbilden wird. Sehr schlecht sind die Aussichten auf Besserung bei den gangränösen Formen mit stinkenden Entleerungen, in denen nekrotische Fetzen schwimmen. Subnormale Temperaturen, Singultus, Benommenheit trüben ebenfalls sehr die Prognose. Beginn und Art der Behandlung, Widerstandsfähigkeit, Klima usw. spielen eine wichtige Rolle.

Bekämpfung und Prophylaxe. Das Bestreben, die endemische Ausbreitung der Amöbenruhr zu bekämpfen, muß im wesentlichen drei Gesichtspunkte berücksichtigen.

Vor allem ist es geboten, die Übertragungsmöglichkeit durch das Wasser auf ein Minimum einzuschränken und durch eine gute Wasserversorgung in durchseuchten Gegenden die Hauptquelle der Infektion zu beseitigen. Soldaten auf den Märschen, im Manöver und im Kriege ist in ruhrverdächtigen Gegenden nur abgekochtes Wasser zu verabreichen. Dabei ist aber auch darauf zu achten, daß Geschirr und andere Eßgerätschaften nur mit abgekochtem Wasser gereinigt werden.

An zweiter Stelle ist es notwendig, die Kontaktinfektion, die zweifellos eine Rolle bei der Weiterverbreitung spielt, möglichst einzuschränken. Da die Krankheit namentlich in tropischen und subtropischen Gegenden vorkommt mit einer Eingeborenenbevölkerung, deren Sinn für Reinlichkeit und allgemeine Hygiene noch wenig entwickelt ist, so ist die Prophylaxe auf diesem Gebiet mit besonderen Schwierigkeiten verbunden. Die dazu nötigen Maßnahmen decken sich mit denen, die für die Bekämpfung der Bazillenruhr empfohlen wurden.

Schließlich ist durch rechtzeitige Behandlung der akuten Form dafür zu sorgen, daß die Ausbildung der chronischen Ruhr möglichst vermieden bleibt, weil gerade die chronischen Fälle, die sich über Monate und Jahre hinausziehen können, beständig eine Gefahr für die Umgebung sind (Zystenträger).

Therapie. Die Therapie der Amöbenruhr geht von denselben Gesichtspunkten aus wie die der Bazillenruhr. Die Hauptsache ist auch hier die Ernährung des Kranken mit reizloser Diät, wie wir sie bei der Bazillenruhr geschildert haben. Als medikamentöse Behandlung ist auch hier zunächst eine gründliche mechanische Entleerung des Darmes mittels Kalomel, Rizinusöl oder salinischen

Abführmitteln anzuraten, um dann später zu adstringierenden und desinfizierenden Darmspülungen überzugehen.

Seitdem Rogers 1912 das Emetin, eines der Alkaloide der Radix Ipecacuanhae, als Spezifikum gegen Amöbenruhr empfahl, hat dasselbe einen Siegeszug angetreten. Es ist kaum zuviel gesagt, wenn man es mit der spezifischen Wirkung des Chinins bei Malaria vergleicht. Auch insofern, als es Emetin- wie Chinin-feste Stämme gibt. Es empfiehlt sich, so frühzeitig wie möglich 0,05—0,1 Emetin hydrochlor. (gelöst in 2 ccm Kochsalzlösung, von der Firma Merck in Ampullen erhältlich) subkutan oder intramuskulär einzuspritzen. Zunächst täglich 1—2 Injektion n, nach etwa 4 Tagen mit 1—2—3 tägigen Pausen, insgesamt etwa 0,6 g in 2 Wochen. Nach 14 Tagen Pause nochmals 4—6 Injektionen. Von Nebenerscheinungen wird nicht selten allgemeine Schlaffheit und insbesondere Schmerzen und starke Schwäche der Beine geklagt. Besonders wichtig ist, daß das Emetin auch die Leberabszesse günstig beeinflußt. Grussendorf (Jerusalem) empfahl, die Leberabszesse nur noch mittels Troikart zu punktieren, die Hülse liegen zu lassen und etwa 1—2 mal wöchentlich mit einer Lösung von 0,05 Emetin in 50 Wasser durchzuspülen, evtl. gleichwertig Emetin subkutan zu geben.

Leider werden die Zysten der Entamoeba histolytica von Emetin gar nicht beeinflußt. Deshalb finden anstatt oder neben Emetin noch immer eine Reihe der alten „Spezifika" Empfehlung; nach unseren Erfahrungen in Hamburg besonders das folgende Rezept (M. Mayer): „Cort. Simarubae, Cort. granati aa 10,0, Spiritus 90% 90,0, Tct. aromatic. 20,0, Aqu. dest ad 750,0, Macera per horas 20." 4 mal täglich einen Eßlöffel. Man beginnt damit in der zweiten Woche der Erkrankung bzw. Behandlung und läßt 2—3 Wochen lang weiternehmen.

Kalomel, zum Teil kombiniert mit Wismut (Plehn), ist früher viel verwendet worden; Thymol, Santonin, Chinosol und Ol. chenopodii wurden auch nach Bekanntwerden des Emetins noch immer wieder empfohlen; ebenso die Ziemannsche Wismut-Karlsbadersalz-Kur.

Versuche, eine desinfizierende Wirkung im Darm auszuüben durch Salol, mehrmals täglich 1 g, Naphthalin 0,25—1,5 g pro die und Naphthol bis zu 2 g pro die haben keinen allseitig anerkannten Erfolg erzielt.

Per klysma gibt man am besten Tannin in 0,5% iger Lösung, wie es im Abschnitt „Bazillenruhr" beschrieben wurde. Auch Klistiere mit Chininum hydrochloricum, die besonders deletär auf die Amöben wirken sollen, werden von vielen gegeben. Man verabreicht sie in einer Konzentration von 1 : 200, muß aber so viel Tropfen Opiumtinktur hinzusetzen als Dezigramm Chinin in dem Klistier enthalten sind. Auch Klistiere mit Eukalyptusgummi (0,1 bis 0,4% ig) werden sehr empfohlen (Ford). Weniger gut vertragen wird Argentum nitricum in Lösungen von 0,5—1 g auf 1000.

Bei der chronischen Amöbenruhr ist vor allem ein Klimawechsel erforderlich, da in den Tropen immer wieder Rezidive auftreten. Die Versetzung in ein günstiges Klima, z. B. das Mittelgebirge, wird den Allgemeinzustand, die Anämie und Kachexie günstig beeinflussen, namentlich wenn man den Organismus noch mit Eisen- und Arsenpräparaten zu kräftigen versucht. Das Hauptgewicht ist auf eine gute Ernährung zu legen, die mit peinlicher Sorgfalt geregelt werden muß, da ein jeder Diätfehler eine neue Attacke auslösen kann. Die Diätvorschriften decken sich mit denen der Bazillenruhr, auf die deshalb hier verwiesen werden kann.

Gerade bei der chronischen Amöbenruhr versagt das Emetin nicht selten. Für solche Fälle, wie auch für chronische Kolitis nach Bazillenruhr, empfahlen Mühlens und Menck 1921 das Yatren. Es werden 3—5 g Yatren puriss.

Nr. 105 (Behringwerke Marburg) in 200 g Wasser bei 80° C (nicht mehr!) gelöst und nach Reinigungseinlauf langsam in den Darm eingeführt; der Kranke soll diesen Einlauf so lange wie möglich halten. Die Klysmen werden täglich in zunächst 6—8tägigen, später kürzer werdenden Perioden gegeben, mindestens 5—6 Wochen lang. Als Nachbehandlung gibt man evtl. 4—6mal täglich 2 bis 3 Pillen à 0,25 „Yatren puriss. 105". Die bisher damit in besonders hartnäckigen Fällen erzielten Erfolge sind hervorragend.

Die Neigung zu Obstipation, die abwechselnd mit Diarrhöen vorhanden ist, wird am besten mit Rizinusöl bekämpft, doch kann man auch eine Trinkkur in Karlsbad, Marienbad, Neuenahr, Kissingen, Homburg mit Nutzen verordnen, namentlich wenn damit eine zweckentsprechende Regelung der Diät, womöglich unter ärztlicher Aufsicht, verbunden wird.

Literatur über Amöbenruhr siehe bei:

Cartulis: Amöbendysenterie in Kolle-Wassermanns Handbuch. 2. Aufl. Bd. 7. 1913. — Ruge: Amöbenruhr, Justi: metastat. Amöbenerkrankungen in Menses Handb. der Tropenkrankh. Bd. 4. 1916. — M. Mayer: Arch. f. Schiffs- u. Tropenhyg. Bd. 23. 1919. — W. Fischer: Die Amöbiasis beim Menschen. Ergeb. d. inn. Med. u. Kinderheilk. Bd. 18. 1920. — L. Brauer und E. Theys: Die Ruhr. 2. Aufl. Berlin, Fischers med. Buchh. 1922.

Cholera asiatica.

Geschichtliches. Die Heimat der Cholera ist Vorderindien. Im Gangesdelta hat sie wahrscheinlich schon seit Jahrtausenden endemisch geherrscht. Von hier aus mag sie schon im Altertum wiederholt in Asien epidemische Ausbreitung gewonnen haben. Einwandfreie Aufzeichnungen besitzen wir über Choleraepidemien in Indien aus dem 16., 17. und 18. Jahrhundert; aber erst das Jahr 1817 brachte die pandemische Ausbreitung, bei der die Seuche die Grenzen ihrer Heimat überschritt und fast den ganzen bewohnten Erdball überzog. Seitdem hat die Cholera in sechs großen Seuchenzügen von Indien her, den Verkehrsstraßen folgend, die Welt mit Tod und Schrecken heimgesucht. Die erste Pandemie, bei der die Seuche in Europa noch keine größere Ausbreitung gewann, wütete von 1817—1823; bei der zweiten Pandemie 1826—1837 wurden besonders Europa und Amerika schwer betroffen. Nach Europa gelangte sie über Kleinasien, die Türkei und Rußland. Ein neuer Seuchenzug überflutete 1846—1862 Europa, Asien, Amerika und Afrika. Die vierte große Pandemie herrschte in den Jahren 1864—1875. Dabei gelangte sie nicht auf dem Landwege durch Rußland, sondern auf dem Seewege von dem durch Mekkapilger verseuchten Ägypten aus nach Europa. 1892 bis 1894 sollen 800000 Menschen allein im russischen Europa an Cholera gestorben sein. Der Weg der Seuche ging über Ägypten, Kleinasien und Rußland nach Deutschland, wo im Jahre 1892 in Hamburg eine explosionsartig aufflammende, gewaltige Epidemie einsetzte. Im Laufe eines Vierteljahres wurden damals 18000 Personen von der Krankheit befallen und über 7000 Menschen sind daran gestorben.

Ein sechster Seuchenzug begann im Jahre 1902. Sie trat damals in Mekka heftig auf, wahrscheinlich eingeschleppt durch mohammedanische Pilger, die aus dem Morgenlande kamen und wurde nach Ägypten verschleppt, wo ihr fast 40000 Menschen erlagen. Von Ägypten aus gelangte sie im Jahre 1903 über Syrien und Palästina später nach Kleinasien und ans Schwarze Meer, um 1904 auf den großen Karawannenstraßen von Samarkant und Baku zur unteren Wolga vorzudringen. Von da aus machte sie sich in Rußland in den Jahren 1904—1909 heimisch und verursachte alljährlich, namentlich im Hochsommer, kleinere und größere Epidemien, von denen wiederholt Einschleppungen nach Deutschland und Österreich erfolgten. Außer in Rußland ist es aber in Europa seit 1893 nicht mehr zu größerer Ausbreitung gekommen dank den prophylaktischen Maßnahmen, wie sie auf Robert Kochs Initiative eingeführt wurden. Eine zielbewußte Bekämpfung der Cholera konnte erst einsetzen, als es gelungen war, den Erreger der Seuche zu finden und sein Vorkommen im menschlichen Köiper und die Wege seiner Verbreitung näher zu studieren.

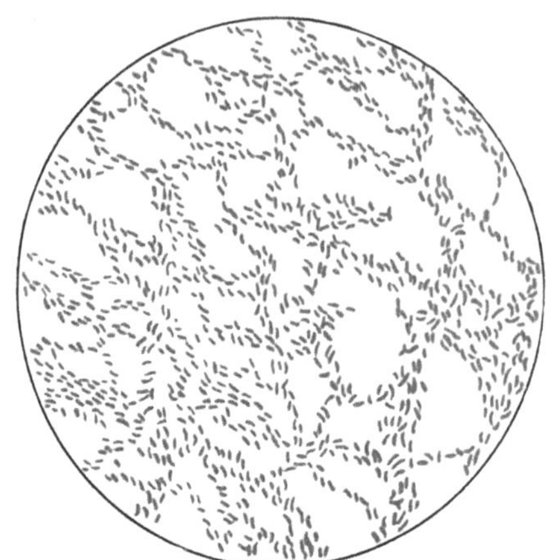

Abb. 239. Choleravibrionen, Reinkultur. (Ölimm.)

Der Choleraerreger wurde im Jahre 1883 durch Robert Koch entdeckt. Als Führer der von Deutschland entsandten wissenschaftlichen Kommission konnte er in Ägypten bereits die Ursache der Seuche in einem kommaförmigen Bazillus feststellen, der sich im Darminhalt und auf der Darmschleimhaut der Choleraleichen konstant findet. Als dann die Seuche in Ägypten erlosch, setzten Koch und seine Begleiter Gaffky und Fischer ihre Studien in Indien fort und bauten die Lehre von der Ätiologie der Cholera bereits in der vollkommensten Weise aus.

Ätiologie. Der Choleravibrio (Kommabazillus, Cholerabazillus) ist ein leicht gekrümmtes, kurzes Stäbchen von 1,5 μ Länge, 0,4 μ Breite, das den Teil einer Schraubenwindung darstellt, so daß seine Enden in verschiedenen Ebenen liegen (Abb. 240). Im Deckglasausstrichpräparat hat er ungefähr die Form eines Komma (Abb. 239). Ältere Kulturen verlieren mitunter ihre Krümmung ganz und erscheinen als ovoide Stäbchen. Den Choleravibrionen ist eine lebhafte Beweglichkeit eigen, so daß sie — nach Robert Kochs Vergleich — im hängenden Tropfen wie die Mücken in einem Mückenschwarm hin und her schwirren. Sie verdanken diese Beweglichkeit einer einzigen langen, endständigen Geißel (vgl. Abb. 240). Bei der Geißelfärbung werden die Hüllen der Bakterienleiber mitgefärbt, so daß der Leib des Bazillus auffällig plump aussieht. Die Färbung des Cholerabazillus gelingt gut mit allen Anilinfarben; bei der Gramschen Färbung entfärbt er sich.

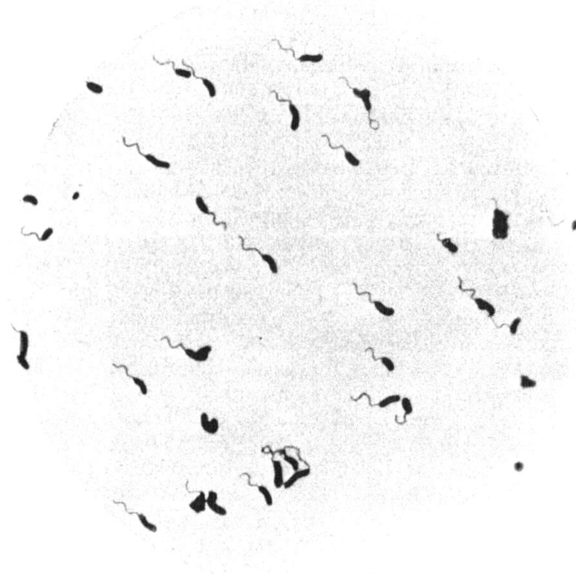

Abb. 240. Choleravibrionen mit Geißeldarstellung (photogr. von Zettnow).

Die Kommabazillen gedeihen auf allen gebräuchlichen Nährböden, vorausgesetzt, daß eine leicht alkalische Reaktion vorhanden ist. Ihr Temperaturoptimum liegt zwischen 35 und 36⁰ C. Sie sind streng aerob. Auf der Agaroberfläche wachsen sie als blasse, bei auffallendem Licht opaleszierende Scheiben. Milch wird trotz üppigem Wachstum der Vibrionen äußerlich nicht verändert; auf Kartoffel bilden sie einen grauen, fadenziehenden Belag. Erstarrtes Blutserum verflüssigen sie mittels eines peptonisierenden Ferments. Großer diagnostischer Wert wurde früher dem Wachstum auf Gelatine beigelegt; heute wissen wir, daß auch choleraähnliche Vibrionen dieselben Eigentümlichkeiten zeigen. Der Cholerabazillus bildet auf der Gelatine bei 22° helle, stark lichtbrechende Kolonien, deren Oberfläche bei schwacher Vergrößerung fein granuliert und wie mit kleinen Glasstückchen bestreut erscheint. Ältere Kolonien sind mehr gelblich und haben einen unregelmäßigen Rand. Allmählich wird die Gelatine durch das peptonisierende Ferment der Bazillen verflüssigt und die Kolonien sinken ein. Bouillon wird durch das Wachstum der Choleravibrionen getrübt, und auf der Oberfläche bildet sich ein transparentes Häutchen.

Auf der Drigalski-Platte wachsen nach 18 Stunden gut stecknadelkopfgroße Kolonien, deren Farbe bei auffallendem Licht berlinerblau, bei durchfallendem Licht exquisit violett erscheint.

Im Ausstrich auf der Blutagarplatte zeigen sich neben einzelnen größeren, grauweißen Kolonien zartere, mehr graugelbliche mit einem leicht gelbgrünlichem Hof umgebene Kolonien.

Differentialdiagnostisch von größerem Wert ist das Wachstum auf 1%iger Peptonlösung geworden, die einen elektiven Nährboden für die Vibrionen darstellt. Hier kommt es zu einer sehr reichlichen Entwicklung der Kommabazillen, die sich infolge ihres Sauerstoffbedürfnisses und ihrer Eigenbewegung an der Oberfläche der Flüssigkeit ansammeln. Schottelius empfahl deshalb das Peptonwasserkölbchen zur Anreicherung von Choleravibrionen aus einem Gemisch von Bakterien, z. B. aus Cholerastühlen.

Die sog. Cholerarotreaktion spielte früher bei der Differentialdiagnose eine große Rolle. Setzt man einer Bouillonkultur von Cholerabazillen geringe Mengen konzentrierter, chemisch reiner Schwefelsäure oder Salzsäure hinzu, so tritt eine burgunderrote Färbung ein durch Bildung von Indolessigsäure; mit Ehrlichs Aldehydreagens erhält man ebenfalls eine Indolreaktion. Dieselbe Reaktion geben auch choleraähnliche Vibrionen.

Die Giftwirkung, die der Cholerabazillus im menschlichen Körper ausübt, ist an seine Leibessubstanz gebunden, er sezerniert also kein lösliches Toxin wie der Diphtheriebazillus, sondern erst beim Zerfall der Bakterienleiber werden die Giftstoffe, Endotoxine, frei, auf deren Rechnung die toxischen Erscheinungen des Choleraanfalles zu setzen sind. Damit hängt es zusammen, daß die Filtrate junger Cholerakulturen für Tiere ungiftig sind, während ältere Kulturen, in denen also schon viele Vibrionenleiber zerfallen sind, toxisch wirken.

Tierpathogenität. Bei Tieren kommt die Cholera spontan nicht vor. Nur unter ganz besonderen, künstlich hergestellten Bedingungen, Abstumpfung der Salzsäure des Magens mit Sodalösung und Ruhigstellung der Darmperistaltik durch Opium gelang es Robert Koch, bei Meerschweinchen und jungen Kaninchen nach Einführung der Cholerabazillen mit der Schlundsonde ein choleraähnliches Bild zu erzeugen. Nach 24 Stunden gingen die Tiere im Kollaps zugrunde und zeigten bei der Sektion eine stark gerötete Dünndarmschleimhaut, die vielfach des Epithels verlustig gegangen war. Ganz das gleiche Krankheitsbild kann man bei jungen Kaninchen dadurch erzeugen, daß man ihnen Cholerabazillen in eine Ohrvene injiziert. Auch durch Verfütterung läßt sich bei ganz jungen Kaninchen Darmcholera erzeugen, wenn man ihnen alkalisches, cholerabazillenhaltiges Wasser zu trinken gibt.

Differentialdiagnostisch wichtig ist es, daß der Cholerabazillus für Tauben nicht pathogen ist, während gewisse choleraähnliche Vibrionen, z. B. der Vibrio Metschnikoff, Tauben bei Einimpfung in den Brustmuskel unter dem Bilde der Septikämie tötet.

Experimentelle Cholerainfektionen beim Menschen. Die ätiologische Bedeutung des Kommabazillus für die menschliche Cholera ist teils in absichtlich angestellten Selbstversuchen verschiedener Forscher, teils durch unfreiwillige Laboratoriumsinfektionen erwiesen worden.

Von den freiwilligen Selbstinfektionen mit Cholera sind die bekanntesten die
Beobachtungen, die Pettenkofer und Emmerich am eigenen Leibe angestellt
haben. Pettenkofer nahm 1 ccm Cholerabouillonkultur, nachdem er vorher
den Magensaft mit Natrium bicarbonicum alkalisiert hatte und erkrankte 16 Stunden
nachher an heftigen Durchfällen, erholte sich aber bald wieder. Gefährlicher war
die Infektion von Emmerich, der nach 20 Stunden ein bedrohliches Krankheitsbild mit massenhaften reiswasserähnlichen Entleerungen, völliger Aphonie, spärlicher Urinsekretion und großer Schwäche zeigte. Eine Reihe anderer Selbstversuche, sowie von mehreren Forschern an anderen Personen angestellte Experimente
hatten teils positive, teils negative Resultate. Metschnikoff sah in einem Falle,
dem er Cholerabazillen per os gegeben hatte, neben starken Durchfällen Wadenkrämpfe, Aphonie, Erbrechen und Anurie. Von tödlichem Ausgange nach solchen
künstlichen Infektionen ist nichts bekannt geworden.

Weit ernster verlief eine Reihe von unfreiwilligen Laboratoriumsinfektionen.
So infizierte sich z. B. in Hamburg im Jahre 1895 Dr. Orgel beim Arbeiten mit
Cholerakulturen und ging im Stadium algidum zugrunde.

Während des Weltkrieges sah ich bei zwei türkischen Ärzten Laboratoriumsinfektionen bei Herstellung von Choleraimpfstoff; beide erkrankten zunächst sehr
schwer, der weitere Verlauf war jedoch leicht. Beide waren vor zwei Monaten
schutzgeimpft worden, jedoch nicht mit Impfstoff aus epidemieeigenen Stämmen
(s. unten).

Pathogenese. Die Cholerainfektion kommt beim Menschen durch Aufnahme des Erregers per os durch Vermittlung von Nahrungsmitteln oder Wasser
zustande, und zwar erfolgt die Aufnahme der Erreger nur vom Darm, nicht
von anderen Stellen oder Geweben des Körpers aus. Da die Choleravibrionen
gegen Säure sehr empfindlich sind (Salzsäure tötet sie noch in Verdünnungen
von 1 : 10000 in wenigen Sekunden), so geht ein großer Teil durch die Magen-
säure zugrunde. Anazidität begünstigt also das Zustandekommen der Infektion.
Die Bazillen können aber auch bei normaler Magensaftsekretion unbehelligt
durchwandern, wenn sie in Nahrungsbestandteile eingehüllt oder mit kühlen
Getränken, die sehr schnell den Pylorus passieren, in den Darm gelangen. Im
Dünndarm treffen sie nun auf die denkbar günstigsten Entwicklungsbedingungen:
alkalische Reaktion und als Nährboden die Peptone des Dünndarminhalts.
Es kommt deshalb zu einer starken Vermehrung der Vibrionen, die wahrscheinlich
den Grund für die häufig dem eigentlichen Anfall vorangehenden starken Durchfälle abgibt (prämonitorische Diarrhöen). Darin besteht aber noch nicht
das Charakteristische der Cholerainfektion; die Cholera ist vielmehr als eine
Epithelinfektion anzusprechen. Die Vibrionen dringen unter gewissen Bedingungen (lokale Disposition, die durch Diätfehler, Exzesse in Baccho usw.
herbeigeführt werden kann) ins Epithel ein, vermehren sich darin und zerstören
die oberflächliche Epitheldecke mitunter in weiter Ausdehnung. Durch den
Zerfall unzähliger Bakterienleiber wird eine große Menge Endotoxine frei, die
nun nach Verlust der schützenden Epitheldecke von den Lymphgefäßen aufgenommen werden, ins Blut gelangen und eine schwere Vergiftung des ganzen
Organismus erzeugen. Ein Übertritt der Bazillen selbst ins Blut, eine Bakteriämie, findet intra vitam fast nie statt; aus dem Herzblut der Leiche läßt
sich gelegentlich der Choleravibrio züchten (Cantacuzene z. B. 5 mal unter
53 Obduktionen). In den Gallenwegen ist der Choleravibrio öfters anzutreffen
(nach Greig in 25 $^0/_0$ der Fälle), in die inneren Organe wird er nur selten, vor
allem wohl bei lange dauernder Agone, verschleppt, namentlich in die Nieren
und kann dann mit dem Harn ausgeschieden werden. Beim typischen Choleraanfall, dem sog. Stadium algidum, rufen die Endotoxine des Choleravibrio
eine dafür spezifische schwere Vasomotorenlähmung, vorwiegend des Splanchnikusgebietes, hervor (Lehndorff), es kommt dann zu den bekannten Erscheinungen: Herzschwäche, Erbrechen, Muskelkrämpfe, Schädigung der Nieren

und Störungen in den wärmeregulierenden Zentren. Auf Rechnung der starken Wasserverarmung ist der Elastizitätsverlust der Haut und die Vox cholerica zu setzen.

Epidemiologie. Bevor die Kochsche Entdeckung des Cholerabazillus und die Kenntnis von der Art seiner Verbreitung Licht in die epidemiologischen Verhältnisse der Cholera brachten, galt hauptsächlich die Pettenkofersche „lokalistische" Anschauung, daß nicht nur die Einschleppung des Krankheitsstoffes, sondern auch eine gewisse örtliche Disposition zur Entstehung einer Epidemie gehöre. Diese Ansicht hat heute vollkommen ihren Boden verloren.

Überall, wo die Cholera auftritt, ist der infizierte Mensch im letzten Grunde die Quelle der Ansteckung. Mit den Stuhlentleerungen verlassen unzählige Mengen von Choleravibrionen den Körper des Kranken und gelangen in die Außenwelt. Von ihnen droht deshalb für die Umgebung die größte Gefahr. Auch in Erbrochenem sind zuweilen Bazillen zu finden, doch werden sie hier meist durch die saure Reaktion des Magensaftes in ihrer Virulenz abgeschwächt sein. Der Urin dagegen enthält die Erreger im Gegensatz zum Typhus nicht; aus den Fäzes verschwinden die Kommabazillen meist innerhalb 14 Tagen. Dauerausscheider wie beim Typhus, die noch monate- und jahrelang nach überstandener Krankheit die Bazillen bei sich beherbergen, gibt es bei der Cholera nicht. Nur ausnahmsweise konnten nach 40, 50 und 60 Tagen noch Vibrionen im Stuhl nachgewiesen werden. Eine wichtige Rolle für die Epidemiologie spielen die gesunden Bazillenträger. Ebenso wie beim Typhus gibt es in der Umgebung Cholerakranker gar nicht selten gesunde Personen, die, ohne selbst zu erkranken, die Infektionskeime bei sich beherbergen und mit dem Stuhl ausscheiden. So fanden sich bei der Epidemie vom Jahre 1905, bei der sämtliche verdächtigen Personen in der Umgebung der Kranken untersucht wurden, nach R. Pfeiffer unter 174 Cholera-erkrankungen 38 Cholerabazillenträger. Die an zahlreichen Stellen während des Weltkrieges ausgeführten Untersuchungen auf Vibrionenträger ergaben — als Wirkung der Schutzimpfung oder der sehr eingehenden bakteriologischen Durchforschung? — hohe Prozentzahlen: so fand Baerthlein in einem Ge-fangenenlager 29,8%, Destre 49%, ich selbst bei einer türkischen Division an der Sinaifront 20% Vibrionenträger. Nach den Erfahrungen von Babes aus dem Jahre 1913 betrug die Häufigkeit der Bazillenträger 10—20% der Cholerakranken, in dichten Menschenmassen unter ungünstigen hygienischen Verhältnissen bis zu 100%! Diese Personen können natürlich um so mehr die Krankheit weiterverbreiten, als sie meist gar nicht krankheitsverdächtig sind und selbst nichts von der Gefahr wissen, die sie für ihre Umgebung bedeuten. Es ist noch ein Glück, daß solche Bazillenträger die Vibrionen meist nur be-schränkte Zeit, d. h. nicht länger als die Cholerarekonvaleszenten, also im Durchschnitt 14 Tage in ihrem Darme beherbergen, sehr im Gegensatz zum Typhus, wo sich die Bazillen manchmal viele Jahre im Organismus gesunder Typhuswirte halten.

Die Übertragung des Cholerakeimes kann auf direktem oder indirektem Wege geschehen. Der direkte Weg ist die Kontaktübertragung, durch die die „Kommabazillen" aus den Entleerungen infizierter Menschen in den Mund gesunder Personen kommen. Ganz besonders gefährdet sind natürlich Pflege-personal und die Hausgenossen des Erkrankten, Wäscherinnen des Bettzeuges, die mit den Dejektionen in Berührung kommen und mit der infizierten oder nicht genügend gereinigten Hand dann ganz unbewußt den Keim in den Mund bringen. Mangelhafte Reinlichkeit, enges Zusammenwohnen in wenig günstigen hygienischen Verhältnissen, z. B. in Arbeiterwohnungen, Irrenanstalten, Aus-wandererschiffen, fördert natürlich die Infektion. Peinliche Sauberkeit vermindert

die Gefahr. Bei den Epidemien, die durch Kontaktinfektionen zustande
kommen, den sog. **Kontaktepidemien**, reihen sich die einzelnen Fälle wie
die Glieder einer Kette aneinander. Es kommt also nicht zu einem plötzlichen Ausbruch vieler gleichzeitiger Erkrankungen, sondern die Cholerainfektionen verteilen sich mehr auf einzelne Gruppen und beschränken sich
auf einzelne Häuser oder einzelne Familien. Dabei kann man oft den Gang
der Ansteckung von einem Cholerahaus in das nächste durch Zwischenglieder
(Bazillenträger) nachweisen.

Schon im Balkankrieg (Serbien 1913) konnte ich in Belgrad, ebenso Aumann
in Südserbien feststellen, daß rein auf dem Wege des Kontaktes eine ausgedehnte Epidemie entstehen kann. Und im Weltkriege zeigte sich wie auf allen
Fronten, so auch auf dem türkischen Kriegsschauplatze, daß der Kontaktinfektion (verschmutzte Hände, Stiefel, Wäsche, Gebrauchsgegenstände) weitaus
die wichtigste Rolle zukommt.

Eine völlig scharfe Trennung zwischen direkter (Kontakt-) und indirekter Infektion läßt sich oftmals gar nicht durchführen. Von ganz besonderer Bedeutung
ist natürlich die Übertragung durch infiziertes Wasser. Robert Koch hat
zum ersten Male in dem Wasser eines indischen Tanks, der als Infektionsquelle für zahlreiche in der Umgebung vorgekommene Cholerafälle in Betracht kam, Choleravibrionen nachgewiesen und damit das erste Beispiel
einer **Wasserepidemie** gezeigt. Später sind bei größeren Epidemien wiederholt
in Fluß- und Leitungswasser und in Brunnen Kommabazillen gefunden worden,
so z. B. bei der Epidemie in der Irrenanstalt Niedleben im Jahre 1893, bei der
Cholerabazillen im Leitungswasser gefunden wurden. Die Infektion kam
dadurch zustande, daß die offenen Filter des Wasserwerkes bei strenger Winterkälte eingefroren und funktionsuntüchtig geworden waren, wobei das durch
cholerainfizierte Schiffer verunreinigte Saalewasser in die Leitung eindrang.

Die Infektion des Wassers geschieht durch die Fäzes cholerakranker
Menschen oder von Bazillenträgern, beschmutzte Wäsche u. dgl. Aus Dung-
gruben können die Bazillen mit dem Wasser ins Erdreich eindringen und schlecht
gedichtete Brunnen infizieren oder in das Quellgebiet eines Flusses gelangen
und, weithin verschleppt, die Krankheit verbreiten, wenn das Wasser in nicht
genügend filtriertem Zustande genossen wird. Auch die Gewohnheit der Schiffer,
alle Dejekte ohne weiteres ins Wasser zu gießen und nachher unbekümmert
das unfiltrierte Flußwasser zu trinken, wird häufig zur Quelle der Infektion.

Auch bei der Übertragung durch Nahrungsmittel spielt infiziertes
Wasser eine wichtige Rolle. So können Salat, Gemüse und Früchte, die beim
Waschen mit verseuchtem Wasser in Berührung kamen, die Krankheit über-
tragen.

Auf diese Weise (Genuß von Salat, der mit Wasser aus einer infizierten Quelle
gewaschen war) erkrankten im April 1917 bei einer deutschen Kraftfahrabteilung,
die in einer Gasanstalt in Konstantinopel untergebracht war, innerhalb weniger
Tage von 59 Leuten 48 an Cholera. Es gelang, sehr rasch die Quelle der Infektion
zu finden. Diese räumlich beschränkte, besonders lehrreiche Epidemie ist von
Kersten und Meggendorfer eingehend beschrieben worden.

Auch Milch, die mit infiziertem Wasser versetzt wird oder in Kannen aufbewahrt wird, die mit solchem Wasser gereinigt wurden, veranlaßt zuweilen
ein gehäuftes Auftreten der Cholera. Trinkwasserepidemien, sofern sie
durch Verseuchung einer ganzen Wasserleitung verursacht werden, verlaufen
gewöhnlich explosionsartig. In steilem Anstieg steigt die Kurve der Erkrankung
an, weil gleichzeitig eine große Anzahl von Menschen infiziert wird und ebenso
steil pflegt auch die Kurve nachher wieder abzufallen. Aber auch Wasserepidemien können mehr in kettenartiger Ausbreitung nach dem Typus der Kon-

taktepidemien verlaufen, wenn die Entwicklungsbedingungen, die der Cholerabazillus im Wasser findet, weniger günstig sind, oder wenn es sich um einen langsam strömenden, buchtenreichen Fluß handelt. Gewöhnlich laufen bei jeder größeren Epidemie beide Arten der Ausbreitung nebeneinander her.

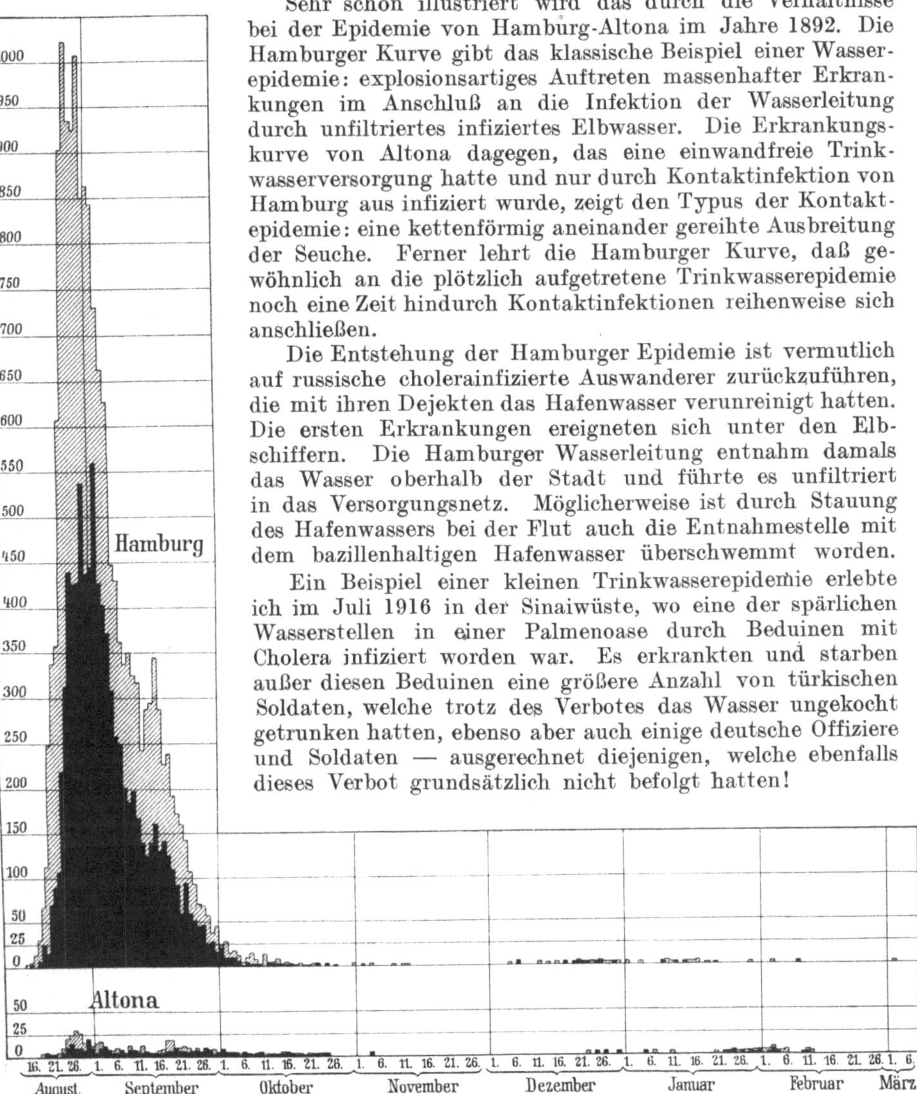

Sehr schön illustriert wird das durch die Verhältnisse bei der Epidemie von Hamburg-Altona im Jahre 1892. Die Hamburger Kurve gibt das klassische Beispiel einer Wasserepidemie: explosionsartiges Auftreten massenhafter Erkrankungen im Anschluß an die Infektion der Wasserleitung durch unfiltriertes infiziertes Elbwasser. Die Erkrankungskurve von Altona dagegen, das eine einwandfreie Trinkwasserversorgung hatte und nur durch Kontaktinfektion von Hamburg aus infiziert wurde, zeigt den Typus der Kontaktepidemie: eine kettenförmig aneinander gereihte Ausbreitung der Seuche. Ferner lehrt die Hamburger Kurve, daß gewöhnlich an die plötzlich aufgetretene Trinkwasserepidemie noch eine Zeit hindurch Kontaktinfektionen reihenweise sich anschließen.

Die Entstehung der Hamburger Epidemie ist vermutlich auf russische cholerainfizierte Auswanderer zurückzuführen, die mit ihren Dejekten das Hafenwasser verunreinigt hatten. Die ersten Erkrankungen ereigneten sich unter den Elbschiffern. Die Hamburger Wasserleitung entnahm damals das Wasser oberhalb der Stadt und führte es unfiltriert in das Versorgungsnetz. Möglicherweise ist durch Stauung des Hafenwassers bei der Flut auch die Entnahmestelle mit dem bazillenhaltigen Hafenwasser überschwemmt worden.

Ein Beispiel einer kleinen Trinkwasserepidemie erlebte ich im Juli 1916 in der Sinaiwüste, wo eine der spärlichen Wasserstellen in einer Palmenoase durch Beduinen mit Cholera infiziert worden war. Es erkrankten und starben außer diesen Beduinen eine größere Anzahl von türkischen Soldaten, welche trotz des Verbotes das Wasser ungekocht getrunken hatten, ebenso aber auch einige deutsche Offiziere und Soldaten — ausgerechnet diejenigen, welche ebenfalls dieses Verbot grundsätzlich nicht befolgt hatten!

Abb. 241. Verlauf der Choleraepidemie in Hamburg und Altona.
(Hellschraffiert: Krankheitsfälle, schwarz: Todesfälle.)

Absolute Zahlen über die Ausbreitung der Cholera während des Weltkrieges zu geben ist noch nicht möglich. Nach den Lazarettrapporten starben (W. His) im 1. Kriegsjahre 520, im 2. 1103, im 3. 26 und im 4. Kriegsjahr 7, zusammen 1656 Angehörige des deutschen Feldheeres an Cholera (durch Verwundung: 1531048, durch Krankheiten: 155013); in den deutschen Gefangenenlagern starben in den 5 Kriegsjahren rund 109000 Gefangene, davon 851 an Cholera, an Typhus 1063, Fleckfieber

4285, Pneumonie 24 556). Also auch unter ungünstigen Verhältnissen hat die Cholera ihre Schrecken als Kriegsseuche verloren!

Aus den Heimatländern der Cholera dringt der todbringende Gast fast alljährlich auf den Verkehrswegen nach dem Westen vor und klopft an die Tore Europas, und es bedarf der sorgsamsten Wachsamkeit der Behörden, eingeschleppte Fälle sofort zu erkennen und die Entstehung von Epidemien zu verhüten. Der Seeweg, den die Krankheit nimmt, führt gewöhnlich über Ägypten; von Suez aus, das wegen seines großen Schiffsverkehrs und wegen seiner Lage an der großen Pilgerstraße nach Mekka, wohin alljährlich Tausende von Mohammedanern strömen, häufig mit Cholera infiziert wird, droht die Verschleppung der Seuche nach den europäischen Mittelmeerhäfen. Noch häufiger hat die Cholera in den letzten Jahren auf dem Landwege Europa bedroht. Von Arabien über Syrien, Kleinasien und das südliche Rußland nach dem europäischen Rußland vordringend, steht sie schnell an Deutschlands Ostgrenze. Hier leistet der rege Schiffahrts- und Flößerverkehr auf der Weichsel und ihren Nebenflüssen der Ausbreitung der Seuche Vorschub, denn gerade die auf Schiffen und Flößen lebende Bevölkerung hat die Gewohnheit, ihre Dejekte in den Fluß zu entleeren und nachher das rohe Flußwasser unbekümmert zu trinken. Der Choleravibrio vermag sich aber im Wasser, namentlich in langsam strömenden Buchten und bei günstiger Außentemperatur, also besonders im Hochsommer, gut zu halten und sich auch zu vermehren, und so kann es nicht nur zur Infektion der Schiffsbevölkerung, sondern auch zur Verseuchung der an den Flußläufen gelegenen Ortschaften und weiterhin zur epidemischen Ausbreitung kommen.

Der Gang der Choleraepidemie ist, wie wir sahen, verschieden, je nachdem es sich um Kontaktepidemien handelt oder um Wasserepidemien. Meist gehen aber den explosionsartigen Wasserepidemien vereinzelte isolierte Erkrankungsfälle voraus, so z. B. in Hamburg unter den Hafenarbeitern. Der Ausgang der Epidemie erfolgt meist in einer langsam abfallenden Kurve. Die Dauer einer Epidemie kann Wochen und Monate betragen, dann aber pflegt sie in der Regel völlig zu erlöschen. Dauernd endemisch ist die Cholera nur in ihrem Heimatlande Indien, wo die schlechten hygienischen Verhältnisse, die schlechte Trinkwasserversorgung, die rituellen Waschungen, die Unreinlichkeit und Sorglosigkeit der Bevölkerung ihrer Entwicklung dauernd Vorschub leisten. Daß ungünstige äußere Lebensverhältnisse, dichtes Beieinanderwohnen, Unsauberkeit usw. auch in anderen Breiten die Entwicklung der Krankheit begünstigen, lehrt neben den Erfahrungen des Weltkrieges auch die Tatsache, daß zu Zeiten von Epidemien die ärmeren Schichten weit mehr heimgesucht werden als die besser situierten Kreise. In diesem Sinne kann man Jürgens beipflichten, daß die Cholera eine ungefährliche Seuche ist, deren Verhütung und Bekämpfung eigentlich leicht fällt. Bei der Entstehung von Epidemien sprechen zweifellos äußere atmosphärische Bedingungen, die das Wachstum und die Verbreitung der Cholerabazillen in der Außenwelt begünstigen, auch mit. So konnte schon Pettenkofer feststellen, daß der größte Anstieg der Choleraerkrankungen in Indien stets im Anschluß an die Regenperiode zu erfolgen pflegt, und daß in Mitteleuropa die Epidemien fast immer im Spätsommer und im Herbst auftreten.

Krankheitsbild. Die Dauer der Zeit, die vom Moment der Infektion bis zum Ausbruch der ersten klinischen Erscheinungen verstreicht, ist bei der Cholera wohl in der Hauptsache abhängig von der Menge der eingedrungenen Erreger, die sich erst hinreichend vermehren müssen, um eine pathogene Wirkung auszuüben. So sind die Angaben über die Länge der Inkubationsdauer verschieden.

Die oben erwähnten Selbstversuche von Pettenkofer und Emmerich, bei denen es 60 bzw. 46 Stunden nach der Aufnahme der Bazillen zu den ersten Erscheinungen kam, können nicht ohne weiteres in eine Reihe mit den natürlichen

Infektionsbedingungen gestellt werden, weil dabei eine zu mäßige Infektion erfolgte; im Durchschnitt verstreichen 2—5 Tage.

Die Gestaltung der klinischen Bilder, die durch die Infektion mit Cholera verursacht werden, ist sehr verschieden und richtet sich nach der Schwere der Infektion und der Disposition des Erkrankten. Dabei spielen sowohl die allgemeine Widerstandsfähigkeit als auch die allgemeine Disposition des Darmepithels eine Rolle. Es ist eine alte Erfahrung, daß Personen, die durch andere Krankheiten geschwächt sind, ferner Kinder und Greise besonders leicht von der Cholera ergriffen werden und daran zugrunde gehen; aber auch Herabsetzung der lokalen Resistenz durch Diätfehler, enteritische Störungen kann das Zustandekommen der Krankheit begünstigen.

Man unterscheidet nach der verschiedenen Schwere der Krankheitserscheinungen folgende Bilder:

1. die einfache Choleradiarrhöe,
2. die Cholerine,
3. die Cholera gravis oder asphyctica oder algida,
4. die Cholera siderans.

Choleradiarrhöe. In den leichtesten Fällen kommt es unter Kollern im Leibe und Flatulenz zu häufigen dünnflüssigen, gallig gefärbten, breiigen Entleerungen, die 4—10 an der Zahl mehrere Tage hindurch den Kranken beunruhigen. Es besteht stark vermehrtes Durstgefühl, schlechter, pappiger Geschmack im Munde, dick belegte Zunge; der Appetit liegt danieder. Die Erkennung solcher Fälle als Cholera ist natürlich nur möglich mit Hilfe der bakteriologischen Stuhluntersuchung, die mikroskopisch und kulturell Kommabazillen nachweist. In den meisten Fällen erholen sich die Kranken in wenigen Tagen und sind genesen. In anderen Fällen sind die Diarrhöen als Vorboten eines schweren Choleraanfalles, als prämonitorische Diarrhöen, aufzufassen. Dann gesellen sich Fieberbewegungen, sog. „Initialfieber", Schweißausbrüche, Ziehen in den Waden hinzu, und allmählich entwickelt sich das schwere Bild der asphyktischen Cholera, das wir noch kennen lernen werden.

Einen schwereren Charakter zeigt schon diejenige Form von Cholera, die man als **Cholerine** bezeichnet. Nach kurzen Prodromalerscheinungen, wie Abgeschlagenheit, Appetitlosigkeit, Übelkeit stellen sich plötzlich Diarrhöen ein, die zunächst noch gallig gefärbt sind, bald aber das gallige Aussehen verlieren und die für Cholera charakteristische reiswasserähnliche Beschaffenheit zeigen. Bald nach dem Einsetzen der Durchfälle tritt häufig Erbrechen auf, das zunächst alle genossenen Speisen und dann gallig gefärbte, dünnflüssige Mengen von bitterem Geschmack herausbefördert. Die Temperatur steigt an, der Puls wird etwas frequenter und kleiner, die Extremitäten fühlen sich kühl an, die Urinsekretion wird wegen des starken Wasserverlustes geringer, schmerzhaftes Ziehen in den Waden tritt auf. Der Kranke wird matt und kraftlos und vermag nur mit tonloser Stimme (Vox cholerica) zu sprechen. Diese Erscheinungen halten einige Tage an, um dann allmählich zurückzugehen, oder aber es entwickelt sich daraus der schwere typische Choleraanfall.

Die **Cholera gravis, der typische Choleraanfall (asphyktische Cholera),** entsteht in etwa der Hälfte der Fälle aus den eben beschriebenen Formen der Choleradiarrhöe und der Cholerine. Handelt es sich zunächst nur um diarrhöische, gelbgefärbte Stühle, so spricht man, wie bereits erwähnt, von prämonitorischen Diarrhöen. Auch Prodromalerscheinungen von ein- oder mehrtägiger Dauer, wie Mattigkeit, Übelkeit, Frösteln, können dem Sturm vorausgehen; mitunter aber setzt die Attacke plötzlich ein. Dabei kann es ganz akut zu profusen Durchfällen kommen. Diese verlieren schnell ihre gallige Färbung und nehmen die bekannte reiswasserähnliche Beschaffenheit an; sie folgen sich in großer Häufigkeit 10—20 mal am Tage. Sie werden ohne Schmerzen, nur mit einem Gefühl von Kollern im Leibe entleert, doch tritt nach längerer Dauer der Krankheit oft ein quälender Tenesmus, ähnlich wie bei der Dysenterie, auf. Die Reiswasserstühle haben meist eine alkalische Reaktion und enthalten Tripelphosphate. Die suspendierten Flöckchen bestehen aus Schleim, Leukozyten und Darmepithelien, die oft in großen Zusammenhängen abgestoßen sind, so daß man mikroskopisch schlauchförmige Drüsen und Zotten erkennt. Außerdem findet man darin meist massenhafte Choleravibrionen. Gar nicht selten sieht man auch, namentlich bei schwereren Fällen, durch Blut gefärbte „Fleischwasserstühle" von rötlichgrauer Farbe. Schließlich kommt es auch vor, daß trotz schwerer, zum Tode führender Erkrankung, dauernd fäkulente, dunkelbraune, wenn auch flüssige Stühle entleert werden (Hesse, zahlreiche eigene Beobachtungen). Gleichzeitig mit den Durchfällen oder häufiger bald nach deren Beginn setzt heftiges Erbrechen ein, das den Kranken durch seine Häufigkeit außerordentlich quält und ermattet. Zuerst noch Speisereste enthaltend, wird das Erbrochene bald molkenartig oder reiswasserähnlich und stellt ein trübes Exsudat aus Magen- und Darmkanal dar, in welchem manchmal Cholerabazillen zu finden sind. Der Brechakt erfolgt spontan oder nach Flüssigkeitszufuhr. Da ein peinigender Durst die Kranken quält, so machen sie oft den Versuch, Flüssigkeit einzunehmen; fast jedesmal erfolgt ein heftiges Erbrechen. Ein anhaltender Singultus, meist ein ungünstiges Symptom, gesellt sich zuweilen hinzu und erhöht die Qual. Der Appetit liegt ganz danieder. Die Zunge ist trocken, dick belegt und oft zyanotisch. Der Leib ist eingesunken und gibt beim Betasten Plätschergeräusche über dem schwappend gefüllten Darm. Nun kommt es schnell infolge der Vergiftung des Organismus durch die Überschwemmung mit Endotoxinen der Choleravibrionen und infolge des starken Wasserverlustes zu jenem schweren Krankheitszustand, der als Stadium asphycticum oder algidum bekannt und gefürchtet ist. Der Kranke verfällt schnell, das Gesicht wird schmal und spitz, die Nase tritt scharf hervor und fühlt sich kühl an. Die Augen sinken tief in die Höhlen ein und sind von einem tiefblauen oder blaugrauen Ring umrändert. Die Gesichtsfarbe ist livide, die Lippen sind bläulich verfärbt. Die Extremitäten kühlen aus und werden zyanotisch. Die kühle, oft mit klebrigem, harnstoffreichen Schweiß bedeckte Haut verliert ihre Elastizität, so daß aufgehobene Falten stehen bleiben. Eine auffällige Runzel- und Faltenbildung zeigt sich an den Fingern, die dadurch an die viel im Wasser arbeitenden Hände der Wäscherinnen erinnern, außerdem bläulich verfärbt sind und graublaue Nägel haben (vgl. Abb. 242). Die Stimme wird matt und heißer und schließlich ganz tonlos infolge der Eintrocknung und Schwäche der Stimmbänder. Die Urinsekretion nimmt immer mehr ab und versiegt in schwersten Fällen ganz. Gelingt es, eventuell durch den Katheter etwas Harn zur Untersuchung zu bekommen, so enthält er meist reichlich Albumen, gewöhnlich auch Indikan und zahlreiche hyaline und granulierte Zylinder neben vielen Epithelien und Zelldetritus, seltener rote Blutkörperchen. Die Temperatur sinkt bis zu subfebrilen Werten (bei Achselhöhlenmessung sogar bis auf 32° C und noch weniger). Dabei ist aber die Beobachtung interessant, auf die Reiche aufmerksam machte, daß Rektummessungen zuweilen eine um mehrere Grade höhere innere Eigenwärme angeben und auf diese Weise oft eine Fiebertemperatur von 38 und 39° nachgewiesen werden kann, während die periphere Temperatur bei der Messung in der Achselhöhle subnormal erscheint. Der leicht beschleunigte Puls (90—100 Schläge, selten mehr), wird allmählich immer kleiner und schließlich fadenförmig; die Herztöne werden leiser, der zweite Ton ist fast unhörbar oder durch

ein hauchendes Geräusch ersetzt. Der Blutdruck ist so gering, daß ange-
schnittene Arterien kaum spritzen, die Kranken klagen oft über Palpitation
in der Herzgegend und schmerzhafte Beklemmungsgefühle.

Das Blut zeigt infolge der Konzentration eine Vermehrung der roten Blutkörperchen, ferner eine Zunahme der Leukozyten (12—16000) mit Vermehrung
der neutrophilen und großen einkernigen Zellen, Verminderung der Lymphozyten, Fehlen der Eosinophilen und Linksverschiebung (Benzler). Die Vis-

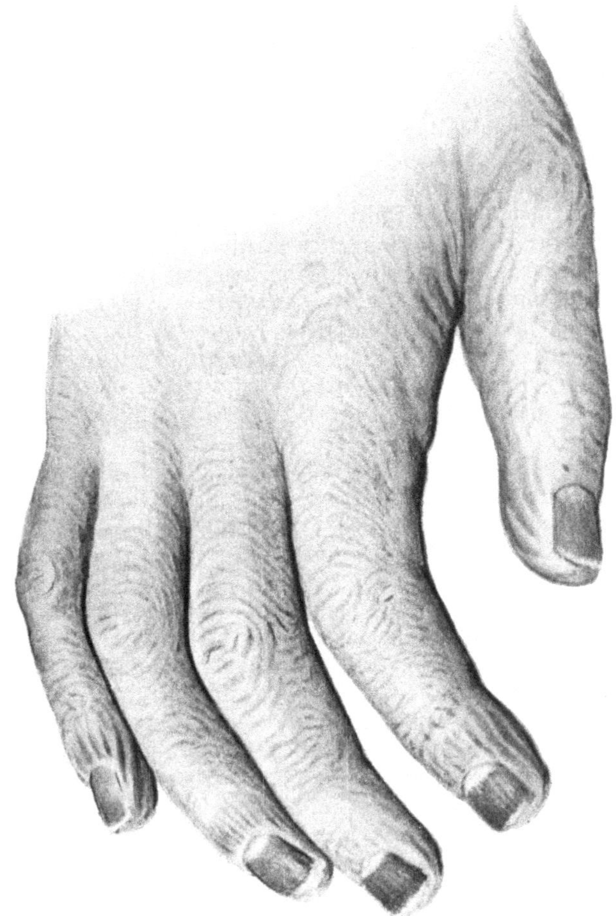

Abb. 242. Zyanose und Faltenbildung der Haut bei Cholera (nach Froriep).

kosität ist vermehrt. Chemisch kann man einen erhöhten Harnstoffgehalt,
sowie verminderte Alkaleszenz infolge CO_2-Ansammlung nachweisen.

Auffällig ist die Dyspnoe der Kranken. Die Atemfrequenz ist stark erhöht
und beträgt 50 Atemzüge und mehr in der Minute; der Atem ist oberflächlich.
Ein auffälliges Oppressionsgefühl ängstigt den Kranken und steigert sich zuweilen zu stärkster mit Unruhe und Präkordialangst verbundener Atemnot.
Als Vorbote des Todes tritt zuweilen Cheyne-Stokessches Atmen auf.

Außerordentlich quälend sind die schmerzhaften, tonischen Muskel-
zusammenziehungen, die besonders an den Schenkel- und Wadenmuskeln,

aber auch an den Zehen- und Bauchmuskeln, seltener an den Armen und Händen und im Gesicht auftreten und für mehrere Sekunden die Muskulatur bretthart kontrahieren. Ihre Ursache liegt wohl hauptsächlich in toxischen Einflüssen. Die Wasserverarmung kann keine so große Rolle dabei spielen, da manche Autoren, z. B. Reiche, die Wadenkrämpfe in großer Heftigkeit auch bei der stürmisch verlaufenden Cholera sicca beobachteten, wo nur wenig oder gar keine flüssigen Entleerungen auftreten.

Das Sensorium bleibt oft lange klar, meist sind die Kranken sehr aufgeregt, unruhig und schlaflos; dann aber kommen Stunden, wo sie apathisch und somnolent daliegen. Auch stärkere Exzitationszustände und Delirien können auftreten, namentlich bei Potatoren. Andere Kranke sind beständig in einem Zustande dauernder Teilnahmslosigkeit, ohne daß das Bewußtsein geschwunden ist, da sie auf Anruf reagieren. Meist besteht eine auffällige Hypästhesie, so daß die subkutane oder intravenöse Wasserinfusion ohne jede Schmerzäußerung hingenommen wird. Dieser schwere Zustand dauert in der Regel nicht länger als 1—2 Tage. Bei den meisten Kranken geht das Krankheitsbild schon in der zweiten Hälfte des ersten Tages in das pulslose Stadium über. Während die reiswasserähnlichen Entleerungen etwas nachlassen und die Krämpfe seltener auftreten, nimmt die blaugraue Verfärbung des Kranken immer mehr zu; Lippen, Nägel, Zehen werden immer hochgradiger zyanotisch, die Extremitäten sind von leichenhafter Kälte, die Pupillen sind erweitert und reagieren nicht mehr auf Lichteinfall, die Lider schließen unvollkommen, so daß die Kornea infolge des Lagophthalmus trocken wird und sich trübt, der Puls ist nicht mehr zu fühlen, in tiefer Entkräftung, meist im Koma erfolgt das Ende.

In anderen, weniger stürmisch verlaufenden Fällen kommt die Krankheit zum Stehen, und der Kranke tritt in das Regenerations- oder Reparationsstadium ein. Oft ist der Umschwung zum Bessern ein auffällig plötzlicher. Der Kranke, der gestern noch pulslos war, sitzt außer Bett, raucht und begeht „Diätfehler".

Die Durchfälle verlieren ihre Reiswasserbeschaffenheit und werden wieder fäkulenter und seltener, das Erbrechen hört auf, Unruhe und Oppressionsgefühl weichen. Der Puls wird wieder kräftiger, das zyanotische Aussehen und die Abkühlung der Extremitäten verschwindet; ein wohltuender, warmer Schweiß tritt auf, und die Urinsekretion setzt wieder ein, um zunächst einen spärlichen stark eiweißhaltigen Harn mit hyalinen und körnigen Zylindern zutage zu fördern. Diese Harnbeschaffenheit pflegt aber nach wenigen Tagen meist schon wieder der Norm zu weichen und nur seltener dauernde Störungen zu hinterlassen. Eine große Mattigkeit sowie Labilität des Pulses und schwärzliche Farbe der hinteren Zweidrittel der Zunge bleiben noch einige Tage zurück; bis auf geringe Darmstörungen pflegt die Rekonvaleszenz nach 5—10 Tagen vollendet zu sein. Die Vibrionen schwinden durchschnittlich nach 14 Tagen, nur einzelne Rekonvaleszenten beherbergen sie länger.

Die längste Dauer der Bazillenpersistenz betrug in Sofia unter 155 Kranken 44 Tage (Hesse); ganz selten ist länger dauernde Ausscheidung beobachtet; His erwähnt einen solchen Fall, der über vier Monate Vibrionen ausschied!

Oft aber ist der Kranke trotz mehrtägiger scheinbarer Besserung noch nicht außer Gefahr. Es drohen Rezidive, die nach mehrtägiger Ruhepause mit allen Erscheinungen aufflammen und das tödliche Ende herbeiführen können, oder der Kranke geht trotz Nachlassens der schweren Erscheinungen an Entkräftung zugrunde. Das betrifft besonders alte und durch andere Krankheiten geschwächte Personen. Schließlich kann an Stelle der endgültigen Genesung ein neues, nach dem bisherigen Verlauf fast fremdartig wirkendes

Krankheitsbild treten, das mit dem Namen Choleratyphoid bezeichnet wird. Rumpf nennt es Stadium comatosum.

Das **Choleratyphoid** (Stadium comatosum), das sich in vielen Fällen an das Stadium algidum anschließt, und zwar in einem Moment, wo die lokalen Darmsymptome nachzulassen scheinen und die Entleerungen seltener und fäkulenter werden, stellt einen fieberhaften Zustand dar, bei dem sensorielle Störungen im Vordergrunde stehen. Die starke Trübung des Bewußtseins, der vorherrschende Status typhosus, hat diesem Krankheitsbild den Namen Choleratyphoid verschafft. An die Stelle der subnormalen Temperaturen treten hohe Fiebergrade. Der Kranke ist benommen oder somnolent, der Puls ist kräftig, regelmäßig und nur wenig beschleunigt. Die im asphyktischen Stadium blaugraue und kühle Haut ist rot und warm. Die Konjunktiven sind stark injiziert. Tiefe, laut ächzende Atemzüge, oft mit hohlem trachealem Beiklang bieten das Bild der „großen Atmung" wie beim Coma diabeticum. Die diarrhoischen Entleerungen bestehen noch fort, jedoch in verminderter Zahl. Häufig tritt nun, meist Ende der zweiten oder Anfang der dritten Woche, ein neues Symptom hinzu, das sog. Choleraexanthem. Teils urtikariaähnliche, teils skarlatiniforme oder morbilliforme Ausschläge treten zuerst an den Beugeseiten der Arme und am Halse auf und verbreiten sich dann über den Rumpf und die Extremitäten, Gesicht, Hände und Füße bleiben stets frei. Manchmal wird der Ausschlag hämorrhagisch (Schemensky). Diese merkwürdige Erscheinung ist nach unseren heutigen Kenntnissen zweifellos zu den toxischen Überempfindlichkeitserythemen zu rechnen, wie sie im Anschluß an die verschiedensten Noxen (Arzneimittelvergiftungen, Serumjektionen) und auch im Anschluß an andere Infektionskrankheiten zuweilen beobachtet werden. Sie gleichen klinisch völlig den Serumexanthemen (Abb. 370). Reiche sah diese Choleraexantheme bei der Hamburger Epidemie bei 8% der Kranken. Der Ausschlag verblaßt gewöhnlich nach 3—4 Tagen und hinterläßt nur dann vereinzelte Verfärbungen, wenn er mit Petechien verbunden war. Auch nach der Cholera- und Typhusschutzimpfung sind gelegentlich solche skarlatinösen Exantheme beobachtet worden (Friebös). Arzt fand bei einer Choleraepidemie besonders stark ausgeprägte Exantheme und glaubte, daß sie entstehen als Ausdruck einer besonders reichlichen Hämotoxinbildung durch bestimmte Stämme.

Häufig treten während des Choleratyphoids die toxischen Schädigungen der Nieren, die Choleranephritis — es handelt sich wohl meist um eine „Nephrose" — in den Vordergrund; die Harnmenge ist vermindert, der Urin enthält reichlich Eiweiß, Zylinder, Nierenepithelien und in vielen Fällen auch rote Blutkörperchen. Kommt es dabei zu urämischen Erscheinungen, so ist der Tod die fast unausbleibliche Folge. Starke Benommenheit des Sensoriums, Kopfschmerzen, Erbrechen, Muskelzuckungen, allgemeine Konvulsionen als Ausdruck der Urämie sind dann die Vorboten des tödlichen Endes. Differentialdiagnostisch von Interesse ist es, daß Amaurose und Augenhintergrundsveränderungen in solchen Fällen stets fehlen.

Mitunter führt die Choleranephritis in de Zeit des Reparationsstadiums zur Urämie, ohne daß andere Zeichen des Typhoids, Fieber oder Exantheme auftreten. Die Temperaturen können sogar subnormal bleiben.

Noch andere sekundäre Organstörungen, die von dem Grundleiden unabhängig sind, können den Gang des Choleratyphoids schwer komplizieren. So kann es durch Mischinfektion im Darm zu geschwürigen nekrotischen Veränderungen kommen, die zu ruhrartigen Krankheitsbildern führen. Blutige, stinkende Stühle werden dabei entleert, die zuweilen lamellenartig abgestoßene Fetzen enthalten. Die Prognose dieser Komplikation ist meist sehr ungünstig.

Ist der Ausgang des Choleratyphoids ein günstiger, so klingt allmählich das Fieber ab und die Genesung tritt ein. Die Dauer der Krankheit beträgt bei unkompliziertem Choleratyphoid 4—8 Tage; in anderen komplizierten Fällen kann sich das Leiden bis zu drei Wochen und länger hinziehen.

Über die **Pathogenese** des Choleratyphoids sind die Meinungen geteilt.

Einzelne Beobachter (Baerthlein und Grünbaum, Kersten) glauben, daß die Temperatursteigerungen durch Mischinfektionen (s. unten) bedingt seien, und man daher auf alle Fälle stets die genaue bakteriologische Prüfung vornehmen und von Choleratyphoid nur in fieberlosen Fällen eines typischen Status typhorus sprechen dürfe. Jochmann verglich das Choleraexanthem mit dem Serumexanthem und das Choleratyphoid mit der Serumkrankheit, so daß sich in Anlehnung an die bekannte Pirquetsche Auffassung vom Zustandekommen der Serumerscheinungen (vgl. S. 806), folgende Entstehungsweise des Typhoids annehmen ließe:

Die Cholerainfektion veranlaßt im Körper des Kranken die Bildung von Antikörpern, Bakteriolysinen. Der Organismus ist während des asphyktischen Stadiums durch den fortwährenden Zerfall von Choleravibrionen und das dadurch bedingte Freiwerden von Endotoxinen überempfindlich geworden. Um die kritische Zeit ist die Produktion der Lysine so stark geworden, daß dadurch plötzlich eine große Menge Endotoxine aus den noch vorhandenen Choleravibrionen freigemacht werden, die in dem jetzt überempfindlichen Organismus schwere toxische Überempfindlichkeitserscheinungen, Fieber, sensorielle Störungen, Exanthem und Verschlimmerung der vorhandenen Nephritis verursachen. Zu diesen Symptomen kommen noch die aus dem asphyktischen Stadium her persistierenden Krankheitserscheinungen hinzu. Für diese Theorie sprechen eine Reihe von Tatsachen: 1. Die Beobachtung, daß zur Zeit des Choleratyphoids stets noch Vibrionen vorhanden sind (aus denen die Endotoxine frei werden können); 2. das Gebundensein des Typhoids an bestimmte Termine; 3. das gesetzmäßige Auftreten des Choleraexanthems um den zehnten Tag herum und schließlich die Beobachtung, daß mitunter nephritische Erscheinungen, die in den ersten Tagen der Krankheit vorhanden waren und dann wieder verschwanden, um die Zeit des Typhoids plötzlich wieder in akutester Form, oft sogar mit Urämie verbunden, auftreten.

Die **Cholera siderans,** die schwerste Form der Cholera, führt foudroyant in wenigen Stunden zum Tode. Die Betroffenen erkranken akut mit Erbrechen und Durchfällen, werden schnell benommen und verfallen bei sinkender Temperatur rapide; unter Zyanose, Auskühlung der Extremitäten und sinkendem Blutdruck entflieht das Leben. Bei manchen foudroyant verlaufenden Fällen können sogar Erbrechen und Stuhlentleerungen ganz oder fast völlig fehlen, so daß man von Cholera sicca gesprochen hat.

Komplikationen und Nachkrankheiten. Das Krankheitsbild der Cholera kann namentlich in der Zeit des Choleratyphoids durch Komplikationen mannigfach variiert werden. So kommen lobuläre, seltener lobäre Pneumonien zur Beobachtung, die nach Reiche häufig trotz ausgedehnter Anschoppung ohne Husten verlaufen. Diphtherische Entzündungen der Blase, die zuweilen beobachtet werden, lassen sich durch die Entleerung von blutigem Urin erkennen. Ulzeröse diphtherische Prozesse in der Vagina geben zu schmierig-blutigem Ausfluß Veranlassung. Seltenere Komplikationen sind septische Erkrankungen, die von den Darmläsionen ihren Ausgang nehmen, Parotitiden, Phlegmonen, Gangrän in den peripheren Körperteilen. Bei Frauen sind Uterusblutungen im Laufe der Cholera recht häufig. Anatomisch findet man dabei hämorrhagische Infarzierungen des Endometrium. Bei Schwangeren kommt es oft zu Abort oder Frühgeburt.

Die Cholera kann sich natürlich mit den verschiedensten Infektionskrankheiten kombinieren und wird dadurch meist in ungünstiger Weise beeinflußt.

In der Hamburger Epidemie wurde relativ häufig die Kombination mit Typhus abdominalis gesehen, meist so, daß an den Choleraanfall der Typhus sich anschloß. Im Weltkrieg wurden zahlreiche Mischinfektionen bei Cholera beobachtet, teils durch gleichzeitige Doppelinfektion, teils durch nacheinanderfolgende Injektion. So sah z. B. Jastrewitz gleichzeitig echte Cholera und Paratyphus B; andere Cholera mit Ruhr, Cholera mit Typhus usw. Bei der oben schon erwähnten kleinen Wasserepidemie der Kraftfahrer in Konstantinopel beschrieb Kl. Vogel auf 50 Cholerafälle 13 Mischinfektionen, davon 8 mit Paratyphus B, 2 mit Paratyphus A, je 1 mit Typhus, Ruhr und Ruhr plus Paratyphus A. Bei drei Sektionen von Mischinfektionen mit Ruhr und Cholera fand W. His im Dünndarm die Injektion und seröse Durchtränkung der Cholera, im Dickdarm die Ruhrgeschwüre.

Nachkrankheiten sind relativ selten. Zuweilen entwickeln sich chronische Darmstörungen, die mit wechselnder Verstopfung und Durchfällen einhergehen. Rumpf beobachtete neurasthenische Zustände im Anschluß an einen überstandenen Choleraanfall. Auch psychische Anomalien von melancholischem Charakter sind mitunter dabei beobachtet worden.

Abweichungen. Bei Kindern und Säuglingen stehen die Zeichen der Intoxikation, Benommenheit und Unruhe im Vordergrunde. Durchfälle und Erbrechen, auch Muskelkrämpfe sind geringer als beim Erwachsenen (Reiche). Bei Cholerakranken in höherem Lebensalter ist ein frühzeitiger Sopor an der Tagesordnung. Die Zyanose tritt zurück; auch ist die Respiration weniger beeinflußt.

Prognose. Die einfache Choleradiarrhöe und die Cholerine haben zwar meist einen günstigen Ausgang, doch ist es ratsam, mit der Stellung einer guten Prognose etwas vorsichtig zu sein, weil aus der einfachen Diarrhöe der schwerste Choleraanfall sich entwickeln kann. Je mehr sich das Krankheitsbild dem Stadium algidum nähert, desto schlechter wird die Prognose. Einen gewissen Anhalt hat man in der Konzentration des Harns. Rumpff sah in $57,2\%$ den Tod bei Patienten eintreten, bei denen völlige Anurie bestand, während Kranke ohne Anurie nur in $4,7\%$ starben. Tiefe Zyanose und reaktionslose Pupillen künden meist den nahenden Tod an. Blutige und stinkende Stühle geben eine schlechte Prognose. Die meisten Todesfälle ereignen sich in den ersten zwei Krankheitstagen, in späteren Tagen sterben nur noch ein Fünftel der Kranken. Die meisten gehen im asphyktischen Stadium zugrunde. In der Hamburger Epidemie erholten sich aus diesem Stadium nach Reiche nur noch 21%. Ein Drittel der Fälle sterben in der als Choleratyphoid bezeichneten zweiten Krankheitswoche. Die Mortalität des ausgebildeten Choleraanfalls ist sehr groß. Sie beträgt durchschnittlich $50—60\%$. Bei Kindern und alten Leuten sind die Heilungschancen am schlechtesten. Anderweitige Erkrankungen, Darmleiden, Schwangerschaft verschlechtern die Aussicht auf Wiederherstellung. Von großem Einfluß ist natürlich die rechtzeitig eingeleitete Behandlung und die anderen hygienischen Verhältnisse, unter denen die Kranken leben.

Äußere Verhältnisse, Lebensalter, Schwere der Epidemie, Zusammenstellung der Fälle (ob alle leichtkranken, z. B. bakteriologisch miterfaßt und mitgezählt sind) und noch äußere Gesichtspunkte spielen für die Berechnung der Mortalität eine so wichtige Rolle, daß man gut tut, alle Zahlenangaben sehr vorsichtig zu verwerten.

Für den Weltkrieg berechnen W. Hoffmann und W. His folgende Mortalität:

Beim deutschen und österreichischen Feldheer durchschnittlich rund 30%;
Bei der Zivilbevölkerung in Deutschland rund 53%.
Bei in deutschen Lagern internierten Gefangenen 1914/15: rund 27%

W. His weist mit Recht auf die von Sticker schon erwähnte Tatsache hin, daß die Heftigkeit einer Choleraepidemie nicht (wie viel angegeben und geglaubt wird) mit ihrer Dauer abnimmt: die Letalität bleibt von Anfang bis zu Ende dieselbe.

Diagnose. So leicht die Erkennung der Cholera bei typischem Verlauf zur Zeit gehäuften Auftretens ist, so schwierig kann sie bei sporadischen Erkrankungen oder bei den praktisch so wichtigen ersten Fällen einer beginnenden Epidemie sein, namentlich dann, wenn der Kranke nicht auf der Höhe des asphyktischen Stadiums, sondern während des Choleratyphoids oder gar mit urämischen Symptomen zur Beobachtung kommt.

Große klinische Ähnlichkeit mit der Cholera hat die Cholera nostras, die choleraähnliche Form der bakteriellen Nahrungsmittelvergiftung, bei der besonders Paratyphus- und Gaertner-Bazillen eine große Rolle spielen. Auch dort kommen Wadenkrämpfe, Reiswasserstühle, Auskühlung der Extremitäten, Zyanose vor. Auch gewisse Vergiftungen, z. B. Arsenikvergiftungen, haben Ähnlichkeit, doch sind dabei die heftigen Magenschmerzen, das Brennen und die Trockenheit im Pharynx, die fehlende Anurie und das Einsetzen des Erbrechens vor den Durchfällen charakteristisch; auch die Sublimatvergiftung, manche Pilzvergiftungen, die Methylalkoholvergiftung und die Trichinose können an Cholera erinnern. Das Choleratyphoid unterscheidet sich vom Typhus abdominalis, mit dem es die sensoriellen Störungen gemein hat, durch das Fehlen des Milztumors, der Roseolen, des Meteorismus. Entscheidend ist die bakteriologische Untersuchung von Blut und Stühlen. Die Unterscheidung der echten Urämie von der Choleraurämie ist schwierig, doch fehlen bei der letzteren die Augenhintergrundsveränderungen. In den Tropen und Subtropen kann im Verlauf der Malaria sich ein choleraähnlicher Anfall einstellen, das Blutbild (zahlreiche Parasiten, relative Polyzythämie) spricht dann für Malaria. Eine Lambliainfektion, die nach V. Schilling choleraähnlich verlaufen kann, läßt sich aus dem Gehalt des Stuhles an diesen Protozoen unschwer erkennen. Bei starker Hitze-Hyperpyrexie, wie sie z. B. in Mesopotamien zu beobachten war, kommt neben andern auch eine choleraähnliche, gastro-intestinale Form vor, die plötzlich mit Kollaps beginnt, Erbrechen, Durchfall, Krämpfe in Leib und Gliedern, dabei 38—39° Fieber und ein durchaus choleraähnliches Aussehen hervorruft. Ausschlaggebend ist in allen choleraverdächtigen Fällen die bakteriologische Untersuchung des Stuhles auf Kommabazillen. Dies geschieht am besten in den öffentlichen Untersuchungsämtern, die z. B. in Preußen den Praktikern überall zur Verfügung stehen. Allerdings ist zu bedenken, daß die bakteriologische Untersuchung bei klinisch zweifellosen Fällen gelegentlich (nicht so häufig wie bei Typhus oder Ruhr!) versagen kann!

Nachweis des Erregers. Oft gelingt es schon im direkten Ausstrichpräparat der in den Reiswasserstühlen suspendierten Flöckchen, die Cholerabazillen in großer Menge nachweisen. Eine einfache Färbung mit verdünnter Karbolfuchsinlösung läßt häufig bereits massenhaft die charakteristisch gefärbten Vibrionen erkennen (vgl. Abb. 243). Bleibt der Befund zweifelhaft, so muß die kulturelle Untersuchung vorgenommen werden. Das geschieht am besten nach vorheriger Anreicherung des Materials auf Peptonwasserkölbchen.

Je 1 ccm der Fäzes werden in je ein Kölbchen mit 50 ccm Peptonlösung — ganz besonders günstigen Nährboden stellt 1%ige Peptonlösung mit Zusatz von 2% Gelatine dar — gebracht und für 6—10 Stunden im Brütschrank bei 37° belassen. Infolge des Sauerstoffbedürfnisses sammeln sich die Vibrionen an der Oberfläche der Peptonlösung an.

Finden sich nun bei der Untersuchung dieser Anreicherungsflüssigkeit im hängenden Tropfen bewegliche Spirillen, so ist das außerordentlich verdächtig auf Cholera, da choleraähnliche Vibrionen in der Regel im Stuhl nicht vorkommen. Eine genauere Identifizierung ist aber natürlich notwendig. Einige Ösen der Anreicherungsflüssigkeit werden auf Agarplatten ausgesät, um Reinkulturen zu gewinnen. Der Agar muß stark alkalisch sein. Zahlreiche Spezialnährboden (nach Dieudonné, Aronson, Kraus) bezwecken ein elektives Wachstum der Choleravibrionen.

Im Kriege wurde am meisten benützt der Blutalkaliagar nach Dieudonné, der allerdings oft nicht elektiv genug ist (s. Hesse, Choleraelektivnährböden; Arb. a. d. Reichs-Gesundheitsamte Bd. 52, S. 596. 1920). Zur näheren Identifizierung wird die Prüfung der Agglutinationsfähigkeit mit einem hochwertigen Choleraimmunserum und der Pfeiffersche Versuch herangezogen. Die Agglutinationsfähigkeit wird am einfachsten durch die orientierende Agglutinationsprobe (vgl. Typhus S. 52) festgestellt.

Man benutzt ein hochwertiges, durch Immunisierung von Ziegen hergestelltes Choleraserum und verreibt Teilchen der verdächtigen Kultur in einem Tropfen des Serums in einer Verdünnung von 1 : 100 und gleichzeitig in einem Tropfen physiologischer Kochsalzlösung. Bei positivem Ausfall tritt in dem Serumtropfen eine Krümelbildung ein, während das Kontrolltröpfchen eine homogene Emulsion darstellt.

Der Pfeiffersche Versuch besteht darin, daß man zwei verschiedenen Serien von Meerschweinchen intraperitoneal die gleichen Mengen Choleravibrionen einspritzt und der einen Serie gleichzeitig

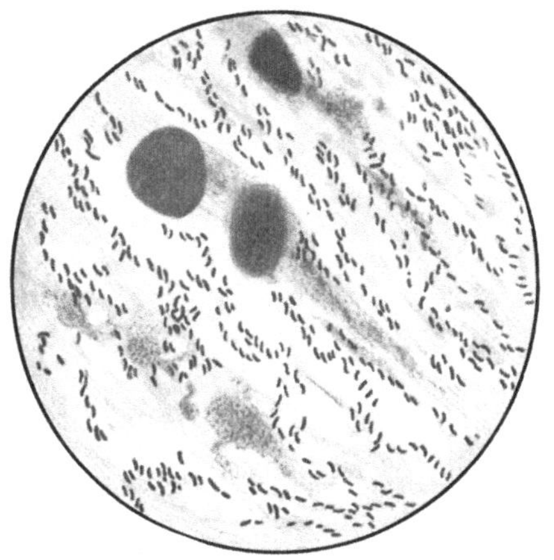

Abb. 243. Choleravibrionen im direkten Stuhlausstrich (gefärbt mit Karbolfuchsin) Öl. Imm.

ein gewisses Quantum eines hochwertigen Choleraimmunserums injiziert, während die andere Serie nur normales Pferdeserum erhält. Untersucht man dann in kleinen Zeitintervallen das Peritonealexsudat der Versuchstiere, so findet man, daß in der Bauchhöhle der durch das Choleraserum geschützten Tiere die Kommabazillen aufquellen, sich auflösen und verschwinden, während bei den ungeschützten Tieren eine Vermehrung der Bazillen zustande kommt, die in kurzer Zeit den Tod der Versuchstiere herbeiführt. Die geschützten Tiere bleiben am Leben.

Die **Serodiagnose** spielt bei der Cholera keine solche Rolle wie beim Typhus abdominalis. Sie ist vielmehr zur nachträglichen Feststellung abgelaufener choleraverdächtiger Fälle geeignet, weil auf der Höhe der Krankheit oft noch nicht genügend Agglutinine gebildet sind, um eine positive Agglutinationsreaktion zu geben, vor allem aber weil der Nachweis der Choleraerreger im Stuhl durch das Peptonwasseranreicherungsverfahren eine rasche und sichere Diagnose ergibt. Der Agglutinationstiter des Krankenserums gegen Choleravibrionen ist meist nicht sehr hoch, und schwankt von 1 : 50 bis 1 : 200; 4—6 Monate nach Ablauf der Erkrankung ist er meist zurückgegangen.

Pathologische Anatomie. Die Leichen der im Stadium asphycticum Verstorbenen haben schon äußerlich gewisse Eigentümlichkeiten. Die Totenstarre tritt früh ein. Abnorme Haltung der Glieder, „Fechterstellungen“, stark gekrümmte Finger fallen auf. Die Leichen faulen langsam, die Haut ist noch von blaugrauer

Farbe, die Muskulatur ist trocken. Auf den serösen Häuten und im Parenchym der verschiedenen Organe finden sich vielfach kleine Hämorrhagien.

Die Serosa des Dünndarmes zeigt eine pfirsichrote Färbung und ist stark injiziert (vgl. Abb. 244). Ein fadenziehender Überzug bedeckt die Serosa der Därme, so daß sie sich seifig anfühlen. Die Därme sind meist schwappend mit reiswasserähnlichem Inhalt angefüllt. Die Darmschleimhaut, namentlich im unteren Ileum, zeigt bei den in den ersten Krankheitstagen Verstorbenen Rötung und Schwellung und eine ausgedehnte Epitheldesquamation. Die Solitärfollikel

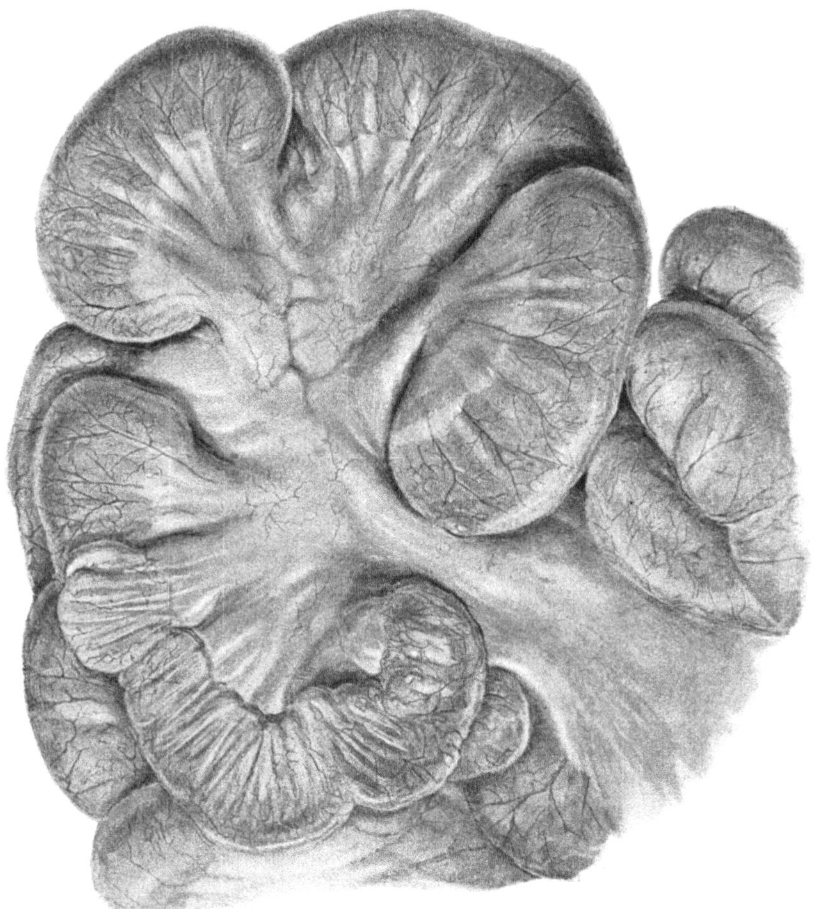

Abb. 244. Choleradarm mit Gefäßinjektion und pfirsichroter Färbung.

sind angeschwollen. In späteren Stadien finden sich nekrotische Veränderungen der Darmschleimhaut und flächenhafte Ulzerationen, auch Verschorfungen der Mukosa, die durch Mischinfektionen entstanden sind. Die Kommabazillen findet man im mikroskopischen Schnitt der vom Epithel entblößten Darmpartien nicht nur auf der Oberfläche, sondern auch in der Tiefe, besonders in den Lieberkühnschen Drüsen; oft dringen sie bis zur Muskularis. Der Magen ist gewöhnlich nicht verändert; nur ausnahmsweise finden sich ähnliche Prozesse wie im Darm. Die Milz ist in der Regel nicht vergrößert und enthält keine Cholerabazillen; auch die Leber bietet nichts Abnormes.

Die Nieren zeigen bei Leichen der in den ersten Tagen Verstorbenen makroskopisch keine Veränderungen, dagegen finden sich mikroskopisch in den Harn-

kanälchen herdweise oder auch schon diffuse Schwellungen und Auflockerungen
des Epithels mit Verlust der Kernfärbung in den Glomerulis. Sind Kapsel und
Gefäßknäuel intakt, so enthalten sie mitunter scholliges Material. In den Interstitien finden sich keine Zeichen der Entzündung. Später, bei Leichen, die nach
dem 2.—4. Krankheitstage verstorben sind, finden sich dann weitgehendere Epithel-
degenerationen und Verfettungen, und in vielen Harnkanälchen liegen Zylinder
und Detritus. Die Niere ist dann im ganzen vergrößert. Die Rinde zeigt charakteristische Verbreiterung von graugelber und rötlichgelber Farbe im Gegensatz zu
der scharf sich abhebenden tiefroten Marksubstanz.

Im Myokard finden sich in einem Teil der Fälle fettige Degenerationen, auf
dem Epikard sind fast stets punktförmige Blutungen festzustellen.

Die Muskulatur des Kehlkopfes und des Zwerchfelles zeigt nach Boltz häufig
feinkörnige Trübungen.

Von selteneren Komplikationen finden sich ulzeröse Vaginitiden, diphtherische
Veränderungen der Blasenschleimhaut und bei erwachsenen Frauen Blutungen in
das Lumen der Uterushöhle und hämorrhagische Infarzierungen des Endometriums.

Die lobären und lobulären pneumonischen Veränderungen der Lungen, die
sich gelegentlich finden, bieten anatomisch das gewöhnliche Bild.

Bekämpfung und Prophylaxe. Die Bekämpfung der Cholera im großen Stil
konnte erst einsetzen, nachdem Robert Koch die Entstehungsweise der Epidemien und ihren Zusammenhang mit den Verbreitungswegen des Erregers
gelehrt hatte. Der Grundstein der Prophylaxe ist die frühzeitige
sichere Erkennung jedes einzelnen Cholerafalles.

Deshalb bestimmen die von der Dresdener Cholerakonferenz 1893 und bei der
Pariser Konferenz 1903 international vereinbarten Abwehrmaßregeln, daß die
einzelnen Staaten sich über die Bildung von Choleraherden, d. h. also über das
Vorkommen einer größeren Zahl von zusammenhängenden Choleraerkrankungen
zu benachrichtigen haben.

Von einer Sperrung der Landesgrenze und langdauernden Quarantänemaß-
regeln wird heute abgesehen, weil das Vorkommen infektionsfähiger Bazillen im
Darmkanal von gesunden Bazillenträgern schon alle Absperrmaßregeln illusorisch
machen würde. Man beschränkt sich auf Zurückhaltung Choleraverdächtiger,
die aus verseuchten Gegenden kommen und auf ihre fünftägige ärztliche Überwachung. Schiffe werden dann als verseucht angesehen, wenn in den letzten
sieben Tagen vor ihrer Ankunft, als verdächtig, wenn in der vorhergehenden
Zeit Choleraerkrankungen an Bord vorkamen. Die Passagiere werden dann fünf
Tage lang ärztlich beobachtet und die notwendigen Desinfektionsmaßregeln
angeordnet.

Die Aufgaben, die dem Staat bei der Bekämpfung der Cholera zufallen,
sind vor allem: die Überwachung des Verkehrs an den Grenzen infizierter Länder,
und zwar namentlich die Beobachtung des Schiffs- und Flößerverkehrs, ferner
die Bekämpfung der einzelnen Choleraausbrüche durch geschulte Sachverständige
und schließlich die Kontrolle und Regelung der Trinkwasserversorgung.

Droht im Sommer von Rußland her die Einschleppung der Cholera nach Deutschland, wie das fast alljährlich der Fall ist, so wird ein Netz von Beobachtungs-
stationen an den von Rußland kommenden Flüssen ausgebreitet und alle Flößer
und Schiffer werden überwacht. Sind verdächtige Erkrankungen vorgekommen,
so werden die Betroffenen untersucht und nicht eher aus der Quarantäne entlassen,
als bis eine dreimalige Untersuchung das Freisein der Dejekte von Vibrionen ergeben
hat. Ferner wird nach Bazillenträgern gefahndet und dann in der gleichen Weise
verfahren. Auf allen Fahrzeugen müssen besondere Behälter zur Aufnahme von
Fäkalien mitgeführt werden. Abgänge und Schmutzwässer dürfen nicht in den Fluß
entleert werden, sondern sind an besonders kenntlich gemachten Uferstellen abzugeben, wo sie unschädlich beseitigt werden. Trink- und Gebrauchswasser aus dem
Fluß zu entnehmen, ist streng untersagt. Zu solchen Zwecken wird vielmehr geeignetes Wasser an bestimmten Stellen für die Schiffer bereit gehalten.

Für die Bekämpfung der einzelnen Choleraausbrüche und die Einhaltung aller Isolierungs- und Desinfektionsvorschriften haben beamtete Ärzte zu sorgen. Alle choleraverdächtige Krankheitsfälle unterliegen der Meldepflicht. Zur Meldung sind nicht nur Ärzte, sondern auch Haushaltungsvorstände verpflichtet. Erstes Erfordernis für die Prophylaxe ist dann natürlich die Diagnose.

Für die bakteriologischen Untersuchungen zur Sicherung der Diagnose „Cholera" und für die im Verlaufe der Krankheit erforderlichen weiteren bakteriologischen Untersuchungen stehen im Deutschen Reiche dem Arzte amtliche Untersuchungsstellen zur Verfügung, an die das Untersuchungsmaterial (etwa 50 ccm des verdächtigen Stuhles) einzusenden ist. Zur Verpackung am geeignetsten sind starkwandige Pulvergläser mit eingeschliffenem Glasstöpsel und weitem Halse, in ihrer Ermangelung Gläser mit glattem, zylindrischen Halse, welche mit gut passenden, frisch ausgekochten Korken zu verschließen sind. Die Gläser müssen vor dem Gebrauch frisch ausgekocht sein, dürfen dagegen nicht mit einer Desinfektionsflüssigkeit ausgespült werden. Jeder Choleraanfall, sowie jeder verdächtige Fall ist der Behörde anzuzeigen, die dann durch beamtete Ärzte die erforderlichen Maßnahmen zur Verhütung der Weiterverbreitung ausführen läßt.

An Cholera erkrankte Personen oder krankheitsverdächtige Fälle sind zu isolieren. Läßt sich die Absonderung in der eigenen Behausung nicht durchführen, so ist darauf hinzuwirken, daß der Kranke in ein geeignetes Krankenhaus geschafft wird. Geht die Krankheit in Genesung über, so wird die Isolierung aufgehoben, wenn sich die Entleerungen des Patienten an drei aufeinanderfolgenden Tagen frei von Krankheitskeimen erwiesen haben. Von den Cholerakranken getrennt werden diejenigen untergebracht, die irgendwelche choleraverdächtigen Krankheitssymptome aufweisen (die Krankheitsverdächtigen) und wieder in einem anderen Raume Personen, die zwar völlig gesund erscheinen, bei denen aber die Möglichkeit einer Ansteckung vorhanden war (Ansteckungsverdächtige). Fällt bei diesen die zweimalige bakteriologische Untersuchung negativ aus, so werden sie nicht länger interniert, sondern nur für fünf weitere Tage einer ärztlichen Untersuchung ohne Aufenthaltsbeschränkung unterworfen. Die Isolierung von Cholarekonvaleszenten und gesunden Bazillenträgern darf nicht eher aufgehoben werden, als bis die mehrmalige Untersuchung ihrer Fäzes das Fehlen von Choleravibrionen festgestellt hat.

Alle Ausscheidungen der Cholerakranken und -bazillenträger (Stuhlentleerungen, Erbrochenes, Harn) müssen vor ihrer Beseitigung sorgfältig desinfiziert werden. Dasselbe gilt für alle mit dem Kranken in Berührung kommenden Gegenstände, namentlich Kleidungsstücke, Bett- und Leibwäsche, Eß- und Trinkgeschirr usw.; auch das Badewasser und die Badewanne dürfen dabei nicht vergessen werden. Die Desinfektion geschieht nach den im Anhange befindlichen Regeln.

Die Wohnungsdesinfektion ist bei Cholera nicht erforderlich, da der Kommabazillus nur eine geringe Resistenz besitzt und eine Verstaubung der infektiösen Abgänge nicht in Betracht kommt.

Die große Wichtigkeit einer einwandfreien Trinkwasserversorgung und die Gefahr ungenügender Filtration des Wassers ist an dem Beispiel der Hamburger Epidemie bereits schlagend illustriert worden.

Die persönliche Prophylaxe der Cholera gipfelt in der Hauptsache darin, zu vermeiden, daß Cholerabazillen durch den Mund in den Verdauungskanal aufgenommen werden. Es ist also dringend geboten, sich in Cholerazeiten vor jeder Mahlzeit die Hände zu waschen und Speisen und Getränke möglichst nur in gekochtem Zustande zu sich zu nehmen; namentlich Obst Gemüse, Milch darf man nur nach vorheriger Abkochung genießen; auch das Trinkwasser sollte stets vor dem Gebrauch gekocht werden. Brot kann man durch einstündiges Erwärmen in einem Bratofen bei 70—80° keimfrei machen. Eß- und Trinkgeschirre müssen mit einwandfreiem oder gekochtem Wasser gereinigt werden.

In Räumlichkeiten, in denen Cholerakranke liegen, sollte man keine Speisen und Getränke zu sich nehmen. Niemand besuche ein Cholerahaus, den nicht seine Pflicht dort hinführt. Ebenso empfiehlt es sich, zu Cholerazeiten Orte zu vermeiden, wo größere Anhäufungen von Menschen stattfinden, Messen, Märkte usw., weil dadurch häufig der Infektion Vorschub geleistet wird. Da alle Verdauungsstörungen die Erkrankung an Cholera begünstigen, so ist zu Epidemiezeiten eine möglichst geregelte Lebensweise dringend geboten. Man hüte sich vor allem, was Magendarmerkrankungen und besonders Durchfälle hervorrufen kann, wie Übermaß von Essen und Trinken, Genuß von schwer verdaulichen Speisen usw. Da der Mißbrauch von Alkohol eine Disposition zu der Erkrankung schafft, so ist vor Exzessen in dieser Hinsicht zu warnen. Eine absolute Abstinenz vom Alkohol ist nicht notwendig. Wer daran gewöhnt ist, täglich ein mäßiges Quantum Wein oder Bier zu sich zu nehmen, soll davon auch zu Cholerazeiten nicht absehen. Vor dem Gebrauch alkoholhaltiger Schutzmittel, wie Choleraschnaps usw., ist jedoch dringend zu warnen.

Für Personen, die der Infektion in besonders hohem Grade ausgesetzt sind, kommt die prophylaktische **Schutzimpfung,** die aktive Immunisierung mit abgetöteten Cholerabazillen in Frage.

Die ersten Versuche, bei einer ausgebrochenen Choleraepidemie prophylaktisch gegen die Krankheit zu impfen, wurden mit lebenden Cholerabazillen vorgenommen. Dieses gewagt erscheinende Experiment konnte deshalb ohne Schaden versucht werden, weil die Choleravibrionen im Gegensatz zu den Typhusbazillen im menschlichen Blute sich nicht vermehren, sondern zugrunde gehen, und weil die Infektion lediglich vom Darmtraktus aus erfolgt. So hat Ferran in den Jahren 1885—92 gegen zwei Millionen Menschen mit lebenden Cholerakulturen prophylaktisch geimpft. Auch Haffkin hat in Indien lebende Kulturen zur Präventivimpfung verwendet. Er nahm zwei Injektionen in Abständen von fünf Tagen vor und injizierte das erste Mal Bazillen, die durch Sauerstoffdurchleitung abgeschwächt waren, das zweite Mal vollvirulente Bakterien. Zahlreiche Statistiken über diese Methode berichten über gute Erfolge.

Ungefährlicher als diese Verfahren, die mit lebenden Bazillen arbeiten, ist die Kollesche Methode. Kolle konnte zeigen, daß auch durch Erhitzen abgetötete Cholerakulturen, wenn man sie in kleinen Dosen dem Körper subkutan einverleibt, bakterizide Stoffe erzeugen. Nach seiner Vorschrift wird die Schutzimpfung in folgender Weise vorgenommen: 2 mg einer 24stündigen, virulenten, auf Agar gewachsenen Cholerakultur werden in 1 ccm physiologischer Kochsalzlösung aufgeschwemmt, eine Stunde lang auf 50° erhitzt, auf Sterilität geprüft und zur Konservierung 0,5% Phenol zugesetzt. Der fertige Impfstoff ist leicht trübe (wenn er Schleimflocken enthält, rührt dies von Verwendung zu stark alkalischer Nährböden her und kann bei der Injektion stören); er soll kühl und dunkel aufbewahrt werden; vor Gebrauch ist er gut umzuschütteln.

Bei der ersten Einspritzung gibt man $^1/_2$ ccm unterhalb der linken Klavikula oder unter die Rückenhaut, nach 5—7 Tagen die 2. Injektion von 1 ccm. Der Impfstoff hält sich mindestens $^1/_2$ Jahr lang wirksam. Genaueres über Herstellung des Impfstoffes siehe bei Ungermann (Arb. a. d. Reichs-Gesundheitsamt. 50. Bd. 1917).

Als Reaktion stellt sich manchmal 8—10 Stunden nach der Einspritzung Fieber ein, das aber selten so hohe Grade erreicht wie bei der Typhusschutzimpfung; daneben bestehen Kopfschmerzen, Mattigkeit und eventuell Erbrechen, die jedoch nach einem Tage wieder vergehen. An der Injektionsstelle entstehen geringe Rötung, Schwellung und Schmerzhaftigkeit.

Die günstigen Erfolge, die Muratta in Japan, Savas bei der griechischen Armee, und Babes in Rumänien 1913 hatten, legten bei Beginn des Weltkrieges die Durchführung bei den gefährdeten Heeresteilen nahe. Die großen Zusammenstellungen von W. Hoffmann für die deutschen, von Kaup für die österreichisch-ungarischen Armeen lehren, daß der Choleraschutzimpfung ohne allen Zweifel ein außerordentlicher Nutzen für die Verhütung der Seuche zukommt. Dieser Standpunkt wird trotz aller Kritik, die am schärfsten von Friedberger und von Weil an der Verwertung des statistischen Materials geübt wurde und trotz mannigfacher Mißerfolge im einzelnen, wie sie jeder wohl erlebte, beizubehalten sein. Als Folge der Schutzimpfung wird auffallend rasch ein relativ hoher Grad von Immunität erreicht; bereits etwa 10 Tage nach zweimaliger Impfung scheint das Maximum der Bakterizidie erreicht zu sein (Kaup und Kretschmer). Die Dauer des Impfschutzes ist begrenzt; nach 3—4 Monaten muß die Schutzimpfung wiederholt werden; es genügt dann einmalige Injektion von 1 ccm Impfstoff. Wichtig scheint die Verwendung epidemieeigener Stämme zur Herstellung des Impfstoffes zu sein; ich habe Frühjahr 1916 bei einer ausgedehnten Epidemie an der Sinaifront dies Verfahren mit Erfolg geübt, Schwarz in Mossul und V. Schilling in Aleppo desgleichen.

Der Impfschutz ist kein absoluter, sondern ein begrenzter. Individuelle Verhältnisse spielen dabei eine wesentliche Rolle; z. B. sah ich, wie Huntemüller, daß bei den stark unterernährten türkischen Soldaten der Impfschutz zweifellos häufiger versagte, als bei den zu gleicher Zeit geimpften und vielfach gleichstark der Cholerainfektion exponierten deutschen Truppen. Nicht jeder Einzelne wird vor Erkrankung bewahrt, aber die Entstehung ausgedehnter Epidemien wird verhütet. Auch Schutzgeimpfte können an Cholera erkranken; im allgemeinen scheint aber der Verlauf bei ihnen ein leichter zu sein — ich sah freilich zahlreiche Fälle relativ kurz nach der Impfung mit schwerstem tödlichem Verlauf! Ich kann auch nach meinen Erfahrungen die Schutzimpfung nicht unter allen Umständen als völlig harmlos bezeichnen: innerhalb eines Vierteljahres sah ich 10 tödliche Choleraerkrankungen, sämtlich foudroyant verlaufend, im unmittelbaren Anschluß an die Schutzimpfung auftreten, und zwar bei gut genährten, gesunden Personen. Dafür nur zwei Beispiele:

Türkischer Adjutant Selim, wird am 28. 4. morgens 9 Uhr zum erstenmal schutzgeimpft, begleitet mich im Auto zu seinem Truppenteil, bei welchem seit drei Tagen Cholerafälle auftraten; nachmittags 5 Uhr stellen sich bei ihm Durchfälle ein, unter dem Bilde der Cholera siderans tritt nach 10 Stunden der Tod ein; autoptisch und bakteriologisch: Cholera.

Schw. S. wird am 6. September zum viertenmal gegen Cholera schutzgeimpft; erkrankt am 8. September abends ganz akut mit schwersten Symptomen, stellt selbst die Diagnose „Cholera" und stirbt nach 12 Stunden.

Mag man solche erschütternden Fälle als „negative Phase" bezeichnen oder sonstwie erklären: Tatsache ist, daß die Choleraschutzimpfung hierbei die foudroyant-tödliche Erkrankung auslöste. Wir haben deshalb vielfach davon Abstand genommen, bei starker Choleraverseuchung sofort durchzuimpfen.

Andererseits sah ich Fälle, bei welchen die vorhergegangene Schutzimpfung wohl sicher einen besonders leichten Verlauf der Cholera bedingte; so überstand ein schutzgeimpfter türkischer Soldat innerhalb von 5 Wochen Rekurrens, Fleckfieber und Cholera.

Wenn ein so erfahrener Kliniker und vorsichtiger Beurteiler wie W. His zu der Überzeugung kommt, daß der Wert der Schutzimpfung nach dem Material des Weltkriegs noch nicht über alle Zweifel erhaben ist, und daß namentlich ein strenger statistischer Beweis noch aussteht, so gibt das sicher zu denken.

Im ganzen wird man sagen können, daß die Choleraschutzimpfung dort indiziert ist, wo bei ausgebrochener Epidemie die durch die Hygiene vorgeschriebenen prophylaktischen Maßnahmen nicht hinreichend durchgeführt werden können; besonders also in Kriegszeiten. Aber auch sonst ist sie allen zu empfehlen, die gezwungen sind, in nahe Berührung mit Cholerakranken bzw. ihren Dejekten zu kommen. In erster Linie kommen also Pflegepersonal und Ärzte in Betracht; auch Reisende, die sich in ein Choleragebiet begeben müssen, werden von der Schutzimpfung Gebrauch machen.

Therapie. Bei der Behandlung der Cholera muß uns als Ziel vorschweben:

1. möglichst viele der im Darm sitzenden Bazillen samt ihren Toxinen aus dem Verdauungskanal zu entfernen;

2. den Wasserverlust der Gewebe zu ersetzen und den Wärmeverlust möglichst zu verhüten;

3. die Toxinvergiftung zu beheben;

4. die sinkende Herzkraft zu stärken.

Eine Desinfektion des Darmes mit antiseptischen Mitteln, wie sie früher oft versucht wurde, so z. B. mit Wismut, Kreosot, Salizylsäure, Kreolin, Salol, Kalium hypermanganicum ist ohne Erfolg. Dagegen ist die rein mechanische Entfernung größerer Mengen von Bazillen und Toxinen durch Abführmittel erreichbar.

Man gibt eine einmalige Dosis von 1—2 Eßlöffeln Rizinusöl oder nach Niemeyer Kalomel in kleinen Dosen von 0,03—0,05, 3—4 mal täglich. Auf die früher angenommene, tatsächlich aber kaum vorhandene desinfizierende Eigenschaft des Kalomels ist dabei weniger Gewicht zu legen als auf seine entleerende Wirkung; man hüte sich aber vor größeren Dosen, um Quecksilbervergiftungen zu vermeiden. Verschwindet trotz der Abführmittel die aschfahle Farbe nicht, besteht die Zirkulationsschwäche noch weiter, so muß eine mechanische Reinigung des Darmes erstrebt werden. Hierzu ist die gerbsaure Enteroklyse nach Cantani sehr zu empfehlen. Man läßt $1^1/_2$—2 Liter einer $1^0/_0$igen Tanninlösung bei einer Temperatur von 39—40° durch den Irrigator in den Mastdarm einlaufen und wiederholt dieses mehrmals täglich. Bisweilen gelingt es dabei, die Iliocökalklappe zu überwinden und die erkrankte Dünndarmschleimhaut direkt zu beeinflussen, namentlich wenn man nach Rumpf den Einlauf nur unter geringem Druck und möglichst langsam vornimmt. In den meisten Fällen dürfte diese ursprünglich von Cantani beabsichtigte Dünndarmspülung nicht erzielt werden. Zu einem guten Erfolge des Klysma ist das aber gar nicht erforderlich; die günstige Wirkung, die in einer Beruhigung des Darmes besteht, beruht teils auf der Reinigung des Dickdarmes durch die adstringierende Tanninlösung, teils auf der Resorption einer nicht unbeträchtlichen Flüssigkeitsmenge und der Zufuhr von Wärme. Das Verfahren hat sich bei der Choleraepidemie in Hamburg und im Kriege sehr bewährt und kann aufs wärmste empfohlen werden. Man halte sich dabei an die Vorschrift Cantanis, die Enteroklyse schon in einem frühen Stadium der Krankheit, also bei den Anfangsdiarrhöen vorzunehmen und bei einem Wiederauftreten der Durchfälle einige Tage mit der Behandlung fortzufahren. Auf diese Weise wird sich in vielen Fällen der Eintritt des Stadiums algidum vermeiden lassen.

Frühzeitig angewandt, gibt die von Stumpf empfohlene Bolusbehandlung auch bei Cholera oft sehr gute Resultate: 200 g Bolus alba werden in 400 g Wasser aufgeschwemmt und — trotz Erbrechens — immer wieder getrunken.

Ich sah einen schwersten Fall von Cholera damit genesen: der Betroffene bekam sofort große Dosen Bolus und führte innerhalb der ersten 24 Krankheitsstunden 1000 g Bolus ein. Freilich tritt die gerühmte, bakterizide und giftbindende Wirkung des Bolus sowie der Ersatzmittel (Tierkohle, Karbacid u. a.) lange nicht in allen Fällen ein und verspricht nur bei ganz frühzeitiger Anwendung Erfolg.

Im Stadium algidum der Cholera gilt es, die Vergiftungserscheinungen durch Verdünnung der im Blute kreisenden Toxine zu bessern und den Wasserverlust der Gewebe, sowie die Eindickung des Blutes zu beheben. Als geeignete Verfahren stehen uns die intravenöse und subkutane Kochsalzinfusion zur Verfügung. Am schnellsten und sichersten wirkt die intravenöse Infusion, die zuerst von dem englischen Arzte Thomas Latta bei der Epidemie des Jahres 1831/1832 erprobt und später von Mac Kintosh, Dujardin-Beaumetz, Heyen empfohlen wurde. Die ausgedehnteste Verwendung fand sie während der Hamburger Epidemie im Jahre 1892. $1^{1}/_{2}-2$ Liter sterile physiologische Kochsalzlösung werden in eine Vene der Ellenbeuge infundiert, der Lösung wird zweckmäßig 1 ccm Adrenalin zugesetzt.

Die Temperatur der Flüssigkeit soll 40^{0} C betragen, da sie sich auf ihrem Wege durch den 1—2 m langen Schlauch des Irrigators noch um ca. 1^{0} abkühlt, und die Zufuhr von Wärme beabsichtigt wird. Der Effekt der Infusion ist oft erstaunlich. „Es ist in der Tat das reine Totenerwecken", schreibt Schede. Der völlig somnolente, fast pulslose Kranke mit aschfahler Gesichtsfarbe nimmt wieder eine gesunde Farbe an, der Puls hebt sich, die Atmung wird tief und ruhig, und das Bewußtsein kehrt zurück. Diese günstige Wirkung stellt sich aber nicht bei allen Kranken ein, bei manchen bleibt jede Reaktion aus. In wenigen Fällen genügt eine einzige Infusion, um die Genesung einzuleiten. Bei den allermeisten Kranken ist jedoch leider die Wirkung nur eine vorübergehende; schon nach 3—4 Stunden kehrt der alte Zustand wieder und macht eine neue Infusion erforderlich. Solange es gelingt, die eben beschriebene Reaktion dadurch hervorzurufen, darf man die Hoffnung nicht aufgeben und muß immer wieder infundieren. Trotz der augenblicklichen zauberhaften Wirkung sind die Dauererfolge der Kochsalzinfusion weniger glänzend als man erwarten sollte. Von 1659 Kranken, die im Jahre 1892 in Hamburg in der besprochenen Weise behandelt wurden, sind nach Sick 1277 gestorben; das bedeutet eine Mortalität von fast $70^{0}/_{0}$! Trotzdem muß das Verfahren in jedem Falle versucht werden, da uns im Stadium algidum der Cholera nichts Besseres zur Verfügung steht. Die früher gleichfalls empfohlene intraartielle Kochsalzinfusion wird nicht mehr angewendet.

Statt der isotonischen Kochsalzlösung wurde im Weltkrieg vielfach hypertonische ($3-10^{0}/_{0}$) empfohlen; besondere Erfolge sah ich gelegentlich von Infusion einer $5^{0}/_{0}$igen Traubenzuckerlösung, die auch Strauß empfahl.

Bei der komatösen Cholera, die man zum Teil als Säurevergiftung (durch CO_2, Magnus-Levy) auffassen kann, gibt langsame Infusion von $1/_{2}-1$ Liter einer $3-5^{0}/_{0}$igen Lösung von Natrium carbonicum oft verblüffende Resultate (Elias).

Eine große Rolle spielt neben der intravenösen Kochsalzeingießung die subkutane Infusion, die zuerst 1865 von Cantani vorgeschlagen wurde.

Cantani benutzte zur subkutanen Injektion steriles auf $38-40^{0}$ erwärmtes Wasser, dem 4 g Kochsalz und 3 g Natrium carbonicum zugesetzt werden. Ein Liter dieser Lösung wird auf einmal infundiert, wobei man die Flüssigkeit am besten gleichzeitig an zwei Stellen einfließen läßt. Zu diesem Zwecke muß der Schlauch des Irrigators sich mittels eines T-Rohres gabeln, so daß man an zwei Endschläuchen eine Hohlnadel anbringen kann. Als Einstichstellen eignen sich die Bauchhaut, die Haut des Oberschenkels und die Infraklavikulargegend.

Die Wirkung tritt nicht so schnell ein wie bei der intravenösen Infusion; das Maximum des Erfolges ist erst nach einigen Stunden erreicht. Es wird sich daher empfehlen, bei dringendster Indikation, wo also nur durch sofortiges Eingreifen die Zirkulation gehoben und die Intoxikation beseitigt werden kann, die intravenöse Infusion anzuwenden. In weniger schweren Fällen ist die subkutane Infusion am Platze; mit Vorteil kann man aber auch beide Methoden kombinieren, indem man zunächst durch eine intravenöse Injektion die Zirkulation wieder in Gang bringt, um dann täglich subkutane Kochsalzeingießungen vorzunehmen, bis die Gefahr vorüber ist. Durch die eingeführte Flüssigkeitsmenge, deren Wärme für die Herstellung der Zirkulation nicht ohne Bedeutung ist, wird man in den meisten Fällen der Wasserverarmung der Gewebe vorbeugen, die Ausscheidung der Toxine befördern und die sinkende Herzkraft heben.

In wirksamer Weise unterstützt werden diese Verfahren durch die Anwendung hydropathischer Maßnahmen, besonders von heißen Bädern und von schweißtreibenden Prozeduren. Auch hier spielt die Zufuhr der Wärme eine große Rolle. Sie erweitert die stark verengten Hautgefäße und bringt die ominöse blaugraue Farbe der kühlen Extremitäten zum Verschwinden. Man kann nach Rumpf mit der Temperatur des Bades bis auf 35—36° R steigen und seine Dauer bis zu einer Viertelstunde ausdehnen. Um den Hautreiz zu erhöhen, können dem Bade noch 100—200 g Senfmehl zugesetzt werden, das in kaltem Wasser zu einem Brei angerührt und in einem Leinwandsack in das Bad ausgedrückt wird. Beklemmungen und Krämpfe lassen im heißen Bade meist nach und die subnormale Temperatur steigt um $^1/_2$—1° C. In manchen Fällen treten jedoch Ohnmachtsanfälle auf, die eine weitere Anwendung der Bäder verbieten. Nach dem Bade ist es ratsam, den Kranken in ein Leinentuch und in eine wollene Decke zu hüllen und nachschwitzen zu lassen. Gleichzeitig werden reichlich heiße Getränke und Milch gereicht.

Ob mit der vermehrten Schweißsekretion Toxine in größere Menge zur Ausscheidung kommen, die durch die geschädigten Nieren nur unvollkommen entfernt werden können, muß dahingestellt bleiben. Jedenfalls werden die schweißtreibenden Maßnahmen wohltätig empfunden.

Wichtig ist, den Cholerakranken so warm wie möglich einzupacken, ihm warme Getränke einzuflößen und auf jede Weise Wärmeverluste zu verhüten. Roger empfahl, ihn große Mengen von dünner Kal. permanganat-Lösung (0,1—0,7 g auf 1000 g Wasser) trinken zu lassen.

Medikamentöse Behandlung einzelner Symptome. Eines der quälendsten Symptome stellt das Erbrechen dar, das oft jeden Schluck der zugeführten Flüssigkeit wieder herausbefördert und den Kranken in bedenklicher Weise aufregt und erschöpft. Da reichliches Trinken den Zustand mitunter noch verschlimmert, so gebe man die Getränke lieber nur in kleinen Quantitäten und häufiger. Morphium in Dosen von 0,005—0,01 ist meist von wohltuender Wirkung; auch Chloroform (zu zehn Tropfen verabreicht), desgleichen Jodtinktur, 10 Tropfen auf $^1/_2$ Weinglas Wasser hat in manchen Fällen gute Erfolge. Magenausspülungen gegen das Erbrechen sind wegen des Schwächezustandes der Kranken in der Regel weniger empfehlenswert.

Zur Bekämpfung der Herzschwäche im Stadium algidum müssen außer der intravenösen oder subkutanen Kochsalzinfusion auch medikamentöse Maßnahmen herangezogen werden. Wiederholte Einspritzungen von Kampferöl und Coffeinum natriobenzoicum (in 20%iger Lösung) sind hier am Platze. Besonders zu empfehlen ist die Anwendung der Nebennierenpräparate, die den gesunkenen Blutdruck in die Höhe reißen; so kann man Suprarenin mehrmals täglich $^1/_2$—1 ccm intramuskulär injizieren, oder der intravenös verabreichten Kochsalzlösung zusetzen.

Die Ernährung muß in sorgfältigster Weise geregelt werden, um die entzündete Darmschleimhaut zu schonen. Schleimsuppen von Hafer- oder Gerstenmehl, eventuell mit etwas Rotwein, Reissuppen, Milch, Kakao sind in erster Linie zu nennen. Als Getränke dienen nebenher: heißer Tee mit Rotwein, Eiweißwasser (Wasser, in welchem das Eiweiß von mehreren Eiern verrührt ist) und Heidelbeerwein, der eine adstringierende Wirkung ausübt. Alkoholika in konzentrierter Form sind nicht zu empfehlen, da sie zweifellos die Widerstandsfähigkeit des Körpers herabsetzen. Hebt sich der Appetit, so kann etwas gewiegtes zartes Fleisch (Huhn, Taube, Kalbfleisch, Ochsenfilet) und Reisbrei, Grießbrei, Kartoffelpüree gegeben werden.

Bei den mehr chronischen Diarrhöen, die sich, auch ohne Mischinfektion, oft an die Cholera anschließen, vermeide man möglichst lange mechanisch reizende und schlackenreichere Kost, namentlich die schwerer verdaulichen Kohlehydrate, so z. B. Schwarzbrot. Nur etwas Weißbrot oder Zwieback ist erlaubt; im übrigen wird Geflügel und Kalbfleisch, ferner Kartoffelbrei und Reisbrei gegeben. Als Kompott sind die gerbsäurehaltigen Heidelbeeren und Preißelbeeren am Platze. Von Medikamenten, die als unterstützende Mittel bei diesem Zustande in Frage kommen, sind besonders das Opium und das Wismut zu nennen. Wismut gibt man entweder allein in Dosen von 2—3 g, dreimal täglich oder in Kombination mit Opium, z. B. nach Rumpf: Opii 0,015, Bismutum subnitricum 0,3, dreimal täglich ein Pulver. Von neueren Opiumpräparaten ist besonders das Pantopon hervorzuheben, das die Gesamtalkaloide des Opium enthält und in Dosen von 0,02, dreimal täglich, gegeben werden kann.

Spezifische Therapie. Die Serumtherapie der Cholera hat noch keine allgemein anerkannten Erfolge aufzuweisen. Der Grund liegt darin, daß es bisher noch nicht gelungen ist, ein stark wirksames antitoxisches Choleraserum zu gewinnen. Da die Vergiftungserscheinungen bei der Cholera im Vordergrunde der Erscheinungen stehen, so würde gerade die antitoxische Quote der wichtigste Bestandteil eines Serums sein, das die Krankheit bekämpfen soll. Bakteriolytische Cholerasera herzustellen, ist verhältnismäßig leicht, aber damit ist für die Therapie noch weniger gewonnen. Zwar ist es sehr wünschenswert, die im Körper sich vermehrenden Choleravibrionen abzutöten, aber das wird durch ein subkutan oder intravenös einverleibtes bakterizides Serum schwerlich gelingen, weil die Hauptmenge der Bazillen im Darmkanal nistet. Dorthin vermag nur wenig Serum zu dringen, und selbst wenn größere Mengen in den Darm ausgeschieden werden sollten, so fehlt noch das zur Wirkung unbedingt notwendige, im Normalblutserum enthaltene Komplement, das sehr wenig widerstandsfähig ist und im Darmsaft zugrunde geht.

Viele Versuche sind gemacht worden, um ein antitoxisches Choleraserum herzustellen. Die Frage, ob die Cholerabazillen überhaupt ein echtes Toxin abscheiden, oder ob es sich nur um Endotoxine handelt, ist noch nicht einmal mit Sicherheit entschieden.

Eine Reihe von „Choleraseris" ist im Laufe der Zeit (von Metschnikoff, Roux und Taurelli-Salimbeni, von Macfadyen, Kraus, Schurupoff, sowie unter Leitung von Kolle durch Carrière und Tomakin) ausgearbeitet und versucht worden; das letztere, das sog. „Berner Serum" soll nach Erfahrungen bei russischen Epidemien oftmals ausgesprochene Besserung des Allgemeinbefindens gebracht haben.

Ein irgendwie abschließendes Urteil über den Wert der spezifischen Serumtherapie der Cholera ist noch nicht möglich.

Überhaupt ist ja, bei dem außerordentlich wechselnden, an Überraschungen reichen Verlauf der Cholera — ein gestern pulslos Daliegender, scheinbar

Sterbender sitzt am andern Morgen rauchend im Bett! — der Erfolg aller therapeutischen Maßnahmen mit großer Zurückhaltung zu verwerten, nicht minder auch die Vergleichung der Mortalitäts- und Labilitätszahlen.

Literatur siehe bei:

Kolle und Schürmann: Cholera asiatica im Handbuch der pathogenen Mikroorganismen, herausgeg. von Kolle u. Wassermann. Bd. 4. Jena 1913. — Krause und Rumpf: Cholera im Handbuch der Tropenkrankheiten, herausgeg. von Mense. Bd. 3. Leipzig 1914. — W. His: Asiatische Cholera, Wilh. Hoffmann: Cholera im Handb. der ärztl. Erfahrungen im Weltkriege. Bd. 3 bzw. 7. 1921 bzw. 1922.

Erysipel.

Unter Erysipel (Rotlauf, Rose) verstehen wir eine auf dem Lymphwege weiterwandernde akute Entzündung der Haut und des Unterhautzellgewebes, die durch Rötung, Schwellung und Schmerzhaftigkeit sowie scharfe Begrenzung charakterisiert ist und die Neigung hat, sich flächenhaft auszubreiten. Neben der äußeren Haut werden bisweilen auch benachbarte Schleimhäute, wie z. B. die Rachenschleimhaut, befallen. Der Name kommt von $\dot\epsilon\rho\upsilon\vartheta\rho\dot\varsigma$ (rot) und $\pi\dot\epsilon\lambda\alpha\varsigma$ (Haut).

Geschichtliches. Die Krankheit war schon Hippokrates bekannt, der bereits zwischen idiopathischem und traumatischem Erysipel unterscheidet und Witterungseinflüsse als Ursache ansieht. Galen unterscheidet zwischen Erysipel und Phlegmone und führt die Krankheit auf Anomalien des Blutes zurück, die auf Störungen der Leberfunktion beruhen sollten. Diese Lehre hielt sich das ganze Mittelalter hindurch, ja sogar bis in die Zeit, da sich schon die Vorstellung Bahn gebrochen hatte, daß ein Kontagium bei der Entstehung des Leidens eine Rolle spielt. Als Kuriosum sei erwähnt, daß noch 1881 in dem Handbuch von Chelius wörtlich stand: „Die eigentliche Ursache der echten Rose ist Gallenreiz, Störungen der Funktionen der Leber, Anhäufung kranker Unreinlichkeiten." Schon Ende des 18. Jahrhunderts sprachen John Hunter und Gregory in England die Vermutung aus, daß es sich um eine kontagiöse Erkrankung handle. Ihnen schlossen sich Velpeau und Trousseau in Frankreich an, die besonders den Zusammenhang des idiopathischen Erysipels mit kleinen Hautverletzungen betonten. In Deutschland vertraten Billroth und Volkmann (1869) die Anschauung, daß es sich um eine örtliche, von den Wirkungen eines besonderen Giftstoffes abhängige Störung handle. Hueter sprach dann den Gedanken aus, daß ein niederer Organismus aus der Klasse der Spaltpilze die Ursache sei. Aber erst die Ära Robert Kochs brachte die Entscheidung. Mit Hilfe der Methodik dieses genialen Forschers gelang es Fehleisen (1882), die Tatsache festzustellen, daß ein Streptokokkus der Erreger sei, den man regelmäßig in den Lymphbahnen der erkrankten Hautbezirke, nie aber in der Blutbahn findet.

Ätiologie. Fehleisen isolierte diesen Streptokokkus in Reinkultur und nannte ihn Streptococcus erysipelatis. Den Nachweis für die Pathogenität des gefundenen Mikroorganismus erbrachte er dadurch, daß er am Kaninchenohr echtes Erysipel damit hervorrufen konnte. 36—48 Stunden nach der Impfung entwickelte sich unter Temperaturanstieg die charakteristische, scharf begrenzte Rötung, die langsam bis zur Ohrmuschel weiter wanderte. In Schnittpräparaten durch das amputierte Ohr konnten die Kokken ebenso wie in der erkrankten menschlichen Haut nachgewiesen werden. Der letzte Beweis für die ätiologische Rolle des Streptokokkus beim Erysipel wurde von Fehleisen dadurch erbracht, daß er bei sechs kranken Menschen, die an Lupus bzw. Karzinom litten, durch Impfung mit der Reinkultur dieser Streptokokken echtes Erysipel erzeugte.

Fehleisen war der Meinung, daß der Streptococcus erysipelatis streng zu trennen sei von dem Streptococcus pyogenes, den man bei Eiterungen, Sepsis u. dgl. findet. Diese Trennung konnte in der Folgezeit nicht mehr aufrecht erhalten werden. Von Eiselsberg erzeugte mit phlegmonösem Eiter typisches Erysipel am Kaninchenohr, E. Fränkel mit peritonitischem Eiter. Daß andererseits der Streptococcus erysipelatis beim Menschen Eiterungen erzeugen konnte, lehrten Beobachtungen wie die von Hoffa, der in dem Eiter einer Kniegelenksentzündung Erysipelstreptokokken fand, mit denen er am Kaninchenohr wieder Erysipel erzeugen konnte. Ferner fand Simone bei einer Sepsis nach Erysipel dieselben Kokken in den inneren Organen. Widal sah bei einem phlegmonösen Abszeß nach Erysipelas cruris dieselben Streptokokken wie in der erysipelatösen Haut.

Der wichtigste Beweis gegen die Fehleisensche Lehre, daß der Streptococcus erysipelatis spezifisch und von dem Streptococcus pyogenes zu trennen sei, stand aber noch aus. Gelang es, mit Streptokokken, die aus nicht erysipelatös erkrankten Herden des Menschen stammten, durch Überimpfung auf einen anderen Menschen typisches Erysipel zu erzeugen, so war deutlich erwiesen, daß der Streptococcus erysipelatis und pyogenes identisch sind. Diesen Nachweis brachte Petruschky (1896), indem er zwei Karzinomkranken mit einer aus peritonitischem Eiter herrührenden Streptokokkenkultur impfte und ein typisches, rasch über Brust und Rücken wanderndes Erysipel hervorrief. Wir wissen also seitdem, daß Erysipel nicht ausschließlich nur durch Streptokokken hervorgerufen wird, die von einem erysipelkranken Menschen stammen, sondern auch erzeugt werden kann durch Streptokokken, die von einer Eiterung herrühren. Damit werden auch die Beziehungen des Erysipels zur Phlegmone klarer. Beide Krankheiten haben denselben Erreger. Auch die allgemeine Sepsis, die bisweilen im Gefolge des Erysipels auftritt, rückt in ein anderes Licht; sie kommt einfach zustande durch Überschwemmung des Blutes mit Erysipelstreptokokken, die dann zu mannigfachen metastasierenden Eiterungen Anlaß geben können. Schließlich sehen wir den inneren Zusammenhang zwischen Erysipel und Puerperalsepsis und verstehen das gleichzeitige Auftreten dieser Krankheiten in gewissen Hospitälern. Warum es in dem einen Fall zum Erysipel kommt, in dem anderen zur Sepsis, das hängt außer von der verschiedenen Virulenz der Kokken, auf die Widal zuerst hingewiesen hat, von der lokalen und allgemeinen Disposition des Organismus ab. Schließlich ist noch der Tatsache zu gedenken, daß im Tierversuch nicht nur mit Streptokokken, sondern auch mit anderen Mikroorganismen Erysipel erzeugt werden kann. Jordan, Felsenthal, Petruschky haben am Kaninchenohr mit Staphylokokken typisches Erysipel hervorgerufen. Neufeld erzeugte mit Pneumokokken ebenfalls typische Wundrose am Kaninchenohr, und Petruschky gelang dasselbe Experiment mit Bacterium coli.

In der menschlichen Pathologie dürfte fast ausschließlich der Streptokokkus als Erreger des Erysipels angesprochen werden. Es gibt nur einige wenige Beobachtungen, die für die Möglichkeit eines durch Staphylokokken entstandenen Erysipels sprechen. Bonome, Bordoni-Uffreduzzi, Jordan, Felsenthal, Jochmann haben solche Fälle beschrieben. Ein einwandfreier Fall, bei welchem sowohl aus den Erysipelblasen als auch aus dem strömenden Blut, wie aus dem Herzblut der Leiche Staphylokokken gezüchtet wurden, ist von Reiche (Zentralbl. f. inn. Med. 1914. S. 969) beschrieben (Literatur!). Der Fall verlief ganz unter dem Bilde eines schweren (Streptokokken-) Erysipels.

Ausgangspunkt. Die Eintrittspforte für die Erysipelerreger bilden stets kleinere oder größere Kontinuitätstrennungen der Haut und einiger der äußeren Haut benachbarten Schleimhäute. Dort, wo die ursächlichen Hautläsionen so geringfügig waren, daß man sie nicht mehr sicher erkennen konnte, sprach man früher von idiopathischem Erysipel, während die von deutlich wahrnehmbaren Wunden ausgehende Rose als traumatisches Erysipel bezeichnet wurde. Diese Bezeichnungen haben nur noch historisches Interesse.

Am häufigsten erkrankt das Gesicht an Erysipel, einmal deshalb, weil hier die Haut weit häufiger als an bedeckten Stellen kleinen Verletzungen, Kratzwunden, Insektenstichen, Abschürfungen usw. ausgesetzt ist und zweitens weil nicht selten Ohren- und Nasenerkrankungen zum Ausgangspunkt der Rose werden. Akute und chronische Katarrhe der Nase, die mit Exkoriationen der Haut an den Nasenöffnungen einhergehen, Nebenhöhleneiterungen, Otitis media spielen eine große Rolle bei der Entstehung des Erysipels. Am Kopfe sind es häufig Traumen, die namentlich bei Arbeitern durch herabfallende Steine u. dgl. zur Erkrankung an Rose führen. Gesichts- und Kopferysipel stellen etwa 90% aller Erysipele. Im einzelnen schwanken die Zahlen natürlich sehr, vor allem abhängig von der Art des Krankenmaterials. An den unteren Extremitäten werden oft Ulcera cruris zum Ausgangspunkt von Erysipel, besonders bei Frauen. Bei Neugeborenen ist die Nabelwunde die häufigste Eintrittspforte, weiterhin wund gelegene Hautstellen am Gesäß. Ferner können von jeder durch Operation gesetzten Wunde Erysipele ausgehen. Die Zeiten sind noch nicht so fern, wo die Rose eine der gefürchtetsten Nachkrankheiten bei Operierten war. Es gab Hospitäler, wo die große Mehrzahl der Operierten an Erysipel erkrankte. Oft kam es vor, daß ein Erysipelfall, der in einen Saal mit operierten Kranken verlegt wurde, schließlich sämtliche Insassen des Raumes infizierte. Diese Gefahr wird seit Einführung der Asepsis und Antisepsis auf ein Minimum beschränkt. Notwendig ist allerdings dabei, daß jeder Erysipelkranke sofort aus der Umgebung Operierter entfernt und isoliert wird, damit nicht durch die Hand des pflegenden Personals der Keim auf aseptische Wunden übertragen wird.

Disposition. Zur Erkrankung am Erysipel gehört zweifellos eine gewisse Disposition. Es gibt Menschen (Ärzte, Pfleger, Schwestern), die trotz häufiger Berührung mit Erysipelkranken niemals in ihrem Leben an Rose erkranken. Andererseits ist es eine bekannte Erfahrung, daß Leute, die einmal an Erysipel gelitten, relativ häufig ein Rezidiv bekommen. Kaum eine andere Krankheit neigt so zu Rezidiven wie das Erysipel. Die Disposition zur Erkrankung an Rose scheint ererbt werden zu können. Schwalbe konnte bei drei Generationen einer Familie ein habituelles Erysipel feststellen (Zülzer). Im allgemeinen wird angegeben, daß Frauen größere Neigung haben, an Erysipel zu erkranken als Männer. Für große Statistiken trifft das nicht zu; Lehmann berechnete für Hamburg auf 20 Jahre (1889—1908) unter 2340 Erysipelfällen 1310 Männer und 1030 Frauen. Die Mehrzahl der Erkrankungen fällt auf die Monate der kälteren Jahreszeit; rund 33% im Frühjahr (März bis Mai), 23% im Herbst und 28% im Winter. In den Nachkriegsjahren scheint das Erysipel häufiger geworden zu sein (schlechtere Ernährung und Hautpflege), wenigstens trifft dies für Hamburg sicher zu.

Inkubation. Für die Berechnung der Inkubationsdauer sind zunächst die Übertragungsversuche Fehleisens zu verwerten. Bei seinen sechs Kranken, die er mit Reinkultur von Streptokokken impfte, sah er nach 15—61 Stunden die ersten Krankheitserscheinungen, Schüttelfrost und Fieber, auftreten. Bisweilen freilich kommt die Krankheit erst 6—8 Tage nach der Verletzung zur Erscheinung. Irgendwelche Beziehung zwischen Dauer der Inkubation und Schwere des Verlaufes, etwa wie beim Tetanus, bestehen nicht. Auch Alter und Geschlecht spielen keine Rolle.

Krankheitsbild. Die Krankheit beginnt meist mit einem plötzlichen Fieberanstieg, der die gleichzeitig auftretende charakteristische Hautveränderung begleitet. In der Regel geht ein derber Schüttelfrost oder Frösteln der Temperaturerhöhung voraus. Manchmal ist der Anstieg der Temperatur (wie gelegentlich bei Sepsis und Gelenkrheumatismus) auffallenderweise mit starkem Schweißausbruch verbunden (Schwenkenbecher und Inagaki). Bisweilen bemerkt der Kranke schon vorher ein gewisses Spannungsgefühl und Druckempfindlichkeit an der befallenen Hautpartie und erst mehrere Stunden später treten Fiebererscheinungen auf. An einer zirkumskripten Stelle der Haut, beim Gesichtserysipel z. B. an der Wange oder der Nase, rötet sich die Haut, wird heiß und schwillt an, so daß sie glänzt und sich über das Niveau der normalen Umgebung etwas erhebt; dadurch kommt eine scharf markierte, wallartige Abgrenzung gegen die gesunde Haut zustande. Nun rückt die Entzündung meist schnell in die Umgebung vor. Das geschieht in der Regel nicht in einer breiten Front, sondern so, daß Vorposten in Gestalt zungenförmiger roter Flecke und Zacken vom Rande der erkrankten Partie aus ins Gewebe vorgeschoben werden. Bisweilen treten auch in der Umgebung einzelne kleine unregelmäßig konturierte

rote Stellen und Streifen auf, die durch Lymphstränge mit dem Hauptherde
zusammenhängen oder auch ohne Zusammenhang scheinen und die bald größer
werden und konfluieren. So breitet sich die Rose oft von einem Tage zum anderen
über eine ganze Gesichtshälfte aus, befällt die Augenlider, die stark ödematös
werden, geht auf das Ohr über, das unförmig anschwillt, und wandert bis
zur Haargrenze.

Auf die Ausbreitung haben die verschiedenen Spannungsverhältnisse
der Haut, die von Langer und Pfleger genauer studiert worden sind, einen

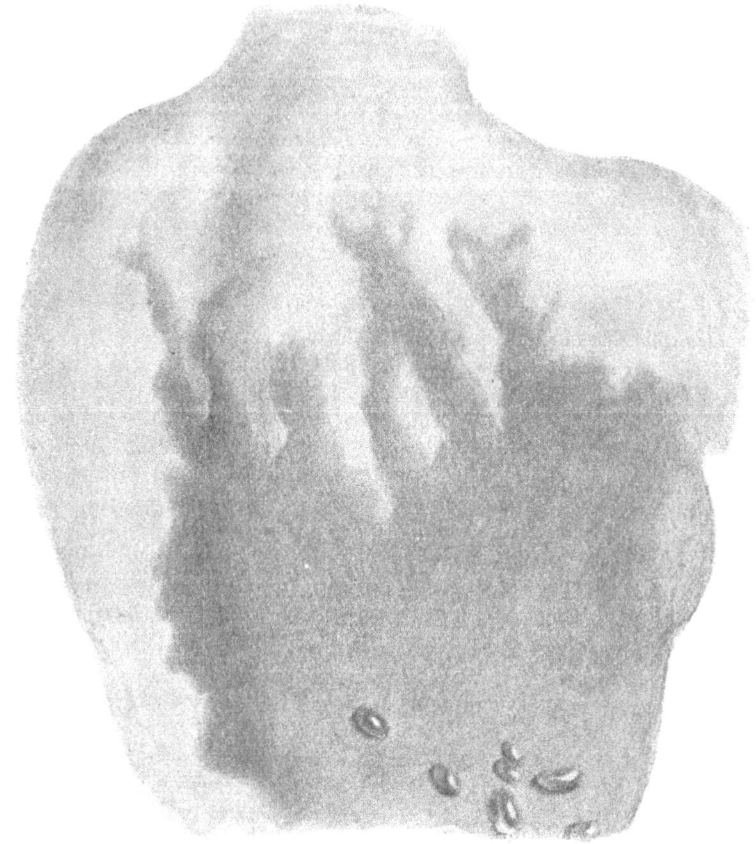

Abb. 245. In Zacken- und Zungenform fortschreitendes ausgedehntes Erysipel mit
Blasenbildung.

gewissen Einfluß. Dort, wo die Haut gleichmäßig gespannt ist, breitet sich die
Rose gern diffus aus, während sie bei unregelmäßiger Spannung mehr in Gestalt
von Zacken, Ausstülpungen usw. weiterschreitet. Damit hängt es auch zusammen, daß dort, wo die Haut fester auf der Unterlage haftet, häufig ein Stillstand des Erysipels erfolgt. So kommt es, daß der obere Teil des Halses und
das Kinn in der Regel frei bleiben. Auch über das Ligamentum Poupartii
hinaus wandert das Erysipel nur selten, ebenso macht es an der Haargrenze
aus demselben Grunde bisweilen Halt. Viel öfter freilich ist dieses Haltmachen
nur ein kurzes Stocken in der Vorwärtsbewegung, dann schreitet es auch in

das Gebiet des Kapillitium weiter. Hier ist die Rötung sehr schwer zu sehen;
auch die Schwellung setzt sich nicht so scharf gegen die Umgebung ab wie im

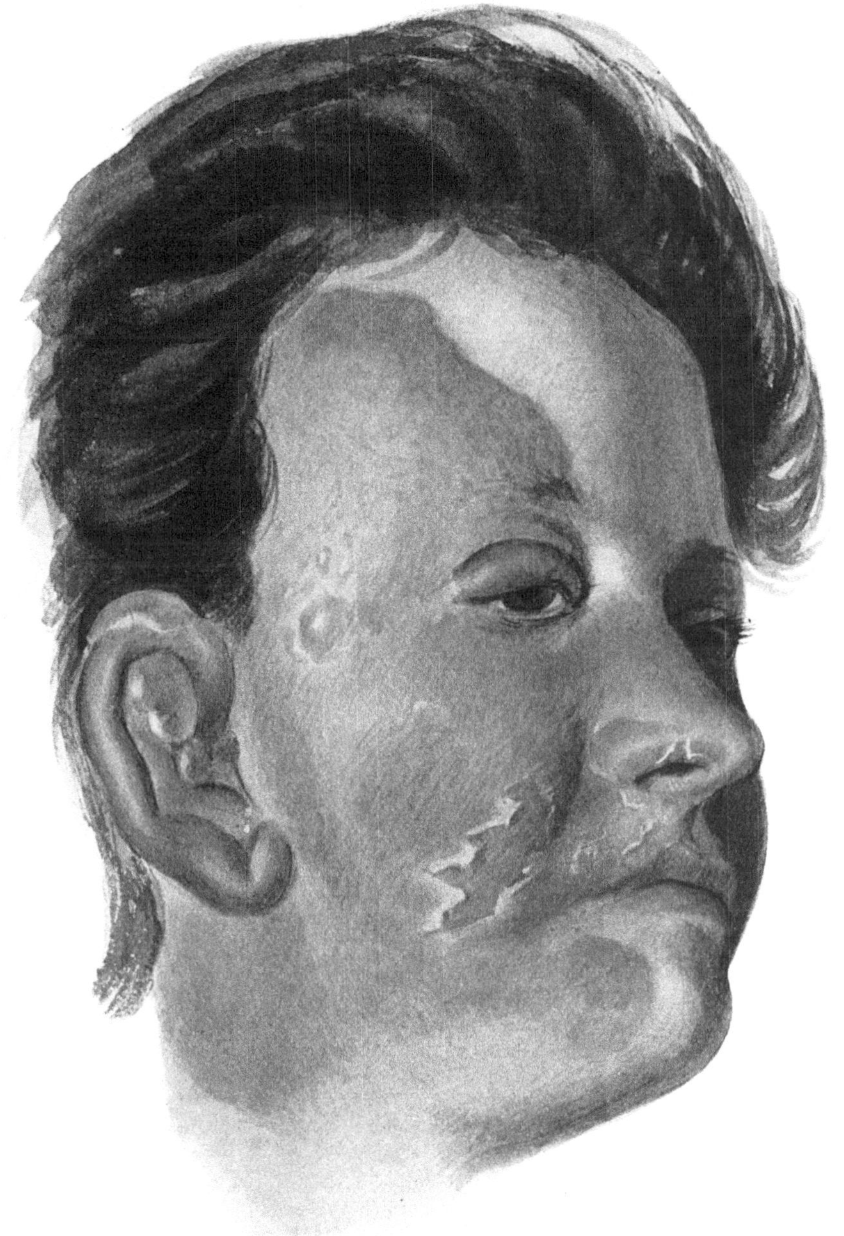

Abb. 246. Gesichtserysipel mit Blasenbildung.

Gesicht, doch markiert sie sich durch den speckigen Glanz der infiltrierten
Partie und durch die Druckempfindlichkeit.

Wir sehen also, wie je nach der Beschaffenheit der Haut das Erysipel sehr verschiedene Formen zeigt: Auf der Wange eine über das Niveau der gesunden Umgebung sich erhebende Rötung und Schwellung, auf der behaarten Kopfhaut eine speckig glänzende Fläche, an den Augenlidern mit ihrem lockeren Gewebe ein Ödem, das bisweilen so starke Grade erreicht, daß die Augen überhaupt nicht geöffnet werden können. Die Haut der halbkugelig vorgewölbten

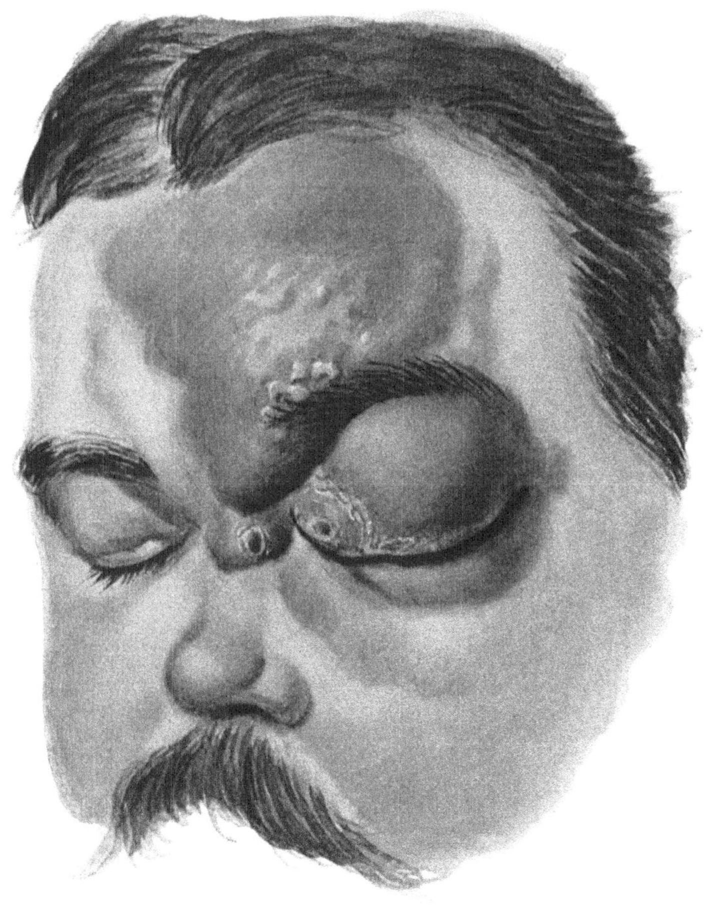

Abb. 247. Erysipel der Stirn und des Auges mit starkem Lidödem.

Lider wird dadurch oft dermaßen gespannt, daß es zu einer oberflächlichen Nekrose kommen kann.

Ähnliche Verhältnisse finden wir am Skrotum und an den Labien; besonders am Skrotum, wo das Erysipel auch in Form eines starken Hautödems auftritt, das zu oberflächlicher Hautgangrän führen kann. Bei Individuen mit sehr schlechtem Ernährungszustande, Karzinom-Kachexie u. dgl. ist oft die Rötung des Erysipels so gering, daß sie kaum zu erkennen ist. Ein solches „anämisches" Gesichtserysipel (Czylarz) zeigt Fieber, ödematöse Schwellung und wandernde Ausbreitung wie ein gewöhnliches Erysipel, nur die Röte der erkrankten Partien fehlt. Sehr schwere, tödlich verlaufende Erysipele zeigen zuletzt häufig eine mehr blaurote als hellrote Farbe.

In gelähmter Haut schreitet das Erysipel besonders rasch fort (Kren: Arch. f. klin. Chirurg. S. 597. 1904).

Das Bild des Erysipels kann aber noch in anderer Weise stark variieren. Sehr häufig hebt sich auf der Höhe der Entzündung die Epidermis in Blasen ab, die in ihrer Größe sehr verschieden sind, von kleinsten miliaren Bläschen an bis zu taubeneigroßen, mit serösem Inhalt gefüllten Blasen. In dem Blaseninhalt sind häufig Streptokokken nachzuweisen; bisweilen ist derselbe aber auch steril. Je nach der Größe der Blasen spricht man von Erysipelas vesiculosum und bullosum.

Kommt es stellenweise zur Nekrose und zur Gangrän der Haut, so spricht man von Erysipelas gangraenosum. Es wurde schon erwähnt, daß an den Augenlidern und am Skrotum solche oberflächliche Hautgangrän gelegentlich zu beobachten ist, vermutlich infolge der starken Spannung der Haut durch das Ödem. Verhältnismäßig häufig kommt es zu Hautgangrän auch bei den-

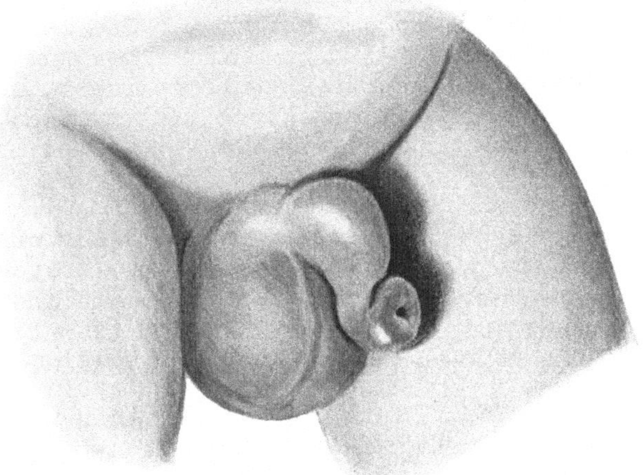

Abb. 248. Erysipel des Skrotum und Penis.

jenigen Erysipelformen, die nach Ulcera cruris bei Varizenbildung auftraten, namentlich bei Frauen. Hier lokalisiert sich der Prozeß ja von vornherein in einem durch die chronischen Entzündungsvorgänge und Zirkulationsstörungen widerstandsunfähigen Gewebe, und so kommt es leichter zur Hautgangrän. Die dadurch entstehenden Defekte sind oft nur zehnpfennigstück- bis talergroß, können aber auch handtellergroß und größer werden und sind dann durch Transplantation wieder zu bedecken.

Während das Erysipel in der Peripherie weiter fortschreitet, blaßt die zuerst ergriffene Stelle meist schon nach ein bis zwei Tagen ab, etwa vorhandene Blasen trocknen ein und die vorher entzündete Partie kehrt unter Schuppung wieder zur Norm zurück. Die meisten Erysipele haben nur eine beschränkte Ausdehnung und kommen nach vier bis acht Tagen zum Stillstand. Dabei ist z. B. nur eine Gesichtshälfte ergriffen oder die vordere Fläche des Unterarms oder die Vorderseite des Unterschenkels bei Ulcus cruris. Ein unaufhaltsames Weiterwandern, wie wir es später noch beim Erysipelas migrans kennen lernen werden, ist seltener.

Die Lymphdrüsen der Umgebung sind in der Regel geschwollen und schmerzhaft, doch erreicht diese Schwellung niemals hohe Grade; sie schwindet mit dem Rückgange der Krankheitserscheinungen. So schwellen die submaxillaren Drüsen am Hals an beim Gesichtserysipel, die retrozervikalen Drüsen, wenn die Rose vom Hinterkopf nach dem Nacken zu verläuft.

Das Fieber ist im Anfange meist hoch; 40° und mehr sind nichts Seltenes. Oft ist es kontinuierlich, meist aber stark remittierend. Mit dem Abblassen der Rose fällt es oft kritisch ab, aber auch lytischer Abfall ist häufig. Mitunter ist das Fieber bereits abgesunken, bevor der erysipelatöse Prozeß ganz verschwunden ist. Völlig fieberlose Fälle sind selten, kommen aber zweifellos vor. Jochmann sah unter 463 Beobachtungen 34 fieberfreie Fälle.

Die Dauer des Fiebers beträgt durchschnittlich 8—14 Tage, sehr oft nur 8 Tage und weniger — bei völlig indifferenter Behandlung! Die Beachtung dieser Tatsache ist wichtig für die Beurteilung therapeutischer Erfolge.

Der Puls entspricht in seiner Häufigkeit auf der Höhe der Krankheit der Fiebersteigerung. In der Rekonvaleszenz ist er meist auffällig verlangsamt, zwischen 50 und 65 Pulsschläge.

Im Anfange ist der Kranke oft stark benommen, motorische Unruhe und Delirien sind besonders bei Potatoren häufig. Apathie, Schlafsucht und Sopor sind zur Zeit des hohen Fiebers sehr gewöhnlich. Kopfschmerzen begleiten das Erysipel fast stets und können sich beim Kopferysipel zu exzessiven Graden steigern. Was dabei mehr auf Toxinwirkung oder auf lokale Schmerzhaftigkeit der Kopfschwarte zurückzuführen ist, bleibt im einzelnen Falle schwer zu entscheiden.

Sehr gewöhnlich sind Störungen des Verdauungsapparates. Appetitlosigkeit, Durst, mitunter Erbrechen, auch Durchfälle werden beobachtet. Gelegentlich scheint sich auch an der Darmmukosa eine Art von erysipelatöser Schwellung im Anschluß an Hauterysipel einzustellen, wie in dem von Lehmann beschriebenen Falle am Colon ascendens, oder im Magen (Fall von Ucke). Die Milz ist häufig geschwollen und perkutorisch vergrößert, in schweren Fällen auch palpalbel.

Der Harn zeigt in etwa $^1/_3$ der Fälle febrile Albuminurie, richtige akute Nephritis ist selten (2—3%). Die Diazoreaktion ist meist negativ, ebenso die Urobilin- und Urobilinogenprobe.

Eine besondere, relativ seltene Lokalisation der Entzündung ist das Schleimhauterysipel. Es kommt bisweilen vor, daß die Rose mit anginösen Beschwerden beginnt. Der Kranke verspürt zunächst lebhafte Schluckbeschwerden, bekommt hohes Fieber, starke Coryza, und erst ein oder zwei Tage nachher zeigt sich ein Erysipel an der Nase. Hier ist also die Rose von den Mandeln durch den Nasenrachenraum und über die Schleimhaut der Nase nach außen gewandert. Eine solche erysipelatöse Angina ist in Wirklichkeit häufiger als man im allgemeinen annimmt. Im Rachen findet sich dabei eine scharf gegen die normale Umgebung abgesetzte Rötung; die Mandeln sind stark geschwollen und bisweilen finden sich Bläschen auf der Rachenschleimhaut. Die Schleimhaut des weichen Gaumens ist stark gerötet und zuweilen ödematös. Auch fällt in einzelnen Fällen die starke Schmerzhaftigkeit des Rachens auf. Besonders häufig treten solche mit einer Angina einsetzenden Erysipele, die dann durch die Nase aufs Gesicht überwandern, im Gefolge von endonasalen Operationen auf. Die Infektion erfolgt dabei an der Operationsstelle auf der Nasenschleimhaut und das Schleimhauterysipel imponiert zuerst als Angina. Aber auch umgekehrt läuft das Erysipel gelegentlich von der Gesichtshaut aus durch die Nase hindurch auf den Rachen über und verursacht dort eine Angina.

Vom Rachen kann das Erysipel auch durch die Tuba Eustachii ins Mittelohr laufen und nach einer Otitis media mit Perforation des Trommelfelles auf die Haut der Ohrmuschel übergehen. Freilich ist es in diesem Falle bisweilen nicht ganz leicht zu entscheiden, ob die ursprüngliche Angina erysipelatöser Natur war, oder ob hier nicht die Otitis an sich mit ihrem streptokokkenhaltigen Sekret die Ursache für das Erysipel am äußeren Ohr geworden ist. Den letztgenannten Zusammenhang sah ich zweimal bei Scharlach bzw. Masern, eine Otitis, an die sich ein Erysipel des äußeren Ohres anschloß.

Zu den gefährlichsten Formen der Rose gehört das **Erysipel des Larynx**, weil hier ein akut einsetzendes Glottisödem plötzlich zum Tode führen kann. **Es gibt ein primäres und ein sekundäres Larynxerysipel.** Beim sekundären Larynxerysipel kann der Prozeß von einer erysipelatösen Angina aus auf den Kehldeckel und auf die aryepiglottischen Falten übergehen und damit zu starkem Ödem dieser Gebilde führen. Während man hier durch die vorangehenden Rachenerscheinungen schon gewarnt ist und bei drohendem Glottisödem unverzüglich zur Tracheotomie schreiten kann, ist das primäre Larynxerysipel weit tückischer. Die Erscheinungen der Larynxstenose treten bisweilen nach kurzem Fieber und geringen Schluckbeschwerden so plötzlich auf, daß eine Rettung des Kranken nicht mehr möglich ist.

Jochmann sah einen Fall, wo eine an Diabetes leidende Frau eines Tages plötzlich Fieber bekam und über geringe Schluckbeschwerden klagte, ohne daß ein Grund dafür zu finden war und die wenige Stunden nachher an Glottisödem infolge eines Larynx-Erysipels zugrunde ging, noch bevor eine Tracheotomie vorgenommen werden konnte.

Vom Rachen und vom Larynx aus kann das Schleimhauterysipel auch auf die Bronchien überwandern und zur Entstehung von Bronchitis und bronchopneumonischen Herden Veranlassung geben. Diese Art der Entstehung entzündlicher Lungenherde ist jedoch recht selten.

Eine andere erheblich häufigere Lokalisation des Schleimhauterysipels ist die **Schleimhaut des weiblichen Genitalapparates.** Hier geben namentlich die während der Geburtsvorgänge auftretenden Wunden die Möglichkeit zur Entstehung der Rose. Warum in einem Falle Erysipel auftritt, im anderen eine Puerperalsepsis, ist schwer zu entscheiden. Die Rose geht dabei stets von der **Vulva** aus. Die Labien schwellen infolge des entzündlichen Ödems unförmig an, und die geschwollenen hellroten Fleischwülste setzen sich scharf gegen die Umgebung ab.

Bisweilen kann es auch durch Spannung des Gewebes zur oberflächlichen Nekrose der Labien kommen. Von der Vulva kann das Erysipel weiter nach dem Bein oder dem Rücken und dem Bauch übergehen. Durch Fortpflanzung des Erysipels auf die Scheide oder häufiger durch Fortkriechen der Streptokokken in den Lymphwegen der Parametrien kommt es zur Parametritis oder Peritonitis, d. h. **also zur lymphogenen Puerperalsepsis.** Die Bezeichnung: Erysipelas puerperale grave interum, die Virchow gebrauchte, ist für die letztgenannten Prozesse wohl nicht mehr anwendbar. Es handelt sich dann eben nicht mehr um ein Erysipel, sondern um Prozesse, die zwar durch denselben Erreger hervorgerufen sind, die wir aber als **septische Prozesse** auffassen. Dieser schwere Ausgang ist aber nicht der regelmäßige. Jochmann sah bei zwei Wöchnerinnen Erysipel der Vulva, ohne daß sich eine Puerperalsepsis anschloß. Übrigens kann man auch Gebärende mit Gesichtserysipel sehen, die trotz der Rose eine normale Entbindung und ein normales Wochenbett durchmachen, ohne ein Erysipel der Geburtswunden oder Sepsis zu bekommen.

Abweichungen und Komplikationen. Erysipelas migrans. In nicht ganz seltenen Fällen wandert das Erysipel von dem Ort seiner Entstehung über einen großen Teil des Körpers. Daß es vom Gesicht aus über den behaarten Kopf bis zur Haargrenze am Nacken wandert, ist nichts Ungewöhnliches. Schwerer sind schon die Fälle, wo es noch weiter über den Rücken und evtl. auf die Arme übergeht. Auch von einer unbedeutenden Mastitis aus bei stillenden Frauen können schwere Wandererysipele über die Brust, den Rücken und die Arme laufen. Der Prozeß geht dann in der Regel so vor sich, daß die ersten Stellen der Entzündung längst verblaßt sind, während die Peripherie weiterwandert. Sehr häufig flackert dann die Entzündung an den erst ergriffenen

Stellen aufs neue wieder auf. Je mehr Körperfläche gleichzeitig vom Erysipel befallen wird, desto schwerer ist der Zustand, was ja erklärlich ist, da die Menge der in den Lymphbahnen vorhandenen virulenten Streptokokken zu schwerer Toxinvergiftung führen muß.

Das Fieber ist in diesen Fällen von Erysipelas migrans meist stark remittierend, seltener kontinuierlich. Sehr oft tritt bei diesen Wandererysipelen vorübergehende Fieberfreiheit ein, der dann wieder ein Aufflackern des Prozesses und damit erneute Temperatursteigerung folgt. Solche Rückfälle können sich sehr oft wiederholen. Die Folge ist, daß die Wanderrose wochen-, ja monatelang bestehen und dabei den Patienten natürlich aufs äußerste schwächen kann. In der Fieberkurve spiegelt sich im allgemeinen der Gang des Prozesses, dergestalt, daß hohen Temperaturen ein Fortbestehen des Prozesses entspricht und beim Sinken des Fiebers auch die Entzündungserscheinungen nachlassen. Allerlei Komplikationen, die den Zustand des Kranken verschlechtern können, kommen hinzu. Bronchopneumonien, Nephritis, Pleuritis sind recht häufige Begleiterscheinungen.

Sehr oft treten nach dem Abblassen des Erysipels subkutane Hautabszesse in größerer Menge auf. Vielleicht stellt diese multiple Abszeßbildung in der letzten Periode des Wandererysipels eine Art Selbsthilfe der Natur dar; denn bei der Eröffnung dieser meist oberflächlich gelegenen Abszesse entleeren sich mit Eiter stets enorme Mengen Streptokokken.

Haut: Neben der Bildung größerer Blasen beim Erysipel, deren wir schon oben gedacht haben, sind die wichtigsten Veränderungen der Haut, die im Anschluß an das Erysipel auftreten, Abszesse, Nekrosen und Phlegmonen.

Subkutane Abszesse finden sich besonders häufig beim lange dauernden, rezidivierenden Wandererysipel, und zwar namentlich an dem Rücken und an den Extremitäten, kommen aber auch beim lokalisierten Erysipel, so z. B. auf dem behaarten Kopf oder auf den oberen Augenlidern, häufiger zur Beobachtung.

Schwerwiegender sind die phlegmonösen Prozesse, die sich gelegentlich im Anschluß an das Erysipel entwickeln. Sie kommen zustande durch die Infektion der tieferen subfaszial gelegenen Gewebsschichten. Oft sind Traumen die Ursache, daß die Erreger auch in die tieferen Gewebspartien gelangen. Sie werden im allgemeinen häufiger an den Extremitäten beobachtet, doch sähen wir auch schwere Kopfphlegmonen im Anschluß an Erysipel, namentlich nach schweren Kopfverletzungen, z. B. bei Maurern durch herabfallende Steine.

Eine nicht seltene Begleiterscheinung ist ferner die schon erwähnte Nekrose der Haut und oberflächliche Hautgangrän. Auffallend häufig sind Nekrose und Gangrän, wie schon oben erwähnt, bei denjenigen Erysipelformen, die nach Ulcera cruris mit Varizenbildung auftreten. Der Grund für die Disposition dieser Hautpartien zur Gangrän beruht auf zwei Momenten. Erstens liegt die Haut hier unmittelbar der Tibia auf ohne ein schützendes Fettpolster, ist also bei entzündlicher Anschwellung der Spannung besonders stark ausgesetzt. Zweitens handelt es sich hier bei der im Gebiet der Varizenbildung liegenden Haut schon von vornherein um ein durch die chronischen Entzündungsvorgänge und die Zirkulationsstörungen wenig widerstandsfähiges Gewebe. Die durch die Nekrose entstehenden Defekte können sehr verschieden groß sein, von Markstück- bis zu Handtellergröße.

Im Anschluß an Gangrän und subkutane Abszesse kommt es bisweilen zur Vereiterung von Lymphdrüsen, selten ist die Ausbildung eines purulenten Ödems. Harmlosere Hautveränderungen, die gelegentlich auftreten, sind der Herpes labialis und die Urtikaria.

Augen: Den Augen drohen vom Gesichtserysipel aus die schwersten Gefahren. Abgesehen von dem mehrfach erwähnten entzündlichen Ödem der Augenlider und mäßiger Konjunktivitis ist vor allem zu fürchten die Neuritis optica und die Entzündung des retrobulbären Zellgewebes, die beide durch Vermittlung der Blut- und Lymphwege von einer Gesichtsrose aus entstehen können und im Falle der Erhaltung des Lebens zu den schwersten Sehstörungen bis zur völligen Erblindung führen können. Gröunow stellt im Handbuch von Graefe-Saemisch 53 derartiger Fälle zusammen.

Bei der Vereiterung des Orbitalgewebes kann die entstehende Amaurose entweder durch entzündliche Prozesse am Sehnerven oder durch Zirkulationsstörungen im Gebiete der Zentralgefäße bedingt werden, die entweder durch den bloßen Druck des entzündlichen Gewebes oder durch Thrombose bzw. Embolie hervorgerufen sind und sekundär zu einer Atrophie des Sehnerven führen.

Der Vorgang der nach Erysipel auftretenden Erblindung ohne Vereiterung des retrobulbären Zellgewebes ist in der Regel folgender: Beim Öffnen der bis dahin verschwollen gewesenen Augenlider bemerkt der Patient, daß er auf einem oder beiden Augen überhaupt nicht mehr oder erheblich schlechter als zu-

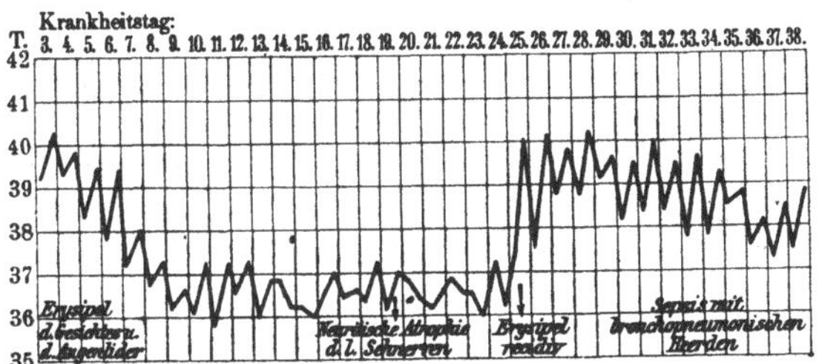

Abb. 249. Martha J., 32 Jahre. Gesichtserysipel mit anschließender Neuritis optica und Erblindung auf dem linken Auge. Später Rezidivieren des Erysipels auf der linken Gesichtshälfte, pneumonische Infiltration beider Lungen, Sepsis und Tod.

vor sehen kann. Dabei scheint das Auge äußerlich völlig intakt, während zuvor meist eine mehr oder weniger ausgesprochene Protrusio bulbi beobachtet worden ist, oder evtl. auch Lidabszesse oder Nekrosen vorhanden waren.

Sepsis nach Erysipel ist ein relativ seltenes Ereignis. Denn das Erysipel ist eine lokal bleibende Streptomykose. Zahlreiche systematische bakteriologische Blutuntersuchungen beim unkomplizierten Erysipel ergaben stets negativen Befund. Unter 463 Fällen hatte Jochmann 16 Fälle von Sepsis. Teils waren das Fälle, bei denen es zu Eiterungen im subkutanen Gewebe gekommen war, teils solche, die zu Phlegmonen geführt hatten. Aber auch reine Erysipelfälle ohne jede Eiterung können zur Sepsis führen. Es sind das meist verlorene Fälle, doch kommen auch Heilungen vor. Von Jochmanns 16 Fällen starben 11. Das Fieber zeigt dabei hohen kontinuierlichen oder sehr stark remittierenden Verlauf und ist oft von Schüttelfrösten begleitet. Das Sensorium ist stark benommen. Die Milz wird palpabel. Haut- und Netzhautblutungen, Gelenkeiterungen, Lungenabszesse, Endokarditis können auftreten. Nicht selten ist auch eine Nephritis haemorrhagica.

Auch die eitrige Entzündung des retrobulbären Zellgewebes führt mitunter zur Sepsis, die dann meist von Meningitis begleitet ist. Letztere entsteht durch Fortleitung der Entzündung längs des Sehnerven auf die Hirnhäute.

Ein anderer Weg zur Entstehung der Meningitis nach Erysipel ist die Otitis media, die im Anschluß an das Erysipel des Rachens, aber auch nach dem des äußeren Ohres entstehen und sich auf den Sinus und die Meningen ausbreiten kann.

Herz: Die Widerstandskraft des Herzens spielt bei den schweren und über große Flächen ausgedehnten Erysipelformen und bei der Wanderrose eine große Rolle. Bisweilen findet man perkutorisch Dilatationen und hört blasende

Geräusche an der Spitze oder an mehreren Ostien. Diese Geräusche bedeuten aber nicht ohne weiteres eine Endokarditis, sondern können auch allein durch muskuläre Schwäche bedingt sein und bei entsprechender Ruhe und Schonung wieder verschwinden. Endokarditis nach Erysipel ist selten. Sie kann die Folge des Übertritts der Streptokokken ins Blut sein, sich also bei allgemeiner Sepsis entwickeln und bietet dann meist eine schlechte Prognose. Dasselbe gilt von der Perikarditis.

Sehr auffällig ist die beim Erysipel fast stets zu beobachtende Rekonvaleszenten-Bradykardie. Der Puls geht auf 60 und 50 Schläge zurück, ein Ermüdungssymptom des durch die Toxine angegriffenen Herzens.

Blut: Die Leukozyten zeigen eine Vermehrung, deren Grad im allgemeinen der Schwere der Erkrankung parallel geht; bei mittelschwerem Verlauf beobachtet man Zahlen von 12—15—18000 Leukozyten, bei schwerem und ganz schwerem Verlauf über 20—30000 und darüber. Fast immer handelt es sich um starke prozentuale Zunahme der Neutrophilen, erst in der Rekonvaleszenz tritt wieder ein Ansteigen der Lymphozyten ein.

Die bakteriologische Untersuchung des Blutes ergibt meist negatives Resultat, nur ganz selten sind — bei septischen Fällen — Streptokokken nachzuweisen, oder auch — besonders bei Lungenkomplikationen — Pneumokokken. Bei den letal verlaufenden Fällen ergibt die bakteriologische Untersuchung des Herzblutes, oder noch sicherer die von E. Fraenkel 1903 empfohlene Kultur aus dem Wirbelmark sehr häufig Streptokokken; E. Fraenkel konnte in 7 Fällen regelmäßig Streptokokken aus dem Wirbelmark züchten.

Lungen: An den Lungen kommen bronchopneumonische Prozesse, namentlich bei Wandererysipel, nicht ganz selten zur Beobachtung; weniger häufig sind kruppöse Pneumonien. Eine primäre erysipelatöse Pneumonie, wie sie einzelne Autoren beschreiben, die durch doppelseitiges serpiginöses Fortschreiten der Hepatisation und starken Milztumor ausgezeichnet sein soll, ist nicht wahrscheinlich. Es sind das Streptokokkenpneumonien, bei denen der Versuch, einen Zusammenhang mit Erysipel zu konstruieren, überflüssig erscheint.

Auch Pleuritis exsudativa ist eine nicht seltene Begleiterscheinung des Erysipels, Vereiterung des Pleuraergusses ist selten.

Nieren: Akute hämorrhagische Nephritis ist eine nicht sehr häufige Komplikation, nach Jochmann unter 463 Fällen 8mal. Sie hat keine unbedingt schlechte Prognose, sondern kann wieder völlig ausheilen, von Jochmanns 8 Fällen starben 5. Es besteht beim Erysipel, wie bei anderen Infektionen (Angina, Scharlach u. a.), kein Zusammenhang zwischen Ausscheidung der Streptokokken und Auftreten von Nierenerscheinungen.

Febrile Albuminurie findet sich recht häufig, nach Lehmann unter 200 Fällen 65mal, wobei zugleich 6 Fälle von akuter Nephritis beobachtet wurden. Jochmann sah chronische Glomerulonephritis und Schrumpfniere bei Auftreten eines Erysipels sich akut verschlimmern, mit starker Zunahme des Eiweißgehaltes und der Zylinder, zum Teil sogar mit Auftreten von Blut. Andererseits ist auch gelegentlich ein günstiger Einfluß des Erysipels auf eine chronische Nephrose gesehen worden, so von Hallas.

Gefäße. Beim Erysipel an den unteren Extremitäten kommt es zuweilen zur Thrombose der Vena femoralis mit starkem Ödem des ganzen Beines. Gefahrdrohend ist dabei der Eintritt einer Lungenembolie.

Nervensystem: Häufig finden sich, besonders bei den hochfiebernden Erysipelkranken und ganz besonders bei starkem Befallensein der Kopfhaut, erhebliche Benommenheit, Delirien, meningitische Reizerscheinungen. Der Ausbruch furibunder Delirien kann gerade beim Kopferysipel oft überraschend plötzlich eintreten und erfordert die sorgfältige Überwachung des Kranken.

So sah ich einen 31 jährigen Schutzmann (nicht Alkoholiker!), der am 3. Tage seiner Erkrankung (Erysipel des Gesichtes und Kopfes) bei gutem Bewußtsein und scheinbar völlig orientiert ins Krankenhaus aufgenommen wurde, 20 Minuten nach der ersten ärztlichen Untersuchung aus dem Bett sprang und sich kopfüber durchs geschlossene Fenster hinabstürzte.

Wie nach jeder akuten Infektionskrankheit, kommen auch nach Erysipel gelegentlich zur Beobachtung: Myelitis, Neuritis und Polyneuritis. Die nicht ganz seltene Beteiligung des N. opticus ist bereits erwähnt.

Rezidive. Eine besondere Eigentümlichkeit des Erysipels ist seine Neigung zu Rezidiven. Daß eine von der Rose befallene Stelle, die bereits abgeblaßt ist und zu schuppen beginnt, plötzlich wieder aufflammt, wobei der ganze Prozeß mit Fieber und Störung des Allgemeinbefindens wieder von neuem beginnt und sogar noch weiter wandert als zuvor, ist gar kein ungewöhnliches Ereignis. Bei der Wanderrose sehen wir oft dieselbe Stelle wiederholt ergriffen werden. Diese Rückfälle (rechutes der Franzosen) pflegen sich kurz hintereinander zu wiederholen, so daß also zwischen dem Abblassen einer Gesichtsrose und dem Wiederaufflammen der erkrankten Partie nur wenige Tage liegen. Weit entfernt davon, durch einmalige Erkrankung an Erysipel eine Immunität gegen die Wiedererkrankung zu bekommen, scheint der Organismus eher eine gewisse Disposition dafür zu erlangen. Es ist eine bekannte Erfahrung, daß Menschen, die einmal an Rose gelitten haben, sie mehrfach wiederbekommen; z. B. sah ich bei einer 44 jährigen Patientin, die früher in jedem Wochenbett an Gesichtserysipel erkrankt war, ein Jahr lang vor jedesmaligem Beginn der Periode ein Gesichtserysipel auftreten. Es gibt zahlreiche Personen, die jedes Jahr an der Nase oder am Ohr oder an der Wange ihre Rose wiederbekommen, ohne daß sie besonderen Schädigungen oder Übertragungsmöglichkeiten ausgesetzt wären. Der Vorgang ist in vielen Fällen wohl so zu denken, daß bei solchen Personen einzelne, wenn auch abgeschwächte Streptokokken in der erkrankt gewesenen Haut zurückbleiben und nun bei Gelegenheit sich wieder vermehren und Erysipel verursachen. Außerdem mögen bei manchen Personen noch Gelegenheitsursachen hinzukommen: chronische Ekzeme, Ulcera cruris, ein chronischer Schnupfen, Ozaena oder dgl., also Affektionen, die zu oberflächlichen Kontinuitätstrennungen der Haut führen und damit zum Eindringen neuer Erreger Veranlassung geben können.

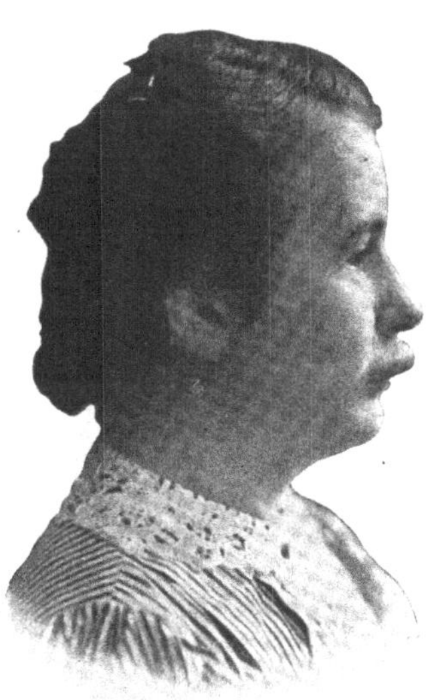

Abb. 250. Chronische elephantiastische Schwellung der Oberlippe infolge häufig rezidivierter Erysipele.

Eine Folge solcher immer wiederkehrenden habituellen Erysipele sind häufig elephantiastische Veränderungen der Haut, die durch die chronischen Entzündungsprozesse in den Lymphwegen bedingt werden. Solche Verdickungen kann man an den Extremitäten und am Skrotum, seltener auch im Gesicht, z. B. an der Oberlippe, beobachten (Abb. 250).

Heilwirkungen des Erysipels sind in einer Reihe von Fällen bei malignen Tumoren beobachtet worden, und zwar schwanden die letzteren auch an Stellen, die nicht vom Erysipel direkt befallen waren. Auch bei Diabetes und Geisteskrankheiten läßt sich gelegentlich ein günstiger Einfluß bemerken. Zu praktischer Bedeutung konnten indes alle diese Beobachtungen nicht gelangen.

Erysipel der Säuglinge. Besonders widerstandsunfähig gegen das Erysipel sind Kinder im ersten Lebensjahre und speziell Neugeborene, während
das Erysipel von der Schwangeren im allgemeinen nicht auf den Fötus übergeht
(Ottow). Meist wird allerdings die Schwangerschaft unterbrochen, indem die
Frucht abstirbt. In der großen Mehrzahl der Fälle geht die Erkrankung von
der Nabelwunde aus und kann schon bei der Geburt durch streptokokkenhaltiges Lochialsekret oder später durch unreinliche Behandlung verursacht
werden. Daß gleichzeitig die Mutter an Puerperalsepsis und das
Kind an Erysipel erkrankt, ist ein nicht ganz seltenes Ereignis. Schon

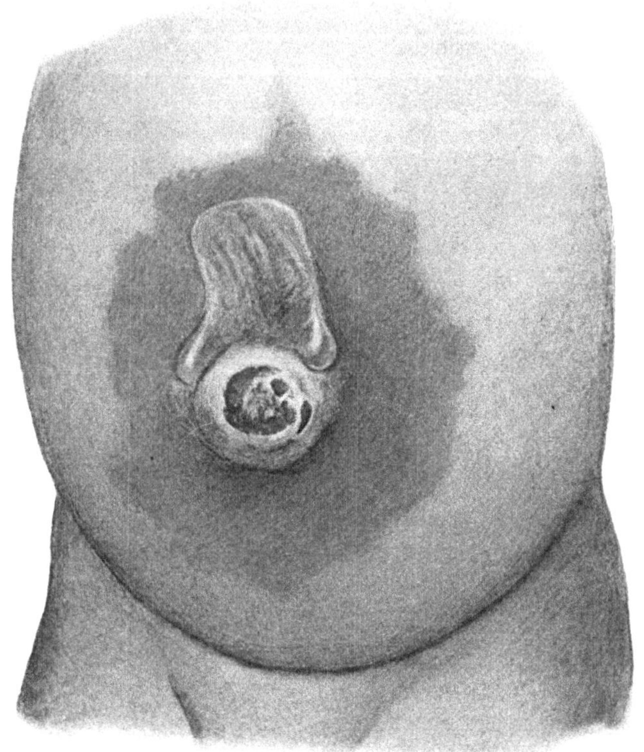

Abb. 251. Nabelerysipel bei einem Säugling.

Trousseau wies darauf hin, daß dabei wohl das gleiche Agens die ursächliche
Rolle spielt. Heute wissen wir, daß dieselben Streptokokken sowohl Sepsis
wie Erysipel erzeugen können. Oft fehlt dem Erysipel bei Neugeborenen die
charakteristische Schwellung. Man sieht nur eine mäßige Rötung, die sich mitunter nicht einmal deutlich abgrenzt, und sich erst in den nächsten Tagen von
der normalen Umgebung allmählich markiert. Das Erysipel wandert von der
Nabelwunde häufig über den ganzen Rücken, oft auch über die unteren Extremitäten. Hohes Fieber und Durchfall, Erbrechen, große Unruhe und Schwäche
sind dabei zu beobachten. Schließlich kommt es oft noch zu multiplen subkutanen Abszessen. Die Krankheit dauert selten länger als eine Woche und
führt fast stets zum Tode.

Auch jenseits der ersten Lebensmonate ist die Prognose bei Säuglingen meist recht ungünstig. Als Ausgangspunkt kommen noch in Betracht: Ekzeme am Kopf, Rhagaden an der Lippe bei Skrofulösen, wunde Stellen an der Vulva oder am Gesäß. Ferner gibt die Schutzpockenimpfung gelegentlich bei unreinlichen Menschen Veranlassung zum Erysipel und ebenso die rituelle Beschneidung des Penis. Außer den erwähnten subkutanen Abszessen neigt das Erysipel in diesem Lebensalter oft auch zu Hautnekrosen. Jochmann sah über tellergroße Nekrosen auf dem Rücken eines Säuglings im Anschluß an Erysipel; auch am Skrotum, am Knöchel und an der Ohrmuschel werden dieselben beobachtet. Die Kinder sterben entweder an der Schwere der Infektion oder an komplizierenden Krankheiten, wie Bronchopneumonie, Sepsis und Peritonitis.

Das Erysipel im Greisenalter zeigt oft nur mäßiges Fieber bei sonst stark ausgesprochenen Allgemeinerscheinungen; bis ins höchste Alter prävaliert das Gesichtserysipel. Neigung zu Hautnekrose (Gangrän) ist im Alter besonders ausgesprochen.

Sekundäres Erysipel. Kommt das Erysipel sekundär zu bereits bestehenden Krankheiten hinzu, so beeinflußt das die Prognose oft in ungünstigem Sinne, namentlich dann, wenn die erste Krankheit die Kräfte schon sehr erschöpft hat. Eine geringe Widerstandsfähigkeit gegen die Rose scheinen die Lungentuberkulösen zu haben. Ähnlich ist es beim Karzinom. Gefürchtet ist das Hinzutreten der Rose bei Nierenkranken mit Ödemen, die ganz besonders zur Erkrankung an Erysipel neigen, deshalb ist oftmals auch die Drainage von Hautödemen mittels Curschmannscher Nadeln die Ursache eines Erysypels. Auch Herz- und Leberkranke sind durch diese Komplikation schwer gefährdet. Chronisch Bettlägerige, namentlich bei schweren nervösen Leiden bekommen von Dekubituswunden aus nicht selten Erysipel, das bei den durch langes Krankenlager geschwächten Patienten oft einen ungünstigen Verlauf nimmt. Auch Typhuskranke können durch Infektion von Dekubitusstellen aus Erysipel akquirieren. Von der guten Krankenpflege hängt es ab, ob diese Komplikation des Typhus häufig ist oder nicht.

Das Vorkommen des Erysipels beim Scharlach gilt für eine große Seltenheit, und es hat nicht an Leuten gefehlt, die daraus schlossen, der beim Scharlach so oft gefundene Streptokokkus sei spezifisch und könne eben nur Scharlach, nicht aber Erysipel hervorrufen; das ist natürlich ein Fehlschluß. Die Seltenheit des Erysipels beim Scharlach hängt damit zusammen, daß Kinder, ausgenommen Säuglinge, überhaupt relativ selten an Erysipel erkranken. Heubner sah während einer 15jährigen distriktspoliklinischen Tätigkeit nur in 16 Fällen Kinder an Wundrose erkranken. Andererseits sind, wenn auch selten, zweifellose Erysipelfälle beim Scharlach beobachtet worden (Rikochon, Haller, Lenhartz). Jochmann sah in 8 Fällen Scharlach mit Erysipel kompliziert. Dreimal ging dabei das Erysipel vom Ohr aus durch Vermittlung des streptokokkenhaltigen Sekretes bei der Otitis media im Laufe des Scharlachs.

Pathologische Anatomie. Das Erysipel ist pathologisch-anatomisch eine akute Hautentzündung, die durch das Eindringen von Streptokokken in die Lymphgefäße der Haut bedingt wird und ausgezeichnet ist durch eine zellig-exsudative Entzündung. Im Gegensatze zur Phlegmone, die durch eine eitrige Entzündung der Haut und vornehmlich des subkutanen Gewebes gekennzeichnet ist, kommt es beim Erysipel nicht zur Vereiterung. Nachdem durch irgendwelche Kontinuitätstrennungen der Haut Streptokokken in die Lymphbahn eingedrungen sind, entsteht eine entzündliche Hyperämie und eine kleinzellige, mitunter auch zelligfibrinöse Infiltration der Haut und vornehmlich des Koriums, die sich bis in das subkutane Fettgewebe fortsetzt. Bei einem während des Lebens aus der erysipelatös erkrankten Stelle entnommenen Hautstückchen finden

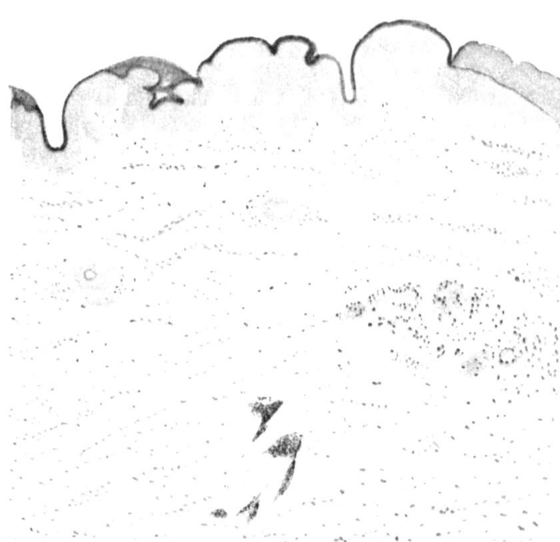

wir die Lymphgefäße und Lymphspalten der Haut vollgestopft mit Streptokokken, während die Blutgefäße stets frei von Kokken sind. In der Umgebung der streptokokkenhaltigen Lymphgefäße sind mehr oder weniger kleine Rundzellenansammlungen zu sehen (Abb. 252 u. 253).

Die Anschwellung der erkrankten Partie ist bedingt durch das entzündliche Exsudat, das in der erkrankten Kutis die Gewebsfasern auseinanderdrängt. Schneidet man von dem wallartigen Rande einer erysipelatös erkrankten Stelle ein Stückchen heraus, so kann man in dem makroskopisch noch unveränderten Bezirk die Einwanderung der Streptokokken in die Lymphgefäße erkennen,

Abb. 252. Schnitt durch Erysipelhaut. Die dunkelblau gefärbten dreieckigen Stellen in der Tiefe sind mit Streptokokken gefüllte Lymphräume. (Vgl. das nächste Bild.)

die hier noch keine entzündliche Reaktion ausgelöst hat. Auf der Höhe des Grenzwalles aber sieht man außer den mit Streptokokken angefüllten Lymphgefäßen das oben beschriebene Bild der Zellinfiltration und der serösen Durchtränkung des Gewebes.

Die Bläschenbildung beim Erysipelas vesiculosum kommt so zustande, daß die Zellen des Rete Malpighii aufquellen, sich verflüssigen und Hohlräume bilden. Das Dach dieser mit einem zellig-serösen Exsudat erfüllten Hohlräume wird von den obersten Epidermisschichten gebildet und hebt sich von der Umgebung in Bläschenform ab. Wenn der Blaseninhalt vereitert, so entsteht eine Pustel, Erysipelas pustulosum. Bei Gangränbildung kommt es unter dichtester Zellinfiltration zur Nekrotisierung des Gewebes.

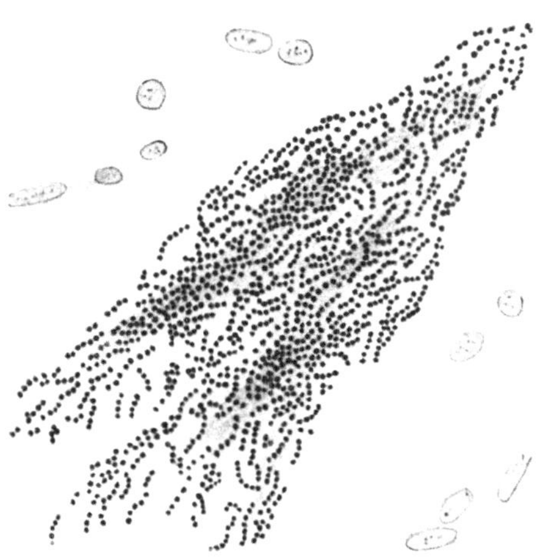

Abb. 253. Erysipelstreptokokken in den Lymphgefäßen der Haut. Starke Vergrößerung eines der dunkelblau gefärbten Herde des vorigen Bildes.

Der Ausfall der Haare an den vom Erysipel befallenen Partien der behaarten Kopfhaut erklärt sich dadurch, daß die Haarbälge von den Wurzelscheiden durch Exsudat getrennt werden und so eine Lockerung der Haare eintritt.

Das klinisch so prägnante Bild des Erysipels ist an der Leiche weniger deutlich, da die Rötung verblaßt und die Schwellung abnimmt, so daß die Markierung des Grenzwalles verloren geht. Oft deutet nur die Schuppung und bräunliche Pigmentierung der Haut auf das Erysipel hin.

Die Milz ist meist geschwollen. An den übrigen Organen finden sich oft parenchymatöse Veränderungen, wie wir sie bei den meisten akuten Infektionskrankheiten sehen, fettige Degeneration des Myokards, der Nieren und der Leber, Entzündung der serösen Häute. Die bakteriologischen Befunde an der Leiche sind oben schon besprochen.

Diagnose. Die Diagnose des Erysipels ist relativ einfach, wenn man die charakteristischen Symptome: Rötung, Schwellung und den dadurch bedingten Glanz und die Schmerzhaftigkeit der Haut, die scharf markierte Abgrenzung gegen die gesunde Umgebung und die Neigung zum Weiterschreiten berücksichtigt. Mitunter erleichtert die charakteristische Bläschenbildung die Diagnose. Bisweilen gelingt es, den Ausgangspunkt in Gestalt einer kleinen Hautläsion, Kratzwunde, Pustel oder dgl. festzustellen.

Nicht ganz leicht ist mitunter die Unterscheidung von phlegmonösen Entzündungsprozessen, die auch mit Schwellung, Rötung und Schmerzhaftigkeit und Fieber einhergehen. Namentlich dort, wo die Haut dünn ist, haben die phlegmonösen Entzündungen große Ähnlichkeit mit dem Erysipel. Im allgemeinen ist bei der Phlegmone die Schwellung härter als beim Erysipel, die Rötung hat einen dunkleren Ton und ist vor allem nicht so scharf gegen die gesunde Umgebung abgesetzt wie bei der Rose. Geht die phlegmonöse Schwellung in Eiterung über, so ist natürlich die Diagnose nicht mehr zu verfehlen.

Auch die Lymphangitis macht bisweilen, besonders an den Extremitäten, differentialdiagnostische Schwierigkeiten, weil auch hier Rötung, Schwellung, Schmerzhaftigkeit und Fieber besteht. Die Lymphangitis zeigt meist eine ausgesprochen streifige Rötung im Gegensatz zu der diffusen Röte des Erysipels. Auch kann man die entzündeten Lymphgefäße bei der Lymphangitis als harte Stränge deutlich abtasten. Die auf die oberflächlichen Lymphkapillaren beschränkte retikukäre Form der Lymphangitis ist vom Erysipel zu trennen einmal durch die netzartig miteinander verbundenen roten Flecke im Gegensatz zu der diffusen Rötung des Hauptherdes bei der Rose und dann durch die weniger scharfe Abgrenzung.

Auch der Milzbrand kann erysipelähnliche Bilder erzeugen, doch ist hier die brettharte ödematöse Schwellung und vor allem die Pustula maligna mit ihrem eingesunkenen nekrotischen Zentrum charakteristisch. Auch die Lymphdrüsenschwellung pflegt beim Milzbrand viel stärker zu sein als beim Erysipel. Schließlich vermag die bakteriologische Untersuchung des Pustelsekrets oder des Ödems in der Regel bald Aufklärung zu schaffen.

Eine im Anschluß an die Vakzination auftretende starke Rötung in der Umgebung der Impfstelle wird immer wieder von Anfängern für Erysipel gehalten. Das echte Erysipel nach Impfung tritt meist in den ersten Tagen, die Area vom 5. oder 6. Tage ab auf; sie ist nie so scharf begrenzt wie das Erysipel und zeigt die intensivste Rötung um die Pusteln herum (Abb. 417).

Schließlich kommen Erytheme zur Unterscheidung vom Erysipel in Betracht, wenn auch ihre Flüchtigkeit meist vor Verwechslungen schützt. Das Erythema exsudativum multiforme besteht aus vielfachen roten Effloreszenzen, deren Zentrum bald einsinkt und sich bläulich verfärbt, während die hellrote Peripherie weiterschreitet und mit anderen Effloreszenzen konfluiert. Dadurch kommen sehr charakteristische Bilder zustande, so daß nur selten die Unterscheidung vom Erysipel schwierig ist. Auch fehlt dabei Fieber und Schmerzhaftigkeit der erkrankten Hautstelle auf Druck.

Auch Erytheme durch natürliche oder künstliche Höhensonne können
Anlaß zu Verwechslung geben; die Lokalisation und das Fehlen von Fieber
sprechen gegen Erysipel.

Das Erythema infectiosum kann im Gesicht erysipelartig auftreten,
verläuft aber fieberlos und befällt meist zugleich auch andere Teile des Körpers.

Beim Erythema nodosum spricht schon von vornherein das multiple
Auftreten der einzelnen, auf Druck schmerzhaften Knoten in der Haut gegen
Erysipel; auch fehlt die Tendenz zum Fortschreiten in der Peripherie.

Schwierig ist oft die Unterscheidung des Erysipels vom **Erysipeloid.**
Diese zuerst von F. J. Rosenbach beschriebene Hautentzündung tritt besonders bei Leuten auf, die viel mit Wild, Fleisch und Geflügel, Austern, Heringen
u. dgl. in Berührung kommen, also bei Schlächtern, Geflügelhändlern, Gast-
wirten, Köchinnen usw. Sie beginnt in der Regel an den Endgliedern der
Finger in Gestalt einer bläulichroten, scharf abgesetzten Schwellung, die langsam bis zum Handrücken fortschreitet und Jucken und Spannungsgefühl verursacht, ohne jedoch von Fieber und Allgemeinerscheinungen begleitet zu sein.
Im Gesicht breitet sich der Prozeß meist in schmetterlingsflügelartiger Form
von der Nase auf eine, seltener auf beide Wangen aus. Da es weder Fieber noch
Allgemeinerscheinungen macht, so kommt diese Erkrankung namentlich dort
differentialdiagnostisch in Betracht, wo ein fieberloses Erysipel vorzuliegen
scheint.

Die Ähnlichkeit des Erysipeloids mit der **Schweinerotlauf-**Infektion des
Menschen ist schon lange aufgefallen, zumal seit sich herausstellte, daß Ery-
sipeloide mit Schweinerotlaufserum in kürzester Zeit zur Heilung gebracht
werden können. Nach neueren Beobachtungen von Rahm (1919) ist aus
klinischen wie bakteriologischen Gesichtspunkten Erysipeloid
und Schweinerotlauf als dieselbe Krankheit aufzufassen, wie
schon Günther 1912 postulierte.

Der Schweinerotlaufbazillus ist ein schmales, unbewegliches, kurzes Stäbchen von
1—1,5 μ Länge und 0,2—0,4 μ Dicke; manchmal bilden sich lange, gewundene, gekörnte
Fäden. In Organausstrichen liegen die Bazillen einzeln, zu zweien oder in Häufchen, oft
intraleukozytär; sie sind grampositiv und bilden keine Sporen. Auf Agar wachsen sie
in Stäbchen- und Fadenform; Bouillon wird leicht getrübt unter Bildung eines grauweißen
Bodensatzes.

Die Rotlauferkrankung der Schweine kann in dreierlei Formen auftreten:
als Rotlaufseptikämie, als sog. „Backsteinblattern" (pfennig- bis markstückgroße, derbe, beetartige, anfangs hell-, dann dunkelrote Erhabenheiten der
Haut, die im Zentrum abblassen und unter starker Schuppung abheilen) und
schließlich als chronische Rotlaufform (Hautnekrosen, chronische Arthritiden,
verruköse Endokarditis).

Die Rotlauferkrankung des Menschen wird durch die Anamnese
meist nahegelegt: Tierärzte, Fleischer, Landwirte sind die meist befallenen
Berufe. Die Infektion erfolgt durch Risse, kleine Verletzungen, in welche die
Rotlauferreger entweder durch das Fleisch von rotlaufkranken Schweinen oder
von klinisch gesunden Bazillenträgern oder besonders häufig durch die Kultur-
spritze des Tierarztes bei der Rotlaufimpfung gelangen. Die Inkubation des
Schweinerotlaufes beträgt beim Menschen meist 1—2 Tage, manchmal auch
kürzer, selten länger. Fieber und Allgemeinstörungen sind beim Menschen
selten, meist verläuft die Erkrankung unter dem leichten Bilde der „Backsteinblattern": in der Umgebung der infizierten Stellen (Finger, Hände) treten stark
juckende, brennende, beetförmige, etwa markstückgroße rote Quaddeln auf,
von denen oft lymphangitische Streifen zentralwärts ziehen. Meist gehen diese
Quaddeln in den gewöhnlichen Rotlauf über, indem ihre Grenzen verschwinden
(s. Abb. 254); gelegentlich kommt es zur Blasenbildung. Bis zur völligen

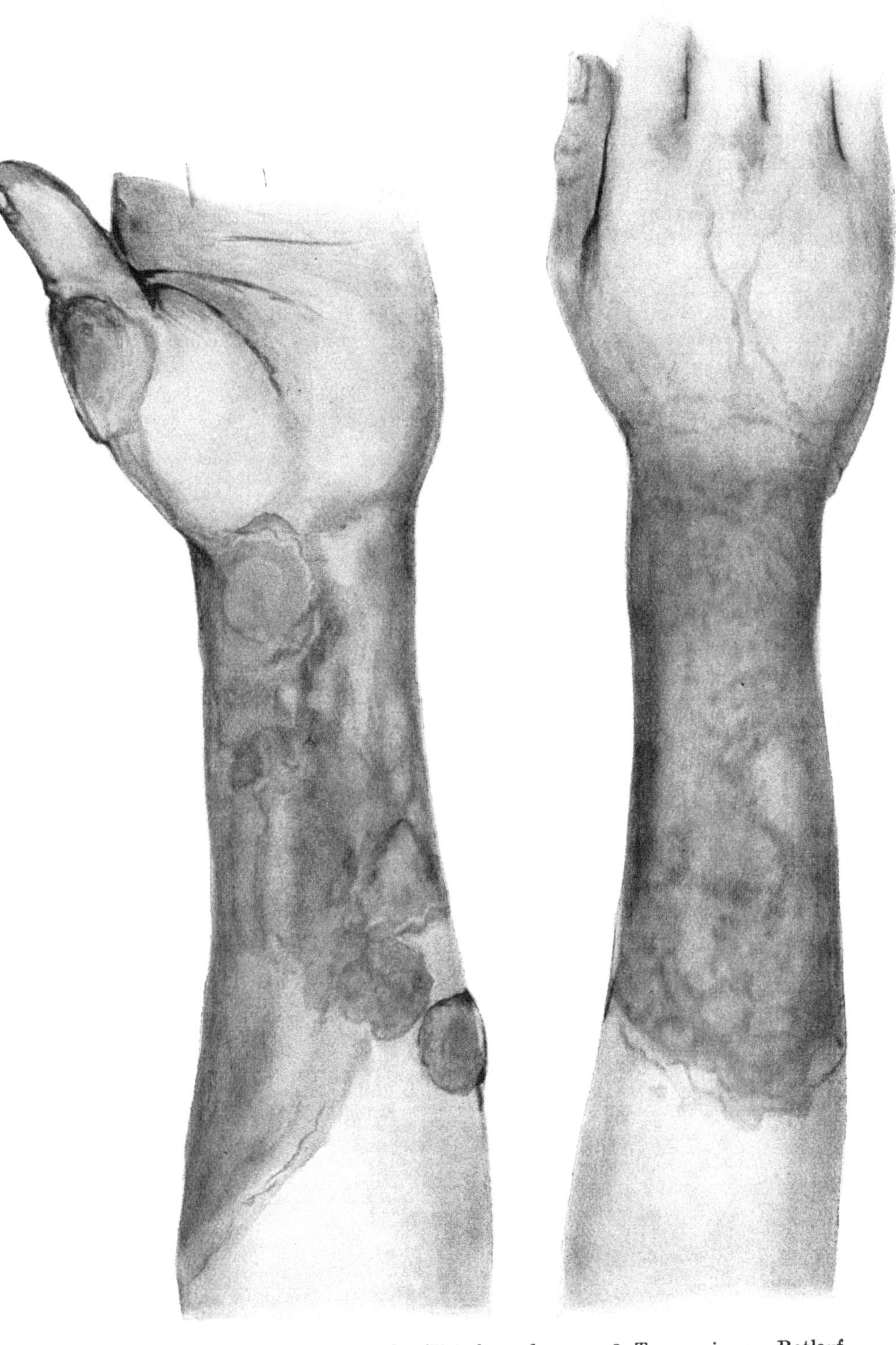

Abb. 254. Schweinerotlauf bei 18jähr. Fleischer, der vor 8 Tagen ein an Rotlauf erkranktes Schwein geschlachtet hatte. Heilung nach Injektion von Rotlaufserum (Susserin). (Nach Rahm.)

Abheilung unter Schuppung können 2—3—4 Wochen vergehen. Chronische Rotlaufformen sind beim Menschen ungemein selten; doch hat Günther zwei Fälle von Endocarditis verrucosa resp. ulcerosa (Obduktionsbefund) nach Rotlauf beschrieben. Im Blut finden sich die Rotlauferreger beim Menschen nur ausnahmweise, dagegen regelmäßig in exzidierten Stücken vom Rande der Hautveränderungen (Einbringen in Bouillon); die Probeexzision ist völlig gefahrlos und heilt per primam. Die meisten Rotlauffälle heilen ohne weitere Behandlung (feuchte Verbände, Biersche Stauung) in etwa 3 Wochen von selbst; Inzisionen sind nicht zu empfehlen. Eine ganz wesentliche Abkürzung des Verlaufes bringt die Behandlung mit Rotlaufimmunserum (z. B. „Susserin"-Höchst), etwa 2 ccm pro 10 kg Körpergewicht intraglutäal oder auch intravenös. Eine einzige Injektion genügt meist, um in 1—2 Tagen Heilung zu bringen.

Das „Küstenerysipel von Guatemala" wird von Robnes und Calderon auf Toxine von Filarien (Onocerka circutiens) zurückgeführt, die überwiegend am behaarten Kopfe sitzen. Es kommt in einer bestimmten Meereshöhe (600—2000 m) vor, meist treten gleichzeitig Fieber, Erysipel des Gesichtes und Kopfes, sowie Augenerscheinungen (Keratitis, Iritis) auf; nach Exstirpation des Wurmknotens (auch wenn derselbe am Rumpfe sitzt) sollen Erysipel wie Augenerscheinungen sofort zurückgehen. An die Erkrankung schließt sich häufig eine elephantiastische Verdickung der Haut an. Nach Fulleborn kommt es infolge Filarien zu einer Lymphstase, es wandern hier dann — vielleicht spezifische — „Lymphangitis"-Kokken ein und rufen das Erysipel hervor. Der Erysipelstreptokokkus wurde dabei nicht gefunden; auf Whrightschem Nährboden lassen sich die Lymphangitis-Kokken züchten und zur Vakzineherstellung verwenden.

Die Diagnose des Schleimhauterysipels ist wohl nur dann mit Sicherheit zu machen, wenn eine Rose der benachbarten äußeren Haut vorangegangen ist, denn Rötung und Schwellung der Rachenorgane mit Fieber und schweren Allgemeinerscheinungen berechtigen allein noch nicht zur Diagnose einer erysipelatösen Schleimhauterkrankung. Einen Anhalt hat man bisweilen in der auffallend großen Schmerzhaftigkeit des Pharynx, die nicht nur beim Schlucken, sondern dauernd vorhanden ist.

Prognose. Die Prognose des Erysipels ist im allgemeinen nicht ungünstig. Die Mortalität beträgt bei Gesichtserysipel etwa 3—5$^0/_0$, bei Kindern 15—20$^0/_0$.

Auf einer aus inneren und chirurgischen Erysipelen gemischten Abteilung sah Jochmann von 463 Fällen 65 sterben = 14,3$^0/_0$. Diese höhere Sterblichkeit erklärt sich aus den schweren komplizierten „chirurgischen" Erysipelen, zu denen die infolge von Traumen, Quetschungen u. dgl. entstandenen Fälle gehören. Selbst schwere Wandererysipele können bei guter Herzkraft trotz monatelanger Dauer noch zur Heilung kommen. Gefährdet sind Potatoren, Greise und Säuglinge. Von 9 Säuglingen, die an Erysipel erkrankten, starben 8 (Jochmann). Ungünstig ist die Prognose des Erysipels bei Individuen, die durch andere Krankheiten, wie Karzinom, Tuberkulose, Typhus, schon schwer geschädigt sind. Genauer wurde das bereits in dem Kapitel über das sekundäre Erysipel besprochen. Auch die Sepsis nach Erysipel hat natürlich eine schlechte Prognose. Von 16 septischen Fällen, bei denen Streptokokken im Blut gefunden wurden, starben 11 (Jochmann).

Therapie. Für die Behandlung der Wundrose ist eine Unzahl von Mitteln empfohlen worden. Die Beobachtung, daß bei der Anwendung der verschiedensten Behandlungsmethoden Erfolge gezeitigt wurden, spricht aber weniger für die Güte des verwendeten Verfahrens als vielmehr für die Tatsache, daß die Rose sehr oft von selbst abklingen kann. In gleichem Sinne spricht auch die Erfahrung, daß bei keiner anderen Infektionskrankheit das „Besprechen" solche Verbreitung und Scheinerfolge erzielte, als gerade beim Erysipel, — Nonnenbruch sah unter 139 Fällen 42mal am 4. Krankheitstage, 1—2 Tage nach Spitalaufnahme, spontanen Temperaturabfall und Rückgang aller Erscheinungen! Drei Wege sind hauptsächlich zur Bekämpfung des Erysipels beschritten worden:

1. durch desinfizierende Mittel die Streptokokken in der Haut abzutöten,
2. durch mechanische Mittel dem Weiterwandern des erysipelatösen Prozesses Einhalt zu gebieten,
3. die natürlichen Schutzkräfte des Organismus zu unterstützen.

1. Die für die Abtötung der Streptokokken empfohlenen Desinfektionsmittel alle aufzuzählen, hat wenig Wert, da die meisten Verfahren bereits nicht mehr angewendet werden. Immerhin sei hier ein kurzer Überblick der hauptsächlichsten Vertreter dieser Mittel hier gegeben.

1—2mal täglich wiederholte Injektion einer 2%igen Karbolsäurelösung in Dosen von 1—2 ccm wurde von Hueter empfohlen. Dieses früher viel gebrauchte Verfahren ist heute verlassen, da es unnötige Schmerzen macht, unsicher im Erfolg ist und die häufige Einspritzung von Karbolwasser die Nieren schädigen kann. Ganz dasselbe gilt von den durch Küster in derselben Weise applizierten 1%igen Sublimatinjektionen und von der Kraskeschen Methode, Stiche und Einschnitte in die entzündete Partie zu machen, sie mit 5%igem Karbolwasser zu pinseln und hinterher noch Umschläge mit 2,5%iger Karbolsäure auf den entzündeten Bezirk zu legen. Ähnlich verfuhr Gluck, der nach ausgiebiger Stichelung des entzündeten Gewebes und zahlreichen Einschnitten, auch in die gesunden Grenzgebiete, 60%ige Ichthyolsalbe in dicken Schichten auflegte.

Das Ichthyol hat sich überhaupt längere Zeit sehr großer Beliebtheit bei der Anwendung zur Behandlung der Rose erfreut. Es wird entweder in einer 10—50%igen Kolloidummischung oder als Ammonium sulfoichthyolicum mit Vaseline mehrmals täglich in dicker Schicht auf die erkrankte Hautpartie und deren Umgebung aufgepinselt. Störend wirkt die braune Färbung des behandelten Erysipels, weil dadurch die Übersicht oft erschwert wird; ein wirklicher Einfluß auf raschere Abheilung ist nach meiner Erfahrung nicht zu beobachten.

Dasselbe gilt auch von der durch Stroell (Münch. med. Wochenschr. 1918, S. 663) empfohlenen wiederholten Pinselung der erysipelatösen Stellen mit folgender Flüssigkeit: Acid. carbolic., Tincturi Jodi, Glycerini āā 1,0, Alkohol ad 20,0.

In neuerer Zeit wurde die Anwendung der Jodtinktur von verschiedener Seite (Gelinsky, Keppler, Reye) wieder warm empfohlen. Die erysipelatösen Stellen (am behaarten Kopf nach Rasieren) müssen mehrfach, alle 10 bis 12 Stunden, im ganzen 2- bis höchstens 6mal intensiv mit offizineller 10%iger Jodtinktur angestrichen werden; über die jodierte Hautpartie kommt ein dickgestrichener Borsalbenlappen. Die Pinselung muß weit über die erkrankten Hautteile hinaus ausgedehnt werden. Die Haut soll trocken gehalten werden; schwitzt der Patient, muß der Anstrich erneuert werden. Die Haut soll dunkel kaffeebraun aussehen. Rasches Schwinden des Fiebers, vor allem auch der subjektiven Beschwerden ist die Regel. Will man aktiv vorgehen, so ist dies zur Zeit sicher die wirksamste Behandlung. Praktisch schwieriger durchführbar ist die von Beck empfohlene Einführung von Jod-Ionen in die Haut mittels galvanischen Stromes („Jodiontophorese". Münch. med. Wochenschr. 1919, S. 1467), auch scheinen die Erfolge dabei doch recht wechselnd zu sein.

Gaugele (Münch. med. Wochenschr. 1917, Nr. 49) verwendet 10—20%ige Höllensteinlösung zur Pinselung nach vorhergehender genauer Abgrenzung des

Erysipels mittels Höllensteinstiftes, eventuell wiederholt, bis das Fieber abfällt. Statt der Lösung kann auch (Kreglinger) folgende Paste aufgelegt
werden: Argent. nitric., Bol. alb. āā 2,0, Aqu. destillat. ad 10,0. Die Methode
eignet sich hauptsächlich für Erysipele des Rumpfes und vor allem der Extremitäten; als Nachteil derselben sind anzuführen: Starke Reizerscheinungen,
Fieber, Eiweiß, subjektive Beschwerden, bisweilen stärkere Delirien, ohne
daß die Wirkung eine sichere wäre, ja es findet eine Ausbreitung in die Tiefe
statt, so daß Inzisionen häufiger als sonst notwendig werden (Gondos).

Für die meisten Fälle genügt eine ganz einfache Behandlung mit kühlenden
Umschlägen von essigsaurer Tonerde oder Borwasser, die häufig gewechselt
werden. Die Patienten empfinden das als die angenehmste Prozedur. Statt
essigsaurer Tonerde kann man auch eine dünne Sublimatlösung (1 : 1000)
nehmen, ohne daß freilich dadurch eine bessere Wirkung zu erwarten wäre.
Auch Salbeneinwickelungen, am besten mit Borvaseline, werden viel gebraucht.
Für das Gesicht verwendet man dabei dicken, mit der Salbe bestrichenen Pflaster-
mull, der in Maskenform zurechtgeschnitten ist.

2. Von den mechanisch wirkenden Mitteln, die das Weiterwandern
des Erysipels verhindern sollen, sind in erster Linie die von Wölfler 1889
empfohlenen Heftpflasterstreifen zu nennen. Dieses Verfahren entspringt
zweifellos einem richtigen Gedanken. Wir sahen eingangs, daß die natürlichen Spannungsverhältnisse der Haut eine nicht geringe Rolle bei der Ausbreitung der Rose spielen und daß dort, wo die Haut straffer gespannt ist,
häufig ein Stillstand des Erysipels erfolgt. Dadurch, daß man nun nach
Wölfler Heftpflasterstreifen in der Umgebung des Erysipels, womöglich ringförmig, anlegt und damit die Haut scharf spannt, soll die Weiterverbreitung
der Streptokokken in den Lymphbahnen verhindert werden. Wölfler hat auf
diese Weise Gesicht- und Kopferysipel ausnahmslos zum Stillstand gebracht.
Bei wirklicher Wanderrose kann man freilich trotz der Heftpflasterstreifen
sehr häufig den Prozeß nach kurzem Stocken weiterwandern sehen. In einzelnen
Fällen gelingt es jedoch, den Prozeß zum Stehen zu bringen. Man wird daher
auch heute noch bei geeigneten Fällen, so z. B. besonders bei der auf die Extremitäten übergreifenden Wanderrose von diesem Verfahren Gebrauch machen.
Es muß aber dabei beachtet werden, daß die Streifen so lange fest liegen müssen,
bis die Rose völlig abgeblaßt ist. Eine Lockerung der Streifen, etwa damit
die Haut sich erholen kann, darf nicht vorgenommen werden. Macht das
Erysipel an der Grenze des Heftpflasterstreifens halt, so kommt es dort oft
zu einer mehr oder weniger starken Schwellung, die sogar zur Nekrose führen
kann und dann bisweilen doch eine Lösung der Streifen erforderlich macht.

Zu den mechanischen Bekämpfungsmitteln des Erysipels kann auch die
Behandlung mit elastischen Stauungsbinden zählen, die Jochmann
häufig angewendet hat. Es kommen dabei zweierlei Wirkungen in Betracht:
einmal die Spannungsänderung der Haut dadurch, daß dieselbe fest gegen ihre
Unterlage gepreßt wird, und zweitens Hyperämie, die ja eine Reihe von Heilwirkungen mit sich bringt. Jochmann hat versuchsweise 100 Fälle von Erysipel
mit Stauung behandelt. Dieselbe wurde durch Anlegen der bekannten elastischen
Binden um den Hals resp. die obersten Teile der befallenen Extremitäten vorgenommen und fast durchweg von den Patienten 22 Stunden lang täglich
gut vertragen, namentlich wenn das unbequeme erste Schnürgefühl überwunden war. Das Hitzegefühl bei der Stauung am Hals wurde durch Auflegen von Eisbeuteln auf den Kopf gelindert. Nur ganz ausnahmweise war
empfindlicheren Personen die Umschnürung des Halses so unleidlich, daß die
gewöhnliche Dauer von 22 Stunden bei ihnen abgekürzt werden mußte. Am
wichtigsten bei einer rationellen Stauung ist die Geschicklichkeit und Sorgfalt,

mit der die behandelnde Person die Umschnürung vornimmt, da es darauf ankommt, eben denjenigen Grad anzuwenden, der bei möglichster Schonung des Kranken doch eine ausgiebige venöse Stauung veranlaßt. Es muß eine kräftige heiße Stauung mit lebhafter Rötung und Schwellung der Haut entstehen, ohne daß besondere subjektive Beschwerden auftreten. Das Gesicht sieht dabei gedunsen aus. Man benutzt $5^1/_2$ cm breite Gummibinden und bei einer kurzhalsigen Person $3^1/_2$ cm breite. Das Ergebnis dieser Behandlungsversuche ist dahin zusammenzufassen, daß in der Mehrzahl der Fälle schnelle Heilung erfolgte, charakterisiert durch raschen Temperaturabfall und Besserung des Allgemeinbefindens, daß jedoch $1/_4$ der behandelten Fälle keine Besserung erkennen ließ. Es hat also den Anschein, als ob in den leichteren und mittelschweren Fällen von Rose die venöse Stauung und die dadurch hervorgerufene Hyperämie die Widerstandsfähigkeit des befallenen Körperteiles gegen die Streptokokkeninfektion zu steigern und die Heilung zu beschleunigen vermag, daß aber diese Unterstützung bei sehr schweren Infektionen nicht ausreicht.

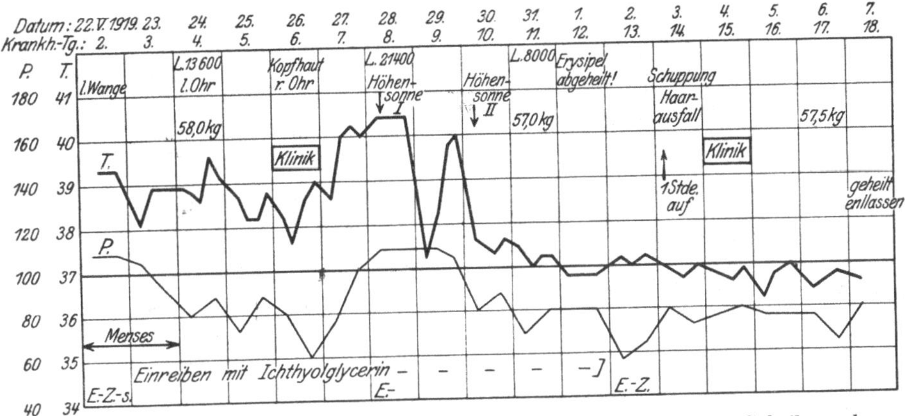

Abb. 255. Erysipelas faciei (I. Erkrankung bei 25 jähr. Mädchen. „Geheilt nach Höhensonnebestrahlung".

Auf eine andere Art hat Ritter die Hyperämie zur Behandlung des Erysypels herangezogen. Er behandelt es mit heißer Luft. Bei den Gliedmaßen wurden die Bierschen Kästen angewendet und für das Gesicht ein Schornstein, der die heiße Luft einer Spirituslampe fortleitet. Er wurde so weit vom Gesicht entfernt aufgestellt, daß der heiße Luftstrom noch eben erträglich empfunden wurde. Dabei wurden die Augen, wenn sie nicht verschwollen waren, besonders geschützt. Auf diese Weise wurde 2—3mal am Tage $1/_2$ bis 1 Stunde geheizt. Auffallend war nach Ritter der rasche Temperaturabfall und die prompte Heilung. Von den Patienten wurde die Heißluftbehandlung sehr angenehm empfunden. Bei einer Nachprüfung des Ritterschen Verfahrens an ca. 100 Fällen sah Jochmann zwar nicht ungünstige Ergebnisse, aber doch keine besondere Überlegenheit über andere Behandlungsarten. Er verwandte für das Gesicht den bekannten elektrischen Föhnapparat, der in sehr bequemer Weise die Zuführung von heißer Luft gestattet.

Überraschende Erfolge gibt häufig die Behandlung der Rose mittels Quarzlichtes. Von Carl (Dtsch. med. Wochenschr. 1916, Nr. 20) empfohlen, ist die künstliche Höhensonne alsbald vielfach in Anwendung gekommen und besonders für die Behandlung des Gesichtserysipels als gute Methode erprobt worden. Man beginnt mit 5—10 Minuten langer Bestrahlung und wiederholt

dieselbe täglich bis zum Auftreten von Schuppung. Hedwig Schenk-Popp
berichtete über 3 Fälle schweren Erysipels bei Säuglingen, die auf solche
Weise geheilt wurden — ein sehr beachtenswerter Erfolg bei der sonst fast
absolut schlechten Prognose des Säuglings-Erysipels. Ich selbst sah mehrfach
verblüffende Resultate. Die beigegebene Kurve (Abb. 255) zeigt einen solchen
Fall. Die Kurve eines weiteren Falles (Abb. 256) demonstriert allerdings ebenso
eindringlich, wie vorsichtig man bei Beurteilung aller therapeutischen Resultate
sein muß — die betreffende Patientin war freilich fest überzeugt, daß die „klinische Besprechung" ihre Erkrankung noch glänzender kupiert habe als die
früher wiederholt von nicht medizinischer Seite vorgenommenen „Bespre-
chungen"!

Hesse (Münch. med. Wochenschr. 1918, S. 505) empfahl Behandlung mit
Röntgenstrahlen (mittelharte Röhren von 7—8 Wehnelteinheiten, 20 cm
Röhrenabstand, Blende, 2 mm starkes Aluminiumfilter; etwa 3 Minuten Dauer,
eventuell täglich wiederholt); er rühmt den raschen Fieberabfall und schnelle

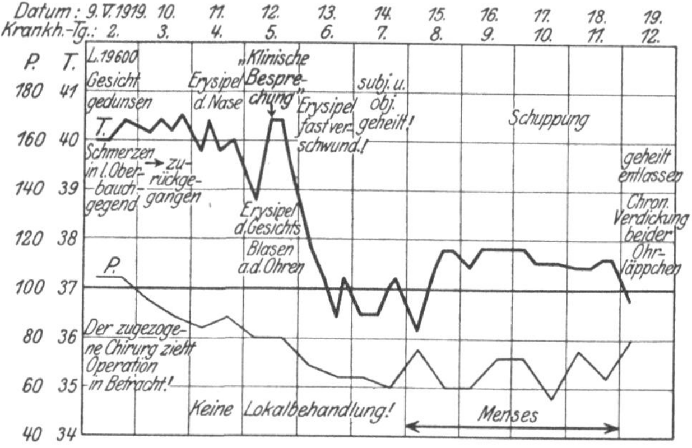

Abb. 256. Habituelles Erysipelas faciei bei 44jähr. Frau, tritt regelmäßig vor Eintritt
der Menses auf; „geheilt durch Besprechung".

objektive und subjektive Besserung. Allerdings hatte er unter seinen 50 Fällen
(43 mit, 7 ohne Fieber) immerhin 6 Versager, und zwar bei Wandererysipel
und Rezidivien — aber gerade bei diesen hartnäckigen Fällen müßte sich die
Wirksamkeit einer Methode manifestieren; die leichten heilen ja ohne jede
Behandlung!

3. Die Behandlung des Erysipels mit Antistreptokokkenserum hat
bisher nicht zu allgemein anerkannten Erfolgen geführt. Chantemesse,
der mit dem von Marmorek hergestellten Serum arbeitete, hatte auf Grund
der Behandlung von 500 Kranken den Eindruck, daß der Heilungsprozeß abgekürzt wurde, daß schon nach 24 Stunden Rötung, Schwellung und Schmerzhaftigkeit nachließen und daß schon wenige Stunden nach einer Einspritzung
von 20—40 ccm das Fieber sinkt und das Allgemeinbefinden sich bessert. Eine
Bestätigung dieser Angaben konnte weder von Petruschky, noch von Lenhartz erbracht werden.

Bei schweren Wandererysipelen und bei hochfiebernden Fällen, die einen
septischen Eindruck machten, wandte Jochmann das Höchster Serum nach
Meyer und Ruppel an und erzielte dabei vereinzelte günstige Resultate,
die er auf Rechnung des Serums setzen zu müssen glaubte. Er gab es in Dosen
von 50 ccm subkutan und wiederholte diese Dosis 1—2—4mal an jedem zweiten

Tage. Dabei schien weniger die Einwirkung auf den Lokalprozeß von Bedeutung zu sein, als vielmehr die Beeinflussung des Allgemeinbefindens; die Störungen des Sensoriums und der Puls besserten sich. Es schienen also hauptsächlich die toxischen Symptome günstig beeinflußt zu werden. Es mag auffällig erscheinen, daß gerade beim Erysipel, dieser exquisiten Streptomykose, das Antistreptokokkenserum auf den Lokalprozeß relativ wenig zu wirken vermag. Dies erklärt sich vielleicht nach Wolff-Eisner dadurch, daß die geringe Vaskularisation der Haut die Antistoffe des Serums nicht in genügender Menge an den Ort des erysipelatösen Prozesses gelangen läßt, dagegen vermag das Serum gegenüber den im Blute kreisenden Toxinen besser zur Wirkung zu kommen.

In einzelnen, sich über viele Wochen hinziehenden Fällen von Wandererysipel kombinierte Jochmann die Serumtherapie mit der Vakzinebehandlung nach Wright, indem er bei 60^0 abgetötete menschenpathogene Streptokokkenkulturen verschiedenster Herkunft, beginnend mit $^1/_{10}$ Öse, subkutan einspritzte und in Abständen von fünf Tagen diese Injektion wiederholte bzw. auf $^2/_{10}$ und $^3/_{10}$ Öse anstieg. Bei schweren und schwersten Fällen dieser Art empfiehlt es sich, den Versuch dieser Behandlung zu wiederholen.

Zusammenfassend läßt sich über die Serumtherapie beim Erysipel etwa folgendes sagen: Bei allen den Fällen, wo es lediglich darauf ankommt, den Lokalprozeß zu beeinflussen, ist vom Serum kein Nutzen zu erwarten; dort aber, wo schwerere Störungen des Sensoriums, schlechter Puls usw. auf toxische Einflüsse schließen lassen, ist ein Versuch mit der Serumtherapie, am besten mit Höchster Serum, angebracht. Besonders angezeigt ist ein solcher Versuch auch beim Schleimhauterysipel und bei Fällen, die einen septischen Eindruck machen.

Daß es sich bei den Erfolgen der spezifischen Serumbehandlung in vielen Fällen gar nicht um eine spezifische Wirkung handelt, ist in den letzten Jahren mehr und mehr anerkannt worden. So sind denn auch beim Erysipel statt mit Streptokokkenserum irgendwelcher Prominenz ebenso glänzende Erfolge mit Diphtherie-Heilserum (4000 I.-E. intraglutäal) beschrieben worden (Polak, Bergmann) und schließlich zeigte sich die parenterale Einverleibung von Eiweißstoffen (sterile Milch 5—10 ccm; Aolan 5 ccm, Kasein usw.) ebenfalls wirksam. Als Erfolg einer solchen unspezifischen Reizbehandlung zeigt sich beim Erysipel meist rasch eine lokale und allgemeine Reaktion, die nach einer oder mehreren Injektionen von einem Rückgang der objektiven und subjektiven Symptome gefolgt ist. Die lokale Reaktion kann unter Umständen recht unangenehm sein; bei Schleimhauterysipel wird man daher besser Abstand davon nehmen und die Methode lieber für hartnäckige Wandererysipele verwenden (Schmidt, Med. Klinik 1920, S. 695). In ähnlicher Weise wie beim chronischen Gelenkrheumatismus kann eine intravenöse Kollargolbehandlung erfolgreich beim Erysipel sein; Erwachsene erhalten 10 ccm $2^0/_0$ige frische Lösung intravenös, wenn nötig in Abständen von einigen Tagen mehrfach wiederholt.

Symptomatische Therapie. Bei Herzstörungen, Unregelmäßigkeit oder Weichheit des Pulses geben wir Digalen (Cloetta) in Dosen von 3 mal 15 Tropfen täglich oder Verodigen 4 mal $^1/_2$ Tablette mehrere Tage hintereinander oder Coffeinum natrio-benzoicum (0,2) 2—3 mal täglich oder in $20^0/_0$iger Lösung subkutan. Bei Kollapsen ist Kampfer, Äther u. dgl. am Platze. Auch das Adrenalin in $1^0/_{00}$iger Lösung ($2—3 \times 1$ ccm) intramuskulär injiziert, bringt bisweilen bei schweren Kollapsen gute Erfolge, desgleichen Strophantin (Böhringer) $^1/_5$—$^1/_4$ mg intravenös. Gegen die Kopfschmerzen wird eine Eisblase verordnet. Sind die Schmerzen sehr heftig, so kann gelegentlich Pyramidon, 0,3, oder Antipyrin, 0,5, gegeben werden. Für regelmäßigen Stuhlgang ist zu sorgen und, wenn nötig, mit Glyzerinzäpfchen, Wasser- oder Seifeneinläufen nachzuhelfen.

Phlegmonöse Prozesse, die sich mit Erysipel kombinieren, erfordern natürlich chirurgische Behandlung.

Bei großen Epitheldefekten, wie sie nach ausgedehnten Hautnekrosen zurückbleiben, empfiehlt sich die Scharlachrotsalbe, mit der man oft noch erstaunlich große Flächen zur Überhäutung bringt (Scharlachrot (Agfa) 8,0, Ol. oliv. qu. s., Vaselin flav. ad 100,0).

Bei hohem Fieber und Störungen des Sensoriums ist die Wasserbehandlung sehr zu empfehlen. Man kann sie entweder in Form kühler Bäder, ähnlich wie beim Typhus, anwenden oder in Form lauwarmer Bäder mit kühlen Übergießungen. Als Abkühlungsbad wird ein Vollbad von 32° C verabreicht, das langsam im Laufe von 10 Minuten bis auf 26° C abgekühlt wird. Bei den lauwarmen Bädern ist eine Temperatur von 33° C empfehlenswert. Dabei wird Brust- und Nackengegend des Kranken mit kühlem Wasser übergossen. Die Bäderbehandlung, die eventuell täglich vorgenommen werden kann, hat den Vorzug, daß sie hohe Temperaturen herabsetzt, daneben aber vor allem das Sensorium freier macht, die Expektoration anregt und die Haut vor Dekubitus schützt.

Daß der Erysipelkranke ins Bett gehört und eine seinem Fieberzustande angepaßte Diät erhält, versteht sich von selbst. Ebenso, daß er sorgfältig überwacht wird, falls Fieberdelirien vorhanden sind oder drohen. Milch und Milchsuppen, Fleischbrühe, Alkohol in Form von Wein sind am Platze. Gegen den Durst werden reichlich Limonaden und Wasser oder kalter Tee verabreicht.

Prophylaxe. Die Verhütung der Weiterübertragung der Rose geschieht am besten durch die Isolierung der Kranken. Diese Anschauuung hat sich bei der Einrichtung moderner Krankenhäuser immer mehr Bahn gebrochen. So werden z. B. im Berliner Rudolf Virchow-Krankenhause sämtliche Erysipele, sowohl die Gesichtsrosen und die erysipelatöse Angina, die sonst dem inneren Mediziner gehören, als auch die chirurgischen Erysipele sofort nach Feststellung der Diagnose auf eine besondere Station der Infektionsabteilung gelegt. Das ist sicherlich das radikalste Mittel, um Übertragungen zu vermeiden. Übrigens darf nicht verschwiegen werden, daß noch manche Fragen betreffs der Kontagiosität des Erysipels nicht gelöst und wir darin nicht viel weiter gekommen sind als Volkmann vor rund 50 Jahren in seiner Darstellung des Erysipels in Pitha-Billroths Handbuch der Chirurgie. Daß man Operierte und Verletzte durch Fernhaltung von Erysipelkranken vor Ansteckung zu schützen hat, ist ja wohl allgemein anerkannt. Auf den inneren Abteilungen der Krankenhäuser ist die Isolierung der Rosekranken aber nicht so allgemein durchgeführt; immerhin empfiehlt sich das auch hier auf das dringendste. Abgesehen davon, daß Kranke mit Dekubituswunden auf inneren Abteilungen eine Disposition zur Erkrankung bieten können, gibt es doch auch unter den inneren Kranken viele mit Hautrissen, Rhagaden u. dgl., die für die Infektion empfänglich sind. Aber auch außerhalb der Krankenhäuser ist der Erysipelkranke streng zu isolieren und allen denen, die mit dem Patienten in Berührung kommen, ist strengste Reinlichkeit und vor allem gute Händedesinfektion nach dem Anfassen der Kranken zur Pflicht zu machen. Namentlich Wöchnerinnen und Neugeborene sind vor der Berührung mit Rosekranken zu schützen.

Als Schutz gegen postoperatives Erysipel empfahl Rost (Münch. med. Wochenschr. 1918, S. 449) eine Schutzdosis von Antistreptokokken-Serum Höchst zu geben, natürlich nur für solche Fälle, die früher schon Erysipele an ihrer Wunde hatten oder sonstwie erysipelgefährdet waren. Nachteil der Methode ist die Gefahr der Anaphylaxie.

Bei Personen, die an immer wiederkehrendem Erysipel leiden, gilt es, gewisse Reizzustände auszuschalten, die zur Wiedererkrankung Veranlassung geben könnten. Sachgemäße Behandlung der Rhagaden, an denen z. B. skrofulöse Kinder mit habituellem Erysipel leiden, ist hier zu nennen. Ferner die Behandlung von Nebenhöhlenentzündungen und chronischen Nasenkatarrhen, die häufig immer wieder zu einem neuen Ausbruch der Rose Veranlassung geben. Lenhartz empfahl solchen Leuten mit chronischen Nasenkatarrhen und Neigung zum habituellen Erysipel, früh und abends etwas Goldcream aufzuschnüffeln, um dadurch der Rhagadenbildung vorzubeugen.

Literatur siehe bei:

Jochmann-Hegler: Kapitel: Erysipel in Mohr-Staehelins Handb d. inn. Med. 2. Aufl. Bd. 1. — Lehmann: Mitt. a. d. Hamburg. Staatskrankenanst. Bd. 11. 1910. — Lenhartz: Erysipelas (Rose, Rotlauf). Spez. Pathol. u. Therap., herausgeg. von Nothnagel. Bd. 3. Wien. — Rahm: Der Schweinerotlauf beim Menschen. Bruns Beitr. z. klin. Chirurgie. Bd. 115, S. 664—677. 1919. — Schütze, A.: Über Erysipel. Dtsch. Klinik. Bd. 2. — Straßer: Erysipel. Spez. Pathol. u. Therap., heraugeg. von Kraus-Brugsch. Bd. II, 2. 1914. — Diemer: Zur Frage des Erysipeloids. Klin. Wochenschr. 1923. Nr. 22. S. 1022.

Der akute Gelenkrheumatismus.
(Polyarthritis rheumatica, Rheumatismus articulorum acutus.)

Der akute Gelenkrheumatismus ist eine fieberhafte, nicht kontagiöse Infektionskrankheit. Er ist charakterisiert durch die sprunghaft auftretende seröse Entzündung einer großen Anzahl von Gelenken, durch die Neigung zu entzündlichen Veränderungen am Endokard und durch die Eigenschaft, auf Salizylpräparate in der Regel prompt zu reagieren.

Anatomisch handelt es sich bei der Polyarthritis rheumatica um eine seröse Synovitis. Die Synovialmembran ist injiziert, und das seröse Gelenkexsudat enthält in der Regel nur etwas Fibrin und einige Leukozyten.

Geschichtliches. Die Krankheit war schon den alten griechischen Ärzten bekannt, doch wurde sie mit unter dem Sammelnamen Arthritis geführt, zu der man auch die Gicht rechnete. Später trennte Ballonius (1632) den akuten Gelenkrheumatismus von der Arthritis urica ab, aber immer noch fiel eine ganze Reihe von Affektionen unter denselben Begriff, die wir heute davon zu unterscheiden gelernt haben: Die septischen Gelenkerkrankungen, der Tripperrheumatismus und die Rheumatoide. Als Ursache des Gelenkrheumatismus nahm man lange Zeit die Erkältung an (Cullen [1784]) und stellte sich vor, daß die Verengerung der Blutgefäße durch Erkältung eine Störung der Zirkulation herbeiführt, die eine Entzündung der Gelenke erzeugt. Später wurde die Gelenkaffektion als rein nervöse Störung infolge von abnormer Innervation der sensiblen vasomotorischen und trophischen Nerven aufgefaßt (Mitchell [1831], Froriep u. a.). Friedländer (1885) wußte diese Vorstellung von der nervösen Entstehung in Einklang zu bringen mit der Annahme einer Infektion. Andere führten die Krankheit auf chemische Einflüsse zurück. Prout und besonders Fuller (1852) stellte die These von der Milchsäureanhäufung auf. Durch die Erkältung, so nahm man an, wird die Tätigkeit der Schweißdrüsen gehemmt, so daß die Milchsäure, das Produkt der Muskeltätigkeit, nicht ausgeschieden werden kann und sich anhäuft; das sei die Ursache des Gelenkrheumatismus. Mit Beginn der bakteriologischen Ära trat an die Stelle dieser Theorien die Annahme, daß ein infektiöses Agens die Ursache des Gelenkrheumatismus sei. Namentlich Hueter setzte sich für diese Auffassung ein. Die Art des Fiebers, das stets gleichzeitig mit dem Auftreten der Gelenkentzündung einsetzt, die charakteristischen Komplikationen am Herzen und an der Pleura, das endemische und häufig auch epidemische Auftreten, vor allem aber die Beobachtung, daß tatsächlich eine Reihe ganz ähnlicher Gelenkentzündungen, namentlich die septischen, durch spezielle Erreger erzeugt werden, sprachen für eine Infektionskrankheit. Dabei lernte man das Bild des Gelenkrheumatismus immer genauer umschreiben. Die durch Staphylokokken und Streptokokken bedingten Entzündungen im Verlaufe der Sepsis schieden aus, ebenso der Tripperrheumatismus, als dessen Ursache der Neißersche Gonokokkus erkannt wurde. Auch die im Verlauf anderer Infektionskrankheiten auftretenden, dem Symptombilde der Polyarthritis rheumatica ähnlichen Krankheitszustände, die Rheumatoide (Gerhardt) wurden abgetrennt. Wir kommen auf diese Gelenkaffektionen, die nach Scharlach, Pneumonie, Typhus, Dysenterie, Syphilis und Meningitis cerebrospinalis beobachtet werden, gelegentlich der Besprechung der Differentialdiagnose zurück.

Ätiologie. Etwas ausführlicher muß hier auf die Versuche eingegangen werden, den Erreger des Gelenkrheumatismus zu finden. Diesem Ziel wurden in den letzten Dezennien unzählige Arbeiten gewidmet, seitdem Robert Koch die Wege gewiesen hatte, auf denen man zur Auffindung unbekannter Krankheitserreger gelangt. Das Gelenkexsudat, die Tonsillen, das Blut, das Exsudat der rheumatischen Pleuritis, der Harn und vor allem die endokarditischen Auflagerungen wurden Gegenstand sorgfältigster bakteriologischer Durchforschung. Das Resultat ist negativ geblieben; der Erreger des akuten Gelenkrheumatismus ist noch nicht bekannt. Diese Anschauung wird zwar nicht von allen Forschern geteilt, aber sie basiert auf ruhiger Abschätzung der realen Tatsachen, ohne sich ins Gebiet der Spekulation zu begeben. Einige wenige Daten, deren kritische Würdigung am Schlusse erfolgt, sollen kurz über den Gang der Untersuchungen orientieren.

Bei der Untersuchung des durch Punktion gewonnenen **Gelenkinhaltes** fanden Streptokokken Krause, Lion, Buday, Menzer; Staphylokokken wies Sahli in einem Falle nach. Singer konnte ein Gemisch von Streptokokken, Staphylokokken und Kolibazillen aus der abgeschabten Synovialwand eines Kniegelenks züchten. Völlig negative Resultate hatten mit der Aussaat des Gelenkexsudates Chvostek, Michaelis, Jochmann und viele andere.

Da bei den meisten Fällen von Gelenkrheumatismus eine Angina vorausgeht, so unternahm es eine Anzahl von Autoren, auf den **Tonsillen** nach den spezifischen Erregern zu fahnden. Fr. Meyer übertrug Tonsillenschleim auf Bouillonnährboden und spritzte das in der Bouillon gewachsene Bakteriengemisch Kaninchen in die Venen und unter die Haut. Er erzeugte dadurch bei den Tieren nach Ablauf von einer Woche Gelenkergüsse, die bei frühzeitiger Punktion, d. h. innerhalb der ersten 3 Tage, einen zarten Streptokokkus enthielten. Mit diesem konnten bei Weiterimpfung wiederum Gelenkschwellungen bei Kaninchen hervorgerufen werden. Nach Ablauf von 3 Tagen war das Exsudat stets steril. In $^1/_4$ der Fälle entstand bei den Versuchstieren Endocarditis verrucosa; Blut und Organe waren im übrigen steril. Die Ergüsse gingen bei den Tieren in 10—12 Tagen zurück, und die Gelenke zeigten dann normalen Befund. Auch Poynton und Paine gelangen ähnliche Experimente. Glaser jedoch konnte sowohl mit Streptokokken aus den Tonsillen Gelenkrheumatismuskranker als auch mit Streptokokken von normalen Tonsillen seröse Gelenkergüsse bei Tieren nicht erzeugen. Auch Menzer hat in 11 Fällen von Angina rheumatica mit den von den Tonsillen gezüchteten Streptokokken Kaninchen infiziert und häufig Gelenkergüsse, Entzündungen der serösen Haut und Endokarditis erzeugt. Er hat aber dabei Exsudate beobachtet, die im Gegensatz zu den Meyerschen Resultaten dauernd bakterienhaltig waren und hat mehrfach lokale Eiterungen, Lungenabszesse usw. gesehen. Seiner Anschauung nach haben sich die Streptokokken der rheumatischen Angina im Tierexperiment wie gewöhnliche Eitererreger verhalten.

Bei der bakteriologischen Untersuchung des **Blutes** Gelenkrheumatismuskranker fand Lyon Streptokokken, Sahli Staphylococcus pyogenes citr., Singer unter 66 Fällen 7mal Staphylococcus pyogenes und 2mal Streptokokken. Achalm (1897) fand einen anaeroben Bazillus, der von einigen Autoren bestätigt, von den meisten aber abgelehnt wurde. Negative Resultate hatten Chvostek, Michaelis, Kraus, Schottmüller, Jochmann.

Im **Harn** hat Singer unter 88 Fällen 49mal Kokken gefunden, und zwar meist Staphylococcus pyogenes albus, seltener aureus und Streptokokken. Seine Resultate wurden von verschiedensten Seiten nicht bestätigt: Chvostek, Kraus, Franz, Menzer u. a.

Am wichtigsten erscheint die Untersuchung der erkrankten **Herzklappen** bei der rheumatischen Endokarditis. Gelenkrheumatismus und Endokarditis gehören klinisch so eng zusammen, daß ihre gemeinsame Ätiologie im höchsten Grade wahrscheinlich ist und man mit Recht annehmen kann, in dem

Erreger der Endokarditis auch den des Gelenkrheumatismus zu finden. Freilich hat Leube noch 1893 die rheumatische Endokarditis als eine Sekundärinfektion der durch den Gelenkrheumatismus hierzu disponierten Herzklappen angesehen. Er suchte sich auf diese Weise abzufinden mit den Angaben vieler Autoren, die bei den endokarditischen Auflagerungen Bakterien nachgewiesen hatten. Ohne alle älteren Mitteilungen hier wiedergeben zu wollen, sei nur erwähnt, daß v. Leyden (1897) in 3 Fällen bei frischer verruköser Endokarditis, die sich an einen akuten Gelenkrheumatismus anschloß, in den Klappenvegetationen post mortem zarte Diplokokken nachwies, daß Poynton und Paine (1900) in 8 Fällen Diplokokken fanden und daß Bartel (1901) bei 4 Fällen rheumatischer Endokarditis Streptokokken feststellte, während er bei 7 weiteren Fällen negative Resultate hatte. Wassermann (1897) züchtete bei einem zur Sektion gekommenen Falle von Chorea nach Gelenkrheumatismus aus den zarten endokarditischen Effloreszenzen einen Streptokokkus, der, bei Kaninchen in die Blutbahn gebracht, in 5—8 Tagen multiple Gelenkergüsse erzeugte, während das Blut der Tiere steril blieb. Sehr interessant waren die Befunde Littens, der zwar vorzüglich beobachtet, aber, wie wir später sehen werden, seine Befunde nicht richtig gedeutet hat. Er beschrieb Fälle, wo typischer Gelenkrheumatismus in einen septischen Zustand überging und unter den Symptomen einer akuten Endokarditis zum Exitus führte. Er fand dabei feine Streptokokken auf den Herzklappen; das anatomische Bild der Endokarditis ist dabei wesentlich anders wie bei der rheumatischen Endokarditis. Weit vorgeschrittene Zerstörungen, Zerreißungen von Sehnenfäden, Klappenperforationen wurden festgestellt. Trotzdem hielt Litten diese ulzeröse Endokarditis nicht für septisch, sondern für eine besonders schwere Form des Gelenkrheumatismus und bezeichnete sie als Endocarditis maligna rheumatica. Charakteristisch für diese maligne Endocarditis ist nach Litten das Fehlen der Vereiterung der Metastasen und der Gelenke; auch die auftretenden Infarkte sind bland und vereitern nicht.

Negative Resultate bei der Durchforschung der Auflagerungen von rheumatischer Endokarditis hatten Königer, Lenhartz, Schottmüller u. a.

Wir sehen aus der Aufzählung dieser Befunde, daß die Meinungen über die Ätiologie des akuten Gelenkrheumatismus wirr durcheinander gingen. Auch jetzt sind die Anschauungen noch keineswegs einheitliche. Die einen halten den Gelenkrheumatismus auf Grund der Kokkenbefunde in den Herzklappen, im Blut und in den Gelenkexsudaten für eine abgeblaßte Form der Pyämie (Sahli), also für eine septische, durch Eiterkokken erzeugte Erkrankung. Besonders heftig hat Singer diese Ansicht verfochten.

Heute werden diese Anschauungen wohl nur wenig Anhänger mehr haben. Von der Auffassung, daß die Staphylokokken mit dem Gelenkrheumatismus etwas zu tun haben, ist man wohl allgemein zurückgekommen. Anders ist es mit der Annahme der Streptokokkenätiologie. Noch heute hält eine ganze Anzahl von Forschern den Streptokokkus für den Erreger des Gelenkrheumatismus; aber auch hier wieder differieren im einzelnen die Meinungen. Menzer vertritt die Ansicht, daß die gewöhnlichen, auch auf den normalen Tonsillen vorkommenden Streptokokken bei genügender Virulenz zur Erkrankung an Polyarthritis führen können, vorausgesetzt, daß eine gewisse persönliche Disposition (Insuffizienz des lymphatischen Rachenringes, Erkältung usw.) vorhanden sei, wodurch die Keime instand gesetzt wären, in das tonsilläre und peritonsilläre Gewebe einzudringen. Dieselbe Vorstellung überträgt Menzer auch auf den Scharlach, den er sich ebenfalls durch die gewöhnlichen Streptokokken infolge einer gewissen Disposition für diese Erkrankung entstanden denkt. So sehr es zu begrüßen ist, wenn auch die Reaktionsfähigkeit des menschlichen Körpers, die Disposition, bei der Lehre von den Infektionskrankheiten gebührend berücksichtigt wird, so scheint bei den Menzerschen Erklärungsversuchen doch eine erhebliche Überschätzung des Wesens der Disposition vorzuliegen. Andere Forscher glauben mehr an einen spezifischen Streptokokkus. Die gelungenen Tierexperimente, auf die sich die Autoren dabei stützen und die eine gewisse Affinität des Streptokokken für die Gelenke zeigen, beweisen nichts für die Ätiologie des Gelenkrheumatismus, denn auch die septischen Gelenkerkrankungen werden häufig durch die Streptokokken hervorgerufen. Im übrigen können dieselben Gelenkerscheinungen wie durch die angeblich spezifischen Streptokokken, bei den Versuchstieren auch durch Pneumokokken, Friedländer-Bazillen, Meningokokken usw. erzeugt werden.

Notwendig ist es nun aber, zu erfahren, warum einige Autoren, an deren zuverlässiger Methodik nicht gezweifelt werden kann, Streptokokken auf den Herzklappen bei rheumatischer Endokarditis gefunden haben. Solche Befunde wie die von Leyden, Litten, Bartel erklären sich wohl ungezwungen auf folgende Weise: Es gibt einen besonderen Streptokokkus, den von Schottmüller gefundenen sog. Streptococcus mitis s. viridans, der eine eigentümliche, schleichend verlaufende Form von Herzklappenentzündung, die Endocarditis lenta, verursacht, und den man sowohl im Blut wie auf den Herzklappenauflagerungen findet. Das Krankheitsbild geht häufig mit Gelenkschmerzen einher und führt unter zunehmender Anämie meist erst nach vielen Monaten zum Tode. Pleuraexsudate, Milzschwellungen, embolische Herdnephritis mit Hämaturie sind dabei häufige Begleiterscheinungen. Charakteristisch ist, daß fast nie eitrige Metastasen auftreten, und daß die häufig vorkommenden Infarkte stets bland und nicht vereitert sind. Fast alle an dieser Krankheit Leidenden haben früher bereits an Gelenkrheumatismus gelitten. Es ist äußerst wahrscheinlich, daß die Mehrzahl von Forschern, welche feine Streptokokken auf den Auflagerungen von rheumatischer Endokarditis gefunden haben, dieses Krankheitsbild vor sich hatten. Ganz sicher gilt das für die Fälle von Litten, ferner von Bartel, dessen vier Beobachtungen von rheumatischer Endokarditis mit positivem Streptokokkenbefund geradezu typische Fälle dieser septischen Endocarditis lenta sind, und so werden auch die anderen Beobachtungen von positiven Streptokokkenbefunden auf den Herzklappen oder im Blute und Gelenkinhalt zu erklären sein. Es waren das also offenbar Fälle, die früher an Gelenkrheumatismus mit Endokarditis erkrankt waren und nach einem oder mehreren Rezidiven desselben eine Sekundärinfektion mit dem Streptococcus mitis akquirierten. Diese neue Erkrankung führte dann zur septischen Endocarditis lenta, die unter Gelenkschmerzen, mäßigen Fieberbewegungen und zunehmender Anämie schließlich zum Tode führte.

Auf Grund jahrelanger klinisch-bakteriologischer Untersuchungen begründete Jochmann folgende Meinung: Es kann heute gar keinem Zweifel mehr unterliegen, daß der Erreger der rheumatischen Endokarditis und damit auch des Gelenkrheumatismus noch unbekannt ist. Die genaueste bakteriologische Untersuchung der Klappenauflagerungen bei reiner rheumatischer Endokarditis ergibt fast durchgehend einen negativen Befund. Wo in einzelnen Fällen Kokken gefunden wurden, ist ein Zweifel an der richtigen Diagnose: rheumatische Endokarditis berechtigt und der Gedanke an die eben erwähnte Endocarditis lenta sehr naheliegend. In einzelnen seltenen Fällen mag es vorkommen, daß auf den Klappen postmortal eingewanderte Kokken gefunden werden; dann kann man jedoch an der Lagerung derselben meist schon erkennen, daß sie irgendwelche Beziehungen zu den vorhandenen Veränderungen im Leben nicht gehabt haben. Vor allem aber ergibt die regelmäßig durchgeführte systematische Blutuntersuchung bei Gelenkrheumatismuskranken und -leichen niemals einen positiven Befund. Es beweisen das hundertfältige Untersuchungen, wie sie Schottmüller, Jochmann, Simmonds u. a. gemacht haben. Wäre der Gelekrheumatismus tatsächlich nur „ein abgeblaßtes Bild der Pyämie“, so müßte man doch ein einziges Mal die Kokken im Blute finden, die man bei der Pyämie fast regelmäßig nachweisen kann, und die namentlich bei der dem Gelenkrheumatismus in mancher Beziehung so ähnlichen Endocarditis lenta stets im Blute zu finden sind. Ergo: Der Erreger des akuten Gelenkrheumatismus ist nicht bekannt.

Neuerdings hat E. Reye auf Grund anatomischer und bakteriologischer Untersuchungen die Überzeugung ausgesprochen, daß der Streptococcus viridans nicht bloß der Erreger jeder verrukösen Endokarditis, sondern überhaupt der Erreger des Gelenkrheumatismus ist (Münch. med. Wochenschr. 1923, Nr. 14, S. 427). Er stimmt darin mit Ali Krogius überein, der die Endokarditis als primäre Erkrankung des akuten Gelenkrheumatismus auffaßt, von welcher aus embolisch die Gelenk-, Haut- und andere Metastasen zustande kommen.

Pathogenese und Epidemiologie. Obgleich wir den Erreger nicht kennen, bieten uns die neueren Forschungen über die Anaphylaxie und die Serumkrankheit Hinweise, um wenigstens die Hauptsymptome des Gelenkrheumatismus, Gelenkentzündungen und Fieber, zu erkären. Die Serumkrankheit, deren genaueres Studium wir v. Pirquet verdanken, hat mit ihren Gelenkschmerzen und ihrem Fieber zweifellos viel Ähnlichkeit mit der Polyarthritis rheumatica. Es liegt also sehr nahe, hier Vergleiche zu ziehen. Die Gelenkentzündungen bei der Serumkrankheit sind, wie die ganze Serumkrankheit überhaupt, toxischer Natur, und zwar erklären wir uns mit Pirquet den Vorgang so, daß auf die Einverleibung eines artfremden Serums Reaktionskörper im Blute des Menschen entstehen, die das artfremde Serum abbauen und daraus erst die toxische Substanz frei machen, die nun die Serumkrankheit auslöst.

Übertragen wir diese Anschauung auf den Gelenkrheumatismus, wie das z. B. Weintraud tat, so können wir uns vorstellen, daß die auf den Tonsillen sitzenden Erreger die Produktion von Antikörpern anregen und daß die so entstandenen Antikörper die bakteriellen Erreger angreifen, abbauen und aus ihnen Toxine frei machen, die eine Entzündung der Gelenke und Fieber verursachen. Man könnte dann noch anaphylaktische Vorgänge zur Erklärung zu Hilfe nehmen und sagen: Je häufiger solche Vorgänge sich abspielen, desto allergischer wird der Organismus, d. h. desto schneller und intensiver bildet er Antikörper. Damit würden sich die Rezidive des Rheumatismus als anaphylaktische Erscheinungen erklären. Durch eine solche Hypothese ist freilich das Rätsel der Ätiologie des Gelenkrheumatismus noch lange nicht gelöst. Irgend einen Hinweis auf die Art des Erregers bekommen wir natürlich durch diese Erklärung nicht. Vor allem ist zu bedenken, wie selten Gelenkschwellungen bei Serumkrankheit sind (nach Rolly in $9,2\%$), auch bleibt das Zustandekommen der rheumatischen Endokarditis dadurch unaufgeklärt. Die Endokarditis können wir nicht durch anaphylaktische Vorgänge erklären. Sie muß durch eine Metastasierung der lebenden Erreger bedingt sein, und gerade der Umstand, daß es nie gelingt, in einwandfreien Fällen von rheumatischer Endokarditis die Erreger im Blute oder auf den Herzklappen zu finden, ist und bleibt ein Hinweis darauf, daß der spezifische Erreger der Polyarthritis noch unbekannt ist; denn dort, wo wirklich bekannte Mikroorganismen, namentlich Streptokokken, ins Blut gelangen und septische Endokarditis erzeugen, finden wir sie so gut wie regelmäßig im Blute und auf den Herzklappen (Endocarditis lenta).

Die **Eintrittspforte** des spezifischen Gelenkrheumatismuserregers ist aller Wahrscheinlichkeit nach die Rachenhöhle (Mandeln und Rachentonsillen), finden wir doch in etwa $20—80\%$ der Fälle — die Zahlen der einzelnen Beobachter sind sehr verschieden! — eine Angina als Vorboten der Gelenkerkrankung. Dabei spielen zweifellos Erkältungseinflüsse eine begünstigende Rolle. Sowohl einmalige starke Erkältungen, wie z. B. vollständige Durchnässung und plötzliche Abkühlung nach starkem Schwitzen als auch namentlich dauernde Erkältungsmöglichkeiten, der Aufenthalt in feuchten Wohnungen, dauernde Tätigkeit in nasser Umgebung kommen in Frage. Daher sind gewisse Berufsarten besonders zur Erkrankung an Polyarthritis disponiert: Droschkenkutscher, Dienstmädchen, Wäscherinnen, Kellner usw. Für die seit alters her angenommene Rolle der Erkältung bei der Entstehung „rheumatischer Erkrankungen" hat man neuerdings kolloidchemische Vorgänge zur Erklärung herangezogen (Schade, Med. Klinik 1919, Nr. 31; Münch. med. Wochenschr. 1921, Nr. 4). Neben den Tonsillen, insbesondere den chronisch erkrankten mit „Mandelgrubeninfektion" (Paeßler), kommen als Eintrittspforte auch Entzündungsprozesse an den Zähnen und Zahnwurzeln in Betracht, ebenso chronische Entzündungen der Nebenhöhlen der Nase, des Rachens und auch der oberen Luftwege.

Weiterhin sind auch **Ermüdung** und **Überanstrengung** der Gelenke begünstigende Momente. Die Heeresstatistiken lehren, daß besonders nach großen Märschen die Erkrankungen an Gelenkrheumatismus sich häufen. Auch das **Trauma** disponiert zu dieser Krankheit insofern, als das durch stumpfe Gewalt geschädigte Gelenk unter schmerzhafter Schwellung erkranken und einen generalisierten fieberhaften Gelenkrheumatismus nach sich ziehen kann.

Kühne (Monatsschr. f. Unfallheilk. u. Invalidenw. 1903, Nr. 6) stellt drei Forderungen auf, um einen Unfall als auslösende Ursache eines Gelenkrheumatismus anzunehmen:

1. das vom Unfall betroffene Gelenk muß zuerst erkranken;

2. es darf kein allzu großer Zeitraum zwischen Unfall und Auftreten der Erkrankung vorhanden sein;

3. in dem betroffenen Gelenk müssen zwischen Unfall und Auftreten des akuten Gelenkrheumatismus Beschwerden bestanden haben.

Das Geschlecht spielt bei der Erkrankung an Gelenkrheumatismus keine Rolle; dagegen ist das **Lebensalter** von Bedeutung. Jugendliche Personen im Alter von 16—35 Jahren neigen besonders zur Erkrankung, und namentlich zwischen dem 16. und 20. Jahre ist die Krankheit relativ häufig. Bei Kindern bis zum 6. Jahre ist der Gelenkrheumatismus selten, ebenso bei Greisen.

Das einmalige Überstehen der Krankheit hinterläßt keine **Immunität**, sondern steigert im Gegenteil die Disposition zur Wiedererkrankung sehr erheblich. Bisweilen spielt zweifellos auch eine erbliche Disposition eine Rolle. Es ist wiederholt beobachtet worden, daß in einzelnen Familien durch mehrere Generationen hindurch Erkrankungen an Gelenkrheumatismus gehäuft aufgetreten sind. **Bauer** hält die konstitutionelle oder angeborene Disposition für eine wahrscheinlich obligate Bedingung bei der Entstehung des Gelenkrheumatismus. **Rolly** fand dagegen unter 1450 Fällen nur 76 mal (5,24 %) eine sichere Heredität. Nach **Loewy** und **Stein** spielen konstitutionelle und degenerative Einflüsse eine wichtige Rolle, „der Gelenkrheumatismus befällt nur selten somatisch vollwertige Menschen".

Die Polyarthritis kommt namentlich in den Ländern der gemäßigten Zone vor, doch ist sie auch hier sehr ungleichmäßig verbreitet. In Belgien, dem südwestlichen Teile von England und in einigen Gegenden Rußlands soll sie fast ganz unbekannt sein. Die Polargegenden sind ganz frei, und auch in den Tropen ist die Krankheit wenig verbreitet, doch scheint sie in einzelnen tropischen Ländern, z. B. in Indien, wieder häufiger zu sein. Die Krankheit herrscht in den genannten Ländern endemisch, wobei jedoch gelegentlich eine **epidemieartige** Häufung der Fälle beobachtet wird. Dabei ist hervorzuheben, daß man im allgemeinen nicht von schweren und leichten Epidemien sprechen kann, wie z. B. beim Scharlach. Wir finden vielmehr auch bei solchem epidemieartigen Anschwellen die verschiedensten Grade der Krankheit, schwere und leichte Fälle durcheinander; auch das auf einzelne Häuser oder Stadtviertel beschränkte endemische Auftreten ist beobachtet. Von Person zu Person ansteckend, also kontagiös, ist der Gelenkrheumatismus nicht.

Die **Jahreszeiten** spielen insofern eine gewisse Rolle für die Ausbreitung des Gelenkrheumatismus, als die Frühlingsmonate eine besondere Häufigkeit der Krankheit mit sich bringen; aber auch in trockener Sommerhitze sind Epidemien beobachtet worden. Die Kälte scheint keinen begünstigenden Einfluß auf die Morbidität auszuüben. Das geht z. B. auch aus einer Zusammenstellung von **Mosler** hervor, der an dem Material des Rudolf-Virchow-Krankenhauses in den kalten Wintermonaten nicht entfernt so viel Erkrankungen verzeichnete wie im Frühling. In **Rollys** Statistik über 1651 Fälle kamen die meisten (10,1 %) auf den Juni, 9,9 % auf den Januar; das Maximum auf das II. Quartal. Auch die Feuchtigkeit der Luft, gemessen an den Niederschlagsmengen der einzelnen Monate, hat keine deutlichen Beziehungen zur Erkrankungsziffer.

Krankheitsbild. Die Erkrankung beginnt entweder plötzlich aus voller Gesundheit heraus unter Frösteln und hohem Fieber mit Schwellung, Schmerzhaftigkeit und Steifigkeit mehrerer Gelenke oder nach einer vorangehenden katarrhalischen oder follikulären Angina. Entzündliche Rachenerscheinungen finden sich als Vorboten in etwa 80 % der Fälle; doch differieren darin die Angaben sehr, Weintraud z. B. spricht nur von 15 %; andere hatten noch geringere Zahlen, z. B. Rolly rund 10 %. Seltenere Prodrome sind Laryngitis oder Otitis. Mitunter können auch andere Prodromalerscheinungen von mehrtägiger Dauer, wie herumziehendes Gliederreißen, allgemeines Unbehagen und subfebrile Temperaturen vorangehen.

Die Gelenkerkrankung lokalisiert sich in der Regel zuerst an einem oder mehreren der größeren Extremitätengelenke, wobei die unteren Extremitäten bevorzugt werden. Bald aber werden auch an den Armen einzelne Gelenke ergriffen. Am häufigsten werden Knie- und Fußgelenke befallen, dann rangieren der Häufigkeit nach die Handgelenke, die Schulter- und Hüftgelenke und schließlich die Fingergelenke. Stark in Anspruch genommene Gelenke erkranken früher als die anderen (Weintraud), bei Soldaten die Gelenke der unteren Extremitäten, bei Waschfrauen die Handgelenke. In leichteren Fällen werden nur zwei oder drei Gelenke ergriffen; in schwereren können manchmal alle Gelenke des Körpers ergriffen werden. Dann sieht man auch die Gelenke des Stammes affiziert, die Wirbelgelenke, besonders die der unteren Wirbel, aber auch die des Halsteils, ferner das Sternoklavikular- und Akromioklavikulargelenk; auch die Kiefergelenke können in Mitleidenschaft gezogen sein. In seltensten Fällen können sogar die Rippenknorpelansätze erkranken, so daß jeder tiefe Atemzug schmerzt, ferner die Symphysis pubis und sacroiliaca, auch die Articulatio crico-arytaenoidea. Charakteristisch für das Fortschreiten des Gelenkrheumatismus ist das Sprunghafte. Nie werden alle befallenen Gelenke gleichzeitig ergriffen. Er geht nicht der Reihe nach etwa vom Fußgelenk beginnend zum Kniegelenk und Hüftgelenk usw. zentralwärts, sondern regellos springt er von einem zum anderen Gelenk über. Während das eine Gelenk nach einigen Tagen der Entzündung oft bereits in der Besserung ist, erkrankt das andere Gelenk mit um so größerer Heftigkeit. Oft sind die erst befallenen Gelenke bereits völlig wieder normal, wenn die zuletzt ergriffenen noch stark geschwollen sind und die größten Schmerzen verursachen. Ja, mehrfache Wiedererkrankungen desselben Gelenkes im Verlaufe eines Krankenlagers sind nicht selten. Hat so die Affektion in den meisten Fällen etwas ungemein Flüchtiges, so setzt sie sich mitunter in einem Gelenk mit um so größerer Zähigkeit fest und will oft wochenlang nicht daraus weichen.

Das erkrankte Gelenk ist meist geschwollen, die Haut darüber gerötet und fühlt sich heiß an. Die Schwellung ist bedingt teils durch seröse Durchtränkung der Synovia und der Gelenkkapsel, teils durch Ausfüllung der Gelenkhöhle und der Gelenkfortsätze mit serösem Exsudat, teils durch Durchtränkung der umgebenden Weichteile (periartikuläres Ödem), das z. B. besonders an dem Hand- und Fußgelenk meist deutlich ausgesprochen ist. Überhaupt ist die Entzündung nicht immer auf die Gelenke beschränkt, sondern dehnt sich auch auf die Sehnenscheiden und die Schleimbeutel, mitunter auch auf Faszien und Muskeln aus. An größeren, von Muskulatur nicht umhüllten Gelenken kann man den Erguß durch Fluktuation nachweisen; am Kniegelenk z. B. weist man das Tanzen der Patella nach. Die Schwellung kann sehr verschieden ausgesprochen sein. Häufig finden wir auch bei mittelschweren Fällen und lebhafter Schmerzempfindlichkeit objektiv gar keine deutliche Schwellung.

Das konstanteste Symptom ist der Schmerz, der schon spontan in der Ruhe-
lage vorhanden ist und sich bei der leisesten Bewegung zu größter Heftigkeit
steigern kann; besonders auf Druck besteht lebhafte Empfindlichkeit. So
können die Kranken, wenn eine größere Zahl von Gelenken befallen ist, einen
äußerst hilflosen Eindruck machen. Steif wie ein Stück Holz liegen sie im Bett
mit im Knie und Hüftgelenk gebeugten Beinen und plantar flektierten Füßen
und sind ohne fremde Hilfe oft zu keinerlei aktiver Bewegung fähig. Bei starker
Beteiligung der Hand- und Fingergelenke sind sie auch zur Nahrungsaufnahme
nicht imstande und müssen gefüttert werden. Die leiseste Bewegung aktiver
und passiver Art, ja, schon jedes stärkere Auftreten des dem Bett sich Nähernden
ruft lebhafte Schmerzäußerungen hervor, so daß die Kranken ängstlich jeden
Bewegungsversuch vermeiden und Erschütterungen fürchten. Die notwendigsten
Veränderungen der Lage, so beim Umbetten oder bei der Defäkation und beim
Urinieren, verursachen die quälendsten Schmerzen und psychische Erregung.

Das pathologisch-anatomische Bild des akuten Gelenkrheumatismus
festzustellen, bietet sich nur selten Gelegenheit: die Synovialis der befallenen
Gelenke ist verdickt, getrübt und injiziert, bisweilen mit Blutungen durchsetzt;
der Erguß in der Gelenkhöhle ist dünngelblich, trübe, manchmal fast eiter-
ähnlich, mikroskopisch enthält er Fibrinfäden, degenerierte Synovialzellen,
Leukozyten und Erythrozyten. Auch in der Umgebung der Synovialis ist das
Bindegewebe serös infiltriert, bisweilen hämorrhagisch imbibiert, ebenso die
benachbarten Sehnenscheiden und Schleimbeutel. An den Gelenkknorpeln
finden sich umschriebene oberflächliche Ulzerationen. Fahr fand rheumatische
Knötchen in der Umgebung der Gelenke, ähnlich wie im Myokard (s. u.).

Im Röntgenbild fand Hain im akuten Stadium schon frühzeitig diffuse
Aufhellung der Knochenschatten, etwas undeutliche Struktur und Kontur der
Gelenkenden. Nach Sauerstoffeinblasung in die Gelenke zeigen sich ähnliche
uncharakteristische Veränderungen.

Gelenkvereiterungen kommen, wenn überhaupt, sehr selten vor; oft dürfte
es sich dabei um Verwechslungen mit Pyämie handeln.

Außerordentlich charakteristisch für die Krankheit ist die Neigung zu
starkem Schwitzen. Beständig fließt ein eigentümlich säuerlich riechender,
meist auch stark sauer reagierender Schweiß, ohne daß dabei etwa Temperatur-
einflüsse, kritische Fiebererscheinungen wie bei anderen Infektionskrankheiten
eine Rolle spielen. Dieser profuse Schweiß ist für den Kranken sehr lästig und
bringt auch noch die Gefahr mit sich, daß durch Erzeugung von Verdunstungs-
kälte, z. B. beim Lüften der Bettdecke, leicht wieder eine Abkühlung und damit
eine Verschlimmerung der Schmerzen verursacht werden kann.

Die Gelenkerkrankung geht stets mit Fieber einher. Die Temperatur
erreicht selten hohe Grade; sie steigt in der Regel nicht höher als 39,5° und
hat einen unregelmäßig remittierenden Verlauf. Eine Ausnahme machen die
seltenen hyperpyretischen Fälle, für die unten bei der Besprechung der Zerebralsymptome ein Beispiel gegeben wird. Die Ausdehnung der Gelenkerkrankungen
spiegelt sich meist in der Fieberkurve, indem beim Befallen neuer Gelenke
ein erneuter Anstieg erfolgt, während beim Rückgange der entzündlichen
Erscheinungen ein langsamer Abfall der Temperatur eintritt. Der Puls bleibt
in mittlerer Höhe, entsprechend der Temperatur und ist von guter Spannung,
regelmäßig, oft dikrot. In der Rekonvaleszenz findet sich oft Bradykardie;
wo sie nach rascher medikamentöser Entfieberung ausbleibt, soll man bei Erwachsenen immer an eine komplizierende Herzerkrankung, speziell an rheumatische Endokarditis denken. Die Atmung ist oberflächlich, entspricht aber
in ihrer Häufigkeit der Höhe der Fieberbewegungen.

Das Sensorium ist auch in schweren Fällen meist klar. Bisweilen kommen Erregungszustände vor, von denen noch zu sprechen ist. Die Zunge ist leicht belegt, aber in der Regel feucht; nur bei unbehandelten Fällen kann man trockene, selbst fuliginöse Zungen zu sehen bekommen. Der Appetit ist schlecht, doch besteht größeres Durstgefühl. Am Herzen hört man schon im Beginn der Krankheit oft akzidentelle Geräusche, die nichts zu tun haben mit den endokarditischen Geräuschen, die so häufig beim Gelenkrheumatismus auftreten und auf die wir noch zu sprechen kommen. Die Milz ist bisweilen geschwollen. Der Urin ist konzentriert, reagiert sauer und enthält auf der Höhe des Fiebers bisweilen etwas Albumin, Diazoreaktion fehlt.

Verlauf. Der einfache, unkomplizierte Verlauf einer Polyarthritis ist der, daß in beständigem Wechsel die befallenen Gelenke abschwellen und frische Gelenke erkranken und dementsprechend das Fieber bald absinkt, bald wieder ansteigt, und daß endlich, nachdem eine Reihe von Gelenken hintereinander befallen wurde, Fieber und Gelenksymptome allmählich verschwinden. Die Krankheit kommt nicht in raschem Abfall der Erscheinungen zur Entscheidung, sondern verläuft gleichsam im Sande. Dieser Verlauf dauert gewöhnlich 3 bis 6 Wochen, kann aber auch monatelang anhalten, wobei oft dasselbe Gelenk wiederholt erkrankt, und andererseits kann in leichteren Fällen schon nach einer Woche die Rekonvaleszenz eintreten. Die Intensität und Extensität der Gelenkerkrankungen ist in den einzelnen Fällen sehr verschieden. Noch vielgestaltiger kann die Krankheit durch Hinzutreten von Komplikationen werden.

Komplikationen. Herz: Keine Infektionskrankheit mit Ausnahme der Sepsis bringt so mannigfaltige Störungen seitens des Herzens mit sich wie der Gelenkrheumatismus. Die Endokarditis und Perikarditis gehören zu den häufigsten Komplikationen dieser Krankheit und legen in sehr vielen Fällen den Grund zu einem Herzfehler, der den Kranken fürs ganze Leben schädigt. „Le rhumatisme aigu lèche les jointures, la plèvre, les méningues mêmes, mais il mord le coeur" (Laségue).

Pŕibram berechnet die Zahl der Herzkomplikationen, die im Verlaufe des Gelenkrheumatismus auftreten, auf 34,3 %; bei Kindern ist der Prozentsatz noch ganz erheblich höher. 60—80 % der Fälle von kindlichem Gelenkrheumatismus erkranken an Endokarditis und über die Hälfte behält einen Herzfehler zurück. Das Verdienst, die Endo- und Perikarditis als zum Bilde der Krankheit gehörig beschrieben zu haben, gebührt Bouillaud (1836), er schrieb:

„1. Im akuten Gelenkrheumatismus, wenn er heftig und generalisiert ist, ist die Koinzidenz einer Endokarditis, Perikarditis oder Endoperikarditis das Gesetz und die Nichtkoinzidenz die Ausnahme.

2. Im akuten Gelenkrheumatismus, wenn er leicht, partiell und apyretisch auftritt, ist die Nichtkoinzidenz einer Endokarditis, Perikarditis oder Endoperikarditis die Regel und die Koinzidenz die Ausnahme."

Nach unserem heutigen Standpunkt können wir sagen: in jedem Falle von Gelenkrheumatismus kann eine Endokarditis auftreten, ganz unabhängig davon, ob die Krankheit schwer oder leicht verläuft, und andererseits kann sie auch in den schwersten Fällen fehlen. Auch der Zeitpunkt des Auftretens ist ganz verschieden. Mitunter machen sich die Erscheinungen der Herzstörung gleich zu Beginn der Erkrankung bemerkbar, oft aber erst in einem späteren Stadium; nach Ablauf von 3 Wochen ist ihr Auftreten selten. Es sind sogar Fälle beschrieben, wo die Herzerkrankung der Gelenkaffektion bis zu 14 Tagen vorausgegangen ist, doch sind das Ausnahmen; das häufigste Auftreten der Endokarditis fällt in die erste Woche. Besonders häufig tritt dieselbe bei Kindern und jugendlichen Erwachsenen als Komplikation des akuten Gelenkrheumatismus auf.

Endokarditis. Der Beginn der Endokarditis ist für den Kranken oft noch ganz ohne subjektive Erscheinungen, während der sorgfältig beobachtende Arzt bereits Geräusche feststellen kann. Es gibt freilich Fälle, wo trotz beginnender Endokarditis keinerlei deutliche Geräusche gefunden werden. Ja es kann vorkommen, daß trotz genauer Untersuchung weder während der Krankheit noch in der Rekonvaleszenz des Gelenkrheumatismus Zeichen einer Endokarditis bemerkt wurden und erst Monate nachher ist ein Herzfehler vorhanden. Oft bemerkt der Kranke aber Herzklopfen, Atembeklemmung, Schmerzen in der Herzgegend. Auch weist ein plötzliches Ansteigen der Temperatur auf entzündliche Vorgänge im Endokard hin, ebenso Steigerung der Pulsfrequenz, Kleinerwerden des Pulses und, wenn auch selten, unregelmäßige und ungleiche Herzaktion.

Die häufigste Lokalisation der Endokarditis ist die Mitralklappe. Sie macht sich in einem blasenden systolischen, mitunter auch präsystolischen Geräusch an der Spitze bemerkbar, bei dem man freilich zunächst oft im Zweifel sein kann, ob es akzidentell ist oder durch organische Veränderungen bedingt. Daß akzessorische Geräsuche gar nicht selten bei der Polyarthritis vorkommen, wurde schon oben erwähnt. Für eine entzündliche Endokarditis werden die genannten subjektiven Erscheinungen, ferner der Fieberanstieg und die Veränderungen des Pulses sprechen. Absolut beweisend ist natürlich z. B. eine Verbreiterung des Herzens nach rechts und eine Verstärkung des zweiten Pulmonaltones. Diese Erscheinungen, die auf einen ausgebildeten Herzfehler hinweisen, beobachtet man freilich meist erst in der Rekonvaleszenz, wenn der Patient wieder beginnt aufzustehen und sich zu bewegen. Nicht immer kommt es zur Ausbildung einer Mitralinsuffizienz; die Endokarditis kann auch zur Ausheilung kommen. Etwas seltener ist die Erkrankung der Semilunarklappen der Aorta, die sich durch ein diastolisches Geräusch an der typischen Auskultationsstelle anzeigt. Man hüte sich jedoch dabei vor Verwechslung mit perikarditischen Geräuschen.

Rheumatische Endokarditis findet sich in 10—20% aller Fälle von akutem Gelenkrheumatismus (Romberg).

Rolly berechnet für 1651 Fälle der Leipziger Klinik (1900—1905) 512 Endokarditisfälle = 31,2%, für 1905—1908 auf 911 Gelenkrheumatismusfälle 318mal eine Herzaffektion = 34,8% Endokarditis; von letzteren 318 Endokarditisfällen waren: 242 Mitralinsuffizienz, 21 Mitral- und Aorteninsuffizienz, 15 Mitralinsuffizienz und -Stenose, 9 Aorteninsuffizienz, 26 Perikarditis (meist kombiniert mit Endokarditis). 40—60% Endokarditis (D. Gerhard) dürfte ein zu hoher Prozentsatz sein. Nach einer Statistik von Adlmüller aus Rombergs Münchener Klinik waren von 462 Klappenfehlern 50% durch Gelenkrheumatismus, 18% durch Lues, 3,7% durch Arteriosklerose bedingt; Chorea, Scharlach, Diphtherie, Sepsis stellen dem gegenüber ganz zurücktretende Prozentzahlen.

Ganz selten tritt die Endokarditis von vornherein so schwer auf, daß im akuten Stadium der Tod erfolgt; Lenhartz hat solche Fälle als maligne rheumatische Endokarditis beschrieben. Bei diesen Fällen muß eine septische Erkrankung mit besonderer Sorgfalt ausgeschlossen werden.

Der Puls ist bei der Endokarditis meist beschleunigt und auch in Fällen, wo das nicht der Fall ist, sehr labil, so daß schon bei kleinen Anstrengungen, Aufsetzen usw. eine starke Steigerung der Frequenz auffällt. Die Temperatur kann auf das Vorhandensein einer Endokarditis aufmerksam machen, wenn sie aus niederer Höhe plötzlich ansteigt, ohne daß neue Gelenkentzündungen auftreten. Hohe intermittierende Kurven als Zeichen der Endokarditis sind selten, meist handelt es sich um ein remittierendes Fieber.

Pathologisch-anatomisch handelt es sich bei der Endokarditis, die im Verlaufe des Gelenkrheumatismus auftritt, um die sogenannte verruköse Form (von verruca = die Warze). Man findet dabei graurötliche Auflagerungen von Stecknadelkopf- bis Kirschgröße, die auf den Klappen, namentlich auf den freien Schließungsrändern sitzen und auf diese Weise in leichten Fällen nur einen feinen Saum wärzchenähnlicher Exkreszenzen, bei stärkerer Ausbildung blumenkohlähnliche Gebilde darstellen. Zu tiefergreifenden Zerstörungen der Herzklappen, Perforation, Zerreißung von Sehnenfäden u. dgl. kommt es bei der rheumatischen Endokarditis in der Regel nicht, im Gegensatz zu der ulzerösen Endokarditis bei der Sepsis.

Histologische Veränderungen. Unter der Einwirkung des spezifischen Virus kommt es zunächst zu einer Nekrose des Endothels und der unmittelbar darunter liegenden Schichten der subendothelialen Schicht und der zarten obersten Bindegewebsschicht. Die nekrotischen Partien verwandeln sich nach Königer in ein eigentümlich homogenes, fibrinähnliches und strukturloses Gewebe. Diese Homogenität kommt dadurch zustande, daß aus dem Gewebssaft der Klappen eine gerinnbare Flüssigkeit ausgeschieden wird, welche mit dem nekrotischen Material verschmilzt. Die Subendothelialschicht beginnt zu wuchern; auch in der homogenen Masse findet man gewucherte fixe Gewebszellen. Gleichzeitig erscheinen in der Umgebung der nekrotischen Partien Leukozyten. Während die homogene Masse an Umfang zunimmt und beginnt, sich nach außen über die Umgebung vorzuwölben, lagern sich Blutplättchen und Fibrin aus dem vorbeiströmenden Blut auf diese veränderten Stellen der endokarditischen Oberfläche ab und verschmelzen mit dem nekrotischen Material, wobei jedoch die Hauptmasse der Erhebung von den Thromben gebildet wird. Solche thrombotischen Auflagerungen können leicht zu Embolien Veranlassung geben. Nun beginnt bald die Organisation dieser weichen Auflagerungen; feine Kapillargefäße dringen in die vorher gefäßlose Klappe vor und es kommt zu einer Durchwucherung der Klappe und der Auflagerungen durch ein gefäßreiches Granulationsgewebe, das sich später in ein schwieliges Gewebe verwandelt und an die Stelle der Effloreszenzen eine starke Bindegewebsverdickung setzt. An alten, auf diese Weise verdickten Klappen spielen sich bei Rezidiven mit Vorliebe wieder frische Prozesse ab. Auf den schwieligen Verdickungen kommt es zur Nekrose, zur mäßigen Entwicklung eines homogenisierten Gewebes und dadurch zur Entstehung von Effloreszenzen.

Von der septischen Endokarditis unterscheidet sich die rheumatische Endokarditis nach Königer anatomisch durch den Charakter der Nekrosen: Durch das gänzliche Fehlen hyaliner Nekrosen und durch die gesetzmäßige, frühzeitig einsetzende Homogenisierung des ganzen nekrotischen Gewebes, vor allem aber durch die weniger ausgebreitete und tiefgreifende Nekrotisierung. Charakteristisch ist ferner für die rheumatische Endokarditis die Multiplizität der Herde, die sich bei genauer histologischer Untersuchung über das ganze Endokard, nicht etwa nur auf die Schließungslinien ausdehen. An den Schließungsrändern der Klappen führt der Prozeß nur deshalb häufiger zur Ausbildung von Effloreszenzen, weil hier die Reibung ihre Entstehung begünstigt.

Als Folge der Endokarditis kann es in seltenen Fällen zu embolischen Vorgängen kommen, die zum Teil recht bedrohliche Erscheinungen, Hirnembolie, Apoplexie verursachen. Auch blande Milz- und Niereninfarkte können so entstehen. Klinisch zeigen sie sich durch schmerzhafte Stiche in den befallenen Organen an.

Perikarditis. Die Perikarditis steht an Häufigkeit der Endokarditis etwas nach. Přibram sah sie in 5% der Fälle, Rolly unter 911 Gelenkrheumatismusfällen mit 318 Herzkomplikationen 26 Fälle von Perikarditis (meist kombiniert mit Endokarditis) = rund 3%. Von der Schwere der Gelenkerkrankung ist die Beteiligung des Perikards wie der serösen Häute überhaupt unabhängig. Im Kindesalter kommt sie ungleich häufiger vor als beim Erwachsenen; hier begleitet sie etwa $10—20\%$ der Fälle. Sie beginnt oft mit Schmerzen in der Herzgegend, die meist in die linke Schulter und den Arm ausstrahlen. Für die objektive Untersuchung erscheint in der Regel an der Basis, mitunter aber auch an der Spitze ein kratzendes, schabendes Reibegeräusch, das nur zum Teil mit den Herztönen zusammenfällt, vielmehr die Pause zwischen diesen mehr oder weniger ausfüllt. Mit dem Fortschreiten der Entzündung bildet sich nun bald ein seröses Exsudat, das die beiden mit zottigen Fibrinauflagerungen bedeckten Perikardblätter auseinanderdrängt, so daß die Reibegeräusche verschwinden und nunmehr die Erscheinungen des Ergusses in den Vordergrund treten. Der Spitzenstoß wird schwach und verschwindet allmählich, die Herztöne werden leiser, vor allem aber ist eine Vergrößerung der Herzdämpfung nachzuweisen mit der bekannten Dreieckform. Die Spitze des Dreiecks liegt am Jugulum, während die seitlichen Schenkel nach unten und außen divergieren.

Die Prognose ist in der Regel gut. Es ist oft erstaunlich, wie schnell große Ergüsse bei geeigneter Behandlung zurückgehen. Bisweilen freilich bleibt eine Obliteration des Herzbeutels mit ihren Folgeerscheinungen zurück. Man kann dann bisweilen mit der Kardiolyse nach Brauer noch Rettung bringen.

Bei der Polyarthritis der Kinder kommt es relativ häufig zu starker Verwachsung des Perikards im Anschluß an die Perikarditis; hier ist dann auch die Prognose erheblich weniger gut als bei Erwachsenen. Die Neigung zur bindegewebigen Veränderung der fibrinösen Entzündungsprodukte führt zu starker Verdickung des Perikards, zu zottenartigen Auflagerungen (Cor villosum), schließlich zu völliger Verwachsung der Perikardblätter (Concretio pericardii). Dabei kommt es zur Hypertrophie und Degeneration des Herzmuskels und schließlich muß die Kraft des Herzens erlahmen. Im Verlauf der Pericarditis adhaesiva kann sich das von Pick beschriebene Krankheitsbild der perikarditischen Leberzirrhose ausbilden.

Die Entstehung der Perikarditis ist ebenso wie die der Endokarditis auf dem Blutwege zu denken. Eine Fortpflanzung vom Endokard her, etwa von den entzündeten Aortenklappen aus, ist weniger wahrscheinlich.

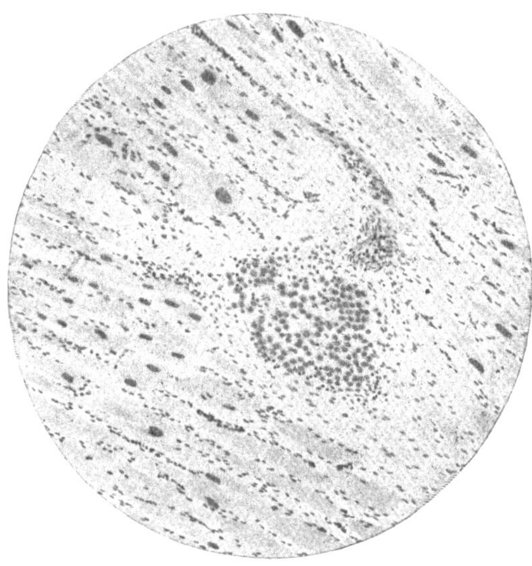

Abb. 257. Rheumatische Knötchen im Myokard. (Aus Aschoff, Pathol. Anatomie, Verlag Fischer, Jena.)

Myokarditis. Daß bei Endokarditis und Perikarditis im Laufe des Gelenkrheumatismus auch das Myokard nie ganz unbeteiligt bleibt, wissen wir durch Krehls und Rombergs Untersuchungen, die deshalb von einer Pankarditis sprechen. Aber auch eine reine Myokarditis kann sich in seltenen Fällen im Laufe des Gelenkrheumatismus entwickeln. Man wird hierauf aufmerksam, wenn eine dauernde Irregularität des Pulses auftritt, ohne daß Geräusche nachzuweisen sind; auch eine nach Ablauf der rheumatischen Erscheinungen vorhandene respiratorische Arhythmie, insbesondere aber aurikuläre Extrasystolen und Leitungsstörungen weisen auf den Eintritt einer Myokarditis hin.

Nach Aschoff und Tawara (1906) finden sich im Herzen von Rheumatikern eigentümliche, nur mikroskopisch sichtbare Knötchenbildungen, die als spezifisch für Myocarditis rheumatica bezeichnet werden. Die Herde bestehen aus großen Konglomeraten rundlicher bis ovaler, meist einkerniger Zellen mit mächtig entwickeltem, basophil gefärbtem Protoplasma. Bei größeren, völlig ausgebildeten Knötchen sieht man eine Neigung zu kranzförmiger Anordnung der Zellen, riesenzellenartige Gebilde. Im ersten Stadium der Entwicklung liegen dazwischen Leukozyten und Lymphozyten, von denen letztere an Zahl stark überwiegen. Die Herde finden sich ausschließlich in dem perivaskulären Bindegewebe in nächster Nähe der Gefäße. Von Wichtigkeit ist der vorzugsweise subendokardiale Sitz und die dadurch bedingte Möglichkeit der Schädigung des hier verlaufenden

Reizleitungssystems. Mancher plötzliche Herztod bei Gelenkrheumatismus könnte hierdurch seine Erklärung finden. Solche Herde finden sich nicht regelmäßig bei allen Herzen von Polyarthritis rheumatica, sie kommen jedoch nur bei rheumatischen Infektionen vor und sind für sie charakteristisch. Bei anderen Infektionskrankheiten und septischen Erkrankungen wurden sie nicht gefunden. Bei Scharlachmyokarditis finden sich zwar ähnliche Knötchen (Schmorl [1914]), dieselben lassen sich jedoch bei genauerem Zusehen von denen beim Gelenkrheumatismus mit hinreichender Sicherheit unterscheiden (Fahr): sie sind vor allem sehr viel kleiner und zeigen nicht die großen riesenzellenartigen Gebilde wie die rheumatischen Knötchen, dagegen häufig knötchenförmige Endothelwucherungen. Abgesehen von den Fällen, wo die rheumatischen Knötchen zu einer ausgedehnten Zerstörung des Reizleitungssystems führten, erscheint die durch sie gesetzte Myokardveränderung, der „Verlust an Arbeitsmaterial" (Aschoff) nicht genügend, um die klinisch in Erscheinung tretende Herzinsuffizienz zu erklären. Dagegen bilden die unter dem Einfluß der Knötchen entstehenden degenerativen Gefäßveränderungen, sowie das perivaskuläre Ödem an Arterien wie Venen des Myokards eine schwere Beeinträchtigung der Blutversorgung des Herzfleisches und führen, bei gleichzeitiger Erhöhung der Ansprüche an die Herztätigkeit, schneller oder langsamer zu einer Insuffizienz des Herzens (Fahr). Vielleicht beherbergen diese kleinen „rheumatischen Granulome" des Myokards ähnlich wie die unten zu besprechenden makroskopischen „rheumatischen Knötchen" der Subkutis, Sehnen usw. das unbekannte Virus der Polyarthritis rheumatica für längere Zeit; von dieser „Überwinterungsstelle" gehen dann die Rezidive aus. — Literatur bei Fahr, Virchows Arch. f. pathol. Anat. u. Physiol. Bd. 232, S. 140. 1921.

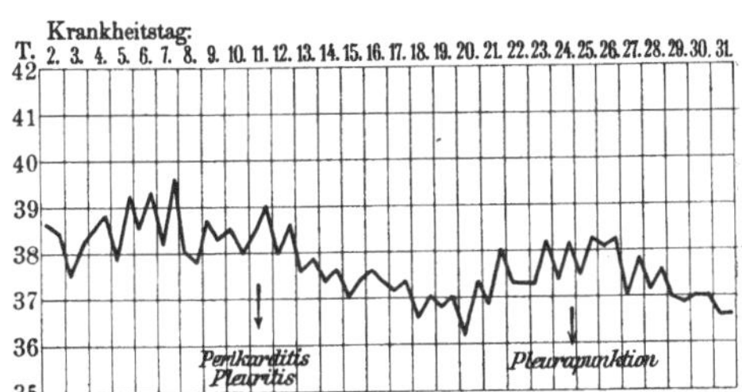

Abb. 258. M., 19 Jahre. Akuter Gelenkrheumatismus mit Polyserositis (Pleuritis exsud. und Perikarditis). Nachdem in den ersten Tagen multiple Gelenkschwellungen und Schmerzen bestanden haben, stellte sich am 11. Tage unter Atemnot eine Perikarditis und Pleuritis exsud. sin. ein. Am 25. Tage Ablassen von 500 ccm Exsudat. Geheilt entlassen.

Seröse Häute. Bei der Polyarthritis können alle serösen Häute erkranken. Streng genommen handelt es sich dabei eigentlich nicht um eine Komplikation, sondern um eine durch das Rheumatismusvirus bedingte, mit der Gelenkerkrankung parallelgehende Erkrankung der serösen Häute. Die Beteiligung der letzteren ist im jugendlichen Alter besonders häufig. Von der Perikarditis wurde schon gesprochen. Bisweilen tritt im Zusammenhang mit ihr eine seröse Pleuritis auf, die meist linksseitig, mitunter aber auch doppelseitig ist. Der Beginn kennzeichnet sich subjektiv durch Stechen auf der Brust und Kurzatmigkeit; objektiv sind Reibegeräusche, späterhin Dämpfungserscheinungen, abgeschwächtes Atmen und abgeschwächter Stimmfremitus zu beobachten. Solche Fälle sind meist mit Endokarditis und, wie schon oben angedeutet, mit Perikarditis vergesellschaftet und durch die Schwere der Erscheinungen gekennzeichnet. Doch wird die Prognose durch die Pleuritis allein nicht sonderlich getrübt, da die Exsudate in der Regel schnell resorbiert werden.

Polyserositis. Das gemeinsame Auftreten von Perikarditis und Pleuritis scheint in neuerer Zeit häufiger zu sein als früher. Mosler hat im Berliner Rudolf-Virchow-Krankenhaus in 18 Monaten unter 142 Erkrankungen an Gelenkrheumatismus 15 derartige Fälle gesehen.

Plötzlich auftretende heftige Stiche in der Herzgegend, die für die leiseste Berührung äußerst überempfindlich geworden ist, bis zur Orthopnoe sich steigernde Atemnot und Exazerbation des schon vorhandenen Hitzegefühls waren die subjektiven Symptome. Die starke Atemnot war dabei hauptsächlich auf Rechnung der schmerzhaften Perikarditis, weniger auf die der exsudativen Pleuritis zu setzen, denn auch bei sehr geringem Pleuraerguß trat Atemnot auf. Ein Übergreifen der Entzündung vom Perikard auf die dicht unterhalb desselben liegenden Geflechte des Nervus vagus und sympathicus, die den Herzplexus bilden, schien dabei eine Rolle zu spielen. Objektiv hörte man sofort perikarditisches und pleuritisches Reiben und Dämpfung über den unteren Lungenpartien bei leiser Perkussion. Am zweiten Tag war dann in der Regel stark ausgeprägtes perikardiales und pleuritisches Reiben gleichzeitig mit dem Auftreten einer stärkeren Dämpfung in den hinteren unteren Lungenpartien festzustellen. Während nun in der Mehrzahl der Fälle das perikardiale Reiben im Laufe der Erkrankung andauert, verschwindet in der überwiegenden Mehrzahl bald das pleuritische Reiben bei Fortbestehen oder Zunahme der Dämpfung und Schwächerwerden des Pektoralfremitus über den unteren Lungenabschnitten: Die Pleuritis sicca hat sich also in eine exsudativa verwandelt. Das Endokard verhielt sich dabei verschieden; teils war es unbeteiligt, teils zeigten sich auch hier entzündliche Erscheinungen. Myokarditis, charakterisiert durch unregelmäßigen Puls, Dikrotie und Bigeminie wurde dabei in allen Fällen beobachtet. Wo das Endokard verschont blieb, heilten die Fälle nach 14 Tagen bis spätestens 6 Wochen aus. War die Erkrankung mit einer Myokarditis kompliziert, so bedurfte es längerer Zeit zur Heilung. Oft heilte der Prozeß unter Bildung einer durch die Herzdehnung entstandenen Mitralinsuffizienz.

Pleuritis. Eitrige Pleuritis ist selten und dann stets die Folge einer Sekundäreinfektion. Das durch Punktion gewonnene Exsudat der rheumatischen serösen Pleuritis ist steril. Die Pleuritis wie überhaupt Erkrankungen der serösen Häute beim Gelenkrheumatismus sind zweifellos bedingt durch den spezifischen und noch nicht bekannten Erreger, nicht etwa durch sekundär hineingelangte Keime.

In seltensten Fällen kommt es zu einer Peritonitis, die durch serösen Flüssigkeitserguß, Schmerzhaftigkeit und Aufgetriebenheit des Leibes ausgezeichnet sein soll (Marmonier). Auch Rolly beschreibt zwei derartige Fälle, von welchen der eine durch die Obduktion bestätigt wurde, der andere genas.

Haut. Die starke Neigung der Gelenkrheumatismuskranken zum Schwitzen wurde schon erwähnt. Damit in Zusammenhang steht das häufige Auftreten von Schweißbläschen, Sudamina. Eine besondere Eigentümlichkeit ist das Auftreten von Erythemen.

In nicht ganz seltenen Fällen sehen wir im Verlaufe eines Gelenkrheumatismus das Erythema nodosum auftreten, linsen- bis walnußgroße Flecke, über denen die Haut nicht verschieblich ist und die auf Druck lebhaft empfindlich sind. Sie sind von derber Konsistenz, so daß auch die kleineren Knoten dem tastenden Finger nicht entgehen können und haben eine blaßrötliche, später bläulichrote Färbung. Näheres hierüber, sowie über das Erythema exsudativum multiforme, welches, wie bei anderen Infektionskrankheiten, auch besonders beim Gelenkrheumatismus als Komplikation sich einstellen kann, siehe S. 817 ff.

Rheumatismus nodosus. Auf eine eigenartige Hauterscheinung, subkutane Knotenbildung, hat zuerst Meynet (1875) aufmerksam gemacht. Diese hauptsächlich im Kindesalter vorkommende Form des Gelenkrheumatismus ist unter dem Namen Rheumatismus nodosus durch Hirschsprung, Barlow, Rehn und namentlich durch englische Autoren in der Folgezeit bekannter geworden. Es handelt sich meist um schwere, mit Endokarditis einhergehende Gelenkrheumatismen. Gewöhnlich erst in der dritten Woche der akuten Polyarthritis, oft auch noch später, treten hanfkorngroße bis erbsengroße, schmerzlose, subkutane Knoten unter der unveränderten Haut auf, die sehr rasch entstehen (oft über Nacht) und in der Umgebung der erkrankten Gelenke zum Teil den Sehnen und Gelenkkapseln, zum Teil dem Periost aufsitzen; aber auch auf der Haut des Schädels und der Skapula sind solche Knoten beobachtet worden. Meist treten sie symmetrisch auf. Sie bestehen aus einem fibrinösen, zum Teil faserknorpeligen Gewebe. Sie verschwinden gewöhnlich rasch wieder. Ihre Zahl schwankt zwischen einzelnen wenigen bis zu 50.

Während sie bisher nur makroskopisch gefunden wurden, hat Fahr sie — meist neben gleichzeitig im Myokard nachweisbaren rheumatischen Knötchen, s. oben — im periartikulären Gewebe auch mikroskopisch, allerdings nicht ganz regelmäßig und nicht immer gleich stark ausgebildet gefunden. Trotz mancher Unterschiede hält er sie, in Übereinstimmung mit den Autoren, welche die makroskopisch sichtbaren Knötchen des straffen Bindegewebes untersuchten (E. Fraenkel u. a.), für Äquivalente der Herzknötchen: bei beiden handelt es sich um eine durch das Virus des Gelenkrheumatismus angeregte Wucherung fixer Bindegewebszellen, wobei diese Zellen anschwellen und sich durch ausgesprochene Basophilie, positive Pyroninreaktion bei Methylgrün-Pyroninfärbung nach Pappenheim auszeichnen. Die Bedeutung dieser Granulome des straffen Bindegewebes (auch an der Synovialis wurden sie von Fahr gelegentlich gefunden) ist nach Fahr vor allem auch darin zu sehen, daß sie, völlig unbemerkt existierend, das unbekannte Virus des Gelenkrheumatismus beherbergen und so den Ausgangspunkt für die Rezidive dar-

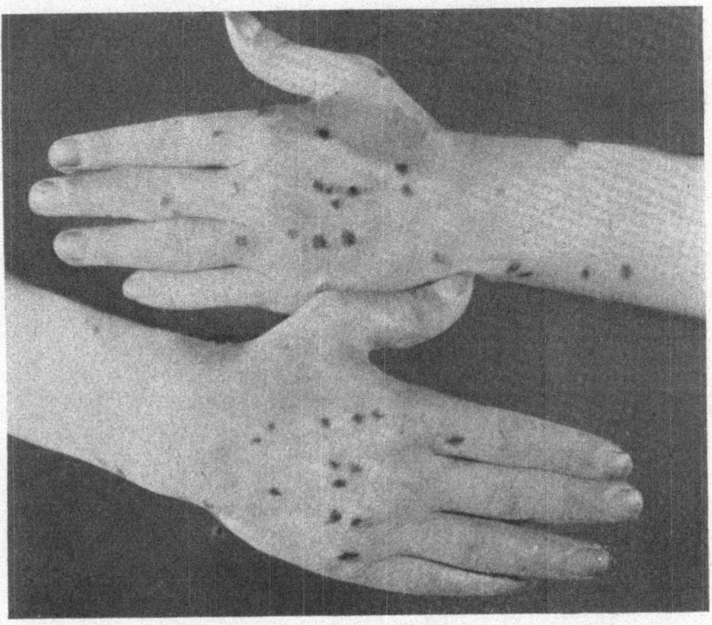

Abb. 259. Verteilung der Knötchen (durch Jodtinktur markiert) bei Rheumatismus nodosus. (28jähriger Mann, mittelschwerer Gelenkrheumatismus, Heilung).

stellen können. — Literatur: Fahr, Virchows Arch. f. pathol. Anat. u. Physiol. Bd. 232, S. 134. 1921.

Gelegentlich kommen bei Gelenkrheumatismus Hautblutungen vor in Gestalt linsengroßer Petechien, die namentlich auf der Streckseite der Extremitäten und in der Umgebung geschwollener Gelenke auftreten.

Es gibt Fälle, wo eine Trennung von den sog. hämorrhagischen Erkrankungen, von der Purpura rheumatica oder Peliosis rheumatica (Schönlein) sehr schwer ist. Die Purpura rheumatica, die nach Henoch besonders bei Kindern beobachtet wird, beginnt nach einige Tage dauernden Vorboten wie Appetitlosigkeit, Erbrechen, Gliederschmerzen mit geringem Fieber und den charakteristischen Blutflecken. Besonders auf den Unterschenkeln und Füßen, oft aber auch auf dem Bauch und den Armen und am allerehesten in der Umgebung der Extremitätengelenke sieht man viele kleine, stecknadelkopf- bis linsengroße, düsterrote und bläuliche runde Flecke. Auf Fingerdruck bleiben sie unverändert und zeigen hier und da im Zentrum eine papillöse Härte und Prominenz. Die Gelenkschwellungen und Schmerzen treten bald vor der Eruption der Flecke, bald hinterher auf. Meist sind die Fuß- und Kniegelenke befallen. Nach Hecker soll es sich dabei nicht um eine

Entzündung der Gelenke handeln, sondern um eine seröse Infiltration der periartikulären Gewebe. Ob dieser Unterschied berechtigt ist, sei dahingestellt. Auch die Knochen, namentlich die Tibia und die Knöchel sind auf Druck empfindlich. Nicht selten sind Ödeme, die am Skrotum und an den Knöcheln sowie auch an den Augenlidern auftreten können, ohne daß dabei gleichzeitig Albuminurie vorhanden ist. Nach einigen Tagen verblassen die Flecke. Oft aber erfolgt nach dem Verschwinden aller Erscheinungen ein Rezidiv mit neuen Flecken und Gelenkschwellungen. Namentlich frühzeitiges Aufstehen begünstigt nach Henoch diese neuen Eruptionen. So dauert die Krankheit oft mehrere Wochen. Die Affektion geht meistens ganz ohne Fieber einher; in seltenen Fällen wurden Temperaturen bis 39° beobachtet. Die Prognose ist gut. Solange wir den Erreger des Gelenkrheumatismus nicht kennen, wird eine Abtrennung der Polyarthritis von der Peliosis rheumatica, namentlich wenn sie mit Fieber und starken Gelenkschmerzen einhergeht, stets auf Schwierigkeiten stoßen. Zweifellos besteht zwischen ihnen eine sehr nahe Verwandtschaft.

Bei der Purpura haemorrhagica (Morbus maculosus Werlhofii) sind gleichzeitig Haut und Schleimhäute, seröse Häute und innere Organe befallen, die Gelenke dagegen in der Regel frei; bei der Henoch'schen Purpura kommt es neben Hautblutungen zu abdominalen Erscheinungen, Erbrechen, Kolik, Darmblutungen; häufig ist dabei Nephritis und Gelenkschmerzen. Die Purpura fulminans verläuft unter Hautblutungen, in der Regel ohne Gelenkbeteiligung, rasch tödlich.

Ein Teil der Purpura-Erkrankungen wird mit Vorgängen der Anaphylaxie in Beziehung gebracht; speziell hat Glanzmann eine „anaphylaktoide Purpura" aus dem Rahmen der Purpuraerkrankungen herausgehoben und in Gegensatz zum Morbus maculosus Werlhofii gebracht, welch letzteren Frank als essentielle Thrombopenie (mit hochgradiger Verminderung der Blutplättchenzahl) auffaßt.

Von einer befriedigenden Abgrenzung der einzelnen Purpuraformen untereinander und gegen manche Fälle von Gelenkrheumatismus mit Hautblutungen kann noch nicht die Rede sein.

Muskeln. Bei länger bestehenden Gelenkentzündungen findet man stets eine Atrophie der bei der Bewegung der Gelenke beteiligten Muskeln; namentlich die Gelenkstrecker sind befallen. Größtenteils wird dabei eine Inaktivitätsatrophie im Spiele sein, jedoch hat Charcot trophische Beziehungen zwischen Muskeln und Gelenken zur Erklärung herangezogen und angenommen, daß reflektorisch von den erkrankten Gelenken aus trophische Zentren im Rückenmark beeinträchtigt werden. Diese Erklärung ist wenig wharscheinlich; eher kommen örtliche Einflüsse, Übergriffe des Entzündungsprozesses auf die Muskeln und Sehnen in Betracht (Strümpell). Am häufigsten ist die Atrophie des Musculus deltoideus nach Erkrankung des Schultergelenkes beobachtet worden. Die Kranken können nach Ablauf der Gelenkerscheinungen den Oberarm aktiv nicht mehr heben, und erst sehr allmählich stellt sich die alte Funktionsfähigkeit wieder her. Wiederholt wird Atrophie im Extensor cruris quadriceps, sowie auch in den kleinen Handmuskeln beobachtet. Anzeichen von Entartungsreaktion bieten solche atrophischen Muskeln nicht.

Lungen. Die an den Lungen beobachteten Störungen sind sekundärer Natur. Zwar wird eine rheumatische Pneumonie beschrieben, eine lobäre Entzündung der Lungen, die bei schweren Fällen bisweilen vorkommt. Der Zusammenhang derselben mit dem noch unbekannten Gelenkrheumatismusvirus ist natürlich nicht zu beweisen und auch wenig wahrscheinlich. Es handelt sich vermutlich dabei entweder um eine Komplikation mit kruppöser Pneumonie oder aber um konfluierende lobulärpneumonische Herde, die durch sekundäre Keime, wie Streptokokken oder Pneumokokken hervorgerufen werden. Auch hypostatische lobuläre Pneumonien und Aspirationspneumonien kommen gelegentlich vor und können bei den schon geschwächten Kräften das Leben gefährden. Auch Bronchitis wird bisweilen beobachtet, ohne daß dabei besondere Beziehungen zu der Grundkrankheit nachzuweisen wären.

Nieren. Eine leichte Nierenreizung (Albumen, einzelne hyaline Zylinder, Zylindroide, Kalkoxalate) findet sich nach Rolly in einem ziemlich hohen Prozentsatze, teils abhängig von der Salizyltherapie, teils bedingt durch das Virus des Gelenkrheumatismus selbst. Akute parenchymatöse Nephritis ist eine sehr seltene Komplikation des Gelenkrheumatismus. Sie kann vollkommen wieder zur Ausheilung gelangen, führt aber bisweilen zur chronischen Nephritis. Mitunter kommt es durch Verschleppung von Thromben, die sich von endokarditischen Auflagerungen losreißen, zu blanden Infarkten, die sich dann durch Schmerzen in der Nierengegend, Albuminurie und Hämaturie anzeigen können. Sie sind immer ein ungünstiges Zeichen, weil dabei meist auch in anderen Organen Embolien erfolgen.

Gehirn, Nervensystem. Von Erscheinungen seitens des Zentralnervensystems sind zunächst Erregungszustände zu nennen, die bei empfindlichen Personen als Folge der heftigen Schmerzen und der damit verbundenen Schlaflosigkeit, vielleicht auch unter dem Einfluß von toxischen Einflüssen oder als

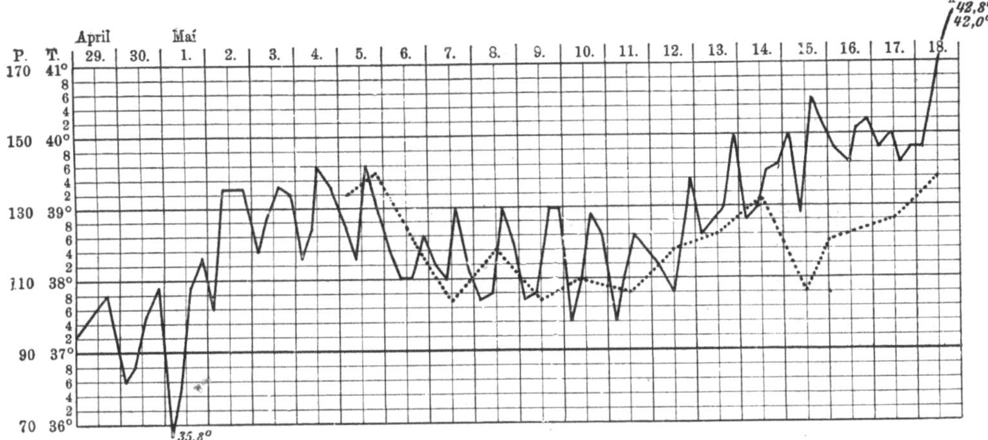

Abb. 260. Adam Wö., 32 Jahre. Hyperpyretischer Gelenkrheumatismus. Am 13. Mai perikarditisches Geräusch über der Herzbasis und systolisches an der Spitze. An Herzschwäche gestorben bei 42,8 Temperatur.

Wirkung des Salizyls zustande kommen, die in der Hauptsache wohl aber eine hysterische oder neurasthenische Grundlage haben.

Fieberdelirien werden bei Potatoren im Verlaufe des Gelenkrheumatismus ebenso wie bei anderen Infektionskrankheiten häufig beobachtet. Ob dabei toxische Einflüsse eine Rolle spielen, die das durch den Alkohol geschädigte Gehirn treffen und so die Aufregungserscheinungen auslösen, sei dahingestellt.

Außer Zusammenhang mit Alkohol sind jene eigentümlichen, glücklicherweise nur seltenen Fälle von Gelenkrheumatismus, die man wegen ihrer schweren Gehirnsymptome als zerebralen oder wegen des exzessiven Fiebers als hyperpyretischen Gelenkrheumatismus bezeichnet.

Beim hyperpyretischen Gelenkrheumatismus tritt in irgend einem Stadium der Erkrankung, überwiegend bei scheinbar leichten Fällen, plötzlich eine exzessive Temperatursteigerung auf 40, 41 Grad und darüber auf, statt der Gelenksymptome treten nun Gehirnsymptome in den Vordergrund. Dabei kommt es zu größter motorischer Unruhe und Delirien, oft auch zu motorischen Reizerscheinungen, wie Konvulsionen, Meningismus u. dgl., Symptome, wie sie auch beim Hitzschlag wahrnehmbar sind. Der Puls wird jagend und klein und unter Kollapserscheinungen erfolgt der Tod. Die Dauer dieses Zustandes beträgt oft nur wenige Stunden, kann sich aber auch über Tage erstrecken. Schwere der Hirnsymptome wie der Krankheit überhaupt gehen nicht stets parallel zur Höhe der Temperatursteigerung bei den einzelnen Kranken; mehrfach wurde schon vor Eintritt der Hyperpyrexie Verschlimmerung des Zustandes und Trübung des Bewußtseins beobachtet (Rolly). Der hyperpyretische Gelenkrheumatismus ist selten, seit Einführung der Salizylbehandlung ist er fast ganz verschwunden (Strümpell). Da die anatomische Untersuchung des Gehirns solcher Fälle gar keinen Aufschluß gibt, so bleibt nichts übrig, als eine ungemein schwere Giftwirkung des Gelenkrheumatismuserregers auf das Zentralnervensystem und die wärmeregulierenden Zentren anzunehmen.

Der Zerebralrheumatismus zeichnet sich durch Verwirrungszustände, Melancholie, furibunde Delirien, kurz Auftreten irgend einer Form von akuter Psychose aus und ist wohl als eine zerebrale Intoxikation (durch Toxine des Gelenkrheumatismusvirus?) aufzufassen. Alkoholmißbrauch ist keineswegs notwendige Voraussetzung! Die Temperatur kann dabei normal oder wenig erhöht sein, die Prognose ist meist günstig. Natürlich dürfen die gelegentlich zu beobachtenden Salizyl-Psychosen nicht damit verwechselt werden.

Auf toxische Einflüsse ist wohl die Entstehung einer Chorea im Verlaufe des Gelenkrheumatismus zu beziehen. Früher glaubte man, daß die so häufig nebenher beobachtete Endokarditis durch embolische Vorgänge im Gehirn zur Entstehung der Chorea Veranlassung gäbe. Diese Anschauung erwies sich jedoch als irrig, da einerseits bei Choreaerkrankungen, die zur Sektion kamen, von Embolien nichts zu finden war, und andererseits Chorea nach Gelenkrheumatismus gar nicht selten auch ohne komplizierende Endokarditis vorkommt. Namentlich beim Gelenkrheumatismus findet sich diese Komplikation recht häufig; ein Viertel bis die Hälfte aller Choreafälle hängt mit akutem Gelenkrheumatismus zusammen. Es ist also wohl ein ätiologischer Zusammenhang anzunehmen und die Chorea nicht nur als durch Sekundärinfektion bedingt aufzufassen. Der Verlauf dieser mit Polyarthritis einhergehenden Choreafälle ist gewöhnlich schwerer, länger dauernd und leichter rezidivierend als bei Choreafällen ohne Gelenkrheumatismus. In manchen Fällen hat das Salizyl dabei einen außerordentlich günstigen Einfluß.

Meningitische Symptome sind in einigen wenigen Fällen beschrieben worden, dürften wohl aber mit unter den Begriff des Meningismus fallen, d. h. also meningitische Erscheinungen darstellen, die auf toxischen Einflüssen beruhen. Tritt eitrige Meningitis auf, so ist das stets eine Sekundärinfektion. Häufiger kommen Hirnembolien zur Beobachtung, die durch verschleppte endokarditische Thrombenpartikel erzeugt werden.

Einen Fall von echter akuter rheumatischer Meningitis resp. Meningo-Myelitis beschreibt Rolly: Die 24jährige Patientin mit akutem Gelenkrheumatismus und Endokarditis zeigte unter Wiederanstieg der Temperatur subjektive und objektive Zeichen einer spinalen und zerebralen Erkrankung: heftigste Rückenschmerzen, leichte Paresen der Beine, gesteigerte Reflexe, nach einigen Tagen Opisthotonus. Der plötzliche Beginn, das relativ rasche Abklingen unter Salizylbehandlung und die völlige Wiederherstellung sprachen für die rheumatische Natur der Erscheinungen.

Neuritische Erkrankungen kommen sowohl in der Form von Polyneuritis als auch in der Gestalt von Mononeuritiden und Neuralgien beim Gelenkrheumatismus vor und sind vermutlich auf Rechnung des spezifischen Virus der Polyarthritis zu setzen. Eine Polyneuritis kann schon in den ersten beiden Wochen der Polyarthritis auftreten und mit Schmerzen im Bereiche der erkrankten Nerven, Lähmungen und Muskelatrophien verbunden sein. Die Prognose dieser Komplikation ist günstig.

Die im Bereiche einzelner Nerven auftretenden neuritischen Erscheinungen, wie Trigeminusneuralgie, Ischias, Okulomotoriuslähmung geben gleichfalls eine günstige Prognose.

Unter dem Namen „larvierter Rheumatismus" hat Immermann akut auftretende Trigeminus-Neuralgien beschrieben, die er zu Zeiten von epidemischem Gelenkrheumatismus auftreten sah. Sie gingen mit Fieber und Abgeschlagenheit, einmal sogar mit Endokarditis einher und wurden durch Salizylpräparate günstig beeinflußt.

Auf interessante Beziehungen des Gelenkrheumatismus zur Schilddrüse ist man neuerdings aufmerksam geworden. Vincent sah in $^2/_3$ aller Fälle von Polyarthritis Zeichen von Hyperthyreoidismus: Anschwellung der Schilddrüse, die auf Druck schmerzhaft ist, Zittern der Hände, Gefäßpulsationen am Hals, akzidentelle Geräusche. Auch Sergent sah bei rezidivierendem Gelenkrheumatismus wiederkehrende Anzeichen von Hyperthyreoidismus. Zlocisti (Dtsch. med. Wochenschr. 1916, Nr. 19) konnte während eines Gelenkrheumatismus eine 10 Tage dauernde akute (nicht eitrige) Thyreoiditis mit Basedowsymptomen (Exophthalmus, Struma, Tachykardie, Graefe, Stellwag, Moebius) beobachten. Eine solche leichte akute rheumatische Thyreoiditis wird nicht so selten entdeckt, wenn man besonders darauf achtet.

Augen. Am Auge kommt im Zusammenhang mit dem Gelenkrheumatismus hauptsächlich Iritis vor, die sich durch große Schmerzen und das Auftreten eines gerinnenden Exsudates in der vorderen Augenkammer auszeichnet. Sie tritt entweder gleichzeitig mit dem Gelenkrheumatismus oder abwechselnd mit ihm auf und neigt sehr zu Rückfällen; oft rezidivieren die Anfälle jahrelang in derselben Jahreszeit. Embolien in die Arteria centralis mit Erblindung kommen im Anschluß an rheumatische Endokarditis vor, sind aber glücklicherweise selten. Ihre Prognose ist ungünstig. Auch Neuritis optica kommt gelegentlich vor und kann zur Atrophie führen; selten ist Episkleritis.

Blut. Die Veränderungen in der Blutbeschaffenheit werden von verschiedenen Autoren verschieden angegeben. Nach Grawitz bleibt Hämoglobingehalt, Erythrozytenzahl und spezifisches Gewicht meist normal. Die Krankheit geht in der Regel mit einer mäßigen Leukozytose einher. Das blasse Aussehen bei längerer Dauer der Krankheit soll nach Krowiki durch eine Kontraktion der Blutgefäße bedingt sein. Takeno findet ebenso wie Hayen einen Parallelismus zwischen Schwere der Erkrankung und schlechter Blutzusammensetzung: herabgesetzten Hämoglobingehalt und Hyperleukozytose. Meist findet sich eine Vermehrung der Neutrophilen. Eosinophile Leukozyten sind normal oder auch leicht vermehrt (wie beim schweren akuten Muskelrheumatismus, Bittorf).

Variationen des Verlaufes. Überblicken wir die eben angeführten mannigfachen Symptome der einzelnen Organe, so ist daraus zu ersehen, ein wie wechselvolles Bild der Gelenkrheumatismus in seinem Verlaufe bieten kann. Die Fälle mit protrahiertem Verlauf gehen meist mit häufigen Rückfällen einher. Die Krankheit verläuft dann etwa so, daß nach 3—4 Wochen zunächst ein Fieberabfall und Nachlassen aller Gelenkerscheinungen stattfindet, und daß dann nach 5—6-tägiger Fieberfreiheit plötzlich aufs neue Gelenkschwellungen an einem oder an mehreren Gelenken mit gleichzeitigem Fieber auftreten, die dann nach etwa einer Woche wieder verschwinden. Nach kurzer fieberfreier Pause wiederholt sich dann das Spiel.

Jochmann beobachtete z. B. ein 20 jähriges Mädchen, bei dem in dreiwöchiger Krankheitsdauer nacheinander Knie-, Schulter-, Ellenbogen- und Handgelenke befallen waren, bis die Temperatur absank. Nach achttägiger Pause schwoll unter Temperaturanstieg auf 39° das linke Kniegelenk an und blieb 5 Tage geschwollen. Dann gingen Schwellung und Fieber für 8 Tage wieder zur Norm zurück, um dann wieder zu rezidivieren. Das wiederholte sich nun mehrmals, so daß die Gesamtdauer der Krankheit drei Monate betrug.

Während hier die Rückfälle immer nur in einem Gelenk sich lokalisierten, erkranken in anderen Fällen dabei gleichzeitig mehrere Gelenke, oder eine andere Lokalisation, eine Pleuritis, Perikarditis oder Endokarditis tritt auf. Der Verlauf kann also außerordentlich variieren.

Nicht selten kommt es auch bei der echten Polyarthritis acuta rheumatica vor, daß die Gelenkerkrankung in einem einzigen Gelenk sich schließlich festsetzt, nachdem alle anderen bereits wieder normal geworden sind, und daß nun dieses eine Gelenk noch wochenlang geschwollen und schmerzhaft bleibt; bei der gonorrhoischen Arthritis bildet dieser Verlauf ja die Regel. Die Dauer der Krankheit ist außer von den Gelenkerkrankungen natürlich auch abhängig von den Komplikationen. Hier ist in erster Linie die Endokarditis zu nennen, die selbst in günstig verlaufenden Fällen eine lange Schonung nötig macht. In seltenen Fällen kommt es durch eine Endokarditis zu plötzlichem Herztod, wenn Teile der Klappenauflagerungen sich losreißen und eine Hirnembolie erzeugen. Weit häufiger entwickelt sich eine chronische Endokarditis mit einem Herzfehler, der den Kranken für das ganze Leben mehr oder weniger in seiner Leistungsfähigkeit beeinträchtigen kann, je nachdem das Vitium gut kompensiert ist oder nicht.

Bei sehr hartnäckigen Gelenkerkrankungen kommt es ausnahmsweise durch Kapselverdickung, Erkrankung der Gelenkbänder, Verwachsung usw. zu dauernder Gelenkversteifung, zu Ankylosen einzelner Gelenke; viel häufiger ist dieser Ausgang bei metastatischen Gelenkerkrankungen.

Rezidive. Eine besonders wichtige Eigenschaft des Gelenkrheumatismus ist die Neigung, zu rezidivieren; von den im Verlaufe desselben Krankenlagers so häufig auftretenden Rückfällen wurde schon gesprochen. Noch häufiger aber ist die Neigung des einmal an Gelenkrheumatismus Erkrankten, nach einiger Zeit ein Rezidiv aller Krankheitserscheinungen zu bekommen. Durch die einmalige Erkrankung an Polyarthritis wird geradezu eine Disposition zur Wiedererkrankung erworben, so daß solche Leute drei-, fünf- und achtmal an Gelenkrheumatismus erkranken können. Bei 142 im Rudolf-Virchow-Krankenhaus beobachteten Fällen von Gelenkrheumatismus handelte es sich bei 82 Kranken um den ersten Anfall, bei 60 Kranken um Rückfälle. Diese Neigung zu Rezidiven ist besonders wegen der Möglichkeit der Entstehung einer Endokarditis mit ihren Folgen recht verhängnisvoll. Ist bei einem Rheumatismus einmal eine Endokarditis aufgetreten und haben sich Klappenveränderungen, wenn auch leichter Natur, ausgebildet, so ist gelegentlich eines Rezidives die Chance, neue Auflagerungen auf den alten Veränderungen zu bekommen, natürlich erheblich vergrößert und die Gefahr, einen schweren Herzfehler zu bekommen, sehr nahe gerückt. Auch neigen solche alten Klappenveränderungen bekanntlich sehr zur Erkrankung an septischer Endokarditis.

Prognose. Aus dem Gesagten erhellt, daß die Prognose beim Gelenkrheumatismus im allgemeinen günstig ist. Bei geeigneter Behandlung gehen die Gelenkerscheinungen in der Regel völlig zurück. Die Angaben über die Mortalität schwanken zwischen 1,3 und 3,6 % der Befallenen. Zweifelhaft wird die Prognose, wenn das Herz in Mitleidenschaft gezogen wird, wenn sich also Endokarditis und Perikarditis hinzugesellen. Dann kann entweder plötzlich durch Hirnembolie oder durch Herzlähmung der Tod eintreten, oder erst später setzt eine Herzinsuffizienz als Folge des ausgebildeten Herzfehlers dem Leben ein Ziel. Von schlechter Prognose sind die Fälle von hyperpyretischem Gelenkrheumatismus, die meist ein schnelles Ende herbeiführen, wenn es nicht gelingt, durch energische, die Temperatur herabsetzende Mittel Besserung zu bewirken.

Diagnose. Die Diagnose des ausgebildeten Gelenkrheumatismus ist im allgemeinen recht leicht zu stellen wenn das typische Krankheitsbild mit Fieber, multiplen Gelenkschwellungen und evtl. noch mit Endokarditis zusammen vorliegt. Immerhin kommen, namentlich bei weniger ausgeprägtem Symptomenkomplex, Verwechslungen mit anderen Krankheiten in Frage. Es ist bekannt, daß eine ganze Reihe von akuten und chronischen Infektionskrankheiten zu Gelenkschwellungen Veranlassung geben; man faßt diese Zustände unter dem Namen Rheumatoide (Gerhardt) oder Pseudorheumatismus (Bouchard) zusammen.

Der Scharlachrheumatismus, jene im Verlaufe des Scharlachs gewöhnlich zwischen dem fünften und zehnten Krankheitstage mit lebhaften Schmerzen und bisweilen auch mit serösen Ergüssen auftretende Gelenkaffektion wird nur selten differentialdiagnostisch in Betracht kommen, weil meist das charakteristische Exanthem oder aber typische Abschuppung besteht, wenn solche Gelenkerscheinungen sich einstellen.

Andere Rheumatoide. Schmerzhafte Gelenkschwellungen kommen weiter vor im Verlaufe von Pneumonie, Typhus, Meningitis cerebrospinalis, Dysenterie, doch ist ja hier die vorliegende Grundkrankheit meist sofort erkennbar.

Schittenhelm und Schlecht beschrieben 1918 (Dtsch. Arch. f. klin. Med. Bd. 126) eine „Polyarthritis enterica" nach Dysenterie und Enteritis, gekennzeichnet durch subakuten Beginn, hartnäckigen Verlauf, starke Exsudation in die Gelenke, Fehlen von Herzkomplikationen und Schweißen, häufiges Auftreten von Konjunktivitis und Urethritis, geringe Wirkung der Salizylbehandlung. Als Eintrittspforte für solche subakute Arthritiden kommt neben dem Darm die Konjunktiva, Urethra, Vagina in Betracht. Der Erreger ist unbekannt. Die von Reiter in einem Falle von „Spirochaetosis arthritica" beschriebenen Spirochäten sind von anderer Seite nicht bestätigt worden. — Lit.: Stühmer, Münch med. Wochenschr. 1921. Nr. 25.

Schwierig kann unter Umständen die Unterscheidung von septischen Prozessen sein, die auch gar nicht selten mit Gelenkerscheinungen einhergehen. So kommen Schmerzen, Gelenkschwellungen und seröse Ergüsse häufig bei der Streptokokkensepsis und Pneumokokkensepsis vor; seltener bei der Staphylokokkensepsis, wo sich mehr eitrige Gelenkentzündungen ausbilden. Namentlich beim Puerperalfieber, das ja in der Mehrzahl der Fälle sich als Streptomykose darstellt, sind Gelenkschwellungen nicht selten. Die ganze Anamnese, der Fiebertypus, evtl. Schüttelfröste, Netzhautblutungen und schließlich die bakteriologische Blutuntersuchung werden hier den Ausschlag bei der Diagnose geben.

Bei der akuten Osteomyelitis kommen Gelenkschwellungen in der Umgebung der eitrigen Knochenmarksherde vor. In zweifelhaften Fällen ist da die bakteriologische Blutuntersuchung entscheidend, die bei Osteomyelitis stets positive Resultate gibt.

Eine Verwechslung des Gelenkrheumatismus mit der Gicht ist selten. Die Anamnese (Erblichkeit, Alkohol, Bleivergiftung), die stärkere Rötung der Haut über den erkrankten Gelenken, das Befallensein des Metatarsophalangealgelenkes der großen Zehe, das Beschränktbleiben auf die erkrankten Gelenke im Gegensatz zu dem multiplen, sprunghaften Auftreten des Gelenkrheumatismus werden die Diagnose Gicht sichern.

Für den gonorrhoischen Gelenkrheumatismus, die häufigste Rheumatoiderkrankung, ist das monoartikuläre Auftreten charakteristisch. Es ist also in jedem Falle, wo nur ein Gelenk befallen ist, zunächst an den Tripperrheumatismus zu denken und eine Untersuchung der Genitalien vorzunehmen. Eine Prädilektionsstelle ist das Kniegelenk, es folgen das Fuß- und Handgelenk.

Die gonorrhoische Arthritis kann fast unmittelbar nach Beginn der Gonorrhöe einsetzen, häufiger nach 1—2 Wochen, selten später als nach 4 Wochen. Die Temperatur ist dabei nicht so hoch wie beim akuten Gelenkrheumatismus. Besonders charakteristisch ist die mit starker Schwellung und Rötung der Haut einhergehende Form der gonorrhoischen Arthritis, bei welcher eine heftige Periarthritis mit intensiver Schmerzhaftigkeit in den Vordergrund tritt. Herzkomplikationen sind relativ selten, die Prognose quod vitam gut, quod sanationem completam ungewiß.

Manche tuberkulösen Gelenkerkrankungen können vorübergehend akute Erscheinungen machen; das von Poncet beschriebene Krankheitsbild des tuberkulösen Gelenkrheumatismus kommt für den akuten Gelenkrheumatismus differentialdiagnostisch kaum in Betracht. Dagegen gleicht die sog. „Stillsche Krankheit", die vorwiegend im Kindesalter beobachtet wird, in ihren Anfängen dem akuten Gelenkrheumatismus, zeichnet sich dann aber durch eine gewisse Reihenfolge und Symmetrie der befallenen Gelenke aus, weiterhin durch Schwellung der regionären Lymphdrüsen und der Milz. Es schließt sich ein chronisches Gelenkleiden an. Lit. bei Teschendorf (Brauers Beitr. z. Klin. d. Tuberkul. Bd. 43, S. 57. 1920).

Weiter ist daran zu erinnern, daß auch die Syphilis im sekundären Stadium multiple Gelenkentzündungen verursacht, die das klinische Bild einer akuten oder subakuten Polyarthritis rheumatica vortäuschen können. Der Nachweis anderer sekundärer Symptome, Papeln, Roseola, die Wassermannsche Reaktion, evtl. auch die Erfolglosigkeit der Salizyltherapie geben hier den Ausschlag.

Eine Abgrenzung des Gelenkrheumatismus gegen das Erythema nodosum, die Purpura und Peliosis rheumatica wird immer etwas Unbefriedigendes haben, solange wir über die Erreger dieser Krankheiten noch im unklaren sind. Soviel ist mit Sicherheit anzunehmen, daß sie ätiologisch nahe verwandt sind.

Eine Verwechslung mit Gelenkneurosen auf hysterischer Basis, die durch ihr multiples Auftreten und die lebhaften Schmerzen gelegentlich zu Täuschungen Anlaß geben könnten, wird wohl selten vorkommen, weil dabei wirkliche Gelenkschwellungen und Fieber fehlen.

Da auch eine isolierte Erkrankung der Wirbelgelenke als Ausdruck des Gelenkrheumatismus vorkommt, so kann die damit verbundene Schmerzhaftigkeit und Nackensteifigkeit im Verein mit dem Fieber den Gedanken an eine beginnende Meningitis aufkommen lassen. Das Fehlen sonstiger meningitischer Symptome, wie Kopfschmerzen, Kernigsches Symptom, Hauthyperästhesie, Pupillendifferenz, vor allem aber das Resultat einer Lumbalpunktion werden die Meningitis jedoch bald ausschließen.

Schließlich ist noch einer fieberhaften Gelenkaffektion zu gedenken, die in neuerer Zeit viel von sich reden gemacht hat und die unter dem Namen der Serumkrankheit bekannt ist. Es treten in einem oder mehreren Gelenken schmerzhafte Schwellungen auf, die mitunter mit Fieber verbunden sind und sehr häufig von urtikariaähnlichen Exanthemen begleitet werden; auch zeigt sich dabei meist eine allgemeine Drüsenschwellung. Die große Flüchtigkeit der Erscheinungen — sie sind meist nach 3—4 Tagen abgeklungen — sowie die Überlegung, daß eine Serumeinspritzung vorangegangen ist, werden vor Verwechslungen dieser Gelenkaffektionen mit der Polyarthritis schützen; auch die bei Gelenkrheumatismus selten so ausgesprochene Eosinophilie des Blutes spricht für Serumkrankheit.

Therapie. Die Behandlung des akuten Gelenkrheumatismus hat im Laufe der Jahrhunderte mit den wechselnden Anschauungen über seine Entstehung mancherlei Wandlungen erfahren. Lange Zeit wurde die Krankheit mit antiphlogistischen Maßnahmen bekämpft. Namentlich der häufig wiederholte Aderlaß wurde nach Bouillaud empfohlen. Um der stattgehabten Erkältung entgegenzuarbeiten wurde der Kranke in Wolle gewickelt und diaphoretischen Prozeduren unterworfen, die den Kranken nur schwächten, ohne ihm zu nützen. Bei hohem Fieber gab man Kalium nitricum als kühlendes Getränk; auch Kalomel und Sublimat, Tartarus stibiatus erfreuten sich vielfacher Anwendung. Unter dem Einfluß der oben berührten Theorie, daß die Anhäufung von Milchsäure Schuld an der Krankheit trägt, gab man später Alkalien in großen Dosen. Kalium carbonicum und aceticum wurden systematisch verabreicht, bisweilen zusammen mit Chinin. Ferner wurden dem Sublimat, dem Jodkalium, dem Kolchikum und dem Zitronensaft eine spezifische Wirkung beim Gelenkrheumatismus zugesprochen. Von allen diesen Mitteln wird heute bei der Behandlung des Gelenkrheumatismus gelegentlich nur noch die Tinctura colchici, das Sublimat und das Jodkali verwendet, letzteres in Dosen von 1,5—2 g pro die in wässeriger Lösung am besten der Milch zugesetzt. Es soll die Resorption der Gelenkexsudate beschleunigen. Das Sublimat wird besonders von italienischer Seite als gutes Heilmittel gerühmt. Man gibt es besonders bei schweren Fällen intravenös in Dosen von $^1/_2$ Zentigramm.

Ein wirklich spezifisches Mittel wurde in der Salizylsäure gefunden, die durch Buß, Ries und Stricker in die Therapie eingeführt wurde, nachdem Kolbe 1874 ein einfaches Verfahren zu ihrer Darstellung angegeben hatte. Die spezifische Beeinflussung des Gelenkrheumatismus durch dieses Mittel ist in den meisten Fällen nicht zu verkennen, wenn die Wirkung auch nicht stets mit der gleichen Promptheit einzutreten pflegt. In manchen Fällen ist der Erfolg geradezu zauberhaft. So in die Augen springend ist die Wirkung der Salizylpräparate, daß man bei ihrer Anwendung in zweifelhaften Fällen ex juvantibus die Diagnose akuter Gelenkrheumatismus stellen könnte. Jedenfalls ist z. B. bei septischen Gelenkerkrankungen und beim Tripperrheumatismus in der Regel keine prompte Einwirkung der Salizylsäure zu erkennen.

Man gibt das Salizyl heute nur seltener als Acidum salicylicum, weil die reine Salizylsäure in größeren Dosen schlecht vom Magen vertragen wird und leicht Nierenreizungen verusacht. Besser verträglich sind das von Senator eingeführte Natrium salicylicum und das Aspirin. Weiterhin kommen als Ersatzpräparate Salol, Salophen, Diplosal und Melubrin in Betracht.

Bei der Verwendung von Salizylpräparaten zur Behandlung des Gelenkrheumatismus sind sich wohl die meisten Autoren darüber einig, daß man von vornherein mit großen Dosen vorgehen muß. Meinungsverschiedenheiten bestehen nur darüber, ob man nach Sinken des Fiebers und Schwinden der Schmerzen sofort mit der Salizyltherapie aufhören soll, um erst bei neu einsetzenden Schmerzanfällen wieder anzufangen, oder ob man noch längere Zeit mit der Darreichung fortfahren soll, obgleich Gelenkschmerzen und Fieber geschwunden sind. In der Regel gelingt es, schon nach 3—4 Tagen bei Verwendung größerer Salizylgaben die Schmerzen und das Fieber zum Schwinden zu bringen. Freilich folgen dann meist bald neue Gelenkschmerzen, Schwellungen und Temperatursteigerung. Viele Autoren stehen auf dem Standpunkte, daß durch lange Zeit fortgegebene Salizyldarreichung die Rezidive eingeschränkt werden können, andere, wie Lenhartz, sind der Anschauung, daß man die Rezidive doch nicht verhindern könne und deshalb lieber nach dem Schwinden der Schmerzen gleich ganz aussetzen und erst bei neu eintretenden Entzündungserscheinungen große Dosen geben soll, um nicht durch kleine Dosen die Empfänglichkeit für das Mittel zu schwächen. Jochmann, der früher ebenfalls dieser letzten Anschauung gehuldigt, kam auf Grund weiterer Erfahrungen zu der Überzeugung, daß fortgesetzte Salizylgaben die Zahl der Rückfälle einschränken, wenn auch natürlich niemals ganz verhüten, ich habe dieselbe Erfahrung gemacht.

Eine Einwirkung auf die Vorgänge im Endokard haben die Salizylpräparate nicht; trotz ihrer Anwendung kann Endokarditis entstehen. Sie können jedoch insofern die Gefahr einer komplizierenden Herzerkrankung verringern, als durch ihren Einfluß die Krankheit zweifellos häufig abgekürzt wird.

Weintraud empfiehlt, in den ersten Tagen 6—8 g Natr. salicyl. oder Aspirin mindestens 3—4 Tage lang zu geben (eventuell bei Fortdauer des Fiebers und der Gelenkschwellungen auch 7—8 Tage lang) und dann noch 2—3 Wochen die Salizyltherapie fortzusetzen, indem die Tagesdosis alle 3—4 Tage um 1 g vermindert wird. Andere gehen nach dem Schwinden der Schmerzen und des Fiebers, also meist nach 3—4 Tagen, auf 2—3mal täglich 1 g Natr. salicyl. oder Aspirin herunter, das sie noch einige Zeit hindurch geben, um beim Einsetzen von Rezidiven sofort wieder auf große Dosen zu steigen.

Die Nebenwirkungen, die bei Salizyldarreichungen oft auftreten, bestehen in Ohrensausen, Schwerhörigkeit, profusem Schweiß und Magenverstimmung (Übelkeit, Erbrechen); auch Durchfälle kommen gelegentlich vor. Ferner werden zuweilen Hauterscheinungen, wie urtikaria- oder scharlachähnliche Exantheme, sogar begleitet von hohem Fieber und Schüttelfrost, beobachtet. Diese Erscheinungen sind an sich nicht weiter bedrohlich, machen aber unter Umständen einen Wechsel des Präparates erforderlich. Eine Unterbrechung der Salizyltherapie ist jedoch dringend geboten, wenn es zu schwereren Intoxikationssymptomen kommt. Ein bedrohliches Zeichen von Salizylintoxikation ist in der Salizyl-Dyspnoe zu sehen, wobei die Atmung auffällig tief und beschleunigt wird und Cyanose auftritt. Auch Erregungszustände mit heiterer Verstimmung, Delirien, Verwirrtheit treten gelegentlich auf, namentlich bei neuropathischer Veranlagung. Eine nicht ganz seltene Nebenerscheinung ist die Albuminurie und Zylindrurie (Lüthje); bei schon bestehender Nephritis gebe man lieber keine Salizylpräparate.

Bezüglich der einzelnen Präparate sei noch folgendes bemerkt. Das heute seltener gebrauchte Acidum salicylicum gibt man in Oblaten oder Capsulis amylaceis oder in Gelatinekapseln (Capsulae geloduratae) zu 0,5 g und läßt etwas Wasser oder Milch nachtrinken. Diese Dosis wird stündlich gegeben, etwa 10mal pro die. Eine Besserung wird dadurch meist schon nach 2—3 Tagen erzielt; in vielen sehr hartnäckigen Fällen sah ich ausgezeichnete Wirkung davon. Ein Nachteil des Präparates ist es, daß es in größeren Dosen schlecht vertragen wird und leicht Albuminurie erzeugt.

Besser vertragen wird das Natrium salicylicum. Man gibt davon in den ersten Tagen des Gelenkrheumatismus bei Erwachsenen täglich 6—8 g, und zwar am besten stündlich 1 g. Dabei werden am ehesten Übelkeit und Erbrechen vermieden, doch werden auch größere Dosen auf einmal (2 g) meist ganz gut vertragen, so daß man auch 3—4mal 2 g verordnen kann. Seines widerlich süßen Geschmackes wegen gibt man es entweder in Oblaten oder in Gelatinekapseln; auch in Lösungen mit einem Zusatz von Aqua Menth. pip. kann es verabreicht werden (10,0 : 100,0 und Aqua Menth. pip. 50). Entstehen bei der Darreichung des Mittels Appetitlosigkeit und Brechneigung, so kann man das Präparat auch per Klysma geben, wenn man nicht vorzieht, ein Ersatzpräparat zu wählen. Man verordnet dann 4,0 g Natr. salicyl. in 50 g Wasser mit einigen Tropfen Tinctura opii.

Auch die intravenöse Einführung ist von einzelnen Autoren (Mendel) versucht worden. Man benutzt dazu eine unter dem Namen Attritin in den Handel kommende Solution, die aus Natr. salicyl. 17,5, Coffein. 2,5 und Aqua dest. ad 100 besteht. Davon werden 2 ccm in Zwischenräumen von 12 Stunden bis 3 Tagen injiziert. Die Wirkung ist zweifellos keine so sichere wie die Darreichung per os, weil keine genügende Salizylkonzentration im Blute erzielt wird.

Großer Beliebtheit erfreut sich das Aspirin (Acetsalizylsäure), das annähernd in denselben Dosen wie das Natr. salicyl. verabreicht werden muß, um nachhaltige Wirkungen zu erzielen. Es wird meist gut vertragen und entbehrt stärkerer Nebenwirkungen. Es wird im sauren Magensaft fast gar nicht, sondern

erst vom alkalischen Darmsaft gespalten, so daß der Magen in der Regel in keiner
Weise belästigt wird. Acidum acetylosalicylicum ersetzt das Bayersche Fabrik-
präparat Aspirin und ist billiger als dieses, wird aber von empfindlichem
Magen weniger gut vertragen als das „echte Aspirin".

Viel verwendet wird in letzter Zeit auf die Empfehlung von Löning hin
das Melubrin in Dosen von 1,0 g (6mal pro die), das ein gutes Ersatzpräparat
darstellt, es kann auch intramuskulär oder intravenös gegeben werden, von
einer 50%igen Lösung 4mal täglich 2 ccm. Ich fand es bei den mit Erythema
nodosum verlaufenden Fällen besonders wirksam.

Das Salol als Ersatz für die Salizylsäure empfiehlt Sahli, um Nebenwirkungen zu vermeiden. Es wird in Dosen von 2,0 g 3—4mal pro die gegeben.
Im Körper spaltet es sich in seine Komponenten: Salizylsäure und Karbolsäure. Der Harn wird bei Salolgebrauch durch den Phenolgehalt grünlich-
schwarz. Es wirkt milder und langsamer und soll erst dann gegeben werden,
wenn die Hauptwirkung mit Salizyl schon erreicht ist.

Als gutes Ersatzmittel wird ferner das Salophen zu 1,0 g 4—5mal am Tage
gerühmt. Es ist geschmacklos und ohne Nebenwirkungen. Es wird langsam
gespalten, so daß eine protrahierte Salizylwirkung zustande kommt.

Auch Diplosal, 0,5—1,0 g pro dosi viermal täglich, wird neuerdings viel
gebraucht.

Neben Salizylpräparaten kommen noch Antipyretika zur Behandlung
des Gelenkrheumatismus in Betracht. Sie sind jedoch mehr als Ersatzpräparate,
nicht zur alleinigen Anwendung zu empfehlen, weil sie bei protrahierter Darreichung nicht unbedenkliche Nebenwirkungen haben. Antipyrin, Phenacetin, Antifebrin sind empfohlen worden. Das Antipyrin, zu 3—5 g täglich
gereicht, setzt das Fieber herab und bessert die Gelenkschmerzen unter profusem
Schweiß ganz ähnlich wie das Salizyl. Bei lange dauernden Fällen kann es
gelegentlich zur Abwechslung in Dosen von 0,5 3—4mal täglich gegeben werden,
auch in Lösungen, z. B. 3—4,0 : 180, zweistündlich einen Eßlöffel. Davor zu
warnen ist, es längere Zeit hintereinander nehmen zu lassen, da es dann für
den Herzmuskel nicht unbedenklich ist. Auch urtikaria-, scharlach- und masernähnliche Ausschläge mit Fiebersteigerungen werden bei längerem Gebrauch
beobachtet. Bei Kindern bis zu 5 Jahren gibt man 2—3mal soviel Dezigramm,
wie das Kind Lebensjahre zählt.

Auch Antifebrin in Dosen von 0,25 g mehrmals täglich ist gelegentlich
verwendbar, doch können dadurch leicht vasomotorische Störungen, Zyanose
der Lippen und Wangen, Sinken der Körpertemperatur auftreten.

Das Phenacetin gibt man in Dosen von 0,5—1,0 g 3mal täglich. Schmerzen,
Gelenkschwellungen und Fieber werden günstig beeinflußt. Außerdem hat
es den Vorzug, daß Nebenwirkungen fast nie beobachtet werden.

Auch dem Salipyrin 0,5—1,0 g pro dosi, 3—5 g pro die werden günstige
Wirkungen nachgerühmt, ebenso dem Laktophenin, dem Citrophen u. a.
Ferner kann Pyramidon (4mal 0,3 pro die) zur Abwechslung gegeben werden.
Gelobt wird in jüngster Zeit auch das Ervasin (Acetylkresotinsäure) in Dosen
von 0,5 g mehrmals täglich.

Eine wertvolle Bereicherung hat schließlich die Therapie des Gelenkrheumatismus in neuerer Zeit durch das Atophan erfahren. Ursprünglich mehr bei
Gicht zur Beförderung der Harnsäureausscheidung gegeben, erwies es sich
bald als ein außerordentlich gutes Mittel, um Gelenkschmerzen der verschiedensten Art zu lindern. Beim Gelenkrheumatismus spielt die harnsäurelösende
Quote keine Rolle. Dagegen gelingt es, bei Darreichung von 4—5 g Atophan
oder Novatophan täglich, Gelenkschmerzen und Fieber ebenso schnell zum

Verschwinden zu bringen wie mit Salizylpräparaten (Weintraud, Klemperer). Man setzt die Darreichung auch nach Schwinden der akuten Erscheinungen noch einige Tage fort und wiederholt eventuell nach 5—6 Tagen eine Kur von wiederum 3 Tagen.

Da in manchen Fällen die Wirkung der Salizylpräparate nachläßt oder sie wegen der Nebenwirkungen nicht länger gegeben werden können, so ist eine Auswahl von Mitteln, wie wir sie eben nannten, bisweilen sehr wertvoll, um abwechseln zu können. An erster Stelle werden stets Salizylpräparate, Natrium salicylicum oder Aspirin zu empfehlen sein. Muß man der Nebenwirkungen wegen aussetzen, dann kommen Atophan oder die Antipyretika, namentlich Antipyrin, in Betracht.

Es gibt freilich auch Fälle, die aller Medikation Trotz bieten, wo z. B. nach dem Abklingen aller anderen Gelenkerscheinungen ein einziges Gelenk befallen bleibt und wochenlang keine Besserung erkennen läßt. Hier muß man zu einer energischen lokalen Behandlung übergehen.

Auf die lokale Behandlung der erkrankten Gelenke ist von Anfang an großer Wert zu legen. Es empfiehlt sich, die geschwollenen Gelenke nach vorheriger Einreibung der Haut mit Olivenöl oder Vaseline mit einer Lage Watte zu umhüllen und dann eine Schicht Guttapercha und Flanell darüber zu legen und sie auf diese Weise ruhig zu stellen und einer gleichmäßigen Wärme auszusetzen. Bei besonders lebhaften Schmerzen empfiehlt sich sogar die völlige Immobilisierung mittels einer Schiene.

Auch Einreibung der Gelenke mit Salizylsalbe, Mesotan, Rheumasan, Salit ist in manchen Fällen nützlich.

Ziehen sich die Entzündungserscheinungen in einem Gelenk länger hin, so ist die Biersche Stauung mit einer Gummibinde oberhalb des Gelenkes mehrere Stunden des Tages von Nutzen. Auch einfache Prießnitzsche Umschläge oder Alkoholumschläge sind zu empfehlen. Ferner sind besonders lokale Schwitzprozeduren mit Heißluftapparat von gutem Erfolg. Man verwendet dazu am besten die Bierschen Kastenapparate, bei denen die durch einen Spiritusbrenner erzeugte heiße Luft durch einen Schornstein in den Schwitzkasten geleitet wird. Wenn elektrischer Anschluß vorhanden ist, so können auch die elektrischen Glühlichtapparate verwendet werden. Für die einzelnen Gelenke sind hierfür besondere Apparate erforderlich. Sehr empfehlenswert ist die Behandlung mit heißen Sandsäcken, die Einpackung in erhitzte Moorerde, Fango u. dgl. Auch die Massage des Gelenkes, namentlich die ableitende Massage der zu den kranken Gelenken gehörigen Muskeln, ist nützlich und kann der Ausbildung von Ankylosen und Muskelatrophien vorbeugen. Vorsichtige passive Bewegungen dienen demselben Zweck. Alle diese Prozeduren müssen aber stets von einer ausreichenden Salizyltherapie unterstützt werden, damit vor allem der Schmerz beseitigt wird. Dann erst können die der Inaktivitätsatrophie vorbeugenden Maßnahmen in zweckdienlicher Weise vorgenommen werden.

Sehr empfehlenswert ist es, die Salizylbehandlung von vornherein mit allgemeinen Schwitzprozeduren zu verbinden. Dazu eignen sich die trockene oder feuchte Ganzpackung mit gleichzeitiger Zufuhr heißer Getränke.

Über die Behandlung des Gelenkrheumatismus mit Bädern gehen die Anschauungen auseinander. Manche perhorreszieren die Bäderbehandlung ganz wegen der damit verbundenen Erkältungsgefahr. Solange noch akute Attacken auftreten und starke Neigung zum Schwitzen besteht, wird man lieber nicht zur Anwendung warmer Bäder raten. Aber dort, wo in einem Gelenk, z. B. im Hand- oder Fußgelenk, Schmerzen und Schwellung lange persistieren, erscheint der Versuch mit lokalen warmen Bädern, wie sie Lenhartz empfiehlt, für empfehlenswert. Man nimmt dazu Wasser von 30—35⁰ C in einer kleinen Wanne, evtl. mit einem Zusatz von $^1/_2$—1 Pfund Kochsalz. Das Gefäß und die badenden Teile werden in ein Wolltuch gehüllt. Nach dem Bade werden die betreffenden Glieder gründlich frottiert und mit wollenen Handschuhen oder Strümpfen bezogen. Bei lange dauernden Schulter- oder Hüftgelenkserkrankungen empfiehlt Lenhartz warme Vollbäder von 37,5⁰ C, 10—20 Minuten, mit einem Zusatz von 6—10—15 Pfund Mutterlaugensalz. Hinterher soll der Patient in einem gut gewärmten Zimmer auf dem Sofa oder Bett ausruhen, ohne nachzuschwitzen. Hauptsache ist die Vermeidung von Erkältungen.

Die Behandlung der Komplikationen geschieht nach den üblichen Grundsätzen. Bei Endokarditis wird meist eine Eisblase stundenweise verordnet. Oft sehen wir jedoch bei der Applikation eines Warmbeutels, also einer mit warmem Wasser gefüllten Gummiblase, auf die Herzgegend Herzklopfen und Schmerzen besser werden. Besonders vorsichtig sei man mit dem Aufstehen der Kranken, bei denen eine Endokarditis sich eingestellt hat. Solange der Puls noch labil ist, Schmerzen in der Herzgegend bestehen und leichte Temperatursteigerungen bei Aufstehversuchen eintreten, muß der Kranke noch das Bett hüten.

Bei der Pericarditis exsudativa ist in seltenen Fällen die Punktion erforderlich, die im V. oder VI. Interkostalraum in der vorderen linken Axillarlinie vorgenommen wird. Meist resorbiert sich der Erguß von selbst. Die perikarditischen Schmerzen werden am besten mit Morphium bekämpft.

Bei Myokarditis und Herzschwäche empfiehlt sich Digalen 3mal 12 bis 15 Tropfen, per os oder auch intramuskulär gereicht, Verodigen (4mal täglich $^1/_2$ Tablette), Koffein in 20 $^0/_0$iger Lösung, Kampfer u. dgl.; bei akuter Herzschwäche: Strophanthin intravenös $^1/_4$ mg.

Bei der hyperpyretischen Form des Gelenkrheumatismus sind neben den hier oft versagenden Salizylpräparaten vor allem energische Abkühlungsprozeduren erforderlich. Der Kranke ist in ein Bad von 30⁰ C zu bringen, das innerhalb 20 Minuten auf 22⁰ C abgekühlt wird. Auch kühle Übergießungen und Abklatschungen im lauwarmen Bade sind zu empfehlen. Dabei werden Alkohol und anderen Herztonika verabreicht.

Schlaflosigkeit wird am besten mit Veronal bekämpft (0,5, eventuell mit einem Zusatz von 0,03 Codein phosph.). Wenn trotz ausgiebiger Salizyltherapie die Schmerzen sehr groß sind, muß gelegentlich zum Morphium gegriffen werden.

Einige neuere Mittel müssen noch kurz berührt werden. Zunächst die spezifische Therapie. Menzer hat auf Grund seiner Anschauungen über die Ätiologie des Gelenkrheumatismus, die wir oben bereits besprochen haben, zur Behandlung ein polyvalentes Antistreptokokkenserum empfohlen. Seine Vorschläge haben jedoch allgemeinere Anerkennung nicht finden können. Er gibt in schweren, zu Rückfällen neigenden Fällen tägliche oder zweitägige Dosen von 5—10 ccm.

Wichtig ist, in jedem Falle von akutem Gelenkrheumatismus sorgfältig auf Erkrankungen der Nase und ihrer Nebenhöhlen, der Ohren, Zähne (Pulpitis, Pyorrhoe usw.) zu achten. Ganz besonders aber auf eine chronische Tonsillitis als Eintrittspforte. Gürig empfahl durch Schlitzung und Verätzung der Mandelpfröpfe den akuten sowohl als auch den chronischen Gelenkrheumatismus zu heilen. Er ging dabei von der mehrfach betonten Beobachtung aus, daß die Angina der häufigste Vorbote des Gelenkrheumatismus ist, und dachte sich, daß durch Beseitigung der Pfröpfe aus den Tonsillen ein gut Teil infektiösen Materials aus dem Körper entfernt werden könne. Die meisten

Autoren, so besonders **Päßler** empfehlen eine **Radikalausschälung der Tonsillen**, wenn wegen chronischer infektiöser Tonsillitis mit Mandelpfröpfen immer wieder neue Gelenkrheumatismusrezidive auftreten. Die Erfolge der Tonsillektomie bei immer wiederkehrenden Gelenkrheumatismus-Attacken sind vielfach ausgezeichnet: **Lawrence** (Journ. of the Americ. med. assoc. Vol. 75, p. 1035. 1920) sah von 42 Kindern, die ein- bis mehrmals Gelenkrheumatismus gehabt hatten, 35 = 84 % frei von Rückfällen bei Nachuntersuchung $3^1/_2$ Jahre nach der Tonsillektomie; **Lambert** führt den auffallenden Rückgang des Gelenkrheumatismus in Boston (von 2,45 % der Zugänge im Jahre 1907 auf 0,531 % im Jahre 1918) mit Wahrscheinlichkeit auf die verallgemeinerte Zahnhygiene und die Tonsillektomie zurück. — Literatur: **Steiner**: Monatsschr. f. Ohrenheilk. u. Laryngo-Rhinol. Bd. 52. 1918.

Man denke aber daran, daß nicht nur Tonsillenerkrankungen, sondern auch hohle Zähne, Nebenhöhleneiterungen (**Päßler**), ja sogar entzündliche Adnexerkrankungen (**Weintraud**) Gelenkrheumatismusrezidive auslösen können.

Die **Krankenpflege und Ernährung** sind von größter Wichtigkeit bei der Behandlung des Gelenkrheumatismus. Das Zimmer des Kranken muß ausreichend warm sein, 20° C. Zugluft soll dabei aufs peinlichste vermieden werden. Die geringsten Luftströmungen durch schlecht schließende Fenster, Türen und kalte Wände können dem Kranken immer aufs neue Schmerzen verursachen und seine Leiden hinausziehen. Um Dekubitus zu verhüten, muß die Lagerung bequem sein, am besten auf einem Wasserkissen, da der Kranke oft gezwungen ist, dauernd unbeweglich auf einer Stelle zu liegen. Die Kranken haben auch in leichten Fällen das Bett zu hüten und dürfen es nicht vor Ablauf von mindestens einer Woche nach Verschwinden aller Fieber- und Gelenkerscheinungen verlassen. Kommt Endokarditis hinzu, so muß der Kranke besonders vorsichtig vor frühzeitigem Aufstehen gehütet werden. Auf sorgfältige Mundpflege ist sehr zu achten. Bei noch bestehender Angina werden Gurgelungen mit Wasserstoffsuperoxydlösung verordnet. Wichtig ist ferner die Sorge für regelmäßigen Stuhl; dabei muß ein Stechbecken benutzt und alles unnötige Aufdecken vermieden werden.

Die **Ernährung** richtet sich nach dem Fieber. Bei hohem Fieber gibt man am besten rein flüssige Nahrung, hauptsächlich kalte Milch und Milchsuppen, wie Haferschleim, Reissuppen, Grießsuppen, evtl. mit Ei abgezogen. Dagegen werden reichlich kühlende Getränke verabreicht, teils um den Fieberdurst zu löschen, teils in dem Gedanken, durch eine evtl. Verdünnung der im Blute kreisenden toxischen Substanzen eine Besserung des Zustandes zu erwirken. Dazu eignen sich Limonaden und kohlensäurehaltige Mineralwässer, wie Fachinger, Selters u. a. Bei geringerem Fieber kann man breiige Kost, gekochtes Obst, auch etwas leicht verdauliches Fleisch verordnen.

In der **Rekonvaleszenz**, wenn blasses Aussehen, leichte Ermüdbarkeit, Neigung zum Transpirieren und großes Schlafbedürfnis noch lange anhalten, sind klimatische Kuren mit Thermalbädern, Gymnastik, Massage empfehlenswert.

Die **Prophylaxe** des Gelenkrheumatismus besteht für Gesunde darin, möglichst von allen Erkältungsmöglichkeiten fern zu bleiben, sich nicht unnötig der Zugluft auszusetzen und vor allem, wenn sie nach anstrengender körperlicher Arbeit in Schweiß geraten sind, dafür zu sorgen, daß die erhitzte Haut abgetrocknet und frottiert wird. Auch empfiehlt es sich, nach einer erhitzenden, starken Bewegung, wie Laufen, Radfahren u. dgl., den Körper nicht sofort völlig ruhen zu lassen, wobei die erhitzte, schwitzende Haut leicht zu stark abgekühlt wird, sondern die Muskeln noch eine Weile zu bewegen und gleichzeitig Muskeln und Gelenke durch wärmere Bekleidung zu schützen. Auch warme Getränke beugen in solchen Fällen der Erkältungsmöglichkeit vor.

Rheumatikern, Leuten, die zu rheumatischen Erkrankungen neigen oder bereits Gelenkrheumatismus gehabt haben, ist dringend anzuraten, wollenes Unterzeug zu tragen und ihren Körper in vorsichtiger Weise abzuhärten. Letzteres kann durch regelmäßige kühle Abreibungen oder häufige lauwarme Bäder mit nachfolgender kühler Dusche geschehen. Zu den Abreibungen nimmt man täglich fortschreitend etwas kühleres Wasser, indem man mit 30^{0} C beginnt und im Laufe einer Woche bis auf 20^{0} C absteigt. Man beginnt mit dem Abreiben der Brust und des Rückens, läßt dann nach einigen Tagen auch die Arme hinzunehmen, um schließlich den ganzen Körper der Abkühlungsprozedur zu unterziehen. Nach flüchtiger Abklatschung mit Wasser, dem noch ein Schuß Franzbranntwein zugesetzt sein kann, muß vor allem kräftig frottiert werden bis die Haut ein angenehmes Wärmegefühl empfindet.

Oft wird sogar ein Berufswechsel erforderlich sein, wenn die Berufstätigkeit immer wieder aufs neue rheumatische Schädigungen mit sich bringt, unter Umständen auch ein Klimawechsel.

Literatur siehe bei:

Damsch: Akuter Gelenkrheumatismus. Handb. d. prakt. Med., herausgeg. von Ebstein und Schwalbe. Bd. 3. Stuttgart 1905. — Hegler: Erythema nodosum. Ergebnisse d. inn. Med. Bd. 12. 1913. — Ibrahim: Akuter Gelenkrheumatismus. Handb. d. Kinderheilk., herausgeg. von Pfaundler und Schloßmann. Leipzig 1906. — Jochmann-Hegler: Kapitel: Akuter Gelenkrheumatismus in Mohr-Staehelins Handb. d. inn. Med. 2. Aufl. Bd. 1. — Rolly, F.: Der akute Gelenkrheumatismus. Monographie. 177 Seiten. Berlin, J. Springer 1920. — Romberg: Krankheiten des Herzens und der Gefäße. 3. Aufl. 1921. — Weintraud: Der akute Gelenkrheumatismus. Spez. Pathol. u. Therap. inn. Krankh., herausgeg. von Kraus und Brugsch. Bd. II, 2. 1913.

Meningitis cerebrospinalis epidemica.
(Übertragbare Genickstarre, Meningokokken-Meningitis.)

Die übertragbare Genickstarre ist eine akute, kontagiöse Infektionskrankheit, die teils in epidemischer Ausbreitung ungeheure Opfer fordern, teils in sporadischen Fällen ohne nachweisbaren Zusammenhang mit Epidemien auftreten kann.

Geschichtliches. Genauere Kenntnisse über die Erscheinungen dieser unheimlichen Krankheit besitzen wir erst seit dem Jahre 1805, wo sie in Genf in großer Ausbreitung auftrat. Die Wahrscheinlichkeit spricht für die Annahme eines höheren Alters der Seuche, jedoch ist erst in dem genannten Jahre der charakteristische Symptomenkomplex als eigenes Krankheitsbild beschrieben worden. Außer in Genf trat die Krankheit gleichzeitig in Nordamerika auf. Seitdem hat die Seuche die kultivierten Länder in mehreren Zügen heimgesucht. Nach Hirsch kann man 4 Perioden ihrer Ausbreitung unterscheiden. In der ersten Periode, die von 1805—1830 dauerte, waren besonders die Schweiz, Italien und Frankreich befallen. Nach einigen Jahren der Ruhe erfolgte 1835—1850 ein neuer Ausbruch der Krankheit in Dänemark, Schweden und Norwegen. Die dritte Periode dauerte von 1854—1875; hier trat die Seuche namentlich in Nordamerika epidemisch auf. Seit 1863 faßte sie auch in Deutschland festen Fuß und wütete in dem genannten Jahre zunächst in Oberschlesien. In der letzten Periode ihrer Ausbreitung, die die Zeit von 1875 bis jetzt umfaßt, ist die Krankheit in Deutschland nie mehr ganz erloschen. 1885—1891 starben in der Rheinprovinz eine große Anzahl von Personen an Genickstarre. In aller Erinnerung ist noch die große Epidemie, die in den Jahren 1904—1905 im oberschlesischen Industriebezirk und in dem angrenzenden Gebiet von Russisch-Polen herrschte, und die allein auf preußischem Gebiete bei annähernd 3000 Erkrankten fast 2000 Todesfälle im Gefolge hatte. 1906—1907 trat die Genickstarre in Nordamerika sowie in England epidemisch auf und forderte große Opfer. Auch im westlichen Deutschland, namentlich im Ruhrgebiet, hat sie sich seit 1906 epidemisch ausgebreitet und festgesetzt.

Neben diesem epidemischen Auftreten sind in den letzten Dezennien überall auch vereinzelte sporadische Fälle von Genickstarre in Deutschland beobachtet worden, die sich in keiner Weise von dem Bilde der epidemisch auftretenden Form unterscheiden und zweifellos irgend einen direkten oder indirekten Zusammenhang mit solchen Fällen haben.

Ätiologie. Als Erreger der epidemischen Genickstarre ist der Diplococcus intracellularis Weichselbaum oder kurz der Meningokokkus anzusprechen, der mit großer Regelmäßigkeit von allen Untersuchern während der letzten größeren Epidemien in der Lumbalflüssigkeit und im Nasenrachenraum der Kranken gefunden wurde. Nachdem Weichselbaum im Jahre 1887 zum ersten Male in sechs sporadischen Fällen den Erreger gesehen und beschrieben hatte, fand ihn Jäger auch bei der epidemischen Form der Meningitis.

Die Angaben Jägers über die Eigenschaften des Kokkus stimmen nicht ganz mit der Weichselbaumschen Beschreibung und den heute feststehenden Merkmalen des Meningokokkus überein, er vertrat die Anschauung, daß die Meningokokken bei der Gramfärbung sich zum Teil entfärben, zum Teil die Färbung behalten. Da es als sicher gelten kann, daß der Meningokokkus sich stets bei der Gramschen Methode entfärbt, glaubt man, daß Jäger vermutlich mit Kulturen gearbeitet hat, die mit dem Diplococcus crassus, einem grampositiven, sehr ähnlichen Keime verunreinigt waren.

Die Annahme, daß auch Pneumokokken oder Streptokokken gelegentlich Epidemien von Genickstarre hervorrufen könnten, trifft nicht zu. Zwar sind diese Kokken, wie wir bei der Differentialdiagnose noch sehen werden, nicht ganz selten die Erreger sekundärer Meningitiden, und es mag bisweilen auch vorkommen, daß Fälle von Pneumokokken-Meningitis gehäuft auftreten, entsprechend dem gehäuften Auftreten von Pneumonie, aber als Ursache größerer Epidemien der übertragbaren Genickstarre ist ausschließlich der Weichselbaumsche Diplokokkus anzusehen.

Bakteriologie. Im gefärbten Ausstrichpräparat zeigen die einzelnen Individuen einer Meningokokken-Kultur verschiedene Korngröße, so daß neben sehr kleinen Formen stets auch sogenannte Riesenkokken vorhanden sind, die 3—4 mal größer sind als die anderen. Auch in der Färbungsintensität variieren die einzelnen Kokken innerhalb eines Präparates sehr voneinander, so daß der Ausstrich einer Meningokokken-Reinkultur einen recht charakteristischen Anblick bietet. Die einzelnen Exemplare liegen gern zu zweien oder in Tetraden und haben die Eigentümlichkeit, daß sie im Ausstrich der Lumbalflüssigkeit mit Vorliebe intrazellulär gelagert sind, doch kommen daneben auch extrazellulär gelegene Individuen vor. Bei Anwendung der Gramschen Methode entfärben sich die Meningokokken stets — vorausgesetzt, daß sie unter strikter Einhaltung bewährter Färberegeln ausgeführt wird!

Die besten Wachstumsbedingungen findet der Meningokokkus bei 37°. Um ihn aus der Lumbalflüssigkeit zu züchten, ist es notwendig, Nährböden zu verwenden, die menschliches oder tierisches Serum enthalten. Auf gewöhnlichem Agar gelingt es in der Regel nicht, eine Kultur zu erzielen. Später freilich, nachdem die Reinkulturen längere Zeit auf künstlichem Nährboden schon gezüchtet waren, gewöhnen sie sich auch an die gewöhnlichen Laboratoriumsnährböden, wie Agar, Bouillon usw. und können auch hier zu üppigem Wachstum gelangen. Am besten eignen sich für die Fortzüchtung Agar mit Zusatz von Aszites-, Hydrozelen- oder Ovarialzysten-Flüssigkeit, Serum- oder Plazenta-Agar und Löfflerserum. Ein Zusatz von 2 % Traubenzucker zu den Aszitesagarplatten bringt oft ein erstaunlich üppiges Wachstum zustande. Die Meningokokken wachsen innerhalb 24 Stunden in glasig durchscheinenden runden Kolonien. Ein vortreffliches Wachstum gelingt auch auf Blutagarplatten, die aus einer Mischung von 2 ccm flüssigen Agars und

3 ccm menschlichen Blutes bestehen, Platten, wie man sie häufig von negativ aus-fallenden bakteriologischen Blutuntersuchungen her zur Verfügung hat. Es wachsen dabei violette, grau durchscheinende Kolonien. Auf Gelatine wachsen die Meningo-kokken nicht, weil die Temperatur, bei der Gelatineröhrchen gehalten werden müssen, für ihre Entwicklung zu niedrig ist.

Die **Lebensfähigkeit** des **Weichselbaumschen Diplokokkus ist gering**; er stirbt oft schon in der ersten Generation auf künstlichen Nährböden ab. Auch bei der Weiterzüchtung namentlich dann, wenn man die Übertragung auf frische Nährböden nicht alle 5 Tage vornimmt, kommt es häufig vor, daß die Kulturen absterben. Bei Zimmertemperatur gehen die Kokken in wenigen Tagen zugrunde. Gegen Licht und gegen Austrocknung sind sie außerordentlich empfindlich. **Die Kokken finden also ihrer großen Empfindlichkeit wegen in der Außenwelt wenig günstige Lebensbedingungen; es ist daher wenig wahrscheinlich, daß sie sich außerhalb des mensch-lichen Körpers vermehren oder längere Zeit halten können.**

Die **Tierpathogenität der Meningo-kokken ist gering.** Am ehesten sind noch junge Meerschweinchen empfänglich. Untersucht man viele Stämme, so gelingt es ab und zu, Kulturen zu finden, die eine große Virulenz haben, und die auch für Mäuse pathogen sind, so daß $^{1}/_{10}$ Öse, intraperitoneal injiziert, den Tod der Tiere herbeiführt. Man findet dann die Kokken im Blute und in den inneren Organen der Tiere. Diese Virulenz ein-zelner Stämme ist jedoch nicht konstant. Sie verliert sich mitunter bei der Weiter-züchtung der Kulturen ganz plötzlich aus unbekannten Gründen. Es ist das ein Umstand, der bei den Versuchen zur Her-stellung des Meningokokkenserums große Schwierigkeiten bereitet hat. Nach Ruppel gelingt es, durch längere Züch-tung der Stämme auf Blutbouillon eine Erhöhung der Virulenz für Mäuse zu erzielen, doch kann auch in solchen Kulturen eine schnelle Abnahme der Virulenz stattfinden.

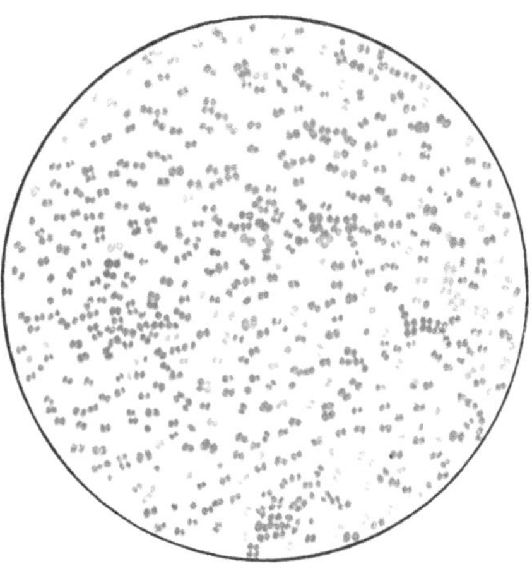

Abb. 261. Reinkultur von Meningokokken.

Über die **Giftbildung** der Meningokokken ist noch wenig Sicheres bekannt. Eine Abscheidung von Toxinen in den Nährboden findet nicht statt. Zweifellos enthalten aber die Leibessubstanzen der Kokken giftige Substanzen, Endotoxine.

Agglutination. Durch Immunisieren von Kaninchen und Pferden mit Meningo-kokken gelingt es, ein hochwertiges Serum herzustellen, das den Meningokokkus noch in hohen Verdünnungen (1 : 1000) agglutiniert (**Kolle - Wassermann, Joch-mann**). Die Agglutination wird am besten in der Weise festgestellt, daß fallende Serumverdünnungen, die mit gleichen Mengen Meningokokkenkultur versetzt sind, nach 24 stündigem Aufenthalt im Brutschrank bei 37° geprüft werden. Einzelne schwer agglutinierbare Stämme werden erst dann agglutiniert, wenn man sie 24 Stun-den bei einer Temperatur von 50—55° C hält (**Kutscher**). Die Agglutinations-reaktion ist ein wichtiges, aber nicht absolut sicheres Hilfsmittel, um die auf Aszites-agar gezüchteten, verdächtigen Kolonien als echte Meningokokken zu erkennen. Über die Möglichkeit, mit Hilfe der Agglutination echte Meningokokken von Pseudo-oder Parameningokokken abzutrennen, oder verschiedene „Typen" des Meningo-kokkus (**Gordon**) zu unterscheiden, herrscht noch keine Einigkeit. Vorläufig scheint jedenfalls eine solche Trennung noch nicht absolut nötig zu sein.

Differentialdiagnose von ähnlichen Kokken bei der Züchtung aus Lumbalpunktat und Rachensekret. Bei der Züchtung der Meningokokken aus der Lumbalflüssigkeit, die am besten auf Aszitesagar oder Blutagar vorgenommen wird, erwachsen in der Regel keine besonderen differentialdiagnostischen Schwierig-keiten gegenüber anderen ähnlichen Kokken. Nur der **Diplococcus crassus**

kann sich mitunter auf den Platten einfinden. Seine Kolonien sind kleiner und nicht so durchscheinend wie die des Meningokokkus; der Gramfärbung gegenüber verhält er sich positiv. Jäger, der seinerzeit behauptete, daß der Weichselbaumsche Meningokokkus sich der Gramfärbung gegenüber verschieden verhalte, ist offenbar durch diesen Diplokokkus zu seinem Irrtum veranlaßt worden.

Schwieriger ist die Unterscheidung der echten Meningokokken von ähnlichen Keimen bei der Untersuchung von Rachensekret. Nach den Feststellungen während der letzten oberschlesischen Epidemie beherbergen die meisten Genickstarrekranken im Rachensekret, und zwar in der Gegend der Rachenmandel Meningokokken. Auch Personen, die mit den Kranken in nahe Berührung kommen, haben häufig dieselben spezifischen Keime auf der Schleimhaut ihres Rachens und der hinteren Nasenpartien, ohne selbst zu erkranken. Diese gesunden Kokkenträger spielen bei der Weiterverbreitung der Krankheit vermutlich eine große Rolle. Will man das Rachensekret gesunder oder kranker Personen untersuchen, so muß man eine Sonde von 20 cm Länge, die am Ende umgebogen und mit einem sterilen Wattebausch versehen ist, vom Munde aus hinter das Gaumensegel bis zur Rachenmandel bringen, oder aber eine mit dem Wattebausch versehene Sond durch die Nase bis zur Pharynxwand hindurchführen. Das Sekret wird sofort auf Aszitesagar ausgestrichen und, wenn irgend möglich, unverzüglich in den Brutschrank gebracht. Ein längerer Transport kann die sehr empfindlichen Kokken schon abtöten.

Zur Feststellung, ob Meningokokken im Rachensekret vorhanden sind, ist die Kultur unbedingt erforderlich, weil das einfache Ausstrichpräparat nichts Sicheres aussagt. Eine ganze Reihe von Kokken: der Micrococcus catarrhalis, der Diplococcus crassus, der Diplococcus flavus und der Micrococcus cinereus verhalten sich morphologisch ganz ähnlich wie der echte Weichselbaumsche Diplokokkus. Der Micrococcus catarrhalis verhält sich sogar der Gramfärbung gegenüber ebenso wie der Meningokokkus. Es ist deshalb auch bei der Untersuchung der auf den Aszitesplatten gewachsenen Kolonien eine genaue Identifizierung zu verlangen. Sicheren Aufschluß gibt der Ausfall der Agglutinationsreaktion. Außerdem können aber noch kulturelle diagnostische Merkmale zur Feststellung der Identität benutzt werden. Dazu ist außer den bereits genannten kulturellen Eigenschaften des Meningokokkus besonders sein Verhalten gegenüber verschiedenen Zuckerarten von Bedeutung. Während er Lävulose, Milchzucker, Galaktose und Rohrzucker unverändert läßt, vermag er Maltose und Dextrose zu vergären. Benutzt man also z. B. Aszitesagarplatten, die mit Lackmuslösung und Maltose oder Dextrose versetzt und leicht alkalisch gemacht sind, so wird der blaue Agar durch die Meningokokkenkolonien rot gefärbt.

Die Lackmuszuckernährböden werden in folgender Weise hergestellt: Je 1 g der verschiedenen Zuckerarten wird in 10 ccm Kahlbaumscher Lackmuslösung aufgelöst und durch 2 Minuten langes Erhitzen im Wasserbade sterilisiert. Dann wird jedes Röhrchen mit je 0,5 g steriler Normalsodalösung versetzt, und nun wird jede Zuckerlösung auf je 1 Kölbchen von flüssigem Aszitesagar (95 ccm) verteilt. Aus den Kölbchen werden dann die zur Differentialdiagnose geeigneten blau gefärbten Platten gegossen.

Der Micrococcus catarrhalis läßt alle Zuckerarten unvergoren, ebenso der Micrococcus cinereus. Der Diplococcus crassus vergärt sie alle, und der Diplococcus flavus vergärt Maltose, Dextrose und Lävulose.

Epidemiologie. Die epidemiologischen Verhältnisse der Genickstarre sind noch keineswegs völlig geklärt, wenn auch die Untersuchungen der letzten Epidemien manche Aufschlüsse gebracht haben. Die Krankheit tritt am häufigsten im April und Mai auf; aus welchen Gründen, ist noch völlig unklar. Am einfachsten ist die Erklärung, daß im Frühling Nasen- und Rachenkatarrhe häufig vorkommen, und daß solche Affektionen zur Aufnahme und Ansiedlung von Meningokokken disponieren. Gruber fand in 40% seiner Fälle von Meningitis Rachenkatarrh, mehrmals Bronchitis, in etwa 12% eine Angina. Oft ist eine Angina oder Pharyngitis lange Zeit das einzige Symptom der latenten Meningitis bzw. der stattgehabten Meningokokken-Infektion.

Eine besondere Eigentümlichkeit der übertragbaren Zerebrospinalmeningitis ist ihr **sprunghaftes Auftreten.** Auch zu Zeiten von Epidemien ist das Fortschreiten der Seuche nicht kontinuierlich, sondern sprungweise tritt sie heute in diesem und morgen in jenem Dorfe desselben Kreises auf, ohne daß sich irgendwelcher Zusammenhang zwischen den Fällen nachweisen läßt. Eine Erklärungsmöglichkeit für dieses eigentümliche Verhalten ist während der letzten oberschlesischen Epidemie gefunden worden. v. Lingelsheim u. a. konnten nachweisen, daß auch **gesunde Personen aus der Umgebung von Meningitiskranken auf den Schleimhäuten des Rachens und der Nase häufig Meningokokken beherbergen.** Auf der Höhe einer Epidemie schätzt man die Zahl der Kokkenträger auf das 12—20fache der Krankenzahl. Man kann daher annehmen, daß solche Fälle, bei denen eine direkte Beziehung zu anderen Erkrankungen nicht nachgewiesen werden kann, auf indirektem Wege durch Vermittlung solcher **Bazillenträger** angesteckt werden. Auch das Auftreten sporadischer Fälle kann durch die Vermittlung solcher Zwischenträger gut erkärt werden. Es gibt freilich Meningokokkenträger, bei denen sich ein Zusammenhang mit Genickstarrefällen nicht nachweisen läßt. So fanden Zeißler und Riedel in epidemiefreier Zeit unter 32 Gesunden, die weder mit Meningitiskranken noch bewußt mit Meningokokkenträgern in Berührung gekommen waren, bei 8 = 25% der Untersuchten Meningokokken im Rachen. Man kann von einer „beschränkten Ubiquität" des Meningokokkus auf den Rachenorganen des Menschen (G. B. Gruber) sprechen.

In diesem Sinne finden auch die gelegentlich beobachteten Fälle von **trau- matischer Entstehung** einer Meningokokken-Meningitis ihre Erklärung, die bei ganz gesunden Personen in epidemiefreier Zeit sich an ein Schädeltrauma (meist Schädelbasisfraktur) anschließen. Hier erfolgt die Infektion der Meningen direkt vom Nasenrachenraum aus durch die Lymphwege.

Eine direkte **Kontaktinfektion,** eine Ansteckung von Fall zu Fall, dürfte bei jenen Erkrankungen am wahrscheinlichsten sein, die kurz hintereinander in derselben Familie oder in demselben Haus auftreten, Fälle, wie sie in Oberschlesien häufig beobachtet wurden. Hierher gehören auch die gehäuften Fälle in Kasernen, Gefängnissen, Pensionaten und in dicht bewohnten Häusern. Auffällig bleibt aber die Tatsache, daß man bei Ärzten und Pflegepersonal in der Umgebung von Meningitiskranken, also bei Personen, die doch in allernächstem Kontakt mit den Kranken stehen, so außerordentlich selten Genickstarre auftreten sieht. Die direkte Berührung mit den Kranken allein, ja selbst die Ansiedlung von Meningokokken auf der Rachenschleimhaut kann also noch nicht zur Auslösung der Krankheit genügen; es gehört noch eine gewisse Empfänglichkeit dazu. Diese Empfänglichkeit hat das **jugendliche Alter** und namentlich das **Kindesalter.**

Nach **Flatten** erkrankten im Kreise Kattowitz in den Jahren 1905 bis 1907 im Alter von:

0—5 Jahren	559	Fälle	30—35 Jahren	7	Fälle
5—10 ,,	248	,,	35—40 ,,	3	,.
10—15 ,,	72	,,	40—45 ,,	2	,,
15—20 ,,	47	,,	45—50 ,.	2	,,
20—25 ,.	15	,,	50—55 ,,	5	,,
25—30 ,,	14	,,	55—60 ,,	1	,,
			60 und darüber	0	,,

Aber auch im jugendlichen Alter muß noch eine ganz besondere Disposition für die Krankheit vorhanden sein, sonst wäre die eigentümliche Tatsache nicht zu erklären, daß der Schulbesuch zur Verbreitung der Seuche nicht in der Weise beiträgt, wie wir das von Scharlach und Masern her kennen; ferner, daß in einzelnen kinderreichen Familien nur eines der Kinder erkrankt, während die anderen stets in Kontakt mit diesem gelebt haben, und schließlich, daß in dicht bewohnten Häusern, wo eine Person erkrankt, die Krankheit keine weiteren Fälle nach sich zieht.

Eine besondere Disposition zur Erkrankung an Genickstarre glaubt Westenhöfer in der lymphatischen Konstitution gefunden zu haben; doch trifft dies sicher nur für einen Teil der Fälle zu, nicht z. B. für gesunde Soldaten.

Übertragungsmodus. Die Übertragung erfolgt durch Kontaktinfektion von Mensch zu Mensch, entweder direkt beim Verweilen in der Umgebung eines Genickstarrekranken oder indirekt durch Bazillenträger. Die Tröpfcheninhalation dürfte dabei eine große Rolle spielen. Die Meningokokken gelangen dabei auf die Schleimhaut der Nase und des Rachens und vermehren sich nun namentlich in der Gegend der Rachenmandel. Hier sind sie nach den Untersuchungen v. Lingelsheim am häufigsten und zahlreichsten zu finden; nach Göppert, Bum u. a. aber auch auf der Schleimhaut der gröberen und feineren Bronchien. Von hier aus kommen sie bei disponierten Individuen vermutlich auf dem Blutwege in die weichen Hirnhäute und beginnen dort ihr verderbliches Werk. Westenhöfer vertritt die Anschauung, daß die Infektion direkt von der Rachenmandel aus auf dem Wege über die Keilbeinhöhle an einem Gefäß oder einem Nerven entlang auf die Basis des Gehirns übergreift. Der Nachweis, daß Meningokokken nicht ganz selten im Blute der Genickstarrekranken kreisen, läßt jedoch eher vermuten, daß die Infektion von den Rachenorganen her auf dem Blutwege erfolgt, ganz besonders sprechen für die hämatogene Verbreitung die Fälle, wo Meningokokken im Blute nachgewiesen wurden, ohne daß es zu Meningitis kam. Man faßt infolgedessen jetzt mehr und mehr die Genickstarre auf als spezielle Lokalisation an den Meningen, als einer prädisponierten Stelle bei einer auf dem Blutwege entstandenen allgemeinen Infektion vom Nasopharynx oder den Bronchien aus (Grätz und Deussing, Pick).

Eine Übertragung durch Gebrauchsgegenstände oder durch Staub ist nicht anzunehmen, da die Meningokokken wegen ihrer geringen Widerstandsfähigkeit in der Außenwelt schnell zugrunde gehen.

Der auffälligen Tatsache, daß die Genickstarre mit Vorliebe in der Gegend von Kohlengruben epidemisch auftritt (wie z. B. im oberschlesischen Industriebezirk, in Westfalen, in Österreichisch-Schlesien), hat Jehle ein genaues Studium gewidmet.

Er ist dabei zu interessanten Schlüssen gekommen, die wir hier kurz erwähnen müssen. Seiner Ansicht nach findet die Genickstarre ihre epidemische Ausbreitung nur auf dem Wege der Gruben. Diese sind der Herd, wo sich die Bergleute infizieren, und von wo sie die Krankheitskeime in ihre Familien schleppen. Die Ansteckung der Bergleute erfolgt fast ausschließlich auf der Arbeitsstelle. Jehle kam zu diesem Schlusse auf Grund folgender Beobachtungen: Die Übertragung von einem Kinde zum anderen ist relativ selten, denn sonst müßte es bei der Genickstarre, wie bei den anderen ansteckenden Krankheiten, vor allem zu Schulepidemien kommen. Die Schule spielt aber bei der Verbreitung der Krankheit, wie wir oben bereits sahen, fast gar keine Rolle. Dagegen fand Jehle an den Fällen des Orlauer Epidemiespitals die merkwürdige Tatsache, daß in weitaus überwiegender Mehrzahl nur solche Kinder erkrankten, deren Väter in einer und derselben Grube beschäftigt waren, während die Kinder von Arbeitern anderer Schächte gesund blieben, obwohl sie mit den Kindern der betroffenen Familien zusammen spielten. Jehle nimmt daher an, daß die Grube das Zentrum ist, von dem die Erkrankungen an Genickstarre ihren Ausgang nehmen. Ist von irgendwoher ein Meningokokkenträger in die Grube

gelangt, so infiziert er durch seinen Auswurf, vielleicht auch bei der Benutzung
gemeinsamer Arbeitsgeräte und Trinkgefäße die Mitarbeiter desselben Schachtes,
und diese bringen, ohne selbst zu erkranken, die Krankheitskeime in ihre Familien.
Die Erkrankung des Kindes zu Hause erfolgt vermutlich durch Ausspucken und
Ausschneuzen von seiten des heimkehrenden Vaters, der häufig an einer bei Berg-
leuten sehr gewöhnlichen chronischen Pharyngitis leidet. Daß gerade Kinder im
zarten Alter besonders häufig erkranken, erklärt sich daraus, daß sie mit den Eltern
in innigsten Kontakt kommen und einer Schmierinfektion durch Kriechen auf der
Erde am leichtesten ausgesetzt sind. Die Tatsache, daß Kinder sich nur selten
gegenseitig anstecken, erklärt Jehle damit, daß sie die im Nasen-Rachenraum
sitzenden Meningokokken nicht herausbefördern, weil sie in der Regel nicht die
Gewohnheit haben, durch Räuspern oder Schneuzen Schleim von sich zu geben.

Die Jehlesche Hypothese über die Entstehung der Genickstarreepidemien
durch Grubeninfektion enthält sicher manches Richtige, nur darf man nicht
vergessen, daß auch Epidemien und Endemien (in Kasernen, in Gefängnissen)
ohne jede Beziehung zu Grubeninfektionen vorkommen. In sehr plausibler
Weise ist aber durch die Jehleschen Beobachtungen einmal gezeigt worden,
eine wie große Rolle die Kokkenträger bei der Übertragung der Genickstarre
spielen.

Ähnliche Verhältnisse wie sie Jehle für die Arbeiter in den Kohlengruben
beschreibt, lagen z. T. im Weltkrieg für die in Höhlenquartieren an der Westfront untergebrachten Soldaten vor; Fromme und Henke beobachteten dabei
gehäufte Meningokokken-Infektionen. Zu größeren Epidemien ist es jedoch
nicht gekommen; die Meningokokkenmeningitis ist keine Kriegsseuche geworden (Morawitz).

Symptomatologie. Über die Dauer der **Inkubationszeit** lassen sich
nur Vermutungen aufstellen. Sie ist jedenfalls sehr kurz und beträgt
2—3 Tage.

Die Krankheit beginnt meist plötzlich mit starken Kopfschmerzen, Erbrechen, Nackensteifigkeit, Schüttelfrost und Fieber. Nur selten gehen kurze,
unbestimmte Prodromalsymptome wie Frösteln, Kopfschmerzen, Gliederreißen, Mattigkeit den meningealen Erscheinungen voraus. Die Plötzlichkeit
des Beginnes ist eine besondere Eigenart der epidemischen Genickstarre im
Gegensatz zur tuberkulösen Meningitis, bei der den schwereren Gehirnsymptomen oft lange Zeit Vorboten wie Kopfschmerzen, Apathie und verdrießliche Stimmung vorangehen.

Das Krankheitsbild der epidemischen Genickstarre setzt sich aus einer
Reihe von Erscheinungen zusammen, die nach Intensität und Gruppierung
außerordentlich wechseln können. Wir wollen hier daher zunächst die einzelnen
Symptome besprechen und bewerten, um nachher an die Schilderung einzelner
Typen der Krankheit heranzugehen.

Die **Kardinalsymptome** der epidemischen zerebrospinalen Meningitis
sind (abgesehen von dem **Meningokokkengehalt der Lumbalflüssigkeit**)
**Kopfschmerzen, Erbrechen, Nackenstarre, allgemeine Hauthyper-
ästhesie, Rigidität der Beinmuskulatur (Kernigsches Symptom)
und mannigfache Störungen im Gebiete der Gehirn- und Spinal-
nerven.** Die Erscheinungen erklären sich teils aus der **eitrigen Entzündung
der Meningen,** teils aus dem **Fortwandern des Prozesses auf einzelne
Nerven.** Gewisse seltenere Herdsymptome, wie Hemiplegien, Paraplegien,
umschriebene Konvulsionen kommen durch lokalisierte entzündliche Herde in
dem Zentralorgan selbst zustande. Als **Folge der allgemeinen Infektion
und Intoxikation** sind die Fieberbewegungen, die Hauterscheinungen, wie
der Herpes und die mitunter beobachteten Gelenkschwellungen aufzufassen.

Wir besprechen zunächst die zerebralen und nervösen Symptome.

Das quälendste Symptom der Genickstarre ist der Kopfschmerz; er ist hauptsächlich in der Stirn- und Schläfengegend, oft aber auch im Hinterhaupte lokalisiert und erreicht bisweilen eine derartige Höhe, daß die Kranken wimmern und schreien und sich mit beiden Händen den Kopf halten. Als „cri hydrocéphalique" hat man das Aufschreien der Meningitiskinder bezeichnet, das mitunter durch eine plötzliche Schmerzexazerbation, z. B. während des Schlafens ausgelöst wird. Schwankungen in der Intensität des Kopfschmerzes, sowie der Wechsel von schmerzfreien mit schmerzvollen Perioden sind überhaupt sehr an der Tagesordnung. So findet man häufig die kranken Kinder morgens im Bette spielend und anscheinend munter, nachdem man sie abends wimmernd vor Schmerz hat daliegen sehen. Diese Schwankungen haben zum Teil wohl ihren Grund in dem Wechsel des Druckes der Zerebrospinalflüssigkeit, denn man kann häufig unmittelbar nach einer künstlich herbeigeführten Druckverminderung, nämlich nach einer Lumbalpunktion und dem Ablassen einer mäßigen Menge von Spinalflüssigkeit (20—30 ccm) eine Besserung der Kopfschmerzen eintreten sehen.

Ebenso wie der Kopfschmerz ist das Erbrechen ein zerebrales Symptom, das im Beginn der Krankheit und in der ersten Woche fast regelmäßig und mit großer Häufigkeit beobachtet wird, in der zweiten und dritten Woche aber nur seltener erfolgt. In den subakuten Fällen tritt es wieder häufiger auf, und im Stadium hydrocephalicum gehört es zu den häufigsten und quälendsten Symptomen.

Bewußtseinsstörungen der verschiedensten Art werden bei der Genickstarre im Beginn und gegen Ende der Krankheit häufig beobachtet. Zweifellos aber ist in den meisten Fällen während des größten Teiles der Krankheit das Sensorium klar (im Gegensatz zur tuberkulösen Meningitis). In den ersten Tagen der Krankheit ist ein großer Prozentsatz der Kranken völlig benommen, kommt aber in der Regel nach einigen Tagen wieder zum Bewußtsein.

Die Benommenheit der ersten Krankheitstage geht oft mit starken Delirien und großer motorischer Unruhe einher. Im hydrozephalischen Stadium finden wir häufig Sopor und gegen den Schluß der Tragödie tiefes Koma. Auch ein Wechsel zwischen klarem Bewußtsein und Bewußtlosigkeit ist nicht selten, namentlich bei den subakuten, langsam verlaufenden Fällen, bei denen schubweise Verschlechterungen mit Bewußtseinsstörungen, Fieber und vermehrten Meningealsymptomen einsetzen.

Bei manchen schweren Formen treten klonisch-tonische Krämpfe auf, die oft dem tödlichen Ende vorangehen. Bei Säuglingen sind Konvulsionen im Laufe der Krankheit relativ häufig.

Das eigentümliche Knirschen mit den Zähnen, das häufig beobachtet wird, ist zu erklären als ein reflektorisch hervorgerufener klonischer Krampf der Kaumuskulatur.

Die auffallendste Erscheinung ist die Steifigkeit des Nackens, die Nackenstarre. In den ausgesprochensten Fällen kann dieselbe so hochgradig sein, daß die Kranken den in den Nacken gezogenen Kopf tief in die Kissen bohren, und jeder Versuch, ihn aktiv oder passiv nach vorn zu beugen, vergeblich und ungeheuer schmerzhaft ist. Man vermag dabei mit der unter den Nacken geschobenen Hand passiv Hals und Rumpf wie ein starres System in die Höhe zu heben, ohne daß die geringste Neigung des Kopfes nach vorn erfolgt. Die Nickbewegung ist stets, auch in weniger ausgesprochenen Fällen, am stärksten beeinträchtigt, weniger die Seitwärtsdrehung des Kopfes. Ist die Steifigkeit nur geringfügig, so wird sie mitunter bei ruhiger Lage des Patienten kaum bemerkbar sein. Erst aktive oder passive Versuche, das Kinn der Brust zu nähern, lassen sie dann hervortreten und lösen Schmerzäußerungen aus. Im Beginn der Krankheit dauert es mitunter einige Tage, bis sich die Starre des Nackens voll entwickelt hat. Bei kleinen Kindern unter drei Jahren fehlt sie oft ganz oder ist bei passiven Bewegungen so leicht zu überwinden, daß sie nicht bemerkbar wird. Die Nackenstarre wird durch eine tonische Kontraktur der tiefen Nackenmuskeln, besonders des Splenius, bedingt und entsteht infolge der Reizung der austretenden motorischen Nervenwurzeln durch das entzündliche Exsudat.

In gleicher Weise kommt es zu einer starken Rigidität der langen Rückenmuskeln; durch Kontraktur der Wirbelstrecker wird die Wirbelsäule opisthotonisch gekrümmt. Bei hohen Graden von Nackenstarre und Opisthotonus ruht der Körper oft nur auf dem tief in die Kissen gebohrten Hinterhaupt und den Sitzbeinknochen.

Dieselbe Starre und Steifigkeit und die Neigung, sich zu verkürzen, haben auch die Beuger der Ober- und Unterschenkel. Man kann die Patienten nicht aufsetzen, ohne daß sie gleichzeitig die Beine im Hüft- und Kniegelenk beugen. Dieses nach Kernig benannte Symptom ist häufig, wenn auch nicht regelmäßig, vorhanden. Es tritt ungefähr um dieselbe Zeit wie die Nackensteifigkeit auf, also schon in den ersten Tagen, hält sich aber oft länger als die Nackenstarre. Noch regelmäßiger und oftmals früher als das Kernigsche Symptom trifft man das Brudzinskische Nackenphänomen: Beugung der unteren Extremitäten im Hüft- und Kniegelenk bei passiver Beugung des Kopfes nach vorne (Berl. klin. Wochenschr. 1916. Nr. 25 und 33).

Eine starke Druckempfindlichkeit der Wirbelsäule in ihrem ganzen Verlauf ist ebenfalls als eine durch die spinale Meningitis hervorgerufene Reizerscheinung aufzufassen.

Auf dieselbe Weise ist die ungemein häufige allgemeine Hauthyperästhesie zu erklären. Es ist das eines der wichtigsten Zeichen der Meningitis, namentlich in Fällen, wo Nackenstarre und Kernigsches Zeichen nicht ausgesprochen sind. Schon der geringste Druck mit dem Finger, leise Nadelstiche rufen selbst bei tief benommenen Kindern laute Schmerzäußerungen, meist auch — selbst bei nicht mehr reagierenden Pupillen — eine deutliche Erweiterung der Pupillen hervor. Diese Hyperalgesie ist am häufigsten an den unteren Extremitäten, seltener am Rumpf und an den Armen. Nicht nur die Haut, sondern auch die tiefer gelegenen Weichteile sind dabei empfindlich, so besonders die Muskeln, z. B. ist die Wadenmuskulatur außerordentlich schmerzempfindlich. Das macht sich am deutlichsten bei passiven Bewegungen bemerkbar.

Die Haut- und Sehnenreflexe verhalten sich verschieden. Die Patellarreflexe fehlen häufig, namentlich im Anfange der Krankheit und im Endstadium. In anderen Fällen verhalten sie sich normal, nur selten sind sie gesteigert. Im hydrozephalischen Stadium, wo Spasmen und Flexions-Kontrakturen der Beine an der Tagesordnung sind, ist die Auslösung der Reflexe sehr erschwert.

Die Bauchdeckenreflexe sind meist vorhanden. Bei den gespannten Bauchdecken der Hydrozephalischen sind sie jedoch oft nicht auslösbar. Der Fußsohlenreflex ist in den schweren Fällen der ersten Woche oft erloschen, später ist er bisweilen stark gesteigert. Das Babinskische Phänomen ist bei Erwachsenen von der zweiten Woche der Krankheit an oft positiv. Fußklonus wird in den subakuten Fällen der Krankheit häufig beobachtet.

Augenstörungen sind häufig im Laufe der Genickstarre. Man beobachtet sie in etwa 50% der Fälle. Pupillendifferenz und träge Reaktion kommen besonders im Anfange der Krankheit vor. Es sind das aber flüchtige

Symptome, die oft wieder verschwinden. Im Endstadium finden wir häufig eine weite träge oder gar nicht reagierende Pupille und abnorm seltenen Lidschlag. Es betrifft das meist schwer benommene Kranke, die mit starrem Blick und weit geöffneten Lidspalten daliegen, ohne während einer längeren Beobachtungszeit einen Lidschlag zu tun. Auch starke Verengerung der Pupillen zusammen mit aufgehobener Lichtreaktion wird ebenfalls in schweren Fällen häufig beobachtet. Es muß jedoch betont werden, daß bei all diesen Pupillenanomalien ein auffälliger Wechsel vorkommt. So ist es z. B. nicht selten, daß die Pupillen an einem Tage starr gefunden werden und am anderen reagieren.

Nystagmus und nystagmusartige Zuckungen sind relativ selten und kommen besonders im Stadium hydrocephalicum zur Beobachtung. Etwas häufiger noch sieht man eigentümliche, langsam hin- und herpendelnde Bewegungen der Bulbi.

Die häufigste und schwerwiegendste Augenerkrankung im Verlaufe der Genickstarre ist die Neuritis optica, schwerwiegend deshalb, weil sie in vielen Fällen zur Erblindung führt. Sie konnte während der oberschlesischen Epidemie in 17% der Fälle nachgewiesen werden.

Aber auch ohne ophthalmoskopische Befunde kann es zu hochgradiger Amblyopie oder Amaurose kommen. Als Ursache sind basale exsudative Prozesse mit Affektion der basalen optischen Leitungsbahnen oder Hydrocephalus internus mit Kompression derselben anzusprechen.

In 4—5% der Fälle kommt es zu metastatischer Ophthalmie, die durch Verschleppung der Meningokokken auf dem Blutwege entsteht. Sie kommt fast nur einseitig, sehr selten doppelseitig vor. Es entwickelt sich zunächst unter relativ geringen äußeren Entzündungserscheinungen eine Iritis, die bald zur hinteren Synechie und zu Hypopion führt. Aus der Tiefe des Auges taucht dann ein gelber Reflex auf (amaurotisches Katzenauge). Der erkrankte Bulbus wird allmählich etwas kleiner und weicher als der gesunde, bleibt aber in der Form erhalten und zeigt eigentlich nie hochgradige Schrumpfungserscheinungen. Die Krankheit geht meist ohne stärkere Schmerzen einher.

Eine große Rolle spielen die Augenmuskellähmungen, die in etwa 20—25% der Fälle beobachtet werden. Die hauptsächlichste Lähmung ist die des Abduzens, die meist einseitig auftritt und sich aus der langen basalen Verlaufsstrecke des Nerven erklärt. Infolgedessen ist das Schielen nach innen eines der häufigsten Symptome der ersten Krankheitstage. Seltener ist die Okulomotoriuslähmung und die Trochlearislähmung. Auch einseitige Ptosis wird bisweilen beobachtet. Mitunter findet man auch eine konjugierte Abweichung der Augen nach der Seite oder nach oben, ohne daß eine Lähmung der Antagonisten nachgewiesen werden konnte. Die Erscheinung ist nach Uhthoff als Großhirnsymptom aufzufassen.

Die totale Lähmung aller Augenmuskeln (Ophthalmoplegia totalis) gehört zu den selteneren Erscheinungen der Krankheit.

Konjunktivitis ist im allgemeinen selten und in der Regel die Folge des mangelhaften Lidschlusses bei benommenen Kranken. Es muß freilich gesagt werden, daß sich die einzelnen Epidemien in dieser Hinsicht verschieden verhalten. Eine Reihe von Autoren hat nämlich auch über häufiges Auftreten von Konjunktivitis berichtet. Auch Hornhautveränderungen werden nur selten bei der Meningitis gesehen und sind dann meist als Keratitis e lagophthalmo aufzufassen.

Im Gebiete des Gehörorganes kommt es ebenso wie an den Augen häufig zu schweren Störungen. Am bedenklichsten ist die Neuritis des Nervus acusticus, die zur Taubheit führen kann. Die Ursache ist wohl darin zu suchen, daß die Entzündungserreger von den Meningen aus an den Nerven entlang ins Labyrinth übergehen; freilich ist auch der metastatische Weg nicht ausgeschlossen. Die Labyrintherkrankung erfolgt fast stets doppelseitig. Die Ertaubung, die dadurch zustande kommt, tritt gewöhnlich schon in den ersten Tagen der Krankheit auf. Bei der oberschlesischen Epidemie blieben 25% der Genesenen taub.

Sehr häufig im Verlaufe der Meningitis ist die eitrige Mittelohrentzündung. Sie entsteht wohl meist dadurch, daß auf dem Wege durch die Tuba Eustachii vom Nasenrachenraum her die Meningokokken einwandern. Perforationen des Trommelfelles sind dabei relativ selten.

Im Gebiete der verschiedensten Gehirnnerven kommen noch Störungen vor, so am Hypoglossus, Glosso-pharyngeus und am Fazialis. Ausgesprochene Fazialislähmung ist selten, doch werden leichtere Störungen, Verziehungen der Gesichtsmuskulatur, ein eigentümlich starrer, feierlicher Ausdruck des Gesichts, mitunter auch Risus sardonicus beobachtet. Durch einen klonischen Krampf der Kaumuskulatur wird mitunter Trismus hervorgerufen.

Lähmungen der Extremitäten sind relativ selten. Vorübergehende Lähmungen eines Armes oder eines Beines, auch Lähmungen aller Extremitäten werden mitunter schon in den ersten Tagen der Krankheit beobachtet. In den späteren Stadien sah ich mehrmals Paraparesen der Beine, die sich langsam wieder zurückbildeten.

Ein eigentümlicher grobschlägiger Tremor der Hände, der Ähnlichkeit mit dem Zittern bei der Paralysis agitans hat, wird mitunter bei schwerkranken Kindern in späteren Stadien der Krankheit beobachtet (Göppert).

Außer diesen am Nervensystem sich abspielenden krankhaften Vorgängen kommt noch eine Reihe von Veränderungen vor, die teils als Folge der allgemeinen Infektion und Intoxikation, teils als sekundäre Erscheinungen aufzufassen sind.

Während die Gaumenmandeln in der Regel weder gerötet, noch geschwollen sind, gehört die entzündliche Schwellung der Rachenmandel zu den häufigsten Begleiterscheinungen der Genickstarre. Auch findet man oft eine auffällige Rötung der hinteren Pharynxwand. Klagen über Halsschmerzen hört man von den Kranken selten. Die Halslymphdrüsen sind fast stets vergrößert, ein Ausdruck für die lymphatische Konstitution der Genickstarrekranken. Schnupfen ist selten bei der übertragbaren Meningitis, Bronchitis, besonders bei Kindern, häufig.

Haut. Eines der interessantesten Begleitsymptome der Genickstarre, zugleich von diagnostischer Wichtigkeit, ist der Herpes labialis und facialis, der in etwa 60—70% der Fälle beobachtet wird, meist am 3. bis 5. Tage auftritt und im Gegensatz zu dem bei Pneumokokkenerkrankungen vorkommenden Herpes meist von großer Ausdehnung ist. Man findet ihn an den Lippen, auf der Wange, den Nasenflügeln, am Ohr im Bereich des Platysma und mitunter auch auf dem Rumpf oder sogar an den Oberschenkeln. Viele Fälle haben talergroße Konglomerate von Herpes bläschen auf der Haut des Kinnes oder der Wangenhaut. Auffällig ist, daß der Herpes bei Kindern unter drei Jahren niemals beobachtet wurde.

Interessant ist ferner die gesteigerte vasomotorische Erregbarkeit der Haut, die häufig bei der Genickstarre auftritt.

Trousseau beschrieb die Beobachtung, daß die Gefäße besonders auf der Haut des Unterleibes bei der Genickstarre durch mechanische Reize viel leichter zur Erweiterung gebracht werden können als beim gesunden Menschen. Macht man z. B. mit dem Perkussionshammer einige Striche auf der Haut, so sieht man bald lebhafte rote Streifen auftreten. Ein besonderer diagnostischer Wert kommt diesem Symptom nicht zu.

Hautausschläge verschiedener Art werden bei Meningitis cerebrospinalis in wechselnder Häufigkeit beobachtet. Oft sind es nur einige flohstich-ähnliche Fleckchen, welche am häufigsten am Hals, der oberen Rumpfgegend auftreten und leicht übersehen werden. Purpura-ähnliches Exanthem tritt in den einzelnen Epidemien in wechselnder Zahl (zwischen 5—20%), meist gleichzeitig mit den meningitischen Symptomen auf — als Beweis, daß eine hämatogene Verbreitung der Erreger stattgefunden hat (s. Abb. 72 S. 182). Ganz besonders während der Kriegsjahre zeigte sich dieser septische Charakter der Erkrankung sehr

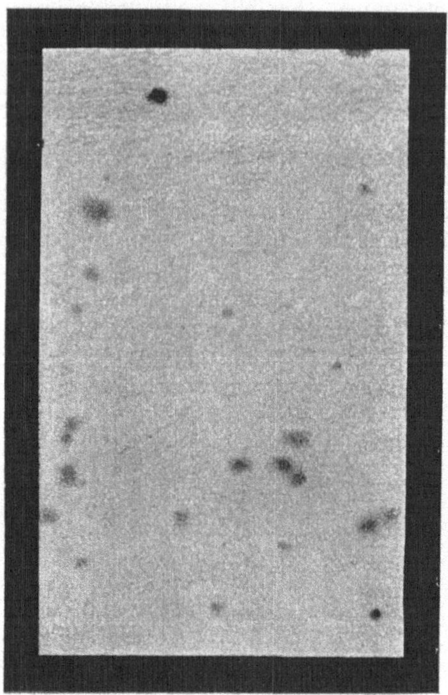 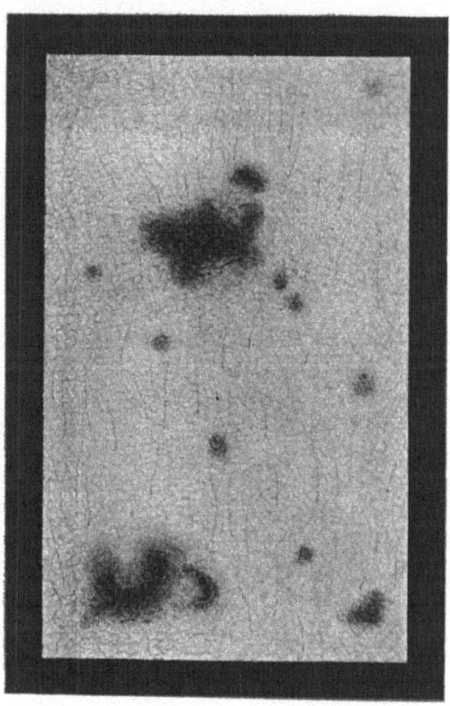

Abb. 262. Roseoläres Exanthem der Bauchhaut eines 20jähr. Soldaten, der am 3. Krankheitstage einer Meningokokken-Meningitis erlag (nach Gruber).

Abb. 263. Petechiales Exanthem am Oberschenkel eines 19jähr. Mannes, der am 8. Krankheitstage einer Meningokokken-Meningitis erlag (nach Gruber).

häufig und gab damit oftmals Anlaß zur Verwechslung, vor allem mit Fleckfieber. Ich sah solche Fälle während des Balkankrieges mehrfach und machte 1913 schon auf diese Verwechslungsmöglichkeit aufmerksam. Manchmal ist der ganze Körper von zahlreichen solchen anfangs roseolären, später hämorrhagischen oder papulösen Flecken bedeckt, in anderen Fällen ähnelt das Exanthem mehr dem der Masern oder des Scharlach, auch größere Hautblutungen, mit Bildung von fast handtellergroßen Blutblasen, Entwicklung von Pusteln oder gelegentlich multiplen kleinen Hautekzemen (Bittorf und Hussy) kommen vor, andere gleichen mehr einem Erythema nodosum oder Erythema exsudat. multiforme. Bemerkenswert ist, daß die Petechien sich auch, genau wie das Fleckfieberexanthem, auf Handteller und Fußsohle erstrecken können.

Auch ohne meningitische Erscheinungen, oder diesen lange vorausgehend, können solche Exantheme als Zeichen metastatischer Ansiedlung der Meningokokken in der Haut auftreten, z. B. erkrankte in einem Fall von Martini und Rohde ein Soldat unter hohem Fieber an einem über den ganzen Körper verbreiteten petechialen Exanthem. Im Blut konnten Meningokokken nachgewiesen werden. Nackenstarre trat erst 2 Tage später auf. Noch auffälliger war die Beobachtung von Salomon. Hier begann die Erkrankung mit einem petechialen Exanthem und multiplen Gelenkschwellungen. Vom Ende der 1. Woche bis zur 4. waren Meningokokken im Blute nachweisbar.

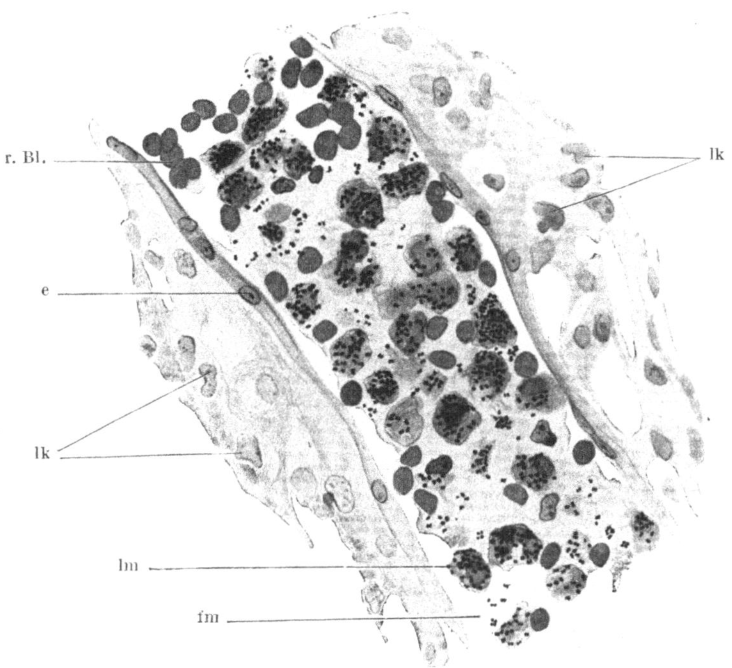

Abb. 264. Meningokokken (fm frei, lm innerhalb von Leukozyten) in einer präkapillaren Hautarteriole bei petechialem Exanthem. e = Endothelien; r. Bl. = rote Blutzellen; lk = Leukozytenkern des perivasalen Infiltrats (nach Pick).

Erst nach zweimonatlicher Krankheitsdauer traten Nackenstarre und andere menengitische Symptome auf.

Das histologische Bild der Meningokokken-Exantheme ist nicht so charakteristisch, wie das des Fleckfiebers; in manchen Fällen sind die mikroskopischen Veränderungen der Haut nur sehr gering, in anderen fand E. Fraenkel Erscheinungen von Arterio-Nekrose; von Benda, Pick, G. B. Gruber u. a. wurden Meningokokken in präkapillaren Gefäßen der petechialen Hautbezirke nachgewiesen (s. Abb. 264). Thomsen und Wulff züchteten aus den exzidierten Petechien (Unterfläche wird auf Aszitesagar ausgestrichen) in 20 Fällen regelmäßig Meningokokken, auch wo solche aus dem Blute nicht gewachsen waren.

Bei vielen Kranken sieht man nach 14 Tagen bis 3 Wochen eine kleienförmige Abschuppung der Haut an den vorderen Partien der Brust, des Abdomens und am Halse.

Auf dem Blutwege entstehen in einem Teile der Fälle auch die multiplen Gelenkschwellungen am Handgelenk, am Ellbogengelenk und am Knie- gelenk, die zuweilen zur Beobachtung kommen. Bei einem Kranken konnten wir in dem dicken eitrigen Exsudat des prall geschwollenen und äußerst schmerzhaften Kniegelenkes Meningokokken nachweisen. In anderen Fällen sind die Gelenkschwellungen nur durch seröse Ergüsse auf toxischer Basis bedingt.

Auch die seltener vorkommende Endokarditis wird durch die im Blute kreisenden Meningokokken verursacht, ebenso (selten) Orchitis und Parotitis.

Der Puls ist im Verlaufe der Genickstarre fast stets beschleunigt, doch ist die Frequenz ganz auffälligen Schwankungen unterworfen. Pulsverlang- samung wird nur selten beobachtet. Die Atmung ist für gewöhnlich von mäßiger Frequenz und regelmäßig, bei schwereren Fällen nimmt sie z. B. einen Cheyne-Stokesschen Typus an. Bronchitiden und Bronchopneu- monien sind bei den schweren Fällen häufig und verschlechtern die Prognose

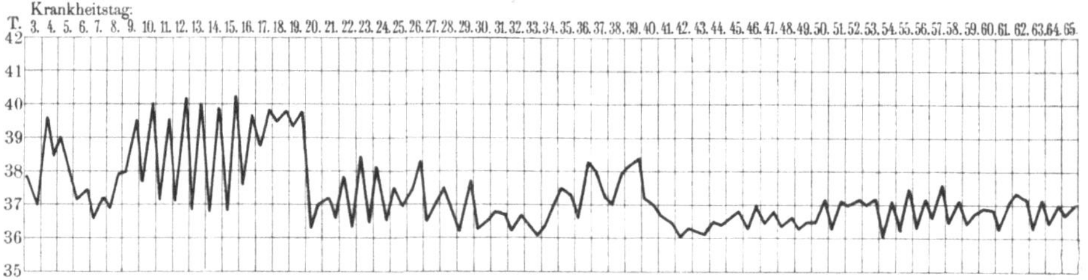

Abb. 265. Hermann E., 11 Jahre alt. Meningitis cerebrospinalis epidemica.
Protrahierter Fall mit Ausgang in Heilung nach 65 Tagen.

sehr. Ihr Vorkommen ist erklärlich, wenn man bedenkt, wie leicht die oft schwer benommenen Kranken sich verschlucken und Mundinhalt aspirieren können. Die dabei entstehenden lobulären Pneumonien sind dann natürlich sekundärer Natur und nicht durch den spezifischen Erreger bedingt. In seltenen Fällen kommt es auch zu Bronchopneumonien, die durch den Meningokokkus hervorgerufen sind. Hier wird die Infektion auf dem Blutwege herbeigeführt.

Das Blut zeigt gewöhnlich das Bild der Hyperleukozytose; meist zählten wir über 10000, bei einigen Fällen über 20000 Leukozyten. Vor- herrschend sind die polynukleären Leukozyten, die eosinophilen Zellen sind meist vermindert, können sogar vollständig fehlen. Besserungen im Krankheits- bilde gehen mit Ansteigen der eosinophilen Zellen einher.

In schweren Fällen von Meningokokken-Sepsis lassen sich bisweilen sub finem im Blutausstrich Meningokokken innerhalb von Leukozyten und frei nachweisen. Eine „Gruber-Widalsche" Probe (Agglutination von sicheren Meningokokkenstämmen durch das verdünnte Serum des Meningitis-Kranken) ist nicht möglich, der Ausfall solcher Agglutinationsproben jedenfalls ein sehr unzuverlässiger.

Der Digestionsapparat zeigt, abgesehen von dem oben erwähnten Er- brechen, meist nur wenig Besonderes. Appetitlosigkeit kommt ausnahms- weise vor, ist aber nicht die Regel. Kinder unter einem Jahre haben sogar meist einen auffallend guten Appetit, und bei den hydrozephalischen Kindern steht die gute Nahrungsaufnahme oft in krassem Gegensatz zu der fortschreiten- den Kachexie. Durchfälle werden namentlich im hydrozephalischen Stadium häufig beobachtet. Der Stuhl pflegt bei schweren Fällen spontan abzugehen, ebenso der Urin.

Ein nicht seltenes Symptom ist die kahnförmige Einziehung des Leibes, die ebenso wie die oben erwähnte Rigidität in der Muskulatur des Rückens und der Unterextremitäten auf der bei der Genickstarre vorhandenen Neigung zur Muskelhypertonie beruht.

Die Nieren werden nur selten in Mitleidenschaft gezogen. Bisweilen sieht man leichte Albuminurien. Schwerere Nephritiden sind selten. Der Urin enthält gelegentlich kleine Mengen von Zucker; Polyurie (ohne Glykosurie) ist nicht selten. Die Diazoreaktion pflegt negativ zu sein (auch in den schweren und septischen Fällen), Urobilin- bzw. Urobilinogen-Probe ist fast immer positiv.

Die Milz ist in der Regel nicht geschwollen.

Das Fieber zeigt keinen für alle Fälle gültigen Typus. Vor allem ist wichtig, darauf hinzuweisen, daß das Verhalten der Temperatur keineswegs einen Schluß auf die Schwere der Erscheinungen gestattet. Es kommen natürlich Fälle vor, die unter hohem Fieber nach wenigen Tagen tödlich enden; aber nicht durchgängig haben die schwersten Fälle stets hohe Temperaturen. Jochmann sah z. B. einen Fall, der nach 26 stündiger Krankheitsdauer zugrunde ging und dessen höchste Temperatur 37,6° betrug. Gerade für die schweren, protahiert verlaufenden Fälle, bei denen sich ein Hydrozephalus entwickelt, ist es charakteristisch, daß sie nach einer anfänglichen Fieberperiode schließlich wochen- und monatelang bis zu ihrem Tode fieberfrei bleiben, wenn sich nicht noch sekundäre Komplikationen unter Bronchitis oder Bronchopneumonie hinzugesellen.

Am häufigsten zeigen die akuten und subakuten Formen ein unregelmäßig remittierendes Fieber zwischen 38° und 39,5°; der Abfall erfolgt meist lytisch, aber in unregelmäßigen Schwankungen.

Bisweilen hat das Fieber, namentlich bei protahiert verlaufenden Fällen, einen intermittierenden Charakter (vgl. Abb. 265).

Als eine besondere Eigentümlichkeit der Genickstarre gilt die Beobachtung, daß die Temperatur nicht selten kurz vor dem Tode, selbst bei vorher geringem Fieber, eine exzessive Steigerung bis zu hyperpyretischen Graden erfährt; aber auch ein agonales Absinken bis zu 35,9° konnten wir in einem Falle beobachten.

Verlauf. Die epidemische Genickstarre zeigt eine Reihe von Verlaufsformen, die voneinander sehr erheblich differieren. Will man eine Vorstellung von dem Wesen der Krankheit gewinnen, so müssen daher verschiedene Typen unterschieden werden, die hier hauptsächlich nach den Erfahrungen der oberschlesischen Epidemie (Altmann, Göppert, Curtius, Jochmann) kurz skizziert werden sollen.

Man unterscheidet am besten drei Gruppen: Einmal die akut verlaufenden Fälle, zweitens die Fälle mit protrahiertem Verlauf und schließlich die Genickstarre im Säuglingsalter, die wegen besonderer Eigentümlichkeiten für sich besprochen werden muß. Zu der ersten Gruppe gehören die unter stürmischen Erscheinungen foudroyant zum Tode führenden Fälle (Meningitis siderans) und ferner diejenigen Formen, die im Verlaufe von 5—6 Tagen teils mit letalem, teils mit glücklichem Ausgange ablaufen.

Das Schema der Verlaufsformen der Meningitis ist also kurz folgendes:

I. Gruppe: Die akut verlaufenden Fälle.
  1. Meningitis siderans,
  2. Die in 4—6 Tagen ablaufenden Fälle.
II. Gruppe: Protrahierte Fälle.
  1. Mit fortbestehender Eiterung und meist intermittierendem Verlauf.
  2. Mit Ausbildung eines Hydrocephalus internus.

III. Gruppe: Meningitis im Säuglingsalter.

Als IV. Gruppe kann man hier noch anreihen die Fälle von Meningitis levissima bzw. abortiva.

I. Gruppe: Die akut verlaufenden Fälle. a) Die foudroyant verlaufende Form der Genickstarre, die Meningitis siderans, hat etwa folgenden Ablauf:

Aus völliger Gesundheit heraus plötzlich mit Kopfschmerzen, Erbrechen und Schüttelfrost erkrankt, verlieren die Patienten meist schon nach wenigen Stunden das Bewußtsein, fiebern hoch und werfen sich unruhig hin und her. Nackensteifigkeit ist dabei mitunter bereits vorhanden, fehlt aber auch häufig. Charakteristisch ist die allgemeine Hauthyperästhesie, besonders an den unteren Extremitäten. Der Puls ist klein und sehr frequent; das Verhalten des Fiebers ist verschieden. Bald herrschen hohe Temperaturen bis zu 39°, bald besteht nur sehr geringes Fieber. Die Zunge ist trocken und belegt, die Rachenschleimhaut gerötet. Die Milz ist oft vergrößert, im Blute findet sich oft erhebliche neutrophile Leukozytose. Diese Fälle zeigen sehr oft das oben (S. 614) beschriebene Exanthem. Unter zunehmender Benommenheit und Delirien gehen

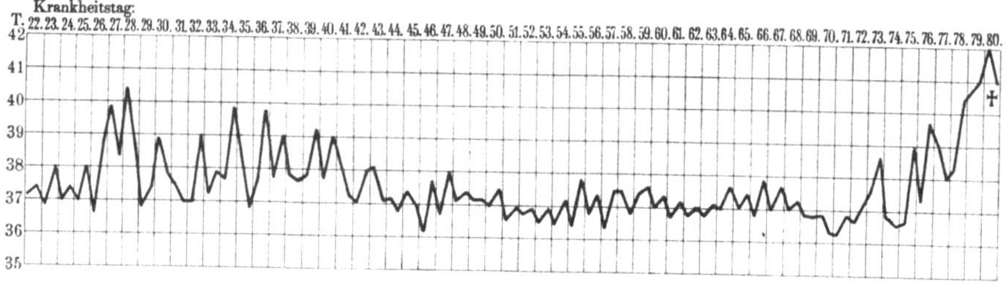

Abb. 266. Georg Qui., 11 Monate alt. Meningitis cerebrospinalis. 3 Wochen vor der Aufnahme an Fieber, Erbrechen, Nackensteifigkeit erkrankt. Bei der Aufnahme hochgradiger Opisthotonus, Kniee stark an den Leib gezogen. Lumbalflüssigkeit unter stark erhöhtem Druck. Im Sediment massenhafte Leukozyten mit intrazellulären Meningokokken. Entwicklung eines Hydrozephalus. Tod an Bronchopneumonie.

die Kranken in wenigen Stunden an Herzschwäche zugrunde. Fehlt die Nackenstarre, so ist in solchen Fällen die Diagnose oft schwer; die Untersuchung der Lumbalflüssigkeit bringt erst die sichere Entscheidung.

b) Die häufigste Verlaufsform ist diejenige, die nach 4—6 Tagen zur Entscheidung führt, d. h. entweder tödlich endet oder in Genesung ausgeht.

Die Krankheit setzt nach kurzem Prodromalstadium (Pharyngitis, Tonsillitis, Bronchitis) mit Kopfschmerzen, Erbrechen und Fieber ein. Nackensteifigkeit bildet sich in der Regel erst am zweiten Tage aus. Zunächst bestehen nur geringe Schmerzen beim Versuch, den Kopf zu heben. Betasten des Kopfes, Druck auf die Dornfortsätze der Halswirbelsäule ist schmerzhaft. Eine allgemeine Hauthyperästhesie stellt sich ein; jede Berührung und Bewegung ruft Schmerzempfindungen hervor. Bei der Lumbalpunktion entleert sich entweder unter hohem Druck eine trübe Flüssigkeit oder es tropft langsam dicker, rahmiger Eiter ab. Allmählich trübt sich das Bewußtsein; die Kranken werden unruhig, wollen aus dem Bett und delirieren. Der Kopf wird nun immer mehr nach hinten gezogen, während sich die Wirbelsäule opisthotonisch krümmt. Der Versuch, das Kinn der Brust zu nähern, macht die heftigsten Schmerzen, Seitwärtsbewegungen bleiben oft lange ungestört. Die Lippen sind trocken, die Zunge ist schmierig belegt; die Pupillen reagieren träge und sind oft ungleich. Häufig tritt an einem oder an beiden Augen Schielen auf. Am Kinn, an der

Wange oder an den Lippen zeigen sich Herpesbläschen. Das Verhalten der Sehnenreflexe ist verschieden, bald normal, bald herabgesetzt, selten gesteigert. Der Urin und Stuhl gehen spontan ab.

Unter den Erscheinungen der Herzschwäche erfolgt der Tod in 4—6 Tagen, „die Meningitiker sterben zuweilen tagelang", bisweilen unter Krämpfen in Form klonischer Zuckungen, die bald auf eine Seite beschränkt sind, bald über den ganzen Körper sich ausdehnen.

Die in Genesung ausgehenden akuten Fälle erkranken zunächst unter denselben schweren Erscheinungen: Bewußtlosigkeit, Delirien, Nackenstarre, Kernigsches Symptom, Hyperästhesie und hohes Fieber stehen im Vordergrunde. Nach 2 oder 3 Tagen wird der Patient wieder klarer, er klagt über Kopfschmerzen. Oft macht sich jetzt schon eine Störung des Gehörvermögens geltend. Nach 4—6 Tagen sinkt die Temperatur kritisch oner lytisch zur Norm ab, die Nackensteifigkeit wird besser, die Kopfschmerzen schwinden und der Kranke tritt in die Rekonvaleszenz ein. Einen solchen schnellen, günstigen Ablauf der Erscheinungen kann man namentlich bei der Behandlung schwerer Fälle mit Meningokokkenserum sehen. Einige Beispiele dafür sind bei der Besprechung der Serumtherapie wiedergegeben.

II. Gruppe: Protrahierte Fälle. Bei den protrahierten subakuten Fällen sind zwei Kategorien zu unterscheiden: einmal die Fälle, bei denen der eitrige Prozeß an den Meningen über lange Zeit fortbesteht oder weiterschreitet und zweitens die Fälle mit Ausbildung von Hydrocephalus internus.

a) Die protrahierten Fälle mit fortbestehender Eiterung an den Hüllen von Gehirn und Rückenmark zeigen zunächst alle jenen schweren Symptome wie die oben beschriebenen akuten Formen: sehr ausgeprägte Nackenstarre, Opisthotonus, Kernigsches Symptom, Benommenheit und Delirien sind auch hier in den ersten Tagen vorhanden. Dann hellt sich das Bewußtsein häufig auf, die Kranken werden wieder klarer und nehmen Anteil an der Umgebung. Das anfangs hohe Fieber sinkt ab, ohne freilich bis zur Norm herunterzugehen, der Kranke scheint auf dem Wege der Besserung. Nur der Puls bleibt auffallend frequent und labil; ohne erkennbare Ursache finden große Schwankungen der Pulsfrequenz statt, so daß man einmal 100 und einige Stunden später 120—140 Pulse zählen kann, ohne daß die Temperaturbewegungen diesem Verhalten entsprechen. Dann aber kommen wieder Verschlechterungen, höheres Fieber und sehr frequenter Puls, starke Kopfschmerzen und Bewußtseinstrübungen stellen sich ein. Die Pupillen reagieren träge und sind auffallend weit, Schielen auf einem oder auf beiden Augen macht sich oft bemerkbar. Der Kranke wird unreinlich, läßt Stuhl und Urin unter sich gehen. Dann kann wieder eine leichte Besserung mit absinkendem Fieber eintreten, und so halten die Schwankungen des objektiven Befindens und des Fiebers lange Zeit an, bis es nach 4—6 Wochen entweder zum tödlichen Ende oder zur endgültigen Entfieberung und zur Heilung kommt. Eine hochgradige Abmagerung ist auch bei solchen Fällen an der Tagesordnung. Dem ungünstigen Ausgange gehen häufig Konvulsionen voraus; in anderen Fällen führt Herzschwäche oder eine sekundäre Bronchopneumonie das Ende herbei.

b) Der häufigste Ausgang der protrahierten Fälle ist die Entwicklung eines Hydrocephalus internus. Nachdem in den ersten 3 bis 4 Wochen der Erkrankung dieselben Erscheinungen wie bei der eben beschriebenen Form vorhanden waren, entwickelt sich bei dieser Kategorie von Kranken ein sehr charakteristisches Bild, dessen wesentlichste Symptome Fieberlosigkeit, hochgradige Abmagerung, Flexionskontrakturen an den unteren Extremitäten und periodenweise auftretendes Erbrechen sind. Die Fieberlosigkeit ist die Regel bei diesen Fällen des hydrozephalischen Stadiums. Oft entwickelt sich gegen das Ende hin eine Bronchopneumonie, so daß an Stelle der bisherigen Fieberfreiheit hohe Temperaturen treten. Auch Ausnahmen, bei denen das Fieber nie ganz verschwindet, sondern leicht remittierende Temperatur-Bewegungen zwischen 37⁰ und 38⁰ fortbestehen, kommen zur Beobachtung.

Das Sensorium verhält sich bei den hydrocephalischen Fällen verschieden. Fast stets ist es mehr oder weniger getrübt; nur ganz wenige Kranke machen einen klaren Eindruck und nehmen Anteil an der Umgebung. In den allermeisten Fällen liegen die Patienten teilnahmslos da mit ausdruckslosem Gesicht und reagieren nur auf laute Anrufe mit „ja" oder „nein", ohne sich auf die Beantwortung weiterer Fragen einzulassen. Nur bei passiven Bewegungen des Kopfes oder der Extremitäten geben sie Schmerzäußerungen von sich.

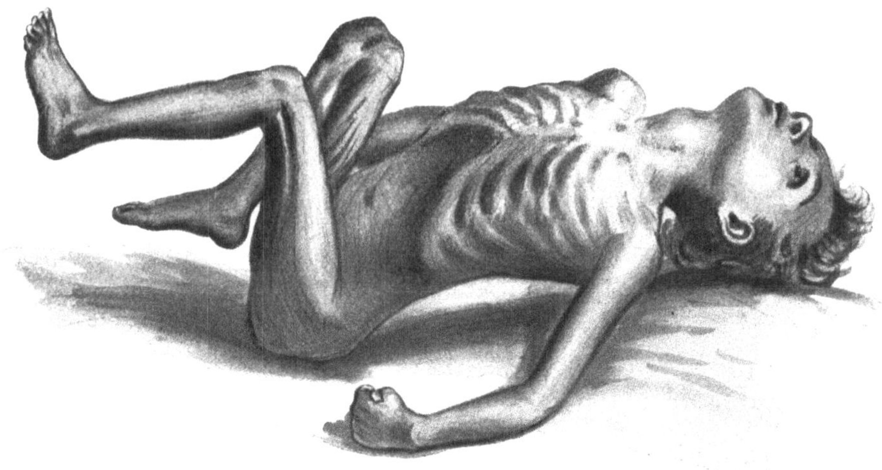

Abb. 267. Genickstarrekind im Stadium hydrocephalicum. Extreme Abmagerung, Flexionskontrakturen, Nackenstarre, Opistotonus.

Viele sind benommen, namentlich gegen das Ende hin. Delirien kommen auch in diesem Stadium vor, sind aber seltener als im Beginn der Krankheit.

Bei der Lumbalpunktion findet man bei solchen Kranken meist einen erhöhten Druck und klare Spinalflüssigkeit, in der beim Mikroskopieren nur vereinzelte polynukleäre Leukozyten und in der Regel gar keine Meningokokken mehr nachgewiesen werden können. Erst die Kultur ergibt in einzelnen Fällen noch ein positives Resultat.

Die merkwürdigste Erscheinung bei den Kranken mit Hydrozephalus ist die schnell fortschreitende Abmagerung. Wer einmal einen Krankensaal mit 30—40 Genickstarrefällen gesehen hat, von denen der größte Teil die Erscheinungen des hydrozephalischen Stadiums bot, dem wird das entsetzliche Bild unvergeßlich bleiben. Bis zum Skelett abgemagert, so daß die Rippen stark hervortreten, mit welker, trockener, abschilfernder Haut, die sich in Falten aufheben läßt, liegen die Kinder auf dem Rücken oder auf der Seite mit nach hinten gezogenem Kopf und lordotisch gekrümmtem Rücken und stark im Hüft- und Kniegelenk flektierten Beinen. Die Flexionskontraktur im Kniegelenk erreicht dabei oft die höchsten Grade, so daß eine passive Streckung der Beine unmöglich ist, und der Versuch dazu selbst benommenen Kindern ein Stöhnen entlockt. Die Hyperästhesie ist oft weniger ausgesprochen als die Hyperalgesie bei passiven Bewegungen. Sehnenreflexe sind in diesem Stadium in der Regel nicht auszulösen. Die Arme werden meist gestreckt gehalten, der Leib ist kahnförmig eingesunken, die Augen sind weit geöffnet und blicken starr vor sich hin, die Pupillen reagieren träge und sind oft von abnormer Weite; auffällig ist der seltene Lidschlag. Ertaubungen treten im hydrozephalischen Stadium in der Regel nicht auf; wo sie vorhanden sind, stammen sie schon aus der ersten Krankheitswoche.

Im krassen Gegensatz zu der progredienten Abmagerung steht der gute Appetit der Kranken, die meist die verabreichten Speisen gierig zu nehmen pflegen. Man könnte daran denken, daß die schubweise auftretenden Anfälle häufigen Erbrechens, an denen die Kranken leiden, zu der Abmagerung beitragen, denn oft geben die Kinder tagelang alles wieder von sich, was sie aufgenommen haben. Charakteristisch ist aber, daß solche Perioden des Erbrechens bald wieder abwechseln mit besseren Zeiten, wo die Kranken alle Nahrung bei sich behalten, und trotzdem schreitet die Gewichtsabnahme unaufhaltsam fort. Hier müssen trophische Störungen, die durch den Hydrozephalus bedingt sind, im Spiele sein. Die Kranken sind stets unreinlich und lassen Stuhl und Urin unter sich gehen, so daß die Gefahr des Dekubitus droht, wenn nicht sorgsame Pflege sie bewacht. In vielen Fällen treten gegen das Ende hin tonisch-klonische Krämpfe in Armen und Beinen auf, die sich häufig wiederholen können. Herzschwäche oder sekundäre Komplikationen führen den Tod herbei. In seltenen Fällen kommt ein solcher Fall nach monatelangem Siechtum doch noch zur Heilung.

III. Gruppe: Die Genickstarre im Säuglingsalter. Im Säuglingsalter nimmt die Genickstarre oft einen von den beschriebenen Fällen abweichenden Verlauf, so daß eine gesonderte Besprechung wünschenswert erscheint. Genauere Beobachtungen über diese Erscheinungen verdanken wir besonders Göppert.

Zunächst ist darauf hinzuweisen, daß die Nackenstarre und das Kernigsche Symptom häufig fehlen. Die Kinder erkranken plötzlich unter Fieber und Unruhe. Ein wichtiges Symptom ist die Auftreibung der Fontanelle, die in vielen, nicht in allen Fällen vorhanden ist. Oft tritt sogar eine Ausdehnung des ganzen Kopfes auf, die Nähte klaffen weit infolge der Lockerung ihres Zwischengewebes durch entzündliche Hyperämie (Göppert). Sehr charakteristisch ist die Hyperalgesie bei passiven Bewegungen, die sich besonders deutlich an den unteren Extremitäten zeigt, so daß die Kinder namentlich beim Trockenlegen jämmerlich schreien. Das Bewußtsein verhält sich verschieden. In manchen Fällen erlischt es schon im Beginn der Krankheit oder am Ende der ersten Woche, und die Kinder gehen schnell zugrunde. In anderen Fällen machen die Säuglinge einen relativ munteren Eindruck, blicken mit lebhaften Augen um sich und trinken gut, nur das Fieber und die Hyperalgesie der Beine weisen auf die Krankheit hin. Oft treten tonisch-klonische Krämpfe hinzu.

Curtius beschreibt folgende Art von Krämpfen, die er besonders häufig bei Säuglingen sah: die Hände werden flektiert, die Finger zur Faust geballt, die Arme gestreckt, manchmal überstreckt, der Kopf nach hinten geschlagen, die Wirbelsäule nach vorn ausgebogen, die Beine meist gestreckt, immer in Spitzfußstellung. Speichel tritt schaumig aus dem Munde. Unter starkem Schweißausbruch erfolgt die Respiration stoßweise, sehr beschleunigt (60—80 Atemzüge), dabei besteht eine starke Inkoordination der Bulbi.

Gehen die Kinder nicht im Laufe der ersten oder der zweiten Woche zugrunde, so entwickelt sich meist ein Hydrozephalus, der dann die oben beschriebenen Symptome, Abmagerung, Erbrechen usw. mit sich bringt.

Die Prognose ist in allen Fällen bei Säuglingen sehr ungünstig.
Nur selten kommt ein Kind des ersten Lebensjahres zur Genesung, bei dem
durch Lumbalpunktion Meningokokken nachgewiesen werden können.

IV. Gruppe: Meningitis levissima, abortive Fälle. Die Erscheinungen: Kopfschmerz, Erbrechen, Nackenschmerzen, Hyperästhesie, Kernig,
können so gering sein, daß man nur in Epidemiezeiten an die richtige Ursache
denkt. Hochhaus sah neben 32 ausgesprochenen Fällen von Genickstarre
16 solche leichten Erkrankungen. Fast alle haben Pharyngitis, Angina oder
Bronchitis. Der Liquor — fast immer unter erhöhtem Drucke — kann klar sein

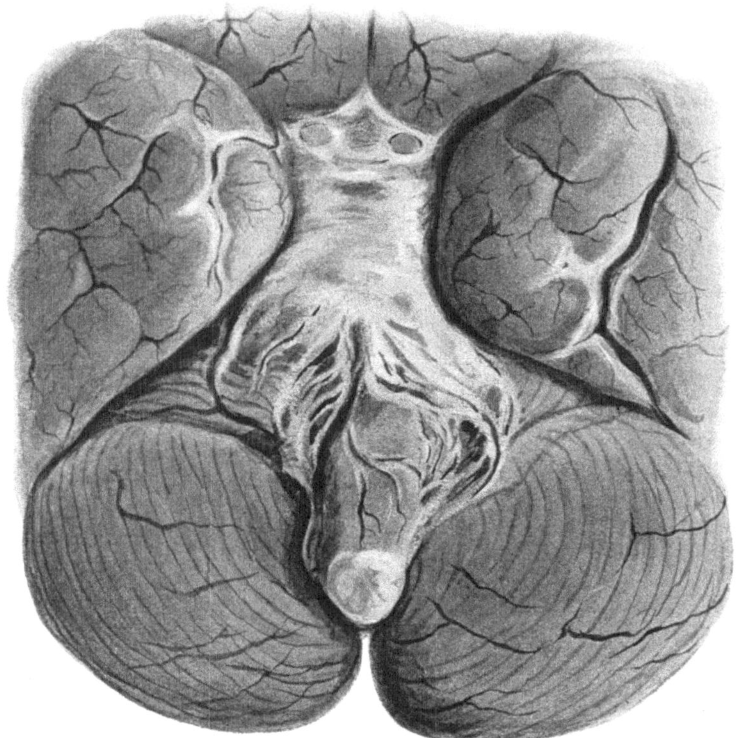

Abb. 268. Epidemische Genickstarre. Basilarmeningitis. Besonders befallen die Gegend
des Chiasma.

und braucht nicht immer Meningokokken zu enthalten; solche finden sich dafür
häufig im Rachenabstrich. Schwierig kann die Abgrenzung gegen „Meningismus"
sein als Begleiterscheinung irgendwelcher anderer Infektion.

Pathologische Anatomie. Die anatomischen Veränderungen, die der Einwirkung
der Meningokokken zuzuschreiben sind, bestehen bei den akuten Fällen in einer
eitrigen Entzündung der Pia und der Arachnoidea von Gehirn und
Rückenmark. In den protrahiert verlaufenden Fällen entwickelt sich häufig ein
hochgradiger Hydrocephalus internus.
Wir betrachten zunächst den Befund bei denjenigen Fällen, die etwa nach
fünftägiger Krankheit zugrunde gehen. Die Hauptveränderungen sind meist an
der Basis lokalisiert. Die Pia ist blutreich und getrübt. Trüb seröses oder eitriges
Exsudat, das häufig mit Blut vermischt ist, liegt in den Subarachnoidealräumen.

Eine sulzig eitrige Infiltration der weichen Hirnhäute findet man in der Gegend des Chiasma und der Sella turcica. Auch die Gegend der Brücke und des Oberwurms vom Kleingehirn zeigt oft dieselben Veränderungen. Von der Basis aus ziehen in vielen Fällen gelbe Eiterstreifen, die Furchen überbrückend, zur vorderen Hälfte der Konvexität. Die Sylvische Furche bleibt meist frei (im Gegensatz zur tuberkulösen Meningitis). Auf der Konvexität sind die Veränderungen sehr verschieden ausgesprochen. Meist sieht man eine diffuse Trübung der weichen Hirnhäute in ihren vorderen Partien; in anderen Fällen sind die Gefäße fast sämtlich von den genannten gelben Eiterstreifen flankiert. Oft breitet sich der Eiter auch über größere Flächen aus und bedeckt in einer mehrere Millimeter dicken Schicht kleinere oder größere Partien des Stirnhirns. In den schwersten Fällen sind die vorderen

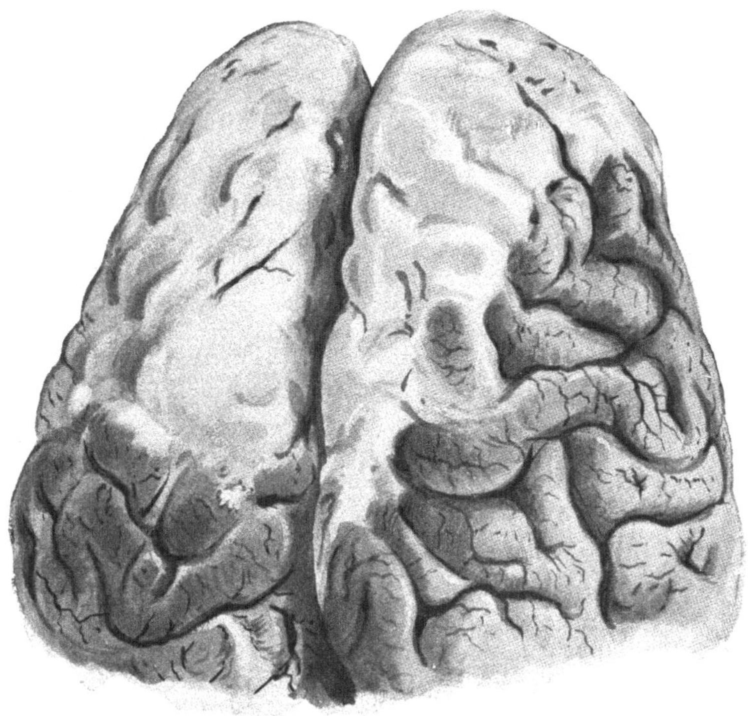

Abb. 269. Konvexitäts-Meningitis. „Eiterhaube".

zwei Drittel der Konvexität wie mit einer dichten grünlichgelben Eiterhaube bedeckt. Auffällig ist, daß der Okzipitallappen meist frei ist (vgl. Abb. 269).

Die Ventrikel enthalten trübe oder eitrige Flüssigkeit mit blutigen Beimengungen, ott aber sind sie auch leer.

Westenhöfer stellte sich auf Grund seiner Untersuchungen bei der oberschlesischen Epidemie den Gang des Prozesses in der Weise vor, daß die Meningokokken sich zunächst an der Rachenmandel einnisten, die er regelmäßig hypertrophisch fand. Von hier aus werden die mit dem Nasen-Rachenraum und den hintersten Abschnitten der Nase in Verbindung stehenden Höhlen infiziert, und zwar das Ohr und die Keilbeinhöhle, in denen man fast regelmäßig die Zeichen einer eitrigen Entzündung vorfindet, und von da aus erkrankt das lockere Gewebe des Türkensattels und des Chiasma.

Im Gegensatz zu dieser Anschauung betonte Göppert, daß der entzündliche Prozeß schon in den frischesten Fällen ganz launisch und verschiedenartig über das

Gehirn verbreitet ist, und daß bei seinen Beobachtungen keineswegs das Chiasma die Prädilektionsstelle des ersten Eiters war. Auf der Konvexität befalle die Krankheit meist am frühesten den Bezirk der Arteria cerebri anterior und media. Die von Westenhöfer beschriebene Nasen-Rachenraum-Erkrankung, die er in $^2/_3$ der Fälle beobachtete, sei nicht obligatorisch und fehle besonders in den foudroyanten Fällen. Man könne sie also sicher nicht als einzige Eintrittspforte der Krankheit betrachten.

In einer Reihe von Fällen, sicher z. B. bei den traumatisch entstandenen Meningokokken-Meningitiden, mag sich der Infektionsmodus in der von Westenhöfer angegebenen Weise abspielen, also vom Nasenrachen-Raum her erfolgen; in der Mehrzahl der Fälle aber wird die Infektion auf dem Blutwege vom Rachen her oder, ganz allgemein gesprochen, von den oberen Luftwegen aus stattfinden. Dafür würde auch die Tatsache sprechen, daß es gar nicht selten gelingt, Meningokokken im Blute von Genickstarrekranken nachzuweisen.

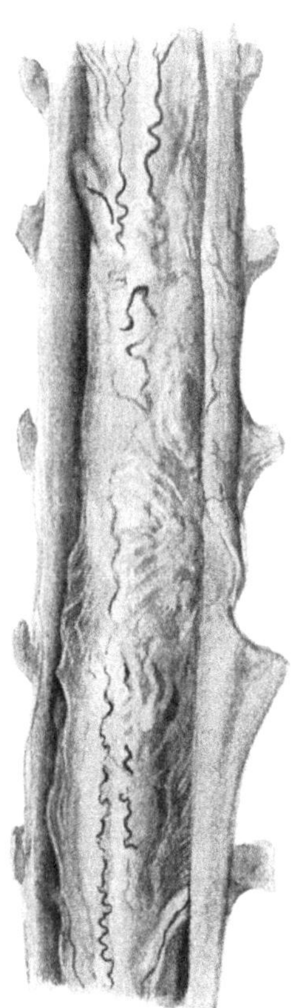

Abb. 270. Exsudat an den Rückenmarkshäuten bei Genickstarre.

In den foudroyant zugrunde gegangenen Fällen findet man gar keine makroskopisch nachweisbaren Veränderungen.

Am Rückenmark ist die eitrige Entzündung in der Regel an der Hinterfläche stärker ausgebildet als an der Vorderfläche. Besonders reichlich ist meist das Lendenmark mit Eiter bedeckt, dann folgt das Brustmark, während das Halsmark gewöhnlich frei bleibt (Abb. 270). Die Veränderungen in der Gehirn- und Rückenmarkssubstanz selbst, die sich makroskopisch meist auf Hyperämie zu beschränken scheinen, charakterisieren sich mikroskopisch durch das Auftreten zahlreicher Lymphozytenansammlungen in der Umgebung der Gefäße und kleinster enzephalitischer Herde.

Bei den Fällen, die nach wochen- und monatelangem Siechtum zugrunde gegangen sind, findet sich fast stets ein Hydrocephalus internus. Die Ventrikel sind enorm erweitert, die Gehirnwindungen abgeplattet und verstrichen. Abb. 271 gibt ein gutes Bild dieser hochgradigen Veränderungen.

Die Erscheinungen der Eiterung sind dabei oft ganz verschwunden; nur geringe Re iduen davon, wie Trübungen und Verdickungen der Hirnhaut und Verwachsungen mit der Dura, sind noch zu sehen. An der Basis, namentlich um das Chiasma herum, findet sich ein zähe, fibrinöses Gewebe. In manchen Fällen sieht man als Rest der Eiterstreifen, durch welche die Gefäße flankiert wurden, rostbraune streifenförmige Pigmentierungen längs der Gefäße, die durch Blutfarbstoff bedingt sind und als Rest des den eitrigen Exsudaten beigemengten Blutes aufzufassen sind. In anderen Fällen aber findet man neben einem stark ausgebildeten Hydrozephalus noch kleinere oder größere Mengen Eiters in den Subarachnoidalräumen. Die Ventrikel sind mit großen Mengen klarer Flüssigkeit gefüllt. Nur am Boden des Hinterhornes finden sich mitunter noch einige Eiterflocken. Sehr bemerkenswert ist die Tatsache, daß wir auch bei völlig klarer Ventrikelflüssigkeit meist noch Meningokokken darin nachweisen können, ein Zeichen dafür, daß der infektiöse Prozeß noch fortbesteht und die starke Sekretion seröser Flüssigkeit damit in Zusammenhang stehen kann.

Unsere Vorstellungen über die Ursache der Entstehung des Hydrozephalus im Anschluß an die Meningitis cerebrospinalis hat Göppert in dankenswerter Weise bereichert, man hat nach ihm das Stadium hydrocephalicum in folgender Weise zu definieren: Fortbestehen der spezifischen Genickstarreinfektion mit gesteigerter Sekretion wesentlich seröser Flüssigkeit. Infolge der Kachexie geringer Gewebsturgor, der die Erweiterung der Hirnhöhle bei stärkerem wie bei geringerem Drucke erlaubt. Organische und mechanische Abschlüsse unterstützen nur das Eintreten und sind für die Entstehung des inneren Wasserkopfes nicht obligatorisch.

An den Rachenorganen ist nach Westenhöfer die hauptsächlichste Erkrankung die Schwellung und Rötung der Rachenmandel. Mehr oder weniger intensiv beteiligt sind: die hintere Pharynxwand, der Tubenwulst der Tuba Eustachii und die hinteren Abschnitte der Nasenschleimhaut; Rötung und Schwellung ist dabei in den protrahiert verlaufenden Fällen weniger ausgesprochen als in den

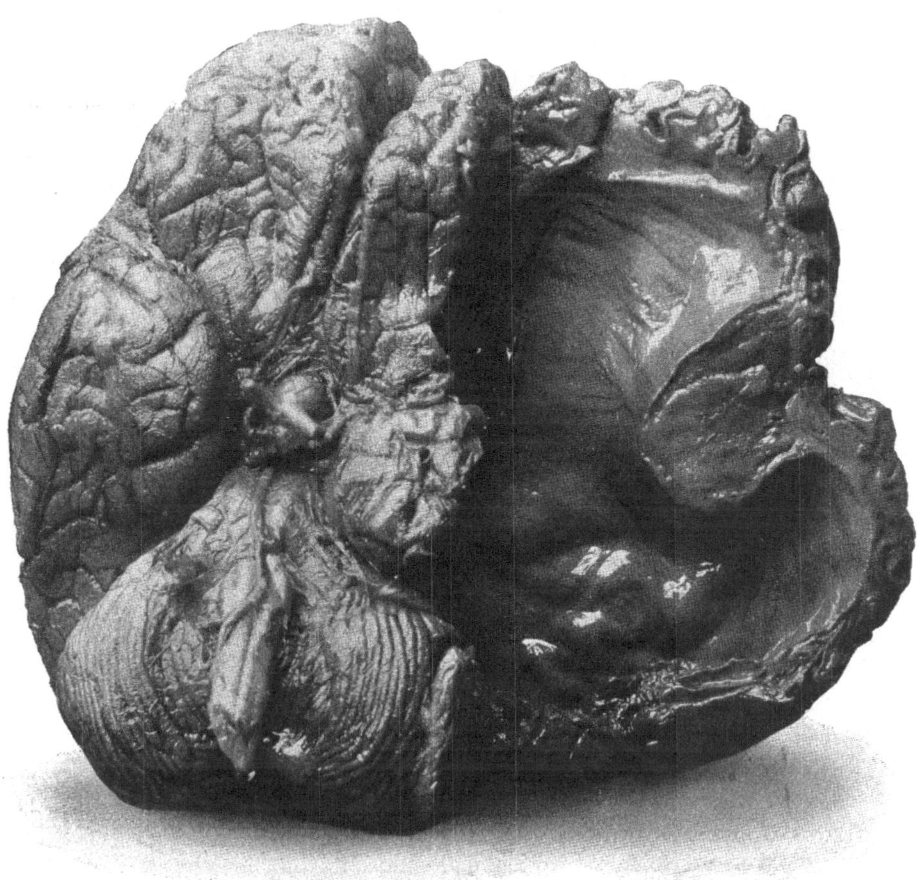

Abb. 271. Enorme Erweiterung der Ventrikelhöhlen bei Hydrocephalus internus.

akuten. Die Entzündung geht ohne Veränderung des Epithels einher und ohne Eiterbildung; sie besteht in starker Hyperämie und Ödem.

Die Gaumentonsillen sind in der Regel nicht beteiligt. In seltenen Fällen kann es durch Mischinfektion zu einer Angina necroticans kommen.

Fast stets findet sich eine eitrige Entzündung des Mittelohres; Labyrinthvereiterungen sind seltener.

Neben dem Ohr ist die Keilbeinhöhle am häufigsten im Zustande der eitrigen Entzündung. Diese Erkrankung findet sich natürlich nur bei Kranken, die über drei Jahre alt sind, weil die Keilbeinhöhle erst von diesem Lebensalter an richtig entwickelt ist.

Die Siebbeinzellen sind in der Regel nicht erkrankt; nur in einzelnen Fällen findet sich auch hier Rötung und Schwellung.

Ein häufiger Befund ist die akute entzündliche Schwellung der Nacken- und Halslymphdrüsen. Sehr gewöhnlich ist eine große lymphatische Thymusdrüse vorhanden und bei erwachsenen Genickstarreleichen wird oft eine Persistenz der Thymusdrüse beobachtet.

Die Lungen zeigen nicht selten bronchitische und bronchopneumonische Veränderungen.

Am Herzen werden häufig intramuskuläre Rundzellenanhäufungen im Myokard teils in zirkumskripter, teils in diffuser Anordnung gefunden, die in manchen Fällen den Tod an Herzschwäche erklären. Auch wachsartige Degeneration der Herzmuskelfasern ist nicht selten (Gruber). Am Endokard entwickelt sich in einzelnen Fällen eine Endocarditis verrucosa (Weichselbaum).

Am Darm findet man fast regelmäßig eine Schwellung der Peyerschen Plaques und der Follikel. Westenhöfer rechnet diesen Befund zu den Symptomen der lymphatischen Konstitution der Genickstarrekranken, die sich außerdem in den bereits genannten Erscheinungen, Hyperplasie des Nasen-Rachenringes, Persistenz der Thymus und Halsdrüsenschwellungen bemerkbar macht.

Die Milz zeigt recht häufig eine nicht unbeträchtliche, weiche Schwellung. An den Nieren kommen trübe Schwellungen, Verfettung und Epithelnekrosen zur Beobachtung, meist aber sind die Veränderungen nur geringfügig.

Diagnose. Die Diagnose der Genickstarre bietet in den ausgesprochenen Fällen keine erheblichen Schwierigkeiten, besonders dann nicht, wenn die Krankheit epidemisch auftritt. Es gibt aber eine große Anzahl von Formen, wo die sichere Erkennung des Leidens nicht leicht ist, namentlich dort, wo es sich um bewußtlose Kranke handelt, die ohne anamnestische Angaben zur Behandlung kommen. Auch in sporadischen Fällen ist die Diagnose der übertragbaren Genickstarre oft schwer, da die charakteristischen Symptome keineswegs immer deutlich ausgesprochen sind. Diagnostisch wichtig sind vor allem: der akute Beginn der Erkrankung, die Nackensteifigkeit, die Hyperästhesie und Hyperalgesie, die Kopf- und Rückenschmerzen, der Herpes, das Kernigsche Symptom, das Fieber und last not least der Nachweis von Meningokokken in der Lumbalflüssigkeit. Wenn mehrere von diesen charakteristischen Erscheinungen fehlen, namentlich wenn Nackenstarre und Kernigsches Symptom nicht vorhanden sind, dann ist die Verwechslung mit anderen akuten fieberhaften Erkrankungen, mit Grippe, Encephalitis epidemica, Pneumonie oder Typhus nicht ganz ausgeschlossen. Ein wichtiger Fingerzeig ist oft die Feststellung der Hyperästhesie an den unteren Extremitäten, besonders die Schmerzempfindlichkeit bei passiven Bewegungen.

Ausschlaggebend für die Diagnose ist der Nachweis von Meningokokken in der Lumbalflüssigkeit, deren Untersuchung uns Quincke durch die von ihm eingeführte Lumbalpunktion ermöglicht hat. Die Technik dieses Verfahrens ist gewöhnlich leicht auszuführen; nur bei delirierenden und unruhigen Kranken kann man auf Schwierigkeiten stoßen, man scheue sich dann nicht, durch einen kurzen Äther- oder Chloräthylrausch den Eingriff zu erleichtern.

Der Kranke liegt am besten auf der Seite, die Oberschenkel sind hochgezogen und der Rumpf ist nach vorn gekrümmt, so daß Knie und Kinn sich möglichst nähern. Da der Conus terminalis beim Erwachsenen in der Höhe des Bogens vom zweiten Lendenwirbel liegt, beim Kinde am dritten Lendenwirbel, so ist der beste Einstichort, um den Subarachnoidealraum zu treffen, zwischen dem dritten und vierten Lendenwirbel gelegen. Man sucht sich diese Stelle am besten so, daß man die höchsten Punkte der Darmbeinkämme durch eine Linie verbindet; diese schneidet den vierten Lendenwirbeldorn. Also einen Dornfortsatz höher ist abzutasten und dann etwas seitwärts von der Mittellinie einzugehen. Man punktiert hier nach sorgfältiger Desinfektion mit Seife, Äther und Alkohol oder mit Jodtinktur vermittels einer 6—8 cm langen Hohlnadel, die durch einen eng anschließenden, vorn entsprechend der Nadelöffnung schräg abgeschliffenen Stahlmandrin ausgefüllt ist. Nach dem Durchstechen der harten Gewebsmassen fühlt man plötzlich etwa in der Tiefe von 5 cm den Widerstand nachlassen. Zieht man nun den Mandrin heraus, so tritt die Spinalflüssigkeit entweder tropfenweise oder bei höherem Drucke im Strahl hervor. Um die Druckhöhe zu messen, verbindet man die Punktionsnadel durch einen kleinen Gummischlauch mit einem Glassteigrohr und mißt mit dem Zentimetermaß die Wasserhöhe ab. Bei horizontaler Seitenlage beträgt der Druck bei einem Gesunden nach Krönig 100—150 mm Wasser. Übersteigt der Druck 150 mm, so gilt er als pathologisch erhöht.

Die Lumbalflüssigkeit ist in der Regel trübe und steht unter einem gesteigerten Druck. Der hohe Druck gehört aber nicht unbedingt zur Diagnose der Genickstarre. Es kommen auch oft normale Werte vor, selbst im Stadium hydrocephalicum, für das im allgemeinen der gesteigerte Druck charakteristisch ist. In manchen Fällen entleeren sich zuerst dicke Tropfen gelben Eiters, und nachher erst tropft langsam eine dünne, getrübte Flüssigkeit ab. Im Stadium hydrocephalicum findet sich meist ein wasserklares Exsudat, das sich oft unter hohem Druck, 200 mm und mehr, entleert. Trotz des wasserklaren Aussehens, das auch bei frischen Fällen gelegentlich beobachtet wird, kann man durch Kulturversuche nicht selten Meningokokken darin nachweisen. Ist die Flüssigkeit getrübt, so bekommt man beim Zentrifugieren im Sediment massenhaft polynukleäre Leukozyten und Lymphozyten. Daneben finden sich viele große einkernige Zellen, deren Kerne sich nicht so stark färben wie die Lymphozytenkerne. Sie übertreffen die Lymphozyten um das Zwei- bis Dreifache an Größe.

Im gefärbten Ausstrichpräparat finden sich dann die Meningokokken, zu zweien liegend oder in Tetradenform oder in kleinen Häufchen, teils innerhalb, teils außerhalb der Leukozyten. Das Gros der Kokken ist in der Regel intrazellulär gelegen. Bei spärlich vorhandenen Kokken hüte man sich vor der Verwechslung mit intrazellulären Zellgranulis.

Differentialdiagnostisch von großer Wichtigkeit ist es, daß die Kokken bei der Gramschen Methode sich stets entfärben. Kann man aus dieser Eigenschaft auch mit Wahrscheinlichkeit darauf rechnen, es mit Meningokokken zu tun zu haben, so ist es doch notwendig, sie noch genauer zu identifizieren. Das geschieht durch Aussaat der Lumbalflüssigkeit auf Aszitesagar, Blutagar oder Löfflerserum. Die gewachsenen Kolonien sind dann noch mit Hilfe eines hochwertigen Meningokokkenserums weiter zu prüfen. Wenn sie durch das agglutinierende Serum in hohen Verdünnungen agglutiniert werden, so sind es echte Meningokokken.

Findet man in der Lumbalflüssigkeit keine Meningokokken, so spricht das keineswegs gegen die Diagnose epidemische Genickstarre, denn in manchen Fällen sind die Erreger nur in sehr geringer Menge vorhanden. Mitunter bringt eine Wiederholung der Lumbalpunktion und der bakteriologischen Untersuchung das positive Resultat oder man bebrütet den Liquor unter Beifügung von Aszitesbouillon (E. Fraenkel) oder von Traubenzucker (zu 4,5 ccm Liquor $\frac{1}{2}$ ccm einer $0,5\,^0/_0$igen Dextroselösung) 12—24 Stunden und macht dann Ausstriche auf Traubenzucker-Blutagar-Platten. Wichtig ist, den Liquor stets sofort bakteriologisch zu verarbeiten! Das „Dogma von der großen Kälteempfindlichkeit der Meningokokken" (Hundeshagen) ist zwar falsch, Temperaturen von etwa $25\,^0$ wirken schädlicher als Kältegrade; allein die Aussicht, die Meningokokken zu züchten, ist um so größer, je rascher die Verarbeitung vorgenommen wird. Auch ist darauf hinzuweisen, daß die Färbbarkeit der Meningokokken oft schon durch 24stündiges Stehen bei Zimmertemperatur leiden kann. Im Stadium hydrocephalicum gelingt es relativ selten, die

Erreger in der Spinalflüssigkeit nachzuweisen. Auch ein negativer Ausfall der Kulturversuche spricht keineswegs gegen epidemische Genickstarre. Die Bezugnahme auf Meningitisfälle der Umgebung, mit denen ein Zusammenhang des vorliegenden Falles nachgewiesen werden kann, gestattet dann oft noch mit Wahrscheinlichkeit die richtige Diagnose. Sehr empfehlenswert ist es in den Fällen, wo die Lumbalpunktion nicht zum Ziele führt, auch eine bakterio-

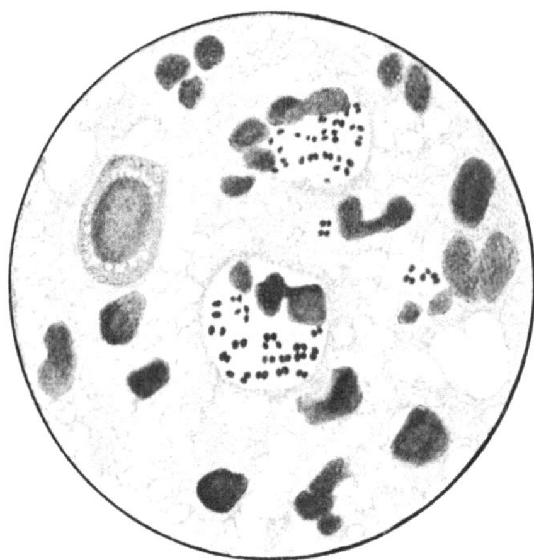

Abb. 272. Meningokokken (größtenteils intrazellulär) im Lumbalpunktat.

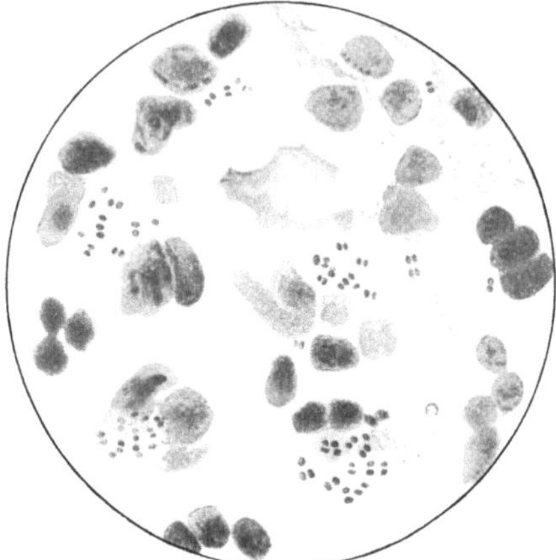

Abb. 273. Meningokokken im Lumbalpunktat größtenteils intrazellulär.

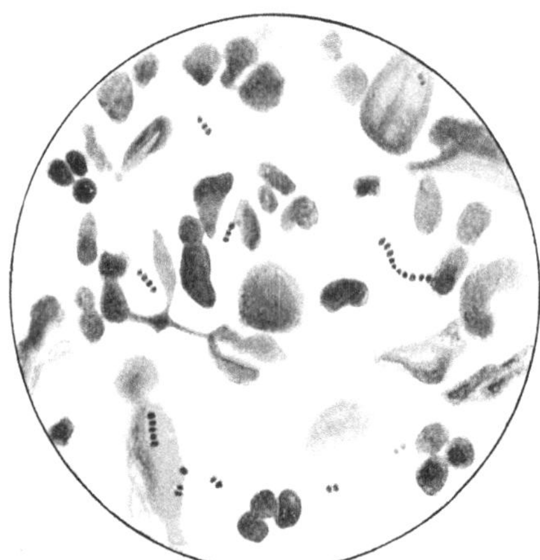

Abb. 274. Streptokokken im Lumbalpunktat bei Streptokokkenmeningitis.

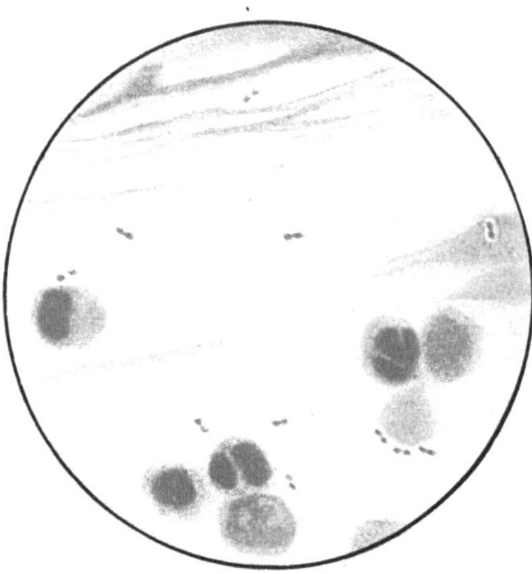

Abb. 275. Pneumokokken in der Lumbalflüssigkeit bei Meningitis.

logische Untersuchung des Rachenabstriches vorzunehmen, durch die in den meisten Fällen Meningokokken nachgewiesen werden können.

Differentialdiagnose gegenüber sekundärer Meningitis und Meningismus. Handelt es sich um deutliche meningitische Symptome, so kommen differentialdiagnostisch zunächst die sekundären Meningitiden in Betracht, die durch Fortleitung einer eitrigen Entzündung auf die Hirnhäute entstanden sind. Es ist also genau darauf zu achten, ob Erkrankungen des Mittelohres (Otitis media), der Nase und ihrer Nebenhöhlen, Kopferysipel oder Verletzungen und dgl. vorhanden sind, die evtl. zum Ausgangspunkt einer sekundären Meningitis werden konnten. Als Erreger kommen in Betracht: Streptokokken, Staphylokokken, Pneumokokken und Influenzabazillen.

Das Lumbalpunktat solcher sekundären Meningitis unterscheidet sich zytologisch nicht von der echten Genickstarre. Man findet auch hier polynukleäre Leukozyten in überwiegender Menge, sowie Lymphozyten. Handelt es sich um eine Streptokokken-Meningitis, so sind die Kokken schon aus ihrer Lagerung in Kettenform im Ausstrichpräparat gut zu erkennen; Staphylokokken liegen in Haufen zusammen und färben sich im Gegensatz zu den Meningokokken nach Gram. Bei den Pneumokokken ist die Lanzettform des Diplokokkus, die Kapselbildung und die positive Gramfärbung charakteristisch. Vgl. Abb. 275.

In zweiter Linie ist daran zu denken, daß bei den verschiedenen Infektionskrankheiten: Typhus, Pneumonie, Scharlach meningitisähnliche Symptome vorkommen, die mit dem Ausdrucke Meningismus bezeichnet werden. Man findet dabei Nackenstarre, Kernigsches Symptom, Hyperästhesie und erhöhten Druck der Lumbalflüssigkeit, ohne daß Eiterzellen oder Infektionserreger darin nachgewiesen werden können. Die meningitischen Symptome sind in diesen Fällen als toxische Einwirkungen der Erreger der Grundkrankheit aufzufassen. Beim Scharlach-Meningismus wird in der Regel die typische Scharlach-Zunge und Scharlach-Angina auf die richtige Diagnose leiten. Den Ausschlag für die Diagnose „Meningitis" gibt der Nachweis der Meningokokken.

Schwieriger schon ist oft die Unterscheidung von schweren Typhusfällen, die mit Meningismus (Nackenstarre, völliger Bewußtlosigkeit und Kernigschem Symptom) einhergehen. Das Verhalten der Temperatur und des Pulses (hohes Fieber bei relativ langsamem Puls), die Milzschwellung, die Hypoleukozytose sprechen für Typhus. Entscheidend ist in der Regel die bakteriologische Untersuchung des Blutes, die beim Typhus den Nachweis der spezifischen Bazillen bringt oder der Ausfall der Widalschen Agglutinationsreaktion.

Auch der Meningismus bei Pneumonie, besonders wenn sie zentral lokalisiert ist, kann zu Verwechslungen mit der Genickstarre führen. Er wird sowohl bei der kruppösen Lungenentzündung, als auch besonders bei den Bronchopneumonien der Kinder, z. B. nach Masern oder Keuchhusten, zuweilen beobachtet. Ausschlaggebend für die Diagnose ist die Untersuchung der Lumbalflüssigkeit.

Außer diesen meningitisähnlichen Erscheinungen bei der Pneumonie kommt es im Verlaufe derselben bisweilen auch durch Verschleppung der spezifischen Keime auf dem Blutwege zu einer eitrigen Pneumokokkenmeningitis, die zur Verwechslung mit der epidemischen Genickstarre führen kann. Hier leistet der Lungenbefund und die beschleunigte Atmung auf die richtige diagnostische Fährte. Der Nachweis der Pneumokokken in der Lumbalflüssigkeit bringt dann die Entscheidung.

Schwierig kann die Unterscheidung von Fleckfieber sein: akuter Beginn, heftige Kopfschmerzen, Bewußtlosigkeit, Auftreten eines petechialen Exanthems (evtl. auch an Handteller und Fußsohle), Erscheinungen von Meningismus — das alles kommt bei beiden Krankheiten vor. Freilich pflegt das Exanthem bei der Meningitis meist sofort, bei Fleckfieber erst am 4. Tage aufzutreten, der Urin gibt bei letzterem fast stets Diazoreaktion. Im übrigen wird der Liquorbefund, der Ausfall der Weil-Felixschen Agglutinationsprobe, allenfalls auch die histologische Untersuchung von exzidierten Roseolen, weiterhin der fernere Verlauf die Unterscheidung bald ermöglichen.

Am wichtigsten ist die Unterscheidung der epidemischen Genickstarre von der tuberkulösen Meningitis. Pathognomonisch ist dabei der Befund von Chorioidealtuberkeln bei der ophthalmoskopischen Untersuchung, doch brauchen solche nicht bei jeder tuberkulösen Meningitis aufzutreten, vielmehr nur bei denen, die eine Teilerscheinung einer allgemeinen akuten Miliartuberkulose darstellen — und bei diesen auch oft erst kurze Zeit vor dem Tode. In letzterem Falle gibt das Röntgenbild der Lungen oft frühzeitig einen Hinweis. Differentialdiagnostisch wichtig ist der Beginn der Krankheit. Während die tuberkulöse Meningitis ein Prodromalstadium von längerer Dauer besitzt, in welchem Kopfschmerzen, verdrießliche Stimmung, Apathie vorherrschen, pflegt die epidemische Meningitis plötzlich mit Erbrechen und Kopfschmerzen einzusetzen. Bei der tuberkulösen Meningitis fehlt der Herpes, während die epidemische Genickstarre in mehr als $^2/_3$ der Fälle mit Herpes einhergeht. Schließlich sprechen für die tuberkulöse Meningitis andere, auf Tuberkulose hindeutende Verhältnisse: Heredität, Lungenaffektionen mit positivem Tuberkelbazillenbefund, tuberkulöse Knochen- und Gelenkerkrankungen, Lymphdrüsentuberkulose, vorangegangene Pleuritiden usw.

Wertvolle Anhaltspunkte für die Diagnose bringt hier auch die Untersuchung der Lumbalflüssigkeit. Bei der epidemischen Meningitis, mit Ausnahme des hydrozephalischen Stadiums, und bei den sekundären Meningitiden ist das Lumbalpunktat in der Regel stark getrübt und enthält im Sediment in überwiegender Menge polynukleäre Leukozyten. Im Gegensatz hierzu ist bei der tuberkulösen Meningitis die Spinalflüssigkeit meistens klar oder nur wenig getrübt und das Sediment enthält meistens fast ausschließlich kleine, mononukleäre Lymphozyten. Bisweilen gelingt es außerdem mit Hilfe der Tuberkelbazillenfärbung säurefeste Bazillen im Sediment nachzuweisen und so die Diagnose „tuberkulöse Meningitis" zu sichern. Matthes legt großen Wert bei der Differentialdiagnose auf das Blutbild: bei Meningokokkenmeningitis erhebliche polynukleäre Leukozytose, bei tuberkulöser Meningitis meist Leukopenie mit Polynukleose.

Die bei septischen Erkrankungen vorkommende Meningitis wird durch die bakteriologische Blutuntersuchung und Prüfung der Lumbalflüssigkeit erkannt.

Selten werden einmal Malaria, Urämie, Wurst- oder Schwammvergiftung und, besonders bei Kindern, die Poliomyelitis epidemica Anlaß zu Verwechslungen geben.

Desgleichen Meningismen bei chronischer Bleivergiftung, Helminthiasis (besonders durch Trichozephalen) und die menstruellen bzw. prämenstruellen Meningismen (Quincke und Weitz).

Schließlich gibt es eine Anzahl harmloser Affektionen, die in Zeiten der Epidemie mitunter für Meningitis gehalten werden können: Rheumatismus der Nackenmuskulatur mit gleichzeitiger Angina, leichtem Fieber und Kopfschmerzen; in einem anderen Falle war eine Hysterische zu ihrem Arzte gegangen, hatte über heftige Kopfschmerzen geklagt und bei ihrer Untersuchung eine starke Nackensteifigkeit geboten. Sie wurde deshalb in die Klinik verlegt, wo die Nackensteifigkeit bald in einen arc en cercle überging und sofort die Diagnose Hysterie gestattete. Solche Beispiele könnten noch beliebig vermehrt werden. Sie lehren eine gewisse Vorsicht in der Stellung der Diagnose Genickstarre.

Prognose und Nachkrankheiten. Die Prognose der epidemischen Genickstarre mußte bis zur Einführung der Serumtherapie als sehr ungünstig bezeichnet werden, obgleich die einzelnen Epidemien hinsichtlich ihrer Mortalität differierten. Während der letzten oberschlesischen Epidemie war eine Mortalität von $70—80\%$ zu verzeichnen. Seitdem man der Krankheit auf spezifische Weise mit Hilfe von Meningokokkenserum Herr zu werden sucht, sind die Mortalitätszahlen erheblich herabgegangen. Bei seinen ersten serotherapeutischen Ver-

suchen, die Jochmann bei der oberschlesischen Epidemie begann, erzielte er
eine Herabsetzung der Mortalität auf 27%. Die Angaben der verschiedenen
Autoren, die seitdem mit Serum gearbeitet haben, differieren etwas, doch kann
man sagen, daß im Durchschnitt bei Anwendung der Serumbehandlung noch
etwa 20—30% der Genickstarrekranken sterben.

Die Beurteilung des Einflusses der Serumbehandlung auf den Verlauf der
epidemischen Genickstarre ist sehr schwierig: schwanken doch die Angaben
über die Sterblichkeit bei unbehandelten Kranken zwischen 20 und 80%
(Göppert), während andererseits Rollston unter seinen serumbehandelten
Fällen eine Mortalität von 70% verzeichnet.

In jedem Falle sehr ungünstig ist trotz Serumtherapie die Prognose bei
Säuglingen.

Versuche, aus dem Vorhandensein oder Verschwinden einzelner Symptome
prognostische Schlüsse zu ziehen, führen in der Regel zu trügerischen Ergebnissen, weil die Symptome der Genickstarre an und für sich schon großen
Schwankungen unterliegen. So bietet z. B. die Beschaffenheit der Lumbalflüssigkeit keinerlei Anhalt für die Frage nach den Heilungsaussichten des
Falls. Dicker, tropfenweise austretender Eiter bei der Lumbalpunktion beweist
noch keineswegs, daß der Kranke verloren ist. Jochmann glaubt, solche
Fälle durch die Serumtherapie gerettet zu haben; aber auch vor Einführung
dieser Behandlung haben einzelne von diesen Fällen einen günstigen Ausgang
genommen. Andererseits kann man aus der klaren Beschaffenheit der Punktionsflüssigkeit im hydrozephalischen Stadium keineswegs auf einen günstigen Ausgang schließen.

Relativ leichte Fälle, die schnell abfiebern, können zur Ertaubung oder
auch nach mehrfachen Rückfällen zum Tode führen, während schwer benommene
Kranke mit allen Symptomen der schwersten Meningitis bisweilen zur Heilung
kommen.

Die Ausbildung eines Hydrozephalus mit seinen charakteristischen Symptomen: Fieberlosigkeit, Abmagerung, Apathie, Flexionskontrakturen usw.
gibt in der Mehrzahl der Fälle eine ungünstige Prognose, doch können auch
Fälle dieses Stadiums noch in Genesung übergehen.

Der vierte Teil der Genesenen büßte bei der letzten oberschlesischen Epidemie
das Gehörvermögen ein. Die Folge des Gehörverlustes kann bei kleinen
Kindern Taubstummheit sein. Nur bei einem kleinen Teil der Geheilten
blieben bei der gleichen Epidemie leichte Störungen des Intellekts, Stumpfheit
oder ein leichter Grad von Schwachsinn zurück. Schwerere geistige Defekte
waren selten, doch wurde bei anderen Epidemien Verblödung im Anschluß
an Genickstarre beobachtet. So sollen in Norwegen unter 539 Idioten 3,7%
durch die Genickstarre verblödet sein.

In einer Anzahl der geheilten Fälle bleibt Erblindung infolge von Neuritis
optica zurück. Auch Augenmuskellähmungen können in einzelnen Fällen
resistieren. Meist bilden sie sich jedoch zur Norm zurück.

Die im Gefolge der Meningitis zurückbleibenden Nervenstörungen beruhen
auf lokalisierten Schädigungen der Gehirn- und Rückenmarkssubstanz durch
den eitrigen Prozeß. Hierher gehören Paraparesen, Paraplegien, Hemiplegien,
Spasmen, Aphasie; Symptome, die oft einer langsamen Rückbildung fähig sind.

Bei einem anderen Teile bleiben als Folge eines chronischen Hydrozephalus Schwachsinn, Kopfschmerzen, Schwindel, Gedächtnisschwäche,
Ataxie, Flexionskontrakturen zurück.

Der größte Teil der geheilten Fälle zeigt jedoch keinerlei Residuen der
überstandenen Krankheit.

Einmaliges Überstehen der epidemischen Genickstarre verleiht im allgemeinen
eine sichere Immunität, eine zweimalige Erkrankung beschrieb Räuber (1921),
doch dürfte es sich dabei nicht um eine neue Infektion (nach 14 Monaten) gehandelt haben.

Prophylaxe. Das beste Mittel, um die Weiterverbreitung der Genickstarre
zu verhüten, ist die Isolierung der Kranken, denn man gibt auf diese Weise
möglichst wenig Personen Gelegenheit sich zu infizieren oder Kokkenträger zu
werden. Von den Angehörigen der Genickstarrekranken beherbergen nach
Lingelsheim etwa $10-15^0/_0$ auf ihrer Rachenschleimhaut Meningokokken.
Am zweckmäßigsten wäre es daher, bei jedem Krankheitsfall die Kokkenträger aus seiner Umgebung zu ermitteln und sie so lange abzusondern, bis sie
bei zweimaliger, in Abständen von zwei Tagen vorgenommener Untersuchung
frei von Meningokokken sind.

Die Meinungen über den praktischen Wert der Aufsuchung, Absonderung
und Behandlung der Kokkenträger sind neuerdings recht geteilt.

Meist wird man sich auf eine Belehrung der Bazillenträger beschränken,
daß sie ansteckende Keime in ihrem Rachen tragen und sich deshalb im Verkehr
mit anderen Personen, namentlich mit Kindern, sehr vorsichtig verhalten
müssen. Besonders beim Sprechen dürfen sie den anderen nicht zu nahe kommen,
damit die Tröpfchen-Infektion vermieden wird; dasselbe gilt für das Husten und
Niesen. Sind die Schleimhäute katarrhalisch affiziert, so ist etwa vorhandener
Auswurf mit besonderer Vorsicht zu behandeln. Regelmäßiges Gurgeln mit
Wasserstoffsuperoxydlösungen $(3^0/_0)$ ist den Keimträgern zur Pflicht zu machen;
auch empfiehlt es sich, täglich einmal Natrium sozojodolicum und Natrium
biboracicum zu gleichen Teilen auf die Rachenschleimhaut einzublasen. Auch
die Pyozyanase, die mit einem Spray auf die Schleimhaut des Rachens gebracht
wird, ist zur Beseitigung der Kokken sehr empfohlen worden. Auf diese Weise
verlieren die Kokkenträger durchschnittlich im Laufe von drei Wochen, meist
aber schon etwas früher, ihre spezifischen Keime. In seltenen Fällen kommt
es aber auch vor, daß sie die doppelte Zeit und noch länger die Kokken beherbergen.

Die Wäsche der Kranken (namentlich die Taschentücher, Kleidungsstücke
und Bettwäsche) sind im strömenden Wasserdampfe zu desinfizieren. Nach
Ablauf der Krankheit muß das Krankenzimmer nach den üblichen Desinfektionsvorschriften mit Formalin einer sorgfältigen Desinfektion unterzogen werden.

Therapie. Die Behandlung der epidemischen Genickstarre war bis zu dem
Jahre 1905 eine rein symptomatische. Die Mortalität erreichte dabei bisweilen
erschreckend hohe Grade; so starben während der oberschlesischen Epidemie
$70-80^0/_0$ aller Erkrankten.

Die Serumtherapie der Genickstarre. Die ersten Versuche, die Krankheit
mit einem hochwertigen Serum zu behandeln, also eine spezifische Therapie
einzuleiten, sind von Jochmann unternommen.

Im Jahre 1905, als in Oberschlesien die Seuche noch verheerend wütete, wurde
nach seinen Angaben von der Merckschen Fabrik in Darmstadt die Herstellung
eines Meningokokkenserums begonnen. Im April 1906 konnte er bereits auf dem
Kongreß für innere Medizin auf Grund von 38 mit seinem Serum behandelten Fällen
über die Indikationen und Anwendungsweise der Serumtherapie, sowie über eine
Reihe günstiger Erfolge berichten. Insbesondere war schon damals festgestellt
und wurde hervorgehoben, daß die intralumbale Injektion des Meningokokkenserums den Vorzug vor der subkutanen Anwendung verdient,
und daß nur größere Dosen des Serums (bei Erwachsenen mindestens
20 ccm) einen Erfolg versprechen. Ausführlicher wurden die ersten Erfahrungen
darüber in der Dtsch. med. Wochenschr. 1906. Nr. 20, niedergelegt. Weitere günstige

Erfolge mit dem genannten Serum teilte noch in demselben Jahre Schöne aus dem Krankenhause zu Ratibor mit, der auf Jochmanns Veranlassung 30 Fälle damit behandelte und bei den behandelten Fällen eine Mortalität von 27% im Gegensatz zu einer Mortalität von 53% bei den unbehandelten Fällen des Krankenhauses verzeichnete.

Etwa gleichzeitig mit Jochmanns ersten Mitteilungen im April 1906 haben Kolle und Wassermann aus dem Institut für Infektionskrankheiten zu Berlin über die Herstellung eines Meningokokkenserums berichtet, das zu therapeutischen Zwecken bestimmt, aber damals noch nicht am Menschen erprobt worden war. Ein summarischer, von Wassermann abgefaßter kurzer Bericht über 57, von verschiedenen Ärzten behandelte Fälle erschien 1907; 47,3% Mortalität war dabei zu verzeichnen. Über ein einheitlicher behandeltes Material verfügte Levy, der 1908 ausführlicher 23 mit dem Kolle-Wassermannschen Serum behandelte Fälle publizierte und eine Mortalität von 21,74% hatte. Außer den genannten Sera werden in Deutschland jetzt in Höchst durch Ruppel, in Bern und in Dresden nach Kolle-Wassermann Meningokokkenserum hergestellt. In Amerika wird seit 1907 ein von Flexner eingeführtes Meningokokkenserum viel benutzt, in Österreich Paltaufsches Serum, in Frankreich ein von Dopter hergestelltes Serum.

Herstellung. Die Herstellung der verschiedenen Sera differiert etwas. Das Mercksche Serum wird dadurch gewonnen, daß Pferde intravenös erst mit steigenden Dosen abgetöteter Meningokokken, später mit den gleichen Mengen lebender Kulturen immunisiert werden. Dabei wird Wert gelegt auf die Verwendung möglichst zahlreicher frisch aus Lumbalflüssigkeit gezüchteter Stämme.

Die am Institut für Infektionskrankheiten in Berlin jetzt gebräuchliche Methode besteht darin, daß ein Serum von Pferden, die auf die gleiche eben angegebene Weise behandelt wurden, gemischt wird mit dem Serum einer Gruppe von Pferden, die mit wässerigen Extrakten aus Meningokokkenleibern, also wasserlöslichen toxischen Stoffen immunisiert wurden. Es wird damit beabsichtigt, die antitoxische Quote des Serums zu erhöhen.

Ruppel in Höchst gewinnt sein Serum durch Immunisierung mit einem Stamm, der durch Züchtung auf einem bestimmten flüssigen Nährboden eine enorm hohe Virulenz gewonnen hat. Während bekanntlich die Virulenz der Meningokokken gegenüber unseren Versuchstieren eine recht geringe ist, tötet jener Stamm in einer Dosis von 1/1000000 Kaninchen, Mäuse und Meerschweinchen unter dem Bilde einer Septikämie. Man wird, wie Neufeld, das Bedenken schwer unterdrücken, daß solche Stämme durch die künstliche Virulenzsteigerung eine allzu weitgehende Änderung ihrer Wesensart erfahren.

Flexner stellt sein Serum in der Weise her, daß er Pferde zunächst subkutan, dann intravenös mit abgetöteten, später mit lebenden Kulturen, schließlich mit autolysierten Meningokokken-Kulturen behandelt.

Wirkungsweise. Die Wirkungsart des Meningokokkenserums setzt sich aus verschiedenen Komponenten zusammen: bakteriotrope, antitoxische und bakterizide Fähigkeiten teilen sich in den erreichten Heileffekt.

Wertbestimmung. Schwierigkeiten macht die Frage der Wertbestimmung des Meningokokkenserums. Kolle und Wassermann empfahlen dazu die Bordet-Gengousche Komplementbindungsmethode, und zwar in der Modifikation, wie sie Wassermann und Bruck angegeben haben. Dabei wird als Antigen statt der Vollbakterien ein Standardextrakt aus Meningokokkenkulturen verwendet. Gleichbleibende Mengen des Schüttelextraktes aus Meningokokkenleibern werden mit abfallenden Mengen des Extraktes versetzt. Normales Pferdeserum dient als Kontrolle. Diejenige geringste Menge Serum bzw. Extrakt, die noch völlige Hemmung der Hämolyse ergibt, gilt als Endtiter. Diese Wertbemessungsmethode bestimmt den Gehalt an ambozeptorartigen Substanzen.

Als Ergänzung ist für die staatliche Prüfung des Meningokokkenserums in Deutschland vorgeschrieben die Bestimmung des Gehalts an bakteriotropen Substanzen, dieser geht im allgemeinen ziemlich parallel dem Titer der Komplementbindung. Für letztere wird ein Titer von 1 : 100, für den bakteriotropen Titer ein solcher von 1 : 1000 durch die amtliche Prüfungsvorschrift verlangt;

solches Serum mit den beiden Mindesttitern wird als „einfaches oder Normal-
heilserum“ bezeichnet.

Ungeeignet zur Wertbestimmung der Meningokokkensera ist die Prüfung des
Agglutinationstiters, weil hohe Agglutinationskraft auch ohne Schutz- und Heilkraft
erzeugt werden kann.

Das Serum hält sich längere Zeit, viele Monate, unverändert wirksam.

**Anwendungsart. Das Meningokokkenserum muß so frühzeitig
wie möglich in nicht zu kleinen Dosen, mehrfach wiederholt intralumbal gegeben werden.**

Im einzelnen ist die Technik der intralumbalen Serumbehandlung
folgende: Zunächst wird eine regelrechte Lumbalpunktion vorgenommen wie auf
S. 626 angegeben. Der Patient wird in Seitenlage so gehalten, daß Knie und Kinn
sich möglichst nähern und so der Rücken so stark wie möglich gekrümmt wird.
Bei unruhigen Patienten geben wir 1 cg Morphium vorher. Manchmal ist es
notwendig, einen kurzen Äther- oder Chloräthylrausch vorzunehmen. Eine Druck-

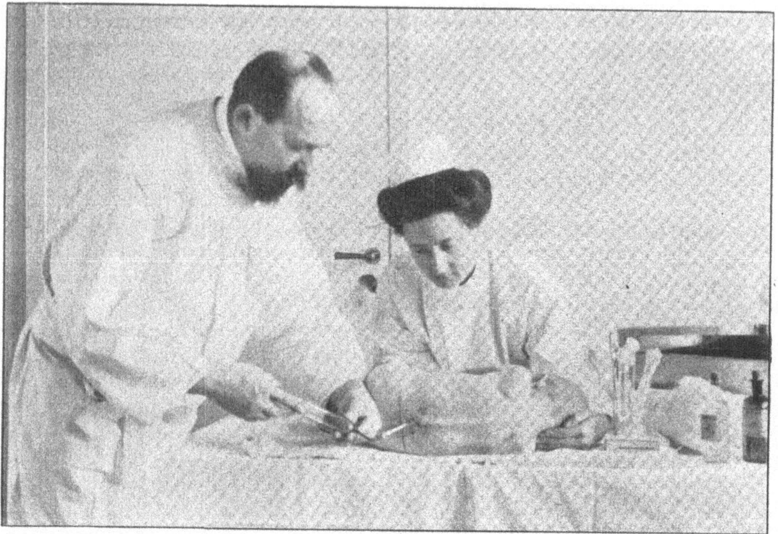

Abb. 276. Injektion von Meningokokkenserum in den Lumbalkanal.

messung ist nicht jedesmal erforderlich, sie ist jedoch dann wünschenswert, wenn
sich ein besonders hoher Druck dadurch schon erkennbar macht, daß die Flüssigkeit
im Strahl herausschießt und nicht nur abtröpfelt. Man verbindet dann mittels eines
Gummischlauches ein Steigrohr aus Glas mit der Punktionsnadel, und mißt die Steig-
höhe mit einem Zentimetermaß. Krankhaft erhöht ist der Druck, wenn er 150 mm
übersteigt. In solchen Fällen können wir etwas mehr Flüssigkeit ablassen, bei
Kindern bis zu 50 ccm, bei Erwachsenen mitunter bis zu 100 ccm. Ganz allgemein
empfiehlt es sich, mindestens soviel Lumbalflüssigkeit abfließen zu lassen, als man
nachher Serum einzuspritzen beabsichtigt. Ist der Druck der Spinalflüssigkeit jedoch
stark erhöht, so ist es unter Umständen geboten, noch 20—30 ccm mehr zu entfernen, als die hinterher zu injizierende Serummenge beträgt.

In seltenen Fällen ist das eitrige Exsudat so dick, daß die Eiterflocken die
Punktionsnadel verlegen. Es ist deshalb von vornherein geboten, keine zu dünne
Punktionsnadel zu verwenden. Kommen wir bei der regelrecht ausgeführten Punktion
nicht zum Ziele, und scheint eine Eiterflocke den Weg zu verlegen, so empfiehlt
es sich, nachdem man sich mittels des Mandrins von der Durchgängigkeit der Nadel
überzeugt hat, den Patienten vorsichtig aufzusetzen, um durch den so erhöhten
Druck der Lumbalflüssigkeit das Hindernis durchzuspülen. Kommt man auch so

nicht zum Ziel, so muß einen Interspinalraum höher punktiert werden, wo evtl. weniger dicke Flüssigkeit vorhanden ist. In manchen Fällen hilft auch das Auswaschen des Lumbalsacks mit warmer, steriler, physiologischer Kochsalzlösung. Da mitunter dort, wo besonders häufige Punktionen mit nachfolgenden Injektionen erforderlich sind, Verklebungen innerhalb des Subarachnoidealraumes zustande kommen, die dann bei der Punktion den Ablauf der Flüssigkeit verhindern, so ist der von Levi gemachte Vorschlag beachtenswert, von vornherein möglichst tief zu punktieren, um so noch mehrere Reserve-Zwischenwirbelräume für eine erfolgreiche Punktion zur Verfügung zu haben. Die genannten Verklebungen können nach Axel Key und Retzius dadurch zustande kommen, daß nach mehrfacher Durchlöcherung der Arachnoidea das Serum anstatt in den Subarachnoidealraum in den Subduralraum gelangt, der normalerweise nur ein kapillarer Spalt ist, aber durch die eingespritzte Flüssigkeit ausgedehnt wird und nun die Wände des Subarachnoidealsackes aneinander drängt, so daß sie verkleben können. Vor der Injektion ist die erforderliche Serummenge auf Körpertemperatur zu erwärmen. Das geschieht am besten, indem man die Serumfläschchen im Wasserbade auf 37° erwärmt oder sie einige Zeit im Brütschrank hält. Zur Einspritzung verwendet man zweckmäßig die Luersche Spritze, weil diese am leichtesten gereinigt und desinfiziert werden kann. Auch die großen, 50 ccm enthaltenden Rekordspritzen sind zu empfehlen. Der Konus der Spritze wird mit einem 4 cm langen Gummischlauch versehen, der mitsamt der Spritze vor dem Gebrauch ausgekocht wird. Durch die Verbindung der Spritze und der Punktionskanüle mit dem elastischen Gummischlauch vermeiden wir mancherlei Unbequemlichkeiten für den Patienten. Besonders bei unruhigen Patienten kann eine starre Verbindung zwischen Spritze und Punktionskanüle leicht zu Läsionen infolge der Exkursionen der Spritze und evtl. auch zum Abbrechen der Nadel führen. Die Einspritzung muß sehr langsam und vorsichtig vorgenommen werden, um brüske Drucksteigerungen zu vermeiden und unter ständiger Kontrolle des Pulses. Besonders vorsichtig ist dann zu injizieren, wenn nur eine geringe Menge Flüssigkeit abgeflossen ist und trotzdem eine wirksame Serumdosis eingespritzt werden soll.

Klagen über Schmerzen im Bein haben nichts zu sagen; sie sind bedingt durch eine leichte Reizung der austretenden Wurzeln und gehen stets schnell vorüber.

Nach der Injektion muß der Stichkanal fest mit einem sterilen Gazetampon und darüber gelegten Heftpflasterstreifen komprimiert werden. So wird das Nachsickern der Flüssigkeit meist vermieden.

Unterstützend wirkt dabei die nach jeder Injektion vorzunehmende Hochlagerung des Beckens, die am besten dadurch erreicht wird, daß Holzklötze von 15—20 cm Höhe unter die Fußenden des Bettes geschoben werden. Diese Tieflagerung des Kopfes für 12 Stunden nach der Injektion wird meist ohne Beschwerden von den Kranken vertragen, wo Kopfschmerzen dabei auftreten, muß etwas Morphium gegeben werden.

Bei Säuglingen kann an Stelle der intralumbalen Einspritzung des Serums auch eine direkte Injektion durch die Fontanelle in die Seitenventrikel gemacht werden, sie ist technisch einfach. Neuerdings ist die intraventrikulare Injektion auch für Erwachsene in bestimmten Fällen empfohlen worden, wenn die Verbindung zwischen den Ventrikelräumen des Gehirns und dem Subarachnoidealraum des Rückenmarks aufgehoben ist. Goetz und Hanfland, O. Müller, Lewkowicz u. a. empfahlen dafür den Balkenstich. Man wird sich zu dieser eingreifenden Maßnahme nur schwer entschließen.

Von dem Einfluß des Serums auf das Krankheitsbild hängt es ab, wie oft punktiert und injiziert werden muß. Es ist daher zunächst zu besprechen, welche Einwirkung die genannte Behandlung auf die Erscheinungen der Genickstarre ausübt.

Klinische Wirkungsweise: In günstig verlaufenden Fällen ist der zunächst beobachtete Einfluß der Serumtherapie der, daß die benommenen Kranken

wieder zum Bewußtsein kommen. Auch die heftigen Kopfschmerzen, eines der
quälendsten Symptome im Beginn der Genickstarre, vergehen oft schon bald
nach der ersten Injektion. Gleichzeitig bessert sich oft schon nach der ersten
bis zweiten Einspritzung die Steifigkeit des Nackens und der Wirbelsäule.
Am frühesten werden die Seitenbewegungen des Kopfes wieder möglich, dann
schwindet ganz allmählich auch die Hemmung der Nickbewegung. Bevor
der Kranke die Halswirbelsäule wieder ganz nach vorn zu beugen vermag, so
daß das Kinn die Brust berührt, vergehen oft acht bis zwölf Tage. Am
längsten hält sich gewöhnlich das Kernigsche bzw. Brudzinskische Symptom.
Die Kranken können sich wohl im Bett aufsetzen, aber nicht ohne starke Flexion
der Beine im Kniegelenk.

Sehr auffällig ist auch die Hebung des Appetites. Die Patienten, denen
vorher selbst flüssige Nahrung nur schwer beigebracht werden konnte, trinken

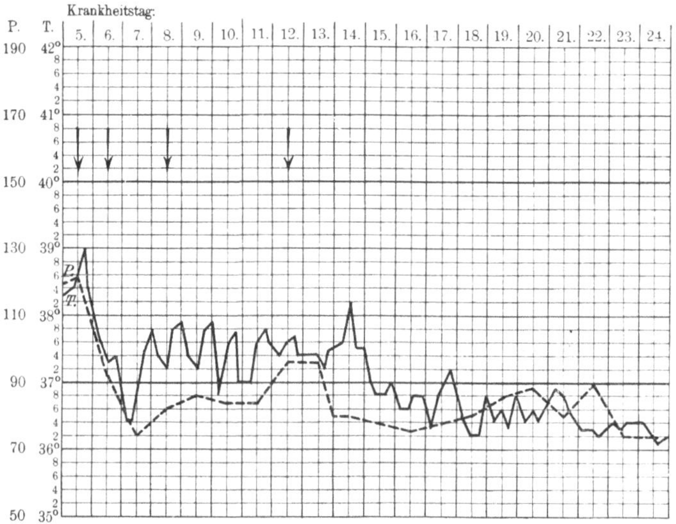

Abb. 277. Paul B., 21 Jahre alt. Meningitis cerebrospinalis epidemica. Nackenstarre,
Kernigsches Symptom, Hauthyperästhesie. Bei Lumbalpunktion entleert sich dicker
gelber Eiter mit massenhaft Meningokokken. ↓ = intralumbale Injektion von je 25 ccm
Meningokokken-Serum (Jochmann). Geheilt entlassen.

gut und verlangen sogar nach fester Speise. Etwa vorhandener Brechreiz ist
schnell verschwunden.

Einen guten Anhalt für die fortschreitende Besserung haben wir in der
Untersuchung der Lumbalflüssigkeit. Schon makroskopisch ist die
Betrachtung der vor jeder neuen Seruminjektion durch die Punktion gewonnenen
Spinalflüssigkeitsmenge sehr lehrreich. Vor der ersten Einspritzung ist dieselbe oft rein eitrig oder trübe. Mit jeder neuen Seruminjektion hellt sich
die Flüssigkeit mehr auf, so daß wir oft nach drei oder vier Injektionen meist
völlig klares Punktat erhalten; mitunter ist die Flüssigkeit schon nach der
ersten Injektion klar. Dementsprechend verschwindet bei der mikroskopischen
Betrachtung die Zahl der polynukleären Leukozyten zusehends und die Menge
der (meist intrazellulär gelegenen) Meningokokken wird geringer. Nach der
dritten oder vierten Injektion gelingt es meist nicht mehr, Kokken durch das
Kulturverfahren nachzuweisen, selbst dann nicht, wenn mikroskopisch vereinzelte Keime gefunden werden. Es ist also offenbar eine Schwächung der

Lebensfähigkeit der Erreger eingetreten. Der wichtigste Einfluß des Serums ist die Entfernung der Meningokokken aus dem Krankheitsherde, wahrscheinlich dadurch, daß die Phagozytose in mächtiger Weise angeregt wird. Ob daneben noch bakteriolytische Kräfte wirksam sind, sei dahingestellt. Hand in Hand mit dem Fortfall der Krankheitsursache geht der Rückgang der akut entzündlichen Erscheinungen, der sich in einer Aufhellung des vorher eitrigen Exsudates geltend macht.

Bei der Beurteilung der Lumbalflüssigkeit nach Seruminjektion muß allerdings daran erinnert werden, daß auch ohne Seruminjektion das Aussehen des Liquors sich bei der Genickstarre von einem Tag zum anderen spontan „bessern" kann — ohne daß stets daraus eine besonders günstige Prognose geschlossen werden darf.

Eine einheitliche prompte Reaktion des Organismus auf die Einspritzungen gibt es nicht. Zwar kommen eine ganze Reihe von Fällen vor, wo der Patient auf eine oder zwei größere Injektionen mit promptem Fieberabfall reagiert und nach schnellem Schwinden der übrigen Krankheitssymptome genesen ist (s. Abb. 277). Dann aber sehen wir bisweilen Fälle, bei denen das bestehende remittierende Fieber auch nach den ersten 3—4 Seruminjektionen sich nicht ändert und erst nach mehrfachen Injektionen ein kritischer oder lytischer Abfall erfolgt (s. Abb. 279). In anderen Fällen beobachten wir von der ersten Injektion an ein langsam lytisch abfallendes Fieber. Selbst vorübergehende Fiebersteigerungen kann man nach den Injektionen gelegentlich sehen als Ausdruck einer Toxinwirkung, die durch den vom Serum bewirkten Zerfall einer größeren Menge Meningokokken und durch das damit eintretende Freiwerden von Endotoxinen zustande kommt.

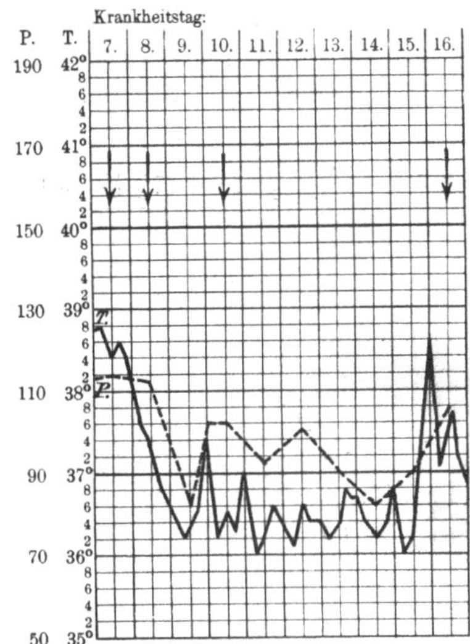

Abb. 278. Margarete F., 12 Jahre alt. Meningitis cerebrospinalis epidemica. Bei der Aufnahme Nackenstarre, Kernigsches Symptom, Hauthyperästhesie. Starker Herpes, Abduzensparese, völlige Taubheit. Im Lumbalpunktat massenhaft Meningokokken. ↓ = intralumbale Injektion von je 25 ccm Meningokokkenserum (Jochmann). Geheilt entlassen.

Bemerkenswert scheint Jochmann die Tatsache, daß er in zwei Fällen eine beginnende Neuritis optica unter Serumbehandlung wieder zurückgehen sah.

Die ungünstig verlaufenden Fälle rekrutierten sich in der Regel aus solchen Kranken, die erst nach Ablauf von 1—2 Wochen ihrer Erkrankung in Behandlung traten. Hier sind häufig schon Veränderungen eingetreten, die den beabsichtigten Heilbestrebungen nicht mehr zugänglich sind. Fälle z. B., bei denen die eitrige Entzündung sich auch über die Konvexität des Gehirns ausgebreitet hat, und bei denen wir bisweilen das Gehirn wie von einer Eiterhaube bekleidet finden, sind wohl selten der Ausheilung zugänglich. Auch da, wo sich bereits eine schwerere Neuritis optica mit Amaurose entwickelt hat, kann das Serum nichts mehr daran ändern, ferner ist die bereits eingetretene zerebrale Ertaubung einer Besserung durch das Serum nicht fähig, obwohl mehrfach solche taube Kinder noch am Leben erhalten werden konnten.

Dort schließlich, wo es zur Ausbildung der gefürchtetsten Folgeerscheinungen der Meningitis, zum Hydrozephalus gekommen ist, bleibt die Serumtherapie meist machtlos; sie vermag wohl vorübergehende Besserungen, aber nur in den seltensten Fällen Heilung herbeizuführen.

Nebenwirkungen: Die bei der spezifischen Behandlung der Genickstarre auftretenden unerwünschten Nebenwirkungen sind verhältnismäßig gering. Bei der Injektion klagen die Patienten häufig über vorübergehende Schmerzen im Bein, wohl bedingt durch Reizung austretender Nervenwurzeln. Auch über das Gefühl des Taubwerdens und Einschlafens der unteren Extremitäten wird mitunter geklagt. Das sind aber stets schnell vorübergehende Beschwerden.

Dasselbe gilt von den Kopfschmerzen, die manchmal nach der Injektion bei Hochlagerung des Beckens und Tieflagerung des Kopfes auftreten. Nur

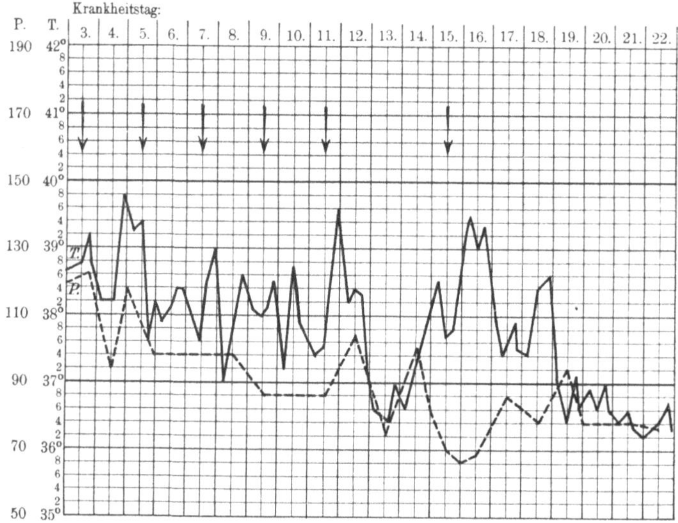

Abb. 279. Richard L., 18 Jahre alt. Meningitis cerebrospinalis epidemica. Bei der Aufnahme völlig benommen, Nackenstarre, Kernigsches Symptom, Hauthyperästhesie. Lumbalpunktat trüb, enthält viel Meningokokken. ↓ = intralumbale Injektion von je 25 ccm Meningokokkenserum (Jochmann). Vom 15. bis 16. Krankheitstag Serumkrankheit: Urtikaria, Fieber, Kniegelenksschmerzen. Geheilt entlassen.

selten ist es nötig, durch kleine Morphiumdosen die Patienten darüber hinwegzubringen.

Eine Urtikaria, die sich meist symmetrisch über die Vorderseiten der oberen und unteren Extremitäten erstreckt und häufigen Juckreiz verursacht, wird nicht ganz selten beobachtet. In einzelnen Fällen ging dieselbe mit den Erscheinungen einer ausgesprochenen Serumkrankheit einher: es gesellten sich Temperatursteigerungen und Gelenkschmerzen hinzu, die aber nach 3—4 Tagen stets wieder verschwanden. Levy sah in einem Fall auch vorübergehende Bewußtseinsstörungen, Vigot berichtete 1910 über einen Todesfall durch Anaphylaxie, Flexner 1913 über Todesfälle durch plötzliches Freiwerden großer Endotoxinmengen (infolge rascher Auflösung der Meningokokken) oder durch zu starken intrazerebralen Überdruck. Auch Gruber sah einen Kranken $^1\!/_4$ Stunde nach der ersten intralumbalen Seruminjektion sterben.

Indikationen: Eine Vorbedingung für gute Erfolge der Serumtherapie ist die möglichst frühzeitige Behandlung der Kranken. Je früher wir bei den Patienten die Injektionen vornehmen, desto größer sind die Chancen für ihre Heilung. Es ist daher dringend geboten in Fällen, wo klinisch die Diagnose Genickstarre sicher ist und in der punktierten Lumbalflüssigkeit gramnegative, intrazelluläre Kokken gefunden werden, sofort mit der Serumbehandlung zu beginnen und nicht erst die kulturelle und durch Agglutinationsreaktion zu erbringende Identifizierung der gefundenen Keime als Meningokokken abzuwarten. Ein Schaden erwächst dem Kranken auch dann nicht, wenn die bakteriologische Untersuchung die Diagnose einmal nicht bestätigen sollte, und im anderen Falle sparen wir die hier außerordentlich kostbare Zeit. Fälle, die erst im Stadium hydrocephalicum in Behandlung kommen, eignen sich nicht für Serumbehandlung.

In schweren Fällen empfiehlt es sich, täglich zu punktieren und Serum zu injizieren bis eine deutliche Wendung zum Besseren zu erkennen ist, d. h. also bis das Spinalpunktat makroskopisch klar ist und Allgemeinbefinden, Kopfschmerzen, Appetitmangel, Nackensteifigkeit sich gebessert haben. Das wird oft nach 3—4 Injektionen auch in schweren Fällen erreicht. Dann kann einen Tag Pause gemacht werden und nun einen um den anderen Tag punktiert werden, bis die Temperatur völlig normal ist. In mittelschweren Fällen, wo schon nach der ersten Injektion ein deutlich günstiger Einfluß auf Fieber, Steifigkeit der Wirbelsäule und Beschaffenheit der Punktionsflüssigkeit gesehen wird, kann man ohne Schaden zwischen den einzelnen Seruminjektionen einen Tag pausieren, und dabei nach 4—5 Injektionen Heilung erreichen. Bei Erwachsenen und zuweilen auch bei kräftigen Kindern über 14 Jahre injiziert man jedesmal 25—30 ccm, bei Kindern bis zu 14 Jahren 20 ccm, bei Kindern unter einem Jahre 10 ccm, insgesamt braucht man bei Erwachsenen oft 100—200 ccm Serum.

Bezüglich der Wahl des einzuspritzenden Serums sei nur bemerkt, daß jedes polyvalente Serum geeignet ist, das von Pferden stammt, die mit zahlreichen frisch aus Lumbalflüssigkeit gezüchteten Meningokokkenstämmen hoch immunisiert sind.

Resultate der spezifischen Therapie. Bei der Durchsicht der Literatur über die verschiedenen Meningokokkensera ergibt sich, ganz allgemein gesprochen, ein günstiger Erfolg der spezifischen Therapie.

Daß bei jedem Serum neben den guten Resultaten auch Mißerfolge zu verzeichnen sind, ist verständlich, es hat daher auch nicht allzuviel Wert, den Prozentsatz von Heilungen zusammenzustellen, der von den einzelnen Autoren mit diesem oder jenem Serum erzielt wurde. Die Resultate sind schwer zu vergleichen, weil die Grundsätze der Behandlung zu verschieden sind. Soviel aber ist sicher, daß die von Jochmann zuerst vorgenommene und empfohlene Behandlung mit intralumbalen Seruminjektionen und zwar mit großen Dosen als die zweckentsprechendste überall anerkannt wurde. Wo ausreichende Serumdosen frühzeitig intralumbal gegeben wurden, konnte die Mortalität ganz erheblich im Vergleich zu den nicht mit Serum behandelten Fällen herabgedrückt werden. Während z. B. bei der oberschlesischen Epidemie noch eine Mortalität von 70—80% und mehr vorherrschte, werden bei mit Serum behandelten Fällen im Durchschnitt etwa 25—30% verzeichnet, ja einzelne Berichte sprechen sogar nur von 6—10%. In Amerika fiel die Mortalität durch die Serumbehandlung von 70% auf 25% nach Beobachtungen an 393 Fällen (Flexner).

Auch die Dauer der Krankheit wird durch die Serumbehandlung wesentlich verkürzt. In New-York z. B. kamen vor der Serumanwendung 350 Fälle zur Heilung, bei denen die Krankheit in 3% eine Woche oder weniger lange dauerte, in 50% dagegen fünf Wochen und länger. Von 285 mit Serum behandelten Fällen dagegen dauerten die Krankheitserscheinungen nach der ersten Seruminjektion durchschnittlich 11 Tage.

Als ein wichtiges Resultat der spezifischen Therapie wird schließlich angeführt, daß sie die gefürchteten Nachkrankheiten der Genickstarre, namentlich die Ausbildung des Hydrocephalus internus in der Mehrzahl der Fälle verhindert.

Eine objektive Beurteilung der Serumerfolge ist auch heute noch nicht möglich: die Resultate bei sporadischen Fällen lassen sich nicht mit denen bei Epidemien vergleichen, und immer wieder wird auch ein erfahrener Beobachter überrascht durch plötzliche spontane Ausheilung anscheinend schwerster, akuter Fälle und das Versagen der Serumbehandlung bei scheinbar leichten Fällen. So ist es nicht weiter zu verwundern, wenn manche, z. B. Forster, Lüdke, Mühsam, Riedel u. a. die Serumbehandlung überhaupt aufgegeben haben und statt dessen nur noch gründliches, stets wiederholtes Ablassen des Liquors (s. unten) empfehlen.

Ausgehend von der jetzt herrschenden Auffassung der Meningokokkenmeningitis als Teilerscheinung einer hämatogen erfolgten Allgemeininfektion mit Meningokokken wird vielfach geraten, die lumbale Einverleibung des Meningokokkenserums zu ergänzen durch die intravenöse (mehrmals 20—40 ccm intravenös). Namentlich englische und amerikanische Autoren empfehlen diese kombinierte Behandlung mit großen Dosen, so daß insgesamt je 100 bis 200 bis 300 ccm intralumbal und intravenös verabreicht werden.

Symptomatische Therapie. Die wichtigste symptomatische Behandlungsmethode bei der Genickstarre ist die Anwendung der Lumbalpunktion, die namentlich von Lenhartz aufs wärmste empfohlen wurde. Zwei Gesichtspunkte kommen dabei in Betracht: Einmal werden mit der entleerten Lumbalflüssigkeit eine große Menge der Krankheitserreger entfernt, und zweitens wird der in vielen Fällen krankhaft gesteigerte Druck der Spinalflüssigkeit herabgesetzt. Führt man die Serumtherapie in der besprochenen Weise durch, so wird dabei, solange noch Fieber besteht, schon zum Zwecke der Einführung des Serums in gewissen Zeitabständen lumbalpunktiert. Aber auch wenn das Fieber gefallen ist, und wenn wegen guten Allgemeinzustandes kein Serum mehr indiziert erscheint, ist dringend anzuraten, ab und zu eine Lumbalpunktion vorzunehmen, um den Druck der Spinalflüssigkeit zu messen und eine bakteriologische Untersuchung vorzunehmen. Ist der Druck höher als 150 mm (im Liegen), so muß Lumbalflüssigkeit abgelassen werden. Sind noch Meningokokken nachzuweisen, so ist es ratsam, noch weiter Serum zu geben.

Hat sich ein Hydrozephalus entwickelt, so ist die häufig wiederholte Lumbalpunktion eine der wichtigsten therapeutischen Handlungen. Oft wird der Patient nach dem Ablassen von Spinalflüssigkeit klarer, Aufregungs- und Depressionszustände verschwinden, die Kopfschmerzen bessern sich, das Erbrechen läßt nach; also diejenigen Erscheinungen, die im hydrozephalischen Stadium als Drucksymptome aufzufassen sind, können gebessert werden. Leider ist die gute Wirkung, die durch die Druckherabsetzung bedingt wird, nicht von langer Dauer. Es empfiehlt sich also, bei jeder erneuten Steigerung der Krankheitserscheinungen die Lumpalpunktion zu wiederholen. Solange noch Meningokokken vorhanden sind, muß daneben die Serumtherapie fortgesetzt werden. Da nicht selten in diesem Stadium die Verbindung zwischen Ventrikeln und Subarachnoidealraum des Rückenmarks verlegt ist, muß gelegentlich der Ventrikel direkt punktiert oder der Balkenstich vorgenommen werden.

Mühsam, sowie neuerdings Riedel sahen gute Erfolge von täglich wiederholter ausgiebiger Lumbalpunktion mit Ablassen möglichst großer Mengen Liquors. Doch soll man nicht unter etwa 100 mm Lumbaldruck herabgehen. Auch eine Autovakzination mittels des entleerten Liquors ist empfohlen worden, z. B. von Stefanowitsch: 10 ccm Liquor subkutan, der vorher drei

Stunden in der Sonne gestanden hatte; Thomas (Münch. med. Wochenschr. 1922, Nr. 21) hatte in einem Fall günstige Wirkung von konserviertem Immunliquor (aus einem großen Hydrozephalus nach Genickstarre).

Ich sah mehrmals auffallend guten Erfolg — einmal bei einem Falle, der insgesamt 120 ccm Meningokokkenserum ohne Resultat intralumbal erhalten hatte — von rücksichtsloser Entleerung des Liquors mittels Einblasens von Luft; es wurden partienweise 40—50 ccm Liquor entfernt und durch Luft ersetzt, wie bei Anlegung eines Pneumencephalon.

Bei Säuglingen kann man im hydrozephalischen Stadium auch durch die Fontanelle hindurch die Seitenventrikel punktieren und auf diese Weise eine Entlastung herbeiführen. Es empfiehlt sich das besonders in denjenigen Fällen, bei denen eine Lumbalpunktion wegen Verschlusses der Ventrikelausgänge nicht mehr zum Ziele führt.

Die Methode der Durchtrennung des Ligamentum atlanto-occipitale, die während der schlesischen Epidemie einige Male versucht wurde, dürfte wohl nur wenige Anhänger finden.

Seit der Empfehlung durch Friedemann (Berl. klin. Wochenschr. 1916, Nr. 16) hat man vielfach auch das Optochin mit gutem Erfolge intralumbal angewandt; bei Erwachsenen gibt man mehrmals 5—10 ccm einer Lösung Optochin. hydrochlor. 1 : 500. Ich sah ebenso wie G. B. Gruber in mehreren Fällen — zusammen mit immer wiederholter ausgiebiger Entleerung des Liquors — guten Einfluß. Auffallend dabei ist, daß nach einigen Optochininjektionen der Liquor gelegentlich sich gallertig umwandelt, was von Gruber als Folge entzündlicher Reaktion der Meningen auf das Optochin gedeutet wird. Auch per os ist Optochin. basic., 3 Tage lang täglich 0,3 g, empfohlen worden (Mendel). Vorsicht wegen Optikusschädigung!

Einer vielseitigen Anwendung erfreut sich die Anwendung warmer Bäder bei der Behandlung der Genickstarre, die namentlich von Aufrecht empfohlen wurden. Sie ist in vielen Fällen ein gutes Mittel zur Beruhigung und Schmerzlinderung. Die Badewanne muß dann aber direkt neben dem Bett stehen, damit der anstrengende und Erkältungsmöglichkeiten in sich schließende Transport nach dem Badezimmer vermieden wird. Der Kranke muß gut unterstützt werden und zwar am Gesäß und an den Schultern, nicht etwa am Kopf, denn jede Berührung des Nackens und passive Vorwärtsbeugungen des Kopfes, wie sie durch eine Unterstützung desselben bedingt werden, würden lebhafte Schmerzen verursachen. Die Wasserwärme beträgt 35—38° C.

Bei hochfiebernden Fällen sind die warmen Bäder weniger zu empfehlen. Hier sind kalte Einwicklungen des ganzen Körpers bis zum Halse hinauf vorzuziehen. Dazu sind zwei Betten erforderlich. In das eine kommt eine große wollene Decke und darüber ein in kaltes Wasser von ca. 15° C getauchtes Laken, in welches der Kranke eingewickelt wird; darüber wird dann sofort die warme wollene Decke geschlagen. Nach 10 Minuten wird in dem zweiten Bett ein anderes Laken mit Decke vorbereitet und die Prozedur wiederholt. In der zweiten Einpackung kann der Kranke $\frac{1}{2}$ Stunde liegen bleiben. Nachher wird er gut abgerieben und zugedeckt.

Gegen die Kopfschmerzen empfiehlt sich eine Eisblase. Kälte wird auch gegen die Schmerzen im Nacken und in der Wirbelsäule angenehm empfunden. Man kann deswegen längs der Wirbelsäule mit Eiswasser gefüllte Gummischläuche applizieren. Auch die Leiterschen Kühlapparate, bei denen ständig kaltes Wasser durch die Kühlröhren fließt, sind empfehlenswert. Von den vielfach gebrauchten Einreibungen des Rückens mit Unguentum cinereum und Kollargolsalbe oder von Jodoformsalbe haben wir keine Besserung der Beschwerden gesehen.

Die verschiedenen Antipyretika wie Antipyrin, Pyramidon, Aspirin können gelegentlich gegen die Schmerzen versucht werden, haben aber meist nur wenig Einfluß. Bei starken Beschwerden, ebenso wie bei größerer Unruhe und Delirien tut noch die besten Dienste das Morphium in kleinen Dosen (0,005). Auch Chloralhydrat, am besten als Klistier gegeben, bringt die Kranken über schmerzvolle Stunden hinweg (Chloral. hydrat. 2,0—4,0, Muc. salep. 10,0, Aqu. ad. 50,0; Mds.; die Hälfte zum Klistier).

Das Fieber wird am zweckmäßigsten nicht durch Antipyretika bekämpft. Wohltuend sind aber bei hoher Temperatur abkühlende Einwicklungen, wie sie oben geschildert wurden, oder öfter gewechselte kühle Prießnitzumschläge um die Brust.

Eine Beeinflussung des eitrigen Prozesses an den Meningen durch den inneren Gebrauch von Kalomel, der vielfach empfohlen wird, konnten wir nicht konstatieren. Auch die intravenöse Einspritzung von Kollargol hat keinen Erfolg; ebensowenig Günstiges sieht man von großen Gaben Jodkalium oder Jodnatrium, die zum Zwecke der Resorptionsbeförderung wiederholt empfohlen worden sind. Eher noch kann man einen Erfolg erwarten von großen Dosen Urotropin (6—10mal täglich 0,5 g). Mehrfach empfohlen wurde das Pilokarpin (Vohryczek) 0,03—0,04 : 200,0 Aqu. dest., 1—2—3stündlich 1 Kinderlöffel so lange zu reichen, bis Schweiß ausbricht. Nach einer Pause von einigen Stunden, während deren der Kranke abgetrocknet liegen bleibt, wird die Prozedur wiederholt.

Eine große Rolle in der Behandlung der Genickstarre spielt die Krankenpflege. Eine peinliche Pflege der Haut durch Bäder und Waschungen ist hier in erster Linie zu nennen. Die große Unreinlichkeit der benommenen Kranken und der Hydrozephalischen läßt beständig die Gefahr des Dekubitus befürchten. Es empfiehlt sich daher von vornherein, den Kranken auf ein Wasserkissen zu legen. Auch sorgsame Mundpflege ist bei den vielfach benommenen Kranken von großer Bedeutung, um die Entwicklung von Stomatitis und Soorbildung zu verhüten. Da die Kranken gegen Geräusche und Licht oft recht empfindlich sind, so muß das Krankenzimmer ruhig gelegen sein und gedämpftes Licht haben.

Ein wesentlicher Punkt der Krankenpflege ist es ferner, die Entwicklung einer Bronchitis möglichst zu verhindern. Die Krankenräume müssen gut gelüftet, aber wohl temperiert sein. Hustende Genickstarrekranke isoliert man am besten und legt sie nicht mit anderen Genickstarrekranken zusammen, um die Übertragung sekundärer Bronchitis durch Anhusten zu vermeiden. Bei den Reinigungsbädern nimmt man mit Vorteil stets auch einige kühle Abgießungen der Brust vor, um die Kinder zu tiefen Inspirationen zu veranlassen und eine gute Durchlüftung der Lunge zu erzielen.

Außerordentlich wichtig ist eine ausreichende Ernährung, die, solange das Fieber anhält, hauptsächlich aus Milch, Grießbrei, Reisbrei, Apfelmus und dgl. besteht. Kranken mit stark nach rückwärts gezogenem Kopf, denen die Nahrungsaufnahme Schmerzen macht, und die sich beim Trinken aus dem Glase leicht verschlucken, gebe man die flüssige Nahrung in einer Milchflasche mit Gummipfropfen, wie man sie in der Säuglingspflege benutzt. Die Kranken können dann, ohne sich zu verschlucken, die Flüssigkeit langsam aus der Flasche heraussaugen.

Ist das Fieber abgefallen, so gibt man bald gemischte Kost: Weißbrot mit Butter, Milchsuppen, Obstsuppen, Gemüse, gekochtes Obst, Zwieback, Fleischgelee, Kalbsmilch, Huhn, Taube usw.

In der Rekonvaleszenz ist langdauernde Schonung nötig wegen Gefahr von Rezidiven, die selbst nach wochenlang fieberfreiem Verlauf und subjektivem Wohlbefinden sich noch einstellen können.

Literatur siehe bei:

Jochmann: Meningitis cerebrospinalis epidemica im Handb. d. inn. Med., herausgeg. von Mohr u. Staehelin, Bd. 1, Berlin 1911. — Knöpfelmacher: Meningitis cerebrospinalis epidemica in Spez. Pathol. u. Therap. inn. Krankh., herausgeg. von Kraus u. Brugsch, Bd. II. 1913. — Goeppert: Über Genickstarre. Ergebn. d. inn. Med. u. Kinderheilk. Bd. 4. 1909. — Kutscher: Übertragbare Genickstarre in Kolle-Wassermann, Handb. d. pathogenen Mikroorgan. 2. Aufl. Bd. 4. 1912. — Gruber, G. B. und Fanny Kerschensteiner: Die Meningokokken-Meningitis. Ergebn. d. inn. Med. u. Kinderheilk. Bd. 15, S. 413—541. 1917. (Lit. bis Febr. 1917.) — Lüdke: Epidem. Meningitis. Dtsch. med. Wochenschr. 1918. Nr. 50. — Graetz u. Deussing: Sept. Allgemeininfektion durch Meningokokken ohne Meningitis. Zeitschr. f. Hyg. u. Infektionskrankh. Bd. 87, S. 133. 1918. (Literatur.) — Morawitz: Kapitel Meningokokkenmeningitis in Handb. d. ärztl. Erfahrungen im Weltkriege Bd. 3, S. 295. Leipzig 1921.

Epidemische Kinderlähmung.

(Heine-Medinsche Krankheit; akute Poliomyelitis; Poliomyelitis anterior acuta; spinale Kinderlähmung.)

Die akute Poliomyelitis ist eine teils sporadisch, teils epidemisch auftretende spezifische Infektionskrankheit, die mit Vorliebe bei Kindern, gar nicht selten aber auch bei Erwachsenen auftritt und nach fieberhaften Vorläufersymptomen zu spinalen Lähmungen, gelegentlich auch zu bulbären oder zerebralen Lähmungserscheinungen führt, in vielen Fällen jedoch bereits mit dem fieberhaften Frühstadium abklingt, ohne Paresen zu verursachen.

Diese Definition entfernt sich ziemlich weit von der klinischen Begriffsbestimmung, die der Cannstatter Arzt Jakob von Heine im Jahre 1840 gegeben hat, als er dafür den Namen spinale Kinderlähmung schuf. Wir haben seitdem, namentlich dank der Studien nordischer Forscher (Medin, Wickman u. a.) gelernt, daß die Krankheit auch bei Erwachsenen gar nicht selten vorkommt, und vor allem, daß durch dasselbe ätiologische Agens ganz verschiedene Krankheitsbilder, nicht nur rein spinale Lähmungserscheinungen, sondern auch zerebrale Lähmungen, bulbäre Symptome, aufsteigende Landrysche Paralysen und meningitische Erscheinungen verursacht werden, ja daß sogar abortive Formen ohne Lähmungserscheinungen vorkommen. Es ist daher schwer, eine Krankheitsbezeichnung zu finden, die diesem erweiterten Begriffskreise entspricht. Am gebräuchlichsten ist der Name „epidemische Kinderlähmung" geblieben, für die meisten Fälle trifft die Bezeichnung „akute Poliomyelitis" zu, am einfachsten aber und auf jede Begriffsbestimmung verzichtend, ist die Benennung „Heine-Medinsche Krankheit" nach den Männern, denen wir die wichtigsten Kenntnisse auf diesem Gebiete verdanken.

Epidemiologie und Geschichte. Obgleich sich Hinweise auf das epidemische Vorkommen der Poliomyelitis schon bei Heine finden, scheinen häufigere Epidemien erst gegen Ende des vorigen Jahrhunderts aufgetreten zu sein. Berichte von Bergenholtz (1881) und Oxholm (1887) über das epidemische Auftreten der Kinderlähmung fanden wenig Beachtung. Allgemein anerkannt wurde der epidemische Charakter der spinalen Kinderlähmung erst nach dem Vortrage Medins auf dem X. internationalen Kongreß in Berlin 1890, wo er über seine Studien bei der Epidemie in Stockholm (43 Fälle) berichtete.

Seitdem häufen sich die Mitteilungen über das epidemische Auftreten dieser Seuche. So beobachtete Medin eine zweite Epidemie in Stockholm 1895,

Caverley und Macphail in Amerika 1894 (126 Fälle), Leegaard in Norwegen 1899 (54 Fälle), Baccelli in Italien 1897 (17 Fälle), Zappert in Wien (42 Fälle). Über gehäuftes Auftreten in Deutschland stammen Mitteilungen von Strümpell 1886, Briegleb und Pleus 1887, Auerbach, Frankfurt, 1898, Hofmann, Düsseldorf, 1904. Eine große und bedrohliche Ausbreitung gewann die Seuche erst im Anfange dieses Jahrhunderts, so in Norwegen 1904—1913 mit 3290 Fällen, die Leegaard 1915 zusammenstellte, und in Schweden 1905/06, wo Wickman seine für die Epidemiologie der Krankheit grundlegenden Beobachtungen an 1031 Fällen machen konnte. Auch in Amerika flammte nach vorausgegangenen herdweisen Häufungen der Krankheit eine große Epidemie auf, die nach Collins, Coplik u. a. allein in New-York 2500 Fälle umfaßte und in den nächsten Jahren in Nordamerika immer weiter um sich griff, so daß ca. 20000 Kinder erkrankt sein sollen. 1908 herrschte in Nieder-Österreich und Wien eine Epidemie mit 290 Fällen (Zappert), 1909 in Steiermark mit 433 Fällen (Fürntratt). Im Jahre 1909 gewann die Seuche auch in Deutschland zum ersten Male eine größere epidemische Ausdehnung. Nachdem 1908 kleinere Epidemien in Heidelberg mit 36 Fällen (J. Hofmann) und in der Nachbarschaft von Hamburg mit 22 Fällen (Nonne) vorausgegangen, entwickelte sich in Westfalen eine ausgedehnte Epidemie mit 633 Fällen (P. Krause), ferner im Ruhrgebiet (Grober) und in Hessen-Nassau mit 106 Fällen (E. Müller). Fast zu gleicher Zeit kam es zu kleineren Herdbildungen in Hannover (Eichelberg), in Schlesien (Förster), in Vorpommern (Peiper). Die Epidemie in Deutschland 1909 umfaßte im ganzen etwa 1000 Fälle. Auch in Frankreich trat die Krankheit 1909 in epidemischer Weise auf. So teilte Netter 100 Fälle aus Paris mit. Einzelne sporadische Fälle kamen 1921 in Nürnberg und Rostock zur Beobachtung, Frühjahr und Sommer 1922 wieder rund 100 Fälle in Marburg und Umgebung (E. Müller).

Daß die epidemische Kinderlähmung eine akute spezifische Infektionskrankheit sei, hat Strümpell auf Grund klinischer und experimenteller Gesichtspunkte als erster nachdrücklich betont. Der weitere Beweis dafür konnte erst durch die Übertragung der Krankheit auf den Affen (Landsteiner) und durch die Verimpfung von Fall zu Fall (Leiner, Flexner und Lewis u. a.) erbracht werden. Die Lehre von der Kontagiosität des Leidens, der Übertragbarkeit von Person zu Person hat Wickman begründet. Für die kontagiöse Natur des Leidens sprach schon die Beobachtung Leegaards, die 1899 in Norwegen gemacht wurde, daß die Verbreitung der Krankheit sich mit Vorliebe an die Verkehrswege hält und in nächster Nähe von Eisenbahnen und Verkehrsstraßen auftritt. Wickman zeigte, daß die Krankheit unabhängig von der Bevölkerungsdichte in größeren oder kleineren Herden sich entwickelt. Als er dann die einzelnen Fälle genauer verfolgte, zeigte es sich, daß zwischen fast allen von der Krankheit befallenen Personen ein Kontakt stattgefunden hatte, entweder direkt oder auf indirektem Wege. Wickmans Verdienst ist es, darauf hingewiesen zu haben, daß dieser Kontakt in der Mehrheit der Fälle nicht durch die eigentlichen typischen, mit Lähmungen einhergehenden Fälle geschieht, sondern entweder durch gesunde Zwischenträger oder aber durch abortive Formen, die sich mit dem Ablaufe der fieberhaften Vorläufererscheinungen erschöpfen, ohne Lähmungen zu bekommen. Die Häufigkeit solcher abortiven Formen berechnet Leegaard auf $38^0/_0$ aller Fälle für 1905. Durch sorgfältige Nachforschungen in den für solche Studien sehr geeigneten, weil relativ einfachen ländlichen Verhältnissen während der schwedischen Epidemie zeigte Wickman, daß auch innerhalb der einzelnen Krankheitsherde die Fälle gruppenweise auftreten, und daß die Verbreitung meist radiär von einem Hause aus in die Nachbarschaft erfolgt.

Das Auftreten einer Kontaktepidemie würde sich also in der Weise abspielen, daß durch Einschleppung des virulenten Erregers von anderen Gegenden her eine Infektion erfolgt und nun von dem Infektionsherde aus eine radiäre Verbreitung in die Nachbarschaft stattfindet. Die Einschleppung kann ihren Ausgang entweder von sporadischen Fällen nehmen oder aus Gegenden, wo die Seuche epidemisch herrscht und wird entweder durch gesunde Zwischenträger geschehen oder aber durch die oben genannten abortiven Erkrankungsfälle. Für diese Art der Einschleppung von außen und Verbreitung durch Kontakt sprechen auch Beobachtungen, wie sie in anderen Epidemien, z. B. in Hessen-Nassau, 1909 und 1922 gemacht wurden.

E. Müller z. B. sah, daß die Morbidität der seßhaften bäuerlichen Bevölkerung namentlich zu Beginn der Epidemien relativ gering war, während sie relativ groß erschien bei Gewerben, welche die Väter oder andere Familienangehörige entweder selbst in infizierte Gegenden führten oder einen lebhaften Verkehr auswärtiger Personen in ihrem eigenen Hause mit sich brachten (Gastwirte, Kutscher, Schuhmacher, Landbriefträger).

Die hier besprochene Vorstellung von der Entstehung von Kontaktepidemien hat auch heute noch ihre Gegner, die mehr zur Annahme von Kollektivepidemien (Fürntratt) neigen, d. h. also einer aus unbekannten inneren oder äußeren Ursachen eintretenden Häufung sporadischer Fälle.

Die Einwände, die gegen die Kontagiosität der Poliomyelitis gemacht wurden, sind folgende:

1. Die Beobachtung, daß nicht selten nur ein Kind einer kinderreichen Familie erkrankt (z. B. hatten Lust und Rosenberg (Heidelberg 1913) unter 71 Fällen kein Geschwisterpaar), während die anderen trotz reichlicher Gelegenheit zur Infektion gesund bleiben; 2. die Tatsache, daß häufig sporadische Fälle vorkommen, ohne eine Quelle von Epidemien zu werden; 3. die Seltenheit von Krankenhausinfektionen durch eingelieferte Poliomyelitisfälle.

Hier findet sich eine interessante Parallele zur Zerebrospinalmeningitis, auf die Wickman aufmerksam macht. Genau dieselben Argumente wurden früher gegen die Kontagiosität der Genickstarre angeführt, und doch zweifelt heute niemand mehr an deren Übertragbarkeit, nachdem die Bedeutung der Meningokokkenträger erkannt wurde.

Daß trotz gegebener Infektionsmöglichkeit viele Kinder nicht erkranken, liegt daran, daß die allgemeine Empfänglichkeit sowohl für Genickstarre als auch für das Poliomyelitisvirus nicht so groß ist wie für andere Infektionskrankheiten, z. B. Diphtherie und Scharlach. Wenn bei einer Familie mehrere Kinder erkranken, so geschieht das meist gleichzeitig, d. h. also die empfänglichen Kinder werden von derselben Infektionsquelle zu gleicher Zeit infiziert. Bei der Frage der Krankenhausinfektion kommt noch hinzu, daß die Kinder meist erst nach Eintritt der Lähmungen eingeliefert werden, also in einem Stadium, wo die entzündlichen Erscheinungen in den oberen Luftwegen und im Darm, die wohl am meisten zur Verbreitung beitragen, bereits geschwunden sind. Daß sporadische Fälle vorkommen, ohne Epidemien nach sich zu ziehen, ist eine Eigentümlichkeit der Poliomyelitis, die sie mit fast allen Infektionskrankheiten teilt.

Bei der Übertragung scheinen leblose Gegenstände, Nahrungsmittel, Milch, Trinkwasser oder dgl. keine Rolle zu spielen. Berücksichtigt man die Frühsymptome der epidemischen Kinderlähmung, die Beteiligung der oberen Luftwege und des Darmtraktus, so erscheint am wahrscheinlichsten die Annahme, daß die Übertragung entweder durch die Sekrete der katarrhalisch affizierten Schleimhäute der Luftwege oder durch Magendarmausscheidungen geschieht.

Eine Stütze dieser Anschauung finden wir in den Ergebnissen der experimentellen Forschung. Bei intrazerebral geimpften Affen ist das Virus in der Nasopharynxschleimhaut sowie den Tonsillen nachgewiesen worden. Speichel und Darminhalt wurden freilich meist frei von Virus befunden. Es gelingt aber sowohl von der Nasenschleimhaut aus wie auch vom Magendarm aus unter besonderen Bedingungen Affen zu infizieren (Leiner und v. Wiesner).

Jahreszeit: Die Poliomyelitis ist eine Krankheit des Sommers und des Herbstes. So fielen z. B. bei der schwedischen Epidemie 1905 auf die Monate Juli bis Oktober 86% der Fälle mit dem Maximum im August (Wickman), auch Leegaard fand in 10jähriger Beobachtung (1904—1913) den Höhepunkt fast stets im August. Mitunter verschiebt sich die Verteilung bis in den Winter hinein. In Hessen-Nassau begann die Epidemie im Juli und erreichte ihre Höhe in den Monaten Oktober und November; ja sogar Epidemien, die mitten im Winter ihr Maximum erreichten, sind beobachtet worden.

Disposition. Die allgemeine Empfänglichkeit für die Poliomyelitis ist erheblich geringer als für Diphtherie, Scharlach und Masern. Am empfänglichsten ist das Kindesalter, während der Erwachsene relativ selten an Poliomyelitis erkrankt.

In der Epidemie von Hessen-Nassau 1909 waren nach E. Müller $^9/_{10}$ aller Kranken noch nicht fünf Jahre alt und mehr als $^3/_4$ der Fälle fielen in die ersten drei Lebensjahre. Am gefährdetsten erscheint das zweite Lebensjahr; damit stimmen auch anderweitig gemachte Erfahrungen überein.

Das männliche Geschlecht scheint etwas mehr disponiert zu sein als das weibliche, Leegaard berechnet aus 3290 Fällen in Norwegen 55,5% auf Männer, 44,5% auf Frauen. Die relative Immunität des Erwachsenen gegenüber der Kinderlähmung ist nicht etwa in Parallele zu setzen mit der Masernimmunität des höheren Lebensalters. Während die Masernimmunität des Erwachsenen ihren Grund natürlich darin hat, daß die meisten Menschen im Kindesalter Masern überstanden, müssen bei der relativ seltenen epidemischen Ausbreitung der Poliomyelitis andere Momente zur Erklärung herangezogen werden. Nach Kling (Stockholm 1911) besteht auch ein Unterschied zwischen Stadt- und Landbevölkerung: die Morbidität bei ersterer betrug 25, bei letzterer 55 auf 100000; die Zahl der schweren Fälle bei ersterer 42, bei letzterer 73 Fälle. (Überstehen leichter Infektionen bei den Städtern?)

E. Müller erwähnt die interessante Tatsache, daß die Häuser, die 1909 von Kinderlähmung infiziert waren, 1922 frei blieben und daß es in den früher fast freien Stadtbezirken Marburgs 1922 zu den dichtesten Gruppenerkrankungen kam. (Einflüsse erworbener Immunität?)

Ob die Prädisposition an der Eintrittspforte liegt oder im Rückenmark, ist noch nicht entschieden. Möglicherweise spielt die Neigung des Kindes zu Erkrankungen des Lymphapparates eine Rolle; gerade der Lymphapparat aber oder genauer die Lymphscheiden der peripheren Nerven sind der Weg, auf dem das Virus zum Rückenmark gelangt (vgl. Pathogenese).

Ätiologie. Die Kultur des Erregers der Poliomyelitis scheint Flexner und Noguchi gelungen zu sein. Bei der Aussaat von Gehirnstückchen von Poliomyelitisleichen auf Aszitesröhrchen, denen ein Stück steriler, normaler Kaninchenniere beigegeben ist, und Überschichten mit sterilem Paraffin, um anaerobe Bedingungen zu erzielen, entwickelt sich nach fünftägiger Bebrütung bei 37° ein charakteristisches Wachstum. Zunächst tritt eine Opaleszenz in der nächsten Umgebung der Gehirnsubstanz auf. Diese Opaleszenz breitet sich in den nächsten Tagen weiter nach oben aus bis zu einer Demarkationslinie, wo das Vorhandensein von Sauerstoff die weitere Entwicklung hemmt. Bei mikroskopischer Untersuchung dieser Kulturen präsentieren sich bei Giemsafärbung die Erreger als kleinste globoide Körperchen von runder Form, die in kurzen Kettenpaaren und -Konglomeraten zusammenhängen. Die einzelnen Individuen haben eine Größe von 0,15—0,3 μ. Sie färben sich nach Gram. Auf festen Nährböden (Agar) findet keine Kettenbildung statt. Diese kugelförmigen Mikroorganismen passieren durch Berkefeldtfilter, welche die gewöhnlichen Testbakterien, z. B. den Prodigiosus, zurückhalten.

Durch Verimpfung von Reinkulturen dieses Mikroorganismus, bei einem Stamm bis zur 20. Kultur, läßt sich beim Affen ein Krankheitsbild erzeugen, das klinisch und pathologisch völlig der Affenpoliomyelitis entspricht, wie man sie auch durch Verimpfung von Gehirnsubstanz von Poliomyelitisleichen erzeugen kann. Damit dürfte der Beweis für die ätiologische Bedeutung des Flexner-Noguchischen Mikroorganismus erbracht sein.

Schon vor dieser Entdeckung waren unsere Kenntnisse über die Pathogenese der Poliomyelitis durch die experimentelle Forschung in fruchtbarster Weis ausgebaut worden, seitdem es gelungen ist, die Krankheit mit Sicherheit auf Tiere zu übertragen. Nachdem Landsteiner und Popper 1909 gezeigt hatten, daß es möglich ist, das Virus der Kinderlähmung erfolgreich auf Affen zu verimpfen, konnte man daran gehen, es von Fall zu Fall weiter zu übertragen, und so gewissermaßen im Tierorganismus fortzuzüchten. Durch die Arbeiten von Römer, Flexner und Lewis, Landsteiner und Levaditi, Leiner und von Wiesner, die sich mit der experimentellen Affenpoliomyelitis beschäftigt haben, sind manche interessante Aufschlüsse über die Pathogenese und Epidemiologie der Kinderlähmung gewonnen worden. Das Virus befindet sich, ähnlich wie das Lyssavirus, im ganzen Zentralnervensystem. Man kann also durch Verimpfung von Teilen aus Gehirn und Rückenmark eines Falles von Kinderlähmung beim Affen Poliomyelitis erzeugen. Dabei ist es relativ gleichgültig, ob die Einverleibung intrazerebral, intravenös, intraneural oder durch Verfütterung geschieht, wenn nur eine reichliche Menge Virus verwendet wird. Wichtig ist die Tatsache, daß das Virus in die Nasen- und Rachenschleimhaut übergeht, wo es sich, wie es scheint, wochenlang halten kann. Auch in geschwollenen Lymphdrüsen und im Blut kann es enthalten sein, dagegen fehlt es im Liquor cerebrospinalis. Bemerkenswert ist die Tatsache, daß spontane Affenerkrankungen noch nicht beobachtet wurden, obgleich gesunde und infizierte Tiere in demselben Käfig zusammen waren.

Einmaliges Überstehen der Poliomyelitis verleiht den Affen Immunität gegen eine neue Infektion. Als Ursache dieser Immunität sind mit Wahrscheinlichkeit Antikörper anzusprechen, die sich im Blute der infizierten Affen bilden, und die in vitro die Wirkung des Virus aufzuheben vermögen. Diese Tatsache ist auch für die Diagnose der Poliomyelitis und für den Nachweis der Existenz abortiver Erkrankungen von Wichtigkeit geworden (vgl. später).

Die Inkubationszeit betrug bei den Römerschen Affenversuchen im Durchschnitt $9^1/_2$ Tage. Das Krankheitsbild der experimentellen Affenpoliomyelitis entspricht den beim Menschen vorkommenden Krankheitsbildern; auch abortive Erkrankungen und Fälle von bulbärem Typus kommen vor. Die anatomischen Veränderungen entsprechen ganz den beim Menschen beschriebenen.

Die Möglichkeit, mit menschlichem Poliomyelitismaterial dieselbe Krankheit beim Affen zu erzeugen, hat, abgesehen von ihrer Bedeutung für die Pathogenese der Krankheit, auch einen nicht zu unterschätzenden diagnostischen Wert, wenn auch die Übertragung nur bei einwandfreier Technik und mit reichlichem Material gelingt. Das gilt besonders für die Feststellung der Zugehörigkeit gewisser atypischer Formen der Poliomyelitis, z. B. bei Fällen von sporadischer Poliomyelitis der Erwachsenen oder bei disseminierter Enzephalomyelitis. Schließlich ist mit Hilfe des Tierexperimentes sogar eine Serodiagnose der Poliomyelitis möglich geworden (vgl. S. 658).

Eine künstliche Übertragung auf Kaninchen ist von Krause und Meinicke angegeben und von Marks bei Beachtung bestimmter Punkte (junge Tiere, intravenöse Impfung) bestätigt, von Amoss neuerdings aber wieder bestritten worden.

Krankheitsbild. Die Inkubationszeit beträgt im Durchschnitt eine Woche. Die einzelnen Autoren machen darüber verschiedene Angaben; so spricht Wickman von 1—4 Tagen und Zappert von 8—10 Tagen.

Man unterscheidet bei der Entwicklung des Krankheitsbildes am besten mit E. Müller das Frühstadium, das Reparationsstadium und das Endstadium mit seinen schlaffen atrophischen Lähmungen.

I. Das **Frühstadium** setzt sich zusammen aus einer Phase der fieberhaften Vorläufererscheinungen und einer Phase der akut einsetzenden Lähmungen.

a) Vorläufer. Die Krankheit pflegt akut mit Fieber und allgemeinen Erscheinungen zu beginnen, wobei Somnolenz, allgemeine Hauthyperästhesie, Gliederschmerzen, eine große Neigung zum Schwitzen auffallen, und entweder entzündliche Erscheinungen der Atemorgane (Schnupfen, Bronchitis und Angina) oder Störungen von seiten des Magendarmkanals (Gastroenteritis) oder auch meningitische Symptome im Vordergrunde stehen. Welche von diesen letztgenannten drei Symptomgruppen im Einzelfalle vorherrscht, das hängt von dem Charakter der Epidemie ab. So prävalierten nach Erfahrungen Wickmans bei der schwedischen Epidemie in einigen Gegenden meningitische Erscheinungen, in anderen die gastroenteritischen, und bei der Epidemie 1909 fand E. Müller in Hessen-Nassau vorwiegend Erscheinungen des Respirationsapparates, während P. Krause in Westfalen hauptsächlich gastroenteritische Störungen als Vorläufererscheinungen beobachtete.

Neben Kopfschmerzen und allgemeinem Krankheitsgefühl ist das konstanteste Symptom im Beginn der Erkrankung das Fieber. In der Regel

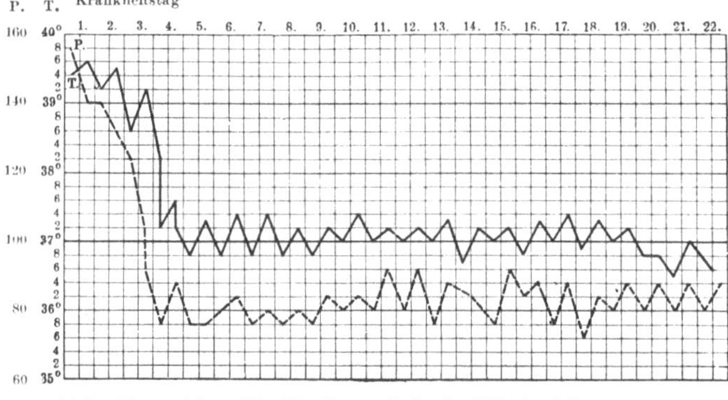

Abb. 280. (Aus E. Müller, Spinale Kinderlähmung.)

erfolgt ein plötzlicher Anstieg, und die Temperatur hält sich dann mehrere Tage in einer Höhe von 38,5—39,5° entweder remittierend oder kontinuierlich; zuweilen sind die Temperaturen nur subfebril. Fieberlose Fälle sind selten; aber oft kommt es vor, daß der Arzt erst nach Abklingen einer schnell vorübergehenden Temperaturerhöhung zu dem Kranken gerufen wird. Die Entfieberung erfolgt nach einigen Tagen bis zu einer Woche allmählich, zuweilen aber auch in kritischer Weise. Manchmal kommt es einige Tage nach dem Abklingen des Fiebers zu erneutem Anstieg, oder es halten sich, wie E. Müller beobachtete, noch wochenlang abendliche Fieberspitzen von 38°. Die Fieberhöhe bedeutet ähnlich wie bei der Genickstarre keinen Gradmesser für die Schwere der Infektion. Hochfiebernde Fälle mit starken Allgemeinerscheinungen können einen günstigen Verlauf nehmen und andere mit subfebrilen Temperaturen enden letal.

Der Puls ist häufig frequenter, als es der gleichzeitigen Fieberhöhe entspricht (ähnlich wie beim Scharlach). Eine gewisse Labilität, auch leichte Arrhythmien sind nicht selten.

Als pathognomisch für die ersten Tage der Poliomyelitiserkrankung können neben dem Fieber folgende Zeichen gelten: die allgemeine Schmerzhaftigkeit des Körpers, die Somnolenz und die Neigung zum Schwitzen.

Die auffällige Somnolenz, die in vielen Fällen in den Vordergrund tritt, läßt die Kinder oft den ganzen Tag durchschlafen, während sie sich des Nachts unruhig hin- und herwälzen, häufig aufschreien, zuweilen auch delirieren.

Tiefere Bewußtseinsstörungen sind relativ selten. Selbst in letal endigenden Fällen ist das Sensorium oft bis zum Schluß erhalten. Aber auch selbst bei später gutartig verlaufenden Fällen ist zuweilen zugleich mit dem Fieberbeginn Koma beobachtet worden (Zappert).

Ein zweites wichtiges Symptom des Frühstadiums, das nur selten vermißt wird, ist die auffallende Neigung zum Schwitzen, die in der Regel nur in den ersten Krankheitstagen besteht, ohne Beziehungen zur Fieberhöhe zu haben. E. Müller, der ebenso wie Starr und Krause die Häufigkeit dieser Erscheinung betont ($75^0/_0$ der Fälle), sah die Hyperhydrosis in manchen Fällen noch wochenlang anhalten.

Das wichtigste Kennzeichen der Poliomyelitis im Frühstadium ist die allgemeine Hyperästhesie. Jede Berührung des kranken Kindes ruft die lebhaftesten Schmerzäußerungen hervor, ja, die Angst vor dem Anfassen veranlaßt die Kinder, schon bei der Annäherung der Mutter ans Bett laut zu jammern und die Bettdecke festzuhalten. Diese Empfindlichkeit ist am ausgeprägtesten am Rumpf und an den später gelähmten Gliedern. Durch passive Bewegungen wird sie vermehrt, so besonders bei Bewegungen der Wirbelsäule beim Aufrichten usw. (Wickman). Daneben bestehen meist spontane Schmerzen im Nacken, im Rücken und in den Extremitäten, besonders in denen, die später der Lähmung verfallen. Diese Schmerzen, die oft wochenlang nach Eintritt der Paresen noch anhalten, verbinden sich mitunter mit einer starken Druckempfindlichkeit der Muskeln und der Nervenstämme. Bei Lokalisierung der Hyperästhesie z. B. auf die Gegend des Hüftgelenks oder des Blinddarms kann eine Koxitis bzw. Appendizitis vorgetäuscht werden, auch Verwechslung mit Gelenkrheumatismus, Polyneuritis liegt nahe (s. Differentialdiagnose).

Diese sensiblen Reizerscheinungen können verschiedene Ursachen haben. Entweder kommt die Beteiligung der grauen Hinterhörner in Betracht, die ja fast stets in Mitleidenschaft gezogen sind, oder aber es handelt sich um entzündliche Vorgänge an den Meningen, die man autoptisch fast nie vermißt.

Meningitische Symptome können in einzelnen Fällen im Beginn der Poliomyelitis derartig die Szene beherrschen, daß die Verwechslung mit Genickstarre naheliegt. Neben den eben erwähnten Nacken- und Rückenschmerzen und der allgemeinen Hauthyperästhesie ist es vor allem eine Steifigkeit des Nackens, die besonders beim Vorwärtsbeugen deutlich wird und eine Wirbelsäulensteifigkeit mit Druckempfindlichkeit der Processus spinosi. Als charakteristisch bezeichnet Förster die reflektorische Überstreckung der Wirbelsäule beim Versuch, die Kinder aus der Rückenlage aufzurichten. Auch Kernigsches Symptom und Lasèguesches Phänomen werden zuweilen beobachtet, sind aber seltener zu finden.

Aber noch andere zerebrale und spinale Reizsymptome können an Meningitis denken lassen. So treten zuweilen Konvulsionen und Zuckungen in den unteren Extremitäten auf (Zappert), ausnahmsweise auch epileptiforme Spasmen mit Bewußtlosigkeit (E. Müller), ferner Tremor ähnlich dem Intentionszittern (Wickman) und Zähneknirschen, alles Symptome, wie sie auch bei der Meningitis cerebrospinalis beobachtet werden.

Entzündliche Erscheinungen des Respirationsapparates sind nicht selten, doch spielt auch hierin bei den einzelnen Epidemien der Genius loci eine Rolle.

E. Müller fand 1909 in Hessen-Nassau in über der Hälfte der Fälle eine Beteiligung des Respirationstraktus, häufig in der Form eines starken Schnupfens oder einer initialen Angina ohne charakteristischen Belag mit auffallendem Foetor ex ore. 1922 waren rheumatoide und neuralgiforme Vorläufer daselbst besonders häufig. Oft ist auch eine **Bronchitis** vorhanden oder sogar auch eine frühzeitig auftretende **Bronchopneumonie.** Pneumonien entwickeln sich sonst im allgemeinen erst im Verlaufe der zweiten oder dritten Woche, besonders im Anschluß an Paresen der Atemmuskeln.

Recht häufig sind **gastroenteritische Störungen,** wie schon **Medin** hervorhob. Abgesehen von Appetitlosigkeit, belegter Zunge ist hier zunächst das **Erbrechen** bemerkenswert, das gelegentlich am ersten Tage beobachtet wird, ohne besondere Häufigkeit zu erlangen. Dazu kommen vor allem **Durchfälle,** die manchmal sehr heftig und übelriechend sind und den Eindruck einer schweren Enteritis erwecken. In anderen Fällen herrscht Obstipation.

Tatsächlich sind ja auch starke katarrhalische Veränderungen der Darmschleimhaut, Schwellung der Solitärfollikel und der **Peyerschen** Plaques autoptisch festgestellt worden. Darmstörungen werden bei den einzelnen Epidemien in sehr verschiedener Häufigkeit beobachtet. Während **Krause** in Westfalen in $^2/_3$ der Beobachtungen Durchfälle sah, herrschte in der New-Yorker Epidemie gewöhnlich Verstopfung.

Gelegentlich kann es im Verlaufe der Poliomyelitis auch zu verschiedenartigen **Hauterscheinungen** kommen; so werden scharlach- und masernähnliche **Exantheme** beobachtet, die relativ spät, in der Regel nicht vor Ablauf der ersten Krankheitswoche auftreten. Herpes labialis ist selten, Herpes zoster etwas häufiger.

Die **Bauchorgane** bieten meist nichts Besonderes. Die Milz ist in der Regel von normaler Größe; wenn sie als vergrößert nachgewiesen wird, handelt es sich gewöhnlich um Mischinfektionen. Auf der Höhe des Fiebers kann eine leichte febrile Albuminurie vorkommen. Ausgesprochene Nephritis ist bisher nicht beobachtet worden. Die Lymphdrüsen sind nicht vergrößert.

Ein Befund, der differentialdiagnostisch in manchen Fällen während des Frühstadiums vielleicht einige Bedeutung hat, scheint **Leukopenie** zu sein. **E. Müller** fand während des Stadium febrile bei seinen Kranken niemals eine Leukozytose; auch **Krause** hatte gleiche Befunde. Bei anderen Epidemien, z. B. in New-York, sind dagegen mehrmals höhere Leukozytenwerte gefunden worden, vielleicht spielten dabei Mischinfektionen eine Rolle. Wenigstens kann man sagen; daß das Vorhandensein einer Leukopenie im Zweifelsfalle für Poliomyelitis spricht.

Der **Liquor cerebrospinalis,** zu dessen Untersuchung namentlich die meningitischen Erscheinungen drängen können, steht gewöhnlich unter etwas erhöhtem Druck, ist aber selbst bei erhöhtem Eiweißgehalt klar und enthält keine Bakterien; die Globulinreaktion nach **Nonne,** sowie **Pandy** pflegt positiv zu sein. Die spärlich darin enthaltenen Zellen bestehen fast nur aus Lymphozyten. Das Vorwiegen von Leukozyten ist selten.

b) Der Eintritt der Lähmung. Im Anschluß an die fieberhaften Initialsymptome oder auch schon während derselben pflegen diejenigen Erscheinungen aufzutreten, die der Krankheit den Namen gegeben haben, die Lähmungen. Das Einsetzen erfolgt ungefähr am ersten bis fünften Tage nach Krankheitsbeginn, manchmal aber treten sie erst wesentlich später, nach 8—14 Tagen auf. Die Lähmungen charakterisieren sich als Vorderhornläsionen, also als **schlaffe Lähmung mit vermindertem Tonus der Muskulatur und Verlust der Sehnenreflexe.** Bei Erwachsenen und älteren Kindern läßt sich gut feststellen, daß die Lähmung nicht komplett einsetzt, sondern mit einer Parese beginnt. Das betroffene Glied ermüdet schnell. Ist z. B. ein Bein befallen, so stützt sich der Kranke beim Versuche zu Gehen auf das gesunde Bein, knickt aber mit dem kranken bald zusammen, die Sehnenreflexe verschwinden, der Muskeltonus nimmt ab und nach wenigen Tagen ist der Höhepunkt der Lähmung erreicht. Die Feststellung der eingetretenen Lähmung ist namentlich bei

Kindern, die noch nicht laufen können, oft gar nicht leicht. Sie wird häufig erst erkannt, wenn die Paralyse bereits mehrere Tage komplett ist. Die Prüfung der aktiven Beweglichkeit (Beachtung der spontanen Bewegungen oder der Reaktion auf bestimmte Veränderungen der Lage), auch der Nachweis des geringen Widerstandes bei passiven Bewegungen, die Feststellung des geringen Muskeltonus (die auffällige Schlaffheit) und die wiederholte Kontrolle der Sehnenreflexe sind zur Erkennung nützlich.

Am häufigsten werden die Beinmuskeln befallen, an zweiter Stelle stehen die Rumpfmuskeln (in einzelnen Epidemien besonders häufig, z. B. nach Stiefler in 54 von 187 Fällen) und schließlich die Armmuskeln. Die Beine werden in etwa $^4/_5$ der Fälle in Mitleidenschaft gezogen und zwar häufiger doppelseitig als einseitig, doch ist die Lähmung meist in einem Beine weniger ausgesprochen als in dem anderen, mitunter vielleicht nur durch Hypotonie oder Fehlen der Sehnenreflexe angedeutet. Auch auf der Höhe ihrer Entwicklung erstrecken sich die Lähmungen eines Gliedes fast niemals auf sämtliche Muskelgruppen. Selbst wenn z. B. das ganze Bein gelähmt erscheint, können meist noch die Zehen, wenn auch schwach, bewegt werden. Diejenigen Muskelgruppen, die am Beine besonders gern von der Lähmung betroffen werden, sind am Oberschenkel der Quadriceps femoris und am Unterschenkel der Peroneus und der Tibialis anticus, und meist sind die proximalen Gebiete der unteren Extremitäten stärker und hartnäckiger befallen als die distalen.

Sehr häufig, wenn auch vielfach nicht genügend beachtet, sind die Lähmungen der Rumpfmuskulatur; namentlich die Parese der Bauchmuskeln, entweder einseitig oder doppelseitig, ist sehr oft vorhanden.

Abgesehen von einer Hypotonie der Bauchdecken macht sie sich vor allem dadurch bemerkbar, daß die Kinder nicht ohne Unterstützung der Hände sich aus der horizontalen Lage aufrichten können.

Der Leib wird dabei durch die Kontraktion des Zwerchfells aufgetrieben; auch pflegt Abschwächung oder Verlust der Bauchdeckenreflexe vorhanden zu sein.

Die Lähmung der Rückenmuskeln, der Strecker der Wirbelsäule, macht das Aufsitzen der Kranken unmöglich. Werden sie aufgenommen, so fallen sie haltlos entweder nach vorn oder nach der Seite. Sind nur die Rücken- und Hüftmuskeln betroffen, so kommen Bilder wie bei der juvenilen Muskeldystrophie zustande. Die Kranken watscheln beim Gehen und vermögen sich aus der vornübergebeugten Stellung nur aufzurichten durch Unterstützung, wenn sie die Arme zu Hilfe nehmen und gewissermaßen an ihrem eigenen Körper in die Höhe klettern.

Nicht selten dehnt sich die Lähmung auch auf die Atemmuskeln aus. Sind die Interkostalmuskeln allein betroffen, so sind die Bewegungen des Brustkastens eingeschränkt oder aufgehoben, während die Zwerchfellatmung sehr ausgiebig arbeitet.

Beiderseitige Zwerchfelllähmung pflegt schnell den Exitus durch Erstickung herbeizuführen.

Sehr gewöhnlich sind die Paresen der Halsmuskulatur, die sich sowohl auf die Beuger wie auf die Strecker ausdehnen können. Hebt man den Kranken auf, so sinkt der Kopf schlaff nach hinten, und beugt man den Körper nach vorn, so fällt der Kopf, der Schwere folgend, erst nach der Seite und dann nach vorn.

Die Arme sind meist einseitig oder wenigstens einseitig stärker betroffen. In der Regel handelt es sich um aufsteigende Lähmungen, die sekundär nach Beinlähmungen hinzutreten. Isolierte Armlähmungen sind selten. Am häufigsten ist die Schultermuskulatur und zwar der Musculus deltoideus betroffen. Von hier aus schreitet die Lähmung dann oft in distaler Richtung bis zur völligen Armparese weiter, wobei aber kleine Fingerbewegungen meist noch möglich sind.

Flüchtige Blasen- und Mastdarmstörungen sind im Frühstadium häufig. Die Blasenschwäche tritt meist in Form der Urinverhaltung auf und gibt gelegentlich zum Katheterismus Veranlassung; seltener ist die Inkontinenz, die aber bei kleinen Kindern oft übersehen wird. Schwerere Grade der Harnverhaltung von mehrtägiger Dauer finden sich meist nur bei doppelseitiger Beinparalyse und erheblicher Beteiligung der Rumpfmuskulatur. Leichtere Erschwerung der Urinentleerung kann wochenlang anhalten. Die Mastdarmstörungen bestehen entweder in hartnäckiger Obstipation oder Incontinentia alvi.

Ursachen dieser Blasen- und Mastdarmstörungen sind vermutlich Läsionen langer, zerebrospinaler, zu den sympathischen Zentren gehender Bahnen, oder aber die Schädigung sympathischer Ganglienzellen.

Während die genannten Lähmungen im allgemeinen alle den Typus der Vorderhornläsion (schlaffe Lähmung mit Verlust der Sehnenreflexe) haben, kommen gelegentlich auch Abweichungen davon vor. Man beobachtet zuweilen in einer gelähmten Extremität eine Muskelgruppe in tonischer Spannung (vielleicht Folge einer gleichzeitigen Pyramidenbahnschädigung); gar nicht selten findet sich eine hypotonische Muskulatur ohne gröbere Störung der willkürlichen Beweglichkeit. Das Verschwinden der Sehnenreflexe pflegt schon frühzeitig einzutreten, so daß man zuweilen allein durch ihren Verlust auf den Beginn der Lähmung schließen kann, ja, es kann das einzige Symptom in abortiven Fällen sein.

Mitunter geht dem Erlöschen der Sehnenreflexe für kurze Zeit eine Erhöhung derselben voraus, eine Tatsache, die man mit Wickman als Folge einer erhöhten Erregbarkeit im Beginn der ersten im Rückenmark sich abspielenden entzündlichen Prozesse auffassen kann. Ferner kann bei Lähmung eines Armes der Patellarreflex derselben Seite gesteigert sein.

Das Verhalten der Hautreflexe ist verschieden. Die Bauchdeckenreflexe fehlen in der Regel bei ausgedehnten Lähmungen der Extremitäten und Beteiligung der Rumpfmuskulatur. Der Fußsohlenreflex geht später verloren als die Sehnenreflexe. Mitunter zeigt sich auch bei Kindern ein positives Babinskisches Zehenphänomen als Zeichen der Beteiligung der Pyramidenbahn.

Im allgemeinen kommen ataktische Störungen bei der Poliomyelitis nicht vor. Daß aber auch diese Regel nicht ohne Ausnahme ist, beweist die Aufstellung einer ataktischen Form durch Wickman. Der Grund für diese Bewegungsstörung kann einmal durch Läsion der im Mittelhirn verlaufenden Gleichgewichtsbahnen bedingt sein, oder aber durch Veränderungen des Kleinhirns oder der Clarkeschen Säulen.

Die Sensibilität weicht im Frühstadium insofern von der Norm ab, als sensible Reizerscheinungen sehr gewöhnlich sind. Flüchtige Hypästhesien finden sich nicht selten, jedoch fehlen gröbere Störungen. Zuweilen ist die Hinterhornsensibilität (Schmerz- und Temperaturempfindung) gestört. Auch die farado-kutane Sensibilität ist in vielen Fällen stark herabgesetzt.

II. Reparationsstadium. Nachdem die Ausbildung der Lähmungen ihren Höhepunkt erreicht hat, kommt es entweder bald oder erst Tage und Wochen später zur teilweisen oder vollständigen Rückbildung. Die Zeit, innerhalb derer noch eine Besserung möglich ist, beträgt etwa ein Jahr. Die Rückbildung erfolgt teils durch Resorption des entzündlichen Ödems und der kleinzelligen Infiltration, teils durch Erholung der nicht zu stark geschädigten Ganglienzellen. Die Besserung erfolgt meist allmählich, indem die aktive Beweglichkeit unter Zunahme des geschwundenen Muskeltonus sich wieder herstellt und die Sehnenreflexe wiederkehren; zuweilen kann die Änderung auch über Nacht kommen. Manchmal sind die wiederkehrenden Sehnenreflexe für eine kurze Übergangszeit kräftig gesteigert. An den Armen findet man zuweilen bei der Rückbildung der Lähmungen einen deutlichen Tremor zusammen mit faszikulären Zuckungen in den betroffenen Muskelgruppen (E. Müller).

Die Muskeln, die dauernd gelähmt bleiben, behalten ihre auffällige Weichheit und verfallen bald einer hochgradigen Atrophie.

Auf die Veränderungen der elektrischen Erregbarkeit der gelähmten Muskeln während des Reparationsstadiums ist aus prognostischen Gründen von jeher großer Wert gelegt worden.

Nach den Beobachtungen von Wickman in Schweden und E. Müller in Hessen-Nassau scheint aber bei der Bewertung der Ergebnisse der elektrischen Untersuchung etwas Zurückhaltung geboten. Nach Ausbildung der Lähmungen, gewöhnlich im Laufe der zweiten Woche, nimmt die direkte und indirekte faradische Erregbarkeit der dauernd gelähmten Muskeln bis zum völligen Erloschensein ab. Ebenso sinkt die quantitative galvanische Erregbarkeit vom Nerven und vom Muskel aus. Bleiben dabei gröbere qualitative Zeichen der Entartungsreaktion aus, so ist das kontinuierliche Sinken der quantitativen Erregbarkeit bis zum völligen Verschwinden das einzige, was man bei der elektrischen Untersuchung nachweisen kann. In anderen Fällen zeigen sich nach Abnahme der faradischen Erregbarkeit bald auch die bekannten trägen, überwiegenden Anodenzuckungen, und es stellt sich eine partielle oder vollständige Entartungsreaktion ein. Freilich ist oft die aktive Beweglichkeit der Muskeln besser, als die elektrische Untersuchung es erwarten läßt, und andererseits findet man Fortbestehen der Lähmungen trotz wochenlang anhaltender guter elektrischer Erregbarkeit.

III. Das Endstadium. Die dauernd gelähmten Muskelgruppen verfallen allmählich der Atrophie.

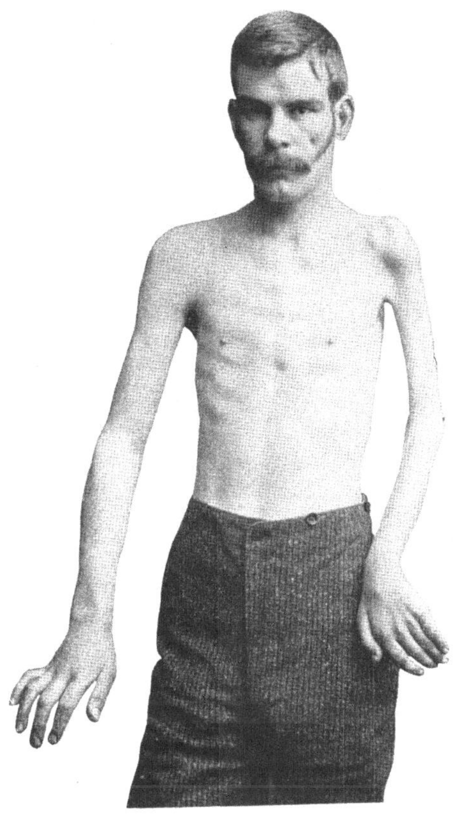

Abb. 281. Spinale Form der Heine-Medinschen Krankheit mit Lähmung und Atrophie des linken Armes seit den Kinderjahren. Muskeln des Schultergürtels am stärksten betroffen (nach Byrom-Bramwell).

Die damit in Zusammenhang stehenden Folgeerscheinungen, Deformitäten, Wachstumsanomalien, Veränderungen am Knochen- und Gelenkapparat setzen das bekannte Bild des chronischen stationären Stadiums der Kinderlähmung zusammen, das uns aus den Beschreibungen von Charcot und Erb, Duchenne und Heine geläufig ist. Die Haut der gelähmten Extremitäten pflegt infolge vasomotorischer Störungen kühl und zyanotisch zu sein. Auch wird sie oft trocken und abschilfernd und leicht vulnerabel. In seltenen Fällen zeigt das Unterhautzellgewebe leichtes Ödem. Der Muskelschwund in den gelähmten Gliedmaßen kann so hochgradig sein, daß die Extremität zuweilen nur aus Haut und Knochen besteht. In manchen Fällen freilich wird durch sekundäre Fett- oder Bindegewebswucherung eine größere Muskelmasse vorgetäuscht (Pseudohypertrophie).

Im engen Zusammenhange mit der Muskelatrophie stehen die Veränderungen am Knochen- und Gelenkapparat. Die Knochen, an denen die gelähmten Muskeln aussetzen, bleiben in ihrem Wachstum zurück. Der Durchmesser der Rindensubstanz nimmt ab, sie sind dünner und biegsamer und abnorm fetthaltig.

Im Röntgenbilde läßt sich erkennen, wie auch die feinere Anordnung der Knochenbälkchen gegen die Norm verändert ist. Der Grund für diese Veränderungen ist hauptsächlich in der mangelhaften oder fehlenden Funktion zu sehen.

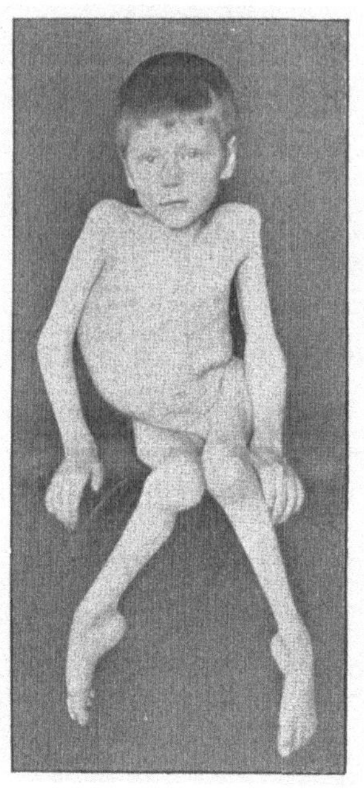

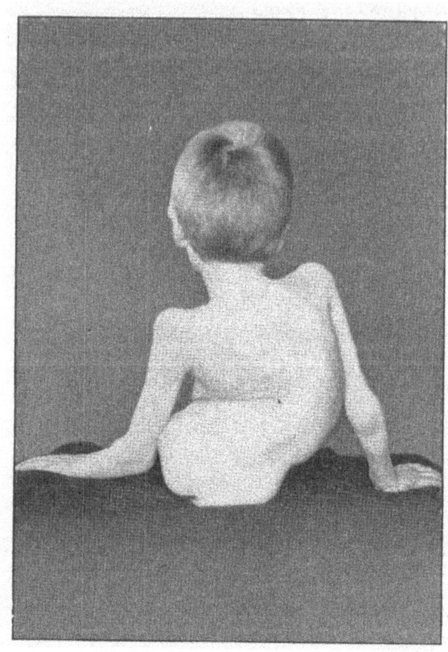

Abb. 282.   Abb. 283.

Spinale Form der Heine-Medinschen Krankheit mit ausgedehnten Lähmungen und Deformitäten (nach Johannessen).

Während die Knochen der gelähmten Extremität in den meisten Fällen verkürzt bleiben, erfahren sie in seltenen Fällen merkwürdigerweise eine Verlängerung.

Die Gründe dafür sind noch unklar. Möglicherweise spielt nach Neurath die gleichzeitige Rachitis eine Rolle, die in dem nicht gelähmten Bein durch die einseitige Belastung sich stärker geltend macht und dort eine Wachtumshemmung hervorruft, so daß also die Verlängerung des gelähmten Beines nur eine scheinbare wäre.

Die Biegsamkeit und Strukturveränderung der Knochen an den gelähmten Gliedern begünstigt die mannigfachsten Verbiegungen des Skeletts, bei denen dann wieder statische Momente oder Zug der Antagonisten der gelähmten Muskeln bestimmend mitwirken. So kann eine Skoliose einmal dadurch erzeugt werden, daß die Lähmung und Verkürzung eines Beines eine Schwerpunktverlegung bedingt und dadurch indirekt zur Verbiegung der Wirbelsäule führt. Oder aber es besteht eine einseitige Lähmung der Rumpfmuskulatur, und die Skoliose wird direkt durch Kontraktur der Antagonisten hervorgerufen. Auf ähnliche Weise können Kyphosen und Lordosen entstehen. Der paralytische Schiefhals, Torticollis paralyticus, ist bedingt durch Kontraktion des Sternokleidomastoideus der gesunden Seite.

An den gelähmten Extremitäten erleiden auch die Gelenke weitgehende Veränderungen. Infolge der hypotonischen Lähmung der Muskeln und der dadurch bedingten Inaktivität des Gelenkes erschlaffen die Gelenkbänder, die Knorpel atrophieren, und es kommt zu abnormen Überbiegungen und sogar zu Schlottergelenken. Es ist deshalb häufig, selbst bei mäßigen Paresen, eine Hyperextension des Gelenkes vorhanden, und es kommt zu Genu recurvatum, seltener zu Genu valgum. Meist sprechen mehrere Faktoren beim Zustandekommen der oft geradezu bizarren Deformitäten im Anschluß an die epidemische Kinderlähmung mit. So spielt bei der Entstehung des Spitzfußes, der häufigsten Folgeerscheinung der Poliomyelitis, neben der Lähmung der Muskeln auch der Einfluß der Schwerkraft eine Rolle, die den Fuß des bettlägerigen Kranken nach unten sinken läßt, vielleicht auch der Druck der Bettdecke, und dazu kommt die Antagonistenwirkung der Plantarflexoren, die sich schließlich verkürzen. Eventuell kann man die Ausbildung des Spitzfußes auch als eine Kompensationsvorrichtung auffassen, die das geringere Wachstum des gelähmten Beines ausgleichen soll. Auch die selteneren Deformitäten: Pes varus, Pes valgus und Pes calcaneus sind meist durch mehrere der genannten Faktoren verursacht. Es versteht sich von selbst, daß solche Veränderungen sich leichter bei Kindern, als bei im Wachstum begriffenen Individuen, ausbilden als bei Erwachsenen. Ein genaueres Eingehen auf die Entstehung dieser Veränderungen erübrigt sich an dieser Stelle, weil dieses Gebiet mehr in das Bereich des Orthopäden gehört.

Wer sich genauer darüber orientieren will und namentlich auf die Behandlung Wert legt, findet alles Nähere in dem Buche von Vulpius: Über die orthopädische Behandlung der Kinderlähmung. Leipzig: G. Thieme 1910.

Bulbäre oder pontine Form der epidemischen Kinderlähmung. Relativ häufig sind die spinalen Erscheinungen der Poliomyelitis verbunden mit bulbären Symptomen. In vielen Fällen nehmen die Lähmungen einen fortschreitenden Verlauf unter dem Bilde der Landryschen Paralyse an, indem sie von den Beinen auf die Rumpfmuskulatur, dann auf die Arme und die Halsmuskeln übergreifen und schließlich zu bulbären Symptomen von Gehirnnerven (Fazialisparesen), vor allem aber zur Schädigung des Respirationszentrums führen. Solche Kranke gehen unter dyspnoischen Erscheinungen — manchmal besteht Cheyne-Stokessches Atmen — meist am 3. bis 4. Tage zugrunde. Aber neben solchen aufsteigenden Paralysen kommen in seltenen Fällen auch absteigende Formen vor, in denen zunächst Lähmungen an den Hirnnerven auftreten und dann erst Lähmungen an den Armen oder Beinen einsetzen. Das Auftreten von Hirnnervenlähmungen (Fazialisparesen, Augenmuskellähmungen) und bulbäre Symptome bedingen keineswegs immer eine ungünstige Prognose. Außer in den Fällen, wo es zu Respirationsstörungen durch Lähmungen des Atemzentrums kommt, gehen die Paresen häufig bald wieder zurück. Besonders gilt das für die Fälle, die als bulbäre oder pontine Form der epidemischen Kinderlähmung bezeichnet werden. Es kommt nämlich vor, daß neben bulbären Symptomen und Lähmungen einzelner Hirnnerven die spinalen Symptome ganz in den Hintergrund treten, z. B. nur durch Verlust von Sehnenreflexen oder umschriebene Hypotonien angedeutet sind oder aber sogar gänzlich fehlen. Am häufigsten ist der Fazialis befallen, und zwar bleibt die Lähmung in der Regel einseitig; zuweilen ist sie mit einer Geschmacksstörung vergesellschaftet. Auch in Verbindung mit einseitiger

Hypoglossuslähmung ist sie wiederholt beobachtet worden (Wickman).
Schmerzen im Fazialisgebiet können der Lähmung vorausgehen. Der Zu-
sammenhang einer solchen isolierten Fazialisparese mit der epidemischen Kinder-
lähmung kann klinisch natürlich nur dann diagnostiziert werden, wenn die
Poliomyelitis in der Nachbarschaft epidemisch auftritt und typische initiale
Vorläufererscheinungen vorangehen.

Ferner kommen meist einseitige Lähmungen der äußeren Augenmuskeln,
z. B. eine Kombination der Abduzens- und der Okulomotoriusparese als einziger
klinischer Ausdruck der epidemischen Kinderlähmung vor.

Eine doppelseitige Ophthalmoplegia externa, die sich nach einem charakteristischen Vorläuferstadium einstellte, beobachtete Wickman; auch eine Ptosis
(Lähmung des Levator palpebrae) als isoliertes Symptom einer Augenmuskellähmung kann bei der Poliomyelitis vorkommen, und selbst akut auftretender
Nystagmus ist beschrieben worden (Medin, E. Müller).

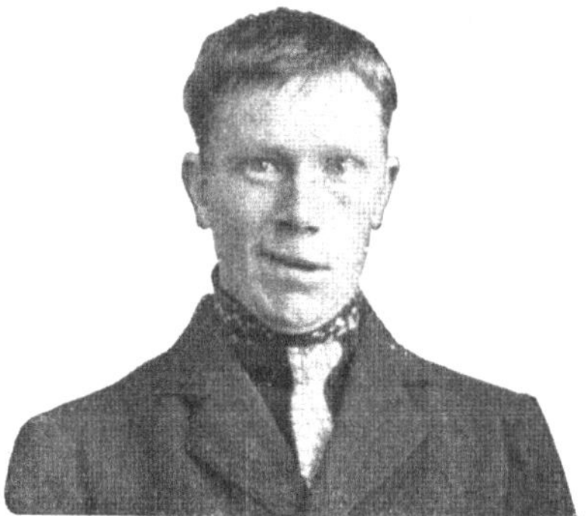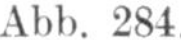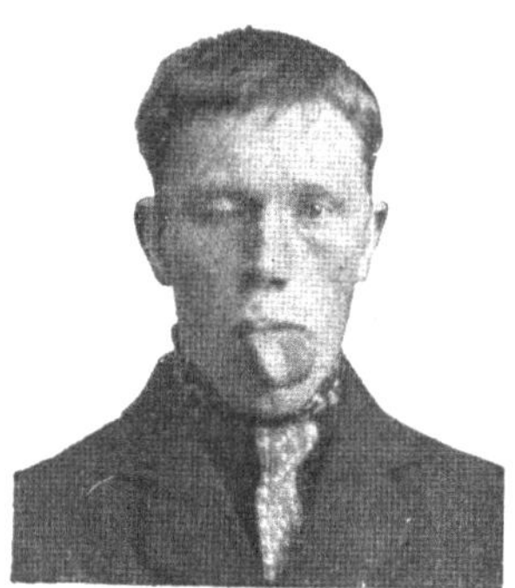

Abb. 284.   Abb. 285.

Bulbäre Form der Heine-Medinschen Krankheit mit Lähmung des linken Fazialis
und des linken Hypoglossus. In Abb. 285 versucht Patient beide Augen zu schließen
(nach Wickman).

Die Reaktion der Pupillen auf Licht, Lichteinfall und Konvergenz pflegt
normal zu sein. In seltenen Fällen kann auch der Optikus befallen sein (Neuritis
optica in einem Falle von Wickman, Amaurose und Optikusatrophie).

Schlingstörungen wurden meist nur in tödlichen Fällen beobachtet. Selten
sind Lähmungen der Kiefermuskulatur durch Trigeminusläsion. Häufig ist
die Larynxmuskulatur in Mitleidenschaft gezogen, wodurch Aphonie und Heiserkeit bewirkt werden können. Die gefährlichsten bulbo-pontinen Symptome
sind die Respirationsstörungen, die auf Lähmung des Atemzentrums zurückzuführen sind. Sie treten teils als anfallsweise einsetzende Erstickungserscheinungen auf, teils als Cheyne-Stokessches Atmen. Auch andere Erscheinungen,
wie z. B. Schwindelanfälle (J. Hoffmann), fortwährendes Gähnen, ataktische
Bewegungsstörungen vom zerebellaren Typus gehören zu den bulbären und
pontinen Symptomen.

Die **enzephalitische Form.** Strümpell hat zum ersten Male unter dem Namen
der „akuten Enzephalitis" eine Erkrankung beschrieben, die der Ätiologie
nach mit der spinalen Kinderlähmung verwandt oder identisch sein soll. Sie
beginnt nach seiner Beschreibung mit Fieber, Erbrechen und Konvulsionen, wobei sich dann spastische Lähmungen einer Körperhälfte, einer Extremität oder des Gesichtes einstellen. Von dieser
Lähmung bleiben in der Regel motorische Reizerscheinungen, z. B. eine

vorzugsweise in der Hand lokalisierte Athetose, ferner allgemeine oder auf die befallene Seite beschränkte epileptische Anfälle zurück. Auch Herabsetzung der Intelligenz und der moralischen Gefühle ist danach beobachtet.

Anatomisch ist sie charakterisiert durch eine akute, nicht eitrige Enzephalitis, besonders der motorischen Rindengebiete. Die Frage, ob diese Enzephalitis tatsächlich ätiologisch zur epidemischen Kinderlähmung gehört, ist noch strittig. Gegen die Annahme einer ätiologischen Einheit sprechen vor allem experimentelle Versuche am Affen, wo es trotz intrazerebraler Impfung doch nicht zu kortikal bedingten, sondern spinalen Paralysen kommt. Die Entwicklung spastischer Paresen, die sowohl bei der Affenpoliomyelitis, wie auch gelegentlich neben schlaffen Lähmungen bei der Poliomyelitis des Menschen vorkommen kann, läßt sich auch auf eine disseminierte Myelitis und Schädigung der Pyramidenbahnen zurückführen. Jedenfalls sind frische Fälle von zerebraler Lähmung einer Körperhälfte bei Epidemien von Kinderlähmung sehr selten. So berichtet Möbius über zwei Geschwister, die fast zu gleicher Zeit unter fieberhaften Allgemeinerscheinungen erkrankten. In dem einen Fall sah er eine schlaffe Lähmung, in dem anderen eine spastische Hemiplegie mit choreatischen Lähmungen sich entwickeln. Ähnliche Beobachtungen stammen von Medin und A. Hoffmann. Weitere Aufklärung in dieser Frage ist noch erwünscht.

Die Abgrenzung gegen die epidemische Enzephalitis kann klinisch, wie pathologisch-anatomisch sehr schwer, ja unmöglich sein (Teschendorf). Über die Häufigkeit der einzelnen Verlaufsformen gibt eine Zusammenstellung von Frisco (Palermo 1913) Auskunft; er fand (unter 105 Fällen): 60 spinale, 1 polyneuritische, 29 kortikale, 7 meningitische Verlaufsarten.

Abortive Formen. Von großer epidemiologischer Bedeutung ist die von Wickman in der schwedischen Epidemie 1905 festgestellte Tatsache, daß neben den regulären Bildern der spinalen Kinderlähmung auch abortive Formen vorkommen. Das war ja nach Analogie anderer Infektionskrankheiten wahrscheinlich und die Beobachtungen in Deutschland während der Epidemie in Hessen-Nassau und Westfalen haben dasselbe ergeben. Es ist sicher, daß in der nächsten Nähe ausgesprochener Poliomyelitisfälle relativ häufig Erkrankungen vorkommen, die nur den oben beschriebenen fieberhaften Vorläufererscheinungen der Poliomyelitis entsprechen, aber nicht von Lähmungen gefolgt sind. Ferner kann man zuweilen in derselben Familie alle Übergänge zwischen rein abortiven Formen und voll entwickelten Formen mit Lähmungen beobachten.

Das Vorkomm enabortiv verlaufender Erkrankungen bei der experimentellen Affenpoliomyelitis ist ein weiterer Beweis für die Existenz solcher abortiven Fälle, und schließlich konnten E. Müller, ebenso wie Netter und Levaditi, auch mit Hilfe der Serodiagnose durch den Nachweis schützender Stoffe im Blutserum solcher abortiv verlaufenden Fälle ihre Zusammengehörigkeit mit der echten Poliomyelitis erweisen.

Die Erscheinungsformen dieser abortiven Erkrankung beschreiben, hieße die Schilderung des fieberhaften Vorläuferstadiums der Poliomyelitis wiederholen. Wir rekapitulieren daher hier nur kurz, daß sich das Krankheitsbild neben der charakteristischen Hyperästhesie und der Neigung zum Schwitzen entweder auf fieberhafte Allgemeinerscheinungen beschränkt, oder sich mit verschiedenartigen Gruppen von Lokalsymptomen verbinden kann. Diese Lokalsymptome sind:

    a) Störungen von seiten der Atemorgane,
    b) gastro-enteritische Erscheinungen,
    c) meningitische Reizerscheinungen.

Meist steht die eine oder die andere Gruppe dieser Symptome mehr im Vordergrunde; oft aber sieht man auch eine bunte Mischung derselben. Da sich die Krankheit bei diesen abortiven Formen mit dem Abklingen der genannten Erscheinungen erschöpft, so ist die Diagnose „epidemische Kinderlähmung" natürlich nur dort mit Wahrscheinlichkeit zu stellen, wo eine Epidemie herrscht, oder wo in nächster Umgebung typische Fälle von Poliomyeli.is vorgekommen sind. Ob man Fälle, bei denen neben diesen Symptomen noch leichte spinale Erscheinungen, Verlust eines Sehnenreflexes oder Hypotonie einer Muskelgruppe festzustellen sind, noch zu den abortiven Formen rechnen oder als rudimentäre Formen bezeichnen will, ist natürlich nur ein Streit um Worte. Die Frequenz der abortiven Erkrankungen während der einzelnen Epidemien läßt sich noch nicht mit Sicherheit schätzen.

Wickman betont ihre große Häufigkeit und E. Müller hatte sogar den Eindruck, daß sie die regulären Formen an Zahl übertreffen und daß sie bei Erwachsenen relativ öfter zur Beobachtung kommen als bei Kindern. Jedenfalls scheinen sie für die Verbreitung der Krankheit eine bisher gar nicht geahnte Bedeutung zu haben.

Die „sporadische" Kinderlähmung unterscheidet sich in ihrem Bilde in keiner Weise von der epidemischen. Die Einwände, die man gegen die ätiologische Zugehörigkeit derselben zu der epidemischen Poliomyelitis gemacht hat, sind sämtlich nicht stichhaltig. Das Isoliertbleiben solcher sporadischen Fälle findet Analoga in dem sporadischen Auftreten anderer epidemischer Infektionskrankheiten, z. B. der Genickstarre. Auch wird man vermutlich jetzt, wo man über die abortiven Formen genauer orientiert ist, in der Umgebung solcher sporadischer Fälle gelegentlich auch abortive Erkrankungen finden, durch deren Vermittlung vielleicht auch der Zusammenhang mit anderen, weit entfernten sporadischen Lähmungsfällen aufgedeckt werden kann. Daß die sporadische Kinderlähmung ebenso wie die epidemische vor allem eine Erkrankung des frühen Kindesalters ist, ergibt sich aus den Zahlen von B. Bramwell, der berechnete, daß $^4/_5$ der Gesamtzahl auf das Alter bis zu sechs Jahren fällt, und daß auch hier die ersten drei Lebensjahre am häufigsten befallen werden.

Auch der serologisch durch Netter und Levaditi, Römer und E. Müller erbrachte Nachweis, daß das Serum sporadischer Fälle ebenso wie epidemischer in vitro das Virus der Kinderlähmung neutralisiert, beweist die ätiologische Einheit der beiden Formen.

Pathologische Anatomie. Die spezifischen Veränderungen können oft schon makroskopisch an Rückenmark und Gehirn beobachtet werden. In dem serös durchtränkten Rückenmark fällt die graue Substanz durch ihre Hyperämie auf, die besonders an den Vorderhörnern ausgesprochen zu sein pflegt, wo auch mitunter eine Blutsprenkelung (stark gefüllte Gefäße!) wahrzunehmen ist. Auch in der weißen Substanz finden sich seröse Durchtränkung und erweiterte Gefäße. Infolge des Ödems quillt die Schnittfläche vor; manchmal macht es fast den Eindruck, als sei das Rückenmark in toto erweicht, ohne daß mikroskopisch Erweichungsherde nachzuweisen wären.

Im Gehirn kann das Ödem so stark sein, daß die Gyri abgeplattet sind, die Rindensubstanz ist hyperämisch, die Marksubstanz mitunter rötlich gefleckt; auch die Pia ist hyperämisch und zuweilen stark ödematös.

Bei der mikroskopischen Untersuchung drängen sich vor allem drei Punkte auf: die entzündlichen Infiltrate der Pia, die über die ganze graue Substanz, sowohl die Vorderhörner wie die Hinterhörner verteilten Infiltrate und die Zerstörung der Ganglienzellen in den Vorderhörnern. Die Pia ist besonders in dem unteren Abschnitte des Rückenmarks, und zwar in seinem ganzen Umfange, entzündlich infiltriert. Höher oben beschränken sich diese Veränderungen oft nur auf den Eingang der vorderen Fissur. Die infiltrierten

Zellen sind größtenteils Lymphozyten und Maximoffsche Polyblasten. Diese Rundzelleninfiltrationen der Pia erregen aus zwei Gründen unser Interesse. Einmal erklären sich daraus die meningealen Reizerscheinungen, die sich im

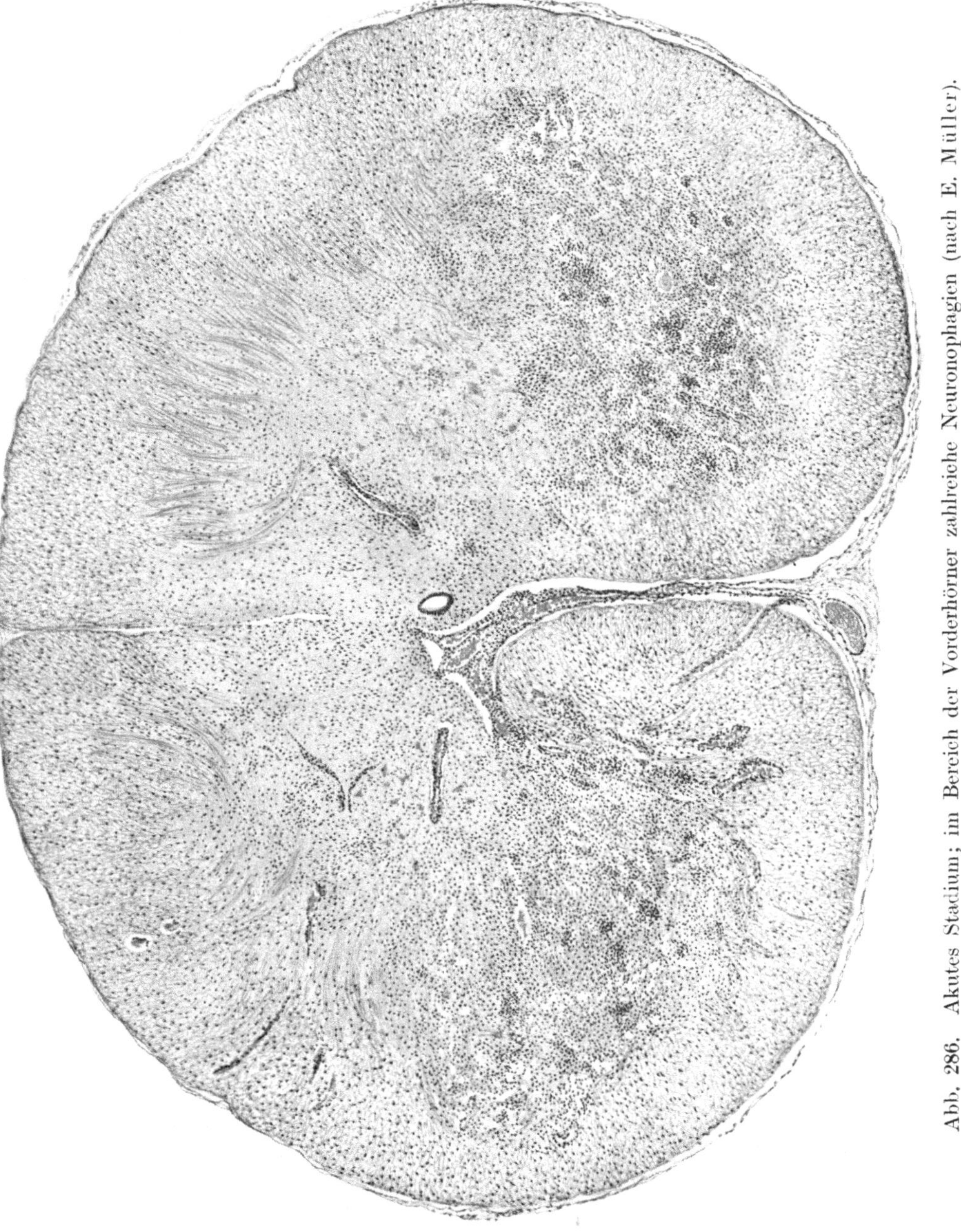

Abb. 286. Akutes Stadium; im Bereich der Vorderhörner zahlreiche Neuronophagien (nach E. Müller).

Frühstadium zeigen, und in einzelnen Fällen so im Vordergrunde stehen, daß man sogar von einer meningitischen Form der Kinderlähmung sprechen kann. In zweiter Linie interessiert uns der Zusammenhang dieser Piaveränderungen mit myelitischen Herden des Rückenmarks. Es hat den Anschein, als ob von der Pia aus in der Gegend der vorderen Fissur die kleinzellige Infiltration in die Vorderhörner eindringt, und, sich an die Gefäße haltend, dort zu multiplen kleinen Rundzellenherden führt, die schwere interstitielle Veränderungen bedingen und die motorischen Ganglienzellen zum Schwinden bringen. So würde also die Zerstörung der Ganglienzellen sekundär durch interstitielle Entzündungsprozesse zustande kommen. Dafür würde die Tatsache sprechen, daß die Veränderungen der Ganglienzellen meist dort am stärksten sind, wo die interstitiellen Herde die größte Ausbreitung haben. Nach Beobachtungen von E. Müller und Römer bei der experimentellen Affenpoliomyelitis scheint aber die Zerstörung der Ganglienzellen auch direkt ohne Mitwirkung interstitieller Entzündungsprozesse vor sich gehen zu können. Man findet bei den frischesten Fällen in den Vorderhörnern zahlreiche Neuronophagien, d. h. Leukozytengruppen und Polyblasten, welche die Ganglienzellen annagen und zum Verschwinden bringen, während die interstitiellen Veränderungen sehr gering sind. Es würde sich dann also um eine primäre elektive Schädigung der Ganglienzellen durch das Virus handeln. Die erkrankten Ganglienzellen zeigen bei der Nißlschen Färbung Zerfall des Tigroids und bei anderen Färbungen Schwellung und Schrumpfung und schließlich Verlust des Chromatins und Kerndegenerationen.

Neben den genannten parenchymatösen und interstitiellen Veränderungen in den Vorderhörnern finden sich nun aber gewöhnlich auch in den Hinterhörnern, und zwar besonders in den Anschwellungen, namentlich im Lumbosakralmark, myelitische Herde. Es handelt sich also, streng genommen, nicht nur um eine Poliomyelitis anterior, sondern auch posterior. Dazu kommen Rundzellenanhäufungen in der weißen Substanz des Rückenmarks sowohl in den Vorder- und Seitensträngen wie in den Hintersträngen, und dieselben Veränderungen, wenn auch in geringerer Intensität, finden sich auch im Bulbus und im Großhirn.

Die genannten Veränderungen haben einen auffälligen Zusammenhang mit den Gefäßen (Arterien und Venen), wobei es sich, genauer gesagt, hauptsächlich um perivaskuläre Lymphräume handelt. Von hier aus geht der Prozeß auf die Lymphgefäßapparate des Nervensystems über. Die Zellen dieser Gefäßinfiltrationen sind in der Hauptsache wohl Lymphozyten, zum Teil auch Polyblasten (Wickman).

In der Medulla oblongata sind neben entzündlichen Infiltraten der Pia ebenfalls an die Gefäße gebundene Rundzellenherde multipel verteilt, und zwar sieht man hier im Gegensatz zu dem Verhalten im Rückenmark keine besondere Disposition der motorischen Regionen. Kleine Herde liegen auch im Gehirn und besonders in seinen basalen Teilen, wo namentlich die Fossa Sylvii befallen ist. Von der Oberfläche beteiligen sich hauptsächlich die zentralen Windungen.

Im Reparationsstadium erscheint bei größerer Ausdehnung der Zerstörung das Vorderhorn eingesunken und kleiner als normal, und der Querschnitt wird bei Beteiligung nur einer Seite durch Narbenbildung asymmetrisch („Atrophie der Vorderhörner“). Gleichzeitig atrophieren die weißen Stränge der Umgebung des Vorderhorns und die vorderen Wurzeln. Mikroskopisch beginnt die Reparation mit dem Auftreten von Körnchenzellen, denen die Aufgabe zufällt, Zelltrümmer fortzuschaffen und die Defekte im Gewebe werden durch ein gliöses Narbengewebe ausgefüllt. Sekundäre Degenerationen in verschiedenen Stranggebieten bleiben als Folge des disseminierten Prozesses zurück.

Die inneren Organe bieten wenig Besonderes. Meist werden die Zeichen der Allgemeininfektion, parenchymatöse Degeneration an Herz, Leber und Nieren, ferner subpleurale und superikardiale Blutungen, vielleicht auch eine geschwollene Milz gefunden. Bei starken gastro-intestinalen Störungen findet sich im Darm eine Enteritis follicularis mit Rötung der Schleimhaut und Schwellung der Peyerschen Plaques und der Follikel, sowie der Mesenterialdrüsen. Dort, wo es zu Lähmungen der Atemmuskeln gekommen ist, finden sich oft bronchopneumonische Prozesse.

Die **Pathogenese** der epidemischen Kinderlähmung spielt sich vermutlich, wie man auf Grund der vorstehenden anatomischen Befunde und an der Hand der

Beobachtungen bei Affenpoliomyelitis schließen kann, in folgender Weise ab. Als
Eintrittspforte des Virus sind im Hinblick auf die Erscheinungen des Frühstadiums wohl die oberen Luftwege oder der Magendarmkanal anzunehmen. Von
da aus gelangt das Virus entweder auf dem Blutwege — es ist in den ersten Tagen
im Blute enthalten — (Flexner) oder aber auf dem Wege der Lymphgefäße der
Nerven in die weichen Häute des Rückenmarks. Für den letzten Weg würde die
experimentell festgestellte Beobachtung sprechen, daß bei einer Verimpfung des
Virus in eine Extremität die Nerven des infizierten Gliedes zuerst erkranken (Flexner, Lewis), und daß die Erkrankung ausbleibt bei proximaler Abklemmung
und Durchtrennung des Nerven. Ist das Virus ins Rückenmark gelangt, so geschieht
die Infektion entweder direkt durch Übergreifen vom peripheren Nerven aus auf
die vorderen Wurzeln und Vorderhornganglienzellen, oder indirekt durch Vermittlung der Pia. Im Rückenmark hält sich das Virus bei der Verbreitung hauptsächlich an die Lymphscheiden der Gefäße. Die Prädisposition der motorischen
Ganglienzellen für die Läsion durch das
Virus hängt wohl mit einer besonderen
Affinität zusammen. Das Virus geht
an die Zellen heran, schädigt sie, und
bald darauf treten in der Umgebung
Leukozyten (Neuronophagen) auf, die
die lädierten Ganglienzellen annagen,
zum Verschwinden bringen. Ein anderer
Teil der Ganglienzellen geht sekundär
zugrunde unter der Einwirkung schwerer
interstitieller Veränderungen.

Dem disseminierten Charakter des
Prozesses entsprechend, der sich nicht
nur auf die Vorderhörner beschränkt,
kommt es auch noch zu anderen Krankheitserscheinungen, bulbären und zerebralen Symptomen, Blasen- und Mastdarmstörungen und durch Beteiligung
der weichen Häute auch zu meningitischen Symptomen. Eine wichtige
Rolle für die rasche Entstehung,
vor allem aber für das schnelle
Schwinden der Paresen mag in einem
Teil der Fälle das starke Ödem der
Rückenmarkssubstanz spielen. Man
kann sich vorstellen, daß durch die
schnelle Resorption desselben gewisse

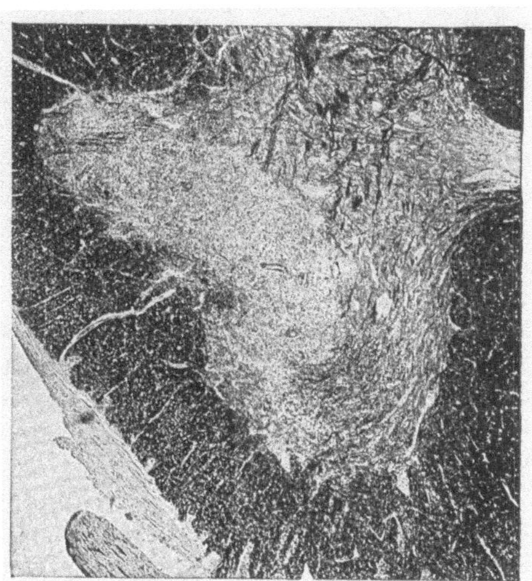

Abb. 287. Vorderhorn aus der Lumbalan-
schwellung eines achtwöchentlichen Falles.
Spitze nach unten. Die ganze laterale Hälfte
(links im Bilde) des Vorderhorns ist zerstört.
(Aus Wickman, Die akute Poliomyelitis.)

Leitungsunterbrechungen rasch zurückgehen. Wie weit diese Komponente in der
Pathogenese der Erscheinungen mitspricht, wie weit die toxische Schädigung durch
das Virus, mag im einzelnen Falle verschieden sein.

Prognose. Die Epidemien der letzten Jahre haben uns die Erfahrung gebracht, daß im Gegensatz zu den früher herrschenden Anschauungen die Prognose der Poliomyelitis weder absolut günstig quoad vitam, noch absolut
ungünstig quoad sanationem completam ist. Die Mortalität ist großen Schwankungen unterworfen. Für die verschiedenen Epidemien in Norwegen 1904 bis
1913 berechnete Leegaard auf 3290 Fälle: 26,2 % geheilt, 56,7 % invalide,
17,1 % gestorben; die Sterblichkeit in den einzelnen Jahren schwankte zwischen
10,8 und 22 %. Nicht nur die einzelnen Epidemien, selbst die einzelnen Herde
der Epidemie können darin sehr differieren. So fand Wickman in einem
beschränkten Herde unter 26 Lähmungsfällen 42,3 % Mortalität, in einem
anderen bei 41 Gelähmten nur 10 %. Einige Zahlen aus den letzten Epidemien
mögen das Gesagte illustrieren:

		Gesamtzahl der Lähmungsfälle	Gesamtzahl der Todesfälle	Mortalität %
Wickman	Schweden 1905	868	145	16,7
Zappert	Nieder-Österreich 1908	266	29	10,8
P. Krause	Deutschland 1909 (Arnsberg)	633	78	12,3
Ed. Müller	Deutschland 1909 (Hessen-Nassau)	100	16	16,0

Die Mortalität bewegte sich also zwischen 10,8 und 16,7 %. Viel besser wäre natürlich die Prognose, wenn auch die abortiven Fälle dazugezählt werden würden. Bei Erwachsenen ist die Sterblichkeit an Poliomyelitis erheblich größer als bei Kindern. Nach der Statistik von Hückmann starben in der Periode von 0—11 Jahren 11,9 % (592 Lähmungen mit 71 Toten), von 12 bis 32 Jahren 27,6 % (250 Lähmungsfälle mit 69 Toten).

Die meiste Gefahr für das Leben droht am dritten bis fünften Krankheitstage, von da an werden die Chancen wieder günstiger. Der Tod erfolgt in vielen Fällen durch aufsteigende, auf das Atemzentrum sich erstreckende Paralyse nach dem Landryschen Typus, aber auch mit bulbären Symptomen einsetzende Formen, ebenso meningitische Formen mit starker Nackensteifigkeit sind sehr gefährdet; auch frühzeitig auftretende Pneumonien führen zuweilen schon in der ersten Woche den Tod herbei. Sonst pflegt die Pneumonie im allgemeinen erst nach Ablauf der zweiten oder dritten Woche als Todesursache eine Rolle zu spielen, begünstigt durch die Lähmung der Respirationsmuskeln.

Die Aussicht auf völlige Ausheilung der gelähmten Gliedmaßen ist keineswegs so schlecht, wie man früher annahm. Sehr ausgedehnte Lähmungen können zurückgehen, ohne irgendwelche Residuen zu hinterlassen.

Wickman berichtet von 530 gelähmten Fällen, über die er nach 1—1½ Jahren Erkundigungen einzog, und von denen 233, also 44 %, als geheilt bezeichnet wurden. E. Müller sah innerhalb des ersten Jahres nach der Erkrankung 15 % ausheilen und nur etwa in ¼ der Fälle dauernde und schwere Lähmungen. Erwachsene scheinen in dieser Beziehung ungünstiger gestellt zu sein als Kinder.

Die Frage, ob die elektrische Prüfung schon frühzeitig einen prognostischen Anhaltspunkt bieten kann, wird in neuerer Zeit nicht mehr so unbedingt bejaht wie früher. Es galt früher als Regel, daß bei vollständiger Entartungsreaktion am Ende der ersten Woche dauernde Lähmung zurückbleibt, während dort, wo die faradische Erregbarkeit nach 2—3 Wochen noch nicht erloschen ist, die Funktionsfähigkeit sich wieder herstellt. Das trifft in vielen Fällen wohl zu, aber ebenso häufig lassen diese Regeln im Stich. E. Müller legt mehr Gewicht auf die mechanische Erregbarkeit, die bei Beginn der Rückbildung gesteigert ist. Die meisten Besserungen gehen im ersten Halbjahr vor sich, dann werden die Aussichten schon geringer, und wo es nach einem Jahre noch nicht zur Restitution gekommen ist, bleibt meist eine dauernde Lähmung zurück. In einzelnen Fällen soll freilich bei zielbewußter Behandlung noch nach einigen Jahren Besserung erzielt worden sein (Petrén). Schließlich ist noch zu erwähnen, daß die überstandene Poliomyelitis in einzelnen Fällen eine Prädisposition zu organischen Nervenkrankheiten zu schaffen scheint. So kommt es auf dem Boden einer früheren Poliomyelitis zuweilen zu spinalen, fortschreitenden Muskellähmungen; auch andere Rückenmarkserkrankungen, progressive Myopathien, kombinierte Hinter- und Seitenstrangsklerosen sind beschrieben worden.

Differentialdiagnose. Zu Epidemiezeiten wird es in manchen Fällen möglich sein, auch schon vor Ausbruch der Lähmungserscheinungen die Diagnose beginnende Poliomyelitis mit Wahrscheinlichkeit zu stellen. Die dargestellten fieberhaften Vorläufererscheinungen bieten zwar Gelegenheit zu mancherlei Verwechslungen (Influenza, Gastroenteritis, Meningitis); aber die Beobachtung der wichtigen charakteristischen Begleitsymptome, Somnolenz, allgemeine Hyperästhesie, die Neigung zum Schwitzen und eventuell auch mangelnde Leukozytose trotz höheren Fiebers wird häufig auf den richtigen Weg helfen. Kommt dann noch Verlust eines oder beider Patellarreflexe oder deutlich nachweisbare Hypotonie in gewissen Muskelgruppen hinzu, so wird die Diagnose an Wahrscheinlichkeit gewinnen.

Auf die große Ähnlichkeit mit Influenza hat besonders Brorström aufmerksam gemacht. Für Poliomyelitis spricht im Zweifelsfalle, daß die sensiblen Reizerscheinungen bei ihr im Vordergrunde stehen, während die katarrhalischen Symptome mehr zurücktreten.

Die Unterscheidung von der Zerebrospinalmeningitis macht im Frühstadium beim Vorwiegen meningitischer Erscheinungen, aber auch noch später bei der ausgesprochenen meningitischen Form der Kinderlähmung zuweilen differentialdiagnostische Schwierigkeiten. Im allgemeinen pflegen bei der Genickstarre zerebrale Symptome, Kopfschmerzen, Erbrechen zu überwiegen; aber wo manchmal bei Kindern im ersten Lebensjahre die allgemeine Hauthyperästhesie das einzige Symptom der Genickstarre ist, kann die Diagnose sehr schwierig sein. In solch zweifelhaften Fällen ist die Lumbalpunktion das sicherste Unterscheidungsmerkmal: bei der Genickstarre trübe Spinalflüssigkeit mit vorwiegenden Leukozyten und intrazellulär gelegenen Meningokokken; bei der Poliomyelitis klare Flüssigkeit mit vereinzelten Lymphozyten. Anders ist es mit der Unterscheidung von der tuberkulösen Meningitis. Auch dort finden sich ebenso wie bei der Poliomyelitis klare, unter etwas erhöhtem Druck stehende Lumbalflüssigkeit und Lymphozyten. Gelingt es, Tuberkelbazillen nachzuweisen, so ist natürlich die Diagnose klar; auch auf Chorioidealtuberkeln muß gefahndet werden.

Daß die Abgrenzung gegen die Encephalitis epidemica in manchen Fällen — selbst histologisch — sehr schwer, ja unmöglich sein kann und dann aus äußeren Momenten (Herrschen einer Enzephalitis- bzw. Poliomyelitisepidemie) oft eine Entscheidung getroffen werden muß, ist oben schon erwähnt. Die Untersuchung des Liquors wie das Blutbild geben keine Anhaltspunkte zur Unterscheidung (Teschendorf). Dagegen besteht nach Amoß (1921) ein grundlegender Unterschied zwischen Rekonvaleszentenserum nach Poliomyelitis oder Encephalitis epidemica: ersteres schützt Affen vor experimenteller Poliomyelitis, letzteres nicht.

Ist die Krankheit über die fieberhaften Vorläufererscheinungen hinaus und haben sich die Lähmungen eingestellt, die den Charakter der schlaffen Parese mit fehlenden Sehnenreflexen tragen, so kommt differentialdiagnostisch vor allem die Polyneuritis in Frage. Man muß dabei unterscheiden zwischen den durch Bakteriengifte entstandenen multiplen Neuritiden und den durch chemische Gifte verursachten. Von den erstgenannten kommt, da es sich meist um das Kindesalter handelt, vor allem die postdiphtherische Polyneuritis in Betracht. Meist wird da die Anamnese das Vorangehen einer Halserkrankung feststellen und damit die Diphtherie als Ursache wahrscheinlich machen; aber auch die Kinderlähmung kann mit Angina beginnen. Da ist es wichtig festzuhalten, daß die diphtherischen Lähmungen erst in der zweiten oder dritten Woche nach der Rachenerkrankung auftreten, die poliomyelitischen aber im direkten Anschluß an eine etwa vorangehende Angina. Die diphtherischen Lähmungen entwickeln sich langsam, die poliomyelitischen meist rasch. Bei der diphtherischen Polyneuritis sind neben den Extremitätenlähmungen meist Gaumensegelparesen, Akkommodationslähmungen und oft auch Abduzensparesen vorhanden; auch haben solche Kranke meist ein auffällig blasses Aussehen und zeigen nicht selten Herzstörungen (Dilatationen, Bradykardie, sinkenden Blutdruck). Die diphtherischen Lähmungen pflegen meist doppelseitig zu sein, während die poliomyelitischen oft asymmetrisch sind.

Bei den durch chemische Gifte verursachten Neuritiden, Arsen-, Blei-, Alkoholneuritis, die fast nur bei Erwachsenen vorkommen, fehlt das fieberhafte Vorstadium; auch entwickeln sich die Lähmungen langsamer. Meist lassen sich auch die veranlassenden Schädlichkeiten nachweisen.

Die von Wickman festgestellte Tatsache, daß viele der letal endenden Fälle von Poliomyelitis unter dem Bilde der Landryschen Paralyse verlaufen, ist von nicht geringer Bedeutung für die Erkennung des Leidens (von den Beinen schnell aufsteigende, schlaffe Lähmung, die zu bulbären Symptomen und zum Tode an Atemlähmung führt). Da diese Formen noch nicht allgemein bekannt sind, dürfte es sich empfehlen, auch bei sporadisch vorkommenden Fällen von akuter Landryscher Paralyse an die Möglichkeit einer Poliomyelitis zu denken. Die Entscheidung bringt in solchen Fällen nur die anatomische Untersuchung des Rückenmarks oder die Verimpfung auf Affen (Aufbewahren von Teilen des Zentralnervensystems in Glyzerin zu etwaiger späterer Verimpfung!).

Gewisse Schwächezustände der Muskeln können in einzelnen Fällen zur Verwechslung mit Poliomyelitis Veranlassung geben. So kommen bei rhachitischen Kindern atonische und atrophische Muskelparesen vor, von denen sich aber die Poliomyelitis durch ihr akutes Einsetzen und ihr fieberhaftes Vorläuferstadium unterscheidet. Dieselben Unterscheidungsmerkmale gelten für die Myatonia congenita (Oppenheim), die weniger durch eigentliche Lähmungserscheinungen als durch eine über alle Extremitäten verbreitete Schwäche und Schlaffheit der Muskulatur ausgezeichnet ist.

Die Syringomyelie unterscheidet sich durch ihren ausgesprochen chronischen Verlauf und ihre persistente Empfindungsstörung, die Hämatomyelie durch das vorangegangene Trauma und den fieberhaften Verlauf. Die Wernikesche Polioencephalitis acuta superior, bei der Vergiftungsmomente, namentlich durch Alkohol, eine Rolle spielen, zeichnet sich im Gegensatz zur Poliomyelitis durch afebrilen Verlauf und starke psychische Störungen (Benommenheit des Sensoriums, Delirien) aus.

Im Endstadium gibt die progressive Muskelatrophie zuweilen zu Verwechslungen Anlaß. Anamnestische Daten werden hier hauptsächlich bei der Diagnose in Betracht kommen. Auch ist die Muskelatrophie eine fortschreitende Lähmung, während die Poliomyelitis stationär bleibt.

In ganz zweifelhaften Fällen können Antikörper gegen das Virus der Poliomyelitis im Serum mittels Tierversuchs nachgewiesen und so die Diagnose erhärtet werden. Leider ist die Methodik (Affen, frisches Virus aus menschlichem oder Tiermaterial!) zu umständlich, als daß sie praktisch verwertbar wäre.

Prophylaxe. Nachdem alle neueren Untersuchungen zu dem Ergebnis gekommen sind, daß die akute Kinderlähmung zu den kontagiösen Infektionskrankheiten gehört, ist neuerdings in Preußen die Anzeigepflicht für diese

Krankheit angeordnet worden. Sobald der behandelnde Arzt einen solchen Erkrankungsfall klinisch festgestellt hat, ist er daher verpflichtet, an die zuständige Behörde eine Anzeige zu erstatten. Aber auch dort, wo eine solche Anzeigepflicht nicht besteht, wird der behandelnde Arzt gut daran tun, unverzüglich der Behörde eine Mitteilung zu machen, damit die zur Verhütung der Weiterverbreitung der Krankheit geeigneten amtlichen Maßnahmen getroffen werden können. Eine Isolierung der Kranken für die Dauer des akuten Stadiums ist dringend geboten. Wo eine wirksame Absonderung in der Behausung des Erkrankten nicht möglich ist, empfiehlt es sich, die Überführung in ein geeignetes Krankenhaus im Einverständnis mit den Angehörigen zu veranlassen. Auch ist es zweckmäßig, die Geschwister von erkrankten Kindern nicht eher wieder zum Schulbesuch zuzulassen, als bis sie über die Inkubationszeit hinaus, d. h. länger als 14 Tage gesund geblieben und von den Kranken fern gehalten worden sind.

Da mit der Möglichkeit gerechnet werden muß, daß der Erreger der Krankheit in den Ausscheidungen der Verdauungswege enthalten ist, so ist es dringend notwendig, daß wenigstens während des akuten Stadiums eine Desinfektion stattfindet. Diese hat sich auf die Darmentleerungen, das Erbrochene, den Nasen- und Rachenschleim, ferner auf den Harn, sowie auf solche Gegenstände zu erstrecken, die mit diesen Ausscheidungen in Berührung gekommen sind, insbesondere auf die Leib- und Bettwäsche. Auch die von den Kranken zuletzt getragenen Kleidungsstücke sind zu desinfizieren. Nach Ablauf der Krankheit ist das Zimmer mit Formalin zu desinfizieren. Ein Haften des Infektionsstoffes in der Wohnung ist wiederholt von P. Krause beobachtet worden.

Eine Übertragung durch Fliegen, speziell durch Stomoxys calcitrans, die Stallfliege, ist vielfach diskutiert worden, eine Übertragung der Poliomyelitis durch Stallfliegen von Affe zu Affe ist nicht gelungen. Die „Fliegentheorie" ist heute mehr oder weniger aufgegeben. — Ungeziefer (Flöhe, Wanzen, Läuse) spielt anscheinend keine Rolle.

Therapie. Da in vielen Fällen zu Beginn der Krankheit entzündliche Rachenerscheinungen vorhanden sind, und es nicht ausgeschlossen ist, daß vom lymphatischen Rachenring aus eine Allgemeininfektion des Körpers erfolgt, so sind häufige Gurgelungen mit 1%iger Wasserstoffsuperoxydlösung oder bei Kindern, die nicht gurgeln können, Inhalationen von Wasserstoffsuperoxydlösung mittels eines Inhalationsapparates angezeigt. Dort, wo Darmstörungen zu Beginn der Krankheit im Vordergrunde stehen, ist eine gründliche Reinigung des Darmes anzustreben, weil in solchen Fällen der Darm möglicherweise die erste Eintrittspforte des Virus darstellt. Dazu eignet sich am besten Rizinusöl oder andere milde Purgantien (Isticin, Rheum usw.). Auch Kalomel wird vielfach empfohlen. Dabei braucht jedoch weniger auf seine desinfizierenden Eigenschaften Gewicht gelegt zu werden, die recht gering sind, als vielmehr auf seine purgierenden Kräfte.

Ob eine Beeinflussung der Allgemeininfektion durch Unguentum colloidale Credé möglich ist, erscheint zweifelhaft.

Ein Versuch, durch Lumbalpunktion dem Fortschreiten der Lähmungserscheinungen entgegenzutreten, kann immerhin gemacht werden, da der Druck der Zerebrospinalflüssigkeit fast stets gesteigert ist; auch pflegt die Liquorverminderung meningitische Reizsymptome häufig günstig zu beeinflussen.

Jedes an akuter Kinderlähmung erkrankte Kind gehört ins Bett und darf nicht eher aufstehen, als bis 14 Tage nach Abklingen der Initialerscheinungen verflossen sind. Die Ernährung ist auf der Höhe des Fiebers flüssig. Bei hohen Temperaturen empfehlen sich öfter gewechselte kalte Packungen; auch Antipyrin oder Salizylpräparate können gelegentlich versucht werden. Bei starker Unruhe sind Brompräparate, z. B. in Form der Solutio Erlenmeyer oder Bromural anzuraten. Ein Versuch, mit Urotropin (täglich viermal 0,5—1,0 g per os), in der Zerebrospinalflüssigkeit eine desinfizierende Wirkung zu erzielen, scheint nach den Untersuchungen von Flexner aussichtsreich zu sein. Es wird dabei Formalin abgespalten, das in die Spinalflüssigkeit übertritt.

Im Stadium der Regeneration werden von manchen Autoren ableitende Mittel empfohlen, die in die Gegend der Wirbelsäule zu applizieren sind. Man reibt zu beiden Seiten der Wirbelsäule graue Salbe ein oder pinselt mit Jodtinktur, setzt Schröpfköpfe usw. Im allgemeinen empfiehlt es sich, noch zu Beginn des Respirationsstadiums nicht allzu polypragmatisch vorzugehen, sondern vor allem dem Körper Ruhe zu gönnen, weil dabei das Nervensystem sich am besten erholen kann. Etwa 3—4 Wochen nach Beginn der Lähmungen fängt man mit leichten, wenig anstrengenden physikalisch-therapeutischen Maßnahmen an, die der Heilungstendenz zu Hilfe kommen sollen. Elektrische Behandlung, Massage, Gymnastik und Bäder sind die Hilfsmittel. Die elektrische Behandlung der gelähmten Muskeln soll das Fortschreiten der Atrophie verhindern. Mittels der faradischen Rolle oder des Pinsels läßt man schwache Ströme, die eben eine Zuckung auslösen, auf die gelähmten Muskeln täglich einige Minuten einwirken, um allmählich mit der Stärke und Dauer der Einwirkung zu steigen. Wenn Entartungsreaktion besteht mit Verlust der direkten und indirekten faradischen Erregbarkeit und überwiegender Anodenzuckung, so ist nur die direkte Galvanisation mit der Anode möglich; die Faradisation versagt dabei natürlich. Eine direkte Galvanisation des Rückenmarks ist nach Grober nicht zu empfehlen, da erkrankte Ganglienzellen für gehäufte Reize sehr empfindlich sind.

Eine leichte Massage der gelähmten Muskeln beugt ebenfalls der Atrophie vor. Man beschränkt sich dabei zunächst nur auf spirituöse Abreibungen, um allmählich auch zu Knetungen überzugehen. Mit passiven und aktiven gymnastischen Bewegungen kann schon vier Wochen nach Auftritt der Lähmungen begonnen werden, um die Muskeln zu üben und die Wiederkehr der Nervenimpulse anzubahnen. Auch wirken solche Übungen der bei gelähmten Extremitäten so häufigen Neigung zur Kontrakturbildung entgegen; die ersten passiven Bewegungen nimmt man am besten im warmen Bade vor. Namentlich im stationären Stadium sind systematisch durchgeführte gymnastische Übungen ein wichtiges Mittel, um die Wiederherstellung der Funktionen gelähmter Muskelgruppen zu fördern. Großer Wert muß im Regenerationsstadium auf roborierende Kost und Hebung des Allgemeinzustandes gelegt werden. Zur Unterstützung empfehlen sich Solbäder; auch die Anwendung von Arsenpräparaten (Natronkakodylat, Dürckheimer Maxquelle) und Strychnineinspritzungen ist nützlich.

Sehr empfehlenswert ist ein längerer Aufenthalt an der See oder im Hochgebirge. Bei der Behandlung des stationären Stadiums tritt neben den genannten Maßnahmen wie Massage, elektrische Verfahren, Gymnastik und gute Ernährung die Orthopädie in ihre Rechte.

Eine spezifische Behandlung mit Serum von Rekonvaleszenten ist noch nicht durchführbar, in einzelnen Fällen (10—20 ccm intralumbal) jedoch mit Erfolg versucht worden.

Literatur siehe bei:

Müller, E.: Die spinale Kinderlähmung. Berlin 1910. — Müller, E.: Die epidemische Kinderlähmung im Handbuch d. inneren Med., herausgeg. von Mohr u. Staehelin, Bd. 1, Berlin 1911. — Römer: Die epidemische Kinderlähmung. Berlin 1911. — Wickman: Die akute Poliomyelitis, Heine-Medinsche Krankheit im Handbuch der Neurologie, herausgeg. von Lewandowsky. Berlin 1911. — Flexner und Noguchi: Kultur des Mikroorganismus der Poliomyelitis epidemica. Berl. klin. Wochenschr. 1913. Nr. 37. — Thomsen, Oluf: Experimentelle Arbeiten über Poliomyelitis. Berl. klin. Wochenschr. 1914. S. 309. — Leegaard: Die akute Poliomyelitis in Norwegen. Dtsch. Zeitschr. f. Nervenheilk. Bd. 53. 1915. — Fitzgerald: Neuere Forschungen über Poliomyelitis anterior in Amerika. Ergebn. d. Hyg., Bakteriol., Immunitätsforsch. u. exp. Therapie. Bd. 1, S. 219. 1914. — Müller, Ed.: „Spinale Kinderlähmung" in Marburg und Umgebung. Dtsch. med. Wochenschr. 1922. Nr. 47. — Teschendorf: Das Krankheitsbild der Poliomyelitis acuta anterior u. s. Beziehungen zur Encephalitis epidemica. Dtsch. med. Wochenschr. 1922. Nr. 29 (Literatur).

Dritter Teil.

Scharlach (Scarlatina).

(Französisch: scarlatine; englisch: scarlet fever;
italienisch: scarlatto.)

Der Scharlach ist eine akute exanthematische Infektionskrankheit, die mit einem charakteristischen, aus kleinsten Fleckchen zusammengesetzten, vielfach konfluierenden Ausschlag und mit Angina einhergeht und oft von einer in der dritten Woche akut einsetzenden zweiten Krankheitsperiode mit mehrfachen Nachkrankheiten gefolgt ist. Häufigste Komplikation in der primären Krankheitsperiode ist die durch Streptokokken verursachte Angina necroticans mit ihren schweren Folgeerscheinungen, die oft das ganze Krankheitsbild beherrschen.

Geschichte. Aus den Schriften des Galen, des Rhazes u. a. erfahren wir, daß Krankheiten mit Halserscheinungen und roten Hautausschlägen schon im Altertum bekannt gewesen sind; doch war eine sichere Unterscheidung von den Masern und ähnlichen Infektionskrankheiten nicht möglich. Erst im 16. Jahrhundert trennte Ingrassias in Neapel die Masern vom Scharlach ab, den dieser Rossania nannte. Nach Deutschland scheint die Krankheit später gekommen zu sein. Im Jahre 1628 beschrieb Sennert, Professor der Medizin in Wittenberg, zum erstenmal den charakteristischen Ausschlag. Eine genauere Beschreibung aber stammt erst von Sydenham in England, der die Krankheit unter dem noch jetzt gebräuchlichen Namen „Scarlet fever" beschrieb. Die von ihm zuerst gesehene Epidemie war so leicht, daß Sydenham meint, das Scarlet fever verdiene kaum den Namen einer Krankheit. 15 Jahre später freilich mußte er erleben, daß dieselbe Krankheit mit einer Malignität auftrat, die der Pest kaum nachstand. Auf die Bedeutung der Angina für den Scharlachprozeß machte besonders Huxham im Jahre 1740 aufmerksam.

Epidemiologie. Seit Sydenhams und Huxhams Beschreibung des Scharlach hat sich die Krankheit in ganz Europa verbreitet und herrscht namentlich in dicht bevölkerten Gebieten endemisch. Merkwürdig sind dabei die enormen Schwankungen in der Schwere der einzelnen Epidemien. Sehr schön illustriert wird das durch die bekannte Reinkesche Säkularkurve der Scharlachsterblichkeit in Hamburg (Abb. 288) und noch besser durch den Vergleich der Scharlach-Morbiditäts- und -Mortalitätszahlen während eines großen Zeitraums. Der Prozentsatz der Scharlachtodesfälle geht keineswegs immer parallel mit der Höhe der Erkrankungsziffer (vgl. Abb. 289). Ganz ähnliche Beobachtungen machen wir in allen größeren Städten; örtliche oder Witterungseinflüsse, hygienische und soziale Verhältnisse sind ohne Einfluß auf die Schwere der Epidemien.

Die Verbreitung des Scharlachs geschieht am häufigsten durch Ansteckung von Mensch zu Mensch, und zwar entweder durch Berührung mit dem Kranken selbst oder durch gesunde Zwischenträger. Schule, Spielplätze und andere Gelegenheiten, wo zahlreiche Kinder zusammenkommen, tragen zur Verbreitung der Krankheit bei. Da der Scharlach vor Erscheinen des Exanthems bei Beginn der ersten Krankheitssymptome ansteckend ist, so werden viele Infektionen noch im Beginn der Krankheit geschehen. Das Schul-

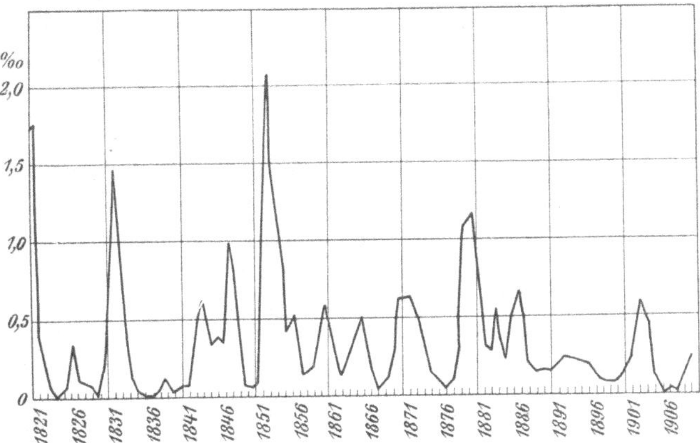

Abb. 288. Säkularkurve der Scharlachsterblichkeit in Hamburg 1821—1906.

kind, das in der Schule mit plötzlichem Erbrechen und Halsschmerzen erkrankt, hat oft schon eine Anzahl seiner Mitschüler angesteckt, bevor der Scharlachausschlag zum Ausbruch gekommen ist. Ansteckungsfähig bleibt dann der Kranke während des ganzen exanthematischen Stadiums und in der Rekon-

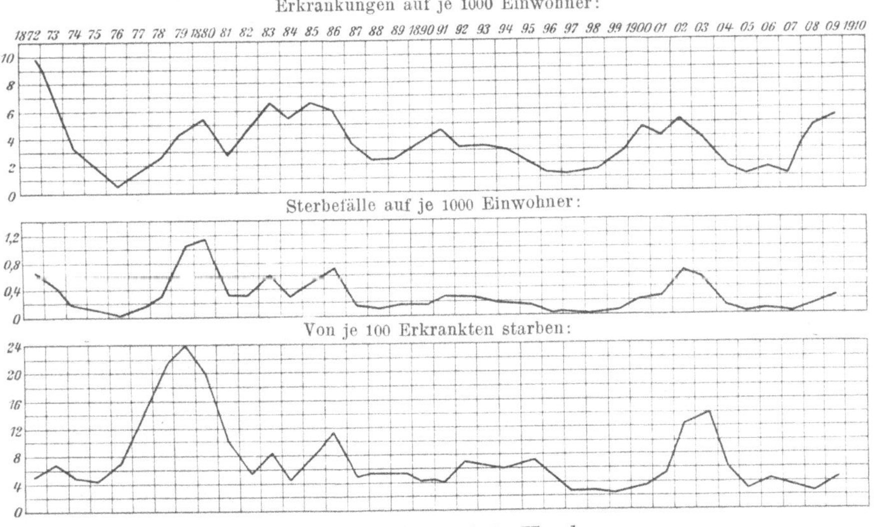

Abb. 289. Scharlach in Hamburg.

valeszenzperiode. Auf der Höhe der Krankheit, während des Ausschlages, werden die Patienten ja meist isoliert sein oder schon durch das intensive Krankheitsgefühl gezwungen werden, im Bett zu bleiben, so daß um diese Zeit relativ wenige Ansteckungen von ihnen ausgehen, es sei denn, daß dritte Personen (Ärzte und Pflegepersonal) als Zwischenträger fungieren. Das Rekonvaleszenzstadium ist für die Weiterverbreitung der Krankheit beinahe als gefährlichstes anzusehen, weil die Kranken sich nach der Entfieberung ganz wohl fühlen, aber das Scharlachvirus noch lange Zeit, mindestens bis zur vollendeten Abschuppung beherbergen. Es ist im allgemeinen üblich, das Scharlachkind sechs Wochen lang, bis die Abschuppung vollendet ist, zu isolieren; aber einen genauen Termin zu bestimmen, wie lange die Ansteckungsfähigkeit noch besteht, ist leider nicht möglich, solange wir den Erreger nicht kennen. Die Kenntnis der Bazillenträger und Dauerausscheider bei anderen Infektionskrankheiten lehrt uns, daß mit dem Ablaufe der Krankheit in vielen Fällen der Krankheitskeim noch keineswegs aus dem Körper geschwunden ist. Daß auch bei dem Scharlach ähnliche Verhältnisse bestehen müssen, lehren uns die sog. „Heimkehrfälle" (return cases). Wir erleben es oft, daß Scharlachrekonvaleszenten, die wir nach vollendeter Abschuppung am Ende der sechsten Woche rein gebadet und mit frischer Wäsche, desinfizierten Kleidern nach Hause entlassen, dort ihre Geschwister anstecken. Wir wissen eben gar nicht, wie lange sich das Scharlachvirus im Körper hält, ob es auf den Tonsillen oder im Urin der Kranken vielleicht noch lange Zeit haftet. Daß es im Eiter bei der Otitis media nach Scharlach meist noch vorhanden und virulent ist, kann man mit großer Wahrscheinlichkeit aus der Beobachtung schließen, daß solche Heimkehrfälle wiederholt gerade dort vorkommen, wo Kinder mit Otitis media 10—12 Wochen nach der Scharlacherkrankung nach Hause entlassen werden.

Die Infektion geschieht aller Wahrscheinlichkeit nach in den meisten Fällen so, daß das Scharlachvirus sich zunächst auf den Tonsillen etabliert, dort die charakteristische Angina hervorruft und von da aus eine allgemeine Infektion des Körpers verursacht. Die Flüggesche Tröpfcheninhalation dürfte hier wie bei anderen Infektionskrankheiten eine große Rolle spielen, indem der Kranke beim Sprechen oder Husten feinste Wassertröpfchen an die Luft abgibt, die von Personen der Umgebung beim Atmen in die Luftwege aufgenommen werden. Auch von den Kranken benutztes Trink- oder Eßgeschirr kann die Übertragung bewirken; aber auch andere durch die Kranken berührte Gegenstände, Spielzeug, Taschentücher, können zur Infektionsquelle werden, wenn z. B. ein empfängliches Kind seine damit in Berührung gekommenen Finger zum Munde führt. Begünstigt wird diese Art der Infektion durch die außerordentliche Widerstandsfähigkeit des Scharlachvirus, die es instand setzt, sich wochen- und monatelang lebensfähig zu halten. Lebensmittel spielen ebenfalls häufig die Vermittlerrolle; ungekochte Milch und dgl. werden hier vielfach angeschuldigt.

Auch von Verletzungen der äußeren Haut kann die Scharlachinfektion ihren Ausgang nehmen (chirurgischer Scharlach, Wundscharlach). Jochmann beobachtete einen solchen Fall im Anschluß an einen Säbelhieb, wobei zunächst breite, lymphangitische Streifen am Arm von der Wunde ausgingen und nachher ein typisches Scharlachexanthem von dem Arm aus über den Körper sich verbreitete. Ein ähnlicher Fall ging bei einem Knaben von einer Fingerverletzung aus.

Hierher gehört auch der Scharlach bei Wöchnerinnen, der von den Geburtswunden ausgeht (puerperaler Scharlach) und der Scharlach nach Verbrennungen (vgl. S. 671).

Disposition. Die Disposition zur Erkrankung an Scharlach ist keine so allgemeine wie bei den Masern. Sehr interessant sind in dieser Beziehung die Erfahrungen, die bei Epidemien in vorher scharlachfreien Gegenden gemacht wurden.

Auf den Faröer-Inseln trat im Jahre 1873 eine Scharlachepidemie auf, nachdem 60 Jahre vorher überhaupt kein Scharlachfall sich gezeigt hatte. Dabei erkrankten nur 78% der Einwohner. Als dagegen im Jahre 1875 eine Masernepidemie ausbrach, wurden 99% der Bevölkerung befallen. Lehrreich waren diese Epidemien auch hinsichtlich der Art der Verbreitung und der Disposition der Erkrankten. Die Scharlachepidemie, die 78% der Bevölkerung, und zwar hauptsächlich Kinder ergriffen hatte, dauerte zwei Jahre und zeigte dabei ein langsames Ansteigen der Infektionszahl und noch längere Zeit hindurch sporadische Fälle. Die Masernepidemie erfaßte in kürzester Zeit 99% der Bevölkerung, also wohl fast alle noch nicht Durchmaserten und war nach wenigen Monaten beendet.

Während also bei Masern jeder, der die Krankheit noch nicht überstanden hat, ohne Rücksicht auf seine momentane Empfänglichkeit ergriffen wird, ist beim Scharlach eine gewisse Disposition vorauszusetzen. Das prägt sich zunächst in dem Verhalten der verschiedenen Lebensalter bei der Scharlacherkrankung aus. Der Scharlach ist in erster Linie eine Kinderkrankheit, denn Kinder zeigen eine weit höhere Disposition zur Erkrankung als Erwachsene. In dem abgelegenen Walddorf Lommedalen bei Christiania erkrankten nach Johannessen von den insgesamt 533 Seelen 28,1% der vorhandenen Kinder und 5,1% der vorhandenen Erwachsenen. Das erste Lebensjahr ist am wenigsten empfänglich, doch sah Jochmann neun Kinder in den ersten drei Lebensmonaten und ein Kind im neunten Monat an Scharlach erkranken. Sehr merkwürdig waren die Beobachtungen, die er an den Kindern scharlachkranker Wöchnerinnen machen konnte. Die Erkrankung nahm in allen diesen Fällen einen auffällig leichten, abortiven Verlauf (vgl. S. 684). Im Gegensatz dazu behauptet E. Nassau auf Grund seiner Erfahrungen an dem großen Material des Berliner Waisenhauses, daß Scharlach im Säuglingsalter garnicht vorkäme (Monatsschr. f. Kinderheilk. **Orig.-Bd.** 22, S. 49. 1921).

Die größte Disposition zur Erkrankung zeigt das Alter von 3—8 Jahren, die Empfänglichkeit des Menschen ist aber auch, wie es scheint, zu verschiedenen Zeiten verschieden, insofern, als gewisse prädisponierende Momente die Infektion begünstigen. So leisten entzündliche Rachenerscheinungen, Angina, Diphtherie der Infektion mit Scharlach entschieden Vorschub. Damit hängt es zusammen, daß im Herbst und Winter im Durchschnitt mehr Scharlacherkrankungen vorkommen als im Sommer, weil in der rauhen Jahreszeit katarrhalische Erkrankungen häufiger auftreten. Daß die Empfänglichkeit für Scharlach auch temporär vermindert sein kann, zeigen verschiedene Beobachtungen. Mitunter bleibt ein Kind, dessen Geschwister an Scharlach darniederliegen, trotz innigen Kontaktes mit denselben verschont und erst mehrere Jahre später bei einer anderen Ansteckungsgelegenheit haftet die Infektion.

Soziale Verhältnisse spielen bei der Erkrankung an Scharlach keine Rolle. Arm und reich erkranken bei vorhandener Infektionsgelegenheit in gleicher Weise; entscheidend ist nur die Disposition zur Erkrankung. Mitunter findet man eine auffällige familiäre Disposition für den Scharlach, da in manchen Fällen alle Kinder hintereinander und zwar oft in gleicher Schwere erkranken. In zwei Familien sah Jochmann alle vier Kinder an Scharlach sterben. Nach Pospischill disponieren Masern, Serumkrankheit und Varizellen zur Scharlacherkrankung. Bei Varizellen hatte Jochmann denselben Eindruck insofern, als mehrfach Varizellenkinder nachträglich durch eine Hausinfektion an Scharlach erkrankten. Möglicherweise findet hier das Gift durch aufgeplatzte Varizellenpusteln seinen Eintritt.

Sehr auffällig ist die Disposition zur Scharlacherkrankung im Anschluß an Verbrennungen. Diese auch von Pospischill hervorgehobene Tatsache sah Jochmann im Krankenhause zu verschiedenen Malen sehr deutlich illustriert. So wurden z. B. von einem chirurgischen Pavillon, auf dem beständig chirurgisch kranke Kinder liegen, im Laufe eines Monats sechs Kinder mit Scharlach nach der Infektionsabteilung verlegt, davon betrafen drei Fälle Kinder mit ausgedehnten Hautverbrennungen, also die mit Verbrennung behafteten zeigten sich von allen Kindern am empfänglichsten. Daß hier die von Epidermis entblößte Fläche die Eintrittspforte des Scharlachvirus darstellt, steht außer Zweifel, um so mehr als das Exanthem von der Wunde aus seinen Ausgang nahm.

Szontagh ist allerdings der Meinung, daß es sich bei dem sog. Verbrennungsscharlach um eine anaphylaktische Reaktion auf die aus der Wunde resorbierten Eiweißkörper und gar nicht um Scharlach handelt.

Nach Czerny bringt auch die Art der Ernährung und die dadurch bestimmte Konstitution der Kinder eine Disposition zur Scharlacherkrankung mit sich. Die mit übermäßiger Milchnahrung gefütterten Kinder sollen häufiger und schwerer an Scharlach erkranken als die mit vegetarischer (antiexsudativer) Kost ernährten.

Strümpell weist neuerdings auf die allgemein zu beobachtende Abnahme der Toxizität des Scharlachs hin. Sowohl die Scharlachdiphtherie wie die Nephritis seien viel seltener geworden.

Immunität. Das Überstehen des Scharlachs erzeugt in der Regel Immunität für das ganze Leben, doch sind auch eine Reihe einwandfreier Fälle bekannt, die zwei- und dreimal an Scharlach erkrankten; Ausnahmen kommen also jedenfalls vor. Nicht zu verwechseln sind diese Fälle mit Rezidiven, die wir im direkten Anschluß an die einmalige Scharlacherkrankung noch vor völlig abgelaufener Rekonvaleszenz in der 2.—6. Woche beobachten, und die bisweilen schwerer sein können als die primäre Erkrankung. Hier gewinnt das noch vorhandene Scharlachvirus über die in der Bildung begriffenen Immunkörper die Oberhand und führt die Wiederholung des Krankheitsprozesses herbei. Genaueres über Rezidive vgl. S. 712.

Ätiologie. Der Erreger des Scharlachs ist noch nicht bekannt. Viel diskutiert wurden die Befunde von Mallory, der in histologischen Schnitten der Haut zwei verschiedene Formen von Scharlachkörperchen, die er als Protozoen auffaßt, beschrieb. Die einen sind runde Körperchen von 2—7 μ Größe, die sich mit Methylenblau färben und aus einem feinen Netzwerk bestehen. Die zweite Form sind Körperchen von radiärer Struktur und 4—6 μ Größe, die in den Vakuolen des Protoplasmas der Epithelzelle und frei in den Lymphräumen unter der Epidermis liegen. Sie sind rundlich und enthalten ein zentrales Kernchen, um das 10—18 Segmente radiär angeordnet sind. In inneren Organen wurden diese Körperchen nicht gefunden. Bestätigt wurden diese Befunde von Duval, Bernhardt und v. Prowazek. Letzterer faßt die Malloryschen Körperchen als Reaktionsprodukte der Zellen auf und vermutet den Erreger in eben noch sichtbaren, dunkleren Körnchen innerhalb der blauen Zelleinschlüsse. Es ist sehr fraglich, ob alle die genannten Körperchen nicht einfach als Zerfallsprodukte zu deuten sind. Auch Gamaleia beschrieb ähnliche Gebilde; Bernhardt fand in den Drüsen und in den Nieren der Scharlachkranken kugelrunde, mit Giemsa rot gefärbte Körnchen, die oft mit einer feinen Verbindung hantelartig zusammenhingen.

Die von Doehle (Zentralbl. f. Bakteriol., Parasitenk. u. Infektionskrankh., Abt. I **Orig.**-Bd. 61, 1911) beschriebenen Leukozyteneinschlüsse bei Scharlach dürften mit der Ätiologie kaum etwas zu tun haben. Es sind rundliche oder ovale Körper von wechselnder Größe, die manchmal zu zweien beieinander liegen, auch größere stäbchenförmige Gebilde kommen vor, die an den Enden zugespitzt sein können, ferner sind spärliche leichtgewundene kurze dicke Fäden vorhanden und endlich birnenförmige Gebilde. Es handelt sich hier um Kernzerfallsprodukte, die in den ersten Tagen des Scharlachs fast regelmäßig auftreten, aber auch bei anderen Kankheiten vorkommen.

Auf Grund der zahlreichen Nachprüfungen kann man sagen, daß das Fehlen der Einschlüsse im Zweifelsfalle gegen Scharlach spricht. Über die prognostische Bedeutung derselben, welche von Doehle betont wird, ist Abschließendes noch nicht zu sagen.

Wichtig für weitere Forschungen wird vielleicht die neuerdings festgelegte Tatsache werden, daß man den Scharlach auf Affen übertragen kann; andere Tiere sind nicht empfänglich. Cantacuzenes konnte mit dem Blute Scharlachkranker in vier unter neun Versuchen beim Affen eine scharlachähnliche Erkrankung erzeugen. Dasselbe gelang Landsteiner und Levaditi. Bernhardt erzeugte durch die Überimpfung von abgekratztem Zungenbelag Scharlachkranker bei Affen einen scharlachähnlichen Prozeß, bei dem Fieber, Scharlachzunge und Abschuppung, in einzelnen Fällen später auch Nephritis konstatiert wurde.

Eine besondere Rolle spielen beim Scharlachprozeß die Streptokokken. Sie sind so häufig in den Organen der Scharlachleichen, sowie auf den Tonsillen, im Blute und in den Schuppen der Kranken nachzuweisen, daß eine Reihe von Autoren sie für die Ätiologie des Scharlach verantwortlich macht. Auf Grund sehr ausgedehnter Untersuchungen an Kranken und Leichen sind Jochmann und viele andere zu der Anschauung gekommen, daß die Streptokokken eine ätiologische Bedeutung für den Scharlach nicht besitzen, daß sie aber in einer außerordentlich großen Zahl von Fällen zu dem noch unbekannten Erreger hinzutreten, mit ihm in Symbiose leben und auf diese Weise die schwersten Krankheitsbilder erzeugen. Die Begründung dieser Anschauung stützt sich auf folgende Tatsachen:

Zwar gehen die meisten im Laufe der Scharlacherkrankung sterbenden Kranken an einer Streptokokkeninfektion zugrunde, denn etwa $^3/_4$ aller Scharlachleichen haben nach Jochmanns Untersuchungen Streptokokken im Blute, aber gerade die foudroyant am 2.—3. Scharlachtage zugrunde gehenden Fälle haben in der überwiegenden Mehrzahl steriles Blut und sterile Organe; hier hat also das Scharlachgift noch rein seine Wirksamkeit entfaltet und die Streptokokken sind noch nicht zur Wirksamkeit gelangt. Damit im Einklange steht die von Jochmann an 23 Fällen festgestellte Beobachtung, daß während des Lebens niemals am ersten oder zweiten Tage auf der Höhe des Exanthems Streptokokken im Blute gefunden werden, auch in den Fällen, die später positive Befunde ergeben. Am häufigsten findet man die Streptokokken im kreisenden Blute in der zweiten Hälfte der ersten Woche, also um die Zeit, wo die nekrotisierende Streptokokkenangina sich so häufig im Rachen etabliert. Daraus geht schon hervor, daß die Streptokokkeninfektion etwas Sekundäres ist, was erst mit dem Auftreten der Angina necroticans zum Scharlachprozeß hinzukommt.

Weiter spricht für die Ablehnung der Streptokokkenätiologie die Tatsache, daß nach dem Überstehen des Scharlachs eine Immunität gegenüber einer neuen Erkrankung zurückbleibt, während bei Streptokokkeninfektionen im Gegenteil eine erhöhte Disposition für Wiedererkrankungen sich einstellt. Schließlich kommt noch hinzu, daß den bei Scharlach gefundenen Streptokokken gar nichts Spezifisches innewohnt; ihre Übertragung auf den Menschen ruft nicht Scharlach, sondern schwere eitrige Prozesse und Sepsis hervor.

Jochmann hatte selbst das Malheur, sich eine mit Reinkultur von Scharlachstreptokokken gefüllte Pravazspritze in den Finger zu stoßen und bekam eine schwere Sehnenscheidenphlegmone, nicht aber Scharlach, obgleich er vorher niemals einen Scharlach überstanden hatte.

Der Scharlachstreptokokkus unterscheidet sich auch morphologisch und durch seine biologischen Eigenschaften keineswegs von dem gewöhnlichen Streptococcus pyogenes haemolyticus. Daß Kulturen, die aus Scharlachfällen isoliert wurden, in vielen Fällen von Scharlachserum agglutiniert werden, zeigt nur, daß der infizierte Scharlachorganismus dem sekundären Eindringling gegenüber mit der Produktion von Antikörpern reagiert, beweist aber nichts für die ätiologische Bedeutung dieser Streptokokken. Die biologische Sonderstellung der Scharlachstreptokokken wird neuerdings von amerikanischer Seite wieder betont (Bliß, W. P.: Bull. of Johns Hopkins hosp. Vol. 31, p. 351. 1920).

Aus allem geht hervor, daß Streptokokkeninfektionen als etwas Sekundäres zum Scharlachvirus hinzukommen, aber unbestritten bleibt die Tatsache, daß die Verquickung des Krankheitsprozesses mit der Streptokokkeninfektion beim Scharlach so häufig geschieht und sich so oft in den Vordergrund des Krankheitsbildes drängt, daß man eine ganz besondere

Disposition des Scharlachkranken für die Streptokokkeninfektion annehmen muß. Zwar kommen auch bei anderen Infektionskrankheiten oft genug sekundäre Streptokokkeninfektionen mit Angina necroticans, Drüsenvereiterungen oder Sepsis vor, so z. B. bei der Diphtherie oder Variola, aber nirgends ist die Streptokokkeninfektion eine so häufige Begleiterscheinung.

Pathogenese. Entsprechend unseren mangelhaften Kenntnissen über die Scharlachätiologie sind auch die Vorstellungen über seine Pathogenese noch sehr hypothetisch. Geradezu gefährlich aber können solche theoretischen Vorstellungen werden, wenn versucht wird, damit hygienische Forderungen, die in langer Erfahrung erprobt sind, umzustoßen.

So hat F. v. Szontagh (Arch. f. Kinderheilk. 1911. Bd. 54) nicht mehr und nicht weniger verkündet, als daß die Ansteckungsfähigkeit, sowie die Immunität des Scharlachs falsche Dogmen sind, die gestürzt werden müssen. Er hält das Scharlachgift für einen jener ubiquitären Krankheitskeime, die ebenso wie die Erreger der eitrigen Tonsillitis an uns und in uns leben und neigt dazu, sie in die Gruppe der Streptokokken einzureihen. Der Scharlach sei nichts anderes als eine Sepsis (Toxinämie) oder eine Pyämie. Diese Behauptung ist eine durch nichts bewiesene Hypothese, deren Schlußfolgerungen ungeheuerlich sind und allen praktischen Erfahrungen Hohn sprechen.

Dagegen wird eine sehr ansprechende Theorie durch Escherich und Schick ausgeführt. Die primären Scharlachsymptome, Angina, Exanthem usw. sind aufzufassen als direkte Folgen der Vergiftung mit dem Scharlachvirus, als primärtoxische Symptome; die Nachkrankheiten jedoch, Nephritis, Drüsenschwellung usw., die um die zweite oder dritte Krankheitswoche auftreten, sind allergische Erscheinungen. Die primäre Scharlachperiode ruft die Bildung von Reaktionskörpern hervor, die nach einem gesetzmäßigen Intervalle von 2—3 Wochen zu einer Periode spezifischer Überempfindlichkeit führt. Dabei kommt es durch die Anwesenheit latenter, von der primären Erkrankung herrührender Krankheitskeime zur Entwicklung der Nachkrankheiten. Weiteres über die Pathogenese der Nachkrankheiten vgl. S. 700.

Inkubationsstadium. Die Zeit, die vom Eindringen des Erregers bis zur Auslösung der ersten Krankheitserscheinungen verfließt, gilt als sehr variabel und beträgt mitunter nur einen, in der Regel aber 3—6 Tage. In einzelnen Fällen dauerte sie sogar weniger als 24 Stunden. Diese Verschiedenheit der Angaben erklärt sich vermutlich dadurch, daß trotz gegebener Infektionsmöglichkeit nicht immer sofort die Ansteckung erfolgt. Im allgemeinen aber ist die Inkubationsdauer beim Scharlach erheblich kürzer als bei allen anderen exanthematischen Erkrankungen.

Während der Inkubationszeit ist der Kranke in der Regel beschwerdefrei. Nur selten gehen unbestimmte Vorboten, wie Appetitlosigkeit, Kopfschmerzen, öfteres Frösteln voraus.

Krankheitsbild. Der typische Beginn des Scharlachprozesses erfolgt plötzlich; die charakteristischen Initialsymptome, mit denen die Szene eröffnet wird, sind: Erbrechen, Halsschmerzen, Mattigkeit und Fieber.

Das Erbrechen pflegt sich in den ersten Stunden der Erkrankung mehrmals zu wiederholen, um dann aufzuhören. Gleichzeitig treten bei Kindern nicht selten Durchfälle auf, die nach 1—2 Tagen wieder verschwinden. Gleich nach dem Erbrechen pflegt ein Schüttelfrost oder wiederholtes Frösteln einzusetzen, und schnell erhebt sich die Temperatur auf hohe Grade, 39,5—40°. Bei jüngeren Kindern ist der Beginn des Fiebers häufig von Konvulsionen begleitet. Fast stets ist ein schweres Krankheitsgefühl vorhanden. Der Kranke ist verdrießlich und schläfrig und klagt über Kopfschmerzen und Ziehen und Schwere in den Gliedern. Der Schlaf ist schlecht; fieberhafte Unruhe, häufig auch Delirien pflegen sich schon in der ersten Nacht einzustellen. Dazu kommt als regelmäßig vorhandenes Symptom die Klage über Kratzen und Schmerzen im Halse, besonders beim Schlucken.

Die objektive Untersuchung ergibt folgendes:

Die Tonsillen sind geschwollen und dunkelrot und häufig bereits mit gelblichen Streifen oder linsengroßen Flecken bedeckt. Die Schleimhaut der Uvula und der vorderen Gaumenbögen zeigt dunkle Röte, die sich in einer oberhalb des Uvulaansatzes quer verlaufenden Linie scharf absetzt gegen die etwas blassere Farbe des weichen Gaumens. Auch in diesen etwas helleren Partien sieht man bereits Zeichen des beginnenden Exanthems in Gestalt roter Fleckchen und Streifchen. Die Zunge ist mit einem grauweißen Belag bedeckt, aus dem in den vorderen Partien und am Rande schon die Papillae filiformes rötlich hervorschimmern. Die Drüsen am Unterkieferwinkel sind leicht geschwollen. Schon in dieser Zeit, deut-licher noch nach Ausbruch des Exan-thems, kann der Geübte häufig am Scharlachkranken einen charakteristi-schen Geruch wahrnehmen, der etwa an den in einem Raubtierhaus erinnert. Er ist völlig verschieden von dem Geruch eines Masern- oder Diphtheriekranken.

Das Gesicht, namentlich die Wangen, erscheinen fieberhaft gerötet, doch fällt schon eine abnorme Blässe der Umgebung des Mundes auf.

Nach diesen Initialsymptomen be-ginnt meist im Laufe des ersten Tages oder zu Beginn des zweiten, seltener erst nach 3—4 Tagen der Hautausschlag. Im Gesicht wandelt sich die zarte, fieber-hafte Rötung in eine intensive Scharlach-röte, die schmetterlingsartig auf den Wangen lagert, den Nasenrücken bedeckt

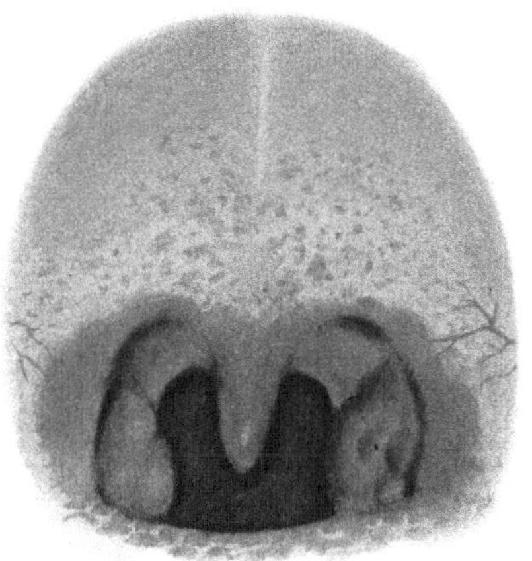

Abb. 290. Scharlachangina am ersten Krankheitstage.

und häufig auch die Stirn überzieht. Dabei schwillt die Haut häufig etwas an und gibt dem Gesicht ein leicht gedunsenes Aussehen. Die Haut in der Um-gebung der Lippen bleibt stets frei vom Ausschlag, so daß sich diese Partie um den Mund herum wie ein weißer Ring von der umgebenden Röte abhebt (zirkumorale Blässe). Ausdrücklich bemerkt sei, daß diese Erscheinung keineswegs für Scharlach charakteristisch ist, sich vielmehr auch bei anderen fieberhaften Erkrankungen nicht selten beobachten läßt. Während der Scharlach-ausschlag im Gesicht meist als diffuse Röte auftritt und nur an der Stirn zuweilen aus kleinsten Fleckchen zusammengesetzt erscheint, ist der besondere Charakter des Exanthems vom Hals an nach abwärts deutlich zu erkennen. Es besteht zuerst aus kleinsten, dicht beieinander stehenden, zart rosaroten Tüpfelchen von Stecknadelstich- bis Hirsekorngröße, die von weitem gesehen eine gleichmäßig rote Fläche darbieten und erst bei näherer Betrachtung in einzelne Fleckchen und Spritzerchen sich auflösen. An vielen Stellen der Haut konfluieren die einzelnen Tüpfelchen zu einer gleichmäßigen Röte. Der Ausschlag beginnt gewöhnlich in der oberen Brustgegend und am Halse, wandert dann weiter über den Stamm und breitet sich im Laufe von zwei Tagen auch über die Extremitäten aus. Dabei befällt er zunächst die Innenseite der Oberarme und Oberschenkel, geht dann auf Hände und Füße über, die er völlig überzieht, um schließlich, wenn auch weniger intensiv, die Außenseiten zu befallen.

43*

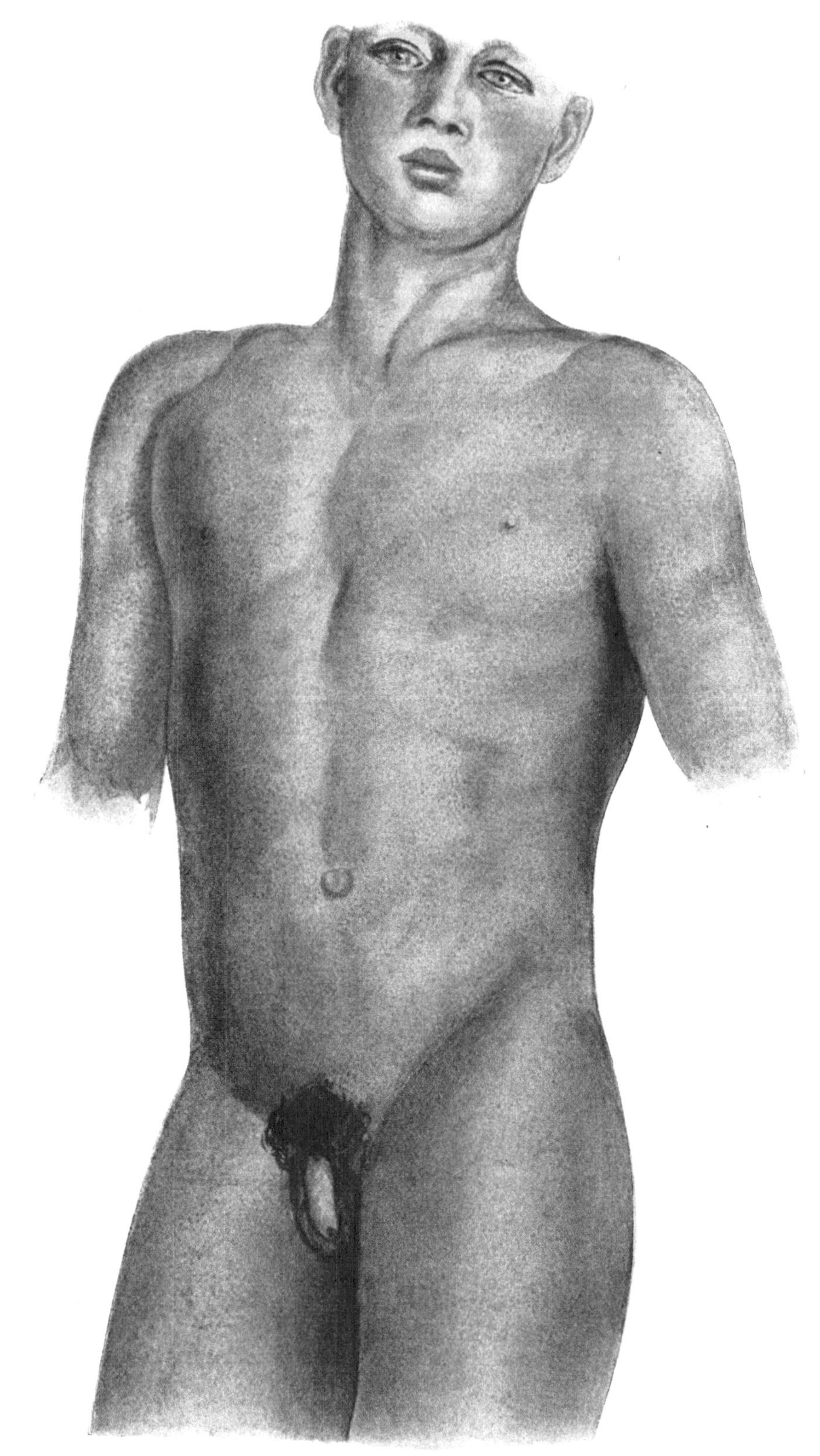

Abb. 291. Scharlachexanthem.

Zuerst von rosa Färbung, nimmt das Exanthem allmählich einen immer gesättigteren roten Farbton an und konfluiert bei intensiver Ausbildung zu einer flächenhaften, brennenden Scharlachröte, der die Krankheit ihren Namen verdankt. Die Entstehung der Röte aus kleinsten Fleckchen kann man sich durch Aufdrücken eines Glasspatels zur Anschauung bringen. Dabei schwindet die Röte zunächst ganz, und beim Nachlassen des Druckes kehren zunächst die distinkt stehenden roten Punkte und Fleckchen wieder. Interessant ist die Beobachtung, daß die durch den Druck des Spatels anämisierte Haut in der Regel nicht weiß erscheint, sondern leicht ikterisch. Diese leicht ikterische Nuance in der Färbung der Scharlachhaut ist in manchen Fällen so ausgesprochen, daß sie schon bei oberflächlicher Betrachtung des Exanthems auffällt. Dies beruht vermutlich ebenso wie der häufige Urobilin- bzw. Urobilinogengehalt des Urins um diese Zeit auf der Resorption des Farbstoffs untergegangener roter Blutkörperchen, den die durch die Infektion geschädigte Leber nicht zu bewältigen vermag. Im Blutserum findet sich in der ersten Scharlachwoche eine Vermehrung des nach der Methode von Hijmanns v. d. Bergh indirekt nachweisbaren Bilirubins. Die Haut ist bei völlig entwickeltem Exanthem leicht geschwollen und fühlt sich trocken, sammetartig und infolge des Vortretens hyperämischer Follikel bisweilen etwas rauh wie Chagrinleder an.

Charakteristisch für das Scharlachexanthem ist ferner folgende Erscheinung: Wenn man mit dem Stiel des Perkussionshammers über die Haut

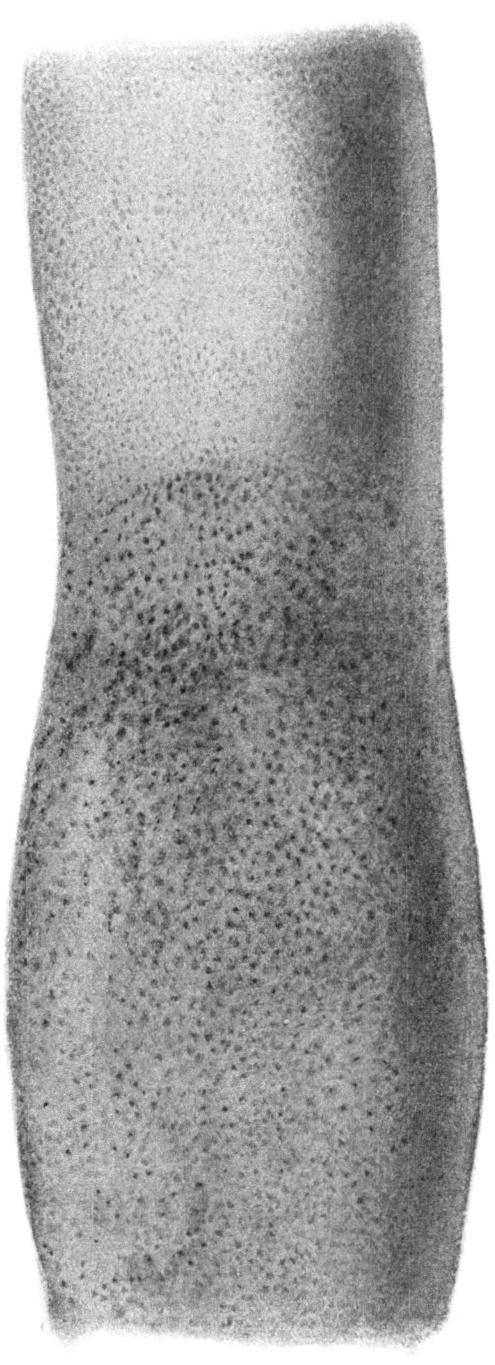

Abb. 292. Rumpel-Leedesches Phänomen bei Scharlach. Multiple kleine Blutaustritte in der Haut der Ellenbeuge bei Stauung am Oberarm.

hinwegstreicht, so entsteht nach 15—20 Sekunden ein weißer Strich, der sich
scharf von der roten Umgebung abhebt und nur langsam wieder verschwindet
(raie blanche, Dermographie blanche).

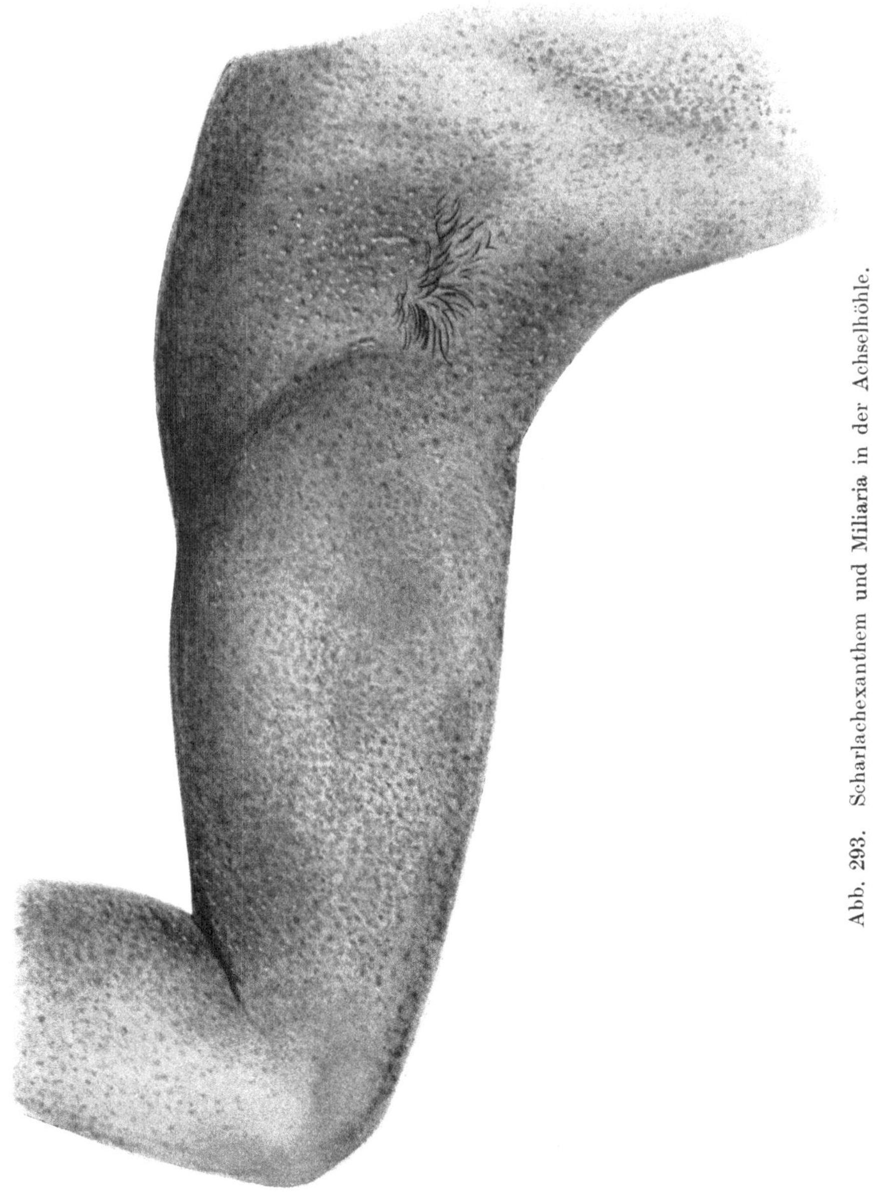

Abb. 293. Scharlachexanthem und Miliaria in der Achselhöhle.

Dieses Phänomen erklärt sich am einfachsten durch die Vorstellung, daß die
Zellen der Hautkapillaren auf den leichten Reiz hin sich nach einer Latenzzeit von
15—20 Sekunden kontrahieren und für 1—2 Minuten den Durchtritt von Blut
hemmen. Daß die Hautkapillaren kontraktile Zellen besitzen, wissen wir aus den
Untersuchungen von S. Mayer. Manchmal tritt, bevor es zur Anämie kommt,
noch für wenige Sekunden eine Rötung des gereizten Hautstreifens auf. Vor der

Kontraktion kann es also zur Erschlaffung der kontraktilen Kapillarzellen kommen (L. R. Müller, Studien über den Dermographismus. Dtsch. Zeitschr. f. Nervenheilk. Bd. 47).

Relativ oft findet man im Gebiete der gleichmäßigen Rötung eine Anzahl dunkelrot hervorschimmernder, hirsekorngroßer Punkte, die nichts anderes als kleine Hämorrhagien darstellen. Die Scharlachhaut hat überhaupt die Neigung zu kleinen Hämorrhagien und Petechien, wahrscheinlich infolge einer leichten Schädigung der kleinsten Hautgefäße. Besonders deutlich tritt diese Eigentümlichkeit hervor, wenn man am Oberarm eine Gummibinde anlegt und fünf

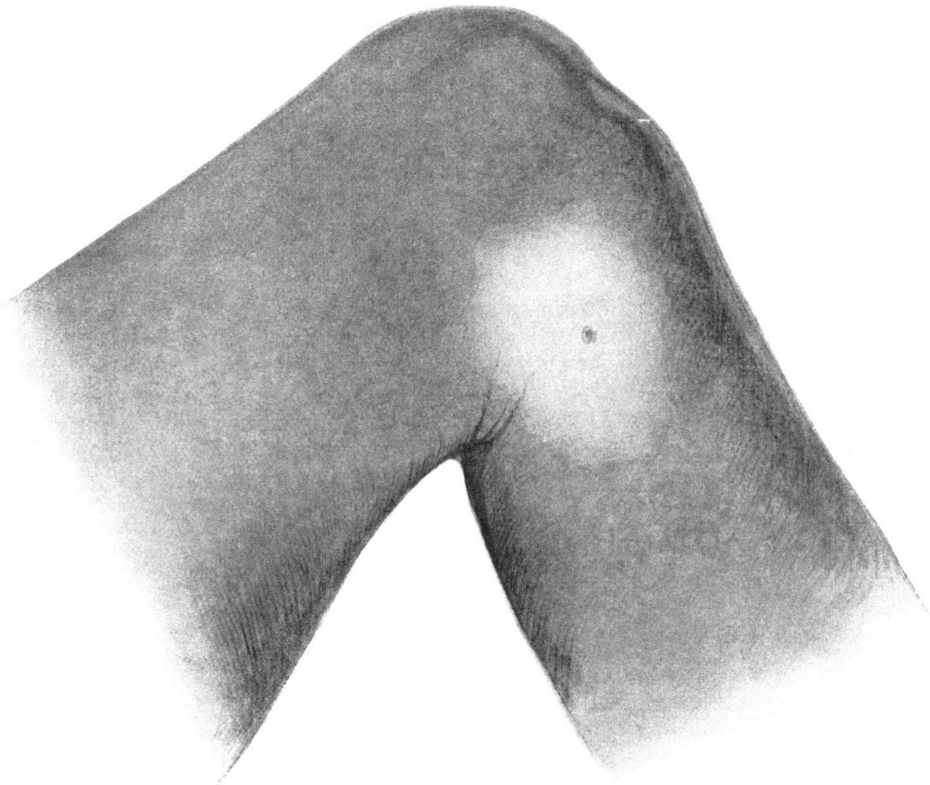

Abb. 294. Aussparungsphänomen bei Scharlach. (11jähriger Knabe, 1. Krankheitstag).

Minuten lang den venösen Abfluß staut. Es treten dann eine große Anzahl Hautblutungen verschiedenster Größe in der Haut der Ellenbeuge auf. Rumpel und Leede empfahlen dieses Phänomen für die Differentialdiagnose. Es tritt mit großer Regelmäßigkeit beim Scharlach auf, kommt aber auch bei anderen Erkrankungen, namentlich bei Masern vor und ist deshalb nicht von ausschlaggebender Bedeutung, kann indes als unterstützendes Moment für die Diagnose Scharlach in zweifelhaften Fällen mit herangezogen werden. Sehr bewährt hat sich uns das von Nast und Römer angegebene „Kneifphänomen“, das eine Abkürzung des Rumpel-Leedeschen Verfahrens darstellt und darin besteht, daß beim Kneifen der Haut, am besten infraklavikulär, mit Daumen und Zeigefingern beider Hände eine Hautblutung auftritt. Über die Unspezifität des Rumpel-Leedeschen Phänomens hat besonders

Stephan berichtet, der dasselbe als „Endothelsymptom" bezeichnet und bei den verschiedensten Krankheiten beschrieben hat.

Einen großen Fortschritt in der Diagnostik des Scharlachs bedeutet das von Werner Schultz und Charlton angegebene (Zeitschr. f. Kinderheilk. 1918, Bd. 17) „Auslöschphänomen". Dieses besteht darin, daß man in eine Gegend der Haut, wo das Exanthem ausgesprochen ist, am besten, nach unseren sehr ausgedehnten Erfahrungen, am Bauch oder am Rücken in der Gegend der unteren Rippen, 1 ccm sterilen normalen Menschenserums peinlich intrakutan einspritzt. Dann entsteht beim Scharlach nach 7—8 Stunden um die Injektionsstelle herum eine anämische Zone in der Ausdehnung eines Fünfmarkstückes und mehr (s. Abb. 294). Die gleiche Wirkung wird auch mit Scharlachrekonvaleszentenserum erzielt, eine Tatsache, der das Phänomen seine Entdeckung verdankt; bei der therapeutischen Anwendung desselben wurde es zufällig bemerkt. Interessant ist nun, daß Scharlachserum der ersten Krankheitswoche die Aussparung nicht gibt. Diese Tatsache ist zuerst von Paschen dazu benutzt worden, das Phänomen gewissermaßen umgekehrt zur Diagnose zu verwenden. Er entnahm verdächtigen Fällen, bei denen das Exanthem schon verblaßt war, etwas Blut und intrakutanierte das Serum irgend einem frischen Scharlachfall. Löschte das Serum dann nicht aus, so lag ein Scharlach vor. Das Verfahren von Paschen ist von Neumann u. a. bestätigt worden.

Das Schultz - Charltonsche Phänomen ist seither von zahlreichen Untersuchern nachgeprüft worden und es kann nach der Ansicht der meisten wohl behauptet werden, daß es für Scharlach spezifisch ist. Paschen, wir selbst und andere Untersucher haben in zahlreichen Fällen von scharlachähnlichem Exanthem, Arzneiexanthem (Quecksilber, Atophan, Aspirin, Nirvanol), Serumexanthem, Erysipel, Grippe intrakutaniert und keine Aussparung bekommen, so daß der deutlich positive Ausfall unseres Erachtens mit großer Sicherheit für Scharlach spricht.

Eine andere Frage ist es, ob in jedem Fall von Scharlach das Phänomen positiv ausfällt. Cordua hat die im Jahre 1922 im Krankenhaus St. Georg (Hamburg) beobachteten Fälle daraufhin durchgearbeitet und gefunden, daß von 77 intrakutanierten Fällen mit ausgesprochenem Exanthem alle positiv reagierten. Wir wollen indes nicht verschweigen, daß wir im Anfang nicht so günstige Resultate hatten. Die Aussparung tritt nicht auf, wenn man Serum benutzt, das länger als drei Monate gelegen hat; ferner wenn man Serum von Diphtherierekonvaleszenten nimmt, und schließlich bei abblassendem Exanthem.

Ähnlich günstig wird das Phänomen beurteilt von Neumann (Dtsch. med. Wochenschr. 1920. S. 566), Wöhlisch und v. Mikulicz - Radecki (Berl. klin. Wochenschr. 1921. S. 389), Hainiss, Dorner (Med. Klinik 1921. S. 1543), Meyer - Estorf (Med. Klinik 1921. S. 526) und Kleinschmidt (Diagnost. und therap. Irrtümer, Kinderheilk. H. 5, 1922. S. 85), während Tron, Steinkopf, Mulsow und Haselhorst weniger gute Resultate hatten, was aber an technischen Fehlern liegen kann.

Über die Untersuchung des Scharlachexanthems mit dem Kapillarmikroskop haben Weiß und Hanfland (Münch. med. Wochenschr. 1918) und ausführlich Niekau (Dtsch. Arch. f. klin. Med. Bd. 132, S. 301) berichtet. Letzterer fand starke Füllung der subpapillären und papillären Kapillaren. Die obersten Koriumgefäße zeigen eine an das Bild der Lungenalveolen erinnernde Anordnung, die charakteristisch für Scharlach sein soll. Die Kapillarerweiterung dauert sehr lange an und konnte noch bis zum 43. Tag beobachtet werden.

Einzelne Körpergegenden leuchten besonders lebhaft aus der allgemeinen Hautröte hervor, so die Inguinalgegend, das Gesäß, besonders aber die Innenseite der Oberschenkel. Abgesehen von Verschiedenheiten in der Farbe, Intensität und Dauer des Exanthems, sieht man nicht selten Fälle, wo nur einzelne Körperregionen befallen sind, während die übrige ·Haut frei bleibt (partielles Exanthem). Dabei ist es für den Diagnostiker wichtig, auf die Prädilektionsstellen des Scharlachausschlages, die Innenseite der Oberschenkel, das Genitaldreieck und die Innenseite der Oberarme zu achten.

Nicht selten beobachtet man ferner hirsekorngroße weißliche und gelbliche, scharf von der Scharlachröte sich abhebende Bläschen, die mit wasserheller, später sich trübender Flüssigkeit gefüllt sind und nach einigen Tagen eintrocknen und Schüppchen bilden. Solche Miliarbläschen finden sich entweder nur stellenweise, z. B. auf der Innenseite der Oberarme, am Handrücken, am Unterleib, oder sie sind fast am ganzen Körper sichtbar. Diese Form des Exanthems, die man als Scharlachfriesel oder Scarlatina miliaris bezeichnet, wurde früher als günstiges prognostisches Zeichen aufgefaßt, doch kommt ihr keine besondere Bedeutung zu. Dagegen scheint die als Scarlatina variegata bezeichnete Exanthemform, die durch eine sehr unregelmäßige Verbreitung des Ausschlages ausgezeichnet ist, vorzugsweise bei ungünstig verlaufenden Fällen beobachtet zu werden. Dabei erscheinen neben der mehr diffusen Röte einzelner Körpergegenden an vielen anderen Stellen nur fleckige, durch normale Hautpartien getrennte Eruptionen von Linsen- oder Bohnengröße, die zum Teil erhaben sind und die Gestalt von Papeln und Knötchen annehmen, so daß sie leicht an Masern erinnern können. Solche Papel- und Knötchenbildungen werden namentlich an den Händen, Vorderarmen und Unterschenkeln, seltener am Gesäß beobachtet. Zuweilen kann man bei starker Intensität des Exanthems auch ein Ödem beobachten, so z. B. an den Augenlidern oder am Hand- und Fußrücken. Die Haut schwillt dabei an und wird glänzend, ähnlich wie beim Erysipel. Über Juckreiz wird während der Blüte des Exanthems relativ selten geklagt. Bei Personen mit sehr empfindlicher Haut kann aber doch recht lebhaftes Juckgefühl empfunden werden, so daß namentlich Kinder sich stark zerkratzen können.

In seltenen Fällen kann es zu Hautblutungen, ja sogar zur schwersten, tödlich verlaufenden Purpura fulminans kommen (Mc. Connell und Weaver: Journ. of the Americ. med. assoc. Vol. 78, p. 1655. 1922).

Die Temperatur, die schon gleich nach dem initialen Erbrechen schnell zu hohen Werten ansteigt, erfährt mit dem Auftreten des Exanthems meist noch eine Steigerung, so daß Fiebergrade von $40-40,5^0$ nichts Ungewöhnliches sind. Auf dieser Höhe hält sich das Fieber, bis der Ausschlag seine volle Blüte erlangt, also etwa bis zum 3.—5. Tage, um dann lytisch abzufallen. Die Temperatur sinkt dabei nur langsam und allmählich, jeden Tag einige Striche fallend, und erreicht in unkomplizierten Fällen durchschnittlich am 9. bis 12. Tage, sehr oft aber schon früher wieder die Norm.

Der Puls ist beim Scharlach im allgemeinen frequenter als es der Fiebertemperatur entspricht. Während beim Typhus eine relative Pulsverlangsamung die Regel ist, herrscht beim Scharlach eine relative Pulsbeschleunigung. Pulsschläge von $150-170$ bei einer Temperatur von $39,5^0$ sind an der Tagesordnung.

Mit der zunehmenden Entwicklung des Exanthems breitet sich auch das Enanthem auf der Schleimhaut der Mundhöhle weiter aus. Neben der dunklen Röte der Tonsillen und vorderen Gaumenbögen ist jetzt auch der weiche Gaumen stärker fleckig gerötet und hebt sich deutlich von dem etwas blasseren harten Gaumen ab, doch auch auf der Schleimhaut des harten Gaumens sieht man einige rote Fleckchen. Die Wangenschleimhaut erscheint aufgelockert und diffus gerötet. Sehr bald zeigt sich im Bereiche des Enanthems eine Abschilferung in Gestalt von milchigen Trübungen der Schleimhaut. Dieser Abschuppungsprozeß setzt aber infolge der Mazeration durch den Speichel hier schneller ein als an der äußeren Haut. Auf den stark vergrößerten Tonsillen lagern schleimig-eitrige, fleckige, leicht abstreichbare Beläge. Die Atmung ist durch die Schwellung der Rachenteile erschwert und daher schnarchend. Die Zunge reinigt sich allmählich von ihrem dicken, grauweißen Belage und verliert durch Abschilferung ihre oberflächlichste Epithelschicht, so daß die geschwollenen Papillen auf hochrotem Untergrunde zum Vorschein kommen und ihr das charakteristische himbeerartige Aussehen geben. Sie ist dabei häufig etwas trocken und rissig. Die Himbeerzunge ist danach kein Initialsymptom, sondern ist am schönsten ausgesprochen am 3.—5. Tage. Erst ganz allmählich im Verlaufe von 14 Tagen verliert sich die Röte und die Schwellung der Papillen nimmt wieder ab.

Die Lymphdrüsen im Kieferwinkel, häufig auch die zervikalen und okzipitalen Drüsen schwellen um diese Zeit etwas an und sind schmerzhaft, ebenso die Inguinaldrüsen und Achseldrüsen. Die

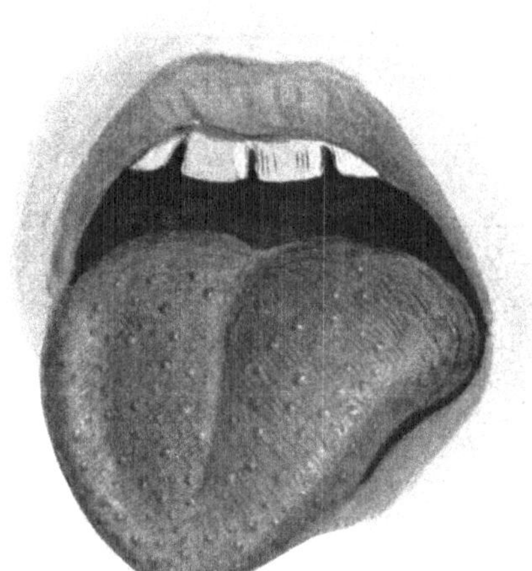

Abb. 295. Scharlachzunge.

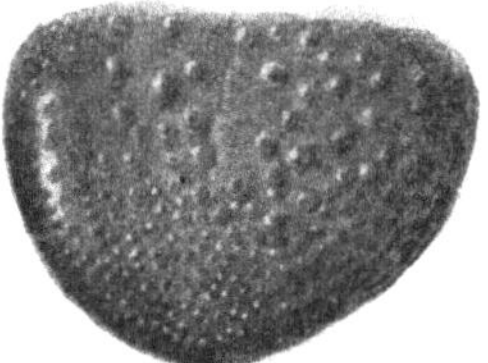

Abb. 296. Himbeerzunge bei Scharlach.

inneren Organe bieten meist keine Besonderheiten. Die Konjunktiven sind meist etwas injiziert. Zuweilen besteht eine geringe Bronchitis. Die Milz ist perkutorisch vergrößert, aber meist nicht palpabel. Eine mäßige Leberschwellung ist häufig. Der Appetit liegt völlig danieder; dagegen besteht großer Durst. Der Stuhl ist meist angehalten.

Der Urin ist hoch gestellt und zeigt mitunter febrile Albuminurie; Diazoreaktion fehlt meist im Gegensatz zu Masern. Häufig ist schon frühzeitig Azetonurie vorhanden. Charakteristisch sind auch die verschiedenen Färbungen des Scharlachharns. Gar nicht selten tritt eine dunkelrote oder auch braune subikterische Färbung des Harns auf, jedoch mit weißem Schüttelschaum, die der Neigung der Scharlachhaut zu subikterischen und ikterischen Farbennuancen entspricht und ebenso wie diese meist durch Urobilin zu erklären ist. Manchmal, wenn auch selten, ist dabei Bilirubin im Urin nachzuweisen. Urobilin kann nach Schlesinger (Inaug.-Diss. Berlin 1913) in $80^0/_0$ der Fälle nachgewiesen werden.

Die Kurve der Urobilinurie geht meist parallel mit der Temperaturkurve. Am 2.—3. Krankheitstage ist fast stets schon eine deutlich positive Probe sichtbar; am 4.—6. Tage erreicht dann die Ausscheidung gewöhnlich ihren Höhepunkt, um in den nächsten 2—3 Tagen zur Norm zurückzukehren. Mit eingetretener normaler Temperatur ist auch in der Mehrzahl der Fälle die Urobilinprobe negativ geworden, d. h. gewöhnlich am 8.—9. Krankheitstage.

Daneben kann man meist auch das Urobilin mittels der Ehrlich schen
Probe (Dimethylamidobenzaldehyd) nachweisen.

Über die Anwendung dieser Probe bestehen Differenzen. Umber (Med. Klinik
1912, Bd. 8) rechnet sie noch als positiv, wenn der Harn nach Zusatz des Ehrlich-
schen Reagens erst beim Erhitzen eine rote Farbe annimmt. Die meisten Autoren
nehmen jedoch eine gegen die Norm vermehrte Urobilinogenausscheidung erst dann
an, wenn der Harn nach Zusatz des Reagens schon bei Zimmertemperatur sich rötet.

Verfährt man nach Umber, so kann man in
92—96% der Scharlachfälle auf der Höhe des
Exanthems Urobilinogen nachweisen. Beschränkt
man sich auf die Fälle, die bei Zimmertemperatur
positiv ausfallen, so sind es immer noch 58%.

Neuerdings hat Sarnighausen (Med.
Klinik 1920) über 744 auf Urobilinogenausscheidung untersuchte Scharlachfälle berichtet.
Er fand die Probe bei Anstellung in der
Kälte und am frischen Harn (was wichtig ist!)
in 66,25% der Fälle positiv. Die meisten
positiven Reaktionen fielen auf den dritten
Krankheitstag, sie gingen mit dem Exanthem,
aber nicht mit der Temperatur parallel und
wurden vom siebenten Tag ab negativ.

Nachdem der Ausschlag seine höchste Blüte
erreicht hat, also am . 3.—4. Krankheitstage,
hält er sich $1/_2$—1 Tag auf der Höhe, um dann
langsam abzublassen und bis zum Ende der
ersten Woche oder Anfang der zweiten Woche
ganz zu verschwinden. In derselben Reihenfolge wie er gekommen, verblaßt er zuerst am
Stamm und dann an den Extremitäten. Mit
dem Abblassen des Exanthems schwinden in
den regulär verlaufenden Fällen die anginösen
Beschwerden; die Tonsillen schwellen ab, der
Belag wird abgestoßen, die Zunge gewinnt
ihren normalen Epithelbelag wieder, so daß
die hochrote Farbe verblaßt, nur die Papillen
bleiben noch längere Zeit geschwollen und
vergrößert. Um die Mitte der zweiten Woche
ist das Fieber zur Norm abgefallen, und der
Kranke tritt in die **Rekonvaleszenz** ein. Dabei
schwinden alle etwa noch vorhandenen Krankheitserscheinungen, die geschwollenen Lymphdrüsen sind nicht mehr zu fühlen, entzündliche
Rachenerscheinungen sind nicht mehr nach-

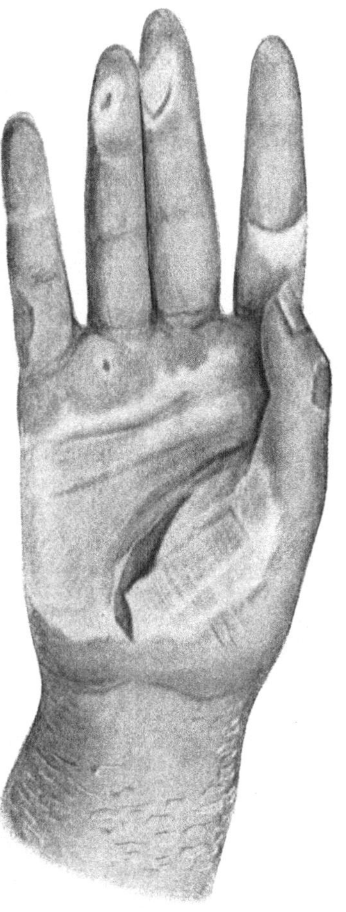

Abb. 297. Lamellöse Schuppung
bei Scharlach.

zuweisen. Schon während des Abblassens des Exanthems hat die Abschuppung
der Haut begonnen; seltener läßt sie bis zur dritten und vierten Krankheitswoche
auf sich warten. Sie setzt zuerst dort ein, wo der Ausschlag zu verschwinden
anfängt, also am Halse und an der Brust. Oft sieht man hier schon starke
Schuppung, während an den Extremitäten noch flammendes Exanthem vorhanden ist. Im Gesicht und am Hals beginnt der Prozeß mit dem Auftreten
stecknadelkopf- oder linsengroßer grauweißer Schüppchen, ist hier also kleienförmig. An Händen und Füßen dagegen, sowie an den Schenkeln, am Gesäß
und am Rücken tritt sie mehr in der lamellösen Form auf, wobei die oberen

Epidermisschichten in größeren Fetzen sich ablösen; dabei kommen an den Fingern handschuhartige Abstoßungen vor (vgl. Abb. 297). An den Füßen löst sich mitunter die Sohle in einem einzigen großen Fetzen ab. Der Abschilferungsprozeß ist an Intensität und Dauer sehr verschieden, zieht sich aber meist lange in die Rekonvaleszenz hinein. Am längsten pflegt die Abschuppung an den Füßen und Händen zu dauern, ist hier aber um das Ende der sechsten Woche herum meist vollendet; einzelne Fälle freilich schuppen noch länger.

Abweichungen vom regulären Verlauf. Der Scharlach, dessen einfachste klinische Verlaufsform wir soeben gezeichnet haben, bietet eine Fülle der verschiedensten Krankheitsbilder, die ihre Entstehung teils der Einwirkung des Scharlachvirus allein, teils einer Sekundärinfektion mit Streptokokken und anderen Krankheitserregern verdanken. Wir beginnen mit denjenigen Abweichungen vom regulären Verlauf, die allein auf die Wirkung des Scharlachvirus zurückzuführen sind und unterscheiden hier am einfachsten zwischen leichten und schweren Formen.

Bei den leichten Erkrankungen treten alle Erscheinungen nur in geringer Intensität auf, oder aber es sind nur einzelne Symptome ausgesprochen. Erbrechen und Schüttelfrost können vorhanden sein, fehlen aber häufig. Das Krankheitsgefühl ist nur gering, so daß die Patienten bisweilen gar nicht das Bett aufsuchen, das Fieber steigt nicht zu so hohen Graden an, meist geht es nur wenig über 38° hinaus, oder aber es fällt nach 1—2 tägigem höheren Anstieg schnell zur Norm ab; in seltenen Fällen fehlt das Fieber ganz. Die Angina ist durch mäßige Schwellung und Rötung ausgezeichnet. Das Exanthem ist von zartrosa Färbung und oft nur an einzelnen Stellen des Körpers, an der Innenseite der Oberschenkel und der Oberarme, in den Kniekehlen oder am Gesäß angedeutet und verschwindet schneller als normal. Solche Fälle mit rudimentär entwickeltem Exanthem, bei denen der Ausschlag nur in einzelnen Körperregionen sich sehen läßt, während die ganze übrige Haut frei bleibt, können dem Diagnostiker nicht geringe Schwierigkeiten bereiten. Sie sind bisweilen nur im Hinblick auf Erkrankungen der Geschwister oder der Umgebung mit annähernder Sicherheit als Scharlach zu deuten.

Bei Säuglingen in den ersten Lebensmonaten verläuft der Scharlach häufig abortiv. Jochmann sah bei Brustkindern scharlachkranker Wöchnerinnen folgendes Krankheitsbild: 3—7 Tage nach der Mutter unter geringen Temperatursteigerungen erkrankt, zeigten sie eine Rötung der Tonsillen und des weichen Gaumens, Himbeerzunge und zum Teil auch ein flüchtiges, skarlatiniformes Exanthem; bei anderen wies nur eine spätere lamellöse Schuppung, Drüsenschwellung oder Ohrenlaufen auf den Zusammenhang mit der mütterlichen Erkrankung hin.

Besondere Schwierigkeiten machen die Fälle, wo der Ausschlag gänzlich fehlt und nur Fieber und entzündliche Rachenerscheinungen vorhanden sind (Scarlatina sine exanthemate). Die Krankheit beginnt auch hier häufig mit Erbrechen und Kopfschmerzen und kann mit hohem, aber schnell vorübergehendem Fieber verbunden sein; die Tonsillen sind stark geschwollen und gerötet, auch gelegentlich mit fleckigen Belägen bedeckt. Die zugehörigen Lymphdrüsen am Kieferwinkel sind vergrößert. Besteht die bekannte scharfe Abgrenzung der dunkelrot verfärbten Rachenschleimhaut gegen den harten Gaumen oder ist eine auffallende Coryza bemerkbar, deren dünnes, schmieriges Sekret die Oberlippe wund macht, so kann man hierin einen Hinweis auf die Scharlachnatur des Prozesses erblicken. Oft aber wird die Erkrankung, die nach 3—4 Tagen abgeheilt sein kann, als einfache Angina aufgefaßt, und erst eine um den 19. Tag herum auftretende hämorrhagische Nephritis enthüllt den wahren Charakter des Leidens.

Hält man gegen diese leichten Typen der Scharlacherkrankung jene entsetzlichen, schweren, toxischen Formen des Leidens, die unter dem Namen **„foudroyanter Scharlach“** (Scarlatina fulminans) bekannt sind, so fällt es fast schwer, beide Krankheitsbilder auf dieselbe ätiologische Ursache zurückzuführen.

Im Vordergrunde dieses schweren Krankheitsbildes stehen die Schädigungen des Herzens und des Zentralnervensystems. Plötzlich unter Erbrechen, Schüttelfrost, Halsschmerzen, Kopfschmerzen und hohem Fieber erkrankt, werden die Patienten schon nach wenigen Stunden bewußtlos und werfen sich delirierend in großer Unruhe im Bett hin und her oder verfallen schließlich in Koma. Im Rachen findet man in der Regel nur eine Schwellung der Tonsillen und scharf abgesetzte dunkle Röte. Das Exanthem, das sich schnell über den ganzen Körper ausbreitet, nimmt infolge der rasch einsetzenden Herzschwäche einen lividen Farbton an, die Extremitäten sind kühl. Auf dem leicht zyanotisch verfärbten Gesicht markieren sich einzelne sprüßliche Andeutungen des Exanthems auf Stirn und Wangen, während Oberlippe und Kinn auffallend bleich sind. Neben andauerndem Erbrechen stellen sich grünliche, außerordentlich stinkende Durchfälle ein, die der Kranke beständig ins Bett gehen läßt. Ein intensiver Azetongeruch entströmt dem Munde des Patienten. Der Puls ist von enormer Frequenz (180—200) und von geringer Spannung. In anderen Fällen besteht Bradykardie. Die Atmung ist dyspnoisch, häufig aussetzend und zeigt bisweilen den Typus der großen Atmung, wie man ihn beim Coma diabeticum findet. Schon nach 30—40 Stunden gehen die Kranken wie vergiftet an Herzschwäche zugrunde. In anderen Fällen kommt es gar nicht erst zur deutlichen Entwicklung des Scharlachexanthems; nur einzelne sprüßliche Flecke an der Innenseite der Oberschenkel und auf der Brust sind angedeutet, oder das Leben erlischt, noch bevor sich eine Spur des Exanthems entwickelt hat, so daß es oft schwer ist, die Scharlachnatur des Leidens zu erkennen.

Nicht in allen Fällen verläuft die toxische Form des Scharlachs so blitzartig; öfter vergehen 3—4 Tage, ehe der Kranke zugrunde geht. Die Krankheit beginnt dabei oft wie der reguläre Scharlach, und erst am 2.—3. Tage stellen sich die schweren Störungen des Sensoriums ein, denen sich dann bald die Erscheinungen der Herzschwäche zugesellen. Die zerebralen Symptome können dabei häufig so in den Vordergrund treten, daß man an Meningitis denken muß. Und wirklich scheint bisweilen neben den Delirien und der enormen motorischen Unruhe eine Reihe von Symptomen für eine Entzündung der Meningen zu sprechen. Es besteht Nackenstarre, der Kopf ist nach hinten gezogen, Kernigsches Symptom ist vorhanden, ebenso allgemeine Hauthyperästhesie. Die Bulbi sind inkoordiniert gestellt, die Lumbalpunktion ergibt aber einen erhöhten Druck bei völlig klarer Spinalflüssigkeit. Es handelt sich hier um eine durch toxische Einflüsse entstandene Reizwirkung auf die Meningen, die wir als Meningismus bezeichnen. Der Ausschlag fällt durch seine tiefdunkle, livide Verfärbung auf und zeigt bisweilen eine Mischung mit morbilliformen Effloreszenzen. Der jagende und nicht selten irreguläre Puls, die Auskühlung der Extremitäten, die keuchende Atmung zeigen die zunehmende Herzschwäche an. Oft läßt sich auch eine akute Dilatation des Herzens nachweisen. Die entzündlichen Rachenerscheinungen sind hier meist erheblich stärker ausgesprochen als bei den in wenigen Stunden zum Tode führenden Fällen. Oft findet sich bereits die Komplikation mit einer nekrotisierenden Angina, deren Bedeutung für den Scharlachprozeß wir erst im folgenden kennen lernen werden. Die Tonsillen sind stark geschwollen und zeigen schmierigbraune fleckige Beläge von Linsengröße; auf der Schleimhaut des Rachens lagert eine düstere, von Petechien durchsetzte Röte, die Zunge ist trocken und fuliginös, die Lymphdrüsen sind geschwollen. Aus der Nase ergießt sich ein schmieriges Sekret, das die Oberlippe anätzt.

So bilden diese etwas protrahierter verlaufenden toxischen Scharlachformen, wenn sie mit einer beginnenden Angina necroticans einhergehen, den Übergang zu den Scharlachfällen, wo die Symbiose des Scharlachvirus mit Streptokokken im Vordergrunde des Krankheitsbildes steht.

Komplikationen. Die wichtigste Komplikation des Scharlachs, die in den meisten Fällen der Krankheit erst ihren malignen, heimtückischen Charakter

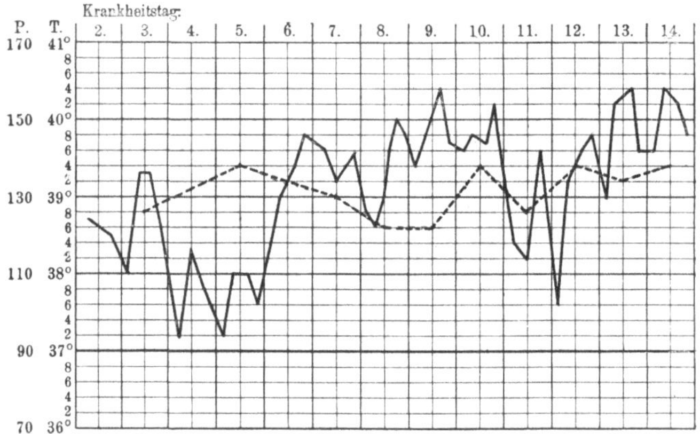

Abb. 298. Scharlach mit Streptokokken-Sepsis. Am 6. Krankheitstage Angina necroticans, an die sich die Sepsis anschließt. Gestorben.

verleiht, ist eine Mischinfektion mit Streptokokken. Ihre Eintrittspforte sind die entzündlich geschwollenen Mandeln, ihre erste Frucht: die **Angina necroticans.** Von hier können die Streptokokken teils durch direktes Übergreifen auf die Nachbarorgane, teils durch Fortpflanzung auf dem Lymph- oder Blutwege die mannigfachsten Krankheitsbilder zustande bringen.

Die Angina necroticans beginnt bisweilen schon am ersten oder zweiten Tage, ohne daß man sie freilich stets bereits mit Sicherheit von einer gewöhnlichen Scharlachangina unterscheiden kann. Die ersten Zeichen dieser schlimmen Komplikation treten mit Deutlichkeit gewöhnlich am 3.—5. Tage auf. Ein seltenes Ereignis ist es, wenn sie erst nach dem sechsten

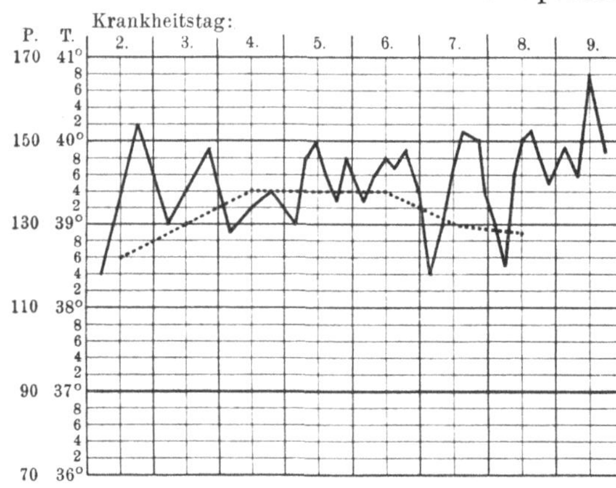

Abb. 299. Scharlach mit Streptokokkensepsis. Das Fieber bleibt auch am 4. Tage hoch und es entwickelt sich eine Angina necroticans.

Tage in Erscheinung tritt. Das Fieber, das mit der völligen Ausbreitung des Exanthems eine abfallende Tendenz zeigen sollte, bleibt hoch, oder es hat zunächst den Anschein, als wollte sich eine reguläre Scharlachkurve entwickeln, indem die

Temperatur abzusinken beginnt. Da plötzlich wird der absteigende Gang unterbrochen, die Temperatur steigt erheblich höher an als am Tage zuvor, und eine hohe, unregelmäßig remittierende Fieberkurve schließt sich an. Diese beiden Formen des Fieberverlaufs werden auf den Abbildungen 298 und 299 illustriert. Auf den stark geschwollenen und dunkelroten Tonsillen finden sich zunächst entweder nur weißliche, leicht abstreichbare Beläge oder schon deutliche, graugelbliche oder bräunliche Flecke, die auf den Beginn der Nekrose hinweisen. Die vermehrte Schwellung der Tonsillen bedingt eine laute, schnarchende Atmung. Bald verbreitern sich die Flecke, und oft sind die Tonsillen und die Seitenteile der Uvula in kurzer Zeit von einem schmutzigen, gelblichgrauen Überzug bedeckt. In anderen Fällen konfluieren die vorhandenen Beläge zu einer zusammenhängenden Membran, die einer Diphtheriemembran zum Verwechseln ähnlich sieht; nur die bakteriologische Untersuchung vermag hier die Entscheidung zu bringen.

Bei oberflächlicher Nekrose fallen nur die obersten Schichten der Schleimhaut der Tonsillen, der Uvula und des weichen Gaumens dem Gewebstod zum

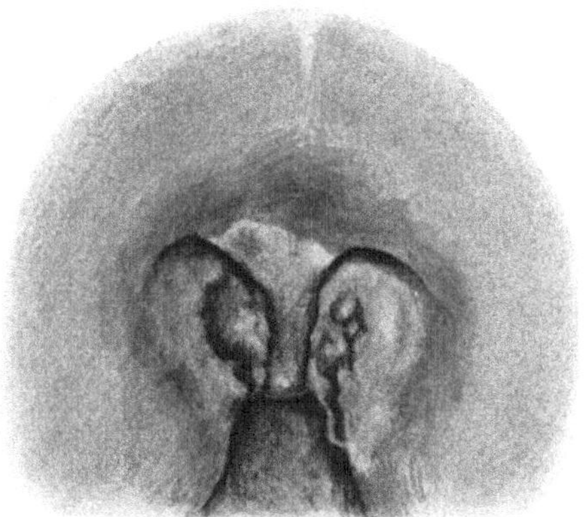

Abb. 300. Angina necroticans bei Scharlach.

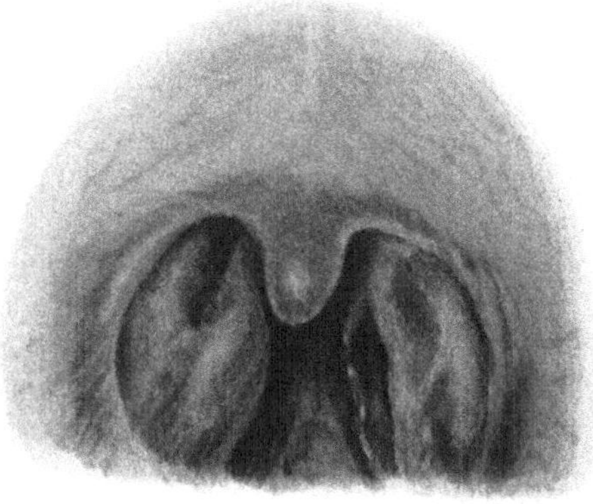

Abb. 301. Angina necroticans bei Scharlach.

Opfer. Man sieht dann schon nach 2—3 Tagen, wie die nekrotischen Partien sich abstoßen und wie als Residuum der Entzündung zunächst noch graue Flecke mit unregelmäßigen Konturen zurückbleiben (vgl. Abb. 303). Die begleitende Lymphdrüsenschwellung und das Fieber pflegen dann sehr schnell lytisch abzufallen. In schweren Fällen aber schreitet der Prozeß weiter nach der Tiefe fort und breitet sich in die Umgebung aus. Unter der nach der Tiefe fortschreitenden Nekrose kommt es auf den Tonsillen zu ulzerierten, schmutzig-grau belegten Partien mit ausgenagten Rändern. Dabei entstehen oft kraterförmige, mit nekrotischen Massen überzogene Defekte, die weit in die Tiefe reichen.

Daß dabei ein großes Rachengefäß arrodiert wird, ist ein seltenes Vorkommnis, doch erlebte Jochmann eine tödliche Blutung bei einer solchen in Reinigung begriffenen Nekrose. Bei der Autopsie sah man das arrodierte Gefäß mitten durch einen haselnußgroßen, hinter der Tonsille gelegenen Defekt ziehen, der keinerlei nekrotische Massen mehr enthielt, sondern völlig gereinigt war.

In einem anderen Falle verlor eine 20jährige Kranke mit schwerer Rachennekrose durch Arrosion eines Gefäßes ein Wasserglas voll Blut. Auch am weichen Gaumen und an der Uvula kann es zu schweren Zerstörungen kommen. Man kann gerade an dem Übergang des weichen Gaumens und der Uvula in manchen Fällen den nekrotisierenden Charakter der Entzündung zuerst erkennen, wenn die Schleimhaut dort schmierig-grau verfärbt und der bogenförmige Rand wie angenagt erscheint. Wo bisher bräunlichgraue Beläge gesessen haben,

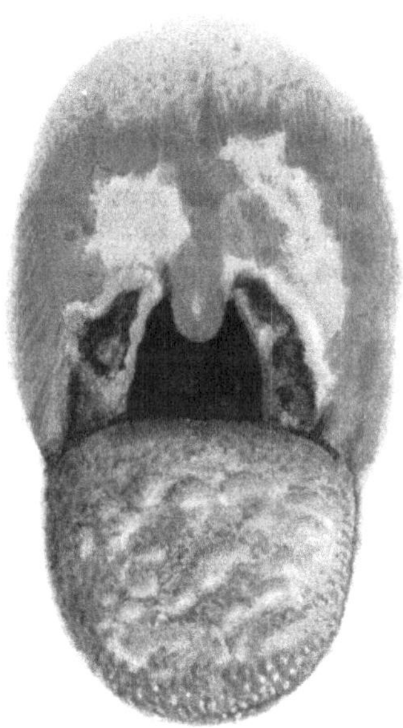

bemerkt man im weichen Gaumen eines Tages ein scharfrandiges Loch von Erbsen- oder Bohnengröße, oder es kommt zur Abstoßung eines Teiles der Uvula oder des ganzen Zäpfchens. In den schwersten Fällen findet man die gesamten Rachenteile mit fetzigen, bräunlichen, nekrotischen Massen bedeckt. Ein übler Fötor dringt aus dem Munde, die Zunge ist trocken und fuliginös und bedeckt sich nicht selten mit grau-gelblich belegten Ulzerationen von Linsen- bis Zehnpfennigstückgröße, die durch dieselbe nekrotisierende Entzündung wie im Rachen entstanden sind. Der gleiche Prozeß kann auch auf der Schleimhaut der Wangen und der Lippen zu nekrotisierenden aphthenähnlichen Veränderungen verschiedenster Ausdehnung führen. In einem Falle sah Jochmann eine linsengroße Perforation der Unterlippe. Die Schleimhautveränderungen werden begleitet durch starken Speichelfluß, die Lippen sind geschwollen und trocken, von blutenden Rissen durchzogen und in den Mundwinkeln zeigen sich speckig belegte Rhagaden, die das Öffnen des Mundes zur Qual

Abb. 302. Angina necroticans.

machen. Zugleich rinnt beständig ein dünnflüssiges, bräunlichgelbes oder schleimig-eitriges Sekret aus den Nasenlöchern und zeigt, daß die Entzündung auch auf die Nasenschleimhaut übergegangen ist. Naseneingänge und Oberlippe

werden durch das ätzende Sekret entzündet und wund. In schweren Fällen können sich nekrotische

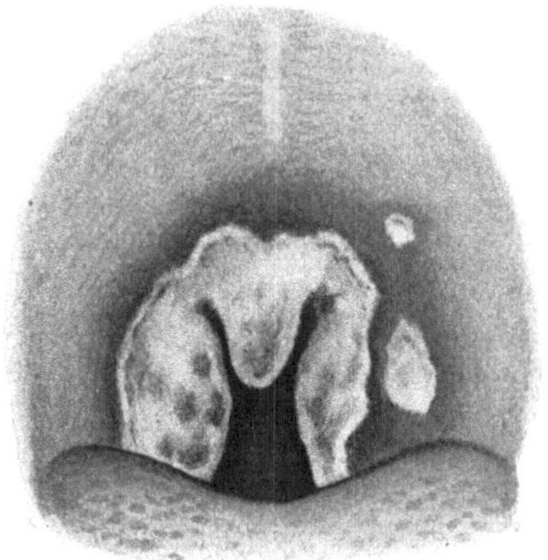

Abb. 303. Angina necroticans im Abheilen
bei Scharlach.

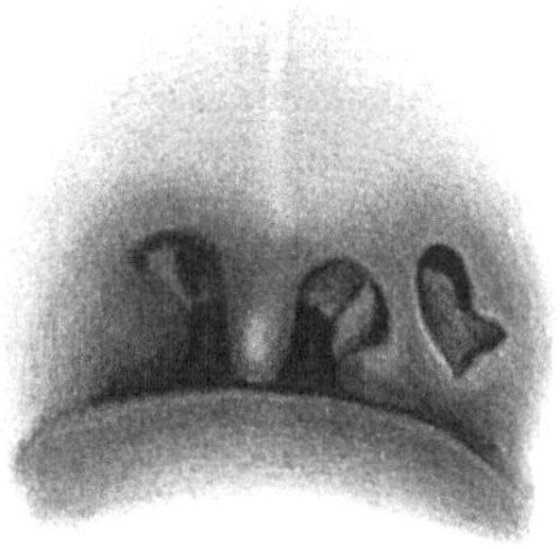

Abb. 304. Perforation des weichen
Gaumens nach Angina necroticans.

Schleimhautpartien und membranähnliche Stückchen der aus den Nasenöffnungen strömenden eitrigen Flüssigkeit beimengen.

Auch auf nekrotisierende Entzündungen der Nebenhöhlen muß man gefaßt sein. Sie treten entweder in direktem Zusammenhange mit der Angina

necroticans oder seltener im Anschluß an eine abgeheilte mäßige Scharlachangina auf. Ergriffen wird in der Regel zunächst die Kieferhöhle, dann das
Siebbein und die Stirnhöhle. Das Krankheitsbild, das sich dabei entwickelt,
hat etwas ungemein Charakteristisches.

Der Kranke klagt oft zunächst über Zahnschmerzen, die durch das Übergreifen der eitrigen Entzündung von dem Alveolarfortsatz auf den Oberkiefer
bedingt werden. Wird der schmerzende Zahn entfernt, so findet sich Eiter
an der Wurzel. Die Temperatur ist unterdessen angestiegen, und man bemerkt eine starke Schwellung des unteren und oberen Augenlides und eine
auffällige Protrusio bulbi, die durch Ödem des retrobulbären Gewebes bedingt
wird. Oft überzieht das Ödem auch die Nasenwurzel, und man hat infolge
der Rötung, Spannung und Schwellung der Haut zuerst den Eindruck eines

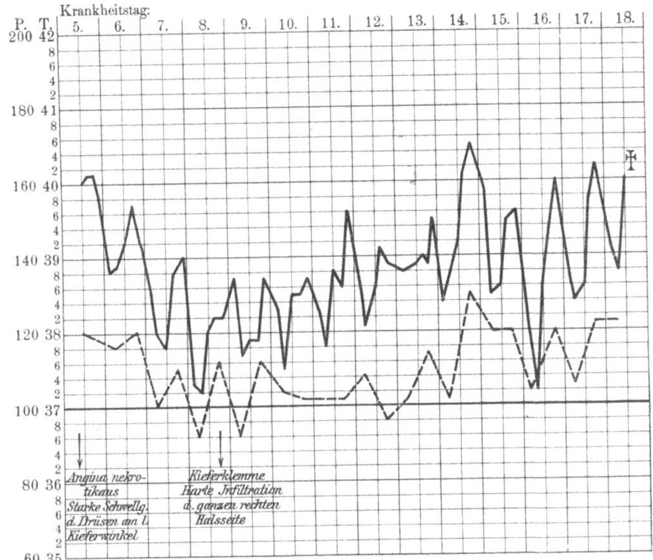

Abb. 305. Martin Fi. Scharlach mit Angina necroticans und nachfolgender Halsphlegmone
und Streptokokkensepsis.

Erysipels. Die Conjunctiva palpebralis ist dabei leicht gerötet, und häufig
besteht gleichzeitig eine Dakryozystitis.

Bei einem von Jochmanns Fällen war fast die ganze knöcherne Wand der
Kieferhöhle nekrotisch geworden, so daß bei der Operation eine große Anzahl
Knochensequester entfernt wurden.

Im Rachen kommt es zuweilen zur Schwellung und Vereiterung der Drüsen
der hinteren Pharynxwand und zum retropharyngealen Abszeß.

Auch auf den Kehlkopf kann in schweren Fällen die nekrotisierende Entzündung übergreifen. Taschenbänder und subglottische Schleimhautfalten
werden dabei stark infiltriert, und es kann zu Stenoserscheinungen ganz
ähnlich wie bei der Diphtherie kommen, so daß die Tracheotomie erforderlich
wird. Die Tracheotomie ist in solchen Fällen wegen der Neigung der Schleimhäute zur Nekrose nicht ohne Gefahr. Zweimal sah Jochmann im Anschluß
daran eine Nekrose der Trachealknorpel auftreten, die dann auf die Wand
der Anonyma übergriff und eine tödliche Blutung verursachte.

Eine regelmäßige Begleiterscheinung der Angina necroticans ist die Entzündung der Lymphdrüsen am Halse. Zunächst vergrößern sich die am

Unterkiefer gelegenen Drüsen, dann auch die benachbarten unter dem Sternokleidomastoideus gelegenen und die Nackendrüsen. Grad und Verlauf dieser
Drüsenschwellung kann sehr verschieden sein. Nicht immer entspricht der
Intensität der Rachenerscheinungen auch der Grad der Lymphadenitis. Trotz
geringer Rachenaffektion können sich große Drüsenpakete entwickeln und umgekehrt. Mitunter sind sogar klinisch überhaupt keine Anzeichen von Rachennekrose nachzuweisen gewesen. Es war nur eine entzündliche Röte im Rachen
zu finden und das Fieber klang nach fünf Tagen ab, trotzdem aber schwellen
am siebenten Tage die angulären oder zervikalen Drüsen unter Temperaturanstieg
zu Haselnußgröße an. Manchmal wird die vordere Halspartie von einer Kette
verschieden großer, gut abtastbarer, auf Druck empfindlicher Tumoren von
Haselnuß- bis Taubeneigröße umgeben, und die eine oder die andere dieser
entzündeten Drüsen kommt zur Vereiterung, während die übrigen abschwellen.
In anderen Fällen schwillt nur eine Drüse im Kieferwinkel etwa am 7.—10. Krankheitstage bis zu Taubenei- und Gänseeigröße im Laufe mehrerer Tage an; die
Haut darüber rötet sich und wird zunächst infiltriert, dann aber tritt allmählich

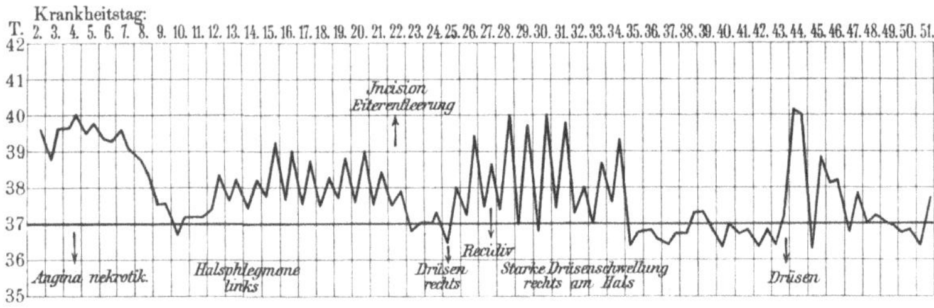

Abb. 306. Robert Bö. Scharlach mit Angina necroticans und anschließender Lymphadenitis links mit Halsphlegmone, die bis unter die Klavikel reicht. Am 28. Tage
rezidivierendes flüchtiges Scharlachexanthem ohne Angina. Geheilt.

Fluktuation auf, so daß inzidiert werden kann und reichlicher, dickflüssiger,
grünlicher, streptokokkenhaltiger Eiter entleert wird. Waren die Rachenerscheinungen gering, so ist dieser Ausgang in Vereiterung oft der Beginn der
Genesung. Das Fieber, das die Lymphadenitis stets begleitet und während
des Eiterungsprozesses oft hohe Grade erreicht, pflegt nach Entleerung des
Eiters abzuklingen. Wieder in anderen Fällen ist die Lymphadenitis mit der
Entleerung einer vereiterten Drüse nicht abgetan. Das Fieber sinkt nur vorübergehend, dann schwellen benachbarte Drüsen an und aufs neue kommt es zur
Eiterbildung and hohem Fieber. Solche wechselvollen Bilder können bis in die
dritte Woche und länger sich hinziehen.

In den schlimmsten Fällen entwickelt sich im Anschluß an schwere Rachennekrose ein pestähnliches Bild. Die Drüsen, die anfangs noch als verschieden
große, kugelige oder eiförmige harte Gebilde am Halse gefühlt werden konnten,
gehen infolge der Infiltration des periglandulären Bindegewebes in einem starren
Gewebe unter, das wie ein Panzer den Hals von einem Ohre zum anderen umgibt:

Angina Ludovici. Es handelt sich in diesen Fällen um eine brettharte
Phlegmone, bei der auch die Inzision keine Erleichterung bringt; denn, schneidet
man ein, findet sich nur ein mumifiziertes Gewebe, das wohl einige Tropfen
streptokokkenhaltiger Flüssigkeit, aber keinen Eiter entleert. In anderen
Fällen können sich einzelne Partien der Infiltrationen erweichen, ohne daß
freilich der schwere Zustand dadurch gebessert wird; denn in solchen Fällen
ist regelmäßig das Blut bereits mit Streptokokken überschwemmt und der
Kranke geht unter septischen Erscheinungen zugrunde. Hält sich das Leben

lange genug, so sieht man bisweilen an der einen oder anderen Stelle dieser brettharten Infiltrationen die Haut sich bläulich verfärben und gangränös werden.
Allmählich können dann durch Weitergreifen der Nekrosen tiefe Defekte entstehen, und in seltenen Fällen kann es sogar zu Arrosionen der Karotis und damit
zu einer plötzlichen Blutung kommen. So kann der Tod diesen verlorenen
Fällen in wechselvoller Gestalt erscheinen. Die Infitration der vorderen Halspartie kann so hart und tiefgehend sein, daß sie die Trachea komprimiert und

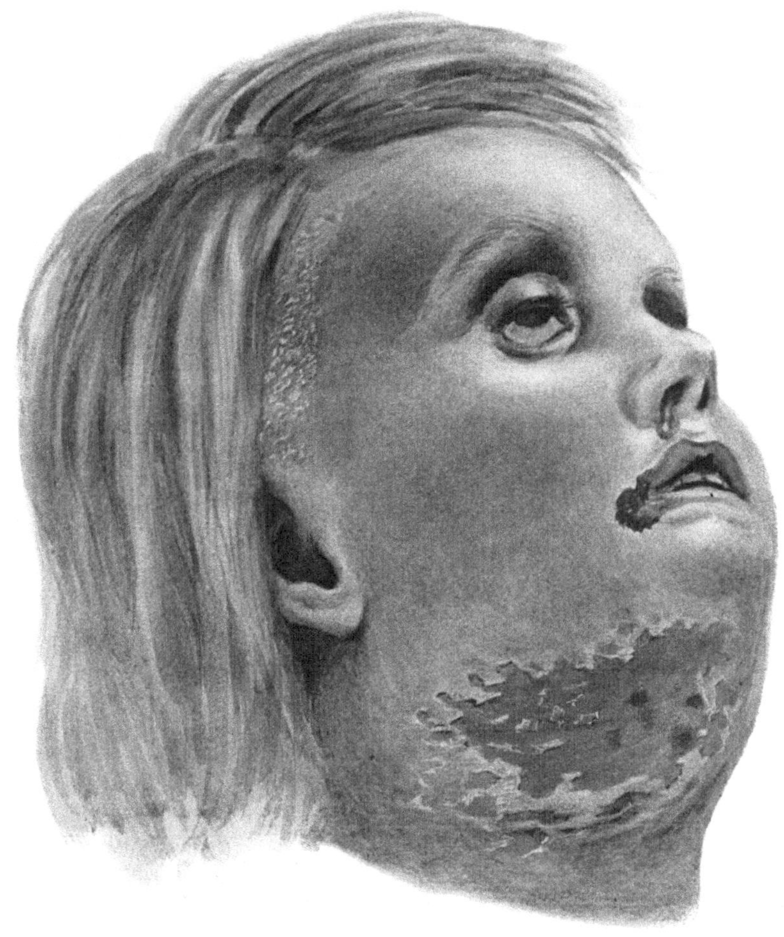

Abb. 307. Angina Ludovici.

zur Erstickung führt, oder der nekrotische Prozeß kann in die Tiefe steigen und
Vereiterung der Mediastinaldrüsen, eitrige Mediastinitis, und in deren Gefolge
Empyem oder Perikarditis nach sich ziehen.

Gleichzeitig sind aber in den schweren Fällen von Angina necroticans ähnlich
wie bei der pestähnlichen Form stets Zeichen dafür vorhanden, daß die Streptokokken auch in die Blutbahn eingebrochen sind. Man findet bei der bakteriologischen Blutuntersuchung (10—20 ccm Blut mit flüssigem Agar vermischt
und auf Petrischalen ausgegossen) meist Streptokokken in mehr oder minder
großer Menge. Solche Fälle finden wir am häufigsten vom 4.—10. Krankheits-

tage. Dabei ist das Sensorium benommen, große motorische Unruhe, kühle Extremitäten; die Kranken sind stark verfallen, so daß die Augen tief in den Höhlen liegen, das Gesicht ist infolge von Herzschwäche livid verfärbt, aus der Nase ergießt sich ein rötlich-dünnes Sekret über die exkoriierte Oberlippe, der Nacken wird starr gehalten und der Kopf nach hinten gezogen infolge der brettharten Infiltration des Halses. Die Rachenteile sind mit nekrotischen, dunkelbraunen, fetzigen Belägen überzogen. Als Folge der Überschwemmung des Blutes mit Streptokokken finden wir häufig septische Metastasen in den verschiedensten Organen. Am häufigsten befallen sind die Gelenke. Eines oder das andere der großen Gelenke, Handgelenke oder Kniegelenke, mit besonderer Vorliebe auch die kleinen Fingergelenke schwellen an, die Haut darüber wird gespannt und glänzend und überzieht sich mit einer weit in die Umgebung ausstrahlenden Röte. Jede Bewegung und Berührung des Gelenkes löst heftige Schmerzen aus; bald ist auch Fluktuation nachzuweisen. Bei der Inzision findet sich eine trübseröse oder mehr eitrige Flüssigkeit.

Außer den Gelenkvereiterungen finden sich Abszesse in den Muskeln und in den verschiedensten inneren Organen.

In den Nieren entwickelt sich häufig eine septische Nephritis, die sich klinisch durch mehr oder minder großen Gehalt des Urins an Eiweiß, Zylindern und roten und weißen Blutkörperchen bemerkbar macht. Die anatomisch in den Nieren nachweisbaren kleinen Abszesse zeigen sich klinisch durch den Streptokokkengehalt des Urins an. Dieser septischen Nephritis der ersten Krankheitswoche ist der hämorrhagische Charakter der postskarlatinösen Nephritis in der Regel nicht eigen. Eine Ausnahme pflegen diejenigen Fälle zu machen, wo septische Infarkte auftreten und danach Blut im Urin erscheint. Ferner kann in seltenen Fällen zu einer bestehenden septischen Nephritis zu Beginn der dritten Krankheitswoche, also um den Termin herum, wo gewöhnlich die postskarlatinöse Nephritis einzusetzen pflegt, Hämaturie hinzutreten. Dann kombiniert sich also die septische Nierenentzündung mit einer hinzutretenden hämorrhagischen Nephritis.

Am Herzen führt die septische Infektion häufig zu eitriger Perikarditis, mitunter auch zu Endokarditis, bei der es nicht nur zu Auflagerungen auf den Klappen und am Wandendokard, sondern auch zu weitgehenden Zerstörungen der Klappen kommen kann. Im Anschluß an die Endokarditis können dann septische Infarkte und Embolien der verschiedensten Art auftreten, so z. B. außer den eben erwähnten Infarkten der Nieren Milzinfarkte, die zu plötzlichen heftigen Schmerzen in der Milzgegend führen können. Von einem solchen vereiterten Milzinfarkt sah Jochmann in einem Falle eine diffuse eitrige Peritonitis ausgehen.

Weiterhin kann die Sepsis zu Empyemen der Pleura, seltener zu Lungenabszessen führen.

Wenn auch die meisten Fälle, bei denen es im Anschluß an den Übertritt der Streptokokken ins Blut zu septischen Erscheinungen kommt, zugrunde gehen — namentlich die Fälle mit Angina Ludovici sind stets verloren —, so ist man manchmal erstaunt, wie schwere septische Krankheitsbilder zuweilen doch einen günstigen Ausgang nehmen.

So sah Jochmann z B. einen Fall mit Perforation des weichen Gaumens, schweren Drüsenvereiterungen, Muskelabszessen, Streptokokken im Blut und wochenlang bestehendem faustgroßen Dekubitus am Kreuzbein doch noch zur Heilung kommen.

Die häufigste im Gefolge der Angina necroticans auftretende Erkrankung ist die Otitis media. Wenn auch zum Glück nicht gerade oft septische Krankheitsbilder dabei zustande kommen, so ist die Erkrankung des Ohres beim Scharlach doch eine Quelle sehr vieler und mannigfachster Leiden.

Die eitrige Mittelohrentzündung kann in manchen Epidemien bis zu 20% der Fälle ergreifen und pflegt sich manchmal schon am 3.—4. Tage, meist aber erst gegen Ende der zweiten Scharlachwoche oder noch später bemerkbar zu machen. Sie entsteht meist durch Fortsetzung der durch Streptokokken bedingten nekrotisierenden Rachenentzündung auf dem Wege der Tuba Eustachii zum Ohr hin. Ein Parallelgehen zwischen der Schwere der entzündlichen Rachenerscheinungen und der Otitis besteht jedoch nicht. Mitunter tritt auch nach mäßiger Angina, die nicht einmal einen nekrotisierenden Eindruck machte, eine schwere Otitis auf und beherrscht den weiteren Krankheitsverlauf. Im Mittelohr entwickelt sich ein trübseröses oder eitriges Exsudat, das Trommelfell rötet sich dabei und wölbt sich vor. Bald erfolgt eine spontane Perforation, wenn nicht durch Parazentese künstlich für Entleerung gesorgt wird. Meist wird man durch Klagen über Schmerzhaftigkeit, Ohrensausen, Schwerhörigkeit, Schmerzempfindlichkeit beim Druck auf die Ohröffnung auf das erkrankte Organ hingelenkt. In anderen Fällen aber verläuft der Prozeß fast schmerzlos, so daß man, namentlich bei kleineren Kindern, oft erst durch das Ohrenlaufen auf die Erkrankung aufmerksam wird. Im allgemeinen empfiehlt es sich aber, bei allen Symptomen, die den Verdacht einer Mittelohrentzündung erwecken können, mit dem Ohrenspiegel zu untersuchen und beizeiten für Abfluß des im Mittelohr angesammelten Exsudates zu sorgen, damit der zunehmende Druck nicht eine Weiterwanderung des Prozesses nach dem inneren Ohr zu begünstigt. Der Prozeß kann dann auf das Antrum und die Zellen des Warzenfortsatzes übergreifen, die sich mit einem jauchigen Exsudat füllen und schnell zerstört werden (Mastoiditis).

Im allgemeinen herrscht bei der Otitis media ein hohes remittierendes Fieber, das in leichteren Fällen nach der spontanen oder künstlichen Perforation des Trommelfelles und bei gutem Eiterabfluß absinkt, in anderen Fällen aber trotzdem noch lange Zeit bestehen kann. Zuweilen ist die Otitis von einer peripheren Fazialislähmung begleitet, die entweder durch die Ohreiterung selbst oder bei Fällen mit starker Lymphadenitis und Parotis durch den Druck des geschwollenen Gewebes zustande kommen kann. Die Eiterung dauert gewöhnlich mehrere Wochen lang und kann dann unter Vernarbung des Trommelfelles mit oder ohne zurückbleibende Schwerhörigkeit ausheilen. Mitunter besteht jahrelang eine chronische Otorrhöe mit starker Störung des Hörvermögens. Der seltene Ausgang in völlige Taubheit führt zur Taubstummheit. Nach Burgkhardt-Merian waren von 4365 Fällen von erworbener Taubstummheit 445, d. h. also $10,3\%$ auf Scharlach zurückzuführen.

In schweren Fällen, besonders bei doppelseitiger Otitis, hält das Fieber mitunter trotz gutem Eiterabfluß wochenlang an, ohne daß sich dabei Zeichen einer Erkrankung des inneren Ohres bemerkbar machen. Das Allgemeinbefinden ist in diesen schweren Fällen außerordentlich gestört. Neben dem hohen Fieber besteht frequenter Puls, große Unruhe und Schlaflosigkeit, bisweilen Durchfälle und eine auffällige Appetitlosigkeit; die Kranken werden dabei immer schwächer und magern ab. Es gelingt nur mit der ganzen Aufbietung ärztlicher Kunst, die Kranken zu erhalten. Mitunter macht irgendeine neue Komplikation, Herzschwäche, Nephritis, Pneumonie dem Leben ein Ende.

Wir haben einen 5jährigen kleinen Patienten drei Wochen lang durch die Nase ernähren müssen, da er jegliche Nahrungsaufnahme verweigerte und doch noch die Freude gehabt, das Kind geheilt entlassen zu können.

Wenn in solch protrahiert verlaufenden Fällen trotz guten Eiterabflusses das Fieber nicht sinken will und nur die geringsten Symptome, Druckschmerz am Prozessus oder die Schwellung einer Lymphdrüse hinter dem Ohre auf eine Beteiligung des Antrums hindeutet, so ist dringend zu raten, eine Aufmeißelung des Processus mastoideus vorzunehmen. Man wird dann oft bereits die Zeichen einer nekrotisierenden Entzündung der Warzenfortsatzzellen finden.

Die Mastoiditis, diese gefürchtetste Folgeerscheinung der Otitis media, ist selbst bei gutem Eiterabfluß nach Perforation des Trommelfelles nicht immer abzuwenden. In einzelnen Fällen folgt sie der spontanen Perforation fast auf dem Fuße. So sah Jochmann in einem Falle am Abend des dritten Krankheitstages bei einem dreijährigen Kinde eine Perforation des linken Trommelfelles eintreten, und schon am Morgen des vierten Krankheitstages waren alle Erscheinungen einer schweren Mastoiditis vorhanden. Die ausgesprochene Mastoiditis kündigt sich durch folgende Symptome an: Die Gegend des Warzenfortsatzes ist auf Druck empfindlich, die Haut darüber erscheint lebhaft gerötet und geschwollen, so daß der Fingerdruck eine Delle zurückläßt. Ist die Schwellung einigermaßen ausgesprochen, so pflegt auch das betreffende Ohr auffällig abzustehen; meist ist auch eine hinter dem Ohr gelegene Lymphdrüse geschwollen. Sowie sich Zeichen von Druckempfindlichkeit des Mastoideus zeigen, empfiehlt es sich, eine Aufmeißelung vorzunehmen. Man findet dann den Warzenfortsatz mit mißfarbenen nekrotischen Massen und einem jauchigen Exsudat angefüllt. Bei guter Ausräumung aller Entzündungsprodukte fällt in den meisten Fällen das Fieber ab. Mitunter bringt aber auch die Aufmeißelung des Prozessus nicht den erhofften Erfolg, die Entzündung schreitet unaufhaltsam weiter fort, geht auf den

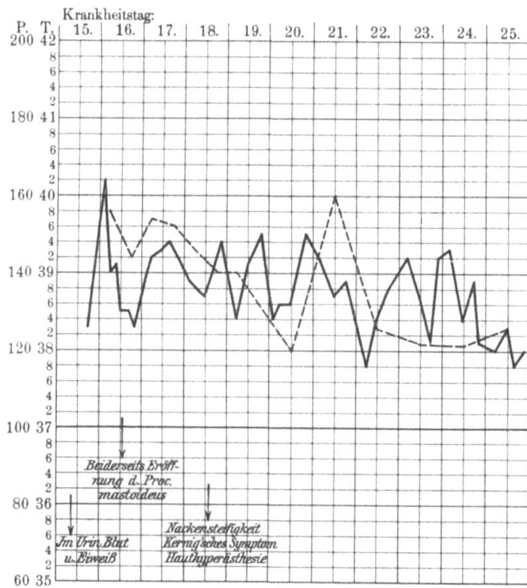

Abb. 308. Karl Go., 3 Jahre. Doppelseitige Otitis in der 3. Scharlachwoche mit Mastoiditis und nachfolgender Meningitis. Außerdem Nephritis haemorrh. Am 16. Scharlachtage sezernierten beide Ohren und beiderseits findet sich hinter dem Ohr Schwellung, Rötung und Druckempfindlichkeit; beide Ohren stehen ab. Daher Operation. Gestorben.

Sinus über und erzeugt eine Sinusthrombose oder die Meningen werden infiziert, und es entwickelt sich eine eitrige Meningitis, oder es kommt schließlich ohne die Vermittlung einer Sinusthrombose zur allgemeinen Sepsis. Den Eintritt einer Sinusthrombose kann man mit einiger Wahrscheinlichkeit annehmen, wenn trotz guter Entleerung des Eiters die schweren Allgemeinerscheinungen nicht weichen, häufige Schüttelfröste auftreten und das Fieber einen intermittierenden Typus bekommt. Weiterhin ist die Häufigkeit der eitrigen Metastasen charakteristisch, da ja leicht Thrombenpartikelchen sich loslösen und in den Kreislauf gelangen können. Am häufigsten findet man dabei Lungenabszesse und Abszesse in den Muskeln, Gelenken und Schleimhäuten; auch zu subduralen Abszessen oder zu Hirnabszessen kann die fortschreitende Eiterung führen. Schwindelgefühl, Konvulsionen, der Nachweis einer Stauungspapille können auf diese Komplikationen hindeuten.

Das Übergreifen auf die Meningen kündigt sich durch die bekannten meningitischen Symptome: Nackenstarre, Kernigsches Symptom, Hauthyperästhesie, Strabismus usw. an. Ergibt dann noch die Lumbalpunktion ein trübes, leukozytenreiches Exsudat, das Streptokokken oder ein Gemisch von verschiedenartigen Bakterien enthält, so ist die Diagnose gesichert. Solche Fälle sind verloren.

Schick beobachtete zweimal im Anschluß an Otitis purulenta meningeale Symptome bei stark getrübtem, aber sterilem Lumbalpunktat; die Fälle kamen spontan zur Heilung. Er zählt sie deshalb nicht zur Meningitis, sondern zum Meningismus. Jochmann hat meningitisähnliche Symptome mit gutartigem Ausgange, die er zum Meningismus zählte, ebenfalls wiederholt bei schwerer Scharlachotitis gesehen, doch fand er dabei klare, sterile Spinalflüssigkeit, die unter erhöhtem Druck stand. Weiteres über Meningismus siehe S. 699.

Auch bei der otogenen Sepsis nach Scharlach, die mit all den bereits geschilderten septischen Symptomen wie Hautblutungen, Erythemen, eitrigen Metastasen in verschiedenen Organen usw. einhergehen kann, ist die Prognose fast stets infaust.

Die Störungen des Zirkulationsapparates, die durch das Scharlachvirus bedingt werden, sind einmal Schädigungen der peripheren Vasomotoren und des Vasomotorenzentrums und zweitens myokarditische. Die Vasomotorenlähmung ist am ausgeprägtesten bei den foudroyant verlaufenden toxischen Fällen, die schon in den ersten zwei oder drei Scharlachtagen zugrunde gehen. Wir sehen, wie hier der Blutdruck rapide sinkt, so daß der immer frequenter werdende Puls kaum noch zu fühlen ist, und beobachten infolge der mangelhaften Zirkulation ein Auskühlen der Extremitäten, livide Verfärbung des Exanthems und allgemeine Zyanose und können am Herzen häufig eine Dilatation nachweisen.

Bei den weniger rasch verlaufenden schweren Scharlachfällen sind meist myokarditische Veränderungen noch im Spiel, die in Gestalt kleiner Rundzellenherde (vgl. pathologische Anatomie) in ihrem ersten Beginn vom vierten Tage an zu finden sind. Enorm gesteigerte Pulsfrequenz, Dilatation nach rechts und links, Arhythmie, häufig auch systolische Geräusche an der Spitze, die als Folge der Dilatation auftreten, sind die klinischen Erscheinungen. Man findet diese Form der Myokarditis meist bei Fällen, die an ihrem schweren Scharlach oder an septischen Erscheinungen im Laufe der ersten Woche zugrunde gehen. Erholt sich ein solcher Patient, so ist noch für viele Wochen Bettruhe geboten, da die geringste Anstrengung einen plötzlichen Herztod zur Folge haben kann. Im Gegensatz zur Diphtherie sind allerdings Katastrophen relativ selten.

Sehr häufig ist eine gutartigere Form von Herzstörungen beim Scharlach, die man mit Escherich und Schick als Myasthenia cordis bezeichnen kann. Diese Störung pflegt unmittelbar nach dem Schwinden der primären Symptome, nach dem Abblassen des Exanthems und dem Abfall des Fiebers aufzutreten, und zwar sind ihre hautpsächlichsten Symptome: Bradykardie, Arhythmie und eine auffällige Labilität der Pulsfrequenz. Dazu kommen häufig noch nachweisbare Dilatationen und als deren Folge in vielen Fällen systolische Geräusche über dem linken Herzen oder Verdoppelung des zweiten Tones an der Spitze.

Oft hört man zuerst (schon in den ersten Scharlachtagen) einen unreinen Ton an der Spitze, aus dem nach einigen Tagen ein systolisches Geräusch wird; dann folgt die Arhythmie und Bradykardie (Pulszahl von 50—60) und schließlich Dilatation. In anderen Fällen macht sich die Störung zunächst wochenlang nur in Bradykardie geltend und erst dann treten die anderen Symptome hinzu. Escherich und Schick fanden die Entwicklung des genannten Symptomenkomplexes in $^2/_3$ ihrer Fälle um das Ende der ersten oder zu Beginn der zweiten Woche vollendet. Das übrige Drittel verteilte sich auf die Zeit bis zum Ende der vierten Woche. Das systolische Geräusch ist als Folge einer relativen Mitralinsuffizienz aufzufassen, bedingt durch Muskelschwäche und Dilatation.

Pospischill beschreibt ein kratzendes Geräusch an der Herzbasis, das er in einer großen Zahl seiner Fälle fand. Es erinnert an perikardiale Geräusche, beruht aber offenbar auf derselben Ursache wie die genannten systolischen Geräusche.

Wirkliche Endokarditis mit Ausgang in einen bleibenden Klappenfehler ist beim Scharlach sehr selten. Jochmann sah diese Komplikation unter Tausenden von Fällen nur zweimal; ich selbst erinnere mich keines sicheren Falles.

Im Gegensatz zu der eben beschriebenen Myasthenia cordis setzt sie mit Fieber ein und geht mit gesteigerter Pulsfrequenz einher. Mitunter ist es nicht ganz leicht zu entscheiden, ob im gegebenen Falle ein systolisches Geräusch auf einen Beginn der Endokarditis oder auf die erwähnte Myasthenie oder auf akzidentelle Geräusche bezogen werden darf, denn leise systolische Geräusche beobachtet man oft auch ohne jedes andere Zeichen von Herzstörung und ohne Fieber.

Manchmal entwickelt sich zusammen mit der Endokarditis eine Pericarditis exsudativa, die trotz großer Exsudatbildung meist günstig zu verlaufen pflegt.

Die septische Endokarditis, die wir bei Besprechung der Streptokokkensepsis schon berührt haben, hat einen durchaus malignen Charakter. Man hört systolische und diastolische Geräusche über dem dilatierten Herzen. Hohes remittierendes Fieber, Milzvergrößerung, eitrige Metastasen in Gelenken und Muskeln, plötzliche Infarktbildungen in Nieren und Milz durch losgerissene septische Klappenauflagerungen komplizieren das Krankheitsbild.

Über die Herzstörungen bei Nephritis wird an späterer Stelle gesprochen (Seite 710).

Hier sei noch einer schweren Zirkulationsstörung gedacht, die zuweilen in der Rekonvaleszenz beobachtet wird, der Thrombenbildung mit nachfolgender Gangrän. Mit Vorliebe werden die unteren Extremitäten ergriffen. Der Puls der zuführenden Arterie schwindet, das betreffende Glied, z. B. der linke Unterschenkel, fühlt sich kühl an, es entwickeln sich bläuliche Flecke auf der Haut, und es kommt zu gangränösem Zerfall großer Gewebspartien, die eine Amputation erforderlich machen. Über symmetrische Hautgangrän, die ebenfalls auf Gefäßstörungen beruht, wird bei der Besprechung der Hautkomplikationen gesprochen.

Respirationsorgane. Der Kehlkopf bleibt beim Scharlach trotz der intensiven Rachenentzündung im Gegensatz zur Diphtherie meist frei von krankhaften Veränderungen. Das seltene Fortschreiten der Nekrose vom Rachen auf den Larynx und Trachea wurde schon oben erwähnt (S. 689).

In der Lunge treten zuweilen Lobulärpneumonien zur primären Scharlacherkrankung hinzu, doch sind sie erheblich seltener als bei den Masern. Meist durch Streptokokken, aber auch durch Pneumokokken oder Influenzabazillen verursacht, stellen sie eine schwere Komplikation dar, die häufig vom Empyem der Pleura begleitet wird. Auch seröse pleuritische Ergüsse kommen in der ersten Scharlachwoche und besonders später zur Zeit der Nachkrankheiten bisweilen zur Beobachtung. Ungünstig ist ihre Neigung zur Vereiterung, obgleich sie zunächst fast immer steril sind.

Der Scharlachrheumatismus ist im allgemeinen eine prognostisch günstige Komplikation des Scharlachs und darf nicht verwechselt werden mit den schweren septischen Gelenkerkrankungen, wie wir sie im Gefolge der Angina necroticans kennen lernten. Er kann schon in den ersten Krankheitstagen auftreten; meist aber beobachtet man ihn in der zweiten Hälfte der ersten Krankheitswoche, bisweilen auch erst in der zweiten oder dritten Woche.

Er ist zweifellos bedingt durch das reine Scharlachvirus und nicht durch Streptokokken, denn wir finden ihn sowohl bei leichten, ohne nekrotisierende Angina verlaufenden Fällen als bei schweren. Blut und Gelenkinhalt sind dabei stets steril, während bei den eitrigen Gelenkentzündungen fast stets Streptokokken im Blut und Gelenkinhalt zu finden sind.

Wir sehen den Scharlachrheumatismus in ca. 6 % der Fälle, doch schwankt seine Häufigkeit in weiten Grenzen. Rolly sah bei 2227 Fällen von Scharlach nur 1,9 % Rheumatismuserkrankungen; er ist bei Erwachsenen entschieden häufiger als bei Kindern. Er ist stets mit einem staffelförmig ansteigenden und lytisch abfallenden Fieber verbunden (Abb. 309). In der Regel sind mehrere Gelenke befallen, und zwar gern in symmetrischer Anordnung. Hand- und Fußgelenke sowie die Fingergelenke werden mit Vorliebe betroffen, aber auch Knie- und Hüftgelenke können befallen werden. Das erkrankte Gelenk schwillt an und füllt sich mit serösem Exsudat, die Haut darüber rötet sich und wird heiß, fühlt sich teigig an und die Bewegungen sind schmerzhaft. Nacheinander, wie beim akuten Gelenkrheumatismus, werden meist mehrere Gelenke betroffen, so z. B. zuerst beide Handgelenke, dann die Fußgelenke und das Ellenbogengelenk. In anderen Fällen fehlt jede Schwellung und Rötung und nur eine starke Schmerzhaftigkeit macht sich bemerkbar. Die ganze Erkrankung dauert gewöhnlich nicht länger als 3—5 Tage und unterscheidet sich durch diese Flüchtigkeit vom echten Gelenkrheumatismus.

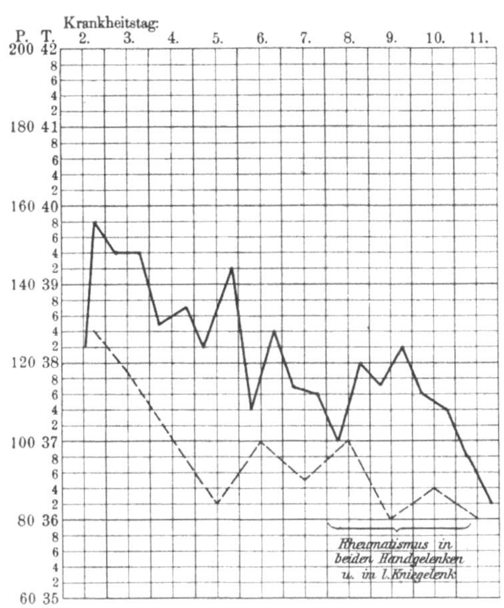

Abb. 309. Minna M., 31 Jahre. Leichter Scharlach mit Scharlachrheumatismus.

Es kommen aber auch seltene Fälle mit längerer Dauer vor. Im Gegensatz zum Gelenkrheumatismus ist Vergesellschaftung mit Endokarditis sehr selten. Auch fehlt ihm die Neigung zu Rezidiven. Dagegen ist die Beobachtung interessant, daß Personen, die früher einen Gelenkrheumatismus durchgemacht haben, im Falle einer Scharlacherkrankung meist Scharlachrheumatismus bekommen. Die Erklärung liegt nahe, daß solche Kranken von früher her eine empfindliche Synovia besitzen, die nun, wo das Scharlachvirus seinen entzündlichen Reiz ausübt, zur Synovitis scarlatinosa führt.

Nach Rolly unterscheidet sich der Scharlachrheumatismus vom gewöhnlichen Gelenkrheumatismus durch seinen regelmäßigen Verlauf, die Dauer von meist nur einer Woche und die seltene Neigung zur Endokarditis.

Blut. Die Zahl der roten Blutkörperchen ist im Beginn der Erkrankung meist vermindert, und der Hämoglobingehalt wenig verändert, später können die Werte infolge von Komplikationen und Nachkrankheiten, namentlich während der Nephritis, erheblich heruntergehen. Charakteristisch für das

Blutbild des Scharlachs ist auf der Höhe der Erkrankung eine ausgesprochene Hyperleukozytose. Werte von 15000—30000 sind nicht ungewöhnlich. Die Vermehrung geht nur langsam zurück, hält sich jedenfalls bis zur dritten Woche, oft aber sind bei der Entlassung nach klinischer Heilung noch hohe Leukozytenzahlen zu konstatieren.

Nach Untersuchungen von Oehler im Virchow-Krankenhause überwiegen zu Anfang prozentual stark die polymorphkernigen Formen, während bald, schon nach acht Tagen, sich eine relative Lymphozytose bemerkbar macht. Deren Prozentzahl beträgt dann oft 50, 60 und mehr. Diese relative Lymphozytose hält meist bis zum Schluß an und ist dann oft das einzige Zeichen, das noch an die überstandene Infektionskrankheit erinnert. Tritt im

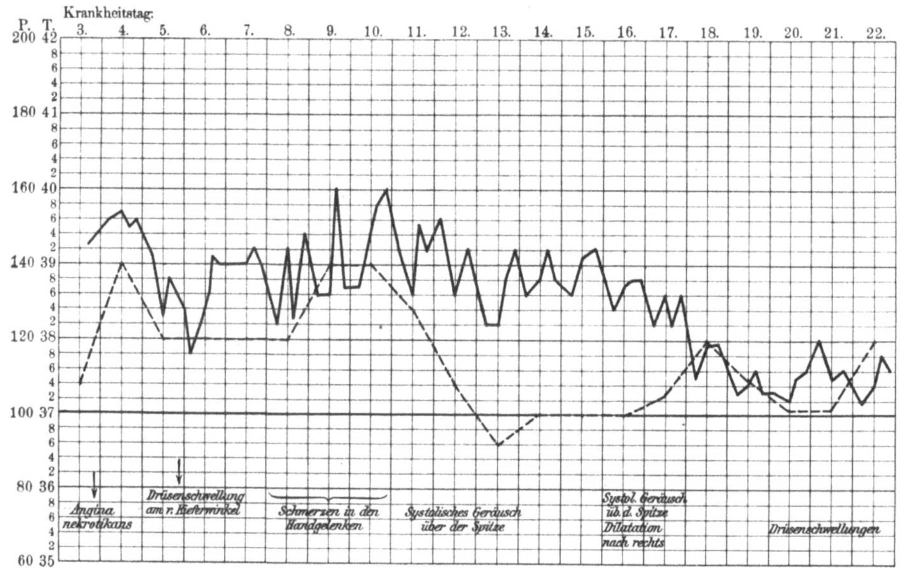

Abb. 310. Walther Th., 6 Jahre. Scharlach mit Angina necroticans, Drüsenschwellung, Rheumatismus und Endokarditis. Geheilt.

Verlaufe eine lokale Entzündung, Drüsenschwellung oder Eiterung auf, so steigt damit die Leukozytenzahl und das Verhältnis der Polymorphkernigen und Lymphozyten verschiebt sich wieder zugunsten der ersteren.

Die eosinophilen Zellen sind ganz zu Beginn der Erkrankung nur spärlich oder in normaler Zahl vorhanden. Später auf der Höhe des Exanthems und in der Abschuppungsperiode ist ihre Zahl meist vermehrt, 6% und 10% (gegen 3% der Norm). Diese Vermehrung, welche für die Frühdiagnose des Scharlachs nicht zu verwenden ist, dauert bisweilen bis zur Entlassung (nach sechs Wochen) an, und ist in diesem Falle retrospektiv als diagnostisches Zeichen des überstandenen Scharlachs zu verwerten.

Im Serum ist nach Lade (Arch. f. Kinderheilk. Bd. 70, S. 184. 1921) in den ersten Tagen der Bilirubingehalt vermehrt, um nach der ersten Woche wieder abzusinken. Es handelt sich um „indirekt nachweisbares" (Hijmans v. d. Bergh), also auf die vermehrte Hämolyse zurückzuführendes Bilirubin. Nach Stern (Zeitschr. f. Kinderheilk. Orig. 25, S. 129. 1920) ist zu Beginn der Erkrankung der Cholesteringehalt des Serums herabgesetzt.

Störungen des Verdauungsapparates treten während des Scharlachs, abgesehen von dem initialen Erbrechen, weniger hervor. Bei den foudroyant verlaufenden Fällen bestehen häufig Durchfälle toxischen Ursprungs, aber auch septische Fälle gehen oft mit Diarrhöen einher, die mitunter auch Blut und Schleim enthalten. Als anatomisches Substrat findet man in solchen Fällen geschwürige Prozesse, die sich teils auf den Peyerschen Plaques, teils auf den Follikeln etablieren und mit massenhaften Blutungen in die Mukosa einhergehen.

Die ausgedehnten Nekrosen der Schleimhaut, die man anatomisch im Ösophagus und in der Magenschleimhaut findet, und die durch Streptokokken verursacht werden, machen klinisch fast gar keine Erscheinungen, da sie sich nur in schwer septischen Fällen finden, wo das Sensorium meist getrübt ist. In sehr seltenen Fällen scheint nach einer Beobachtung von Preleitner eine solche Nekrose der Speiseröhre doch noch ausheilen zu können:

Ein 3jähriges Mädchen, das von einem wochenlang anhaltenden schweren septischen Scharlach genesen war, bekam später Beschwerden, wie man sie bei der Abheilung von Laugenverätzungen im Ösophagus findet; schließlich konnte nur noch flüssige Nahrung passieren. An der hinteren Rachenwand waren narbige Veränderungen zu sehen, die sich vermutlich tief in die Speiseröhre hinein erstreckten und als Residuen der Nekrose zu deuten waren. Eine Sondenbehandlung besserte die Beschwerden.

Gelegentlich kommt Appendizitis beim Scharlach vor, doch muß man sich vor Verwechslungen mit anderen abdominalen Schmerzen hüten, die in derselben Gegend lokalisiert werden, aber durch Schwellung der periportalen Lymphdrüsen oder in anderen Fällen durch entzündliche Schwellung der Nieren bei der hämorrhagischen Nephritis bedingt sein können.

Peritonitis kommt nur in septischen Fällen zur Beobachtung und wird verursacht entweder durch Platzen einer vereiterten Mesenterialdrüse oder durch durchgebrochene vereiterte Milzinfarkte.

Das Zentralnervensystem ist bei schweren Fällen stets alteriert. Delirien und Jaktationen spielen bei den toxischen Fällen eine große Rolle. Relativ häufig sah Jochmann an seinem Material einen als Meningismus bezeichneten Symptomenkomplex, der sich zusammensetzt aus Nackenstarre, Kernigschem Symptom, Hyperästhesie, gesteigertem intralumbalem Druck bei völlig klarer Spinalflüssigkeit. Die Fälle gingen zum Teil trotz dieser Erscheinungen in Heilung aus.

Daß echte eitrige Meningitis, Sinusthrombose und Hirnabszesse vorkommen, die teils auf metastatischem Wege, teils direkt durch Fortleitung von eitrigen Prozessen des inneren Ohres her entstehen, wurde bereits bei der Besprechung der septischen Komplikationen erwähnt.

Zweimal sah Jochmann neuritische Erscheinungen beim Scharlach. Seltenere Komplikationen sind Hemiplegien als Folge enzephalischer Prozesse und Ataxien. Mitunter entwickeln sich während der Rekonvaleszenz Psychosen, die aber fast stets eine günstige Prognose haben. Manche Fälle von Epilepsie entstehen im Anschluß an schweren Scharlach.

Die Haut ist infolge der exanthematischen Vorgänge in ihrer Resistenz gegenüber Sekundärinfektionen stark herabgesetzt. Abszesse, Furunkel und Dekubitus sind deshalb nicht seltene Komplikationen. Einmal sah Jochmann Pemphigusblasen zugleich mit dem Abblassen des Scharlachexanthems erscheinen. Als sehr selten gilt das Auftreten von Erysipel auf der Scharlachhaut. Jochmann hat sieben Fälle gesehen, wo im Laufe eines Scharlachs Gesichtsrose auftrat, meist im Anschluß an Otitis media und bedingt durch die in dem Ohrsekret enthaltenen Streptokokken. Bei septischen Fällen sieht man Hautblutungen, multiple Abszesse und verschiedenartige septische Erytheme.

Seltenere Hautaffektionen sind das Erythema nodosum und das Erythema exsudativum multiforme, die zuweilen in Begleitung von Rheumatismus beim Scharlach auftreten.

Eine eigenartige Erkrankung ist die zuweilen im Anschluß an Scharlach beobachtete Hautgangrän. Sie beginnt mit Rötung und Schwellung der betroffenen Hautpartien und kann zu ausgedehnter Nekrose der Haut führen, die mißfarben, schwärzlich wird und sich abstößt. Trotz des bedrohlichen Aussehens der Affektion erfolgt meist Heilung.

Das sog. Erythema postscarlatinosum sowie das Erythema exsud. multiforme und das Erythema nodosum werden bei den Nachkrankheiten (S. 713) besprochen.

Die durch den Scharlachprozeß verursachten krankhaften Störungen der Leber, die klinisch durch die häufig nachweisbare Leberschwellung angedeutet werden, hängen wahrscheinlich eng zusammen mit der subikterischen oder ikterischen Färbung der Schleimhaut auf der Höhe des Exanthems und ebenso mit der abnormen Harnfärbung und dem Urobilin- bzw. Urobilinogengehalt des Urins. Vermutlich ist der Vorgang so, daß eine große Menge roter Blut-körperchen zerfallen, und daß die geschädigte Leber der Verarbeitung einer so großen Menge Farbstoff nicht gewachsen ist. Ausgesprochener Ikterus mit intensiver Gelbfärbung der Haut und der Sklera sowie des Harns und ent-färbten Stühlen ist selten beim Scharlach. Pospischil macht die Schwellung der periportalen Lymphdrüsen dafür verantwortlich. Einmal sah Jochmann bei der Sektion eines ikterischen Scharlachkindes Hydrops der Gallenblase, bedingt durch ein großes Drüsenpaket an der Leberpforte.

Die besprochenen, mehr gutartigen Formen des Ikterus sind nicht zu ver-wechseln mit dem schweren Ikterus, der bisweilen bei septischen Fällen zur Beobachtung kommt.

Die Milz, die während der ersten Scharlachwoche vergrößert und oft palpabel ist, bildet sich mit dem Abklingen der primären Scharlachsymptome wieder zurück. Die in schweren Fällen, namentlich bei der Endocarditis septica und bei der Sinusthrombose vorkommenden Infarkte können plötzlich auftretende lebhafte Schmerzen in der Milzgegend verursachen.

Die Nieren bieten, abgesehen von der schon erwähnten febrilen Albuminurie und den bei septischen Fällen vorkommenden, oben beschriebenen Verände-rungen (S. 692), in seltenen Fällen schon in der ersten Scharlachwoche eine hämorrhagische Nephritis. Wir kommen auf die theoretische Bedeutung dieser Komplikation bei Besprechung der Nachkrankheiten noch zurück, unter denen die Nephritis haemorrhagica die erste Rolle spielt.

Nachkrankheiten des Scharlachs (II. Krankheitsperiode).

Mit dem Abblassen des Exanthems und der Rückkehr der Temperatur zur Norm ist nur in wenigen Fällen die Krankheit zu Ende. Häufig kommt es nach einer verschieden langen Pause fieberfreier Tage und scheinbar guter Rekonvaleszenz zu gewissen Nachkrankheiten, die das Leben noch in der mannig-faltigsten Weise bedrohen können. Eine gewisse Gesetzmäßigkeit herrscht in dem zeitlichen Beginn dieser Krankheiten, die in der Regel frühestens am zwölften Krankheitstage, am häufigsten aber zu Beginn der dritten Woche einsetzen. So ist der 19.—21. Tag der häufigste Termin des Nephritisbeginnes und kurz vorher oder gleichzeitig schwellen oft die Lymphdrüsen an. Von der 5. Woche an treten nur noch selten Nachkrankheiten auf; in Ausnahme-fällen kann aber sogar noch in der 7. Woche eine solche Erkrankung vorkommen. Die häufigste dieser Nachkrankheiten ist eine Lymphadenitis, die wichtigste und gefährlichste die **Nephritis**, daneben kommen noch **Fieber ohne näher bekannte Ursache**, entzündliche **Rachenveränderungen**, **Rezidive**, Endokarditis, Synovitis und verschiedenartige Erytheme zur Beobachtung. Jede dieser Nachkrankheiten kann für sich allein oder zusammen mit einer oder mehreren der anderen Formen auftreten.

Die genannten Erscheinungen waren auch schon früher bekannt, doch galten eigentlich nur die hämorrhagische Nephritis und die Drüsenschwellung als spezifische Nachkrankheiten, die anderen Formen fanden weniger Beachtung. Neu ist die Auffassung, daß sie alle zusammengehören und nur als verschiedene Erscheinungsformen desselben Krankheitsvorganges anzusehen sind (Schick, Pospischill u. a.). Gemeinsam ist ihnen allen ihre Vorliebe für eine bestimmte Zeit des Auftretens, ihr akuter, anfallartiger Charakter und die Neigung zu Intermissionen und erneuten Attacken.

Pospischill, dem wir eine mit besonderer Liebe geschriebene Arbeit über diese Nachkrankheiten verdanken, faßt sie unter dem Begriff des „zweiten Krankseins" zusammen. Er vertritt die Anschauung, daß diese Erscheinungen durch die Neigung des Scharlachs zu rekurrierenden Erkrankungen verursacht seien und eine modifizierte Wiederholung des Krankheitsbeginnes darstellen. Er faßt sie also als eine direkte Wirkung des Scharlachvirus auf. Auch die hämorrhagische Nephritis sei nur eine Wiederholung von Vorgängen, wie sie schon in der ersten Krankheitsperiode beobachtet werden; Beweis: das (wenn auch seltene) Vorkommen hämorrhagischer Nephritis in den ersten Krankheitstagen des Scharlachs.

Schick beschränkt sich nicht auf die Annahme der erneuten Wirkung des Scharlachvirus selbst, sondern er

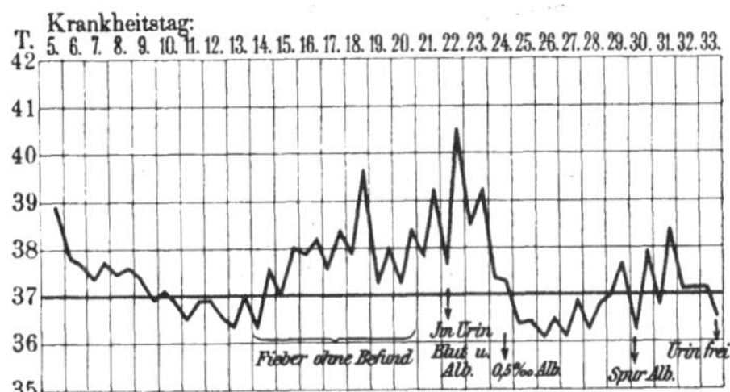

Abb. 311. Lucie Wi., 7 Jahre. Scharlach. Leichte primäre Krankheitsperiode. In der II. Krankheitsperiode zunächst Fieber ohne objektiven Befund. Vom 22. Tage an hämorrhagische Nephritis. Geheilt.

nimmt noch die Hypothese einer durch Antikörperbildung erworbenen **Überempfindlichkeit** des Körpers hinzu. In Anlehnung an die von Pirquet und Schick genauer studierte Pathologie der Serumkrankheit nimmt er an, daß der mit Scharlach infizierte Organismus Antikörper gegenüber dem Scharlachgift bildet, deren reichliche Produktion zur Überempfindlichkeit gegenüber demselben Gifte führt. Infolge dieser Überempfindlichkeit, die vom Ende der zweiten Woche an vorhanden ist, können nun die noch im Körper latent sitzenden Scharlacherreger in den verschiedensten Organen ein Aufflackern des Scharlachprozesses bewirken. Solange wir den Erreger nicht kennen, werden natürlich alle diese Erklärungsversuche mehr oder weniger hypothetisch bleiben.

Die Nachkrankheiten des Scharlachs werden fast stets von Fieber eingeleitet oder begleitet. Meist herrscht ein stark remittierender Fiebertypus; Genaueres darüber soll bei der speziellen Besprechung der einzelnen Nachkrankheiten an Kurven illustriert werden. In seltenen Fällen kann sich ein **Fieber ohne nachweisbaren Organbefund** einstellen. Wir sehen dann nach einem fieberfreien Intervall um die kritische Zeit, also um den 19. Tag herum plötzlich einen Anstieg der Temperatur auf 39—40°, ohne eine Ursache dafür finden zu können, und ebenso schnell, wie es gekommen, kann das Fieber wieder verschwinden. Sehr selten hält sich ein solches „Nachfieber" mehrere Tage hindurch. Dabei ist das Allgemeinbefinden in der Regel gar nicht gestört; nur zuweilen ist eine auffällige Blässe und leichtes Gedunsensein des Gesichts zu bemerken, so daß man an eine herannahende Nephritis denkt. Eiweiß oder Blut ist dabei aber nicht nachzuweisen. Pospischill und Schick erwähnen solche Fälle; auch wir machten mehrfach die gleichen Beobachtungen.

Möglicherweise kann man mesenteriale Lymphdrüsenschwellungen oder andere der Untersuchung nicht zugängliche Drüsen für dieses Fieber ohne Organbefund verantwortlich machen. Umstehende Kurve gibt ein solches Fieber aus unbekannter Ursache, das in diesem Fall der Nephritis voranging, wieder (Abb. 311).

Die **Lymphadenitis postscarlatinosa** spielt sich in sehr verschiedener Intensität und Ausdehnung an den Lymphdrüsen des Halses, seltener auch in denen der Achselhöhle und den Inguinaldrüsen ab. Das ist ebenso wie auch die anderen Nachkrankheiten unabhängig von der Schwere der vorangegangenen primären Scharlacherkrankung. Charakteristisch ist das plötzliche, anfallsweise Auftreten zur kritischen Zeit und die Schmerzempfindlichkeit. Plötzlich, aus fieberfreier Rekonvaleszenz heraus, bildet sich unter hohem Temperaturanstieg (39—40⁰) eine haselnußgroße, lebhaft schmerzempfindliche Drüse am Kieferwinkel einer Seite, die sich langsam wieder zurückbildet. Die Störungen des Allgemeinbefindens sind nur sehr gering; in seltenen Fällen beginnt die Attacke mit Erbrechen und die Kinder sehen auffallend blaß aus. Die Lymphadenitis ist begleitet von einem remittierenden Fieber und dauert meist nur einige Tage (4—6), dann verschwindet die Empfindlichkeit; Schwellung und Härte werden geringer, und nach lytischer Entfieberung erfolgt Rückkehr zur Norm. Oft verläuft die Entzündung in noch viel leichterer Form. Wir sehen, wie nur eine einzige auf 38 oder 39⁰ steigende Fieberzacke die normale Fieberkurve unterbricht und finden für einen Tag lang eine anguläre Drüse am Halse leicht geschwollen und schmerzempfindlich; nach 24 Stunden ist schon alles wieder vorüber. In anderen Fällen erkrankt nach der Abschwellung der einen Drüse eine neue auf der anderen Seite oder dieselben Drüsen schwellen ein zweites oder drittes Mal in mehreren Attacken an. Häufig konfluieren mehrere geschwollene Nachbardrüsen zu einem dicken Paket, die Haut darüber ist leicht ödematös; meist sind aber die einzelnen Drüsen des Konglomerates noch gut abzutasten. So kann sich bisweilen im Laufe von 2—3 Tagen ein hühnereigroßes, walzenförmiges Gebilde entwickeln, das vom Unterkieferwinkel sich nach vorne und unten schiebt und sich unter lytischer Entfieberung im Laufe von 5—8 Tagen wieder zurückbildet; Ausgang in Vereiterung, die durch Streptokokken verursacht wird, ist relativ selten (etwa 3—4⁰/₀ der Beobachtungen). In solchen Fällen zieht sich die Erkrankung mitunter zwei Wochen hin. Außer den angulären Halsdrüsen können auch die oberflächlichen Nackendrüsen am hinteren Sternokleidomastoideus einzeln oder in zusammenhängender Kette wie bei Röteln anschwellen. Die Anschwellung der submaxillaren Drüsen kann den Gedanken an Parotitis epidemica erwecken und die Anschwellung

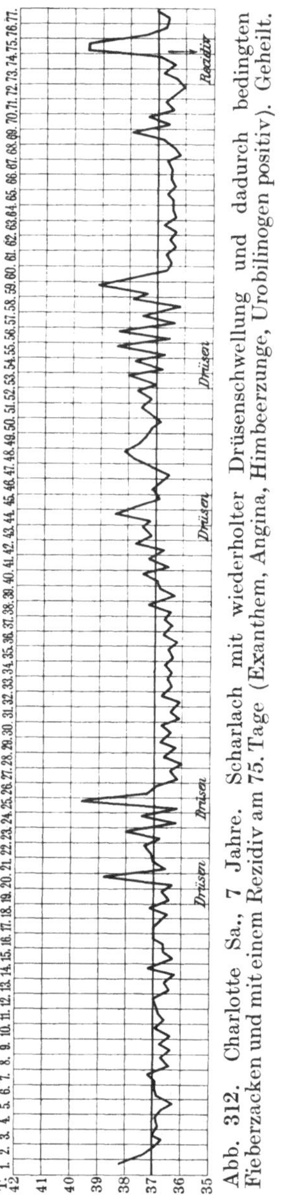

Abb. 312. Charlotte Sa., 7 Jahre. Scharlach mit wiederholter Drüsenschwellung und dadurch bedingten Fieberzacken und mit einem Rezidiv am 75. Tage (Exanthem, Angina, Himbeerzunge, Urobilinogen positiv). Geheilt.

der tiefen Zervikaldrüsen verursacht zuweilen wegen ihrer Schmerzhaftigkeit für einige Tage ein Caput obstipum. Jochmann sah diese seltsame Scharlachfolge in zwei Fällen.

Die Schwellung der retropharyngealen Drüsen wird oft durch die laut schnarchende Atmung der Kinder angekündigt; bei der Inspektion sieht man dann eine Vorwölbung der hinteren Rachenwand. Mitunter bildet sich daraus durch eine Sekundärinfektion mit Streptokokken in unheimlicher Schnelligkeit ein retropharyngealer Abszeß.

Zu den Seltenheiten gehört es, wenn die Inguinal- oder auch die Femoraldrüsen in dieser Krankheitsperiode stark anschwellen. Letztere können dann auf der Innenseite des Oberschenkels, handbreit unter dem Poupartschen Bande, buckelartige Vorwölbungen bilden. Während bei der Lymphadenitis gewöhnlich ein remittierendes, lytisch abklingendes Fieber vorherrscht, zeigen manche Fälle eine intermittierende, malariaähnliche Kurve, auf die besonders Henoch aufmerksam gemacht hat. Zwischen den einzelnen hohen Fieberzacken

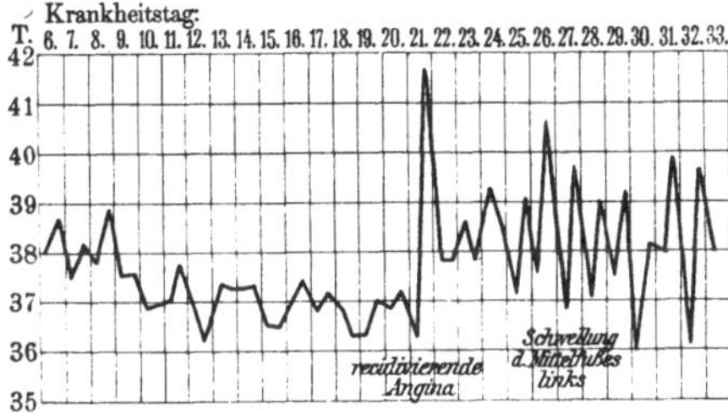

Abb. 313. Adam Ka. Scharlach mit schwerer II. Krankheitsperiode. Am 21. Tage rezidivierende Angina. Danach Albuminurie und Osteomyelitis eines Mittelfußknochens. Geheilt.

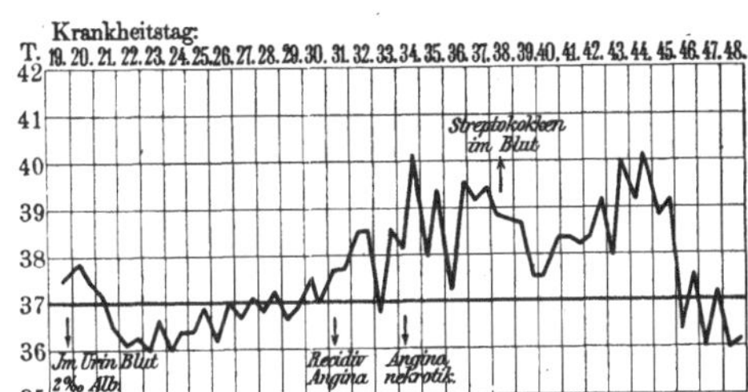

Abb. 314. Else Sp., 7 Jahre. Scharlach mit außerordentlich schwerer II. Krankheitsperiode. Hämorrhagische Nephritis. Rezidivierende Angina. Darauf Angina necroticans mit nachfolgender Sepsis (Streptokokken im Blut). Geheilt.

(39—40°) liegen dann 36—48 Stunden. Mitunter entsprechen den einzelnen Steigerungen schubweise Exazerbationen des Krankheitsprozesses, Ergreifen einer neuen Drüse usw. usw.

Die Lymphadenitis tritt bisweilen (in etwa 10% der Fälle) allein, häufiger aber begleitet von anderen Nachkrankheiten auf. So begleitet sie z. B. häufig die Nephritis oder geht ihr einige Tage voraus; oft sind auch gleichzeitig entzündliche Rachenerscheinungen vorhanden. Damit kommen wir zu einer neuen Form der Nachkrankheiten, die teils allein, teils mit anderen zusammen erscheinen kann, der **postskarlatinösen Angina.**

Eine Tonsille, mitunter auch beide, erscheinen plötzlich eines Tages in der dritten Woche gerötet und geschwollen, eventuell auch mit follikulären oder streifigen Belägen bedeckt; dabei sind leichte Schluckbeschwerden vorhanden. Meist erfolgt gleichzeitig ein Temperaturanstieg. In anderen Fällen zeigt sich bei ungestörter Temperatur eine Rötung der vorderen oder der hinteren Gaumenbögen, häufiger einseitig, mitunter aber auch doppelseitig.

Pospischill beschreibt als fast konstantes Symptom zu Beginn des zweiten Krankseins die einseitige Vorwölbung des weichen Gaumens. Sie kann einmal durch die eben beschriebene einseitige frische Entzündung der Tonsillen bedingt sein, in anderen Fällen einfach durch Verdrängung der Mandel von außen her infolge der Schwellung einer Lymphdrüse am Kieferwinkel; in letzterem Falle kann die Mandel blaß und unvergrößert sein. Jochmann hat später die gleiche Beobachtung gemacht.

Auf der Basis der neu auftretenden entzündlichen Rachenerscheinungen
kann sich genau so, wie auf der primären Scharlachangina in der ersten Scharlachwoche eine nekrotisierende Entzündung entwickeln mit all den schon bekannten Folgeerscheinungen, mächtigen Drüsenvereiterungen, phlegmonösen
Infiltrationen am Halse, schmierig eitrigem Nasenausfluß, Otitis und septischen
Erscheinungen.

Am längsten bekannt und gefürchtet unter den Nachkrankheiten des Scharlachs ist die **Nephritis haemorrhagica.** Die Häufigkeit der Nephritis ist in den
einzelnen Epidemien sehr verschieden. Die verschiedenen Angaben schwanken
von 6—20% aller Scharlachfälle.

Welche Einflüsse besonders die Entstehung der Nephritis begünstigen,
ist nicht bekannt; zweifellos gehört eine gewisse Disposition zu dieser Er-

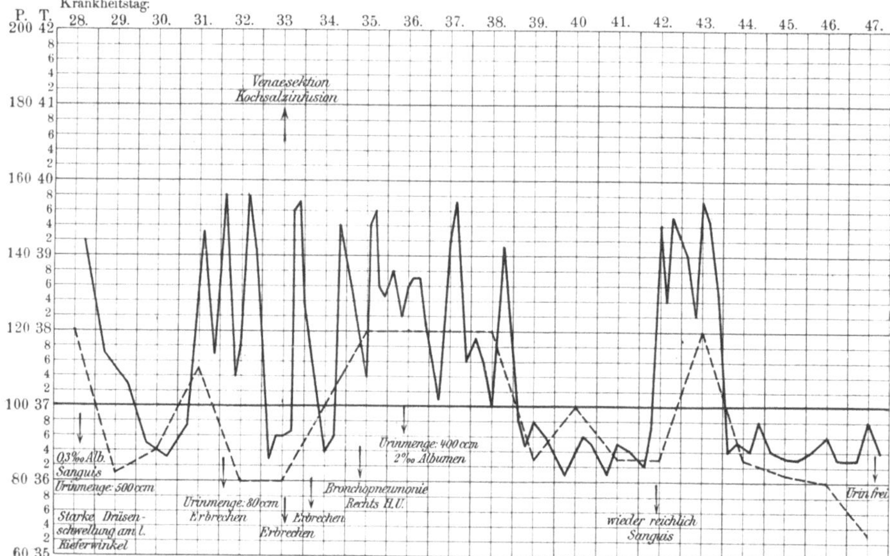

Abb. 315. Helmut Ku., 5 Jahre. Scharlach. II. Krankheitsperiode. Hämorrhagische
Nephritis mit steilen Kurven und urämischen Erscheinungen (sehr geringe Diurese,
Kopfschmerzen, Erbrechen, Durchfälle), Lymphadenitis. Bronchopneumonie. Geheilt.

krankung dazu. Das geht schon aus den Beobachtungen über eine gewisse
familiäre Neigung zur Nephritiserkrankung hervor. Man kann in derselben
Familie zwei und drei Kinder hintereinander an Scharlachnephritis erkranken
sehen. Äußere Ursachen, zu frühes Aufstehen, Erkältungen usw. haben gar
keinen Einfluß auf die Nierenentzündungen. Im Krankenhause, wo die Kranken
stets drei Wochen im Bett liegen müssen, entwickelt sich die Nephritis bei
disponierten Personen genau so wie bei den weniger behüteten Kranken draußen.

Auch die Diät scheint nach Pospischills und unseren Erfahrungen gar
keine Rolle zu spielen. Pospischill ließ von 2373 Scharlachkranken, die eine
Hälfte fleischfrei, die andere mit Fleischkost ernähren, trotzdem erkrankte
bei beiden Parteien der gleiche Prozentsatz an Nephritis. Jochmann hatte
bei einem Parallelversuch an ca. 1000 Scharlachkranken dasselbe Resultat.
Auch die Schwere des vorangegangenen Scharlachs hat gar keine Beziehungen
zu dem Eintritte der Nephritis. Wir sehen sogar oft genug bei ganz leichten
Fällen um den 19. Tag herum die Nephritis auftreten, und gar nicht selten

bekommen wir Kinder ins Krankenhaus mit einer schweren hämorrhagischen Nierenentzündung und deutlicher Scharlachschuppung, wo wir von den Angehörigen hören, daß eine ernstliche Erkrankung überhaupt nicht vorangegangen sei. Erst wenn man dann genauer nachforscht, erfährt man, daß sie drei Wochen vorher sich ganz vorübergehend unwohl gefühlt und über Halsschmerzen geklagt haben, daß sie aber gar nicht bettlägerig gewesen seien. Solche rudimentären Scharlachformen können also genau so gut zur Nephritis führen wie Fälle mit schwerer Scharlacherkrankung.

Es ist interessant, wie selbst in den Fällen, wo eine Nephritis haemorrhagica schon in den ersten Krankheitstagen des Scharlach da war und dann wieder verschwand, mit Vorliebe um die gesetzmäßige Zeit ein Rezidiv der Nephritis einsetzt; vgl. Kurve Abb. 316.

Der Beginn der Scharlachnephritis hat zeitlich etwas ungemein Gesetzmäßiges. Die Krankheit beginnt durchschnittlich am 19.—21. Scharlachtage. Der Beginn kann ganz verschieden sein, bald mit, bald ohne Fieber, bald von anderen Nachkrankheiten begleitet, bald ohne dieselben. Am Schlusse dieses Kapitels

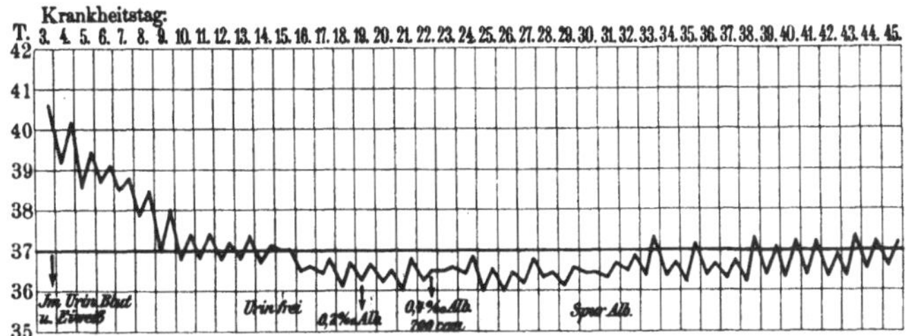

Abb. 316. Gerhard Vi., 5 Jahre. Scharlach mit hämorrhagischer Nephritis sowohl in der I. wie in der II. Krankheitsperiode.

soll versucht werden, die verschiedenen Varianten des Nephritisbeginnes etwas eingehender zu würdigen. Hier sollen zunächst die hervorstechendsten Merkmale der Scharlachnephritis besprochen werden.

Das charakteristischste Symptom, wie es sich fast in allen ausgesprochenen Fällen zeigt, ist die Hämaturie. Der Urin ist in eine trübe, dunkelrote oder fleischwasserfarbene Flüssigkeit verwandelt, die nach einigem Stehen ein rotes, wolkiges Sediment absetzen läßt. Mikroskopiert man das Sediment, so finden sich zahlreiche frische und ausgelaugte rote Blutkörperchen, sowie körniger Detritus und einzelne Leukozyten. Daneben sind zahlreiche hyaline, granulierte und Epithelialzylinder, sowie rote Blutkörperchenzylinder vorhanden, ferner spärliche Nierenepithelien. Charakteristisch ist das Attackenhafte und Schwankende in der Hämaturie; schubweise treten häufig Steigerungen des Blutgehaltes auf, begleitet von 1—2 tägigen Fieberzacken, die dann wieder Remissionen Platz machen. Solche Exazerbationen können ohne jede nachweisbare Störung anderer Organe auftreten; öfter aber sind sie bedingt durch das Erscheinen neuer Nachkrankheiten.

Der Eiweißgehalt ist sehr verschieden groß, von geringen Spuren bis zu $10^0/_{00}$. Bisweilen geht eine leichte Albuminurie dem Einsetzen der Hämaturie um einige Tage voraus. Blut und Eiweißgehalt gehen auch im Verlauf der Nephritis nicht immer parallel.

Ein häufiges Begleitsymptom der Nephritis sind die Ödeme, die sich oft nur in einem leichten Gedunsensein des Gesichts, dann aber auch in deutlichen Anschwellungen, so z. B. an den Augenlidern oder, bei Knaben, am Skrotum, also in sehr lockerem Gewebe bemerkbar machen. Geringere Ödembildung bei der Nephritis kann man durch tägliche Feststellung des Körpergewichts verfolgen (Pirquet).

Nachdem durch Widal und Strauß die Aufmerksamkeit auf den Zusammenhang zwischen Kochsalzretention und Ödembildung gelenkt worden war, ergaben Untersuchungen des Chlorstoffwechsels beim Scharlach durch Gruner und Schick einen gesetzmäßigen Parallelismus zwischen Chlor- und Flüssigkeitsretention. Je schlechter das Kochsalz ausgeschieden wird, desto eher kommt es zur Ödembildung.

Allgemeines Anasarka und Ergüsse in die serösen Höhlen, Aszites, Hydrothorax und Hydroperikard sind nach unseren Erfahrungen bei der Scharlachnephritis relativ selten.

Ein diagnostisch und prognostisch sehr wichtiges Merkmal der Scharlachnephritis ist die Verminderung der Harnmenge; solange die Wasserausscheidung gut bleibt, ist keine unmittelbare Gefahr. Bedenklich aber wird die Situation, wenn die Harnmenge sich mehr und mehr vermindert. Sinkt die Tagesmenge auf 150, 100, 50 ccm und darunter, so läßt die Urämie nicht mehr lange auf sich warten. Es ist also dringend erforderlich, in jedem Falle von Scharlachnephritis täglich die Tagesmenge festzustellen, um den richtigen Zeitpunkt zu therapeutischem Eingreifen (Venaesectio und Kochsalzinfusionen) nicht zu verpassen. Der allergrößte Wert muß auf tägliche Blutdruckmessungen gelegt werden, da eine Blutdrucksteigerung oft das erste bedrohliche Anzeichen darstellt.

Die Urämie ist die gefürchtetste Folgeerscheinung der Scharlachnephritis. In den meisten Fällen gehen ihr deutliche Vorboten voraus. Die Kranken klagen über heftige Kopfschmerzen und sind unruhig und ängstlich, der Appetit liegt völlig danieder, die Harnmenge sinkt immer mehr und versiegt schließlich ganz; häufiges Erbrechen, oft auch Diarrhöen stellen sich ein. Der Puls ist verlangsamt und auffällig gespannt. Nun tritt an die Stelle der Aufgeregtheit Apathie und schließlich Bewußtlosigkeit. Plötzlich ändert sich das Bild: ein tonischer Krampf strafft für ein paar Sekunden den größten Teil der Körpermuskulatur, während die Atmung still steht, das Gesicht zyanotisch wird und Schaum vor den Mund tritt. Dann folgen klonische Zuckungen in den verschiedensten Körpermuskeln, die bisweilen mehrere Stunden anhalten können. Dabei herrscht völlige Bewußtlosigkeit, die Pupillen sind starr, und es erfolgt unwillkürliche Stuhlentleerung.

In einem Falle sah Jochmann halbseitige Zuckungen der ganzen linken Körperhälfte dem allgemeinen tonisch-klonischen Krampfe vorausgehen. Während des Anfalls ist der Puls frequent und klein. Wiederholen sich die Attacken in kurzen Zwischenräumen hintereinander, so kann in seltenen Fällen der Tod durch Erschöpfung eintreten. Weit häufiger aber tritt nach dem Überstehen mehrerer Krampfanfälle eine Wendung zum Besseren ein. Die Bewußtlosigkeit schwindet nach einigen Stunden, die Urinsekretion beginnt wieder zu fließen, es tritt sogar Polyurie auf und unter schnell schwindendem Blutgehalt hellt sich der Urin auf; es tritt allmählich Heilung ein. In einzelnen Fällen entwickelt sich im Anschluß an eine urämische Attacke Amaurose. Das Kind ist völlig blind und vermag nicht den geringsten Lichtschimmer wahrzunehmen. Man kann aber die entsetzten Eltern damit trösten, daß dieser Zustand ein vorübergehender ist, denn nach 1—2 Tagen ist das Augenlicht bereits wieder zurückgekehrt.

Die Temperatur zeigt bei der Nephritis ein sehr wechselndes Verhalten. Meist kündigt sich der Beginn der Nephritis durch einen steilen Temperaturanstieg an, doch kann der Anfang auch fieberlos sein. In den Fällen mit fieberhaftem Beginn der Nephritis fällt die Temperatur oft schon in den nächsten

Tagen zur Norm ab, ohne daß der Blut- oder Eiweißgehalt des Urins sich etwa ändert; auch ganz fieberlos verlaufende Fälle kommen vor. Mitunter sieht man im Verlaufe der sonst fieberfreien Nephritis einzelne Fieberzacken, die mit Steigerung der Blut- oder Eiweißausscheidung einhergehen, ohne daß sonst an anderen Organen ein krankhafter Befund zu finden wäre. Bisweilen besteht auch ein tage- oder wochenlang vorhandenes remittierendes Fieber, für das jedoch neben der Nephritis meist noch andere Ursachen, z. B. Drüsenschwellungen oder entzündliche Rachenerscheinungen sich finden lassen.

Beginn der Nephritis. Wie mannigfaltig sich der Beginn der Scharlachnephritis gestalten kann, mögen folgende Varianten lehren, die wir in drei Gruppen einteilen:

a) diejenigen Fälle, die nach Überstehen eines leichten Scharlachs und nach etwa 14 tägigem fieberfreien Intervall an Nephritis erkranken, ohne daß anderweitige Nachkrankheiten zunächst dabei nachweisbar sind;

b) die Formen, wo neben der Nephritis gleichzeitig noch andere Nachkrankheiten einsetzen oder ihr vorangehen;

c) die Fälle, wo außer anderen Nachkrankheiten noch Folgeerscheinungen der Angina necroticans den Beginn der Nephritis komplizieren.

a) Zu der ersten Gruppe, der „reinen Form der postskarlatinösen Nephritis" (die übrigens relativ selten ist), gehören folgende Krankheitsbilder:

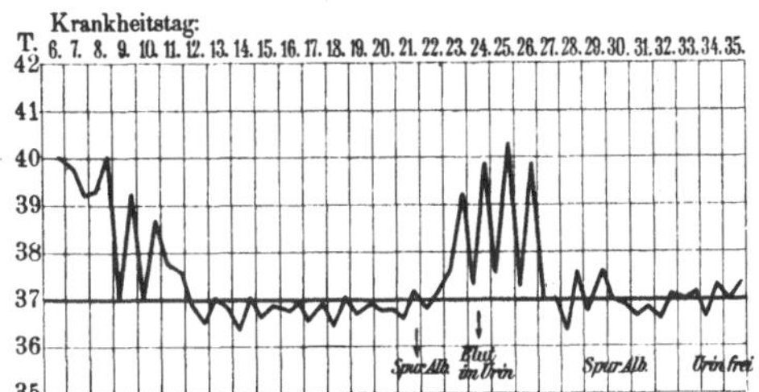

Abb. 317. Wilhelm Mi., 5 Jahre. Scharlach mit hämorrhagischer Nephritis. Beginn am 23. Tage mit Fieber.

Nachdem bis dahin völliges Wohlbefinden geherrscht hat, ist das Kind um den 19. Tag herum etwas blasser als sonst und das Gesicht erscheint leicht gedunsen; der Appetit ist schlecht und es erfolgt mehrmals Erbrechen. Statt des hellgelben Urins, der bisher ausgeschieden wurde, wird blutiger Urin entleert, der etwa $^1/_4{}^0/_{00}$ Albumen enthält und in seiner Tagesmenge im Vergleich zu früher herabgesetzt ist. Die Temperatur steigt gleichzeitig auf 39 oder 40° und kann am nächsten Tage bereits wieder zur Norm zurückkehren, während die Blut- und Eiweißausscheidung in schwankender Menge noch wochenlang anhält. In anderen Fällen bleibt ein remittierendes Fieber mehrere Tage lang bestehen, ohne daß andere Nachkrankheiten als die Nephritis dafür anzuschuldigen wären.

Ein anderes Bild: Nach gut verlaufener fieberfreier Rekonvaleszenz bemerkt man plötzlich am 20. Tage fleischwasserfarbenen Urin; dem Kinde selbst ist nichts anzumerken. Es bestehen weder Fieber, noch Drüsenschwellungen, noch Störungen des Wohlbefindens. Darin ändert sich nichts trotz 14 tägigen Bestehens der Nephritis.

Wieder ein anderes Mal sind urämische Symptome das erste, was Eltern oder Arzt bei einem Scharlachrekonvaleszenten bemerken. Das Kind, das am Tage vorher noch bei vollem Wohlbefinden war, liegt blaß und somnolent im Bett, der Puls ist etwas arhythmisch und auffällig langsam. Urin zur Untersuchung ist nicht zu erhalten, da die Sekretion sistiert. Plötzlich bricht der Sturm der tonisch-klonischen Krämpfe los, die sich mehrfach wiederholen und zu einem plötzlichen Exitus führen können. Ist in einem solchen Falle der drei Wochen zurückliegende Scharlach seiner rudimentären Entwicklung wegen gar nicht erkannt worden und fehlt die Schuppung, so kann die richtige

Diagnose die größten Schwierigkeiten bereiten, ja ganz unmöglich sein. Ist der Ausgang günstiger, so vermag die nach einigen Stunden wieder einsetzende Harnflut mit ihrem starken Blut- und Eiweißgehalt zur Erkennung der wahren Natur des Leidens beizutragen.

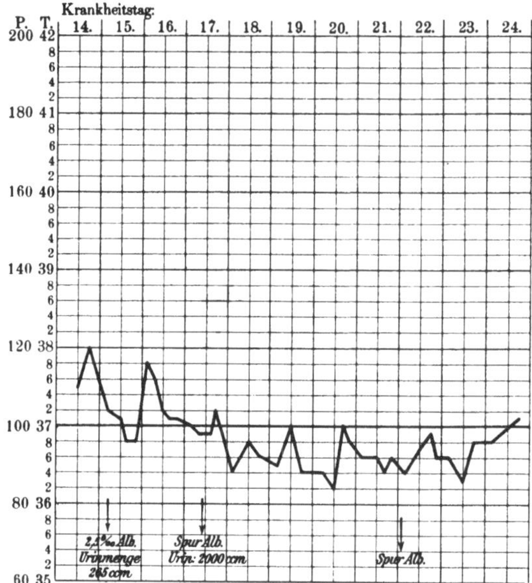

Abb. 318. Erich Kli., 13 Jahre. Nephritis haemorrhagica nach Scharlach beginnend mit Urämie. Am 14. Tage nach Scharlach auf dem Wege zum Arzt an Krämpfen erkrankt. Bewußtlos ins Krankenhaus eingeliefert. 5—6 Krampfanfälle nachts. Am nächsten Morgen totale Amaurose. Venaesektion und Kochsalzinfusion. Danach tiefer Schlaf. Beim Erwachen wieder sehend. Geheilt.

b) Weit häufiger als diese Bilder sind jene Formen, wo neben der Nephritis gleichzeitig noch andere Nachkrankheiten auftreten oder vorangehen. Schick und namentlich Pospischill haben auf dieses häufige Zusammengehen aufmerksam gemacht. So ist z. B. folgendes Krankheitsbild nicht ungewöhnlich: Nach guter fieberfreier Rekonvaleszenz erfolgt plötzlich eines Tages Fieberanstieg auf 39°, und es zeigt sich eine taubeneigroße Anschwellung der angulären Halsdrüsen, starke Rötung der Rachenschleimhaut, die Tonsillen sind geschwollen und mit Schleim bedeckt, der Urin enthält Eiweiß und Zylinder, aber noch kein Blut. Am nächsten Tage setzt starke Hämaturie ein.

Ein anderes Mal geht die Drüsenschwellung der Nephritis einige Tage voraus. Am 17. Scharlachtage, nach fieberfreiem Intervall, plötzlicher Fieberanstieg auf 38,5°, haselnußgroße Drüsenschwellungen an beiden Kieferwinkeln, Harn zunächst noch frei, drei Tage später plötzliches Einsetzen der Hämaturie und Auftreten von Ödemen.

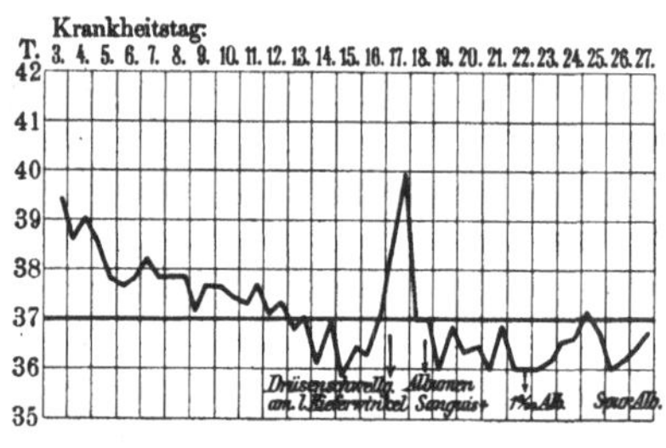

Abb. 319. Werner Hau., 4 Jahre. Scharlach mit hämorrhagischer Nephritis und Lymphadenitis. Beginn der Nachkrankheiten am 17. Tage. Geheilt.

In seltenen Fällen kann die Hämaturie dabei ganz in den Hintergrund treten. Am 20. Tage erscheint das Kind plötzlich etwas blasser als sonst, der Puls ist etwas irregulär und langsam, leichte Anschwellung der angulären Drüsen, eine mäßige Röte der einen Gaumenhälfte und Vorwölbung der entsprechenden Tonsille.

Oft ist eine unvermittelte Anschwellung des Gesichts, eine gewisse Gedunsenheit, das erste Symptom, das der Eiweißausscheidung um einige Tage vorangeht.

Wenn man verschiedene Harnproben untersucht, so ist die eine eiweißhaltig, die andere frei; erst am nächsten Tage enthalten alle Proben Albumen. Mikroskopisch finden sich vereinzelte rote Blutkörperchen und Zylinder. So können mehrere Wochen lang geringe Mengen Eiweiß ausgeschieden werden, ohne daß der Urin jemals makroskopisch blutig erscheint.

c) Reicher wird das Bild der beginnenden Nephritis dort, wo außer den Nachkrankheiten noch Folgeerscheinungen der Angina necroticans vorhanden sind, die aus der ersten Krankheitswoche in die Nephritiszeit hinüberdauern. In solchen Fällen liegt kein fieberfreier Intervall zwischen dem primären Scharlach und dem Nephritiseintritt. Die Zwischenzeit ist vielmehr durch eine Fieberkurve ausgefüllt, die ihre Entstehung der Sekundärinfektion mit Streptokokken verdankt. So kann z. B. nebenstehendes Bild (Abb. 320) sich entwickeln: Nach schwerem Scharlach mit Angina necroticans ist eine doppelseitige Otitis media und ein einseitiges, dickes, langsam erweichendes Drüsenpaket am Hals zurückgeblieben. Das Fieber bewegt sich dauernd zwischen 38 und 39°. Da erfolgt am 19. Tage noch eine Steigerung des Fiebers bis auf 40°; gleichzeitig wird der Urin dunkelrot und enthält massenhaft Blut.

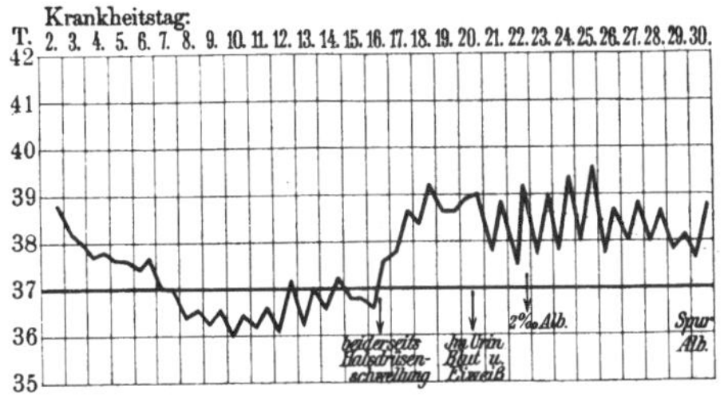

Abb. 320. Alf. Bie., 6 Jahre. Scharlach mit schwerer II. Krankheitsperiode. Vom 16. Tage an Lymphdrüsenschwellung, vom 20. Tage an Nephritis.

Ein ähnliches Bild, wo zu den Folgeerscheinungen der Angina necroticans ebenfalls noch eine Nephritis haemorrhagica hinzutritt, zeigt die Kurve Abb. 321.

Weiterer Verlauf der Nephritis. Der Verlauf der Nephritis zeigt ebenso wie ihr Beginn äußerst wechselvolle Krankheitsbilder, je nachdem mehr die eigentlichen nephritischen Erscheinungen oder die begleitenden anderen Nachkrankheiten oder schließlich Angina necroticans-Folgen hervortreten. Dazu können sich in jedem einzelnen Falle noch verschiedene Komplikationen, namentlich seitens des Herzens und der Lungen, hinzugesellen. Die leichteren, unkomplizierten Fälle pflegen in drei bis höchstens sechs Wochen zur Abheilung zu kommen. Während dieser Zeit ist der Kranke meist blaß und leicht gedunsen im Gesicht, während stärkere Ödembildung zu fehlen pflegt. Der Puls ist oft etwas arhythmisch und verlangsamt. Subjektive Beschwerden bestehen nicht, trotzdem bisweilen leicht remittierendes Fieber vorhanden ist. Nachdem etwa 14 Tage ungefähr die gleiche tägliche Eiweißmenge ausgeschieden wurde, beginnt der Albumengehalt zu sinken, Blut und Eiweiß gehen dabei keineswegs immer parallel.

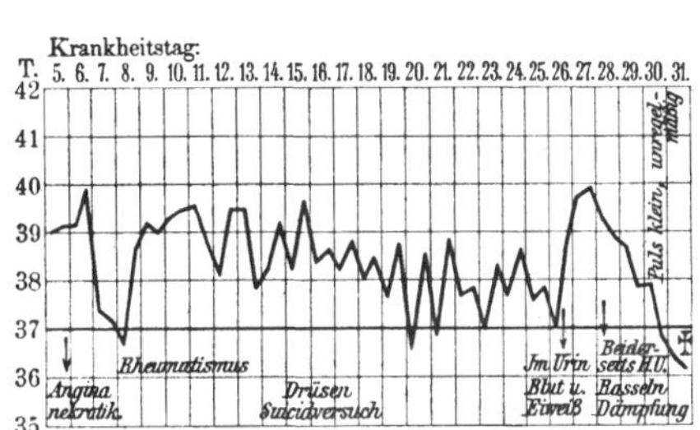

Abb. 321. Erich Fe., 22 Jahre. Scharlach mit Angina necroticans, Scharlachrheumatismus, akute Psychose, Nephritis haemorrhagica, Pneumonie, Myokarditis. Gestorben.

Die Blutausscheidung ist meist unregelmäßiger und schwankender als die des Eiweißes. Der Urin hellt sich allmählich auf, und bald steigt die tägliche Harnmenge, die auf der Höhe der Nephritis gesunken war. Der Gehalt an Zylindern und Epithelien dauert meist noch länger fort als die Eiweißausscheidung.

Die schwereren Formen gehen häufig mit Schmerzen in der Nierengegend und im Leibe einher. Druck auf die Nierengegend pflegt die Beschwerden zu steigern. Sinkt die Harnmenge in erheblicher Weise, so können sich zeitweise vorübergehende Vorboten der Urämie, Kopfschmerzen und leichte Somnolenz einstellen, die aber bei zweckmäßiger Behandlung oder spontan wieder verschwinden können. In anderen Fällen kommt es dann zur Urämie, die gar nicht selten eine schnelle Entscheidung bringt und entweder den letalen Ausgang oder eine schnelle Besserung nach sich zieht. Weniger häufig ist ein mehr chronischer, urämischer Zustand, wobei täglich nur sehr geringe Mengen stark blutigen Urins ausgeschieden werden und häufiges Erbrechen und Kopfschmerzen eventuell auch Diarrhöen vorherrschen. Die Kranken liegen blaß mit kühlen Extremitäten apathisch da, der Puls ist äußerst freqent und weich, das Herz oft dilatiert.

Damit kommen wir schon zu den Komplikationen, die das Krankheitsbild häufig noch schwerer machen.

Das Herz ist bei der Scharlachnephritis häufig in Mitleidenschaft gezogen. Die dabei entstehenden Störungen äußern sich in Dilatationen und bisweilen auch in Hypertrophie. Die Herzdämpfung verbreitert sich nach rechts und links, der Spitzenstoß rückt nach außen, der Puls, der am Anfang gespannt und oft auffällig verlangsamt erscheint, bekommt eine erhöhte Frequenz und wird klein. Es können sich die verschiedenen Zeichen der Herzinsuffizienz,

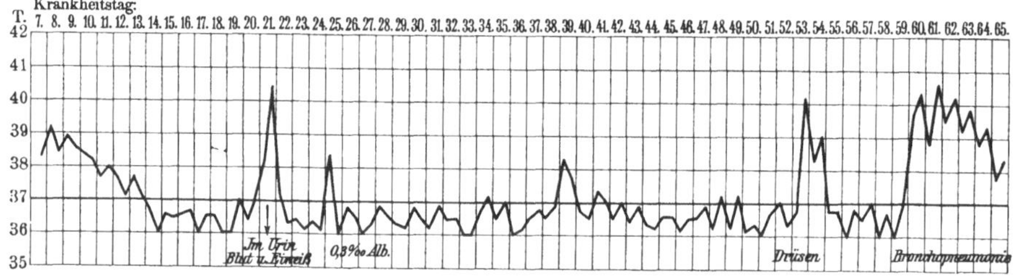

Abb. 322. Ida Hi., 12 Jahre. Scharlach. Leichte primäre, aber schwere sekundäre Krankheitsperiode mit hämorrhagischer Nephritis, Lymphadenitis und Bronchopneumonie. Gestorben.

Oppressionsgefühl auf der Brust, kardiale Dyspnoe, eventuell Anfälle von Angina pectoris einstellen. Häufig gesellen sich dann noch Transsudate in die serösen Höhlen, Hydrothorax, Hydroperikard, Aszites hinzu und vermehren die Leiden des Kranken. Den Schluß der Tragödie bildet mitunter das Auftreten eines Lungenödems infolge der rapide sinkenden Herzkraft. Die Dyspnoe steigert sich bis zur Orthopnoe, der Kranke ist bleich und zyanotisch und expektoriert massenhaft schaumiges Sputum. Der Puls ist kaum fühlbar und von rasender Frequenz, und endlich versagt der Herzmuskel seinen Dienst.

In anderen Fällen komplizieren Lungenerscheinungen entzündlicher Natur, namentlich Pneumonie und Pleuritis das Krankheitsbild (Abb. 322).

Die Pneumonie ist dabei fast stets auf den Unterlappen lokalisiert, entweder einseitig oder seltener doppelseitig. Sie besteht aus konfluierten lobulären Entzündungsherden und geht häufig mit einem serösen Pleuraerguß einher. Die Entwicklung dieser Pneumonie ist in der Regel plötzlich; sie kann schon gleichzeitig mit der Nephritis einsetzen oder erst mitten in deren Verlauf auftreten. Das Kind wird dyspnoisch, es tritt Nasenflügelatmen auf, und der Untersuchungsbefund (Bronchialatmen mit Dämpfungserscheinungen) bestätigt den geweckten Verdacht. Fast stets ist das Auftreten dieser Komplikation mit einer neuen Exazerbation der Hämaturie verbunden. Pospischill sah die Pleuropneumonie in 11 % seiner Nephritisfälle.

Als Erreger konnte Jochmann im pneumonischen Exsudat bei der Autopsie fast stets Pneumokokken nachweisen.

Auch seröse Pleuritis allein kommt nicht selten zur Nephritis hinzu. Es handelt sich meist um ein schnell ansteigendes Exsudat, das bald wieder resorbiert wird. Mehrfach konnte Jochmann auch durch Pneumokokken verursachte Pleuraempyeme beobachten.

Daß die Nephritis sehr häufig nicht allein, sondern in Begleitung von anderen typischen Nachkrankheiten auftritt, sahen wir schon bei der Besprechung ihres Beginnes. Hier sei noch nachgetragen, daß die begleitenden Nachkrankheiten häufig als alleinige Ursache eines anhaltenden remittierenden Fiebers anzuschuldigen sind.

Häufig tritt auch im Verlaufe einer fieberfreien Nephritis eine oder die andere Nachkrankheit erst hinzu und verursacht dadurch plötzlich an-

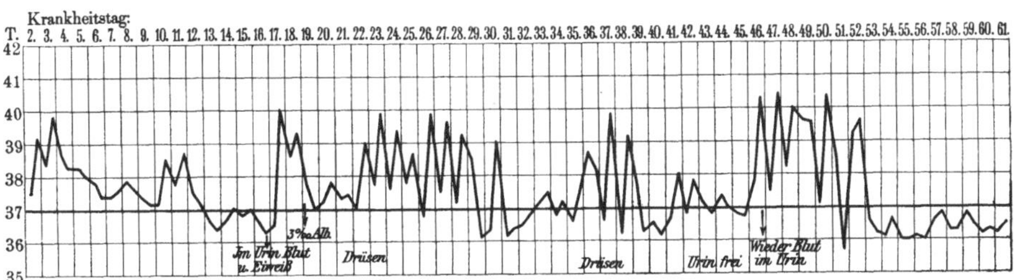

Abb. 323. Margarete M., 3 Jahre. Scharlach mit leichter primärer und schwerer sekundärer Krankheitsperiode. Nephritis haemorrhagica und Lymphadenitis. Geheilt.

steigende Fieberzacken. Derartige plötzliche Neuerscheinungen pflegen dann meist eine Exazerbation der Nephritissymptome auszulösen. Es tritt z. B. bei bestehender leichter Hämaturie und Albuminurie und fieberfreiem Verlauf plötzlich eine Drüsenschwellung oder eine erneute Rötung und Anschwellung der Rachenteile, verbunden mit Halsschmerzen, auf, und gleichzeitig steigt vorübergehend die Temperatur, und Blut- und Eiweißausscheidung gehen für einen oder mehrere Tage in die Höhe. So kann durch das Hinzutreten anderer Nachkrankheiten der Verlauf der Nephritis attackenweise gestört werden.

Einen recht schweren Verlauf pflegen diejenigen Nephritisformen zu nehmen, wo neben der Nierenentzündung auch Folgeerscheinungen der

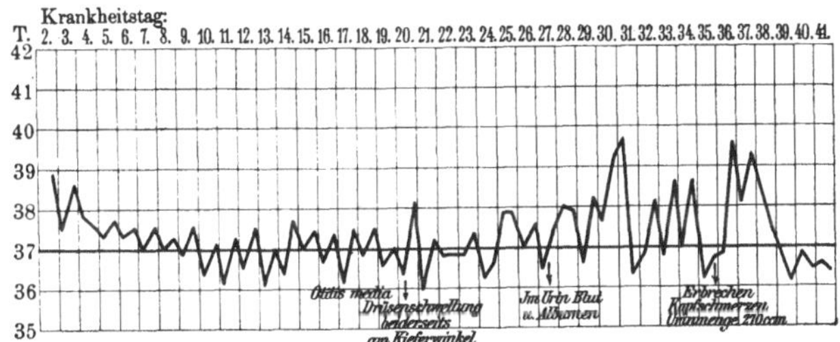

Abb. 324. Adolf Sp., 3 Jahre. Scharlach mit Otitis media, Lymphadenitis und hämorrhagischer Nephritis (urämische Erscheinungen). Geheilt.

Angina necroticans herlaufen. Am häufigsten ist es eine Otitis media mit ihren verschiedenen Folgezuständen, die aus der ersten Woche der Scharlacherkrankung her noch in die Nephritiszeit hineinreicht und die Qualen des Kranken in der vielfältigsten Weise zu vermehren vermag (Abb. 324). So kann es im Laufe einer Nephritis noch zu Mastoiditis und zu septischen Zuständen kommen. Mitunter bestehen noch schwere Rachenveränderungen, vor allem aber vereiterte Drüsen im Kieferwinkel und tiefgreifende, nekrotisch zerfallene Gewebspartien am Halse usw. In seltenen Fällen kann sich sogar in den gewöhnlichen Verlauf einer unkomplizierten Nephritis eine frische Angina necroticans mit allen ihren Folgen und schließlich auch mit allgemeiner Sepsis hineinschieben. Die Entwicklung dieser nekrotischen Angina geschieht dabei nicht unvermittelt.

Es ist vielmehr in der Regel so, daß zuerst eine entzündliche Rötung und Schwellung der Rachenteile, zuerst vielleicht nur an einer Seite, sich einstellt, und daß dann auf der entzündeten Rachenschleimhaut die Streptokokken ihre nekrotisierende Wirkung beginnen. Oft folgen sich diese Veränderungen im Rachen so schnell Schlag auf Schlag, daß man von der Tatsache einer schweren Angina necroticans überrascht wird, ohne ihre Entwicklung beobachtet zu haben, ja, das Auftreten von Rachenveränderungen, Angina necroticans, Nephritis, Drüsenschwellungen, Fieber und komplizierende Störungen an Herz und Lunge können sich alle so zusammendrängen, daß von einem Tage zum anderen eine ganz entsetzliche Veränderung mit dem Scharlachrekonvaleszenten vor sich geht.

Ausgang der postskarlatinösen Nephritis. Nach den vielen schweren Krankheitsbildern, die wir hier aufgerollt haben, mag es verwunderlich erscheinen, wenn nun gesagt wird, daß die Prognose der Scharlachnephritis im ganzen relativ günstig ist. Der größte Teil der Fälle kommt zur Genesung. Auch die schwereren Fälle kommen nach 6—8 Wochen oft zur Heilung. Mitunter aber dauert der Zustand viel länger, und der Urin ist wieder hell geworden, enthält makroskopisch kein Blut mehr, aber etwa $^1/_2\,^0/_{00}$ Albumen und im Sedi-

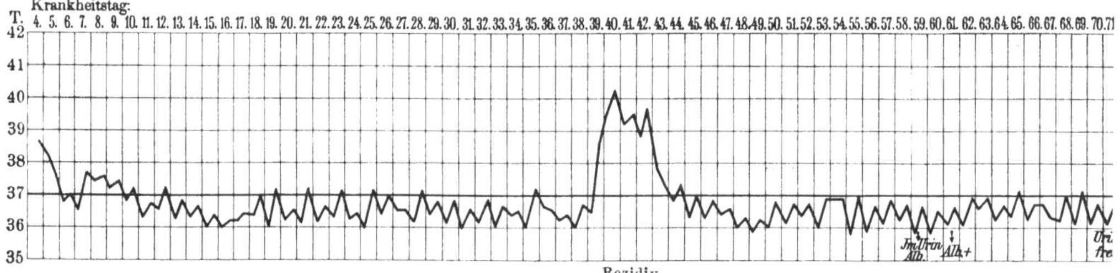

Abb. 325. Bruno Kle., 20 Jahre. Scharlach mit Rezidiv am 40. Tage und typischem Einsetzen einer Nephritis am 19. Tage des Rezidivs.

ment vereinzelte hyaline und granulierte Zylinder, sowie vereinzelte rote Blutkörperchen. Dieser Zustand kann monatelang dauern, schließlich aber doch noch völliger Heilung Platz machen. In anderen Fällen entwickelt sich vor der endgültigen Heilung für einige Wochen noch eine orthotische Albuminurie: sowie der Kranke aufsteht, scheidet er Eiweiß aus, bei ruhiger Bettlage ist der Harn frei. Wieder ein anderes Mal wechseln Perioden von Eiweißfreiheit mit solchen, wo der Urin wieder $^1/_4\!-\!^1/_2\,^0/_{00}$ Albumen ausscheidet; in einzelnen Fällen kann sich daraus eine typische Schrumpfniere entwickeln.

Ganz sicher spielt die Scharlachnephritis, auch wenn sie völlig ausgeheilt erscheint, für die Ausbildung einer eventuell erst im höheren Lebensalter auftretenden Schrumpfniere oftmals eine ausschlaggebende Rolle.

Neben den bisher genannten häufigsten Nachkrankheiten des Scharlachs: Fieber ohne Organbefund, Lymphadenitis, entzündliche Rachenerscheinungen und hämorrhagische Nephritis kommen als seltene Erscheinungen noch Rezidive, verschiedenartige Exantheme und Scharlachrheumatismus zur Beobachtung.

Die **Rezidive** pflegen in zwei verschiedenen Formen aufzutreten. Die erste Form wiederholt alle Erscheinungen des zuerst überstandenen Scharlachs, Erbrechen, flammendes Exanthem, Angina, Drüsenschwellungen, Fieber usw.; mitunter ist das Rezidiv sogar schwerer als die primäre Erkrankung, indem eine Angina necroticans mit ihren Folgen einsetzt und zum Exitus führt, oder indem sich in ca. drei Wochen nach dem Einsetzen des Rezidivs eine hämorrhagische Nephritis entwickelt, nachdem die Rekonvaleszenzperiode des ersten Scharlachs eiweißfrei verlaufen war. Diese Rezidivform, die also oft alle Erscheinungen des primären Scharlachs zeigt, kann von der 2.—6. Woche auftreten. Sie ist offenbar als ein Wiederaufflackern des primären Scharlachprozesses zu erklären, hervorgerufen dadurch, daß das latent im Körper zurückgebliebene Scharlachvirus die Oberhand über die immunisierenden Vorgänge gewann (Abb. 325).

Die zweite Rezidivform wiederholt nicht die typischen Erscheinungen des primären Scharlachs — Erbrechen und Angina fehlen meist —, sondern es tritt zu einer oder mehreren der beschriebenen Nachkrankheiten, zu einseitiger Lymphdrüsenschwellung am Halse oder zur Angina oder zur hämorrhagischen Nephritis ein flüchtiges Scharlachexanthem hinzu. Diese Variation verdient kaum noch den Namen Rezidiv. Thomas hat sie denn auch früher mit dem Namen „Pseudorezidiv" bezeichnet. Es ist nur ein flüchtiges Wiederkehren des Ausschlages, verbunden mit Fieber, das rasch wieder abfällt. Zur Illustration dienen die Kurven Abb. 310 und Abb. 306.

Nach Pospischills Anschauung würde diese leichte Rezidivform ganz in den Rahmen des „zweiten Krankseins" passen, das ja die verschiedensten Symptome des primären Scharlachs regellos allein oder mit anderen zusammen wiederholen kann; ebenso wie die Angina allein wiederkehren kann, kehrt hier das Exanthem allein noch einmal zurück.

Relativ selten ist der **Scharlachrheumatismus als Nachkrankheit,** der genau in derselben Form wie in der ersten Scharlachwoche auch in der dritten oder vierten Woche entweder allein oder in Begleitung anderer Nachkrankheiten auftreten kann. Diese Synovitis postscarlatinosa beginnt akut mit Temperaturanstieg und geht mit einem remittierenden Fieber einher. Sie beschränkt sich häufig auf ein Gelenk, das geschwollen und lebhaft schmerzempfindlich ist und hat im allgemeinen einen gutartigen Charakter. Mitunter tritt daneben noch eine Polyserositis mit Perikarditis, Pleuritis und Endokarditis auf. Gelegentlich kann sie sich mit Erythema nodosum oder mit Erythema exsudativum multiforme kombinieren.

Eine andere als Nachkrankheit auftretende Affektion, die zuweilen mit Gelenkerscheinungen einhergeht, ist das **Erythema postscarlatinosum,** das eine sehr seltene Erscheinung darstellt; Jochmann hat es sechsmal gesehen, eine dieser Beobachtungen gibt Abb. 327 wieder. Nach Schick beginnt es mit dem Auftreten von punktförmigen, dann rasch wachsenden dunkelroten makulopapulösen Effloreszenzen, die im Beginn auf Fingerdruck völlig verschwinden. Die kleineren Effloreszenzen sind kreisrund, bei den größeren werden die Grenzlinien unregelmäßig, während das Zentrum

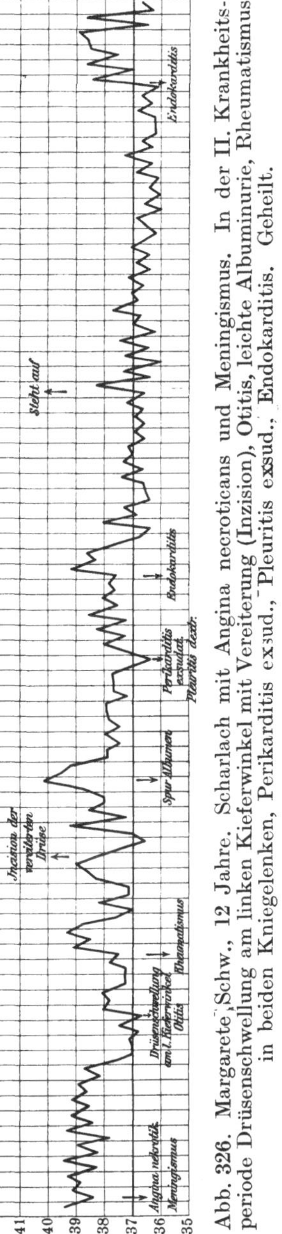

Abb. 326. Margarete Schw., 12 Jahre. Scharlach mit Angina necroticans und Meningismus. In der II. Krankheitsperiode Drüsenschwellung am linken Kieferwinkel mit Vereiterung (Inzision), Otitis, leichte Albuminurie, Rheumatismus in beiden Kniegelenken, Perikarditis exsud., Pleuritis exsud., Endokarditis. Geheilt.

abblaßt und einen bläulichen Farbton annimmt. Konfluieren mehrere Effloreszenzen, so gibt es dunkelrote entzündliche Infiltrate mit landkartenartigen Grenzkonturen. Mitunter kommt es zu zentraler Blasenbildung; dabei sinkt das Zentrum der Blase ein, während der periphere Teil erhalten bleibt, und so entstehen ringförmige Blasen. Nach der Eintrocknung der Effloreszenz bleibt lange Zeit hindurch eine starke Pigmentierung zurück. Die Effloreszenzen zeigen sich besonders an den Körperstellen, die dem Druck ausgesetzt sind, an der Streckseite der Ellenbogengelenke, am Gesäß, im Bereich der Malleolen und über der Skapula, seltener am Stamm. Charakteristisch ist die symmetrische Anordnung dieser Hauterscheinungen, die kurz hintereinander an korrespondierenden Stellen der beiden Körperhälften auftreten. Diese Beschreibung Schicks stimmt ganz mit Jochmanns Beobachtungen überein, doch glaubt letzterer nicht, daß es sich hier um Vorstufen der zuweilen nach Scharlach beobachteten Hautgangrän handelt, auch ist die Prognose nach seinen Erfahrungen nicht sonderlich ernst. Das Exanthem verschwand bei den sechs von ihm gesehenen Fällen nach zirka acht Tagen, ohne zur Gangrän zu führen und die Krankheit ging in Heilung aus. Es trat einmal mit Gelenkerscheinungen zusammen auf, dreimal begleitet von Nephritis haemorrhagica und zweimal allein ohne andere Nachkrankheiten. Nach Jochmanns Anschauung steht es dem Erythema exsud. multiforme sehr nahe.

Komplikationen mit anderen Infektionskrankheiten. Nicht selten ist der Scharlach mit echter Diphtherie kompliziert. Man hat solche Fälle früher vielfach mit der Angina necroticans verwechselt, die ja, wie wir sahen, bisweilen kaum von der echten Diphtherie zu unterscheiden ist, namentlich wenn die Beläge auf den Tonsillen in der Form zusammenhängender

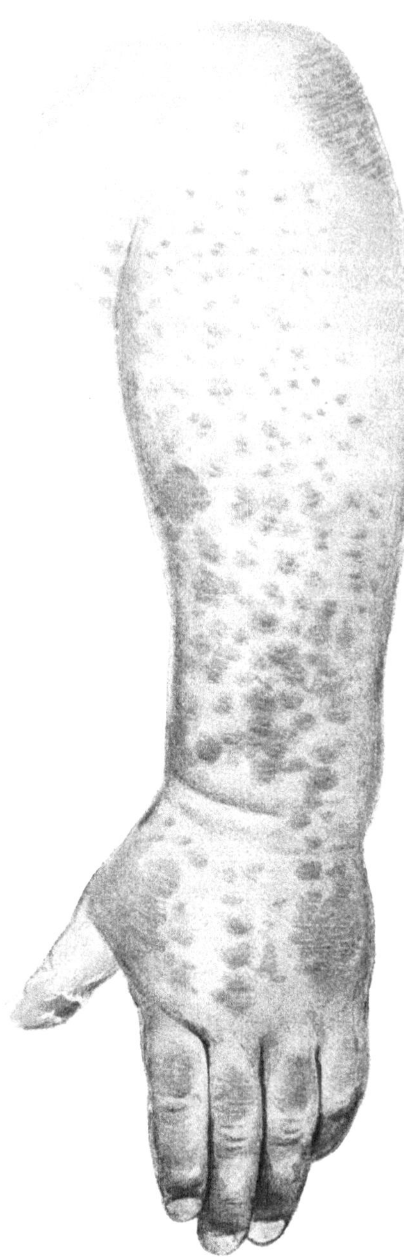

Abb. 327.   Erythema postscarlatinosum.

weißer Membranen auftreten. Man nennt die Angina necroticans wegen dieser rein äußerlichen Ähnlichkeit noch jetzt vielfach Scharlachdiphtheroid, eine Bezeichnung, die von Thomas stammt. Differentialdiagnostisch wichtig ist dabei, daß die Membran bei der echten Diphtherie fest auf der Unterlage sitzt und sich nur schwer unter gleichzeitiger Blutung ablösen läßt. Die membranösen Beläge bei der Angina necroticans dagegen sind lockerer und leichter abzulösen und haben meist einen mehr schmierig bräunlich-gelblichen Farbton oder sind ausgesprochen grau. In fraglichen Fällen bringt meist die bakteriologische Untersuchung des Rachenabstriches auf Diphtheriebazillen die Entscheidung.

Je nach dem zeitlichen Auftreten der Diphtherie im Verlaufe der Scharlacherkrankung werden Krankheitsbild und differentialdiagnostische Erwägungen verschieden sein.

Tritt die Diphtherie gleichzeitig mit den ersten Scharlachsymptomen am ersten oder zweiten Krankheitstage auf, so wird die Bildung von ausgesprochenen festen Membranen, die sich schnell auf Uvula und weichen Gaumen erstrecken, in dem aufmerksamen Beobachter bald den Verdacht auf echte Diphtherie erwecken, denn die Scharlachangina pflegt um diese Zeit in der Regel außer der scharf abgesetzten Röte der Tonsillen, der Uvula und der vorderen Gaumenbögen nur eine starke Schwellung und einen leicht abwischbaren, lakunären oder streifigen Belag zu bieten.

Tritt die Diphtherie erst nach dem zweiten Krankheitstage, also in der zweiten Hälfte der ersten Scharlachwoche hinzu, so kann nur die bakteriologische Untersuchung die Entscheidung bringen, um was es sich handelt; es droht hier beständig die Verwechslung mit der Angina necroticans, weil einmal die echten diphtheritischen Beläge bei gleichzeitiger Angina ihren zusammenhängenden membranösen Charakter verlieren und bröckelig und schmierig werden können, und weil andererseits, wie schon oben betont, auch die Angina gelegentlich zusammenhängende weiße Membranen bildet, die an Diphtherie erinnern. Ganz unmöglich kann die Entscheidung in den Fällen von Angina necroticans sein, wo als erstes Symptom der hinzutretenden Diphtherie Erscheinungen von Kehlkopfstenose, Krupphusten, Einziehungen, Zyanose auftreten. Wir wissen, daß auch die Angina necroticans zu Stenoseerscheinungen führen kann. Diese ist aber weit seltener als die Kehlkopfstenose infolge echter Diphtherie. Man soll also in zweifelhaften Fällen stets zuerst an Diphtherie denken und danach seine Anordnungen treffen, und beim Auftreten von Stenoseerscheinungen stets sofort Diphtherieserum geben, ohne die bakteriologische Untersuchung abzuwarten, denn es gibt gar nicht selten Fälle, wo bei echter Larynxdiphtherie im Rachen keine Bazillen nachgewiesen werden. Einfacher ist meist die Erkennung der Diphtheriekomplikation in der fieberfreien Rekonvaleszenz der zweiten oder dritten Scharlachwoche. Eine mit Membranbildung einhergehende Angina erweckt natürlich sofort den Verdacht auf Diphtherie. Handelt es sich aber nur um eine Rötung und Schwellung der Tonsillen mit lakunären oder streifigen Belägen, so kann entweder eine rezidivierende Angina in Frage kommen, wie sie so häufig als Nachkrankheit auftritt, oder eine anormal verlaufende Diphtherie.

Jochmann sah solche Fälle mehrmals im Krankenhause, wenn eine Scharlachstation durch eingeschleppte Fälle mit Diphtherie infiziert wurde. Dann kamen stets neben typischen, diphtheritischen Rachenerkrankungen mit Membranbildung auch solche anormale Diphtheriefälle vor, die einer follikulären Angina glichen, aber Diphtheriebazillen im Rachen hatten. Bei solchen Gelegenheiten findet man übrigens auch in der Regel Scharlachkranke und -Rekonvaleszenten, die Diphtheriebazillen im Rachen tragen, aber keinerlei auf Diphtherie verdächtige Symptome zeigen, also scharlachkranke Diphtheriebazillenträger.

Die Komplikation eines Scharlach mit Diphtherie ist immer ernst zu nehmen, da hier die Sekundärinfektion einen schon geschwächten Organismus

befällt. Immerhin scheint im allgemeinen das Hinzutreten der Diphtherie
zum Scharlach prognostisch noch etwas günstiger zu liegen als die umgekehrte
Konstellation. Kommt zu einer schon bestehenden primären Diphtherie
sekundär eine Scharlachinfektion hinzu, so gilt die Situation als recht gefährlich.
In solchen Fällen entwickelt sich mit Vorliebe auf den diphtheritisch veränderten
Rachenorganen eine Nekrose.

Bisweilen kombiniert sich der Scharlach mit Masern. Kommen beide
Exantheme gleichzeitig vor, so kann die Diagnose sehr schwierig werden. In
fünf Fällen dieser Art fielen Jochmann die starke Konjunktivitis und der
makulo-papulöse Ausschlag in der Umgebung des Mundes auf. Am Stamm
und an den Extremitäten zeigten sich neben Stellen typischen Scharlach-

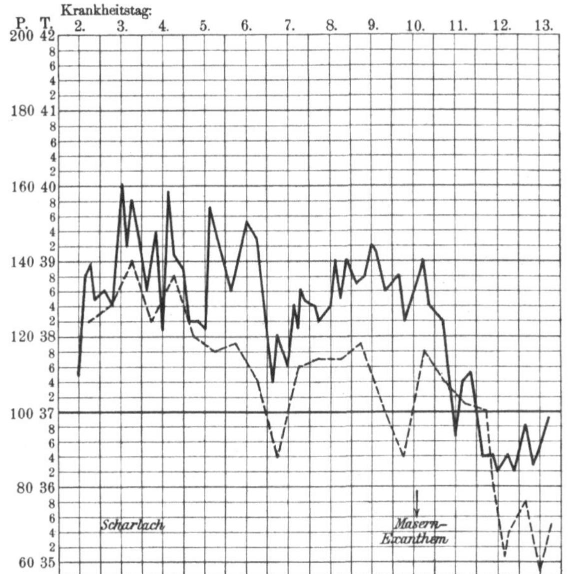

Abb. 328. Röschen Sp., 7 Jahre. Scharlach kompliziert
mit Masern.

exanthems flächenhafte,
etwas erhabene, dunkel-
rote, unregelmäßig be-
grenzte Partien verschie-
denster Ausdehnung von
Handtellergröße und mehr.
Die Kombination verlief
schwer. Tritt die Masern-
erkrankung erst in der
Rekonvaleszenz des Schar-
lachs auf, in der Zeit der
Nachkrankheiten, so ent-
wickeln sich mitunter
außerordentlich bunte
Krankheitsbilder.

Eine relativ häufige
Komplikation des Schar-
lachs ist die mit Vari-
zellen. Man sieht dann
auf der Basis einer typi-
schen Scharlachröte den
charakteristischen Vari-
zellenausschlag, der stets
gleichzeitig verschiedene
Entwicklungsstufen, rote

Fleckchen, gefüllte und eingetrocknete Bläschen und gedellte Eruptionen
erkennen läßt. In manchen Fällen macht es den Eindruck, als ob die Scharlachinfektion von einem aufgekratzten Varizellenbläschen her ihren Ausgang nahm.
Eine der Varizelleneffloreszenzen verwandelt sich in ein speckig belegtes Geschwür mit geröteter und infiltrierter Umgebung, und der Scharlachausschlag
beginnt an dieser Stelle. Pospischill vertritt die Anschauung, daß Varizellenkinder eine besondere Disposition für Scharlach haben, und daß diese Komplikation häufig mit septischer Allgemeininfektion einhergeht. Jochmann
konnte diese Angabe im ganzen bestätigen, wenn er auch viele Varizellen-
Scharlach-Fälle mit gutem Ausgang sah.

Die Komplikation des Scharlachs mit Erysipel ist bereits bei Besprechung
der Hautkomplikationen erwähnt.

Die Komplikation des Scharlachs mit Tuberkulose und Skrofulose hat
nicht den ungünstigen Einfluß auf die Ausbreitung dieser Krankheiten, wie
wir ihn von den Masern her kennen.

Diagnose. Die Diagnose des Scharlach ist auf der Höhe des Exanthems
leicht, wenn alle Symptome, wie wir sie im Anfange geschildert haben, in aus-

geprägter Weise vorhanden sind: der aus feinsten Sprüsseln zusammengesetzte Ausschlag, die scharf abgesetzte entzündliche Rötung der Rachenteile, die Himbeerzunge, die Schwellung der Halslymphdrüsen, das Fieber; ferner der charakteristische plötzliche Beginn mit Halsschmerzen und Erbrechen. Fehlen einige dieser Symptome oder sind sie nur wenig ausgebildet, so kann die Diagnose oft große Schwierigkeiten bereiten. Die verschiedenartigsten Exantheme und Erytheme können Anlaß zur Verwechslung bieten. Von infektiösen Erythemen kommen hier namentlich Masern, Röteln, die vierte Krankheit, das prodromale Variolaexanthem und das Erythema infectiosum in Frage.

In den Fällen, wo der Scharlachausschlag den sprüßlichen Charakter vermissen läßt und in einzelnen zirkumskripten Flecken auftritt, die auf Armen und Beinen lokalisiert sind, während der Rumpf fast gänzlich frei bleibt, ist die Verwechslung mit Masern möglich, namentlich wenn die Krankheit von Coryza und Konjunktivitis begleitet ist. Für Scharlach sprechen dabei der akute Beginn mit Erbrechen, die entzündlichen Rachensymptome und die Himbeerzunge, sowie die zirkumorale Blässe; für Masern: das Vorwiegen der katarrhalischen Symptome, die dem Exanthem schon einige Tage vorangehen, eventuell vorhandene Kopliksche Flecken und das in der Umgebung des Mundes vorhandene Exanthem. Da die Diazoreaktion bei Masern meist positiv ist, so spricht negativer Ausfall eher für Scharlach; auch die positive Urobilinprobe spricht für Scharlach. Hyperleukozytose ist für die Scharlachdiagnose und gegen Masern, Leukopenie für Masern und gegen Scharlach zu verwerten.

Daß Masern mit teilweise konfluiertem Exanthem für Scharlach gehalten werden, ist ebenfalls nicht selten; im Krankenhause büßt man solche fatalen Verwechslungen durch unangenehme Hausinfektionen. Das konfluierte Masernexanthem hat eine mehr bräunliche Nuance als der Scharlachausschlag. Ferner finden sich im konfluierten Masernausschlage meist noch exanthemfreie Hautpartien, die in der konfluierten Scharlachröte fehlen; das konfluierte Masernexanthem ist gleichmäßig diffus gerötet und läßt keine einzelnen Effloreszenzen mehr differenzieren, während man beim konfluierten Scharlach bei genauer Betrachtung oder auf Druck mit einem Glasspatel noch die Zusammensetzung aus kleinsten Sprüsselchen feststellen kann.

Sollen wir nach Ablauf der akuten Erscheinungen entscheiden, ob Masern oder Scharlach vorausgegangen sind, so ist für Masern das längere Zurückbleiben von Exanthemresten in Gestalt von braunen Flecken charakteristisch. Einseitige Drüsenschwellung, Nephritis haemorrhagica sprechen für Scharlach. Bei Masern ist die Schuppung viel zarter und überall mehr kleienförmig als beim Scharlach.

Ist das Scharlachexanthem zartrosa und kleinfleckig und zeigt es wenig Neigung zur Konfluenz, so kommt die Verwechslung mit Röteln in Frage. Für Röteln würde geringes oder fehlendes Fieber und das Vorhandensein einer nur mäßigen Angina, sowie die Feststellung stark geschwollener Nackendrüsen sprechen. Nach Ablauf des exanthematischen Stadiums spricht starke Schuppung für Scharlach und gegen Röteln.

Bei der vierten Krankheit, die mit einem scharlachähnlichen Ausschlage einhergeht und stets leicht verläuft, fehlen stets das Fieber und die Himbeerzunge; dagegen kann eine starke Angina vorhanden sein. Man wird diese Krankheit mit annähernder Sicherheit wohl nur dort diagnostizieren können, wo sie epidemieartig auftritt und Kinder befällt, die bereits Scharlach und Röteln überstanden haben.

Große Ähnlichkeit mit dem Scharlachausschlage hat der Variola - rash im Initialstadium der Pocken, um so mehr als die Prädilektionsstellen dieses Prodromalexanthems, das Oberschenkel- und das Oberarmdreieck, auch beim rudimentären Scharlachausschlage mit Vorliebe befallen sind. Für Pocken würden in solchen Fällen vor allem die starken Kreuzschmerzen sprechen.

Das Erythema infectiosum kann namentlich im Gesichte, wo es auf den Wangen rote, konfluierende Flecken erzeugt, an Scharlach erinnern, weniger auf den Streckseiten der Extremitäten, wo es ein großfleckiges Aussehen hat.

Von toxischen Erythemen kommen Arzneiausschläge und Serum-exantheme differentialdiagnostisch in Betracht. Antipyrin, Aspirin und Atropin können scharlachähnliche Ausschläge nach sich ziehen. Wenn neben diesen Arzneiexanthemen noch Angina und Schnupfen sich vorfinden, die den Grund zum Einnehmen der betreffenden Pulver gegeben haben, so kann die Diagnose sehr schwierig werden.

Besonders irreführend ist nach unseren Erfahrungen der nach Queck-silberaufnahme bei einzelnen Menschen auftretende scharlachähnliche Ausschlag. Der mit einer Schmierkur behandelte Syphilitiker leidet gleichzeitig häufig an einer luetischen Angina, die mit etwas Fieber verbunden sein kann und so die Ähnlichkeit mit Scharlach noch vermehren hilft. Hier wie bei den Serumexanthemen ist bisweilen der negative Ausfall der Urobilinogenprobe gegen Scharlach zu verwerten. Selten ist ein scharlachähnliches Exanthem nach Tuberkulineinspritzungen. Es besteht in einer Rötung und Schwellung der einzelnen Follikel und verschwindet schon nach 1—2 Tagen. Der unmittel-bare Anschluß an die Tuberkulininjektion zugleich mit dem Auftreten anderer Reaktionserscheinungen und vor allem die follikuläre Anordnung der Röte werden die richtige Diagnose ermöglichen.

Nach Seruminjektionen beobachten wir bisweilen auf Diphtherie-abteilungen skarlatiniforme Exantheme, die im Verein mit den anderen Symptomen der Serumkrankheit ein dem Scharlach zum Verwechseln ähnliches Bild bieten können. Zu den scharlachähnlichen Ausschlägen können sich noch hohes Fieber, Kopfschmerzen, Gelenkschmerzen, Erbrechen, ja selbst eine neu aufflammende Angina gesellen. Stimmt die Inkubationszeit der Serum-krankheit (8—12 Tage) mit der seit der Seruminjektion verstrichenen Frist überein, so wird man dadurch in manchen Fällen auf die richtige Diagnose gelenkt werden. Auch die Klagen über starkes Jucken kann in ähnlichem Sinne sprechen. Einen gewissen Anhalt bekommt man auch durch die Urobilin-bzw. Urobilinogenprobe; der positive Nachweis spricht für Scharlach, der negative Ausfall für Serumexanthem.

Flüchtige Erytheme, die scharlachähnliches Aussehen gewinnen können, kommen auch bei Grippe und Typhus vor. Auch bei septischen Erkran-kungen, namentlich bei der Streptokokkensepsis kann man skarlatiniforme Exantheme beobachten, doch fehlt hier der sprüßliche Charakter des Scharlach-exanthems; es sind mehr große flächenhafte Rötungen, bei denen die Zusammen-setzung aus einzelnen Tüpfelchen fehlt.

Besonders täuschend ist das Erythema scarlatiniforme desquama-tivum recidivans, das sich durch starkes Jucken, häufige Rezidive und enorme Abschuppung kennzeichnet.

Jochmann kannte einen jungen Mann von ca. 22 Jahren, der auf der Ab-teilung mit der Diagnose Scharlach mit einem intensiven, flammenden Scharlach-exanthem aufgenommen wurde. Als der Stationsarzt ihm erklärte, daß Scharlach vorläge, schüttelte er den Kopf und meinte, diesen Scharlach bekäme er seit mehreren Jahren viermal jährlich. Das Exanthem juckte sehr stark, und es trat eine enorme Abschuppung ein. Angina bestand nicht.

Aber noch andere Ursachen können scharlachähnliche Erytheme erzeugen, so z. B. Hitzeausschläge oder Reizung der Haut durch feuchte Umschläge. Hier würde das Freibleiben der Extremitäten gegen Scharlach sprechen. Öfter

sieht man Säuglinge auf der Scharlachabteilung landen, bei denen ein Schrei-
exanthem, verbunden mit einer durch Verdauungsstörungen bedingten Tem--
peratursteigerung den Scharlach vorgetäuscht hatte.

Schwer sind die Fälle mit rudimentär ausgebildetem Exanthem
zu erkennen, wo nur einzelne zirkumskripte Flecke auf der Innenseite der Oberschenkel oder der Oberarme und einzelne konfluierte Partien am Gesäß oder
in der Kniekehle zu erkennen sind. Die scharf abgesetzte dunkle Röte im Rachen,
der relativ frequente Puls, sowie die Betrachtung des bisherigen Verlaufes,
der akute Beginn mit Erbrechen, die Ansteckungsmöglichkeit an anderen
Scharlachkranken usw. müssen hier die Diagnose stützen.

Fehlt das Exanthem ganz (Scarlatina sine exanthemate), so kommt
nicht selten die Diphtherie differentialdiagnostisch in Betracht, namentlich
dort, wo membranähnliche Beläge die Tonsillen bedecken. Beim Scharlach
sind die Beläge leicht abstreifbar, bei der Diphtherie sitzen sie fest und bluten
bei Ablösungsversuchen; oft lenkt auch der widerlich-süßliche Geruch der
Diphtherie auf die richtige Fährte. Mäßige Temperatur spricht für Diphtherie,
hohes Fieber, Erbrechen, Himbeerzunge für Scharlach. Im übrigen wird man
in solchen Fällen noch besondere Nebenumstände, z. B. Erkrankungen der
Geschwister an Scharlach, bei der Diagnosestellung gelegentlich verwerten
können. In zweifelhaften Fällen bringt die bakteriologische Untersuchung
die Entscheidung. Die Differentialdiagnose zwischen echter Diphtherie bei
Scharlach und Angina necroticans ist bereits in dem Kapitel über die Komplikation mit anderen Infektionskrankheiten besprochen (S. 714).

Die diagnostische Verwertung der Doehleschen Leukozyteneinschlüsse,
die oben genauer beschrieben wurden (vgl. S. 672), wird sehr eingeschränkt durch
die Beobachtung, daß auch bei anderen Infektionskrankheiten dieselben Gebilde,
wenn auch nicht so regelmäßig, vorkommen. Nach Untersuchungen von Iskender
finden sich die Einschlüsse auch bei Typhus, Masern, Erysipel, Tuberkulose,
Diphtherie. Will man die Leukozyteneinschlüsse diagnostisch verwerten, so wird
man es allein nur unter dem Gesichtswinkel tun können, daß man sagt: das
Fehlen der Einschlüsse spricht gegen Scharlach, da sie dort fast konstant
auf der Höhe der Erkrankung vorkommen, das Vorhandensein beweist nichts
für Scharlach, da sie auch bei anderen Krankheiten gefunden werden.

Die verschiedenen Versuche, vielleicht mit Hilfe der Serodiagnostik eine
Unterstützung für die Scharlachdiagnose zu bekommen, sind gescheitert. Die
Komplementbindungsmethode, mit der man unter Verwendung von Leber- und
Milzextrakten die Patientensera untersuchte, ergab meist negative Resultate, ebenso
die Prüfung der Scharlachsera auf Präzipitine.

Dagegen hat uns, wie schon oben (S. 680) erwähnt, das „Auslöschphänomen"
nach Schultz und Charlton entscheidend in der Diagnostik weitergebracht.
Positiver Ausfall ist für Scharlach beweisend, da es bei allen differentialdiagnostisch in Betracht kommenden Erkrankungen negativ bleibt.

Prognose. Keine Infektionskrankheit gebietet mehr Zurückhaltung bei
der Prognosenstellung als der Scharlach, denn keine ist heimtückischer als er.
Auch Fälle, die in den ersten Tagen einen ganz leichten Eindruck machten,
geringes Exanthem, wenig Temperatursteigerung, mäßige Angina zeigen und
nach 4—6 Tagen entfiebert sind, können beim zweiten Kranksein um so heftiger
erkranken und an den Folgeerscheinungen einer Nephritis haemorrhagica
oder einer Spätsepsis zugrunde gehen. Daraus folgt die Regel, daß man beim
Beginn eines Scharlachs niemals einen günstigen Ausgang prognostizieren darf.
Mit viel größerer Sicherheit kann man aus gewissen Symptomen eine ungünstige
Prognose stellen. Die Scarlatina gravissima, bei der schon von vornherein die
schwersten Hirnsymptome mit Erscheinungen von Herzschwäche sich verbinden, verläuft fast stets letal. Neben Benommenheit und Jaktation ist

es vor allem der fadenförmige, äußerst frequente Puls und die große Atmung, sowie die zyanotische Färbung des Exanthems und die Auskühlung der Extremitäten, die hier das Urteil sprechen. Benommenheit und Schlaflosigkeit allein brauchen die Prognose noch keineswegs zu trüben.

Ad malum vergens wird stets die Prognose durch das Auftreten einer Angina necroticans. Entwickelt sich die gefürchtete brettharte Infiltration der vorderen Halspartie, die Angina Ludovici oder treten Anzeichen von allgemeiner Sepsis, z. B. Gelenkeiterungen auf und werden im Blute reichlich Streptokokken nachgewiesen, so ist der letale Ausgang fast sicher.

Sind die ersten zwei Wochen ohne Komplikation vorübergegangen, so kann die Hoffnung auf schnelle Genesung durch einen plötzlichen Temperaturanstieg oder eine plötzliche Drüsenschwellung jäh gestört werden, denn damit kündigt sich das Stadium der Nachkrankheiten an, die nun in den verschiedensten Gestalten den Körper schädigen können. Die Nephritis, die am häufigsten gefürchtete Erscheinung des zweiten Krankseins kann zwar in unglücklichen Fällen durch Urämie oder Herz- und Lungenkomplikationen zum Tode führen, gibt aber, wie wir bereits sahen, im allgemeinen eine günstige Prognose und auch die Fälle, die in chronische Nephritis ausgehen, sind relativ selten.

Erst wenn fünf Wochen ohne Komplikationen und Nachkrankheiten verstrichen sind, kann man erleichtert aufatmen. In einzelnen Fällen sind freilich noch in der 7.—8. Woche Drüsenschwellung oder auch Nephritis aufgetreten.

Im übrigen richtet sich die allgemeine Prognose auch sehr nach dem vorherrschenden Genius epidemicus. In dieser Beziehung kann man an einem großen Krankenhaus Jahr für Jahr wieder Überraschungen erleben. Während in einem Jahre nur ganz vereinzelte schwere Scharlachfälle zur Beobachtung kommen, häufen sich bei gleicher Belegzahl im nächsten Jahre die septischen und foudroyant verlaufenden Fälle und eine enorme Mortalität spottet allen therapeutischen Bestrebungen. Auch mit der Nephritis und den anderen Erscheinungen des zweiten Krankseins ist es ähnlich. Sehen wir in einem Jahr nur ganz vereinzelte hämorrhagische Nephritiden, so können wir bei gleicher Behandlung im nächsten Jahre die doppelte und dreifache Zahl erleben.

Dementsprechend schwankt die Mortalität in den einzelnen Epidemien ganz enorm.

Die Mortalität betrug im Virchowkrankenhause 6,5% bei 1570 Fällen.

Es handelte sich dabei meist um ärmere Bevölkerungsschichten, doch ist zu betonen, daß beim Scharlach äußere Lebensverhältnisse nur wenig Einfluß auf die Heilungschancen ausüben, während z. B. bei Masern die besser situierten Kreise prognostisch viel günstiger gestellt sind als die armen Bevölkerungsklassen.

Das Lebensalter kann die Prognose insofern beeinflussen, als Kinder unter fünf Jahren im allgemeinen mehr gefährdet sind als Erwachsene.

Pathologische Anatomie. Die Erkrankung an Scharlach bedingt in erster Linie eine starke Hyperplasie des gesamten lymphatischen Gewebes. Klinisch tritt das zunächst meist im Rachen hervor. Hier kommt es zu einer Schwellung der Rachen- und Gaumenmandeln, sowie der Follikel der hinteren Rachenwand. Gleichzeitig entwickelt sich in der Mukosa und Submukosa des Rachens, namentlich der Tonsillen, die wir als Eintrittspforte des Scharlachvirus ansehen, eine starke Hyperämie und ein schleimig-eitriger Katarrh. Der lockere, weiße Mandelbelag besteht aus Zelldetritus und Plattenepithelien. Die tiefdunkle Röte der Schleimhaut ist noch an der Leiche sehr deutlich und hebt sich am Ösophaguseingange in einer scharf markierten Linie von der blassen Schleimhaut der Speiseröhre ab.

Die Hyperplasie des adenoiden Gewebes erstreckt sich weiterhin auf die Drüsen des Halses, der Achselhöhle, der Leistengegend, sowie auf die mesenterialen und periportalen Drüsen, die Follikel im Darm und die Peyerschen Plaques; die Milz ist dementsprechend prall geschwollen. Besonders schön kann man diese allgemeine Hyperplasie des follikulären Apparates in den Fällen beobachten, die an der reinen Wirkung des Schalachvirus zugrunde gegangen sind, also in den foudroyant verlaufenden Fällen der ersten 2—3 Scharlachtage, wo Blut und Organe noch frei sind von Streptokokken.

Durch die Tätigkeit der Streptokokken verwandelt sich das Bild auf den Tonsillen und den angrenzenden Rachenteilen schnell in grauenerregender Weise. Man erkennt bei der Sektion, wie durch eine nekrotisierende Entzündung die Oberfläche der Tonsillen zerstört und in ein schmutzigbraunes, unter dem Wasserstrahle flottierendes, zerfließliches, totes Gewebe umgewandelt wird, das auf Druck ein schmierig-eitriges Sekret entleert. Dieser Prozeß hat anatomisch mit der rechten Diphtherie nicht das geringste zu tun. Vor allem fehlt hier völlig die für die Diphtherie so charakteristische Fibrinbildung. Nur ganz selten fand ich in Scharlachtonsillen vereinzelte Fibrinfäden an der Grenze von normalem und nekrotischem Gewebe. Es handelt sich um eine von der Oberfläche in die Tiefe fortschreitende Mortifikation, der sämtliche Gewebe gleichmäßig verfallen, und der nur die in den Wandungen dieser Organe vorhandenen elastischen Elemente einen etwas längeren Widerstand leisten. Zellige Infiltrationen sind nur an der Grenze der abgetöteten Gewebe gegen die gesunde Nachbarschaft vorhanden. Sie stellen den Demarkationssaum dar, wie man ihn mit großer Regelmäßigkeit in der Nachbarschaft nekrotischer Gewebe antrifft. Eine Kompression der Gefäße durch diese Zellanhäufungen wird nicht verursacht; im Gegenteil sind die im Bereiche dieser Zellanhäufungen vorhandenen Gefäße vielfach sogar durch strotzende Füllung mit Blut ausgezeichnet. Es liegt also nicht etwa eine durch mangelhafte Blutzufuhr bedingte, als ischämisch aufzufassende Nekrose vor, sondern ein Vorgang, den man als

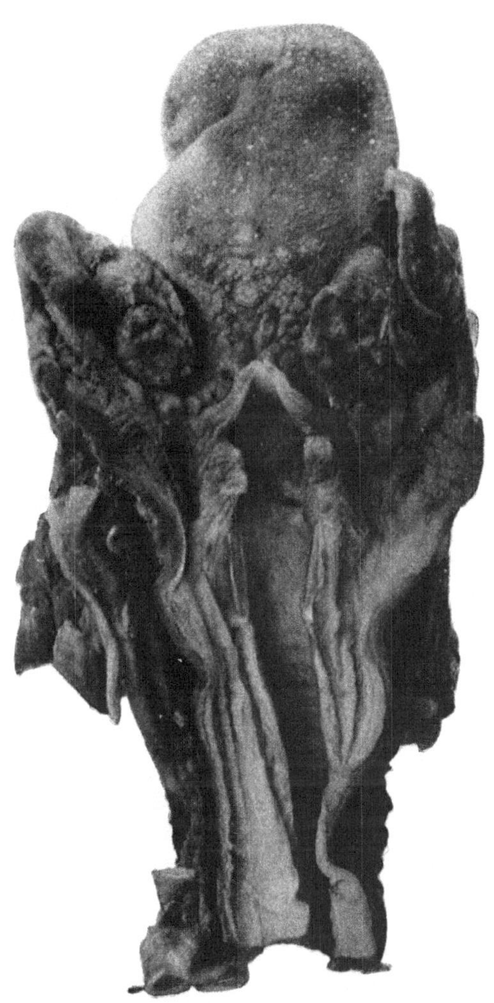

Abb. 329. Angina necroticans bei Scharlach.

mykotische Nekrose bezeichnen kann (E. Fraenkel). Die schmutzigbraunen Beläge, die man klinisch sieht, kennzeichnen sich mikroskopisch als nekrotische Schleimhautgewebe, teils mehr oder weniger verändertes Epithel, teils Leukozyten. Wie sich die Urheber dieser Nekrose im Gewebe verhalten, lehrt die mikroskopische Untersuchung: Bei schwacher Vergrößerung erkennt man an Präparaten, die nach der Weigertschen Bakterienfärbung gefärbt sind, folgendes: Das Tonsillenepithel ist geschwunden und an seiner Stelle lagern in großer Ausbreitung blau gefärbte Massen. Unterhalb dieser blauen Massen hat das Gewebe seine Kernfärbbarkeit verloren, ist nekrotisch. Solche nekrotische Partien erstrecken sich mehr

oder weniger tief in die Tonsillen hinein. Bei Gebrauch der Ölimmersion stellt
sich dann heraus, daß jene blauen Massen aus zahllosen Streptokokken bestehen.
Sie finden sich nicht nur auf der Oberfläche der nekrotischen Partien, auch in
ihrer Mitte lagern dichte Haufen davon, und mitten im Tonsillengewebe, zwischen
Blut- und Lymphgefäßen, kann man Streptokokkenpfröpfe finden. Aber nicht
nur in den Tonsillen selbst, auch im retrotonsillaren Bindegewebe und in der
Muskulatur der Umgebung kann man die weitere Ausbreitung der Streptokokken
beobachten und häufig Streptokokkenpfröpfe in Lymph- und Blutgefäßen oder
in nekrotischen Bezirken konsta-
tieren.

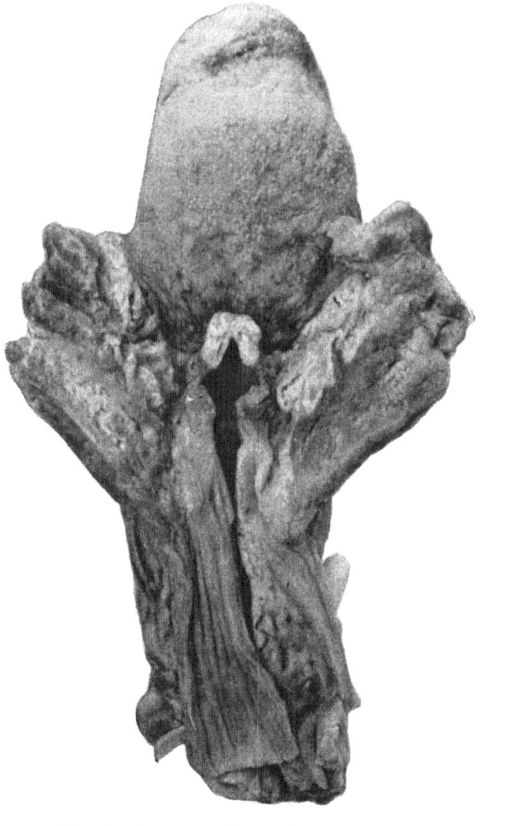

Andere Autoren, z. B. Heubner
und neuerdings auch Pospischill
vertreten die Anschauung, daß die
Nekrose durch das Scharlachvirus
selbst bedingt wird, und daß erst
das abgestorbene Gewebe die massenhafte Wucherung der Streptokokken und ihr Eindringen in
den Organismus begünstigt. Dieser
Auffassung ist nicht beizupflichten,
da man die gleiche durch Streptokokken bedingte Angina auch ohne
Scharlach bei anderen Infektionskrankheiten, z. B. bei Masern,
Keuchhusten, aber auch ohne dabei
bestehende primäre Infektionskrankheit sehen kann.

Von ihrem Sitz auf den Tonsillen können die Streptokokken
auf dem Lymph- oder Blutwege
oder durch direktes Fortkriechen
zu den mannigfachsten Veränderungen führen. Pflanzen sie sich
direkt auf dem Lymphwege fort,
so führen sie zu schweren Drüsen-
entzündungen am Halse oder
die Entzündung geht weiter ins
mediastinale Bindegewebe, wie wir
das bereits im klinischen Teile geschildert haben. Bricht sie in eine
Vene ein, so kommt es schnell zu
einer Überschwemmung des Blutes
mit Streptokokken und eitrigen
Metastasen in den Gelenken
und in den serösen Höhlen. Wie

Abb. 330. Angina necroticans bei Scharlach. Tiefgreifende Zerstörungen an Mandeln und Epiglottis.

häufig die Streptokokken infolge der Angina necroticans beim Scharlach ins Blut
übergehen, geht aus systematischen Blutuntersuchungen hervor, die Jochmann
an der Leiche und am Lebenden vornahm. Von 70 Scharlachleichen hatten 54
positiven Blutbefund und von 43 Fällen, die kurz vor dem Tode untersucht
wurden, hatten 22 Fälle positives Resultat.

Etwas genauer soll im folgenden noch auf die verschiedenen Formen der
Lymphadenitis eingegangen werden, da sie oft im Vordergrunde des Krankheitsbildes steht.

Die in den ersten Tagen des Scharlachs auftretende Lymphdrüsenschwellung
ist durch eine einfache Hyperplasie des follikulären Gewebes bedingt,
ebenso wie meist auch die als Nachkrankheit auftretende, vorwiegend einseitige
Drüsenschwellung am Halse.

Anders die durch Streptokokken verursachte Lymphadenitis, die
sich infolge der Angina necroticans entwickelt. Hier müssen wir eine gutartige,

in Eiter ausgehende und eine maligne Form unterscheiden. Der gutartigere
Typus dieser Lymphadenitis besteht aus konturierten geschwollenen Drüsen, die
zu einer derben, unbeweglich mit der Haut verwachsenen Geschwulst konfluieren.
Inzidiert man diese, so kommt man durch ein gelatinös infiltriertes Bindegewebe
in die unter sich und mit dem benachbarten Bindegewebe verwachsenen Drüsen,
die alle Stadien der Entzündung von der Hyperämie bis zur ausgesprochenen Abszeßbildung aufweisen. Wartet man länger ab mit der Inzision, so schmilzt auch
das Bindegewebe eitrig ein, so daß eine große, auf der tiefen Halsfaszie ruhende
Höhle entsteht, die mit dünnem, übelriechenden Eiter, mortifizierten Bindegewebsfetzen und Drüsendetritus gefüllt ist.

Die malignere Form von Lymphadenitis streptococcica ist die Angina
Ludovici, wo sich eine brettharte Infiltration von der Parotis bis zum Kehlkopf
ausbreitet und sich mit der von der anderen Seite kommenden Infiltration vereinigt.
Schneidet man auf das brettharte Gewebe ein, so kommt man durch die ödematöse,
blutleere Haut und das sulzig-gelatinös durchtränkte, livid gerötete und blutig
infiltrierte Bindegewebe auf die höckerige Geschwulst, die durch einen Haufen
stark geschwollener, unter sich durch purulent infiltrierte Massen verbundener,
auf der Gefäßscheide fixierter Lymphdrüsen gebildet wird. Die Schnittfläche
dieser Drüsen zeigt ein trübes, teils fleckig gerötetes, teils gelblichweiß marmoriertes,
hämorrhagisch durchtränktes Gefüge und ist markig weich. An der Messerklinge
bleibt ein milchig-fettiger Saft aus runden, meist verfetteten Zellen, Detritusmassen
und zahlreichen Kokken. Das Halsbindegewebe, die Gefäß- und Muskelscheiden
sind sulzig purulent und sanguinolent infiltriert. Mikroskopisch zeigt sich im Bindegewebe kleinzellige Infiltration und Ausstopfung der Lymphräume durch Kokken.
Besteht diese Infiltration etwas länger (3—6 Tage), so findet man bei der Inzision
eine mit stinkender, dünner Jauche gefüllte Höhle, die von der Schädelbasis bis zur
Klavikula reicht, und in der man die zu einem braunen Brei erweichten Drüsen,
nekrotische Bindegewebsfetzen, bröckliges Muskelgewebe usw. findet. Schließlich
kann dieses Stadium noch in eine Phase des pulpösen Brandes übergehen,
wenn der Kranke nicht vorher bereits seinem Leiden erlegen ist. Dann bilden sich
auf der Hautbedeckung der Infiltration dunkelschwarze, konfluierende Flecke, und
wenn man inzidiert, so eröffnet man eine Brandhöhle, die mit stinkendem Brei, dem
Überrest der zerstörten Gewebe angefüllt ist. Die großen Gefäßstämme liegen frei,
und mitunter findet man eine Arrosion der großen Halsgefäße, die den Tod herbei-
führte.

Nieren. Bei den im Verlaufe des Scharlachs auftretenden Nierenentzündungen
muß man unterscheiden zwischen der reinen, durch das Scharlachvirus verursachten
akuten Glomerulonephritis, die klinisch in der dritten Wochen aufzutreten pflegt und
einer septischen Streptokokken-Herdnephritis, die als Folge der Angina necroticans
auftritt und sich häufig mit der erstgenannten Form kombiniert.

Die eigentliche Scharlachnephritis, die um den 19. Tag herum als eine der Erscheinungen der zweiten Krankheitsperiode des Scharlachs aufzutreten pflegt, hat
klinisch bekanntlich im Gegensatz zur Diphtherienephritis einen ausgesprochen
hämorrhagischen Charakter. Anatomisch findet sich bei beiden Krankheiten
zuerst eine Glomerulonephritis. Ferner sind bei beiden Blutungen im Zwischengewebe und Rundzellenanhäufungen vorhanden. Beim Scharlach überwiegt aber
die Gefäßwandschädigung in den Glomerulis, die zu Blutungen in die Kapsel und
von da in die Harnkanälchen führt und so den hämorrhagischen Zug in dem Bilde
der Krankheit erklärt.

Makroskopisch sind solche hämorrhagisch entzündeten Scharlachnieren vergrößert, die Kapsel ist leicht abziehbar, die Oberfläche glatt und zeigt ein buntes
Aussehen, indem zahlreiche rote Flecke und Streifen mit grauroten und hellgrauen
Partien abwechseln. Auf dem Schnitt ist die Rinde verbreitert, die Farbe blaß
graurot, trübe, rot und gefleckt. Die Rinde quillt vor und ist verbreitert und trüb;
die geschwollenen Glomeruli treten als feine Körnchen hervor. Das Mark ist nur
wenig geschwollen, von dunkel grauroter Farbe.

Mikroskopisch zeigt sich im Beginn der Erkrankung nach Löhlein zunächst
eine Glomerulonephritis. Die Glomeruli sind auffällig groß und kernreich durch

Kernwucherung in die Kapillaren und füllen infolge der Schwellung den Kapselraum
vollständig aus.   Meist findet man gleichzeitig bereits eine Schädigung der Harnkanälchen.   Zuerst in den gewundenen, später auch in den geraden Harnkanälchen
finden sich ausgedehnte Verfettungen, trübe Schwellungen, körniger Zerfall und
Schwund der Kerne.   In einer weiteren Phase kommt es zu entzündlichen Exsudationen und Blutungen in den Kapselraum der Glomeruli, die dadurch komprimiert werden und dabei teilweise oder ganz veröden.   Eine Folge der exsudativen
Prozesse am Kapselepithel stellen die sog. „Halbmonde" in den Glomeruli dar;
konzentrisch übereinander geschichtete epitheliale Elemente des Kapselepithels.

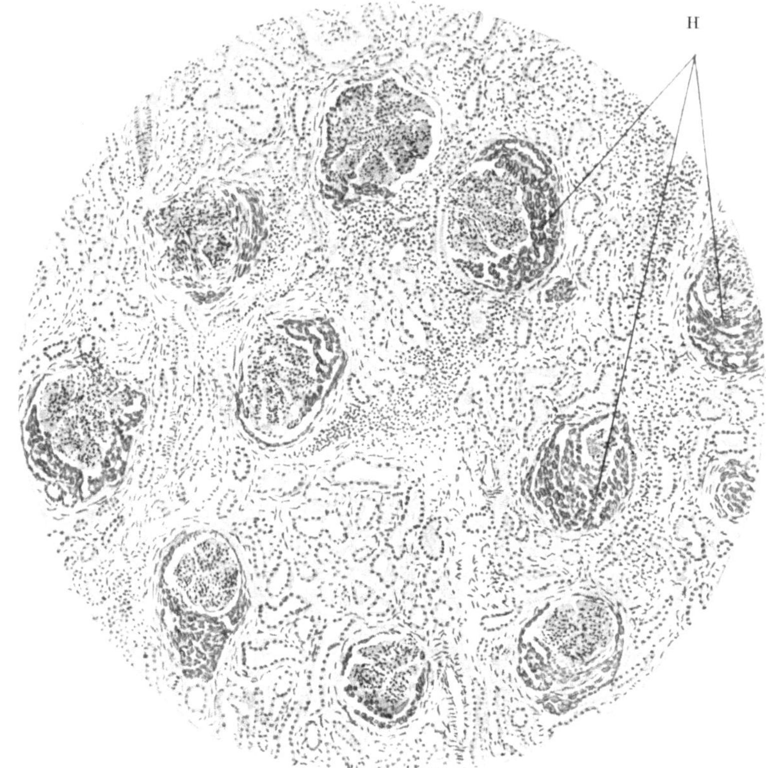

Abb. 331. Glomerulonephritis, II. Stadium, extrakapilläre Form. 16jähr.
Knabe, in der 6. Woche gestorben. Makroskopisch: Nieren vergrößert, Rinde verbreitert,
schmutzigbraun, wie gekocht. Mikroskopisch: massenhaft „Halbmonde" (H) in wechselnder Größe, auch im Innern der Schlingen Kernvermehrung, Verkleinerung und Hyalini-
sierung (Hy) der Schlingen, Verbreiterung der Interstitien, kleinzellige Infiltrate.
(Aus Volhard-Fahr.)

Die Harnkanälchenepithelien werden weiterhin abgestoßen und füllen die Kanälchen
aus, zum Teil vermischt mit Detritus, Zylindern und vor allem mit Blut, das recht
häufig zu finden ist.   Dazu kommen noch interstitielle Veränderungen.   Sie beginnen
mit Rundzellenanhäufungen um die Glomeruli herum, die mitunter eine große
Ausdehnung annehmen können.   Neben zahlreichen solchen Rundzellenherden
finden sich auch Blutungen im Zwischengewebe.
   Neben dieser reinen Scharlachnephritis kommt noch eine interstitielle septische
Herdnephritis vor, die im Gefolge der Angina necroticans durch Streptokokken hervorgerufen wird und häufig mit der erstgenannten Form kombiniert vorkommt.   Die Niere ist dabei gewaltig geschwollen und springt beim

Anschneiden sofort aus der Kapsel. Bei der septischen Nephritis sind die erwähnten interstitiellen Veränderungen besonders stark ausgebildet und wir finden über die ganze Niere verstreut massenhafte Rundzellenherde zum Teil von sehr großer Ausdehnung, so daß sie makroskopisch als Abszesse imponieren. Nebenher gehen die beschriebenen Veränderungen an den Glomerulis und den Harnkanälchen. In den Gefäßen der Glomerulis und auch in denen der Interstitien finden sich überall Streptokokkenpfröpfe; auch frei im Gewebe lassen sich massenhaft Streptokokken nachweisen. Die erwähnten Abszesse, die als Ausscheidungsherde aufzufassen sind, charakterisieren sich auf dem Durchschnitt der Nieren als kleinste, gelbe Streifchen,

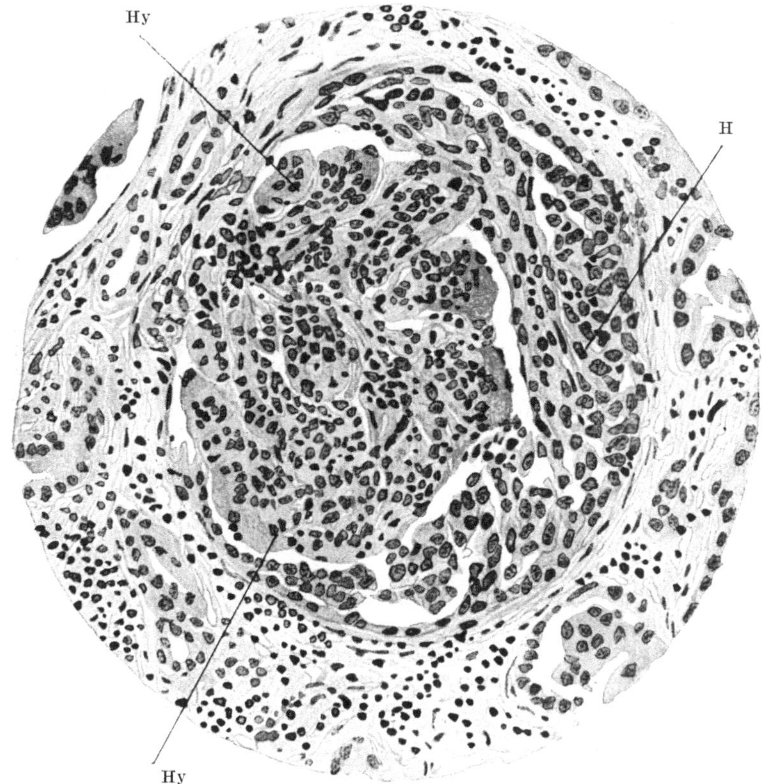

Abb. 332. Stärkere Vergrößerung der vorigen Abbildung.

die sich bis in die Nierenoberfläche verfolgen lassen. Dort präsentiert sich der Abszeß als weißgelbes, miliares Herdchen mit rotem Hofe; auch im Mark sind solche streifchenförmigen Herde oft zu finden.

Die leichten Veränderungen an der Niere, die sich in der ersten Scharlachwoche klinisch durch mäßige Albuminurie bemerkbar machen, zeigen makroskopisch Hyperämie und mikroskopisch nur leichte Trübung und Schwellung der Epithelien in den Tubuli contorti. Die Glomeruli sind dabei normal.

Haut. Das Zustandekommen des Scharlachexanthems ist bedingt durch einen akut entzündlichen Zustand im Hautorgan. Diese Anschauung wird von Neumann, Weichselbaum, Hlava und Rach vertreten. Letzterer äußert sich über die Histologie des Scharlachausschlages wie folgt:

1. Die Veränderungen sind akut entzündlicher Natur und liefern als ein spezifisches Krankheitsprodukt des Scharlachs ein bald mehr seröses, bald mehr zelliges,

meist zellig-hämorrhagisches Exsudat. Unter den Exsudatzellen überwiegen die polymorphkernigen neutrophilen Leukozyten.

2. Die entzündlichen Veränderungen treten in der Haut in Form von mehr oder weniger dichten Herden (Einzeleffloreszenzen) auf. Diese Effloreszenzen sitzen mit Vorliebe um die Ausmündung der Haarfollikel und ragen oft entweder durch Ödem der darunter liegenden Kutis oder Exsudatanhäufungen in der Epidermis über das Niveau der Umgebung hervor. Dann bilden sie die anatomische Grundlage der für Scharlach typischen, mit Recht als Follikelschwellung bezeichneten, kleinpapulösen Effloreszenzen.

3. Die Veränderungen spielen sich in verschiedenen Stadien mit allmählichem Übergange ab. Wir unterscheiden am besten zwei Hauptstadien:

I. Das Studium der Exsudation,

a) mit Austritt des Exsudats aus den Gefäßen in die oberen Schichten der Kutis;

b) mit Übertritt des Exsudates in die Epidermis, wo es sich in Form von entweder nur mikroskopisch oder schon makroskopisch als „Scharlachfriesel" erkennbaren Bläschen ansammelt.

II. Das Stadium der Schuppung mit Abstoßung der dieses Exsudat enthaltenden, unvollkommen (parakeratotisch) verhornenden Epidermispartien.

4. Man trifft oft dicht beieinander Effloreszenzen in verschiedenen Stadien; dies scheint damit zusammenzuhängen, daß das Exanthem durch mehrfache Nachschübe zustande kommt.

Herz. Am Herzen findet sich in vielen Fällen eine wahrscheinlich durch das Scharlachvirus selbst verursachte Myokarditis mit starker Rundzelleninfiltration und mehr zurücktretender Faserveränderung; dadurch kommt es häufig zur Dilatation. Diese interstitielle Myokarditis fand Romberg in ihren Anfängen schon am vierten Tage. Im Zusammenhange mit dieser Myokarditis kann in seltenen Fällen auch Endokarditis und Perikarditis auftreten. Die Endokarditis beginnt nach Romberg meist als Wandendokarditis in Gestalt kleiner Rundzelleninfiltrationen und greift nur selten auf die Klappen über.

Die in septischen Fällen beobachtete Myokarditis führt zu ausgedehnter Verfettung, zu Hämorrhagien und Abszeßbildungen im Herzfleisch; die Abszesse enthalten Streptokokken. Die Streptokokkenendokarditis der septischen Fälle ist relativ selten und kann zu großen Auflagerungen und schweren Zerstörungen der Klappen führen.

Im Myokard finden sich bei Scharlach mikroskopisch Knötchen, welche zunächst den von Aschoff beschriebenen „rheumatischen Knötchen" des Gelenkrheumatismus sehr ähnlich sind (Schmorl). Nach Fahr (Virchows Arch. f. pathol. Anat. u. Physiol. Bd. 232, 1921) lassen sie sich aber doch bei genauem Durchmustern fast stets mit hinreichender Sicherheit unterscheiden: sie sind sehr viel kleiner und zeigen nicht die großen, riesenzellenartigen Gebilde wie die rheumatischen Knötchen, dagegen häufiger knötchenartige Endothelwucherungen. Von der Myokarditis bei Diphtherie, von der gewöhnlichen interstitiellen Myokarditis und von der eitrigen Myokarditis sind sie deutlich unterschieden (s. Abb. 333).

Im Magen und Ösophagus kommen nekrotisierende Entzündungen vor, die durch Streptokokken bedingt sind. Zu Beginn des Prozesses finden sich dabei mohnkerngroße, rundliche Herde mit teils glatter, teils rauher Oberfläche. Später kann sich die Ausbreitung des ulzerierenden Prozesses über die gesamte Oberfläche des Magens erstrecken und Mukosa und Submukosa zerstören. Es handelt sich dabei um Infektionen, die nicht etwa hämatogen entstanden sind, sondern von der Angina necroticans aus durch verschluckte Streptokokken erzeugt wurden. Die Erreger gelangen in die Lymphbahnen der Magenwand, um sich in diesen lebhaft zu vermehren und durch Thrombosierung zu ödematöser Durchtränkung der Magenwand zu führen. Unter weiterer Vermehrung der Streptokokken kommt es dann zur Mortifikation der befallenen Schleimhaut und Submukosa. Am Darm führt die Streptokokkensepsis mitunter zu dysenterieähnlichen Prozessen, die mit nekrotisierenden Entzündungen der Follikel und der

Peyerschen Plaques einhergeht und sich häufiger im Dickdarm als im Dünndarm findet.

Die Vergrößerung der Milz beim Scharlach ist bei reinen Fällen der Scarlatina fulminans bedingt durch die Hyperplasie der lymphatischen Elemente. Hier erweist sich das Organ bei der bakteriologischen Untersuchung steril. In septischen Fällen ist die Milz vergrößert und weich und enthält Streptokokken; oft kommt es zu septischen Infarkten, die alle Übergänge von haselnußgroßen, weißen Infarkten bis linsengroßen, nur durch eine geringe Trübung von der Umgebung verschiedenen Herden aufweisen. Das Gewebe in den Infarkten ist meist kaum tingierbar, nekrotisch und enthält massenhaft in zierlichen Ketten angeordnete Streptokokken.

Häufig zeigen sich die Infarkte durch einen Wall von Zellen vom umgebenden Milzgewebe getrennt.

Die Leber ist oft vergrößert und weich; oft findet man eine interstitielle Hepatitis. Die periportalen Lymphdrüsen sind häufig stark vergrößert und können durch Verlegung der Gallenwege zum Ikterus führen.

Im Knochenmark findet man in septischen Fällen nach E. Fraenkel zuweilen vereinzelte Rundzellenansammlungen und kleinste Streptokokkenherde. Letztere liegen teils intravaskulär, teils frei im Gewebe und in der unmittelbaren Umgebung derselben Zellnekrosen von geringer Ausdehnung. Jochmann konnte im Wirbelmark bei solchen Fällen fast stets Streptokokken nachweisen.

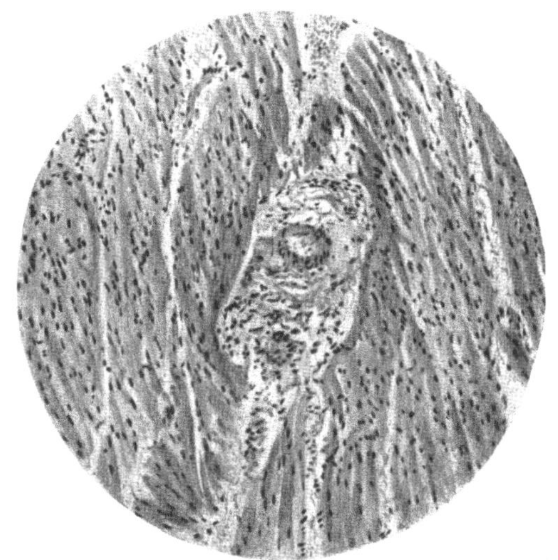

Abb. 333. Perivaskuläres Knötchen bei Scharlach-Myokarditis; Wucherung der adventitiellen Elemente ohne Riesenzellenbildung. (Nach Fahr.)

Therapie. Bei unkompliziertem Scharlach kann sich die Tätigkeit des Arztes auf rein diätetische und prophylaktische Maßnahmen beschränken. Da aber in jedem Moment, auch bei scheinbar leicht verlaufenden Fällen, ernste Komplikationen der mannigfaltigsten Art auftreten können, so ist eine gute Krankenbeobachtung und beim Einsetzen neuer Krankheitserscheinungen eine energische symptomatische Behandlung vonnöten.

Jeder Scharlachkranke gehört ins Bett. Da die gleichmäßige Bettwärme dazu beiträgt, dem Eintritt einer Scharlachnephritis vorzubeugen und diese im Durchschnitt am 19. Krankheitstage aufzutreten pflegt, so ist also mindestens eine Bettruhe von drei Wochen geboten. Es empfiehlt sich, den Kranken nicht eher wieder zum Verkehr zuzulassen, als bis die Schuppung vollendet ist. Das pflegt gewöhnlich nach sechs Wochen der Fall zu sein. Beim Scharlach besteht keine so große Neigung zu Erkältungen wie bei den Masern. Die Zimmerwärme braucht daher nicht mehr als 15° C zu betragen; die Forderung einer guten Ventilation versteht sich von selbst.

Zum Zwecke der täglichen Reinigung werden die Kranken, solange Exanthem besteht, am ganzen Körper mit lauwarmem Wasser abgewaschen; vom Einsetzen der Schuppung an geben wir jeden zweiten Tag ein lauwarmes Bad (35° C). Die Befürchtung, dadurch den Eintritt einer Nephritis zu begünstigen, ist unbegründet.

Unumgänglich notwendig sind beim Scharlach die ständige Kontrolle des Urins und die Messung der Temperatur. Da die postskarlatinöse Nephritis noch in der fünften und sechsten Woche einsetzen kann, so empfiehlt es sich, bis zur sechsten Woche täglich den Urin auf Eiweiß zu untersuchen. Ebenso lange ist eine ständige Kontrolle der Temperatur erforderlich, da der Eintritt von Nachkrankheiten häufig von Fieber begleitet wird.

Ein wichtiger Teil der Krankenpflege ist die Reinigung der Mundhöhle. Die Kranken werden angehalten, wenigstens solange Fieber und Angina bestehen, regelmäßig, womöglich stündlich, Spülungen und Gurgelungen mit 1%iger Wasserstoffsuperoxydlösung vorzunehmen. Bei Kindern, die nicht gurgeln können, muß der Mund vorsichtig mit einem in die gleiche Lösung getauchten Tupfer ausgewischt werden. Besser noch sind Ausspritzungen mit Wasserstoffsuperoxydlösungen oder Borwasser. Das Kind sitzt dabei auf dem Schoße der Pflegerin, der Kopf wird etwas nach vorn gebeugt gehalten und der Strahl der Spritze gegen die Wangenschleimhaut gerichtet. Zunge und Lippen werden mit Borglyzerin gepinselt.

Bei der Aufstellung der Scharlachdiät ist die Sorge des Praktikers vor allem auf die Verhütung der Nephritis gerichtet, deshalb pflegt er in den ersten drei Wochen der Krankheit fleischfreie Kost zu geben, um nicht durch die Extraktivstoffe des Fleisches die Nieren zu reizen. Es ist also üblich, solange das Fieber anhält, flüssige Diät zu geben, Milch, Milchsuppen, Kakao, Haferschleim und nach der Entfieberung daneben eine breiige Kost: Grießbrei, Reisbrei, Zwieback zu verabreichen. Ist bis zum 20. Tage keine Nephritis eingetreten, so wird eine gemischte Kost, zarte Gemüse (Karotten, Spinat) und Fleisch verabreicht. Man muß sich nun freilich darüber klar werden, daß auch absolut fleischfreie Kost, ja nicht einmal reine Milchdiät oder extrem kochsalzarme Kost, den Eintritt einer Nierenentzündung verhindern kann. Der Eintritt der Nephritis hängt von ganz anderen Bedingungen, familiärer Disposition, Genius epidemicus usw. ab.

Pospischil hat an einem großen Material — 2372 Kranke, die zur Hälfte fleischfrei, zur Hälfte mit Fleisch ernährt wurden — gezeigt, daß bei fleischloser Diät in genau demselben Prozentsatz Nephritis aufzutreten pflegt wie bei Fleischkost. Bei gleichem Vorgehen an 1000 Scharlachkranken ist Jochmann zu genau demselben Resultat gekommen, so daß er es für unbedenklich hält, Scharlachkranke von vornherein mit einer gemischten Kost zu ernähren, um so mehr als namentlich erwachsene Scharlachpatienten der fleischfreien Ernährung oft Widerstand entgegensetzen. Wo also Widerwillen gegen die übliche fleischfreie Diät besteht, gebe man ohne Sorge gemischte Kost.

Als Getränke empfehlen sich klares Brunnenwasser, Limonaden, Selterwasser u. dgl.

Symptomatische Behandlung. Bestehen Kopfschmerzen im Anfange der Krankheit, so geben wir eine Eisblase oder einen kühlen Umschlag auf den Kopf.

Zur Bekämpfung hohen Fiebers und seiner Begleiterscheinungen, wie Störungen des Sensoriums, wenden wir hydropathische Maßnahmen an und geben in der Regel keine Antipyretica. Das mildeste Verfahren ist die Verordnung größerer Prießnitzumschläge, die 2—3stündlich gewechselt werden. Ein großes, in kaltes Wasser (20° C) getauchtes Tuch wird um Brust, Leib und Oberschenkel geschlagen und darüber kommt ein Gummituch und eine wollene Decke. Ist bei Hyperpyrexie eine starke Herabsetzung der Temperatur beabsichtigt, so empfiehlt sich die kalte Packung.

Das Kind wird in ein großes, in kaltes Wasser (15° C) getauchtes Laken mit darüberliegendem Gummituch und wollener Decke gewickelt und zehn Minuten darin belassen. Mittlerweile ist im Nachbarbett oder auf einer bereitstehenden fahrbaren Trage eine zweite kalte Packung vorbereitet worden, in die das Kind sofort nach der Herausnahme aus der ersten Einwicklung gelegt wird. Dieser Wechsel wird innerhalb einer Stunde fünfmal vorgenommen. Das Verfahren läßt sich in der Regel nur einmal am Tage ausführen.

Abkühlungsbäder, bei denen, wie bei der Typhusbehandlung das Wasser während des Badens langsam von 35⁰ C auf 27⁰ C abgekühlt wird, können zu demselben Zweck wie die kühlen Packungen verabfolgt werden, doch ist dabei sehr auf den Zustand des Herzens zu achten, im allgemeinen ziehen wir die kalten Einpackungen vor.

Dagegen sind recht empfehlenswert, namentlich bei großer Unruhe und starker Benommenheit, die mit kühlen Übergießungen kombinierten lauwarmen Bäder (38⁰ C), bei denen dreimal während des Bades Wasser von 20⁰ C über Brust und Nacken gegossen wird. Solche Bäder können zweimal täglich wiederholt werden. Man verordne bei schwer benommenen und hochfiebernden Kranken in der Regel täglich einmal die oben beschriebene Prozedur der kurz hintereinander fünfmal gewechselten kalten Packungen und einmal ein lauwarmes Bad mit kühlen Übergießungen.

Das Exanthem an sich erfordert keine Behandlung. Hautjucken während der Ausschlagperiode kann durch Abtupfen mit 1⁰/₀igem Mentholspiritus oder Einreiben mit 1⁰/₀igem Thymollanolin gelindert werden. Zur Beschleunigung der Abschuppung empfehlen sich lauwarme Seifenbäder und Einreibungen mit Glyzerin oder Lanolin. Die Füße, bei denen die Schuppung am längsten dauert, sind täglich mit lauwarmem Seifenwasser zu waschen.

Bei Herzschwäche gebe man Digalen per os, dreimal soviel Tropfen, wie das Kind Jahre zählt; bei akutem Kollaps Kampferöl ¹/₂—1 Spritze, Coff. natrobenz. (20⁰/₀ige Lösung) in Dosen von 0,05—0,2, 2—3 mal täglich, subkutan. Ferner Adrenalin, 1 mg intramuskulär, oder Strophantin, 0,2—0,3 mg intravenös; letzteres ist eventuell zu wiederholen. Daneben können starker Kaffee, Alkoholica (Ungarwein, Portwein, Rotwein) verabreicht werden.

Rachenerkrankungen. Die Behandlung der einfachen Scharlachangina beschränkt sich auf Gurgelungen mit 1⁰/₀igem Wasserstoffsuperoxyd, gute Mundpflege und Prießnitzumschläge um den Hals, die dreimal täglich gewechselt werden.

Ist eine Angina necroticans aufgetreten, so empfiehlt sich die stundenlange Anwendung eines Dampfsprays oder eines Inhalationsapparates, wobei 1⁰/₀ige Wasserstoffsuperoxyd- oder Kochsalzlösung verstäubt wird (siehe Diphtheriebehandlung). Um den Hals gibt man eine Eiskrawatte oder bei Kindern mit zyanotischem livieden Exanthem besser einen Prießnitzumschlag. Stündliche Gurgelungen mit 1⁰/₀igem Wasserstoffsuperoxyd sind dringend geboten. Statt dessen kann man auch 1⁰/₀₀ige Salizylsäure oder Natr. sulf. ichthyol. 10,0 zu Aqua 200,0 benutzen. Wo Gurgeln nicht möglich ist, muß der Mund 3—4 mal am Tage mit einer Ohrenspritze ausgespritzt werden, wie oben bei Besprechung der Mundpflege näher ausgeführt wurde. Auch die Darreichung von Pergenoltabletten (4—6 Stück am Tage), die langsam im Munde zergehen und Wasserstoffsuperoxyd abspalten, kann empfohlen werden.

Einblasungen und Einpinselungen nehme man nicht vor. Auch nicht die von Heubner empfohlenen Karbolinjektionen (in jede Tonsille 0,5 ccm 3⁰/₀iges Karbolwasser). Die Aufregung der Kinder, die mit der letztgenannten Manipulation verbunden ist, steht in keinem Verhältnis zu dem damit erreichten Nutzen, um so weniger, als die beabsichtigte bakterientötende Wirkung nicht erzielt wird. Sehr zu empfehlen ist es, den Kranken reichlich zu trinken zu geben, um der Austrocknung und der Schleimbildung vorzubeugen. Wasser mit Zusatz von Zitronensaft oder Himbeersaft, kalter Tee u. dgl. sind dazu geeignet. Rissige Lippen, Rhagaden werden mit Borglyzerin gepinselt.

Nase. Bei starker Rhinitis pinsele man die Nase 3—4 mal am Tage mittels gestielter Wattetupfer, die mit 1⁰/₀igem Thymollanolin bestrichen sind; auch Zinköl ist für diesen Zweck geeignet. Ausspritzungen und Ausgießungen lassen wir nicht vornehmen. Gegen Mazeration der Oberlippe durch das ätzende Nasensekret ist Borglyzerin oder Zinköl von Nutzen.

Otitis. Treten Schmerzen im Ohr auf, und zeigt der Ohrenspiegel eine Rötung des Trommelfelles, so träufelt man 2—3 mal am Tage warmes Karbolglyzerin (5 %iges) ein und läßt einen Umschlag mit essigsaurer Tonerde um die Ohrengegend machen, der dreimal am Tage gewechselt wird. Bei Vorwölbung des Trommelfelles wird die Parazentese vorgenommen. Ist die Perforation erfolgt, so wird das Ohr durch Austupfen mit Gazestreifen gereinigt, die in 3 %ige Wasserstoffsuperoxydlösung getaucht sind. Ist die Sekretion sehr stark, so kann man auch vorsichtige Spülungen mit Formalinwasser vornehmen (5 Tropfen der 40 %igen Formalinlösung auf $^1/_4$ l Wasser). Treten Schmerzen am Processus mastoideus auf, so ist es ratsam, eine Eiskrawatte hinter das Ohr zu legen, durch die bisweilen noch das Fortschreiten des Prozesses aufgehalten wird. Sind die Zeichen einer Vereiterung des Processus vorhanden, so muß unverzüglich die Ausmeißelung vorgenommen werden.

Lymphadenitis. Für die Behandlung der gewöhnlichen leichten Drüsenschwellung, wie sie in Begleitung der Scharlachangina auftritt, genügen die Prießnitzumschläge um den Hals. Bei den starken Drüsenschwellungen, im Anschluß an die Angina necroticans gibt man zunächst eine Eiskrawatte und zweimal täglich Einreibungen mit Jodkalisalbe oder Unguentum cinereum. Wird dadurch eine Besserung nicht erzielt und schreitet der Prozeß der Erweichung entgegen, so sind häufig gewechselte warme Breiumschläge am Platze.

Breiumschläge werden in der Weise hergestellt, daß Leinsamenmehl mit Wasser zu einem Brei angerührt und in ein leinenes Tuch eingeschlagen wird. Zwei solcher Breiumschläge werden dann auf einer Breimaschine abwechselnd gewärmt. Die Breimaschine ist ein Blechkasten, dessen doppelte Wandungen mit Wasser gefüllt werden, und der durch eine Spiritusflamme erwärmt wird.

Ist Erweichung aufgetreten, so wird die Inzision vorgenommen. Ohne die sichere Feststellung von Fluktuation darf nicht eingeschnitten werden, weil die Eröffnung von Blut- und Lymphbahnen in dem von Streptokokken durchsetzten infiltrierten Gewebe leicht Allgemeininfektion auslösen kann. Oft empfiehlt sich Einlegen von mit Pferdeserum getränkten Tampons in die Wunde.

Scharlachrheumatismus. Die rheumatischen, auf der Wirkung des Scharlachgiftes beruhenden Gelenkaffektionen werden am besten mit Ruhigstellung und warmen Einwicklungen behandelt. Eine Schicht Watte, darüber ein Stück Guttapercha und darüber ein Flanelltuch bringen ein wohltuendes Wärmegefühl und Linderung der Schmerzen. Daneben empfiehlt es sich, Atophan $4 \times 0{,}5$ zu geben, das oft überraschend schnell beim Scharlachrheumatismus wirkt. Auch Salizylpräparate, Aspirin oder Diplosal werden verordnet, doch versagen sie hier manchmal: Melubrin ist manchmal wirksam.

Septische Gelenkerkrankungen, wie sie bei der Streptokokkensepsis nach Angina necroticans zuweilen vorkommen, werden am besten mit feuchten Umschlägen von essigsaurer Tonerde behandelt. Ist es zu Gelenkvereiterung gekommen, so tritt die chirurgische Behandlung in ihre Rechte.

Nephritis. Die Frage, ob wir das Eintreten einer Nierenentzündung durch vorsichtige Diät, z. B. reine Milchdiät, während der ersten drei Wochen verhindern können, wurde oben schon in verneinendem Sinne beantwortet. Eine größere Rolle mögen in einzelnen Fällen Erkältungsmöglichkeiten spielen, so daß wir die absolute Bettruhe während der ersten vier Wochen der Krankheit für dringend geboten halten. Eine prophylaktisch-medikamentöse Behandlung, etwa mit Urotropin oder dgl., kann die Nephritis nicht verhüten. In der Hauptsache ist das Eintreten einer Nierenentzündung vom Genius epidemicus und von der individuellen Disposition des einzelnen abhängig.

Bei ausgebrochener Nephritis empfiehlt es sich, dem Kranken eine Schonungsdiät zu geben. Dazu gehört in erster Linie die Milch, die teils rein, teils in Form von Milchsuppen mit Reis, Grieß, Hafergrütze, Kindermehlen, teils auch mit Kakao oder etwas Kaffee gegeben werden kann; auch Buttermilch und saure Milch kann verabreicht werden. Eine strenge reine Milchdiät ist keineswegs erforderlich, ganz abgesehen davon, daß sie wegen des Widerwillens, den sie erweckt, meist schwer durchgeführt werden kann. Man gibt also neben der Milch in den genannten Formen außerdem noch eine kochsalzsrme Kost in Gestalt von Obstsuppen, ungesalzenen Mehlspeisen, ungesalzener Butter mit Weißbrot, Honig, Kartoffelbrei, Grießbrei; dazu Früchte und ungekochtes Obst, was eine willkommene Abwechslung bringt. Auch leichte Gemüse, wie Spinat, Blumenkohl, Schoten, Mohrrüben sind kochsalz- und stickstoffarm.

Daß man bei der Scharlachnephritis keineswegs besonders ängstlich zu sein braucht, beweisen die Versuche Pospischills, der ohne Schaden seinen scharlachkranken Nephritikern Fleischkost gab und trotzdem keine Änderung in Verlauf und Dauer der Nephritis beobachtete. Trotzdem dürfte es sich empfehlen, an der beschriebenen kochsalzarmen Kost festzuhalten, die im allgemeinen gern genommen wird.

Daß die Einführung kochsalzarmer Kost ein schnelles Schwinden von hydropischen Anschwellungen zu erzielen vermag, steht außer Zweifel. Man muß deshalb auch annehmen, daß eine konsequent kochsalzarme Ernährung während der Nephritis das Zustandekommen von Ödemen verhindert.

Erst, wenn keine Spur von Blut im Urin mehr nachzuweisen und der Eiweißgehalt bis auf Spuren geschwunden ist, kann man zu leichten Fleischsorten, Taube, Huhn, Kalbfleisch, Schleie usw. übergehen.

Solange eine gute Diurese besteht, ist ein reichliches Trinken erwünscht, um toxische Stoffe möglichst zu verdünnen und die Nierenkanälchen von verstopfenden Zylindern zu befreien. Dazu eignen sich Limonaden, kochsalzarme Wässer, Fachinger, Wildunger Georg Viktorquelle usw. Bei eingetretener Oligurie (500 ccm Urin in 24 Stunden und weniger) ist die Flüssigkeitszufuhr etwas einzuschränken. Als Diuretikum empfiehlt sich das Theoc. natr. acet., 2—3mal täglich 0,3. Läßt die Herzkraft nach, so kommt vor allem das Coff. natr. benz. in Dosen von 0,1—0,2, dreimal täglich subkutan, in Frage.

Neben der Schonungsdiät verordnen wir diaphoretische Maßnahmen, namentlich wenn die Urinmenge stark abnimmt. Es eignen sich dazu warme Packungen oder heiße Bäder.

Zu einer warmen Packung gehören: Eine große wollene Decke, darüber ein Gummituch und schließlich ein großes Laken, das in heißes Wasser getaucht wird (so warm, als man es an den Fingern vertragen kann). Der Kranke wird hineingewickelt, bekommt etwas heiße Milch zu trinken und bleibt eine halbe Stunde darin liegen.

Manche Kinder werden in dieser heißen Packung sehr unruhig. Dann kann man statt dessen auch eine trockene Einpackung mit einem großen Laken, Gummituch und wollener Decke vornehmen und warme Getränke zu trinken geben.

Noch wirksamer ist es, eine trockene Schwitzprozedur mit heißer Luft vorzunehmen. Das kann mit einem elektrischen Lichtbügel geschehen, der über den Rumpf gestellt wird oder in einfacherer Weise mit dem Quinckeschen Bettschwitzapparat „Phénix á l'air chaud".

Durch ein rechtwinklig abgebogenes Rohr, unter dem eine Spirituslampe steht, wird die erhitzte Luft unter die Bettdecke geleitet, die durch zwei in der Längsrichtung über das Bett gelegte Stangen vom Körper abgehoben wird.

Schließlich sind bei guter Herzkraft auch heiße Bäder geeignet. Man gibt ein Bad von 32° C und läßt langsam warmes Wasser zufließen, bis die Wasserwärme 40° C beträgt (25—30 Minuten, auf dem Kopfe soll dabei ein kühler Umschlag liegen). Hinterher wird der Patient in ein Laken und wollene Decke gehüllt, bekommt etwas heiße Milch zu trinken und schwitzt noch eine halbe Stunde nach.

Werden diese Schwitzprozeduren schlecht vertragen, so können auch heiße Breiumschläge oder Thermophore auf die Nierengegend appliziert werden.

Ein großer heißer Breiumschlag wird ins Bett gelegt und der Kranke so darauf gelegt, daß die Nierengegend gut erwärmt wird. Alle halbe Stunde wird der Breiumschlag mit einem in der Breimaschine frisch erwärmten vertauscht. Diese Prozedur wird etwa dreimal am Tage zwei Stunden lang durchgeführt.

Treten die Vorboten der Urämie auf (Kopfschmerzen, Erbrechen, Blutdrucksteigerung) und sinkt die Urinmenge in bedrohlicher Weise, 300 ccm und weniger, oder sind bereits urämische Erscheinungen mit Koma und Krämpfen eingetreten, so ist dringend ein Aderlaß anzuraten.

Man läßt aus einer der Armvenen 100—200, bei Erwachsenen 300—500 g Blut abfließen und schließt am besten gleich eine intravenöse Infusion von 200—500 ccm steriler 5—10%iger Traubenzuckerlösung an. Die abzulassende Menge Blut kann man bei einem Kinde nach dem Körpergewicht berechnen, indem man ungefähr den zehnten Teil des Gesamtblutes entfernt. Da die Blutmenge 1 : 13 des Körpergewichts beträgt, so hat z. B. ein Kind von 26 kg Gewicht 26 : 13 = 2 kg Blut, also sind rund 200 g Blut abzulassen.

Während des urämischen Anfalles ist mitunter auch ein heißes Bad von 40° C (10 Minuten Dauer) von gutem Erfolg. Gegen das Erbrechen werden Eisstückchen verabreicht. Zur Verhütung eines erneuten Krampfanfalles sind Chloralklistiere oft von Nutzen (Chloralhydrat 1—2,0 g, Mucilag. Salep. 10,0, Aqua ad 50,0). Hiervon wird die Hälfte, auf Körpertemperatur erwärmt, als Klistier gegeben. Versuche, die Hämaturie mit Sekale oder Plumbum aceticum zu beeinflussen, haben keinen Zweck. Dagegen ist die Lumbalpunktion unter Ablassen von Liquor bis zum normalen Druck stets zu versuchen.

Serumtherapie. Eine eigentlich spezifische Therapie läßt sich beim Scharlach nicht durchführen, da wir den Erreger noch nicht kennen.

Die mit dem Marmoreckschen und dem Aronsonschen Streptokokkenserum erzielten Resultate befriedigten nicht. Mehr Freunde hat sich namentlich in Österreich und Rußland das Mosersche Serum erworben. So sind z. B. Escherich, Pirquet und E. Schick von seiner Wirksamkeit überzeugt. Andere freilich, wie Heubner, Baginski, Czerny verhalten sich ablehnend.

Von der Vorstellung ausgehend, daß die Scharlachstreptokokken eine besondere Art mit spezifischen Eigenschaften darstellen, benutzt Moser zur Immunisierung der Pferde ausschließlich solche Streptokokkenstämme, die aus dem Herzblut von Scharlachleichen isoliert und ohne Tierpassage weiter gezüchtet werden.

Um eine Heilwirkung zu erzielen, ist die subkutane Injektion großer Dosen, 200 ccm, erforderlich. Seine schönste Wirkung soll es bei den rein toxischen Fällen entfalten. Vorbedingung für einen guten Erfolg ist die frühzeitige Anwendung in den ersten drei Krankheitstagen. Vom fünften Tage der Erkrankung an scheint jede günstige Einwirkung auszubleiben. Auf die infektiösen Erscheinungen hat es nach Schick, dem wir hier folgen, nur insofern Einfluß, als bei rechtzeitiger Injektion schwere Zerstörungen ausbleiben und das Leben erhalten wird. Die Wirkung auf die Temperatur fehlt häufig. Der Eintritt von Nachkrankheiten, speziell von Nephritis, wird durch das Serum nicht verhütet.

Nachteile des Moserschen Serums sind die großen Mengen, die zur Einspritzung notwendig sind und fast stets eine recht intensive Serumkrankheit nach sich ziehen und dann der Mangel einer zuverlässigen Wertbestimmung.

Jochmanns Versuche mit dem **Höchster Antistreptokokkenserum** ergaben, daß es ein Unterstützungsmittel für die Bekämpfung der Streptokokkeninfektion beim Scharlach darstellt.

Zur Herstellung des Serums werden frisch aus Scharlachleichen gezüchtete Streptokokken verwendet, die auf Blutbouillon gewachsen sind. Mit solchen Kulturen werden Pferde und Maultiere immunisiert. Der Schutzwert des Serums wird dann an Mäusen geprüft gegen eine Reihe auf Blutbouillon gewachsener Stämme, deren tödliche Dosen genau festgelegt sind und gleichzeitig auch gegen virulente Passagekulturen. Konserviert wird das Serum dadurch, daß man im luftverdünnten Raume Formalindämpfe darauf einwirken läßt. Es hält nach Angabe der Fabrik den Titer 4—5 Monate konstant, von da ab sinkt der Titer langsam. Sieben Monate altes Serum ist nicht mehr zu verwenden, da nach dieser Zeit der Schutztiter sehr rapide absinkt.

Man gibt subkutan oder intravenös 50—100 ccm, eine Dosis, die nach zwei Tagen oder noch öfter wiederholt werden kann, wenn eine Wirkung nicht zu erkennen ist. In den meisten Fällen, bei denen eine günstige Einwirkung zu konstatieren ist, erfolgt ein lytischer Abfall des Fiebers; außerdem macht sich eine Hebung des Allgemeinbefindens bemerkbar, Klarerwerden des vorher benommenen Sensoriums, Besserung der Nahrungsaufnahme, Kräftigung des Pulses und Besserung der Atmung. Bestehende Rachennekrosen reinigten sich. Diese Wirkung stellte sich etwa 24 bis 36 Stunden nach der Injektion ein, bisweilen aber auch erst nach der zweiten oder dritten Einspritzung.

Die Veröffentlichung von **Reiß** und **Jungmann** aus der Frankfurter Klinik im Jahre 1911 bedeutet einen entscheidenden Fortschritt in der Behandlung des schweren toxischen Scharlachs. Sie gaben große Mengen, 50—100 ccm, von **Scharlachrekonvaleszentenserum** intravenös, und zwar stets das Mischserum von einer Anzahl von Patienten. Auf die genaue Innehaltung der Vorschriften zur Serumgewinnung kommt es sehr an. Diese müssen im Original nachgelesen werden (**Reiß** und **Jungmann**: Dtsch. Arch. f. klin. Med. Bd. 106. 1912. **Reiß** und **Hertz**: Münch. med. Wochenschr. 1915). Die besten Erfolge hatten sie beim schwersten toxischen Scharlach am 1.—3. Krankheistag, der mit Benommenheit, Delirien, Herzschwäche und sehr hohem Fieber einhergeht und bisher eine hoffnungslose Prognose hatte. Es gelingt, solche Fälle durch die Serumbehandlung in wenigen (8—12) Stunden zu leicht kranken Rekonvaleszenten zu machen. Nach der Seruminjektion pflegt das Fieber zunächst etwas anzusteigen. Dann fällt der Kranke oft in ruhigen Schlaf, während das Fieber stetig absinkt, um schließlich nach etwa einem halben Tag bei der Norm anzukommen. Das Bewußtsein ist klar geworden, die Kranken verlangen zu essen, wollen sich beschäftigen, kurz, sie sind kaum wieder zu erkennen. Es gibt nicht wenige Fälle, bei denen der Scharlach jetzt gewissermaßen erledigt ist. Bei anderen steigt die Temperatur noch einmal etwas an, um dann am nächsten oder übernächsten Tag endgültig abzufallen. Streptokokkenerkrankungen werden, wie **Reiß** von Anfang an berichtete, durch das Rekonvaleszentenserum nicht beeinflußt.

Die Angaben von **Reiß** sind in der Folge von zahlreichen Autoren, **Koch**, **Moog**, **Ehrmann**, **Glaser**, **Rowe**, **W. Schultz**, **Griesbach**, vollauf bestätigt worden, wobei sich gezeigt hat, daß normales Menschenserum, also von Menschen, die wenigstens kürzlich keinen Scharlach durchgemacht hatten, qualitativ ebenso wirkt, nur sind etwa die doppelten Dosen, also 100—200 ccm nötig, um den gleichen Erfolg zu erzielen.

Neuerdings hat O. **Moog** über 258, in der Frankfurter Klinik mit Serum behandelte Fälle berichtet (Zeitschr. f. d. ges. exp. Med. Bd. 14, S. 28; daselbst auch vollständige Literatur). Er verfügt auch über 76 mit dem **Moserschen** Serum behandelte Fälle und konnte zeigen, daß dieses von mit Scharlachstreptokokken vorbehandelten Pferde stammende Serum sehr ähnlich wirkt wie das Humanserum, während gewöhnliches Pferdeserum ganz wirkungslos ist. Es kann sich also bei der Serumtherapie des Scharlachs nicht um eine allgemeine Serumwirkung im Sinne der Proteinkörpertherapie handeln, sondern die Wirkung ist zweifellos viel zu kompliziert, als daß wir irgend etwas Sicheres über ihre theoretische Grundlage aussagen könnten. Eines aber ist sicher, wir besitzen in der Humanserumtherapie des Scharlachs ein so wirksames Mittel, wie wohl kaum sonst noch in der inneren Medizin. Die Abb. 334 zeigt die Kurve eines von Griesbach behandelten Falles.

Um so bedauerlicher ist es, was nicht verschwiegen werden darf, daß die Behandlung zuweilen mit sehr unangenehmen Nebenwirkungen verbunden ist, wie Schultz, Glaser, F. E. Cohn und Griesbach hervorgehoben haben.

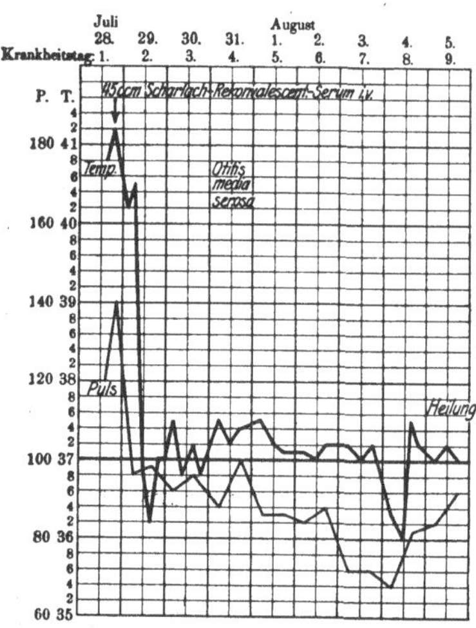

Abb. 334. Schwerster Scharlach, mit Rekonvaleszentenserum erfolgreich behandelt.

Letzterer hat sogar über zwei Todesfälle berichtet, die sich unmittelbar an die Injektion anschlossen und derselben zur Last fallen müssen. Allerdings hat er, wie Reiß und neuerdings Moog, der bei seinem großen Material nichts Derartiges sah, hervorhoben, mit Serum gearbeitet, das durch Kerzenfiltration physikalisch stark verändert sein konnte. Leider muß aber erwähnt werden, daß kürzlich wieder auf der Scharlachabteilung des Krankenhauses St. Georg, Hamburg, wo auf Veranlassung von Griesbach seit vier Jahren stets eine Vorinjektion von 5 ccm vorgenommen wird, sich an diese in genau der gleichen dramatischen Weise, wie sie von Griesbach geschildert worden ist, Schüttelfrost, Kreislaufschwäche, Hyperpyrexie und nach etwa zwei Stunden der Tod anschloß. Dabei war bei der Herstellung des Serums genau nach der Vorschrift von Reißverfahren worden. Interessant ist, daß in dem sterilen Blut enorme Hämolyse mit reichlicher Methämoglobin- und Hämatinbildung beobachtet wurde.

Die Therapie des Scharlachs mit Antistreptokokkenseris, mit Ausnahme des zur Zeit schwer zu beschaffenden Moserserums, dürfte wohl ganz verlassen sein, und kommt höchstens noch bei schweren Streptokokkenerkrankungen in Frage.

Ebensowenig ist die von G. Klemperer angegebene Salvarsanbehandlung noch üblich.

Prophylaxe. Da der Scharlach zu den gefährlichsten Infektionskrankheiten des jugendlichen Alters gehört, so ist eine sorgfältige Prophylaxe dringend geboten. In Deutschland ist daher jeder Scharlachfall der zuständigen Polizeibehörde anzuzeigen. Diese läßt dann durch einen beamteten Arzt Ermittelungen über die Infektionsquelle anstellen, z. B. mit welchen Personen der Kranke in Berührung gekommen ist, ob in der Schulklasse verdächtige Erkrankungen aufgetreten sind, falls es sich um scharlachkranke Schulkinder handelt, ferner ob der Erkrankte aus einem Gehöfte oder einer Milchwirtschaft etwas bezogen hat, in welchem in letzter Zeit ein Scharlachfall vorgekommen ist usw. Danach werden dann die weiteren Maßnahmen der Behörde getroffen.

Bei der großen Ansteckungsfähigkeit der Krankheit ist es dringend geboten, den an Scharlach Erkrankten ohne Verzug abzusondern und ihm eine besondere Pflegeperson zu geben. Die Wahrscheinlichkeit, burch diese Maßregel die Weiterverbreitung zu verhüten, ist erheblich größer als bei den Masern. Der akute Beginn des Scharlachs mit Fieber, Erbrechen, Halsschmerzen und schneller Entwicklung des Ausschlages gestattet es, relativ frühzeitig die richtige Diagnose zu stellen, während bei den Masern, wo die Trennung des Kranken von anderen Kindern meist erst bei Ausbruch des Exanthems vorgenommen wird, in der Regel schon die Ansteckung der Umgebung erfolgt ist.

Die Absonderung kann in der Behausung des Kranken durchgeführt werden, doch ist es weit ratsamer, dafür zu sorgen, daß der Erkrankte in ein geeignetes Krankenhaus überführt wird. Das gilt namentlich für solche Kranke, die sich in engen, dicht bevölkerten Wohnungen, in öffentlichen Gebäuden, Schulen, Kasernen, Gefängnissen oder in Räumen neben Milch- und Speisewirtschaften usw. befinden, sowie für Personen, welche kein besonderes Pflegepersonal zur Verfügung haben, sondern von ihren zugleich anderweitig in Anspruch genommenen Angehörigen gepflegt werden müssen. Aber auch für die besser situierten Kreise halte ich es für empfehlenswerter, z. B. in kinderreichen Familien, die Isolierung nicht im Hause vorzunehmen, oder die gesunden Kinder zu Verwandten zu geben, wie das in der Regel geschieht, sondern das kranke Kind der sachgemäßen Pflege eines guten Krankenhauses oder Privatsanatoriums anzuvertrauen. Je länger ein krankes Kind in der Wohnung ist, desto mehr Gelegenheit ist trotz des guten Willens gegeben, das Scharlachgift in andere Wohnräume zu tragen und bei der Zähigkeit, mit der es sich virulent erhält, weitere Infektionen zu veranlassen.

Geschwister von Scharlachkranken und Kinder aus Behausungen, in denen eine Erkrankung an Scharlach vorgekommen ist, müssen so lange vom Schulbesuch ferngehalten werden, bis eine Ansteckung nicht mehr zu befürchten ist. Ist die Isolierung des Erkrankten gut durchgeführt, so können die Geschwister desselben acht Tage nach erfolgter Trennung von dem Kranken die Schule wieder besuchen. Kann jedoch die Isolierung nicht hinreichend durchgeführt werden, so müssen die gesunden Geschwister während der ganzen Dauer der Krankheit der Schule fernbleiben.

Für Ärzte und Pflegepersonal ist es Pflicht, im Krankenzimmer einen weißen Mantel zu tragen und vor dem Verlassen des Zimmers sich sorgfältig die Hände zu desinfizieren. Der Arzt möge bei seinen Krankenvisiten Scharlachpatienten stets zuletzt besuchen, um Übertragungsmöglichkeiten vorzubeugen.

Die Leib- und Bettwäsche, namentlich die Taschentücher des Kranken müssen nach Gebrauch zwei Stunden in Gefäße mit einer desinfizierenden Flüssigkeit gelegt oder in kochendem Wasser keimfrei gemacht werden, bevor man sie in die allgemeine Wäsche gibt. Für die Desinfektion der Gebrauchsgegenstände, der Eß- und Trinkgeschirre gelten die im Anhange angegebenen Regeln. Nach Ablauf der Krankheit muß das Krankenzimmer sorgfältig mit Formalin desinfiziert werden. Spielzeug und Bücher, mit denen der Kranke sich beschäftigt hat, werden am besten verbrannt.

Wie lange der einzelne Scharlachkranke als infektiös zu betrachten ist, läßt sich nicht mit Bestimmtheit allgemein beantworten. Zweifellos dürften auch hier, nach Analogie der Bazillenträger, chronische Virusträger vorkommen. Sehr wichtig ist die Übertragung durch Leichtkranke.

Große Beachtung verdient, falls sie sich bestätigen sollte, die Angabe von Degkwitz (Münch. med. Wochenschr. 1922. Nr. 26), daß es gelingt, durch Injektion von 5—10 ccm Rekonvaleszentenserum wenigstens vorübergehend Schutz gegen die Infektion zu verleihen. Degkwitz gibt Kindern bis zu 8 Jahren 5—6 ccm, bis zu 14 Jahren 10 ccm intramuskulär.

Die von Gabriczewsky empfohlene Prophylaxe mit Streptokokkenvakzin hat sich in Deutschland nicht eingebürgert.

Literatur siehe bei:

M. Escherich und B. Schick: Scharlach, Wien und Leipzig 1912. — Pospischill und Weiß: Über Scharlach (der Scharlacherkrankung zweiter Teil), Berlin 1911. — F. Rolly: Scharlach im Handb. d. inn. Med., herausgeg. von Mohr und Staehelin, Bd. I, Berlin 1911. — F. Schleißner: Ätiologie des Scharlachs in Ergebnisse der inneren Medizin und Kinderheilk., Bd. X, Berlin 1913. — G. Bernhardt: Ätiologie des Scharlachs. Ebenda. — Hutinel: Der bösartige Symptomenkomplex bei Scharlach. Ebenda, Bd. 13. — B. Salge: Scharlach im Handbuch der spez. Pathol. von Kraus-Brugsch, Bd. II. — H. Kleinschmidt: Diagnostische und therapeutische Irrtümer. Kinderheilk., 5. Heft, 1922.

Masern (Morbilli).

(Französisch: rougeole; englisch: measles; italienisch: rosolia.)

Als Masern bezeichnet man eine akute fieberhafte Infektionskrankheit, die mit einem charakteristischen Fleckenausschlage der Haut und mit katarrhalischen Erscheinungen der oberen Luftwege und der Konjunktiven einhergeht und stets durch Ansteckung von Mensch zu Mensch weiterverbreitet wird.

Geschichte. Die Masern sind vermutlich schon im Altertum in großer Verbreitung aufgetreten, doch wurden sie noch bis ins Mittelalter hinein mit Pocken und Scharlach zusammengeworfen. Der arabische Schriftsteller, Rhazes, geboren um 850, stellte in seiner Schrift: „De variolis et morbillis" die These auf, daß Pocken und Masern der Ausdruck eines Gärungsprozesses im Blute seien; auch die Schriftsteller des 16. Jahrhunderts unterscheiden nicht mit Sicherheit zwischen Pocken und Masern. Diese Trennung nahm erst der englische Arzt Sydenham im 17. Jahrhundert vor, aber auch er verstand die Masern noch nicht sicher vom Scharlach abzugrenzen. Seit der Mitte des 18. Jahrhunderts sind die Masern als wohl charakterisierte epidemische Krankheit bekannt.

Die **Ätiologie** der Masern ist noch völlig in Dunkel gehüllt. Weder die mikroskopische Durchforschung der Haut und der Organe Masernkranker, noch die kulturellen bakteriologischen Methoden haben irgend ein Ergebnis gebracht, das zur Lösung des Rätsels beitragen konnte. Interessant sind die Untersuchungen Hectoens gewesen, der das Blut Masernkranker auf Aszitesflüssigkeit aussäte und nach 24stündigem Aufenthalt im Brutschrank keinerlei Bakterien in der Mischung nachwies, aber durch Verimpfung der Flüssigkeit auf einen gesunden Menschen Masern erzeugte. Wir sehen daraus, daß der pathogene Masernkeim im Blute der Masernkranken sein muß, eine Tatsache, die früher schon Home u. a. auf andere Weise festgestellt hatten.

Neuerdings ist es gelungen (Anderson und Goldberger: Americ. Journ. of dis. of childr. Vol. 4. 1912), durch intravenöse Injektion des Blutes von Masernkranken bei Affen Masern zu erzeugen. Auch Nasen- und Mundsekret waren für Affen infektiös, nicht aber die Epidermisschuppen. Das Virus passiert Berkefeldfilter und wird durch Hitze von 55^0 C in 15 Minuten abgetötet. Die bei den Affen erzeugten „Masern-Erscheinungen" (Fieber, Husten, Schnupfen, ausschlagähnliche Erscheinungen) waren allerdings nicht immer sehr überzeugend, und ein Teil der neueren Nachuntersucher in Amerika ist zu negativen Ergebnissen gekommen. (Ausführliche Darstellung und Literatur bei H. Zeiß.) Die neuen bakteriologischen und protozoologischen Forschungen nach dem Masernerreger sind völlig negativ verlaufen (Übersicht bei H. Schmidt).

Das Masernvirus ist im Blut, im Sekret der Nase, des Mundes und im Sputum, sowie im Konjunktivalsekret enthalten; ob auch die Epidermisschuppen der Haut noch Infektionsstoff enthalten, ist nach den angeführten Untersuchungen sehr zweifelhaft geworden. Erfahrungstatsache ist es, daß die größte Ansteckungsfähigkeit der Masern im Initialstadium und zur Zeit der Blüte des Exanthems besteht, während in der Rekonvaleszenzperiode, wo die Schuppung einsetzt, die Gefahr der Infektion wesentlich nachläßt.

Außerhalb des Menschen ist die Lebensfähigkeit des Virus außerordentlich gering. Während wir beim Scharlach ein zähes Haften des infektiösen Virus in den von den Kranken benutzten Räumen sowie an Kleidern und anderen gebrauchten Gegenständen beobachten, genügt bei den Masern schon ein mehrstündiges Lüften des Krankenraumes, um ihn für noch nicht gemaserte Personen ungefährlich zu machen, und selbst Kleidungsstücke, die von Masernkranken benutzt, nachher aber gut ausgelüftet werden, sollen empfänglichen Menschen keine Gefahr bringen (Mayr). Jedenfalls ist das Maserngift ein äußerst flüchtiges Kontagium, das unter der Einwirkung von Luft und Licht schnell seine Übertragbarkeit verliert. Daß aber trotzdem durch infizierte Gegenstände, Trinkgeschirr, Wäsche und dgl., die kurz nach Berührung mit den Masernkranken auf geringe Entfernung hin transportiert und dann sofort mit einem empfänglichen Menschen in Berührung gebracht werden, eine Übertragung zustande kommen kann, ist nicht völlig ausgeschlossen. Im allgemeinen aber spielt die indirekte Ansteckung nur eine sehr geringe Rolle und das Gewöhnliche ist die direkte Ansteckung von Mensch zu Mensch. Die genaueren Vorgänge, die sich dabei abspielen, sind uns noch nicht bekannt, da wir den Erreger selbst noch nicht kennen. Immerhin haben wir verschiedene Anhaltspunkte, um uns ein Bild von dem Wege der Infektion zu machen.

Daß die Übertragung allein durch die Luft auf weitere Entfernungen hin, also z. B. von einer Seite des Krankensaales auf die andere erfolgen kann, ist nach den Untersuchungen Granchers nicht wahrscheinlich.

Grancher umgab auf seiner Kinderabteilung die einzelnen Betten mit Drahtgeflecht, so daß die Masernkinder nicht in direkten Kontakt mit den noch nicht durchmaserten Kindern kommen konnten, die daneben oder in anderen Teilen des Saales lagen. Dabei zeigte es sich, daß die Nachbarkinder von den Masern verschont blieben, obwohl sie nicht immun waren.

Die Ansteckung erfolgt (außer durch direktes Berühren) in den meisten Fällen wahrscheinlich durch Tröpfcheninhalation. Die katarrhalische Affektion, die in den ersten beiden Krankheitsstadien vorherrscht, gibt reichlich Gelegenheit, beim Sprechen, Husten, Niesen feinste Wassertröpfchen in die Umgebung zu versprühen und damit die Erreger auf die Respirationswege empfänglicher Personen zu bringen und so die Infektion zu bewirken. Zu dieser Annahme würde auch die Erfahrungstatsache passen, daß der Masernkranke schon im Initialstadium (3—5 Tage vor Ausbruch des Ausschlages) sehr infektiös ist, also in einer Zeit, wo katarrhalische Erscheinungen im Vordergrunde stehen, während die Ansteckungsfähigkeit in der Rekonvaleszenz nachläßt. Gesunde Zwischenträger, die den pathogenen Keim bei sich beherbergen, ohne selbst zu erkranken, wie sie in der Pathogenese anderer Infektionskrankheiten, z. B. beim Typhus, der Genickstarre usw. eine große Rolle spielen, kommen bei der Übertragung der Masern nur wenig in Betracht. Dafür sprechen vor allem unsere ausgedehnten Erfahrungen im Krankenhause. Niemals ist dabei zu beobachten, daß die Krankheit durch Pflegepersonal oder Ärzte vom Masernpavillon auf eine Keuchhusten- oder Diphtherieabteilung übertragen wurde. Dagegen ist man z. B. vor der Übertragung der Diphtherie durch gesunde Zwischenträger niemals ganz geschützt.

Die Empfänglichkeit für Masern ist außerordentlich weit verbreitet. Mit wenigen Ausnahmen erkrankt jeder Mensch, der mit dem Maserngift in Berührung kommt, soweit er nicht schon früher einmal Masern überstanden und dadurch einen Schutz gegen die Wiedererkrankung erworben hat. Kinder im 1.—5. Lebensmonat erkranken nach den vorliegenden Statistiken relativ selten an Masern. Aber auch Erkrankungen in diesem frühen Lebensalter können vorkommen. Bei einer Hausinfektion auf der Keuchhustenabteilung des Virchow-Krankenhauses erkrankten z. B. unter zehn Fällen drei Säuglinge unter fünf Monaten. Unser jüngster Fall war fünf Wochen alt. Säuglinge an der Brust gelten im allgemeinen als immun gegen Masern (Friedjung).

Die meisten Kinder erkranken in der Zeit vom 2.—5. Lebensjahre. Vom 15. Jahre an nimmt die Erkrankungsziffer rapid ab. Die Masern sind aber doch nur scheinbar eine Kinderkrankheit. Daß relativ wenig erwachsene Personen noch an den Masern erkranken, ist nicht bedingt durch die mangelnde Empfänglichkeit des erwachsenen Menschen, sondern einfach durch die Tatsache, daß die meisten Menschen die Krankheit in der Kindheit schon einmal überstanden haben und dadurch immun geworden sind. Findet sich die Gelegenheit, daß erwachsene, vorher noch nicht durchmaserte Personen mit Masernvirus in Berührung kommen, so erkranken sie ebenso leicht wie die Kinder.

Mit der Deutlichkeit eines Experimentes wird die allgemeine Disposition für die Masern illustriert durch die große Epidemie auf den Faröer-Inseln, die im Jahre 1846 eine seit 1781 von den Masern verschonte Bevölkerung ergriff. Ohne Rücksicht auf das Alter erkrankte alles, was mit dem Gifte in Berührung kam. Verschont blieben nur diejenigen Erwachsenen, die in ihrer frühesten Kindheit, also 65 Jahre vorher, die Krankheit überstanden hatten. Nach Panum, dem wir eine ausführliche Beschreibung dieser Epidemie und damit eine Fundgrube epidemiologischer Kenntnisse über die Masern verdanken, war die Seuche durch einen dänischen Tischler, der sich in Kopenhagen mit Masern infiziert hatte und kurz nach seiner Ankunft auf den Faröerinseln erkrankte, eingeschleppt worden und hatte mit großer Schnelligkeit 6000 Personen von den 7782 Einwohnern der Inseln ergriffen.

Das Geschlecht spielt für die Disposition zur Masernerkrankung gar keine Rolle; auch bei den verschiedenen Rassen besteht kein Unterschied in der Empfänglichkeit. Manchmal bemerkt man an einzelnen Individuen eine temporäre Immunität derart, daß sie trotz gegebener Ansteckungsmöglichkeit nicht erkranken und erst in einer späteren Epidemie angesteckt werden. Im allgemeinen aber kommen unter gewöhnlichen Verhältnissen die wenigsten Menschen über die Kindheit hinaus, ohne die Masern durchgemacht zu haben. Die Weiterverbreitung erfolgt hauptsächlich durch die Schulen, Spielanstalten, Kinderbewahranstalten und ähnliche Zentren, wo sich Kinder in größerer Anzahl in geschlossenen Räumen versammeln; beim Spielen auf der Straße in der frischen Luft erfolgen weit weniger Ansteckungen. Ist z. B. ein Dorf lange Zeit von den Masern verschont geblieben, so daß ein großer Teil der nicht durchmaserten Kinder herangewachsen ist, so kann ein einziger in die Schule eingeschleppter Fall eine große Epidemie erzeugen. Fast alle in der Klasse befindlichen, noch nicht gemaserten Kinder werden infiziert, tragen die Keime in die Familie, stecken ihre Geschwister und Nachbarkinder an, und so ist schnell, fast explosionsartig das ganze Dorf infiziert. Entsprechend diesem Gange der Ereignisse hinken die Erkrankungen der nicht schulpflichtigen Kinder denen der schulpflichtigen meist etwas nach. Diese Abhängigkeit der Erkrankungen nicht schulpflichtiger Kinder von der Ausbreitung der Masern in den Schulen und ihre zeitliche Nachfolge wird recht hübsch illustriert durch folgende Schilderung von Langerhans (Zeitschr. f. Medizinalbeamte. 1891):

„1885 waren in Zasenbeck an einem Mittwoch noch alle 71 Schulkinder vollständig in einer Schule; bis zum Sonnabend erkrankten 65, während alle übrigen Kinder des Dorfes gesund waren. Diese Erscheinung war so auffallend, daß mir ein kleines niedliches Mädchen auf meine scherzhafte Frage, ob sie denn gesund bleiben wolle, mit großer Zuversicht antwortete: „Wir Lütjen kregt dat nich." Leider erwies sich diese Zuversicht als trügerisch, denn nach der bekannten Inkubationsdauer erfolgten ebenso explosionsartig die Masernerkrankung der Lütjen, welcher auch das erwähnte kleine Mädchen zum Opfer fiel."

Damit hängt es auch zusammen, daß häufig die Masernepidemien gegen den Schluß hin bösartiger werden und mehr Todesfälle aufweisen als im Anfang, weil unter den nicht schulpflichtigen die jüngsten Kinder sich befinden und im frühesten Lebensalter die Krankheit schwerer zu verlaufen pflegt.

In großen Städten herrschen die Masern endemisch, aber auch hier bemerkt man deutlich, daß die Erkrankungsziffer der gesamten Bevölkerung durch den Einfluß des Schulbesuches beherrscht wird, denn die Zeit der Ferien pflegt stets einen Rückgang der Masernerkrankungsziffer mit sich zu bringen.

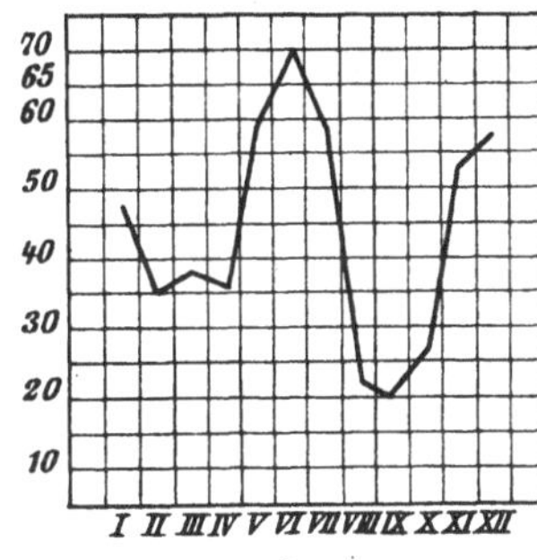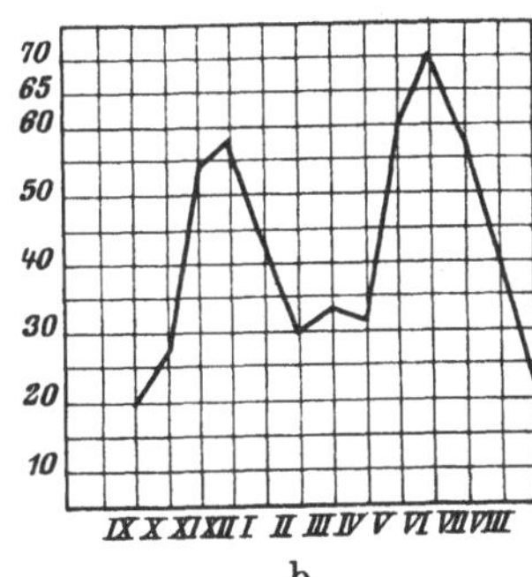

Abb. 335. Durchschnittliche Zahl der Masernfälle in den einzelnen Monaten berechnet für die Jahre 1885—1898. Kurve b gibt dieselben Verhältnisse wieder wie Kurve a, doch steht der Monat mit dem Minimum voran.

Zählt man z. B. die Masernmeldungen für Berlin für die Jahre 1885—1898 nach Monaten zusammen, so ergibt sich nach Schultz (Jahrb. f. Kinderheilk. 1907) folgendes Bild (Kurve a, Abb. 335). Es zeigt sich deutlich die erhebliche Abnahme der Masernmeldungen während der Monate der großen Ferien, Juli, August und während des September. Schreibt man diese Kurve so, daß der Monat mit dem Minimum voransteht, so ergibt sich eine zweite Eigentümlichkeit. Nach dem Minimum im September besteht eine Steigerung bis Dezember; Februar, März, April zeigen eine bedeutende Senkung, im Mai und Juni dagegen hebt sich die Kurve wieder zu ihrem Maximum (Abb. 335). Diese beiden Gipfel der Masernkurve haben zweifellos der Zuführung frischen infektionsfähigen Materials im April und Oktober mit Beginn des Schulhalbjahres ihren Ursprung zu verdanken. Die zweimalige Zuführung frischen infektionsfähigen Materials führt die halbjährliche Häufung der Schülerepidemien und die Epidemien der Nichtschulpflichtigen in ihrem Gefolge. Die beiden Gipfel brauchen nicht in jedem Jahre gleichmäßig und nicht gleich hoch zu sein. Im allgemeinen wird auf Halbjahre größerer Ausbreitung ein Nachlassen erfolgen.

Die Dauer der Masernepidemien pflegt relativ kurz zu sein, da wegen der Flüchtigkeit des Maserngiftes empfängliche Menschen relativ schnell ergriffen werden. Neben dem epidemischen Auftreten der Masern kann man in großen Städten zuweilen auch sporadische Fälle beobachten, die keine weiteren Erkrankungen nach sich ziehen. Sie finden ihre Erklärung durch die Annahme, daß in ihrer Umgebung bereits alles durchmasert ist, und daß die Kranken im übrigen von noch nicht durchmaserten Personen ferngehalten werden.

Das Überstehen der Masern verleiht gewöhnlich für das ganze Leben Schutz vor Wiedererkrankung, doch gibt es·auch Ausnahmen von dieser Regel. Gegenüber manchen Angaben von mehrmaligen Masernerkrankungen, die man z. B. bei Erhebungen der Anamnese hört, wird freilich Skepsis am Platze sein; es sind aber auch eine Reihe einwandsfrei beobachteter Fälle vorhanden, die über zwei- und sogar mehrmalige Erkrankungen an Masern berichten (Lewy: Zeitschr. f. Kinderheilk. Bd. 26. S. 160. 1920). Salzmann (Zeitschr. f. Kinderheilk. Bd. 24, S. 105. 1920) sah auffallend oft in derselben Familie wiederholte Masernerkrankung, also eine familiäre Konstitutionsschwäche im Sinne einer mangelhaften Immunität. Solche Fälle von Wiedererkrankung zu verschiedenen Zeiten des Lebens sind nicht zu verwechseln mit Rezidiven, die im Anschluß an die erste Masernerkrankung in der Rekonvaleszenz auftreten.

Krankheitsbild. Prodromalstadium. In regelrecht verlaufenden Fällen wird die Szene nach unbestimmten Vorboten (labile Temperatur, vorübergehender Schnupfen) am elften Tage nach erfolgter Ansteckung plötzlich durch Temperatursteigerung und katarrhalische Erscheinungen der Nase, der Ohren, oberen Luftwege und Konjunktiven eröffnet. Gelegentlich wird bei Masern ebenso wie bei Varizellen und Variola zwischen dem 11.—13. Inkubationstag ein Vorexanthem beobachtet, das nach Noethe (Jahrb. f. Kinderheilk. 98 [48] S. 211—1922) in verschiedener Form als klein- oder großfleckiges Erythem, als rashartiger Ausschlag oder auch als scharlachähnliches, urtikarielles oder purpuraartiges Exanthem sich darstellt. Seine diagnostische Bedeutung ist gering im Vergleich zum Katarrh der oberen Schleimhäute. Neben den gewöhnlichen Erscheinungen des Schnupfens, häufigem Niesen, Verstopfung der Nasengänge, Nasenlaufen stellt sich häufig auch Nasenbluten als Folge einer starken Hyperämie der Schleimhaut ein. Das Nasensekret ist im übrigen von schleimig-seröser, mitunter auch eitriger Beschaffenheit. Die Konjunktivitis macht sich durch Druck in den Augen und Lichtscheu bemerkbar. Die Lider werden am liebsten geschlossen gehalten und können nur blinzelnd geöffnet werden. Objektiv findet man eine Rötung und samtartige Schwellung der Conjunctiva palpebralis, Tränenfluß; die Augenlider sind geschwollen und des Morgens durch das von der Bindehaut abgesonderte schleimig-eitrige Sekret verklebt und mit Borken bedeckt. Der Katarrh des Kehlkopfes und der Bronchien macht sich durch einen trockenen, kurzen, rauhen, bellenden Reizhusten bemerkbar, der keinerlei Auswurf zutage fördert und in verschieden häufigen Anfällen recht quälend auftritt. Die Stimme ist dabei meist etwas belegt, mitunter sogar von vornherein heiser.

Während die genannten Symptome noch nichts Spezifisches an sich tragen, bringt die Untersuchung der Mundhöhle in diesem Stadium oft schon wichtige diagnostische Fingerzeige. Hier interessieren vor allem die Koplikschen Flecke und das Exanthem. Gegenüber den Backenzähnen auf der Innenfläche der Wangen und an deren Umschlagstelle zur Gingiva, seltener auf der Innenseite der Lippen erscheinen kleine bläulich-weiße oder gelblich-weiße, leicht erhabene Fleckchen, die die Größe eines kleinen Stecknadelkopfes erreichen können und aussehen, als wenn man mit einem Pinsel Kalk auf die Schleimhaut gespritzt hätte. Sie sind meist von einem schmalen hyperämischen Hof umgeben, mitunter, wenn mehrere — etwa 6 bis 10 — zu einer Gruppe zusammenstehen, konfluieren die hyperämischen Höfe, so daß sie aus einer flächenhaft geröteten Schleimhautpartie hervorleuchten (vgl. Abb. **336**). In anderen Fällen können die hyperämischen Höfe auch fehlen. Um die Flecke zu erkennen, ist gutes Licht, am besten Tageslicht erforderlich; bei stark spiegelnder Schleimhaut sind sie nicht leicht zu sehen. Zum Unterschiede von weißlichen Epithelabschilferungen, Speisepartikelchen und dgl. kann man diese Fleckchen nicht wegwischen. Von Soor, Stomatitis aphthosa, kleinen Exkorationen sind sie leicht· zu unterscheiden, da sie fast stets multipel (5 bis 20 an der Zahl) auftreten. Mikroskopisch bestehen diese weißen Auflagerungen aus verfetteten Epithelien und Detritus. Die Koplikschen Flecke zeigen sich oft schon 3—4 Tage vor dem Exanthem und sind ein wichtiges differential-diagnostisches Merkmal geworden, da sie mit Sicherheit die beginnenden Masern anzeigen. Wie wertvoll diese Eigenschaft ist, sehen wir immer wieder im Krankenhausbetriebe, wo sie uns instand setzen, Kinder im Inkubationsstadium der Masern, die mit katarrhalischen Erscheinungen zur Aufnahme kommen, auf Grund des Vorhandenseins von Kopliks zu isolieren und damit manche Hausinfektion fernzuhalten. Sie sind in $90^0/_0$ aller Masern-fälle im Initialstadium nachweisbar, ver-schwinden aber oft schon am zweiten oder dritten Tage des Exanthems. Bei leichteren Fällen und besonders im ersten Lebensjahre fehlen sie zuweilen; manchmal treten sie erst am zweiten Prodromaltag auf.

Diese Flecke waren schon Gerhard be-kannt (1877); auch Filatoff hat sie erwähnt (1897); jedoch das Verdienst, ihre diagnosti-sche Bedeutung im Initialstadium der Masern hervorgehoben zu haben, gebührt zweifellos dem Amerikaner Koplik (1896).

Abgesehen von den oben angeführten Möglichkeiten einer Verwechslung (Soor, Aphthen, Speisereste usw.) können die Koplikschen Flecke vorgetäuscht werden durch die Fordycesche Krankheit (Regan:

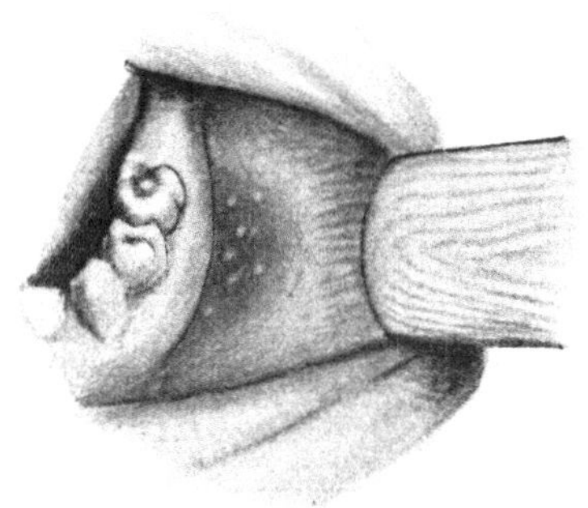

Abb. 336. Koplіksche Flecke.

Americ. Journ. of dis. of childr. Vol. 19, p. 455. 1920), eine chronische Erkrankung der Mund- und Lippenschleimhaut, die mit Bildung von weißlichen oder gelb-lichen miliumähnlichen Knötchen einhergeht. Die Lokalisation und Farbe derselben gleicht weitgehend den „Kopliks"; meist wird die Krankheit vom 20.—40. Lebensjahr, manchmal aber auch im Kindesalter beobachtet. Asal-Falk (Münch. med. Wochenschr. 1922. Nr. 12) beschrieb aus der Heidelberger Kinderklinik 3 Fälle von Grippe mit einwandfreien Kopliks, bei denen kein Masernexanthem folgte; die Kinder waren $3^1/_2$, $2^3/_4$ Jahr und 10 Monate alt; Soor und Aphthen waren auszuschließen. Auf der geröteten Caruncula lacri-malis zeigen sich manchmal weiße Spritzer als Analogon der Koplikschen Flecken (Schick).

Gegen Ende des Initialstadiums erscheint in der Regel noch vor dem Auf-tritte des Hautausschlages das Enanthem der Mundschleimhaut. Es besteht aus unregelmäßig gestalteten, zackigen oder streifigen dunkelroten Flecken von Hirsekorn- oder Linsengröße, die sich meist deutlich von der wenig geröteten Schleimhaut des weichen Gaumens, der Uvula und eventuell auch des harten Gaumens abheben. Im Bereiche des Enanthems pflegen die entzündlich geschwollenen Follikel als hirsekorngroße rote Knötchen die Schleimhautober-fläche zu überragen. Die Tonsillen sind meist geschwollen und entweder fleckig oder diffus gerötet. Dieses Enanthem pflegt gewöhnlich von kürzerer Lebens-dauer als der Hautausschlag zu sein. In seiner diagnostischen Bedeutung tritt es gegenüber den Koplikschen Flecken entschieden zurück, da es erst ganz kurz vor dem Exanthem zu erscheinen pflegt.

Die Fieberverhältnisse im Initialstadium zeigen, wie überhaupt die Masern-
kurven in den regulär verlaufenden Fällen, einen recht bestimmten Typus, der
natürlich je nach der Schwere des Falles oder nach dem Hinzutreten von Komplikationen in mancher Weise variieren kann, aber doch meist wenigstens angedeutet wird. Mit dem Beginn der katarrhalischen Erscheinungen steigt die
Temperatur plötzlich an (etwa 38,5⁰), hält sich auf dieser Höhe aber nur einige
Stunden, um für die nächsten zwei Tage entweder ganz zur Norm zurückzukehren, oder häufiger als leicht remittierende Kurve in mäßiger Höhe etwa
zwischen 37 und 38⁰ sich zu bewegen. Oft geht das Fieber schon am dritten
Tage des Initialstadiums wieder staffelförmig nach oben, stets aber steigt es
mit dem Beginn der Eruptionen zu höheren Graden als im Initialstadium und

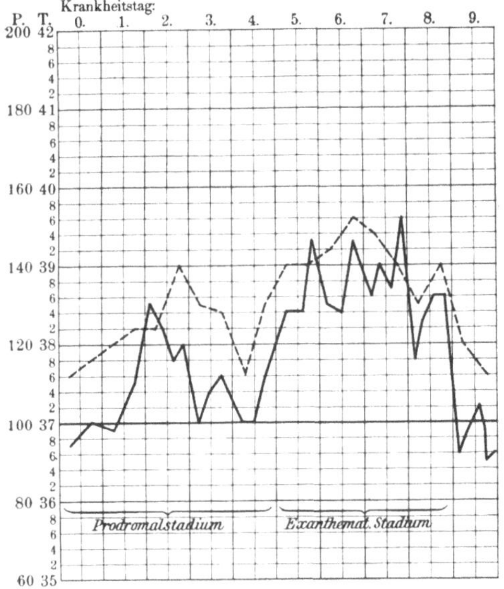

Abb. 337. Kurt Gl., 3 Jahre. Typische
Masernkurve. Im Krankenhause infiziert
und deshalb vom 1. Krankheitstage an
beobachtet.

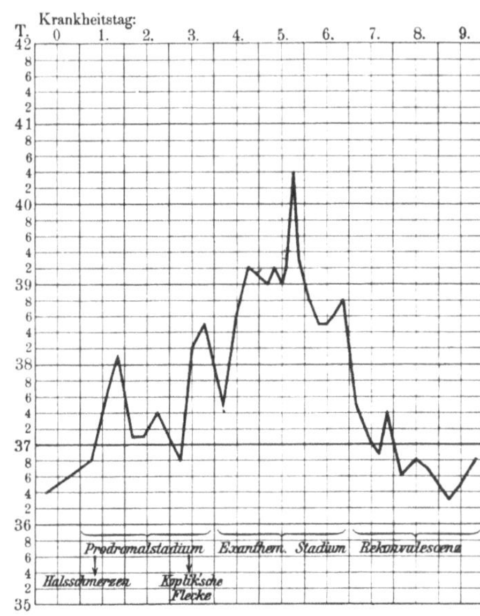

Abb. 338. Walter Fo., 6 Jahre. Typische
Masernkurve (bei einem im Krankenhause infizierten Kinde mit unkompliziertem fieberlosen, im Abklingen
begriffenen Keuchhusten beobachtet).

hält sich nun während der Ausbreitung des Exanthems in Form einer Kontinua
oder leicht in beträchtlicher Höhe (39 und 40⁰), um dann am siebenten oder
achten Krankheitstage kritisch abzufallen (vgl. Abb. 337). Über die einzelnen
Variationen dieser typischen Kurve wird im folgenden noch wiederholt zu sprechen
sein. Der Puls entspricht in seiner Frequenz dem Verhalten der Temperatur.
Exanthematisches Stadium. Nach dreitägigem Initialstadium, also
am 14. Tage der Inkubation, erfolgt unter Zunahme der katarrhalischen Erscheinungen und höherem Fieberanstieg der Ausbruch des Exanthems. Zuerst
hinter den Ohren und im Gesicht, dann an den Schläfen, auf den Wangen oder
in der Umgebung des Mundes, dann am behaarten Kopf schießen einzelne
stecknadelkopf- bis linsengroße, unregelmäßig gestaltete, zartrote Flecke auf,
die, schnell an Zahl zunehmend, wachsen oder durch Konfluenz mit benachbarten Flecken sich vergrößern und in bestimmter Reihenfolge die gesamte
Körperoberfläche befallen. Vom Kopf aus wandert es über den Hals nach dem
oberen Rumpf und den Oberarmen, überzieht dann den unteren Rumpf, das

Gesäß und die Oberschenkel, um dann Vorderarme und Hände und zuletzt
Unterschenkel und Füße zu befallen. Die höchste Blüte des Exanthems ist

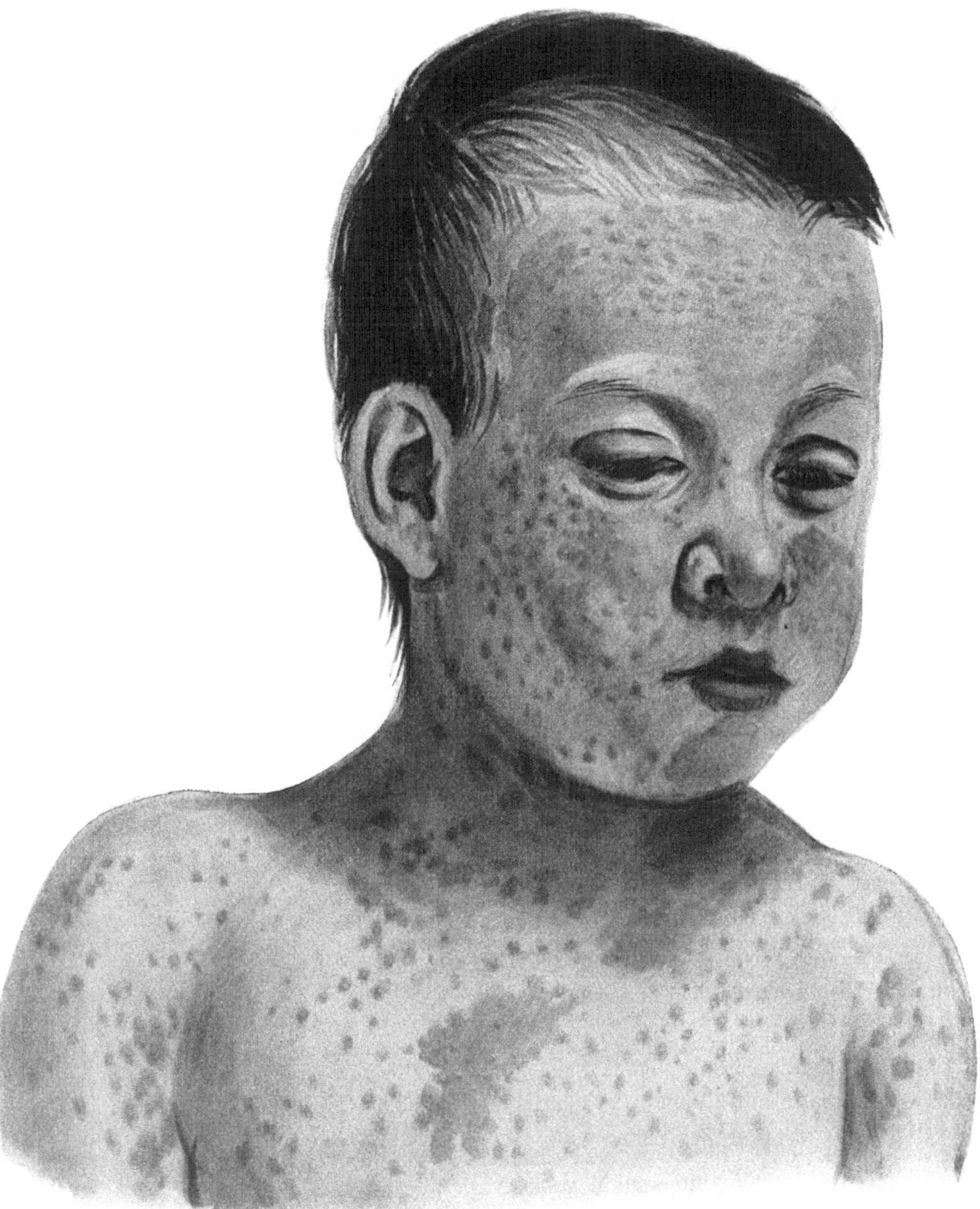

Abb. 339. Masernexanthem.

gewöhnlich nach zwei Tagen erreicht; dann beginnt es, langsam wieder abzublassen. Vom Auftreten der ersten Flecke an bis zum Verschwinden verstreichen
gewöhnlich 3—5 Tage.

Die Entwicklung des Masernexanthems geht im einzelnen in folgender Weise vor sich: Die Maserneffloreszenz ist im Beginn wenig über stecknadelkopfgroß, von zartrosa Farbe und rundlicher oder bereits zackiger Gestalt. Sie ist anfangs nicht über das Hautniveau erhaben, bald aber nimmt sie an Größe zu. Die Farbe wird dunkelrot, oft mit einem Stich ins Bräunliche. Mehrere benachbarte Fleckchen treten zu einem größeren, zackig gestalteten Flecken zusammen, und inmitten eines solchen Fleckens zeigen sich dann ein oder mehrere hirsekorngroße Knötchen, die Ausführungsgängen der Talgdrüsen oder Haarbälgen entsprechen. Die meisten Effloreszenzen sind nun etwas erhaben über das Niveau der umgebenden Schleimhaut, wobei ihre Ränder nicht steil, sondern allmählich abfallen. Zwischen den einzelnen Eruptionen bleiben größere oder kleinere normale Hautbezirke frei, so daß ein ausgesprochen fleckiges Aussehen der Haut zustande kommt. Auf der Höhe der Entwicklung ist dieser fleckige Ausschlag über die ganze Körperoberfläche verbreitet und (im Gegensatz zu den Röteln) überall gleichzeitig in voller Blüte. Am dichtesten pflegt das Gesicht und der Rumpf befallen zu sein, an Gesäß, Füßen, Ellbogen bleibt das Exanthem zeitlich und quantitativ in der Entwicklung zurück. Nicht selten kommt es durch Zusammenfließen einer größeren Zahl von Flecken zur flächenhaften Rötung, die inmitten der gefleckten Umgebung fremdartig aussehen und mehr an Scharlach erinnern kann (konfluierende Masern). Solche konfluierten Partien finden sich gewöhnlich nur am Rumpf, am Gesäß und im Gesicht, seltener an den Extremitäten. Ihre Entstehung aus einzelnen Flecken läßt sich zuweilen noch daraus erkennen, daß mitten in der diffusen Röte noch einzelne unregelmäßig gestaltete Bezirke normaler Haut ausgespart sind (vgl. Abb. 340).

Histologisch zeigt das Masernexanthem (Abramow, Virchows Arch. f. pathol. Anat. u. Physiol. Bd. 232, S. 1. 1921), schon bevor es klinisch sich manifestiert, eine eigenartige Epithelaffektion, Vakuolisierung, Riesenzellbildung, perivaskuläre Infiltration in den tiefen Schichten.

Nach Mallory und Medlar (Journ. of med. research Vol. 41, p. 327, 1920) entsteht das Masernexanthem durch eine proliferative und exsudative Reaktion in und um das schmale Netzwerk von Kapillaren im oberen Teil des Korium (zahlreiche Mitosen in den Endothelzellen, Auswanderung von „Endothelialleukozyten", aktive Proliferation um die Gefäße herum, sehr spärliche Auswanderung von polymorphkernigen Leuko- und von Lymphozyten; Phagozytose derselben durch die „Endothelialleukozyten"). Die Exsudation von Serum und von Endothelialleukozyten ist zunächst eine aktive und greift auf die angrenzende Epidermis, die Haarscheiden und Talgdrüsen über; oft in Form kleiner Bläschen und Pusteln. Die davon ergriffenen Epithelialzellen werden nekrotisch. Zur Zeit, wo das Exanthem deutlich herauskommt, beginnen diese leichten Veränderungen in der Epidermis schon einzutrocknen und späterhin abzuschuppen. Inzwischen fahren die Endothelialleukozyten im Korium fort zu proliferieren und sammeln sich 2—4 Tage lang um die Gefäße herum an, um dann allmählich zu verschwinden.

Manchmal erheben sich in der Mitte der einzelnen Flecke oder Papeln hirsekorngroße, mit wasserhellem Inhalt gefüllte Bläschen (Miliaria). Sie finden sich besonders bei gleichzeitiger starker Neigung zum Schwitzen. Man spricht dann wohl auch von Morbilli vesiculosi.

Eine andere Eigentümlichkeit des Masernexanthems ist die, daß es eine auffällige Durchlässigkeit der Wand der Hautgefäße mit sich bringt. Daß eine kleine Menge Blutfarbstoff in die einzelnen Masernflecke hineindiffundiert, sehen wir schon daraus, daß die Farbe der einzelnen Effloreszenzen im Laufe ihrer Entwicklung aus einem zarten Hellrot ins Dunkelrote und Rotbräunliche übergeht, und daß nach Abblassen des Exanthems noch wochenlang Pigmentierungen zurückbleiben. Auch künstlich kann man sich von der Durchlässigkeit

der Gefäßwände der Masernhaut überzeugen. Wenn man eine aufgehobene
Hautfalte zwischen den Fingern quetscht, so entstehen leicht punktförmige

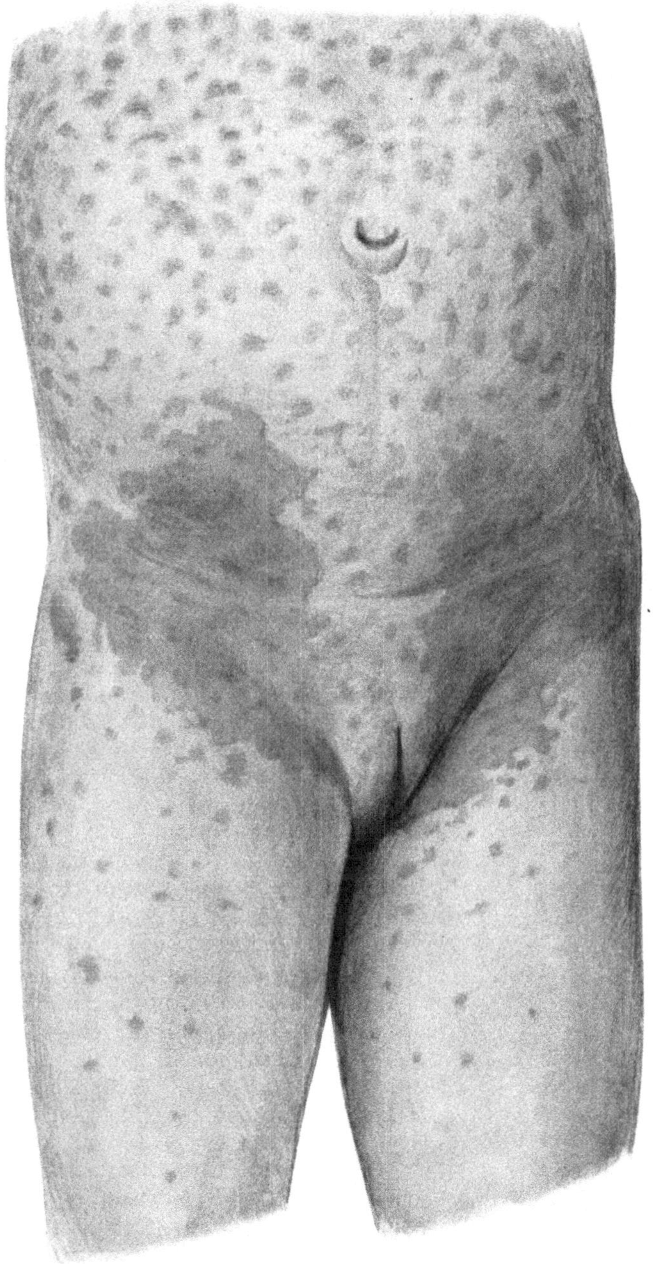

Abb. 340. Masernexanthem, zum Teil konfluiert.

Blutungen. Damit hängt es auch zusammen, daß das Rumpel-Leedesche
Phänomen, das wir vom Scharlach her kennen (Auftreten von Hautblutungen

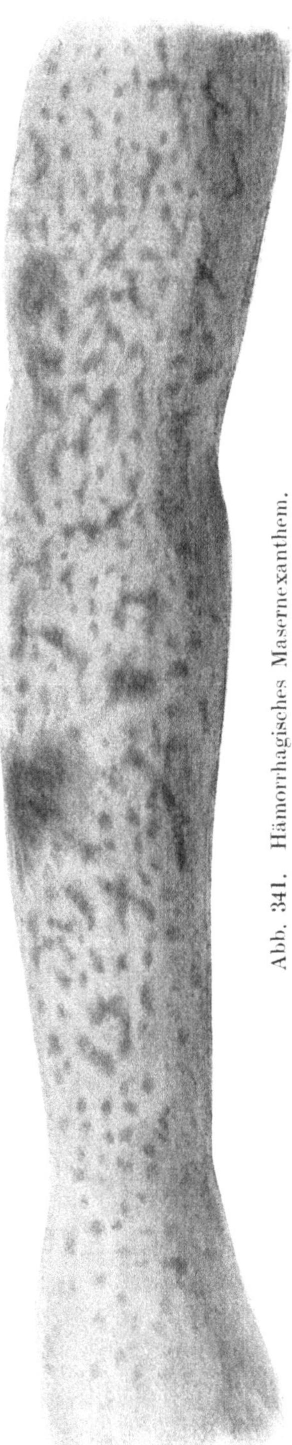

Abb. 341. Hämorrhagisches Masernexanthem.

in der Haut der Ellenbeuge nach zehn Minuten langer Stauung durch eine am Oberarm angelegte Gummibinde), auch bei Masern sehr häufig erzeugt werden kann. Auf derselben Durchlässigkeit der Gefäßwände beruht auch die gar nicht seltene Erscheinung, daß ein Teil des Exanthems, z. B. an den Vorderarmen, an den Wangen, an den Beinen hämorrhagisch wird (vgl. Abb. 341). Die hämorrhagischen Masern sind keineswegs eine besonders maligne Verlaufsform. Wir beobachten diese Anomalie vielmehr auch bei ganz regulär und gutartig verlaufenden Fällen. Die einzelnen Flecke nehmen dabei durch Blutaustritte eine dunkelrote Färbung an und machen nachher dieselben Farbveränderungen in Grün und Gelb durch wie andere Hautblutungen auch.

Eine sehr seltene, schwere, von Henoch zuerst beschriebene Komplikation des Masernexanthems stellt eine Blaseneruption auf demselben dar, die nach Art eines Pemphigus oft von Anfang an auftritt, schwere Delirien auslöst und meist zum Tode führt. (Literatur bei Neff: Americ. Journ. of dis. of childr. Vol. 19, p. 469. 1920.)

In manchen Fällen geht dem eigentlichen Masernausschlage ein unbeträchtliches Exanthem oder auch ein diffuses Erythem um 1—3 Tage voraus (Rash), das auf Brust und Oberschenkel lokalisiert ist und flüchtig an Scharlach erinnern kann, aber schon nach wenigen Stunden wieder verschwindet. Ein Rash in Gestalt von Urtikaria mit starkem Juckreiz kurz vor Ausbruch des Masernausschlages ist seltener. Die Rashs sind als Vasomotorenreaktion zu deuten, die bei besonders disponierten Individuen auf jeden Toxinreiz zustande kommen kann. Manche Individuen haben beim Auftreten des Masernausschlages ein lebhaftes Juckgefühl, das auf denselben Toxinreiz zu beziehen ist.

Mit dem Ausbruche des Exanthems steigern sich alle Krankheitserscheinungen. Die katarrhalischen Symptome nehmen stark an Intensität zu, das Gesicht nimmt jetzt das charakteristische vermaserte Aussehen an. Völlig von großen, zum Teil flächenhaft konfluierten Masernflecken bedeckt, erscheint es gedunsen, die Augenlider sind geschwollen und werden wegen der Lichtscheu meist geschlossen gehalten; nach dem Aufwachen sind sie verklebt und mit Borken bedeckt und können nur unter Schmerzen geöffnet werden. Aus den Nasenlöchern ergießt sich ein schmierigeitriges Sekret, das die Haut der Oberlippe wund macht, der rauhe bellende Husten tritt in häufigeren Anfällen auf und über den größeren Verzweigungen des Bronchialbaumes sind trockene, bronchitische Geräusche nachzuweisen. Oft klagen die Patienten über ein wundes Gefühl unter dem Brustbein. Die Zunge ist grau belegt und trocken. Nachdem das Exanthem seinen Höhepunkt erreicht hat, setzt an der Mundhöhlenschleimhaut eine leichte Abschilferung ein, die in Gestalt weißlicher, leicht abwischbarer Auflagerungen der Wangen- und Gaumenschleimhaut erscheint. Die Koplikschen Flecke verschwinden langsam. Viele Masernkranke bieten nach Auftreten des Exanthems einen eigenartigen Geruch, der diagnostisch verwertbar ist, er erinnert an den einer dünnen Karbollösung oder an den Geruch frisch ausgerupfter Gänsefedern.

Mit dem ansteigenden Fieber, das beim Erscheinen des Exanthems eine beträchtliche Höhe erreicht (40—41°) und sich in Form einer Kontinua oder nur wenig remittierend während der Entwicklung des Ausschlages zu halten pflegt, wird auch das Allgemeinbefinden stark in Mitleidenschaft gezogen. Der Appetit liegt gänzlich danieder, während das Durstgefühl gesteigert ist. Es wird über Kopf- und Gliederschmerzen geklagt, der Kranke ist matt und zeitweise somnolent; nachts treten nicht selten Delirien auf. Die Pulsfrequenz entspricht der Temperaturerhöhung, und auch die Atmung ist entsprechend dem hohen Fieber und der begleitenden Bronchitis erhöht.

Die Lymphdrüsen, besonders am Hals und Nacken, aber auch in der Achselhöhle und in der Inguinalgegend, sind mäßig geschwollen (erbsen- bis bohnengroß) und oft druckempfindlich. Die Milz ist in der Regel nicht vergrößert.

Auch das Blutbild zeigt charakteristische Veränderungen. Schon im Initialstadium ist eine Verminderung der Leukozytenzahl (3—4000) zu bemerken, die auch im exanthematischen Stadium sehr ausgesprochen ist, während sie in der Rekonvaleszenz wieder verschwindet. Die Leukopenie kommt im wesentlichen auf Kosten der Lymphozyten zustande. Während im allgemeinen bei Kindern die Lymphozyten gegenüber den neutrophilen Leukozyten im numerischen Übergewicht sind, treten sie hier an Zahl zurück. Lymphozytenschwund und relative Zunahme der neutrophilen Leukozyten gilt deshalb als ein diagnostisch wichtiges Frühsymptom der Masern im Inkubationsstadium und Initialstadium (Hecker). Innerhalb der neutrophilen Leukozytengruppe tritt noch insofern eine Änderung ein, als die mehrkernigen Leukozyten hinter den einkernigen an Zahl zurücktreten (Verschiebung des Arnethschen Blutbildes nach links).

Der Urin ist, entsprechend dem Fieber, hochgestellt, von geringer Menge und zeigt nicht selten febrile Albuminurie. Fast stets ist eine starke Diazoreaktion vorhanden, so daß man dieses Symptom im Rahmen der anderen Erscheinungen diagnostisch verwerten kann. Nach Mahnberg besteht ein deutlicher Zusammenhang zwischen Diazoreaktion und Leukozytenzahl; mit Senkung der letzteren wird der Diazo positiv, mit Ansteigen derselben negativ. Vor Ausbruch des Exanthems wird keine positive Diazoreaktion beobachtet. Neben der Diazoreaktion weist auch die Ausscheidung reichlicher Mengen von Azetessigsäure und Propeptonen auf Änderung des Stoffwechsels hin; Urobilin bzw. Urobilinogen findet sich bei Masern nicht — im Gegensatz zu Scharlach.

Nach Aronson und Sommerfeld (Dtsch. med. Wochenschr. Nr. 1913. 39) ist der Harn der Masernkranken hochgradig giftig. Meerschweinchen gehen bei intravenöser Injektion von 2 ccm zugrunde. Die Masern teilen diese Harngiftigkeit, deren letzte Ursache noch nicht bekannt ist, mit dem Varizellen- und dem Serum-Exanthem.

Der Stuhl ist während des exanthematischen Stadiums zuweilen diarrhoisch, meist aber herrscht Obstipation.

Rekonvaleszenzstadium. Die geschilderten Störungen erreichen in der Mehrzahl mit vollendeter Entwicklung des Exanthems ihren Höhepunkt. Während die Temperatur und die Störungen des Allgemeinbefindens am letzten Tage der Eruptionsperiode die höchsten Grade erreichen, sinkt das Fieber mit dem Abblassen des Exanthems oft über Nacht plötzlich unter reichlicher Schweißbildung kritisch oder auch lytisch im Laufe von $1^1/_2$ Tagen ab, und mit einem Schlage sind die Störungen des Allgemeinbefindens gebessert. Der Appetit stellt sich wieder ein, der Schlaf wird ruhiger, das Sensorium wird frei, die Kranken fühlen sich wohl und sind oft nur schwer im Bett zu halten. Nicht selten kommen noch in den ersten Tagen der Rekonvaleszenz subfebrile Temperatursteigerungen vor (bis 38^0).

Mit dem Absinken des Fiebers geht auch die Pulszahl wieder zur Norm zurück; sehr oft sogar sinkt sie unter die Norm. Wir finden dann einen auffällig langsamen und irregulären Puls. Diese Anomalie, die wir auch im Laufe anderer Infektionskrankheiten, z. B. besonders konstant beim Erysipel beobachten, bedeutet nichts Schlimmes, sondern geht nach 1—2 Wochen wieder zurück. Das Verschwinden des Ausschlages vollzieht sich in derselben Reihenfolge, wie er gekommen. Zeitweise ist daher der Ausschlag im Gesicht und am Rumpf schon verblaßt, während er an den Extremitäten noch in voller Blüte steht. An Stelle der Maserneffloreszenzen bleiben bräunliche Pigmentierungen als Reste des diffundierten Blutfarbstoffes noch längere Zeit zurück (14 Tage bis 3 Wochen). Bei hämorrhagischen Masern dauert die Rückbildung der dunkelblauen Flecken natürlich noch erheblich länger.

Schon während des Abblassens des Ausschlages setzt die Abschilferung der Haut in kleinsten Schüppchen, die charakteristische kleienförmige Schuppung, ein, die in wenigen Tagen bis einer Woche vollendet zu sein pflegt. Handteller und Fußsohlen bleiben davon in der Regel frei im Gegensatz zum Scharlach. In seltenen Fällen ist die Schuppung so stark, daß man fast von einer lamellösen Schuppung ähnlich wie beim Scharlach sprechen kann. Die mit der Konjunktivitis verbundenen Störungen pflegen mit dem Abblassen des Ausschlages bald nachzulassen. Die Schwellung der Augen geht zurück, die schleimig-eitrige Sekretion wird allmählich geringer und die Lichtscheu verschwindet. Langsam bessert sich auch der Schnupfen. Etwas längere Zeit zur Rückbildung brauchen die katarrhalischen Erscheinungen seitens des Kehlkopfs und der Bronchien. Meist vergeht noch eine Woche bis die Stimme wieder klar wird, und der Husten, der um diese Zeit lockerer zu werden pflegt und mit etwas Auswurf verbunden ist, verliert sich meist erst nach 8—14 Tagen. Solange noch irgendwelche katarrhalischen Erscheinungen bestehen, empfiehlt es sich dringend, den Kranken noch nicht aus dem Zimmer zu lassen, da eine ganz auffällige Empfindlichkeit gegenüber Erkältungseinflüssen bei den Masernrekonvaleszenten besteht. Sehr häufig kommt es bei Nichtbeobachtung dieser Regel jetzt erst zu unangenehmen Komplikationen im Gebiete des Respirationsapparates.

Abweichungen vom normalen Verlauf. Das im Vorstehenden gezeichnete Bild entspricht dem Verlaufe der unkomplizierten regelrecht verlaufenden Masern. Abweichungen von diesem Bild nach beiden Seiten, nach der Richtung leichteren oder schwereren Verlaufes kommen vor. Die bestimmenden Faktoren, die dabei eine Rolle spielen, sind die Virulenz des Maserngiftes selbst auf der einen und die Widerstandsfähigkeit des Ergriffenen auf der anderen Seite.

Zunächst einige abnorm leichte Verlaufsformen. Es gibt Fälle, wo das Initialstadium nur einen leichten Schnupfen oder tatsächlich gar keine Erscheinungen macht. Etwa vorhandene kleine Temperatursteigerungen werden nicht bemerkt, und das erste, was in Erscheinung tritt, ist ein geringfügiges, flüchtiges Exanthem, das nur von leichten Fieberbewegungen begleitet wird und mit diesen schon nach zwei Tagen wieder verschwindet. Solche Fälle können sehr leicht zu Verwechslungen mit Röteln Veranlassung geben, wenn sie nicht gerade im engsten Zusammenhange mit einer Masernepidemie beobachtet werden (**abortive Masern**). Sie sind heute besonders wichtig, da die später zu besprechende Schutzimpfung gegen Masern nach **Degkwitz** gelegentlich solche Abortivfälle veranlaßt und weil sie ungeschwächte Kontagiosität aufweisen.

In anderen Fällen ist das Initialstadium mit Fieber und allen katarrhalischen Erscheinungen gut ausgesprochen, aber es kommt nicht zur Entwicklung eines Masernexanthems. Fieber, Konjunktivitis, Blepharitis, Coryza und Bronchitis klingen nach 5—6 Tagen ab, und man ist nur dadurch berechtigt, die Diagnose Masern zu stellen, daß die gesamte Umgebung (z. B. Geschwister) an Masern erkrankt sind, und der Kranke vorher niemals Masern gehabt hat (**Morbilli sine exanthemate**). Analoge Beobachtungen kennen wir ja auch vom Scharlach und von anderen Infektionskrankheiten her. **Koplik**sche Flecke und Enanthem sind dabei nicht nachzuweisen.

Von Abweichungen in der Richtung eines schwereren Verlaufes seien zunächst zwei abnorme Formen des Initialstadiums geschildert.

Im frühesten Kindesalter, bei Kindern bis zu zwei Jahren, setzt das Initialstadium zuweilen unter auffällig schweren Symptomen ein. Das Fieber steigt sofort auf hohe Grade (40^0 und mehr) und hält sich während des Initialstadiums und während des nach drei Tagen einsetzenden exanthematischen Stadiums kontinuierlich auf dieser Höhe. Als Begleiterscheinungen des Fiebers können vom ersten Tage an Konvulsionen, Durchfälle, Erbrechen, starke Delirien auftreten. Kommen nicht schwerere Komplikationen hinzu, so kann auf die bedrohliche Einleitung nach dem Erscheinen eines intensiven Exanthems noch ein guter Ausgang folgen.

In anderen Fällen zeigt das Initialstadium einen auffällig protrahierten Verlauf. Neben den gewöhnlichen katarrhalischen Begleiterscheinungen herrscht ein remittierendes, zuweilen auch kontinuierliches Fieber fünf, sechs, ja sieben Tage lang, bevor es zum Ausbruch des Exanthems kommt. Dieses breitet sich dann gewöhnlich sehr schnell über den Körper aus und ist von besonderer Intensität.

Die schwersten und gefährlichsten Verlaufsanomalien bringt das exanthematische Stadium. Zwei Formen drängen sich dem Beobachter hier vor allem auf, die beide durch die intensive Einwirkung des Maserngiftes allein zustande kommen:

 a) **die rein toxische Form**, bei der die Kranken an der schweren Allgemeinvergiftung in kürzester Zeit foudroyant zugrunde gehen und Störungen des Zentralnervensystems im Vordergrunde stehen;

 b) diejenige Form, die ihr Gepräge durch die Entzündung der feinsten Bronchien (**Kapillarbronchitis**) und die damit zusammenhängende rudimentäre Entwicklung und livide Verfärbung des Exanthems erhält.

a) **Die rein toxische Form** wird in der Regel nur bei jüngeren Kindern beobachtet und verläuft in folgender Weise: Nach einem Initialstadium von gewöhnlicher Dauer, das mit intensiven Schleimhautkatarrhen, meist auch von Anfang an mit hohem, kontinuierlichen Fieber ($39—40^0$) und starken Störungen des Sensoriums einhergeht, erscheint am vierten Tage ein schwaches, gewissermaßen nur angedeutetes Exanthem am Rumpf und im Gesicht, das aus blaßroten, etwas livid verfärbten Fleckchen besteht und auf Herzschwäche hindeutet.

Der Puls ist dabei sehr frequent und klein. Während die Temperatur noch weiter steigt (40—41°), verändert sich das Exanthem meist nur wenig, es kommt zu keiner rechten Blüte des Ausschlages. Die Extremitäten werden kühl und etwas zyanotisch und zeigen nur an vereinzelten Stellen blaßbläuliche, zackige Flecke. Der Kranke ist benommen, wirft sich unruhig hin und her und liegt teilnahmslos da und verlangt weder zu essen noch zu trinken; die Zunge und Lippen sind trocken und fuliginös, die Hände zittern. In der Nacht toben Delirien, gegen das Ende hin treten noch Konvulsionen hinzu, die stundenlang anhalten können, und unter zunehmender Herzschwäche tritt der Tod ein. Zuweilen wird der tödliche Ausgang in diesen Fällen noch mehr beschleunigt durch das Hinzutreten einer Kapillarbronchitis, meist aber gehen die Kranken an der reinen Giftwirkung zugrunde.

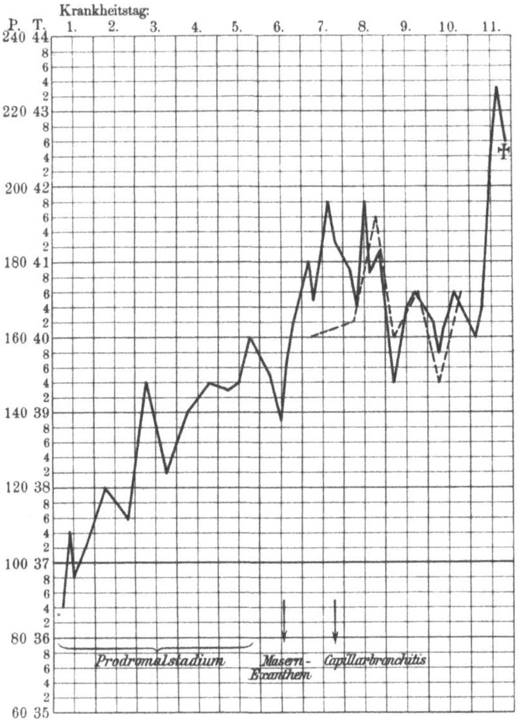

Abb. 342. Erna Str., 2 Jahre. Masern und Kapillarbronchitis. Im Krankenhause infiziert und deshalb vom 1. Krankheitstage an beobachtet.

Zuweilen kommt es dabei zu einer hämorrhagischen Diathese, die zu zahlreichen größeren und kleineren Blutergüssen in die Haut führt, ohne sich an die einzelnen Maserneffloreszenzen zu halten. Diese hämorrhagische Diathese der schwer toxischen Masernfälle, bei der es außer zu regellos verteilten Hämorrhagien auf der Haut auch noch zu Blutungen in den inneren Organen, z. B. auf dem Perikard und der Pleura kommt, und bei der zuweilen profuse Hämorrhagien aus der Nase, den Harnwegen und dem Darm beobachtet werden, ist nicht zu verwechseln mit den oben erwähnten hämorrhagischen Masern, bei denen es zu Blutaustritten in die Maserneffloreszenzen hinein kommt, ohne daß dadurch eine Trübung der Prognose herbeigeführt wird.

b) Die zweite, durch das Vorwiegen der Kapillarbronchitis ausgezeichnete schwere toxische Verlaufsform finden wir ebenfalls mit Vorliebe bei Kindern im frühesten Lebensalter (bis zu zwei Jahren). Die Enge der Luftwege begünstigt hier den Verschluß der feineren Bronchien und die Ausschaltung mehr oder minder großer Lungenpartien. Das Initialstadium geht entweder ohne besonders schwere Erscheinungen vorüber, oder es machen sich schon in dieser Periode hohe kontinuierliche Temperaturen und starke Entzündungserscheinungen des Respirationsapparates (intensive Schwellung der Nasenschleimhaut mit schniefender Atmung, häufiger Hustenreiz, Steigerung der Atemhäufigkeit) bemerkbar. Am vierten Tage erscheint das Exanthem im Gesicht, am Hals und auf der Brust zunächst in normaler Farbe und Intensität. Da tritt plötzlich, bevor eine Weiterentwicklung des Ausschlages erfolgt, eine auffällige Änderung des Bildes ein. Die vorhandenen Exanthemflecke nehmen eine blaßbläuliche oder tief zyanotische Verfärbung an, während sich gleichzeitig die gesamte Körperoberfläche livid verfärbt, so daß sich die einzelnen Masernflecke nur wenig mehr von der bläulich gefärbten Umgebung abheben. „Die Masern sind nach innen geschlagen", spricht der Laienmund. Nun treten immer mehr die Erscheinungen der Atembehinderung auf. Die Frequenz der Atmung nimmt zu, die Nasenflügel spielen, die seitlichen Thoraxpartien im Gebiete der unteren Rippen werden bei jeder Inspiration eingezogen, jedoch beteiligen sich das Jugulum und die Supraklavikulargegend nicht an diesen inspiratorischen Einziehungen. Dazu kommt ein häufiger kurzer, von Schmerzäußerungen begleiteter Husten. Die Venen am Halse sind stärker gefüllt und treten beim Exspirium deutlich hervor. Das Kind ist dabei rapid verfallen und äußerst hinfällig geworden. Mit eingesunkenen Augen, bläulich verfärbten Skleren, zyanotischen Lippen und verängstigtem Gesichtsausdruck wirft es sich hin und her. Mit fortschreitender Atembehinderung und zunehmender Kohlensäurevergiftung, zu der sich noch die Giftwirkung des Masernvirus gesellt, wird es apathisch und liegt oft lange Zeit somnolent da. Profuse Durchfälle zeugen von der Giftwirkung auf den Darm, Konvulsionen kommen zuletzt noch hinzu, der Puls wird immer kleiner und frequenter, und nach kurzer Leidensdauer, 4—5 Tage nach dem Erscheinen des Exanthems, tritt der Tod ein. In manchen Fällen freilich kann hier eine zielbewußte Therapie noch helfend eingreifen, während man bei der ersten, rapid verlaufenden toxischen Form meist machtlos ist (Abb. 342).

Die Sektion dieser Fälle lehrt das Vorhandensein einer ausgebreiteten, bis in die feinsten Bronchien reichenden Bronchitis, in deren Gefolge es an vielen Stellen zu Atelektasenbildung und zu beginnenden peribronchitischen Entzündungsherden kommt.

Einzelheiten und Komplikationen. Nach diesem mehr summarischen Überblick über die wichtigsten abnormen Verlaufsformen sind nun im einzelnen alle jene Organveränderungen zu besprechen, die den Masernprozeß in der verschiedensten Weise komplizieren können. Da es nicht immer möglich ist zu entscheiden, auf wessen Rechnung die Komplikation zu setzen ist, ob sie alleinige Wirkung des Maserngiftes ist, oder ob sie durch Sekundärinfektion bedingt wurde, so verzichten wir auf eine ätiologische Darstellung und besprechen hier mehr nach topographisch-anatomischen Gesichtspunkten die verschiedenen Organkomplikationen, die natürlich im Einzelfalle sich in mannigfacher Weise komplizieren können.

Die häufigsten Komplikationen spielen sich im Gebiete des Respirationsapparates ab, dessen Besprechung wir daher an erste Stelle setzen.

Die katarrhalischen Entzündungen der Nase verlaufen in den meisten Fällen ohne besondere Nebenwirkung. Bei kleineren Kindern kann durch stärkere Schleimhautschwellung, die im wesentlichen auf einer intensiven Beteiligung der Submukosa beruht, die Nase verlegt werden, so daß die Kinder die bekannte schniefende Atmung haben und nur schlecht saugen können; darunter leidet die Nahrungsaufnahme zuweilen in bedenklicher Weise. Nimmt das aus der Nase fließende Sekret einen eitrigen Charakter an, so werden häufig die Nasenlöcher und die angrenzenden Teile der Nasenlöcher wund, ganz ähnlich wie bei der Nasendiphtherie. Werden solche Exkorationen nicht sorgfältig gepflegt, so können sich auf der Oberlippe eine Anzahl mehr oder weniger tiefer, speckig belegter Geschwüre bilden, in deren Umgebung die Haut sich rötet, anschwillt und glänzend erscheint. Geschwüre in der Nasenschleimhaut selbst sind seltener.

Abgesehen von dem im Initialstadium und zu Beginn des Ausschlages nicht selten auftretenden Nasenbluten kann es im Verlaufe einer hämorrhagischen Diathese bei schweren Masernfällen zu profusen, mitunter äußerst bedrohlichen Blutungen aus der Nase kommen.

In der Mundhöhle entwickelt sich außer den gewöhnlichen Masernveränderungen, dem Exanthem und den Koplikschen Flecken, zuweilen eine Stomatitis aphthosa. Treten die kleinen, grau belegten, linsengroßen, aphthösen Geschwüre in größerer Zahl an der Innenfläche der Lippen, der Wangen und der vorderen Hälfte der Zunge auf, so können sie dem Kranken nicht geringe Schmerzen bereiten und die Nahrungsaufnahme sehr erschweren. Die Aphthen können sich in schwereren Fällen in tiefer greifende Geschwüre umwandeln, die mit nekrotischen Fetzen und schmierig grauen, dicken Belägen bedeckt sind und einen üblen Fötor verbreiten. Sind in solchen Fällen die Tonsillen mit befallen, so kann sich eine nekrotisierende Angina mit anschließender Sepsis entwickeln.

Eine gefürchtete Schleimhauterkrankung, die sich gerade im Anschluß an Stomatitis bei stark heruntergekommenen Masernkindern namentlich in der Rekonvaleszenz zuweilen einstellt, ist die Noma, ein ulzerierter Schleimhautbezirk, welcher hier zum Ausgange eines schnell in die Tiefe greifenden gangränösen Prozesses wird. Stellt sich diese schwere Komplikation z. B. an der Wangenschleimhaut ein, so zeigt sich an der entsprechenden Hautpartie der äußeren Wange bald eine ausgebreitete ödematöse Schwellung, in deren Mitte eine dunkelbraune Verfärbung eintritt. An dieser Stelle zerfällt dann das Gewebe schnell in eine schwarzbraune, stinkende, pulpöse Masse (Abb. 149). Die Gangränbildung breitet sich dann oft noch weiter in die Breite und Tiefe aus, so daß eine große Höhle entsteht. Meist aber geht das Kind unter septischen Erscheinungen zugrunde, bevor größere Gewebspartien zerfallen sind.

Relativ selten ist eine begleitende Angina tonsillaris. Man sieht sie zuweilen als Hausinfektion bei Masernkindern im Rekonvaleszenzstadium auftreten. Sie beginnt mit plötzlichem Fieberanstieg von 1—2 Tagen Dauer und verläuft gutartig.

Bei kachektischen Masernkindern, besonders in der Rekonvaleszenz, macht sich zuweilen ein Soorbelag im Munde bemerkbar, der in der Wangenschleimhaut an Kopliksche Flecke erinnern kann und mitunter sogar ein diphtherieähnliches Bild hervorruft, wenn er sich auf den Tonsillen etabliert. Vor Verwechslungen schützt die leichtere Abstreifbarkeit des Belages und der Nachweis von Soorfäden.

Von größerer Bedeutung für den Masernprozeß sind die Komplikationen, die sich am Kehlkopf abspielen. Die bei regelrechtem Masernverlauf fast stets vorhandene Laryngitis, die sich in Heiserkeit und bellendem Husten äußert, nimmt im frühen Kindesalter mitunter bedrohliche Erscheinungen an, die dem echten diphtheritischen Kehlkopfkrupp zum Verwechseln ähnlich sind und deshalb als Pseudokrupp bezeichnet werden. Bei Kindern im ersten oder zweiten Lebensjahre, wo der Kehlkopfeingang an und für sich schon recht eng ist, führt die Schwellung der Schleimhaut leicht zu Stenoseerscheinungen, namentlich wenn Schleimmassen vorübergehend die Passage verlegen. Es kommt dann zu leichten inspiratorischen Einziehungen, Dyspnoe und Zyanoseerscheinungen, die nach einem kräftigen Hustenstoß und etwas Würgen durch Beseitigung des Schleimpfropfes bald verschwinden.

In anderen Fällen freilich können sehr bedrohliche Erstickungsanfälle eintreten, so daß nur ein rechtzeitiges Eingreifen mit Intubation oder Tracheotomie das Schlimmste abzuwenden vermag. Dieser Pseudokrupp entsteht aber meist nicht ganz unvorbereitet. Die Heiserkeit nimmt im Verlaufe mehrerer Tage bis zur Stimmlosigkeit zu, die Kinder werden unruhig, mäßige inspiratorische Einziehungen nicht nur der seitlichen Thoraxhälfte und im Epigastrium, sondern auch im Jugulum und in den Schlüsselbeingruben treten auf. Wird das Kind erregt, so nehmen die Einziehungen noch zu und das bekannte ziehende Geräusch wird beim Inspirium hörbar; noch aber besteht keine Zyanose, noch kommt es nicht zu ausgesprochenen Erstickungsanfällen, und man kann sich zum operativen Eingriff noch nicht recht entschließen. Die Rachenschleimhaut ist gerötet, ohne Membranbildung; zuweilen findet sich eine Stomatitis aphthosa. Plötzlich kann es dann zu einem beängstigenden Erstickungsanfall kommen, der sofort chirurgische Hilfe erforderlich macht. Es handelt sich in solchen Fällen meist um schwere Entzündungen der Mukosa und vor allem der Submukosa, die sich autoptisch in starker Rötung und Schwellung der Epiglottis, der Taschenbänder und der Regio subglottica äußern; zuweilen findet man dabei an der hinteren Kehlkopfwand seichte Geschwüre. Im Anschluß an solche Geschwürsbildung kommt es sehr leicht zu entzündlichem Ödem in der Umgebung, so daß bei der Enge des kindlichen Kehlkopfes die schwersten Stenoseerscheinungen auftreten können.

Erscheinungen des Pseudokrupps beobachtet man bei kleinen Kindern zuweilen schon im Initialstadium, etwas häufiger nach dem Ausbruch des Hautausschlages oder erst in der Rekonvaleszenz.

Ursache der schweren entzündlichen Veränderungen beim Kehlkopfkrupp ist wohl nicht das Maserngift allein, vielmehr kommen hier noch sekundäre Infektionserreger, namentlich Streptokokken, Influenzabazillen und Pneumokokken in Betracht.

Die wichtigste Frage, die sich der Kliniker stets zu stellen hat, wenn er solche Erscheinungen von Kehlkopfkrupp bei Masernkindern beobachtet, ist die: Liegt hier ein Pseudokrupp vor, oder handelt es sich um echte Diphtherie? Die echte Diphtherie, auf die wir weiter unten noch eingehender zu sprechen kommen, kann genau dasselbe Krankheitsbild hervorrufen wie der eben gezeichnete Pseudokrupp, da sie häufig ohne Membranbildung im Rachen verläuft und bei der bakteriologischen Untersuchung weder im Rachen noch in der Nase Diphtheriebazillen zu sein brauchen. Da ferner die Entscheidung, ob im Kehlkopf Membranbildung vorliegt oder nicht, bei den kleinen Kindern, die hier in Frage kommen, laryngoskopisch oft schwer zu erbringen ist, so empfiehlt es sich, bei schweren Stenoseerscheinungen, über deren Natur man im Zweifel ist, lieber von vornherein hohe Serumdosen zu geben, als durch Abwarten und Überlegen kostbare Zeit zu verlieren. Auch denke man daran, daß ein Pseudokrupp, der wirklich zu schweren Stenoseerscheinungen führt, viel seltener ist als der echte mit Membranbildung einhergehende diphtheritische Kehlkopfkrupp.

Die größte Bedeutung für den Verlauf der Masern hat der Zustand der Bronchien und der Lungen. Ein mäßiger Katarrh der größeren und mittleren Verzweigungen des Bronchialbaumes gehört, wie wir sahen, zu dem regelrecht verlaufenden Bilde der Masern. Gefährlich kann, namentlich bei jüngeren Kindern, die Ausbreitung der Entzündung auf die feinsten Bronchien werden, die Bronchitis capillaris. Wir haben dieses Krankheitsbild bereits oben (S. 750) genauer geschildert, weil es den Typus einer abnorm schweren, durch das Maserngift selbst bedingten Verlaufsform der Masern darstellt und mit jenem eigenartigen Verhalten des Ausschlages einhergeht, die der Laie als „nach innen geschlagene Masern" bezeichnet. Die Bronchitis capillaris tritt meist in der exanthematischen Periode auf, entwickelt sich aber zuweilen unter erneutem Fieberanstieg erst in der Rekonvaleszenz. Sie kann durch eitrige Verlegung des größten Teiles des Bronchialbaumes und dadurch bedingte ausgebreitete Atelektasenbildung zur Ausschaltung großer Lungenpartien und damit in wenigen Tagen zum Tode führen.

In anderen Fällen kommt es nicht zu einer diffus über den ganzen Bronchialbaum verbreiteten Bronchitis, sondern zu umschriebener Kapillarbronchitis und im Anschluß daran zur Atelektasenbildung und bronchopneumonischen Herden. Die Bronchopneumonie ist die gefürchtetste Komplikation der Masern. Sie erscheint am häufigsten in den ersten Tagen nach dem Abblassen des Exanthems, kann aber auch schon in der Blütezeit des Ausschlages auftreten. Sie geht mit hohem, oft remittierendem oder intermittierendem Fieber und mehr oder minder starken dyspnoischen Erscheinungen, Nasenflügelatmen, starkem Reizhusten und großer Atemfrequenz einher. Der weiche, nachgiebige Thorax (meist handelt es sich um rachitische Kinder) wird beim Inspirium in den seitlichen unteren Partien eingezogen.

Die Untersuchung der Lunge ergibt in den hinteren unteren Partien entweder ein- oder doppelseitig reichliches, feinblasiges Rasseln bei schwachem oder

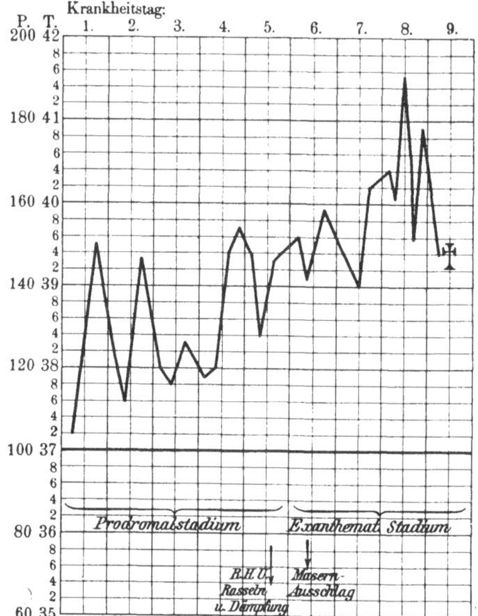

Abb. 343. Helene Le., 2³/₄ Jahre. Masern mit Bronchopneumonie. Im Krankenhause infiziert und deshalb vom 1. Krankheitstage an beobachtet.

verschärftem Vesikuläratmen, ohne daß beim Perkutieren häufig eine deutliche Schallabschwächung nachgewiesen werden kann. Bei Zunahme der Infiltration stellt sich dann eine deutlich umschriebene, perkutorische Dämpfung ein, in deren Bezirk die Rasselgeräusche klingenden Charakter angenommen haben und Bronchialatmen wahrnehmbar ist. Die Feststellung des bronchialen Charakters der Atmung beweist mit Sicherheit das Vorliegen eines pneumonischen Prozesses, während der Nachweis abgeschwächten Perkussionsschalles bei schwachem Vesikuläratmen auch auf Atelektasenbildung deuten kann. Daß neben den bronchopneumonischen Herden oft auch mehr oder minder große atelektatische Partien im Anschluß an die Verlegung der feinsten Bronchien durch schleimig-eitriges Sekret sich entwickeln, während die Lungenränder vikariierend gebläht erscheinen, wissen wir aus den autoptischen Befunden.

Mit Ausbreitung der bronchopneumonischen Herde verschlechtert sich das Allgemeinbefinden. Das Kind ist sehr unruhig, blaß und hinfällig, die Nahrungsaufnahme ist gering; dabei besteht häufig Durchfall. Bei unglücklichem Ausgange gesellen sich oft noch Delirien und Konvulsionen dazu, oder das Kind verfällt in völliges Koma, und unter dem Zeichen der Herzschwäche tritt der Tod ein. In günstigen Fällen kommt es langsam zur Lösung der infiltrierten Lungenpartien, die Dämpfung hellt sich auf, die Rasselgeräusche verschwinden. Mitunter zieht sich dieser Resorptionsprozeß sehr lange, mehrere Wochen hindurch hin, bis die letzten Reste der Entzündung verschwunden sind (asthenische Pneumonie nach Escherich). Besonders gefährlich sind natürlich jene Formen von Bronchopneumonie, bei denen es durch Zusammenfließen mehrerer lobulärer Herde zu lobärer Ausbreitung des pneumonischen Prozesses kommt. Auf diese Weise können einer oder beide Unterlappen völlig infiltriert sein; seltener ist ein Oberlappen befallen. Die Dyspnoe tritt dann entsprechend intensiver auf und unter schweren Störungen des Sensoriums, Konvulsionen und Delierien kann es in wenigen Tagen zum Exitus kommen. Kräftige Kinder überstehen freilich auch diese schwere Komplikation oft noch in überraschender Weise.

In seltenen Fällen kombiniert sich der bronchopneumonische Prozeß mit eitriger Pleuritis. Man wird auf diese schwere Komplikation meist durch den stark intermittierenden Fiebertypus hingelenkt. Physikalische Untersuchung und Probepunktion bringen dann die sichere Diagnose. Wird dem Eiter nach Rippenresektion Abfluß verschafft, so können auch solche Fälle zuweilen noch genesen (Abb. 344).

Mit Vorliebe werden rachitische oder skrofulöse Masernkinder von der Bronchopneumonie ergriffen; die Mortalität ist relativ hoch.

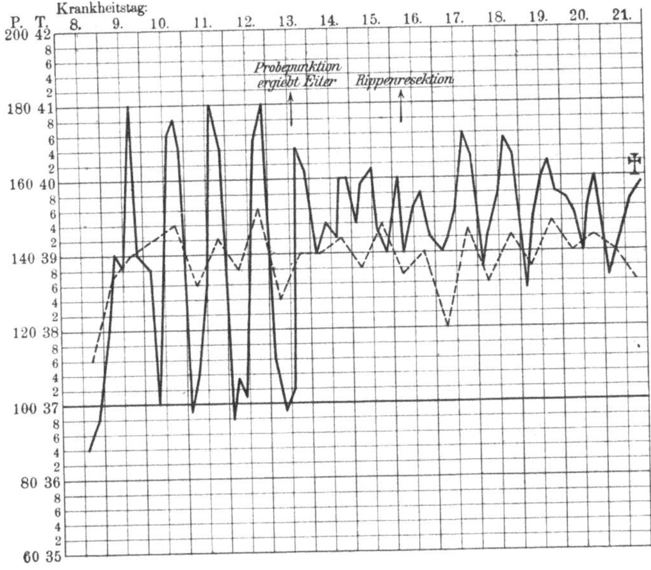

Abb. 344. Kurt Tr. Pneumonie und Empyem nach Masern.

Die **Ätiologie** dieser Bronchopneumonie bei Masern muß man sich in der Weise vorstellen, daß auf dem Boden der durch das Maserngift erzeugten Bronchitis den Pneumokokken oder Streptokokken, sehr häufig auch den Influenzabazillen Gelegenheit geboten wird, sich zu vermehren und ins Lungengewebe einzudringen. Bei systematischen bakteriologischen Untersuchungen der bronchopneumonischen Herde fand Jochmann die drei genannten Bakterienarten fast stets vor; bald überwogen die Pneumokokken, bald die Influenzabazillen, seltener die Streptokokken.

Die pathologisch-anatomischen Veränderungen der Masernpneumonie sind folgende: Das makroskopische Bild der Oberfläche der Lungen bildet meist ein außerordentlich buntes Aussehen. Blaue, unter dem Niveau der Oberfläche liegende atelektatische Partien wechseln ab mit leicht vorgewölbten, höckerigen, derben, bronchopneumonischen Infiltrationen von bald dunkelroter, bald graugelblicher, bald gelber Farbe und verschiedenster Größe. Bisweilen sind ganze Lappen, besonders die Unterlappen, infiltriert. Der Rand der Lunge ist häufig emphysematös, von rosa bis grauweißer Farbe. Auf der Pleura sieht man dort, wo die Lungeninfiltration die Oberfläche erreicht, meist zarte, graue Fibrinschleier. Zahlreiche Ekchymosen in Gestalt roter Punkte von Stecknadelkopf- bis Halblinsengröße tragen zu der Buntheit des Bildes bei.

Auch die Schnittfläche ist außerordentlich bunt marmoriert. Die pneumonisch infiltrierten Partien sind von herabgesetztem Luftgehalt, von Stecknadelkopf- bis Walnußgröße, prominieren leicht über die Schnittfläche und sind unregelmäßig konturiert. Ihre Farbe ist graurot oder gelblichgrau, das Zentrum häufig von gelber Färbung, namentlich dort, wo ein quer- und längsgetroffener Bronchus in der Mitte liegt. Die atelektatischen Partien erscheinen tief blaurot und sind luftleer. Außerdem sieht man häufig innerhalb lufthaltiger zinnoberroter Lungenpartien zahlreiche miliare, die Bronchioli umgebende gelbliche Herdchen, die besonders charakteristisch sind für die Masernpneumonie und peribronchialen interstitiellen Entzündungsherden entsprechen.

Das mikroskopische Bild der Masernpneumonie läßt nach Kromayers, Steinhaus' und Jochmanns Untersuchungen drei verschiedene Herde unterscheiden:

Bei den Herden der ersten Gruppe sind die erweiterten Alveolen mit Rundzellen, abgestoßenen Epithelzellen, Blut und Fibrin gefüllt. Die Alveolenwände sind nicht besonders kernreich, das peribronchiale Bindegewebe ist nur von wenigen Rundzellen durchsetzt. Entstanden sind solche Herde durch Verlegung eines kleinen oder kleinsten Bronchus mit nachfolgender Atelektase und Entzündung oder durch direkte Verschleppung von infektiösem Material bis in die Alveolen.

In den Herden der zweiten Gruppe sind interstitielle Prozesse in gleicher Ausdehnung wie die parenchymatösen vertreten. Das peribronchiale Bindegewebe ist stark vermehrt und sehr reich an Kernen. Ebenso ist das Bindegewebe der Alveolarsepten kernreich und stark verbreitert, oft so, daß das Lumen der Alveolen verengt wird. Der Inhalt der Alveolen besteht aus roten Blutkörperchen, viel Leukozyten, desquamierten Epithelien und Fibrin, das in nächster Nähe des Bronchiolus am reichlichsten ist. Auf die Anwesenheit des Fibrin sei besonders aufmerksam gemacht. Steinhaus wies nach, daß in den akuten Entzündungsherden der Masernpneumonie stets Fibrin zu finden

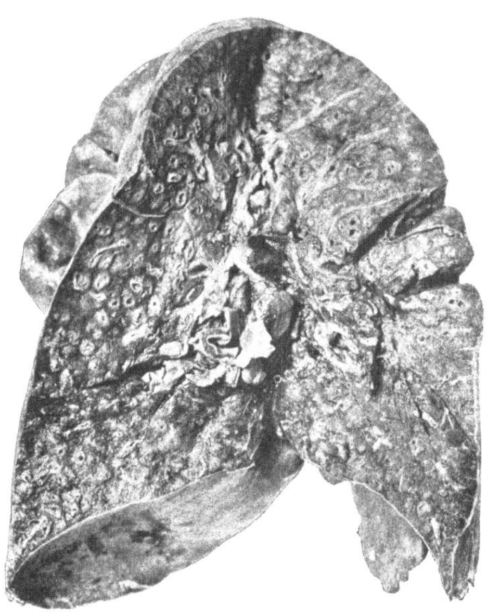

Abb. 345. Multiple kleine Bronchiektasen, Bronchopneumonien und atelektatische Partien in einer Masernlunge.

ist, und daß sie daher niemals im eigentlichen Sinne eine katarrhalische Pneumonie sei. Er erwähnt bei Gelegenheit der mikroskopischen Beschreibung Bilder, bei denen der Bronchiolus mit einem vollkommen geschlossenen Ring von blau gefärbten Fibrinnetzen in den Alveolen kranzartig umgeben war.

Die dritte Gruppe der lobulären Herde, die aus kleinsten miliaren Herdchen inmitten lufthaltigen Parenchyms besteht, ist am häufigsten vertreten. Die Wand des in der Mitte des Herdchens gelegenen Bronchiolus und sein Bindegewebe sind von mehrkernigen Rundzellen infiltriert. Diese Infiltration setzt sich, allmählich schwächer werdend, auf die angrenzenden Alveolarwände fort. Die Alveolen enthalten anfangs kein Exsudat. Bei Zunahme der Infiltration des Bindegewebes und der Alveolenwand beginnt eine Abstoßung der Alveolarepithelien und eine Auswanderung von Leukozyten in die Alveloarräume, so daß im weiteren Verlauf eine vollständige Hepatisation der betreffenden Partien zustande kommt. Durch fortschreitende Füllung der Alveolen und Vermehrung des Bindegewebes, sowie durch Konfluenz mit benachbarten Herden gehen die Herde der dritten Gruppe in die der zweiten Gruppe über. Die interstitiellen Herdchen entstehen nach Steinhaus

durch Übertritt der Entzündungserreger in die Lymphbahnen, wobei die Lymphfollikel sich vergrößern und ein Reiz ausgeübt wird, der zur Wucherung in den
Interstitien führt.

In seltenen Fällen spielen sich unter der Einwirkung der oben genannten
sekundären Infektionserreger neben bronchopneumonischen Prozessen noch
sehr eigenartige nekrotisierende Veränderungen an den Bronchien ab, die zu
multipler Bronchiektasenbildung führen. In Jochmanns Fällen
begannen die Lungenerscheinungen während des exanthematischen Stadiums
und gingen mit hohem Fieber (Kontinua zwischen 39 und 40⁰) und schweren
Allgemeinerscheinungen einher; nach 2—3 Wochen trat der Exitus ein. Während
des Lebens waren sehr ausgedehnte Dämpfungen, Bronchialatmen und groß-
blasige, klingende Rasselgeräusche zu hören gewesen. Das makroskopische
Aussehen einer solchen Lunge zeigt nebenstehendes Bild.

Die mikroskopische Untersuchung lehrt, daß die Bronchien unter der
Einwirkung von Bakterien (Influenzabazillen und Kokken) größtenteils ihr Epithel verloren hatten, und daß die Wand der erweiterten Bronchien
von Rundzellen dicht infiltriert
ist, während die Muskularis
stellenweise ganz verschwunden und auch die Elastica auf
weite Strecken zerstört ist.
Die ihres Epithels beraubte
Bronchialwand ist von einem
dichten, massigen, der Submukosa aufliegenden Fibrin-
mantel ausgekleidet, der nach
der Peripherie hin in ein
zierliches, bis ins peribronchiale Gewebe zu verfolgende
Netz wieder übergeht. Die

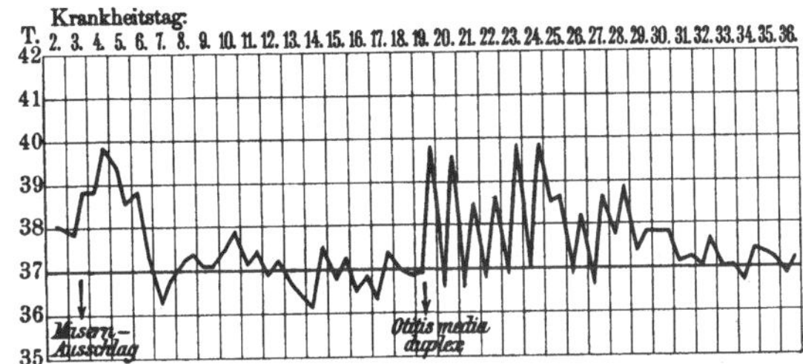

Abb. 346. Herbert Bre., 7 Jahre. Masern mit Otitis
media duplex.

Bronchiektasenbildung kommt also hier offenbar so zustande, daß
die Bronchialwand nach Abhebung des Epithels und Schädigung ihrer
muskulären und elastischen Elemente nachgibt und schlaff wird, und
sich unter dem durch Hustenstöße vermehrten Luftdruck erweitert.

Schließlich muß noch erwähnt werden, daß im Laufe der Masern auch kruppöse
Pneumonien sich entwickeln können. Es ist das aber ein sehr seltenes und nur bei
erwachsenen Masernkranken zuweilen beobachtetes Ereignis.

Relativ häufig beteiligt sich auch das Gehörorgan am Masernprozeß.
Der Schleimhautkatarrh der Nase pflanzt sich auf dem Wege der Tuba Eustachii
ins Mittelohr fort, und auf dem Boden der schon durch das Maserngift gereizten
Schleimhaut finden sekundäre Eindringlinge, wie Streptokokken, Pneumokokken, Influenzabazillen ein geeignetes Feld für ihre Entwicklung; es kommt
zur Otitis media. Wir finden diese Komplikation meist erst im Rekonvaleszenzstadium. Sie kündigt sich durch erneuten Fieberanstieg auf 39—40⁰ an
und geht mit remittierendem, oft auch intermittierendem Fieber einher (Abb. 346).
Dabei ist das Allgemeinbefinden meist stark in Mitleidenschaft gezogen. Der
Appetit ist schlecht, größere Kinder klagen über Kopfschmerzen. In manchen
Fällen freilich, namentlich bei kleineren Kindern, weisen keine örtlichen Erscheinungen auf die Beteiligung des Ohres hin. Temperatursteigerungen, für die
sonst keine Ursache zu finden ist, fordern also dringend zur Handhabung des
Ohrenspiegels auf. Man findet bei beginnender Otitis, daß das Trommelfell
seinen Glanz verloren hat und namentlich in der Umgebung des Hammergriffes
gerötet erscheint; zuweilen schimmert ein gelbliches Exsudat durch. Bei mäßiger,
mehr schleimiger als eitriger Exsudatbildung kann eine spontane Rückbildung
und damit ein Absinken des Fiebers eintreten. Eitriges Exsudat muß unbedingt

entleert werden. Deutliche Vorwölbung des Trommelfelles indiziert die **Parazentese**; in vielen Fällen kommt es spontan zur Perforation. Manchmal freilich sinkt die Temperatur auch trotz guten Eiterabflusses nicht. Dann ist der Prozeß schon weiter nach innen gezogen und hat die Zellen des Antrums und des Warzenfortsatzes infiziert. Die **Mastoiditis** tritt klinisch in folgender Weise in Erscheinung. Die Gegend des Processus ist gerötet, ödematös geschwollen und druckempfindlich. Oft steht das betroffene Ohr etwas ab und die retroaurikularen Drüsen sind geschwollen. Liegt eine solche geschwollene, schmerzempfindliche Drüse unter dem Sternokleidomastoideus, so kann dadurch eine Schiefhaltung des Kopfes, ein **Caput obstipum** verursacht werden. Aber selbst bei Abwesenheit aller dieser Erscheinungen kann allein ein hohes, trotz guten Eiterabflusses fortbestehendes Fieber auf die Processusbeteiligung hindeuten. Wird nicht rechtzeitig der Warzenfortsatz aufgemeißelt und alles krankhafte, nekrotische Gewebe entfernt, so droht die Fortpflanzung der Entzündung auf den Sinus transversus mit den Erscheinungen der Sinusthrombose und metastasierenden Sepsis oder Infektion der Meningen mit nachfolgender Meningitis, Hirnabszessen usw. Der klinische Verlauf dieser Komplikation unterscheidet sich nicht von den bei anderen Infektionskrankheiten, z. B. Scharlach auftretenden gleichartigen Vorgängen. Sie sind bei dem Kapitel Scharlach, S. 694, genauer beschrieben.

Die Otitis klingt in der Regel nach einigen Wochen ab. Die Perforation schließt sich, und es bleiben nur geringe oder gar keine Hörstörungen zurück. In anderen Fällen kann es zu chronischer Otorrhöe mit Nekrotisierung der Ohrknöchelchen und dauernder Schwerhörigkeit kommen. Vor allem bleibt dabei aber beständig die Gefahr, daß der Prozeß in der beschriebenen Weise nach innen fortschreitet und direkte Lebensgefahr mit sich bringt.

Die Beteiligung der **Augen** am Masernprozeß, die sich regelmäßig in einer **starken Konjunktivitis** äußert, kann in manchen Fällen, namentlich bei skrofulösen Kindern, zu einer chronischen, über Monate hinaus währenden Konjunktivitis mit sekundärer Blepharitis ciliaris und Ekzemen in der Umgebung des Auges führen. Auch **Phlyktänen** und **Geschwürsbildung** an der Kornea treten bei exsudativer Diathese nicht selten im Anschluß an die Masernkonjunktivitis auf.

In seltenen Fällen wird aus der katarrhalischen Konjunktivitis durch Sekundärinfektion eine schwere eitrige Form mit rapider Zerstörung der Kornea und Panophthalmie.

Auch die **Verdauungsorgane** bleiben im Verlaufe der Masern nicht ohne Störungen.

Durch die toxische Einwirkung des Maserngiftes kommt es bei allen schwereren Fällen im Darm zu einer **Schwellung der Follikel und der Peyerschen Plaques**. Nebenher geht häufig eine katarrhalische **Entzündung der Darmschleimhaut**.

Die Folge ist, daß wir nicht selten bei Masern **Durchfälle** auftreten sehen; zuweilen beginnt schon das Initialstadium mit Erbrechen und Diarrhöen. Während das Erbrechen in solchen Fällen meist nur ein initales Symptom darstellt, hält sich die **Enteritis** oft über die ganze Dauer des exanthematischen Stadiums und geht mit häufigen schleimig-wässerigen Entleerungen einher. Mit Beginn der Rekonvaleszenz pflegt dann die Darmstörung abzuklingen. Sie ist meist ohne große ernstere Bedeutung, kann aber, wenn sie im Zusammenhange mit anderen Komplikationen, Bronchopneumonien oder dergleichen auftritt, den Kräftezustand des Kranken recht bedenklich herabsetzen.

Im Rekonvaleszenzstadium entstehen bisweilen unter hohem Fieber und Störungen des Sensoriums schwere enteritische Erscheinungen, die zu heftigen

Leibschmerzen, Meteorismus und profusen wässerig-schleimigen Entleerungen führen und wohl stets durch Sekundärinfektionen entstanden zu denken sind.

Eine Infektion mit dem Ruhrbazillus (Typus Y oder Shiga - Kruse oder Flexner) liegt denjenigen Fällen zugrunde, wo es unter Leibschmerzen zu massenhaften mit Tenesmus verbundenen schleimig-eitrigen oder blutigen Entleerungen mit dem bekannten spermaartigen Geruch kommt.

Die Autopsie zeigt in solchen Fällen eine auf den Dickdarm beschränkte diphtherische Erkrankung der Schleimhaut, die hauptsächlich mit Epithelnekrosen einhergeht (vgl. unter Dysenterie).

Solche Infektionen mit Ruhrbazillen sind sehr kontagiös, so daß man sie auf einer Masernabteilung, wenn sie einmal eingeschleppt sind, in der Regel gleich bei mehreren Patienten zu sehen bekommt. Das Krankheitsbild gleicht völlig dem der Bazillenruhr (vgl. S. 497), indem es bei mäßigen Fiebertemperaturen, unter den immer schneller aufeinander folgenden Darmentleerungen zum rapiden Kräfteverfall, Zyanose und Auskühlung der Extremitäten und unter zunehmender Schwäche zum Exitus kommt.

Die Nieren werden meist nur wenig in Mitleidenschaft gezogen. Auf der Höhe des Fiebers kommt es zuweilen zur febrilen Albuminurie. Recht selten ist eine akute Nephritis, die erst in der Rekonvaleszenzzeit aufzutreten pflegt und in ihren klinischen Erscheinungen der hämorrhagischen Scharlachnephritis gleicht. Sie beginnt wie diese meist mit einem erneuten Temperaturanstieg, Verminderung der Urinmenge und blutiger Beschaffenheit des Harns, der im übrigen außer roten und weißen Blutkörperchen die verschiedensten Arten von Zylindern und Nierenepithelien enthält. Unter zunehmender Verminderung der Harnmenge, Kopfschmerzen usw. kann es dabei zur Urämie und unter Krämpfen zum Exitus kommen. Meist aber, selbst in Fällen, die mit Urämie einhergehen, ist der Ausgang ein günstiger; nach 2—3 Wochen ist alles wieder in Ordnung und nur sehr selten entwickelt sich daraus eine chronische Nephritis.

Der gesamte lymphatische Apparat pflegt beim Masernprozeß anzuschwellen. Klinisch stellen wir besonders eine Vergrößerung der Drüsen am Halse und Kiefer, seltener in der Nackengegend fest. Auch die Inguinal- und Achseldrüsen können geschwollen sein. In relativ seltenen Fällen kommt es durch Sekundärinfektionen zu Vereiterungen einer oder mehrerer Drüsen am Halse. Manchmal entwickelt sich sogar von hier aus eine tödliche Sepsis. Daß skrofulöse, schon vorher bestehende Drüsen unter der Einwirkung des Masernprozesses stark anschwellen und zur Vereiterung kommen, ist eine nicht seltene Beobachtung.

Oft beteiligt sich an der allgemeinen Anschwellung auch das adenoide Gewebe des Rachenringes: die Rachentonsille und die Gaumenmandel. Autoptisch finden wir die Follikel des Darmes und die Peyerschen Plaques stark geschwollen, so daß mitunter, namentlich im Ileum, typhusähnliche Bilder entstehen.

Das Herz wird durch das Maserngift in der Regel nicht geschädigt. Akzidentelle Geräusche und leichte Irregularitäten werden zuweilen in der Rekonvaleszenz beobachtet, verschwinden aber bald wieder. Geht der Masernprozeß mit schweren Komplikationen, Bronchopneumonie, Nephritis usw. einher, so kann es sekundär zu Störungen des Herzens, Dilatationen und Herzschwäche kommen. Im Anschluß an Ohreiterungen und schwere Bronchopneumonie mit Pneumokokkensepsis entwickelt sich zuweilen ulzeröse Endokarditis.

Gutartige Endokarditis bei Masern ist sehr selten. Sie kommt zuweilen in Verbindung mit rheumatischen Gelenkaffektionen unter dem Bilde einer Polyarthritis zur Beobachtung.

Nervensystem. Stärkere Schädigungen des Zentralnervensystems kommen im Verlaufe der Masern relativ selten zur Beobachtung. Da die Temperatur im exanthematischen Stadium oft zu großer Höhe steigt und die Kranken meist dem Kindesalter angehören, so sind mäßige Störungen des Sensoriums, Delirien usw. recht häufig. Seltener ist das Auftreten von Delirien, Verwirrtheit und Halluzinationen im Rekonvaleszenzstadium. Konvulsionen beobachtet man namentlich bei jüngeren Kindern als Ausdruck schwerster Intoxikation mit dem Maserngift bei den rein toxischen Fällen; aber auch bei schwerer Kapillarbronchitis und im Verlaufe schwerer Bronchopneumonien. Auch die Zeichen des Meningismus: Nackenstarre, Kernigsches Symptom und erhöhter intraspinaler Druck bei klarer Lumbalflüssigkeit habe ich wiederholt bei schweren Masernpneumonien gesehen; einmal auch die Entwicklung einer Myelitis transversa in der 2. Woche der Erkrankung mit Lähmung der Beine, der Blase, aufgehobenen Reflexen; Ausgang in Heilung (Hegler).

Haut. Abgesehen von den verschiedenen Variationen des Exanthems, die der Übersichtlichkeit wegen schon oben besprochen wurden, ist die Haut am Masernprozeß relativ wenig mit Komplikationen beteiligt; im Initialstadium findet sich mitunter ein Herpes facialis. Bereits vorhandene Ekzeme verschiedenster Art können dem Masernausschlag ein recht buntes Aussehen verleihen; auch können impetigenöse und pemphigusartige Formen den Verlauf komplizieren (s. auch oben S. 746). Während der Schuppung neigt die Haut zu mancherlei Sekundärinfektionen. So kann sich in der Rekonvaleszenz eine Furunkulose etablieren, die mit mehrfachen Temperaturzacken den Verlauf und die endgültige Genesung noch lange hinausziehen kann.

Bei schlecht genährten und sehr geschwächten Kindern kann es durch Sekundärinfektion aber auch noch zu schwereren Hauterkrankungen kommen, die freilich gar nichts Spezifisches für Masern haben, sondern auch bei anderen elenden Infektionskranken leicht einmal auftreten. So sehen wir in der Gesäßgegend oder Genitalgegend das grauenvolle Bild des Ekthyma mit seinen durch Nekrose entstandenen, wie mit dem Locheisen ausgeschnittenen Geschwüren und vor allem die schon oben beschriebene gefürchtete Noma, die sich mit Vorliebe auf der Wangenschleimhaut, seltener an der Vulva entwickelt.

Nicht ganz so selten kann es — ebenso oft ohne als mit Bronchopneumonie — zu mehr oder weniger umfangreichem Hautemphysem kommen, das bei jungen Kindern nicht selten den tödlichen Ausgang mit herbeiführt. Ich sah aber auch einen 5jährigen Jungen an ausgedehntem Hautemphysem mit relativ geringem Lungenbefund in wenigen Tagen sterben.

An den Genitalien kommen außer den eben erwähnten nekrotisierenden und gangräneszierenden Vorgängen der Haut und Schleimhaut, die bei stark heruntergekommenen Individuen beobachtet werden, kaum irgendwelche Störungen vor. Zuweilen wird der Eintritt der Masern Veranlassung zu einer Frühgeburt.

Komplikation der Masern mit anderen Infektionskrankheiten. Gar nicht selten wird der Masernprozeß durch das Hinzutreten anderer Infektionskrankheiten kompliziert. Handelt es sich um eine der exanthematischen Krankheiten, Scharlach, Vakzine, Varizellen, und tritt das zweite Exanthem gleichzeitig mit dem Masernausschlage auf, so können die Doppelinfektionen nebeneinander herlaufen, ohne sich wesentlich zu beeinflussen oder zu stören. Häufiger kommt es vor, daß das eine Exanthem dem anderen nachfolgt. Dadurch wird in jedem Falle die Dauer des Krankenlagers verlängert, und es werden mehr Ansprüche an die Widerstandsfähigkeit des Patienten gestellt. Wie der Ausgang ist, hängt einmal von der Schwere jeder einzelnen Komplikation und von der Empfänglichkeit des Betroffenen ab. Die gleichzeitige Anwesenheit der Exantheme von Masern und Scharlach gibt ein chrakteristisches Bild, das bereits auf S. 716 bei der Besprechung des Scharlachs beschrieben wurde.

Entschieden gefährlicher als das Zusammentreffen der Masern mit exanthematischen Erkrankungen ist die Kombination mit Diphtherie. Es macht fast den Eindruck, als ob die durch den Masernprozeß entzündeten Schleimhäute und namentlich die Kehlkopf- und Trachealschleimhaut in ganz besonderer Weise für die Diphtherieinfektion disponiert sei. Die Diphtherie breitet sich bei Masernkranken besonders im exanthematischen Stadium oft mit fabelhafter Schnelligkeit über den Kehlkopf und die Trachea bis in die feinsten Bronchien aus und führt zu den bedrohlichsten Erscheinungen. Eine auf den Rachen lokalisierte, mit membranösen Belägen einhergehende Diphtherie wird ja meist schnell erkannt. Häufig aber wird bei Masernkranken der Rachen übersprungen, eine vorangehende Nasendiphtherie entgeht oft der Beobachtung, da sie für Masernschnupfen gehalten wird, und die ersten Erscheinungen sind die des Kehlkopfkrupps. Hier gilt es nun zu entscheiden, ob ein durch Masernlaryngitis bedingter Pseudokrupp vorliegt oder echter diphtheritischer Krupp. Oft wird die schnelle Entwicklung von leichter Heiserkeit und bellendem Krupphusten zu völliger Aphonie, das rapide Auftreten von Stenoseerscheinungen mit Stridor, Dyspnoe und inspiratorischen Einziehungen im Epigastrium, im Jugulum und in den seitlichen Thoraxpartien das Vorliegen echter Diphtherie wahrscheinlich machen. Oft wird es auch gelingen, im Nasensekret, mitunter sogar auch im Tonsillenabstrich trotz Abwesenheit von membranösen Belägen Diphtheriebazillen nachzuweisen und so die Diagnose zu sichern; aber in vielen Fällen wird das nicht möglich sein. Man gebe deshalb im Zweifelsfalle lieber einmal zu viel als zu wenig Serum, behandle in dubio also den Fall als Diphtherie. In der Hospitalpraxis wird nach Feststellung einer Diphtherieinfektion auf der Masernabteilung der betreffende Saal geschlossen und alle Insassen bekommen zunächst prophylaktisch 500 I.-E. Dann wird von sämtlichen Kranken ein Rachenabstrich kulturell auf Diphtheriebazillen untersucht und positive Fälle werden isoliert. Dabei stellen sich oft noch rudimentäre Diphtherieerkrankungen in der Form einer leichten Angina lacunaris oder einer einfachen Rötung und Schwellung der Tonsillen heraus.

Ebenso unerfreulich ist die Komplikation von Masern und Keuchhusten, wobei es ziemlich einerlei ist, welche der beiden Krankheiten den Vortritt hatte. Da bei beiden Erkrankungen die Respirationswege von vornherein entzündlich infiziert sind, so muß die Doppelinfektion die Neigung zu ernsteren Störungen im Gebiete der Bronchien und Lunge steigern. Relativ oft kommt es daher, namentlich bei jüngeren Kindern, die gleichzeitig an Masern und Keuchhusten leiden, zu jenen schweren Formen von Kapillarbronchitis, die wir eingangs beschrieben haben. Sonst aber ist es vor allem die Bronchopneumonie, die bei der Kombination der Masern mit Keuchhusten zu fürchten ist. Dabei spielt eine nicht geringe Rolle die Tatsache, daß sowohl die Masern als auch der Keuchhusten sehr zu Mischinfektion mit Influenzabazillen neigen. Der Verlauf dieser Bronchopneumonien unterscheidet sich nicht von dem Verlaufe anderer gewöhnlicher Bronchopneumonien bei Masern. Mehrmals sah Jochmann protrahiert verlaufende, mit hohem Fieber einhergehende, ausgebreitete pneumonische Prozesse, bei denen es zu multipler Bronchiektasenbildung kam (vgl. S. 756).

Seit langem bekannt und gefürchtet ist die Kombination der Masern mit Tuberkulose. Die häufig beobachtete Tatsache, daß vorher scheinbar gesunde Kinder oder Erwachsene im direkten Anschluß an Masern die Zeichen einer tuberkulösen Erkrankung bieten, könnte einmal in der Weise erklärt werden, daß latente Herde unter der Einwirkung des Maserngiftes eine plötzliche Ausbreitung erfahren, oder aber daß der Masernprozeß eine Neuinfektion mit Tuberkulose begünstigt. Der erstgenannte Fall dürfte der häufigere sein. Wir können gar nicht selten bei der Autopsie von Masernkindern, die unter den Zeichen einer schnell verlaufenden Lungentuberkulose zugrunde gegangen sind, den Gang des Verderbens gut verfolgen.

Wir finden die Bronchialdrüsen stark vergrößert, zum Teil verkäst, zum Teil frisch geschwollen und mit Tuberkeln durchsetzt, zum Teil auch schieferig induriert und alte Kreideherde enthaltend, also neben frischen tuberkulösen Veränderungen auch alte Herde, deren Entwicklung weit zurückliegt. In unmittelbarer Nähe einer oder der anderen verkästen Bronchialdrüsen sieht man dann oft eine frische Aussaat miliarer Tuberkeln in den Hiluspartien der Lunge.

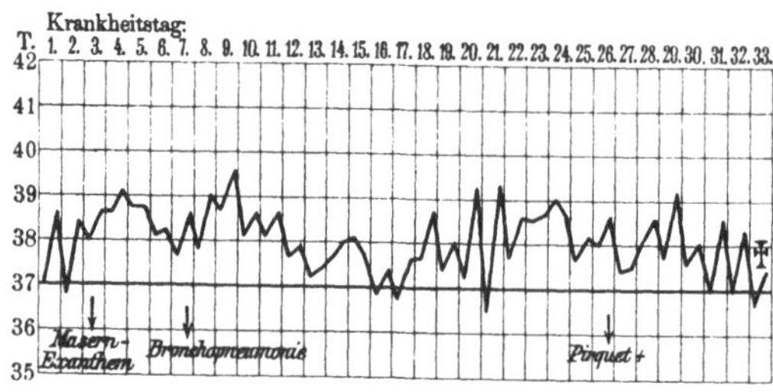

Abb. 347. Carl Be., 3 Jahre. Masern mit anschließender Lungentuberkulose.

Der klinische Verlauf solcher Fälle ist in der Regel der, daß nach dem Abblassen des Exanthems die entzündlichen Lungenerscheinungen zunehmen, daß an Stelle einer ausgebreiteten Bronchitis Dämpfungsbezirke mit dichten Rasselgeräuschen auftauchen, während das Fieber remittierend oder auch stark intermittierend um 39° sich bewegt (Abb. 348). Oft kommt es im Verlaufe weniger Wochen zum Exitus. Mitunter entwickelt sich auch das Bild der akuten Miliartuberkulose mit oder ohne meningitische Erscheinungen und führt noch schneller die Katastrophe herbei.

In anderen Fällen treten im Anschluß an Masern skrofulöse Veränderungen, die schon vorher in geringerem Grade bestanden, deutlicher in Erscheinung. Hatten die Kinder schon früher häufiger an Konjunktivitis, skrofulösen Ekzemen oder Drüsenanschwellungen gelitten, so pflegen um die Zeit des abblassenden Masernexanthems dicke Drüsenschwellungen am Halse sich einzustellen, die zur Erweichung führen und inzidiert werden müssen. Die den Masern eigentümliche Konjunktivitis geht in eine chronische Form mit starker Blepharitis ciliaris über, Phlyktänen und Hornhautgeschwüre treten auf. Oder es wird plötzlich ein Gelenk, z. B. das Ellbogengelenk schmerzhaft, die Haut der Umgebung rötet

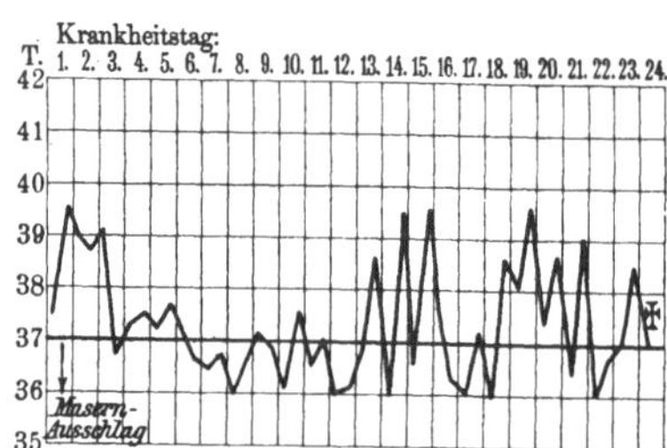

Abb. 348. Charlotte Mö., 2 Jahre. Masern mit anschließender Lungentuberkulose.

sich, Fluktuation tritt auf, und bei der Inzision entleert sich tuberkulöser Eiter. Warum gerade das Maserngift die Disposition zur Ausbreitung der Tuberkulose in so ausgesprochenem Maße erhöht, ist nicht bekannt. Die Pirquetsche kutane Tuberkulinprobe schien uns anfangs eine Erklärungsmöglichkeit zu bringen, denn es zeigte sich die interessante Tatsache, daß die Reaktion während des Masernexanthems auch bei tuberkulösen Kindern stets negativ ausfällt, während sie bei denselben Individuen nach Ablauf der Masern wieder positiv wird. Daraus konnte gefolgert werden, daß die Antikörper, welche die klinische Reaktion zwischen Tuberkulin und Zelle vermitteln, durch den Masernprozeß absorbiert werden, so daß der Körper schutzlos dem Fortwuchern der Bazillen preisgegeben ist. Diese Erklärung scheint aber doch nicht das Richtige zu treffen; denn nach Untersuchungen von Rolly, die Jochmann durchaus bestätigen konnte, findet man auch im Verlaufe anderer akuter und chronischer Infektionskrankheiten,

die an sich die Entwicklung einer Tuberkulose in keiner Weise begünstigen, z. B.
beim Scharlach, oft auch beim Keuchhusten die Pirquetsche kutane Tuberkulinreaktion in einem großen Prozentsatz der Fälle negativ bei Kranken, die nach Ablauf der Affektion eine positive Probe darbieten. Nach Beobachtungen von
Forche (Dtsch. med. Wochenschr. 1922. Nr. 30) wird durch die Masern auch
die Agglutininbildung gegen Typhusbazillen deutlich gehemmt.

Diagnose. Vor dem Auftreten des Ausschlages im Initialstadium der
Masern ist es mitunter recht schwer, mit einiger Sicherheit zu sagen, ob es sich
um beginnende Masern handelt oder nicht, und doch ist gerade in dieser Krankheitsperiode die richtige Erkennung von der größten Bedeutung, weil die meisten
Ansteckungen in diesem Stadium erfolgen. Das einzige Symptom, das mit
einiger Sicherheit im Initialstadium die Diagnose Masern gestattet, sind die
Koplikschen Flecke. Alle anderen Erscheinungen, Fieber, Konjunktivitis,
Schnupfen, Husten, können auch bei Influenza, Keuchhusten oder einer gewöhnlichen Erkältungskrankheit vorkommen. Handelt es sich um einen Fall
aus der Umgebung von Masernkranken und erfahren wir durch die Anamnese,
daß der Kranke die Masern noch nicht überstanden hat, so wird natürlich das
Ensemble der genannten katarrhalischen Erscheinungen mit der größten
Wahrscheinlichkeit für beginnende Masern sprechen; entscheidend aber sind
die Koplikschen Flecke, die bei masernähnlichen Infektionskrankheiten
nicht vorkommen, und nach denen deshalb in jedem verdächtigen Falle gefahndet
werden sollte. Unterstützt kann die Diagnose werden durch das Auftreten
des Enanthems, das freilich dem Ausschlage oft nur einige Stunden vorausgeht
und deshalb von geringerer diagnostischer Bedeutung ist. Am ersten Tage
des Initialstadiums können uns oft auch die Koplikschen Flecke im Stiche
lassen, da sie um diese Zeit häufig noch nicht deutlich genug entwickelt sind,
aber am zweiten und dritten Tage des Initialstadiums können wir mit großer
Wahrscheinlichkeit auf ihre Anwesenheit rechnen, so daß die Untersuchung
auf Kopliks, namentlich in Krankenhäusern die größte Wichtigkeit erlangt
hat und manche Hausinfektion verhindert.

Der völlig entwickelte Masernausschlag hat etwas so Charakteristisches,
daß eine Verwechslung mit ähnlichen Hautausschlägen wohl nur selten vorkommen dürfte; anders ist es mit dem beginnenden Masernexanthem und mit
den verschiedenen Variationen und rudimentären Formen, besonders auch bei
Erwachsenen. Der beginnende Masernausschlag zeigt namentlich im Gesicht in
manchen Fällen eine so ausgesprochene Knötchenbildung (vgl. Abb. 339, S. 743),
daß die Verwechslung mit einem beginnenden Pockenausschlage möglich ist,
um so mehr als ja auch bei den Pocken um die Zeit der Eruption Schnupfen,
Konjunktivitis und Bronchitis vorkommen. Anamnestische Angaben, Untersuchung auf Kopliksche Flecke, vor allem aber die Fieberkurve muß hier die
Entscheidung bringen. Während bei den regulären Masern die Temperatur
nach einem Anstieg am ersten Tage am zweiten wieder abzusinken pflegt, um
dann am dritten wieder zu steigen und dann mit Erscheinen des Exanthems
noch weitere Höhen zu erreichen, herrscht bei den regelrecht verlaufenden
Pocken von Anfang an hohes Fieber, das bis zum dritten Tage noch ansteigt,
um mit dem Erscheinen des Ausschlages rapid abzufallen.

Auch das bei den Pocken noch vor dem eigentlichen spezifischen Ausschlage auftretende masernähnliche Initialexanthem kann zu Verwechslungen Anlaß geben. Hier sind es vor allem die typischen Prädilektionsstellen des Ausschlages, das Oberschenkeldreieck und das Oberarmdreieck,
die für Pocken sprechen.

Häufig wird man in die Lage kommen, die Differentialdiagnose zwischen
Röteln und Masern stellen zu müssen. Im allgemeinen werden sich die zarter

rot gefärbten, kleineren, mehr distinkt stehenden und weniger papulösen Röteln-
flecke von den intensiver rot tingierten, im Gesicht konfluierenden, mehr erhabenen und knötchenartigen Maserneffloreszenzen leicht unterscheiden lassen.
Aber es können doch, namentlich bei weniger ausgesprochenem Masernausschlage Bilder entstehen, deren Deutung selbst dem Erfahrenen sehr große
Schwierigkeiten bereitet, namentlich wenn es sich um einen einzelnen Fall
handelt und nicht um eine Epidemie. Bei gehäuftem Auftreten gleichartiger,
röteln- oder masernähnlicher Krankheitsbilder können schon die Anamnese
und die Feststellung der Tatsache, daß die Erkrankten bereits die Masern
überstanden haben, gegen die Diagnose Masern sprechen. Geringes oder fehlendes
Fieber, mäßige Schleimhauterscheinungen, vor allem aber deutlich geschwollene
Nackendrüsen sprechen für Röteln. Das Kopliksche Symptom ist während
des Ausschlages nur dann zur Diagnose zu verwerten, wenn es positiv befunden
wird. Die Abwesenheit der Koplikschen Flecke beweist hier nichts gegen
Masern, da sie mit dem Erscheinen des Ausschlages in der Regel zu verschwinden
pflegen.

Am leichtesten erscheint a priori die Unterscheidung der Masern vom
Scharlach, und doch gibt es scharlachähnliche Masernexantheme und masernähnliche Scharlachformen, die nicht leicht richtig zu erkennen sind.

Scharlachähnlich kann ein Masernausschlag einmal dadurch werden, daß
die einzelnen Effloreszenzen auf der Stufe der kleinen Flecke stehen bleiben,
ohne zu zackigen Figuren zusammenzutreten, oder aber dadurch, daß die Masernflecke zu großen Flächen konfluieren (vgl. Abb. 340). Im letzteren Falle deutet
oft noch ein kleiner, ausgesparter weißer Bezirk normaler Haut mitten in der
roten Fläche auf den Maserncharakter hin. Auch pflegt die Konfluenz fast
niemals über den ganzen Körper verbreitet zu sein, sondern es finden sich stets
auch Partien von deutlich masernähnlichem Aussehen. Ist auch im Gesicht
Exanthem vorhanden, so wird das Befallensein der Lippenumgebung für Masern
sprechen im Gegensatz zu der zirkumoralen Blässe beim Scharlach.

Besondere Schwierigkeiten bereiten oft die rudimentär entwickelten Ausschläge. Zuweilen bleibt z. B. das Gesicht ganz frei, und an der Innenseite
der Oberarme und der Oberschenkel zeigt sich ein kleinfleckiges masernähnliches Exanthem. Die Entscheidung, ob hier Scharlach oder Masern vorliegt,
kann nur unter Berücksichtigung aller begleitenden Krankheitserscheinungen
und anamnestischen Daten erbracht werden. Die charakteristische Angina,
die Himbeerzunge und der plötzliche Beginn eventuell mit Erbrechen sprechen
für Scharlach, das Vorwiegen der katarrhalischen Symptome, eventuell vorhandene Kopliks für Masern. Eosinophilie, positive Urobilinprobe und negative
Diazoreaktion sind für die Diagnose Scharlach zu verwerten.

Nach dem Abblassen des Exanthems basiert die Entscheidung, ob Scharlach oder Masern vorangegangen ist, auf folgenden Überlegungen: Bei Masern
findet sich eine kleienförmige, gleich nach dem Verschwinden des Ausschlages
einsetzende Schuppung und in der Regel braunfarbige Pigmentierung der Haut
als Residuum der Masernflecke, während für Scharlach eine lamellöse, mitunter
erst spät einsetzende Abschuppung charakteristisch ist. Häufig werden noch
etwa vorhandene Nachkrankheiten, wie Lymphdrüsenschwellungen am Halse
oder hämorrhagische Nephritis, mehr für Scharlach sprechen; auch die Urobilinprobe, die während der Nachkrankheiten des Scharlachs meist positiv ist, kann
mit Vorteil zur Diagnose herangezogen werden.

Auch das Fleckfieber hat im Initialstadium große Ähnlichkeit mit Masern,
da es mit Fieber und intensiveren katarrhalischen Erscheinungen der Nase,
der Konjunktiva und der Bronchien einherzugehen pflegt. Auch zeigt sich hier
als Vorläufer des eigentlichen Ausschlages um den dritten Tag herum eine

Roseola, die freilich meist das Gesicht verschont. Die Abwesenheit von Koplik-schen Flecken, der geringe oder fehlende Ausschlag im Gesicht sprechen gegen Masern.

Ferner werden postvakzinale Exantheme nicht selten für Masern gehalten (vgl. Abb. 420). Diese Ausschläge, die etwa 8—12 Tage nach der Vakzination auftreten können, gehen ohne jegliche katarrhalischen Erscheinungen und ohne Fieber einher.

Schließlich können noch Arzneiexantheme mitunter außerordentlich masern-ähnlich aussehen. Neben Jod, Kopaivabalsam ist es besonders das Antipyrin, das Masern vortäuschen kann, um so mehr, als es ja häufig bei katarrhali-schen Affektionen, z. B. bei Influenza genommen wird.

Noch einige andere Infektionskrankheiten gehen gelegentlich mit masern-ähnlichem Ausschlage einher, so die Genickstarre, die Influenza, vor allem aber die Sepsis.

Jochmann sah einen 70jährigen Mann, der hochfiebernd mit einem über den ganzen Körper verbreiteten Masernausschlage ins Krankenhaus kam, und bei dem die bakteriologische Blutuntersuchung eine Staphylokokkensepsis feststellte.

Weniger bekannt und doch gar nicht selten sind morbilliforme Ausschläge bei Infektionen mit Paratyphusbazillen (vgl. S. 88 u. Abb. 44).

Daß die Typhusroseolen, wenn sie besonders reichlich auftreten und auch Brust und Rücken bedecken, gelegentlich Masern vortäuschen können, ist bekannt; derartig reichliche Ausbreitung ist aber recht selten. Eher schon kann ein syphilitisches Exanthem an Masern erinnern. Der Nachweis eines Primäraffektes, sowie anamnestische Angaben, eventuell auch die Wasser-mannsche Reaktion werden hier die Entscheidung bringen.

Bei Säuglingen können gastrointestinale Störungen einen masern-ähnlichen Ausschlag erzeugen, der durch vereinzelt stehende, erbsengroße, rote Flecke, namentlich auf den Extremitäten, charakterisiert ist, aber nicht von Schleimhauterscheinungen begleitet wird.

Das Erythema infectiosum und Erythema multiforme sind durch ihre Vorliebe für die Streckseiten der Extremitäten ausgezeichnet und ermangeln der Schleimhauterscheinungen. Genaueres über diese Exanthemformen siehe Seite 781 u. 817.

Zuweilen gewinnen auch Serumexantheme, die nach der Einspritzung von Diphtherieserum, Genickstarreserum usw. auftreten, ein morbilliformes Aussehen (vgl. Abb. 370). Vor Verwechslungen schützt die Kenntnis der vorangegangenen Seruminjektion und die Berechnung der Inkubationszeit, da solche Serumausschläge bei erstmalig Injizierten nach 8—12 Tagen, bei Rein-jizierten etwas früher aufzutreten pflegen. Genaueres über die Serumexantheme siehe später (S. 805).

Wick (Arch. f. Schiffs- u. Tropenhyg. Bd. 18, S. 345. 1914) beschrieb als „Morbilloid" eine unter den Farbigen von Neu-Guinea epidemisch auftretende Krankheit, die den Masern sehr gleicht: Fieber von 1—2 Tagen, makulo-papulöses Exanthem, das später feinblätterig abschuppt. Keine Koplikschen Flecken, befallen werden meist Erwachsene, Ansteckung durch direkten Kontakt. Kersten, der das Krankheitsbild genauer beschrieb (Hamb. med. Überseeh. Nr. 17, März 1916), trennt es von den Masern als eigene Infektionskrankheit ab. Verlauf stets sehr leicht.

Prognose. Die Masern zählen im allgemeinen zu den leichteren Infektions-krankheiten mit relativ geringer Mortalität. Heubner hatte in der Leipziger Distriktspoliklinik bei fast 600 Fällen eine Sterblichkeit von $6,1^0/_0$, Jochmann im Rudolf Virchow-Krankenhause unter 879 Fällen eine solche von $13^0/_0$.

Die höhere Mortalität im Krankenhaus ist darauf zurückzuführen, daß sehr
viele Kinder mit Ernährungsstörungen, Rachitiker, Tuberkulöse usw. eingeliefert
werden. In manchen Säuglingsheimen steigt die Gesamtsterblichkeit bis
auf 30%.

Die einzelnen Epidemien können in ihren Mortalitätsverhältnissen voneinander differieren. Es liegt das an ganz unberechenbaren Verhältnissen,
die man kurz unter der Bezeichnung des Genius epidemicus zusammenfaßt.
Im ganzen, wenn man größere Zeiträume überblickt, sind jedoch bei den Masern
keine so großen Schwankungen der Mortalität vorhanden wie bei Scharlach.
Siehe Abb. 349, wo die Masern-Morbiditätszahlen und Mortalitätsziffern in
Hamburg während 40 Jahren verglichen sind.

Lebensalter und äußere soziale Verhältnisse spielen für den Verlauf der
Masern eine nicht zu unterschätzende Rolle. Kinder unter drei Jahren sind

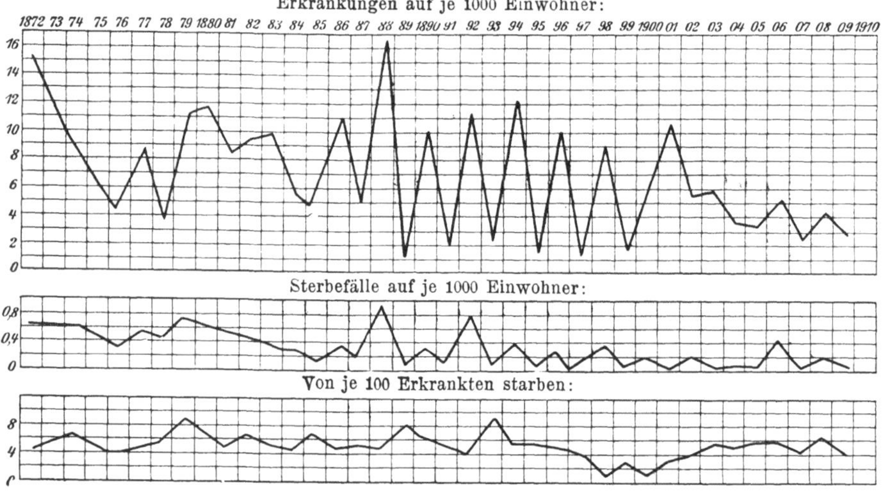

Abb. 349. Masern in Hamburg.

stets mehr gefährdet als ältere Kinder, weil im frühesten Kindesalter die Enge
der Luftwege das Zustandekommen der gefährlichen Kapillarbronchitis und der
Bronchopneumonie sehr begünstigt. Vom 50. Lebensjahre an pflegt die Sterblichkeitszahl wieder zu steigen.

Die verschiedensten Faktoren, die geeignet sind, die Widerstandskraft
der Befallenen herabzusetzen, trüben die Prognose. So kommt es, daß die
Masern in den wohlhabenderen Kreisen viel weniger Opfer fordern als in den
ärmeren Bevölkerungsschichten, wo die Kinder oft unzureichend ernährt sind
und unter unhygienischen Verhältnissen leben. Bei schlechten äußeren Lebensbedingungen, dichtem Zusammenwohnen in staubigen Quartieren und unter
schlechter Pflege kommt es während des Masernprozesses auch leichter zu
Sekundärinfektionen, die die Aussichten auf einen guten Ausgang natürlich
verschlechtern.

Anämische oder rachitische Kinder, Rekonvaleszenten von anderen Infektionskrankheiten sind durch die Masernaffektion selbstverständlich mehr
gefährdet als normale kräftige Individuen. Daß die Skrofulose und die latente
oder beginnende Tuberkulose sehr häufig im Verlaufe der Masern eine plötzliche
Ausbreitung erfahren und dadurch das Schlimmste herbeiführen können, sei
hier noch einmal hervorgehoben, um die Wichtigkeit zu betonen, daß skrofulöse

und der Tuberkulose verdächtige Kinder während der Rekonvaleszenz mit besonderer Vorsicht zu behandeln sind.

Am günstigsten ist die Prognose bei unkomplizierten Fällen. Selbst hohes Fieber, intensives Exanthem und schwere nervöse Störungen, wie Delirien und Somnolenz brauchen die Prognose noch nicht zu trüben. Prognostisch ungünstig liegen die schwer toxischen Masernformen, bei denen die besondere Empfänglichkeit des Erkrankten und hohe Virulenz des Masernvirus sich verbinden. Sehr zu fürchten ist stets auch das Hinzutreten von ernsteren Lungenkomplikationen, von denen in erster Linie die Kapillarbronchitis und die Bronchopneumonie zu nennen sind. Unter 135 mit Bronchopneumonie komplizierten Masernfällen, die Jochmann beobachtete, starben $97 = 71,9\%$.

Bei schweren Erkrankungen der Bronchien und der Lungen während des exanthematischen Stadiums ist die zyanotische Färbung des Ausschlages und bei eben im Beginn begriffenem Exanthem das Stehenbleiben in der Entwicklung und die livide Verfärbung der Effloreszenzen als ominöses Zeichen anzusehen.

Auch das Hinzutreten von diphtheritischem Kehlkopfkrupp verschlechtert die Heilungsaussichten sehr: unter 77 Fällen von diphtheritischem Kehlkopfkrupp bei Masern starben $19 = 24,7\%$ (Jochmann).

Eine Otitis media mit ihren verschiedenen Folgeerscheinungen kann die Prognose ebenfalls recht dubiös gestalten.

Nephritis und Darmerscheinungen haben im allgemeinen wenig Bedeutung für die Prognose.

Prophylaxe. Eine erfolgreiche Prophylaxe der Masern ist schwerer durchzuführen wie bei anderen Infektionskrankheiten, weil in der Regel die Ansteckung der Umgebung schon erfolgt ist, wenn die Diagnose gestellt wird. Bekanntlich ist die Krankheit schon vor dem Ausbruch des Exanthems im Initialstadium kontagiös, deshalb kommt die nach dem Erscheinen des Ausschlages angeordnete Isolierung des Kranken oft zu spät. Manche Autoren stehen daher auf dem Standpunkte, daß es am besten sei, in kinderreichen Familien überhaupt keine Absperrung vorzunehmen, ja, sogar die Ansteckung zu begünstigen, da doch alle empfänglichen Mitglieder der Familie infiziert werden müßten, wenn erst ein Kind erkrankt sei. Dieser Standpunkt ist nicht zu billigen. Mögen die Masern in vielen Fällen relativ harmlos verlaufen, die Möglichkeit, daß schwere Komplikationen auftreten und die Krankheit tödlich endet, muß in jedem Falle zur Fernhaltung der gesunden Kinder von der Ansteckungsquelle auffordern. Ganz besonders gilt dies für dasjenige Lebensalter, in welchem erfahrungsgemäß die Masern die meisten Opfer fordern, für Kinder unter drei Jahren, ferner für skrofulöse, tuberkulöse, rachitische und schwächliche Individuen, deren Widerstandskraft gering ist.

Bessere Erfolge könnten in prophylaktischer Hinsicht erzielt werden, wenn von den Ärzten mehr auf das Auftreten der Koplikschen Flecke an der Wangenschleimhaut geachtet würde, die gerade im Initialstadium vor dem Ausbruche des Exanthems vorhanden sind. Auf größeren Kinderabteilungen ist es deshalb ratsam, bei jedem irgendwie verdächtigen Fieber mit Schnupfen nach diesem Koplikschen Symptom zu fahnden und beim Vorhandensein desselben das betreffende Kind sofort abzusondern. Man wird mit dieser Maßregel öfters den Masernausbruch auf einer Kinderabteilung verhindern können. Auch Schulärzte können viel zur Verhinderung der Weiterverbreitung der Masern beitragen, wenn sie bei katarrhalischen Affektionen der Schulkinder regelmäßig auf die Koplikschen Flecke achten und beizeiten die verdächtigen Kinder von der Schule fernhalten. Geschwister von erkrankten Kindern müssen der Schule fernbleiben, solange eine Ansteckungsmöglichkeit besteht, d. h. noch mindestens 14 Tage nach der letzten Berührung mit dem Kranken.

Die Isolierung der Kranken geschieht am besten in einem Krankenhause. Wo das nicht angängig ist, sollten die gesunden Kinder, wenn irgend möglich, aus dem Hause des Kranken entfernt werden, da sonst bei der großen Kontagiosität der Krankheit trotz der Absperrung des Erkrankten in einem besonderen Zimmer doch noch Infektionsmöglichkeiten der verschiedensten Art bestehen bleiben.

Nach Ablauf der Krankheit ist das Krankenzimmer gut zu reinigen und am besten mit Formalin zu desinfizieren. Manche begnügen sich der geringen Haltbarkeit des Maserngiftes wegen mit einfacher Durchlüftung des Zimmers, die dann aber wenigstens mehrere Tage lang Tag und Nacht durchgeführt werden sollte.

Eine große Errungenschaft der Neuzeit ist die von Degkwitz in München angegebene **Schutzimpfung** mit Masern - Rekonvaleszentenserum (Dtsch. med. Wochenschr. 1922. S. 26).

Degkwitz konnte bei Gelegenheit einer Hausinfektion im November 1919 zeigen, daß maserninfizierte Kinder durch Einspritzung von Masernrekonvaleszentenserum (M.R.S.) vor dem Ausbruch der Erkrankung bewahrt werden können.

Bis zu 4 Tagen nach stattgehabter Infektion genügen 2,5 ccm M.R.S., um ein Kind bis zu 4 Jahren zu schützen. Diese Dosis berechnet Degkwitz als eine Schutz-Einheit (Sch.E.); am 5. und 6. Tag post infect. schützen 5—6 ccm (2 Sch.E.) mit Sicherheit. Am 7. Tag post infect. ist der Erfolg auch mit mehreren Sch.E. nicht mehr ganz sicher. Am 8. Tag post infect. und später zu spritzen ist nutzlos, weil auch enorme Dosen (bis zu 30 ccm) die Erkrankung weder verhüten, noch ihren Verlauf günstig beeinflussen.

Praktische Dosierung: Ein Masernkind, das gerade seinen Ausschlag bekommt, ist schon seit 4 Tagen ansteckend, die in seiner Umgebung befindlichen, von ihm vermutlich infizierten Kinder kann man mit 1 Sch.E. (2,5 ccm) vor der Erkrankung bewahren. Ist das Exanthem des Patienten schon 24—48 Stunden alt, so schützen mit Sicherheit 2 Sch.E. (5—6 ccm); ist das Exanthem schon 3×24 Stunden alt, so erreicht man mit 3 Sch.E. in etwa $^2/_3$ der Fälle noch vollen Erfolg.

Erfolg. Bei über 1000 in der Literatur mitgeteilten und über 700 eigenen Fällen von Degkwitz zeigte sich, daß die Injektionen ohne irgendwelche Schädigungen ertragen werden und mit nur 2—3 $^0/_0$ Versager innerhalb der angegebenen Grenzen mit den entsprechenden Dosen vor Erkrankung schützen.

Möglichkeit einer Luesübertragung ist bei der von Degkwitz empfohlenen Serumbereitung (W.R., Karbolsäurezusatz und nachfolgende Trocknung) völlig ausgeschlossen. Auch die Gefahr einer Tuberkuloseübertragung ist bei sachgemäßem Vorgehen gleich Null.

Dauer des durch M.R.S. verliehenen Schutzes: es handelt sich nicht um eine rein passive, sondern um eine kombinierte Immunisierung. Der Schutz ist von kürzerer Dauer, wenn zeitig, und von langer Dauer, wenn spät in der Inkubation immunisiert wurde. Bei Nachprüfungen wurden Neuerkrankungen frühestens 33 Tage nach der Schutzinjektion beobachtet. Bei einer Krippeninfektion erkrankten von 12 Kindern, die vor 9 Monaten immunisiert worden waren, 2 an Masern; von 70 vor $4^1/_2$ Monaten mit Erfolg immunisierten 6 an typischen Masern. — Etwas knappe, aber frühzeitig in der Inkubation applizierte Schutzdosis schiebt die Erkrankung auf und schwächt sie ab, oft so, daß sie kaum als Masern erkannt werden kann.

Hat man kein frisches Rekonvaleszentenserum (Optimum: 7. fieberfreier Tag), so kann eventuell von früheren Masernkindern oder Erwachsenen

Serum verwendet werden; in letzterem Falle aber große Dosen (30 ccm Serum),
sie helfen in etwa $50^0/_0$.

Wenn irgend möglich, sollen gesunde Kinder unter 3 Jahren vor Masern
bewahrt werden; auf alle Fälle Kinder mit florider Rachitis, Keuchhusten,
Tuberkulose sowie fette pastöse Säuglinge.

Die Einspritzungen des M.R.S. verlaufen fast immer völlig reaktionslos.
Wie lange der Impfschutz vorhält, läßt sich noch nicht ganz bestimmt angeben.
An zahlreichen Stellen ist das Degkwitzsche Verfahren schon umfangreich
verwendet worden; ich selbst habe in Hamburg durchweg guten Schutz damit
erzielt.

Wie lebensrettend der Masernschutz wirken kann, soll nur ein Beispiel illustrieren:
Ein 5jähriger Knabe, der bestimmt früher keine Masern gehabt hatte, wird nach
überstandener Diphtherie wegen Myokarditis und Lähmung auf die Kinderstation
verlegt. Hier war ein Masernfall eingeschleppt, der nach 6 Tagen erkrankte. Sofortige Schutzimpfung verhütete die Masernansteckung, die mit großer Wahrscheinlichkeit dem Jungen das Leben gekostet hätte. Er genas.

Behandlung. Da die Ätiologie der Masern noch unbekannt ist, so sind
wir mangels spezifischer Mittel darauf angewiesen, die Krankheitserscheinungen
symptomatisch zu bekämpfen und die Entwicklung von Komplikationen und
Nachkrankheiten zu verhüten.

Der Masernkranke neigt sehr zu Erkältungen. Er muß daher von vornherein das Bett hüten und darf frühestens acht Tage nach der Entfieberung
aufstehen. Auch nach dem Aufstehen ist noch ein achttägiger bis vierwöchent-
licher Stubenaufenthalt je nach Jahreszeit, Alter usw. geboten. Das Zimmer
soll von gleichmäßiger Wärme sein (18^0 C) und muß gut ventiliert werden
können. Der Entwicklung von diffusen Bronchitiden und bronchopneumonischen
Prozessen wird durch staubreiche, trockene und schlechte Luft Vorschub
geleistet. Die Fenster sind also häufig am Tage zu öffnen, wobei vermieden
werden muß, daß der Kranke von Zugluft getroffen wird. Wo es möglich ist,
wird die Luft besser durch ein im Nebenzimmer geöffnetes Fenster geregelt.
Um einen gewissen Feuchtigkeitsgrad in der Luft zu erzielen, empfiehlt es sich,
einen Dampfspray- oder Inhalationsapparat in Gang zu setzen oder feuchte
Tücher aufzuhängen. Auch das Verdampfen von Wasser in einer auf den
Ofen gestellten Schüssel dient demselben Zweck.

In Krankenhäusern ist es sehr anzuraten, Kinder mit bronchopneumonischen Prozessen oder Kapillarbronchitis nicht in denselben Raum mit
unkomplizierten Masernfällen zu legen. Bei der Entwicklung von Bronchopneumonien usw. spielt zweifellos auch die direkte Übertragung der Krankheitskeime von Mensch zu Mensch eine nicht geringe Rolle.

Die früher gebräuchliche starke Verdunkelung des Krankenzimmers wegen
der konjunktivitischen Reizerscheinungen ist unnötig, deprimiert den Kranken
und erzeugt eventuell sogar eine in der Rekonvaleszenz unangenehm empfundene
Lichtscheu. Man beschränke sich darauf, allzu grelles Licht (Sonnenlicht) durch
gelbliche Vorhänge oder Stabjalousien abzublenden und das Bett so zu stellen, daß
der Kranke nicht direkt ins Helle sieht.

Von großer Wichtigkeit ist die Pflege des Mundes, weil dadurch Nachkrankheiten und Komplikationen wie Stomatitis, Otitis, Parotitis usw. verhindert werden können. Ältere Kinder müssen öfter den Mund spülen mit
Kamillentee oder $1^0/_0$ Wasserstoffsuperoxydlösungen oder Boraxlösungen (eine
Messerspitze auf ein Glas Wasser).

Die Diät soll während des Fiebers hauptsächlich aus flüssiger Nahrung
bestehen: Milch, Haferschleim, Kakao; nach dem Sinken des Fiebers: Grießbrei,
Reisbrei, Apfelmus, etwas Zwieback, Suppen; dann zarte Gemüse wie Karotten,

Spinat; schließlich Fleisch. Bei Durchfall gibt man statt der Milch: Haferschleim, Mehlsuppen, Reisschleim. Als Getränk dient kaltes Wasser mit Zitronensaft oder Himbeersaft.

Symptomatische Behandlung. Besteht starkes Hautjucken, so ist Abtupfen mit $1^0/_0$igem Mentholspiritus oder Einreiben mit $1^0/_0$igem Thymollanolin zu empfehlen.

Augen. Bei stärkerer katarrhalischer Entzündung der Konjunktiva sind daneben Einträufelungen mit Zincum sulfur. 0,03 zu Aqua 15, dreimal täglich, am Platze. Bei der gewöhnlichen Konjunktivitis werden Bleiwasser- oder Borwasserumschläge wohltuend empfunden. Bei sehr hochgradiger Konjunktivitis sind Pinselungen mit Argentum nitricum 0,5—1,0 : 1000 und nachfolgende Pinselung mit physiologischer Kochsalzlösung anzuraten. Die Behandlung der Augendiphtherie siehe bei Diphtherie.

Nase. Bei starkem Schnupfen ist vor allem häufige Reinigung, bei kleinen Kindern mit Wattetupfern, geboten. Die Lippen müssen mit Borsalbe oder Unguentum Glycerini oder Lanolin vor Mazeration geschützt werden. Ist die Nase stark verstopft und der Schnupfen sehr hochgradig, so bringen zweimal täglich vorgenommene Pinselungen mit $1^0/_0$iger Kokainlösung Erleichterung. Nachher wird die Einfettung der Nasenschleimhaut mit Goldcreme oder Vaseline wohltuend empfunden. Sehr angenehm ist auch das Einatmen von Menthol mittels der Hartmannschen Maske (Med. Warenhaus, Berlin).

Dieselbe besteht aus einem feinen, ähnlich wie die Chloroformmaske gebogenen Haarsieb, das mit der Menthollösung (Menthol und Äther zu gleichen Teilen) bestrichen wird. Dabei verdunstet der Äther und das Menthol bleibt in Gesalt weißer Kristalle auf dem Sieb zurück. Die Einatmung des Menthols bringt ein Gefühl der Erleichterung und Erfrischung. Ausspülungen der Nase unterlasse man lieber, weil immerhin die Möglichkeit besteht, daß durch Tubeninfektion eine Otitis erzeugt werden kann.

Ohren. Bestehen Ohrschmerzen infolge einer Otitis media, so sind feuchtwarme Umschläge auf die Ohrengegend mit essigsaurer Tonerde angezeigt. Ferner macht man Einträufelungen von warmem Karbolglyzerin (Acid. carbol. 0,5 zu Glycerini 10,0). Bestehen die Schmerzen trotzdem noch weiter, und ist das Trommelfell vorgewölbt, so muß die Parazentese gemacht werden. Nach erfolgter Perforation wird täglich mit Gazestreifen ausgetupft, die in $3^0/_0$ige Wasserstoffsuperoxydlösung getaucht sind. Bei sehr starker Sekretion kann man eventuell auch versuchen, mit Wasserstoffsuperoxydlösung oder dünnen Formalinlösungen zu spülen.

Man benutzt dazu eine Ohrenspritze, darf aber den Strahl nur mit sehr geringem Druck ins Ohr einlaufen lassen.

Zeigen sich die Zeichen einer Mastoiditis auf Druckempfindlichkeit des Processus mastoideus bei fortbestehendem Fieber, so ist sofort die Aufmeißelung vorzunehmen.

Kehlkopf. Bei starker Laryngitis sind Prießnitz-Umschläge um den Hals oder warme Breiumschläge auf den Kehlkopf und schweißtreibende Verfahren zu empfehlen.

Das Kind wird in ein in heißes Wasser getauchtes und gut ausgerungenes Laken gewickelt. Darüber kommt ein Gummituch und eine wollene Decke. Vorher sind warme Getränke, z. B. heiße Zitronenlimonade oder Lindenblütentee zu reichen.

Sehr zu empfehlen ist der Gebrauch eines Dampfsprays oder eines Inhalationsapparates, mit denen Kochsalzlösung, Emser Wasser oder Wasserstoffsuperoxydlösung verstäubt wird. Steigern sich die Atembeschwerden infolge der Laryngitis zu stenotischen Erscheinungen (Pseudokrupp), so muß eventuell zur Intubation oder Tracheotomie geschritten werden.

Lungen. Bei der Masernbronchitis in ihren leichteren Formen werden gewöhnlich Prießnitz-Umschläge um die Brust (zweimal am Tage gewechselt) gegeben. Kleinere Kinder vertragen mitunter die kühlen Umschläge nicht gut. Man lasse sie also beiseite, wenn die Haut darunter sich nicht rötet und erwärmt. Quälender Hustenreiz wird mit kleinen Kodeindosen behandelt (Sirup. Ipec. 50, Codein. phosphor. 0,02) 2—4 mal täglich ein Teelöffel, oder in Pulverform 0,005—0,01 pro Dosi, oder Parakodinsirup 2—3 mal ein Teelöffel. Eventuell gibt man daneben Expektorantien wie Apomorphin 0,02 zu Aqua 100 und Sirup. Altheae. 20, oder Ipekakuanha-Infus (0,5 : 180; Sirup. simpl. 20). Steigern sich die bronchitischen Erscheinungen, entwickelt sich Kapillarbronchitis oder Bronchopneumonie, so ist die energische Anwendung hydropathischer Prozeduren geboten. Hier sind namentlich die mit kühlen Abgießungen kombinierten warmen oder sogar heißen Bäder am Platze, die zweimal am Tage gegeben werden können. Die Temperatur des Wassers soll etwa 38° C betragen und kann rasch bis auf 40° C erhöht werden. Diese heißen Bäder bessern häufig die Zirkulationsverhältnisse, was sich in der besseren Farbe der vorher kühlen und livid verfärbten Extremitäten kundgibt. Die kalten Übergießungen (12 bis 15° C), die man während des Bades 2—3 mal vornimmt, lösen tiefe Inspirationen aus und führen dadurch eine gute Durchlüftung der Lungen herbei.

Bei schwerer Kapillarbronchitis mit lividem Exanthem und schlechtem Puls werden auch Senfbäder viel verordnet, um eine kräftige Ableitung auf die Haut zu erzielen. In den Senfbädern (500 g Senfmehl auf ein Bad von 36° C) bleibt das Kind zirka zehn Minuten lang, bis die Haut stark gerötet ist. Störend sind dabei die Senföldämpfe, durch die Augen und Luftwege gereizt werden können. Wir bevorzugen deshalb die von Heubner empfohlenen Senfpackungen.

Man rührt 3—4 Hände voll frischen Senfmehls mit einem Liter lauwarmen (nicht kochenden) Wassers an, bis sich die Senfmehldämpfe entwickeln. In dieses Wasser wird ein großes Laken getaucht und das Kind vom Hals bis zu den Füßen darin eingewickelt. Über das Laken kommt eine wollene Decke. Um den Hals muß die Einwicklung am besten noch durch ein besonderes Tuch gut abgedichtet werden, damit die Dämpfe die Augen nicht belästigen. In dieser Packung bleibt das Kind ca. 10—20 Minuten; danach ist die Haut krebsrot geworden. Es kommt nun in ein gewöhnliches Bad von 35° und wird gut abgewaschen, bis alle Reste des Senfmehls beseitigt sind. Dann wird es in ein feuchtes, mit lauwarmem Wasser getränktes Laken mit Gummituch und wollener Decke gewickelt und bleibt in dieser schweißtreibenden Packung noch $^1/_2$—1 Stunde liegen.

Man kann bei Bronchopneumonie oder Kapillarbronchitis zweimal am Tage ein heißes Bad mit kühler Übergießung und einmal das eben beschriebene Verfahren der Senfeinpackung vornehmen lassen.

Besteht das Bedürfnis, bei sehr hohem Fieber und Störungen des Sensoriums eine Herabsetzung der Temperatur zu erzielen und das Nervensystem anzuregen, so empfiehlt sich die kühle Einpackung.

Das Kind wird in ein großes Laken gewickelt, das in kaltes Wasser (12—15° C) getaucht und gut ausgerungen ist; darüber kommt ein Gummituch und eine wollene Decke. Gleichzeitig wird eine zweite Einpackung auf dem Nebenbett oder auf einer fahrbaren Trage vorbereitet. Nach 10 Minuten kommt das Kind aus der ersten Einwicklung heraus in die zweite. Dieses Verfahren wird viermal in der Stunde wiederholt, wodurch in der Regel eine Herabsetzung der Temperatur erreicht wird. Es empfiehlt sich nicht, die Prozedur öfter als einmal am Tage auszuführen.

Werden die Einpackungen schlecht vertragen, kann sich das Kind hinterher nicht wieder recht erwärmen, so muß gelegentlich auch von Fiebermitteln Gebrauch gemacht werden. Man gibt z. B. Antipyrin in Dosen von 0,2 2—3 mal täglich oder Aspirin 0,3—0,5 3 mal täglich.

Bei den ersten Zeichen der sinkenden Herzkraft gebe man Digalen dreimal täglich soviel Tropfen, als das Kind Jahre zählt, per os. Bei höheren Graden von Herzschwäche, wie sie z. B. bei Kapillarbronchitis oder Bronchopneumonie auftritt, ist der Gebrauch von Kampfer und Koffein anzuraten. So gibt man z. B. bei Kindern täglich dreimal eine Spritze Kampferöl und zweimal eine halbe Spritze Coff. natr. benc. in der $20^0/_0$igen Lösung. Nach Bedarf muß gegebenenfalls auch noch öfter, eventuell stündlich Kampfer verordnet werden. Das Adrenalin ist geeignet, in Dosen von $^1/_2-1$ ccm gegeben, bei plötzlichem Kollaps den sinkenden Blutdruck in die Höhe zu reißen.

Verdauungskanal. Bei Stomatitis wird mit $1^0/_0$ Wasserstoffsuperoxyd gespült. Auch die Inhalationen mit derselben Lösung sind dabei nützlich. Aphthen sind mit $3^0/_0$igem Karbolwasser oder $5^0/_0$iger Chromsäure zu pinseln.

Bei starkem Durchfall infolge von Enteritis ist zunächst die Regelung der Diät notwendig. Man gebe Haferschleim, Kindermehlabkochungen und als Medikament Tannigen oder Tannalbin zu 0,5 viermal täglich. Auch Wismut kann verordnet werden (Bismut. salic. 4, Glycer. 10, Aqua dest. ad 100) zweistündlich einen Teelöffel. Feuchtwarme Umschläge um den Leib werden dabei angenehm empfunden.

Bei Verstopfung bewähren sich Glyzerinwassereinläufe (Glyzerin und Wasser $\overline{aa}$ 5) oder Einläufe mit lauwarmem Seifenwasser am besten.

Masernrekonvaleszenten bedürfen der weitgehendsten Schonung. Besonders müssen sie vor Erkältungen sorgfältig gehütet werden, da nicht selten bei skrofulösen oder hereditär belasteten Kindern dann eine Tuberkulose zum Ausbruch kommt. So sind solche Kinder noch wenigstens zwei Monate nach der Krankheit auf das sorgfältigste mit gemischter Kost kräftig zu ernähren. Das geschieht am besten auf dem Lande oder in einem sonstigen waldreichen Kurort, wo ein möglichst ausgiebiger Aufenthalt in der frischen Luft möglich ist.

Literatur siehe bei:

Jürgensen: Masern in Spez. Pathol. u. Therap., herausgegeben von Nothnagel, Wien 1895. — Pirquet: Das Bild der Masern auf der äußeren Haut in Zeitschr. f. Kinderheilk. Orig. 6, Berlin 1913. — Rolly: Masern im Handbuch d. inn. Med., herausgeg. von Mohr u. Staehelin, Bd. I. Berlin 1911. — Zeiß, H.: Die experimentelle Masernübertragung. Ergebn. d. inn. Med. u. Kinderheilk. Bd. 20, 1921. — Degkwitz: Über Masernschutzserum. Dtsch. med. Wochenschr. Nr. 1, S. 26. 1922. — Kleinschmidt: Diagnostische und therapeutische Irrtümer in der Kinderheilkunde. 5. Heft. 1922. — Schmidt, Hans: Bakteriologie und experimenelle Übertragbarkeit der Masern. Med. Klin. Nr. 36 u. 37, 1920.

Röteln (Rubeola).

(Franz.: rubéole; englisch: german measles, rubella).

Unter Röteln verstehen wir eine akute, epidemisch auftretende, exanthematische Infektionskrankheit, die an leichte Masern erinnert, oft auch scharlachähnliche Züge besitzt, aber mit keiner von beiden Krankheiten identisch ist und durch ihren gutartigen, meist komplikationslosen Verlauf ausgezeichnet ist. Daß sie als selbständige Krankheit aufgefaßt werden muß und weder mit Masern noch mit Scharlach ätiologisch zusammenhängt, geht aus folgenden Punkten hervor:

1. Das Überstehen von Masern oder Scharlach schützt nicht vor der Erkrankung an Röteln.

Jochmann sah z. B. auf einer Station von Masernrekonvaleszenten eine Rötelnepidemie ausbrechen und andererseits auf einer Scharlachstation mehrere Kinder in der 5.—6. Scharlachwoche an Rubeola erkranken.

2. Das Überstehen von Röteln verleiht keinen Schutz gegen die Erkrankung an Masern oder Scharlach.

Auf einer Keuchhustenabteilung sah Jochmann eine kleine Rötelnepidemie. Kurz darauf kam ein Kind im Prodromalstadium der Masern zur Aufnahme, das nach 24 Stunden ein typisches Morbillenexanthem bekam und trotz sofortiger Verlegung 12—13 Tage später verschiedene andere Masernfälle nach sich zog. Unter den erkrankten Masernkindern befanden sich mehrere, die drei Wochen vorher unter seinen Augen Röteln überstanden hatten. Ebenso sah er mehrmals Kinder mit Röteln, die mit der Fehldiagnose Scharlach auf die Scharlachabteilung aufgenommen wurden und trotz sofortiger Verlegung auf eine Quarantänestation noch an Scharlach erkrankten.

3. Ein Rötelnfall in einer geschlossenen Anstalt zieht neue Rötelnfälle nach sich, nicht aber Masern- oder Scharlachfälle.

Geschichte. Früher wurden die Röteln meist in einen Topf mit Masern und Scharlach geworfen. Die erste Beschreibung, die den Röteln eine selbständige Stellung zuweist und sie von Scharlach und Masern abtrennt, stammt von Wagner 1834. Aber seine Anschauungen fanden wenig Anklang. Noch lange nachher konnte eine Einigung darüber nicht erzielt werden, ob die Rubeola als eine Erkrankung sui generis aufzufassen sei oder zu Scharlach oder Masern gehöre. Hebra und Kassowitz wollten von Röteln als selbständiger Krankheit nichts wissen; auch Henoch hielt sich nicht für berechtigt, in dieser Frage ein entscheidendes Urteil zu sprechen. 1881 einigte man sich auf dem internationalen Kongreß in London dahin, daß die Masern (English measles) von den Röteln (German measles) zu trennen seien. Die irreführende Bezeichnung German measles wurde in der folgenden Zeit durch die englisch schreibenden Autoren meist durch das Wort „rubella" ersetzt. Aufs neue kompliziert wurde die Situation im Jahre 1900, als Dukes dazu drängte, die scharlachähnliche Form der Röteln als „fourth disease" von der Rubeola abzugrenzen. Die Frage, ob diese, schon von Filatoff vorgeschlagene Trennung berechtigt ist, wird zur Zeit noch in verschiedenem Sinne beantwortet. Wir werden im nächsten Kapitel bei der Besprechung der vierten Krankheit näher darauf eingehen.

Ätiologie. Der Erreger der Röteln ist nicht bekannt; auch über die Art und Weise der Infektion wissen wir nichts Näheres. Die Kontagiosität scheint etwas geringer zu sein als bei Masern und Scharlach. Die Verbreitung erfolgt direkt von Mensch zu Mensch, und zwar durch engen Kontakt; Ansteckung durch leblose Gegenstände und gesunde Zwischenträger ist möglich, kommt aber nur ausnahmsweise vor. Das Rötelnvirus ist sehr flüchtig.

Enges Zusammenleben und enger Kontakt scheinen Voraussetzung für die Infektion zu sein, denn die Rubeolaepidemien spielen sich meist nur in geschlossenen Kreisen (Schulen, Kindergärten, Krankenhäusern, Pensionaten) und innerhalb kinderreicher Familien ab. Die Gefahr einer Ansteckung im Freien bei vorübergehendem Verkehr ist entschieden geringer; in geschlossenen Räumlichkeiten kann die Zahl der Erkrankungen oft recht stark ansteigen. So erkrankten nach einem Berichte Hatfields in einem Asyl in New-York unter 196 Kindern in kurzer Zeit 110. Das Virus hält sich auch in geschlossenen Anstalten nicht lange. Die Epidemie erlischt nach relativ kurzer Zeit (im Laufe von 2—4 Monaten). Ein längeres Haften des Kontagiums im Krankenzimmer, wie wir es vom Scharlach her kennen, wird nicht beobachtet. Am leichtesten scheint die Übertragung vermittelt zu werden im Inkubationsstadium und auf der Höhe des Exanthems. Mit dem Abblassen des Ausschlages wird die Ansteckungsfähigkeit geringer.

Die Jahreszeit scheint wenig Einfluß auf die Rötelnepidemien zu haben. Die meisten sollen in die Monate Januar bis Mai fallen, aber auch im Juni kann man ausgedehnte Rötelnepidemien beobachten.

Am empfänglichsten für die Rubeola sind Kinder im Alter von 2—10 Jahren, doch können auch manchmal Erwachsene, z. B. Schwestern im Krankenhause, die Rötelnkranke gepflegt haben, von derselben Krankheit befallen werden; Kleinschmidt erlebte eine Kasernenepidemie. Erkrankungen im hohen Lebensalter sind selten; auch im ersten Lebensjahr kommen Röteln nur selten zur Beobachtung.

Sogar eine intrauterine Infektion ist beobachtet worden. Einige Tage nach der Geburt bekam das Kind einer rötelnkranken Mutter das typische Exanthem (Scholl).

Das Überstehen der Röteln bringt in der Regel Immunität mit sich; doch kommen in der 2.—3. Woche nach der Erkrankung Rezidive vor.

Die Inkubationszeit ist von langer Dauer; im Durchschnitt sprechen die Autoren von 16—20 Tagen. Bei einer Rötelnepidemie, die sich auf einer Scharlachabteilung durch Einschleppung entwickelte, konnte Jochmann die Zeit zwischen der ersten Infektionsmöglichkeit und dem Ausbruch der ersten Krankheitssymptome genau berechnen. Die geringste Zeit war 14 Tage, die Maximalzeit 23 Tage. Die Schwankungen erklären sich wohl dadurch, daß Infektionsmöglichkeit nicht immer gleichbedeutend ist mit Infektion, daß vielmehr oft mehrere Tage verstreichen können, bis das infektiöse Virus haftet.

Krankheitsbild. In den meisten Fällen entwickelt sich die Krankheit ohne irgendwelche Prodromalerscheinungen; zuweilen aber gehen leichte Prodrome dem Ausbruche des Exanthems einige Stunden bis einen Tag lang voraus. Die Kinder klagen über Mattigkeit, Kopfweh und zeigen wenig Appetit. Dabei kann ein leichter Katarrh der Nasenschleimhaut und geringe Konjunktivitis bestehen, und es gelingt zuweilen, bei der Racheninspektion bereits ein schwach ausgebildetes Enanthem nachzuweisen, das dem Ausbruch des Exanthems einige Stunden vorauseilt. Das Enanthem besteht aus zarten, kleinsten, rosaroten Fleckchen auf dem weichen Gaumen. Kopliksche Flecke fehlen stets; Fieber besteht während dieses „Prodromalstadiums" nicht. In einzelnen Epidemien (Benzing), wie mir scheint vor allem auch bei Erwachsenen, sind die Prodromalerscheinungen deutlicher ausgesprochen: Kopf- und Halsschmerzen, Erbrechen, Nasenbluten, stärkere katarrhalische Erscheinungen, prodromales Fieber bis 39°, also recht ähnlich wie bei Masern. In manchen Fällen kann die für Röteln so charakteristische Schwellung der zervikalen und okzipitalen Drüsen bereits vor dem Erscheinen des Exanthems konstatiert werden (Theodor). Meist aber wird man erst durch das Auftreten des charakteristischen Ausschlages auf die Krankheit aufmerksam.

Man bemerkt zunächst im Gesicht, hinter den Ohren und am behaarten Kopf und schon nach einigen Stunden am Hals und Stamm ein kleinfleckiges rosarotes Exanthem. Es besteht aus stecknadelkopf- bis hanfkorngroßen, unscharf konturierten nur wenig erhabenen Fleckchen, die in der Mehrzahl der Fälle ein masernähnliches Bild erwecken, doch sind die Effloreszenzen im allgemeinen blasser und zarter rosa als die Masernflecken. Nur im Gesicht sind die Fleckchen zuweilen etwas größer, mehr erhaben und dichter gedrängt; durch Freilassen einzelner Hautbezirke entsteht hier oft eine Gitterzeichnung. Im Gegensatz zum Scharlach ist, wie bei Masern, auch die Umgebung des Mundes, der zirkumorale Ring, befallen. In mehreren Schüben geht der Ausschlag vom Stamm auf die Extremitäten über und schon nach Ablauf eines Tages ist die Ausbreitung vollendet. Die Streckseiten der oberen Extremitäten sind in der Regel mehr befallen als die Beugeseiten.

Meist fällt die Regelmäßigkeit in der Größe der einzelnen Effloreszenzen und ihre geringe Neigung zur Konfluenz auf, doch gibt es je nach der Gruppierung der einzelnen Flecke und je nach dem Grade ihrer Infiltration verschiedene Bilder, die bald mehr an Masern, bald mehr an Scharlach erinnern. Die meisten Röteln sind entschieden masernähnlich. Die Flecke können zu einzelnen Gruppen von

sternförmigem oder ringförmigem Aussehen zusammentreten oder durch einzelne Ausläufer miteinander verbunden sein und zwischen diesen zackig gestalteten Zwischenräumen Bezirke normaler Haut frei lassen. Auch können einzelne Flecke knötchen-

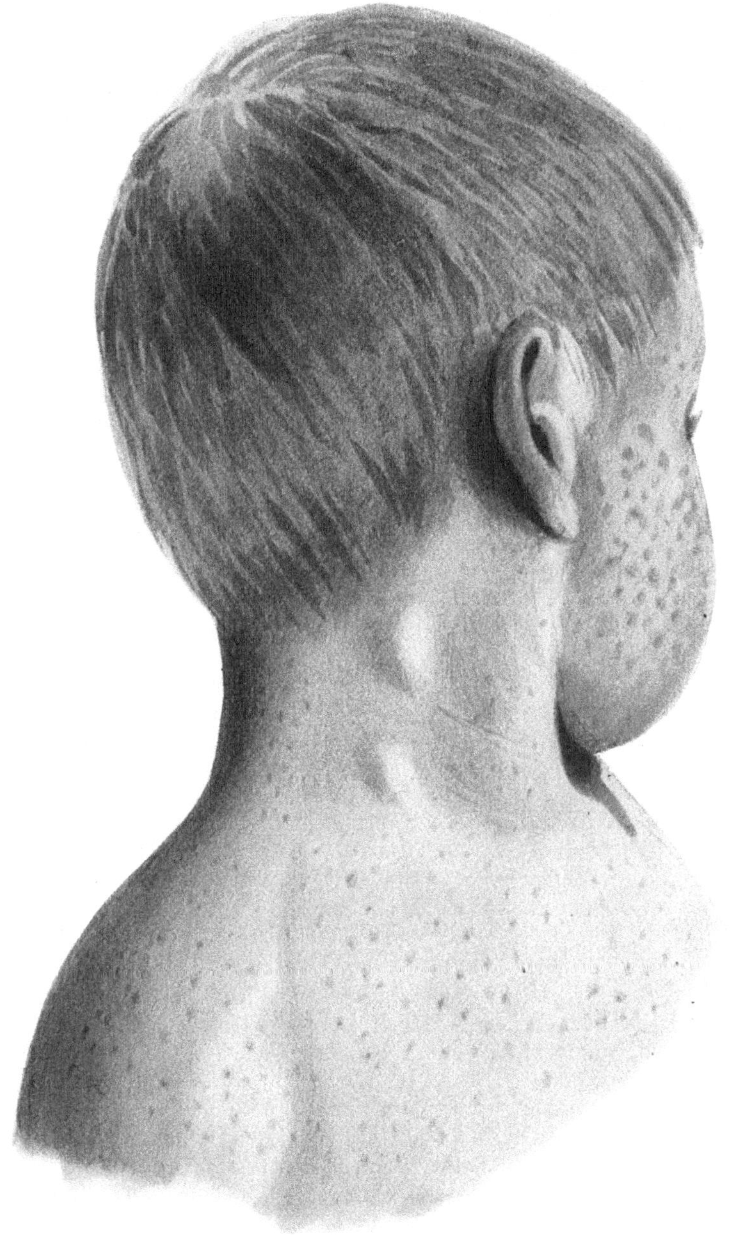

Abb. 350. Rötelnexanthem. Deutlich sichtbare Schwellung der Nackendrüsen.

artig infiltriert werden und papulös erscheinen wie bei Masern. Auch kleine Bläschen
können sich in seltenen Fällen auf der Spitze einer papulösen Effloreszenz entwickeln.
Ferner kommen zweifellos auch konfluierte Partien von mäßiger Ausdehnung vor, wenn

auch im ganzen die Neigung zum Zusammenfließen gering ist. Es können verschiedene Flecke und Fleckgruppen durch Hyperämie der dazwischenliegenden Haut zu einer zusammenfließenden Röte von geringer Fläche (etwa Fünfmarkstückgröße) vereinigt werden, aus der die einzelnen Effloreszenzen zuweilen noch hervorleuchten. Jochmann sah ebenso wie Schick namentlich auf den Streckseiten der Ellbogengelenke solche Bezirke; aber auch am Rücken, an Stellen, wo der Körper aufliegt, kommen bei reichlicherem Ausschlag konfluierte Partien vor.

Ein scharlachähnliches Aussehen kann an solchen Hautpartien vorgetäuscht werden, wo die einzelnen roten Flecke besonders dicht zusammenstehen und zamentlich dann, wenn sie stellenweise durch Hyperämie der die einzelnen Effloresnenzen trennenden normalen Haut zusammenfließen. Man kann bei Rötelnepidemien nicht selten die Beobachtung machen, daß bei demselben Falle ein Teil der Hautoberfläche, z. B. Brust und Rücken, masernähnlich war, während ein anderer Teil, z. B. Innenseite der Oberschenkel, mehr an Scharlach erinnerte. Diese Mannigfaltigkeit in dem Aussehen des Rötelnausschlages kann leicht zu Fehldiagnosen führen.

Charakteristisch ist die kurze Blüte des schubweise auftretenden Exanthems. Nach 2—3 Tagen ist es meist bereits verschwunden. Damit hängt es zusammen, daß man fast nie einen über die ganze Körperoberfläche verbreiteten blühenden Ausschlag findet. Oft sieht man Gesicht, Stamm, die Oberarme und Oberschenkel mit den charakteristischen Effloreszenzen bedeckt, während die unteren Hälften der Extremitäten noch frei sind, und am nächsten Tag ist die Haut der Unterschenkel und der Vorderarme mit Einschluß der Fußsohlen und Handteller mit blühendem Ausschlage überzogen, während im Gesicht und am Stamm, sowie an der Vorderfläche der Oberschenkel nur noch Reste des verblassenden Exanthems zu sehen sind. Noch in anderer Weise kann dieses schubweise Erscheinen und schnelle Verschwinden die Bilder variieren, und gerade diese Flüchtigkeit ist ein Charakteristikum des Rötelnausschlages. Das Exanthem verschwindet meist, ohne Spuren von Pigmentierung oder Schuppung zu hinterlassen, nur bisweilen zeigt sich eine geringfügige, kleienförmige Schuppung.

Rezidive des Exanthems kommen in seltenen Fällen 2—3 Wochen nach dem Abblassen des ersten Ausschlages vor. Jochmann sah ein solches Rezidiv während einer Rötelnepidemie $3^{1}/_{2}$ Wochen nach der ersten Eruption. Über mehrmaliges Wiederkehren des Hautausschlages, wodurch die Krankheit über das gewöhnliche Maß (bis zum 17. Tage) in die Länge gezogen wurde, berichtet Heubner. Ergänzend sei hinzugefügt, daß man zuweilen schon in den letzten Tagen des Inkubationsstadiums eine flüchtige Andeutung eines kleinfleckigen Exanthems im Gesicht, aber auch an der Brust bemerken kann, die aber nach wenigen Stunden wieder verschwindet. Solche Vorläufer des eigentlichen Exanthems, auf die Heubner aufmerksam macht, konnte Jochmann in zwei Rötelnepidemien bei mehreren Kranken beobachten.

Eine geringe Beteiligung der Schleimhäute pflegt das Exanthem zu begleiten. Man bemerkt auf der Schleimhaut des weichen Gaumens und der Wangen ein kleinfleckiges, blaßrotes Enanthem, mitunter auch nadelstichartige Blutpunkte an verschiedenen Stellen der Schleimhaut. Auch die Tonsillen können leicht gerötet, mäßig geschwollen und beim Schlucken etwas schmerzempfindlich sein; ebenso können leichte katarrhalische Rhinitis, leichte Bronchitis und Laryngitis vorhanden sein, doch fehlen diese Erscheinungen in den meisten Fällen. Die Conjunctiva palpebralis ist zuweilen leicht injiziert, es besteht aber meist keine Lichtscheu.

Ein wichtiges und charakteristisches Merkmal ist die Schwellung der zervikalen und okzipitalen Lymphdrüsen. Man findet sie bei Röteln fast stets geschwollen, meist nur von Erbsengröße, bald bohnen- und haselnußgroß. In vielen Fällen fühlt man sie nicht bloß, sondern man sieht sie deutlich am hinteren Sternokleidorande vorspringen, wenn der Kopf nach der entgegen-

gesetzten Seite abgewendet wird (vgl. Abb. 350). Die Drüsen sind meist nur
wenig druckempfindlich, manchmal aber doch recht schmerzhaft.

Auf Grund der Beobachtungen von mehreren Epidemien können wir durchaus
die Angaben von Klaatsch sen. bestätigen, der sich über die Schwellung der zervikalen und retroaurikularen Drüsen oberhalb des Processus mastoideus folgendermaßen äußert: Dieses Symptom war anläßlich der letzten Epidemie so konstant,
daß man die Röteln auch im Finstern auf dem Wege der Betastung diagnostizieren konnte, vorausgesetzt, daß wir darüber Gewißheit hatten, daß ein akutes
infektiöses Exanthem vorliegt.

Daß man dabei natürlich nicht kritiklos verfahren darf und wissen muß, daß
auch bei Scharlach und Masern und bei Skrofulose diese Drüsen gelegentlich anschwellen können, ist selbstverständlich. Die charakteristische Drüsenschwellung
pflegt länger anzuhalten als das Exanthem und erst nach 2—3 Wochen ganz verschwunden zu sein. Neben den genannten Drüsenschwellungen kommen zuweilen

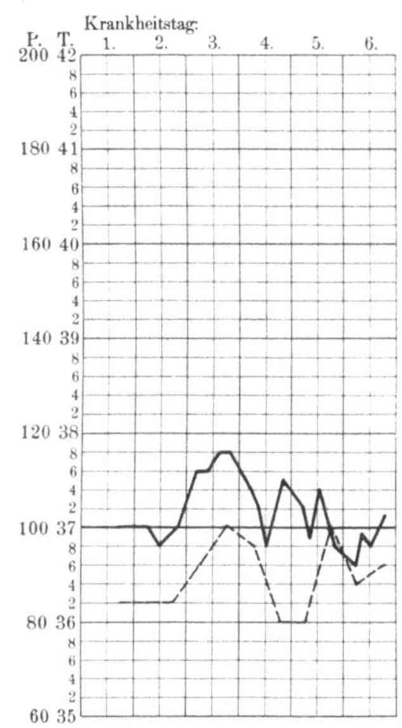

Abb. 351. Bruno Dr., 13 Jahre. Röteln.

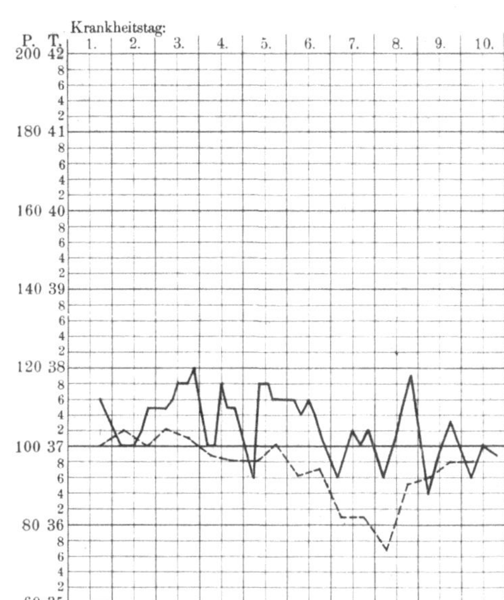

Abb. 352. Alf. Te., 11 Jahre. Röteln.

auch allgemeine Drüsenschwellungen vor (kubitale, thorakale und inguinale). In
abortiven Fällen kann das Exanthem fehlen und die charakteristische Drüsenschwellung das einzige Symptom darstellen, wie z. B. Hamburger bei den Eltern
eines an typischen Röteln erkrankten Kindes beobachtete.

Die Milz ist nicht zu fühlen; Hildebrandt und Thomas fanden sie dagegen
meist vergrößert, was unserer Erfahrung nicht entspricht.

Im Urin ist die Diazoreaktion negativ (nur in vereinzelten schweren Fällen
soll sie positiv sein, Benzing); die Urobilin- bzw. Urobilinogenreaktion findet
man öfter positiv. Albumen und Zylinder pflegen nicht aufzutreten.

Das Blutbild zeigt im Beginn der Erkrankung öfters eine Leukopenie,
die allmählich einer leichten Leukozytose Platz macht. Im Gegensatz zu Masern
sind die eosinophilen Leukozyten normal oder leicht erhöht; ich fand einmal
(bei einer 24 jährigen Kranken) am 2. Tag 15 % Eosinophile bei 4000 Leukozyten,
ohne daß eine andere Ursache für Eosinophilie nachzuweisen war; mit Zunahme der Leukozytenzahl fiel die Prozentzahl der Eosinophilen auf 4 %
ab. Beim Abklingen des Exanthems, am 5. bis 6. Tag, macht sich eine

ungewöhnliche Vermehrung der Plasmazellen (lymphozytäre und Randkernplasmazellen) bis zu 12% (Benzing), nach Nägeli bis zu 34% bemerkbar.

Das Fieber bei Röteln ist meist gering. Die Temperatur pflegt mit Beginn des Ausschlages zu mäßiger Höhe, meist unter 38°, anzusteigen, um dann entweder schon am nächsten Tage zur Norm zurückzukehren, oder lytisch im Verlaufe von 2—3 Tagen abzufallen. Es kommen aber auch höhere Temperaturen, 39—39,5°, bei unkomplizierten Röteln am ersten Tage vor. Ein vorübergehendes hohes Fieber spricht also nicht gegen Röteln; häufig kann man aber auch fieberfreien Verlauf beobachten. Der Puls entspricht in seiner Frequenz der Höhe der Temperatur. Das Allgemeinbefinden pflegt kaum gestört zu sein.

Komplikationen im Verlaufe der Röteln gehören zu den Seltenheiten. Mehrmals sah ich fieberhafte Bronchitis nach Abblassen des Exanthems für einige Tage auftreten. Einzelne Autoren berichten über komplizierende Bronchopneumonie, andere über flüchtige Gelenkentzündungen an Hand- und Fußgelenken von 3- bis 4 tägiger Dauer. Meist aber sieht man keine Komplikationen. Alle Rötelnfälle, die Jochmann im Verlaufe von zwölf Jahren in verschiedenen einzelnen Epidemien sah, verliefen stets gutartig. Im Gegensatz zu Scharlach und Masern fehlt den Röteln jegliche Disposition zu Sekundärinfektionen.

Daß immerhin aber auch schwere Verlaufsformen gelegentlich vorkommen, beweisen die Beobachtungen von Benzing (hohes Prodromalfieber; im Floritionsstadium 6 mal unter 16 Fällen Temperaturen über 38°; langanhaltende Drüsenschwellung), sowie von Bénard, der bei 291 Rötelfällen 13 mal meningitische Symptome sah: meist nur leichte und flüchtige Reizungserscheinungen mit Kopfschmerzen, geringer Zellvermehrung im Liquor mit negativer Benzoereaktion; ein Patient (allerdings mit hereditärer Lues!) starb unter Erscheinungen einer Landryschen Paralyse; ein anderer Patient bekam einen Herpes zoster.

Diagnose. Differentialdiagnostisch kommen vor allem Masern in Betracht. Sind Koplik sche Flecke vorhanden, so spricht das mit Sicherheit für Masern und gegen Röteln, doch darf das Fehlen dieses Symptomes nicht ohne weiteres gegen die Diagnose Masern verwertet werden; denn die Koplik schen Flecke finden sich nur im Prodromalstadium und zu Beginn der Eruptionen, sind also meist auf der Höhe des Exanthems schon verschwunden. Eine Verwechslung der Kopliks könnte allenfalls möglich sein mit den „Pseudo-Koplik-Flecken" der sog. Fordyce schen Krankheit, die hauptsächlich im späteren Alter, nicht bei Kindern, auftritt. Die meist fehlenden oder wenig ausgesprochenen Prodromalerscheinungen bei Röteln im Gegensatz zu dem fieberhaften, mit starken katarrhalischen Erscheinungen einhergehenden Prodromalstadium der Masern, die mäßige Höhe des Fiebers (meist unter 38°) bei Röteln gegenüber der Fieberhöhe beim Einsetzen des Masernexanthems (39—40°) stützen die Diagnose. Bei Masern ist die Diazoreaktion positiv, bei Röteln pflegt sie negativ, die Urobilinreaktion dagegen oft positiv zu sein. Die geschwollenen okzipitalen Drüsen sprechen mit Wahrscheinlichkeit für Röteln. Die Unterschiede in den Exanthemen sind schon besprochen. Im späteren Stadium sprechen Pigmentierung und Schuppung für Masern. Positiver Ausfall der kutanen Tuberkulinreaktion bei tuberkulösen Kindern auf der Höhe des Exanthems spricht gegen Masern und für Röteln (Schick). Es wird trotz alledem zuweilen Fälle geben, wo selbst der Erfahrene zweifelhaft ist, ob leichte Masern oder Röteln vorliegen. Die Angabe, daß Masern bereits früher überstanden wurden, kann in solchen Fällen zuweilen noch helfen. Rötelnähnliche exanthematische Erkrankungen, die weder okzipitale Drüsenanschwellung noch das charakteristische Blutbild aufweisen, beschrieb kürzlich Deussing; solche Fälle sind von leichten Masern kaum zu unterscheiden. Scharlach kommt nur in sehr leichten, wenig ausgesprochenen Fällen mit rudimentärem Exanthem differentialdiagnostisch in

Frage, da bei ausgesprochenen Fällen schon der Beginn mit Erbrechen, Kopfschmerzen, Halsschmerzen und hohem Fieber gegen Röteln spricht. Für Scharlach spricht im Zweifelsfalle das Freibleiben des zirkumoralen Ringes vom Exanthem, die Eosinophilie, die charakteristische Angina und Rötung des Rachens, die Lokalisation des Exanthems auf der Innenseite der Oberschenkel und Oberarme. Das Exanthem kann in solchen rudimentären Scharlachfällen den Röteln zum Verwechseln ähnlich sehen. Über die Abgrenzung gegen die vierte Krankheit siehe diese. Es kommen ferner differentialdiagnostisch in Betracht: das postvakzinale Exanthem, das rubeoläre Serumexanthem und das Erythema infectiosum. Das postvakzinale Exanthem, das sehr rötelnähnlich sein kann (vgl. Abb. 420), wird als solches durch den Zusammenhang mit der kurz vorher erfolgten Kuhpockenimpfung zu erkennen sein; es pflegt 8—12 Tage nach der Impfung aufzutreten. Ähnliches gilt für das rubeolaähnliche Serumexanthem. Die Kenntnis der Seruminjektion und die Überlegung, daß bei Erstinjizierten 8—12 Tage, bei Reinjizierten kürzere Frist bis zur Entwicklung des Ausschlages verstreicht, helfen zur Diagnose. Grippöse Exantheme bei Säuglingen (bei welchen Röteln allerdings kaum je vorkommen) können sehr rötelnähnlich aussehen..

Das Erythema infectiosum bildet im allgemeinen größere Flecke, die längere Zeit, 5—10 Tage, bestehen bleiben und eine girlandenähnliche Zeichnung auf der Haut bieten. Vgl. Abb. 354, S. 782. Auch fehlen hier Lymphdrüsenschwellungen und Schleimhauterscheinungen. Auf medikamentöse Exantheme, z. B. nach Kopaivabalsam, wird die Aufmerksamkeit durch die Anamnese gelenkt. Lymphdrüsenschwellungen fehlen hierbei.

Die **Prognose** ist günstig zu stellen.

Therapie. Die Kinder bleiben während des Ausschlages und auch nach dem Verschwinden des Exanthems noch für 1—2 Tage im Bett. Eine weitere Behandlung der stets harmlosen Krankheit ist nicht erforderlich.

Literatur siehe bei:

Bäumler: Röteln in Dtsch. Klinik. Bd. 2. — Rolly: Röteln im Handbuch d. inn. Medizin, herausgegeben von Mohr u. Staehelin. Bd. 1. Berlin 1911. — Schey: Über Röteln im Jahrb. f. Kinderheilk. Bd. 71. — Schick: Röteln in Ergebnisse d. inn. Med. u. Kinderheilk. Bd. 5. 1910. — Salge: Röteln in Kraus-Brugsch, Spez. Pathol. Bd. II. 2. 1913. — Benzing: Ungewöhnliche Verlaufsformen von Röteln. Zeitschr. f. Kinderheilk. Orig. Bd. 26, S. 12. 1910.

Die vierte Krankheit.

Fourth Disease (Dukes), Rubeola scarlatinosa (Filatoff).

Unter vierter Krankheit versteht man nach den Beschreibungen von Dukes und Filatoff eine selbständige, akute, kontagiöse Krankheit, die sich durch einen scharlachähnlichen Hautausschlag charakterisiert, sich aber von Scharlach durch den komplikationslosen, leichten Verlauf und die lange Inkubationsdauer unterscheidet. Daß sie weder mit Scharlach noch mit Röteln identifiziert werden darf, soll aus der Tatsache hervorgehen, daß das Überstehen von Scharlach und Röteln nicht vor der Erkrankung an vierter Krankheit schützt. Die Beziehungen der vier Krankheiten zueinander würden sich etwa ausdrücken lassen durch Formel:

Röteln : Masern = vierte Krankheit : Scharlach.

Geschichte. Auf den Namen „vierte Krankheit" (fourth disease) stoßen wir in der Literatur zum ersten Male im Jahre 1900, und zwar in der Lancet vom 14. Juli, in der Clemence Dukes einen Artikel puplizierte unter dem Titel: „On the confusion of two different diseases under the name of Rubella." Dukes hatte schon seit dem Jahre 1892 bei mehreren von ihm beobachteten Schulepidemien gefunden, daß die Inkubation dieser scharlachähnlichen Krankheit im Gegensatz zum Scharlach auffällig lange dauerte (14—15 Tage), ferner daß das Überstehen dieser Krankheit nicht gegen Scharlach schützt, und schließlich, daß sie auch mit Röteln nichts zu tun haben könne, denn anlässlich einer Hausepidemie sah er 19 mal das Auftreten der vierten Krankheit bei solchen Schülern, von denen 42 % schon früher Röteln überstanden hatten.

Schon lange vorher — im Jahre 1885 — hatte Nil. Filatoff die Vermutung ausgesprochen, daß eine solche zwischen Scharlach und Röteln stehende Krankheit existieren müsse. Er nannte sie Rubeola scarlatinosa. Seine Vermutungen stützten sich auf folgende Beobachtungen: Im Jahre 1884 machten in einer Familie sieben Personen eine leichte, als Skarlatina angesprochene Erkrankung durch; im folgenden Jahre erkrankten vier Mitglieder derselben Familie an Scharlach; eine Person starb, die übrigen drei hatten im Jahre vorher jene leichte, scheinbar skarlatinöse Erkrankung durchgemacht. Daraus schloß Filatoff, daß jene leichte, scharlachähnliche Erkrankung im Vorjahre nicht auf dieselbe ätiologische Ursache zurückgeführt werden könne wie der echte Scharlach, da die daran Erkrankten keine Immunität gegenüber dem echten Scharlach zurückbehalten hatten. Im Jahre 1896 hatte Filatoff in seinem Vortrage über „akute Infektionskrankheiten des Kindesalters" das Krankheitsbild genau beschrieben. Seine Ausführungen hatten aber wenig Beachtung gefunden. Erst seit dem Jahre 1900, in welchem Dukes das gleiche Krankheitsbild unter dem Namen „vierte Krankheit" beschrieb, ist die Frage zu lebhafter Diskussion gekommen.

Ätiologie. Der Erreger der Krankheit ist unbekannt. Daß er nicht identisch ist mit dem Erreger des Scharlach oder der Röteln wird aus der schon erwähnten Tatsache geschlossen, daß Erkrankung an Scharlach und Röteln nicht gegen die vierte Krankheit schützt, und ferner daraus, daß die Erkrankung an der „Fourth disease" keinen Schutz gegen Scharlach und Röteln verleiht.

Als Inkubationszeit werden 9—20 Tage angegeben, also viel länger als die kurze Inkubationsdauer des Scharlach, während sie der bei Röteln beobachteten Inkubationszeit sehr nahe kommt.

Das **Krankheitsbild** wird folgendermaßen geschildert: Beginn in der Regel ohne Vorboten; nur selten Halsschmerzen, Kopfweh, Appetitlosigkeit, Schlaflosigkeit. Erbrechen fehlt stets. Meist ist der Ausbruch des Exanthems das erste Zeichen des Beginns. Innerhalb weniger Stunden überzieht ein scharlachähnlicher Ausschlag den ganzen Körper. Er besteht aus sehr dicht stehenden rosaroten Stippchen und erscheint im allgemeinen blasser und nicht so leuchtend wie das Scharlachexanthem. Der Ausschlag ist auch im Gesicht vorhanden, wenn auch nicht so deutlich. Nach den Aufzeichnungen von Dukes ist die Umgebung der Lippen wie beim Scharlach davon verschont. Weaver dagegen berichtet, daß auch dieser zirkumorale Bezirk vom Exanthem befallen sei. Die Schleimhaut des Rachens ist stark gerötet, die Tonsillen geschwollen, die Zunge belegt, bekommt aber nie das Aussehen der Himbeerzunge. In der Regel ist eine leichte Konjunktivitis vorhanden. Die Drüsen am Halse und am Nacken sind geschwollen, von Erbsengröße. Die Anschwellung erreicht jedoch niemals den Grad wie bei den Röteln; auch allgemeine Drüsenschwellungen sind beobachtet. Der Ausschlag besteht in der Regel 2—3 Tage und verschwindet dann, ohne eine Pigmentierung zu hinterlassen. Es erfolgt dann eine mäßige, kleienförmige Abschilferung, die nach 1—2 Wochen beendet zu sein pflegt.

Fieber besteht angeblich gar nicht oder in sehr geringen Graden (bis 38 °) während der Eruption. Ist Temperatursteigerung vorhanden, so pflegt sie schon in 2—3 Tagen wieder der Norm zu weichen. Die Pulsfrequenz ist nur wenig gesteigert, das Allgemeinbefinden wenig gestört. Die Ansteckungsfähigkeit für Gesunde schwindet bereits nach 2—3 Wochen, so daß schon um diese Zeit die Isolierung aufgehoben werden kann.

Komplikationen und Nachkrankheiten, wie Nephritis u. dgl., sind nie beobachtet worden.

Über die Frage der Selbständigkeit des hier nach den Beobachtungen von Dukes und Weaver skizzierten Krankheitsbildes sind die Akten noch nicht geschlossen. Daß es vom Scharlach abzugrenzen sei, ist ohne Zweifel. Dafür spricht die lange Inkubationsdauer, der stets beobachtete milde Verlauf ohne Nachkrankheiten, das schnelle Verschwinden der Ansteckungsfähigkeit. Weniger gestützt erscheint die Abgrenzung gegen Röteln. Es liegt uns fern, die vortrefflichen Beobachtungen von Dukes in Zweifel zu ziehen; aber die Angabe, daß ein großer Teil der an vierter Krankheit leidenden Kinder vorher schon Röteln überstanden hatte, müßte doch durch größere Beobachtungsreihen gestützt werden. Ich würde, wie Jochmann, keinen Moment an der Selbständigkeit der Krankheit zweifeln, wenn ich mir bewußt wäre, ein epidemisch auftretendes, scharlachähnliches Krankheitsbild bei Kindern gesehen zu haben, von denen ich mit Sicherheit, d. h. auf Grund eigener Beobachtungen sagen könnte, daß sie bereits Röteln überstanden haben. Daß man natürlich nicht oft in die Lage kommen wird, alle diese Kriterien beisammen zu haben, ist klar. Hier müßten die Schulärzte helfend eingreifen. Neuerdings wird der vierten Krankheit immer mehr der Charakter eines selbständigen Krankheitsbildes aberkannt (Salge, Feer).

Die **Diagnose** der vierten Krankheit ist nur dann zu stellen, wenn es sich um ein epidemieartig auftretendes, scharlachähnliches, auffällig harmlos verlaufendes Krankheitsbild der oben beschriebenen Art handelt bei Kindern, die bereits Scharlach und Röteln überstanden haben. Die neben Scharlach und Röteln differentialdiagnostisch in Betracht kommenden Exantheme sind im vorigen Kapitel bei der Differentialdiagnose der Röteln genauer besprochen. In zweifelhaften Fällen würde das Rumpel-Leedesche Symptom, sowie das Schultz-Charltonsche Aussparungsphänomen (s. bei Scharlach S. 680) heranzuziehen sein.

Prognose und **Therapie** ergeben sich aus dem Gesagten.

Literatur siehe bei:

Dukes: On the confusion of two different diseases under the name of rubella. Lancet 1900. — N. Filatoff: Zur Frage der Selbständigkeit der Rubeola scarlatinosa. Arch. f. Kinderheilk. 1886. — Murch: Über die 4. Krankheit. Dtsch. Arch. f. klin. Med. Bd. 85. — Salge: Kapitel „Vierte Krankheit" in Kraus - Brugsch spez. Pathol. u. Therap. Bd. II., 2. 1913.

Erythema infectiosum.

(Megalerythem, Großflecken, Ringelröteln.)

Als Erythema infectiosum wird eine epidemisch auftretende akute Infektionskrankheit bezeichnet, die durch ein großfleckiges Exanthem im Gesicht und auf den Streckseiten der Extremitäten charakterisiert ist, während das Allgemeinbefinden nur geringe Störungen erleidet.

Die **Ätiologie** ist unbekannt. Es befällt fast nur Kinder über ein Jahr, wobei das weibliche Geschlecht überwiegt. Die Infektiosität ist, verglichen mit der der Masern z. B., gering. Die Zeit des gehäufteren Auftretens ist der Frühling.

Nach einer Inkubationszeit von 7—14 Tagen erscheinen, meist ohne daß Prodromalerscheinungen vorausgehen, im Gesicht rote, etwas erhabene, quaddelartige Flecke, die rasch konfluieren und sich in der Form von Schmetterlingsflügeln auf den Wangen ausbreiten. Die Flecke fühlen sich heiß und infiltriert an, heben sich mit ihrem gezackten und erhabenen Rand scharf von der normalen

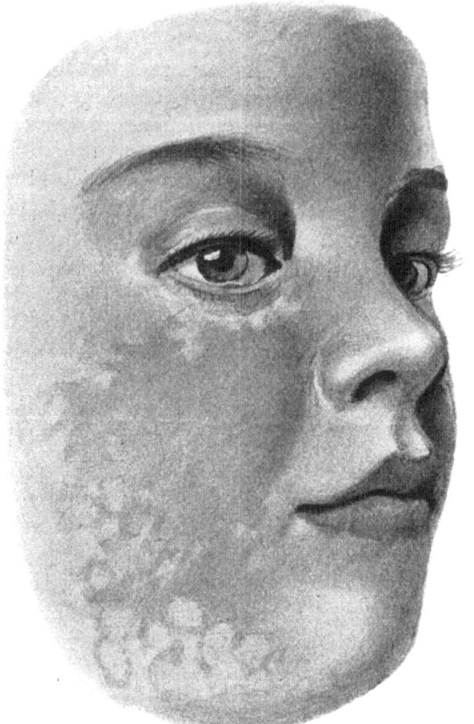

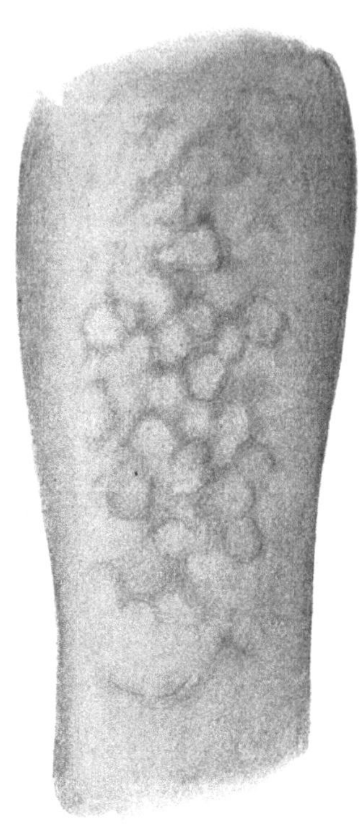

Abb. 353. Erythema infectiosum.
           Abb. 354. Erythema infectiosum auf der Beugeseite des Vorderarmes. Girlanden und Kreisfiguren.

Haut ab, das Bild erinnert oft recht an das des Gesichtserysipels, oft auch des Scharlachs. Nase und Mund bleiben meist frei, die Stirn ist häufig ebenfalls befallen. Zuweilen verblassen die Flecke in der Mitte etwas und erinnern so an das Erythema exs. mult. Außer dem Gesicht sind vor allem die Streckseiten der Extremitäten, und zwar oft in symmetrischer Anordnung betroffen, besonders die Dorsalflächen der Arme, aber auch die Beine in der Gesäßgegend werden befallen; rote, erhabene Flecke schießen auf, konfluieren, und lassen durch rasches Abblassen und Einsinken der zuerst zerfallenen Teile girlanden- und landkartenartige oder netzförmige Figuren entstehen. An den Beugeseiten finden sich meist nur vereinzelte masernartige Flecke. Charakteristisch ist der überaus rasche Wechsel in der Intensität der einzelnen Flecken. Der Rumpf bleibt in der Regel frei oder zeigt ein blaßrotes, marmoriertes Exanthem.

Coerper sah allerdings in einigen Fällen haupsächlich den Rumpf, Gesicht und Extremitäten nur ganz wenig befallen. Fieber fehlt meist ganz, manchmal bestehen subfebrile Temperaturen. Zu Beginn findet sich zuweilen eine Angina, gröbere Störungen des Allgemeinbefindens fehlen. Jucken, und deshalb Unruhe und schlechter Schlaf, leichte Schluckbeschwerden sind zuweilen vorhanden. Im Rachen sieht man fast stets eine Rötung der Schleimhaut, auch eine mäßige Schwellung der submaxillaren Lymphdrüsen ist häufig vorhanden. Der Ausschlag verschwindet, nachdem die Flecken zuvor einen mehr bläulich-violetten Ton angenommen, meist nach 4—7 Tagen. Er hinterläßt mitunter eine leichte Pigmentierung, keine deutliche Schuppung.

Im Urin findet sich weder Albumen noch positive Diazo- oder Urobilinogenreaktion.

Das Blutbild zeigt in den ersten beiden Tagen oft Leukopenie auf Kosten der Neutrophilen; die Eosinophilen sind meist vermehrt auf 8—10—12$^0/_0$ (Weber, Naegeli), stets besteht eine relative Lymphozytose; Plasmazellen werden — im Gegensatz zu Röteln — nicht beobachtet.

Die **Diagnose** wird oft nur deshalb nicht gestellt, weil das Krankheitsbild noch immer zu wenig bekannt ist. Wenn die Erkrankung, wie gewöhnlich, in kleinen Epidemien auftritt, ist die Diagnose nicht schwer.

Gegen Masern spricht das Fehlen des Prodromal- und katarrhalischen Stadiums sowie der Koplikschen Flecke und das Freibleiben der Mundpartie. Röteln unterscheiden sich an den Extremitäten sehr wesentlich von dem genannten Ausschlage. Das Erythema exs. mult., das eine gewisse Ähnlichkeit mit dem Erythema infectiosum hat, zeigt meist wechselvollere Bilder (Erythema iris, vesiculosum); es dauert länger, ist oft von Gelenkschmerzen begleitet, auch bevorzugt es mehr die Hand- und Fußrücken.

Die **Therapie** ist eine rein symptomatische.

Literatur siehe bei:

Tobler: Ergebn. d. inn. Med. u. Kinderheilk. Bd. 14, S. 70. 1915 (Lit.). — Coerper: Beitr. z. Klinik des Erythema infectiosum. Münch. med. Wochenschr. 1920. Nr. 16.

Fleckfieber (Typhus exanthematicus).

Das Fleckfieber ist eine kontagiöse akute Infektionskrankheit, die meist epidemisch, seltener sporadisch auftritt, durch einen charakteristischen Ausschlag, typischen Fieberverlauf und schwere zerebrale Störungen ausgezeichnet ist und durch Läuse übertragen wird. Infolgedessen findet es da, wo die Hygiene am niedrigsten steht, seine günstigsten Entwicklungsbedingungen: Kriege, Hungersnot und soziales Elend bereiten ihm den Weg.

Der Name Typhus exanthematicus oder Flecktyphus nimmt Bezug auf die schweren sensoriellen Symptome, die im Verlaufe dieser Krankheit vorkommen ($\tau v \varphi o \varsigma$ = Rauch, Nebel, Umnebelung der Sinne). Der Typhus abdominalis und der „Rückfalltyphus" haben außer ähnlichen sensorischen Störungen, die zu der Bezeichnung Typhus geführt haben, nichts mit dem Flecktyphus gemein, doch erklärt sich die gemeinsame Gruppenbezeichnung hauptsächlich daraus, daß man Fleckfieber und Unterleibstyphus im Anfange des vorigen Jahrhunderts trotz völliger Verschiedenheit in ätiologischer und anatomischer Beziehung zusammenwarf, und ferner daraus, daß Rückfallfieber und Fleckfieber infolge der gleichen Entwicklungsbedingungen häufig zu derselben Zeit, z. B. in

Kriegszeiten, epidemische Verbreitung gewannen. Man läßt deshalb den Namen Flecktyphus nach dem Vorgange von Curschmann am besten fallen und ersetzt ihn durch den alten Namen Fleckfieber, da die Krankheit ihrem ganzen Wesen nach nicht zu den typhösen, sondern zu den exanthematischen Krankheiten gehört.

Geschichte. Das Fleckfieber hat wahrscheinlich schon im Altertum unter den Kriegs- und Hungerseuchen eine große Rolle gespielt, doch wurde es meist nicht streng von anderen Infektionskrankheiten, namentlich von der Pest, unterschieden. Manche der verheerenden Epidemien des 15. und 16. Jahrhunderts, die unter dem Namen Pest gingen, mögen Fleckfieber gewesen sein. Eine genauere Beschreibung des Krankheitsbildes stammt erst aus dem 16. Jahrhundert von Fracastorius in Verona. Seitdem ist der Flecktyphus überall zu finden gewesen, wo die Menschheit durch Kriegszüge, Hungersnot und soziale Misère heimgesucht wurde. Fast allen größeren Heerzügen ist die Seuche gefolgt, so daß zeitweise an Stelle des Namens Flecktyphus die Bezeichnung Pestis bellica, Typhus bellicus, trat. Aber auch zuzeiten von Hungersnot gewann die Seuche wiederholt größere Ausdehnung, so z. B. um die Mitte des vorigen Jahrhunderts in Großbritannien (Hungertyphus). Kleinere Epidemien sind zuweilen auch ohne Kriegs- und Hungersnot durch Einschleppung entstanden, haben dann aber niemals eine große Ausdehnung gewonnen. Die napoleonischen Kriegszüge überschwemmten ganz Europa mit Fleckfieber. Als dann friedlichere Zeiten kamen, erlosch die Seuche in Deutschland fast ganz, um erst im Jahre 1847 in Oberschlesien während einer großen Hungersnot wieder aufs neue aufzuflammen und große Verbreitung zu gewinnen. Die Epidemie wurde damals durch den jugendlichen Virchow eingehend beschrieben. Mit besonderer Heftigkeit wütete die Krankheit im russisch-türkischen Kriege im Jahre 1878. Ab und zu herrschten kleinere Epidemien in Oberschlesien, Ost- und Westpreußen, von wo aus Einschleppungen auch nach Berlin, Breslau usw. stattfanden. 1877 bis 1882 wurden in den preußischen Hospitälern im ganzen 10000 Fleckfieberkranke aufgenommen.

Wie schon im Balkankrieg, so kam es auch im Weltkrieg, vor allem an der Front im Osten und Südosten, zu größeren Epidemien (s. unten S. 787).

Ätiologie. Die zahlreichen Versuche der verschiedensten Forscher, aus dem Blute der Fleckfieberkranken irgendwelche Erreger zu züchten, können heute als mißlungen betrachtet werden. Auch der unten zu besprechende Weil-Felixsche Bazillus „Proteus X 19" kann nicht als der Fleckfiebererreger anerkannt werden. Daß das Fleckfiebervirus im Blute der Kranken während des fieberhaften Stadiums (bzw. bis kurz vor der Entfieberung) kreist, im Inkubations- wie im Rekonvaleszenzstadium dagegen sich nicht darin nachweisen läßt, ist durch die zahlreichen tierexperimentellen Untersuchungen festgestellt, die mit den Arbeiten von Nicolle, Anderson und Goldscheider im Jahre 1909 beginnen und von Nicolle, Ricketts, v. Prowazek, da Rocha - Lima u. a. fortgesetzt wurden. Spritzt man Meerschweinchen das Blut von Fleckfieberkranken intraperitoneal ein, so erkranken die Tiere nach 8—14tägiger Inkubation an einer typischen, etwa 8 Tage dauernden fieberhaften Erkrankung, die sich weiter übertragen läßt. Ebenso wie durch Einspritzung von Fleckfieberblut, lassen sich Meerschweinchen auch durch den Stich von Läusen infizieren, die 4—5 Tage zuvor an fleckfieberkranken Menschen Blut gesaugt hatten (Nicolle). Weiterhin stellte sich heraus, daß eine Übertragung des Fleckfiebervirus vom Kranken auf den Gesunden einzig und allein durch Läuse, und zwar (fast) ausschließlich durch Kleiderläuse erfolgt. Einimpfung von Fleckfieberblut in oberflächliche Hautwunden führt — im Gegensatz zum Rückfallfieber — nicht zur Infektion des Menschen. Dagegen ist als Seitenstück zu den Tierversuchen erwiesen, daß Fleckfieberblut, gesunden Menschen einverleibt, eine Infektion verursacht: Hamdi berichtete über einen geistesgestörten türkischen Arzt, der 310 Personen je 5 ccm Blut fiebernder Fleckfieberkranken subkutan einspritzte; es erkrankten 174 (56%) der Impflinge nach 7—15 Tagen. Rocha - Lima gelang es 1915 (im Giemsagefärbten Schnittpräparat) in den Magenzellen von Fleckfieberläusen einen sehr kleinen, 0,3 μ messenden, kokkenähnlichen, hantelförmigen oder elliptischen, gramnegativen, nicht züchtbaren Mikroorganismus nachzuweisen, den er zu Ehren der beiden — an Fleckfieber verstorbenen — verdienten Fleckfieberforscher als „Rickettsia Prowazekii" bezeichnete. Diese „Rickettsia Prowazekii" ist mit größter Wahrscheinlichkeit als der Erreger des menschlichen Fleckfiebers anzusehen. Schwierigkeit bereitet nur die Unterscheidung desselben von sehr ähnlichen, bei nicht fleckfieberinfizierten Läusen gelegentlich im Magendarmkanal nachweisbaren Gebilden, der „Rickettsia pediculi" (Rocha - Lima), die jedoch (meist) nicht in die Magenzellen eindringen und, falls dies

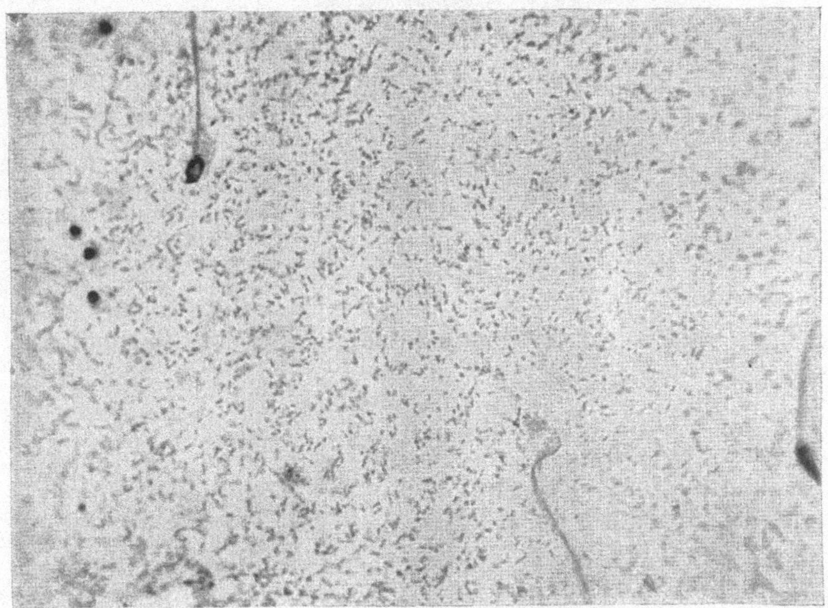

Abb. 355. Rickettsia Prowazeki. Ausstrichpräparat einer infizierten Laus. Orig. von Rocha - Lima. Vergr. 1:1000.

ausnahmsweise geschieht, dann in groben, dichten Haufen intrazellulär liegen. Eine Züchtung der Rickettsia Prowazekii ist bislang noch nicht möglich; die Angabe von Kuczynski über gelungene Reinkultur ist noch nicht bestätigt und wird stark bezweifelt (s. R. Otto, Klin. Wochenschr. 1922, Nr. 35, S. 1746).

Die durch Blutsaugen am infektiösen Fleckfieberkranken infizierte Laus ist nicht sofort weiter infektiös, vielmehr muß das Virus in ihrem Körper einen gewissen Entwicklungsgang, meist innerhalb von 5 Tagen, durchlaufen.

Alle Nachforschungen nach Rickettsien im Blutausstrich von Fleckfieberkranken sind bisher erfolglos gewesen. Die 1913 von v. Prowazek und mir beschriebenen körnchenartigen Einschlüsse in den neutrophilen Leukozyten des Fleckfieberblutes gleichen zwar den Rickettsien außerordentlich, könnten aber auch (spezifische ?) Reaktions- oder Degenerationsprodukte der Leukozyten darstellen; sie sind diagnostisch kaum verwertbar.

Das Problem der Fleckfieberätiologie ist durch den Nachweis der Rickettsia Prowazekii in der Fleckfieberlaus aufs engste verknüpft mit der Biologie der

Kleiderlaus. Unsere Kenntnisse hierüber sind während des Krieges durch die Untersuchungen von Hase, Rocha - Lima, Sikora, Müller u. a. wesent‹ lich erweitert worden. Das Wichtigste sei hier kurz angeführt.

Die Kleiderlaus hält sich unter natürlichen Bedingungen nur in den Falten und Nähten des Körpers sowie an den bekannten Körperstellen, wo sie auch ihre Eier ablegt. Sie nährt sich von strömendem Blute des Menschen (evtl. auch des Affen oder Schweines, vorübergehend auch des Meerschweinchens) und kann bei höherer Temperatur nur 1—2, bei tieferer Temperatur bis zu 10 Tagen hungern (Hase). Die Eier halten sich bei kühler Temperatur bis zu 27 Tagen entwicklungsfähig. Aus den befruchteten Eiern (Nissen), von denen täglich 4—7 und zwar stets an die Körperhaare oder dem Körper benachbarte Stofffasern gelegt werden, kriechen je nach Temperatur, Feuchtigkeit usw. nach etwa 1—2 Wochen die Larven aus, welche sich unter dreimaliger Häutung in 8—10 Tagen zu geschlechtsreifen Tieren entwickeln, worauf die Kopulation stattfindet. Für gewöhnlich verläßt die Laus den menschlichen Körper nicht; sie vermag sich bei optimaler Temperatur ziemlich rasch (bis zu 20 cm pro Minute) durch Klettern fortzubewegen und wird gelegentlich auch passiv, durch einen Windstoß z. B., auf größere Entfernung verschleppt. Bei erheblichen Fiebergraden verläßt die Laus den menschlichen Körper, was die Ansteckungsgefahr des Fleckfieberkranken natürlich erhöht; bei noch höheren Temperaturen werden sie abgetötet, und zwar bei 60° C. Läuse in $^1/_2$, Nissen in $^3/_4$ Stunden. Gegen mechanische und chemische Einwirkungen sind sie zum Teil recht widerstandsfähig.

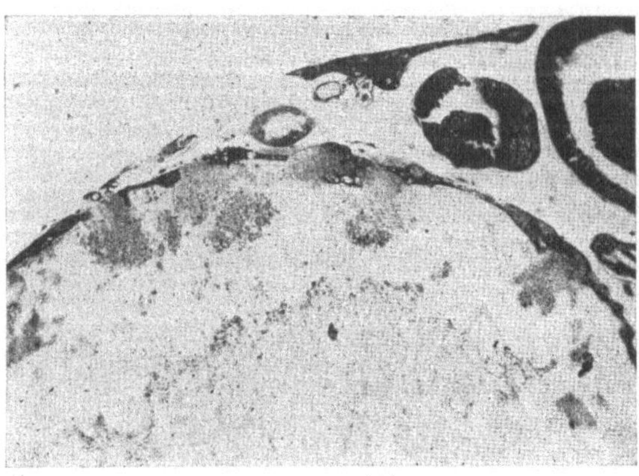

a

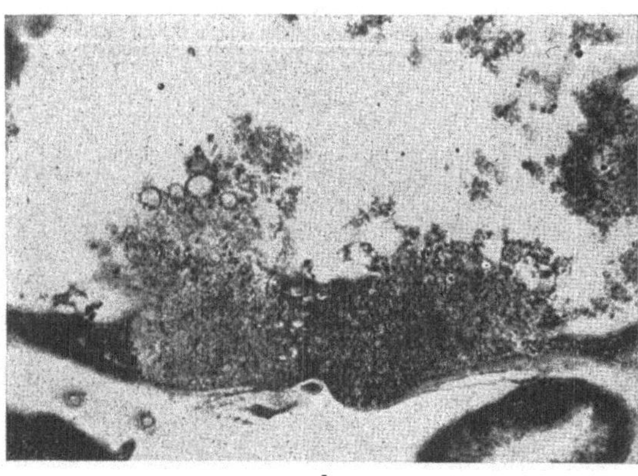

b

Abb. 356. Magendarmwand einer mit Fleckfiebervirus infizierten Kleiderlaus. a bei schwacher, b bei Vergrößerung 1:1000 (stark infizierte und geplatzte Epithelzellen). Orig. von Rocha-Lima.

standsfähig. Tote Läuse sind kenntlich an der rotbraunen bis schwarzroten Verfärbung des Körpers.

Kopf- und Filzläuse spielen für die Weiterverbreitung des Fleckfiebers höchstwahrscheinlich, Flöhe und Wanzen ganz bestimmt keine Rolle.

Die **Epidemiologie** des Fleckfiebers läßt sich heute in diesem kurzen Satz zusammenfassen: „Ohne Läuse kein Fleckfieber". Alle Umstände, welche einer starken Verlausung Vorschub leisten, begünstigen auch die Weiterverbreitung des Fleckfiebers — sowie des häufig gleichzeitig auftretenden Rückfallfiebers. Das engere Zusammenwohnen, die seltenere Reinigung von Hemden,

Kleidungsstücken usw. im Winter erklären ohne weiteres die größere Häufigkeit
der Fleckfieberfälle in der kalten Jahreszeit.

Der einwandfrei entlauste Fleckfieberkranke ist nicht ansteckend; infolgedessen sind Übertragungen durch sicher festgestellte Fleckfieberfälle, die in hygienisch gut eingerichteten Spitälern gepflegt werden,
selten. Gefährlich sind die noch nicht als solche entdeckten Fälle! Mehrfach
hat man gut entlauste Fleckfieberkranke mit anderen Kranken zusammen
in dasselbe Bett gelegt, ohne daß eine Kontaktinfektion zustande kam
(Jürgens).

Das Fleckfieber ist wie die Rekurrens in erster Linie eine Krankheit der
armen und ärmsten Bevölkerung. Wo ungepflegte Menschen in engen, schlecht
ventilierten Räumen zusammenwohnen, findet die Krankheit ihre besten
Entwicklungs- und Übertragungsbedingungen. Durch wandernde Hand-
werksburschen und Bettler eingeschleppt, verbreitet sie sich in Logierhäusern,
Spelunken und Herbergen, und wird von da weiter in die Wohnungen getragen.
Schlechte Ernährung und ungünstige äußere Lebensverhältnisse, Kummer
und Sorgen scheinen die Empfänglichkeit für die Krankheit zu erhöhen. So
kommt es, daß der Flecktyphus von jeher sich an die Fersen des Kriegsgottes
geheftet, und daß er als Hungertyphus in Teuerungszeiten oft ungeheuere
Opfer gefordert hat. Auch als Schiffstyphus und Kerkertyphus hat er
früher in schlecht ventilierten Zwischendecksräumen großer Auswanderer-
schiffe und in alten unhygienischen Gefängnissen verheerend gewütet.

Die Disposition zur Erkrankung an Fleckfieber ist allgemein verbreitet,
da bei Epidemien alt und jung ohne Unterschied erkrankt. Überstehen der
Seuche verleiht in der Regel Immunität für das ganze Leben; einzelne Ausnahmen mit zweimaliger Erkrankung sind allerdings beobachtet worden. Ganz
besondere Ausbreitung pflegt die Seuche in Ländern zu gewinnen, die lange
davon verschont geblieben sind, weil die Bevölkerung infolgedessen gar keine
Immunität besitzt und so ganz schutzlos der Krankheit gegenübersteht.

Als echte Kriegsseuche hat das Fleckfieber, das ich mit v. Prowazek
zusammen bereits 1913 im Balkankrieg beim serbischen Heere in großem Umfange
zu beobachten Gelegenheit hatte, während des Weltkrieges eine gewaltige Rolle
gespielt. Allerdings weniger bei der marschierenden Truppe und in der Front,
als vielmehr bei der Bevölkerung, in der Etappe und in den Kriegsgefangenenlagern. In letzteren traten besonders im Januar—Februar 1915, meist durch
russische Soldaten eingeschleppt, große Epidemien auf; so, um nur einige Beispiele zu nennen, im Lager Kassel unter 18 500 Gefangenen 7314 Erkrankungen
mit 803 Todesfällen, im Lager Schneidemühl unter 29 500 Gefangenen 9962 Erkrankungen mit 848 Todesfällen (R. Otto). In Serbien kamen nach einem
Bericht des amerikanischen roten Kreuzes im Jahre 1915 innerhalb von 6 Monaten
150 000 Fleckfiebertodesfälle vor; auf der Höhe der Epidemie wurden täglich
2500 Kranke in die Hospitäler aufgenommen. Von 350 serbischen Ärzten,
welche die Kranken behandelten, erkrankte die Mehrzahl, mit einer Mortalität
von 36 % (Kolle-Hetsch). Ähnliches sah ich im Winter 1915/16 in Aleppo,
Damaskus, insbesondere aber an der Sinaifront unter den in der Wüste mit Bahn-
und Wegbau beschäftigten Arbeiterbataillonen. Eine ganze Reihe deutscher
Ärzte fielen in treuer Pflichterfüllung dieser heimtückischen Kriegsseuche zum
Opfer, unter ihnen seien nur genannt: v. Prowazek, Jochmann, Lüthje,
Pappenheim, Cornet, Roemer. Bei den deutschen Truppen hat die Seuche
keinen festen Fuß fassen können: nach Schwiening betrug der Kranken-
zugang an Fleckfieber im 1. Kriegsjahr 0,03, im 2. Kriegsjahr 0,11, im 3. Kriegsjahr 0,19, im 4. Kriegsjahr 0,28 %/₀₀ der gesamten Iststärke der deutschen Armee.
Ausschlaggebend war dabei der Osten bzw. Südosten. Erwähnt sei, daß Fleck-

fieberansteckung durch Reichsgerichtsentscheidung als Unfallfolge anerkannt
ist (Münch. med. Wochenschr. 1919, S. 470).

Krankheitsbild. Die Inkubationszeit beträgt in der Regel 10—14 Tage,
nach Jürgens ganz genau 11 Tage. Im Prodromalstadium von 1—3 Tagen
zeigen sich Kopfschmerzen, Schwindelgefühl, Abgeschlagenheit. Heftige Kreuzschmerzen, wie bei Pocken oder Pest sah ich nur sehr selten. Meist beginnt
die Krankheit plötzlich mit schnell ansteigender Temperatur, die schon am ersten
Abend bis auf 39° steigt, am nächsten Morgen nur wenig abfällt und am Abend
des zweiten Tages gewöhnlich 40 oder 41° erreicht, um sich nun für mehrere Tage
auf dieser Höhe zu halten (Abb. 357). Initialer Schüttelfrost findet sich in der
Hälfte der Fälle; initiales Erbrechen ist selten. Auch der Puls steigt entsprechend
dem Fieber schnell zu hohen Zahlen. Gleichzeitig mit der steigenden Temperatur
stellt sich intensives Krankheitsgefühl ein, das den Betroffenen schnell aufs
Lager zwingt. Jetzt können Übelkeit und Erbrechen auftreten, heftige, quälende
Kopfschmerzen stellen sich ein. Schmerzen im Kreuz und in allen Gliedern
quälen den Kranken, es besteht starke Druckempfindlichkeit der Nervenstämme

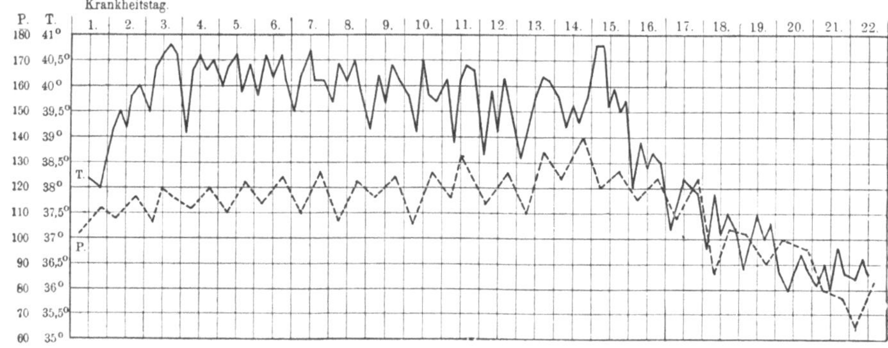

Abb. 357. Fleckfieber, typische Kurve (nach Curschmann).

sowie der Muskeln (oft wie bei Trichinose!); letztere zeigen bei Beklopfen Über
erregbarkeit in Form idiomuskulärer Zuckung und Bildung eines lokalen Wulstes
(H. v. Schrötter). Schnell entwickelt sich eine auffällig große Mattigkeit
und Abgeschlagenheit. Der Kranke liegt apathisch da, antwortet auf Fragen
nur widerwillig und wird von Schlaflosigkeit gequält. Gelingt es ihm, des Nachts
für kurze Zeit etwas Schlaf zu finden, so wird er von wirren Träumen geplagt
und beginnt zu delirieren. Das Gesicht ist fieberhaft gerötet, die Konjunktiven
sind stets injiziert, häufig besteht Lichtscheu, oft starke Konjunktivitis („Bullen-
gesicht"). Die Haut ist trocken und heiß, die Zunge grauweiß belegt und
trocken, ihre Ränder weniger belegt, aber nicht so frischrot wie bei Typhus,
sie zittert beim Herausstrecken. Der Appetit liegt gänzlich darnieder; dagegen
quält ein schwer stillbares Durstgefühl. Das Abdomen ist weich, im Gegensatze
zum Typhus abd. oft eingezogen, ohne Druckempfindlichkeit und ohne Meteorismus. Der Stuhl ist meist angehalten, manchmal freilich treten auch Durchfälle
auf. Die Milz ist in der Regel schon am 3.—4. Tage durch Perkussion als
vergrößert nachzuweisen, doch ist sie wegen ihrer Weichheit nicht so gut
palpabel wie beim Typhus abdominalis. In der zweiten Woche ist Milzschwellung selten. Oft besteht Heiserkeit und auffallend beschleunigte Atmung;
auch sind meist schon in den ersten Tagen die Zeichen einer begleitenden Bronchitis, trockener Husten und giemende und pfeifende Rasselgeräusche auf der
Lunge nachweisbar, die auf der Höhe der Krankheit niemals zu fehlen pflegen.

Diese Erscheinungen nehmen an Intensität zu, bis um den 4.—6. Tag, seltener am 7. oder 8. Tage, mit dem Aufschießen des charakteristischen Ausschlages das **exanthematische Stadium** beginnt. Das kontinuierliche Fieber bleibt dabei in der Regel hoch; seltener ist ein mäßiges Absinken der Temperatur.

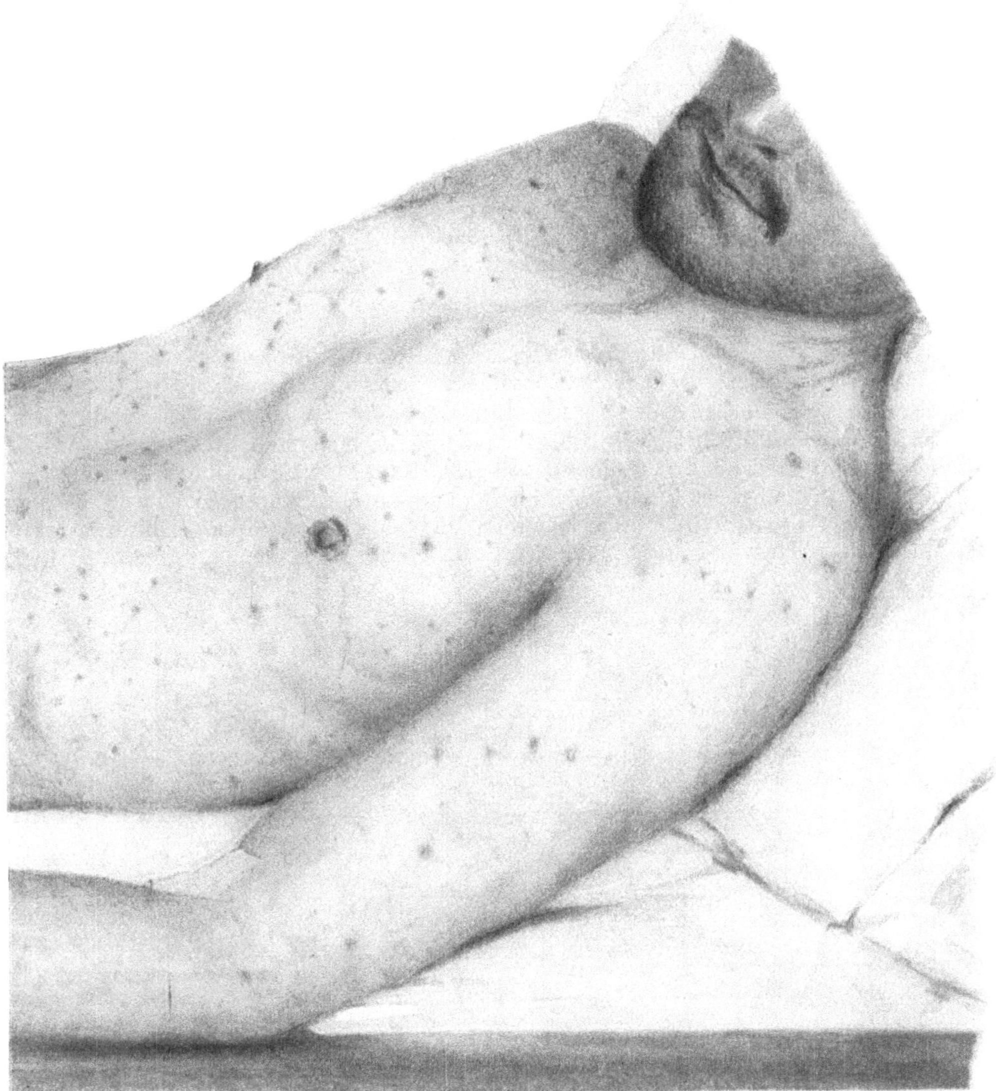

Abb. 358. Fleckfieberexanthem.

Das **Exanthem**, welches in Form, Ausdehnung, Dauer und Charakter im allgemeinen parallel der Schwere des Krankheitsfalles geht, besteht zuerst aus unregelmäßig gestalteten, stecknadelkopf- bis linsengroßen Roseolaflecken von blaßroter Farbe, die nicht über das Niveau der Haut prominieren und auf Fingerdruck verschwinden, um beim Nachlassen des Druckes schnell wieder

aufzutauchen. Sie erscheinen zuerst am Bauch und an der Schulter, um in den
nächsten zwei Tagen schnell über den Stamm und die Extremitäten sich zu
verbreiten; auch Hand- und Fußrücken sind meist dicht mit ihnen bedeckt,
Übergehen auf die Handfläche und die Fußsohle ist fast regelmäßig zu sehen;
Gesicht und Hals bleiben in der Regel frei. In leichten Fällen zeigt sich das

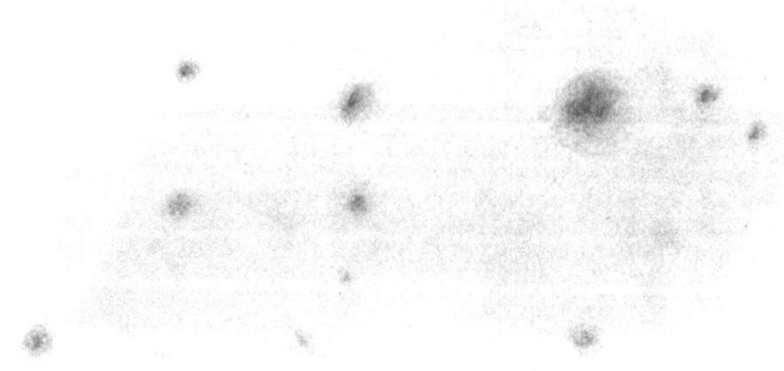

Abb. 359. Fleckfieberexanthem. Petechiale Umwandlung.

Exanthem als flüchtige, 2—3 Tage vorhandene Erscheinung. Ob es wirklich
Fälle ohne jedes Exanthem gibt, darf füglich bezweifelt werden. In allen schweren
Fällen geht zwei bis drei Tage nach Beginn des Ausschlages mit einer großen
Zahl der Effloreszenzen eine wichtige Veränderung vor, die sogenannte „pe-
techiale Umwandlung". Es treten im Zentrum kleine kapillare Blutaustritte

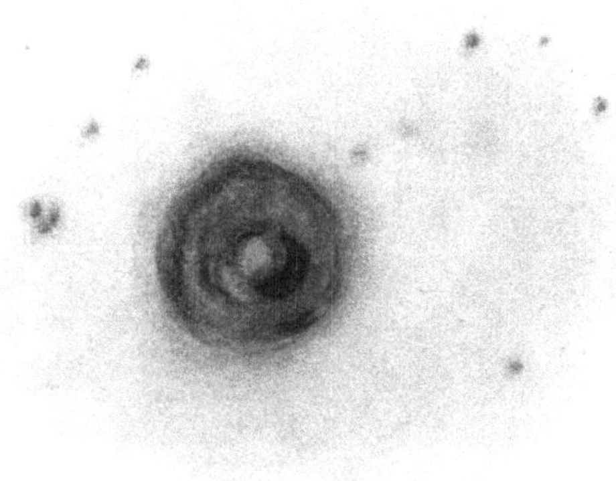

Abb. 360. Fleckfieberexanthem in der Umgebung der Brustwarze. Petechiale Umwandlung.

auf, wodurch die Mitte der Eruptionen eine livide und blaurote Färbung bekommt,
während die Peripherie eine verwaschene hellbräunliche Farbe annimmt. Diese
petechial umgewandelten Effloreszenzen halten sich bis in die Rekonvaleszenz
hinein, während die unveränderten Roseolen in wenigen Tagen abblassen.
In der Rekonvaleszenz erkennt man die Reste der Petechien in Gestalt hell-
bräunlicher Pigmentierungen. Durch Anlegung einer Stauungsbinde lassen sich
bereits abgeblaßte Fleckfieberroseolen wieder deutlich machen. Der Rumpel-

Leedesche Stauungsversuch ist bei frischen Fällen stets sehr stark positiv, stärker als bei Scharlach. In schweren Fällen treten neben den beschriebenen Effloreszenzen, unabhängig von dem Exanthem, richtige kleine Hautblutungen, Petechien von Stecknadelkopf- bis Linsengröße auf, so daß auf diese Weise ein recht buntes Bild zustande kommen kann[1]).

Die Eruption des Fleckfieberausschlages ist in wenigen Tagen vollendet wie bei anderen akuten Exanthemen, während beim Typhus abdominalis die ganze Krankheitsdauer hindurch immer wieder Roseolen nachschießen. Zum Unterschied von dem Verlauf der akuten Exantheme tritt mit Vollendung des Ausschlages beim Fleckfieber keine Besserung der Krankheitserscheinungen ein, vielmehr verschlimmern sich jetzt erst die zerebralen Symptome, die unten zusammenfassend besprochen werden.

Eine eingehende Darstellung der Klinik des Fleckfieber-Exanthems mit guten Illustrationen findet sich bei Lipschütz (s. Lit.).

Fieber. Nachdem am zweiten oder dritten Krankheitstage das Fieber auf 39—40° angestiegen ist, hält es sich etwa acht Tage lang als hohe Kontinua, die vom 10.—12. Tage an, meist innerhalb einiger Tage abzufallen pflegt, oft zunächst auf subnormale Werte. Die seit

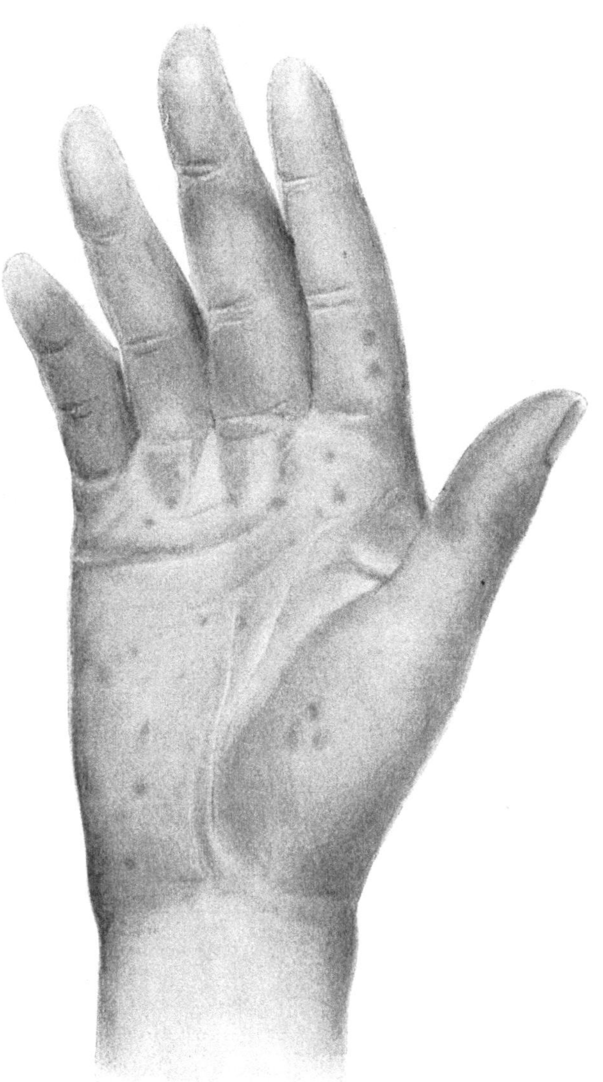

Abb. 361. Fleckfieberexanthem auf der Volarfläche der Hand.

Wunderlich bekannte vorübergehende Remission am siebten Tage habe ich mehrfach beobachtet, Abb. 362 gibt ein Beispiel davon. Auch leichte Fälle (Abb. 363) pflegen mindestens 10—12 Tage zu fiebern, vollkommen fieberlose

---

[1]) Die Abbildungen 358—361 und 366 stammen von einem 1913 in Hamburg beobachteten Fall; sie sind vom Direktor des Eppendorfer Krankenhauses, Herrn Prof. Brauer, in liebenswürdiger Weise zur Verfügung gestellt worden.

Fälle habe ich nicht beobachtet. In ganz schweren Fällen kann eine prämortale Temperatursteigerung auf 41° und darüber, häufiger eine Senkung auf 37° (Abb. 364) und darunter, oft mit gleichzeitigem Hochgehen der Pulszahl und Kreuzung der Kurven dem meist im Koma erfolgenden Tode vorangehen. Wenn auch in der Mehrzahl der Fälle die Fleckfieberkurven eine oft ermüdende Gleichförmigkeit aufweisen, darf nicht außer acht gelassen werden, daß auch schwere Fälle gelegentlich völlig atypische Kurven geben.

Kreislauf. Die Pulszahl pflegt parallel der Fieberkurve rasch anzusteigen, so daß schon am zweiten Tage eine Frequenz von über 100, meist 110—120

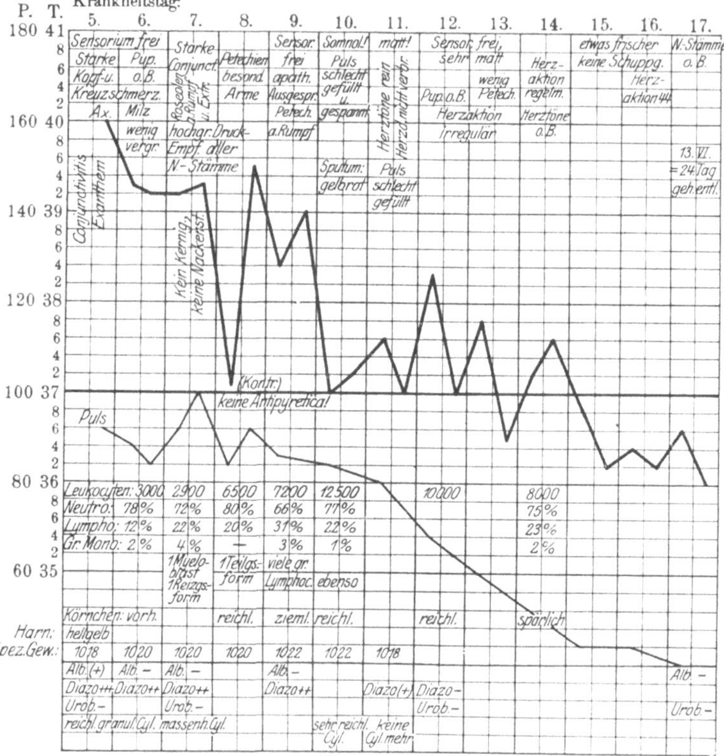

Abb. 362. Fleckfieber, mittelschwerer Verlauf, 25jähr. serbischer Soldat, Belgrad 1913.

erreicht ist. Die beim Abdominalis gewöhnliche relative Bradykardie zeigt sich immerhin doch in einigen Fällen (Abb. 362); besonders, wie mir schien, bei Kranken mit Hungerödem; schon geringe Anstrengungen (Aufsitzen) genügen dann, um den Puls sofort auf 120 und mehr steigen zu lassen. Während der Puls in den ersten fünf bis sieben Tagen noch einigermaßen gut gefüllt und gespannt, häufig dikrot ist, läßt in der zweiten Woche regelmäßig die Spannung rasch nach, es kommt zu der von Munk besonders hervorgehobenen auffallenden Senkung des arteriellen Blutdrucks, in schweren Fällen bis herab auf 60—70 mm Hg. Solche Kranke liegen dann grau-zyanotisch, oft mit ausgeprägter Facies hippokratica, meistens tief komatös, oft mit halbgeöffneten Augen da; die Flecken ihres Exanthems zeigen bläulich-livide Färbung oder petechiale Umwandlung. Der schließlich zum Tode führende Kollapszustand kann sich mehrere Tage hinziehen. Die — wohl zentral ausgelöste — Zirkulationsschwäche ist auch die

Ursache der Neigung zu Venenthrombose und Gangrän von Fingern, Zehen, Füßen, Ohren. In der Rekonvaleszenz, besonders vom 14.—16. Tage, ist eine vorübergehende Bradykardie nicht selten, sie kann selbst dann einsetzen, wenn

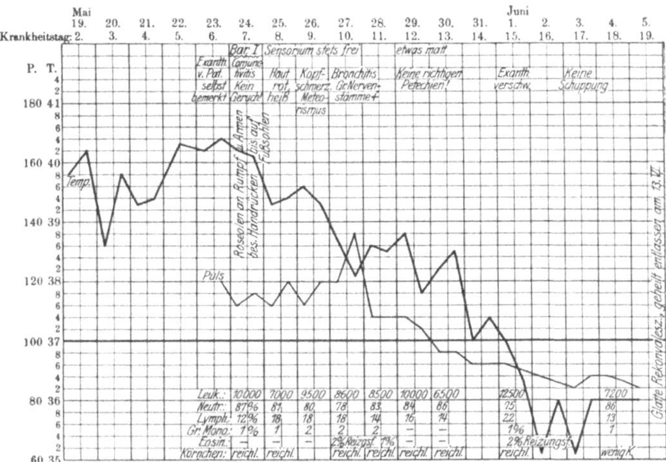

Abb. 363. Fleckfieber, leichter Verlauf bei 20jähr. Krankenpflegerin. Spitalinfektion, Belgrad 1913.

zu dieser Zeit infolge Sekundärinfektion (Parotitis, Dekubitus) die Temperatursenkung ausbleibt (Munk).

Nervensystem. Fast in allen Fällen von Fleckfieber finden sich leichtere oder schwerere Veränderungen der Psyche. Im Beginn, oft schon im Prodromalstadium ist es ein Gefühl körperlicher und geistiger Niedergeschlagenheit, das dann in eine gewisse Stumpfheit übergeht, ohne daß sich gleich eine richtige Benommenheit einstellt. Im Gegenteil: gerade in der ersten Woche sind Delirien, Exzitationszustände mit quälenden Wahnvorstellungen recht häufig. Unter dem Einfluß der letzteren können die Patienten gewalttätig werden, das Bett verlassen und sich selbst beschädigen. So erlebte ich (Belgrad 1913), daß ein Kranker (mittelschwerer Fall) am Morgen des achten Krankheitstages plötzlich aufstand, durch Wärter und Posten hindurch nach dem zweiten Stockwerk des fünf Minuten entfernten Spitals (in dem er vorher wegen einer Verwundung gelegen hatte) lief und sich hier zum Fenster herausstürzte. Oft sitzen die Kranken mit angezogenen Beinen im Bett, mit blutig unterlaufenen Augen auf einen Punkt starrend, vielleicht leise vor sich hinredend. Katatonische Symptome mit Flexibilitas cerea,

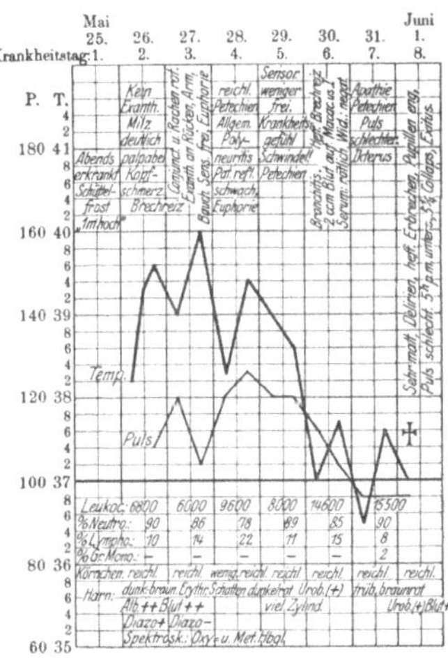

Abb. 364. Fleckfieber, schwerer Verlauf bei 45jähr. serbischen Krankenpfleger (Potator). Spitalinfektion, Belgrad 1913.

wie sie Munk schilderte, sind recht häufig und prognostisch ungünstig. In schweren Fällen schließt sich ein tiefes Koma an. Eigenartig ist die nicht seltene Umwandlung der Persönlichkeit während des Fiebers, so sah ich z. B. in Jerusalem eine betagte Köchin, die bis dahin einen untadeligen frommen

Lebenswandel geführt hatte, in der ersten Fleckfieberwoche aufgeregt werden und durch unflätigste Schimpf- und Fluchreden ihre Umgebung in Schrecken versetzen. Fast immer besteht retrograde Amnesie für diese Zeit der Delirien bzw. Somnolenz, so daß z. B. der erkrankte Kollege, den man bis dahin täglich besuchte, am 14. oder 16. Tag fieberfrei geworden, eines Morgens mit der Frage begrüßt, wer man eigentlich wäre. Oft hält sich eine leichte Benommenheit auch noch lange in der Zeit der Genesung. Schon erwähnt ist das eigentümliche Schwindelgefühl im Beginn, das die Kranken mit dem Gefühl des Betrunkenseins vergleichen, hochgradige Druckempfindlichkeit der peripheren Nerven ist häufig, Druckempfindlichkeit und eine gewisse Rigidität der Muskulatur nicht selten, die Reflexe häufig anfangs gesteigert. Zittern der Hände, Erschwerung der Sprache, sensorische und trophische Störung der Hautinnervation, Inkontinenz von Stuhl und Urin können sich anschließen. Ende der zweiten Woche sind die Pupillen nicht selten etwas verengt und reagieren träge. Neuritis optica (mit günstiger Prognose) ist ein häufiges Spätsystem. Arnold fand es unter 244 Fällen 144 mal.

Vorübergehende Störung des N. acusticus mit oft erheblicher zentraler Schwerhörigkeit ist auffällig häufig, ihre Prognose im allgemeinen gut; die anderen Hirnnerven werden sehr viel seltener befallen. Einmal sah ich Ende der zweiten Woche eine völlige Hemiplegie der linken Körperhälfte, die sich später wieder langsam völlig zurückbildete.

Die Lumbalpunktion ergibt meist klaren Liquor, der nach meinen Erfahrungen nur selten, nach Heilig meist unter höherem Druck sich entleert; die Eiweißreaktionen sind überwiegend negativ; eine Vermehrung der zelligen Elemente, kleiner und großer Lymphozyten und einzelner Neutrophilen ist häufig. Heilig beschrieb als charakteristisch siegelringähnliche „Blasenzellen". Einen therapeutischen Einfluß auf Kopfschmerzen, Sensorium usw. habe ich von der Lumbalpunktion meist nicht bemerkt.

Es darf wohl angenommen werden, daß die unten zu besprechenden Entzündungsherde im Gehirn das anatomische Substrat für die schweren zerebralen und psychischen Störungen darstellen, die im Verlauf des Fleckfiebers eine besonders große Rolle spielen.

Der Urin zeigt trotz hoher Temperatur und geringer Flüssigkeitszufuhr bei mittlerer, oft reichlicher Menge, manchmal ein auffallend niederes spezifisches Gewicht (1010—15) und hellgelbe Farbe. Vorübergehende Albuminurie in den ersten Fiebertagen, häufig auch später, bildet die Regel; ebenso ist im Zentrifugat in den ersten Tagen fast regelmäßig jene Ausschwemmung kurzer granulierter Zylinder zu beobachten, wie sie auch im Beginn anderer akuter Infektionskrankheiten (z. B. Scharlach, Pneumonie) einzutreten pflegt. Diazoreaktion pflegt in der ersten Woche stark positiv zu sein, bei schweren Fällen im allgemeinen regelmäßiger und stärker als bei leichten. Urobilin bzw. Urobilinogen fehlt in der ersten Woche völlig, tritt später nur sehr selten und nur vorübergehend auf. Die von Wiener (Münch. med. Wochenschr. 1917, Nr. 21) angegebene Farbreaktion des Fleckfieberharns ist durchaus unzuverlässig (zu 2 ccm Aqua dest. werden drei Tropfen Jennerfarbstofflösung und 10 Tropfen $1\,^{0}/_{00}$-Lösung von Kal. hypermanganic. zugesetzt, geschüttelt; dann 4 ccm Harn und ebensoviel Äther, nochmals schütteln. Fleckfieberharn soll eine grüne, anderer Harn eine blaue Farbe zeigen). Hämaturie als Ausdruck einer hämorrhagischen Nephritis ist selten und fast stets von übler Prognose; in einem letal verlaufenen Fall (45jähriger Krankenpfleger B., mäßiger Potator) verhielt sich der Harn am zweiten Tage makroskopisch, chemisch und mikroskopisch ganz wie bei einer paroxysmalen Hämoglobinurie, erst in den nächsten Tagen traten neben Hämatinschollen auch Erythrozytenschatten und Zylinder auf. Tod am achten Tag. Nieren erheblich geschwellt, dunkelbraunschwarz, erinnern an das Bild einer Kali chloricum-Niere (Kurve Abb. 364).

Blut: Bei der Mehrzahl der Fälle besteht auf der Höhe der Erkrankung eine mäßige Leukozytose (8—12000) mit relativer Vermehrung der Neutrophilen, (oft über 90 %) und Fehlen der Eosinophilen. Im Beginne der Erkrankung sind niedere Leukozytenwerte häufig — aber auch dann zeigt das Blutbild, im Gegensatz zu Typhus abdominalis — meist schon relative Neutrophilie. Einzelne Myelozyten, Riedersche Reizzellen sind in schweren Fällen nicht selten. In der Rekonvaleszenz kommt es zu einem Wiederanstieg der Lymphozyten und Auftreten von Eosinophilen. Je nach Schwere und Stadium der Erkrankung, individuellen und wohl auch Rasseunterschieden bietet sich so das Blutbild des Fleckfiebers recht verschiedenartig dar; konstant ist die Neigung zu erheblicher (relativer) neutrophiler Leukozytose. Vergleiche auch die Kurven 362—364, die aus meinen Beobachtungen im Balkankrieg stammen und zugleich den Gehalt der Neutrophilen an den „Prowazekschen Körnchen" in den einzelnen Stadien illustrieren. Die von Döhle für Scharlach beschriebenen Körperchen fand ich oftmals im Fleckfieberblut.

Schilling empfiehlt die Verwertung des „bunten Blutbildes" für die Laboratoriumsdiagnose des Fleckfiebers: ausgesprochene Verschiebung nach links mit jugendlich regenerativem Charakter (s. auch Rothacker, Münch. med. Wochenschr. 1919, Nr. 42).

Das Serum Fleckfieberkranker ergibt in etwa der Hälfte der Fälle — auch bei Nichtschutzgeimpften — einen positiven Gruber-Widal für Typhusbazillen. Die Höhe des Titers pflegt im allgemeinen nicht viel über 1 : 100 oder 1 : 200 zu steigen, so daß höhere Werte für Abdominalis verwertet werden können. Doch sah ich erst kürzlich einen Fleckfieberfall (16jähriges Mädchen, nicht typhusgeimpft), dessen Serum anfangs negative, am fünften Tag bis 1 : 160, am zehnten Tage bis 1 : 620, am 20. Tage noch bis 1 : 160 positive Agglutination gegen Typhusbazillen aufwies — ohne daß etwa ein Typhus als Komplikation vorlag oder vorangegangen war!

Praktisch wichtig ist vor allem die von Weil und Felix 1915 angegebene Agglutination eines von ihnen aus dem Harn eines Fleckfieberkranken gezüchteten Proteusstammes („Proteus X 19") durch das Serum Fleckfieberkranker. Der Proteus X 19, der auch aus dem Blute Fleckfieberkranker mehrfach gezüchtet wurde, ist bestimmt nicht der Erreger des Fleckfiebers, es handelt sich bei der Weil-Felixschen Reaktion um ein eigenartiges biologisches Phänomen, ähnlich der Wassermannschen Reaktion (G. Wolff).

Annähernd 100% der Fleckfieberkranken agglutinieren den Proteus X 19. Als diagnostisch verwertbar kann schon eine Verdünnung von 1 : 50, besser 1 : 100 mit großer Wahrscheinlichkeit, eine solche von 1 : 200 und darüber mit Bestimmtheit angesehen werden. Vor dem dritten Tage pflegt sie negativ zu sein; nach Oettinger ist sie am vierten und fünften Tag in 40%, am fünften Tag in 45%, am sechsten Tag in 66%, am siebten Tag in 86%, am achten Tag in 99%, vom zehnten Tag an in 100% positiv.

Im allgemeinen fällt sie innerhalb einiger Wochen nach der Entfieberung ab. Hohe Werte (bis 1 : 2000 und darüber) finden sich oftmals, und zwar nicht lediglich bei schweren Fällen, ja gerade letztere zeigen oft langsame und geringe Agglutininbildung gegen Proteus X 19. Die Agglutination wird mit einem von neutral reagierenden Schrägagarröhrchen frisch abgeimpften Stamm makroskopisch ausgeführt, und nach 8—12 stündigem Brutschrankaufenthalt abgelesen; sie muß grobflockig sein. Auch ein haltbares Diagnostikum (H. Sachs und Schiff) kann benützt werden (Sächs. Serumwerk, Dresden). Das zu verwendende Patientenserum darf nicht hämolytisch sein, da es sonst negatives Resultat geben kann.

Auf der Höhe der Erkrankung zeigt das Serum gelegentlich eine positive Wassermannsche Reaktion, die meist in der Rekonvaleszenz rasch wieder negativ wird.

Krankheitsverlauf. Wie bei Besprechung der Symptome seitens des Nervensystems schon betont wurde, tritt in der zweiten Krankheitswoche an Stelle der Exzitationszustände meist ein depressives Stadium. Die Kranken liegen benommen oder in tiefem Traumleben mit stupidem Gesichtsausdruck ruhig da oder murmeln vielleicht einzelne unverständliche Worte vor sich hin, reagieren auf keinerlei Zuruf und zupfen mit zitternden Fingern zuweilen an der Bettdecke (Flockenlesen); zuweilen sieht man zuckende Bewegungen im Gesicht und besonders an den Extremitäten (Sehnenhüpfen). Die Zunge ist trocken und fuliginös belegt, Urin und Fäzes gehen ins Bett, und die Gefahr des Dekubitus rückt

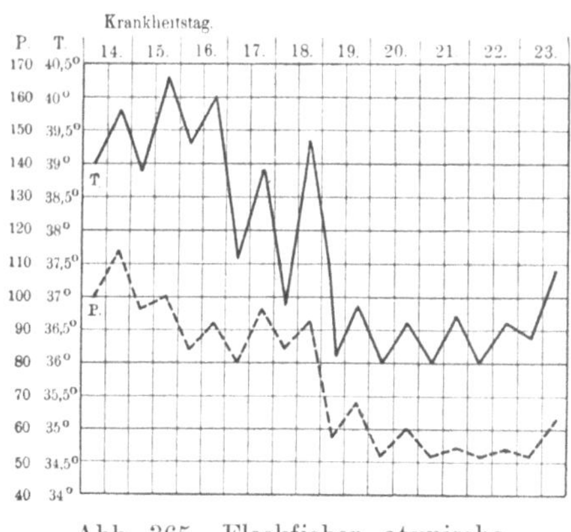

Abb. 365. Fleckfieber, atypische Temperaturkurve (nach Port).

näher. Die Temperatur bleibt hoch, die Zirkulation leidet, der Puls wird weicher und frequenter und setzt oft aus, die Extremitäten haben Neigung zur Auskühlung und nehmen eine etwas livide Farbe an. In ungünstig verlaufenden Fällen geht dieser Zustand um die zweite Hälfte der zweiten Krankheitswoche in ein ausgeprägtes Koma über, wobei die Kranken gänzlich reaktionslos gegen äußere Reize unter zunehmender Herzschwäche zugrunde gehen; in der Mehrzahl der Fälle aber kommt es gerade um die Zeit der schwersten Erscheinungen zu einem plötzlichen Umschwung, und es beginnt die Deferveszenz. Zwischen dem 10. und 14. Tage, meist gegen den 12. Krankheitstag tritt die Krise ein. Der Kranke verfällt in einen ruhigen Schlaf, aus dem er völlig verändert erwacht mit kühler, etwas schwitzender Haut, vollem Puls, nicht mehr so trockener Zunge, sehr matt und angegriffen zwar, aber doch bei Bewußtsein. Die Temperatur fällt dabei nicht in jähem Sturz ab, sondern pflegt innerhalb 2—3 Tagen, meist unter tiefen Morgenremissionen, lytisch zur Norm zurückzugehen. Kurz vor der Entfieberung kommt es gleichzeitig mit einer starken Steigerung der Allgemeinerscheinungen zu einer präkritischen plötzlichen Fiebersteigerung, so daß die bis dahin um 40° sich bewegende Temperatur bis auf 41—42° ansteigt (Perturbatio critica). In seltenen Fällen geht der Krise ein tiefer Temperaturabfall mit nachfolgendem hoch ansteigenden Fieber voraus (Pseudokrise).

Während der Entfieberung blaßt das Exanthem ab; nur von den Petechien bleiben für einige Tage hellbräunliche Reste zurück. Der Appetit regt sich wieder, der Puls kehrt zu niedrigen Zahlen zurück, die Milz schwillt ab, die Bronchitis verschwindet. Mit dem Verschwinden des Fiebers am 15.—17. Tage tritt der Kranke in die **Rekonvaleszenz** ein. Die Temperatur geht zunächst auf subnormale Werte (36—35°), um nach etwa einer Woche wieder normal zu werden. Der Puls bleibt zunächst noch sehr labil, so daß er bei irgendwelchen Erregungen leicht auf 120 ansteigen kann. Meist ist jetzt eine Rekonvaleszentenbradykardie vorhanden, wie wir sie auch bei Scharlach, Erysipel und anderen Infektionskrankheiten finden. Häufig stellt sich eine kleienförmige

Desquamation der Haut ein; auch Haarausfall wird oft beobachtet. Das blasse Aussehen und die starke Abmagerung machen mit wachsendem Appetit schnell wieder gesunden Verhältnissen Platz.

Abweichungen von dem beschriebenen Bild können einmal durch Verschiedenheiten in der Schwere der Infektion und zweitens durch hinzutretende Komplikationen bedingt sein.

Bei Fällen, die auf der Höhe der Krankheit allein durch die Schwere der Intoxikation zugrunde gehen, erfolgt der tödliche Ausgang meist am Ende der zweiten Woche kurz vor der erwarteten Krise. In der Regel geht dem Ende ein tiefes Koma und ein Zustand schwerster Herzschwäche mit Zyanose und Auskühlung der Extremitäten und fadenförmigem Puls voraus. Manchmal sieht man kurz vor dem Tode eine agonale, hyperpyretische Temperatursteigerung auf 41 ⁰ und mehr, seltener einen jähen Temperatursturz bei steigender Pulsfrequenz. In den allerschwersten Fällen kann der Tod im Koma schon in den ersten zwei oder drei Tagen erfolgen (Typhus exanthematicus siderans).

Neben diesen abnorm schweren Fällen kommen aber auch abnorm leichte, sowie abortive Formen vor. In den leichten Fällen sind die Erscheinungen nur angedeutet. Namentlich fehlen die schweren zerebralen Störungen bis auf Kopfschmerzen und leichte Trübung des Sensoriums. Auch pflegt der Verlauf ein kürzerer zu sein. In 5—6 Tagen ist manchmal schon alles beendet. Besonders beim Flecktyphus im Kindesalter begegnet man solchen leichten Fällen.

Aber auch abortive Formen werden beobachtet, bei denen die Krankheit mit allen regulären Erscheinungen beginnt und nach dem Hervortreten des Exanthems binnen wenigen Tagen lytisch abklingt. Auch Fieberanfälle ohne Exanthem sind zuzeiten von Flecktyphusepidemien als abortives Fleckfieber gedeutet worden, doch ist dieser Diagnose gegenüber starke Zurückhaltung am Platze. Bei Kindern kann tatsächlich das Fleckfieber mitunter so leicht verlaufen und trotz genauester Beobachtung auch kein flüchtiges Exanthem zeigen, daß die Diagnose nur auf Grund der epidemiologischen Daten, des Fieberverlaufs und der positiven Weil-Felixschen Reaktion möglich ist. Im übrigen gibt es natürlich zwischen leichten und schweren Formen alle Übergänge.

Eine Reihe von **Komplikationen** kann den regulären Verlauf des Fleckfiebers variieren. Im Anschluß an die fast regelmäßig bestehende Bronchitis können sich namentlich in der zweiten Woche Atelektasen, Bronchopneumonien und hypostatische Pneumonien entwickeln. Pleuritiden der verschiedensten Art, serös, eitrig und jauchig, können sich zu den Pneumonien hinzugesellen.

Im Kehlkopf ist eine katarrhalische Laryngitis mit Heiserkeit recht häufig. In seltenen Fällen kommt es ähnlich wie beim Typhus abdominalis zu ulzerösen Prozessen in der Gegend der Aryknorpel und zu eitriger Perichondritis laryngea. Das starke Ödem, das sich in der Umgebung dieser Ulzeration entwickelt, führt zu Kehlkopfstenose und kann sofortigen operativen Eingriff erforderlich machen. Die Aspiration putrider Massen aus den perichondritischen Abszessen hat zuweilen Lungengangrän zur Folge.

Erysipel als Komplikation sah ich relativ häufig, Dekubitus ist bei den schweren Fällen als signum mali ominis sehr häufig; desgleichen Parotitis, wenigstens sah ich dieselbe in mehreren Epidemien im Gegensatz zu Zlocisti recht häufig und gerade bei schweren Fällen.

Akute Nephritis, manchmal von hämorrhagischem Charakter, ist eine Seltenheit beim Fleckfieber und von übler Prognose.

Spontane Gangrän der Extremitäten wird oft beobachtet. Sie ist wohl als Folge der spezifischen, vielleicht durch die Erreger der Krankheit selbst bedingten Erkrankung der Arterienintima und nachfolgenden Thrombose aufzufassen. Schmerzhaftigkeit, Kälte und Zyanose und Störung der Sensibilität in der befallenen Extremität kündigen den Eintritt dieses schweren Ereignisses an. Dagegen ist die oberflächliche Gangrän, die man zuweilen an der Nasenspitze, den Rändern der Ohrmuscheln, dem Skrotum und an den Zehen beobachtet, vermutlich eine direkte Folge der Zirkulationsschwäche.

Herpes labialis findet sich in etwa 4 % der Fälle.

In manchen Fällen sind multiple Lähmungen polyneuritischer Natur als Nachkrankheit nach Fleckfieber beschrieben worden.

Diagnose. Die Erkennung des Fleckfiebers ist im Invasionsstadium, also vor Erscheinen des Exanthems, mit größten Schwierigkeiten verbunden. Gerade die Feststellung der frischen Fleckfieberfälle ist aber praktisch besonders wichtig, weil zu dieser Zeit die Läuse des betreffenden Patienten noch nicht unmittelbar infektionsfähig sind. ,,Frische Fleckfieberfälle gleichen einer halbreifen Frucht, die man behutsam abnehmen kann, bevor ihre Keime zu neuer Saat gedeihen'' (Jürgens). Man soll nicht erst den Ausfall der Weil-Felixschen Reaktion für die Diagnose abwarten! Zuzeiten von Epidemien werden natürlich anamnestische Hinweise mit einer gewissen Wahrscheinlichkeit auf die richtige Diagnose lenken und zur Ergreifung der nötigen Isolierungsmaßregeln auffordern. Leichter wird die Erkennung erst nach dem Erscheinen des charakteristischen Ausschlages. Auch dessen Deutung ist wiederum manchmal nicht leicht. Man erinnere sich nur, wie schwer bei einer stark verschmutzten und zerkratzten Haut eines verlausten Körpers die Feststellung einzelner Roseolen fällt!

Am häufigsten kommt wohl die Verwechslung mit Typhus abdominalis in Frage, namentlich in späteren Stadien des Fleckfiebers, wo die Benommenheit mehr im Vordergrunde steht. Von der Typhusroseola unterscheidet sich das Fleckfieberexanthem durch seine reichliche Ausbreitung über den ganzen Körper, selbst auf Fußrücken und Vorderarme, Handflächen, ferner durch seinen hyperämisch fleckigen Charakter im Gegensatz zu den mehr papulösen Roseolen des Typhus und durch die petechiale Umwandlung. Auch fehlt beim Fleckfieber das schubweise neue Auftreten frischer Roseolen. Ob eine Unterscheidung von Typhus-, Fleckfieber- und anderen Roseolen mittels der von Otfried Müller und Weiß angegebenen Kapillarmikroskopie wirklich mit völliger Sicherheit möglich ist, möchte ich dahingestellt lassen. Wir haben mehrfach damit Versager gesehen — vielleicht bedarf es aber einer besonders großen persönlichen Erfahrung dabei. Ist die Krankheit von vornherein beobachtet worden, oder bestehen Angaben über ihren Beginn, so sprechen schon der plötzliche stürmische Anfang gegen Typhus abdominalis. Nicht unwichtig ist die Beachtung des Gesichtsausdruckes: er ist bei Typhuskranken schlaff, ruhig, gleicht dem eines Träumenden; das Fleckfiebergesicht mit der geschwellten und geröteten Bindehaut, starker Rötung, hochgezogenen Augenbrauen und gefalteter Stirn zeigt einen gespannten, oft ängstlich erregten, oft häßlich verzerrten Ausdruck. Der Meteorismus fehlt beim Fleckfieber, und die Milzschwellung ist oft nicht so deutlich ausgeprägt. In zweifelhaften Fällen wird häufig die Blutuntersuchung mittels der Gallenanreicherung schnell die Sachlage klären, da beim Vorhandensein von Typhus abdominalis in der Mehrzahl der Fälle Typhusbazillen aus dem Blute wachsen; die Widalsche Reaktion kann, wie oben ausgeführt, nur mit Vorsicht herangezogen werden. Neutrophilie des Blutes spricht für Fleckfieber.

Auch die Unterscheidung von Masern kommt gelegentlich in Frage. Im Invasionsstadium sprechen das hohe Fieber und der nur mäßige Katarrh der Nase, des Kehlkopfes und der Konjunktiven und vor allem das Fehlen der Koplikschen Flecke dagegen. Im exanthemischen Stadium ist zu beachten, daß der Fleckfieberausschlag weit blasser als bei Masern ist und das Gesicht verschont, und daß die Temperatur beim Fleckfieber nach dem Erscheinen des Exanthems kontinuierlich hoch bleibt, während das Fieber bei Masern nach der Eruption des Ausschlages abfällt.

Bei Meningitis cerebrospinalis bzw. Meningokokkensepsis tritt nicht selten ein Exanthem auf, das völlig dem des Fleckfiebers gleicht (s. Abb. 72 und 263). Ich sah solche Fälle, bei welchen von sehr erfahrenen Kennern des Fleckfiebers die Diagnose auf Fleckfieber gestellt worden war. Deutlich meningitische Symptome müssen dann zur Lumbalfunktion veranlassen, deren Ausfall oder das Ergebnis der Blutkultur klärt meist rasch die Sachlage.

Abb. 366. Radiergummiphänomen auf der Haut eines Fleckfieberrekonvaleszenten (nach Brauer).

Gesichtsausdruck, Muskelempfindlichkeit, Fieber, positiver Diazo, Blutdrucksenkung, selbst ein ähnliches Exanthem wie Fleckfieber kann gelegentlich auch die Trichinose darbieten. Der Nachweis von Eosinophilie entscheidet sofort.

Im Beginn wird das Fleckfieber, abgesehen vom Typhus, besonders gerne mit Grippe, Pneumonie, versteckter Tuberkulose, septischer Angina, Gelenkrheumatismus verwechselt. Man denke daran, daß Fleckfieber sich, wie wir im Kriege oftmals sahen, zu Typhus, Rückfallfieber, Dysenterie hinzugesellen kann, insbesondere die Rekurrens kombiniert sich nicht selten mit Fleckfieber (Verlausung!). Die Krankheiten nehmen dann vielfach unbeeinflußt voneinander ihren Ablauf.

Plötzlicher Beginn, oft mit Schüttelfrost, eigenartiger, gespannter Gesichtsausdruck, frequenter Puls, neutrophile Leukozytose bei fehlender Eosinophilie, positive Diazoreaktion sprechen im allgemeinen für Fleckfieber. Ein charakteristischer Ausschlag macht die Diagnose wahrscheinlich; histologische Untersuchung einer Roseole mit Nachweis der charakteristischen Gefäßveränderungen, sowie positive Weil - Felix-Reaktion machen sie zu einer sicheren.

In der Rekonvaleszenz bleibt eine Labilität des Kreislaufs oft längere Zeit bestehen, das stark gesunkene Körpergewicht, die geschwundene Muskulatur werden oft nur langsam ersetzt. Die Haut zeigt eine Zeitlang noch die hellbräunlichen — von alten Läusestichen oft schwer unterscheidbaren — Pigmentflecke des Exanthems, die durch Anlegung einer Staubinde wieder deutlich reproduziert werden können. Eine kleienförmige Abschuppung kann ebenfalls die Diagnose auf überstandenes Fleckfieber hinlenken.

Brauer machte darauf aufmerksam, daß die Abschuppung dabei oft erst dadurch deutlicher wird, daß man mit dem Finger kräftig über die Haut streicht. Dann entsteht eine Rötung an der gestrichenen Stelle, auf der gleichzeitig kleine Schüppchen deutlich werden, wie wenn man mit einem Radiergummi über Papier radiert („Radiergummiphänomen"), vgl. Abb. 366. Dasselbe ist jedoch für Fleckfieber keineswegs charakteristisch, es findet sich vielmehr auch nach allen möglichen Infektionskrankheiten, falls die Haut des betreffenden Kranken vorher stark verschmutzt oder verlaust gewesen war.

Prognose. Die Mortalität beim Fleckfieber ist in den einzelnen Epidemien sehr wechselnd. Von besonderer Bösartigkeit waren stets die Kriegsepidemien, die durchschnittliche Mortalität beträgt etwa 15—20%. Sehr verschieden verhalten sich hinsichtlich der Prognose die einzelnen Lebensalter. Jugendliche Personen sind erheblich weniger gefährdet als ältere. Abgesehen von den allerersten Lebensjahren, die eine etwas höhere Sterblichkeit haben, erliegen vom 5.—20. Lebensjahre nur etwa 3% dem Fleckfieber, bis zum 30. Lebensjahr steigt die Mortalität auf 6% und nach dem 50. Jahre geht schon über die Hälfte daran zugrunde. Außer dem Alter setzen auch vorangegangene Krankheiten, Fettleibigkeit, Alkoholismus die Widerstandsfähigkeit gegenüber dem Fleckfieber herab und verschlechtern die Heilungschancen.

Während des Weltkriegs zeigte sich die verschiedene Sterblichkeit in den besetzten Gebieten im Osten: in Polen starben nur 6% der Erkrankten; in Wilna unter der eingeborenen Bevölkerung 11%, von den deutschen Heeresangehörigen 32%! Nach Martini betrug die Letalität in Polen: bei jüdischen Männern 22%, bei christlichen Männern 31%; bei jüdischen Frauen 13%, bei christlichen Frauen 22%. Der Unterschied ist wahrscheinlich durch häufigere Verlausung und Durchseuchung der Juden von Jugend auf bedingt.

Intensität des Ausschlages und Schwere der Infektion brauchen nicht immer miteinander parallel zu gehen; auch die Höhe des Fiebers braucht noch kein ungünstiges Zeichen zu sein. Man sieht bei der Perturbatio critica auch Temperaturen von 42° noch bei günstig verlaufenden Fällen. Dagegen ist ein frühzeitiges Versagen der Herzkraft, kleiner, sehr frequenter Puls, sinkender Blutdruck, Zyanose und Auskühlung der Extremitäten stets besorgniserregend. Eine ungünstige Beeinflussung erfährt die Prognose durch das Hinzutreten von Pneumonie und Nephritis.

Pathologische Anatomie. Der Sektionsbefund von Flecktyphusleichen bietet wenig Charakteristisches. Spezifisch sind nur die Residuen der petechial gewordenen Effloreszenzen, die manchmal noch bei der Sektion sichtbar sind. Die Schleimhaut von Nase, Rachen, Kehlkopf und Bronchialbaum ist meist katarrhalisch verändert. Im Kehlkopf finden sich nicht selten Erosionen. Das Herz ist schlaff und zuweilen dilatiert, die Muskulatur graubraun, brüchig, die Körpermuskulatur meist sehr trocken (Aschoff), zeigt oft die Zenkersche wachsige Degeneration. In den Lungen finden sich häufig Bronchopneumonien; auch komplizierende kruppöse Pneumonien sind in einzelnen Epidemien häufig. Die Milz ist bei Fällen mit kurzer Krankheitsdauer meist vergrößert und weich; bei längerem Krankheitsverlauf fehlt die Milz-

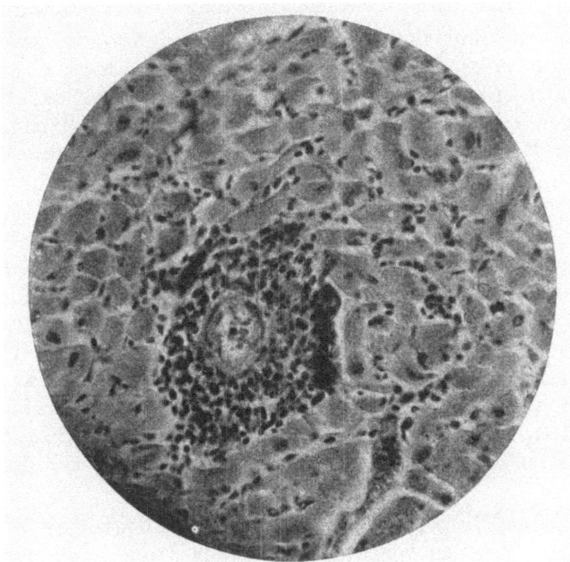

Abb. 367. „Fleckfieberknötchen" im Herzmuskel (nach Ceelen).

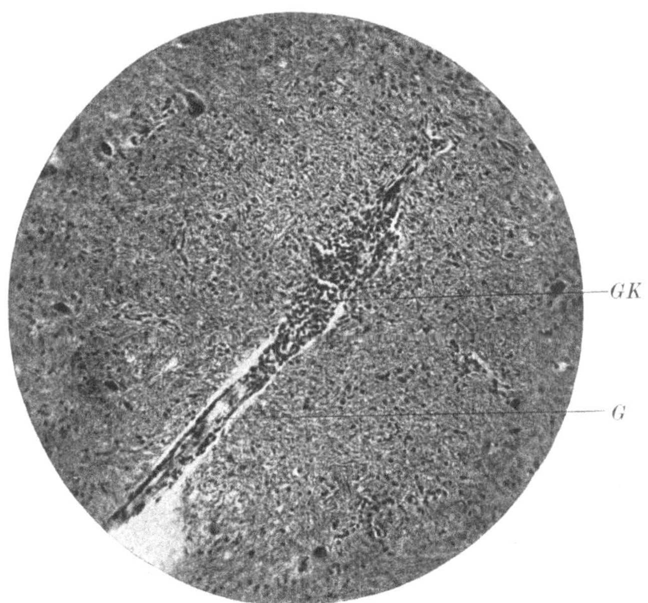

Abb. 368. Gehirn. G = Gefäß mit normaler Weite; GK = kolbige Auftreibung des
Gefäßes durch Zellanhäufung (nach Ceelen).

schwellung häufig. Die Nieren sind hyperämisch und zeigen auf dem Schnitt häufig
Trübung des Parenchyms. Schwere Nephritis ist selten. Die Leber zeigt keine

spezifischen Veränderungen, auch der Verdauungskanal ist frei von charakteristischen Veränderungen. Die Serosa des Bauchfells zeigt auffällig schmierige Beschaffenheit (Aschoff). Das Gehirn ist hyperämisch. Der Liquor cerebrospinalis ist meist vermehrt.

Im Gegensatz zu dem mehr oder weniger uncharakteristischen makroskopischen Befunde stehen die pathognomischen histologischen Veränderungen. E. Fraenkel hat als erster (1913) bei intravital exzidierten Fleckfieberroseolen eigenartige herdweise, knötchen- oder mantelförmige Anschwellungen der feinen Hautarterien festgestellt, mit hyaliner Nekrose der Intima und proliferativen Prozessen der Adventitia. Er hat sofort auf die hohe diagnostische Bedeutung dieser Befunde hingewiesen und 1914 auch an den kleinen Arterien innerer Organe (Gehirn, Herzfleisch, Leber) — mit Ausnahme der Lungen — die gleichen Veränderungen beschrieben. Von fast allen Nachuntersuchungen sind diese Befunde bestätigt worden. Die Kombination alterativer, produktiver und exsudativer entzündlicher Prozesse an den kleinsten Arterien aller Organe, hervorgerufen durch den Krankheitserreger, stellt das pathognomische Substrat der Fleckfiebererkrankung dar. Ceelen hat insbesondere die periarteriellen Knötchen im Gehirn eingehend beschrieben, ebenso in Niere, Milz, Leber, Hoden, Lymphdrüsen, Nebenniere. Auch im Plexus chorioideus der Hirnventrikel, in der Leptomeninx, in den Gefäßen der großen Nerven finden sie sich.

Die **Prophylaxe** des Fleckfiebers steht und fällt mit der Bekämpfung der Verlausung. Wie schwer diese bei einer armen, unhygienischen Bevölkerung, in Kriegszeiten, in Gefangenenlagern durchzuführen ist, wissen wir alle aus den Erfahrungen des Krieges! Wie leicht kann eine Laus im Gedränge der Straße, des Bazars, der überfüllten Straßen- oder Eisenbahn vom einen zum andern übergehen! Für den Praktiker findet sich in der amtlichen ,,Anweisung zur Bekämpfung des Fleckfiebers'' (Berlin: Springer 1920) eine ausgezeichnete Zusammenstellung der verschiedenen Gesetzesvorschriften über Anzeigepflicht, Maßregeln gegen die Weiterverbreitung, vor allem auch der verschiedenen Methoden der Entlausung. Jeder Fleckfieberfall und jeder Fleckfieberverdacht ist sofort zu melden, der Erkrankte sowie seine Kleidung gründlichst und schleunigst zu entlausen und zu isolieren, ebenso seine mit ihm in enger Berührung gekommene Umgebung. Da nach Ablauf des Fiebers eine Infektiosität des Blutes nicht mehr besteht, kann er — mit entlausten Kleidern! — unbedenklich 8—14 Tage nach Entfieberung entlassen werden. Für die Pflege der Fleckfieberkranken sind — besonders unter schwierigen hygienischen Verhältnissen — solche Personen natürlich besonders geeignet, welche schon Fleckfieber überstanden hatten. Die verschiedentlich empfohlenen Schutzanzüge gegen Verlausung haben sich nicht restlos bewährt. Hochschäftige Stiefel, am Handgelenk festgeschlossener weißer Rock, evtl. Gummihandschuhe, oftmaliges Baden und Wäschewechseln sind auch für den behandelnden Arzt empfehlenswert. Die verschiedenen ,,chemischen'' Läuseschutzmittel haben eigentlich alle versagt.

Die Tatsache, daß Überstehen eines schweren Fleckfiebers (leichte Erkrankungen genügen nicht immer!) eine fast sichere, jedenfalls langandauernde Immunität hinterläßt, müßte zum Versuch einer aktiven Schutzimpfung ermuntern.

Neukirch hat aus dem Blute Fleckfieberkranker einen solchen Impfstoff hergestellt (Serum und zerriebene Speckhaut samt Leukozyten, mit Chloroform versetzt); dasselbe ist in der Türkei vielfach ausgeprobt worden, hat aber, wie ich aus persönlicher Erfahrung sagen kann, keine zuverlässigen Resultate ergeben.

Auch die vom preußischen Kriegsministerium 1917 empfohlene Schutzimpfung, welche eine Modifikation des Hamdischen Verfahrens darstellt (bei 60° C ½ Stunde lang inaktiviertes Fleckfieberblut wird in Abständen von 3 Tagen in Mengen von 2 bzw. 2 bzw. 4 ccm subkutan injiziert), ergab keine überzeugenden Resultate.

Rocha-Lima stellte aus dem Darm fleckfieberinfizierter Läuse einen Impfstoff her, der im Meerschweinchenversuch gute Immunisierung ergab. Beim Menschen ist derselbe bisher noch nicht ausgeprobt.

Solange eine Züchtung des Erregers, der Rickettsia Prowazeki, noch nicht möglich ist, sind auch die Aussichten auf Gewinnung eines zur aktiven Immunisierung des Menschen verwertbaren Schutzstoffes nicht sehr groß.

Therapie. Die Behandlung des Fleckfiebers ist vorläufig eine rein symptomatische. Die therapeutische Verwendung von Rekonvaleszentenserum hat sich bislang noch nicht bewährt. Eine direkte Beeinflussung des Erregers durch chemische Mittel (Salvarsan, Kollargol, Optochin u. a.) ebensowenig. Auch von der in Rußland viel geübten Darreichung von Jod (3—4 mal täglich 3—4 Tropfen Tct. Jodi) sah ich keinen Vorteil.

Wie beim Typhus abdominalis ist eine sorgsame Krankenpflege auch hier von größter Wichtigkeit. Die Vermeidung des Dekubitus kommt dabei in erster Linie in Betracht. Der Kranke ist also von vornherein auf ein Wasserkissen oder einen Luftring zu legen und muß täglich umgebettet werden. Die Haut über dem Kreuzbein und an den Hacken wird täglich mit spirituösen Lösungen abgerieben. Die Behandlung des eingetretenen Dekubitus geschieht nach den Regeln, wie sie bei der Typhusbehandlung besprochen wurden. Nicht minder wichtig ist die Sorge für eine gut gereinigte Mundhöhle, um Entzündungen des Mundes und des Nasenrachenraumes sowie der Otitis und der Parotitis vorzubeugen. Nach jeder Nahrungsaufnahme sind die Zähne mit der Bürste zu reinigen; der Mund ist mit 3%iger Wasserstoffsuperoxydlösung auszuspülen. Ist der Patient zu schwach, so muß mit einem in Wasserstoffsuperoxydlösung oder Borwasser getauchten Läppchen die Mundschleimhaut gereinigt und eventuell vorsichtig mit einer Spritze ausgespritzt werden. Die mit Borken belegte Zunge wird mit Tinctura myrrhae abgerieben und mit Borglyzerin gepinselt. Stuhl- und Urinentleerung muß im Bett geschehen, um unnötige Anstrengungen zu vermeiden. Auf regelmäßige Urinentleerung ist besonders zu achten, da Neigung zu Harnverhaltung besteht.

Die Diät entspricht im ganzen der bei Typhus abdominalis üblichen Kost. Es kann deshalb hier im wesentlichen auf die beim Typhus besprochenen Vorschriften verwiesen werden. Reichliche Flüssigkeitszufuhr in Form von Limonaden, kalten Tee u. dgl. ist im Interesse der Durchspülung und Verdünnung der im Körper enthaltenen Krankheitsgifte dringend geboten. Auch Alkohol in Form von Wein ist bei Kranken, die daran gewöhnt sind, als tägliches Getränk gestattet. Sehr gerne habe ich bei der Kriegsepidemie in Serbien 1913 sowie später in der Türkei den landesüblichen Yoghurt verwendet.

Hydrotherapeutische Maßnahmen können in ähnlicher Weise wie beim Typhus abdominalis vorgenommen werden. Die gute Wirkung von Abkühlungsbädern macht sich auch hier vor allem in der Beeinflussung des Nervensystems geltend. Der Sopor schwindet, das Sensorium wird klarer; infolgedessen hebt sich auch der Appetit und die Gefahr des Verschluckens und der Schluckpneumonie, die bei benommenen Kranken beständig droht, wird geringer. Ferner wird durch die tiefen Inspirationen, die das kühle Wasser auslöst, eine gründliche Ventilation der Lungen und bessere Exspektoration erzielt. Die Herabsetzung der Temperatur gelingt durch die kühlen Bäder nicht so prompt wie beim Typhus abdominalis. Die Wasserwärme wird am besten auf 35⁰ eingestellt und langsam während des Bades innerhalb von zehn Minuten auf 28⁰ C abgekühlt. Übergießungen mit kühlem Wasser sind beim Flecktyphus zu vermeiden, um die Gefahr des Kollapses nicht heraufzubeschwören. Kranke mit Herzschwäche badet man lieber nicht, sondern hilft sich mit kühlen Einpackungen, wie sie auf S. 64 beschrieben sind; auch häufig gewechselte Prießnitzumschläge sind sehr geeignet.

Zur Bekämpfung des Fiebers und seiner Begleiterscheinungen gibt man außer den genannten hydropathischen Maßnahmen eine Eisblase und kalte Kompresse auf den Kopf. Antipyretika sind zur Fieberherabsetzung für längeren Gebrauch nicht anzuraten, da man jede Schädigung des ohnehin schon geschwächten Herzens verhüten muß. Gegen hier und da gereichte kleine Dosen von Pyramidon (0,3), Melubrin (0,5), Aspirin (0,5), Antipyrin, Salipyrin od. dgl., z. B. bei Kopfschmerzen, ist nichts einzuwenden.

Bei Delirien und Aufregungszuständen sind die oben erwähnten kühlen Ganzpackungen sehr am Platze. Bei Schlaflosigkeit versuche man Veronal, Pantopon, eventuell kombiniert (Veronal 0,5, Pantopon oder Morphium 0,01). Außerdem ist ein Versuch mit Bromkali in der Erlenmeyerschen Brommischung, 3—4mal täglich ein Eßlöffel, zu machen; auch Klysmen mit Amylenhydrat (5 g mit etwas Amylum-Decoct) bringen Beruhigung. Bei sehr großer Unruhe ist Skopolamin am Platze (Skopolamin. hydrobrom. 0,01 Aqu. dest. ad 10, $^1/_2$—1 Spritze subkutan). Chloral ist wegen seiner gefäßerweiternden Wirkung bei der stets bestehenden vasomotorischen Schwäche zu vermeiden.

Th. Hausmann (Münch. med. Wochenschr. 1921. Nr. 50) empfahl mit besonderem Nachdruck an Stelle der exzitierenden eine sedative Behandlung als „wahre" Schonungstherapie. Er gibt von Beginn der Erkrankung an Brom, evtl. mit kleinen Dosen Morphium, und einem Infus von Convallaria majalis (6,0 : 180,0) mit 8,0 Natr. bromat. (3 mal täglich 1 Eßlöffel); evtl. abends Schlafmittel (Veronal, Luminal, Medinal, Adalin). Fernhaltung aller optischen, akustischen und psychischen Reize ist wichtig; hydriatische Maßnahmen wirken sehr günstig. Koffein, Kampfer, Adrenalin sind nicht am Platz. Alle diese sedativen Maßnahmen wirken herabsetzend auf Atemfrequenz, Pulsfrequenz, oft auch auf die Temperatur. Von 56 derartig behandelten Fleckfieberkranken starb kein einziger; Entkräftungs- und Inanitionszustände, wie sie meist nach Fleckfieber die Regel sind, wurden nicht beobachtet.

Allein: gerade in den schweren Fällen muß der Kreislauf stimuliert, der gesunkene Blutdruck wieder gehoben werden! Man gibt von vornherein Digitalisinfus oder Digitalysat per os oder Digalen intramuskulär in Dosen von $^1/_2$—1 ccm, 2—3mal täglich. Bei akuten Erscheinungen Strophantin $^1/_4$ mg intravenös oder Oleum camphoratum, mehrmals täglich 1 ccm und Coffeinum natriobenzoicum, 2—3mal 0,2 pro die. Auch Adrenalinpräparate sind bei der akuten Blutdrucksenkung sehr empfehlenswert, z. B. Adrenalin mehrmals täglich $^1/_2$—1 ccm.

In der Rekonvaleszenz empfiehlt sich eine kräftige Ernährung, um der Anämie und Schwäche Herr zu werden. Man verteilt die Nahrungsaufnahme am besten auf mehrere kleinere Mahlzeiten, die alle zwei Stunden gegeben werden, um Magen und Darm nicht zu überlasten. Daneben gibt man Arsen und Eisen in einer der bekannten Formen, verordnet häufige lauwarme Bäder und allgemeine Körpermassage. Gestatten es die Verhältnisse, so ist ein Aufenthalt an der See oder im Hochgebirge als Nachkur sehr zu empfehlen. Jedenfalls ist noch für längere Zeit Enthaltung von geistiger Arbeit anzuraten.

Literatur siehe bei:

Curschmann, H.: Das Fleckfieber. Wien 1900. — Zlatogoroff: Das Fleck-
fieber. Kraus - Brugsch Spez. Pathol. u. Therap. Bd. 2. 1914. — Jürgens:
Das Fleckfieber. Berlin: Hirschwald 1916; sowie Ärztl. Erfahrungen im Weltkriege.
Bd. 3, S. 205. 1921. — Brauer, L. und G. Jürgens: Referate über Fleckfieber.
Kongr. f. inn. Med. in Warschau 1916. — da Rocha Lima: Ätiologie des Fleck-
fiebers. Ergebn. der allg. Pathol. u. pathol. Anat. 19. Jahrg. 1919. — Zlocisti, Th.:
Fleckfieber. Ergebn. d. Hyg., Bakteriol., Immunitäts-Forsch. u. exp. Therap.
Bd. 4. 1920. — G. Wolff: Theorie, Methodik und Fehlerquellen der Weil-Felix-
schen Reaktion. Ergebn. d. Hyg., Bakteriol., Immunitäts-Forsch. u. exp. Therap.
Bd. 5, S. 532—596. 1922. — Munk, Fr.: Das Fleckfieber in Kraus - Brugsch,
Spez. Pathol. u. Therap. Bd. 11. 1923. — Lipschütz: Klinik des Fleckfieber-
exanthems. Arch. f. Dermatol. u. Syphilis, Orig. Bd. 126, S. 414—557. 1919. —
Otto, R.: Fleckfieber. Ärztl. Erfahrungen im Weltkrieg. Bd. 7, S. 403—460. 1922.

Serumkrankheit.

Unter Serumkrankheit verstehen wir die abnormen Erscheinungen, die nach einmaliger, häufiger noch nach wiederholter Injektion von artfremdem Serum auftreten. Es sind dies eine Reihe
von Symptomen, Ausschläge, Fieber, Gelenkschmerzen, Durchfälle usw., die teils jedes für sich allein, teils alle zusammen auftreten können.

Einzelne Erscheinungen, wie die Serumexantheme, waren schon länger bekannt.
Man beobachtete bereits im Jahre 1894, gleich nach der Einführung des Behringschen Diphtherieheilserums, daß bei Personen, die mit dem neuen Heilmittel behandelt
wurden, nicht selten Hautausschläge, Fieber, gelegentlich auch schmerzhafte Gelenkschwellungen und Diarrhöen auftraten, Erscheinungen, die manche Ärzte als Nebenwirkungen des in dem spezifischen Serum enthaltenen Antitoxins auffaßten.
Im Jahre 1895 wurden dann aber durch Johannessen in Christiania Fälle mitgeteilt, in denen die subkutane Einspritzung von normalem Pferdeserum ganz
ähnliche Symptome zur Folge hatten. Johannessen schloß daraus, daß die
Übelstände bei den Injektionen des antitoxischen Diphtherieserums in erster Linie
auf der Einführung eines artfremden Serums als solchem beruhten. Er empfahl
deshalb möglichst kleine Dosen von Serum, d. h. also möglichst stark konzentrierte
Antitoxinmengen anzuwenden. In den nächsten Jahren mag die Häufigkeit und
die Schwere der Serumerscheinungen abgenommen haben, weil mit der Herstellung
hochwertigen Serums die injizierten Serummengen geringer wurden, und weil nur
noch abgelagertes und infolgedessen weniger schädliches Serum zur Verwendung
kam. Jedenfalls wurde das von Pferden gewonnene Diphtherieserum trotz der
besprochenen Nebenwirkungen nicht nur zu therapeutischen, sondern auch zu
prophylaktischen Zwecken bei der Schutzimpfung gesunder Personen in großem
Maßstabe angewandt.

1903 wurde über den vorbeugenden Wert des Diphtherieserums auf dem internationalen Kongreß zu Brüssel diskutiert. Löffler, der Berichterstatter von
Deutschland, machte auf diesem Kongreß Mitteilung von dem Ergebnis einer
Rundfrage, die er an sämtliche deutsche Ärzte über die Frage der Wirksamkeit
und der Nebenwirkungen der prophylaktischen Serumeinspritzung gerichtet hatte.
Das Ergebnis, das sich auf die Antwort von 2353 Ärzten stützte, war nach Löffler
folgendes: „Was die Frage der schädlichen Nebenwirkungen des Diphtherieserums
anlangt, so hat die Enquête die Unschädlichkeit desselben klar erwiesen. Immerhin
sind aber auch einzelne Fälle beobachtet worden, in welchen Urtikaria und Gelenkschmerzen beobachtet worden sind. Vielleicht wird es gelingen, durch Anwendung
hochwertigen erwärmten Serums diese kleinen Unannehmlichkeiten zu beseitigen.“
Da andererseits der Wert der Seruminjektion als vorbeugendes Mittel über jeden

Zweifel sichergestellt erschien, sprach Löffler sich dahin aus, daß das Ergebnis der Umfrage es für jeden Arzt geradezu zur Pflicht mache, bei jedem Falle von Diphtherie die bedrohten Individuen der Umgebung der Schutzimpfung zu unterziehen.

Trotzdem hat der praktische Arzt auch heute noch immer eine gewisse Scheu vor der Serumbehandlung, und diese Scheu richtet sich ganz besonders gegen die prophylaktische Seruminjektion. Die Besorgnis, durch die Serumbehandlung gesunder gefährdeter Kinder in der Umgebung von Diphtheriekranken eine Überempfindlichkeit hervorzurufen, die später bei einer etwa notwendig gewordenen Reinjektion unangenehme Folgen haben könnte, hält manchen Praktiker von der Verwendung prophylaktischer Seruminjektionen ab. Die Fortschritte der experimentellen Forschung über das Zustandekommen schwerer Überempfindlichkeitserscheinungen bei Tieren durch die parenterale Einverleibung des Serums und die hier und da auftauchenden, wenn auch vereinzelten Mitteilungen über gefährliche Formen von Serumkrankheit beim Menschen trugen dazu bei, die Scheu des Praktikers vor dem Serum zu verstärken. Es ist also dringend notwendig, daß über Wesen und Art der Serumkrankheit der Wahrheit entsprechende und nicht übertriebene Vorstellungen verbreitet werden.

Zum ersten Male systematisch studiert wurden die Serumerscheinungen beim Menschen durch v. Pirquet und Schick im Jahre 1904 gelegentlich ihrer Versuche mit der Moserschen Scharlachbehandlung, wobei sehr große Dosen Serum (100—200 ccm) verwendet wurden und daher natürlich sehr häufig Gelegenheit war, Serumerscheinungen zu beobachten. Die Erscheinungen sind in ihrem zeitlichen Eintritt und in ihrem Verlauf verschieden, je nachdem sie bei Erstinjizierten oder bei häufiger Injizierten auftreten.

I. Wir betrachten zunächst die Symptome, die nach der **erstmaligen Seruminjektion** bei empfindlichen Individuen sich geltend machen. In den ersten Tagen nach einer Seruminjektion ist die Injektionsstelle in der Regel völlig reaktionslos. Erst nach dem 7.—12. Tage zeigen sich die charakteristischen Erscheinungen.

Ein urtikariaähnlicher Ausschlag, der meist, aber keineswegs immer, in der Umgebung der Injektionsstelle beginnt, breitet sich über den Körper aus. Gesicht, Brust und Bauch werden befallen, besonders gern aber lokalisiert sich der Ausschlag auf den Dorsalflächen der Arme und Beine, namentlich in der Gegend der Gelenke, wobei meist eine symmetrische Anordnung zu erkennen ist. Meist sind es blasse, von einem roten Hof umgebene Quaddeln, die stark jucken und brennen und Unruhe, Verstimmung und Schlaflosigkeit verursachen können. Dort, wo die Quaddeln konfluieren, erscheint die Haut ödematös, so daß z. B. das Gesicht der Kranken bisweilen einen gedunsenen Eindruck macht. Charakteristisch ist die außerordentliche Flüchtigkeit der Quaddeln, die oft schon nach einigen Stunden verschwunden sind, um neuen Effloreszenzen Platz zu machen. Nach 2—3 Tagen ist die Blüte des Ausschlages vorüber. In anderen Fällen treten scharlach- oder masernähnliche Exantheme auf, die nachher noch genauer geschildert werden sollen.

Kurz bevor der Ausschlag auftritt, ist bisweilen die Injektionsstelle etwas gerötet und juckt, und die regionären Lymphdrüsen in der Umgebung sind geschwollen, während die Lymphdrüsen anderer Körpergebiete noch nicht vergrößert sind. Diese Schwellung wird nach Einsetzen des Ausschlages noch etwas stärker, und auch andere Lymphdrüsen des Körpers fangen an, sich zu vergrößern; diese allgemeine Lymphdrüsenschwellung geht wieder zurück, bevor die Allgemeinerscheinungen verschwunden sind.

Mit dem Ausschlag und der Drüsenschwellung ist häufig, aber nicht immer, eine **Temperatursteigerung** verbunden, die bisweilen 39° und noch mehr erreichen kann, aber ebenso wie die anderen Erscheinungen nach 2—3 Tagen zu verschwinden pflegt. Viele Fälle verlaufen ganz fieberfrei; die höchsten Temperaturen werden bei masernähnlichem Ausschlag beobachtet.

Ferner ist das Auftreten von **Ödemen** sehr charakteristisch, die am Skrotum, an den Augenlidern und an den abhängigen Körperpartien auftreten können, aber nichts mit Nephritis zu tun haben. Mitunter ist das Gesicht unförmig bis zur Unkenntlichkeit angeschwollen (Abb. 369).

Albuminurie kommt außerordentlich selten zur Beobachtung. Bei zirka 100 Fällen von epidemischer Genickstarre, die **Jochmann** mit großen Dosen Meningokokkenserum behandelt hatte, sah er nur ein einziges Mal Albuminurie, während Serumexantheme in $12\,^0/_0$ der Fälle auftraten. Wenn Eiweiß beobachtet wird, so bleibt seine Menge stets gering und beträgt nie über $^1/_4\,^0/_{00}$. Man kann dabei mitunter ein spärliches Sediment mit vereinzelten hyalinen Zylindern nachweisen, das aber ebenso wie das Eiweiß bald wieder verschwindet.

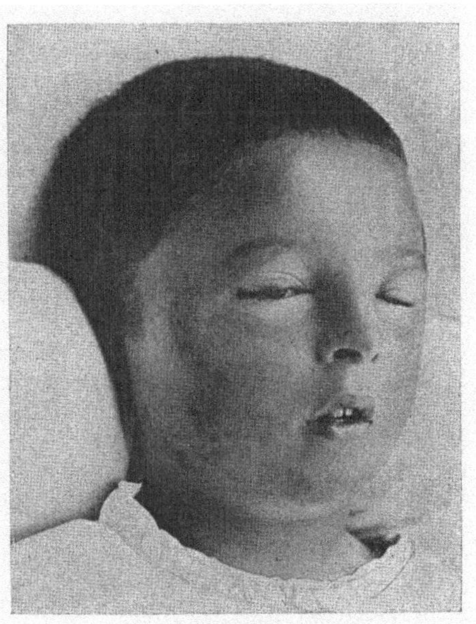

Abb. 369. 10jähr. Knabe. Ödem des Kopfes nach Seruminjektion. Kopfumfang von 55 cm auf 64 cm gewachsen. Serumexanthem der Wangen. (Nach **Feer**.)

Unangenehmer sind dagegen die **Gelenkschmerzen und -schwellungen**, die gelegentlich zugleich mit dem Exanthem und dem Fieber als Ausdruck der Serumkrankheit auftreten und die verschiedensten Gelenke, besonders aber die Knie- und Schultergelenke befallen; auch die Metakarpophalangealgelenke sind eine Prädilektionsstelle. Dabei ist oft vorübergehend der ganze Handrücken ödematös, und die Bewegung der Finger ist außerordentlich schmerzhaft. Die starke Schmerzhaftigkeit ist überhaupt charakteristisch für diese Gelenkaffektionen; Salizylpräparate haben dabei nur wenig Einfluß, nur hydropathische Umschläge schaffen etwas Linderung. Auch wirkt die Versicherung beruhigend, daß nach 2—3 Tagen alles wieder in Ordnung kommt. Ergüsse in die Gelenke habe ich nicht beobachtet, jedoch paraartikuläre Ödeme. Sehr quälend sind in manchen Fällen auch heftige myalgische Beschwerden, z. B. eine starke Schmerzhaftigkeit der Rückenmuskeln, so daß die Patienten sich nur mit Mühe und unter Stöhnen aufsetzen können; ferner lebhafte Druckempfindlichkeit der Oberschenkelmuskulatur.

Bei starker Serumüberempfindlichkeit kann auch Erbrechen auftreten, das manchmal so heftig ist, daß der Kranke nichts bei sich behalten kann; ferner Durchfälle und schließlich auch **Schleimhauterscheinungen**, besonders bei stärkeren Graden der Überempfindlichkeit. Wiederholt sieht man dabei eine fleckige, streifige und punktförmige Rötung des weichen Gaumens, wobei besonders die Rötung und Schwellung der Follikel auffiel, die als rote, glänzende, sagoartige Körner zuweilen aus der blassen Umgebung hervorspringen; ferner eine streifige Rötung der Uvula und der Tonsillen. Auch ödematöse Schwellungen der Mund- und Rachenschleimhaut sind beobachtet worden. Weit bedenklicher aber sind die Erscheinungen seitens der Larynxschleimhaut. Hier kommt es durch ödematöse Schwellung zuweilen zu quälendem Luftmangel mit Dyspnoe und Zyanose; auch starker Hustenreiz mit Schwellungen der Schleimhaut der tieferen Luftwege stellt sich nicht ganz selten ein.

Die genannten Erscheinungen treten nun nicht etwa stets alle zusammen bei demselben Individuum auf, sondern viel häufiger sind die Fälle, wo Exanthem, Fieber oder Drüsenschwellungen allein auftreten, oder aber Exanthem plus Fieber, Exanthem plus Fieber plus Gelenkschwellungen und andere Konstellationen.

Differentialdiagnostische Schwierigkeiten machen gelegentlich die Serumexantheme. Neben den Urtikariaähnlichen kommen noch scharlachähnliche Ausschläge vor, teils in Gestalt diffuser Erytheme, teils mehr sprüßlich; ferner morbilliforme und rötelnartige Ausschläge, schließlich polymorphe Exantheme, zum Teil mit exsudativen Formen. Diese verschiedenen Ausschläge können entweder allein auftreten oder nach einer vorangegangenen Urtikaria. Tritt ein scharlach- oder masernähnliches Exanthem allein auf, so können gelegentlich differentialdiagnostische Schwierigkeiten entstehen, doch ist dabei zunächst zu betonen, daß die Exantheme oft an einer Stelle masernähnlich und an einer anderen durch Konfluenz wieder mehr scharlachähnlich sein können (vgl. Abb. 370). Ein rein scharlachähnliches Serumexanthem kann unter Umständen sehr große diagnostische Schwierigkeiten machen, namentlich wenn hohes Fieber vorhanden ist, wiederholt Erbrechen auftritt und eine fleckige Röte auf der Schleimhaut des weichen Gaumens und der Tonsillen eine skarlatinöse Halsaffektion vortäuscht (Serumenanthem). In solchen Fällen hat Umber zur Differentialdiagnose empfohlen, die Ehrlichsche Urobilinogenprobe heranzuziehen, die bei Scharlach fast stets positiv, beim Serumexanthem meist negativ ausfällt, der negative Ausfall ist für die Diagnose Serumkrankheit zu verwenden (vgl. Genaueres unter Scharlach S. 717). Gegen Masern würde sprechen die Abwesenheit katarrhalischer Erscheinungen und das Fehlen Koplikscher Flecke. Für Serumkrankheit ist stets charakteristisch, daß sie sich an eine gewisse Inkubationszeit hält (7—12 Tage nach der ersten Einspritzung, 4—8 Tage bei Reinjizierten).

Meist ist die Serumkrankheit begleitet von einer Leukopenie (durch Abnahme der Neutrophilen), sowie nach U. Friedemann und E. Fränkel von einer Verminderung der Wasser- und NaCl-Ausscheidung im Urin bei gleichzeitigem Anstieg des Körpergewichts.

Die Häufigkeit der Serumkrankheit nach Erstinjektion wird verschieden häufig angegeben, ich fand auf der Diphtheriestation — alle leichten Fälle von Urtikaria mitgerechnet — durchschnittlich 10%. Nach Pico (1920) zeigen in Buenos Aires 45—50% der Seruminjizierten Serumerscheinungen. Übrigens scheint in den Jahren nach dem Krieg die Häufigkeit bei uns zugenommen zu haben — es muß dahingestellt bleiben, ob dies auf eine gewisse Sensibilisierung gegen Pferdeeiweiß infolge des weitverbreiteten Genusses von Pferdefleisch zurückgeführt werden darf.

II. Sehr verändert wird die Inkubationszeit bei Reinjizierten, bei Menschen, die schon früher Seruminjektionen bekommen haben. Die ganze Reaktion des Organismus auf das fremde Serum wird dadurch beschleunigt und verstärkt. Man kann mit v. Pirquet bei Reinjizierten unterscheiden: eine sofortige Reaktion und eine beschleunigte Reaktion. Dabei ist aber zu bemerken, daß auch bei Erstinjizierten infolge einer angeborenen Überempfindlichkeit sowohl sofortige wie beschleunigte Reaktionen vorkommen können.

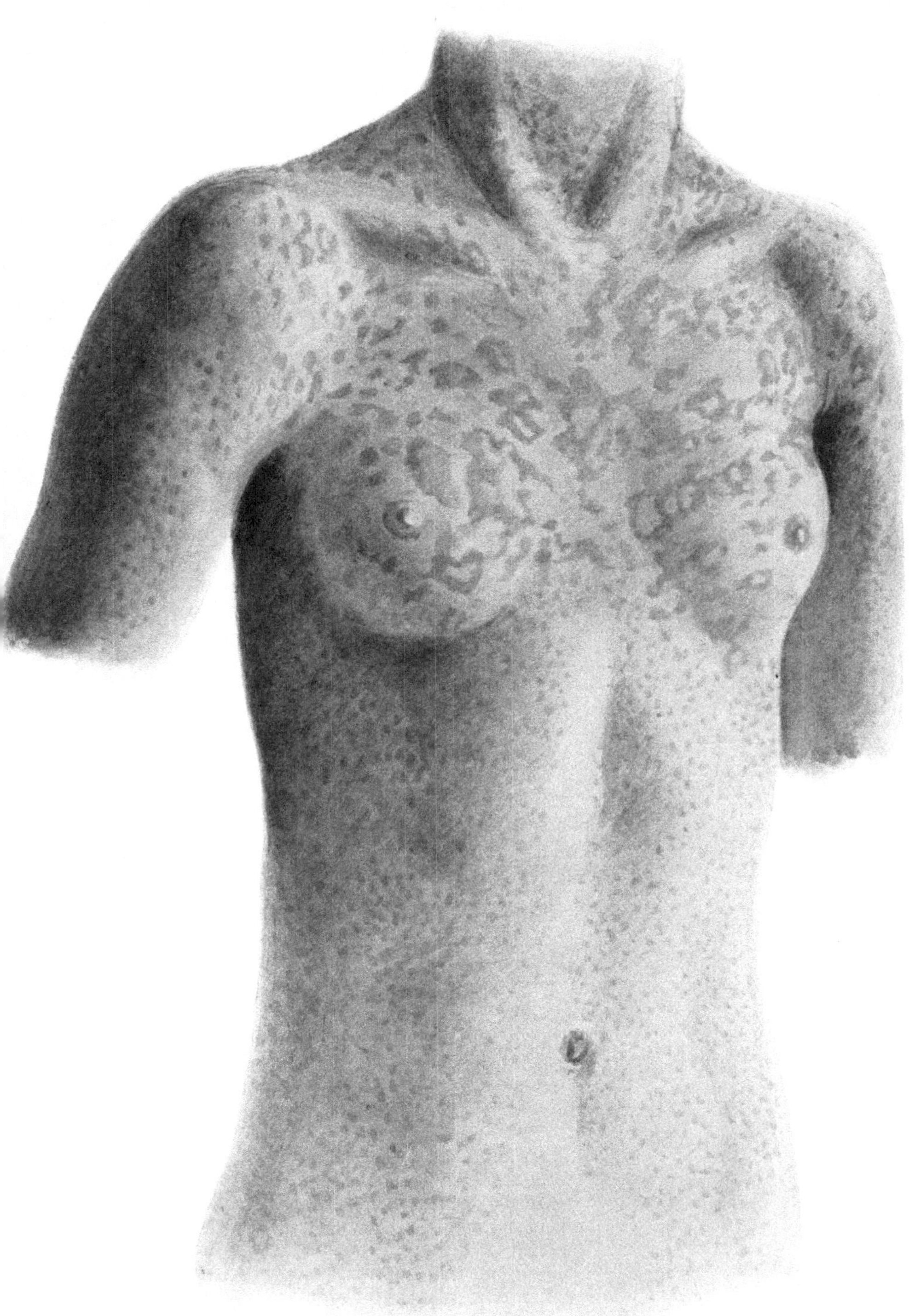

Abb. 370. **Serumexanthem** (8 Tage nach Injektion von 4000 I. E. Diphtherieserum).

a) **Die sofortige Reaktion** besteht darin, daß unmittelbar nach der Einspritzung des Serums an der Injektionsstelle ein Ödem aufzutreten beginnt, das
sehr verschiedene Grade erreichen und sich innerhalb 24 Stunden über den ganzen Körper verbreiten kann. Nach wenigen Minuten oder Stunden können sich dann Fieber, Exanthem und Gelenkschmerzen einstellen, ganz ähnlich wie bei der Erstinjektion. In seltenen Fällen werden bei einer solchen sofortigen Reaktion auch Kollapserscheinungen, Kleiner- und Frequenterwerden des Pulses und Dyspnoe beobachtet. Diese Erscheinungen treten fast regelmäßig dann auf, wenn bei der ersten Injektion große Dosen von Serum gegeben wurden, und wenn zwischen der ersten und der zweiten Einspritzung ein Zeitintervall von 10—40 Tagen liegt. Die Zeit der größten Empfindlichkeit besteht vom 10.—14. Tage nach der Erstinjektion. Sie kann aber auch allein durch angeborene Überempfindlichkeit ohne vorangegangene Injektion auftreten.

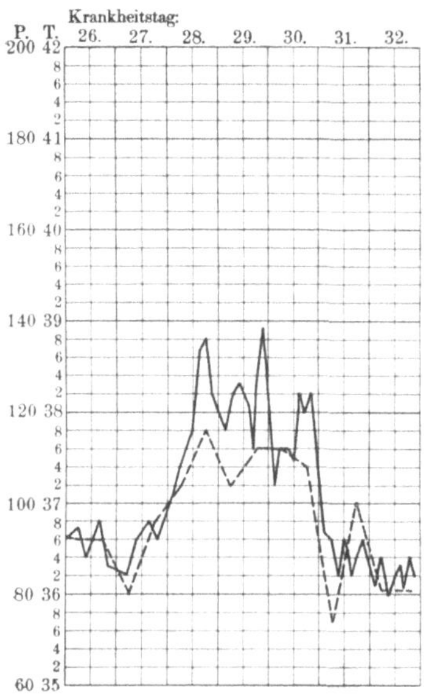

Abb. 371. Emmy N., 27 Jahre.
Serumkrankheit 13 Tage nach Injektion von 20 ccm antitoxischem
Typhusserum. Fleckige Rötung
am ganzen Körper. Schmerzen in
beiden Schultergelenken. 20000
Leukozyten.

Als Beispiele seien hier kurz folgende Fälle erwähnt: Zunächst eine von Jochmann beobachtete sofortige Reaktion infolge angeborener Überempfindlichkeit:

Bei einem vierjährigen Kinde traten zehn Minuten nach der subkutanen Einverleibung von 2000 I.-E. äußerst bedrohliche Erscheinungen auf. Ein scharlachähnliches Exanthem breitete sich mit großer Geschwindigkeit über den ganzen Körper aus, der Puls wurde äußerst frequent und war kaum fühlbar, das Kind wurde zyanotisch, und im Gesicht trat eine auffällige ödematöse Schwellung in Erscheinung, die sich namentlich in dem lockeren Gewebe der Augenlider lokalisierte. Tonisierende Herzmittel und heiße Packungen führten bald eine Besserung dieser bedrohlichen Erscheinungen herbei. Am nächsten Tage war der Zustand wieder normal.

Sofortige Reaktion bei Reinjizierten trat in folgenden Beobachtungen auf:

[1]) Bei einem 22 jährigen Mädchen, das bereits vor zwei Jahren eine Einspritzung von Diphtherieserum erhalten hatte, trat zwei Stunden nach einer Diphtherieheilseruminjektion (1000 Einheiten) universelle Urtikaria und hohes Fieber, 40°, ein. Puls 160, kaum fühlbar. Trotz Digalenbehandlung in den folgenden acht Tagen noch zweimal ähnliche Anfälle von Herzschwäche bei normalen Zirkulationsorganen. Schon nach der ersten Diphtherieheilserumeinspritzung vor zwei Jahren waren Erythem und Herzbeschwerden, wenn auch leichterer Art, beobachtet worden.

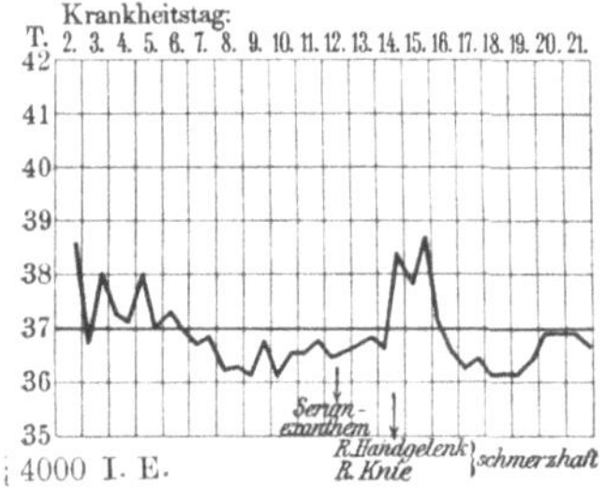

Abb. 372. Georg He., 8 Jahre.
Diphtherie mit nachfolgender
Serumkrankheit, 10 Tage nach
Injektion von 4000 I.-E.
Diphtherieserum.

[2]) Ein 19 jähriges, kräftiges Mädchen erhält subkutan am 10. und 14. Januar
1909 je 10 ccm Menzersches Streptokokkenserum, ferner am 21. Januar und

[1]) Umber: Therapie der Gegenwart. 1908. Nr. 10.
[2]) Scheidemantel: Münch. med. Wochenschr. 1909. Nr. 43.

5. Februar 1909 je 25 ccm Streptokokkenserum Höchst. Bei der dritten Einspritzung von Serum Höchst am 12. März 1909 klagt Patientin schon nach 5 ccm über heftige Schmerzen und Schwindelgefühl. Sie richtet sich plötzlich im Bett auf, ringt nach Luft, erbricht und wird stark zyanotisch. Kurz darauf treten an Stirne, Hals, Brust zahlreiche streifenförmige Blutungen auf, die Atmung sistiert, der Puls wird flatternd, kaum fühlbar. Nach Kampfer-Koffeineinspritzungen erholt sich die Patientin rasch. Urin enthält Spuren von Eiweiß.

[1]) Die Frau eines Zahnarztes erhielt wegen polyartikulären Rheumatismus Antistreptokokkenserum subkutan in Dosen von 10 ccm zuerst drei Tage täglich, dann in Zwischenräumen von zwei bis drei Tagen. Nach der siebenten Einspritzung wurde die Patientin plötzlich blaß und schrie: „Ich kann nicht atmen", es trat ein allgemeines Ödem an Kopf, Armen und Beinen auf. Frostgefühl von 15 Minuten Dauer. Fieber bis 39,5° C. Hände und Füße waren bis zur doppelten Größe des Umfanges angeschwollen. Am folgenden Tage waren alle Symptome zurückgegangen.

[2]) Ein 34jähriger Arzt (Dr. Scheller), vollkommen gesund, hat vor sieben Jahren wegen Diphtherie und vor $5^{1}/_{2}$ Jahren wegen Angina eine Diphtherieserumeinspritzung erhalten; nach der letzteren traten neuralgische und myalgische Beschwerden und Albuminurie auf. Auf eine subkutane Einspritzung von 10 ccm Milzbrandserum (Hammelblutserum) trat nach einer Viertelstunde plötzlich Blutandrang zum Kopfe mit Hitzegefühl und Kopfschmerzen, Zyanose und Ödem des Gesichts auf. Nach einer weiteren Viertelstunde Kältegefühl und starke Atemnot. Temperatur 35,5°; 50—60 Atemzüge in der Minute. $4^{1}/_{2}$ Stunden nach der Einspritzung war die Atmung wieder normal. Zwei und vier Stunden später kam nochmals je ein kurzer Anfall von Dyspnoe. Mit dem gleichen Milzbrand-Hammelblutserum war am selben Tage eine Dame injiziert, ohne Reaktionserscheinungen zu zeigen.

[3]) Ein 18jähriges Mädchen erhält am 9. Januar 1922 (2. Krankheitstag) wegen mittelschwerer Diphtherie je 2000 I.E. Diphtherieserum intravenös und intramuskulär. Ab 17. Januar mehrere Tage lang starkes Serumexanthem mit zeitweiligen Gelenkschmerzen. Am 26. Januar, nachdem die Serumkrankheit seit etwa 5 Tagen völlig abgeheilt war, injizierte der behandelnde Arzt wegen starker Menorrhagie unvorsichtigerweise (15 Tage nach der ersten Serumapplikation!) als Hämostyptikum 15 ccm steriles Pferdeserum intraglutäal. Sofort bedrohlicher Kollaps, heftige Schwellungen im Gesicht, mühsame Atmung, Zyanose, Glottisödem. Auf Afenil intravenös, sowie Adrenalin intramuskulär Besserung nach 2 Stunden, Heilung.

Über sofortige Reaktion mit tödlichem Ausgang soll weiter unten noch berichtet werden.

b) Die beschleunigte Reaktion besteht darin, daß nicht nach 8 bis 12 Tagen wie bei der ersten Injektion, sondern schon am fünften Tage nach der Reinjektion, nach einer symptomlosen Reaktionszeit Exantheme, Fieber und Drüsenschwellungen, Ödeme und Gelenkschmerzen auftreten, und daß diese Erscheinungen viel stürmischer und schneller ablaufen als bei der ersten Einspritzung. Die beschleunigte Reaktion pflegt dann aufzutreten, wenn zwischen der ersten und der zweiten Injektion ein Intervall von sechs Monaten und mehr liegt.

Beträgt die Zeit, die zwischen der ersten und der zweiten Einspritzung verstrichen ist, $1^{1}/_{2}$—6 Monate, so kommt es oft sowo 1 zur sofortigen als auch zur beschleunigten Reaktion, d. h. es stellt sich sofort nach der Einspritzung ein Ödem der Impfungsstelle und Fieber ein; beides verschwindet nach 24 Stunden, und am 5.—6. Tage treten die Erscheinungen der beschleunigten Reaktion, Exanthem, Fieber und Drüsenschwellung auf.

Zur Illustration diene folgender Fall Jochmanns, der einen Arzt betraf. Im Jahre 1902 eine subkutane prophylaktische Diphtherieseruminjektion (1000 I.-E.).

---

[1]) Ohlmacher: Journ. of americ. med. assoc. Vol. 1. 1908.
[2]) Allard: Berl. klin. Wochenschr. 1911. Nr. 3.
[3]) Hegler: Klin. Wochenschr. 1923. Nr. 15.

Keine Reaktion. 1907 wiederum 500 I.-E. subkutan prophylaktisch. Keine Reaktion. 1910 im November wiederum 500 I.-E. subkutan prophylaktisch. 20 Minuten nachher Spannung und leichte Schwellung der Injektionsstellen. Gleich darauf Urtikaria, die an der Injektionsstelle (Vorderarm) beginnt und Stirn, Mund, Wangen, Kopfhaut und Stamm befällt. Keine Drüsen, keine Gelenkschmerzen, keine Temperatur. Puls etwas klein. $^{1}/_{2}$ Stunde im Bett. Dann wieder Rückgang der Erscheinungen. Anderen Tages Wohlbefinden. Am vierten Tage nach der Injektion nachts plötzlich Ausbruch von sehr starker Urtikaria über den ganzen Körper einschließlich Hand und Fußsohlen. Gesicht unförmig geschwollen. Zwei Stunden Dauer. Dann Verschwinden und erneuter Ausbruch. Starker Schwindel. Beim Aufstehen Ohnmacht. Kleiner Puls. Schleimhautexanthem im Hals. Schluckbeschwerden. Anderen Tages Durchfälle. Keine Gelenkschmerzen. Am sechsten Tag Rückgang der Erscheinungen.

Wir sehen also, es ist bei den reinjizierten Personen durch die erste Serumeinspritzung eine Veränderung mit dem Organismus vorgegangen, die sich darin geltend macht, daß er schneller und stürmischer auf eine Seruminjektion reagiert. Es kommt hinzu, daß schon geringere Serummengen als das erste Mal die Erscheinungen auslösen können, mit einem Wort, der Körper ist überempfindlich geworden. Wie ist diese Überempfindlichkeit zu erklären, und wie haben wir überhaupt die Vorgänge bei der Serumkrankheit aufzufassen?

Man muß sich vorstellen, daß das in den Organismus parenteral eingeführte artfremde Serum als Antigen wirkt und Antikörper erzeugt. Merkwürdig ist dabei die fast paradox klingende Tatsache, daß das Serum an sich ungiftig ist, während die Antistoffe, die sich als Reaktion dagegen bilden, aus dem Serum erst eine toxische Substanz aufschließen. Diese toxische Substanz ruft die Serumkrankheit hervor. Sie entsteht durch die Wechselwirkung zwischen Körper und Serum, indem die sich bildenden Antikörper durch ihr Zusammentreffen mit dem Serum erst die Giftwirkung erzeugen. Bei der ersten Injektion von Serum braucht der Körper einige Zeit, um genügend solcher Antikörper zu bilden (Inkubationszeit). Ist nun eine hinreichende Menge erzeugt, die mit dem Antigen toxische Substanz bildet, so tritt als Folge der Giftwirkung die Serumkrankheit ein.

Die Symptome der Überempfindlichkeit bei der zweiten Injektion, also die beschleunigte Reaktion, sind so zu erklären, daß die Zellen, die einmal auf die Einspritzung von Serum mit der Produktion von Antikörpern reagiert haben, nun weit schneller als das erste Mal Antikörper produzieren, daß also die Entstehung der toxischen Substanz durch das Zusammentreten von Antigen und Antikörpern weit schneller vonstatten geht.

Die sofortige Reaktion des Organismus bei der zweiten Einspritzung, die sich in Ödem, Fieber, Exanthem und eventuell kollapsartigen Zuständen geltend machen kann, ist so zu erklären, daß hier von der ersten Injektion her noch Antikörper in großer Menge vorhanden sind, so daß die Bildung der toxischen Substanz mit einem Schlage erfolgen kann. In vielen Fällen geht die erste Seruminjektion ohne jede Serumerscheinung einher, erst nach der zweiten Einspritzung stellt sich die Serumkrankheit ein. Hier ist anzunehmen, daß auch nach der ersten Einspritzung Antikörperproduktion erfolgte, daß aber ihre Wirkung nicht die Schwelle der klinischen Wahrnehmbarkeit erreichte.

Interessant und für die allgemeine Pathologie von Bedeutung ist dabei die Auffassung der Inkubationszeit. Man hatte sich gewöhnt, für die meisten Infektionskrankheiten als Inkubationszeit diejenige Frist anzusehen, die nötig ist, um die Vermehrung der eingedrungenen Keime oder ihrer Toxine so zu fördern, daß sie den Körper krank machen. Das Studium der Serumkrankheit lehrt, daß für die Inkubationszeit der Serumkrankheit und dementsprechend auch für eine Reihe von Infektionskrankheiten neben der eingedrungenen körperfremden Substanz die

Reaktionsfähigkeit des Körpers von gleicher Wichtigkeit ist. Bei der Serumkrankheit ist die Inkubationszeit weniger von der Menge des Serums als von der Schnelligkeit der Bildung von Antikörpern abhängig; denn erst das Zusammentreten von Antikörpern und Serum und die dadurch erzeugte toxische Substanz löst die Serumkrankheit aus. Bei einer wiederholten Injektion ist die Inkubationszeit kürzer, weil hier die Produktion der Antikörper schneller erfolgt. In ganz ähnlicher Weise abhängig von der Reaktionsfähigkeit des Körpers ist die Inkubationszeit bei der Jennerschen Schutzimpfung. Bei der Revakzination treten die Erscheinungen viel früher und abgeschwächter auf als bei der ersten Vakzination.

Für den Begriff der Überempfindlichkeit, die bei dem Auftreten der Serumkrankheit nach vorangegangener Injektion eine so große Rolle spielt, wird sehr häufig auch das Wort Anaphylaxie gebraucht, das von Richet stammt. Dieser Autor beobachtete bei Versuchen an Hunden mit Aktiniengift, daß bei der zweiten Injektion die tödliche Dosis viel geringer war und rascher wirkte als bei der ersten Einspritzung. Er nannte daher, zum Unterschiede von der prophylaktischen Wirkung, den Effekt der ersten Injektion, Überempfindlichkeit zu erzeugen, die anaphylaktische Wirkung.

Eine große Vertiefung unserer theoretischen Kenntnisse über das Zustandekommen der Serumüberempfindlichkeit haben wir durch die experimentelle Forschung am Tier gewonnen. Arthus behandelte Kaninchen mit wiederholten subkutanen Injektionen von Pferdeserum, wobei die ersten Einspritzungen ohne Nachteil vertragen wurden. Dann aber zeigte sich die erworbene Überempfindlichkeit der Tiere dadurch, daß eine neue Injektion starke Reaktionen an der Injektionsstelle, bestehend in Ödemen, Hautinfiltration und Nekrosen, erzeugte. Wurde den überempfindlich gemachten Tieren das Serum intravenös eingespritzt, so traten oft sofort hochgradige Atemnot, Diarrhöen, Krämpfe und Tod unter Lähmungserscheinungen ein. Daß es sich hier um Vorgänge ganz spezifischer Art handelte, ging daraus hervor, daß die gegen das Pferdeserum überempfindlich gemachten Kaninchen Injektionen von Serum einer anderen Tierart ohne Nachteil vertrugen.

Noch besser geeignet zum Studium der Serumüberempfindlichkeit ist das Meerschweinchen. Theobald Smith fand im Jahre 1904, daß Meerschweinchen, welche zur Wertbestimmung des Diphtherieserums gedient, also Diphtheriegift, gemischt mit antitoxischem Pferdeserum, eingespritzt erhalten hatten und dabei gesund geblieben waren, plötzlich schwer erkrankten und zugrunde gingen, wenn einige Zeit später einige Kubikzentimeter normalen Pferdeserums subkutan injiziert wurden. Normale, d. h. nicht vorbehandelte Meerschweinchen vertragen die Einspritzung normalen Pferdeserums ohne krankhafte Symptome; schwere Vergiftungserscheinungen oder der Tod treten dagegen ein, wenn einem bereits vorbehandelten „sensibilisierten" Meerschweinchen aufs neue Pferdeserum eingespritzt wird. Zur Erzeugung der Anaphylaxie genügt die subkutane Injektion einer sehr geringen Menge des artfremden Serums. Die Sensibilisierug erfolgt aber nicht plötzlich; sie bedarf vielmehr zu ihrer Ausbildung einer Inkubationszeit von 10—14 Tagen. Danach ist das Tier derartig überempfindlich, daß bei intravenöser Injektion schon ein Zentigramm Pferdeserum genügt, um in wenigen Minuten hochgradige Atemnot, heftige Krämpfe, Lähmungserscheinungen und den Tod herbeizuführen. Das Gift scheint hauptsächlich das Atemzentrum anzugreifen; das Herz schlägt noch längere Zeit nach dem Tode fort. Meerschweinchen, die durch eine einmalige Injektion überempfindlich geworden sind, behalten diese Eigenschaften gegenüber einer Reinjektion derselben Serumart sehr lange, vielleicht sogar für ihr ganzes Leben.

Auch Rinder und Pferde reagieren auf Reinjektionen, häufig aber auch schon auf Erstinjektion artfremder Sera mit schweren anaphylaxieähnlichen Symptomen (Gerlach).

Die Erscheinungen des oben beschriebenen Arthusschen Phänomens (Ödeme, Hautinfiltration und Nekrose an der Reinjektionsstelle) sind beim Menschen äußerst selten; v. Pirquet und Schick erwähnen eine solche Beobachtung; ich selbst sah eine Nekrose an der 2. Injektionsstelle auftreten, nachdem 9 Tage vorher Diphtherieserum gegeben war:

Die 23 jährige Patientin hatte am 2. Krankheitstage am linken Bein Diphtherieserum eingespritzt erhalten; am 11. Krankheitstage wurden — in meiner Abwesenheit
—nach vorhergegangener intravenöser Injektion von 10 ccm Afenil nochmals 5000 I.-E.
Diphtherieserum intraglutäal rechts eingespritzt. Sofort schwoll diese Injektionsstelle hochrot an; abends Fieber bis 40,5°, dreifaustgroße, harte Infiltration um
die Injektionsstelle, deren Zentrum in fast Handtellergröße völlig weiß-anämisch
kontrastiert. Diese letztere Partie wurde im weiteren Verlaufe nekrotisch. Abb. **373**
zeigt das Aussehen am 16. Krankheitstage, 5 Tage nach der Reinfektion. Langsame
Heilung der Nekrose. Irgendwelche Schockerkrankungen, allgemeine Ödeme oder
Drüsenschwellungen traten nicht auf; Fieber bestand nur 2 Tage lang.

Wir haben zunächst zu fragen: Kann die Serumkrankheit in der Form,
wie sie nach der ersten Injektion auftritt, oder noch mehr in der beschleunigten

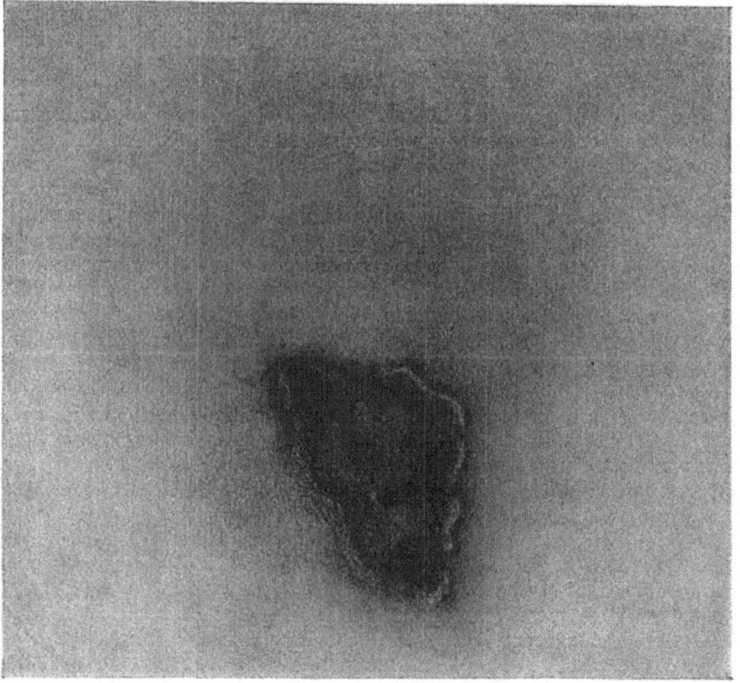

Abb. 373. Hautnekrose nach **Rein**jektion von Diphtherieserum.

und stürmischen Weise, wie sie nach der zweiten Serumeinspritzung infolge
der Überempfindlichkeit verläuft, derart bedrohlich werden, daß unser Zweck,
die zur Serumtherapie auffordernde Infektionskrankheit zu bekämpfen, illusorisch gemacht wird? Wäre das der Fall, so könnte man durch die Serumtherapie den Kranken mehr schädigen als ihm nützen; es hieße den Teufel mit
Beelzebub vertreiben. Auf Grund ausgedehnter Erfahrungen können wir
folgendes sagen:

Die Serumkrankheit ist in der ganz überwiegenden Mehrzahl der Fälle
derartig harmlos und schnell vorübergehend, daß sie gegenüber dem Segen,
den die Serumtherapie mit sich bringt, überhaupt nicht in Betracht kommt.
Das Exanthem, das Fieber, selbst die manchmal etwas unangenehmen Gelenkschmerzen sind doch nur kleine Unbequemlichkeiten gegenüber der Tatsachen,
daß wir dem Patienten das Leben retten.

Ein schwerer Verlauf der Serumkrankheit wird nur in seltenen Fällen beobachtet. Er ist nicht auf Reinjizierte beschränkt, sondern kann auch bei erstmalig Injizierten sich ereignen. An Todesfällen, die unzweifelhaft der Serumkrankheit zur Last zu legen sind, wurden in Deutschland nach einer Zusammenstellung von Gaffky nur zwei beobachtet. Der eine dieser Fälle war folgender:

Dreifuß (Münch. med. Wochenschr. 1912. Nr. 4): Am 24. Februar 1907 wurde einem kräftigen Knaben von sieben Jahren eine Einspritzung von Diphtherieserum Nr. 3 wegen mäßig hochgradiger Diphtherie gemacht. Er hatte ein Jahr vorher, als die Mutter an Diphtherie erkrankt war, prophylaktisch eine Einspritzung von 150 I.-E. Diphtherieheilserum bekommen. Die neue Einspritzung wurde am Oberarm gemacht und verlief zunächst ohne Zwischenfall. Etwa $1\frac{1}{2}$—2 Minuten nach der Einspritzung begann das Kind über Jucken an den Beinen und am Leib zu klagen. Dieses Jucken nahm schnell so zu, daß das Kind jammerte. Dann erfolgten schnell hintereinander Erbrechen, klonische Krämpfe der Arme und Beine, Pulslosigkeit an der Radialis, Weite und Reaktionslosigkeit der Pupillen, Bewußtlosigkeit. (Vom Beginn des Juckens bis hierher vergingen wiederum zwei Minuten.) Sodann erfolgte nach ungefähr 20 Minuten langsames, trotz künstlicher Atmung oft aussetzendes Atmen, während der Puls an der Karotis fühlbar blieb, und dann der Tod.

Einige weniger schwere Fälle von Serumkrankheit sind oben mitgeteilt. Es handelt sich dabei, wie wir sahen, durchgehends um kollapsartige Erscheinungen, die meist mit Zyanose und Luftmangel einhergingen und einen günstigen Ausgang hatten. Klimenko, der 1914 eine genaue Kasuistik der Fälle von Serumschädigung zusammenstellte, berechnet etwa 50 Fälle, wo schwere Anaphylaxiesymptome auftraten, alle nahmen einen günstigen Verlauf. Unter 1644 Fällen wiederholter Serumeinspritzung (eigene und fremde) hatte er keinen Todesfall durch Anaphylaxie.

Es wäre ein großer Rückschritt, wollte man aus Furcht vor der Serumkrankheit bei einem Diphtherie- oder Genickstarrekranken auch nur einen Augenblick mit der Serumbehandlung zögern!

Sehr wichtig ist die durch v. Pirquet festgestellte Tatsache, daß Reinjektionen, die innerhalb der ersten sechs Tage nach der ersten Einspritzung, also noch in der Inkubationszeit der Serumkrankheit, vorgenommen werden, in der Regel keinerlei Reaktionserscheinungen auslösen. Das ist für die Behandlung der Diphtherie sehr zu beachten, weil wir hier häufig 2—3 mal innerhalb der ersten Tage der Erkrankung die Injektion wiederholen müssen, um einen vollen Erfolg zu erzielen.

Aber die Scheu vor der Überempfindlichkeit darf uns trotz vorangegangener Seruminjektion auch in den späteren Stadien der Diphtherie, z. B. wenn sich schwere Lähmungen einstellen, nicht vor einer energischen Serumbehandlung abhalten, da wir auch bei diesem Zustande noch gute Erfolge damit erreichen können.

Prophylaxe. Wie können wir den Eintritt der Serumerscheinungen nach Möglichkeit vermeiden? Sicher ist, daß sehr große Serummengen am ehesten zur Serumkrankheit führen. Das ist schon daraus ersichtlich, daß wir bei der Serumtherapie der Genickstarre und bei der Antistreptokokkenserumbehandlung des Scharlachs, also bei Krankheiten, wo große Mengen Serum eingespritzt werden, weit häufiger Serumerscheinungen sehen als z. B. bei der spezifischen Diphtherietherapie. Aber auch die Geschichte der Diphtheriebehandlung selbst lehrt, daß kleinere Serummengen weniger Exantheme hervorrufen. Während nach von Rittershain in der ersten Zeit, wo 10—30 ccm Diphtherieserum eingespritzt werden, in $22^0/_0$ der Fälle Serumerscheinungen auftreten, sank später, als man lernte, höherwertige und daher geringere Serummengen zu verwenden, die Zahl auf 6,45%. Nach Injektionen von 100—200 ccm Serum bei der Moserschen Scharlachbehandlung sah von Pirquet in 85% der Fälle Serumerscheinungen.

Aus allem dürfen wir nun aber nicht den Schluß ziehen, daß unter allen Umständen große Serummengen zu vermeiden sind. Beim Genickstarreserum, beim Antistreptokokkenserum ist es vorläufig unbedingt nötig, große Mengen zu geben, und es muß nur darauf hingearbeitet werden, vielleicht allmählich ähnlich konzentrierte Sera herzustellen wie es beim Diphtherieserum gelungen ist. Hier können wir jetzt ganz gut hohe Dosen von Immunitätseinheiten einführen, ohne deshalb allzu große Serummengen geben zu müssen, weil sehr hochwertige Sera im Handel erhältlich sind; z. B. in Deutschland ein 500faches Serum. Das Serum soll nicht allzu frisch sein, nach mehrmonatlichem Lagern ist die Gefahr einer Sensibilisierung geringer infolge Abnahme der Anaphylaktogene.

Da erfahrungsgemäß die Erscheinungen der Serumkrankheit leichter bei intravenöser Einspritzung zum Ausbruch kommen als bei subkutaner und intramuskulärer, so wird man bei Personen, die schon früher einmal Serum injiziert bekommen haben, von der intravenösen Einführung des Serums lieber absehen und der intramuskulären den Vorzug geben. Das gilt z. B. besonders für die Behandlung der postdiphtherischen Lähmungen, wo meist schon auf der Höhe der Krankheit, also 14 Tage bis drei Wochen vorher, Serum gegeben wurde.

Ferner wird darauf hinzuwirken sein, daß bei der Herstellung der Sera nicht nur Pferde, sondern auch andere Tiere, Rinder, Hammel, Maulesel, Ziegen, Esel, Kühe, verwendet werden, damit man in der Lage ist, bei einer länger sich hinziehenden Serumbehandlung, wie z. B. bei besonders hartnäckigen Fällen von Genickstarre, bei den späteren Injektionen das Serum einer anderen Tierart verwenden zu können wie bei den ersten Einspritzungen; auf diese Weise würden sich Serumerscheinungen vermeiden lassen.

Die Tierexperimente von Ascoli u. a. haben gezeigt, daß nur die Reinjektion des Serums der gleichen Tierart anaphylaktische Erscheinungen auslöst, daß aber die Reinjektion des Serums einer anderen Tierart unschädlich ist Namentlich für die prophylaktische Serumeinspritzung bei Diphtherie würde es sich deshalb empfehlen, ein anderes Serum zu verwenden als das zu therapeutischen Zwecken gebräuchliche Pferdeserum. Es ist deshalb bereits damit begonnen worden, zur Herstellung von Prophylaktikerserum Hammel und Rinder zu verwenden. Bei beiden Tierarten ist die Immunisierung nicht leicht, da die Tiere sehr empfindlich sind und häufig dabei zugrunde gehen. In größerem Maßstabe wird ein durch Immunisierung von Rindern hergestelltes Diphtherieserum neuerdings von den Höchster Farbwerken abgegeben, das in Abstufungen von 500 I.-E. in den Handel kommt. Der Einführung eines solchen Rinderserums stellte sich die Schwierigkeit entgegen, daß Rinderserum beim Menschen toxisch wirken und namentlich bei Kindern im ersten Lebensjahre Kollapserscheinungen auslösen soll. Bei einer Nachprüfung, die Jochmann bei etwa 100 Individuen, und zwar besonders bei Säuglingen vornahm, hat sich gezeigt, daß sich das Rinderserum sehr gut zur prophylaktischen Immunisierung eignet, da Kollapserscheinungen in keinem Falle gesehen wurden, und Serumkrankheit sich nicht häufiger zeigte als auch bei anderen Seris.

Zur Verhütung der Serumkrankheit wird ferner empfohlen, Chlorkalzium 0,75—1,0 g drei Tage hintereinander per os oder subkutan zu geben. Netter will damit in 600 so behandelten Fällen die Serumkrankheit von 20% auf 3 bis 4% gedrückt haben. Intravenöse Einspritzung von Afenil vor Verabreichung des Serums erweist sich in manchen Fällen als wirksam.

Schließlich sei noch der Vorschlag von Besredka, Neufeld, Friedberger u. a. erwähnt, bei Reinjektionen, besonders bei intravenösen, eine subkutane Einspritzung geringer Serummengen der Injektion der Hauptmenge voranzuschicken, um die Bildung sog. antianaphylaktischer Körper im Blute anzuregen und so etwaigen, auf eine erworbene Überempfindlichkeit zurückzuführenden Krankheitserscheinungen vorzubeugen. Wir machen von diesem Vorschlag ausgiebigen Gebrauch und spritzen 2—4 Stunden vor der eigentlichen großen Serumdosis eine ganz geringe Serummenge, z. B. 0,5—1 ccm Diphtherieserum ein. Exantheme und gelegentlich auch Gelenkschmerzen lassen sich freilich auch dadurch häufig nicht verhindern. Sehr empfehlenswert ist die langsame intravenöse Injektion des Serums bei vorher angelegter Stauungsbinde; letztere wird nach einer Stunde langsam gelockert und so ein ganz allmählicher Übergang des Serums in das Blut gewährleistet.

Die **Therapie** der Serumkrankheit kann nur eine symptomatische sein. Der Juckreiz der Urtikariaquaddeln kann durch Betupfen mit 1 %igem Menthol-spiritus oder Einreiben mit Mentholsalbe gelindert werden; auch lauwarme Bäder werden empfohlen. Intravenöse Einspritzung von Kalksalzen, z. B. Afenil oder Amotan beseitigt die Urtikaria oft sehr rasch, zum mindesten für einige Zeit. Auch Adrenalin (1 mg subkutan oder mehrmals täglich 10 Tropfen in Sirup) wirkt oft sehr günstig. Gegen höheres Fieber sind kühle Ein-packungen zu empfehlen. Die Gelenkschmerzen, die durch Salizylpräparate nur wenig zu beeinflussen sind, werden am besten durch hydropathische Umschläge gelindert. Atophan erweist sich in manchen Fällen als wirksam.

Bei ausgebrochener Serumkrankheit kann auch ein Versuch mit einer Eigen-serumbehandlung gemacht werden: Dem Patienten werden 20 ccm Blut aus der Vene entnommen, vom abgesetzten Serum wird nach 5—6 Stunden 1 ccm und in Intervallen von 6—8 Stunden noch 2—3 mal je 1—2 ccm intravenös injiziert; Schmerz, Juckreiz, Fieber schwinden meist rasch, wie Pico in 20 Fällen be-obachten konnte.

Literatur siehe bei:

v. Pirquet und Schick: Die Serumkrankheit. Wien 1905. — v. Pirquet: Allergie. Ergebn. d. inn. Med. u. Kinderheilk. Bd. 1, Berlin 1908. — Friedberger: Kapitel Anaphylaxie in Kraus - Brugsch: Spez. Pathol. u. Therap. 2. Bd., S. 859. 1914. — Klimenko: Zur Frage der wiederholten Einspritzung von Heilserum beim Menschen. Beitr. z. Klin. d. Infektionskrankh. u. z. Immunitätsforsch. Bd. 2, S. 487. 1914. — Loewit: Infektion und Immunität. Berlin-Wien 1921. — Doerr: Neue Ergebnisse der Anaphylaxieforschung. Ergebn. d. Hyg., Bakteriol., Immuni-täts-Forsch. u. exp. Therapie. Bd. 1. Berlin 1919. — Gerlach: Serumkrankheit bei Pferd und Rind. Zeitschr. f. Immunitätsforschung u. Therapie. **Orig.** 34. Bd. S. 75. 1922.

Erythema exsudativum multiforme.

Das Erythema exsudativum multiforme ist eine lokale Haut-erkrankung, die teils als selbständige akute Infektion, teils als spezifischer Hautausschlag im Laufe anderer Infektionskrankheiten auftritt.

Die **Ätiologie** des Er. exs. mult. ist noch unbekannt. Es befällt mit Vor-liebe jugendliche Personen bis zum 25. Jahre, seltener ältere Leute; ganz selten auch einmal Kinder, z. B. sah Jordan einen 5 Monate alten Knaben daran erkranken. Auffällig ist seine Abhängigkeit von den Jahreszeiten. Es wird am häufigsten in den Frühjahrs- und Herbstmonaten beobachtet. Die Frage, ob das Erythema multiforme kontagiös ist, wird verschieden beantwortet, von den meisten wird eine direkte Übertragung nicht angenommen. Sie ist jedenfalls sehr selten, immerhin erwähnt Jordan gleichzeitiges Erkranken von zwei Familienmitgliedern.

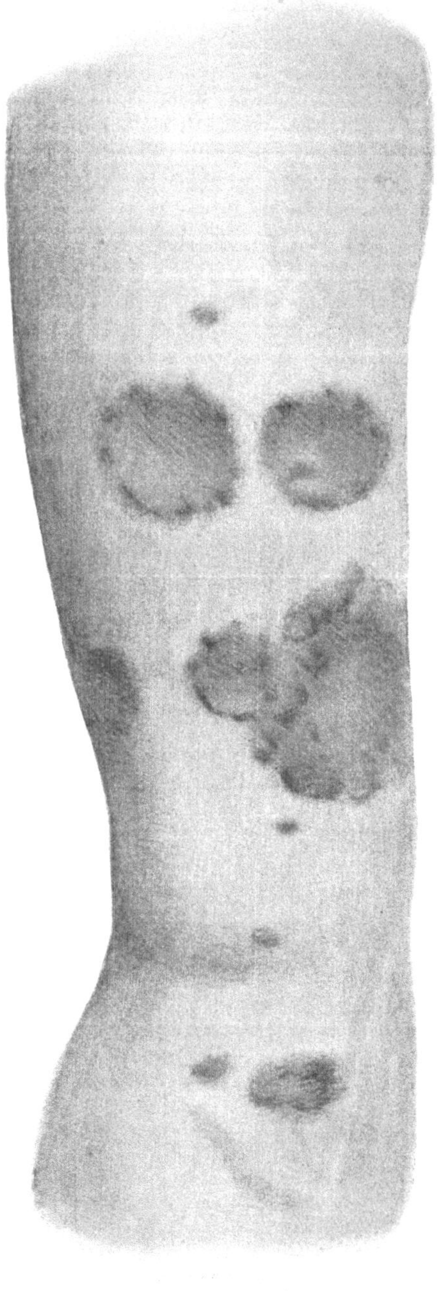

Krankheitsbild. Das Erythema exsudativum multiforme beginnt akut ohne Prodromalerscheinungen. Unter leichtem Jucken und Brennen entstehen verschieden große Flecke und Papeln oder Blasen, je nachdem einfache Hyperämie oder aber Exsudation besteht. Aus den roten Papeln werden innerhalb weniger Tage zehnpfennigstückgroße Scheiben, deren Zentrum einsinkt und einen bläulichen Farbton annimmt, während der rote Rand sich wallartig davon abhebt (Erythema annulare). Durch Konfluenz mehrerer solcher Effloreszenzen kann es zu merkwürdigen, handtellergroßen, bläulich verfärbten Flächen mit rotem, bogenförmigen, wallartig erhabenen Rand kommen (Erythema figuratum). Manchmal entwickelt sich innerhalb der auf Markstück- bis Handtellergröße angewachsenen Effloreszenz eine neue papulöse Eruption, oder konzentrisch um die erste Stelle herum entwickeln sich Nachschübe, so daß schießscheibenähnliche Bilder entstehen, bei denen die älteren, schon abgeblaßten und etwas zyanotischen Ringe in der Mitte und die frischeren hellroten in der Peripherie stehen (Erythema iris). Bei starker Exsudation kommt es durch Abhebung der oberen Epidermisschichten zu Bläschen- und Blasenbildung, die das Bild noch erheblich vielseitiger gestalten (Erythema vesiculosum bullosum). Einzelne Papeln oder Scheiben können in der Mitte ein Bläschen tragen, das später eintrocknet und eine kleine Kruste bildet. Dichtstehende, wasserhelle Bläschen können rings auf den hellroten Wällen aufschießen oder zu einem einzigen Blasensaum zusammenfließen, oder es bilden sich konzentrische Blasenwälle (Herpes iris).

Abb. 374. Erythema exsudativum multiforme am Arm einer Frau.

Prädilektionsstellen sind die Streckseiten der Extremitäten, und zwar besonders der Hände (Finger). Dann folgt in der Häufigkeitsskala Nacken, Sternoklavikulargegend, seitliche Halsteile, Tibia, Fußrücken und Vorderarme. Dabei ist fast stets eine symmetrische Anordnung auf den Extremitäten vorhanden. Bei reichlicher Eruption sind auch auf der Volarfläche der Hand und auf der Fußsohle Effloreszenzen. Manchmal wird auch das Gesicht befallen, besonders gern bei Rezidiven, und zwar finden sich dabei oft die bläschenbildenden Formen. Selbst der Rumpf kann stark befallen werden. Auch auf der Schleimhaut des Mundes, auf der Innenfläche der Lippen und der Wangen sowie im Rachen, auch an der Konjunktiva und an den weiblichen Genitalien können zugleich mit den Effloreszenzen der äußeren Haut Bläscheneruptionen auftreten, die schnell zerfallen und sich in Erosionen verwandeln. Trautmann konstatierte in 60% eine Mitbeteiligung der Schleimhäute.

Störungen des Allgemeinbefindens fehlen beim reinen Er. exs. mult. ganz, da es sich um eine rein lokale Hauterkrankung handelt. Nur bei sehr ausgedehnter Eruption treten leichtere Temperaturschwankungen auf. Im Blute fand bei zwei darauf untersuchten Fällen Jordan normale Leukozytenzahl mit relativer Lymphozytose. Der Ausschlag selbst verursacht manchmal leichtes Jucken oder Brennen; an den Fingern oder Handflächen kann es mitunter zu starker Entzündung kommen, da bei ausgebreiteter Eruption die dort aufschießenden Papeln infolge der starken Spannung der Haut in dieser Gegend ähnlich wie bei Pocken starkes Jucken und Schmerzen auslösen können. Wo ausgeprägtere Allgemeinerscheinungen, hohes Fieber, Erkrankungen der Gelenke, des Herzens oder dgl. beim Vorhandensein eines Er. exs. mult. vorkommen, wird die Eruption in der Regel als Begleiterscheinung einer anderen Infektionskrankheit aufzufassen sein. So beobachtet man z. B. bei der Polyarthritis rheumatica, ferner beim Scharlach und bei anderen Infektionskrankheiten gelegentlich ein Er. exs. mult. als Komplikation. Einmal konnte ich gleichzeitiges Auftreten von Erythema nodosum und Erythema exsudativum multiforme beobachten (s. S. 823).

Der **Verlauf** ist ein günstiger. Nach 1—3 Wochen, während deren noch verschiedene frische Nachschübe auftreten, erschöpft sich der Prozeß. Die Bläschen trocknen zu Krusten ein, die nur ganz wenig schuppen, die erhabenen Wälle und Papeln flachen sich ab und nehmen eine livide Verfärbung an, die später bräunlich wird, und verschwinden schließlich, ohne eine Spur zu hinterlassen. Häufig kommt es nach einigen Monaten zu Rezidiven, besonders an den Fingern; die Neigung zu Rezidiven ist sehr groß (17% der Fälle, Jordan).

Die **Diagnose** dieses vielgestaltigen Exanthems ist relativ leicht. Die helle Röte der frischen Effloreszenzen, die bei älteren Eruptionen einer mehr lividen Farbe Platz macht, die relative Beständigkeit der Eruptionen gegenüber anderen Erythemen, z. B. der Urtikaria, erleichtert die Erkennung. Gestützt wird die Diagnose vor allem durch den Lieblingssitz des Erythems auf der Streckseite der Extremitäten und durch die symmetrische Anordnung; zum Unterschied vom Herpes tonsurans fehlt die Schuppenbildung an den peripheren Teilen.

Die **Behandlung** ist eine rein symptomatische; Einpudern mit Amylum genügt meist. Sind infolge starker Entzündung heftige Schmerzen vorhanden, so macht man Umschläge mit essigsaurer Tonerde. Bei Fieber ist Bettruhe geboten. Bei schweren Fällen verwandte Fischl mit Erfolg Neosalvarsan, in leichten sind manchmal Salizylpräparate wirksam.

Literatur siehe bei:

Jordan: Dermatol. Zeitschr. Bd. 29, S. 89. 1920. — Fischl: Wien. med. Wochenschrift 1918. Nr. 43.

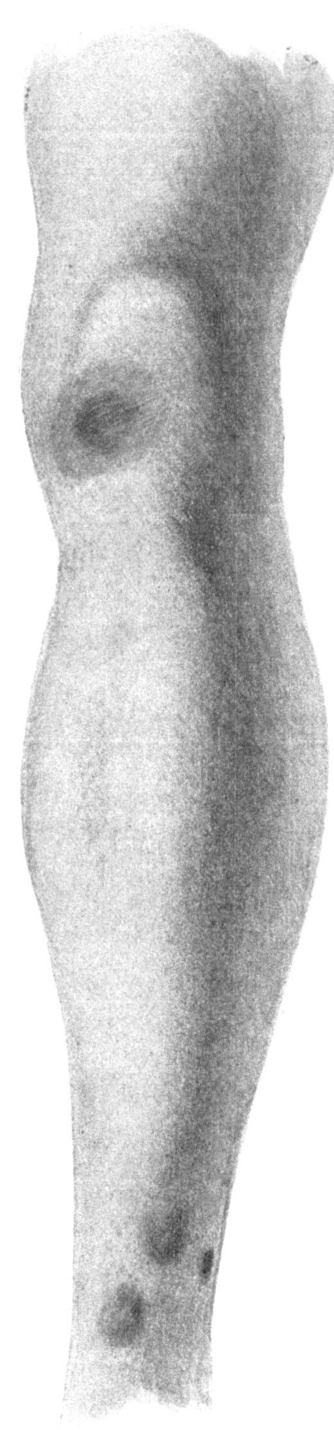

Abb. 375. Erythema nodosum.

Erythema nodosum.

Das Erythema nodosum ist eine spezifische, akute Infektionskrankheit, die mit Fieber und Störungen des Allgemeinbefindens einhergeht und charakterisiert ist durch das Auftreten roter Knoten auf der Streckseite der Unterschenkel und seltener der Vorderarme. Es stellt eine selbständige Erkrankung dar und ist streng zu trennen von dem Erythema exsudativum multiforme. Sein gelegentliches familiäres Auftreten und gehäuftes Vorkommen in kleinen Endemien und Epidemien beweisen, daß eine gewisse, wenn auch geringe Kontagiosität besteht.

In einer Beobachtung von Para wird ein Mädchen in einer Pension von Er. nod. befallen und nach Hause und in dasselbe Bett mit einer jüngeren Schwester gebracht. Nach neun Tagen erkrankt auch diese. Fürbringer sah auf seiner Krankenabteilung gleichzeitig drei Frauen an Er. nod. erkranken. Besonders bei tuberkulösen Kindern sind kleine Hausepidemien nicht selten und z. B. von Appert 1886, Gendron 1920, sowie zuletzt von Wallgreen 1922 (Literatur) beschrieben.

Außer als selbständige Infektionskrankheit beobachtet man das Erythema nodosum nicht selten auch als Begleiterscheinung anderer Infektionskrankheiten. Es ist aber nicht zu verwechseln mit ähnlichen Ausschlägen, die als rein toxische Erytheme vorkommen und im Gegensatz zu dem echten Erythema nodosum durch ihre Flüchtigkeit und fehlende Druckempfindlichkeit ausgezeichnet sind.

Die **Ätiologie** der Krankheit ist noch unbekannt. Zweifellos handelt es sich nicht um eine rein lokale Hautkrankheit, sondern um eine fieberhafte, akute Allgemeinerkrankung. Dafür spricht das Vorkommen von Komplikationen am Herzen und anderen Organen. Eintrittspforte bilden, wie beim Erythema exs. multiforme, wohl häufig die Tonsillen. Das Erythema nodosum befällt mit Vorliebe jugendliche Personen und bevorzugt das weibliche Geschlecht. Die von französischen Autoren immer wiederholte Behauptung, das Erythema nodosum sei einfach eine tuberkulöse Manifestation „das Symptom einer tuberkulösen Septikämie" (Landouzy), trifft sicher nicht zu. Massini züchtete aus dem Blut eines Falles Spirochäten ähnlich denen der Weilschen

Krankheit, die er „Spirochaeta agilis" nennt; Nachweis aus 4 tägiger Blutbouillon im Dunkelfeld. Im April und Mai sowie im Septemper und Oktober
pflegt das Erythema nodosum besonders häufig aufzutreten, doch ist es im
ganzen eine seltenere Erkrankung; ich berechnete für Hamburg das Häufigkeitsverhältnis des Erythema nodosum zu allen anderen Erkrankungen auf 1 : 1000.

Die **Inkubationszeit** beträgt nach den vorliegenden Beobachtungen etwa 8—10—14 Tage.

Krankheitsbild. Meist gehen leichte Prodromalerscheinungen, erhöhte Temperatur, Appetitlosigkeit, Gliederschmerzen, Abgeschlagenheit, bei Kindern auch Magendarmstörungen, dem Ausbruch des Exanthems 3—4 Tage voraus. Häufig (nach meinen Beobachtungen in 20 %) tritt als Vorläufer eine Angina 3—7 Tage vorher in Erscheinung. Wiederholt wurde ein Beginn mit Schüttelfrost und hohem Fieber beobachtet; auch unbestimmte Muskel- und Gelenkschmerzen

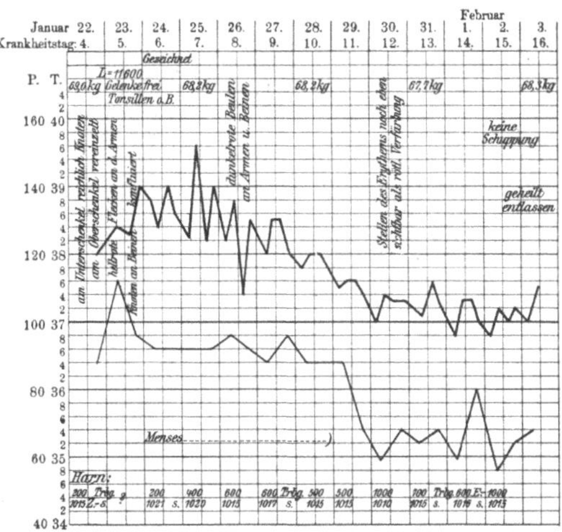

Abb. 376. Klara C., 24 Jahre alt. Reines Erythema
nodosum ohne Gelenkschmerzen (nach Hegler).

können sich hinzugesellen, bis endlich nach mehreren Tagen das Erythem
zum Ausbruch kommt. Der Ausschlag tritt innerhalb weniger Stunden auf
in Form von erbsen- bis walnußgroßen, rundlichen oder ovalen Knoten, über
denen die Haut nicht verschieblich ist, und die auf Druck lebhaft empfindlich sind (vgl. Abb. 375). Sie sind von derber Konsistenz, so daß auch die kleineren Knoten dem tastenden Finger nicht entgehen können, und haben eine blaßrote, später bläulich -rote Färbung. Durch Konfluenz mehrerer dicht zusammenstehender Eruptionen können bis handtellergroße blaurötliche Knoten entstehen, die wie ausgedehnte Kontusionen aussehen. An der Peripherie der Knoten ist die Haut oft leicht ödematös. Die Zahl der Effloreszenzen ist sehr wechselnd, von ganz vereinzelten bis zu einer großen Anzahl. Sie finden sich meist am Unterschenkel, namentlich an der Tibia-

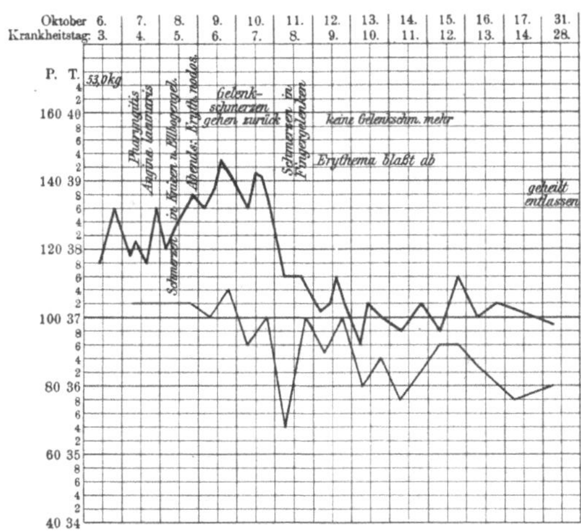

Abb. 377. Amanda B., 15 Jahre alt. Erythema
nodosum mit Rheumatoid (nach Hegler).

kante und auf dem Fußrücken, in der Regel in symmetrischer Anordnung,
seltener am Oberschenkel oder an den Armen. Wenn sie auch an den oberen
Extremitäten auftreten, so ist der Gang gewöhnlich der, daß sie zuerst an der
Schienbeinkante erscheinen, und daß dann in den nächsten Tagen unter

erneutem Fieberanstieg Nachschübe auf der Streckseite der Vorderarme, besonders
entlang der Ulnarkante aufschießen. Auf dem Rumpf finden sich so gut
wie niemals Erythemknoten, im Gesicht außerordentlich selten.

Allgemeinbefinden und Fieber. Während manche Fälle fast ohne
Fieber und mit geringen subjektiven Beschwerden verlaufen, ist bei anderen
starkes Krankheitsgefühl, Gliederschmerzen, Kopfschmerzen, Appetitlosigkeit,
schlechter Schlaf vorhanden. In den meisten Fällen steigt die Temperatur
oft schon am ersten Tage auf 38—39°, hält sich dann remittierend 3—4 Tage,
um mit dem Ausbruch des Knotenausschlages am 3.—4. Tage ihre höchste
Höhe, zuweilen 40—41°, zu erreichen und dann lytisch abzufallen (vgl. Abb. 377).
Das Fieber pflegt sich so lange zu halten, als noch Nachschübe des Exanthems
auftreten. Seine Dauer schwankt also zwischen wenigen Tagen und 2 bis
3 Wochen. Eine meiner Kranken mit nicht kompliziertem „reinem" Erythema

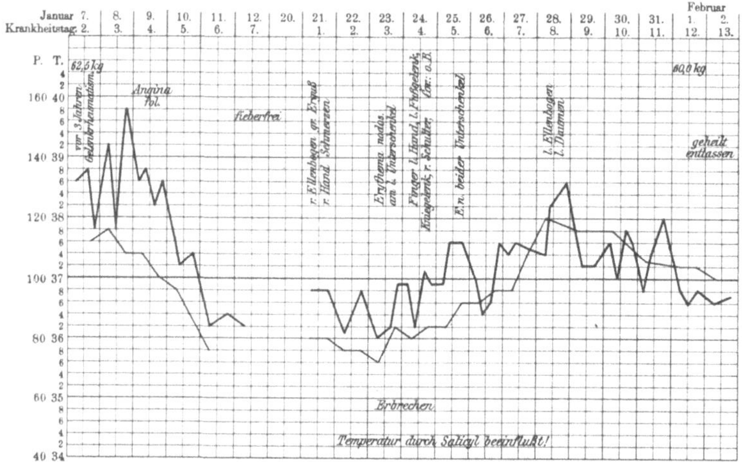

Abb. 378. Frieda K., 27 Jahre alt. Angina — Polyarthritis ac. rheumat. — Rezidiv von
Erythema nodosum (nach Hegler).

nodosum fieberte 50 Tage lang. Nach Verschwinden der Knoten lassen sich
dieselben durch eine stärkere venöse Stauung, z. B. am Vorderarm, oft wieder
deutlich machen.

Begleiterscheinungen und Komplikationen. Die wichtigste und häufigste
Begleiterscheinung des Erythema nodosum sind Gelenkerkrankungen. Man
muß bezüglich der Beteiligung der Gelenke drei Verlaufsformen unterscheiden:

1. Fälle von reinem Erythema nodosum, die ohne jede Gelenkbeteiligung verlaufen, und bei denen auch früher niemals Gelenkrheumatismus
vorlag; vgl. Abb. 376.

2. Die viel häufigeren Fälle, wo rheumatoide Schmerzen das Erscheinen des Erythems begleiten (Abb. 377). Die Schmerzen sind meist
in den dem Sitze des Erythems benachbarten Gelenken, also in Knie- und Fußgelenken, dann auch in Hand- und Ellbogengelenken, lokalisiert. Schwellung
oder Rötung der Gelenke besteht dabei nicht, nur eine Schmerzhaftigkeit bei
der Bewegung.

3. Verknüpft sich das Erythema nodosum zuweilen mit dem
echten Gelenkrheumatismus, vgl. auch S. 588. Dabei geht die Polyarthritis gewöhnlich dem Erythema nodosum voraus (vgl. Abb. 378), oder das
Erythema nodosum entwickelt sich erst bei einem Nachschube der Polyarthritis.

Bezüglich der Beziehungen zwischen Er. nod. und Gelenkrheumatismus fand ich unter 45 Fällen 15 mal = 33 % die Gelenke völlig frei, 21 mal = 47 % waren Erscheinungen von Rheumatoid festzustellen, d. h. Schmerzen in nicht veränderten Gelenken, und 9 mal = in 20 % bestand gleichzeitig vorher oder nachher ein echter Gelenkrheumatismus; nach Symes ist dies letztere Zusammentreffen viel seltener.

Mackenzie sah unter 233 Fällen von Er. nod. 43 mal = in 19 % gleichzeitig echten Gelenkrheumatismus.

Inwieweit diese nahen Beziehungen des Erythema nodosum zum Gelenkrheumatismus einen ätiologischen Zusammenhang haben, harrt noch der Aufklärung.

Am Herzen finden sich nur in den wenigsten Fällen Störungen. Für die nahe Verwandtschaft mit der Polyarthritis spricht die Tatsache, daß Endokarditis im Laufe von Erythema nodosum beobachtet wird, auch bei reinen Fällen ohne Rheumatismus. Im ganzen ist die Komplikation aber sehr selten. Auf den Lungen wird zuweilen Bronchitis, seltener Pleuritis exsudativa beobachtet; Conjunctivitis phlyctaenulosa ist, bei Kindern zumal, nichts Seltenes. Der Magendarmkanal bietet meist nur geringe Verdauungsstörungen, wie sie auch bei anderen fieberhaften Erkrankungen an der Tagesordnung sind. In seltenen Fällen scheinen in der Darmserosa Erythemknoten auftreten zu können.

Treplin beobachtete in einem derartigen Falle von ausgebreitetem Erythem eine Darminvagination, als deren Ursache eine Infiltration der Darmwand anzusprechen war. Auch in den übrigen Därmen fanden sich an der Serosa multiple Infiltrationen von bläulich-roter Färbung und Linsen- bis Bohnengröße.

Die Nieren sind nicht selten mitbeteiligt. Leichte Albuminurie ist häufig; vereinzelt kommt auch Nephritis vor. Die Diazoreaktion ist stets negativ.

Die Milz ist nicht vergrößert. Das Blut zeigt meist eine geringe Leukozytose (9000—12000 Leukozyten). Erythrozytenzahl und Hämoglobingehalt pflegen in der Regel etwas vermindert zu sein.

An Nachkrankheiten wird über Druckempfindlichkeit der Nervenstämme (Extremitäten- und Kopfnerven) und neuralgiforme Schmerzen berichtet. Die Dauer der Krankheit beträgt in leichten Fällen 8—14 Tage, in mittelschweren Fällen 2—3 Wochen, doch können Nachschübe die Krankheit über 4—6 Wochen ausdehnen. Rezidive kommen in vereinzelten Fällen vor, doch sind einmalige Erkrankungen entschieden häufiger.

Die Diagnose ist bei der charakteristischen Beschaffenheit der Knoten relativ einfach. Eine Verwechslung ist möglich mit traumatischen Kontusionen und gelegentlich noch mit Mückenstichen. Fieber, Allgemeinerscheinungen und Nachschübe werden die Erkennung leicht ermöglichen. Die Unterscheidung von Erythema exsudativum multiforme, das scharf vom Erythema nodosum zu trennen ist, bietet kaum Schwierigkeiten. Das Erythema exsudat. multiforme ist schmerzlos und geht ohne Allgemeinerscheinungen einher, die Neigung zur Figurenbildung, die mehr diffuse Ausbreitung auch auf Rumpf und Handflächen, die Neigung zu Rezidiven sind hinreichend sichere Unterscheidungsmerkmale. Übrigens kann auch gelegentlich Erythema nodosum gleichzeitig mit Erythema exsudat. multiforme auftreten, wie ich 1914 beschrieb:

Die 30jährige Patientin, welche vor 10 und $5^{1}/_{2}$ Jahren schon an Er. nod. gelitten hatte, erkrankte mit Angina, 8 Tage später traten gleichzeitig typische Knoten von Er. nod. an den Prädilektionsstellen der oberen und unteren Extremitäten. sowie eines eigenartigen, symmetrisch lokalisierten, juckenden Erythems zu beiden Seiten des Halses auf; dabei starek Schwellung der Ellenbogen-, Knie- und Handgelenke; der weitere Verlauf sprach mit Sicherheit für das Nebeneinanderbestehen beider Erkrankungen.

Beim Morbus maculosus Werlhofii können im Anfang Urtikariaquaddeln auftreten, die sich in Hämorrhagien verwandeln und dann schwer von Erythema nodosum zu unterscheiden sind. Der weitere Verlauf freilich, die massenhaften Hautblutungen usw. werden leicht die Unterscheidung gestatten. Manchmal bieten auch Serumexantheme, wenn sie mit stark hämorrhagischer Urtikaria einhergehen, Anlaß zur Verwechslung mit Erythema nodosum, doch muß der ganze übrige Symptomenkomplex, die Flüchtigkeit des Exanthems, der Juckreiz, das Ödem der Augenlider und die Tatsache einer vorangegangenen Seruminjektion auf die richtige Fährte lenken. Ähnliches gilt für das Erythem, das beim internen Jodgebrauch vorkommt und für manche anderen toxischen Erytheme, die im Laufe von Infektionskrankheiten auftreten können und gelegentlich eine gewisse Ähnlichkeit mit dem Erythema nodosum bieten.

Vorkommen des Erythema nodosum bei anderen Infektionskrankheiten. Das Erythema nodosum hat die Eigentümlichkeit, im Laufe der verschiedensten Infektionskrankheiten auftreten zu können. Es handelt sich dabei nicht um toxische Erytheme, die in ihren vielfach variablen Formen gelegentlich auch dem Erythema nodosum ähnliche Eruptionen darbieten können, aber meist leicht durch die fehlende Druckempfindlichkeit, durch den Juckreiz und die Flüchtigkeit von ihm zu unterscheiden sind, sondern um Komplikationen mit echtem idiopathischen Erythema nodosum. Der Beziehungen des Erythema nodosum zum Gelenkrheumatismus wurde bereits gedacht. Aber auch bei Scharlach, bei Typhus und bei Diphtherie kann in einzelnen Fällen Erythema nodosum auftreten.

Bei der Syphilis kommen Knoten vor, die manchmal an Erythema nodosum erinnern, aber ätiologisch nichts mit ihm zu tun haben, da sie auf spezifische Veränderungen (syphilitische Wandentzündungen subkutaner Venen [Hoffmann]) zurückzuführen sind.

Fischl fand bei einem solchen Falle (28jährige Frau mit florider sekundärer Lues, haselnußgroße, blaurote, stark druckempfindliche „Knoten von Er. nod." über den Tibien) eine Endophlebitis der im subkutanen Fettgewebe verlaufenden großen Venen, junges gewuchertes Bindegewebe der Intima, das sich in die Media hineindrängt, darin zahlreiche Spirochäten einzeln und in Büscheln.

Meist ragt das „Erythema nodosum syphiliticum" mehr über das Niveau der Haut hervor, hat eine mehr dunkelbraune, braunrote bis dunkelviolette Farbe.

G. Denecke beschrieb 1919 „atypische Fälle von Erythema nodosum", im Anschluß daran Lengfellner 84 Fälle von „Erythema nodosum", bei welchem es, wohl infolge venöser Stauung zu manschettenartiger Hautrötung oberhalb der Knöchel, z. T. unter Bildung von Erythema nodosum-ähnlichen Knoten kommt; es handelt sich dabei um eine ganz andere Affektion.

Viel besprochen ist die Beziehung des Erythema nodosum zur Tuberkulose. Es wird sogar die (meines Erachtens unzutreffende) Anschauung vertreten, daß die Tuberkelbazillen oder ihre Toxine das Erythema nodosum direkt hervorrufen (Pollack), weil die Pirquetsche Reaktion dabei sehr häufig positiv ausfällt. Das beweist aber nichts weiter als die Häufigkeit überstandener Tuberkulose. Vielmehr zeigt die Tatsache, daß die subkutane Tuberkulinprobe dabei meist negativ ausfällt (Hegler) die Unwahrscheinlichkeit der Annahme eines direkten Zusammenhanges des Erythema nodosum mit der Tuberkulose. In einzelnen Fällen ist die Abgrenzung gegenüber dem Erythema induratum Bazin recht schwierig, ich bin überzeugt, daß manche solche Fälle als „tuberkulöses Erythema nodosum" beschrieben wurden. Soviel ist aber jedenfalls sicher, daß Erythema nodosum, namentlich im Kindesalter oft von tuberkulösen Erkrankungen (tuberkulöser Meningitis) gefolgt ist und daß es andererseits bei für Tuberkulose disponierten und an Tuberkulose erkrankten Individuen mit Vorliebe auftritt (vgl. die Beobachtungen von Gendron, sowie Wallgren!). Bei vorgerückter Tuberkulose ist Erythema nodosum selten. Die Ursache mag in ähnlichen Wechselbeziehungen liegen, wie sie bei Tuberkulose und Masern und anderen Infektionskrankheiten bestehen. Das Vorhandensein oder Überstehen der einen Krankheit disponiert zu der anderen. Das Erythema nodosum neigt viel weniger zu Rezidiven, als das Erythema exsudativum multiforme; doch sah ich mehrmals Patientinnen 3—5mal und öfters erkranken.

Die **Prognose** ist im allgemeinen günstig zu stellen, da Komplikationen (Endokarditis) nur in seltensten Fällen auftreten. Bei schwächlichen Kindern denke man daran, daß durch das Erythema nodosum zuweilen der Boden für die Entwicklung einer Tuberkulose vorbereitet wird.

Therapie. So lange Fieber besteht, ist Bettruhe geboten. Begleitende Gelenkschmerzen werden mit Salizylpräparaten, z. B. Aspirin oder Diplosal 4 × 0,5 oder auch mit Atophan bekämpft. Die Schmerzen in den Knochen werden durch feuchte Umschläge mit essigsaurer Tonerde oder Ichthyolwasser gemildert. Besonders gut bewährt hat sich auch die intramuskuläre Injektion von 50 % Melubrinlösung (mehrmals täglich 1—2 ccm), eventuell kombiniert mit Verabreichung von Melubin per os. Ammann sah von Hirschhornsalz (Ammon. carbonic. 5,0, Aqu. ad 100,0) alle 2 Stunden ein Kaffeelöffel in einem Viertelglase Wasser genommen, überraschende Wirkung.

Literatur:

Jadassohn: Erythema exsudativum multiforme und Erythema nodosum. Ergebn. d. allg. Pathol. u. pathol. Anat., herausgegeben von Lubarsch u. Ostertag. 4. Jahrg. 1897. — Hegler, C.: Das Erythema nodosum. Ergebn. d. inn. Med. Bd. 12. Berlin 1913. — Lengfellner: Erythema venosum. Münch. med. Wochenschrift 1920. Nr. 33, S. 962. — Fischl: Erythema nodosum lueticum. Arch. f. Dermatol. u. Syphilis, Orig., Bd. 129, S. 361. 1921. — Massini: Spirochäten bei Erythema nod. Schweizer med. Wochenschr. Bd. 51, Nr. 32, S. 739. 1921. — Wallgreen: Epidemisches Auftreten von Eryth. nod. Beitr. z. Klin. d. Tuberkulose. Bd. 53, S. 143. 1922.

Varizellen, Windpocken, Spitzpocken, Wasserpocken.

Als Varizellen bezeichnen wir eine akute, fieberhafte, exanthematische, kontagiöse Infektionskrankheit, die hauptsächlich bei Kindern, zuweilen aber auch bei Erwachsenen vorkommt und gekennzeichnet ist durch Bläscheneruptionen, die in Schüben auftreten und teils zur vollen Blüte mit oder ohne Dellenbildung gelangen, teils auf früheren Entwicklungsstufen stehen bleiben.

Die Krankheit war schon um 1596 unter dem Namen Crystalli (Vidus Vidius) oder Ravaglione bekannt und wurde bereits von den Blattern unterschieden. Auch Heberden (1767), Heim (1809), Hesse (1829) vertraten die Anschuung, daß die Varizellen als selbständige Krankheit aufzufassen sei, eine Auffassung, die von den meisten Ärzten bis in die vierziger Jahre des vorigen Jahrhunderts hinein geteilt wurde. Um diese Zeit trat ein Umschwung ein, als Hebra, der Wiener Dermatologe, die ätiologische Einheit der Pocken und der Varizellen proklamierte. Die Majorität ging ins Lager der „Unitarier" über. Erst im Gefolge der großen Pockenpandemie 1871—1874 wurde die Diskussion über die Stellung der Varizellen aufs lebhafteste wieder aufgenommen und als Sieger gingen die „Dualisten" hervor, die für die

Selbständigkeit der Varizellen eintraten. Heute zweifelt wohl kaum noch jemand außer den Impfgegnern daran, daß Varizellen und Pocken nichts mehr als eine rein äußerliche Ähnlichkeit gemein haben.

Ein wichtiges Glied in der Kette der Beweise für die ätiologische Selbständigkeit der Varizellen ist die Beobachtung, daß die Varizellen im unmittelbaren Anschluß an Variola oder Vakzine oder sogar gleichzeitig vorkommen können. Der früher von den Unitariern nicht selten gemachte Kunstfehler, ungeimpfte varizellenkranke Kinder mit Blatternkranken zusammenzulegen, wurde meist mit einer Blatternerkrankung dieser Opfer einer falschen Lehre gebüßt. Daß die Vakzination bei varizellenkranken, noch nicht vakzinierten Kindern positive Erfolge hat, ist eine 100fach gemachte Erfahrung, und umgekehrt erkranken gar nicht selten Kinder kurz nach der Vakzination an einem ausgebreiteten Varizellenexanthem. Es ist also klar, daß zwischen Variola und Vakzine auf der einen und Varizellen auf der anderen Seite keinerlei engere Beziehungen bestehen. Die beiden Kontagien müssen völlig verschieden sein. Das geht auch aus der Tatsache hervor, daß ein Varizellenfall niemals Pocken zu übertragen vermag, während jeder leichteste Fall von Variola und Variolois zur Quelle von Pockenepidemien werden kann.

Wäre es möglich, daß Varizellen zum Ausgangspunkt von echten Pockenfällen werden, so müßten wir in Deutschland, wo die Windpocken in allen Städten endemisch sind, Jahr für Jahr eine größere Anzahl von Pockenkranken sehen. Tatsächlich aber betrug die Zahl der Pockenkranken in den letzten 10 Jahren vor dem Kriege im deutschen Reiche im Durchschnitt 38. Daß einzelne Unitarier immer noch an ihrem Standpunkte festhalten, ist nur so zu erklären, daß sie vereinzelte variolaähnliche Varizellen, die in der Umgebung varizellenkranker Kinder vorkamen, als echte Pocken ansprachen und nicht als Windpocken. Daß aber solche variolaähnliche Varizellen nichts mit der Variola ätiologisch zu tun haben, beweist der Umstand, daß in ihrer Umgebung niemals Pockenerkrankungen aufgetreten sind.

Die Varizellen sind über die ganze Erde verbreitet und herrschen in allen größeren Städten endemisch. Sie finden ihre Verbreitung namentlich durch die Kindergärten, Kinderbewahranstalten und Schulen und pflegen besonders nach der Eröffnung dieser Anstalten, also um Ostern herum, und im Herbst zu kleinen Epidemien anzuschwellen.

Ätiologie. Die Varizellen werden nur durch Ansteckung verbreitet; die Natur des Erregers steht noch nicht fest. In dem Inhalte von ganz jungen Varizellenbläschen findet man kleinste, kokkenähnliche Gebilde, die vielleicht als Erreger anzusprechen sind. Das Kontagium muß sehr flüchtig sein. Das bloße Verweilen in demselben Raume führt die Ansteckung herbei. Nach den Untersuchungen von Steiner, Medin, Kling u. a. ist der Inhalt der Varizellenbläschen überimpfbar; er muß also den Erreger enthalten. Die unmittelbare Übertragung des Bläscheninhaltes spielt jedenfalls nur eine geringe Rolle, die Hauptrolle spielt die Tröpfcheninfektion. In den Rachenorganen treten ebenfalls Pocken auf, wie bei der Variola, und hier konnte ich die Erreger in großer Zahl nachweisen. Indirekte Übertragung durch gesunde Zwischenträger konnte Jochmann in 2 Fällen beobachten. 1913 hat Lentz eine einwandfreie Beobachtung über die Infektion eines Kindes durch die gesund gebliebene, mit einem Windpockenkranken in Berührung gekommene Schwester mitgeteilt.

Die Lebensfähigkeit des Erregers außerhalb des menschlichen Körpers scheint gering zu sein. Die Ansteckungsmöglichkeit ist schon vor Ausbruch des Exanthems vorhanden und wahrscheinlich an das Enanthem gebunden; in späteren Stadien ist sie weit geringer. Die Empfänglichkeit für Varizellen ist im Kindesalter bis zum zehnten Lebensjahre sehr groß; schon im ersten

Lebensjahre ist die Erkrankung häufig. Nach dem zehnten Lebensjahre ist die Disposition nur noch gering, und Erwachsene erkranken relativ selten. Ich habe unter einer großen Zahl von Varizellenfällen immerhin mindestens ein Dutzend Erkrankungen bei Erwachsenen gesehen.

Das einmalige Überstehen der Varizellen verleiht Immunität für das ganze Leben; einzelne Ausnahmen bestätigen diese Regel. Daß kurz nach einer Varizellenerkrankung innerhalb der nächsten 14 Tage bis zu 3 Wochen eine neue Erkrankung oder besser ein Rezidiv auftritt, ist mehrfach berichtet.

Das Vorhandensein einer Infektionskrankheit hat keinen Einfluß auf die Empfänglichkeit für Varizellen. Werden diese auf einen Infektionspavillon mit Diphtherie, Masern, Keuchhusten oder Scharlach eingeschleppt, so erkranken die empfänglichen Kinder. Es ist wichtig, da die Varizellen in diesem Falle durchaus nicht immer leicht verlaufen, überdies oft schon geschwächte Kinder befallen, für rechtzeitige Isolierung zu sorgen, oder aber durch künstliche Übertragung nach Medin, Kling u. a. eine leichtere Erkrankung herbeizuführen. Nach Pospischil sind Varizellenkranke ganz besonders für Scharlach disponiert; der Scharlach bricht von einem zerkratzten Varizellenbläschen aus in den Organismus ein (Heubner, Swoboda).

Schutzimpfung gegen Varizellen. Steiner hat als erster 1874 den Inhalt von Varizellen mit Erfolg zweifellos überimpft. Medin, Kling 1913 erhielten bei Übertragung von Bläscheninhalt von Varizellen auf ein gesundes Kind an der Impfstelle eine lokale Bläscheneruption, die nicht von einem allgemeinen Ausschlag gefolgt war und den Geimpften Immunität verlieh; Kling hatte in $97^0/_0$, Rabinoff in $92^0/_0$, Wernstedt in $100^0/_0$, Handrick dagegen nur in $2,4^0/_0$ der Fälle Erfolg, Gyr in $11,5^0/_0$ Lokalreaktionen. Meyer sah trotz stark positiver Lokalreaktion von 13 Kindern 5 an Varizellen Ende der dritten Woche erkranken, der Verlauf war aber leicht.

Nach der Vorschrift von Kling, der sich auch Lapidus und Birk anschließen, eignet sich nur der Inhalt von ganz frischen Bläschen zur Übertragung. Am besten trägt man nach Birk die ganze Haut einer Blase ab, damit man den ganzen Blaseninhalt erhält. Als Ort der Impfung ist nach Meyer die zarte Haut an der Brust etwas unterhalb der Clavivula besonders geeignet. Kling hat bis zu 6 Generationen weiter mit Erfolg geimpft. Vorsicht ist unbedingt nötig bei der Auswahl des Virusspenders; man denke an die Einwürfe, die gegen die Vakzination von Arm zu Arm gemacht wurden, wegen der Übertragungsmöglichkeit anderer Krankheiten; besonders der Syphilis. Camus sagt ganz richtig daß man nach einem lebenden oder künstlichen Zwischenmedium suchen muß, durch welches man die Kultur dieses interessanten pathogenen Keimes erreichen kann.

Krankheitsbild. Die Inkubationsdauer ist lang. In der Regel pflegt der Ausschlag 14 Tage nach der Ansteckung aufzutreten, doch vergehen nicht selten noch $2^1/_2$—3 Wochen bis zu den ersten Krankheitserscheinungen. Sogar vier Wochen sind in seltenen Fällen als Inkubationszeit angegeben. Meist setzt die Krankheit gleich mit dem Auftreten des Ausschlages ein, ohne daß Prodromalerscheinungen vorausgegangen wären. In seltenen Fällen freilich sieht man vorher Prodromalsymptome, die aus 2—3 tägigem mäßigen Fieber, Kopfschmerzen, Abgeschlagenheit, Appetitlosigkeit und unruhigem Schlaf bestehen; mitunter können dabei auch Leibschmerzen und Erbrechen vorhanden sein. Auch Gliederschmerzen und sogar Kreuzschmerzen, das charakteristische Prodromalsymptom der echten Pocken, ist (namentlich bei Erwachsenen) mehrfach beobachtet worden. Auch höhere Temperaturen bis zu 40^0 und Konvulsionen werden als Einleitung zu den Varizellen beschrieben. Dabei muß aber hervorgehoben werden, daß stärkere Prodromalerscheinungen keinen Schluß auf einen schweren Charakter der Krankheit gestatten. Der Verlauf ist ganz unabhängig davon, ob Prodromalsymptome vorangegangen sind oder

nicht. Die typische Entwicklung des Ausschlages vollzieht sich in folgender
Weise. Im Gesicht und am Kopf, oft aber auch schon gleichzeitig am Rumpf

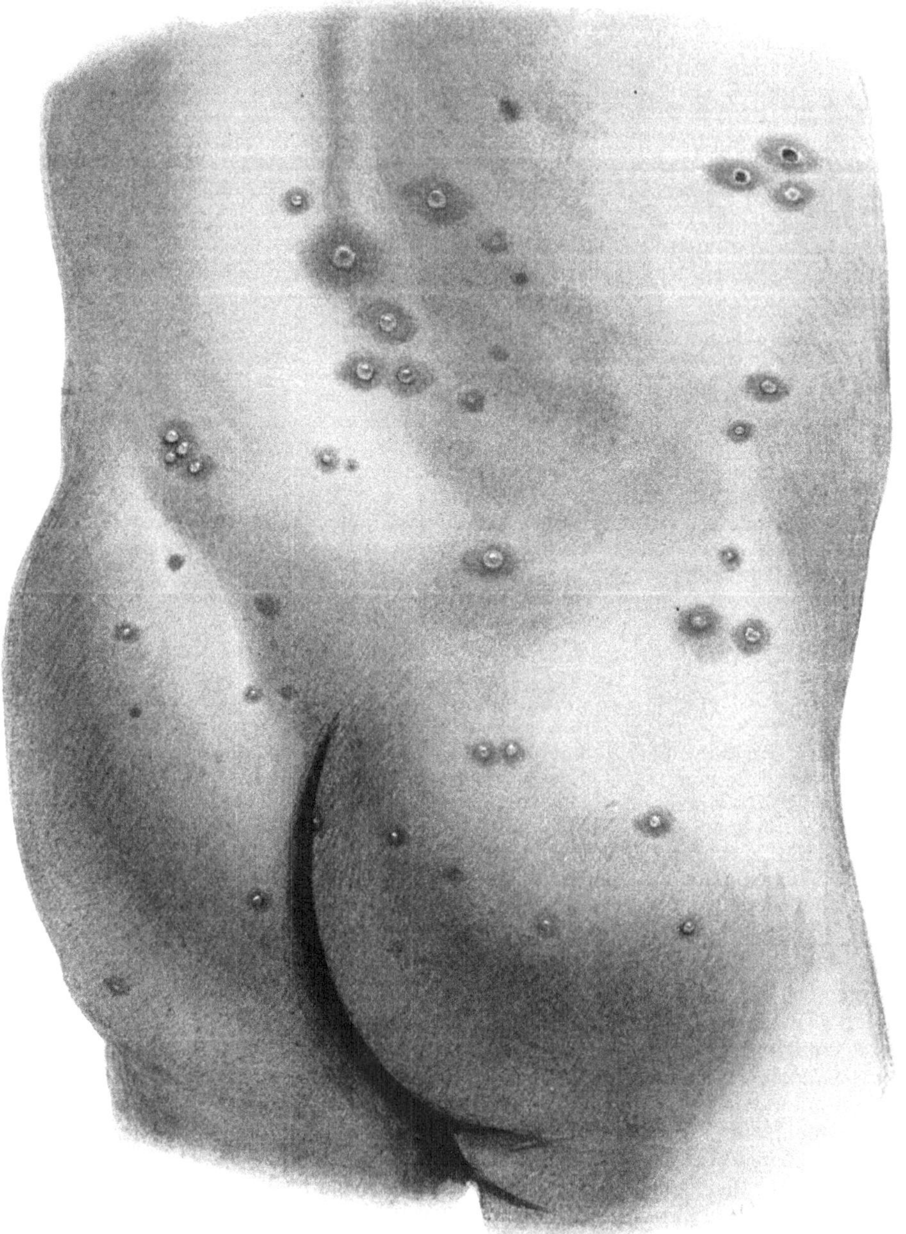

Abb. 379. Varizellenexanthem.

und an den Armen erscheinen kleine, runde, roseolaartige Flecke, die zum Teil
klein bleiben, zum Teil bis zu Linsengröße anwachsen. Schnell wandeln sich

die Fleckchen in zugespitzte Knötchen oder breitere Papeln und noch im Verlauf
weniger Stunden werden aus Knötchen und Papeln kleine helle Bläschen, die
rasch bis Hanfkorn- und Erbsengröße anwachsen. Sie enthalten anfangs eine
klare Flüssigkeit, die sich kurz vor der Eintrocknung häufig trübt und sind
zum Teil von einem geröteten, unregelmäßig konturierten Hof umgeben, zum
Teil stehen sie auf scheinbar unverändertem Grunde. Während viele Bläschen
schon in diesem Stadium eintrocknen, werden andere praller, nehmen durch
Trübung eine hellgelbe Farbe an und bekommen eine Delle, so daß sie oft
Variolaeffloreszenzen zum Verwechseln ähnlich sehen können. Dann trocknen
sie ein und hinterlassen braune, noch für kurze Zeit von einem roten Hof umgebene Schorfe, die nach einiger Zeit abfallen, meist ohne eine Narbe zu hinterlassen. Die Zahl der Blasen, die sich am ganzen Körper, im Gesicht, am Kopf,
auf dem Rumpf und an den Extremitäten,
auch auf den Genitalien und am After regellos verteilen, ist in den meisten Fällen nicht
groß (20—70). Als Maximum werden von
Thomas 800 bezeichnet. In ganz rudimentären Fällen sind neben einzelnen roten Fleckchen und Papeln nur 1—2 Bläschen zu entdecken. Pathognomisch für das Varizellenexanthem ist nun vor allem die Eigentümlichkeit, daß die einzelnen Eruptionen auf
verschiedenen Stufen ihrer Entwicklung stehen bleiben. Nur ein kleiner Teil
macht die beschriebene Entwicklung zum
Bläschen vollständig durch; einzelne Eruptionen machen schon auf der Stufe der Fleckenbildung Halt, andere bringen es bis zur Papel-
bildung, um sich dann zurückzubilden, und
wieder andere erreichen vor der Eintrocknung
noch die Gestalt eines Knötchens, auf dessen
Spitze ein stecknadelkopfgroßes Bläschen erscheint. Außerdem pflegen in den ersten Tagen

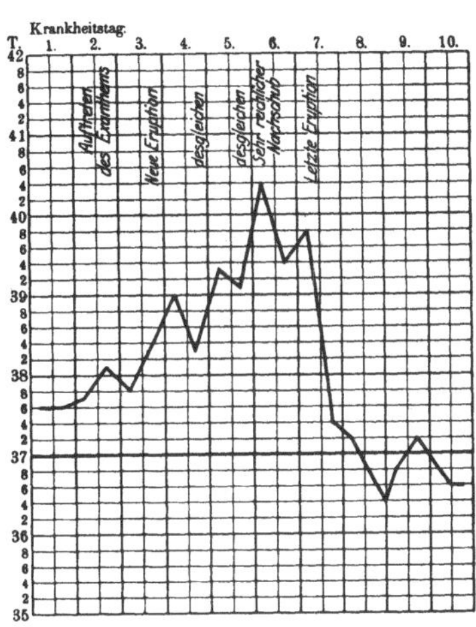

Abb. 380. Temperaturanstieg bei
Nachschub des Exanthems[1].

stets Nachschübe von frischen Effloreszenzen aufzuschießen. Durch diese
beiden Eigentümlichkeiten des Exanthems kommt ein außerordentlich buntes
Bild zustande, das Heubner bekanntlich mit einer Sternkarte verglichen
hat, auf der Sterne verschiedener Größe nebeneinander stehen.

Die Zeit, die eine einzelne Effloreszenz von der Fleckchenbildung bis zur
Eintrocknung braucht, beträgt etwa 1—2 Tage; da aber stets Nachschübe
auftreten, so pflegt die Zeit bis zur Eintrocknung aller vorhandenen Effloreszenzen etwa 6—8 Tage zu betragen, und, bis alle Schorfe abgefallen sind, dauert
es gewöhnlich 2—3 Wochen.

Das Allgemeinbefinden ist in der Regel nur wenig gestört. Der Schlaf
ist in der ersten Nacht gewöhnlich unruhig, der Appetit herabgesetzt.

Verhalten der Temperatur. Es gibt zweifellos ganz leichte Fälle, die
ohne Temperaturerhöhung verlaufen. In der Regel besteht aber Fieber, das
ziemlich strenge an das Auftreten der Effloreszenzen gebunden ist. Die Temperatur steigt mit dem Erscheinen des Exanthems an; die höchsten Temperaturen beobachtet man meistens am 2. Tage. Bei Nachschüben tritt erneut
Fieber auf.

Der anatomische Bau der Varizellenpustel zeigt beträchtliche

---

[1] Rille, Beiträge zur Kenntnis der Varizellen. Wien. klin. Wochenschr. 1889.

Unterschiede gegenüber der Variolapustel; ich stimme darin mit Tyzzer und Hammerschmidt überein.

Von wesentlicher Bedeutung ist der Zeitpunkt der histologischen Untersuchung. Die besonderen Eigenschaften der Varizelleneffloreszenzen treten am meisten in den ersten 24 Stunden der Entwicklung in Erscheinung. Die retikulierende Kolliquation tritt weit zurück gegenüber der Variola. Die ballonierende Degeneration betrifft besonders die Basalzellen. Diese sind dabei zum größten Teil in Riesenzellen mit 4—32 durch amitotische Teilung entstandenen Kernen umgewandelt. Die Varizellenpusteln sind häufig mehrfächerig; Dellenbildung wird nicht selten beobachtet. Charakteristisch ist bei den Varizellen die starke Vergrößerung der Nukleolen; bei der Variola die besondere Art der Veränderung der Nukleolen (vgl. Ätiologie Variola) und die Zelleinschlüsse an der Peripherie der Pustel, die bei Varizellen fehlen. Die Dellenbildung ist nur von kurzer Dauer; infolge der schnellen Flüssigkeitsaufnahme füllt sich das Bläschen schneller, die Stränge und Pfeiler, die die Decke mit der Basis verbinden, zerreißen. Bei Beginn der Eintrocknung bildet sich ebenso wie bei der Variola meist eine sekundäre Delle (Eintrocknungsdelle), indem die zentralen, Flüssigkeit enthaltenden Partien durch Verdunstung einsinken, während die Peripherie durch eine wallartige Epithelwucherung gestützt wird.

Eine sekundäre Vereiterung der Pusteln ist viel seltener als bei den echten Pocken. Der Inhalt der Blasen trübt sich durch zuströmende Leukozyten; bei starker Schädigung des Papillarkörpers durch die spezifische Entzündung im Verein mit Druckwirkung und der verdauenden Kraft des Pustelleiters können auch Narben, ganz ähnlich denen der Variola zurückbleiben. In der Regel jedoch hinterlassen die Varizellen keine Narben.

Besonderheiten des Exanthems. Abweichungen vom gewöhnlichen Verlauf. Komplikationen. Eine Eigentümlichkeit, die das Varizellenexanthem mit der Variola teilt, ist die Beeinflussung durch mechanische und chemische Hautreize. Man findet z. B. dort, wo Kleidungsstücke einen starken Druck ausgeübt haben, oder wo Urin und Stuhl die Haut gereizt haben (z. B. bei Säuglingen) eine auffällige Massenproduktion von Varizellenblasen. Die gruppenförmige Anordnung kann dabei, namentlich wenn das übrige Exanthem gering ausgesprochen ist, zu Verwechslungen mit Herpes zoster führen.

L. Pfeiffer machte schon darauf aufmerksam, daß die Varizellen auf dem Rücken den Interkostalräumen entlang häufig angeordnet sind, die Längsrichtung des meist ovalen Bläschens in der Richtung der Interkostalnerven. Bokay hat zuerst auf den Zusammenhang der Ätiologie von Schafblattern (Varizellen) mit gewissen Fällen von Herpes zoster hingewiesen. Nach Bokay kann „der bisher unbekannte Infektionsstoff der Varizellen infolge von gewissen uns bis nun unbekannten Verhältnissen anstatt eines allgemeinen Ausschlages als typischer Herpes zoster in Erscheinung treten, welcher Herpes zoster im Wege der Infektion bei anderen Individuen Varizellen herbeiführt.“

Bokay hat im ganzen 14 Fälle zusammengestellt; er erwähnt auch Fälle von Herpes zoster generalisatus, d. h. Herpes zoster, bei welchen neben und gleichzeitig mit typischer Zostereruption, in Begleitung von Fieber, am Rumpfe, den Extremitäten, am Kopfe, ja sogar auf der Schleimhaut des Rachens regellos zerstreut kleine varizellenähnliche Bläschen mit wasserhellem Inhalte auftreten. In allen Beobachtungen war die erste Erkrankung der Zoster; eine umgekehrte Reihenfolge wurde von Bokay nicht beobachtet. Feer erwähnt jedoch einen Fall von Herpes zoster, der 14 Tage nach einem Varizellenfalle auftrat. 17 Tage nach Beginn des Herpes erkrankte der Bettnachbar an Varizellen; 3 Tage später ein 4jähriges Mädchen. Der Herpesfall zeigte auf der Höhe der Entwicklung Leukopenie, die auch bei Varizellen beobachtet wird. Le Feuvre berichtet, daß unter den 46 Fällen, die er aus der Literatur zusammenstellen konnte, in 41 Fällen der Varizellenausschlag dem Auftreten des Herpes zoster bei einer zweiten Person vorausging.

M. Frei liefert einen sehr interessanten Beitrag zu dieser Frage: ein Kind mit Lymphogranulomatose erkrankt an Herpes zoster im rechten Dorsalsegment; im selben Saal erkrankt nach 8 Tagen ein zweites Kind an Herpes zoster im Gebiet des 7. Zervikalsegmentes, außerdem an disseminierten varizellenähnlichen Effloreszenten; darauf erkranken drei Kinder in der typischen Inkubationszeit an Varizellen.

Aus der Weltliteratur liegen jetzt so zahlreiche bestätigende Veröffentlichungen vor (G. Gunn-Neston, F. Parkes Weber, Heim, F. O. Bruijning, R. Cranston Low u. a.), daß an dem Zusammenhang zwischen Varizellen und Herpes zoster kein Zweifel sein kann. Beweisend sind wohl die Übertragungsversuche von Kundratits. Kundratits impfte drei Kinder kutan mit dem klaren Inhalt von Herpeszosterbläschen, eines intrakutan. Von den drei kutan geimpften Kindern traten nach 11 Tagen bei zwei an der Impfstelle mehrere hanfkorngroße kleine Bläschen mit einer Rötung der umgebenden Haut in einer Ausdehnung von 1 $1/_2$ cm auf; beim intrakutan Geimpften Infiltration und Rötung. Kundratits brachte nun diese vier Kinder, die nie Varizellen gehabt hatten, in den innigsten Kontakt mit Varizellenkranken (dasselbe Bett). Die drei mit Erfolg geimpften Kinder blieben von Varizellen frei, während das ohne Erfolg geimpfte an Varizellen erkrankte. Zu gleicher Zeit brachte Leiner Kinder, die Herpes zoster überstanden und nie Varizellen gehabt hatten, mit Varizellenkranken in innigsten Kontakt; sie erkrankten nicht an Varizellen.

Mayerhofer (Wien. med. Wochenschr. 1923, Nr. 24) berichtet über zwei Gruppenerkrankungen an Varizellen, die sich an je einen Fall von Herpes zoster anschlossen, und zieht daraus die Konsequenz, daß es in Zukunft angezeigt erscheint, im Kinderkrankenhause jeden Fall von Gürtelausschlag sofort abzusondern. Vielleicht gelingt es, den infektiösen Herpes zoster varicellosus vom gewöhnlichen, nicht infektiösen Herpes zoster zu trennen durch Serodiagnostik (Dold, Kolmar, Langer).

Auch histologisch besteht eine Ähnlichkeit zwischen Herpes zoster und Varizellen. Bei beiden findet man die ballonierende Degeneration besonders stark ausgesprochen in den Basalzellen und Bildung von Riesenzellen mit sehr zahlreichen, durch direkte Kernteilung entstandenen Kernen. Nach Haland ist es wohl möglich, den Schluß zu ziehen, daß der Infektionsstoff, der sich in typischen Zosterfällen im Ganglion lokalisiert, in einzelnen Fällen in so reichlicher Menge vorhanden ist, daß er auf anderen Stellen und anderen Nerven lokalisiert sein kann, obzwar die Hauptmasse desselben sich an einem bestimmten Nerven niederläßt. R. Cranston Low stellte die Hypothese auf, daß beim Herpes zoster das Gift durch die Nase dringt und längs der Lymphbahnen um den N. olfactorius nach dem Zentralnervensystem geleitet wird, und von da nach dem Ganglion für die sensiblen Nerven gelangt. Bei besonders starker Infektion gelangt das Virus in die Blutbahn und führt zur Entstehung der Varizellenbläschen.

In der nächsten Umgebung der intervertebralen Ganglien von an Varizellen verstorbenen Kindern fand Ernö Balogh nicht selten Abnormitäten, Infiltrationen. Belogh glaubt, daß die Varizellen als eine Eruption betrachtet werden muß, deren Grund ein die Ganglien reizendes, spezifisches Gift ist.

Während eine Konfluenz einzelner Varizellenbläschen dort, wo sie in Gruppen stehen, recht häufig ist, sind Fälle, wo man von konfluierenden Varizellen analog der Variola confluens sprechen kann, recht selten. Bisweilen ist der Körper übersät von Varizellenbläschen: trotz hohen Fiebers und schweren Allgemeineindrucks tritt meistens Heilung ein; in 2—3 Tagen trocknen die Bläschen ein.

Mitunter entwickeln sich aus einzelnen Varizellenbläschen große Blasen, die schlaff und dünnwandig sind und Markstück-, ja Talergröße erreichen können. Man spricht dann von Varicella bullosa sive pemphigoides. Die Pemphigusähnlichkeit kann namentlich dann zu Verwechslungen Anlaß geben, wenn sämtliche Varizelleneruptionen in der Weise umgewandelt sind.

Rash. Manchmal geht dem eigentlichen Varizellenexanthem ein initialer Ausschlag, Rash, voraus, der scharlach- und masernähnlich sein kann und nach 1—2 Tagen wieder verschwindet.

Nach Knöpfelmacher findet man den Rash in 1 $^0/_0$ der Fälle; im allgemeinen ist er ein Initial- oder Prodromalsymptom. Wenn er während oder nach dem

Auftreten der Varizellenbläschen erscheint, so folgt mit dem Rash ein Nachschub des Exanthems. Der Verlauf des Rash ist sehr rapid, ephemer. Der Sitz des Rash ist im allgemeinen der Thorax, er kann sich aber auch auf die Extremitäten erstrecken. Im Gegensatz zu der Variola können Varizellen auf den von dem Rash befallenen Hautpartien auftreten. Prognostisch hat er keine Bedeutung. Am häufigsten sieht man den scharlachähnlichen Rash. Der scharlachähnliche Rash kann unter Umständen diagnostische Schwierigkeiten verursachen. Druck auf den Rash läßt die Röte verschwinden; sie kehrt aber schnell wieder zurück. Chauffard betont, daß das Phänomen der Raie blanche, Dermographie blanche, das beim Scharlach auftritt in Form eines weißen Striches, der sich scharf von der Umgebung abhebt und langsam verschwindet, wenn man mit dem Fingernagel über die Haut hinwegstreicht, bei dem Varizellenrash nicht ausgelöst werden kann. Rolleston berichtet, daß in den Jahren 1898—1907 96 Fälle fälschlich als Scharlach auf Grund des Prodromalrash in die Metropolitan Asylum boards Hospitäler eingeliefert wurden; am nächsten Tage entpuppten sie sich als Varizellen. In solchen zweifelhaften Fällen leistet das lange nicht genügend bekannte Auslöschungsphänomen von Schultz und Charlton ausgezeichnete Dienste (vgl. Kapitel Scharlach).

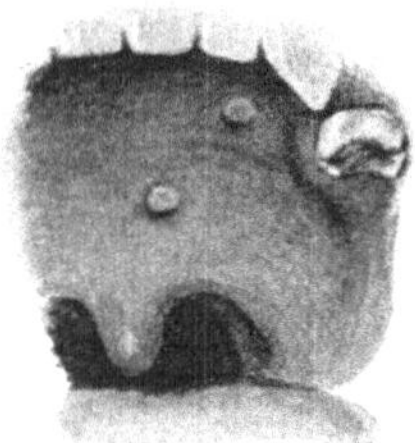

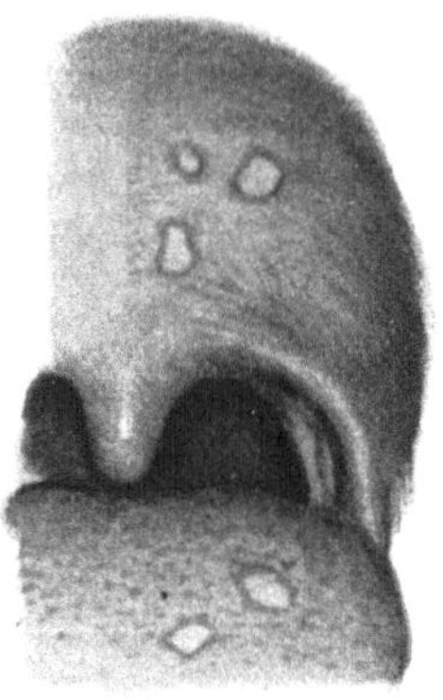

Abb. 381. Varizellenbläschen auf der Schleimhaut des weichen Gaumens.

Abb. 382. Schleimhauteruptionen bei Varizellen (geplatzte Varizellenbläschen).

Entsprechend dem Exanthem der äußeren Haut findet man auch auf den Schleimhäuten in vielen Fällen, wenn auch nicht so häufig wie bei der Variola, typische Eruptionen. Am häufigsten ist die Mund- und Gaumenschleimhaut, besonders am harten Gaumen, betroffen, aber auch Zunge, Zahnfleisch und Tonsillen können befallen werden. Die Bläschen schießen meist gleichzeitig, manchmal sogar etwas früher als die Eruptionen der äußeren Haut auf, gehen aber sehr schnell infolge der Mazeration durch das Mundsekret ihrer zarten Epitheldecke verlustig. So kommt es, daß das Exanthem sich in den meisten Fällen nicht als Bläschenausschlag präsentiert (vgl. Abb. 381), sondern in der Form von hanfkorn- bis linsengroßen, gelblichweiß belegten, manchmal von einem schmalen roten Hof umgebenen Erosionen, die von der Stomatitis aphthosa kaum zu unterscheiden sind (vgl. Abb. 382). Meist machen diese Eruptionen auf der Mundschleimhaut gar keine Beschwerden. Bei größerer Dichtigkeit und namentlich bei sekundärer Infektion, die zu starker Stomatitis und zu eitriger Infiltration der Geschwürchen führen kann, kommt es aber zu recht unangenehmen Beschwerden, Schmerzen beim Schlucken, Unmöglichkeit zu kauen usw. Sogar Perforation des Gaumensegels durch eine ulzerierte Varizellenpustel ist beobachtet worden (Kaupe).

Auch auf der Konjunktiva des Lides und des Augapfels kommen gar nicht selten Varizelleneruptionen zur Entwicklung und führen zu starker Konjunktivitis. Meist ist dabei das Augenlid stark ödematös. Dieses auffällige Lidödem kann aber auch ohne Bindehautvarizellen schon durch eine einzige

Eruption auf der Haut des Lids zustande kommen (vgl. Abb. 383). Seltener sind die Effloreszenzen auf der Kornea, die zu bleibender Hornhauttrübung oder aber beim Tiefergreifen des Prozesses zur Zerstörung der Kornea und sogar zur Panophthalmie führen können.

Praktisch von Wichtigkeit ist die gelegentliche Lokalisation der Schleimhautpustel im Larynx, weil hier mitunter ein bedrohliches, mit allen Zeichen des diphtherischen Lyarnxkrupps einhergehendes Zustandsbild verursacht werden kann. Die am Rande der Stimmbänder sitzenden Varizellenpusteln führen im Verein mit der entzündlichen Infiltration des Pockengrundes zunächst zu Heiserkeit, bellenden Husten, Dyspnoe und durch Glottisödem zuweilen zu akuten Erstickungsanfällen. Klinisch ist es dabei meist fast unmöglich, den Varizellenkrupp von einem mit Diphtherie komplizierten Varizellenfall zu unterscheiden. Das gilt ebenso für die Fälle, wo gleichzeitig ein Varizellenexanthem auf der Haut vorhanden ist, wie für die, wo das Varizellenenanthem dem Hautausschlag vorangeht. Bei zwei von Jochmann im Krankenhause beobachteten Fällen dieser Art handelte es sich um echten Varizellenkrupp, denn trotz mehrfacher bakteriologischer Untersuchung konnten Diphtheriebazillen nicht nachgewiesen werden.

Die einzig richtige Therapie ist es, wenn Krupperscheinungen sich geltend machen, sofort große Diphtherieserumdosen zu geben und beim Auftreten von inspiratorischen Einziehungen die Tracheotomie oder Intubation vorzunehmen.

Zuweilen werden auch die Genitalien von Varizellenpusteln befallen, beim Knaben das Präputium und die Glans Penis, beim

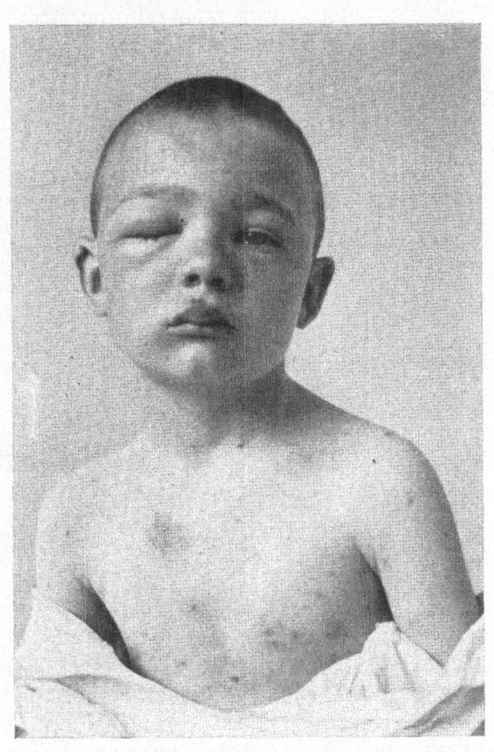

Abb. 383. Ödem des Augenlides infolge einer im inneren Augenwinkel sitzenden Varizellenpustel. Gleichzeitig Ödem der Oberlippe durch Varizellenblasen.

Mädchen die Vulva und die Innenflächen der Labien. Diese Lokalisation kann unter ungünstigen Umständen zu häßlichen Komplikationen führen. So sah Jochmann bei einem Knaben, der am Skrotum und an der Vorhaut Varizellenpusteln hatte, ein starkes entzündliches Ödem des ganzen Skrotums und des Penis; es bestand dabei starke Dysurie. Bei einem Mädchen entwickelten sich im Anschluß an Varizellen der Labien zunächst speckig belegte Geschwüre und dann eine phlegmonöse Infiltration der Schamlippen und ihrer Umgebung mit starker Lymphdrüsenschwellung.

Varizellenpusteln an der Schleimhaut des Afters können zu heftigem Tenesmus Anlaß geben.

Wie bei den meisten Infektionskrankheiten kommen auch bei den Varizellen abortive Formen vor, wobei die Entwicklung sämtlicher Eruptionen

schon auf dem Stadium der Fleckenbildung stehen bleiben und nur Roseolen
zur Entwicklung kommen. Nach Thomas spricht man in solchen Fällen
von Roseolae varicellosae; auch Stehenbleiben im papulösen Stadium
kommt vor.

Die Möglichkeit einer Varicella sine exanthemate wird von einzelnen Autoren
betont (Revilliod).

Wichtiger als die bisher genannten Abweichungen vom gewöhnlichen Krankheitsverlauf sind Fälle, wo es zur Vereiterung der meisten Eruptionen infolge
sekundärer Infektion mit Eitererregern kommt, Varicella pustulosa. Eine
Vereiterung der großen Mehrzahl der Eruptionen findet man meist bei schlecht
genährten, durch andere Erkrankungen geschwächten Kindern, bei Kom-

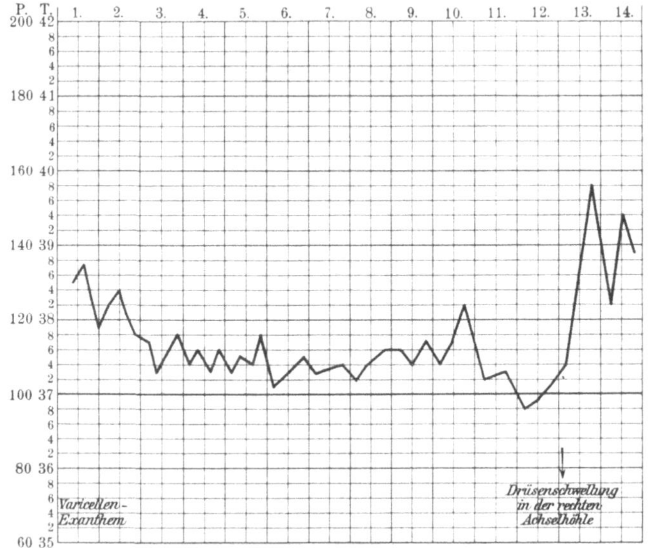

Abb. 384. Erich Fe., 1½ Jahre. Schwere variolaähnliche Varizellen mit Sepsis, ausgehend
von einer vereiterten Pustel. Gestorben.

plikation mit Impetigo contagiosa; auch Hautreize scheinen dazu zu disponieren.
So berichtet Désoil von dem Auftreten vereiterter Varizellenblasen in einem
Falle, wo im Prodromalstadium ein Senfbad gegeben worden war. Ferner
findet man eitrige Pusteln oft an Stellen, die leicht der Sekundärinfektion ausgesetzt sind, z. B. an der durch Urin und Stuhl gereizten Gesäßgegend von
Säuglingen. Der Entwicklungsgang solcher eitrigen Pusteln pflegt länger zu
sein als bei gewöhnlichen Bläschen, so daß bis acht Tage verstreichen können,
ehe das Exanthem zur Eintrocknung kommt. Solche Fälle mit allgemeiner
Vereiterung der Varizellenpusteln erinnern lebhaft an Variola, namentlich wenn
die perlmutterfarbenen, von einem roten entzündeten Hof umgebenen Pusteln
etwas dichter stehen und besonders, wenn sich dieses Zustandsbild bei Erwachsenen entwickelt.

Die Varizellen der Erwachsenen sind nicht so selten, wie noch vielfach behauptet wird, ja in einzelnen verbreiteten Lehrbüchern (Thomas) findet
man sogar merkwürdigerweise noch die Angabe, daß die Varizellen eine ausschließliche Kinderkrankheit seien und bei Erwachsenen nicht vorkommen.
Jochmann beobachtete unter seinem Material von 133 Fällen achtmal Erwachsene mit Varizellen. Ich selbst habe unter einer großen Zahl von Varizellen

mindestens 1 Dutzend Fälle bei Erwachsenen gesehen. Es handelt sich meist um Krankheitsbilder, die große Ähnlichkeit mit der Variolois, der abgeblaßten Form der Variola, haben. Die Unterschiede sind bei der Differentialdiagnose noch genauer zu besprechen. Wichtig ist vor allem das Fehlen

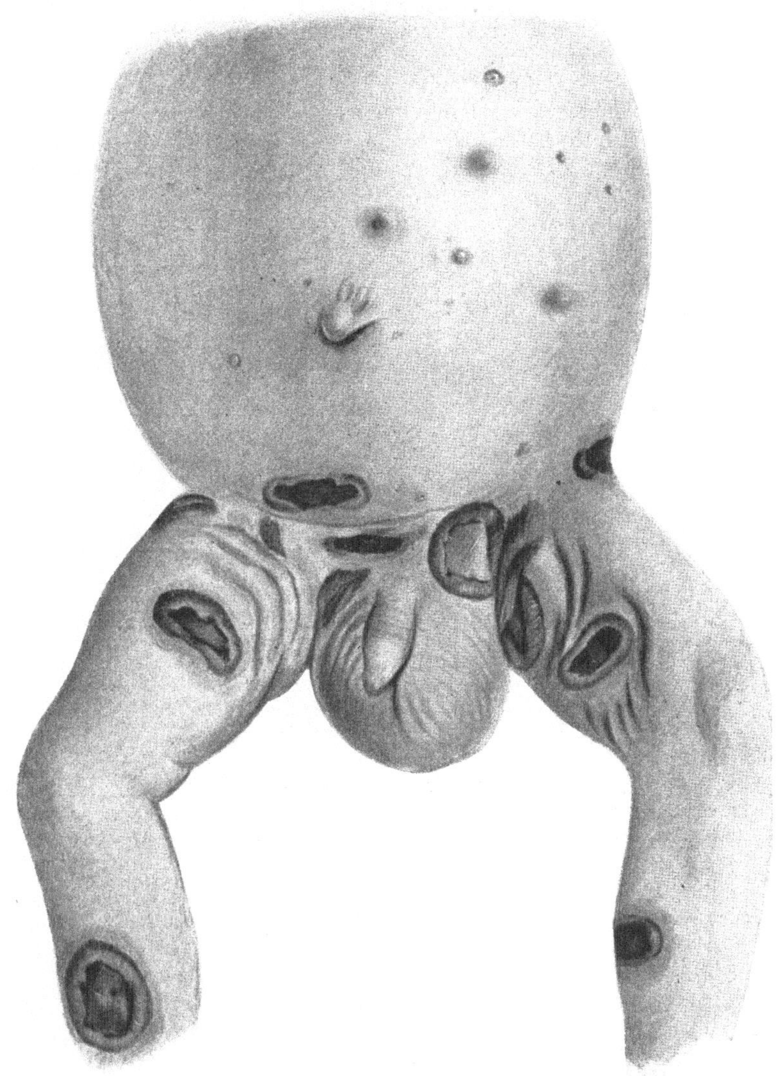

Abb. 385. Gangränös gewordene Varizellenblasen.

eines fieberhaften Prodromalstadiums, die gleichzeitige Anwesenheit aller Entwicklungsstufen des Exanthems und die Beobachtung, daß in der nächsten Nähe des Kranken Varizellenfälle vorgekommen sind.

Im Anschluß an die Vereiterung der Varizellenpusteln kann es zu mannigfachen Komplikationen kommen. Die schlimmste Folgeerscheinung, die sich daraus entwickeln kann, ist eine septische Allgemeininfektion, die mit

hohem Fieber und schnellem Kräfteverfall einhergeht und unter Intoxikationserscheinungen den Tod herbeiführt. Häufig ist der Schluß auch eine Bronchopneumonie. Allgemeine Sepsis nach Varizellen findet man besonders bei Kindern,
die bereits durch andere Krankheiten, Masern, Keuchhusten, Tuberkulose,
geschädigt sind. Das Bindeglied zwischen der septischen Allgemeinerkrankung
und den vereiterten Varizellenpusteln sind meist lokale Entzündungsprozesse in der nächsten Umgebung der pustulösen Eruptionen. Diese lokalen
Entzündungserscheinungen bleiben ja für gewöhnlich auf ihren Entstehungsort
beschränkt, aber bei wenig widerstandsfähigen Individuen werden sie leicht
zum Ausgangspunkt einer Sepsis (meist Streptokokkensepsis). Auch ein Erysipel
kann an einer vereiterten aufgeplatzten Varizellenpustel beginnen. Bei kachektischen Kindern, namentlich dort, wo die Varizellen als sekundäre Krankheit

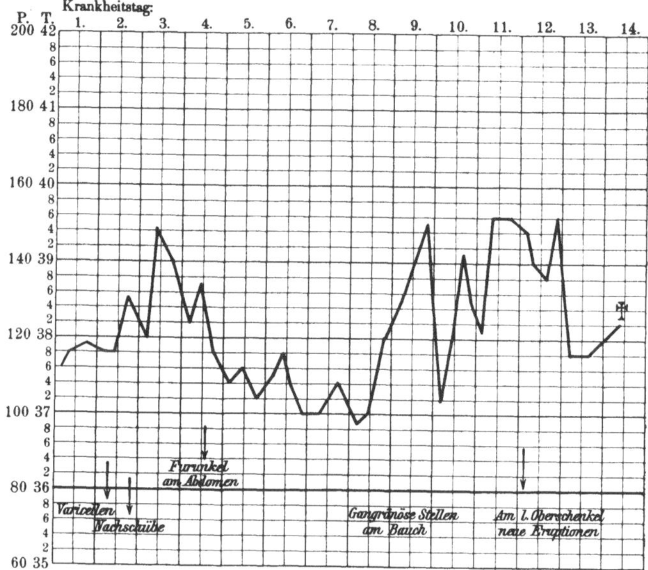

Abb. 386. Rudi Da., 9 Monate. Gangränöse Varizellen. Am Bauch und Oberschenkeln
entwickeln sich Blasen mit blutig serösem Inhalt und infiltriertem Rand, aus dem schnell
bis zu talergroße gangränöse Herde werden. Gestorben

zu Keuchhusten oder Masern hinzukommen, entwickeln sich nicht selten überall
da, wo die eiternden Varizellenpusteln gesessen haben, linsen- bis pfennigstückgroße muldenförmige Geschwüre mit speckigen Belägen, die im Falle
der Ausheilung strahlige Narben hinterlassen.

In manchen Fällen kommt es zu subkutanen Abszessen; auch multiple
Furunkelbildung ist nicht selten.

Ein abschreckendes Bild gewähren jene Fälle, wo aus den vereiterten Varizellenpusteln durch Sekundärinfektion eine Hautgangrän entsteht. Diese
schwere Komplikation beobachtet man meist bei dekrepiden, durch andere
Ursachen bereits geschwächten Kindern, doch kann sie gelegentlich auch bei
kräftigen Individuen vorkommen. Die Ätiologie ist nicht bekannt. Die Gangränbildung kann schon am ersten Tage einsetzen, meist aber bemerkt man
sie erst im Stadium der Eintrocknung. In der Regel werden nur einzelne der
Pusteln gangränös, während die anderen regulär verlaufen. Die Entwicklung
der Gangrän geht in der Weise vor sich, daß die Varizellenblasen sich mit blutig-
seröser Flüssigkeit füllen und schnell zu abnormer Größe (von Erbsen- bis

Markstück- und Talergröße) anwachsen, während der Rand der Blase blutig infiltriert erscheint. Nach Platzen der Blase bildet sich ein schwarzer, nekrotischer Schorf, der in einer tiefen, wie mit einem Locheisen ausgestanzten, mit nekrotischen Massen austapezierten Mulde ruht (vgl. Abb. 385 u. Kurve 386).

In manchen solchen Fällen kommt es zur ausgesprochenen hämorrhagischen Diathese. Die zuerst normal entwickelten Bläschen füllen sich mit blutigem Inhalt, so daß sie hellrot oder schwärzlichrot erscheinen, und auf der normalen Haut treten Petechien und Ekchymosen auf. Der Schorf der eingetrockneten Bläschen ist schwarz (vgl. Abb. 387). Oft kommen noch andere Zeichen der hämorrhagischen Diathese hinzu: blutige Stühle, blutiges Erbrechen, Nasenbluten. Trotz so bedrohlicher Erscheinungen können auch solche Fälle noch in Heilung ausgehen, doch endet die Mehrzahl letal.

Nach Knöpfelmacher kommen Hautblutungen bei Varizellen 1. als Prodromalsymptom vor, 2. als Blutungen in die Effloreszenzen, 3. als diffuse Blutungen in die Haut oder Schleimhäute während oder nach Ablauf der Varizellen als Folge einer Sepsis, 4. als Folge einer begleitenden oder abgelaufenen Pertussis in die Area der Varizellenbläschen, wodurch eine gutartige Form hämorrhagischer Varizellen entsteht.

Eine zwar nicht häufige, aber praktisch sehr wichtige Komplikation der Varizellen ist die Nephritis, die von Henoch 1884 zuerst erwähnt wurde und seitdem mehrfach zur Beobachtung gekommen ist. Jochmann sah unter 133 Fällen zweimal Nephritis haemorrhagica. Die Prognose ist im allgemeinen günstig. Nach 14 Tagen pflegt die Blut- und Eiweißausscheidung vorüber zu sein. Mitunter bleiben noch für einige Wochen Spuren von Albumen zurück. Selten ist der Übergang in eine chronische Form beobachtet worden. Pospischill führt das gelegentliche Auftreten einer Nephritis nach Varizellen auf eine unbemerkt verlaufene leichte Scharlacherkrankung zurück. Rille fand in einem guten Drittel seiner Fälle Azeton im Urin; in einem Fünftel Albuminurie.

Gelenkerkrankungen gehören zu den selteneren Komplikationen der Varizellen. Sie treten auf der Höhe des Exanthems oder im Beginn der Eintrocknung auf und sind meist

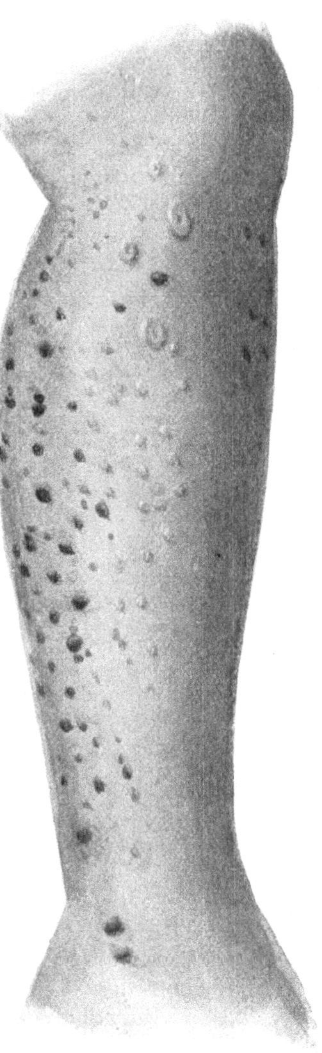

Abb. 387. Hämorrhagische Varizellen.

polyarthritisch. Es handelt sich um eine einfache Synovitis, die ohne Ergüsse einhergeht. Ähnlich dem Scharlachrheumatismus pflegen die Affektionen nach einigen Tagen wieder vorüberzugehen. Schwerere, wochenlang anhaltende Polyarthritis ist sehr selten. Im Gegensatz zu diesen im ganzen benigneren Formen steht die eitrige Arthritis, die im Gefolge von Sekundärinfektionen bei allgemeiner Sepsis nach Varizellen oder auch im direkten Zusammenhang mit phlegmonösen oder gangränösen Prozessen beobachtet wird.

Von Lungenkomplikationen werden zuweilen Bronchitis und Bronchopneumonien beobachtet. Das Fieber nimmt dabei meist remittierenden Charakter an (vgl. Kurve 388). Das Hinzutreten der bronchopneumonischen Entzündungen markiert sich dabei oft auch in der Weise, daß die im Abklingen begriffene Fieberkurve zugleich wieder ansteigt (vgl. Kurve 388). Namentlich bei Masern- und Keuchhustenkindern, die an Varizellen erkranken, ist die Komplikation mit Bronchopneumonie ein relativ häufiges Ereignis, das mitunter den letalen Ausgang herbeiführt. Auch zu Pleuraempyem kann es in diesem Zusammenhange kommen. Konsekutive metastatische Pneumonie nach Varizellen beobachtete Rille (Wiener klin. Wochenschr. 1889. 38—39).

An den Ohren stellt sich im Laufe der Varizellen zuweilen eine Otitis media ein und bedingt eine Fieberattacke. Mitunter verlegen Varizellenbläschen den äußeren Gehörgang und verursachen lebhafte Schmerzen und Ohrensausen.

Das Nervensystem ist sehr selten bei Varizellen in Mitleidenschaft gezogen. Einzelne berichten über Enzephalitis, Chorea, akute Paralyse der Beine mit Verlust der Sensibilität und der Reflexe und Ausgang in Heilung. Marfan sah Monoplegie eines Armes im Anschluß an Varizellen.

Eines Wortes bedürfen noch die Beziehungen der Varizellen zur Tuberkulose. Ähnlich wie die Masern scheinen auch die Varizellen einen begünstigenden Einfluß auf die Entwicklung der Tuberkulose auszuüben. Man hat wenigstens des öfteren beobachtet, daß vorher latente Tuberkulosen akut wurden oder lokalisierte Tuberkulose der Drüsen oder der Lunge eine rapide Verschlechterung erfuhren. Auch entwickelte sich mitunter während der Varizellenerkrankung bei Kindern, die bis dahin an latenter Drüsentuberkulose litten, blaß und kränklich waren, akut eine Miliartuberkulose.

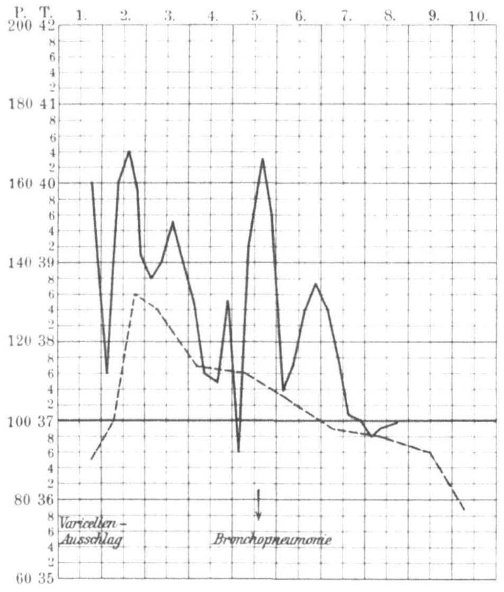

Abb. 388. Max Bu., 3 Jahre. Varizellen mit Bronchopneumonie. Geheilt.

Die **Diagnose** der Varizellen stößt in der Regel nicht auf Schwierigkeiten. Herpes zoster, Impetigo contagiosa, Sudamina, Varicella syphilitica, Urticaria können flüchtig an Windpocken erinnern, doch ist bei genauerem Zusehen kaum eine Verwechslung möglich. Lichen strophulus führt gelegentlich zur Verwechslung; die Mütter berichten dann über mehrfaches Erkranken an Windpocken. Der starke Juckreiz, das gruppenweise Auftreten des Strophulus sichern die Diagnose. Wenn es sich um die bullöse Form der Varizellen handelt, ist die Unterscheidung von Pemphigus schwierig, sofern alle Effloreszenzen in größere Blasen umgewandelt sind. Erst die Beziehungen der Krankheit zu Varizellenerkrankungen in der Umgebung können zur Diagnose verhelfen. Handelt es sich um Pemphigus, so wird die längere Dauer des Leidens darüber aufklären.

Auch das Erythema exsudativum multiforme kann mitunter Schwierigkeiten machen, wenn es in seiner papulopustulösen Form auftritt.

Viel wichtiger ist die Unterscheidung von der Variola. Das Bild der regulären echten Pocken ist schon wegen der gleichen Entwicklungsstufe, auf der
alle Effloreszenzen stehen bleiben, nicht zu verkennen. Aber gerade die Variolois, die abgeblaßte Form der Variola,
wie sie infolge der Schutzimpfung in
unseren Breiten uns gewöhnlich begegnet,
ist mitunter schwer von den Varizellen
zu unterscheiden. Zweifellos gibt es
Fälle von **variolaähnlichen Varizellen,** die
dem Diagnostiker starkes Kopfzerbrechen
machen können. Die Mehrzahl der Effloreszenzen zeigt dabei einen vereiterten Inhalt,
ist gedellt, nimmt mehrere Tage an Größe
zu und ist mit einem entzündeten roten
Hofe umgeben. Nach der Eintrocknung
und Bildung einer schwarzbraunen Kruste
bietet sich das Bild der Pustules en cocarde,
die bei den Franzosen für charakteristisch
für Variola gelten. Was beim Anblick des
Exanthems in solchen Fällen für Varizellen
spricht, ist zunächst die Buntheit des
Bildes, die gleichzeitige Anwesenheit aller
Entwicklungsstufen (vgl. Abb. 389 u. 390).
Genau dasselbe Bild kann aber
auch bei der Variolois vorhanden
sein, weil auch hier im Gegensatz
zur typischen Variola Nachschübe
und vor allem Stehenbleiben auf
verschiedenen Entwicklungsstufen
vorkommen. Also aus dem Anblick des
Exanthems kann mitunter der Erfahrenste
keine Entscheidung treffen. Wichtig aber
ist die Frage nach den Prodromalerscheinungen. Bei der Variolois geht fast stets,
selbst in leichten Fällen, ein dreitägiges
Prodromalstadium mit höherem Fieber
und vor allem mit Kreuzschmerzen
voraus, während bei den Varizellen Prodrome entweder gar nicht vorhanden oder
sehr geringfügig sind. Sowohl bei der
Variola, wie bei der Variolois beobachtet
man regelmäßig bei Ausbruch des Exanthems eine tiefe Senkung der Temperatur; im Gegensatz dazu steigt bei
den Varizellen mit dem Ausbruch des
Exanthems die Temperatur steil an.
Auch dieser Satz muß aber eingeschränkt
werden. Namentlich bei erwachsenen
Patienten geht auch dem Ausbruch
der Varizellen mitunter ein zwei-
bis dreitägiges Fieber mit Gliederschmerzen und sogar mit Kreuzschmerzen voraus. Für die Entscheidung

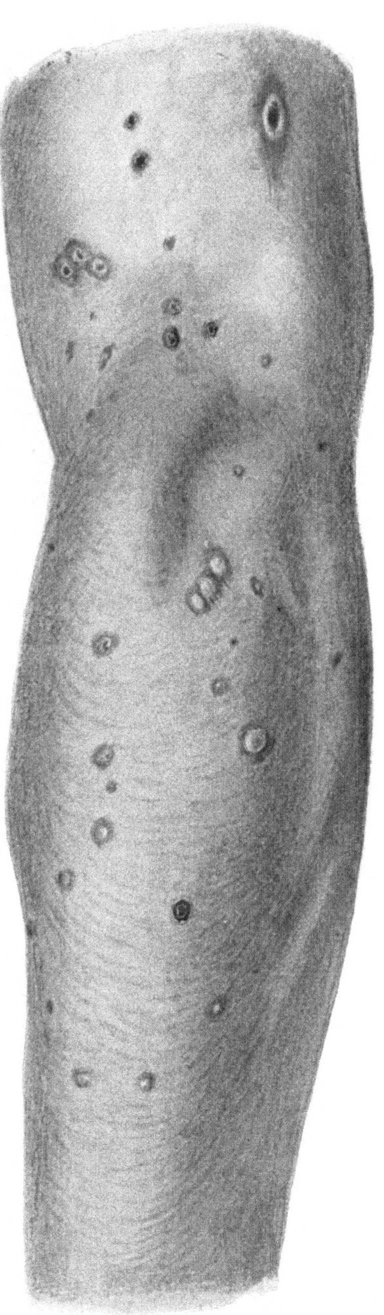

Abb. 389. Variolaähnliche Varizellen am
Arm eines 30 jährigen Mannes.

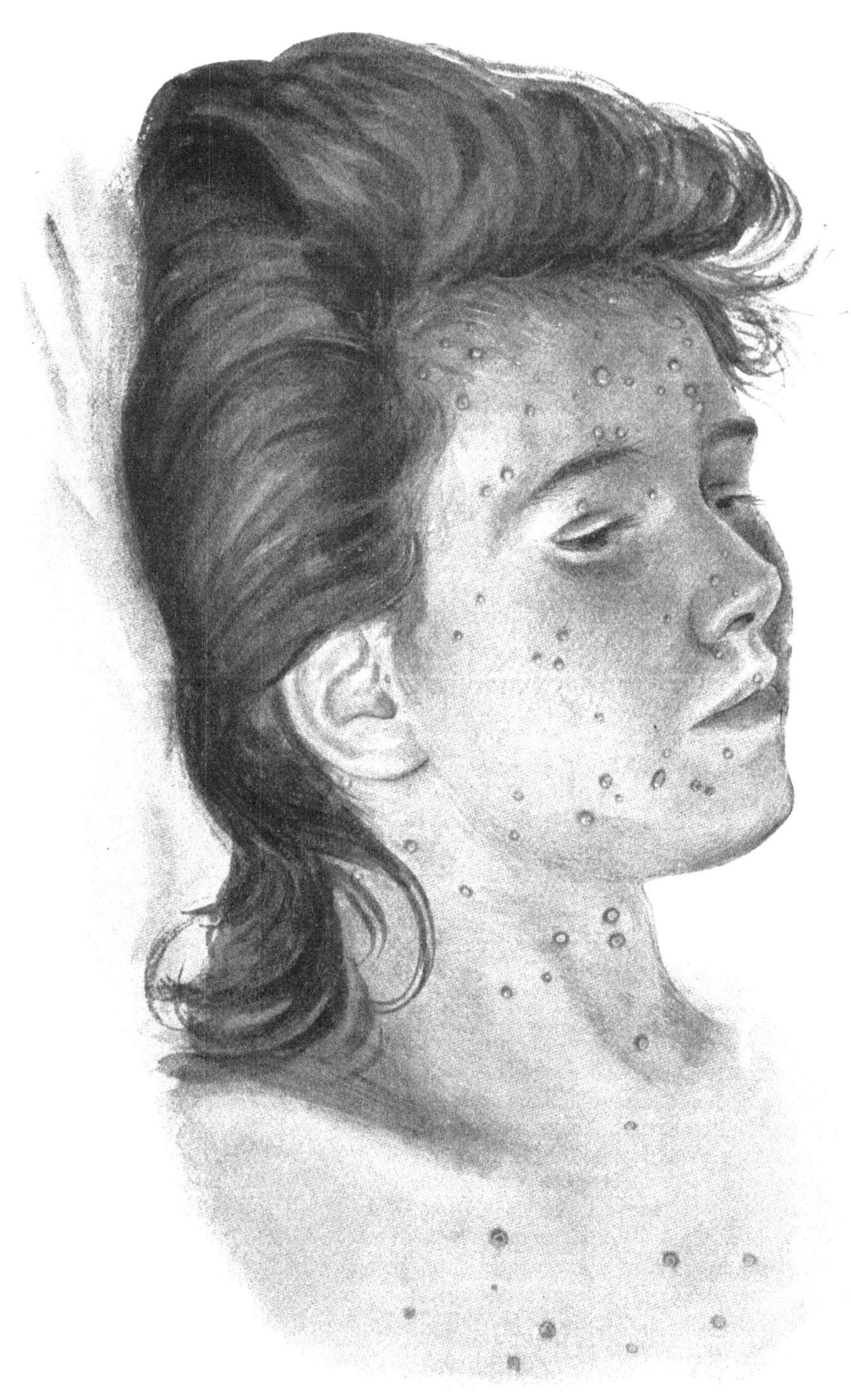

Abb. 390. Variolaähnliche Varizellen bei einer Erwachsenen.

von großem Wert ist es natürlich, wenn in der Umgebung des Kranken gleichzeitig Varizellen- bzw. Variolaerkrankungen vorhanden sind.

Bei diesen zweifelhaften Fällen steht nun eine Reihe von biologischen Hilfsmitteln zur Verfügung: in erster Linie die Hornhautimpfung des Kaninchens mit dem Inhalte einer Pustel (vgl. Ätiologie Variola). Der positive Ausfall derselben, der Nachweis von Guarnierischen Körperchen entscheiden die Diagnose Variola; der negative ist nicht beweisend. Noch einfacher ist es (Jürgens), den Bläscheninhalt auf eine andere Hautstelle des Kranken zu überimpfen; auch hier muß die Impfung bei Varizellen negativ ausfallen.

Sehr genau scheint nach den Mitteilungen von Dold und besonders von Langer die Komplementbindungsmethode zu arbeiten. Als Antigen benutzten die Autoren Windpockenkrusten, bzw. das Stadium im Beginn der Eintrocknung. Die Reaktion ist spezifisch.

Bei jungen Varizellenbläschen kann man durch einen Ausstrich, den man nach der panoptischen Methode von Pappenheim färbt, oder einfacher nach Fixation in Methylalkohol mit Hämalaun oder Böhmers Hämatoxylin und Eosin, die Diagnose in kurzer Zeit sichern. Der Nachweis von zahlreichen Riesenzellen mit reichlichen Kernen ist für Varizellen beweisend (vgl. Anatomie des Varizellenbläschens (Tyzzer, Paschen, Hammerschmidt).

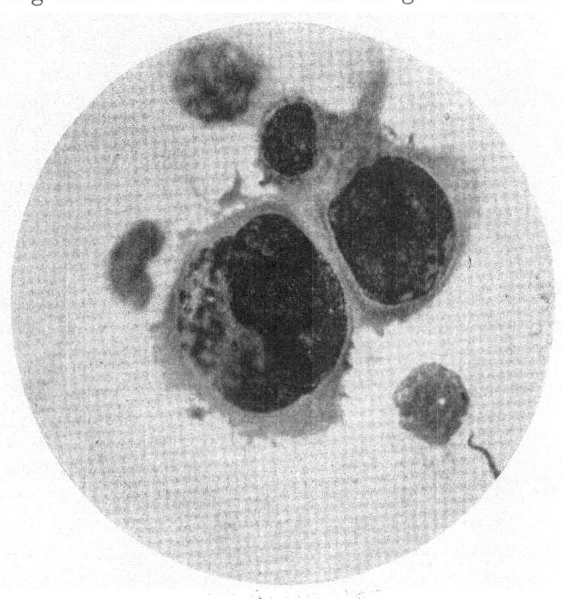

Abb. 391. Ausstrich von Varizellenbläschen – Riesenzellen.

Blutbefund. Die Variola geht allgemein mit Hyperleukozytose einher, während bei Varizellen eine Senkung der Gesamtleukozytenzahl gefunden wird (Sobotka, v. Arneth, Mensi, Stroh, Mayer). Die Dauer derselben betrug durchschnittlich 11 Tage bei Strohs Fällen. „Diese Erschütterung des normalen hämatologischen Schemas beim Kinde durch die Varizellen ist um so überraschender, als diese Krankheit in der Regel ohne große Störung des Allgemeinbefindens einherzugehen pflegt" (Stroh). Die Eosinophilen-Zellen sind mit Einsatz der Varizellen meistens herabgesetzt; meist folgt eine postinfektiöse Eosinophilie. Myelozyten wurden von einigen Untersuchern gefunden.

Der Blutbefund allein ist jedenfalls nur mit großer Reserve bei der Differentialdiagnose gegenüber Variola zu verwerten.

Nach allem wird man gut tun, in einem Falle von variolaähnlichen Varizellen, besonders bei Erwachsenen, wo man seiner Sache nicht ganz sicher ist, lieber Variolois anzunehmen und alle daraus folgenden Konsequenzen für Isolierung und prophylaktische Maßnahmen zu ziehen.

Prognose. Die Varizellen nehmen in den allermeisten Fällen einen guten Ausgang. Selbst Komplikationen, wie Nephritis, Varizellenkrupp, sekundäre Eiterungen gefährden das Leben nur selten. Ungünstiger liegen die Verhältnisse bei Kindern, die durch andere Krankheiten ihre Widerstandskraft eingebüßt haben, so z. B. bei Masern- und Keuchhustenkindern. Hier droht die Sekundärinfektion mit ihren gefährlichen Folgeerscheinungen, Sepsis, Hautgangrän; auch bronchopneumonische Prozesse führen dabei zuweilen den Tod herbei. Die Schwere der Infektion, die rein toxische Wirkung des Varizellengiftes, wird wohl nur in den seltensten Fällen zur Todesursache. Besonders gefährdet sind Kinder mit latenter oder offenkundiger Tuberkulose, weil dabei nicht selten starke Verschlimmerungen des Prozesses, mitunter Miliartuberkulose, vorkommen.

Unter Jochmanns 133 Fällen, die nicht mit anderen Infektionskrankheiten kombiniert waren, starben 7, und zwar 1 an hämorrhagischen Varizellen unter toxischen Erscheinungen, 1 an Schluckpneumonie, 3 an Sepsis und 2 an gangränösen Varizellen.

Therapie. In den meisten Fällen bedarf die Erkrankung an Windpocken kaum einer besonderen Behandlung. Bis zum Eintrocknen der Pusteln und Bläschen ist auch bei geringer Temperatursteigerung das Bett zu hüten. Man schützt so die Kinder am besten vor Erkältungsmöglichkeiten und trägt dazu bei, dem eventuellen Eintritt einer Nephritis vorzubeugen. Bevor man das Aufstehen erlaubt, ist auf jeden Fall eine Harnuntersuchung vorzunehmen. Zeigen sich Spuren von Albumen, so darf das Bett nicht eher verlassen werden, als bis der Urin wieder frei ist.

Gegen das lästige Jucken und zur Beschleunigung der Eintrocknung der Varizellenbläschen pudert man zweimal täglich mit Zinkpuder, Vasenolpuder die befallenen Stellen ein. Corben empfiehlt Betupfen der Bläschen 1—2 mal täglich mit Jodtinktur. Sind infolge Kratzens einige Pusteln eitrig, die Umgebung infiltriert geworden, so macht man Umschläge mit essigsaurer Tonerde oder pinselt mit $1\,^0/_0$iger spirituöser Trypaflavinlösung ein.

Wegen der auf der Schleimhaut der Mundhöhle auftretenden Bläschen, die sich in kleine aphthenähnliche Geschwüre verwandeln, sind häufige Spülungen des Mundes mit Salbeiteeabkochungen oder mit einem Althaeadekokt oder $2\,^0/_0$igem Borwasser anzuordnen. Bei kleinen Kindern spritzt man die Mundhöhle mittels einer Ohrenspritze mit Kochsalzlösung oder Borwasser aus. Schmerzen die wunden Stellen der Schleimhaut sehr heftig, so daß die Nahrungsaufnahme verhindert wird, so ist unter Umständen ein Betupfen mit $2—4\,^0/_0$iger Kokainlösung und nachheriges Ausspritzen mit Wasser anzuraten.

Mit besonderer Sorgfalt sind Effloreszenzen an der Innenfläche der Labien zu behandeln, um sekundäre Infektionen zu vermeiden. Tägliche Waschungen oder Sitzbäder, Umschläge mit essigsaurer Tonerde oder Einreibungen mit Borsalbe sind am Platze.

Die Behandlung der Nephritis richtet sich nach denselben Grundsätzen wie bei der Scharlachnephritis: Eiweißarme Kost, die in der Hauptsache aus Milch, Milchsuppen und Breien besteht, diaphoretische Verfahren usw. Andere Komplikationen werden symptomatisch behandelt.

Prophylaxe. Eine Isolierung der Varizellenkranken gilt im allgemeinen wegen des harmlosen Charakters der Krankheit als nicht erforderlich. Immerhin dürfte es sich empfehlen, besonders schwächliche, rachitische und skrofulöse Kinder von der Ansteckung nach Möglichkeit zu schützen, da erfahrungsgemäß bei schlecht genährten und wenig widerstandsfähigen Kindern schwerere Formen mit sekundären Vereiterungen oder Gangränbildung usw. aufzutreten pflegen. Ganz besonders gilt das auch für Rekonvaleszenten von Scharlach, Masern, Keuchhusten, Diphtherie u. dgl. In Krankenhäusern ist deshalb auf jeden Fall eine Isolierung der Varizellenkinder geboten; bei Ausbruch auf einer Kinderstation empfiehlt sich die Impfung der Gesunden nach Medin, Kling, die nachweislich eine leichtere Erkrankung herbeiführt.

Literatur siehe bei:

Jürgensen, Varizellen in Spez. Pathol. u. Therap., herausgeg. von Noth-nagel, Wien 1896. — N. Swoboda, Varizellen im Handbuch der Kinderheil-kunde, herausgeg. von Pfaundler u. Schloßmann, Leipzig 1906. — Thomas, Handb. der spez. Pathol. u. Therap. Bd. II. 2. 2. Aufl. — Tyzzer, The Philippine Journal of Science. Vol. 1, Mai 1906. — Hammerschmidt, Histologische Befunde bei Varizellen. Beiträge z. pathol. Anat. u. z. allg. Pathol. Bd. 65. — v. Bokay, Jahrbuch d. Kinderheilk. Bd. 39, S. 380.

Die Pocken (Variola).

Unter Variola (Blattern, Pocken) verstehen wir eine akute, kontagiöse, exanthematische Infektionskrankheit, die durch einen vesikulös-papulösen Ausschlag und durch einen ungemein typischen Fieberverlauf charakterisiert ist.

Der Name ist wahrscheinlich ein Diminutivum von Varus = der Knoten; andere leiten das Wort vom griechischen αἰόλος (lateinisch: variegatus = gescheckt) ab.

Das deutsche Wort „Pocke" stammt aus dem Niederdeutschen und be-deutet so viel wie Beutel, Tasche, Sack und deutet auf das augenfälligste Sym-ptom der Krankheit, auf die spezifischen Effloreszenzen hin, ebenso wie die Bezeich-nung Blattern, die so viel wie „Blasen" bedeutet und aus dem Hochdeutschen stammt. Im Französischen heißt die Variola petite vérole. Diese Benennung kam erst nach dem Auftreten der Syphilis in Europa um 1494 in Gebrauch und diente zur Unterscheidung des Variola-Exanthems von den papulösen und pustulösen Syphiliden, die als große Blattern, grosses véroles, bezeichnet wurden. Dem-entsprechend heißt die Variola im Englischen small-pox (small = klein).

Man bezeichnet die Variola als Menschenpocken im Gegensatz zu den Tierpocken und spricht von Variola vera = echte Pocken im Gegensatz zu den unechten Pocken, den Varizellen oder Windpocken, die ätiologisch streng davon zu trennen sind.

Unter Variolois versteht man eine milde Form der Variola vera mit atypischer und überstürzter Entwicklung des Exanthems und abortivem Verlauf. Sie ist seit der Einführung der Schutzimpfung (Vakzination) in kultivierten Ländern häufiger zu beobachten als die Variola vera, weil sie hauptsächlich bei Menschen auftritt, die zwar längere Zeit vorher geimpft sind, bei denen aber der Impfschutz nachgelassen hat. Die noch vor-handenen Immunitätsreste lassen hier nur das abgeblaßte Krankheitsbild zum Ausdruck kommen. Die Ätiologie der Variola vera und der Variolois ist dieselbe; denn bei Epidemien kommen beide Typen nebeneinander vor, und die eine Form kann aus der anderen durch Ansteckung hervorgehen.

Geschichte. Die Pocken sind schon über 1000 Jahre vor Christi Geburt in China und Indien heimisch gewesen. Chinesen sowohl wie Inder hatten schon in uralten Zeiten erkannt, daß das Überstehen der Blattern vor einer Wiedererkrankung an den Pocken schützt und hatten daraus die Konsequenz gezogen, daß es vorteilhaft sei, zu Zeiten milder Pockenepidemien den Pustelinhalt auf gesunde Menschen zu verimpfen.

Möglicherweise ist das Innere Afrikas der Ausgangspunkt gewesen, von dem aus die Blattern nach Europa gelangten. Eine allerdings nicht näher verbürgte Überlieferung berichtet, daß die Seuche bei den Negern Zentralafrikas schon seit Urzeiten geherrscht habe und von da aus nordwärts über das Rote Meer gedrungen sei. Von hier aus soll sie dann Arabien heimgesucht haben, wo sie während des sog. Elefantenkrieges im Jahre 572 n. Chr. erschien und das Heer der Abessinier dezimierte. Seitdem blieben die Pocken in Arabien heimisch und ergriffen die benachbarten Grenzländer Vorderasiens und Nordafrikas. Kunde davon erhalten wir durch die Schriften ägyptischer Ärzte.

In Europa haben die Pocken bereits im 6. Jahrhundert ihren Einzug gehalten. Im Jahre 541 hatte sich nach Sigbert von Gemblours im heutigen Frankreich „malae valetudines cum pustulis et vesicis" gezeigt, und über eine ähnliche Krankheit berichtet 570 der Bischof Marius von Avenches, wobei er zum ersten Male die Bezeichnung Variola gebraucht. Das Zeitalter der Kreuzzüge trug mit seiner mächtigen Völkerbewegung viel zur Verbreitung der Pocken bei. Gewaltige Epidemien entstanden und zeichneten sich durch große Bösartigkeit aus. Nach England wurde die Seuche um das Jahr 1241/42 durch die Normannen verschleppt; auch Dänemark und sogar Island, das ultima Thule, machte um diese Zeit die Bekanntschaft der Seuche.

In Deutschland traten die Pocken zum ersten Male um das Jahr 1493 auf, vermutlich importiert aus den Niederlanden; etwas später überzogen sie Schweden und Rußland. In der Zeit von 1546—1589 verbreiteten sich sechs schwere Epidemien über Italien, Frankreich und Holland.

Auch in Amerika hatte die verderbenbringende Seuche bald nach seiner Entdeckung ihren Einzug gehalten und griff in dem bisher von ihr unberührten Lande mit rasender Schnelligkeit um sich. Überall machte man bei dem Auftreten der Blattern in Amerika, sowie überhaupt in Ländern, die bisher davon verschont geblieben waren, die Beobachtung, daß alle Lebensalter gleichmäßig davon ergriffen wurden, während sie in Europa in erster Linie eine Kinderkrankheit darstellte.

Im 17. und 18. Jahrhundert gewinnen die Pocken als Völkergeißel eine immer furchtbarere Bedeutung; nur die wenigsten Menschen blieben von den Blattern frei. Die Ansteckung erfolgte meist im Kindesalter; Erwachsene erkrankten seltener, weil sie meist in der Jugend geblattert waren. Noch nicht geblatterte Kinder nannte man „pockenfähig". Hatte sich auf dem Lande oder in einer Kleinstadt mit wenig Verkehr eine große Zahl von pockenfähigen Kindern angesammelt, so verursachte ein eingeschleppter Fall schnell eine größere Epidemie. In den großen Städten Europas herrschte die Seuche dauernd, doch wechselten auch hier Epidemiejahre in vier- bis sechsjährigen Perioden mit Zeiten geringerer Pockenhäufigkeit.

Der Anteil, den die Pocken an der Gesamtsterblichkeit hatten, war ein enormer. In Deutschland schätzte Faust in Bückeburg den jährlichen Pockenverlust unter den damaligen 24 Millionen Einwohnern auf 67 000. In Preußen starben nach Junkers Berechnungen im Jahre 1796 nicht weniger als 65 220 Menschen an den Blattern.

Die wissenschaftlichen Anschauungen über die Natur der Pocken erfuhren im 17. und 18. Jahrhundert allmählich eine wesentliche Klärung. Der englische Arzt Sydenham (1624—1689) hat das Verdienst, die Trennung der Pocken von den Masern mit Sicherheit statuiert zu haben. Der Gedanke, die Kranken zu isolieren und so die Seuche von den Gesunden fernzuhalten, brach sich erst um die Mitte des 18. Jahrhunderts Bahn. Die Annahme der Übertragbarkeit der Blattern, die schon von van Helmont als wahrscheinlich hingestellt worden war, verschaffte sich allgemeine Anerkennung erst durch Boerhave. In Deutschland war es besonders Bernhard Christoph Faust, der die Absonderung der Kranken befürwortete, um die Ausrottung der Blatternpest zu bewirken. Das erstrebte Ziel wurde freilich nur sehr unvollkommen erreicht. Bei der enormen Verbreitung und der großen Infektiosität der Krankheit hatten Sperrmaßregeln wenig Aussicht auf Erfolg.

So bemächtigte sich schließlich der Bevölkerung eine tiefe Resignation. Man wurde immer nachlässiger im Verkehr mit den Pockenkranken, da die Seuche ja doch nicht zu vermeiden war, und schließlich tauchte der Gedanke auf, vorteilhafter, als die Krankheit zu vermeiden, sei es vielleicht, sie aufzusuchen, um unter möglichst günstigen Umständen eine milde Form der unvermeidbaren Krankheit zu akquirieren und dann vor einer Wiedererkrankung gefeit zu sein.

Soviel hatte nämlich tausendfältige Erfahrung gelehrt, daß der Mensch meist nur einmal an den Pocken erkrankt, daß also das Überstehen der Seuche vor einer Wiedererkrankung schützt. Auch war es bekannt, daß dieser dauernde Schutz, den man durch die einmalige Blatternerkrankung erwarb, gar nichts mit der Schwere der Infektion zu tun hatte, sondern daß derselbe sich auch nach den leichtesten Blatternformen einstellte. Es galt also, bei der künstlichen Übertragung der Blattern eine möglichst milde Form auszusuchen. Die Kinder wurden in ein Blatternhaus geschickt, wo sie gegen Entgelt etwas Blatternschorf erhielten, den sie dann in der Hand zusammendrücken mußten. Diese Sitte des „Pockenkaufens", die schon im Jahre 1671 von Vollgnad aus Warschau beschrieben wurde, führte keineswegs regelmäßig zu dem gewünschten Ziel. In einzelnen Fällen verlief der Versuch, auf diese Weise die Pocken künstlich zu erzeugen, resultatlos, in anderen Fällen aber kauften sich die armen Kinder den Tod.

Sicherer im Erfolge, wenn auch keineswegs aller Fährlichkeiten bar, war die Inokulation oder Variolation, die direkte Einimpfung von Pockengift durch Schnitt oder Stich, wie sie in Indien schon zu grauer Vorzeit in Gebrauch war. Die Methode kam aus Vorderasien nach Konstantinopel und wurde von hier aus durch die Lady Montague im Jahre 1717 nach Westeuropa gebracht, wo sie bald die größte Bedeutung gewann. Der Vorzug des neuen Verfahrens vor dem Pockenkaufen war einmal die Sicherheit, mit der die Impfung die spezifische Erkrankung hervorrief, und vor allem die Tatsache, daß der Charakter dieser eingeimpften Variola in der Regel ein milder war.

Ein ideales Prophylaktikum stellte dieses Verfahren noch keineswegs dar, denn es barg sowohl für den Geimpften als auch für dessen Umgebung Gefahren. Wollte es das Unglück, so verlief auch die Impfung mit Variola einmal tödlich, ohne daß dem Inokulator ein besonderer Vorwurf zu machen gewesen wäre. Vor allem aber war es bedenklich, daß der Inokulierte für die Umgebung ebenso ansteckend war, wie jeder Pockenkranke. Diese Unzulänglichkeiten mußten die Methode in dem Momente zu Fall bringen, wo ein Verfahren gefunden wurde, das frei war von diesen Fehlern und die gleichen Vorzüge besaß. So wurde die Inokulation die Vorläuferin der Vakzination, für die sie den Weg bereitete.

Wo die Jennersche Schutzimpfung allgemein durchgeführt wurde, haben die Pocken ihren Schrecken verloren. In Deutschland sind sie seit der Einführung des Impfgesetzes im Jahre 1874 so gut wie ausgerottet.

Ätiologie. Als Erreger sind mit an Sicherheit grenzender Wahrscheinlichkeit winzig kleine, runde, kokkenähnliche, unbewegliche Gebilde anzusprechen, die sich hantelförmig teilen, mit den gewöhnlichen Färbungen nicht darstellbar und stets in großen Mengen nachweisbar sind. Sie passieren das Berkefeldfilter. Die Züchtung ist noch nicht gelungen; wahrscheinlich sind sie obligate Zellschmarotzer, die die lebende Epithelzelle zur Entwicklung und Vermehrung nötig haben; Chlamydozoon variolae vaccinae von Prowazek. Elementarkörperchen, Paschensche Körperchen, Strongyloplasma variolae vaccinae.

Daß die Ursache ein lebender Organismus sein muß, ergibt sich aus der Beobachtung, daß der winzigste Teil des Inhalts einer Pockenpustel genügt, durch Inokulation auf einen gesunden Menschen einen neuen Pockenfall zu erzeugen, und aus der Tatsache, daß ein einziger Blatternkranker zum Ausgangspunkt einer großen Epidemie werden kann. Daraus erhellt die Fähigkeit des Pockenvirus, sich auf Kosten fremder organischer Substanzen zu vermehren, eine Eigenschaft, die nur lebenden Wesen zukommt.

Die verschiedensten Bakterien sind bereits als Erreger angesprochen worden, daß aber Bakterien als Erreger nicht in Betracht kommen können, darauf weist schon die Beobachtung hin, daß der klare Inhalt der Variola-Effloreszenzen im vesikulösen Stadium in der Regel frei von Bakterien ist, obgleich er mit Sicherheit bei der Übertragung die Variola weiterverbreitet. Die vereiterten Blatternpusteln enthalten bisweilen (keineswegs immer) die gewöhnlichen Eitererreger, den Staphylococcus pyogenes aureus und albus und den Streptococcus pyogenes.

Dieser Befund besagt nichts anderes als eine sekundäre Infektion; als Erreger der Variola kommen sie jedoch nicht in Betracht. Namentlich die Häufigkeit des Befundes von Streptokokken bei schweren Formen der Variola, wo sie nicht nur im Pustelinhalt, sondern gelegentlich auch im Blute nachgewiesen werden können, hat manchen Forscher zweifelhaft gemacht, ob nicht doch ein gewisser ätiologischer Zusammenhang zwischen den Kettenkokken und der Variola bestehe; aber niemals

gelang es, mit Reinkulturen solcher Streptokokken beim Kalbe Variolablasen zu
erzeugen.

Fruchtbarer sind die Untersuchungen geworden, die von der Annahme ausgingen,
daß für die Ätiologie der Variola und der Vakzine Protozoen in Frage kommen.
Bevor wir auf diese Forschungen näher eingehen, muß zunächst hier hervorgehoben
werden, daß die ätiologische Zusammengehörigkeit der Variola und der
Vakzine heute mit unumstößlicher Sicherheit feststeht. Die große
Schwierigkeit, durch Übertragung von Variola auf Kühe Vakzine zu erzeugen,
schien lange dagegen zu sprechen. Aufklärend wirkten hier die Arbeiten von

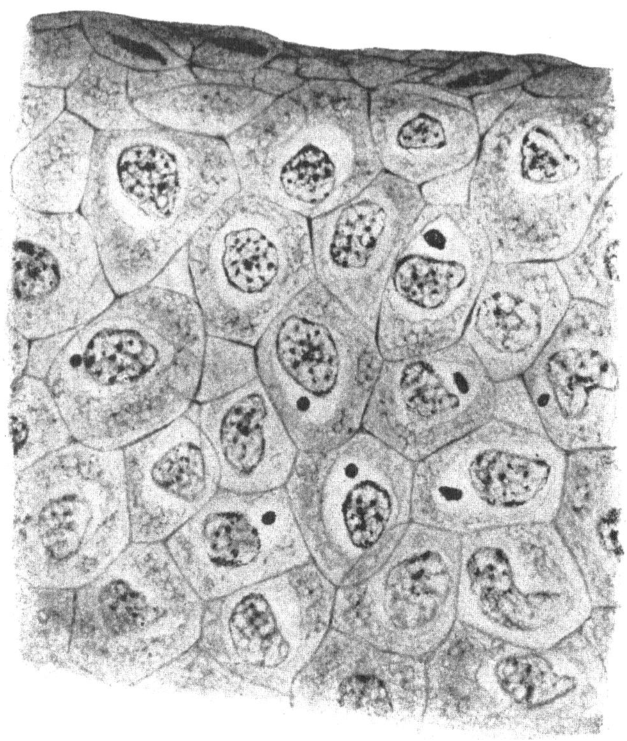

Abb. 392. Guarnierische Körperchen in der Kornea eines Kaninchenauges (die neben
den Kernen der Korneaepithelien liegenden schwarzen Gebilde).
Originalpräparat Jochmann.

Fischer, L. Voigt, Freier, Haccius. Sie zeigten, daß die Schwierigkeiten der
Umzüchtung überwunden werden könnten, wenn man das Variolamaterial schon
in einem frühen Stadium der Pockenpustel entnimmt und nicht nur den flüssigen
Inhalt, sondern die ganze Pocke mitsamt ihrem Mutterboden zur Impfung benutzt
und auf die Bauchhaut eines Kalbes in großer Fläche verimpft. Auf diese Weise
entstehen Pusteln, die sich von den originären Kuhpocken nicht unterscheiden, und
die bei der Übertragung auf den Menschen Vakzine und nicht mehr Variola erzeugen.
Die ätiologische Einheit der Variola und der Vakzine ist dadurch bewiesen. Wir
können also im folgenden vom Variola-Vakzine-Erreger sprechen.

Der erste, der für die Protozoennatur dieses Erregers eintrat, war L. Pfeiffer.
Die von ihm beschriebenen amöbenähnlichen Gebilde, die er als Erreger ansprach, und die sich im Blute fiebernder Variolakranker vorfinden sollten, haben
sich, ebenso wie die von van der Löff beschriebenen Variolaamöben als Degenerationsprodukte gewisser Zellen erwiesen. Von bleibendem Interesse aber sind

die von Pfeiffer zuerst genauer beschriebenen eigenartigen Gebilde in den Epithelzellen der Pockenpusteln, die später als Vakzinekörperchen bezeichnet wurden.
Sie werden jetzt allgemein Guarnierische Körperchen genannt, weil Guarnieri
zeigte, daß man die Entstehung und Entwicklung dieser Vakzinekörperchen besser
noch als in der Pockenpustel der Haut in den Epithelzellen der Kaninchenkornea verfolgen könne. Verimpft man nämlich auf die lebende Kornea eines
Kaninchenauges durch Skarifikation ein Teilchen Variolalymphe oder Vakzinelymphe, so entsteht nach ca. 30 Stunden eine Epithelverdickung, die sich nach
drei Tagen in ein Geschwür verwandelt. Die mikroskopische Untersuchung dieser
Stelle an Schnittpräparaten, die mit Heidenhains Hämatoxylin oder anderen
Kernfarbstoffen gefärbt sind, ergibt, daß die Epithelzellen in der Umgebung der
Verletzung stark gefärbte Körperchen enthalten, die in der Nähe des Kernes liegen
und von einem hellen Hof umgeben sind. Während die meisten dieser Körperchen
sich nur mit Kernfarbe färben, haben andere noch eine Mantelschicht, die durch
Protoplasmafarbe tingiert wird. Größe und Form sind wechselnd. Sie sind bald
rund, bald oval und nehmen bisweilen durch Zerdehnung die Form von Halbmonden,
Sicheln und Spindeln an. Ihre Größe schwankt bis zu dem halben Umfang eines
Epithelkernes.

Was bedeuten diese Guarnierischen Körperchen? Eine große Reihe
der Autoren spricht sie als die Erreger der Pocken und der Vakzine an und deutete
sie als Protozoen (Guarnieri, Pfeiffer, van der Löff, Councilman, Siegel u. a.)

Nach Guarnieri dringt der Parasit in die Epithelzelle der Kornea ein und gelangt in die Nähe des Kernes, wo er sich weiter entwickelt, an Größe zunimmt und
sich mit einer Hülle umgibt. Infolge der Größenzunahme buchtet er den Kern ein,
nagt ihn an: Cytorrhyctes Guarnieri variolae) ($K\acute{v}\iota o\varsigma$-$\acute{o}\varrho\acute{v}\tau\tau\omega$).

Auch Gins spricht sich in seinen neuesten Arbeiten dahin aus, daß die Guarnierischen Körperchen weder Bestandteile des Kernes noch des Protoplasmas sind,
sondern als selbständige, zellfremde Gebilde angesehen werden müssen,
die nicht nur innerhalb der Zellen, sondern auch zwischen den Epithelzellen der
Kaninchenhornhaut angetroffen werden, hier allerdings nur bei junger Infektion.

Bei den von Gins als besonders beweisend angesprochenen „Strahlenzellen"
handelt es sich meines Erachtens um Kernteilungsvorgänge der Epithelzelle,
nicht um fremde Gebilde.

Diese Auffassung, die das Guarnierische Körperchen als Protozoon anspricht,
kann nach den Untersuchungen von Hückel, v. Prowazek, Foa, Paschen,
Ungermann und Zuelzer, Hesse, Böing u. a. nicht als richtig gelten. Folgende
Gründe sprechen dagegen:

Das Variola- und Vakzinevirus ist filtrierbar, während die Guarnierischen Körperchen auf dem Filter infolge ihrer Größe zurückgehalten werden
(Negri, Casagrandi und Carini). Hiergegen kann man freilich einwenden, daß
der Erreger auf einem bestimmten Entwicklungsstadium so klein ist, daß er die
Poren des Filters passieren kann, und daß verschiedene Entwicklungsstadien gleichzeitig vorkommen.

Am wertvollsten ist die Beobachtung von Foa, daß man mit chemischen
Mitteln die Guarnierischen Körperchen stark schädigen und sogar
bis zum Schwinden bringen kann, ohne daß dadurch das übertragungs-
fähige Virus zugrunde geht.

Die jetzt fast allgemein geltende Annahme ist die, daß die Guarnierischen
Körperchen nicht als die Erreger der Variola-Vakzine aufzufassen sind,
auch nicht als eingeschlossene Leukozyten oder ausgestoßene Nukleolen oder
degenerierte Zentrosomen.

Man nimmt vielmehr an, daß sie den Erreger einschließen, ihn mantelförmig
umgeben (Chlamydozoon v. Prowazek) und faßt sie als spezifische Reaktionsprodukte der befallenen Zelle, als eine von Reaktionsprodukten der Zelle umgebene
Viruskolonie (Hesse) auf. Sie bestehen zum großen Teil aus einer plastinartigen
und einer chromatoiden Komponente (v. Prowazek), die den Kernstoffen zuzuzählen
sind. Man muß sich mit v. Prowazek vorstellen, und Böing (Arbeiten a. d. Reichs-
gesundheitsamte Bd. 52, Heft 4, 1920) hat auf Grund einer sehr fein ausgebildeten
Färbetechnik das schrittweise verfolgen können, daß der Pockenerreger mit der

Impfung in den Impfschnitt der Kornea gelangt, um von da in das Epithel einzudringen. „Weiterhin müßte dann sein Bestreben sein (Böing), in den Kern zu wandern. Dies gelingt nicht in allen Fällen, sondern ab und zu bleibt er in dem Maschengewebe des Protoplasma hängen. Das Protoplasma erwidert mit einer Abwehrmaßregel und umgibt den Eindringling mit Plastin. Dadurch ist der Erreger zum Guarnierischen Körperchen geworden. In dieser Plastinschicht vermehrt er sich bis zur Reife des Guarnierischen Körperchens, nach dessen Zerplatzen er neue Zellen befällt. Soweit er auf der Wanderung zum Kern der Zelle nicht aufgehalten wird, dringt er in den Kern ein. Nach dem Eindringen in den Kern vermehrt sich der Erreger auf Kosten des Kernes, den er zum Absterben bringt. . . . Die von Paschen als Erreger ausgesprochenen Körnchen decken sich mit meinem Körnchenbefund in den Guarnierischen Körperchen und in den Kernen. Vgl. Tafel 7“.

Wenn auch die Guarnierischen Körperchen nicht als die eigentlichen Erreger aufgefaßt werden können, so ändert das natürlich nichts an ihrer großen spezifischen Bedeutung. Ihr Vorhandensein in der geimpften Kaninchenkornea beweist mit absoluter Sicherheit das Vorliegen von Vakzine oder Variola, und so ist der Nachweis dieser Gebilde nicht nur von wissenschaftlichem Interesse, sondern auch von größter diagnostischer Bedeutung, da in manchen differentialdiagnostisch zweifelhaft liegenden Fällen der positive Impfversuch auf die Kaninchenkornea den Ausschlag gibt. Man färbt zu diesem Zwecke am besten abgeschabte Teile einer Kaninchenhornhaut mit Methylgrünessigsäure oder mit einer Lösung von Azur II in Ringerscher Lösung (Gins); vgl. auch Hesse, Ungermann und Zülzer, Böing; oder man stellt sich nach Fixierung in Sublimatalkohol Schnitte her und färbt mit Hämatoxylin; Hämalaun (Paul), Giemsa.

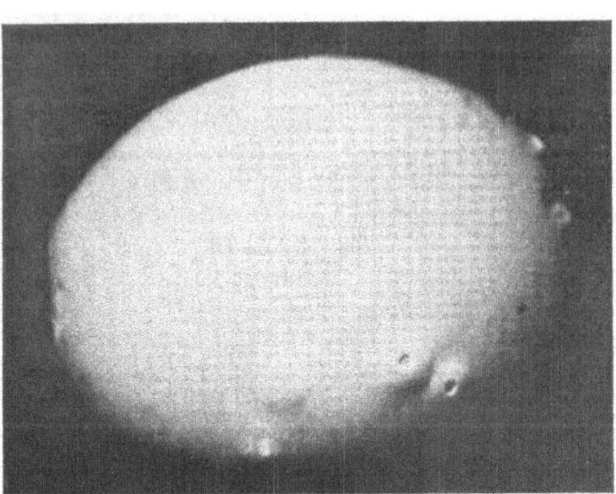

Abb. 393. Epithelhügel mit Kraterbildung bei der Epitheliose auf der geimpften Kaninchenhornhaut, 86 Stunden post inoculationem mit Variolamaterial. Abgekappte, in Sublimatalkohol fixierte Kornea, sechsfach vergrößert. Aus Paul: Entwicklungsgang der Pockenepitheliose auf der geimpften Kaninchenhornhaut. (Dtsch. med. Wochenschr. 1917, Nr. 45.)

Der verdienstvolle Leiter der Wiener Impfanstalt, Paul, hat zur Differentialdiagnose der Variola und der Varizellen eine ausgezeichnete Methode ausgearbeitet, die es schon ermöglicht, auf Grund der makroskopischen Feststellung der Epithelnekrose von der variolierten und mit Sublimatalkohol behandelten Kaninchenhornhaut die Einleitung sanitätspolizeilicher Maßregeln zur Blatternbekämpfung zu veranlassen. Durch Einlegen der exzidierten geimpften Hornhaut in Sublimatalkohol heben sich schon makroskopisch die Infektionsherde scharf von den nicht infizierten Stellen ab; die Stichstellen werden sofort opak, weiß. Nach Impfung mit Varizellenmaterial verschwinden die Skarifikationen an der Hornhaut schnell.

Am 20. 12. 1916 wurde durch Erlaß des preußischen Ministeriums des Innern „Die experimentelle Pockendiagnose nach Paul“ als obligates Untersuchungsverfahren bei Pockenverdacht angeordnet. Mit Sekret verdächtiger Pusteln beschickte Objektträger (Antrocknen, nicht Erhitzen) sollen an die Untersuchungsstelle: Institut „Robert Koch“, Berlin, eingesandt werden. Hier wird das Sekret mit physiologischer Kochsalzlösung benetzt, darin verrieben und dann auf die kokainisierte, zart geritzte Hornhaut gebracht. Nach 36—48 Stunden wird das Auge enukleiert und in Sublimatalkohol gebracht. Die Methode arbeitet sehr schnell und sehr zuverlässig nach den Mitteilungen des Instituts Robert Koch und des Reichsgesundheitsamtes. Schneller als die Methode Paul arbeitet die Ausstrichmethode von Paschen, deren Prinzip die Darstellung des vermutlichen Erregers ist.

Ich habe im Jahre 1907 in Ausstrichen von Kinderlymphe und von Variola
kleinste, an der Grenze der Sichtbarkeit stehende Gebilde gefunden; wegen ihres

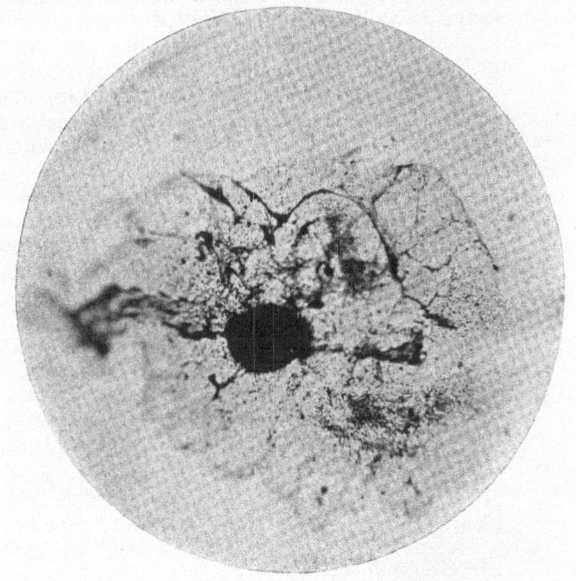

Abb. 394. Epithelzelle in retikulierender Kolliquation von einem Ausstrich von Kinderlymphe 5 × 24 Stunden nach der Impfung. Sehr zahlreiche Elementarkörperchen (0,2 μ).
500fache Vergrößerung.

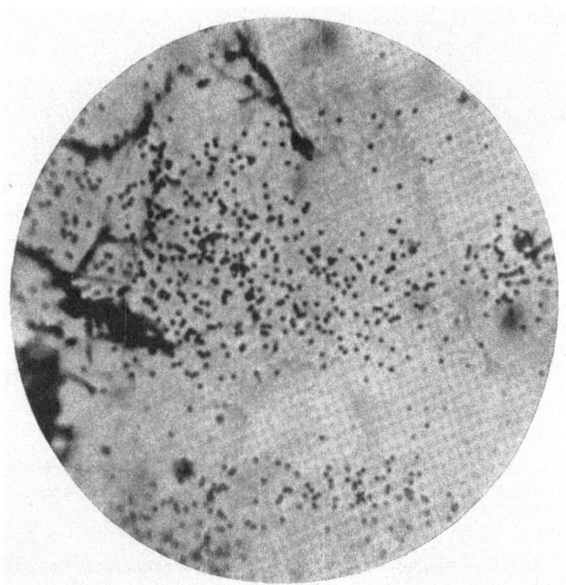

Abb. 395. Dieselbe Zelle wie bei Abb. 394 bei 3000facher Vergrößerung.

regelmäßigen Auftretens bei Variola und Vakzine sprach ich sie als die Erreger an.
Seit der Zeit habe ich in hunderten von Variola- und tausenden von Kinderpusteln-
ausstrichen stets diese Körperchen nachweisen können. Außer in den Hautpusteln

gelang der Nachweis auch in den Rachenpocken bei Variola, in Ausstrichen der geimpften Hornhaut, in den Inokulationspusteln bei Negern und Affen (Togo). Diese Befunde sind von einer großen Zahl von Nachuntersuchern bestätigt worden (Hallenberger, Becker, Fahr, Postulka, Leschke u. a.). Der Entwicklungsgang dieser Gebilde ist folgender: Bei der Impfung, bzw. aus der Blutbahn bei den Pocken, dringen die Erreger in das Epithel und vermehren sich hier schnell; sie werden zum Teil von Reaktionsprodukten des Epithels mantelförmig umgeben (Guarnierische Körperchen, Chlamydozoen, v. Prowazek). Infolge des zunehmenden Druckes platzen die hydropisch geschwollenen Epithelzellen; die Erreger liegen dann scheinbar frei in der Lymphe (vgl. Abb. 394 u. 395).

v. Prowazek, der um die ätiologische Forschung der Variola-Vakzine hochverdiente Forscher, hatte bei seinen Untersuchungen eigentümliche Gebilde von 1—1½ μ Größe innerhalb der Guarnierischen Körperchen gefunden, (Initialkörperchen), die er als die erste Wuchsform des Erregers, der Elementarkörperchen Paschens, ansprach. Die ungeheure Zahl der Elementarkörperchen im Verhältnis zu den spärlichen Initialkörperchen spricht nicht zugunsten der Theorie v. Prowazeks. v. Prowazek konnte aber durch eine sehr sinnreiche Methode die Elementarkörperchen bakterienfrei anreichern. Die Erreger passieren das Berkefeldfilter, durch Kolloidfilter aber werden sie zurückgehalten. Die Impfung des hauchähnlichen Belages dieses Filters auf die Hornhaut des Kaninchens gibt typische Epitheliose mit Guarnierischen Körperchen. Ein Ausstrich des Belages zeigt die Elementarkörperchen

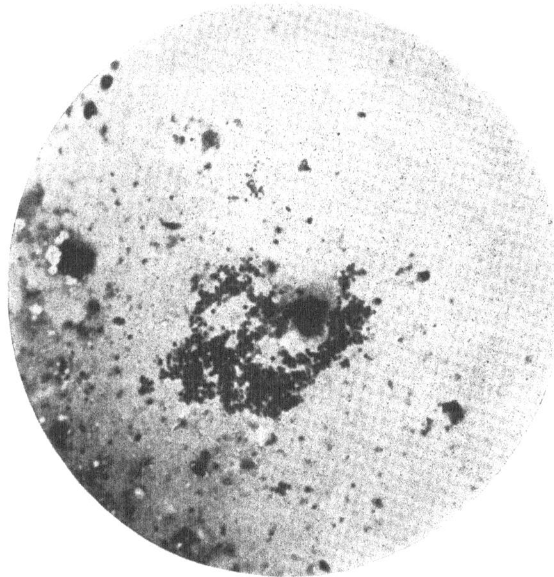

Abb. 396. Agglutination der Elementarkörperchen in Kinderlymphe durch hochwertiges Vakzineimmunserum.

wie in Reinkultur: sie sind identisch mit meinen Körperchen. Hochwertiges Vakzineimmunserum in fallenden Dosen agglutiniert diese Körperchen in Verdünnungen von Kinderlymphe, die eine Reinkultur des Erregers darstellt.

Technik zur Darstellung der Elementarkörperchen (Paschensche Körperchen) in der Variolapustel.

1. Anritzen der Pustel mit der Ecke eines Deckgläschens.

2. Der austretende Gewebssaft wird mit der Kante des Deckgläschens unter leichtem Druck, um die Basalzellen mitzunehmen, aufgenommen und nach Art von Blutausstrichen auf Objektträger ausgestrichen.

3. Lufttrocknen.

4. Die Objektträger werden senkrecht in ein Glas mit destilliertem Wasser oder physiologischer Kochsalzlösung oder Ringerlösung gestellt auf 5—10 Minuten (bei älteren Präparaten länger).

5. Objektträger senkrecht hinstellen zum Trocknen.

6. Nach vollständigem Trocknen einlegen in Alkohol absolutus auf 1—24 Stunden oder in Methylalkohol auf 5—15 Minuten.

7. Trocknen der Präparate.

8. Übergießen mit Löffler-Beize (gut filtriert); auf der Kupferplatte oder über der Flamme erwärmen bis zum Dampfen.

9. Sorgfältig abspülen mit Aqua destillata.

10. Färben mit Ziehls Karbolfuchsin (unverdünnt, sorgfältig filtriert); auf der Kupferplatte oder über der Flamme erwärmen bis zum Dampfen.

11. Abspülen mit Aqua destillata. Bei Überfärbung kurzes Eintauchen in absoluten Alkohol oder 5 Minuten in 5%ige Tanninlösung, darauf sorgfältig nachspülen mit Aqua destillata.

12. Trocknen zwischen Fließpapier.

Mit dieser Methode gelingt es schon am ersten Eruptionstage der Variola, zu einer Zeit, wo das Exanthem nur im Gesicht bzw. der Stirn sichtbar ist, aus den Papeln die Elementarkörperchen in Reinkultur nachzuweisen und damit die Diagnose zu sichern.

Die Elementarkörperchen sind identisch mit den von Volpino in den Epithelzellen der geimpften Hornhaut bei Dunkelfeldbeleuchtung nachgewiesenen kleinsten Körperchen, sowie mit den von Casagrandi beschriebenen Gebilden.

v. Prowazek glaubt, daß die ganze Gruppe der filtrierbaren Erreger Mikroorganismen ein besonderes, zwischen Bakterien und Protozoen zu stellendes System bildet. Lipschütz nennt diese Mikroorganismen Strongyloplasmen. Das Schlußglied, die Züchtung, ist bis jetzt noch nicht einwandfrei gelungen.

Symbiose des Variolaerregers mit Streptokokken. Ein Wort muß noch über

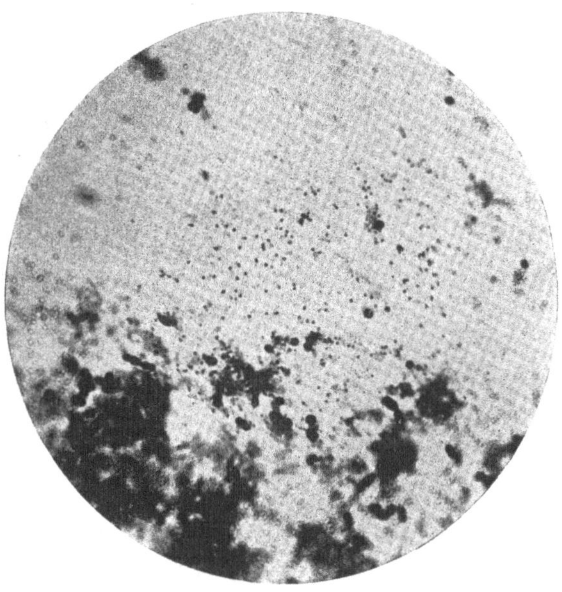

Abb. 397. Variola „Rio de Janeiro“. Mischinfektion mit Streptokokken. Vergrößerung 1 : 500. Größenunterschied von Elementarkörperchen und Streptokokken! Präparat von v. Prowazek.

die Zusammenwirkung des Variolavirus mit dem Streptokokkus in schweren Fällen gesagt werden. Der gelegentliche Befund von Streptokokken im Eiter des Pustelinhalts wurde schon oben erwähnt. Bekannt ist ja auch, daß ein Teil der schweren Blatternfälle an Streptokokkensepsis zugrunde geht. Prowazek fand bei einer Epidemie in Rio de Janeiro das Variolavirus stets mit den Streptokokken vergesellschaftet. Das gilt aber keineswegs für alle Pockenfälle. Newiadomsky fand bei 20 Fällen von Variola und sechs Fällen von Variolois keine pyogenen Bakterien im Pustelinhalt, unter fünf Fällen von Variola confluens einmal Staphylokokken. Streptokokken fand er nur bei allen vier untersuchten Fällen von Variola haemorrhagica. Vermutlich spielt sich das verderbliche Mitwirken der Streptokokken bei schweren Fällen in ganz ähnlicher Weise ab wie beim Scharlach. Durch das Pockenvirus wird der Boden vorbereitet für die deletäre Einwirkung der Streptokokkentoxine.

Pathogenese, Disposition, Immunität. Die Quelle der Ansteckung mit Pocken ist der Mensch; die Infektion erfolgt in erster Linie durch die Ausatmungsluft — durch Tröpfcheninfektion (Flügge) — der Kranken. Die regelmäßig schon im Beginn der Krankheit auftretenden

Schleimhautpocken enthalten massenhafte Erreger (Paschen), die beim Sprechen, Räuspern, Husten der Kranken in die umgebende Luft gelangen und auf ungeschützten Individuen wiederum zunächst in den Rachenorganen, der Rachenmandel, den Schleimhäuten der Nase und ihren Nebenhöhlen, dem Gaumen sich ansiedeln und vermehren.

Councilman, Magrath und Brinckerhoff wiesen in den Schleimhautpocken der oberen Luftwege bis herab zu einem Bronchus Guarnierische Körperchen nach. Friedemann und Gins kommen in ihren experimentellen Arbeiten über die Übertragung der Pocken auch zu dem Schlusse, daß die Infektion ausschließlich durch die Schleimhaut der oberen Luftwege ihren Einzug nimmt. Auch durch direkten Kontakt mit dem Inhalte der Blatterneffloreszenzen, die ja eine Reinkultur des Erregers darstellen, kann natürlich eine Infektion erfolgen, sei es, daß er auf Substanzverluste der Haut ungeschützter Individuen gelangt (Variolation), oder daß er angetrocknet und verstäubt beim Aufschlagen der Bettdecken, oder bei Bewegungen des Kranken in die umgebende Luft und damit in die empfängliche Schleimhaut ungeschützter Individuen eindringt. Die größte Infektiösität hat der Inhalt der Pockenpustel kurz bevor er sich zu trüben beginnt, also beim Übergang vom Stadium vesiculosum in das Stadium pustulosum. Das stimmt überein mit den Ergebnissen der morphologischen Untersuchung der Pusteln; in späteren Stadien findet man viel spärlichere freie Erreger, sie werden von Leukozyten aufgenommen.) Die alten Inokulatoren entnahmen die Lymphe in diesem Stadium. Aber auch die klare seröse Flüssigkeit des Bläschenstadiums und ebenso die Schorfe und Borken, die nach der Eintrocknung der Blattern noch für eine Zeit zurückbleiben, sind infektiös (uralte Art der Variolation bei den Chinesen).

Indirekt kann alles, was mit den Kranken in Berührung gekommen ist, die Krankheit übermitteln. Besonders gefährlich ist die Leib- und Bettwäsche, ferner Verbandstoffe, Waschwasser, Badewasser usw.

Das Pockengift besitzt eine außerordentlich große Tenazität. Eingetrockneter Eiter behält noch jahrelang seine Infektionstüchtigkeit; aber auch Kleider, Wäsche und andere Gegenstände aus der Umgebung des Kranken können noch für lange Zeit eine Quelle der Ansteckung werden, wenn sie vor Luftzutritt und höheren Temperaturen geschützt aufbewahrt werden. Auf diese Weise mögen manche Fälle von Pocken ihre Aufklärung finden, die scheinbar außer allem Zusammenhange mit anderen Pockenerkrankungen auftreten. Daß Personen, die sich in der Umgebung von Pockenkranken bewegen müssen, wie Ärzte, Pflegepersonal usw., zuweilen die Krankheit übertragen, ohne selbst zu erkranken, ist uns nach unseren neueren Kenntnissen über die gesunden Bazillenträger bei den verschiedensten Infektionskrankheiten nichts Befremdliches mehr. Es mag dabei dahingestellt bleiben, wo das Virus bei solchen Keimträgern haftet, ob es äußerlich an den Kleidern, am Haupt- oder Barthaar oder, wie so oft bei anderen Infektionskrankheiten, auf den Schleimhäuten des Rachens seinen Sitz hat. Friedemann und Gins verimpften Abstriche von Mund- und Nasenschleimhaut von dem gesamten Pflegepersonal der Pockenstation; alle Verimpfungen verliefen negativ beim Kaninchen. Wahrscheinlich ist aber die Rachenschleimhaut viel empfänglicher.

Auch Insekten können als Verbreiter der Krankheit in Betracht kommen (Veninger [Wien], Hunziker und Reese [Basel]). Schon Sachs schuldigte die Fliege als Zwischenträger an (1834). Terni konnte durch die Verreibung von Fliegen aus variolainfizierten Räumen auf der Haut Variolapusteln erzeugen. Die von Terni beschriebenen spezifischen Veränderungen im Darme der Fliegen konnte Merk in einer sehr sorgfältigen größeren Untersuchungsreihe nicht nachweisen. Daß im übrigen rein mechanisch Insekten, Fliegen an ihren Rüsseln, ihren Beinen das Virus verschleppen können, ist nicht zu bezweifeln, aber für eine Entwicklung und Vermehrung im Darme der Fliege liegt kein Beweis vor (Merk).

Guarnierische Körperchen konnten hier nie nachgewiesen werden. Wurden die Beine und der Rüssel der Fliegen entfernt, so konnte mit der Verreibung des Körpers Vakzine nicht übertragen werden.

Der Pockenkranke ist in allen Stadien seiner Krankheit als infektiös zu betrachten. Es liegen einwandfreie Beobachtungen vor, wo sich schon das Inkubationsstadium, sowie das Initialstadium als infektiös erwiesen; ebenso wurden Übertragungen auf Gesunde in Fällen von Variola sine exanthemate, wo es überhaupt nicht zur Entwicklung des typischen Pockenausschlages auf der Haut kommt, beobachtet. Diese Fälle lassen sich nur durch Tröpfcheninfektion erklären.

Die größte Gefahr besteht naturgemäß während des Pustelausschlages auf den Schleimhäuten und auf der Haut. Friedemann und Gins verimpften Material von Affektionen der Wangen- oder Gaumenschleimhaut und von der Schleimhaut der Nase, deren Untersuchung mit dem Spiegel bei mehreren Kranken „sehr typische Pockenpusteln" auf der Schleimhaut erkennen ließ, auf das Kaninchenauge und erhielten eine typische Pockenepitheliose. Von besonderem Interesse war der Nachweis der Infektiosität der Genesenden durch Friedemann und Gins. Der Abstrich von der Gaumenschleimhaut war stets negativ entsprechend der klinischen Heilung; dagegen ergab die Verimpfung des Nasenabstriches in 2 von 15 Fällen ein positives Resultat. „Man muß mit der Möglichkeit rechnen, daß die Krankheit durch genesene Virusträger weiter verschleppt werden kann. Eine genaue Untersuchung der Nasenschleimhaut mittels Nasenspiegels sollte daher bei allen Pockenkranken, die zur Entlassung kommen, durchgeführt werden."

In der Abheilungsperiode ist der Kranke noch so lange ansteckend, als Schorfe, Krusten und Borken von den eingetrockneten Pusteln her an seinem Körper haften.

Die Leichen der an Pocken Verstorbenen sind naturgemäß in hohem Grade infektiös, so daß für alle, die damit zu tun haben, die größte Vorsicht am Platze ist.

Die physiologischen Sekrete und Exkrete, Urin, Speichel, Fäzes usw. spielen bei der Weiterübertragung der Krankheit eine untergeordnete Rolle, da sie nur dann als Träger des Virus in Betracht kommen, wenn sie durch den Inhalt von Schleimhauteffloreszenzen oder Hautpusteln infiziert sind.

Nach den wichtigen tierexperimentellen Studien über Variola von Kyrle und Morawetz kann kein Zweifel sein, daß das Variolavirus zu allen Zeiten während der Dauer der Erkrankung eines Individuums in der Blutbahn sich befindet, daß die Annahme, mit dem Auftreten des Exanthems synchrom schwinde das Virus aus dem Blute, nicht zu Recht besteht. Kyrle und Morawetz entnahmen den Patienten aus der Armvene mittels Rekordspritze 5—10 ccm Blut und spritzten es sofort dem Affen intravenös ein: es gelang ihnen, die Tiere ausnahmslos mit Blut aus jedem beliebigen Stadium der Variola zu infizieren; jedesmal wurden die Affen variolakrank. Die Anhaltspunkte für einen positiven Impfeffekt waren:

1. der charakteristische klinische Verlauf mit dem Auftreten eines typischen Exanthems;

2. die positive Komplementablenkung (die Autoren nehmen die Komplementbindung bei Variola als gesichert an).

In welcher Erscheinungsform die ersten spezifischen Veränderungen auf den Schleimhäuten des Infizierten zuerst auftreten, gehört ins Gebiet der Hypothese. Nach Pfeiffer entsteht eine „Protopustel", von der aus die Blutbahn infiziert wird, ganz ähnlich wie bei der Variola inoculata nach drei Tagen eine Mutterpustel (masterpox) auftritt, an die sich erst sekundär die anderen Pockeneruptionen anschließen. Die „Protopustel" Pfeiffers ist aber mehr oder weniger hypothetisch, da sie natürlich nur schwer festgestellt werden kann. Meist wird es sich nur um sehr geringfügige spezifische Schleimhautentzündungen handeln, die dem Infizierten gar keine Beschwerden machen und deshalb gar nicht bemerkt werden.

Vom Verdauungsapparat aus dürfte nur in den seltensten Fällen eine Infektion erfolgen; die Möglichkeit dazu liegt natürlich vor. Wenigstens wissen wir aus der Überlieferung, daß es gelingt, durch absichtliches Verschlucken von Krusten und Borken eingetrockneter Pockenpusteln die Krankheit hervorzurufen.

Dasselbe berichtet Eimer von den Vakzineborken. „Allgemeine Eruptionen sah man entstehen, wenn der Vakzinestoff in den Darmkanal gelangte, von wo aus seine Wirkung sehr energisch zu sein scheint.

Die Virulenz des Pockengiftes ist, wie es scheint, sehr variabel. Ebenso wie bei anderen Infektionskrankheiten, Scharlach, Diphtherie usw., der Charakter der einzelnen Epidemien verschieden ist, wurden auch vor Einführung der Schutzimpfung schwere und leichte Blatternepidemien beobachtet. Natürlich bestimmt neben der Virulenz auch die jeweilige Disposition der Infizierten die Schwere der Erkrankung. Heutzutage hängt die Schwere einer Blatternepidemie im allgemeinen weniger von der Virulenz des Virus als von der mehr oder weniger konsequent durchgeführten Schutzimpfung ab.

Mac Gregor unterscheidet in seinem sehr lesenswerten Berichte über den Pockenausbruch in Glasgow 1920 zwischen Pocken östlicher und westlicher Herkunft: die letzteren, aus Amerika eingeschleppt, zeichnen sich den ersteren gegenüber durch einen besonders milden Verlauf und geringe Mortalität aus. Diese Erscheinung ist wohl darauf zurückzuführen, daß es sich bei Einschleppungen aus dem Osten um Bevölkerungen mit bedeutender Rassendifferenz handelt, bei denen aus dem Westen um stammverwandte Menschen wie Huguenin sagt: „Die rassendifferente Bevölkerung zeigt dem Virus gegenüber eine bedeutend geringere Resistenz."

Bei der Epidemie in Glasgow zeigte die allgemeine Mortalitätsziffer von $20,8\%$ eine Schwere der Erkrankung an, die mehr dem östlichen, als dem westlichen Typus eigen ist. Es handelte sich in der Tat um Einschleppung aus Bombay bzw. aus Alexandria.

Die Disposition der Erkrankung an Pocken ist sehr verbreitet. „Von Pocken und Liebe bleiben nur wenige frei." Dieses alte Wort aus den Zeiten vor der Einführung der Schutzimpfung charakterisiert sehr deutlich die allgemein verbreitete Disposition. Eine indirekte Bestätigung dieser Tatsache ist in unserer Zeit darin zu erblicken, daß nur bei wenigen Menschen die Schutzimpfung nicht haftet.

Es gibt aber auch eine angeborene Resistenz gegen die Blattern. Morganji, Boerhave, Diemerbrock u. a. rühmten sich, trotz vielfältigem Verkehr mit Pockenkranken niemals selbst die Krankheit akquiriert zu haben. Die angeborene Immunität gegenüber spontaner Variola soll $1-7,6\%$ betragen. Auch wissen wir, daß sich einzelne Personen gegen alle Vakzinations- und Revakzinationsversuche refraktär verhalten. Nach L. Pfeiffer beträgt die Zahl der dreimal erfolglos Vakzinierten $0,08\%$ der Erstgeimpften und $0,77\%$ der Revakzinanten.

Neben einer angeborenen Resistenz gibt es aber zweifellos noch eine temporäre Immunität. So wissen wir, daß vor Einführung der Schutzimpfung sich manche Personen wiederholt der natürlichen Blatternansteckung aussetzten, ohne zu erkranken, und dann später eines Tages die Blattern akquirierten. Ähnliches kann man auch heute gelegentlich noch bei ungeimpft gebliebenen Individuen beobachten.

Im übrigen besitzen alle Lebensalter die gleiche Empfänglichkeit für die Pocken. „Selbst im Mutterleibe ist der Mensch vor den Pocken nicht sicher." Bereits im vierten Monate sind beim Embryo Blattern beobachtet worden.

Neugeborene und Kinder in den ersten Lebensmonaten scheinen nach den von Böing angestellten Berechnungen an der Hand der von Schwarts beschriebenen Pockenepidemie des Jahres 1796 in Rawitz, Bojanowo und Sarnowo eine erhöhte Resistenz gegen Pocken zu besitzen. Die alten Inokulatoren impften nicht Säuglinge und Unterjährige, weil sie wenig empfänglich waren. Dafür spricht auch die interessante Mitteilung von Morawetz: als im September 1920 in die Wiener Säuglingsabteilung ein Pockenfall durch ein $3^{1}/_{2}$ monatliches Kind eingeschleppt wurde, erkrankten von 14 ungeimpften neugeborenen Brustkindern (nicht mit Variola behafteter Mütter), die innerhalb der ersten 3 Lebenswochen der Ansteckung ausgesetzt waren, 6 überhaupt nicht, und von den 8 Erkrankten zeigten 7 das Bild einer allergischen Modifikation des Blatternprozesses. Morawetz schließt daraus, daß Säuglingen in diesem frühen Lebensalter häufig eine mindestens partielle, nicht selten aber eine totale Immunität gegen Variola zukommt. Böing führt das auffallende Verschontsein der Säuglinge darauf zurück, daß sie zu jener Zeit durchweg von ihren Müttern gestillt wurden und die Antikörper durch die Milch erhielten. Sobald sie entwöhnt wurden, verloren sie diese passive Immunität. Damals aber handelte es sich um Mütter, die Variola überstanden hatten; für die Morawetzschen Fälle trifft diese Hilfserklärung nicht zu.

Kißkalt und Stoppenbrink legten ihrer Berechnung über die Alterssterblichkeit an Pocken vor Einführung der Impfung die Zahlen über die Sterblichkeit in Königsberg von 1773—1803 zugrunde. Es stellte sich dabei heraus, daß „relativ am wenigsten Säuglinge im ersten Lebensmonate an Pocken starben, mehr im ersten, noch mehr im zweiten, und noch mehr im dritten und vierten Lebensvierteljahr, und zwar in den letzteren 2—3 mal soviel als zu Beginn".

In seuchenarmen Jahren starben relativ wesentlich mehr ganz kleine Kinder, als in Seuchenjahren. Kißkalt und Stoppenbrink nehmen als Grund dafür an, daß in letzteren die Mütter ängstlich bemüht waren, die Krankheit von den Neugeborenen fern zu halten.

Von 100 in einem Jahre geborenen starben vor Ablauf des 10. Lebensjahres im Mittel 11,4 an Pocken.

Kindern jenseits des ersten Lebensjahres hat man früher eine erhöhte Disposition für die Pocken zugesprochen, da die Variola vor Einführung der Vakzination meist als Kinderkrankheit auftrat. Es ist das dieselbe Erscheinung, wie wir sie heute noch bei Masern oder Scharlach beobachten. Tatsächlich handelt es sich weder bei diesen noch bei den Pocken um eine eigentliche Kinderkrankheit. Die Verhältnisse lagen eben auch bei den Pocken so, daß bei einer Epidemie alle empfänglichen Individuen erkrankten, und da die Mehrzahl der Erwachsenen in der Regel schon einmal die Krankheit überstanden hatte und sich deshalb immun verhielt, so war es natürlich, daß die Erkrankungen der Kinder überwiegen mußten. Epidemien, die in sonst pockenfreien Gegenden auftreten, zeigen denn auch gelegentlich, daß ohne Unterschied Kinder und Erwachsene in gleicher Weise erkranken.

Seitdem die Schutzimpfung allgemein durchgeführt wird, haben sich die Verhältnisse insofern etwas verschoben, als naturgemäß in den Jahren nach der ersten Vakzination, also in den ersten zehn Jahren des Impfschutzes, relativ seltener Erkrankungen vorkommen als im dritten und vierten Dezennium, wo bei mangelnder Revakzination die durch die Impfung erlangte Immunität nachläßt. Höheres Lebensalter, selbst das höchste Greisenalter schützt nicht vor den Pocken. Vgl. die Pockenepidemie 1916/17.

Das Geschlecht hat auf die Empfänglichkeit für die Blattern keinerlei Einfluß. Nur ist bemerkenswert, daß bei Frauen die Zeiten der Menstruation und der Gravidität eine höhere Disposition mit sich bringen. Während der Schwangerschaft und im Wochenbett tritt die Krankheit mit besonderer Bösartigkeit auf.

Gewisse Unterschiede in der natürlichen Disposition zur Erkrankung an Variola zeigen sich bei den verschiedenen Rassen. Im tropischen Afrika fordert jedenfalls keine Krankheit unter den Eingeborenen so viele Opfer, wie die Pocken: ganze Dörfer sterben gelegentlich aus. Bei Einbruch der Krankheit verlassen zu Zeiten schwerer Epidemien die Eingeborenen fluchtartig ihre Heimstätten, die Kranken ihrem Schicksale überlassend; von allen Seuchen sind deshalb die Pocken am meisten gefürchtet.

Einzelne Infektionskrankheiten verleihen eine temporär herabgesetzte Disposition zur Erkrankung an Pocken. Masern-, Scharlach- und Typhuskranke zeigen auf der Höhe der Krankheit eine auffällige Unempfänglichkeit gegenüber dem Pockenvirus, doch ist dieser Schutz, wenn man so sagen darf, nicht von langer Dauer; schon in der Rekonvaleszenz von diesen Krankheiten können die bis dahin verschont Gebliebenen erkranken. Es macht sogar den Eindruck, als ob Rekonvaleszenten der genannten Krankheiten eine erhöhte Disposition für die Pocken haben.

Wer einmal die Pocken überstanden hat, erlangt dadurch eine meist für das ganze Leben bestehende Immunität. Die Schwere der vorangegangenen Variola spielt dabei keine Rolle; auch die leichtesten Blatternformen verleihen denselben Schutz vor der Wiedererkrankung wie die schwere Infektion. Diese uralte Erfahrung haben schon vor Beginn unserer Zeitrechnung die Inder und Chinesen sich zunutze gemacht, indem sie Pustelinhalt von leichten Fällen auf Gesunde übertrugen, um durch die Erzeugung einer leichten Pockenerkrankung Impfschutz zu erzielen (Variolation).

Freilich beobachtet man auch hier wie bei anderen Krankheiten, deren Immunitätsverhältnisse ähnlich sind (Masern, Scharlach), Ausnahmen von der Regel. Es gibt Fälle, die zwei-, ja dreimal in ihrem Leben an Pocken erkranken.

Andrew Smith zählt in einem Brief an Dr. Thomsen 1822 eine große Zahl von wiederholten Pockenerkrankungen auf.

Bei den Negern gehören wiederholte Erkrankungen nicht zu den Seltenheiten. Paschen erklärt diese Erscheinung durch die verschiedenen Immunitätsverhältnisse bei den dunklen Rassen: die Immunität bei Variola und Vakzine ist (siehe später) im wesentlichen eine histogene, d. h. eine an die Gewebe, und zwar die Haut gebundene. Der Schwarze hat einen weit größeren Stoffwechsel in der Haut, als der Weiße. Da der Schwarze unbekleidet ist, üben die chemischen und Wärmestrahlen der Sonne ihren Einfluß sowohl auf die Entwicklung der Pusteln als auch auf die von ihnen resultierenden Schutzstoffe ganz anders aus, wie bei dem Bekleideten. Die Immunität wird daher nicht so wirkungsvoll sein und wird schneller verschwinden.

Man muß bei diesen Wiedererkrankungen unterscheiden zwischen Rezidiven, die im unmittelbaren Anschluß an die eben durchgemachte Infektion auftreten, also vermutlich durch das im Körper noch vorhandene und noch nicht gänzlich abgetötete Pockenvirus verursacht sind, und Reinfektionen, die durch eine erneute Aufnahme des Virus von außen her entstehen und von der ersten Erkrankung meist durch einen langen Zeitraum getrennt sind. Während bei den eigentlichen Rezidiven der durch das Überstehen der ersten Infektion erlangte Immunitätsgrad noch nicht ausreicht, um das im Körper vorhandene Virus völlig abzutöten, handelt es sich bei den Reinfektionen um ein Erlöschen der früher erworbenen Immunität. Dafür spricht schon die Tatsache, daß bei diesen Reinfektionen gewöhnlich viele Dezennien zwischen der ersten und zweiten Erkrankung an Blattern liegen. Daß solche Wiedererkrankungen an den Pocken meist recht schwer und oft sogar tödlich verlaufen, hängt wohl damit zusammen, daß sie in der Regel in das höhere Lebensalter fallen. Ludwig XV., König von Frankreich, erkrankte im Alter von 64 Jahren an den Pocken und starb daran, obwohl er schon einmal im Alter von 14 Jahren die Krankheit überstanden hatte.

Bemerkenswert ist (Huguenin), daß die große Mehrzahl der Rezidivfälle ungeimpfte und solche Kinder betrifft, bei denen die erste Impfung keinen Erfolg hatte. Huguenin stellt in seiner ausgezeichneten Arbeit über Pocken im Lubarsch-Ostertag Ergebnisse eine größere Reihe von wirklichen Rezidivfällen zusammen, häufig verlief das Rezidiv tödlich.

Von ungeahnter Bedeutung für die Volksgesundheit ist die Lehre von der durch die Vakzination erlangten Pockenimmunität geworden. In dem Kapitel über die Schutzpockenimpfung wird darüber eingehend gesprochen werden. Hier sei nur angedeutet, daß der durch die Vakzination erworbene Impfschutz sich durch eine kürzere Dauer von der durch das Überstehen der Variola erlangten Immunität unterscheidet. Während die meisten Menschen, die einmal echte Pocken durchgemacht haben, für das ganze Leben immun dagegen sind, reicht der auf die Vakzination folgende Impfschutz nur für ca. 10 Jahre; danach ist eine Revakzination erforderlich. Ist der Impfschutz bei einer vakzinierten oder revakzinierten Person kein vollkommener mehr, so kommt es bei einer Infektion mit Variola nur zu einem abgeblaßten Bilde der echten Pocken, zur Variolois (vgl. das betreffende Kapitel).

Eine gesteigerte Disposition für die Erkrankung soll außer bei Schwangeren und Wöchnerinnen auch bei Potatoren, bei Rekonvaleszenten von Infektionskrankheiten und bei Hautkranken bestehen.

Wie kommt die Variolaimmunität zustande? Dieses Problem hängt natürlicherweise eng zusammen mit der Vakzineimmunität und soll deshalb im Kapitel über die Vakzination ihre eingehende Berücksichtigung finden.

Hier sei nur erwähnt, daß es sich hauptsächlich um die Entscheidung der Frage handelt, ob die gegenüber dem Pockenvirus bestehende Giftfestigkeit die Folge einer Serumimmunität ist, Französische Schule, d. h. ob Antikörper im Blute der immunen Personen kreisen, oder ob es sich um eine lokale histogene Immunität der Haut handelt: Deutsche Schule.

Béclère, Chambon und Ménard konnten im Serum von Pockenkranken am 20. und 22. Tage nach Beginn der Krankheit antivirulizide Stoffe nachweisen, die am 4. und 6. Krankheitstage noch nicht vorhanden waren. Auch wurden von denselben Autoren noch 25 und 50 Jahre nach Überstehen der Pocken Antikörper im Blutserum nachgewiesen, während sie in anderen Fällen bereits in wenigen Tagen verschwunden waren. Diese Inkonstanz in den Befunden deutet schon darauf hin, daß den Antikörpern des Blutserums keine allzu große Rolle bei der Pockenimmunität zukommen dürfte. Dafür sprechen auch die Untersuchungen von Prowazek und Arragao. Sie brachten Serum von Variolarekonvaleszenten 12, 14, 15, 20 Tage nach dem Abheilen der Pusteln auf 24 Stunden mit Variolapustelinhalt zusammen und verimpften die Mischung auf die Kaninchenkornea, um auf diese Weise den Einfluß etwaiger immunisierender Stoffe des Serums auf die Bildung von Guarnierischen Körperchen zu prüfen. Dabei zeigte sich, daß in allen Versuchen Guarnieri-Körperchen nachgewiesen werden konnten. Das Serum hatte also in keinem Fall die Wirksamkeit der Variolalymphe völlig aufgehoben. Die kleinste Menge von Guarnieri-Körperchen bildete sich unter dem Einfluß des zwölftägigen Serums; eine geringe Menge von Antikörpern schien also hier vorhanden zu sein. Außer den viruliziden Stoffen sind spezifische Ambozeptoren im Serum der Pockenkrankheiten eine Zeit lang nachweisbar. Nach den sehr gründlichen Untersuchungen von Gastinel findet man Komplementablenkung hauptsächlich im Stadium der stärksten Infektion, während der Suppurationsperiode. Die Intensität derselben geht parallel der Schwere der Infektion. Während der Abschuppung wird die Reaktion schwächer, um dann zu verschwinden.

Das Serum der Gepockten behält dagegen nach Gastinel lange Zeit nach dem Ablauf der Krankheit seine virulizide, neutralisierende Eigenschaft.

Die spärliche und unregelmäßige Produktion von Antikörpern weist schon darauf hin, daß die Serumimmunität nicht die erste Rolle bei der Pockenimmunität spielen kann. Es handelt sich vielmehr im wesentlichen um eine Hautimmunität. Der Erreger kreist in allen Stadien der Krankheit im Blut (Kyrle und Morawetz), wird aber hauptsächlich im Hautorgan deponiert, wo er seine Entwicklung durchmacht und eine histogene Immunität verursacht.

Krankheitsbild. Die klinischen Erscheinungen, die durch das Variolavirus verursacht werden, lassen sich nicht im Rahmen eines einzigen abgeschlossenen Krankheitsbildes schildern. Die Bilder sind vielmehr außerordentlich wechselnd, je nach der Schwere der Infektion und der Disposition des Erkrankten und zwischen schweren und leichten Formen gibt es allerlei Übergänge. Bei einigen Verlaufsformen fehlt sogar der am meisten charakteristische Bestandteil des Pockenprozesses, das Blatternexanthem.

Um einen klaren Überblick zu gewinnen, empfiehlt es sich daher, als Grundtypus das Krankheitsbild einer mittelschweren Form der Variola vera zu beschreiben, das trotz aller durch Komplikationen bedingten Variationen doch einen relativ regelmäßigen Verlauf nimmt. Als Ergänzung sind dann die schwersten Verlaufstypen der Variola vera zu schildern, die Variola confluens und die hämorrhagischen Pockenformen und schließlich die beiden leichtesten Krankheitsbilder: Die Variolois, die häufigste Erscheinungsform der Pocken in Ländern mit gesetzlich durchgeführtem Impfschutz, und die Variola sine exanthemate.

Da die Unterschiede zwischen allen diesen verschiedenen Varianten des Blatternverlaufs in der Hauptsache erst von Beginn der Eruptionsperiode an in Erscheinung treten, so ist es am einfachsten, Inkubationszeit und Initialstadium des Pockenprozesses gemeinsam zu besprechen und erst nachher die verschiedenen Modifikationen der Variola gesondert abzuhandeln.

Inkubationsstadium. Die Inkubationszeit der Pocken beträgt 10—13 Tage, bisweilen etwas weniger, 5—10 Tage, in seltenen Fällen 14—15 Tage, bei Geimpften scheint sie kürzer zu sein als bei Ungeimpften. Für die hämorrhagische Variola fand Zülzer das Inkubationsstadium im allgemeinen kürzer als für die Variola pustulosa (in 9 Fällen 6—8 Tage).

Anders ist es bei der inokulierten Variola. Hier treten die ersten Lokalsymptome bereits am Ende des dritten oder vierten Tages auf. Dementsprechend sind auch die Allgemeinerscheinungen, Fieber usw. schon am achten Tage, also viel früher zu beobachten als bei den auf natürlichem Wege akquirierten Pocken. Der Weg der Ansteckung scheint also eine gewisse Rolle dabei zu spielen.

Über die Vorgänge, die sich im infizierten Körper während der Dauer des Inkubationsstadiums abspielen, ist Sicheres nicht bekannt. Man hatte bisher die Vorstellung, daß eine Ausreifung und Vermehrung der Erreger stattfindet bis zu dem Momente, wo ihre Gifte zur Wirkung kommen. Akzeptieren wir die neuere Pirquetsche Anschauung, so müssen wir annehmen, daß nach dem Eindringen der spezifischen Keime im infizierten Organismus eine Produktion von Antikörpern einsetzt, die eine gewisse Zeit erfordert. Die neu gebildeten Antikörper treten nun, wenn sie in genügender Menge vorhanden sind, mit den spezifischen Erregern in eine chemische Verbindung und lösen erst die Giftwirkung aus, die zu dem Auftreten der spezifischen Krankheitserscheinungen Veranlassung gibt. Die Dauer der Inkubationszeit ist danach also in der Hauptsache abhängig von der Produktion der Antikörper. Die Embolien der Erreger in die Hautgefäße kommen unter der Wirkung von Agglutininen zustande (v. Pirquet).

Krankheitserscheinungen sind in der Regel während des Inkubationsstadiums nicht vorhanden. Nur in sehr vereinzelten Fällen wird gegen Ende desselben über Mattigkeit, Kopfschmerzen, Schwindel und gastrische Störungen geklagt. Auch Kreuzschmerzen, das prägnanteste Symptom des Initialstadiums, kommen mitunter schon in dieser Periode zur Beobachtung.

Initialstadium. Der Übergang aus der meist symptomlosen Inkubationszeit in das Stadium der ersten Krankheitserscheinungen ist meist ein plötzlicher, so daß der Tag des eigentlichen Krankheitsbeginnes fast stets aufs genaueste fixiert werden kann. Die Zeit, die vom Beginne der ersten Krankheitssymptome bis zum Ausbruche des charakteristischen Pockenausschlages verstreicht, wird als Initialstadium bezeichnet.

Die Dauer des Initialstadiums beträgt in der Regel drei Tage, seltener zwei oder vier Tage. Die kürzere Dauer findet sich zuweilen im Kindesalter. Irgendwelche prognostische Schlüsse können aus der Länge des Initialstadiums nicht gezogen werden.

Die Schwere der Krankheitserscheinungen im Initialstadium ist sehr verschieden; alle Grade, von den leichtesten Störungen des Allgemeinbefindens bis zu den schwersten Krankheitsbildern mit hohem Fieber, Bewußtlosigkeit und Delirien, werden beobachtet. In schweren Fällen kann schon in diesem Krankheitsstadium der Tod eintreten, noch bevor eine Spur des Blatternexanthems zum Ausbruche kommt. Worauf diese Verschiedenheit in der Intensität der Initialsymptome beruht, ist nicht bekannt. Man muß sich mit der Annahme einer individuellen Disposition behelfen. Für den Praktiker ist jedenfalls festzuhalten, daß die Schwere der Initialsymptome keineswegs auf einen weiteren schweren Verlauf der Variola schließen läßt. Gar nicht selten sieht man z. B. auch bei der Variolis, der abgeblaßten Form der Variola, stürmische Initialerscheinungen, die dann bald abklingen und einem leichten Krankheitsbilde Platz machen (Überempfindlichkeitserscheinungen).

Verlauf. Die Krankheit setzt in der Regel ganz akut ein. Der Kranke fühlt sich matt und elend und kann sich bald nicht mehr aufrecht halten. Die große Hinfälligkeit der Pockenkranken schon am ersten Tage des Initialstadiums ist sehr charakteristisch. Während der Typhuskranke sich oft noch tagelang trotz hoher Temperatur außer Bett halten kann, wird der Pockenkranke schnell bettlägerig.

Ein Schüttelfrost oder häufiger noch wiederholtes Frösteln eröffnet die Szene; schnell steigt die Temperatur zu hohen Graden an. Sie erreicht am ersten Tage oft schon 39,5 bis 40⁰ und steigt mit geringen Morgenremissionen in den nächsten Tagen noch höher an, so daß am Abend des zweiten oder dritten Tages oft schon 40,5 bis 41⁰, ja sogar 42⁰ erreicht werden. Die Höhe des Fiebers im Initialstadium steht in keiner Beziehung zur Schwere der Krankheit. Oft findet man gerade bei der Variolois die höchsten Fiebergrade, während bei der Purpura variolosa, der schwersten Form der Pocken, bisweilen niedrigere Temperaturen vorherrschen.

Die Pulsfrequenz ist entsprechend der Fieberhöhe gesteigert, bei Männern zählt man 108 bis 120 Pulsschläge, bei Frauen, Kindern und reizbaren Personen meist etwas höhere Werte. Meist ist der Puls von guter Spannung und regelmäßig. In schweren Fällen, namentlich bei der Purpura variolosa, ist er in der Regel weich und klein und wird bald unregelmäßig. Die Atemfrequenz entspricht der Fieberhöhe. In manchen Fällen besteht auffällige Dyspnoe, obgleich an Lungen oder Herz nichts Abnormes nachgewiesen werden kann. Die Haut fühlt sich heiß an und ist meist trocken; seltener ist sie mit mäßigem Schweiß bedeckt. Profuse Schweiße, wie sie Trousseau in dieser Periode beobachtete und als günstiges Zeichen ansah, sind entschieden selten. Das Gesicht ist lebhaft gerötet, die Konjunktiven injiziert.

Die Zunge ist trocken, dick, gelblichweiß belegt und zeigt an den Seiten häufig Zahneindrücke. Meist ist ein unangenehmer Foetor ex ore vorhanden. Oft beobachtet man auch eine Pharyngitis, die eine Schwellung und Rötung der Tonsillen und des weichen Gaumens und leichte Schluckbeschwerden verursacht. Bisweilen sieht man rote zirkumskripte Flecken auf der Schleimhaut dieser Partien, namentlich in Fällen, wo sich später besonders dichte Pustelaussaat auf Mund- und Rachenschleimhaut findet. Dazu gesellt sich nicht selten noch Schnupfen, Lichtscheu und Tränenträufeln. Auch Nasenbluten tritt zuweilen im Initialstadium ein; Bronchitis ist in diesem Stadium bisweilen ebenfalls vorhanden, aber nicht häufig.

Die Kranken klagen über häufigen Durst, der Appetit liegt völlig danieder. Daneben besteht im Anfange des Initialstadiums fast stets Brechneigung. In schwereren Fällen, namentlich bei der Variola haemorrhagica, werden die Kranken während des ganzen Initialstadiums durch Würgreiz und Erbrechen gequält. Auch Singultus ist daneben oft vorhanden. Gleichzeitig wird dabei über Druckgefühl und schmerzhafte Sensationen im Epigastrium geklagt. Fast regelmäßig sind heftige Kopfschmerzen vorhanden. Sie werden meist in die Stirngegend lokalisiert. Oft ist aber auch der ganze Kopf diffus schmerzhaft.

Nicht selten treten am Abend des zweiten oder dritten Tages Delirien auf, die bald stiller Natur sind, bald lärmend und furibund. Sie werden naturgemäß am häufigsten bei Alkoholikern beobachtet, sind aber auch sonst nicht selten, so daß sie als spezifisch toxisches Symptom aufgefaßt werden müssen. Koma ist bei Erwachsenen selten, etwas häufiger bei Kindern. Hier kommt es in Verbindung damit mitunter zu Konvulsionen. Der Schlaf fehlt im Inkubationsstadium in der Regel fast ganz. Unruhig werfen sich die Kranken hin und her, ohne den Schlummer finden zu können. Häufig wird über Schwindelgefühl, namentlich beim Aufrichten, geklagt. Auch Ohrensausen, Flimmern vor den Augen sind gewöhnliche Störungen.

Als eines der charakteristischsten Symptome des Initialstadiums gilt der Kreuzschmerz. Und mit Recht! Denn bei keiner Infektionskrankheit wird mit solcher Regelmäßigkeit über Schmerzen in der Lumbosakralgegend geklagt, wie bei der Variola. Er fehlt eigentlich nur bei einem Teil der leichten Varioloisfälle; bei der Variola vera ist er stets vorhanden und tritt meist so intensiv auf, daß er spontan ohne Befragen von dem Kranken angegeben wird. Am heftigsten und fast unerträglich ist er bei den Fällen, die sich später zur Variola haemorrhagica entwickeln. Bisweilen schon in den letzten Tagen des Inkubationsstadiums vorhanden, hält er während des ganzen Initialstadiums an bis zum Ausbruch des Blatternexanthems. Der Sitz ist die Lendengegend bis zum Kreuzbein hinab.

Die Anschauungen über seine Ursache gehen auseinander. Während die einen Kongestionszustände in den Hüllen des Rückenmarks dafür verantwortlich machen, halten ihn andere für eine spezifische Intoxikationserscheinung. In einzelnen Fällen sind daneben ziehende und reißende Schmerzen in den Extremitäten vorhanden, sowie ein schmerzhaftes Mattigkeitsgefühl in den Gelenken, so daß bei der Differentialdiagnose der Gedanke an akuten Gelenkrheumatismus und septische Erkrankungen auftauchen kann.

Etwas häufiger findet sich neben den Kreuzschmerzen ein Gefühl von Steifheit und Schmerzhaftigkeit im Nacken, das in Verbindung mit den heftigen Kopfschmerzen zuweilen den Verdacht auf Meningitis erweckt.

Am Herzen ist in diesem Stadium in der Regel kein abnormer Befund zu erheben; dasselbe gilt vom Respirationsapparat. Leichte bronchitische

Erscheinungen machen sich häufiger erst in der Eruptionsperiode geltend, treten bisweilen aber auch schon in diesem Stadium auf. Bei den allerschwersten, sehr seltenen Pockenfällen, die schon am ersten oder zweiten Krankheitstage wie vergiftet im Koma zugrunde gehen (Variola siderans), findet man enorme Pulsfrequenz bei hyperpyretischen Temperaturen und unregelmäßiger stertoröser Atmung. Die Leber ist auf Druck bisweilen etwas empfindlich, aber nicht vergrößert. Die Milz ist dagegen schon im Initialstadium perkutorisch vergrößert und palpabel. Jochmann hat auch bei Fällen, die nach einem schweren Initialstadium in eine leichte Variolois ausgingen, mit Sicherheit schon am dritten Krankheitstage gut palpable Milzen feststellen können. Bei der Purpura variolosa dagegen, der schwersten Blatternform, fehlt auffälligerweise der Milztumor, wie es scheint, immer. Der Stuhlgang ist in der Regel angehalten und erfordert therapeutische Nachhilfe. Diarrhöen sind bei Erwachsenen selten; etwas öfter werden sie bei kleinen Kindern beobachtet. Der Urin ist dem Fieberverhalten entsprechend hoch gestellt; seine Menge ist vermindert. Er enthält bisweilen Spuren von Eiweiß (febrile Albuminurie). Starker Eiweißgehalt gilt als prognostisch ungünstiges Zeichen, das besonders bei Fällen gefunden wird, die später hämorrhagisch werden.

Bei weiblichen Individuen pflegt zu Beginn des Initialstadiums die Menstruation einzutreten. Dieses verfrühte Erscheinen der Periode ist auch bei Beginn anderer Infektionskrankheiten nicht selten, gilt aber für die Pocken als besonders charakteristisch.

Zu den interessantesten Symptomen der Initialperiode der Pocken gehören gewisse Hauterscheinungen, die als Initialexantheme bezeichnet werden und der Eruption des eigentlichen Blatternexanthems vorangehen. Die Engländer nennen diesen Ausschlag rash. Genauer studiert wurden diese Exantheme erst im vorigen Jahrhundert, besonders durch Th. Simon und F. v. Hebra. Zweifellos ist die Häufigkeit dieser Initialexantheme in den einzelnen Epidemien eine sehr verschiedene. Daraus erklärt es sich auch, daß man bei vielen anderen sehr genauen Beobachtern gar nichts davon erwähnt findet. Man unterscheidet zwei verschiedene Formen dieser Exantheme:

1. Die erythematös-roseolöse Form, rose rash. Sie wird als masernähnlich oder besser als roseolaartig bezeichnet. Gewöhnlich am zweiten Tage des Initialstadiums erscheinen im Gesicht, dann auch im übrigen Körper, und zwar mit Vorliebe an den Streckseiten der Extremitäten, blaßrote, im Niveau der Haut liegende Flecken von Linsengröße und darüber, die auf Fingerdruck verschwinden. Sie sind teils rund, teils unregelmäßig konturiert. Bei Frauen ist ein häufiger Sitz des Exanthems die Umgebung der Brustwarzen. Der Ausschlag erreicht in wenigen Stunden seine Blüte und verschwindet meist nach 12 bis 24 Stunden, ohne eine Spur zu hinterlassen. Anatomisch ist das Exanthem als eine herdweise auftretende Hyperämie der Haut aufzufassen. Von prognostischer Bedeutung ist die Tatsache, daß dieses roseolaartige Initialexanthem sich bei weitem häufiger bei Variolois wie bei der echten Variola findet. Das Auftreten des roseolaartigen Exanthems ist also als ein relativ günstiges Zeichen zu betrachten; es zeigt an, daß die Patienten einen hohen Grad von natürlicher oder erworbener Immunität besitzen. Diese Rashform dürfte als ein antitoxisches Exanthem aufzufassen sein (v. Pirquet).

Wie wichtig die Kenntnis dieses Initialausschlages ist, zeigte ein von Jochmann beobachteter Fall von echter Variola bei einem einjährigen Kinde, das auf einem von Brasilien kommenden Auswandererschiff unter hohem Fieber und masernähnlichem Ausschlage erkrankte und für masernkrank gehalten wurde. Als es zwei Tage später ins Krankenhaus eingeliefert wurde, kam ein typischer Pockenausschlag zur Erscheinung. Der Fall zog durch Ansteckung noch zwei weitere Pockenfälle nach sich.

2. **Die petechiale Form** des Initialexanthems, Purpuric oder petechial rash, die auch als scharlachähnlich bezeichnet wird. Sie besteht zum größten Teil aus kleinsten punktförmigen bis zu stecknadelkopfgroßen Blutungen in die obersten Schichten der Kutis, die meist sehr dicht stehen, so daß schon dadurch der Eindruck einer diffusen Röte zustande kommt. In anderen Fällen stehen die Petechien auf einem erythematösen Grunde, so daß sich der Ausschlag als eine flammende Röte mit einzelnen purpurroten Punkten und Flecken präsentiert, ganz ähnlich einem mit Blutungen einhergehenden Scharlachausschlage. Die Ähnlichkeit mit dem Scharlachexanthem wird noch vermehrt durch den Lieblingssitz dieses Initialausschlages. Seine Prädilektionsstellen sind das Schenkeldreieck und etwas seltener das Oberarmdreieck. Das Schenkeldreieck umfaßt die Haut der unteren Bauchhälfte und die Innenseite der Oberschenkel. Liegt der Kranke mit adduzierten Beinen im Bett, so ist die Basis des Dreiecks eine in der Höhe des Nabels quer über den Bauch verlaufende Linie, seine Spitze liegt etwas oberhalb der Kniegegend. Von hier aus läuft der Ausschlag bisweilen noch an den Seitenflächen des Rumpfes hinauf zur Achselhöhle. Hier nimmt der erythematös-hämorrhagische Bezirk ebenfalls die Form eines Dreiecks ein, das sich vom Musculus pectoralis über die Achselhöhle hinweg mit seiner Spitze über die Innenfläche des Oberarms hinzieht. In der Regel ist der Rash symmetrisch auf beiden Seiten; gelegentlich kann er einseitig sein, er ist dann aber nie stark entwickelt (Ricketts). Die Hautpartien, die von dem petechialen Rash befallen waren, bleiben häufig später bei der Pockeneruption verschont. Ricketts gibt dafür folgende Erklärung: ein ausgesprochener petechialer Rash tritt im allgemeinen vor dem Ausbruch der Pocken auf, wenn der Kapillarkreislauf in einem bestimmten Teile der Haut schon vor der Aussaat der Erreger, die die Pustel hervorruft, verstopft ist: infolgedessen kann bei der allgemeinen Aussaat der Erreger sich an diesen Hautstellen nicht ansiedeln. Curschmann steht dieser Annahme, die auch von Hebra, Trousseau u. a. vertreten wird, kritisch gegenüber.

Das petechiale oder scharlachähnliche Initialexanthem ist im allgemeinen seltener als das roseolaähnliche und tritt im Gegensatz zu dem letzteren fast stets als Vorläufer der echten Variola auf. Seine prognostische Bedeutung ist also weniger günstig als die der erythematösen Form. Es tritt meist schon in den ersten Krankheitstagen auf und eilt mitunter allen anderen initialen Symptomen voraus. Seine Dauer ist länger als die des roseolaähnlichen Exanthems. Es tritt nur langsam zurück und hinterläßt seine Spuren oft noch für die Dauer der ganzen Krankheit in Gestalt kleiner, bräunlich, gelblich und grünlich pigmentierter Fleckchen, die den Veränderungen des Blutfarbstoffs in den Petechien entsprechen. Eine Abschuppung in den von dem Ausschlage befallenen Gebieten tritt nicht ein.

Die beschriebenen Initialsymptome: Fieber, Kopfschmerzen, Kreuzschmerzen, Gliederschmerzen, Initialexantheme sind keinesfalls in jedem einzelnen Falle vorhanden; auch können sie hinsichtlich der Intensität in der mannigfachsten Weise variieren. Festzuhalten ist aber, daß ein stürmisches Initialstadium niemals ohne weiteres den Schluß auf einen schweren weiteren Verlauf der Krankheit gestattet. Gerade auf schwere Initialerscheinungen folgt häufig nur eine Variolois. In anderen Fällen ist die Krankheit schon mit dem Ablauf des Initialstadiums beendet, und es kommt gar nicht zur Eruption des eigentlichen Blatternausschlages. Auf solche Fälle wird später bei der Besprechung der Febris variolosa sine exanthemate genauer eingegangen werden.

Mit dem Abend des dritten Tages ist das Initialstadium in der Regel beendet und es kommt zur Eruption des eigentlichen Ausschlages. Da sich die Krankheitsbilder von diesem Momente ab verschieden verhalten, je nachdem es sich um die Variola vera oder um ihr abgeblaßtes Bild, die Variolois, handelt, so soll zunächst das typische Krankheitsbild, die Variola vera, beschrieben werden.

Variola vera (discreta). Die Variola vera ist diejenige Pockenform, die vor Einführung der Schutzimpfung am häufigsten zur Beobachtung kam und jetzt nur noch bei ungeimpften oder nicht rechtzeitig revakzinierten Personen vorkommt. Die Bezeichnung discreta wird bisweilen hinzugesetzt zur Unterscheidung von der Variola confluens. Im Gegensatz zur Variolois pflegen die einzelnen Phasen in der Ausbreitung des Pockenausschlages bei ihr ein ungemein typisches Verhalten aufzuweisen. Auf ein dreitägiges Initialstadium folgt eine dreitägige fieberfreie Eruptionsperiode, in der das Pockenexanthem zur vollen Blüte gelangt. Daran schließt sich die Suppurationsperiode, in der es unter Fieberanstieg zur Vereiterung der Pusteln kommt. Nun folgt das Stadium der Abtrocknung der Pusteln und als Residuum der Blattern bleiben in den meisten Fällen weiße, strahlige Narben auf der Haut zurück.

Eruptionsperiode. Gegen Ende des dritten Tages des Initialstadiums beginnt die Eruption des eigentlichen Blatternexanthems. Man bemerkt zunächst im Gesicht und auf den benachbarten Teilen des Kopfes hirsekorngroße, mehr oder weniger dicht gestellte, blaßrote, leicht erhabene Fleckchen, die unter mäßigem Brennen und

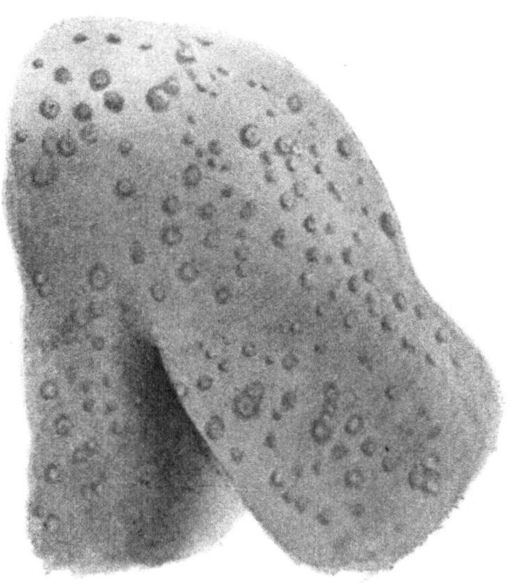

Abb. 398. Variola vera, Eruptionsperiode (Arm eines 2jährigen Auswandererkindes am 7. Krankheitstage).

Jucken sich vermehren und sich einige Stunden später auch über den Rumpf und schließlich in den nächsten Tagen auch über die Extremitäten ausbreiten. Die Ausbreitung erfolgt meist in einer ganz bestimmten Reihenfolge; von der Stirngegend beginnend, ergreift das Exanthem die Nasenflügel und die Oberlippe, geht dann auf den behaarten Kopf über, um nun den Rücken, dann die Brust und die Arme, nachher den Leib und zuletzt Füße und Unterschenkel zu befallen. Am dichtesten steht der Ausschlag stets im Gesicht und am Kopf. An den später ergriffenen Stellen, am Rumpf und an den Extremitäten — diese sind zentrifugal stärker befallen (Ricketts) (vgl. auch Abb. 404) — stehen die Effloreszenzen etwas zerstreuter. Ihre höchste Zahl ist in der Regel nach einem bis zwei Tagen erreicht.

Bis dahin pflegen immer noch neue Stippchen aufzuschießen. Aus den hirsekorngroßen am vierten Tag entstandenen roten Fleckchen entsteht die eigentliche Pocke in folgender Weise. Am fünften Tag nehmen die Stippchen an Durchmesser zu, werden etwa linsengroß, färben sich mit dunklerer Röte und verwandeln sich in Knötchen mit konischer Spitze, die über die Oberfläche prominieren. Am sechsten Tag nimmt die Spitze des Knötchens die Gestalt eines perlartig schimmernden Bläschens an, das mit heller, klarer Flüssigkeit gefüllt ist. Das Bläschen nimmt in den nächsten zwei Tagen an

Ausdehnung zu, so daß schließlich am siebenten oder achten Tag aus dem konisch zugespitzten dunkelroten Knötchen in fünf Tagen eine erbsengroße, halbkugelige Blase geworden ist. Die meisten dieser Effloreszenzen zeigen in der Mitte eine Delle, den sog. „Pockennabel“. Sehr schön illustriert das Gesagte Abb. 398.

Sticht man mit einer Nadel die Pockenpustel an, so gelingt es nicht, den Inhalt des Bläschens auf einmal zu entleeren. Es tritt vielmehr nur ein winziger Tropfen klarer, lympheartiger Flüssigkeit aus. Man muß an verschiedenen Stellen anstechen, um alle Flüssigkeit zu entfernen. Es folgt daraus, daß die Blasen nicht aus einem einzigen Hohlraum bestehen können, sondern aus einzelnen Fächern zusammengesetzt sind. Die anatomische Untersuchung, auf die weiter unten noch näher eingegangen wird, bestätigt diese Beobachtung. Gedellte wie ungedellte Pockenbläschen zeigen dasselbe Verhalten.

An den Handtellern und Fußsohlen, sowie an den Fingern und Zehen zeigen die Pockeneffloreszenzen ein abweichendes Verhalten. Wegen der Straffheit und Unnachgiebigkeit der Haut kommt es hier nicht zu prominenten Eruptionen; die Pocken bleiben vielmehr im Niveau der Haut und markieren sich durch blaßrote Fleckchen und zirkumskripte Resistenzen, die im vesikulösen Stadium sich in perlgraue, durchscheinende, hanfkorn- bis linsengroße Stellen verwandeln, die von einem entzündlich geröteten Hof umgeben sind.

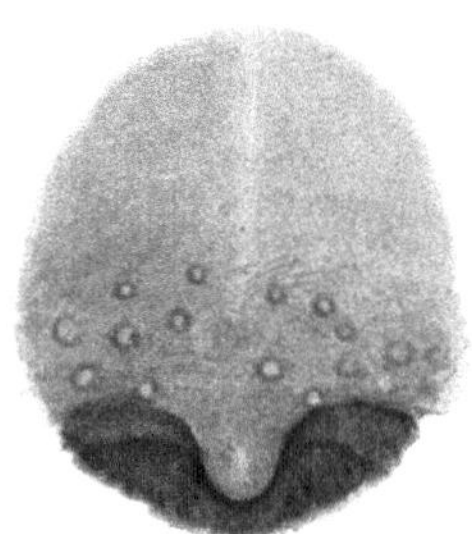

Abb. 399. Echte Pocken auf dem weichen Gaumen.

Schleimhäute. Fast gleichzeitig mit dem Auftreten des Blatternexanthems auf der äußeren Haut erscheinen auch auf den benachbarten Schleimhäuten Pockeneffloreszenzen. Nicht ganz selten gehen dieselben sogar den Eruptionen der äußeren Haut einige Stunden oder sogar einen Tag voraus, so daß man z. B. das Erscheinen von Pockeneruptionen in der Mund- und Rachenhöhle **diagnostisch** verwerten kann.

Am dichtesten ist in der Regel die Schleimhaut des weichen Gaumens mit Bläschen besetzt (vgl. Abb. 399); auch die Mandeln, die Uvula und die hintere Rachenpartie sind oft betroffen. Von hier aus kann der Ausschlag auch auf die Schleimhäute des Kehlkopfes und der Trachea, ja sogar bis zu den größeren Bronchien vordringen.

Die Zunge wird meist am Rande und auf der Unterfläche, seltener auf der Oberfläche, von Effloreszenzen befallen, doch bleibt sie auch häufig frei. Auch die Schleimhaut der Speiseröhre kann befallen werden. Man findet bisweilen Pockeneffloreszenzen bis zur Mitte des Ösophagus hinab; in der unteren Hälfte pflegen sie seltener und spärlicher zu sein.

Die Schleimhaut der Nasenhöhle ist häufig stark in Mitleidenschaft gezogen, so daß durch eine entzündliche Schwellung der Schleimhaut eine starke Behinderung der Nasenatmung bedingt wird; vgl. Friedemann und Gins. Eine Ausbreitung des Ausschlages bis zur Tuba Eustachii und zum Mittelohr, die früher angenommen wurde, kommt nicht vor. Die Störungen des Gehörorgans in diesem Stadium beruhen vielmehr auf der im äußeren Gehörgang aufschießenden Pockeneruption. Vereinzelte Pockenbläschen finden sich mitunter auf der Conjunctiva palpebralis, seltener auf der Conjunctiva bulbi (Hebra). Etwas später als die genannten Schleimhautpartien der Mund- und Rachenhöhle und der Nase werden die Schleimhäute der Vulva, der Vagina und der unteren Mastdarmgegend befallen. Auch in der Urethra, dicht an ihrer Mündung, können sich vereinzelte Effloreszenzen etablieren; die weiter nach hinten gelegenen Teile der Urethra bleiben frei.

Die Schleimhautpocken, die sich zunächst genau in derselben Weise wie
die Eruptionen der äußeren Haut entwickeln, weichen in ihrem Aussehen bald
von ihnen ab. Infolge der zarten Beschaffenheit des Schleimhautepithels
und unter dem Einfluß der Mundflüssigkeit zerfallen die gebildeten Bläschen
bald und es kommt zur Bildung von Erosionen, die von einem weißlichen
Saum, dem Epithelrest, umgeben sind.

Meist besteht starker Speichelfluß. Die subjektiven Beschwerden,
die durch die Schleimhauteruptionen bedingt sind, bestehen im Anfange der
Erscheinungen nur in leichtem Brennen auf der Schleimhaut des Mundes und
der Nase. Dagegen treten beim Aufschießen der Papeln infolge der lebhaften
katarrhalischen Entzündung Speichelfluß, leichte Schluckbeschwerden
und beim Befallen des Kehlkopfes Heiserkeit ein. Die Bildung der Erosionen

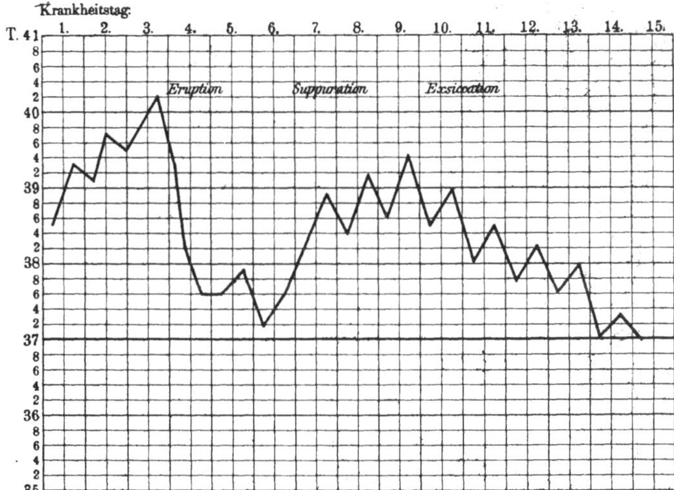

Abb. 400. Typische Variolakurve.

und Ulcera verursacht lebhafte Schmerzen, die, schon spontan vorhanden,
bei jedem Versuch zur Nahrungsaufnahme und beim Sprechen eine bedeutende
Steigerung erfahren.

Fieber und Allgemeinbefinden. Ein sehr charakteristisches Verhalten zeigen
in der Eruptionsperiode der Pocken Fieber und Allgemeinbefinden. Während
bei allen anderen exanthematischen Krankheiten mit dem
Erscheinen des spezifischen Ausschlages eine Steigerung der Allgemeinerscheinungen und des Fiebers verknüpft ist, sinkt bei den
Pocken das Fieber zu Beginn der typischen Eruptionen ab und
alle Beschwerden des Kranken verschwinden, ja, es tritt eine
auffällige Euphorie ein. Sobald die ersten Spuren des Exanthems
sich auf der Haut zeigen, fällt das Fieber in den leichteren Fällen
rapide und weicht der normalen Temperatur. Bei den meisten Fällen
der Variola vera sinkt es jedoch nicht plötzlich in einem Zuge, sondern staffelförmig fallend. Der allmählichen Ausbreitung des Exanthems auf die verschiedenen Körperregionen entsprechend nähert sich die Kurve innerhalb
zwei oder drei Tagen immer mehr der Normalen. Mit vollendetem Ausbruch
des Exanthems wird in der Regel die Norm nahezu oder wirklich erreicht. Die
Blutbahn ist von den kreisenden Infektionserregern gesäubert (v. Pirquet).
In schweren Fällen ist der Abfall geringer. So sinkt z. B. die Temperatur in

der Eruptionsperiode bisweilen nur bis 38°, um mit dem Eintritt der Suppurationsperiode wieder anzusteigen. Hand in Hand mit dem Abfall des Fiebers im Eruptionsstadium geht auch die Besserung der übrigen Beschwerden. Die quälenden Kopfschmerzen lassen nach, die charakteristischen Kreuzschmerzen werden geringer und verschwinden ganz. Waren Störungen des Sensoriums oder Delirien vorhanden, so weichen sie einer wohltätigen Ruhe. Oft stellt sich wieder normaler Schlaf ein. Soweit die Schleimhautpocken und das Spannungsgefühl der von Pusteln besetzten Haut den Kranken nicht zu sehr irritieren, fühlt er sich um diese Zeit relativ wohl. Die leise Hoffnung, daß damit der Beginn der Besserung eingeleitet sei, wird aber in allen Fällen von Variola vera schnell enttäuscht durch den Eintritt der Suppurationsperiode, die mit ihren mannigfaltigen Komplikationen noch einen Köcher voll gefährlicher Pfeile mit sich bringt. Die Kurven (Abb. 400 u. 401) illustrieren das Gesagte.

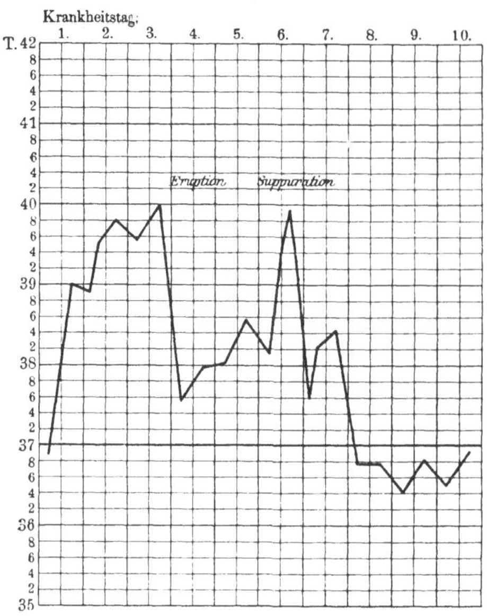

Abb. 401. 26jähriger Mann. Variola vera mit kurzem Suppurationsstadium. Geheilt.

Bei der letzten Kurve (Abb. 402), die von einem sehr schweren Falle von Variola vera stammt, ist die Temperatursenkung bei der Eruption nur abgedeutet. Der Kranke, ein siebenmonatliches Kind, starb an Bronchopneumonie. Das Aussehen des Exanthems im Knötchenstadium und im Suppurationsstadium geben die Abb. 398 und 406.

Suppurationsperiode. Mit dem achten Krankheitstage beginnt bei der Variola vera der vorher klare Pustelinhalt sich durch Beimengung von Eiterkörperchen langsam zu trüben; am neunten Tag ist der Inhalt völlig eitrig. Die Pusteln werden dabei undurchsichtig und nehmen eine gelbe Färbung an. Sticht man eine Pustel mit der Nadel an, so entleert sich ein Tröpfchen eitriger Flüssigkeit. Diese Veränderung der Pockeneruptionen geht in derselben Reihenfolge vor sich, in der sie zur Erscheinung kamen; also zuerst im Gesicht und nachher am Rumpf und den Extremitäten. Mit der fortschreitenden eitrigen Umwandlung werden die Pocken auch praller gefüllt und viele bekommen

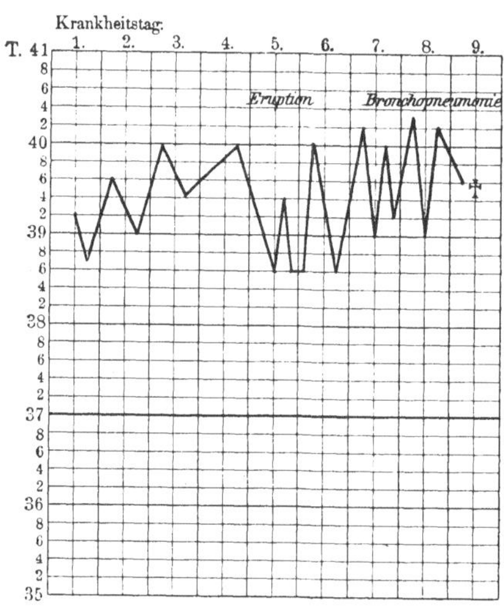

Abb. 402. 7 monatiges ungeimpftes Kind. Temperatursenkung bei der Eruption nur angedeutet. Tod am 9. Tage an Bronchopneumonie.

eine halbkugelige Oberfläche und verlieren ihre zentrale Delle. Um die Basis der Pocke herum bildet sich ein roter Saum, eine entzündliche Rötung und

Schwellung der Haut (Hof oder Halo). Durch Konfluieren der einzelnen Höfe kommt es bei dicht stehenden Pocken, so namentlich im Gesicht, zu einem diffusen Ödem. Das Gesicht schwillt dabei unförmig bis zur Unkenntlichkeit an.

Am auffälligsten tritt das Ödem in Erscheinung, wo ein lockeres Gewebe vorherrscht. So pflegen die Augenlider schon unter dem Einfluß weniger Pusteln unförmig anzuschwellen, so daß die Lidspalten gar nicht oder nur sehr unvollkommen geöffnet werden können. Die Lippen schwellen an und verwandeln sich in dicke Wülste, so daß die Lippenartikulation beim Sprechen leidet und der Mundschluß beim Trinken mangelhaft wird. Starkes Ödem an den Nasenflügeln im Vereine mit dem der Nasenschleimhaut verhindert die Nasenatmung und zwingt die Kranken, durch den Mund zu atmen. Dort hingegen, wo das Gewebe straffer ist und fest der Unterlage aufhaftet, so an der Kopfschwarte und den knorpeligen Partien der Ohrmuschel, macht sich trotz dicht stehender Pustelbildung Ödem und entzündliche Schwellung für das Auge weit weniger bemerkbar. Die starke Spannung der Gewebe, die durch die entzündliche Schwellung hervorgerufen wird, ist jedoch oft so stark schmerzhaft, daß selbst das einfache Aufliegen auf dem Hinterkopf die größten Schmerzen bereitet. Am Rumpf und an den Extremitäten, wo die Pocken im allgemeinen

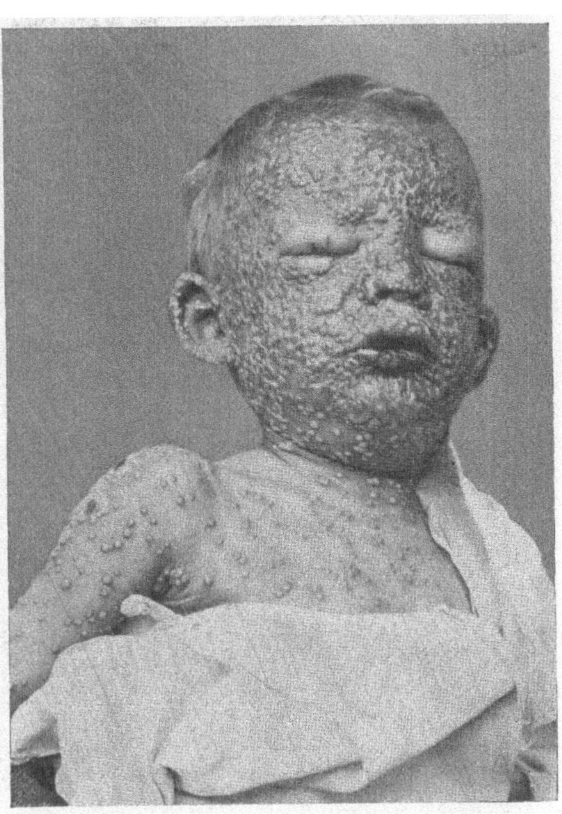

Abb. 403. Variola vera (starkes Lidödem).

etwas weniger dicht stehen als im Gesicht, kommt es um einen bis zwei Tage später zur Suppuration als am Kopf. Auch hier können die lokalen Beschwerden recht erheblich sein, namentlich an Stellen, die beim Liegen gedrückt werden. Unterbauchgegend und das Schenkeldreieck sind meist relativ spärlich vom Pockenexanthem besetzt. Ausnahmen kommen natürlich vor. Eine auffällig starke Aussaat von Pockenpusteln pflegt an denjenigen Stellen der Haut aufzuschießen, wo bei der Infektion oder während des Inkubationsstadiums mechanische oder chemische Reize eingewirkt haben.

Wenn z. B. wegen heftiger Kreuzschmerzen in der Inkubationszeit am Rücken Senfpflaster gelegt oder reizende Einreibungen gemacht werden, so entwickelt sich hier eine dicht gedrängte Pockenbildung; auch Kontusionen und Erosionen, Ekzeme rufen ähnliche Wirkungen hervor. Ebenso zeigen diejenigen Stellen, die durch die Art der Kleidung einem beständigen Druck ausgesetzt sind, häufig dasselbe

Verhalten. Oft mag dabei noch eine lokale vermehrte Schweißsekretion eine Rolle spielen. Solche Hautpartien sind z. B. bei Frauen die Gegend des Rumpfes, wo das Korsett fest dem Körper angepreßt wird, oder an den Oberschenkeln die Gegend, wo die Strumpfbänder anliegen, bei Männern zuweilen die Schultergegend, wo die

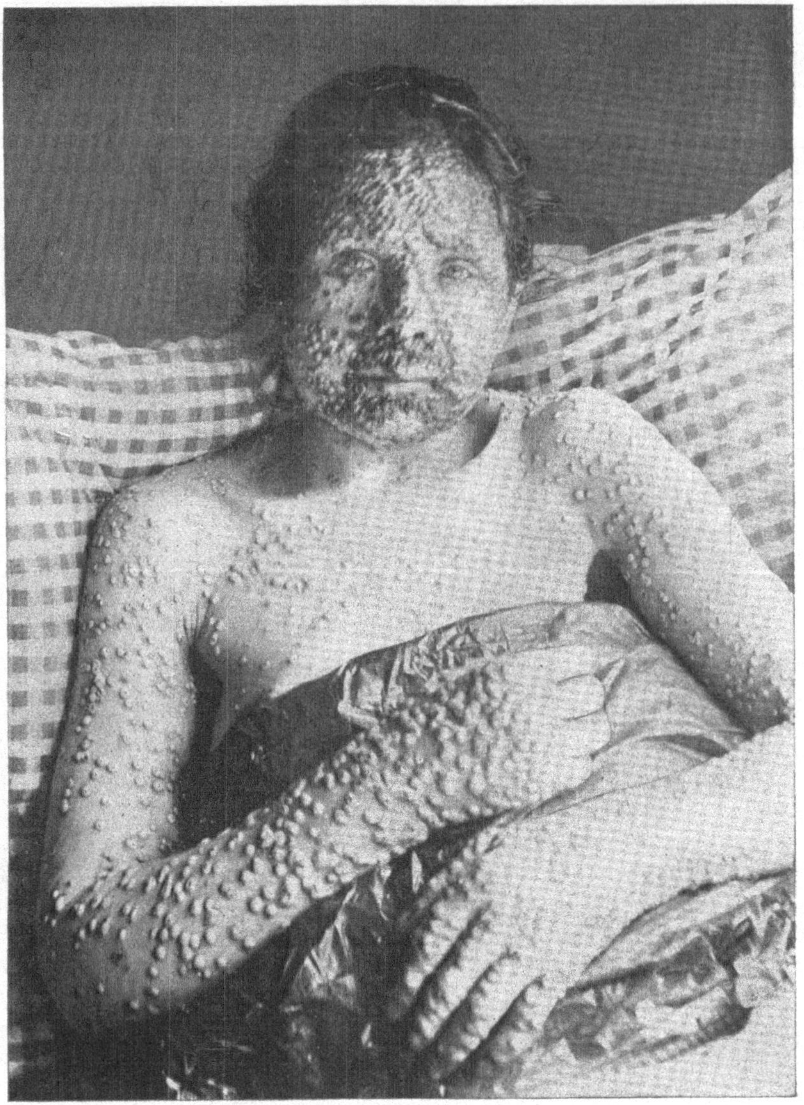

Abb. 404. Variola vera[1]).

Hosenträger aufliegen. Der Beruf spielt eine große Rolle: z. B. bei Briefträgern starkes Befallen der Füße. Da bei so dicht stehenden Pusteln die einzelnen Höfe konfluieren, so sind solche Stellen meist recht schmerzhaft. Vgl. die Bilder in dem ausgezeichneten Buche von Ricketts und Byles: The diagnosis of smallpox.

[1]) Von Herrn Dr. Heinsberger-Bochum beobachteter Fall.

Ganz besonders starke lokale Beschwerden sind in der Regel an den Händen vorhanden. An den Händen und namentlich an den Fingern pflegen die Effloreszenzen gewöhnlich sehr dicht zu stehen, so daß die entzündlichen Höfe konfluieren. Die Schwellung, die bei dem straffen, eng an die Unterlage befestigten Gewebe an den Fingern nur wenig Raum zur Ausbreitung hat, verursacht eine starke Spannung, und so kommt es bei dem großen Nervenreichtum dieser Teile oft zu unerträglichen Schmerzen. Ganz ähnliche Verhältnisse liegen an den Zehen vor; nur daß hier die Pocken meist nicht so dicht stehen wie an den Fingern. Auch an der Vola manus und an

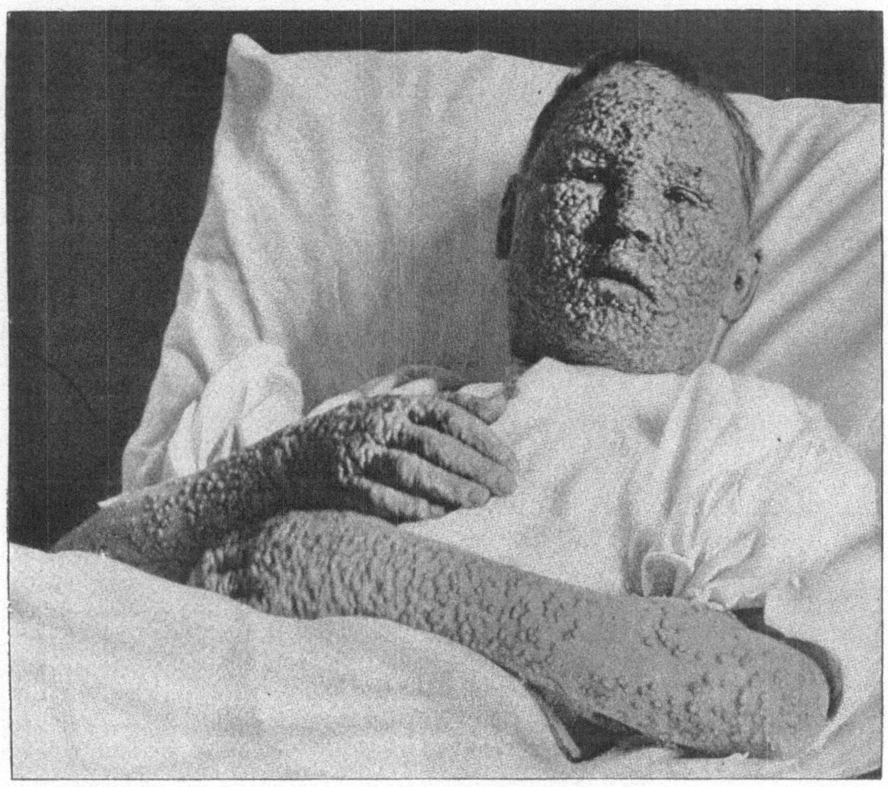

Abb. 405. Variola vera. Suppurationsstadium.

der Fußsohle bedingt die Straffheit der Haut und die bei der entzündlichen Schwellung auftretende Spannung lebhafte Schmerzen.

Als Kuriosum erwähnt Arndt aus der Dresdener Pockenepidemie 1914/18 eine Patientin, die vor kurzem eine Laparotomie durchgemacht hatte, die mit Michelschen Klammern geschlossen war. An jeder der Klammernarben befand sich ein Pockenbläschen.

Das äußere Bild der Pockeneffloreszenzen an Handtellern und Fußsohlen, sowie an den Fingern und Zehen weicht wegen der dicken und unnachgiebigen Epidermis etwas ab von dem der Pockeneruption der übrigen Haut. Die Pocken prominieren auch jetzt nur wenig oder gar nicht über die Oberfläche der Epidermis. Aus den perlgrauen opaken Plaques des vesikulösen Stadiums werden in der Suppurationsperiode undurchsichtige gelbe Flecke, die von einer ausgedehnten entzündlichen Röte umgeben sind.

Auf der Höhe der Suppuration platzen viele Pockenpusteln und entleeren ihr eitriges Sekret, das dann eintrocknet und in Gestalt gelblicher Krusten und Borken der Haut aufliegt. Namentlich im Gesichte gibt das ein charakteristisches Aussehen, wie es Abb. 406 sehr schön zeigt. Aber auch am Rumpf und an den Extremitäten platzen viele der Pusteln infolge der prallen Füllung und ergießen ihren Eiter in die Umgebung. An Stellen, wo der Kranke aufliegt, so am Rücken und am Hinterkopfe, werden viele Pusteln auch rein mechanisch aufgerieben. Durch die wiederholten Sekretentleerungen wird Leib- und Bettwäsche durchtränkt; der Eiter zersetzt sich auf der Haut und in der Wäsche, und so verbreitet sich oft ein widerlicher Geruch in der Umgebung des Kranken, der nur durch peinlichste Sauberkeit und häufigen Wäschewechsel gemildert werden kann.

Eine Quelle der mannigfachsten Beschwerden und Gefahren sind während der Suppurationsperiode auch die Pockeneffloreszenzen auf den Schleimhäuten.

Die Zunge ist dick belegt und bei dichter Aussaat unförmig geschwollen und schmerzhaft, so daß sie nur schwer beweglich ist und dem Kranken auch das Sprechen sehr erschwert.

Die Nasenatmung ist stark beeinträchtigt durch die entzündlich geschwollene, mit Pockeneffloreszenzen besetzte Schleimhaut.

Im Rachen bestehen bei dichter Aussaat starke Schluckbeschwerden. Die intensivsten Grade erreichen dieselben,

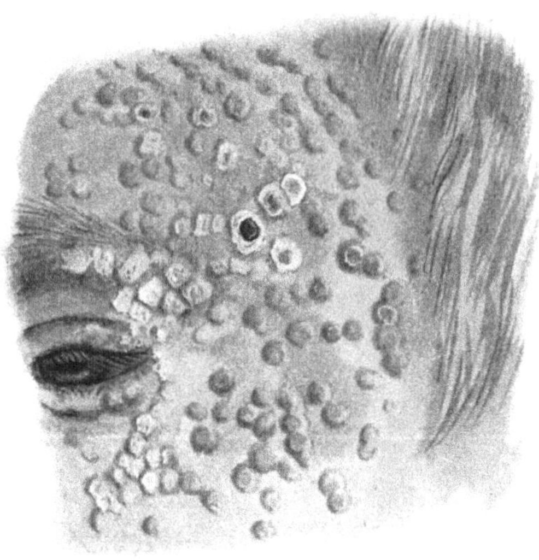

Abb. 406. Variola vera, Suppurationsperiode (2jähriges Auswandererkind am 10. Krankheitstage).

wenn es im Anschluß an zerfallene Pocken zu nekrotischen Prozessen oder Abszeßbildung an den Tonsillen oder an dem Gaumenbogen kommt. Auch retropharyngeale Abszesse können im Gefolge vereiterter Pockenblasen auftreten. Ist der Kehlkopf in Mitleidenschaft gezogen, so besteht Heiserkeit oder Aphonie. Entstehen beim Zerfallen der Pockenblasen tiefgreifende Geschwüre, so kann es zur Perichondritis laryngea mit sekundärer Knorpelnekrose und zum akuten Glottisödem kommen. Die Tuba Eustachii bleibt zwar frei von Pockeneruptionen, wird aber in der Suppurationsperiode häufig der Sitz eines Katarrhs, der sich bis zum Mittelohr fortsetzt und zur Otitis media mit ihren Begleiterscheinungen, Schmerzen, Ohrensausen, Schwerhörigkeit, ev. auch zur Perforation des Trommelfelles führen kann.

Ist auch die Conjunctiva papebralis von einigen Pockeneffloreszenzen befallen, so kommt es im Suppurationsstadium zu starker Hyperämie und Exsudation. An den Lidrändern bilden sich schmierige Krusten des konjunktivalen Sekretes, so daß es oft zur völligen Verklebung der schon durch das palpebrale Ödem geschlossenen Lidspalte kommt. (Weitere Augenstörungen siehe bei Komplikationen.)

An den Schleimhäuten der unteren Körperhälfte machen sich im Suppurationsstadium beim Zerfall der Schleimhautefflореszenzen mannigfache Beschwerden bemerkbar. Bei Schleimhauteruptionen im After wird über schmerzhafte Defäkation und brennende Empfindungen geklagt. Oft entleert sich dabei ein schleimig-eitriges Sekret.

Schmerzhafte Empfindungen, Brennen und Ausfluß treten auch bei Pockenbildung in der Vagina in Erscheinung, bei Urethralpocken Dysurie.

Allgemeinerscheinungen und Fieber während der Suppurationsperiode. Mit der eintretenden Vereiterung der Pockeneffloreszenzen beginnt die in der Eruptionsperiode ganz oder beinahe zur Norm zurückgekehrte Körpertemperatur wieder zu steigen. Der Anstieg wird bisweilen mit einem Frost oder wiederholtem Frösteln eingeleitet. Soweit nicht irgendwelche Komplikationen die Gestalt der Fieberkurve beeinflussen, ist für die Suppurationsperiode ein remittierendes Fieber charakteristisch, das im Verlaufe von drei Tagen staffelförmig bis auf etwa 39,5° anzusteigen pflegt, um nachher ebenfalls staffelförmig wieder abzufallen. Entsprechend der Temperatur ist der Puls auf 100 bis 120 Schläge erhöht.

Der allmähliche Anstieg des Suppurationsfiebers ist charakteristisch im Gegensatze zu dem plötzlichen Anstiege der Temperatur in der Initialperiode.

Ob die eitrige Umwandlung der Pockenblasen auf Rechnung von Eitererregern, Staphylokokken und Streptokokken zu setzen ist, wie das bisher angenommen wurde, erscheint nach neueren Untersuchungen zweifelhaft. In vielen Fällen von echter Variola findet man im eitrigen Pustelinhalt keine pyogenen Kokken (vgl. Histologie der Pocken).

Dasselbe gilt von den Vakzinepusteln im Suppurationsstadium. Selbst Impfpusteln mit starken Entzündungserscheinungen im Eiterstadium erweisen sich oft als völlig steril (Frosch). Das eintretende Fieber kann also auch nicht durchgängig als eine Folge der Einwirkung von Eiterkokken aufgefaßt werden. Das Fieber der Suppurationsperiode faßt Jochmann als ein Resorptionsfieber auf, entsprechend der Vermehrung der geformten Elemente und ihrer Zerfallsprodukte in den Pockenbläschen. Wie weit nach dem Platzen der vereiterten Pusteln sekundäre Infektionserreger sich am Zustandekommen des Fiebers beteiligen, muß dahingestellt bleiben.

Die Höhe des Suppurationsfiebers steht in der Regel in direktem Verhältnis zu der Ausbreitung des Pockenexanthems; je dichter die Aussaat ist, desto höhere Grade werden beobachtet. Hervorzuheben ist aber, daß die während der Initialperiode beobachtete Fieberhöhe in der Regel während der Suppurationsperiode nicht erreicht wird. Tritt während des Suppurationsstadiums der Tod ein, so kommt es bisweilen kurz ante mortem zu hyperpyretischen Temperaturen.

Mit der Steigerung des Fiebers gehen meist große Unruhe und absolute Schlaflosigkeit einher. Zum Teil sind es die mannigfaltigen Qualen, von denen bereits gesprochen wurde, die Schmerzen an den entzündlich geschwollenen Partien der Hände und Füße, die Schlingbeschwerden usw., die den Kranken nicht zur Ruhe kommen lassen, zum Teil mögen auch toxische Wirkungen eine Rolle dabei spielen. Solche toxische Einflüsse mögen vor allem dort im Spiele sein, wo es zu cerebralen Aufregungszuständen kommt. Störungen des Sensoriums und Delirien sind um diese Zeit eine recht häufige und ernste Komplikation. Die Kranken springen aus dem Bette, versuchen aus dem Fenster zu gehen, werden oft gewalttätig gegen ihre Pfleger und können sich und anderen mannigfachen Schaden zufügen. Sorgfältige Überwachung ist daher während dieser Zeit dringend geboten. Alkoholisten sind besonders gefährdet während dieser Krankheitsperiode, weil sie naturgemäß am ehesten zu Delirien neigen. Aber es sind keineswegs nur Potatoren, bei denen es zu Aufregungszuständen kommt. Auch die Schwere der Krankheit

allein vermag die schwersten Erregungszustände auszulösen. Bisweilen tritt
bei solchen Delirien infolge von Erschöpfung ein plötzlicher Herztod
ein. Eine häufige Todesursache während der Suppurationsperiode ist die
Sepsis, die durch Sekundärinfektion der Pusteln und Übertreten von Eiterkokken ins Blut zustande kommt. Nach Perkins und Pay, Councilman
ist die Bronchialschleimhaut die Haupteingangspforte für die Streptokokken
bei der Mischinfektion; es würde sich also um eine embolische sekundäre Infektion der Pusteln handeln. Diese Hypothese hat viel Bestechendes, mit Rücksicht auf die schweren Veränderungen, Ulzerationen in der Luftröhre bis zu den
Bronchien hinunter. Dadurch kann das Krankheitsbild in der mannigfachsten

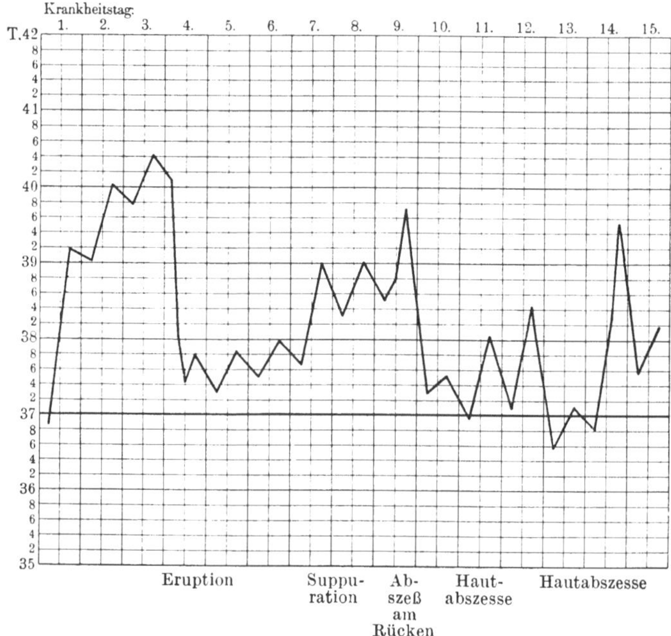

Abb. 407. 64 jähriger Mann (2 mal geimpft). Variola vera mit Hautabszessen im
Exsikkationsstadium.

Weise variiert werden. Haut- und Netzhautblutungen, metastatische Eiterungen in den Gelenken, Lungenabszesse, eitrige Perikarditis, Endokarditis
und Pleuritis usw. kommen zur Beobachtung. (Vgl. auch unter Komplikationen.)

Bei günstigem Ausgange beginnt gegen den elften oder zwölften Tag mit
der beginnenden Abtrocknung der Pusteln ein Nachlassen der schweren Krankheitserscheinungen. Die Besserung tritt nicht mit einem Schlag ein, sondern
allmählich, wie das Fieber staffelförmig zur Norm zurückkehrt, bessern sich auch
die lokalen und allgemeinen Symptome.

Involutionsperiode (Stadium exsiccationis). Die Abtrocknung der
Pocken beginnt gegen den elften oder zwölften Tag und erfolgt in derselben
Reihenfolge wie die Eruption und die Suppuration, also zuerst im Gesicht
und am Kopfe, dann am Rücken und schließlich an den Extremitäten. Schon
auf der Höhe der Suppuration, am achten oder neunten Tage, lassen einzelne
Blasen eitrig-klebrige Flüssigkeit austreten, die auf der Oberfläche der Pustel
einen honigfarbenen Überzug bildet und sich nun gegen den elften Tag in eine

bräunliche, harte Kruste verwandelt, die fest auf dem Mutterboden haftet. Aber auch die intakt gebliebenen Pusteln trocknen um diese Zeit ein, ohne sich zu öffnen. Ihre halbkugeligen Formen färben sich bräunlich und schrumpfen

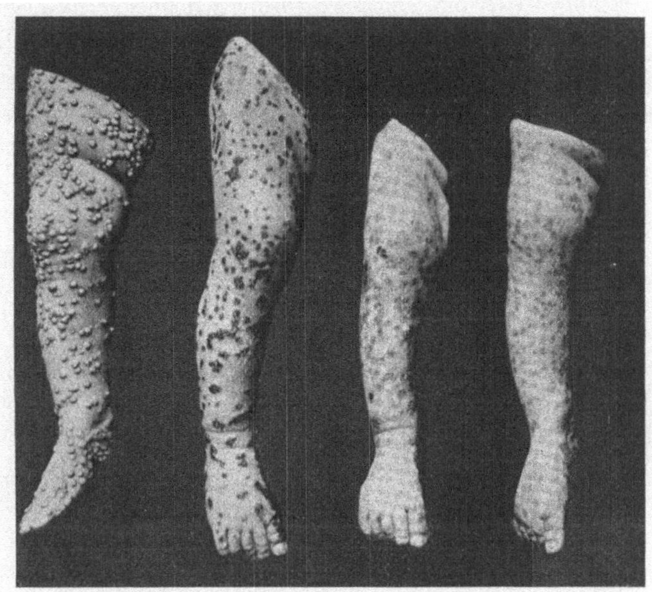

Abb. 408. Variola vera bei einem ungeimpften 9 monatigen Mädchen. Moulage. Kaiserin-Friedrich-Haus.

zu harten, dunkelbraunen Borken, die noch lange auf der Unterlage festhaften. Gleichzeitig mit dem Beginne der Eintrocknung der Pusteln gehen die Zeichen der Entzündung, das Ödem, die Rötung, Schwellung und Schmerzhaftigkeit

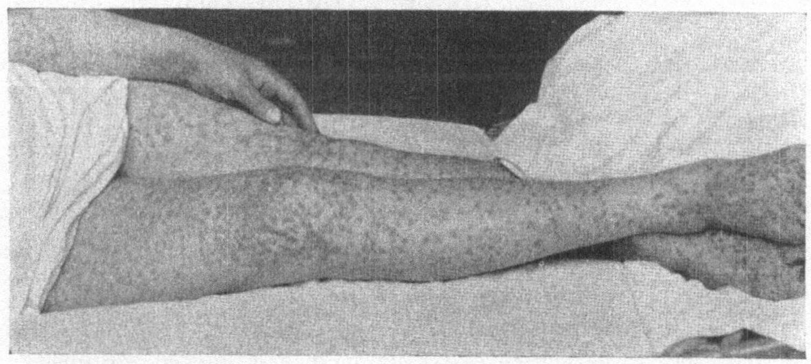

Abb. 409. Pigmentflecken auf den unteren Extremitäten.

der Haut zurück. Die Augenlider schwellen ab, so daß die Augen wieder geöffnet werden können. Die Gesichtszüge des Kranken werden wieder deutlich und auch an Händen und Füßen weichen die unförmigen Schwellungen den normalen Konturen.

An Stelle der Schmerzen stellt sich bei der Abtrocknung ein heftiger Juckreiz ein, den die Kranken mit lebhaftem Kratzen zu beantworten pflegen.

Wie an der Haut gegen den elften bis zwölften Tag ein schneller Rückgang der entzündlichen Erscheinungen einsetzt, pflegen auch die Schleimhauteruptionen um diese Zeit allmählich zu verschwinden. Die Schwellung und Entzündung der Mundschleimhaut bessert sich, die Exkorationen und kleinen Ulzerationen beginnen sich mit Epithel zu bedecken und verursachen weniger Beschwerden; namentlich die Schlingbeschwerden gehen zurück und die nasale Atmung wird besser.

Das Fieber fällt mit dem Einsetzen der Dekrustation staffelförmig ab, um gegen Ende der zweiten Krankheitswoche die Norm zu erreichen. Ein längeres Fortbestehen der Temperatursteigerung oder nach Erreichen der Norm nochmals einsetzendes Fieber ist stets ein Zeichen für das Vorhandensein von Komplikationen, Abszessen oder dgl.

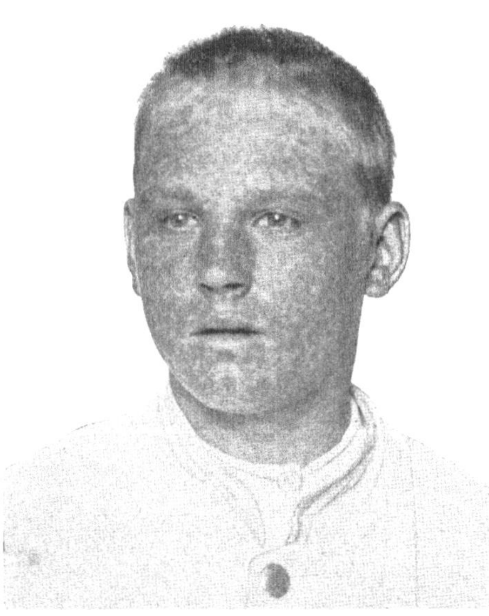

Abb. 410. Variola vera. Rotbraune Flecke nach Abstoßung der Pockenborken. (Derselbe Fall wie Abb. 403.)

Gleichzeitig mit dem Fieberabfalle hebt sich auch das Allgemeinbefinden wieder. Etwa vorhandene Delirien machen einem normalen Sensorium Platz. Kopfschmerzen und Unruhe verschwinden, der Appetit hebt sich und ein erquickender Schlaf stellt sich ein.

Die Abstoßung der Borken nimmt verschieden lange Zeit in Anspruch. Namentlich dort, wo die Eiterung bis tief ins Korium hinein drang und wo später Narbenbildung zurückbleibt, dauert es eine ganze Reihe von Tagen (acht bis zehn), bis die eingetrocknete Sekretmasse sich abgestoßen hat. Oft kommt es vor, daß nach Abfall der ersten Borken noch ein- bis zweimal eine neue, dünne Kruste sich bildet. Wird bei starkem Juckreiz dann eine oder die andere tief sitzende Borke abgekratzt, so sieht man das Korium frei vorliegen und es muß sich auch hier erst eine neue Kruste bilden, bevor die Heilung erfolgen kann.

Am längsten pflegt die Abstoßung der Borken an der Innenfläche der Hände und an den Fußsohlen zu dauern. Bei der Abtrocknung bleibt die linsenförmige, zwischen zwei Epidermislamellen liegende Borke oft zwei bis drei Wochen liegen und wird mitunter von dem ungeduldigen Kranken aus der verhornten Epidermishülse künstlich herausgeholt.

Nach dem Abfalle der Krusten bleiben zunächst fast immer pigmentierte und oft etwas erhabene Flecke zurück. Zuerst noch von rötlichem Aussehen, werden sie bei Temperatureinflüssen bald blaß, bald hyperämisch. Später nehmen sie einen mehr bräunlichen Farbton an; schließlich blassen sie ab und verschwinden ganz. Dort, wo der Suppurationsprozeß sich mehr auf die Haut beschränkte und den Papillarkörper intakt ließ, bleiben keinerlei Spuren der überstandenen Pocken zurück. Dort aber, wo auch der Papillarkörper eitrig eingeschmolzen wurde, bleibt eine Narbe.

An Stelle des zerstörten epithelialen Gewebes bildet sich zunächst ein gefäßreiches Granulationsgewebe, das sich dann in Bindegewebe verwandelt. Durch

Retraktion des Narbengewebes kommt es dann zu den bekannten linsengroßen, strahligen Narben, die namentlich am Gesicht und am behaarten Kopf und an den Händen und Füßen besonders häufig sind und zeitlebens bestehen bleiben. Dadurch, daß auch das anfänglich noch vorhandene Pigment allmählich verloren geht, erhält die Narbe eine noch weißere Färbung als die umgebende Haut und wirkt dadurch noch auffallender und entstellender.

Am behaarten Kopf, am Bart und an anderen behaarten Stellen tritt bei vielen Patienten zur Zeit der Dekrustation, oft auch noch später ein starker Haarausfall ein, der jedoch nach einiger Zeit meist wieder ersetzt wird. Das Wiederwachstum bleibt natürlich aus an denjenigen Stellen, wo die Haarbälge durch die Eiterung zerstört wurden. Verlust der Nägel ist bei der Variola vera seltener.

Bei unkompliziertem Verlaufe der Variola vera vergehen bis zur völligen Genesung etwa fünf bis sechs Wochen. Treten Komplikationen auf, so ist der Verlauf natürlich nicht zu berechnen.

Abweichungen vom regulären Krankheitsbilde der echten Variola.

Das im vorstehenden geschilderte Bild der unkomplizierten echten Variola entspricht dem regulären Verlaufe dieser Krankheit. Je nach der Schwere der allgemeinen Erscheinungen, der Art der Komplikationen und der Ausbreitung des Exanthems gibt es nun die mannigfaltigsten Variationen: Von den allerschwersten Formen, die bisweilen noch vor Ausbruch des spezifischen Ausschlages zugrunde gehen können, bis zu den leichtesten Variolaerkrankungen, die nur durch einige wenige Pusteln die Krankheit andeuten.

Bei der Beschreibung der von dem regulären Typus der echten Variola abweichenden Krankheitsbilder ist zu unterscheiden zwischen malignen und benignen Formen. Zu den malignen gehört die Variola confluens und die hämorrhagisch-pustulöse Form, zu den benignen die Variolois und die Variola sine exanthemate. Festzuhalten ist aber, daß diese Bilder ätiologisch streng zusammengehören.

Variola confluens. Eine besonders schwere Form der Pocken ist die Variola confluens, bei der infolge intensivster Entwicklung des Hautexanthems zur Zeit der Suppuration an vielen Stellen die einzelnen Pocken miteinander verschmelzen, so daß der Inhalt der verschiedenen Eiterpusteln zusammenfließt. Vorbedingung für das Konfluieren ist natürlich eine außerordentlich dichte Aussaat der Pockeneffloreszenzen. Daß wir es bei der Variola confluens mit einer besonders schweren Form der Pocken zu tun haben, dokumentiert sich schon in der Schwere des Initialstadiums; auffällig hohes Fieber, intensiver Kopfschmerz und Kreuzschmerzen, Erbrechen pflegen in keinem solchen Falle zu fehlen. Zwar kommt ein schweres Initialstadium auch bei der Variola vera discreta und der Variolois vor, aber man kann ohne weiteres sagen: Ein leichtes Initialstadium schließt so gut wie sicher konfluierende Pocken aus.

Die Eruption des Exanthems geht dabei in der Regel rascher von statten als bei der typischen Form der echten Variola und beginnt oft schon 12 bis 13 Stunden früher. Schon zu Beginn des dritten Krankheitstages kann die Eruption ihren Anfang nehmen. Auch die Ausbreitung des Ausschlages über den Körper geht stürmischer vor sich als bei anderen Formen. Zuerst am Kopf und dann weiter schnell auf Rücken und Extremitäten fortschreitend, schießt eine dichte Aussaat von Pockeneffloreszenzen auf, so daß die ganze Eruption oft nicht länger als 36 Stunden dauert; in seltenen Fällen ist der Ausbruch des Exanthems an Gesicht und Extremitäten fast gleichzeitig vollendet, „aber nun folgt zwischen die alten Pusteln Schub auf Schub, wo überhaupt noch Platz vorhanden ist" (Huguenin).

Am schlimmsten ist auch bei dieser Pockenform das Gesicht befallen. Hier stehen schon am ersten Tage der Eruptionsperiode die roseolaähnlichen Fleckchen so dicht zusammen, daß sie fast zu konfluieren scheinen. Da gleichzeitig die Haut des Gesichtes anschwillt, so macht die konfluierende Rötung der Schwellung bisweilen den Eindruck eines Erysipels. Am zweiten Tage erheben sich darauf unter schnell zunehmender entzündlicher Schwellung der Haut dicht aneinandergedrängte Knötchen in so großer Zahl, daß die einzelnen sich gegenseitig in ihrer Ausbreitung hemmen. Wenn auch untereinander von verschiedener Größe, so sind sie doch im allgemeinen kleiner als bei der Variola discreta. Auf den Spitzen der lebhaft rot gefärbten Knötchen bilden sich alsbald Bläschen, die zuerst mit klarer, dann schnell sich trübender Flüssigkeit gefüllt sind, sich rasch vergrößern und nun bald auf mehr oder weniger große Strecken konfluieren. Während die Vereiterung des Inhalts schnell fortschreitet, bilden sich durch weitere Konfluenz große Flächen unregelmäßig begrenzter, serös eitriger Blasen, die den größten Teil des Gesichts oder der Hände einnehmen können. Zuweilen entsteht z. B. im Gesicht durch die Vereinigung mehrerer größerer konfluierender Partien eine einzige mächtige, flache Eiterblase, so daß man den Eindruck gewinnt, als verhülle eine Pergamentmaske die Züge des Kranken.

Das begleitende entzündliche Ödem ist in diesen Fällen natürlich besonders stark entwickelt, so daß zuweilen die Augenlider völlig verschwollen sind und die Lidspalten nicht geöffnet werden können. Dort aber, wo der straffe Zustand der Gewebe der Ausdehnung des Ödems Hindernisse bereitet, kommt es infolge der straffen Spannung zu außerordentlich quälenden Schmerzen, so am behaarten Kopf, an den Ohrmuscheln und an den Händen. Am Rumpf konfluieren die einzelnen Pockeneffloreszenzen trotz dichtester Aussaat nur selten auf größeren Strecken. Selbst in Fällen, wo das Gesicht nur eine einzige Eiterblase darstellt, pflegen nur kleinere Bezirke am Rücken und am Leib zusammenzufließen. Dagegen sind an den Vorderarmen und namentlich an den Händen und Fingern große Partien der Oberhaut in ausgedehnte Eiterblasen verwandelt und verursachen dem Kranken häufig klopfende und brennende Schmerzen. Dieselben Qualen können durch konfluierende Pocken an den Füßen bedingt sein.

Die Beschwerden des bejammernswerten Kranken werden in diesem Stadium noch erheblich gesteigert durch die schweren Schleimhautaffektionen.

Der Larynx ist stets stark in Mitleidenschaft gezogen; Stimmlosigkeit ist die Regel. Oft entwickelt sich eine Perichondritis, die zu akutem Glottisödem und damit zu den bedrohlichen Stenoseerscheinungen führen kann.

An der Konjunktiva kommt es häufiger als bei anderen Pockenformen zur Aussaat von Effloreszenzen, die zur schweren Konjunktivitis und nicht selten auch zur Keratitis führen können.

Hand in Hand mit diesen schweren örtlichen Erscheinungen geht der Zustand des Allgemeinbefindens. Das Fieber, das schon im Initialstadium akut zu außerordentlicher Höhe angestiegen war (41 bis 42°), pflegt während der Eruptionsperiode nur wenig, in einzelnen Fällen vielleicht bis auf 38° herabzusinken; in anderen Fällen bleibt es kontinuierlich auf 39 bis 40°, um zuzeiten der Suppuration sogar noch zu steigen.

Furibunde Delirien sind bei der Variola confluens an der Tagesordnung. Sie beginnen schon im Initialstadium und halten bis zur Suppurationsperiode an, wo sie oft ganz erschreckende Grade erreichen. Neben der Höhe des Fiebers spielen dabei vermutlich toxische Einflüsse eine Rolle. Nicht selten folgen auf die Delirien komaähnliche Zustände, in denen die Kranken unter außerordentlich frequentem, kaum fühlbarem Puls und Aussetzen der Atmung zugrunde gehen. Dabei steigt die Temperatur bisweilen kurz ante mortem zu hyperpyretischen Werten (42⁰).

Die Schwere der Erkrankung begünstigt naturgemäß das Zustandekommen der mannigfaltigsten Komplikationen. Auf der Haut können sich von den vereiterten Pusteln aus Abszesse, Erysipele, Phlegmonen entwickeln. Vor allem aber droht die Sepsis, die nun ihrerseits durch vielfache Metastasen in den inneren Organen das Bild in der mannigfachsten Weise variieren kann. Häufig sind Entzündungen der serösen Häute, Pleuritis, Perikarditis; Bronchopneumonien führen nicht selten den ungünstigen Ausgang herbei.

Die Sterblichkeit an Variola confluens ist sehr hoch. Viele gehen gegen Ende der Suppurationsperiode oder in der Abtrocknungsperiode zugrunde. Meist führt die Sepsis oder eine der genannten Komplikationen den Exitus herbei. Geht die Krankheit in Genesung über, so vollzieht sich die Rekonvaleszenz langsamer als bei der typischen Form der Pocken. Die Eintrocknung der konfluierenden Eiterblasen geht nur sehr allmählich vonstatten, weil es unter den ausgedehnten Borken oft zu Nacheiterungen kommt. Neue Abszesse und Furunkel unterbrechen immer wieder den normalen Eintrocknungsprozeß. Nach Abfall der ersten Borken bildet sich oft noch eine zweite und dritte dünne Kruste, ehe es zur definitiven Heilung kommt.

Auch die Schleimhautveränderungen brauchen entsprechend ihrer größeren Ausdehnung einen längeren Zeitraum zur Heilung. Das Fieber, das in der Abtrocknungsperiode in der Regel noch durch allerlei Komplikationen unterhalten wird, dauert meist bis in die dritte Woche hinein, oft noch länger.

Die Narben, die nach der Variola confluens zurückbleiben, sind entsprechend der größeren Ausdehnung der Eiterung und der Tiefe der Substanzverluste weit umfangreicher und entstellender als bei der Variola discreta. Flächenhafte, unregelmäßig konturierte Narbenbildungen, die zum Teil noch von festeren Strängen durchzogen und durch Narbenzug in verschiedene Richtungen verzerrt werden, verunstalten das Gesicht des Genesenden oft auf das Entsetzlichste. Die Lippen können in der verschiedensten Weise durch Narbenzug verzerrt sein. Auch kann durch Verzerrung der unteren Augenlider ein Ektropium entstehen. Ausfall der Haare ohne Wiederersatz und dauernder Verlust der Augenwimpern tragen dazu bei, die Unglücklichen noch mehr zu entstellen.

Hämorrhagische Pocken. Unter hämorrhagischen Pocken verstehen wir diejenigen Variolaformen, die durch das Hinzutreten einer akuten hämorrhagischen Diathese ihr besonderes Gepräge erhalten. Je nachdem die Neigung zu Blutungen bereits im Initialstadium oder erst im Eruptionsstadium einsetzt, unterscheiden wir zwischen Purpura variolosa und Variola haemorrhagica pustulosa. Beide Formen sind ausgezeichnet durch ihre Malignität, die so hochgradig ist, daß sie fast ausnahmslos tödlich verlaufen. Es gibt aber außerdem in jeder Pockenepidemie Fälle, bei denen es zu Hautblutungen und Blutungen innerer Organe neben vereinzelten blutigen Pusteln kommt, ohne daß stets ein ungünstiger Ausgang dadurch bedingt wäre. Es sind dies Übergänge zwischen den beiden schwersten Typen, die wir ihres besonderen Verlaufes wegen hier besonders schildern wollen.

Die **Purpura variolosa** ist die schwerste aller Pockenformen und führt ausnahmslos in wenigen Tagen zum Tode. Der Kranke geht meistens schon im Initialstadium zugrunde, noch ehe eine einzige Pockenpustel aufgeschossen ist.

So muß es in den einzelnen Fällen nicht geringe Schwierigkeiten bereiten, das Krankheitsbild als Variola anzusprechen, wenn nicht gerade ein Auftreten von Variolafällen in der Umgebung des Kranken einen diagnostischen Fingerzeig gibt. An der ätiologischen Zusammengehörigkeit der Pocken mit dieser schweren Purpura kann aber kein Zweifel bestehen, denn wir sehen, wie solche Fälle aus sicheren Pockenfällen durch Ansteckung hervorgehen und vor allem selbst wieder zur Quelle echter, nicht hämorrhagischer Pockenerkrankungen werden können.

Im allgemeinen sind die Fälle von Purpura variolosa selbst in größeren Epidemien selten. Lichtwitz-Altona fand 1917 bei einem Falle von Purpura variolosa kurze Zeit vor dem Tode im Blute teils extra-, teils intrazellulär gelegene grampositive Diplokokken von der Form der Pneumokokken, zum Teil einzeln, zum Teil in kurzen Ketten. Kulturell wurden Pneumokokken und Staphylokokken nachgewiesen. Fahr berichtete über einen analogen, im Barmbeker Krankenhause 1917 sezierten Fall. Er fand neben massenhaften Pneumokokken in der Lunge und der Niere gewaltige hämorrhagische Nekrose in zahlreichen Schleimhäuten, besonders im Rachen, Ösophagus und Nierenbecken. Fahr und Rumpel, der 1900 Streptokokken aus dem Blute eines Falles von Purpura variol. gezüchtet hatte, sind der Ansicht, daß es sich bei dieser Krankheit um eine Mischinfektion, in dem Falle Rumpel um eine Symbiose mit dem Streptokokkus handelt. Eug, Fränkel 1917 und Boehn 1921 fanden dagegen in je einem Falle, Arndt 1920 in 3 Fällen das Blut vollständig steril. Es ist also nicht angängig, schlechthin die Purpura variolosa als durch Mischinfektion bedingt, hinzustellen. Auffällig ist die Tatsache, daß die Purpura variolosa mit Vorliebe jugendliche, kräftige Personen befällt, doch findet man sie andererseits auch (Arndt, Morawetz) bei geschwächten Individuen, namentlich bei Schwangeren und Wöchnerinnen. v. Pirquet weist in Übereinstimmung mit anderen Autoren darauf hin, daß diese Form fast nur bei Geimpften auftritt. „Die virulente Infektion entwickelt sich in einem Organismus, welcher keine Antikörper mehr enthält, aber die Fähigkeit hat, solche beschleunigt und in großer Zahl nachzubilden. Bei ihrer Ankunft im Blute findet sie eine große Zahl Parasiten vor; es erfolgt Lösung einer gewaltigen Quantität auf einmal, bevor noch die notwendige Menge der antitoxischen Stoffe nachgekommen ist." Auch Morawetz macht neuerdings darauf aufmerksam, daß die Purpura variolosa fast nur bei Geimpften, also sensibilisierten Individuen vorkommt, ähnlich wie man auch bei Variolois einen überstürzten Verlauf der Variolaeffloreszenzen beobachten kann. Es handelt sich wohl zweifellos um eine allergische (anaphylaktoide) Reaktion im Sinne v. Pirquets". „Das Mittelding zwischen Krankheit und Immunität, die Überempfindlichkeit, ist eben ein zweischneidiges Schwert; sie kann einen foudroyanten Verlauf bedingen, indem sie den Infekt im Purpuramantel verbirgt" (Glanzmann: die Konzeption der anaphylaktoiden Purpura). Man findet in diesen Fällen Knochenmarksschäden mit Thrombopenie und Neutropenie. Bei einem Fall von Purpura variolosa fand ich vollständiges Fehlen von Thrombozyten. Arndt und Tièche lehnen die Theorie von v. Pirquet ab, Tièche widerlegt dieselbe mit drei Gründen: 1. erkranken selten junge Leute an dieser Form, sondern meist ältere, die nicht mehr genügenden Impfschutz haben; 2. gab es auch schon vor der Einführung der Impfung Purpura variolosa, 3. kann man sich die häufigen Übergangsformen der hämorrhagischen Pocken zur Purpura so nicht erklären. Von Arndts 14 Fällen waren nur 3 unter 40 Jahre alt und 3 unter 12 Jahren zuletzt geimpft.

Der Verlauf der Purpura variolosa ist folgender: Das Inkubationsstadium ist in der Regel verkürzt und beträgt im Durchschnitt nur sechs bis acht Tage. Einzelne Prodromalsymptome, namentlich Kreuzschmerzen, findet man dabei schon zu dieser Zeit häufiger als bei anderen gewöhnlichen Pockenformen.

Das Initialstadium beginnt akut mit schwersten lokalen und allgemeinen Störungen. Ein Schüttelfrost eröffnet die Szene und schnell steigt die Temperatur an, ohne freilich die große Höhe zu erreichen, wie sie bei der typischen Form der Variola vera die Regel ist. Dagegen besteht ein außerordentlich intensives Krankheitsgefühl. Starker Kopfschmerz ist stets vorhanden, und sehr charakteristisch ist ein ganz intensiver Kreuzschmerz, ein Symptom, das den Diagnostiker auf die richtige Fährte bringen kann. Fast immer haben die Patienten die heftigsten Schmerzen in der Präkordialgegend (Curschmann). Das Sensorium ist auffallenderweise meist frei; nur wenige Kranke verfallen bald in Delirien oder Koma. Schon nach 18—36 Stunden zeigt sich am Rumpf und an den Extremitäten, seltener im Gesicht, eine diffuse, dunkle, scharlachartige Röte der Haut, die auf

Fingerdruck schwindet und sich von einem gewöhnlichen Initialexanthem vielleicht nur durch ihre Intensität unterscheidet. In diesem Erythem treten nun schnell kleinere und größere Hautblutungen auf. An den Extremitäten oft nur bis Stecknadelkopf- oder Linsengröße, konfluieren sie am Rumpf häufig zu taler- und handtellergroßen, unregelmäßig konturierten purpurroten Flecken, die auf Fingerdruck nicht mehr verschwinden und damit ihren hämorrhagischen Charakter dokumentieren. Das Gesicht erscheint gedunsen und mit vereinzelten schwarzbraunen Blutextravasaten besetzt. Die Konjunktiven sind blutunterlaufen, die Augenlider sind durchtränkt von einem sanguinolenten Ödem und verschließen in Gestalt blutiger Wülste die Lidspalten. Das sanguinolente Ödem der Lider setzt sich oft noch in die Umgebung fort, so daß die Augen von blutroten Ringen umgeben werden. Auch die Schleimhäute nehmen in intensiver Weise an der hämorrhagischen Diathese teil. Das Zahnfleisch erscheint stark gerötet und aufgelockert und besetzt sich bald mit blutigen Schorfen. An vielen Stellen der Mundschleimhaut sieht man Sugillationen und hämorrhagische Infiltrate. Häufig wird im Bereiche dieser Blutungen die Schleimhaut nekrotisch, so namentlich im Rachen und an den Tonsillen, und es kommt zu scheußlich stinkenden, schmierigen, dunkelbraunen Auflagerungen. Dabei verbreitet sich ein entsetzlich stinkender Foetor ex ore. Eine blutig-schmierige Flüssigkeit, untermischt mit nekrotischen Fetzen, rinnt beständig zwischen den blauroten, gedunsenen, fuliginös belegten Lippen hervor. Auch die Schleimhaut der Nase fängt an zu bluten. Die Zunge beteiligt sich in der Regel nicht an den Blutungen; sie ist dick belegt und mit schwarzer Kruste bedeckt. Dabei weist ein quälender Husten mit sanguinolentem Auswurf auf die Beteiligung der Bronchien hin. Der Magendarm-Traktus ist ebenfalls stark in Mitleidenschaft gezogen. Der Appetit liegt völlig darnieder; ein häufiges Würgen und Erbrechen quält den Kranken und fördert kleine Mengen Mageninhalts zutage, der meist gallige, mitunter auch blutige Beimengungen enthält. Dadurch wird die Aufnahme von Flüssigkeit häufig illusorisch gemacht und ein quälender Durst ist die Folge. Daneben besteht meist Abgang blutiger, dünner Stühle. Der Urin ist von Anfang an spärlich und enthält Eiweiß, das in den nächsten Tagen an Menge wächst. Er nimmt bald die Farbe des Fleischwassers an und enthält reichlich Blut. Bei Frauen stellen sich häufig Metrorrhagien ein und bei Schwangeren kommt es zu Aborten und Frühgeburten.

Der Verlauf führt unaufhaltsam, gewöhnlich in drei bis vier Tagen unter dem Zeichen zunehmender Herzschwäche zum Tode. Ein charakteristisches Pockenexanthem oder auch nur die Andeutung davon ist in der Regel überhaupt nicht vorhanden. Nur in seltenen Fällen, die erst am fünften oder sechsten Tage zugrunde gehen, zeigen sich einzelne, blutig tingierte Papeln, die an Pockeneffloreszenzen erinnern. Das Bewußtsein bleibt fast stets ungetrübt bis zum Tode der unter den Erscheinungen der äußersten Herzschwäche eintritt; z. T. als Folge der Verblutung.

Variola pustulosa haemorrhagica. Die Variola pustulosa haemorrhagica ist der häufigste Typus der beiden hämorrhagischen Pockenformen. Sie kommt im Gegensatz zur Purpura weniger bei kräftigen Individuen als vielmehr bei geschwächten zur Beobachtung. Allerlei schwächliche und wenig widerstandsfähige Personen, wie Potatoren, Schwangere, Wöchnerinnen, scheinen besonders disponiert dazu zu sein.

Die Inkubationsdauer ist dieselbe wie bei der gewöhnlichen Variola. Das Initialstadium zeichnet sich in der Regel durch die Schwere der Erscheinungen aus, ohne daß man aber daraus mit Sicherheit auf die spätere hämorrhagische Diathese schließen kann. Hohes Fieber, Delirien, starke Kopfschmerzen treten ebenso wie bei der gewöhnlichen Form der Pocken auf; von besonderer Intensität pflegen die Kreuzschmerzen zu sein. Die Neigung zu Blutungen zeigt sich bei der Variola pustulosa haemorrhagica im Gegensatz zur Purpura variolosa nicht in der Initialperiode, sondern erst am ausgesprochenen Pockenexanthem. Bisweilen sind schon die entstehenden Papeln gleich bei ihrem Erscheinen hämorrhagisch. Etwas häufiger füllen sich die Pockeneffloreszenzen erst im Stadium der Bläschenbildung mit Blut. Am häufigsten erfolgt der Blutaustritt in die Pusteln im Verlaufe des Suppurationsstadiums. Die Ausdehnung dieser hämorrhagischen Umwandlung ist in den einzelnen Fällen sehr verschieden. Während man bisweilen alle Effloreszenzen hämmorhagisch verändert findet, ist bei anderen Fällen nur die überwiegende Mehrzahl und wieder bei anderen Fällen nur die Minderzahl mit Blut gefüllt. Das schwarzblaue Aussehen der Pusteln führte früher zu der Bezeichnung „schwarze Blattern". Der Eintritt der Blutung erfolgt in der Regel nicht auf einmal gleichzeitig bei allen Effloreszenzen, sondern schubweise, an den Extremitäten beginnend, pflegt die hämorrhagische Umwandlung weiter auf Bauch, Brust und Gesicht überzugreifen. Die weißen Bläschen oder gelben Pusteln nehmen eine schwarzbraune Verfärbung an, und wo der Pustelinhalt austritt, bilden sich schwarze Blutborken. Bei hohen Graden der hämorrhagischen Diathese sind daneben häufig an Hautstellen, die frei von Pockeneffloreszenzen bleiben, Petechien und Hämorrhagien vorhanden.

Aber auch an den Schleimhäuten zeigen sich in solchen Fällen bald die Zeichen der allgemeinen hämorrhagischen Diathese und alle jene Erscheinungen, wie sie bei der Purpura variolosa besprochen sind: sanguinolenter Auswurf, blutiges Erbrechen, konjunktivale Blutungen, Hämaturie, blutige Diarrhöen; in seltenen Fällen kommen auch Blutungen aus Lungen und Magen zur Beobachtung. Mit besonderer Häufigkeit pflegen bei Frauen diffuse Metrorrhagien im Anschluß an die plötzlich einsetzende Menstruation oder bei Schwangeren im Anschluß an Frühgeburten oder Aborte aufzutreten.

Die Fieberkurve zeigt bei aller Verschiedenheit in den einzelnen Fällen doch fast nie die Gestalt wie bei der Variola discreta. Der Abfall des Fiebers in der Eruptionsperiode fehlt in der Regel; vielmehr sieht man meist ein mäßig remittierendes Fieber bis 39 $^\circ$ während der ganzen Dauer

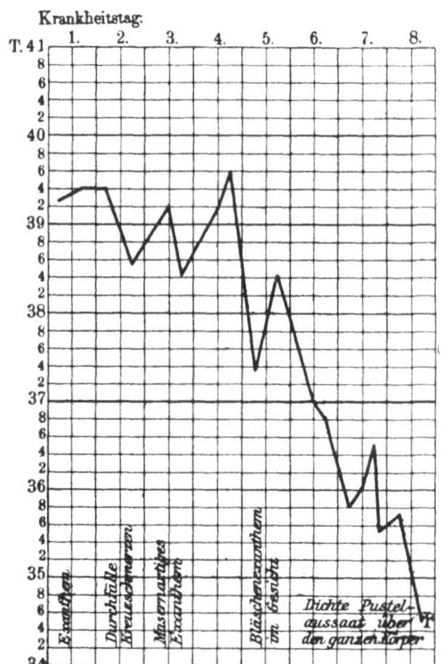

Abb. 411. 55jähriger Mann (als Kind geimpft). Variola pustulosa haemorrhagica. Temperaturabfall bei der Eruption. Tod am 8. Tage im Kollaps.

der Krankheit vorherrschen. Das Initialstadium hat häufig etwas höhere Temperaturen. Der Puls ist oft von normaler Frequenz, weich und leicht unterdrückbar.

Der Ausgang der Variola pustulosa haemorrhagica ist fast stets letal, auch in denjenigen Fällen, in denen die inneren Organe nicht beteiligt sind, und bei denen sich die hämorrhagische Diathese nur durch das Hämorrhagischwerden der Pusteln dokumentiert. Während die Purpura variolosa in drei bis fünf Tagen zum Tode führt, ist der Verlauf der Variola pustulosa haemorrhagica etwas protrahierter. Die meisten Fälle sterben zwischen dem siebenten und zwölften Krankheitstage. Starke Hämorrhagien der inneren Organe, bei Frauen z. B. Metrorrhagien, pflegen den Tod zu beschleunigen.

Variolois. Nachdem im vorhergehenden von den malignen Variationen der echten Variola die Rede war, wenden wir uns nun zu den gutartigen Formen: zur Variolois und zur Variola sine exanthemate.

Unter Variolois verstehen wir seit Thomson eine abgeblaßte Form der echten Pocken. Sie ist im allgemeinen gegenüber der Variola vera ausgezeichnet durch eine kürzere Dauer und gutartigeren Verlauf, durch das Fehlen oder die nur sehr geringe Höhe des Eruptionsfiebers durch die unregelmäßige und präzipitierte Entwicklung des Pockenexanthems und durch die frühzeitige Borkenbildung.

Leichte Pockenformen dieser Art hat es zu allen Zeiten und bei allen Epidemien gegeben, ein Beweis dafür, daß nicht allein die Virulenz des Pockenerregers, sondern auch die Disposition des befallenen Individuums eine große Rolle beim Zustandekommen dieser Krankheitsform spielt. Es gibt auch bei schweren Epidemien Personen, die infolge ihrer natürlichen Resistenz nur an dieser milden Pockenform erkranken, obgleich sie weder vorher die Pocken überstanden haben, noch vakziniert sind. Mohl betont, daß er Kinder gesehen hat, die weder Variola gehabt haben noch geimpft sind, und doch Variolois bekamen. Häufiger aber findet man die Variolois bei solchen Menschen, die durch die in der Jugend vorgenommene Vakzination noch gewisse Immunitätsreste besitzen. Die Variolois ist eine allergische Modifikation des Blatternprozesses (v. Pirquet). Heutzutage, wo der Impfzwang in fast allen zivilisierten Ländern durchgeführt ist, stellt die Variolois die häufigste Pockenform dar, die wir zu sehen bekommen.

Es handelt sich bei der Variolois keineswegs um ein genau umschriebenes Krankheitsbild; auch hier gibt es vielmehr die mannigfaltigsten Variationen und Abstufungen, so daß von der leichtesten Variolois, wo es gerade noch zur Entwicklung einiger kümmerlich ausgebildeter Pusteln kommt, bis zu den Formen, wo man im Zweifel ist, ob von Variola oder von Variolois gesprochen werden soll, alle Übergänge zu finden sind. Die gemeinsame Ätiologie der Variola vera und der Variolois, die schon aus dem Vorhandensein dieser Übergangsformen zwischen beiden Krankheitstypen geschlossen werden könnte, wird bewiesen durch die oft beobachtete

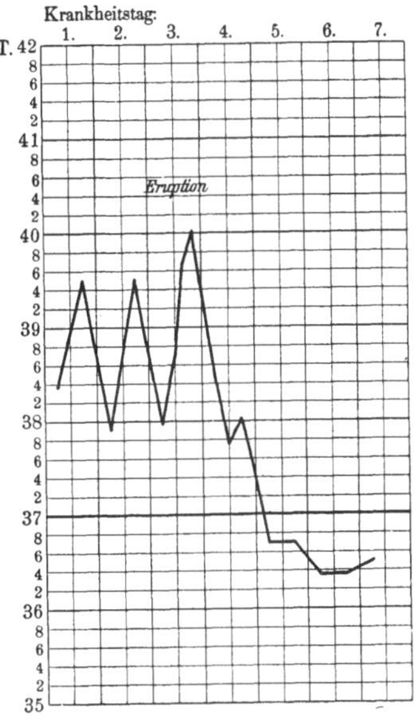

Abb. 412. Variolois. (18 jährige Dame, 2 mal geimpft.)

Tatsache, daß Variolois durch Ansteckung echte Variola erzeugen kann und umgekehrt.

Der Verlauf der Variolois ist etwa folgender: Das Inkubationsstadium unterscheidet sich nicht von dem der echten Variola, die Initialperiode hingegen weist bereits Abweichungen von der regulären Pockenform auf. Während bei der Variola vera mit großer Regelmäßigkeit hohes Fieber, Delirien, Kreuzschmerzen vorhanden sind, verläuft das Initialstadium der Variolois bald mild, bald stürmisch. Haben wir in dem einen Falle nur mäßige Temperatursteigerungen und fast gar keine Störungen des Allgemeinbefindens, so finden sich in dem anderen intensives Fieber, starke Kopfschmerzen, Kreuzschmerzen und Delirien, und doch klingen beide in eine harmlose Variolois aus. Aus der mehr oder weniger großen Intensität der Initialsymptome läßt sich also kein irgendwie sicherer Anhaltspunkt dafür gewinnen, ob sich eine Variola entwickelt oder eine Variolois. Weit eher kann man schon aus dem Vorhandensein eines der initialen Exantheme prognostische Schlüsse ziehen. Während die petechialen Exantheme, die namentlich im Schenkeldreieck ihren Sitz haben, mit Wahrscheinlichkeit für Variola sprechen, gehören die erythematösen

Ausschläge, sowohl die masernähnlichen als auch die flächenförmigen, fast nur der Variolois.

Die Dauer des Initialstadiums ist bald kürzer, bald länger als bei der echten Variola, bei der es mit fast absoluter Regelmäßigkeit drei Tage währt. Ausgesprochener als im Initialstadium sind die Unterschiede zwischen Variolois und echten Blattern in der Eruptionsperiode. Namentlich das Fieber zeigt hier ein sehr charakteristisches Verhalten. Die Temperaturkurve pflegt mit dem Auftreten der ersten Effloreszenzen steil abzufallen, so daß schon am vierten Tage die Norm erreicht ist. Von jetzt an bleibt die Temperatur bei der Variolois fast stets normal, nur in wenigen Fällen erfährt sie bei Beginn der Suppuration noch eine leichte eintägige Steigerung. Gleichzeitig mit dem Fieberabfall verschwinden schnell auch alle sonstigen Störungen des Allgemeinbefindens; Kopfschmerzen, Kreuzschmerzen, Appetitlosigkeit weichen schnell, so daß der Kranke sich schon vom vierten Tage an dauernd wohl fühlt, sofern ihn nicht die Pockeneffloreszenzen auf Haut und Schleimhaut allzusehr irritieren.

Die Entwicklung des Varioloisexanthems zeigt mannigfaltige Abweichungen von der Form der Variola vera. Der gesetzmäßige Beginn der Pockeneruptionen im Gesicht und am Kopf, wie wir ihn bei der Variola vera kennen, ist bei der Variolois nicht so regelmäßig zu beobachten. Es finden sich vielmehr nicht ganz selten Fälle, wo die Pockeneffloreszenzen zuerst am Rumpf oder gleichzeitig an verschiedenen Körpergegenden auftreten. Die Zahl der einzelnen Effloreszenzen ist sehr verschieden und schwankt zwischen einigen wenigen Pocken und einer dichten Aussaat, die sich gleichmäßig über den ganzen Körper erstrecken kann. Auch die Zeit, die vom Anfang der Eruption bis zu ihrer Vollendung verstreicht, ist sehr variabel. Im allgemeinen ist sie kürzer als bei der echten Variola und beträgt durchschnittlich nicht mehr als zwei Tage, so daß die definitive Zahl der Pockenblasen fast stets mit Ablauf des fünften Krankheitstages erreicht ist. Gar nicht selten treten Nachschübe auf, so daß zwischen schon ausgebildeten Pusteln wieder Stippchen, Papeln und Bläschen zu finden sind. Gerade dasjenige, was für die Variola vera so charakteristisch ist, das Gleichmäßige im Aussehen des Exanthems, die gleiche Stufe in der Entwicklung aller Pockeneruptionen, pflegt also bei der Variolois zu fehlen, so daß durch das gleichzeitige Vorhandensein der verschiedenen Entwicklungsstufen der Eruptionen an den einzelnen Körperstellen ein recht buntes Bild zustande kommen kann.

Im allgemeinen hat die Entwicklung des Exanthems bei der Variolois etwas Atypisches, Überstürztes. Die einzelnen Eruptionen entstehen zunächst als rote Fleckchen, die sich in rote Papeln umwandeln. Aber schon von diesem Moment an ist der Entwicklungsgang nicht mehr so gesetzmäßig wie bei der Variola vera. Sehr oft bleibt ein Teil der Effloreszenzen bei der Variolois auf der Papelstufe ihrer Entwicklung stehen, ohne die Bläschenbildung zu erreichen und verfällt bereits auf dieser Stufe der Eintrocknung (abortive Pocken). Bei anderen Effloreszenzen tritt der Stillstand der Entwicklung auf der Höhe der Bläschenbildung und der beginnenden Vereiterung ein. Wieder andere machen zwar den Entwicklungsgang bis zur eitergefüllten Pustel durch, aber die verschiedenen Stadien werden schneller und unvollkommener durchlaufen als bei der Variola vera. Die Fälle, wo sämtliche Effloreszenzen bereits als Papeln verkümmern, sind selten. Häufiger sieht man ein Gemisch von Ausbildungsstufen, neben runden, ungedellten Eiterpusteln eingetrocknete Bläschen und verkümmerte Pusteln.

Wenn die Effloreszenzen alle Stadien bis zur Suppuration durchmachen, so verläuft der Prozeß gewöhnlich in folgender beschleunigter Weise: Aus den roten Stippchen werden konisch zugespitzte Papeln, deren Spitze sich oft schon zwölf Stunden nach der Eruption in ein Bläschen verwandelt. Die Bläschen wachsen rasch an bis zur Größe einer Linse, sind bald gedellt, bald ungedellt und zeigen schon am dritten Tage einen mehr oder weniger getrübten Inhalt, um dann schnell der Eintrocknung zu verfallen. Zu tiefer greifender Eiterung mit Beteiligung des Papillarkörpers kommt es in der Regel nicht. Die Pusteln sind daher nur mit einem kleinen roten Hof umgeben und bleiben ohne die stark entzündliche, ödematöse Schwellung der umgebenden Haut, die bei der Variola vera vorhanden ist. Dementsprechend fehlen auch das sekundäre Fieber und die schweren, toxischen Erscheinungen.

Die Abtrocknung beginnt am fünften bis siebenten Tage, bei den unentwickelten Formen sogar schon früher. Die Pusteln vertrocknen einfach, ohne vorher zu bersten und hinterlassen kleine, bräunliche, dünne Krusten, die nicht sehr fest haften und deshalb schneller abfallen als bei den echten Blattern, da die Eiterung oberflächlicher bleibt. Nur an den Handtellern und Fußsohlen vollzieht sich die Abstoßung der zwischen zwei Epidermisschichten eingeschlossenen Krusten auch bei der Variolois etwas langsamer. Nachdem die Krusten abgefallen sind, bleiben noch für kurze Zeit leicht prominente oder flache, bräunlich pigmentierte Stellen zurück. Die Prominenz, die durch entzündliche Schwellung des Papillarkörpers bedingt wird, verschwindet meist schnell. Etwas länger hält sich die bräunliche Pigmentierung, doch ist auch sie nach einigen Wochen nicht mehr zu sehen. Zur Narbenbildung kommt es in der Regel nicht, da die Eiterung keine so tiefgreifende ist wie bei der Variola vera und den Papillarkörper nicht in Mitleidenschaft zieht.

Die Schleimhäute sind bei der Variolois sehr häufig, in der Regel aber milder ergriffen als bei der Variola vera. Die Zahl der sichtbaren Pocken ist meist eine geringe. Oft findet sich lediglich eine katarrhalische Entzündung der Mundschleimhaut. Schluckbeschwerden, Heiserkeit, Verstopfung der Nase kommen auch bei der Variolois vor, doch quälen sie im ganzen den Kranken nicht so wie bei der Variola vera.

Pockenähnliche Erkrankungen.

1. Sånågapocken, pockenähnliche Erkrankung unter den Eingeborenen Kameruns; sehr leicht verlaufende Erkrankung ohne Todesfälle (Plehn), die Effloreszen ähneln den Eruptionen leichter Variolafälle.

2. Ähnlich verhalten sich die Samoapocken, die v. Prowazek 1901 beobachtete.

3. Alastrim, in Brasilien in epidemischer Form auftretende Krankheit. Nach 12—14tägiger Inkubationsperiode beginnt die Kranheit unter ähnlichen Erscheinungen wie die echten Pocken: Fieber, Kreuz- und Kopfschmerzen, Übelkeit; die Kreuzschmerzen sind aber nicht so heftig wie bei Variola, sie treten auch nicht so häufig auf. Wie bei der Variolois fällt das Fieber nach 3 Tagen zur Norm ab, gleichzeitig treten die Pocken auf, die bei der Entwicklung ein eigenartiges Aussehen haben: die Haut sieht wie mit Kalktropfen bespritzt aus. Die Kranken befinden sich von dem Tage des Ausbruchs des Exanthems wohl. Die Mortalität der von Ribas, Aragoa, Carini und Rudolph beschriebenen Krankheit ist sehr gering: 2—2 $\frac{1}{2}$ %. Sekundäres Fieber fehlt. Die Pocken liegen mehr auf der Haut, Narbenbildung ist deshalb geringer. Monckton Copeman (The Relationship of smallpox and alastrim, Med. Review 26. 3. 1920) beobachtete im Sommer 1919 den Ausbruch einer Varioloiserkrankung von ungewöhnlichem Charakter in einem beschränktem Raum an den Grenzen von Norfolk und Suffolk. Eine sichere Diagnose war zunächst schwer; es handelte sich um 31 Fälle, die ätiologisch auf einen Fall zurückzuführen waren. Dieser erste Fall hatte seine Erkrankung offenbar vom Mittelmeer eingeschleppt. Monckton Copeman macht auf die Ähnlichkeit des

56*

Verlaufes mit Alastrim aufmerksam. Gegen Schluß der Epidemie wurden die Fälle schwerer und nahmen den Charakter einer Variola an.

Das Verhalten gegenüber der Vakzination war sehr auffallend; dieselbe schützt nicht so intensiv wie gegen Pocken, noch weniger schützt umgekehrt die Krankheit, gegen eine spätere Impfung. Dasselbe Verhalten wird bei Alastrim von Ribas und Aragao erwähnt, bei den Sanagapocken von Plehn. Adams hat schon 1807 in England eine ähnliche Form beobachtet; wegen des Aussehens, der Farbe nennt Adams diese Varietät die Perlart; die Wärterinnen und das Volk nannten sie weiße Pocken Swine oder Pig Pox.

Ganz besonders leichte Formen der Pocken wurden bei den Epidemien in Trinidad, Neuseeland, Australien Anfang dieses Jahrhunderts beobachtet.

4. Variola inoculata. In zivilisierten Ländern hat man nicht mehr Gelegenheit diese Krankheitsform zu sehen. In dem tropischen Afrika (auch in Indien [King]) wird aber von jeher von den Eingeborenen (Fetischleuten) die alte Inokulation ausgeübt. Ich hatte in Togo 1912 Gelegenheit, in dem Dorfe Akepe 92 Fälle von der inokulierten Variola zu studieren und zwar in allen Stadien. Die Eingeborenen nehmen von einem milden Falle den Impfstoff, indem sie mit der nadelförmigen Spitze der Agavenblätter eine möglichst junge Pockenpustel anritzen, den austretenden Tropfen dann auf die Vorderseite des linken Handgelenkes einimpfen. Nach etwa 3 Tagen entwickelt sich ein Knötchen, das in den nächsten Tagen sich zu einer Blatter umwandelt. Der Inhalt ist zunächst klar, wird mit Zunahme der Größe der Pocke trübe, die Pusteln erreichen häufig eine ansehnliche Größe, sind oft von kleinen Nebenpusteln umgeben: die sogenannte Master Pox, umgeben von einem Hof von Satelliten. Die Kubitaldrüse war häufig schmerzhaft geschwollen. Am 7.—8. Tage tritt Fieber ein, Kreuz-, Kopfschmerzen, allgemeine Abgeschlagenheit stellen sich ein. Das Fieber dauert 2—3 Tage; die Inokulationsblatter ist von einer ansehnlichen Area umgeben. Mit Abfall des Fiebers siedeln sich die in das Blut gelangten Parasiten auf der Haut an. Gelegentlich geht ein flüchtiger Rash voraus (Bohn). Der Pockenausbruch, der am 10. oder 11. Tage p. i. auftritt, zeigt die verschiedensten Grade: von einigen wenigen Pocken bis (selten) zum Bilde der Variola vera. In der Regel fehlt das zweite Fieber, wie bei der Variolois, da die Immunität bereits erreicht ist. Unter 150 Inokulierten in dem Dorfe war eine Frau gestorben.

5. Variola sine exanthemate. Die allerleichtesten Formen der Variolois, bei denen nur einige wenige, auf der Körperoberfläche verstreute spezifische Pockeneruptionen gezählt werden, bilden den Übergang zu jenem seltenen variolösen Krankheitsbilde, das jegliche Spur eines Blatternexanthems auf Haut und Schleimhäuten vermissen läßt und das deshalb als Variola sine exanthemate bezeichnet wird. Daß es sich dabei tatsächlich um einen Krankheitsprozeß handelt, der ätiologisch auf dieselbe Ursache zurückzuführen ist, wie die Variola vera, kann im einzelnen Falle mit Sicherheit nur aus den Begleitumständen geschlossen werden.

Ein Patient erkrankt z. B. unter den charakteristischen Initialsymptomen der Variola, plötzlich einsetzendem hohem Fieber, Kreuzschmerzen, Delirien. Die hervorstechende Klage des Kranken über Kreuzschmerzen legt den Verdacht auf Pocken nahe. Die Anamnese ergibt, daß er auf irgendeine Weise sich der Blatternansteckung ausgesetzt hat, und daß der Impfschutz nur mangelhaft ist, weil die Vakzination lange zurückliegt. Man erwartet auf Grund dieser Erhebungen, daß nach dem dreitägigen Initialstadium die spezifischen Pockeneffloreszenzen aufschießen werden, aber die Eruption bleibt aus, das Fieber fällt und der Kranke ist genesen. Solche Fälle, wie sie bei Blatternepidemien vereinzelt beobachtet werden, legen die Annahme einer Variola sine exanthemate sehr nahe; starke Kreuzschmerzen sind in erster Linie verdächtig. Kommt dazu noch ein initiales Exanthem, so ist die Diagnose sicher. Fälle dieser Art sind aus der Epidemie 1916/17 von Vorpahl, Klaholt, Souzek beschrieben.

Bei anderen Fällen wird man die Krankheit erst an ihren Früchten erkennen, wenn sie nämlich zum Ausgangspunkt weiterer Pockenerkrankungen wird.

Ein Patient kommt mit hohem Fieber und Delirien zur Behandlung, ohne daß eine bestimmte Diagnose zu stellen wäre. Nach drei Tagen fällt das Fieber ab und er ist genesen, und zirka zehn Tage nachher erkranken Personen der Umgebung an echten Pocken. Hier wird man dazu berechtigt sein, nachträglich jenen zweifelhaften Fall als Variola sine exanthemate anzusprechen, namentlich wenn anamnestisch festgestellt werden kann, daß der Kranke Gelegenheit hatte, sich mit Blatterngift zu infizieren. Das Vorkommen der Variola sine exanthemate ist ein Analogon zu den Fällen von Masern- und Scharlacherkrankung ohne spezifischen Ausschlag (Scarlatina oder Morbilli sine exanthemate).

Besonderheiten seitens einzelner Organe, Komplikationen und Nachkrankheiten. Die äußere Haut, der Hauptsitz des Pockenprozesses, steht dementsprechend auch in der Mannigfaltigkeit der komplizierenden Krankheitserscheinungen an erster Stelle. Vor allem sind hier die multiplen Abszesse zu nennen, die sich häufig im Beginne des Exsikkationsstadiums entwickeln und die Rekonvaleszenz außerordentlich in die Länge ziehen können. Sie werden durch sekundäre Infektion mit Eiterkokken verursacht und treten namentlich bei den schweren Formen der Variola vera und bei den konfluierenden Pockenformen auf. Mitunter wiederholen sich solche Abszedierungen noch wochenlang nach dem Beginne der Eintrocknung und führen immer wieder zu Fieberbewegungen.

Im allgemeinen handelt es sich um oberflächliche Hautabszesse, bisweilen kommt es jedoch auch zu umfangreichen phlegmonösen Prozessen. Auch Muskelabszesse kommen durch Tiefergreifen der Eiterung bisweilen zustande, so z. B. in der Glutäalgegend. Ferner können Erysipele gelegentlich von einer geplatzten Pockenpustel aus ihren Ausgang nehmen. Die Entwicklung eines Dekubitus ist bei schweren Pockenformen oft kaum zu vermeiden, namentlich wenn die Pusteln am Gesäß oder anderen aufliegenden Körperstellen dicht stehen. Bei septischen Fällen treten häufig Hautblutungen von Stecknadelkopf- bis Linsengröße auf. Auch Netzhautblutungen gehören zum Bilde der Sepsis. Wo das neben der Suppuration einhergehende entzündliche Ödem einen hohen Grad erreicht, namentlich bei konfluierenden Pocken, kommt es stellenweise als Folge lokaler Zirkulationsstörungen zur Gangrän der Haut, so z. B. an der Haut des Skrotums, der Vulva oder des oberen Augenlides. Die Gangrän bildet in solchen Fällen ein Analogen zu der Hautgangrän, die nach Erysipel an den Augenlidern, am Skrotum oder an den Unterschenkeln zur Entwicklung kommt. Bisweilen leiden Pockenrekonvaleszenten noch jahrelang nach dem Überstehen der Krankheit an Akne. Curschmann erklärt das durch narbige Verengerung und Verschließung der Ausführungsgänge der Talgdrüsen; oft spielt dabei auch die gesteigerte Disposition zu Staphylokokkenerkrankungen eine Rolle, die sich im Anschluß an die in der Eintrocknungsperiode so häufig auftretenden multiplen Abszesse entwickeln kann.

Am Respirationsapparat können die mannigfaltigsten Störungen auftreten. Abgesehen von der gewöhnlichen Bronchitis, die fast stets den Variolaprozeß begleitet, finden sich oft Bronchopneumonien, etwas seltener sind kruppöse Pneumonien. Kommt es im Verlaufe der Variola zu einer septischen Allgemeininfektion, so können Lungenabszesse auftreten. Lungengangrän wird ebenfalls gelegentlich beobachtet. Auch Pleuritis entwickelt sich nicht selten. Sie geht auffallend oft in Empyem über, so daß man mit großer Wahrscheinlichkeit eine metastatische Entstehung annehmen kann, verursacht durch septische Allgemeininfektion. Die Prognose solcher Fälle ist in der Regel sehr trübe, da es sich meist um Kranke handelt, die bereits durch die septische Allgemeininfektion sehr mitgenommen sind.

Bemerkenswert ist noch die Beobachtung, daß Pockenrekonvaleszenten zu tuberkulösen Lungenaffektionen disponieren.

Die Schwere des Krankheitsbildes der septischen Fälle wird bisweilen durch Herzkomplikationen erhöht. Eitrige Perikarditis, teils metastatisch entstánden, teils fortgeleitet von der erwähnten Pleuritis purulenta, ferner septische Endokarditis werden mitunter beobachtet.

Von Erkrankungen des Gefäßapparates ist eine der häufigsten die Thrombophlebitis, namentlich in der Vena cruralis, die durch infektiöse Entzündung der Gefäßwand bedingt wird und zu ausgedehnten Thrombosen der Schenkelvene mit starker ödematöser Verdickung des ganzen Beines führen kann. Wegen der Gefahr der Lungenembolie ist die Prognose dieser Komplikation stets zweifelhaft.

Unsere Kenntnisse über das **Blutbild der Variola** haben in letzter Zeit eine wesentliche Bereicherung durch die Arbeiten von Kaemmerer, Nägeli, Fischer, Schilling und Hallenberger erfahren.

Die Erythrozyten zeigen verhältnismäßig geringe Veränderungen, sowohl bzw. ihrer Zahl, wie der Morphologie. Kernhaltige und polychromatische Erythrozyten werden bei schweren Fällen gefunden: Knochenmarksreizung.

Das Leukozytenbild zeigt in der Inkubationszeit, wie bei der Vakzination, einen Anstieg, dem während des hohen Fiebers ein bedeutender Abfall folgt. Im Floritionsstadium nimmt die Leukozytenzahl wieder zu und erreicht allmählich hohe Werte (v. Pirquet). Der Schwerpunkt der Blutveränderungen liegt bei den Pocken in den neutrophilen Granulozyten, den Lymphozyten und den großen Mononukleären (Hallenberger). Bei schweren Pockenfällen fand Hallenberger eine hochgradige Verschiebung der neutrophilen Granulozyten nach links, unter Umständen bis zu den Myeloblasten durch Ausschwemmung unreifer Zellen infolge Knochenmarksreizung. Die Lymphozyten sind nicht merkbar beeinflußt. In mittelschweren Fällen nimmt die Gesamtleukozytenzahl zu unter relativ ziemlich gleichmäßiger Beteiligung der neutrophilen Granulozyten und der Lymphozyten; beide Zellarten zeigen Verschiebung nach links. Hier liegen aber regenerative Vorgänge im hämatopoetischen System vor, die aber nicht normal verlaufen: zahlreiche pathologische Zellen, sehr große unreife Zellen; die großen Mononukleären sind vermehrt.

Bei den leichten Fällen geht der Schwerpunkt der Veränderung von den Granulozyten auf die Lymphozyten über. Die großen Mononukleären sind noch vermehrt. Je leichter der Fall wird, um so mehr nimmt die Zahl der Lymphozyten gegenüber den Granulozyten zu. Anisohyperleukozytose mit starker relativer Neutropenie und absoluter und relativer Anisohyperlymphozytose. Die Zahl der Mononukleären ist vermehrt. In einem Fall von Purpura variolosa, den ich beobachtete, fehlten die Blutplättchen vollständig.

Schilling bezeichnet als typisch für Variola: Hyperleukozytose, Neutropenie mit Verschiebung nach links, große atypische Mononukleose. Im Abheilungsstadium fand Hallenberger eine Anisohyperlymphozytose. die ganz allmählich während der Rekonvaleszenz in eine postinfektiöse Lymphozytose übergeht. Während der Schuppung fand er vorübergehende Vermehrung der großen Mononukleären. Nur in 12% fand Hallenberger neben anderen Störungen eine ausgesprochene große Mononukleose; diese ist nach Schilling eine selbständige Zellreaktion (Entwicklung aus Endothel- oder Perithelzellen). Nach Hallenberger hat das Pockenblutbild wenigstens in Deutschland, wo die als typisch angesprochene Mononukleose vielleicht infolge der vorangegangenen Impfung zu fehlen scheint, für die Pockendiagnose keinen Wert.

Im Rachen kommt es bei schweren Variolaformen gar nicht selten zu starken nekrotischen Veränderungen, die durch Sekundäreinfektion mit Streptokokken bedingt sind und zu einer schichtweisen Nekrose des Gewebes führen. Es handelt sich dabei um mehr oder weniger tiefgreifende, mit schmutzigbraunen Belägen bedeckte Ulzerationen an den Tonsillen, an der Uvula und am weichen Gaumen. Dabei schwellen in der Regel die regionären Lymphdrüsen am Halse mächtig an und es kommt zur Vereiterung einzelner Drüsen oder zu ausgedehnten phlegmonösen Infiltrationen der ganzen vorderen Halspartie. Auch sekundäre Parotitis kann sich im Anschluß an die infektiöse Rachenerkrankung entwickeln.

Im Larynx können die durch das Platzen von dort lokalisierten Pockenpusteln entstehenden kleinen Erosionen zu sekundären Entzündungen Anlaß geben. Gefürchtet ist die Perichondritis, die zu Knorpelnekrose und Glottisödem führen kann.

Am Magendarmapparat kommen nur selten Störungen vor. Meist besteht Verstopfung während der ganzen Dauer der Erkrankung. Während der ersten Tage des Pockenprozesses (nach Trousseau innerhalb der ersten fünf Tage) treten zuweilen Durchfälle auf, die wohl toxischer Natur sind.

Die Milz ist bisweilen geschwollen (Arndt: bei Variolois in 3,4 %, bei Variola in 4,4 % Fällen). Auffallend war bei Arndts Fällen der langsame Rückgang und die Unabhängigkeit von der Schwere der Erkrankung.

Komplikationen von seiten der Nieren werden nicht häufig beobachtet. Leichte febrile Albuminurien, wie sie auch bei anderen Infektionskrankheiten vorkommen, sind im Initialstadium sowie in der Suppurationsperiode nicht selten; Nephritis mit höherem Eiweißgehalt und Zylindern ist nicht häufig. Plehn hat sie bei pockenkranken Negern auffallend oft gesehen. Bei septisch komplizierten Fällen entwickelt sich öfters eine interstitielle Nephritis. Dabei kommt es entweder zu multiplen kleinen Abszessen in den Nieren oder aber zu einer diffusen Erkrankung mit reichlichem Albumen und vielen Zylindern. Bei der Purpura variolosa tritt blutiger Harn auf. Diazoreaktion wird bisweilen beobachtet, ist aber nicht konstant.

Das zerebrale und peripherische Nervensystem wird durch den Pockenprozeß in der mannigfaltigsten Weise in Mitleidenschaft gezogen. Das häufige Vorkommen von Delirien der verschiedensten Art, die mehr oder weniger zum Krankheitsbilde selbst gehören, wurde bereits besprochen. Zuweilen hinterlassen die Pocken als Nachkrankheit psychische Störungen doch ist das seltener als z. B. nach Typhus abdominalis. Meist handelt es sich dabei um melancholische Zustände, die sich über lange Zeit hinziehen können, aber doch eine günstige Prognose bieten.

Von anatomisch nachweisbaren Störungen im Gehirn sind besonders enzephalitische Herde von Interesse. Sie machen sich klinisch durch halbseitige Lähmungen bemerkbar. Möglicherweise sind auch die verschiedentlich beobachteten Fälle von Aphasie, die sich im Suppurationsstadium einstellen, auf die gleiche Ursache zurückzuführen. Akute eitrige Meningitis wird im Anschluß an allgemeine pyämische Infektion beobachtet.

Häufiger als zerebrale Störungen werden Komplikationen von seiten des Rückenmarks beobachtet. Es ist bemerkenswert, daß die Variola im Vergleich zu anderen akuten exanthematischen Krankheiten entschieden am meisten zu derartigen Komplikationen neigt. Wiederholt sind Paraplegien an den unteren Extremitäten beschrieben worden, die meist von Lähmungen der Sphinkter des Mastdarms und der Blase begleitet waren. Die Sensibilität war dabei gewöhnlich ungestört. Der Eintritt der Lähmung erfolgt in der Regel plötzlich; Beziehungen zu einer bestimmten Periode des Pockenprozesses bestehen dabei nicht, vielmehr sind solche motorischen Lähmungen in jedem Stadium von der Initialperiode an bis zur Eintrocknungsperiode und noch später beobachtet worden. Ja sogar vom Inkubationsstadium werden solche Ereignisse berichtet.

Als anatomisches Substrat solcher Paraplegien wies Westphal über die graue und weiße Substanz der Medulla spinalis verstreute entzündliche, zum Teil erweichte Herde nach (Myelitis disseminata). Auf ähnlichen anatomischen Veränderungen scheinen nach den Untersuchungen von Oettinger und Marinesco bisweilen auch die unter dem Bilde der akuten aufsteigenden Landryschen Paralyse auftretenden Lähmungserscheinungen zu beruhen, die wiederholt im Laufe des Pockenprozesses beobachtet wurden und nach kurzer Dauer in der Regel tödlich verlaufen (Bernhard, Leyden, Chalvet).

Das anatomische Substrat für die bisweilen vorkommende akute Ataxie ist nicht ganz sicher.

An den peripheren Nerven sind nur selten Störungen zu beobachten. Curschmann sah eine isolierte Lähmung des Deltoideus; bisweilen kommen Paresen des Gaumensegels und des Schlundes vor, die den postdiphtherischen Lähmungen analog sind und in der Regel eine günstige Prognose geben.

Von den Sinnesorganen zeigt am häufigsten das Ohr Komplikationen. Im Zusammenhang mit der variolösen Rachenerkrankung kommt es in schweren Fällen recht häufig während des Suppurationsstadiums zu einer eitrigen Entzündung der Tuba Eustachii und zur Otitis media mit ihren bekannten Symptomen. Findet der Eiter nicht rechtzeitig Abfluß, sei es durch spontane Perforation oder durch Parazentese, so stellt sich bisweilen eine Vereiterung der Zellen des Antrum ein. Die mannigfachsten schwersten Folgeerscheinungen, Sinusphlebitis, eitrige Meningitis usw. können von da aus entstehen und das Leben gefährden. Als Folge der Otitis bleibt nicht selten Taubheit oder Schwerhörigkeit zurück.

Die Nasenschleimhaut ist bei schweren Pockenformen häufig bis zur Tubenmündung stark verschwollen und eitrig entzündet, so daß oft von hier aus Tubenkatarrhe entstehen und fortgepflanzt werden können.

An den Augen kommen die verschiedensten Störungen vor. Während der Blüte des Exanthems findet sich in fast allen schweren Fällen eine Konjunktivitis, die namentlich bei starkem Lidödem (Abb. 403) und Stauung des Sekretes die höchsten Grade annehmen kann. Pockeneruptionen finden sich zuweilen auf der Conjunctiva palpebralis, doch sind sie auf der Conjunctiva bulbi äußerst selten. Auf der Kornea entwickeln sich während der zweiten Woche bisweilen keratitische Prozesse von verschiedener Ausdehnung. Kommt es bei der schweren konfluierenden Pockenform durch tiefer greifende Eiterungen zur Perforation der Hornhaut, so kann sich Iritis, Chorioiditis und schließlich Panophthalmie mit Zerstörung des Bulbus entwickeln. Iritis und Chorioiditis können aber auch ohne vorhergehende Hornhautperforation durch Fortpflanzung der Entzündung entstehen. Bei der hämorrhagischen Variolaform finden sich außer konjunktivalen Blutungen auch Hämorrhagien auf der Netzhaut. Als Reste der genannten Störungen bleiben Hornhauttrübungen, Verwachsungen der Iris, Kolobome usw. zurück.

An den Augenlidern zurückbleibende Pockennarben können zu Verunstaltungen führen; namentlich ausgedehnte Ektropien entstellen das Gesicht sehr und begünstigen wegen des ungenügenden Lidschlusses das Zustandekommen konjunktivitischer Erscheinungen.

Am Bewegungsapparat werden Muskelabszesse und Gelenkentzündungen und Periostitiden beobachtet. Sie kommen während der Suppurationsperiode vor und sind auf metastatischem Wege entstanden zu denken. Die Gelenkentzündungen sind entweder seröser oder serös-eitriger Natur und betreffen meist die großen Gelenke, namentlich Schultergelenk und Kniegelenk. Bisweilen sind mehrere Gelenke gleichzeitig befallen.

Über die Störungen am weiblichen Genitalapparat wurde bereits bei der Besprechung des typischen Krankheitsbildes gesprochen. Charakteristisch ist das frühzeitige Eintreten der Menstruation zu Beginn der Pockenerkrankung, sowie die Neigung zu häufigen Gebärmutterblutungen. Dementsprechend abortieren Schwangere, die an den Pocken erkranken, sehr häufig (in 25 bis 30% der Fälle). Das Leben der Mütter ist wegen der enormen Blutungen stets sehr gefährdet; nach Voigt stieg die Mortalität der abortierenden Gravida in Hamburg auf 59% während der großen Pockenepidemie 1871/72.

An den männlichen Geschlechtsorganen kommt nicht selten eine Orchitis im Verlaufe der Pocken vor, die sich durch Schwellung und Schmerzhaftigkeit des Hodens bemerkbar macht. Sie ist nach Bérand und Trousseau eine sehr gewöhnliche Komplikation. Curschmann beobachtete sie unter 432 Fällen viermal. Nach den Obduktionsbefunden Chiaris scheint sie jedoch recht häufig zu sein.

Pathologische Anatomie. Histologisches über die Pockeneffloreszenz. Über die feineren histologischen Veränderungen, die zur Knötchenbildung und weiter zur Bläschenbildung führen, bestehen etwas differente Anschauungen.

Bei der Histologie der Pocke ist streng zu unterscheiden zwischen den wirklich spezifischen, durch den Erreger herbeigeführten und den sekundären Veränderungen.

Als spezifische sind anzusprechen die in den tieferen Schichten der Epidermis auftretende Koagulationsnekrose Weigerts, die ballonierende Degeneration und die retikulierende Kolliquation Unnas. Da das Virus auf dem Zirkulationswege in die Haut gelangt, trifft es in erster Linie die Basalmembran und die auf ihr verankerten Basalzellen. Aber schon vorher lassen sich deutliche Einflüsse des Giftes nachweisen: der Papillarkörper ist schwer geschädigt, ödematös, die Spitzen abgetötet. In und neben den erweiterten Kapillaren trifft man schwer veränderte Leukozyten, deren Zytoplasma homogenisiert, deren Kern fragmentiert und in Rosettenform umgewandelt ist, daneben sehr zahlreiche runde, ovale mit Kernfarbstoffen stark färbbare Gebilde, die von abgestorbenen Leukozyten und Endothelzellen stammen. In den Kapillaren ist das Virus hängen geblieben — durch Agglutination (v. Pirquet), hier tritt zuerst seine Giftwirkung auf. Mit dem Saftstrome gelangen diese Kernreste durch die nekrotische Basalmembran in und zwischen die Basalzellen. Die giftige Lymphe schädigt schwer auch die Basalzellen, die zum Teil absterben, in runde schollige Kugeln umgewandelt werden (Koagulationsnekrose Weigerts). Die Zellen der mittleren Keimschicht zeigen das typische Bild der von Unna beschriebenen retikulierenden Kolliquation. In jungen Pocken sieht man in den Epithelien kleine Vakuolen, im Anfang isoliert, später in großer Zahl, oft dann konfluierend. Dazwischen bleibt ein Netzwerk bestehen. Die Stacheln der Zellgrenzen gehen verloren; durch die Flüssigkeitsaufnahme werden die Zellen in die Länge gezogen. So entsteht allmählich ein Kammerwerk, dessen Wände die nekrotischen, mit Fibrinfarben stark färbbaren Zellwände bilden. Durch weitere Flüssigkeitsaufnahme werden die Zellen überdehnt, einzelne Zellwände reißen, benachbarte Zellen kommunizieren: so entstehen allmählich größere mit Flüssigkeit gefüllte Räume, die ein feinfädiges Maschenwerk, abgerissene Fäden zeigen; bei der Entstehung der Septa sind diese wesentlich beteiligt.

Die ballonierende Degeneration tritt hauptsächlich in den unteren Zellagen der Pocke auf. Es bildet sich zunächst rings um den Kern ein Hohlraum, der sich immer weiter ausdehnt und dabei das Protoplasma zu einer dünnen Schicht reduziert. Die Epithelien blasen sich auf, runden sich ab und verlieren auf diese Weise ihre stachligen Vorsprünge. Die Verbindung der einzelnen Zellen wird gelöst; sie liegen wie ein Haufen Ballons in einer interepithelialen Blase. Das Protoplasma der Zellen wird dabei homogen und zeigt Fibrinreaktion. Die Kerne schwellen an, vermehren sich amitotisch, so daß bisweilen 20—30 Kerne in einem fibrinös entartetem Protoplasmamantel liegen.

Die oben erwähnten schwer geschädigten Basalzellen zeigen einen eigentümlichen scholligen Zerfall. Sie sind rund, durch Verlust der Stacheln sind sie aus dem Zusammenhang gekommen, andere wiederum sind zusammengebackt. Die Kernmembran ist erhalten, innerhalb des oft geblähten Kernes sieht man ovale, runde Gebilde mit zum Teil regelmäßigen, wabigem Aufbau; sie sind identisch mit den von Councilman und seinen Mitarbeitern als intranukleäre Parasiten angesprochenen Gebilden. Es handelt sich meines Erachtens um durch das Virus spezifisch veränderte Nukleolen. Im Protoplasma dieser Zellen sieht man bei sehr dünnen Schnitten und bei starker

Vergrößerung und intensiver Beleuchtung an der Grenze der Sichtbarkeit stehende
Pünktchen, die in Analogie zu setzen sind mit den in Ausstrichpräparaten der
Pockenpustel in sehr großer Zahl nachweisbaren Elementarkörperchen, den vermutlichen Erregern. In Ausstrichen findet man daneben Zellen, die der retikulierenden Kolliquation und der ballonierenden Degeneration entsprechen. Während aber
in Schnitten infolge der Schrumpfung die Kerne scheinbar nackt in den Zellen liegen,
sieht man hier in Ausstrichen sehr große durch Flüssigkeit ausgedehnte Zellen,
deren Zellgrenzen sehr zart sind. Die Stacheln sind verschwunden. Im Innern der
Zelle sieht man ein feines Gerüst oder Netzwerk von Zellfasern und eine ungeheure
Menge von Elementarkörperchen.

Gleichzeitig mit den im Zentrum der Pockeneffloreszenz einsetzenden degene-
rierenden Vorgängen kommt es in der Peripherie zu einer lebhaften Epithelpro-
liferation. Die Papillen werden durch das stark wuchernde Epithel erheblich verlängert, die superpapillare Stachelschicht stark verdickt und ödematös durchtränkt.
Dadurch entsteht rings um das Zentrum ein Epithelwall, der die Vorwölbung der
Pockenefflorescenz und gleichzeitig die Dellenbildung verursacht. Denn, da die
mittleren Partien der Pocke nicht gleichen Schritt mit der Anschwellung der Randzone halten, so muß eine Delle zustande kommen. Alle anderen Vorgänge sind als
sekundäre anzusprechen. Die abgestorbenen Gewebsteile wirken als Fremdkörper,
sie veranlassen ein Zuströmen von Leukozyten, die jetzt nicht mehr geschädigt
sind. Die Lymphe, die zuerst klar war, wenig Detritus, geringes Fibringerinnsel
und einzelne Leukozyten enthielt, wird infolge dessen trübe, bald eitrig. Mit fortschreitender Reifung der Pocken nehmen die Leukozyten immer mehr überhand
und verdecken zum Teil das Maschenwerk. Durch die Zunahme des Eiters verschwindet an vielen Pusteln die Dellenbildung wieder, weil unter dem wachsenden
Druck und durch eitrigen Zerfall die Stränge und Pfeiler zerreißen, die den Pocken-
grund mit der gedellten Decke verbinden. Später, bei Beginn der Eintrocknung,
kann dann wieder eine neue Delle auftreten, indem die zentralen, Flüssigkeit enthaltenden Partien durch Verdunstung einsinken, während die Peripherie durch die
wallartige Epithelwucherung noch gestützt wird (Vertrocknungsdelle). Im Korium
sieht man Anhäufung von Plasmazellen um die Gefäße.

Die Abheilung erfolgt in der Weise, daß der Pustelinhalt allmählich eintrocknet, so daß sich die Pustel in eine Borke verwandelt. Noch ehe dieser Eintrocknungsprozeß vollendet ist, rückt von der Peripherie her eine dünne Wand neu-
gebildeter Epithelzellen zentralwärts vor und schiebt sich unter die eintrocknende
Pustelmasse. So liegt die Borke zwischen der alten eingetrockneten und der neuen
sich bildenden Hornschicht wie in einer Kapsel. Das kommt besonders deutlich an
Hand- und Fußrücken zur Beobachtung, wo die alte Hornschicht, die obere Lamelle
der Kapsel, besonders derb ist und der darunter liegende Schorf die Form einer Linse
annimmt. Unter dem Druck der tief eingefalzten Borke werden die Papillen stark
abgeplattet und abgeflacht. Auch der Druck des Eiters in der Pustel mag bei dieser
Druckatrophie eine Rolle spielen. Die Folge ist eine leicht vertiefte Narbe, die nach
Abfall des Schorfes zurückbleibt.

Die hämorrhagischen Pockenefflorescenzen bei der Variola pustulosa haemorrhagica unterscheiden sich von den beschriebenen Pocken nur durch ihren Blutgehalt. Die vielfachen Hautblutungen, die außer den hämorrhagischen Pusteln
auf der Haut beobachtet werden, entstehen durch Diapedese der roten Blutkörperchen durch die Gefäßwände.

Autoptischer Befund. Auf den Schleimhäuten der oberen Luftwege findet
man spezifische Effloreszenzen und häufiger Erosionen und Geschwüre, die durch
Mazeration der Epitheldecke der Pustel entstanden sind. Durch Konfluenz solcher
oberflächlicher Geschwüre kann es zu sehr ausgedehnten Epitheldefekten auf der
Mund- und Zungenschleimhaut kommen. Die gleichen Veränderungen beobachtet
man auch auf den Tonsillen, am weichen Gaumen und im Nasenrachenraum. Die
spezifischen Schleimhautveränderungen steigen ferner in den Larynx und in die
Bronchien hinab, wo sie bis in die Bronchien zweiter und dritter Ordnung zu finden
sind. Besonders die Schleimhaut der Bifurkationsstelle der Trachea zeigt oft
größere geschwürige Substanzverluste. Die feineren und feinsten Bronchien sind
frei von Pockenausschlag und zeigen nur die Zeichen mehr oder weniger intensiver

katarrhalischer Entzündung. In den besonders malignen Pockenfällen, bei der Variola confluens und bei den hämorrhagischen Formen, finden sich nicht selten nekrotisierende Prozesse auf der Schleimhaut der Tonsillen und am weichen Gaumen, die auf den Larynx übergreifen können. Durch schichtweise Nekrose des Gewebes kommt es dabei zu Schleimhautdefekten, die mit schmierigen schmutzigbraunen Belägen bedeckt sind (Ähnlichkeit mit Influenza). In den Lungen finden sich im Zusammenhang mit der erwähnten Bronchitis häufig Bronchopneumonien; namentlich im Unterlappen sind bronchopneumonische Prozesse nichts seltenes. Sie werden durch Streptokokken, Staphylokokken, Influenzabazillen hervorgerufen. Nicht selten sind Pleuritiden teils seröser, teils eitriger Natur. Kruppöse Pneumonien als Komplikation sind nicht häufig; Lungenabszesse kommen bisweilen in septischen Fällen zur Beobachtung. Perkins und Pay betrachten ebenso wie Councilman die Bronchialschleimhaut als Haupteingangspforte für die Streptokokken bei der Mischinfektion. Zelleinschlüsse bzw. Guarniersche Körperchen werden nur in den spezifischen Herden der Haut und der Schleimhäute gefunden.

Der Verdauungstraktus zeigt nur wenig spezifische Veränderungen. Im Ösophagus kommen pustulöse Effloreszenzen nur in seinen oberen Partien vor. Der Magen ist im allgemeinen frei davon, Benda fand indes in einem Falle variolöse, hämorrhagische Geschwürchen. Der Darm ist dagegen stets verschont. Im untersten Teile des Rektums finden sich mitunter vereinzelte Pockenpusteln. Im übrigen finden sich im Magen und Darm nur katarrhalische Erscheinungen und bei den hämorrhagischen Formen Blutungen in die Schleimhaut, und zwar am reichlichsten im Magen, Jejunum und Kolon, während das Ileum häufig frei oder nur wenig beteiligt ist. Bisweilen findet sich Schwellung der Follikel und Mesenterialdrüsenschwellung.

Am Herzen findet sich bei den in der Suppurationsperiode gestorbenen Fällen in der Regel ein schlaffes Myokard. Es lassen sich Zeichen der Verfettung nachweisen. Endokarditische Auflagerungen kommen nur bei septischen Fällen vor.

Leber und Nieren bieten die Zeichen der trüben Schwellung oder Verfettung. Die Leber ist dementsprechend etwas vergrößert und von weicher Konsistenz und zeigt auf dem Durchschnitt undeutliche Läppchenzeichnungen. In Fällen, die in einem frühen Stadium der Krankheit ohne Komplikationen gestorben sind, kann sie auch ganz normalen Befund zeigen. Biswielen kann die Verfettung wiederum solche Grade annehmen, daß man lebhaft an die Organe bei Phosphorvergiftung erinnert wird. Die Milz ist namentlich bei Leichen aus dem ersten Stadium der Krankheit stark geschwollen. Ihre Kapsel ist stark gespannt und glänzend. Die Pulpa ist von weicher Konsistenz und braunroter Farbe. In späteren Stadien kann sie bereits wieder ganz normales Aussehen zeigen.

Bei der Purpura variolosa, wo ja der Tod schon in den ersten Tagen der Krankheit erfolgt, fehlen regelmäßig die parenchymatösen Veränderungen (Ponfick, Golgi, Curschmann). Der Herzmuskel ist derb und braunrot, fest konturiert und nicht dilatiert, die Leber ist von normaler Größe und dunkler Farbe, von derber Konsistenz und deutlicher Läppchenzeichnung, die Milz ist klein, derb, dunkelrot und glänzend, auf der Schnittfläche mit auffällig vergrößerten Follikeln. Auch bei den Nieren fehlen die Zeichen parenchymatöser Degeneration.

Dieser auffallende Unterschied zwischen dem Obduktionsbefunde der Variola vera und der Purpura variolosa erklärt sich aus dem frühen Stadium, in welchem die Kranken bei der Purpura variolosa zugrunde gehen. Die parenchymatösen Veränderungen, die wir an den Fällen aus der Suppurationsperiode beobachten, sind einmal durch die längere Einwirkung der spezifischen Schädigungen und außerdem wohl durch die Mitwirkung der Toxine der Eiterkokken zu erklären.

Auf eine spezifische Wirkung des Pockenvirus führte Weigert kleine herdweis auftretende Nekrosen zurück, die er in Leber, Milz, Nieren und Lymphdrüsen, namentlich im frühen Stadium, fand.

Ähnliche zirkumskripte nekrotische Herde konnten Chiari und Eugen Fraenkel im Knochenmark nachweisen. Chiari fand sie in 77 % aller Pockenleichen und bezeichnete sie als Osteomyelitis variolosa. Sie sind bereits während der Eruptionsperiode des Exanthems vorhanden und finden sich noch geraume Zeit

nach Überstehen der Krankheit. Makroskopisch handelt es sich um kleine, mohnkorn-
bis halberbsengroße Herde von weißlich-grauer oder gelblicher Farbe, die zuweilen
von einem roten Hofe umgeben sind. Es scheint sich um eine von dem Zentrum
des Herdes peripherwärts fortschreitende Nekrose zu handeln. Eine Vereiterung
der Herde findet nicht statt. Chiari vertritt die Anschauung, daß es sich bei dieser
Osteomyelitis variolosa um einen spezifischen, durch das Pockenvirus verursachten
Prozeß handelt und führt als Gründe die Häufigkeit ihres Auftretens, das Vorkommen
schon in früherem Blatternstadium und ihre Ähnlichkeit mit den Vorgängen innerhalb
der Hauteffloreszenzen ins Feld. Der Cytorrhyctes Guarnieri wurde nie gefunden
(Councilman).

Möglicherweise hängen die lebhaften Kreuz- und Gliederschmerzen im Initialstadium der Variola mit diesem Befunde zusammen.

Ganz ähnliche kleine disseminierte Herde kommen in den Hoden der Pockenleichen vor. Schon Béraud, Trousseau u. a. hatten über häufige Hodenaffek-
tionen bei der Variola berichtet. Sehr eingehende Untersuchungen hat Chiari
darüber gemacht. Er fand die Orchitis variolosa in einem äußerst hohen Prozentsatz der männlichen Pockenleichen. Im wesentlichen sind es auch hier nekrotische
Herde, die schon in frühem Stadium der Krankheit erkennbar sind und die Höhe
ihrer Entwicklung in der Suppurationsperiode erreichen. Sie heilen unter Zurücklassung kleiner Narben. Keine Zelleinschlüsse in den Herden.

Bei den hämorrhagischen Pocken finden sich außer den schon besprochenen
Veränderungen noch in vielen inneren Organen Blutungen der verschiedensten
Ausdehnung. An den serösen Häuten treten sie einmal in derselben Form wie auf
der äußeren Haut auf in Gestalt von Petechien oder flächenhaften Ekchymosen. Dann aber finden sich hier auch hämorrhagische Exsudate, so z. B.
in der Pleurahöhle oder im Perikard. Das Peritoneum ist weniger häufig befallen.
Noch massiger als in den serösen Häuten präsentieren sich die Hämorrhagien in
dem lockeren Zellgewebe des vorderen und hinteren Mediastinums und im
retroperitonealen Bindegewebe. Auch in den Zellgeweben des kleinen Beckens
und in den Nierenkapseln sind gewöhnlich starke Blutungen vorhanden. Man hat
deshalb die ungewöhnlich starken Kreuzschmerzen, die bei dieser Pockenform
auftreten, vielleicht nicht mit Unrecht damit in Verbindung gebracht. Auch in den
Gelenken findet man außer den häufigen Hämorrhagien auf der Synovia gelegentlich Blutergüsse, so z. B. in den Kniegelenken. In den willkürlichen Muskeln kommen
ebenfalls Blutungen vor. Das Nierenparenchym ist in der Regel frei, während
Nierenbecken, Kelche und Ureteren fast stets mit Hämorrhagien bedeckt sind.
Leber, Milz und Zentralnervensystem werden nur sehr selten von Blutungen
befallen. In den Lungen sind bisweilen blutige Infarkte zu finden.

Das Urogenitalsystem beteiligt sich stark an der hämorrhagischen Diathese.
Häufig sind die Hämorrhagien in der Uterus- und Tubenschleimhaut. Auch
in die Graafschen Follikel der Ovarien hinein erfolgen sehr oft Blutungen. Seltener
sind Hämorrhagien im Hodenparenchym. Außerordentlich stark ist gewöhnlich das Knochenmark von Blutungen durchsetzt. Es ist dabei von dunkelroter
Farbe und nimmt eine breiartige Konsistenz an. Mikroskopisch zeigt sich eine
enorme Vermehrung der roten Blutkörperchen und ein Zurücktreten der Markzellen.
Die Veränderungen, die sich beim Hinzutreten von septischen Komplikatonen
einstellen, unterscheiden sich nicht von denen anderer septischer Erkrankungen.

Diagnose. Die Diagnose ist durch die gesetzliche Einführung der Impfung
erheblich schwieriger geworden. Die Variolois, die Pockenform der Geimpften,
ist jetzt viel häufiger als die Variola vera. Ausgesprochene Fälle von Variola
vera wird so leicht kein Arzt verkennen, schwerer ist schon die Entscheidung
bei den atypischen Varioloisfällen. Die Hauptsache ist, daß man überhaupt
die Möglichkeit einer Pockenerkrankung in Betracht zieht. Zu Zeiten einer
Pockenepidemie wird das natürlich leichter sein, als bei sporadisch auftretenden Fällen oder beim ersten Falle. Wie wichtig aber grade die richtige
Diagnose des ersten Falles ist, zeigt wieder die letzte Epidemie 1916/17, die in
Hamburg allein 227 Fälle zur Folge hatte. Wolhynische Rückwanderer hatten

lie Pocken in Schleswig eingeschleppt. Die ersten Fälle wurden für Varizellen
gehalten; zum Teil waren sie auch wohl nicht zur Kenntnis der Behörden wegen
des leichten Verlaufes gelangt. Erst als Erwachsene an „Varizellen" starben,
wurde der richtige Charakter der Krankheit festgestellt. Inzwischen waren
Wochen verstrichen, durch Landstreicher, Reisende die Keime verstreut.

Wanklyn bringt ein sehr anschauliches Beispiel für die Folgen der Fehldiagnose.

Ein junger Mann hatte Influenza „mit Flecken."

Er erkrankte ungefähr am 16. Januar.

Er kehrte zur Arbeit zurück am 23. I.

E. B.s Bruder, der im selben Hause wohnte, erkrankte an „Windpocken" am 30. I.

Ein Mitarbeiter erkrankte am 6. II. an „Windpocken".

E. B. Pocken am 20. II.   A. C. Pocken am 20. II.

H. W.s Bruder † zu Hause an Pocken.   H. W., E. L., F. L., A. T., Pocken traten auf am   13. II.   19. II.   20. II.   22. II.

Beide Patienten wohnten im selben Hause wie der obige und wurden ins Krankenhaus geschickt.

Die letzten 5 Fälle kamen ins Krankenhaus. Mit Ausnahme von A. T., kamen alle von demselben Hause wie der „Mitarbeiter". A. T. hatte dieses Haus 14 Tage vor der Erkrankung besucht.

Aber auch während einer Epidemie kommen Irrtümer genügend vor; es wird
dann zuviel Variola diagnostiziert. Dieser Irrtum ist aber nicht so verhängnisvoll, als wenn ein Pockenfall übersehen wird. Der leitende Arzt der Aufnahmestation für die Pocken in London berichtet, daß 1902 von den 7842 als Pocken
eingelieferten Fällen 607 keine Pocken hatten. Bei 207 handelte es sich um
Varizellen, und mit dieser Krankheit werden auch in den meisten Fällen die
Pocken verwechselt.

Am schwierigsten ist natürlich die Diagnose im Initialstadium vor Ausbruch des Exanthems, und doch ist es von der größten praktischen Wichtigkeit,
schon zur Zeit der Prodromalerscheinungen die Variola richtig zu erkennen,
da schon in diesem Stadium Ansteckungen erfolgen können und durch eine
rechtzeitige Isolierung der Kranken Unheil verhütet werden kann. Curschmann schreibt: „es gibt nur ein fast pathognomonisches, jedoch nur
in der Minderzahl der Fälle vorhandenes Zeichen: das früher geschilderte,
hämorrhagische Initialexanthem im Schenkel- und Oberarmdreieck". Die
anderen Initialexantheme, das roseola, das erythematöse, das masernähnliche
Exanthem sind bei weitem nicht so ausschlaggebend; sie können auch der Ausdruck einer toxischen Noxe sein bei verschiedenen septischen Prozessen, nach
Serumeinspritzungen, nach Nahrungsmittelvergiftungen, Medikamenten. Vor
allem können sie unter anderem Veranlassung geben zu Verwechslung mit
Masern, Fleckfieber, Influenza (scharlachähnliches Exanthem) und Scharlach.

Von ausschlaggebender Bedeutung ist immer die Betrachtung des ganzen
Menschen, die genaue Messung der Körperwärme.

Bei Masern und Influenza sehen wir im Beginn schon die starken katarrhalischen Erscheinungen, Bronchial-, Konjunktival- und Nasenkatarrh, die
bei Variola nie so früh auftreten. Das wichtigste Unterscheidungsmerkmal
ist aber das Verhalten des Fiebers: im Initialstadium bei den Pocken sehen wir

viel höhere Temperaturen, als bei den Masern. Bei letzteren steigt das Fieber
nach Ausbruch des Exanthems und bleibt iedenfalls auf der Höhe. Bei Pocken

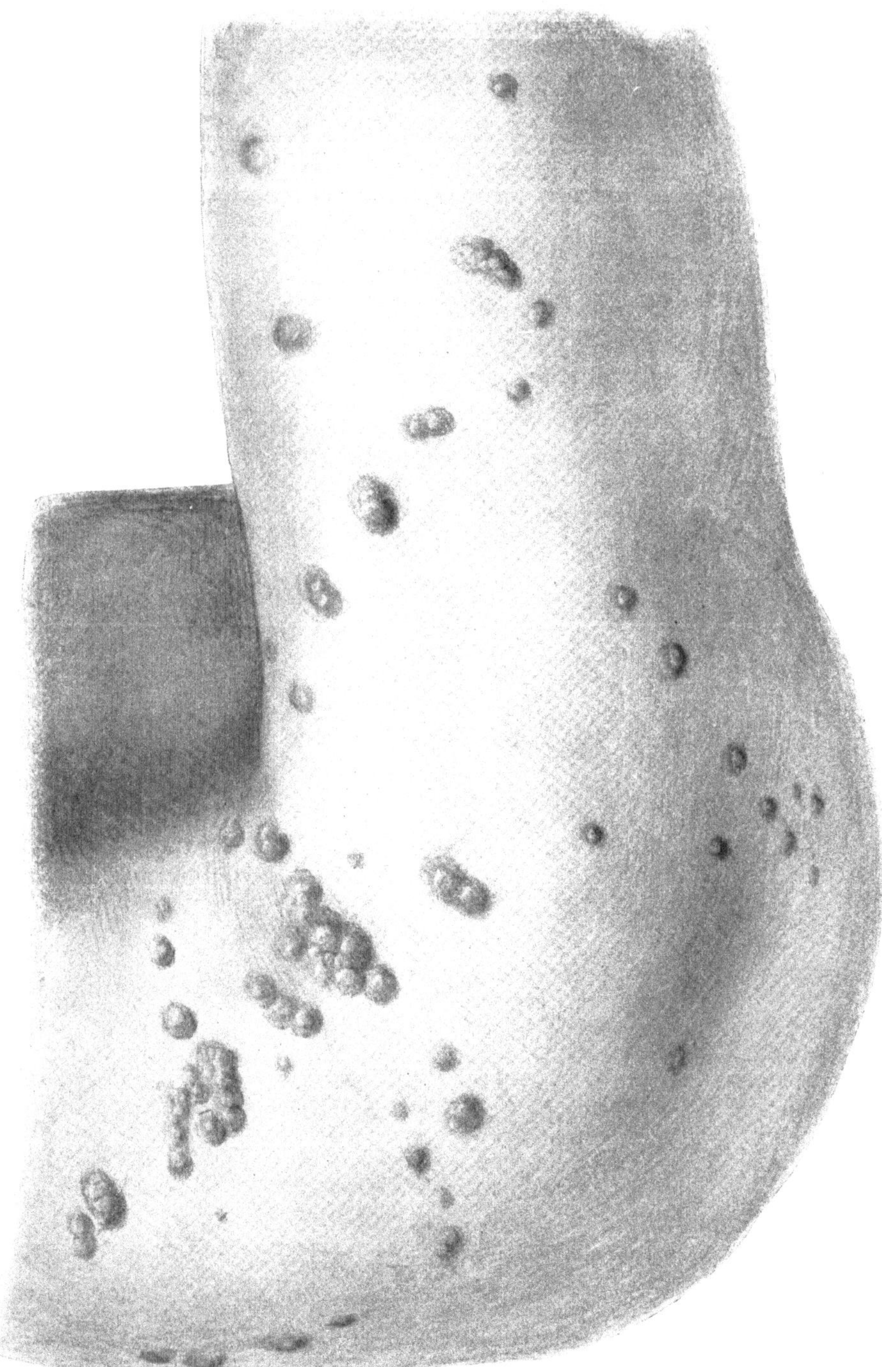

Abb. 413. Pockenähnliches Exanthem auf der Haut der Hüfte bei einem 8jährigen Kind nach Genuß von verdorbenem Obst.

macht die Temperatur in den meisten Fällen kurze Zeit nach Auftreten des Rash eine tiefe Senkung, meist bis zur Norm, daran schließt sich dann der Ausbruch des Pockenexanthems an. Dieses so außerordentlich charakteristische Verhalten der Temperatur bei den Pocken unterscheidet diese Krankheit auch vom Scharlach und vom Fleckfieber. Hier erreicht die Temperatur mit dem Auftreten des Exanthems ihr Maximum und hält sich zunächst auf dieser Höhe. Wichtig ist die genaue Untersuchung der Schleimhäute und der Zunge. Bei Masern findet man Kopliksche Flecken, bei Scharlach die charakteristische Rötung der Fauces, in späteren Tagen die Erdbeerzunge. Bei Pocken sieht man häufig schon vor Ausbruch des eigentlichen Exanthems gleichzeitig mit dem Rash die charakteristischen Pocken auf dem weichen Gaumen. Unter Umständen kann bei der Purpura variolosa dem Auftreten der Blutungen eine intensive Rötung des ganzen Körpers vorangehen. Die Schwierigkeit der Differentialdiagnose gegen Scharlach kann hier ev. durch das Auslöschungsphänomen (Schultz und Charlton) gehoben werden: Intrakutanierung mit Normalserum oder Scharlachrekonvaleszentenserum gibt bei Scharlach innerhalb weniger Stunden die charakteristische anämische Zone im Umkreise der Einspritzungsstelle.

Ein Masernausschlag bei Erwachsenen ist von vornherein verdächtig, er fordert jedenfalls zu gründlicher Untersuchung auf.

Am schwierigsten gestaltet sich die Diagnose bei der Purpura variolosa, wenn es sich um einen ersten Fall handelt und der charakteristische Rash nicht zur Beobachtung kam. In der Minderheit der Fälle entwickeln sich vereinzelte Pusteln, die dann natürlich die Diagnose sichern. Die Abgrenzung von anderen petechialen Erkrankungen kommt hier in Frage; ulzeröse Endokarditis, Purpura rheumatica, Morbus maculosus, Sepsis. Bei den hämorrhagischen Pocken findet man immer Unterschiede in der Größe, der Form und der Farbe der einzelnen Hämorrhagien, bei jenen sind die einzelnen Hautblutungen gleich groß, kreisrund.

Auch der Typhus abdominalis kann in dieser Zeit differentialdiagnostisch in Frage kommen, namentlich in den seltenen Fällen, wo das roseolenähnliche Pockenexanthem kurz vor dem Fieberabfall auftritt. Eine Blutkultur wird hier schnell die Entscheidung bringen.

Der Schüttelfrost, die im Beginn bestehende Kurzluftigkeit kann den Gedanken an eine zentrale Pneumonie nahe legen. Die richtige Diagnose wird der weitere Verlauf bald bringen.

Der erfahrene Sir George Murray Humphrey schreibt bei der Krankenbetrachtung die sehr beherzigenden Worte vor: Eyes first, hands next, tongue last and least.

Hat man alle objektiven Zeichen genau untersucht, dann kann die Anamnese folgen, die jetzt wertvolle Aufschlüsse geben kann. Vorangegangene Impfungen, Gelegenheit, sich zu infizieren, subjektive Symptome: vor allem die so charakteristischen Klagen über heftige Kreuzschmerzen sind wertvolle Zeichen für die Diagnose.

Ist das Pockenexanthem erst herausgekommen, dann ist die Diagnose bei der Variola vera leicht. Bei der Variolois kann eigentlich nur eine Verwechslung mit Varizellen stattfinden. Auch hier sehen wir einen fundamentalen Unterschied in der Temperaturkurve. Bei Variolois geht mit Ausbruch des Exanthems die Temperatur herunter und bleibt normal. Bei Varizellen tritt im allgemeinen das Fieber erst mit Ausbruch des Exanthems auf (Thomas), Initialsymptome fehlen fast ganz. Ein Iinitialrash wird gelegentlich beobachtet. Ich habe ihn unter einer großen Zahl von Varizellen nur einmal gesehen. Vgl. Kapitel Varizellen. Der Einwurf, daß Varizellen eine ausschließliche Kinderkrankheit sind, ist hinfällig, auch Erwachsene können an Varizellen erkranken,

Ich habe mindestens ein Dutzend Fälle gesehen. Ganz allgemein kann man sagen, daß die Pocken im allgemeinen die unbedeckten Teile, die Varizellen die bedeckten Teile bevorzugen. Bei der Variolois sind Gesicht und Extremitäten — letztere zentrifugal mehr als zentripital — stärker befallen als der Rumpf. Bei den Varizellen sind umgekehrt Gesicht und Rumpf stärker befallen, als die Extremitäten — diese zentripetal stärker als zentrifugal. Die einzelnen Effloreszenzen sind meist einkammerig, liegen oberflächlich auf der Haut, sind oval — der größere Durchmesser liegt in der Richtung der natürlichen Falten der Haut — sie entwickeln sich viel schneller.

Bei Variolois liegen die Pusteln in der Haut, fühlen sich derb an, sie sind kreisrund und entwickeln sich langsam. Die Eruption erfolgt bei Varizellen, wie bei Variolois meist in verschiedenen Schüben, so daß man alle Stadien beieinander hat. Es gibt aber doch Fälle von Variolois, die weitgehende Ähnlichkeit mit Varizellen haben in der Form der einzelnen Effloreszenzen.

In diesen Fällen wird durch die biologische und die ätiologische Methode die Diagnose gesichert. Die Hornhautimpfung des Kaninchens mit verdächtigem Pustelmaterial, ein Ausstrich des Pustelinhaltes bringen die Entscheidung. Die Ausstrichmethode kann schon im Papelstadium, gelegentlich schon vor dem Exanthem aus dem Enanthem, den Rachenpocken, den Erreger darstellen (vgl. Kapitel Ätiologie).

Die Ausstrichmethode bringt auch in kurzer Zeit die Entscheidung gegenüber anderen, ev. zur Verwechslung Anlaß gebenden Hautaffektionen: Syphiliden — durch Darstellung der Spirochaete pallida, im Reizserum — Impetigo contagiosa, Pemphigus — Fehlen der Elementarkörperchen.

In ganz seltenen Fällen können Ekzeme, Skabies Veranlassung zu Fehldiagnosen geben. Die genaue Betrachtung wird immer große Abweichungen von der gesetzmäßigen Lokalisation der Pocken nachweisen.

Die Komplementablenkungsmethode gibt ebenfalls sichere Resultate in der Suppurationsperiode (Jobbling, Xylander u. a.). Am wirksamsten ist nach Klein und von Konschegg, die an 200 Fällen die Methode mit Erfolg angewandt haben, der Extrakt von frischen Variolaborken.

Sehr genau scheint auch die Methode von Tièche mit Hilfe der kutanen Allergie zu arbeiten. Tièche hat sich durch zahlreiche Impfungen überempfindlich gegen Vakzine und damit auch gegen Variola gemacht. Er überträgt von der fraglichen Pustel Material, das durch Erhitzen abgetötet ist, auf seinen Arm — Kontrollimpfungen mit virulenter Vakzine. Nur nach Verimpfungen von Vakzine oder Variola treten allergische Reaktionen auf[1]). Dieselben Resultate erhielten Nivison Force und Helen Lovel Beckwith mit vorbehandelten Kaninchen. Knöpfelmacher empfiehlt subkutane Injektion einer verdünnten (1:200) und durch Erhitzung auf 58—70° avirulent gemachten Lymphe als Diagnostikum. Der positive Ausfall der Reaktion beim Nichtgeimpften sichert die Diagnose Variola.

Prognose. Die Pocken haben in den Ländern, in denen die Impfung und die Wiederimpfung gesetzlich eingeführt und auch durchgeführt sind, an ihrer Bösartigkeit wesentlich eingebüßt. Wo noch Immunitätsreste von der Impfung her vorhanden sind, da tritt die Krankheit in modifizierter Form, als Variolois (Pocken der Geimpften) auf. Je weiter die Impfung zurückliegt, um so mehr zeigen die Pocken ihr altes Gesicht, denn ihre natürliche Bösartigkeit haben sie keineswegs verloren. Die Ungeimpften erkranken wie in früheren Zeiten schwer.

---

[1]) Anmerkung bei der Korrektur: Die Allergieprobe von Tièche hat sich bei der seit drei Jahren in der Schweiz herrschenden, durch ihre Gutartigkeit ausgezeichneten Pockenepidemie sehr bewährt. Tièche stellt jetzt bereits, wie er mir verschiedentlich zeigte, innerhalb 4 Stunden die Differentialdiagnose.

Noch im 18. Jahrhundert wurde der 10.—12. Teil aller Todesfälle durch Pocken verursacht. Während vor der Einführung der Impfung gelegentlich 40—50% der Pockenkranken, in einzelnen Epidemien weit mehr zugrunde gingen, war die Sterblichkeit der an Pocken erkrankten in der kleinen Epidemie 1916/17 in Hamburg = 14%. Dabei ist zu berücksichtigen, daß es sich bei den Verstorbenen nur um ältere Leute, die jenseits des 40. Lebensjahres waren, handelte; bei den meisten lag die Impfung viele Jahre zurück, viele waren infolge der Entbehrungen durch den Krieg in ihrer Widerstandskraft geschwächt. Das höhere Alter, aber auch das erste Lebensjahr sind am meisten gefährdet bei den Ungeschützten! Ungeimpfte Säuglinge gehen fast regelmäßig zugrunde. Frauen haben in mittleren Jahren, da Schwangerschaft, Aborte, Geburten, Wochenbetten den Verlauf der Variola ungünstig beeinflussen, eine größere Mortalität als Männer. Potatoren, Menschen mit geschwächtem Allgemeinzustand, schwachem Herzen haben eine schlechte Prognose. Bei Variola sine Exanthemate und Variolois ist die Prognose günstig, schlechter ist sie bei Variola vera, schlecht bei Variola vera confluens, absolut infaust bei der Purpura variolosa.

Das Auftreten einer Roseola, masernähnlicher Rash im Initialstadium läßt im allgemeinen eine leichte Form (Variolois) erwarten. Schwere Initialsymptome, hohes Fieber, Kreuzschmerzen lassen durchaus nicht in der Regel auf eine schwere Form schließen. Auch nach ihnen kann eine leichte Variolois folgen.

Der petechiale Rash ist von schlechter Bedeutung: er geht der Purpura variolosa voraus. Je größer die Zahl der entwickelten Pusteln, besonders im Gesicht und Rachen ist, desto schwerer ist das Krankheitsbild. Protrahiertes zweites Fieber läßt auf Komplikationen schließen.

Die einzelnen Epidemien differieren in ihrer Bösartigkeit gewaltig; so starben während der Epidemie in Rio de Janeiro 1908 fast 60% der Befallenen — Symbiose des Erregers mit Streptokokken — dagegen zeichnete die Epidemie, die 1902 in Nordamerika herrschte, sich durch geringe Mortalität aus. Von ungefähr 45 000 Fällen starb nur 1%. 1913 trat in Australien eine sehr leichte Epidemie auf.

Der Tod kann in jeder Periode des Pockenprozesses eintreten. Sofern er nicht schon in den ersten Tagen der Krankheit, infolge der Giftwirkung des Pockenerregers eintritt, ist es meistens die zweite Krankheitswoche, in der die Kranken zugrunde gehen. Der erfahrene Sydenham bezeichnete den 11. Krankheitstag, den 9. nach Beginn des Ausschlages als kritisch.

Prophylaxe. „Bei keiner Infektionskrankheit eröffnet sich der Prophylaxe ein so umfangreiches und gleichzeitig fruchtbares Feld der Tätigkeit, als bei den Pocken" (Curschmann).

Die Schutzpockenimpfung hat von allen vorbeugenden Maßregeln bei den Seuchenbekämpfungen das größte geleistet. Die Pocken sind keine „Schmutzkrankheit", wie Fleckfieber, Typhus. Da sie fast ausschließlich durch Tröpfcheninfektion verbreitet werden, gegen die der ungeschützte Mensch wehrlos ist, wie bei der Influenza, helfen die besten hygienischen Einrichtungen nichts. Die Impfgegner behaupten ja stets, daß mit fortschreitender Hygiene die Pocken ausgerottet werden ohne die Impfung.

In Polen tritt das Fleckfieber ungeheuer stark auf bei den Juden, die in engen, schmutzigen Wohnungen leben, weniger bei den Polen, die bessere und saubere Quartiere haben. Dagegen werden die Juden viel weniger von den Pocken heimgesucht, trotz der schmutzigen Wohnungen, als die Polen, weil sie von jeher sich viel eifriger impfen lassen.

Das deutsche Impfgesetz vom 14. April 1874 schreibt bekanntlich vor, daß jedes Kind in dem auf die Geburt folgenden Jahr geimpft und im 12. Lebensjahre wiedergeimpft werden muß. Beim Eintritt ins Militär im 20. Lebensjahre wurden bisher die Männer wiedergeimpft. Da nach den Friedensbestimmungen die Zahl der Wehrpflichtigen ungeheuer eingeschränkt ist, muß das Reichsimpfgesetz entsprechend geändert werden und diesen Tatsachen Rechnung tragen. Denn der Impfschutz ist nicht unbegrenzt, und bei unserer geographischen Lage sind wir Einschleppungen der Pocken dauernd ausgesetzt. Ein hervorragendes Beispiel für den Nutzen der Prophylaxe bietet Frankreich in diesem Kriege: Trotz des Zusammenströmens einer Musterkarte von exotischen Stämmen, Sudanesen, Anamiten, Dahomeyneger, Indier, Indianer usw., die bekanntlich besonders empfänglich für die Pocken sind, ist Frankreich, wie seine Presse stolz verkündete, von Pocken nur in ganz geringer Weise befallen worden, ganz im Gegensatze zum Kriege 1870—71. Nur der Impfung ist dieser Umschwung zuzuschreiben.

In dem Gesetze, betreffend die Bekämpfung gemeingefährlicher Krankheiten sind für Deutschland die zur Bekämpfung der Blattern notwendigen Maßregeln festgelegt. Strenge Isolierung der Kranken, die vom Initialstadium bis zum Abfallen der Borken ansteckend sind, ist unbedingt nötig. Friedemann und Gins verlangen mit Recht eine genaue Untersuchung der Nasenschleimhaut mittels Nasenspiegels bei allen Pockenkranken, die zur Entlassung kommen, da sie evtl. als Keimträger ihre Umgebung gefährden. Return Cases scheinen auch bei den Pocken vorzukommen. Der Bericht über die Medizinische Statistik des Hamburgischen Staates für das Jahr 1917 bringt dafür ein Beispiel S. 59: In dem Ledigenheim, Rehhofstraße 1, II, wurden 6 Fälle von Pocken gemeldet. Zuerst erkrankte am 8. März ein 62jähriger Tischlergeselle; er wurde im Eppendorfer Krankenhause aufgenommen und kehrte am 7. Mai nach seiner Entlassung sofort in das Ledigenheim zurück. Am 20. Mai erkrankte ein Insasse, der sich der Durchimpfung des Heims entzogen hatte, höchst wahrscheinlich von jenem Manne angesteckt an Pocken.

Strenge Desinfektion der Gebrauchsgegenstände, der Wäsche, der Wohnung ist gesetzlich angeordnet. Behandlung und Pflege der Kranken, Desinfektion, Leichenschau darf nur in Händen von durch Impfung geschützten Ärzten und Wartepersonal liegen.

Im übrigen siehe obiges Gesetz, besonders betreffs Zwangsimpfung bei Ausbruch von Pocken u. a. m.

Therapie. Ein spezifisches Mittel zur Behandlung der ausgebrochenen Blattern ist nicht bekannt. Die Versuche, durch die nachträgliche Vakzination im Initialstadium oder in der Eruptionsperiode die Krankheit noch zu kupieren oder abzuschwächen, sind meistens erfolglos geblieben. Hanna sagt allerdings in seinen sehr lesenswerten „Studies in Small Pox and Vaccination", daß unzählige Beweise dafür vorliegen, daß die Impfung den ernsten Charakter der Krankheit günstig beeinflußt, die Impfung mag zu irgend einem Zeitpunkt nach der Infektion bis zu dem Datum des Ausbruches erfolgt sein, ja, sogar später wirkt sie in günstigem Sinne. Auch die Behandlung mit Rekonvaleszentenserum von Blatternkranken hat sich bis jetzt nicht bewährt.

Auch alle anderen Mittel, die früher in der Initialperiode gegeben wurden, sind ohne Einfluß auf den Verlauf des Pockenprozesses geblieben. Größere Dosen von Chinin, Salizylsäure, Schwitzprozeduren, Emetika oder Purgantien führten nicht zu dem erstrebten Ziele.

Die Behandlung bleibt also eine rein symptomatische. Besonderer Wert ist auf allgemeine hygienische Maßregeln zu legen. Sorge für frische Luft wegen des widerlichen, süßen Geruchs, der durch die Zersetzung des beim Platzen der Pusteln an der Luft trocknenden Eiters entsteht. Der Kranke soll im allgemein kühl und während der Fieberperiode, je nach dem Kräfteverlust auch länger, im Bette gehalten werden. Besonders wichtig ist die Pflege des Mundes wegen der schon frühzeitig auftretenden Racheninfektionen. Kühle, und adstringierende oder desinfizierende Mundwässer sind hier am Platze; Gurgeln mit Lösungen von essigsaurer Tonerde, Wasserstoffsuperoxyd $1\,\%$, Salbeiteeabkochungen. Bei heftigen Schmerzen gibt man Eisstückchen. Die Nasenschleimhaut muß durch Einpinselungen mit Borvaselin oder Adrenalinsalbe von Verkrustungen möglichst frei gehalten werden.

Während dieser Zeit erhält der Kranke nur flüssige, leicht verdauliche Kost. Sobald das Fieber heruntergeht und die Verhältnisse im Mund und Rachen es gestatten, geht man zu fein gewiegtem Fleisch, eingeweichten Zwiebacken, durchgerührten Gemüsen über. Potatoren müssen unbedingt Alkohol erhalten.

Gegen die heftigen Kreuzschmerzen im Initialstadium gibt man Aspirin, Phenazetin, evtl. Morphium. Bei starken Kopfschmerzen oder Schmerzen in der Magengegend wirkt eine Eisblase oder eine kalte Kompresse wohltuend. Lauwarme Bäder sind gegen die häufig bestehende Benommenheit, Unruhe, Delirien und Schlaflosigkeit indiziert, evtl. Chloralhydrat im Klysma, Pantoponsuppositorien.

Eine sorgfältige Überwachung der Herztätigkeit ist dringend nötig; bei Herzschwäche gibt man Kampfer, Koffein. natro-benzoicum, Digitalis, Strophantus, Mixtura Stokes (Ei mit Kognak).

Gegen die oft unerträglichen Schmerzen auf der behaarten Kopfhaut, den Händen und Füßen nach Ausbruch des Exanthems macht man häufig gewechselte, kühle Umschläge oder Prießnitz Packungen.

Von allen Mitteln zur Linderung des lästigen Juckens und Brennens der Haut haben sich am besten Einpinselungen des ganzen Körpers mit Glyzerin (Lenhartz), das zugleich bakterizid wirkt, Einpuderung der Haut mit Zinkoxyd (Deycke) und Einpinselungen mit einer Lösung von Kalium permanganat (Dreyer) — Morawetz wendet eine $10\,\%$ konzentrierte Lösung an — bewährt.

Im Eppendorfer Krankenhause wurden während der letzten Epidemie 1916/17 wegen Mangels an Glyzerin die Pockenkranken ebenfalls mit Kaliumpermanganateinpinselungen behandelt; die Erfolge waren sehr zufriedenstellend, die Narbenbildung gering.

Diese Mittel wirken zugleich günstig bei der Rückbildung der Pusteln; die Narbenbildung ist gering. Die Finsenbehandlung (dauernder Aufenthalt in einem Raum mit rotem Licht), die von der Idee ausgeht, daß durch Ausschaltung der chemisch wirkenden Strahlen der Entzündungsprozeß herabgesetzt werden könne, hat neben begeisterten Zustimmungen auch Ablehnungen erfahren. In Togo sah ich eine eigentümliche Behandlung bei den Schwarzen. Während der Eruptionsperiode trugen sie eine mit Rotholz imprägnierte Palmölsalbe auf die Haut, im Eintrocknungsstadium eine mit Schlemmkreide hergestellte. Der Anblick der Kranken war furchtbar, die Behandlung offenbar sehr zweckmäßig.

Das Abfallen der Borken wird durch häufige, prolongierte warme Bäder beschleunigt. Das Abkratzen der Borken ist zur Vermeidung von tieferen Geschwüren streng zu vermeiden; Kindern werden die Hände verbunden. Komplikationen müssen nach den allgemeinen Regeln behandelt werden. Den hämorrhagischen Pocken stehen wir ohnmächtig gegenüber.

Literatur.

Jochmann: Pocken und Vakzinationslehre. Wien 1913. — Ricketts and Byles: The diagnosis of small-pox. — Hanna: Studies in small-pox and vaccination. — Wanklyn: How to diagnose small-pox. — Jürgens, Georg: Infektionskrankheiten.

Vakzination.

Unter Vakzination[1]) oder Kuhpockenimpfung verstehen wir
die aktive Immunisierung des Menschen gegen die Blattern (Variola)
durch das lebende Virus der Kuhpocken (Vakzine), das nichts
anderes als ein durch Tierpassage abgeschwächtes Blatternvirus
darstellt.

Geschichte. Die **Jennersche Schutzimpfung,** die vornehmste prophylaktische
Maßnahme gegen die Pocken, hat ihre Vorläufer schon im Altertum gehabt.

Die Beobachtung, daß der einmal geblatterte Mensch in der Regel für sein
ganzes Leben gegen eine Wiedererkrankung an den Pocken geschützt bleibt, hat
schon in grauer Vorzeit zu der Überlegung geführt, daß es zweckmäßig sein müsse,
die Erkrankung in abgeschwächter Form künstlich hervorzurufen und so die sonst
fast unvermeidliche Seuche mit ihren eigenen Waffen zu bekämpfen. Die primi-
tivste Form dieser künstlichen Inokulation der Pocken (Variolation)
war schon in den ältesten Zeiten in China im Gebrauch. Die Krusten der Pockenpusteln wurden dort mit Moschus vermischt und in der Umhüllung eines Baum-
wollbäuschchens in die Nase eingeführt, nachdem sie zur Milderung der Wirkung
jahrelang aufbewahrt und mit Dämpfen von Heilkräutern durchräuchert waren.

Auch war es hier und da üblich, den Impflingen Hemden anzulegen, die mit
Blatterneiter behaftet waren.

Zweckentsprechender war bereits die in Indien unter den Brahminen gebräuchliche Form der künstlichen Variolation, wobei der Blatternstoff mit einer Nadel
in die Haut der Außenfläche des Oberarmes eingeimpft wurde.

In Vorderasien übten die Zirkassier und die Georgier die prophylaktische
Inokulation aus. Sie waren es, die um das Ende des 17. Jahrhunderts das Verfahren nach Konstantinopel brachten, von wo es seinen Weg auch nach dem westlichen Europa fand. Hier war eine sehr primitive Form der Inokulation schon
um das Ende des 17. Jahrhunderts im Gebrauch. Man schickte die Kinder, welche
die Krankheiten durchmachen sollten, in ein Blatternhaus, wo sie gegen Entgelt
etwas Blatternschorf empfingen und in der Hand fest zusammendrücken mußten.
Glaubte man auf solche Weise die Ansteckung bewirkt zu haben, so versuchte
man von vornherein auf den Verlauf der Krankheit günstig einzuwirken, indem
man schon im Inkubationsstadium eine leichte Diät durchführte, für Leibesöffnung
sorgte und sogar Blutentziehungen anwandte. Man nannte diesen Gebrauch das
„Pockenkaufen".

Die ersten Mitteilungen über das Verfahren der im Orient gebräuchlichen
Variolation gelangten nach dem westlichen Europa durch den griechischen Arzt
Timoni. Danach verwendete man zur Impfung flüssigen Blatternstoff, der mit
einer Nadel am Oberarm eingeimpft wurde und eine leichte Erkrankung mit einzelnen über den Körper verstreuten Blattern erzeugte. Den Anstoß zur allgemeinen
Aufnahme der Variolation in Europa hat jedoch erst Lady Worthley Montagu,
die Gemahlin des englischen Botschafters in Konstantinopel, die im Jahre
1717 im Vertrauen auf die guten Resultate des neuen Verfahrens ihren sechs Jahre
alten Sohn inokulieren ließ und die Methode in England einführte. Von hier aus
verbreitete sie sich schnell über ganz Europa. Das ideale Prophylaktikum gegen
die Pocken war freilich die Variolation keineswegs. Erstens war die Methode nicht
gefahrlos für den Inokulierten, denn sie erzeugte außer den lokalen Impfstellen
eine mit allgemeinem Pockenausschlag einhergehende Erkrankung, die unter ungünstigen Umständen das Bild der schwersten echten Blattern annehmen konnte.
Zweitens arbeitete sie mit einem flüchtigen Virus, das im höchsten Grade ansteckend war und deshalb die Umgebung gefährdete, so daß gelegentlich Pockenepidemien dadurch veranlaßt wurden.

Einem schlichten Landarzt, Edward Jenner, blieb es vorbehalten, das
ideale Prophylaktikum zu finden. Mit der Entdeckung der Jennerschen

---

[1]) Von vacca, die Kuh.

Vakzination trat die Variolation vom Schauplatz ab. Die Vakzination, die Jennersche Schutzimpfung, besaß die Vorzüge der Variolation, d. h. sie schützte vor den Blattern, aber sie war frei von deren Fehlern, denn sie gefährdete weder den Impfling noch die Umgebung. Sie basierte auf der Erkenntnis, daß das Überstehen der sog. Kuhpocken oder Vakzine Schutz gegen die menschliche Variola gewährte.

Es war schon seit langem bekannt, daß die Kuhpocken, die in den Zeiten des pandemischen Auftretens der Menschenblattern häufiger als jetzt beim Rindvieh vorkamen, nicht nur von Tier zu Tier verbreitet werden, sondern auch für den Menschen ansteckend sind. Melker und Melkerinnen infizierten sich, wenn sie kleine Verletzungen an der Hand hatten, häufig an dem Euter der kranken Kühe und bekamen an den Händen kleine Bläschen, die in Pusteln übergingen und dann eintrockneten. Auch an anderen Körperstellen konnten sich solche Kuhpocken entwickeln, doch nur dann, wenn der erkrankte Finger den Infektionsstoff dahin übertragen hatte. Die Erkrankung war im übrigen eine rein lokale, niemals mit einem allgemeinen Exanthem einhergehende Affektion.

Unter der Landbevölkerung der verschiedensten Länder galt es schon lange vor Jenner als eine Erfahrungstatsache, daß Personen, die an den Kuhpocken gelitten hatten, gegen eine spätere Erkrankung an echten Pocken gefeit waren. Edward Jenner, der Sohn eines Geistlichen aus Berkeley, hörte als Student der Medizin im Jahre 1768 eines Tages von einer Bäuerin die Bemerkung, daß sie die Blattern nicht bekommen könne, da sie die Kuhpocken durchgemacht habe: „I cannot get small-pox for I have had cow-pox." Diese Äußerung machte einen tiefen Eindruck auf den jungen Mediziner; er hat sie nie wieder vergessen und machte seitdem das Studium der Wechselbeziehungen zwischen Kuhpocken und echten Blattern zu seiner Lebensaufgabe. In über 20 jähriger Arbeit stellte Jenner alle Erfahrungen und Beobachtungen, die über die Schutzwirkung der Kuhpocken existierten, zusammen; vor allem suchte er sich durch das Experiment Klarheit über diese Frage zu verschaffen. Er führte bei Personen, die vor kürzerer oder längerer Zeit Kuhpocken durchgemacht hatten, die Inokulation mit echter Pockenlymphe aus und konnte in allen Fällen (bei 16 Versuchen) die Tatsache konstatieren, daß die Variolation mißlang, daß also die geimpften Personen gegen Blattern immun waren. Der nächste Schritt war der entscheidende und bedeutete etwas grundsätzlich Neues. Am 14. Mai 1796 impfte Jenner den Arm eines gesunden achtjährigen Knaben, James Phipps, mit der Lymphe von Kuhpockenpusteln, die sich an der Hand der Melkerin Sarah Nelmes entwickelt hatten. Damit führte er zum ersten Male eine Impfung mit humanisierter Lymphe aus. Es entwickelten sich typische Kuhpocken. Als Experimentum crucis nahm dann Jenner an demselben Knaben am 1. Juli desselben Jahres die Inokulation mit echter Variola vor, die, wie er erwartete, negativ verlief. Einige Monate später wurde dieser Versuch mit demselben Ergebnis wiederholt. Damit war zum ersten Male bewiesen, daß die Kuhpockenlymphe nicht nur vom Rind auf den Menschen, sondern auch von einem Menschen zum anderen weiter übertragen werden kann, und daß auch die Übertragung solcher humanisierter Vakzine dieselbe schützende Kraft gegenüber den Pocken verleiht wie die natürliche Kuhpockenlymphe. Im März 1789 impfte Jenner den Knaben Summers direkt von der Kuh und übertrug nach gelungener Vakzination das Virus von Arm zu Arm durch 5 Generationen.

Die Impfung des Knaben Phipps mit humanisierter Cow-Pox, die des Knaben Summers mit Cow-Pox (Variola-Vakzine) bilden die Grundversuche der Vakzination.

Ende Juni 1789 veröffentlichte Jenner seine Versuche in der für alle Zeiten denkwürdigen Inquiry into the causes and effekts of the Variola Vaccinae, a disease discovered in some of the western countries of England, particularly Gloucestershire, and known by the name of the cow-pox. Er faßte die Ergebnisse seiner Arbeiten in der Schlußfolgerung zusammen, daß die Einimpfung der Kuhpocken der Variolation vorzuziehen sei, ,,weil sie bei dem Impfling eine besondere Vorbereitung nicht erfordert und eine nur kurz dauernde, leichte und gefahrlose Erkrankung erzeugt, die Personen seiner Umgebung der Ansteckung nicht aussetzt und gleichwohl einen nicht geringeren Schutz gegen das Erkranken an Blattern gewährt als die Einpfropfung echten Blatternstoffes''.

Seitdem hat die Schutzimpfung ihren Siegeszug durch die ganze Welt angetreten.

Die wohltätige Wirkung der Vakzination machte sich überall bemerkbar, wo sie unter der Bevölkerung größere Verbreitung gefunden hatte. Die Erkrankungen an der früher für unabwendbar gehaltenen Seuche nahmen ab, die Mortalität wurde geringer, und diese Wirkung war so eklatant, daß sich bald die verschiedensten Staaten dazu entschlossen, die Vakzination in ihren Staaten gesetzlich zu machen und so durch einen staatlichen Zwang der Ausbreitung der Pocken ein Ziel zu setzen.

In Deutschland gebührt Bayern der Ruhm, als erster Staat den Impfzwang eingeführt zu haben. Am 26. August 1807 wurde durch königliche Verordnung bestimmt, daß alle Kinder ohne Ausnahme im ersten Lebensjahre zu impfen seien. Außerdem brachte das Impfgesetz genaue Bestimmungen über die Zwangsimpfung bei Blatternepidemien, sachverständige Kontrolle usw.

Andere deutsche Bundesstaaten folgten bald nach. In Baden wurde im Jahre 1808 die Impfung zur Bedingung für den Schulbesuch und für den Genuß öffentlicher Fonds gemacht, seit 1815 auch für die Eheschließung. 1818 führte Württemberg den Impfzwang ein, nachdem es schon 1814 durch Errichtung öffentlicher Impfanstalten und durch unentgeltliche Gewährung der Vakzination an Kinder der Armen ihre Ausbreitung gefördert hatte. Auch Kurhessen (1815), Nassau (1818) und Hessen (1821) führten die amtliche Impfung der Kinder gesetzlich ein.

In Preußen wurde fürs erste noch von der Einführung der gesetzlichen Impfung abgesehen, aber die Behörden ließen sich die Förderung der Schutzblatternimpfung in jeder Weise angelegen sein. 1802 wurde in Berlin im Friedrich-Wilhelm-Waisenhause eine von Hufeland und Bremer geleitete Impfanstalt eröffnet, in der unentgeltlich Impfungen ausgeführt und sogar Denkmünzen an die Eltern der geimpften Kindern verteilt wurden.

Ähnlich lagen die Verhältnisse in Österreich. Hier führte man im Jahre 1801 einen indirekten Impfzwang ein, indem man die Aufnahme in die kaiserlichen Bildungsanstalten von der Vorweisung eines Impfattestes abhängig machte.

Schweden, Norwegen, Dänemark, ferner Italien und die Niederlande nahmen die Vakzination mit großer Energie und guten Erfolgen auf. Auch in Frankreich und Rußland fand sie anfänglich große Verbreitung, doch ließ ihre Durchführung späterhin sehr zu wünschen übrig.

Die noch von Jenner vertretene Ansicht, daß der durch die Impfung bewirkte Impfschutz ein lebenslänglicher sei, erwies sich in der Folge als unrichtig, denn man erkannte, daß mit dem Nachlassen des Impfschutzes nach etwa zehn Jahren wieder Empfänglichkeit für die Pocken auftrat, wenn auch das Krankheitsbild unter dem Einfluß noch verbliebener Immunitätsreste nur als ein verblaßtes Bild der echten Pocken, als Variolois, in Erscheinung trat. Aber der Gedanke an die Notwendigkeit der **Revakzination** brach sich erst ganz allmählich Bahn. Das Militär ging mit gutem Beispiele voran. In Preußen wurde 1834 die obligatorische Wiederimpfung bei der Armee eingeführt, und ein rapides Absinken der Pockensterblichkeit war die

Folge; schließlich wurde im französischen Kriege 1870 bis 1871 der glänzendste
Beweis für die Bedeutung der Wiederimpfung durch den erstaunlich günstigen
Gesundheitszustand des gut durchgeimpften deutschen Heeres im Vergleich
zu dem traurigen Zustande der französischen Armee erbracht.

Die Wiederimpfung der Soldaten beim Eintritt in die Armee war aber
noch nicht das Ideal einer zweckmäßigen Revakzination, da sie erst um das
20. Lebensjahr herum vorgenommen wurde, also in einer Zeit, wo der von
der Erstimpfung herrührende Impfschutz längst erloschen war. Erst **das
deutsche Impfgesetz,** das im Jahre 1874 erlassen wurde, trug den Anforderungen
zweckmäßiger Immunisierung besser Rechnung. Nachdem eine große Pandemie in den Jahren 1872 bis 1874 aufs grellste die Notwendigkeit beleuchtet
hatte, dem Volk einen hinreichenden Impfschutz zuteil werden zu lassen,
wurde bestimmt, daß jedes Kind in dem auf sein Geburtsjahr folgenden Kalender-
jahre, sowie im zwölften Lebensjahre zu impfen sei. Bei der Festlegung des
zwölften Lebensjahres als Termin der Wiederimpfung wurde die oben genannte
Erfahrung benutzt, daß im Durchschnitt nach zehn Jahren die Vakzineimmunität zu schwinden beginnt.

Gewinnung des Impfstoffes. Die von Jenner empfohlene Form der Impfung
war die direkte Übertragung des Vakzineimpfstoffes, der Lymphe, von Arm
zu Arm. Man wählte aus einer Reihe geimpfter Kinder, deren Gesundheitszustand einwandfrei erschien, solche mit gut entwickelten Impfpusteln aus
und benutzte sie als Stammimpflinge. Die Pusteln durften dabei noch nicht
in das Stadium der Suppuration eingetreten sein, sondern mußten sich im
Bläschenstadium befinden. Gewöhnlich wurde also die Impfung am siebenten
oder achten Tage vorgenommen. Man stach mit einer Lanzette das Bläschen
mehrfach an und verwendete die heraustropfende klare Lymphe zur Weiterimpfung. Einige private und öffentliche Anstalten machten es sich zur Aufgabe, solche humane Lymphe zu konservieren und sie an die Ärzte zu ver-
senden. Diese Konservierung geschah in der Weise, daß man die aus den Vakzinebläschen quellende Lymphe an Elfenbein oder Horn antrocknete oder sie
zwischen Glasplatten eintrocknen ließ. Aber auch flüssig, mit drei oder vier
Teilen reinen Glyzerins versetzt und in sterilen Kapillaren verwahrt, wurde
die Lymphe für längere Zeit konserviert.

Der Verwendung solcher humanen Lymphe hafteten verschiedene Mängel
an, die dazu führten, daß allmählich immer mehr die animale Lymphe bevorzugt wurde. Die Möglichkeit der Übertragung der Syphilis war vor allem
das Schreckgespenst, das gebieterisch zur Beschaffung eines völlig einwandfreien Impfstoffes drängte. Die Gelegenheit, direkt aus originären Kuhpocken animale Lymphe zu gewinnen, wie das Jenner zuerst getan hatte,
war wegen der Seltenheit dieser Affektion nicht häufig gegeben, und die Weiter-
züchtung dieser Lymphe stieß lange auf große Schwierigkeiten, weil die Fortpflanzung von Rind zu Rind nicht gelingen wollte. Der erste, der diese Hindernisse überwand, war Negri in Neapel, der den Weg zeigte, wie man am besten
die Fortzüchtung der Vakzine bei Rindern erzeugen konnte. Die Weiterzüchtung
gelang nämlich regelmäßig, wenn er nicht die Lymphe zur Übertragung verwendete, sondern wenn er die ganze Masse der noch nicht vollkommen entwickelten Pusteln etwa am vierten bis sechsten Tage nach der Insertion zur
Fortimpfung benutzte. Also gerade auf die zelligen Bestandteile der tierischen
Blattern kam es an. Hier mußte das spezifische Virus der Vakzine in großer
Menge enthalten sein. Obgleich Negri schon 1840 zu diesem Resultate gekommen
war, wurde doch erst um die Mitte der sechziger Jahre praktischer Gebrauch
davon gemacht. Es entstanden Impfinstitute, die sich der Herstellung
animaler Lymphe nach dem Negrischen Verfahren widmeten.

In Deutschland war die private Anstalt des Arztes Pissin in Berlin (seit 1865) lange Zeit das einzige Institut, in welchem animaler Impfstoff hergestellt wurde. In Hamburg richtete Voigt nach holländischem Muster im Jahre 1875 ein Impfinstitut zur Gewinnung von Tierlymphe ein. Ähnliche Anstalten wurden noch Ende der siebziger Jahre in Stuttgart, München und Leipzig begründet.

Die guten Erfahrungen, die mit der Kälberlymphe gemacht wurden, waren die Veranlassung, daß der Deutsche Reichstag schon 1877 die Einführung der animalen Lymphe der Regierung nahelegte. Eingehende Studien, die das Kaiserliche Gesundheitsamt unter der Leitung von Robert Koch über die zweckmäßigste Art der Gewinnung des tierischen Impfstoffes machte, führten dazu, daß 1884 eine vom Reichskanzler berufene Sachverständigenkommission empfahl, die Tierlymphe allmählich allgemein einzuführen. Zu dem Zwecke sollten staatliche Lymphegewinnungsanstalten in genügender Zahl errichtet werden, um den Bedarf allmählich vollständig durch animale Lymphe zu decken. Nachdem diese Vorschläge 1885 vom Bundesrate zum Beschluß erhoben worden waren, entstanden in allen Bundesstaaten ärztlich geleitete Lymphegewinnungsanstalten, denen die Aufgabe zufiel, selbst bei großer Nachfrage stets für die Beschaffung hinreichender Mengen einwandfreien animalen Impfstoffes Sorge zu tragen. Ihre Zahl war im Deutschen Reiche vor dem Kriege auf 22 gestiegen Neben diesen Anstalten bestehen noch einige Privatinstitute, die der staatlichen Aufsicht unterliegen. Durch die Bundesratsbeschlüsse vom 28. Juni 1899 und die dazu in den einzelnen Bundesstaaten erlassenen Ausführungsbestimmungen ist die Impfung mit Tierlymphe vorzunehmen. „Menschenlymphe darf sowohl bei öffentlichen, als auch bei Privatimpfungen nur in Ausnahmefällen verwendet werden." Die Bundesratsbeschlüsse von 23. 3. 1917 zur Ausführung des Impfgesetzes verbieten die Impfung mit Menschenlymphe.

Gewinnung der Lymphe in neuester Zeit. Zur Gewinnung des Impfstoffes werden Rinder oder Kälber verwendet. Die jungen Rinder haben in der Regel ein Alter von $1/2$—2 Jahren. Die Kälber dürfen nicht jünger als 14 Tage sein, da sie bei dem Wechsel der Ernährung sonst oft an Darmstörungen erkranken. Das Wichtigste ist ein einwandfreier Gesundheitszustand der Impftiere. Die Tiere werden deshalb zunächst für einige Zeit in einen Beobachtungsstall gebracht.

Hat die tierärztliche Beobachtung festgestellt, daß Störungen des Gesundheitszustandes bei den Impftieren nicht vorhanden sind, so wird das Impffeld, d. h. das Bauchfell vom Euter bzw. Skrotum bis handbreit vor dem Nabel (gegen das Brustbein zu) rasiert und gründlich mit Wasser und Seife gereinigt. In Hamburg wird die Seitenfläche des Kalbes geimpft. Zur Vornahme der Impfung wird das Tier auf einen besonders dazu eingerichteten Impftisch festgeschnallt und eine nochmalige Reinigung und Desinfektion des Impfterrains mit 2%igem Lysol oder Alkohol vorgenommen. Die desinfizierende Flüssigkeit wird dann mit sterilem lauen Wasser abgespült, damit sie die Wirksamkeit der Lymphe nicht herabsetzt.

Bei der Impfung muß auf eine möglichst ausgiebige Benutzung des Impffeldes gesehen werden. Zu diesem Zwecke legt man mit einer sterilisierten Lanzette (nach Chalybäus), die mit Lymphe beschickt ist, parallel verlaufende, 1 cm voneinander entfernte, seichte Schnitte an, die nur die Epidermis durchtrennen und den Papillarkörper nicht verletzen sollen. Der dabei entstehende Streifen kann blutig tingiert sein; eine eigentliche Blutung soll dabei nicht entstehen. Nach Beendigung der Impfung ist in vielen Lymphgewinnungsanstalten ein Schutzverband gebräuchlich, der den Zweck hat, die Verunreinigung der geimpften Partien und die Infektion der gesetzten Impfverletzung mit Bakterien zu verhüten. Tegminverband (Paul), Drellweste, Hamburg.

Die Entwicklung der Vakzinebläschen geht beim Rinde schneller vor sich als beim Menschen. 24 Stunden nach der Impfung bemerkt man einen roten Saum in der Umgebung des Impfschnittes; nach weiteren 24 Stunden erhebt sich an der Stelle des Impfstiches eine schmale Leiste von rosa Färbung. Aus dieser entwickeln sich dann die Bläschen, die am vierten bis fünften Tage die Höhe ihrer Entwicklung erreicht haben.

Bei der Abnahme der Lymphe macht man sich die Erfahrung Negris zunutze, daß die zelligen Bestandteile der tierischen Blattern am reichlichsten Vakzinevirus enthalten. Man quetscht deshalb nicht mehr wie früher aus jeder einzelnen Pustel die Lymphe aus, sondern kürettiert das ganze Pustelgewebe ab. Vor der Abnahme wird die Impffläche mit Seife und warmem Wasser gereinigt und mit sterilem lauwarmen Wasser abgespült. Hierauf werden mit einem sterilisierten scharfen Löffel sämtliche Pocken abgeschabt.

Die so gewonnene Pustelmasse, die man als Rohstoff bezeichnet, ist eine graue bis graurötlich gefärbte breiige Masse, die in sterilen Gefäßen gesammelt, und zur Konservierung mit der drei- bis fünffachen Menge wasserhaltigen Glyzerins (80 Teile Glyzerin zu 20 Teilen Wasser) vermischt wird. Das Gemisch läßt man zunächst einige Zeit im Kühlschrank bei 10⁰ lagern.

Unmittelbar nach Abnahme der Lymphe wird das lymphespendende Tier geschlachtet und tierärztlich untersucht. Nur dann darf die gewonnene Lymphe weiterverarbeitet und zur Menschenimpfung verwendet werden, wenn die Untersuchung die völlige Gesundheit des Tieres ergeben hat. Auf diese Weise wird also die Möglichkeit, Lymphe perlsüchtiger Kälber in Gebrauch zu nehmen, völlig ausgeschlossen. In vielen Impfanstalten wird die Abimpfung am frisch getöteten und entbluteten Tiere vorgenommen; die Schlachtung und tierärztliche Untersuchung folgt dann. Dieses Verfahren ist entschieden besser: 1. ist es humaner, 2. kann man die Impfstellen viel energischer abkratzen und erhält daher viel größere Ernten; und diese ohne Beimengung von Blut.

Die Weiterverarbeitung der Lymphe geschieht in der Weise, daß der gesamte, mit Glyzerin vermischte Rohstoff nach dem Ablagern mit dem Glyzerin zu einer Emulsion verrieben wird. Das geschieht in sog. Lymphemühlen, also auf maschinellem Wege. So kommt eine gleichmäßige Emulsion zustande, die durch sterile Gaze filtriert wird, um unverrieben gebliebene gröbere Zellpartikelchen zu entfernen, und dann im Kühlraum aufbewahrt wird.

„Vor der Abgabe durch die Impfanstalten ist der fertige Pockenimpfstoff einer bakteriologischen Untersuchung zu unterziehen" (§ 1 der im Reichsgesundheitsamt ausgearbeiteten, sehr scharfen Richtlinien für die bakteriologische Untersuchung des fertigen Pockenimpfstoffes). „Die Untersuchung soll über den etwaigen Gehalt der Lymphe an Begleitbakterien Aufschluß geben und die Gewähr dafür bieten, daß der Impfstoff keine pathogenen Bakterien enthält."

Ist die Prüfung einwandfrei ausgefallen, wird eine Probeimpfung am Kaninchen ausgeführt, um die Wirksamkeit der Lymphe festzustellen: ein kräftiger Impfstoff muß noch in einer Verdünnung von 1 : 1000 auf dem Quadratzentimeter Haut 3—4 Pusteln geben.

Der fertige Impfstoff wird dann in sterile Glasröhrchen oder Kapillaren abgefüllt, die durch Schmelzen geschlossen werden, oder in Tuben, die mit sterilen Korken verschlossen sind.

Das Glyzerin gilt noch heute als bestes „Desinfiziens" der Lymphe. Alle anderen Versuche, durch Erhitzen, durch Versetzen mit Toluol, Chloroform u. dgl. die Begleitbakterien abzutöten, führten nicht zu dem gewünschten Ziel, weil zugleich mit der Vernichtung der Bakterien auch das Vakzinevirus selbst zerstört oder sehr abgeschwächt wurde. Eine Ausnahme macht das

von Kirstein-Hannover 1919 empfohlene Eukupinotoxinum hydrochlori-
cum. Durch Zusatz einer 1 $^0/_{00}$ igen Lösung dieses Mittels (in 80 $^0/_0$ Glyzerinwasser)
zur Lymphe werden in der Regel nach 8 Tagen die Begleitbakterien mit Ausnahme der sporogenen Keime abgetötet. Die vakzinale Virulenz der bakterienfreien Lymphe ist nach drei Monaten im Vergleiche zu der gewöhnlichen Glyzerinlymphe nicht herabgesetzt. Der Autor empfiehlt deshalb die allgemeine
Einführung dieser Lymphe an Stelle der Glyzerinlymphe, die jetzt zur Impfung
verwendet wird. Auch bei dieser sind nach 3—4 Wochen die Bakterien fast
vollständig abgetötet. Frisch bereitete Glyzerinlymphe enthält eine sehr
große Menge von Begleitbakterien — meistens banale Keime.

Bakteriengehalt der Kuhpocken-Glyzerinlymphe.

Lymphe	1 ccm Lymphe enthielt an Bakterien		Lymphe	1 ccm Lymphe enthielt an Bakterien	
	1 Woche	6 Wochen		1 Woche	6 Wochen
	nach der Abnahme vom Kalb			nach der Abnahme vom Kalb	
Probe 1	40 000	50	Probe 11	73 000	1000
,, 2	60 000	150	,, 12	1 000 000	2000
,, 3	10 000	20	,, 13	500 000	1500
,, 4	50 000	400	,, 14	1 500 000	2000
,, 5	2 000 000	900	,, 15	2 0 0 000	2000
,, 6	200 000	1 500	,, 16	70 000	500
,, 7	20 000	100	,, 17	150 000	500
,, 8	300 000	9 000	,, 18	1 000 000	5000
,, 9	500 000	2 000	,, 19	60 000	5000
,, 10	2 000 000	10 000	,, 20	1 000 000	3000

Anmerkung: Mit 1 ccm Lymphe werden 100 Kinder geimpft, also 400 Impfschnitte beschickt. Die Zahl der überdies harmlosen Bakterien, die in einen Impfschnitt gelangen können, ist dabei sehr gering. (Eigentum des Kaiserin-Friedrich-Hauses.)

Neben dem Glyzerin, dessen güntige Wirkung auf den Bakteriengehalt
der Lymphe überall anerkannt ist, hat sich zur Gewinnung eines möglichst
keimarmen Impfstoffes der oben beschriebene Tegminverband in hervor-
ragender Weise geeignet gezeigt. Die Impfstoffgewinnungsanstalt in Wien
produziert mit Hilfe dieses Schutzverbandes eine Lymphe, die schon in frischem
Zustande außerordentlich keimarm ist.

Die Haltbarkeit der flüssigen Glyzerinlymphe ist unbegrenzt, wenn sie
dauernd bei einer Tempetarur von —4⁰ aufbewahrt wird. Die Beschlüsse des
Bundesrats zur Ausführung des Impfgesetzes enthalten noch die Vorschrift,
daß ein Impfstoff, der vor mehr als 3 Monaten abgenommen ist, nicht abgegeben
werden darf. Die Einführung des Frigoloapparates, in dem die Glyzerinlymphe
dauernd bei einer Temperatur von —4⁰ aufbewahrt wird, hat mit dieser Vorschrift aufgeräumt. Aus Holland liegen Berichte vor, daß mit 6 Jahre im Frigolo
aufbewahrter Glyzerinlymphe gute Erfolge erzielt wurden. In den deutschen
Impfanstalten ist dieser Apparat allgemein eingeführt. In Hamburg wurden
mit 12—15 Monate alter Lymphe tadellose Erfolge erzielt; ähnliche Berichte
liegen von den anderen Impfanstalten vor. Die Wirksamkeit der Glyzerinlymphe
wird durch Wärme sehr schnell abgeschwächt. Die leichte Beeinflussung der
Lymphe durch Hitze wird besonders in den Tropen als großer Übelstand empfunden. Guter Impfstoff, der aus der Heimat mitgebracht wird, erzielt dort
oft schon in wenigen Wochen nur noch in der Hälfte der Fälle einen Erfolg.
Nachdem es aber in den meisten Kolonien gelungen ist, wenigstens in den Haupt-
plätzen künstlich Eis herzustellen, sind diese Schwierigkeiten zum größten Teile

überwunden. Es handelt sich in der Hauptsache dann darum, die Verschickung in die weit abgelegenen Teile zu organisieren. Durch Einlegen der Glyzerinlympheröhrchen in Magnum bonum - Kartoffel, in Bananen, in Gefäße, die dauernd mit häufig gewechselten nassen Tüchern umwickelt sind, durch schnelle Beförderung durch Radfahrer, gelingt es, die Lymphe in wirksamen Zustande an den Bestimmungsort zu bringen. Hier muß sie allerdings möglichst bald verimpft werden, ev. auf Kälber, um eine neue Ernte zu erzielen. Die Herstellung der Lymphe war vor dem Kriege in den meisten unserer Kolonien sicher gestellt, so daß sie unabhängig von dem Mutterlande waren. Selbst im Kriege ist in Ostafrika noch viel geimpft worden von den Deutschen. Auch Trockenlymphe eignet sich zum Gebrauch in den Tropen sehr gut. Das Vakzinevirus verträgt in trockenem Zustande einen größeren Hitzegrad als bei flüssiger Konservierung. Die Lymphe wird daher im Vakuum völlig eingetrocknet und dann zu Pulver verrieben. Will man diese pulverisierte Lymphe zur Impfung verwenden, so muß sie zunächst in flüssige Form gebracht werden, was einfach dadurch geschieht, daß man das Pulver mit der drei- bis vierfachen Menge steriler, physiologischer Kochsalzlösung und etwas Glyzerin versetzt und in einem Schälchen gut verreibt. An Stelle des Glyzerins, das in der Wärme besonders schädlich auf den Erreger wirkt, hat King in Madras das Lanolin mit gutem Erfolge eingeführt. L. Voigt, Hamburg ist ihm gefolgt. Die von ihm nach Kamerun gesandte Lymphe ist nach Ziemanns Ausspruch die Lymphe für die Tropen. Am Tschadsee, 80 Tagereisen von der Küste wurde sie mit ausgezeichnetem Erfolge verimpft.

Das Ausgangsmaterial für die Fortpflanzung des Impfstoffes ist in einigen Lymphgewinnungsanstalten die sog. Retrovakzine, d. h. die ersten Rinder werden mit der Lymphe menschlicher Vakzinepusteln geimpft (Retrovakzine, weil ja auch die menschliche Vakzine ursprünglich vom Rinde stammt, auf das sie nun wieder zurückübertragen wird). Die Retrovakzine ruft an dem Tiere wohlausgebildete Pusteln hervor. Die erste Generation dient im allgemeinen als Stammlymphe, mit der weitere Tiere geimpft werden. Erst die zweite und die dritte Generation werden zu Kinderimpfungen verwandt; weiter von Tier zu Tier zu impfen empfiehlt es sich nicht wegen der Gefahr der Abschwächung des Impfstoffes, „der Impfstoff reißt ab" (Paul). Man greift dann wieder zur Retrovakzine, oder sucht andere Mittel zur Auffrischung des Impfstoffes. In einzelnen Anstalten versuchte man früher rein animale Lymphe fortzupflanzen, d. h. nur solchen Impfstoff zu züchten, der ursprünglich von einem Fall originärer cow-pox stammte; aber auch hier besteht die Gefahr der Abschwächung in den späteren Generationen. King, dem erfahrenen langjährigen Leiter der Impfanstalt in Madras, ist es allerdings gelungen, über 10 Monate Lymphe von Kalb zu Kalb mit ausgezeichnetem Erfolge weiter zu züchten, wie es die schönen Bilder in seinem im Auftrage des englischen Kolonialamtes verfaßten Buches (Vaccination in the Tropics) zeigen.

Die beste und kräftigste Lymphe ist die Variola-Vakzine, d. h. die durch Übertragung echter menschlicher Pocken auf das Rind entstandene Vakzine. Nach unseren Erfahrungen in der Hamburger Impfanstalt hat man die besten Erfolge, wenn man das Pockenmaterial zunächst auf die depilierte Haut des Kaninchens verimpft. Es entstehen zunächst nur trockene, abschilfernde Stellen; diese muß man abkratzen, mit Glyzerin und Kochsalzlösung verreiben und auf ein zweites Kaninchen übertragen. Hier entstehen jetzt schon deutliche Knoten in der Haut. Die dritte Passage bringt endlich eine konfluierende Lapine, die man ohne Schwierigkeit auf die rasierte Kalbshaut übertragen kann: das Virus hat sich an den fremden Nährboden gewöhnt.

Statt der Kälber können auch andere empfängliche Tiere zur Lymphegewinnung verwendet werden. So hat Voigt in Hamburg z. B. Kaninchen mit bestem Erfolge zu diesem Zwecke benutzt; besonders eignen sich Albino-Kaninchen dazu. Man rasiert oder depiliert (mittels Kalziumhydrosulfit, Natrium sulfurat.) eine größere Fläche des Rückens der Tiere und streicht die Lymphe einfach ein. Auch bei dieser Impftechnik erfolgt eine reichliche Pustelbildung; Impfschnitte sind nicht zweckmäßig. Der dabei gewonnene Impfstoff, die sog. Lapine, wurde von Voigt beim Menschen als sehr wirksam und dauerhaft befunden. Die Lapine wird jetzt in den meisten deutschen Impfanstalten zur Animpfung von Kälbern benutzt; es besteht also der Turnus Kalb-Kaninchen-Kalb. Anstatt des Kaninchens kann man auch andere Tiere einschieben: Esel, Pferde. Der Wechsel des Nährbodens ist für die Virulenz des Erregers günstig. Im übrigen sind sämtliche Haustiere zur Lymphegewinnung brauchbar. Voigt hat in der Hamburger Impfanstalt mit gutem Erfolge Vakzine auf Schafe, Ziegen, Katzen, Hunde, Schweine, Hähne, Lamas und bei Hagenbek auf Dromedare übertragen.

Ausführung der Impfung beim Menschen. Zur Vornahme des Impfgeschäftes verwendet man in Deutschland jetzt ausnahmslos die animale Lymphe, die von den öffentlichen Lymphegewinnungsanstalten bezogen wird. Menschenlymphe darf sowohl bei öffentlichen als auch bei privaten Impfungen nicht mehr verwendet werden. Bundesratsbeschlüsse 1917.

Wenn daher die Impfgegner auch jetzt noch mit der angeblichen Übertragung der Syphilis durch die Impfung in ihren Reden und Schriften das Volk gegen die Impfung aufhetzen, so handeln sie entweder wider besseres Wissen oder aus fahrlässiger Unwissenheit. Sehr gründliche Untersuchungen von Depaul haben erwiesen, daß Syphilis auf das Rind nicht übertragbar ist.

In der Zeit der Impfung von Arm zu Arm sind zweifellos einzelne Übertragungen von Syphilis vorgekommen.

Es versteht sich für den gewissenhaften Arzt von selbst, daß die Vornahme der Impfung allen Anforderungen moderner Asepsis genügen muß. Primum nil nocere! Deshalb gilt es vor allem, die Möglichkeit von Wundinfektionen fernzuhalten. Vorbedingungen dazu sind: Absolute Reinheit der impfenden Hand, sterile Instrumente und Sauberkeit des Impflings. Die Kinder müssen sauber gewaschen und in reiner Kleidung zum Impftermin kommen; unsauber gehaltene Kinder sind zurückzuweisen, ebenso diejenigen, deren Gesundheitszustand die Impfung verbietet.

Als Instrumente sind nicht zu scharfe, vorn leicht abgerundete Lanzetten geeignet, die vor der Impfung immer wieder aufs neue sterilisiert werden, und zwar entweder durch Auskochen oder durch Ausglühen in der Flamme. Statt der früher gebräuchlichen zusammenklappbaren Lanzetten, verstellbaren Messer und schnepperartigen Instrumente sind die Weichhardtschen Impfnadeln zu empfehlen, die an dem einen Ende eine lanzettförmige Schneide haben und vor der Impfung in größerer Zahl in einer Metallbüchse sterilisiert werden können. Sehr bequem sind auch die Platin-Iridiumlanzetten (nach Lindenborn), deren Schneide nach der Impfung über der Flamme ausgeglüht werden kann.

Bei unseren Impfungen in Togo (1912) hatten Dr. Schmidt und ich 200 Messer und 144 Impffedern zur Verfügung; diese wurden stets nur sterilisiert verwendet. Bei größeren Terminen — in einem Falle impften wir an einem Vormittage in Atakpame 1400 Schwarze — wurden die Instrumente immer aufs neue ausgekocht und mit sterilen Handtüchern abgetrocknet. Wie wichtig gerade diese Maßregel in den Tropen ist, geht aus den Mitteilungen des um die Impfung in Togo hochverdienten Dr. Schmidt hervor. Unter 98 000 Impflingen beobachtete er nicht weniger als 1145 Framboesiekranke, Leprakranke nicht weniger als 112, abgesehen von den Fällen von tertiärer Syphilis, Trichophytie usw. Berücksichtigt man ferner die Verbreitung der Malaria, Filaria, der Schlafkrankheit, so ist ohne weiteres klar, daß grade in den Tropen für jeden Impfling ein steriles Instrument zu verwenden ist.

Als Impfstelle wählt man am besten die Haut des Oberarmes, und zwar den untersten Teil des Musculus deltoideus. Diese Gegend empfiehlt sich namentlich aus kosmetischen Gründen, da sie auch bei Mädchen beim Tragen kurzer Ärmel noch bedeckt wird. Bei Erstimpflingen ist es üblich, den rechten Arm zu wählen und bei Wiederimpflingen den linken Arm, um eine Häufung von Narben zu verhüten.

Nach den Beschlüssen des Bundesrats vom 22. 3. 1917 zur Ausführung des Impfgesetzes ist vor Anlegung der Impfschnitte die Impfstelle mit Watte und 70% Alkohol oder einem anderen von der Landesregierung zugelassenen gleichwertigen Mittel abzureiben.

Die Lymphe kann mit der Lanzette unmittelbar aus dem Glasgefäß entnommen werden, oder sie wird in der jedesmal nötigen Menge kurz vor der Impfung auf ein steriles Glasschälchen, Uhrglas od. dergl. gebracht. Ist sie in einer Kapillare aufbewahrt, so kann sie direkt aus dieser auf das Instrument getropft werden. Nachdem die Lanzette mit dem Impfstoff beschickt ist, umfaßt man mit der Hand den Oberarm des Impflings, spannt die Haut des Impffeldes etwas an und ritzt mit dem senkrecht gehaltenen Impfmesser vier Schnitte von 1 cm Länge ein, die gegen 2 cm voneinander entfernt sein sollen, um ein Konfluieren der später auftretenden Pusteln zu verhüten.

Da man nur die obersten Schichten der Epidermis durchtrennen soll, ohne das Korium zu verletzen; so darf nicht eigentlich geschnitten, sondern nur geritzt werden; die geritzte Linie soll sich röten, aber nicht bluten. Bluten die Impfstellen, so sind die Schnitte zu tief angelegt worden.

Nach der Impfung läßt man den Impfling noch für fünf bis zehn Minuten mit entblößtem Oberarm warten, bis die Lymphe vollständig eingetrocknet ist.

Die Frage, ob nach Erledigung des Impfaktes ein Schutzverband angelegt werden soll oder nicht, wird von den Autoren verschieden beantwortet. Im allgemeinen ist bei der Oberflächlichkeit der Schnitte ein Verband nicht erforderlich; als sehr zweckmäßig hat sich die Bedeckung mit einem leinenen Läppchen bewährt, das man an das Hemd des Impflings annäht.

Die Erstimpfung ist am zweckmäßigsten im ersten Lebensjahre vorzunehmen. Das deutsche Impfgesetz bestimmt, daß jedes Kind geimpft werden soll vor Ablauf des auf sein Geburtsjahr folgenden Kalenderjahres. Als unterste Grenze für die Vollziehung der Impfung gilt das Alter von drei Monaten. Dabei ist jedoch zu betonen, daß die Grenze nur für die regulären Impfungen einzuhalten ist. Kommt irgendwo ein Pockenfall zur Beobachtung und handelt es sich darum, die gesamte Umgebung dieses Falles zu impfen, so dürfen selbst Neugeborene nicht davon ausgeschlossen werden. Man braucht sich in solchen Fällen um so weniger vor der Impfung in so zartem Lebensalter zu scheuen, als die Kinder durchgehends den kleinen Eingriff ohne Schwierigkeit überwinden. Die Technik der Impfung der Neugeborenen ist allerdings etwas schwieriger; es muß sehr sorgfältig geimpft werden; dann sind sie für die Impfung durchweg empfänglich, auch in dem Falle, wenn die Mutter kurze Zeit vor der Entbindung mit Erfolg geimpft war.

Die Annahme Bollingers, daß „der Fötus einer erfolgreich vakzinierten Gravida in der Regel die Impfung mitmacht" (wie bei den fötalen Blattern) besteht nicht zu Recht. Auch eine passive Immunisierung auf dem Plazentarwege kommt nach Wickensack, Palm, Mensching kaum in Betracht. „Die intrauterine Übertragung der Immunität von Mutter auf Kind ist zu unsicher und kommt zu selten vor, als daß eine Vakzination der Mutter in der Schwangerschaft zum Zweck der Immunisierung der Föten praktisch in Betracht kommen könnte" (Mensching). Togoichi Ohtawara hat in einer größeren Versuchsreihe festgestellt, daß die Jungen von Kaninchen, die kurze Zeit vor dem Wurfe geimpft wurden, immun gegen eine Impfung sind. Es handelt sich dabei nach dem Autor um eine aktive Immunität. Das Ausbleiben der Immunität bei den Neugeborenen kurz vor der

Entbindung geimpfter Frauen führt Togoichi Ohtawara darauf zurück, daß es sich in diesem Falle stets um Revakzinierte handele.

Liegen solche Ausnahmefälle nicht vor, so ist der geeignetste Zeitraum für die Vornahme der Impfung das Alter zwischen fünf und zehn Monaten. Die Kinder vertragen die kleine Störung ihres Befindens in dieser Zeit relativ gut. Ältere Säuglinge werden in der Regel mehr durch die allgemeinen Störungen mitgenommen. Sie sind unruhig, schlafen wenig und sind schwer vom Kratzen abzuhalten, so daß die Gefahr der Sekundärinfektion naherückt.

Voraussetzung für die Vornahme der Impfung ist eine gute Gesundheit des Kindes. Der Impfarzt muß also die Kinder vor der Vornahme der Impfung besichtigen und die begleitenden Angehörigen über den Gesundheitszustand der Impflinge befragen. Kinder, die an schweren akuten oder chronischen, die Ernährung stark beeinträchtigenden oder die Säfte verändernden Krankheiten leiden, sollen in der Regel nicht geimpft und nicht wiedergeimpft werden. Bei akuten Infektionskrankheiten, Scharlach, Masern, Diphtherie, Keuchhusten, Varizellen, ist die Impfung im allgemeinen kontraindiziert, ebenso bei Tuberkulose, starker Rachitis, Skrofulose, bei schlechtem Ernährungszustande (Pädatrophie) und bei Erkrankungen des Respirations- und des Verdauungstraktus. Ekzeme, Impetigo, Psoriasis, floride Syphilis, Ohreiterungen und Entzündungen der Augen kontraindizieren die Vornahme der Vakzination. Dem Ermessen des Impfarztes bleibt es natürlich überlassen, im Einzelfalle die Entscheidung zu treffen.

Um nach Möglichkeit die Übertragung ansteckender Krankheiten bei dem öffentlichen Impftermin zu vermeiden, trifft das deutsche Impfgesetz die Bestimmung, daß Impfpflichtige aus einem Hause, in welchem ansteckende Krankheiten, wie Scharlach, Masern, Diphtheritis, Krupp, Keuchhusten, Flecktyphus, rosenartige Entzündungen oder die natürlichen Pocken herrschen, zum allgemeinen Termin nicht gebracht werden dürfen.

Die Wahl der Jahreszeit ist für das Impfgeschäft relativ gleichgültig, nur empfiehlt es sich, nicht gerade in den heißen Sommermonaten zu impfen, weil das Auftreten des Vakzinefiebers bei hoher Außentemperatur den Kindern evtl. mehr zu schaffen macht als sonst. Auch kommen in dieser Zeit häufig Darmstörungen vor. Das deutsche Impfgesetz legt die öffentlichen Impftermine in die Monate Mai bis September mit Ausnahme von Juli und August. Die Wintermonate werden vermieden mit Rücksicht auf den Transport der Kinder zum Impf- und Nachschautermin, um nicht unnötig die Erkältungsgefahr heraufzubeschwören.

Eine besondere Behandlung der Kinder nach erfolgter Impfung ist nicht erforderlich. Oberste Pflicht ist die größte Reinlichkeit, namentlich auch der Wäsche. Das tägliche Baden braucht auch in den ersten sechs Tagen nicht ausgesetzt zu werden, doch ist beim Abtrocknen sehr darauf zu achten, daß man die Pusteln nicht verletzt. Während des Höhepunktes der Pustelbildung in der zweiten Woche nimmt man lieber nur tägliche Waschungen vor; gebadet wird dann erst wieder nach völliger Eintrocknung der Pockenschorfe. Von größter Wichtigkeit ist es, darauf hinzuwirken, daß die Kinder an ihren Pusteln weder reiben noch kratzen, Beschneidung der Fingernägel und Reinhaltung der Hände ist dringend geboten, um Sekundärinfektionen zu vermeiden. Vor Berührung mit Personen, die an Hautausschlägen (Ekzem), an eiternden Geschwüren oder an Erysipel erkrankt sind, müssen die Impflinge sorgfältig geschützt werden, um die Übertragung von Krankheitskeimen in die Impfstellen zu verhüten und andererseits die Vakzine nicht auf andere zu übertragen. Das Zusammenschlafen mit solchen kranken Personen, gemeinsame Schwämme und Handtücher, gemeinsames Badewasser bringen Gefahr.

Die Ernährung des Kindes kann unverändert bleiben. Bei günstigem Wetter darf es ins Freie gebracht werden, nur sind im Hochsommer die heißen Tagesstunden und die direkte Sonnenhitze zu vermeiden. Bei Wiederimpflingen empfiehlt es sich, wegen der meist auftretenden Achseldrüsenschwellung den Arm zu schonen und deshalb vom dritten Tage an das Turnen zu vermeiden.

Die Pusteln bedürfen in der Regel keiner besonderen Behandlung. Zur Beförderung des Eintrocknungsprozesses kann man allenfalls etwas Puder, Zinkoxyd, Reispuder oder dgl. aufstreuen. Paul empfiehlt dazu eine Mischung von Dermatol, Zinkoxyd āā 10, Amylum, Talkum āā 40, ein Pulver, das in Pudersäckchen aus Gaze gefüllt und in Pappschächtelchen aufbewahrt wird. Ein einfacher Verband ist von vornherein nur unter den oben angegebenen Verhältnissen: Ekzem der Angehörigen, Prurigo usw., geboten. Später, wenn die Pusteln sich öffnen und Sekret heraussickert, das an der Wäsche festklebt, ist solch ein luftiger Gazeverband ebenfalls am Platze.

Bei intensiveren Entzündungserscheinungen (starker Ausbildung der vakzinalen Areola) ist es nicht ratsam, die vielfach üblichen Vaselineläppchen zu applizieren. Man verhindert dadurch die freie Ausdünstung des Impffeldes und verzögert die Eintrocknung der Pusteln. In diesen Fällen empfiehlt es sich, die Impfstellen mit Zinkpuder, Vasenolpuder zu betupfen und mit einem leinenen Läppchen zu bedecken.

Treten postvakzinale Exantheme auf, die mit Juckreiz verbunden sind, so bringt das Abtupfen der Haut mit $1^0/_0$igem Mentholspiritus Linderung. Auch das Einpudern mit Zinkoxyd oder dgl. ist wohltuend, ebenso Pinselungen mit Antrarrhobin 5,0, Tinct. Benzoes 45,0.

Die Nachschau wird frühestens am sechsten, spätestens am achten Tage nach der Impfung vom Impfarzt vorgenommen. Man wählt in der Regel den siebenten Tag. Bei Wiederimpflingen empfiehlt sich ein früherer Termin. Die Erstimpfung hat nach dem deutschen Impfgesetze als erfolgreich zu gelten, wenn wenigstens eine Pustel zur regelmäßigen Entwicklung gekommen ist. Bei der Wiederimpfung genügt für den Erfolg schon die Bildung von Knötchen oder Bläschen an der Impfstelle.

Ist die Impfung bei der Erstvakzination erfolglos geblieben, so ist es ratsam, sofort eine Nachimpfung vorzunehmen. Bleibt auch dann die Impfung ohne Erfolg, handelt es sich — natürlich unter der Voraussetzung, daß kräftiger Impfstoff verimpft wurde — um den äußerst seltenen Fall einer natürlichen Immunität gegen Vakzine, so wartet man zweckmäßig mit der dritten, gesetzlich vorgeschriebenen Impfung bis zum nächsten Jahre, es sei denn, daß eine Variolaepidemie droht. Das Impfgesetz schreibt eine evtl. dritte Impfung durch den beamteten Impfarzt vor. Die Bestimmung der Revakzination im zwölften Lebensjahre wird natürlich durch den negativen Ausfall der ersten Impfung ebenfalls nicht berührt.

Klinik der Vakzination. Kein Exanthem entwickelt sich mit solcher stereotypen Gleichmäßigkeit wie das der Schutzpocken. In den ersten drei Tagen bietet die Impfstelle lediglich die Zeichen der traumatischen Reaktion. Die Stärke der traumatischen Reaktion ist natürlich verschieden, je nach der Tiefe und Länge des Schnittes, sowie nach der Struktur der Haut und ihrer individuellen Empfindlichkeit. In der ersten Viertelstunde nach Vollziehung des Impfaktes bildet sich eine Rötung in der Umgebung der Impfschnitte, mitunter auch eine Quaddel, die von einem roten Hofe umgeben ist. Schon in den ersten Stunden gehen diese Erscheinungen wieder zurück. Eine leichte Rötung hält sich vielleicht noch bis zum zweiten Tage; dann verschwindet auch diese, und am dritten Tage ist nur noch ein bräunliches Schüppchen auf normaler Haut zu sehen (Stadium der Latenz).

Neues Leben kommt in die Impfstellen am Schluß des dritten oder am Beginn des vierten Tages. Jetzt treten die spezifischen vakzinalen Wirkungen in Erscheinung. Die Impfstellen röten sich und schwellen zu kleinen halbkugeligen hochroten Knötchen und Papeln an, die sich am nächsten Tage vergrößern und eine abgeplattete Spitze annehmen. Vom fünften Tage an

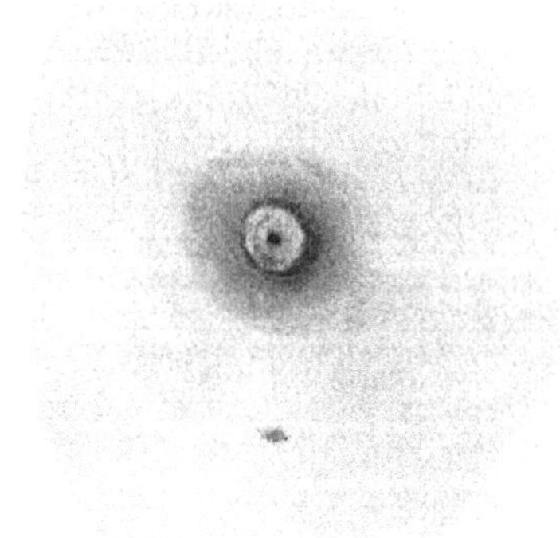

Abb. 414. Vakzinebläschen[1]) mit Aula und beginnender Area (9 Tage post vaccinationem).

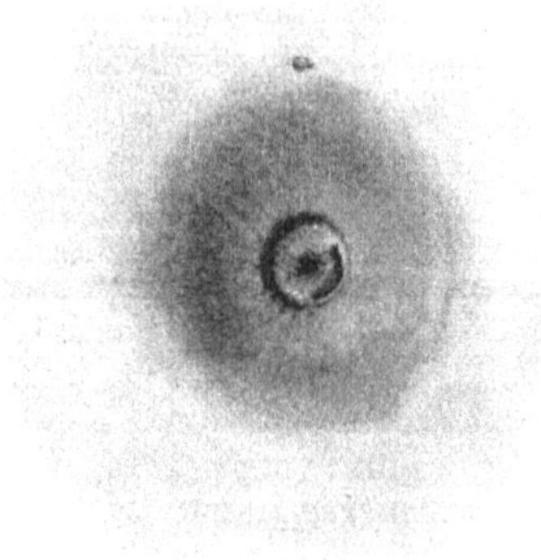

Abb. 415. Jennersche Bläschen mit Aula und Area (10 Tage post vaccinationem).

ist die Effloreszenz von einem schmalen hyperämischen Hofe, der Aula, umgeben (Abb. 414). Die Impfpapel hebt sich pilzähnlich aus der Aula heraus, gerade so wie die Mamillarpapille aus dem Warzenhof. Wegen dieser Ähnlichkeit wird sie von Pirquet Papille genannt. Die Kuppe der Impfpapel verwandelt sich am fünften Tage in ein transparentes Bläschen; die volle Blüte hat die Impfpocke am siebenten Tage erreicht. Sie stellt dann ein rundes oder ovales linsengroßes Bläschen mit abgeplatteter Kuppe und steil abfallenden Wänden dar, das eine zentrale Delle besitzt. Diese zentrale Depression trägt einen gelblichen Schorf, den Wundschorf des Impfschnittes. Das Aussehen dieses „Jennerschen Bläschens" ist matt glänzend, perlfarbig, „pearl upon the rose leaf" (Jenner), alabasterartig oder bläulichweiß, Modifikationen, die von der Dicke und Transparenz der Epidermis abhängen. Sticht man die Effloreszenz an, so tritt nur langsam ein Tropfen wasserklarer, klebriger Flüssigkeit heraus. Der ganze Inhalt kann sich nicht entleeren,

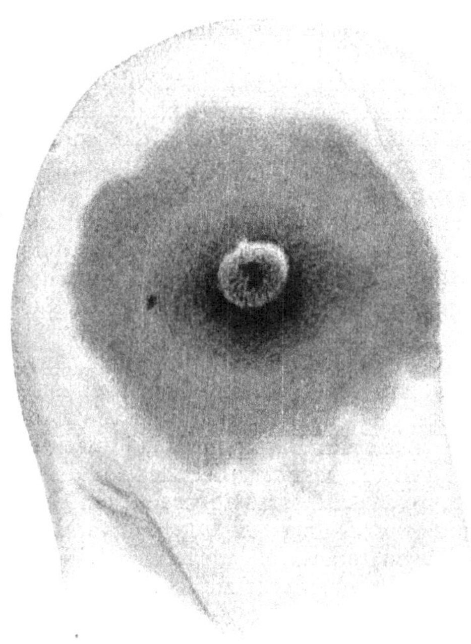

Abb. 416. Vakzinebläschen (11 Tage post vaccinationem).

---

[1]) Abb. 414, 415 u. 416 von Herrn Prof. v. Pirquet gütigst überlassen.

da die Blase nicht einkammerig ist, sondern durch Septen in viele kleine
Kammern geteilt wird. Außer der Aula, dem schmalen, hochroten Hof, der
die Papel umsäumt, hat sich um diese Zeit noch ein zweiter, in die Peripherie
ausstrahlender, heller Hof, die sog. Areola oder Area, gebildet, der zwischen
dem siebenten und achten Tage
stark aufflammt (Abb. 415). Diese
mächtige, von einer Infiltration
des Untergrundes begleitete Hyperämie, die Entwicklung der Areola,
ist nach Pirquet die markanteste
Erscheinung des Impfprozesses. In
einem Umkreise von zwei, drei
und mehr Zentimetern schwillt die
Haut der Umgebung der Kuhpocken an, wird gleichmäßig tief-
rot glänzend und erscheint härtlich
wegen der Infiltration des unter-
liegenden Zellgewebes. Stehen, wie
gewöhnlich, mehrere Pocken in
nicht allzu weiter Entfernung dicht
beieinander, so fließen die
breiten Areolae zusammen
und „die ganze Impfstelle bildet
auf dem Oberarm ein einziges
feurig- oder düsterrotes Plateau,
das die Bläschen trägt" (Bohn).
Die Verwechslung der Area
mit dem Erysipel ist auf der
Höhe ihrer Entwicklung oft nicht
ganz ausgeschlossen, doch pflegt
die scharfe Abgrenzung der Ränder
nicht so ausgeprägt zu sein, wie
bei der Rose. Innerhalb der Area
pflegt die nächste Umgebung der
Pustel intensiver und dunkler gerötet zu sein; während die innere
Zone eine granulierte Oberfläche
trägt, hat die hellere Peripherie
das Gefüge normaler Haut. Ausläufer der Area in Gestalt roter
Lymphstreifen ziehen bisweilen bis
zu den axillaren Lymphdrüsen hin,
die geschwollen und druckempfindlich sind. Das Maximum ihrer
Ausdehnung erreicht die Area am
elften bis zwölften Tage.

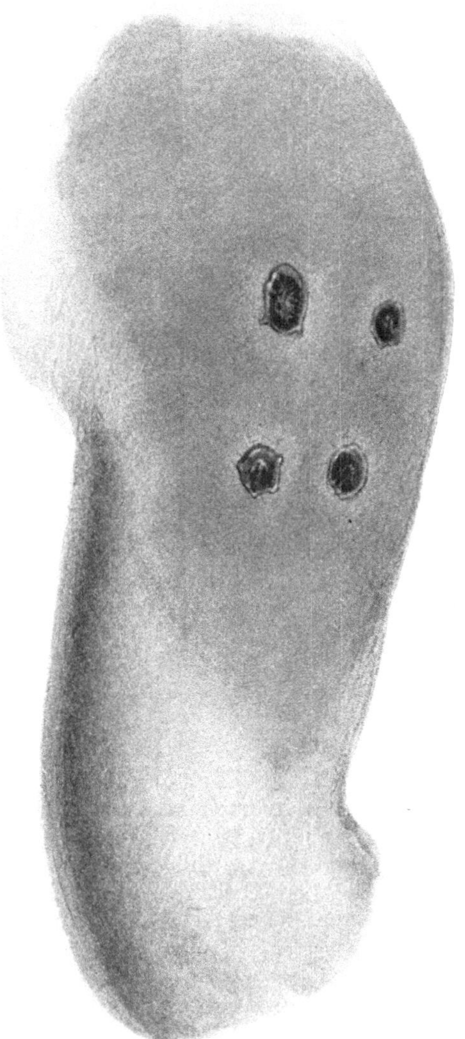

Abb. 417. Eintrocknende Vakzinebläschen mit
konfluierten Areae.

    Vom achten Tage ab geht im
Innern der Papille eine wichtige
Veränderung vor sich. Der bis dahin klare Inhalt des Bläschens trübt sich
und wird eitrig. Damit verwandelt sich das perlgraue Bläschen in eine gelbliche
Pustel, die bis zum elften Tage noch an Größe zunimmt. Am elften bis zwölften
Tage beginnt die Austrocknung der Pusteln; die zentrale Delle vertieft sich, der
flüssige Inhalt verdunstet und die festen Bestandteile der Pocken verkrusten

zu einer harten festsitzenden Borke, die zuerst bernsteingelb ist und allmählich nachdunkelt. Wird die Borke abgekrazt, wie das häufig geschieht, so entsteht ein kreisförmiges Geschwür, das sich aber bald wieder mit einer dünnen
sekundären Kruste überzieht. Bei ungestörter Eintrocknung fällt die Kruste
nach etwa drei Wochen spontan ab und hinterläßt die bekannte charakteristische
Impfnarbe. Diese ist etwas vertieft, rundlich oder oval, linsen- bis zehnpfennigstückgroß und hebt sich durch ihre auffällig weiße Farbe (infolge Pigmentmangels) scharf von der umgebenden Haut ab. Bisweilen durchziehen
zarte Bindegewebsleisten den Boden der Impfnarben und verleihen ihr ein
geripptes Aussehen.

Die subjektiven Erscheinungen bestehen nach den Angaben erstmalig
geimpfter Erwachsener in lebhaftem Juckreiz der Impfstellen, der am dritten
oder vierten Tage einsetzt. Später, vom achten bis zehnten Tage, macht
sich die Entzündung durch Schmerzen am Arm und in der Achselhöhle bemerkbar,
während bei der Abheilung der Pusteln wieder lebhafter Juckreiz auftritt.

Vakzinefieber. Bisweilen treten schon am vierten Tage nach Ablauf des Inkubationsstadiums leichte abendliche Temperatursteigerungen auf. Die Regel aber ist, daß mit
dem Einsetzen der Areola, also am siebenten bis achten Tage, ein treppenförmig remittierendes Fieber auftritt, das 2—3 Tage dauert und sich

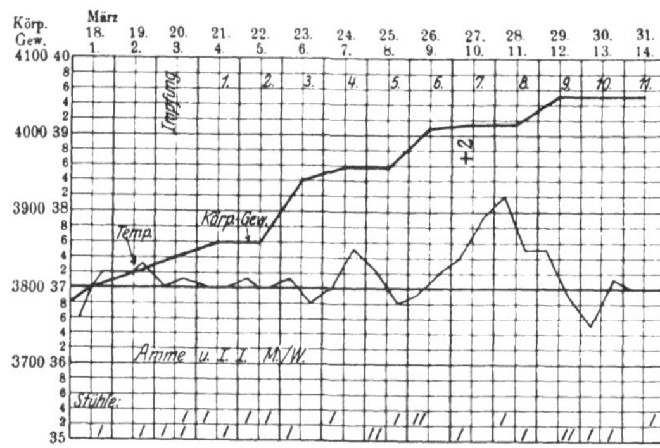

Abb. 418. 1½ monatiger Säugling: fast fieberfreier
Verlauf der Impfung.

zwischen 38,2 und 40° C bewegt. Form und Höhe der Temperaturkurve ist
aber großen Schwankungen unterworfen. Mit dem Maximum der vakzinalen
Erscheinungen, also mit dem Beginn der Eintrocknung, pflegt das Fieber
kritisch abzufallen. Die Höhe des Fiebers ist in der Regel abhängig
von der Größe der Areolabildung. Dementsprechend haben Säuglinge,
die nur eine geringe Areabildung zeigen, meist nur geringe oder gar keine
Temperaturen. Der Puls ist der Temperatur entsprechend beschleunigt.
Die Störungen des Allgemeinbefindens auf der Höhe des Fiebers bestehen in
Unruhe, Appetitlosigkeit, Reizbarkeit und Schlaflosigkeit. Erwachsene klagen
über Kopfschmerzen, Mattigkeit und zuweilen über Brechreiz.

Über das Verhalten der Leukozyten bei der Vakzine hat Sobotka sehr
eingehende Studien gemacht. Danach geht die Vakzine mit einer Leukozytose
einher, die am häufigsten am dritten oder vierten Tage der Impfung auftritt, dann
etwa drei bis vier Tage anhält, um durchschnittlich am siebenten bis achten Tage
von der Impfung an gerechnet, abzufallen. Die Abnahme der Leukozytenzahl
dauert drei bis fünf Tage. Am zehnten bis zwölften Tage nach der Impfung tritt
wiederum Leukozytose auf, deren Dauer zwei bis sechs Tage beträgt. Die Höhe
der ersten Leukozytose beträgt zwischen 12 000 und 23 000, die der zweiten zwischen
10 000 bis 17 000.

Gewicht, Appetit, sowie Art und Menge der Stühle werden durch den Prozeß
nicht beeinflußt.

Gelegentlich kommen kleine Abweichungen von diesem regulären
Verlauf der Vakzine vor. Bei hohen Außentemperaturen, großer Sommerhitze

oder überheizten Stuben im Winter kann bei kräftigen Kindern der ganze
Prozeß der Vakzineentwicklung um einen bis zwei Tage früher eintreten als
normal, während unter anderen umgekehrten Verhältnissen gelegentlich das
Gegenteil beobachtet wird. Starke Verdünnung der Lymphe verzögert ebenfalls
den Entwicklungsgang.

Interessant ist die Veränderung des Stadiums der Latenz, das statt drei
Tagen gelegentlich vier, fünf, sieben Tage betragen kann. Mitunter findet man
diese Verlängerung der Inkubationszeit nur bei einer oder zwei Pusteln, während
die anderen sich in normaler Frist entwickeln. Dabei zeigt sich die interessante
Tatsache, daß die später zur Entwicklung kommende Effloreszenz
die ersten durch beschleunigte Entwicklung einzuholen versucht.
Die Höhe der Areabildung wird von beiden gleichzeitig erreicht, nur die Papille
der später entwickelten Pustel hinkt in der Regel etwas nach. Diese „schlafenden Keime", wie Pirquet solche Impfstellen nennt, können durch äußere
Ursachen, z. B. durch ein Bad oder durch den Ablauf der vakzinalen Entwicklung der anderen Keime erweckt
werden.

Zu den größten Seltenheiten
zählen die Fälle von Impfblatterrückfall. Meder hat über 2 derartige Fälle berichtet. In dem ersten
Falle trat 33, in dem zweiten 44 Tage
nach der Impfung auf einer Schutzblatternarbe eine neue Impfpustel
auf. Voigt hat in Hamburg einen
ähnlichen Fall beobachtet; ebenso
Protze.

Ein bemerkenswertes Verhalten
zeigt der Vakzineverlauf bei schwer

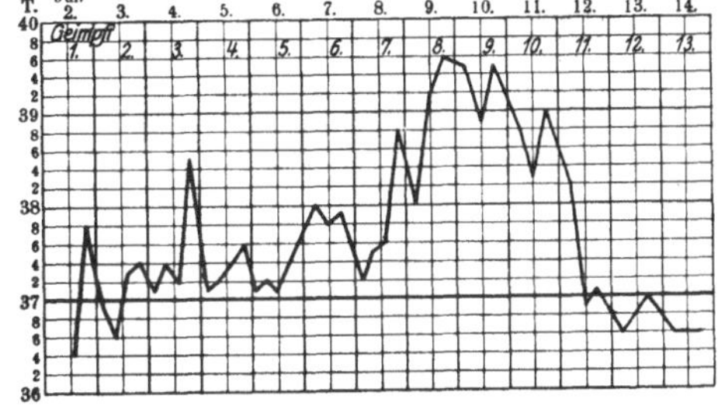

Abb. 419. Temperaturkurve eines
17 monatigen Impflings.

anämischen Kindern. Die Areabildung ist hier nur angedeutet. Anzeichen einer
solchen finden sich oft nur vom zehnten bis zwölften Tage oder sie bleibt ganz
aus (kachektische Reaktion); die Papel dagegen wächst über das gewöhnliche Maß hinaus. Das Fieber ist entsprechend der geringen Areabildung sehr
gering oder fehlt ganz.

Eine während des Vakzineverlaufes auftretende Albuminurie gehört zu
den Seltenheiten und ist als febrile Albuminurie aufzufassen. Nephritis als
alleinige Folge der Vakzine kommt nicht vor.

Klinik der Revakzination. Während bei der Erstimpfung ein durchaus
einförmiger und regelmäßiger Verlauf der Vakzineerscheinungen vorherrscht,
ist die Revakzination durch eine große Mannigfaltigkeit der Symptome ausgezeichnet. Im allgemeinen treten die spezifischen Reaktionen bei
Wiedergeimpften schneller ein und verlaufen mit geringerer Intensität. Je größer der Zeitraum zwischen der ersten und zweiten Impfung ist,
desto mehr nähert sich das Verhalten des Impfverlaufes dem Charakter der
Erstimpfung, und je kleiner der trennende Zeitraum ist, desto kürzer ist die
Reaktionszeit und desto geringer die spezifischen Erscheinungen. Die einzelnen Impfstellen können verschiedenes Verhalten zeigen; alle möglichen
Grade der Abstufung und Abkürzung des Prozesses können zustande
kommen.

Der Ausfall der Revakzination ist auch abhängig von der Zahl und Größe
der von der Erstimpfung herrührenden Narben. Bei spärlichen, schlecht ausgebildeten und kleinen Narben sehen wir häufig Erfolge fast wie bei der Erstimpfung, bei gut ausgebildeten und vollzähligen Narben häufig überstürzte

Reaktion. Immer aber macht sich der Einfluß der ersten Impfung geltend, und zwar bis ins hohe Alter (Voigt).

Durch die Impfung wird der Körper derart umgestimmt, daß er auf die zweite Impfung allergisch reagiert (v. Pirquet).

Bei der Revakzination kommt es entweder, bei genügend vorhandenen Schutzstoffen zur Vernichtung der Erreger — das sind die Fälle, wo nur Knötchen, Papeln, schnell eintrocknende Bläschen und rudimentäre Frühreaktionen ohne Areabildung entstehen (v. Pirquet), oder aber — bei Abnahme oder Verlust der Schutzstoffe — der Erreger entwickelt und vermehrt sich an der Impfstelle: in diesem Falle kommen Pusteln zur Entwicklung mit beschleunigter Areabildung (v. Pirquet). Der Körper wird zum zweiten Male aktiv immunisiert. Nur diese Formen verursachen wieder ein Auftreten von komplementbindenden Antikörpern im Blute (s. Immunität).

Während nun die ersten Formen mit Jürgens als Immunitätsreaktionen anzusprechen sind, ist für die zweite Form diese Bezeichnung nur in sofern zulässig, als sie zum Ausdruck bringt, daß die erste Impfung noch ihren Einfluß ausübt. Im wirklich immunen Körper kann der Erreger sich nicht mehr entwickeln. In der Zeit der Impfung von Arm zu Arm wurden aber die Revakzinationspusteln mit vollem Erfolge zur Impfung verwendet.

Eine Immunität in diesem Sinne, daß die Revakzination ohne jede klinische Erscheinung verläuft, besteht nur ganz kurze Zeit nach der erfolgreichen Erstimpfung; schon nach wenigen Monaten antwortet der einmal geimpfte Körper mit Reaktionserscheinungen: Rötung, Schwellung, Knötchen; diese gehen aber Hand in Hand mit einer Auffrischung und Nachbildung der Schutzstoffe. In diesem Sinne ist dann auch die Impfung erfolgreich. Je häufiger die Impfung wiederholt wird, um so schneller reagiert dann der Körper, desto überempfindlicher wird er. v. Pirquet hat durch Selbstimpfungen gezeigt, daß längere Zeit fortgesetzte Nachimpfungen eines bereits vakzinierten Menschen nicht etwa ergebnislos verlaufen, sondern immer wieder diese kleinen kurzfristigen charakteristischen und spezifischen Formen der Reaktionen auslösen.

Zum Studium dieser Reaktionsformen ist aber die tägliche Besichtigung notwendig. Bei der Nachschau „frühestens am 6., spätestens am 8. Tage nach der Impfung", wie es das Reichsimpfgesetz vorschreibt, sind diese Formen abgelaufen; man sieht nur noch entsprechend den Impfschnitten kleine Borken, ev. leichte Infiltrationen, Rötungen. Diese Formen werden dann zu Unrecht als negativ angesprochen. Vom größten Einfluß ist die Wahl des Impfstoffes: sehr virulente Vakzine, die bei Erstimpfungen starke Areabildung erzeugt, wird auch beim Wiederimpfling größere Reaktionen zur Folge haben und ev. die Immunität durchbrechen: die hyperergische beschleunigte Reaktion v. Pirquets, namentlich bei Erwachsenen. In diesem Falle beobachtet man neben hohem Fieber starke Allgemeinerscheinungen. 2—3 Tage nach der Differenzierung von Papille und Aula tritt eine mächtige Area auf, die durch 4 Tage weiter wächst. Die anderen Formen verlaufen meist ohne Fieber.

v. Pirquet hat in seinen klassischen Untersuchungen über die Revakzination die Area als Einteilungsprinzip gewählt, da bei der revakzinalen Papille eine Abgrenzung zwischen papulös, vesikulös und pustulös schwerer gelingt, als bei der Erstimpfung.

Bei den Formen, in denen sich eine vollkommene Ausbildung der Papille zeigt, ähnlich wie bei den Erstimpfungen, sehen wir auch dasselbe gesetzmäßige Wachstum, mit dem Unterschiede, daß bei ihnen die Weiterentwicklung früher abgeschnitten wird. Die Zeit der Latenz ist kürzer; besonders eingeengt ist im Gegensatz zur Erstimpfung das Aularstadium. Die Aula tritt gleich als breiter Hof auf und geht schnell in die Area über. Dieses rasche Anwachsen der Areola ist das hervorragendste Merkmal dieser Reaktionsform: v. Pirquet: Reaktionsform mit beschleunigter Areabildung.

Die Papille wächst oft bis zum 12. Tage an, am 14. Tage erfolgt rasche Eintrocknung. Die Heilung erfolgt meistens mit minimaler Narbenbildung. In anderen Fällen mit beschleunigter Areabildung kommt es aber zu geringerer Ausbildung der Papel. Alle Abstufungen von der Pustel zum gelben Bläschen und zur kleinen Kruste können vorkommen.

Die Reaktionsform ohne Areabildung haben wir schon oben erwähnt. Bei reichlich vorhandenen Schutzstoffen und Revakzination lange Zeit nach der Erstimpfung beobachtet man Bildung einer Papel, die schnell schrumpft oder nach zweitägigem Wachstum eintrocknet.

Nach kurzem Intervall zwischen Impfung und Wiederimpfung sind die Reaktionen weit rudimentärer: v. Pirquet: Frühreaktionen. Schon nach 24 Stunden ist die Papel ausgebildet, die meist am 2.—4. Tage bereits eintrocknet.

Nobl und Knöpfelmacher haben durch subkutane Injektion von 1 ccm einer Lymphverdünnung im Verhältnis von 1:200 mit Sicherheit volle Immunität gegen Pockenvakzine beim Menschen erzielt. Die nach der subkutanen Injektion auftretenden Erscheinungen sind dadurch charakterisiert, daß an der Injektionsstelle zwischen dem 10. und 14. Tage ganz plötzlich, meistens unter mäßigem Fieber ein zirkumskriptes Infiltrat und ein Erythem sich zeigt; letzteres verschwindet in wenigen Tagen, das Infiltrat wird langsam resorbiert. Nach Knöpfelmacher hat man in der Reaktion bei der subkutanen Injektion ein Analogon zur Area der Hautimpfung zu sehen. Gelegentlich kommt es bei der Injektion von Lymphe zu stärkeren Infiltraten. Der allgemeinen Verwendung derselben an Stelle der kutanen Impfung steht die Umständlichkeit im Wege; immerhin hat sie manche praktischen Vorzüge, so die Vermeidung entstellender Narben, Verhütung der sekundären Infektion, der Generalisierung, der Übertragung auf das Auge usw. (Nobl und Knöpfelmacher).

Aus ähnlichen Erwägungen hat Leiner die intrakutane Impfmethode mit Kuhpockenlymphe beim Menschen empfohlen. Mittels derselben kann man 1. eine Immunität gegen Kuhpockenvirus erzeugen, 2. eine typische, von der Kutanimpfung verschiedene Impfreaktion hervorrufen.

Technik: Die Lymphe wird in Verdünnungen bis zu 1:100 verwendet; injiziert wird 0,1 ccm an der Impfstelle (1 dürfte genügen). Zur Vermeidung einer kutanen Haftung der Impfung an der Einstichstelle darf die Injektionsnadel erst unmittelbar vor der Injektion auf die Spritze gesteckt werden. Die Nadel soll mindestens $1 \frac{1}{2}$ ccm in die Haut eingeführt werden, so daß bei der Injektion die typische Intrakutanquaddel entsteht. Nach Herausziehen der Nadel wird die Einstichstelle mit Alkohol gereinigt und mit Jodtinktur betupft. Zwei typische intrakutane Impfreaktionen können beobachtet werden: 1. die primäre Reaktion, welche 24 bis 48 Stunden nach der Injektion ihren Höhepunkt erreicht (kleines Infiltrat und Hautrötung); 2. die zweite Reaktion, welche nach dem fast vollständigen Verschwinden der Symptome der ersten Reaktion zwischen dem 10.—14. Tage auftritt. Der Beginn des eigentlichen intrakutanen Vakzinationsprozesses zeigt sich in ziemlich raschem Auftreten eines derben, deutlich umschriebenen Infiltrates zwischen dem 10.—15. Tage nach der Injektion. Das Infiltrat erreicht meistens in 3 Tagen seine größte Ausdehnung; der Durchmesser schwankt zwischen 20 bis 30 mm. Einen Tag nach Beginn des Infiltrates entsteht ringsherum eine allmählich zunehmende Rötung; am 3.—5. Tage erreicht sie ihre größte Ausdehnung (in einem selbst beobachteten Falle über 6 ccm Durchmesser) gleich der Area bei der kutanen Impfung. Fieber ist im allgemeinen nicht vorhanden. Niemals wurden Impfschäden, Narben beobachtet. Die Rückbildung geht langsam vor sich; noch nach 50 Tagen fühlt man ein hanfkorngroßes Infiltrat.

Anomalien des Vakzineverlaufes. Zu den durch die Einimpfung des Vakzinevirus selbst verursachten Anomalien gehören zuerst die polymorphen postvakzinalen Exantheme sowie die auf dem Blut- und Lymphwege entstandenen vakzinalen Eruptionen, die Nebenpocken und die generalisierte Vakzine. In zweiter Linie zählen dazu die durch direkte Übertragung von Pustelinhalt verursachten abnormen Lokalisationen der Vakzine auf den verschiedensten Körperstellen, namentlich an den Geschlechtsorganen und am Auge. Schließlich gehört hierher die unangenehme Komplikation der Vakzineübertragung auf ein ausgebreitetes Ekzem.

Polymorphe vakzinale Exantheme. Eine sehr interessante Anomalie, deren Ursache noch nicht völlig geklärt scheint, ist das Vorkommen von polymorphen postvakzinalen Exanthemen. Am 8. bis 11. Tage nach der Impfung entwickelt sich zuerst im Gesicht und bald darauf auch auf der Haut des Rumpfes und der Extremitäten ein roseolaähnliches, zum Teil auch morbilliformes papulöses, in anderen Fällen auch urtikariaähnliches Exanthem.

An einzelnen Stellen, so z. B. mit Vorliebe auf der Beugeseite der Arme, können es diskret stehende, halblinsengroße rosa Fleckchen sein, die einen rötelähnlichen Eindruck machen und nicht konfluieren (vgl. Abb. 420 u. 421). An anderen Stellen, z. B. im Gesicht oder auf dem Rücken, sind die Fleckchen oft leicht erhaben, wachsen bis zu 12 mm Durchmesser an und konfluieren zum Teil. Zuerst rosarot, geht die Farbe der Flecke allmählich in einen braunroten Farbton über, um nachher abzublassen und für kurze Zeit leichte Pigmentierung zu hinterlassen. Man denkt zuerst an Röteln oder Masern, doch spricht gegen Röteln die fehlende Nackendrüsenschwellung und gegen Masern das Fehlen der Koplikschen Flecke, der Bronchitis und der Konjunktivitis; ebenso fehlt die Abschuppung. Gelegentlich kommt auch ein Erythem vor, das dem Erythema exsudativum multiforme gleicht; es beginnt wie ein gewöhnliches papulöses Erythem; aber anstatt, daß die einzelnen Flecke isoliert bleiben, und flüchtig sind, schreitet das Erythema exsudativum mit Nachschüben von kleinen Knötchen und roten Flecken fort, die durch kleine Inseln gesunder Haut getrennt sind (Dauchez).

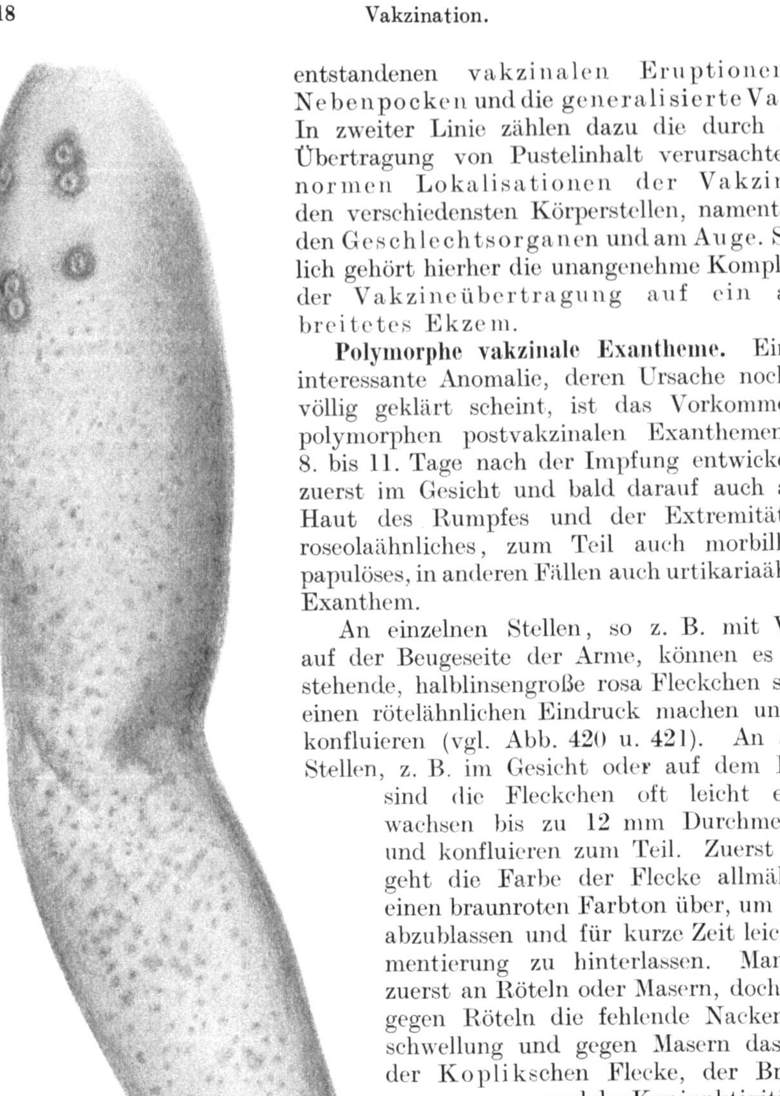

Abb. 420. Vakzinales rötelnähnliches Exanthem. Oben Vakzinepusteln mit Aula.

Durch welche Ursachen solche Exantheme bedingt sind, ist noch nicht ganz
sicher. Man beobachtet sie mit größerer Häufigkeit meist bei Kindern mit empfindlicher Haut, und zwar in der Regel
in den heißen Sommermonaten. Die
Prognose der vakzinalen Exantheme ist
stets gut.

Einzelne Autoren sehen in diesem
postvakzinlaen Ausschlag ein Analogon
zu dem Variola-rash, der als initiales
Exanthem bei den echten Pocken beobachtet wird. Nach v. Pirquet „kann
jeder Ausschlag, der in der typischen
Zeit erscheint und einen Charakter besitzt, der in die Formenreihe der abgeschwächten Variola einschlägt, als
spezifisch vakzinaler aufgefaßt werden“.
Von Interesse ist es, daß diese Exantheme entweder bei besonders stark entwickelten Pusteln mit großer Area auftreten oder bei Kindern, bei denen nur
eine kümmerliche Pustel zur Entwicklung
kam. Im ersten Falle handelt es sich
wohl um ein Analogon zum Variola-rash,
im zweiten Falle um eine Invasion der
Erreger ins Blut und später in die Haut,
die nicht genügend immunisiert war,
d. h. es waren wohl virulizide Stoffe vorhanden, aber nicht genügend antitoxische.

Eine nicht seltene Erscheinung sind
die sog. **Nebenvakzinen, akzessorische
oder akzidentelle Vakzinen.** Es sind das
Nebenpocken, die in der Umgebung der
durch die Impfschnitte erzeugten Schutzblattern auftreten. Sie zeigen in ihrer
Entwicklung meist einen abortiven Verlauf, bleiben klein und kommen über
das papulöse Stadium nicht hinaus; zu
den Seltenheiten gehört es, wenn sie das
Stadium der Bläschen erreichen und sich
mit einem kleinen Hof umgeben. Ursache
ist die Verschleppung der Vakzineerreger
auf dem Lymphwege in die Umgebung,
dadurch werden lokale Eruptionen erzeugt. Ihr abortiver Verlauf erklärt
sich ganz ungezwungen durch die Überlegung, daß der Geimpfte bei ihrem Auftreten schon einen gewissen Grad von
Immunität erlangt hat, und daß die
Weiterentwicklung der Nebenvakzinen
durch Perfektwerden der Immunität
unterbrochen wird.

Vaccine generalisata. Weit seltener als
die Nebenvakzinen ist eine Komplikation

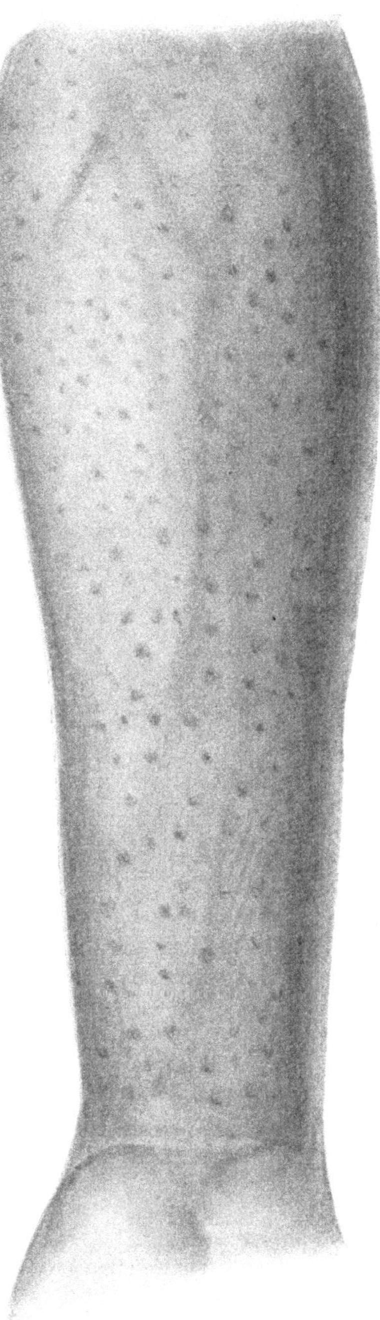

Abb. 421. Vakzinales Exanthem am
Unterarm.

des normalen Verlaufes der Schutzpocken, die als generalisierte Vakzine
oder Vaccina universalis bezeichnet wird und sich als ein allgemeiner,
über den ganzen Körper verbreiteter Kuhpockenausschlag präsentiert. Wir
verstehen unter generalisierter Vakzine ausschließlich den sehr seltenen, auf
hämatogenem Wege entstandenen vakzinalen Pustelausschlag.

Etwa am neunten bis zehnten Tage nach der Impfung, wenn das Vakzinefieber bereits nachgelassen hat, tritt ein allgemeines vakzinales Exanthem
auf. Die Pusteln bleiben klein und heilen ohne Narbenbildung ab. Sie zeigen
sich mitunter nur an einzelnen Körperstellen, mitunter sind sie fast über den
ganzen Körper verbreitet. Auch auf der Mundschleimhaut werden Pocken
beobachtet. Chalybäus berichtet[1]), daß er einmal mehrere dieser charakteristischen Pocken habe abimpfen können und deren Lymphe mit Erfolg weiter
übertragen habe. Das gelingt aber nicht immer.

Chauveau beobachtete auf 600 000 Impfungen 6—8 Fälle von generalisierter Vakzine; Voigt hat während seiner 42jährigen Tätigkeit in der Hamburger
Impfanstalt bei dem riesigen Material keinen, ich habe einen einzigen Fall in 30 Jahren
gesehen. Hier handelte es sich um einen Knaben (Erstimpfling), bei dem eine
einzige Pustel zur Entwicklung gekommen war. Am 10. Tage nach der Impfung
entwickelte sich zunächst in einem Kreise um die Impfpustel, dann über den ganzen
Körper eine große Zahl von schnell verlaufenden Vakzinepusteln. Ich sah das Kind
leider erst, als die Pusteln schon im Eintrocknen begriffen waren. Trotz des negativen Guarnie rischen Experimentes halte ich den Fall für beweisend.

Von Interesse ist es, daß auch in diesem Falle die generalisierte Vakzine sich an
die Entwicklung nur einer Pustel anschloß. Die Hautimmunität war noch nicht
genügend ausgebildet.

Durch direkte Übertragung von Pustelinhalt auf andere Körperstellen
verursachte **vakzinale Eruptionen (Vaccine secundaria)** sind nicht ganz seltene
Erscheinungen, was ja bei der großen Infektiosität des Vakzinevirus nicht
befremdlich ist.

Meist ist es der Impfling selbst, der beim Reiben oder Kratzen an den Pusteln
seine Finger mit Impfstoff infiziert und nun beim Kratzen an anderen Körperstellen sich selbst die Vakzine inokuliert (Autoinokulation). Voraussetzung
für das Zustandekommen solcher sekundärer Vakzine ist aber immer eine,
wenn auch kleine Verletzung des Epithels, wie sie schon durch leichtes Kratzen
entstehen kann. Aus der geschilderten Art der Übertragung sind die Prädilektionsstellen solcher versprengter Pusteln schon ersichtlich: Im Gesicht,
am Kopf, an den vorderen Rumpfpartien, an den Armen und an den Genitalien,
dagegen nicht in den oberen Partien des Rückens. Die Immunität gegen diese
Art der Übertragung tritt erst am zwölften Tage nach der Impfung ein, wenn
das ganze Hautorgan immun geworden ist.

Die sekundären Pusteln sind im allgemeinen etwas kleiner als die primären
Pusteln am Oberarm und machen einen beschleunigten Entwicklungsgang
durch, so daß sie die primären Pusteln gewissermaßen einholen.

Natürlich besteht die Möglichkeit, daß der Impfling auch auf andere
Personen die Vakzine überträgt. Das kann entweder durch den mit
Pustelinhalt infizierten Finger oder aber durch Zwischenträger, z. B. Kleidungs-
stücke, Schwämme, Badewasser oder dergl., geschehen.

Vakzineerkrankung der Genitalien. Beim Knaben können auf der Haut
des Skrotums sekundäre Vakzinepusteln entstehen, beim Mädchen an der
Vulva (vgl. Abb. 422). Die Pusteln entwickeln sich ganz analog den primären
Impfblattern und sind von einem breiten roten Hof umgeben; mitunter stehen

---

[1]) Die staatliche Lymphanstalt und die Gewinnung tierischer Schutzpockenlymphe
in Dresden, Dresden 1911.

mehrere zusammen und konfluieren. Bei einem lockeren Gewebe kommt es dabei oft zu einem ausgebreiteten entzündlichen Ödem der Umgebung. Der Heilungsprozeß verläuft in den meisten Fällen ganz analog dem der primären Impfpusteln, indem die Blattern eintrocknen. Bisweilen kommt es durch Reiben an den inneren Schenkelflächen oder an Kleidungsstücken zum Platzen der Pusteln, und es entstehen Geschwüre von Linsen- bis Pfennigstückgröße, die schmierig belegt sind und am Rande den Rest der Pustelhülle in Gestalt eines schmalen weißlichen Saumes zeigen. Die Inguinaldrüsen sind dabei leicht geschwollen und druckempfindlich. Nach einigen Tagen reinigen sich die Geschwüre und heilen. Kommt der Fall erst zur Beobachtung, wenn sich solche Ulzera ausgebildet haben, so kann manchmal die Differentialdiagnose gegen nässende, syphilitische, zerfallene Papeln erwogen werden, namentlich wenn sich auch in der Analfalte vakzinale Ulzera gebildet haben. Der akute entzündliche Hof in der Umgebung der Geschwüre, der helle Saum am Geschwürsrand, vor allem aber Anamnese und Verlauf sichern meist bald die Diagnose.

Vakzine-Ophthalmie. Verhängnisvoller kann die Übertragung der Vakzine auf das Auge werden. Nicht nur der Impfling selbst, sondern auch seine Umgebung, Geschwister, Mutter, Pflegerinnen usw. sind gefährdet. So beobachtet man z. B. derartige Infektionen, wenn ein noch ungeimpftes Kind mit einem geimpften in demselben Bett schläft oder in demselben

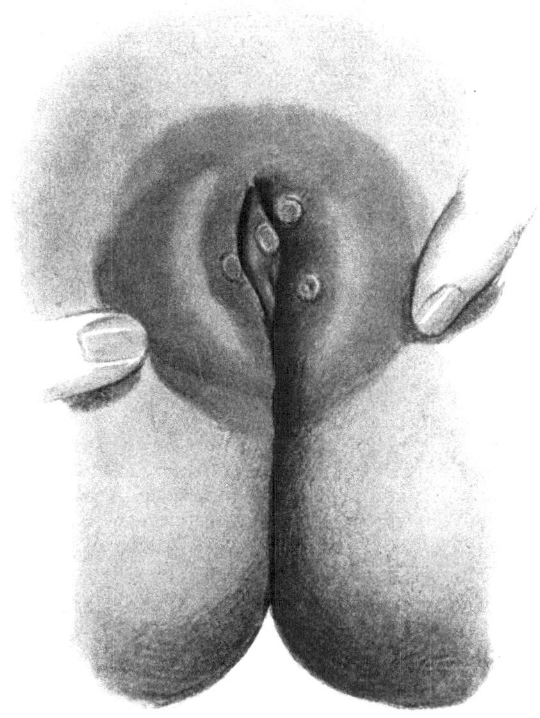

Abb. 422. Sekundäre Vakzinepusteln an der Vulva.

Badewasser badet, wenn die Pflegerin oder die Mutter nach der Reinigung der Impfblattern ihre Finger nicht gründlich säubert.

Nicht nur der Lidrand, auch Konjunktiva und Kornea können ergriffen werden; das Leiden ist meist einseitig. Am häufigsten ist der Lidrand, namentlich der intermarginale Teil befallen (Vakzinola des Lidrandes). Der gewöhnliche Sitz ist einer der Lidwinkel des unteren Augenlides. Hier entwickelt sich zunächst ein Knötchen, das sich schnell in ein Bläschen mit trübem Inhalt verwandelt. Schon nach kurzer Zeit des Bestehens wird die Pusteldecke unter der Einwirkung der Tränensekretion und des Lidschlages mazeriert. Die Pustel platzt und verwandelt sich in ein flaches Geschwür mit schmutziggelbem Belag. Durch Konfluenz mehrerer solcher Geschwüre können größere Ulzera von 1 cm Durchmesser mit stark infiltrierter Basis und speckigem Belag entstehen, die sich über den Lidrand hinweg auf die äußere Haut erstrecken. Durch Kontaktinfektion entwickeln sich oft auch auf dem gegenüberliegenden Lidrand und in der Nachbarschaft der ersten Pustel neue Eruptionen. Infolge der starken Entzündung in der Umgebung der Geschwüre sind die Augenlider stark geschwollen und ödematös, so daß sie kaum geöffnet werden können. Aber auch noch weit über das Gebiet der Lider hinaus kann sich das entzündliche Ödem im Gesicht verbreiten, so daß der Fall mitunter einen erysipelähnlichen Eindruck macht.

Die Conjunctiva palpebrarum zeigt Chemosis; die Tränensekretion ist stark vermehrt. Gewöhnlich ist die präaurikulare Lymphdrüse entzündlich geschwollen und druckempfindlich.

Nicht selten ist gleichzeitig auch die Conjunctiva bulbi oder palpebrarum spezifisch beteiligt, indem sich auch hier ganz analoge Pusteln und Geschwüre bilden. Eine primäre Erkrankung der Bindehaut ist seltener. Die Pustelchen sitzen dann gewöhnlich in der Übergangsfalte. Der Prozeß kann von leichtem Fieber bis 38,5°, Kopfschmerzen, Mattigkeit, Appetitlosigkeit begleitet sein. Nach acht bis zehn Tagen pflegen die entzündlichen Erscheinungen zurückzugehen, das Ödem schwillt ab, die Geschwüre reinigen sich und heilen meist ohne Narbenbildung. Zu schwereren Störungen kann die Beteiligung der Cornea führen. Auch hier kann die vakzinale Infektion bisweilen primär auftreten. Weit häufiger aber ist die gleichzeitige Erkrankung bei bestehender Vakzineinfektion mit Blepharitis oder Konjunktivitis.

Die Erkrankung der Kornea kann nach Schirmer einmal dadurch verursacht werden, daß durch Mazeration in dem reichlichen Konjunktivalsekret Epitheldefekte entstehen, die sich sekundär mit den im entzündlichen Bindehautsack vorhandenen Eitererregern infizieren. Die Folge sind oberflächliche Geschwüre oder Infiltrate, die schon nach wenigen Tagen zur Ausheilung kommen, ohne Spuren zu hinterlassen. Ernster jedoch ist nach Schirmer die Keratitis profunda postvaccinolosa, bei der sich etwa acht Tage nach Beginn der vakzinalen Blepharitis eine auf das Zentrum der Hornhaut lokalisierte, tief gelegene Trübung entwickelt; eine begleitende Iritis ist dabei die Regel. Mitunter kommt es zur Panophthalmie und zum Verlust des Auges. Meist aber geht der Prozeß nach sehr protrahiertem Verlauf innerhalb von etwa drei Monaten in Heilung über unter Hinterlassung von Leukomen, Synechien und mehr oder minder großer Herabsetzung der Sehkraft.

Zur Behandlung der Vakzineophthalmie empfehlen sich feuchte Umschläge mit Borwasser und bei Gefährdung der Iris Einträufelungen von Atropin. Wichtig ist auch der Schutz des gesunden Auges durch einen Zelluloidverband.

Eine sehr unangenehme Erkrankung tritt nach Infektion des Fingers mit Vakzine auf. Dieselbe kann auf verschiedene Weise zustande kommen: Impfärzte ohne genügenden Impfschutz verletzen sich beim Öffnen der Glaskapillaren an den Fingern, Melkerinnen mit Rhagaden an den Fingern infizieren sich beim Melken von Kühen mit originären Kuhpocken. Die Affektion ist außerordentlich schmerzhaft und oft sehr schwer zu diagnostizieren. Verwechslung mit Milzbrand, Syphilis sind beschrieben (Paschen). Unter Umständen ist die Hornhautimpfung des Kaninchens zur Feststellung der Diagnose nötig.

Ekzema vaccinatum. Eine sehr gefürchtete Komplikation ist ferner die Vakzineübertragung auf ein Ekzem. Meist handelt es sich dabei nicht um Autoinokulation — denn in der Regel wird es vermieden werden, an Ekzem erkrankte Kinder der Impfung zu unterziehen — sondern vielmehr um Übertragungen vom Impfling auf ein mit Ekzem behaftetes Kind der Umgebung. Die Infektion kann auch hier durch Berührung mit dem durch Pustelinhalt infizierten Finger geschehen, aber es gibt doch mancherlei andere Gelegenheitsursachen, durch welche die Infektion vermittelt wird, so z. B. die schlechte Gewohnheit, geimpfte Kinder mit anderen Geschwistern in demselben Bette schlafen zu lassen, selbst wenn letztere an Hautkrankheiten leiden, oder die Benutzung gemeinsamen Badewassers u. dgl.

Blochmann hat ein ausgezeichnetes Buch, dessen Lektüre jedem Arzte dringend zu empfehlen ist, über das Thema geschrieben: „Ist die Impfung mit den nötigen Kautelen umgeben? Blochmann hat aus der Literatur 1880—1905 allein

120 Fälle zusammengestellt, von denen 120 Erwachsene und ältere Kinder betrafen; 5 dieser Fälle verliefen tödlich. Es muß immer wieder den Studenten und Ärzten eingeprägt werden, daß die Impfung eines ekzematösen Kindes zu unterbleiben hat. Die Sorge hat sich aber auch auf ekzematöse Familienmitglieder eines gesunden impfpflichtigen Kindes zu erstrecken. In diesem Falle unterbleibt also auch die Impfung des gesunden Kindes, wenn man es nicht absolut sicher isolieren kann. Bei

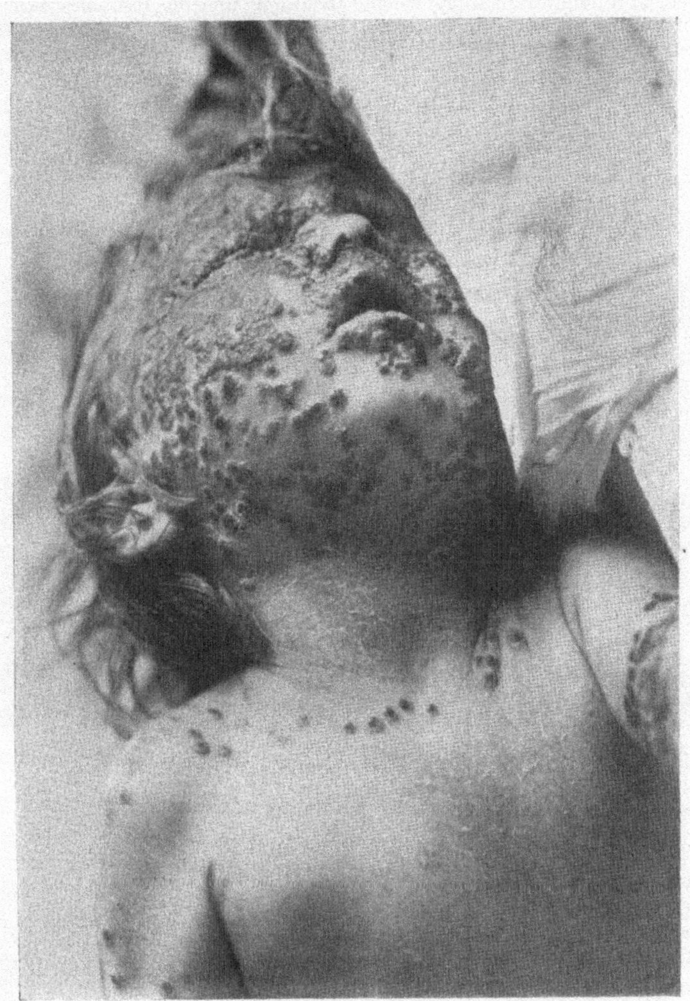

Abb. 423. Ekzema vaccinatum und generalisierte Vakzine (nach Géronne[1]).

Pockengefahr müssen natürlich auch Ekzemkinder wegen der größeren Gefahr geimpft werden. Man muß dann eine von Ekzem freie Hautstelle wählen, möglichst nur 1, höchstens 2 Impfschnitte anlegen und einen Okklusivverband machen. Bei Beobachtung dieser Vorsichtsmaßregel sah Hahn im Barmbeker Krankenhause gelegentlich der Durchimpfung der Hautabteilung bei den Pocken 1916/17 nie eine Übertragung der Vakzine auf das Ekzem. Diese Erfahrung ist zugleich der beste Beweis für die exogene Natur des Ekzema vaccinatum.

---

[1] Berl. klin. Wochenschr. 1910, Nr. 4.

Das erste Zeichen der Vakzineübertragung macht sich nach Paul, etwa drei bis vier Tage nach erfolgter Infektion durch eine allgemeine Verschlechterung bemerkbar, d. h. trockene Ekzeme treten in das nässende Stadium und bei nässenden Ekzemen gewinnen entzündliche Rötung und Schwellung bedeutend an Intensität. Handelt es sich um ein Ekzem des Gesichts, so erscheint dieses stark gedunsen, während die Lymphdrüsen am Halse geschwollen sind. Die Oberfläche der von der Vakzineinfektion betroffenen Stellen ist anfangs von schmutziggrauer oder weißlicher Färbung, welche nachher in eine häßlichbraune, hämorrhagische übergeht. Das freiliegende Korium zeigt im weiteren Verlaufe ein höckeriges, durch oberflächliche Substanzverluste infolge der partiellen eitrigen Einschmelzung des entzündlich infiltrierten Kutisgewebes förmlich bienenwabenartiges Aussehen, während am Rande des Ekzems, wohl auch in scheinbar gesunder Haut gelegen, zahlreiche konfluierende und solitäre Pusteln von Stecknadelkopf- bis Pfenniggröße aufschießen, die deutlich alle Charaktere des echten Vakzinebläschens erkennen lassen.

In zentripetaler Richtung konfluieren diese Pusteln immer mehr, sind in den zentralen Partien der befallenen Hautstelle zumeist geplatzt und verwandeln sich

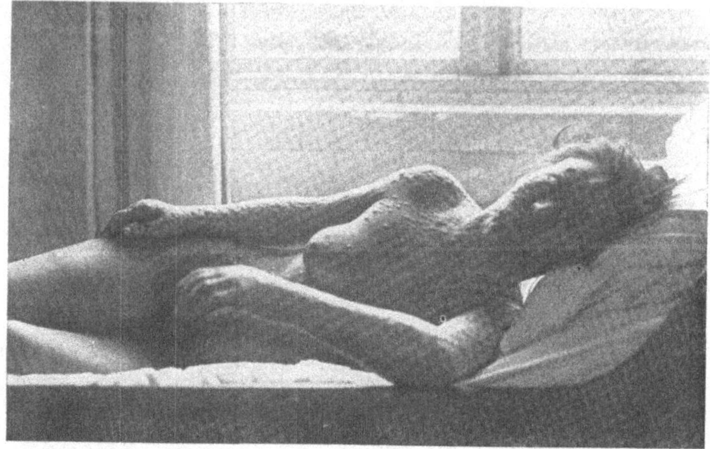

Abb. 424. Ekzema vaccinatum kombiniert mit generalisierter Vakzine (nach Hegler).

in Geschwürsflächen mit speckigem Grund, welche im Beginn ein reichliches, klares, gelbliches Sekret von widerlichem Geruch absondern, später sich mit gelb- bis dunkelbraunen Borken bedecken und im günstigen Falle in ähnlicher, jedoch retardierter Weise zur Abheilung gelangen wie gewöhnliche Impfpusteln.

Nur erfolgt merkwürdigerweise trotz der Intensität des Prozesses die Heilung relativ selten unter Narbenbildung (Paul).

Im Gesichte bleiben dagegen häufig noch lange Zeit deutliche Narben nach dem Ekzema vaccinatum sichtbar. Bei 3 Kindern, die nach der ersten Impfung überstürzten Verlauf, Knötchenbildung, wie nach einer Wiederimpfung aufwiesen, konnte ich bei genauer Besichtigung im Gesicht, und zwar in typischer Schmetterlingsform Vakzinenarben feststellen. Die Anamnese bestätigte die Annahme, daß die Kinder früher ein Ekzema vaccinatum überstanden hatten und dadurch immunisiert waren. Die Kinder erhielten einen Impfschein: mit Erfolg geimpft.

Die Affektion überschreitet niemals die Grenzen des ursprünglichen Ekzems, welches meist von einem wallartigen Rande umgeben erscheint, der sich scharf gegen die entzündete Umgebung abgrenzt. Die in der Nähe dieses Walles in anscheinend gesunder Haut gelegenen solitären Pusteln sind offenbar durch Autoinokulation kleinerer Exkoriationen veranlaßt.

Der Krankheitsprozeß ist meist von hohem Fieber begleitet, dessen Intensität und Dauer in direktem Verhältnis zur lokalen Ausbreitung stehen. In den allerschwersten Fällen kann unter den Zeichen der Allgemeininfektion, Delirien, Benommenheit und schnell zunehmender Herzschwäche der Tod eintreten.

Das Ekzema vaccinatum kann gelegentlich auch kombiniert sein mit einer generalisierten Vakzine. Wir hatten oben bereits darauf hingewiesen, daß unter generalisierter Vakzine logischerweise nur der hämatogen entstandene Allgemeinausschlag der Vakzine zu verstehen sei. Das gewöhnliche Ekzema vaccinatum fällt daher nicht unter diese Bezeichnung, weil es ja durch Kontaktinfektion zustande kommt. Nun gibt es aber, wenn auch selten Fälle, wo von der mit Vakzine infizierten Ekzemfläche aus eine vakzinale Allgemeininfektion entsteht. Als Kriterien der hämatogenen Allgemeininfektion kann man dabei beobachten: Typische Vakzineeruptionen auf der Schleimhaut von Mund- und Rachenhöhle, verstreute und zu gleicher Zeit aufschießende Vakzinepusteln an den verschiedensten Stellen der nicht vom Ekzem befallenen Haut, Milzschwellung und diffuse Bronchitis.

Hegler hat einen derartigen Fall beschrieben (vgl. Abb. 424).

Eine 25 jährige Frau, die wegen chronischen Ekzems des Kopfes, Gesichtes, der Arme, Hände und Füße, an dem sie seit frühester Kindheit litt, nie geimpft war, hatte vor 3 Jahren ihr erstes Kind impfen lassen. Damals hatte keine Infektion stattgefunden. Im Anschluß an die Impfung des zweiten Kindes, das sie selbst besorgte, hatte sie sich eine Vakzineinfektion zugezogen. Auf dem sehr ausgedehnten Ekzem waren überall Vakzinepusteln entstanden, so daß der Verdacht einer Variola ausgesprochen wurde. Für die Annahme einer auf hämatogenen Wege entstandenen Aussaat sprach, daß der Vakzineausschlag am ganzen Körper mit einem Schlage auftrat, nicht in Schüben, so daß alle Pusteln ganz gleiches Entwicklungsstadium zeigten. Außerdem waren Pusteln auch mitten in völlig gesunden Hautpartien aufgetreten, und was besonders beweisend war: die Schleimhäute, die Wangenseite und der rechte Gaumenbogen zeigten je eine voll entwickelte Pustel. Die junge Frau ist infolge der Krankheit gestorben. Die Impfung des Kindes wäre sicher unterblieben, wenn die Tatsache, daß die Mutter nie geimpft war, bekannt gewesen wäre.

Komplikationen des normalen Impfverlaufes mit Wundinfektionskrankheiten. Da bei der Vornahme der Impfung mehrere kleine Schnittwunden gesetzt werden, so wird dadurch eine Gelegenheit zur Entstehung von Wundinfektionskrankheiten geschaffen. Diese Infektionen können primärer und sekundärer Natur sein. Unter primären Infektionen verstehen wir solche, die bei der Ausführung des Impfaktes zustande kommen, unter sekundären solche, die erst nachträglich durch Verunreinigung der Impfstellen verursacht werden.

Primäre Wundinfektionen können dadurch entstehen, daß Bakterien in die Wunde hineingelangen, die von der Haut des Geimpften oder von der Impflanzette oder aus der verwendeten Lymphe herstammen. Da wir heute daran gewöhnt sind, die Impfung als eine chirurgische Operation zu betrachten und absolut aseptisch zu verfahren, und da ferner durch die Einrichtung der Lymphgewinnungsanstalten die Sicherheit geschaffen ist, stets eine absolut einwandfreie, keimarme, Lymphe zu beziehen so gehören primäre Infektionen heutzutage zu den größten Seltenheiten. Die geschlossene Impfpustel enthält bei regulärem Verlauf keinerlei pathogene Bakterien.

Sekundäre Infektionen kommen entweder dadurch zustande, daß gleich nach der Impfung eine Verunreinigung der noch frischen Impfstelle erfolgt — das von den Impfgegnern empfohlene Auswischen und Aussaugen der Impfstelle ist eine nicht seltene Gelegenheitsursache — oder aber dadurch, daß nach der Entwicklung der Pusteln um den achten Tag herum, wenn sich Jucken und Spannungsgefühl einstellen, mit dem kratzenden Finger Infektionsmaterial eingerieben wird. Ätiologisch kommen bei diesen Wundinfektionen der Impfstellen hauptsächlich die Eitererreger, Staphylokokken und Streptokokken, in Betracht. Die wichtigsten klinischen Formen der dadurch erzeugten Störungen des normalen Verlaufes der Impfblattern sind Ulzerationen, Gangrän, Erysipel, Phlegmonen und Sepsis.

Die Ulzeration der Impfpusteln, das „Vakzinegeschwür", entsteht durch mechanische Verletzung der Impfblattern und Infektion mit Eitererregern. Die Pusteln, die sich bis dahin in normaler Weise entwickelt haben, machen vor Beginn des Eintrocknungsprozesses in ihrem Entwicklungsgang halt und verwandeln sich etwa um den achten bis zehnten Tag herum in Geschwüre, die sich der Breite und Tiefe nach ausbreiten. Gerade auf der Höhe der Pustelentwicklung, wo Spannungsgefühl und Juckreiz am intensivsten ist, liegt dem Impfling die Versuchung sehr nahe, an den Blattern zu kratzen und zu scheuern. Ist aber einmal die Pustelhülle eröffnet, so kann es bei mangelhafter Reinlichkeit leicht zur Infektion des Inhalts kommen. Meist verwandeln sich nur eine oder zwei der Impfpocken in solche Geschwüre. Daß sämtliche zur Entwicklung gekommenen Schutzblattern in dieser Weise verändert werden, ist selten. Die Vakzinegeschwüre haben in der Regel einen torpiden Verlauf. Sie breiten sich besonders nach der Tiefe zu aus und bilden kraterförmige Defekte, deren Grund mit schwammigen, leicht blutenden Granulationen bedeckt und deren Rand wallartig verdickt und gerötet ist. Die Heilung geht nur langsam vonstatten, indem allmählich gesunde Granulationen auftreten und der zuweilen recht große Substanzverlust wieder ausgranuliert. Eine vertiefte, unregelmäßige, manchmal kallöse, indurierte Narbe bleibt zurück.

Die Behandlung der Vakzinegeschwüre geschieht am zweckmäßigsten mit warmen, feuchten, oft gewechselten antiseptischen Verbänden (mit essigsaurer Tonerde, Borwasser u. dgl.). Nach Reinigung der Geschwüre empfiehlt sich die Anwendung einer Zinkpaste.

Bisweilen schließt sich an die Ausbildung von Vakzinegeschwüren eine Gangrän der Haut an, was eine seltene Komplikation des Impfverlaufs darstellt. Es entstehen zunächst aus den Impfpusteln Geschwüre, die von einem roten Entzündungshof umgeben sind, sich namentlich nach der Breite zu ausdehnen und sich in flache, wie mit dem Locheisen ausgeschlagene Substanzverluste umwandeln. Der Grund dieser Geschwüre ist von schmierigen Massen und nekrotischen Fetzen bedeckt. Der Umfang kann schnell bis auf Talergröße wachsen; durch Fortschreiten in die Tiefe wird bisweilen der Muskel bloßgelegt. Diese Komplikation findet sich nur bei sehr heruntergekommenen und schlecht gepflegten Kindern und führt unter hohem Fieber und Kräfteverfall in der Regel zum Tode.

Zu denjenigen Anomalien des Vakzineverlaufes, die mit der Verbesserung der Impftechnik und der Einführung einwandfreier Lymphe gegen früher erheblich seltener geworden sind, gehört das Erysipel. Man unterscheidet von alters her Früherysipele, die etwa am zweiten bis vierten Tage der Impfung auftreten, und Späterysipele, die sich erst vom fünften Tage an und noch später zeigen.

Das Auftreten eines Erysipels in der Impfperiode fällt heutzutage nur noch in den allerseltensten Fällen dem Impfakt zur Last. Daß streptokokkenhaltige Lymphe zur Verwendung kommt, wie das früher vielleicht hier und da der Fall gewesen sein mag, namentlich dort, wo Massenerkrankungen an Impferysipel beobachtet wurden, ist heute ein Ding der Unmöglichkeit. Aber auch Infektionen der Impfschnitte mit Lanzetten, die durch die Streptokokken verunreinigt sind, ist bei der gesetzlich vorgeschriebenen aseptischen Ausführung des Impfaktes ausgeschlossen. Die einzige Möglichkeit, Streptokokken in die Impfstellen hineinzubringen, ist die, daß das Impffeld kurz nach der Impfung in gröblichster Weise verunreinigt wird. Die Empfehlung der Impfgegner, die Lymphe herauszusaugen oder sie mit Tüchern herauszuwischen, mag hier und da noch ein Früherysipel verschulden.

Das Späterysipel wird stets durch sekundäre Verunreinigungen der eröffneten Impfpusteln mit Streptokokken hervorgerufen.

Klinisch unterscheidet sich weder das Früherysipel noch das Späterysipel von den gewöhnlichen Formen der Wundrose.

Bei geimpften Säuglingen ist die Prognose dieser Komplikation mit Erysipel meist recht ungünstig, weil die Rose in diesem zarten Lebensalter erfahrungsgemäß überhaupt sehr schwer verläuft. Bei den Revakzinierten im zwölften Lebensjahre ist die Prognose schon erheblich besser.

Tritt die Rose in den ersten drei Tagen nach der Impfung auf, handelt es sich also um ein Früherysipel, so ist die Diagnose leicht. Etwas schwieriger gestaltet sich die richtige Erkennung der Komplikation um den achten Tag herum. Hier kommt die Verwechslung mit der normalen Areola in Frage. Es gibt Fälle, namentlich bei Revakzinierten, wo durch Konfluenz der Areolae ein so exquisit erysipelähnliches Bild entsteht, daß die richtige Diagnose nicht leicht ist (Abb. 417). Für Erysipel werden in der Regel der akute Beginn, das plötzlich einsetzende Fieber, die Störungen des Allgemeinbefindens und des Sensoriums sowie die scharfe Abgrenzung von der normalen Haut sprechen; in der Abheilung die Abschuppung.

Die Prophylaxe des Impferysipels besteht außer in der Verwendung einwandfreier Lymphe und aseptischem Vorgehen bei der Impfung selbst vor allem in dem Gebot peinlichster Sauberkeit in der Pflege des Impflings. Bei sehr unruhigen Kindern, die sich leicht kratzen, empfiehlt sich die Anlegung eines Verbandes.

Durch sekundäre Infektion der Impfstelle oder -pusteln kann ferner Lymphangitis mit starker Achseldrüsenschwellung, mitunter auch Lymphadenitis purulenta entstehen. Schließlich besteht noch die Möglichkeit der Entwicklung einer Phlegmone und im Zusammenhange damit einer septischen Allgemeinerkrankung. Das sind aber Folgeerscheinungen, die nur in den allerseltensten Fällen bei sehr verwahrlosten Kindern und starker Verunreinigung des Impfterrains auftreten.

Eine weit größere Rolle als die bisher genannten Komplikationen hat vor der Einführung der animalen Lymphe die Impfsyphilis gespielt.

Seitdem die Impfung ausschließlich mit animaler Lymphe durchgeführt wird und damit die Übertragung der Lues durch den Impfakt zur Unmöglichkeit geworden ist, bietet die Frage der Impfsyphilis gegenwärtig nur noch historisches Interesse.

Die Möglichkeit der Übertragung von Tuberkulose und Skrofulose durch den Impfakt spielt in den impfgegenerischen Schriften eine große Rolle. Tatsächlich ist die Übertragung von Tuberkulose durch animale Lymphe völlig ausgeschlossen, weil die bei der Herstellung der Lymphe verwendeten Kälber stets einer tierärztlichen Untersuchung unterzogen werden. Die Tiere werden nach der Pustulation geschlachtet und nur die Lymphe von absolut perlsuchtfreien Tieren wird verwendet. Aber auch die Übertragung der Tuberkulose durch humanisierte Lymphe gehört ins Bereich der Fabel. Aus der Zeit, wo fast ausschließlich von Arm zu Arm geimpft wurde, ist kein einziger einwandfreier Fall bekannt, wo tatsächlich durch die Vakzination eine Tuberkulose übertragen wurde.

Im Jahre 1901 traten in Nordamerika mehrere Fälle von Tetanuserkrankungen bei geimpften Kindern auf, die auf tetanusbazillenhaltige
Lymphe zurückzuführen waren. Da die Lymphe jetzt stets vor der Abgabe
speziell auf Tetanussporen geprüft wird, ist ein solches Vorkommnis heute
nicht mehr möglich.

Ferner wurde im Anfange der neunziger Jahre in einigen Fällen Herpes
tonsurans und auch Impetigo contagiosa durch die Impfung übertragen.

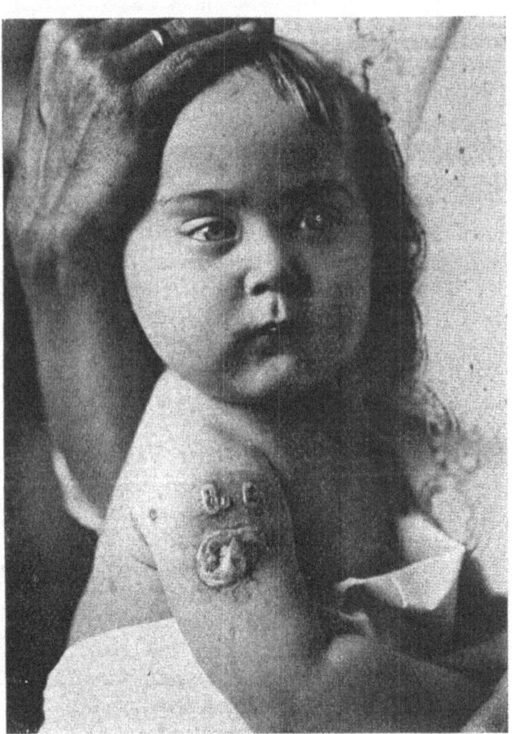

Abb. 425. Impetiginös veränderte Impfpustel; an
der Außenseite des Oberarmes Narbe von Impetigo
contagiosa.

Auch dieses Ereignis ist infolge der Vervollkommnung der Lymphegewinnung in neuerer Zeit nicht mehr vorgekommen.

Komplikationen mit anderen akuten Infektionskrankheiten. Die Entwicklung der Vakzine erfährt durch das Akquirieren einer Infektionskrankheit keine Störung; auch macht es im allgemeinen nicht den Eindruck, als ob die Schwere der hinzutretenden Infektionskrankheit durch die Vakzine eine Steigerung erführe. Das gilt für Masern, Scharlach, Keuchhusten, Varizellen, Influenza usw. Wenn Diphtherie mit dem Impfprozeß zusammenfällt, so sollen sich nach den Erfahrungen von Voigt die Aussichten der Kranken verschlechtern.

Während der Rekonvaleszenz von Infektionskrankheiten ist die Einimpfung der Vakzine für den Kranken bisweilen nicht ganz gleichgültig.

Sonstige Besonderheiten. In manchen Fällen wird der Inhalt der Schutzpocken blutig infolge akuter hämorrhagischer Diathese. Es ist dies eine relativ seltene Erscheinung, die in der Regel noch von anderen hämorrhagischen Symptomen, Petechien, Ekchymosen der Haut, Blutungen aus Zahnfleisch, Nase, Hämaturie usw. begleitet sein kann. Es kommen aber auch Fälle vor, wo bei Vakzinierten eine akut hämorrhagische Diathese mit allen den genannten Symptomen auftritt, ohne daß die Impfblattern selbst hämorrhagisch werden. Die Komplikation der Schutzpocken mit hämorrhagischer Diathese bildet ein Analogon zu dem Auftreten akuter hämorrhagischer Diathese bei anderen Infektionskrankheiten, z. B. bei Masern, Scharlach, Varizellen. Man muß annehmen, daß hier die Vakzination nur die Rolle des auslösenden Momentes bei einer schon latent vorhandenen Anlage spielt. Die Prognose dieser Fälle ist zweifelhaft und hängt von dem Allgemeinzustande der Betreffenden ab.

Bei zwei Kindern mit Neigung zu Blutungen beobachtete ich bei der Nachschau blutige Pusteln auf blauroter Area mit reichlichen Blutpunkten, reichliche Suffusionen am Körper (ein Kind hatte zahlreiche Petechien). Die Blutuntersuchung ergab verlängerte Blutungszeit und Fehlen von Thrombozyten. 4 Wochen nach der Nachschau konnte ich einen Rückgang aller hämorrhagischen Symptome feststellen. Die Blutungszeit war normal, Thrombozyten waren jetzt in besonders großer Anzahl vorhanden, neue Suffusionen oder Nasenbluten waren nicht wieder aufgetreten.

Zu sehr beunruhigenden Erscheinungen kann es im Anschluß an den Impfakt bei Hämophilie kommen. Fälle mit profusen lebensgefährlichen Blutungen aus den Impfstichen sind von Henoch, Strohmeyer u. a. berichtet. Mit einiger Behutsamkeit vermag der Impfarzt aber auch bei Individuen, die auf Hämophilie verdächtig sind (aus Bluterfamilien stammende Kinder männlichen Geschlechtes erfordern besondere Beachtung), die Gefahr zu vermeiden. Es ist dazu nur erforderlich, die Impfstiche in der oben angegebenen vorsichtigen Weise anzulegen, so daß nur die Epidermis geritzt und das Korium überhaupt nicht berührt wird.

Schließlich ist noch einer seltenen Anomalie zu gedenken, die unter der Bezeichnung Blasenpocken (Vakzinae bullosae) bekannt ist. Hier entwickeln sich schon am zweiten oder dritten Tage nach der Impfung statt der normalen Papeln Blasen von pemphisgusartigem Aussehen. Diese Blasen platzen und verwandeln sich in Exkoriationen, die sich mit dünnen, gelblichen Borken bedecken. Der Inhalt solcher Blasenpocken ist nicht weiter verimpfbar, auch gewähren sie ihrem Besitzer keine Immunität gegen Variola oder Vakzine. In seltenen Fällen entstehen an der Stelle der Impfnarben Keloide.

Mit dem Namen Paravakzine (v. Pirquet), Vakzine rouge der Franzosen wird eine eigenartige, von der Vakzine vollkommen zu trennende Hautinfektion bezeichnet, die örtlich begrenzt ist und einen subakuten Verlauf besitzt; sie ist auf den Träger und auch auf einen anderen Menschen übertragbar. v. Pirquet und Lipschütz nehmen an, daß die Paravakzine durch einen Parasiten bedingt sein dürfte, der neben dem echten Vakzineerreger in der Kälberlymphe vorkommt. Lipschütz hat Einschlußgebilde in den geblähten und in retikulierender, zum Teil auch in ballonierender Degeneration befindlichen Zellen der oberen, selten auch der mittleren Schichten des Rete Malpighi neben und auch in dem Kerne nachgewiesen, die eine Analogie zu den Chlamydozoen bei Variola-Vakzine bilden. In Ausstrichen fand Lipschütz feinste, den bei Variola-Vakzine nachgewiesenenen Elementarkörperchen analoge Körperchen, die er für die Erreger dieser Affektion hält. Die Paravakzine verleiht nicht Immunität gegen Vakzine. Es handelt sich um halbkugelige, kirschrote Papeln, welche bis zu Erbsengröße heranwachsen und unter Hinterlassung eines schmutzigen Hautfleckens vollständig verschwinden.

Praktisches über den Impfschutz. Die erfolgreiche einmalige Impfung mit Vakzinelymphe verleiht dem Geimpften Schutz gegen die Erkrankung an den Blattern. Diese Immunität erstreckt sich nicht auf eine unbegrenzte Zahl von Jahren, wie das noch Jenner annahm, sondern ist eine temporäre. Für die ersten Jahre nach der Vakzination ist der Geimpfte jedoch mit Sicherheit gegen die Gefahr der Pockenerkrankung gefeit. Diese Tatsache ist durch mannigfache Experimente und Erfahrungen mit absoluter Sicherheit erwiesen.

Eine praktisch nicht unwichtige Frage ist die nach dem zeitlichen Eintritt der Schutzwirkung. Die Immunität, die an das Überstehen der vakzinalen Erkrankung geknüpft ist, tritt natürlich nicht schon unmittelbar nach dem Impfakt ein, sondern entwickelt sich erst allmählich im Laufe einiger Tage. Das geht sehr deutlich aus dem Ausfalle täglicher Nachimpfungen hervor, die im Anschluß an die Vakzination vorgenommen werden. Während etwa vom siebten Tage an Nachimpfungen erfolglos verlaufen oder nur eine unbedeutende Frühreaktion setzen, ergeben die an früheren Tagen gemachten Insertionen noch positive Resultate, doch unterscheiden sich die in den allerersten Tagen sehr wesentlich von den am vierten oder fünften Tage vorgenommenen Insertionen. Während nämlich die sehr frühzeitig angelegten Nachimpfungen ihre Latenzzeit verkürzen und dann in relativ kurzer Zeit heranreifen, indem sie sich beeilen, die bei der ersten Impfung gesetzten Effloreszenzen in ihrer Entwicklung einzuholen, bleiben die später inserierten Vakzinen in ihrem Entwicklungsgange stehen, die Reaktion wird mit jedem Tage geringer und schließlich bleibt jede vakzinale Effloreszenz aus. Der Impfschutz beginnt also beim Menschen etwa am 7. Tage und ist am 9.—12. Tage als vollendet anzusehen.

Das ergibt sich u. a. auch aus der Beobachtung jener Fälle, wo frischgeimpfte Personen während des Vakzineverlaufes an Variola erkranken. In früheren Zeiten waren solche Ereignisse gar nicht selten, heutzutage kommen sie nur noch gelegentlich in der Umgebung eines Blatternkranken vor. Nur in der ersten Woche nach Vollziehung der Impfung mit einwandfreier Lymphe sind noch variolöse Erkrankungen möglich. Wenn man bedenkt, daß die Inkubationsdauer der Variola 10 bis 13 Tage beträgt, so geht daraus hervor, daß die Infektion mit Variola stets mehrere Tage vor dem Impfakt erfolgt sein muß, wenn sie noch zu spezifischen Erscheinungen führen soll. Erfolgt die Variolainfektion erst nach vollzogener Impfung, so kommt sie in der Regel zu spät, denn ehe 10 bis 13 Tage verstrichen sind, ist längst die durch die Vakzine erzeugte Immunität vollendet.

Ist es wirklich einmal bei demselben Individuum zum Zusammentritt von Vakzine und Variola gekommen, so hängt das gegenseitige Verhalten von dem Termin der beiden Infektionen ab. Zeigen sich bei einer mit Variola infizierten aber nachträglich geimpften Person die ersten Pockenerscheinungen am dritten oder vierten Tage nach erfolgter Impfung, so fällt die Eruption des Pockenexanthems zeitlich mit der Höhe der Vakzineentwicklung zusammen und man kann am neunten oder zehnten Tage nach der Vakzination Pockenpusteln und Schutzpocken friedlich nebeneinander entwickelt sehen, wie dies z. B. auf der Abb. 426 sehr schön zum Ausdruck kommt. Liegt dagegen die Variolainfektion in ihrem zeitlichen Verhältnis zum Impftermin noch weiter

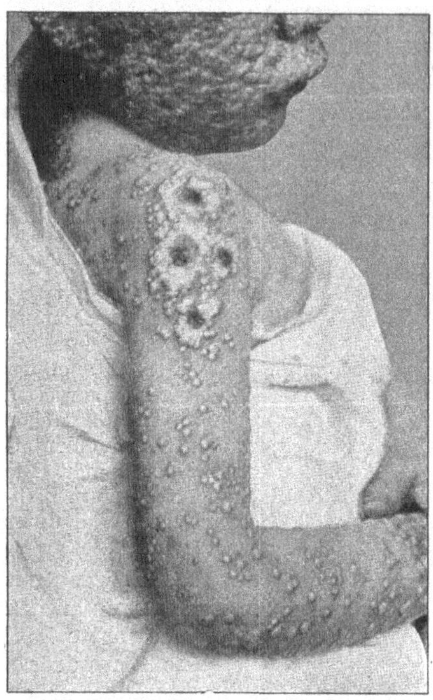

Abb. 426. Variola vera und Vakzine nebeneinander.

zurück, d. h. also mit anderen Worten: Wird die Vakzination erst vorgenommen, wenn bereits Pockeneruptionen aufgetreten sind, dann können sich die Schutzblattern nicht in der normalen Weise entwickeln; sie bleiben rudimentär und verkümmern, weil schon vom siebenten Tage an die immunisierenden Kräfte einsetzen, die das Überstehen der Variola vera nach sich zieht. Die Schutzpocken können also hier nicht mehr haften, weil der Körper bereits durch die Berührung mit dem Variolavirus immun geworden ist.

Der umgekehrte Fall liegt vor, wenn die Eruptionen der echten Pocken erst am achten oder neunten Tage nach der Vakzination auftreten; dann haben sich bereits die immunisierenden Kräfte geregt, die sich unter dem Einflusse der Vakzination bilden, und infolgedessen treten die echten Pocken in gemilderter oder rudimentärer Form als abgeblaßtes Bild der Variola vera auf. Diese milde Form der echten Blattern haben wir unter der Bezeichnung Variolois im klinischen Teile bereits eingehend kennen gelernt.

Die praktischen Schlußfolgerungen aus diesen Betrachtungen sind folgende:

1. Sowie die Möglichkeit einer Blatternansteckung vorliegt, ist es dringend geboten, sofort eine Impfung mit Schutzpockenlymphe vorzunehmen und nicht erst abzuwarten, bis sich die ersten verdächtigen Krankheitserscheinungen zeigen. Da die Inkubationszeit der Vakzine um vieles kürzer ist als die der Variola, so können wir durch eine rechtzeitige Schutzpockenimpfung einen großen Vorsprung gewinnen und einen wertvollen Schatz immunisierender Kräfte anhäufen. Kommt man noch früh genug, so wird es infolgedessen gelingen, den Ausbruch der echten Blattern ganz zu verhindern; in anderen Fällen wird der Schutzeffekt wenigstens darin zum Ausdruck kommen, daß eine abgeschwächte Form der Blattern, eine Variolois, entsteht. Bei einer Pockenepidemie in Kobe, 1910, beobachtete Amako, daß Impfungen im Inkubationsstadium und sogar im Initialstadium der Pocken durchgehends den Erfolg hatten, daß der Verlauf der Krankheit ein leichter war; vgl. auch Hanna.

2. Nach Ausbruch spezifischer Pockeneruptionen noch zu vakzinieren, etwa in der Absicht, eine Abschwächung der Krankheitserscheinungen herbeizuführen, ist zwecklos.

3. Man kann sich ohne Gefahr der Ansteckung sofort nach vollzogenem Impfakt in die Nähe von Pockenkranken begeben, da wegen der verschiedenen Inkubationsdauer der beiden Infektionen der Impfschutz sich früher einstellt als das Pockenvirus haften kann. Dieser Punkt ist besonders für Ärzte, Krankenpfleger, Schwestern usw. von Bedeutung, denen anzuraten ist, sich jedesmal vor dem Eintritt der Pflege eines Pockenkranken vakzinieren zu lassen, sofern sie nicht erst kurze Zeit vorher geimpft sind.

Von dieser Regel kommen immerhin Ausnahmen vor; so berichtet Friedemann in seinen „Erfahrungen aus der Berliner Pockenepidemie des Jahres 1917", daß die Impfung nicht so selten versagte, wenn schon vorher oder gleichzeitig mit ihr die Pockeninfektion erfolgt war. 17 Fälle kamen zur Beobachtung, bei denen nachweislich ein positiver Impferfolg in der Inkubationszeit erzielt war. „Wir dürfen uns der Infektionsgefahr erst nach eingetretener Vakzineimmunität, also etwa 6—7 Tage nach der Impfung aussetzen."

Auch Kretzer (die Rigaer Pockenepidemie im Jahre 1914/15) kommt auf Grund einiger Fälle zum Schlusse, daß „die Vakzination etwa eine Woche vor der Infektionsmöglichkeit vorgenommen werden muß um zu schützen". Ebenso, wie sehr virulente Lymphe die zweifellos vorhandene aber nicht maximale Immunität bei der Revakzination durchbricht, kann eine massive Infektion mit Variola gelegentlich eine durch Vakzine noch nicht voll ausgebildete Immunität überwinden".

Der berühmte Impfarzt Sacco hat 1801 Sukzessivimpfungen an Vakzinierten mit echtem Variolamaterial vorgenommen; die Geimpften wurden in den ersten 5 Tagen nach der Impfung täglich mit Variolamaterial inokuliert: bei diesen brachen innerhalb des 7.—11. Tages spärliche und gutartige Blattern zerstreut am Körper auf. Bei den nach dem 6. Tage nach der Impfung inokulierten trat niemals mehr allgemeine Variola auf, sondern es entwickelte sich nur lokal an der Insertionsstelle eine abortiv verlaufende Pockenpustel. Die noch später ausgeführten Inokulationen hatten gewöhnlich gar keine lokale Eruption mehr zur Folge.

Weit wichtiger noch als die Frage nach dem zeitlichen Eintritte des Impfschutzes ist die nach seiner Dauer und der Art seines Verschwindens. Immunität der ganzen Haut an sich tritt nach der Impfung unabhängig von der Zahl der Impfpusteln auf, also auch schon nach einer einzigen Pustel; die Dauer der Immunität ist aber von der Zahl und der Qualität der Impfpusteln abhängig.

Es ist deshalb durchaus nicht gleichgültig, ob man einen Impfschnitt, überdies noch mit mildem Impfstoff anlegt, um die Impfung populärer zu gestalten (vgl. Diskussion im Anschluß an einen Vortrag von Sobernheim in Bern, der für energische Impfung eintrat). Für den Augenblick wird der so geimpfte Mensch zwar Schutz einer milden Epidemie gegenüber haben; ob er aber einer schweren Infektion gegenüber die nötige Resistenz hat, das ist sehr fraglich.

Volle Immunität besteht aber nur dann, wenn neben der Haut auch die Schleimhäute und die inneren Organe immun sind (Casagrandi, Levaditi, Morawetz). Wir nehmen als Eingangspforte für den Pockenerreger bei der spontanen Ansteckung die Schleimhäute der oberen Luftwege an (Protopustel L. Pfeiffer). Eine Ansteckung mit Blattern kann also nur stattfinden, wenn hier der Schutz versagt. Besteht dabei noch Immunität der Haut, so kommt es entweder nur zu einer Variola sine exanthemate oder zu einer Variolois; fehlt auch die Immunität der Haut, also bei einem Ungeimpften oder bei einem seit sehr langer Zeit nicht mehr Geimpften, so kommt es zu einer Variola vera.

Bei der Wiederimpfung beobachten wir in etwa $30\,^0/_0$ der Fälle 10 Jahre nach der Erstimpfung wieder Pustelbildung mit Vermehrung der Erreger. Diese Fälle hätten also ohne Revakzination bei einer Pockeneinschleppung evtl. eine Anwartschaft auf eine Blatternerkrankung gehabt. Bei den übrigen $70\,^0/_0$, mit Knötchen, Papeln, Frühreaktion reagierenden Fällen handelt es sich um Immunitätsreaktionen; der Erreger wird lokal abgetötet. Aber auch in diesem Falle wird durch die Revakzination der Impfschutz erhöht (Paschen). Das Serum dieser Revakzinierten zeigt eine deutlich nachweisbare Erhöhung der viruliziden Kräfte (s. unten). Und hierin liegt neben der Erfahrung der wissenschaftliche Beweis des Nutzens und der Notwendigkeit der Revakzination.

Die Dauer des vakzinalen Impfschutzes läßt sich nicht allgemein durch eine bestimmte Zahl von Jahren ausdrücken; sie schwankt vielmehr bei den einzelnen Individuen innerhalb weiter Grenzen. Die alte Jennersche Vorstellung, daß die durch die Schutzpockenimpfung entstandene Immunität für die Dauer eines langen Lebens vor den Pocken schützt, wurde schon bald nach seinem Tode als unrichtig erkannt. Zwar kommen einzelne Fälle vor, wo nach einmaliger Impfung trotz wiederholter Ansteckungsmöglichkeit Pockenimmunität bis ins hohe Alter besteht, aber solche Fälle sind doch große Ausnahmen. Die Regel ist, daß nach einem verschieden langen Zeitraum wieder Empfänglichkeit für die Blattern auftritt. Sicher ist, daß für die ersten Jahre nach der erfolgreichen Vakzination Immunität besteht. Die Erfahrungen aus den ersten Dezennien des 19. Jahrhunderts lehren, daß vor Ablauf des fünften Jahres nach der Impfung kaum jemals eine Pockeninfektion haftet, und daß der Schutz in der Regel erst nach zehn Jahren zu schwinden beginnt.

Bei den Negern ist die Dauer der Immunität nach überstandener Variola, sowie nach Vakzination im allgemeinen, wie es scheint, erheblich kürzer als bei Europäern. A. Plehn beschreibt drei sichere Fälle, wo Kamerunneger an den Blattern erkrankten, die vor Jahresfrist erfolgreich geimpft waren; ich habe dieselbe Beobachtung in Togo gemacht.

Das Verschwinden der Immunität hört nicht mit einem Schlage, sondern ganz allmählich auf. Aus dem absoluten Impfschutz, der in den ersten Jahren besteht, wird zunächst ein partieller. In den ersten Jahren nach der Impfung besteht trotz gegebener Ansteckungsmöglichkeit überhaupt keine Empfänglichkeit für die Erkrankung an den Blattern. Erfolgt die Ansteckung geimpfter Personen aber in der Zeit der langsam schwindenden Immunität, so macht sich der noch bestehende partielle Impfschutz darin geltend, daß nur ein abgeblaßtes Bild der echten Variola, die Variolois, in Erscheinung tritt.

Der Impfschutz im Lichte der Immunitätslehre. Echte Pocken und Kuhpocken werden durch denselben Erreger erzeugt. Durch Übertragung des

Pustelsekrets von echten Blattern entstehen beim Rinde Kuhpocken und die Rückübertragung der Kuhpocken auf den Menschen verursacht nicht mehr echte Blattern, sondern Vakzine. Das Pockenvirus hat durch diese Passage des Tierkörpers eine Abschwächung seiner Virulenz erfahren, so daß Verimpfung der Vakzinelymphe auf die Haut des Menschen nur noch eine lokale Pusteleruption hervorruft. Das Überstehen der Schutzpocken erzeugt aber beim Menschen nicht nur Immunität gegen Kuhpocken, sondern auch gegen die echte Variola. Die Jennersche Schutzpockenimpfung ist also in der Sprache der Immunitätslehre eine aktive Immunisierung des Menschen mittels des durch Tierpassage veränderten Pockenvirus. Die Vakzination ist das klassische Beispiel für die Erzeugung jener Immunität, die man als aktive Immunität bezeichnet, weil von dem Körper des infizierten Individuums eine aktive Arbeitsleistung, nämlich die Erzeugung von Schutzstoffen, verlangt wird.

Wo diese Immunität verleihenden Schutzstoffe im Körper ihren Sitz haben, welche Zellen sie produzieren, ob sie dauernd oder nur vorübergehend im Blute kreisen, oder ob der immunisierte Körper sie nur im Bedarfsfalle, d. h. bei Berührung mit dem Pockengift, produziert, das sind die Fragen, die sich uns zunächst aufdrängen, und die zum Teil bereits eine experimentelle Beantwortung erfahren haben.

Bevor wir aber der Frage näher treten, wo die Schutzstoffe entstehen, muß zunächst dem Schicksal des Vakzinevirus selbst nachgegangen werden. Kreist das Vakzinevirus nach seiner Einführung in den Körper im Blute?

Bei der Variola kreist der Pockenerreger nach den Untersuchungen von Kyrle und Morawetz in allen Stadien im Blute (s. oben). Um von der als Eingangspforte angenommenen Protopustel (L. Pfeiffer) in die Haut zu gelangen, muß er sich jedenfalls der Blutbahn bedienen. Auch bei der Vakzine ist ein Eindringen in die Blutbahn notwendig. Kraus und Volk erzielten auch dann Immunität, wenn sie die Impfstelle eines Affen am 3. Tage, wo nur leichte Infiltration vorhanden war, exzidierten: die Immunität ist also nicht abhängig von der lokalen Pustelbildung, sondern von dem Eindringen des Erregers in den Körper. Bei der Hautimpfung bleibt ein Teil des Virus in der Haut, dringt in das Epithel ein, um sich hier zu vermehren; ein anderer Teil gelangt bald nach der Impfung in die Lymphbahnen und von da über die Drüsen in die Blutbahn. Später gelangen keine freien Erreger, sondern nur solche, die durch Leukozyten aufgenommen sind, in die Zirkulation. Aus dem Blute selbst sind sie experimentell nicht mehr nachweisbar. Plotz gibt allerdings an, daß er seinen Erreger aus dem Blute des Kaninchens 3×24 Stunden nach der Impfung gezüchtet habe; mir ist es bei mehrfachen Versuchen, die streng nach den Vorschriften von Plotz ausgeführt wurden, nicht gelungen, den Erreger in hinreichender Menge zu erhalten, so daß eine „Züchtung" gelungen wäre. Auch Ohtawara schließt aus seinen Versuchen, daß der Erreger nach der Vakzination längere Zeit im Blute kreise. Zum Nachweise desselben bedient er sich der Injektion von Blut in den Kaninchenhoden, den er für den besten Nährboden für die Vakzine erklärt. Die interessanten Versuche bedürfen dringend einer Nachprüfung. Auch nach intravenöser Injektion von größeren Mengen von Lymphe ist schon nach 5 Stunden kein Virus weder in der Blutbahn, noch in der Milz, in dem Knochenmark oder der Leber zu finden (v. Prowazek und Yamamoto, Gins). Anders verhält es sich, wenn man nach dem Vorgang von Calmette und Guérin in den ersten 24 Stunden nach der intravenösen Injektion beim Kaninchen die Haut rasiert und skarifiziert. Dann können die Keime, die in den Hautkapillaren hängen geblieben waren, und noch lebten, sich vermehren und Vakzinepusteln hervorrufen. Die Enthaarung und Skarifizierung hat eine regenerative Vermehrung der Epithelien der Haarbälge und des Rete Malpighi zur Folge: der Zustand der Mitose bewirkt es, daß das Virus sich auf diesen Zellen festsetzt, ebenso wie es sich auf den Ovarien und Hoden ansiedelt, die beide eine aktive und rhythmische Vermehrung haben (Levaditi und Nicolau).

Wird die Enthaarung und Skarifikation in einem späteren Zeitpunkte ausgeführt, so kommt es nicht mehr zu einer Vermehrung der Erreger: dann sind offenbar die etwa in die Kapillaren gelangten Erreger tot oder von Leukozyten aufgenommen. Nun müssen zur Erreichung einer vollen Immunität neben der Haut auch die Schleimhäute und inneren Organe geschützt sein (s. oben). Diese werden aber nur dann immun, wenn der Erreger in sie hineindringt und gewissermaßen jedes einzelne aktiv immunisiert (Levaditi und Nicolau); jedes einzelne Gewebe wehrt von sich selbst aus bei einer Neuinfektion den Erreger ab. Bei ihren ausgezeichneten Untersuchungen bestätigten Levaditi und Nicolau den Dermotropismus des Vakzinevirus (Lipschütz), sie stellten aber weiter fest, daß das Virus überhaupt eine spezifische Affinität zu dem ektodermalen und entodermalen Gewebe besitzt, während das Mesoderm gemieden wird. Also Haut, Hornhaut, Schleimhäute des Rachens, Gehirn (eingestülptes Ektoderm), Hoden und Ovarien sind die Organe, zu denen der Erreger eine besondere Affinität hat. Sind nun auch die experimentellen Versuche, die zu diesen Schlüssen geführt haben, mit der Neurovakzine (Vakzine, die durch Gehirnpassagen zu einem Virus fixe geworden ist) angestellt, so gelten die dabei gewonnenen Erfahrungen doch im allgemeinen auch für die Dermovakzine. Die Autoren reihen die Erreger, die eine spezifische Affinität zu dem Ektoderm haben (Vakzine, Herpes, Encephalitis lethargica, Epitheliom der Vögel, Poliomyelitis, Lyssa) in eine gemeinsame Gruppe der Ektodermoses (sc. neurotropes) ein.

Weisen nun diese strengen Beziehungen zu dem Ektoderm schon an sich darauf hin, daß es bei der Vakzineimmunität sich hauptsächlich um eine Gewebe- bzw. histogene Immunität handelt, so sprechen noch andere Momente dafür:

Im Serum des geimpften Kaninchens, Kalbes, Menschen sind eine Reihe von Immunkörpern nachweisbar. Zuerst treten spezifische komplementbindende, später virulizide Antikörper auf. Nach Gastinel kann man zwei Stadien unterscheiden, die auf einander folgen. Auf die Impfung folgt nach einer Inkubation von je nach dem Einführungswege wechselnder Dauer eine Periode der Infektion oder des Kampfes während einiger Tage und darauf der refraktäre oder besser allergische Zustand. Während des ersten Stadiums sind komplementbindende Antikörper nachweisbar; sie verschwinden dann schnell aus dem Blute. Im 2. Stadium ist stets eine virulizide Kraft nachweisbar. Béclère, Chambon und Ménard (vgl. Variola) hatten festgestellt, daß das Serum von Menschen, die Pocken überstanden hatten, virulizide Antikörper enthält. Dasselbe ließ sich bei geimpften Kindern, Kälbern, Kaninchen nachweisen.

Außer den beiden oben genannten Antikörpern sind noch Präzipitine (Freyer, Paschen und Jacobsthal, Tomarkin und Carrière) und Agglutinine (v. Pirquet, Paschen und Jacobsthal) im Serum immunisierter Kaninchen nachweisbar.

Die widersprechenden Angaben über die Menge und die Dauer der im Serum nachweisbaren viruliziden Körper — wenige Wochen, 10—20 Jahre — sind nach Gins auf die Verschiedenheit der angewandten Methoden zurückzuführen. Bei Verfeinerung der Methode, Verwendung frischen, gut aufgeschlossenen und von Zellmassen durch scharfes Zentrifugieren befreiten Impfstoffes und energischer Immunisierung des serumspendenden Tieres seien die viruliziden Körper mit wenigen Ausnahmen regelmäßig in großen Mengen im Serum nachweisbar.

Die Versuche von Béclère, Chambon und Ménard (1880), Tiere mit Immunserum passiv zu immunisieren, sprechen allerdings scheinbar dagegen. Die genannten Autoren brauchten zur Immunisierung Serummengen von $1/100$ des Tiergewichtes, und auch diese großen Mengen waren nur wirksam, wenn sie von der Impfung eingespritzt wurden: die Wirkung zeigte sich in einer sehr langsamen Entwicklung und verminderten Virulenz der Vakzine bei den injizierten Tieren (Analogie mit bakteriellen Krankheiten).

Die Tatsache ferner, daß Immunität der Haut bereits besteht, bevor virulizide Antikörper im Serum nachweisbar sind, andererseits Immunität noch bestehen kann, nachdem die Antikörper verschwunden sind, spricht dagegen, daß die humoralen Kräfte bei der Immunität die Hauptrolle spielen. Die bei der Revakzination beobachtete schnelle Vernichtung des Erregers am Orte der Einverleibung — man

findet keine Guarnierischen Körperchen mehr, die, wie wir früher sahen, als Viruskolonie, die von Reaktionsprodukten der Zelle umgeben sind, anzusprechen sind —,
v. Pirquets bekannte Versuche: der häufig geimpfte linke Vorderarm zeigte gegenüber dem anderen große Unterschiede in der Ablaufsgeschwindigkcit und Intensität
der Reaktion, die auf verschiedene Konzentration des Antikörpers zurückzuführen
waren — beides spricht für eine vorwiegend histogene Immunität. Der humorale
Faktor gesellt sich zum Gewebefaktor. Vielleicht spielt bei den Immunitätsreaktionen das autonome Nervensystem eine Rolle; dafür spricht auch die Schnelligkeit,
mit der dieselben ausgelöst werden, und zwar gleichgültig, ob nahe oder ferne von
der primären Infektionsstelle, und die Erscheinungen bei der Frühreaktion, der
Revakzination, wo eine starke Ausdehnung der Kapillaren gefunden wird.

Die Immunität des Hautorganes beruht auf der Eigenschaft, bei einer Infektion
mit Variolavakzine sofort virulizide Antikörper in hinreichendem Maße zu produzieren und damit den Ansturm der Erreger abzuwehren (Jochmann). Alle Momente,
die eine sehr schnelle Regeneration des Epithels zur Folge haben, exanthematische
Krankheiten, bei den Negern der durch die starke Insolation bewirkte starke Stoffwechsel in der Haut, wirken abkürzend auf die Dauer der Immunität.

Erfolge der Impfung. Seit der Einführung der Vakzination zu
Beginn des 19. Jahrhunderts haben die Blattern an Häufigkeit
und Gefährlichkeit in auffälliger Weise abgenommen. Am Ausgang
des 18. Jahrhunderts galt es als etwas Selbstverständliches, daß der Mensch
einmal in seinem Leben die Pocken bekommen müsse. Noch 1787 bemerkte
Hildebrandt, wenn irgend jemand sterbe, ohne in seinem Leben an den
Pocken erkrankt gewesen zu sein, so sei anzunehmen, daß er sie im Mutterleibe
überstanden habe. Heutzutage ist in Deutschland und in anderen Staaten,
wo die Impfung in der richtigen Weise durchgeführt wird, die Variola eine fast
unbekannte Krankheit.

Schon im Anfang des vorigen Jahrhunderts, als die Wiederimpfung noch
keine Verbreitung gefunden hatte und die meisten Menschen nur einmal geimpft wurden, zeigte es sich, daß die Blattern infolge der Einführung der Vakzination an Häufigkeit abnahmen, daß geimpfte Personen weit seltener an den
Blattern erkrankten als ungeimpfte, und daß die Sterblichkeit bei geimpften
Pockenkranken weit niedriger war als bei den ungeschützten, bei denen sie sich
auf die Höhe der Pockensterblichkeit des 18. Jahrhunderts erhob.

Die eklatantesten Beweise für den Segen der Impfung aber waren die
Ergebnisse der Revakzination und des deutschen Impfgesetzes.

Zu den glänzendsten Belegen für die Schutzkraft der Pocken gehören die
Erfolge der Vakzination und Revakzination in der preußischen Armee. Noch
in den Jahren 1825 bis 1830 war die Pockensterblichkeit in der preußischen
Armee größer als in der Zivilbevölkerung, da die Ansteckung durch das Zusammenleben in der Kaserne sehr erleichtert wird und der in der Kindheit
erlangte Impfschutz bei den durchschnittlich im Alter von 20 bis 25 Jahren
stehenden Soldaten bereits nachgelassen hatte. Es starben von 100 000 Mann
der Iststärke an den Pocken in den Jahren:

1825	 9,9	1830	 22,1
1826	 13,1	1831	 75,0
1827	 18,8	1832	 66,7
1828	 28,7	1833	 75,2
1829	 28,9	1834	 28,1

Die durchschnittliche jährliche Mortalität betrug also 36,44.

Mit einem Schlage veränderte sich das Bild, als im Jahre 1834 die Revakzination in der Armee eingeführt wurde. Es starben von je 100 000 Mann
der Iststärke an Pocken durchschnittlich jährlich in den Jahren:

1835—1839	 3,88	1855—1859	 0,42
1840—1844	 2,08	1862—1864	 0,33
1845—1849	 0,64	1865—1869	 1,04
1850—1854	 1,40		

In den Jahren 1847, 1855, 1856, 1858 und 1863 starb in der preußischen Armee niemand an den Pocken, obgleich in denselben Jahren die Zivilbevölkerung viel unter der Seuche zu leiden hatte.

Die Wirkung der Einführung von Impfung, bzw. Wiederimpfung auf die Pockenmortalität der Militärbevölkerung Preußens illustriert nachstehendes Bild:

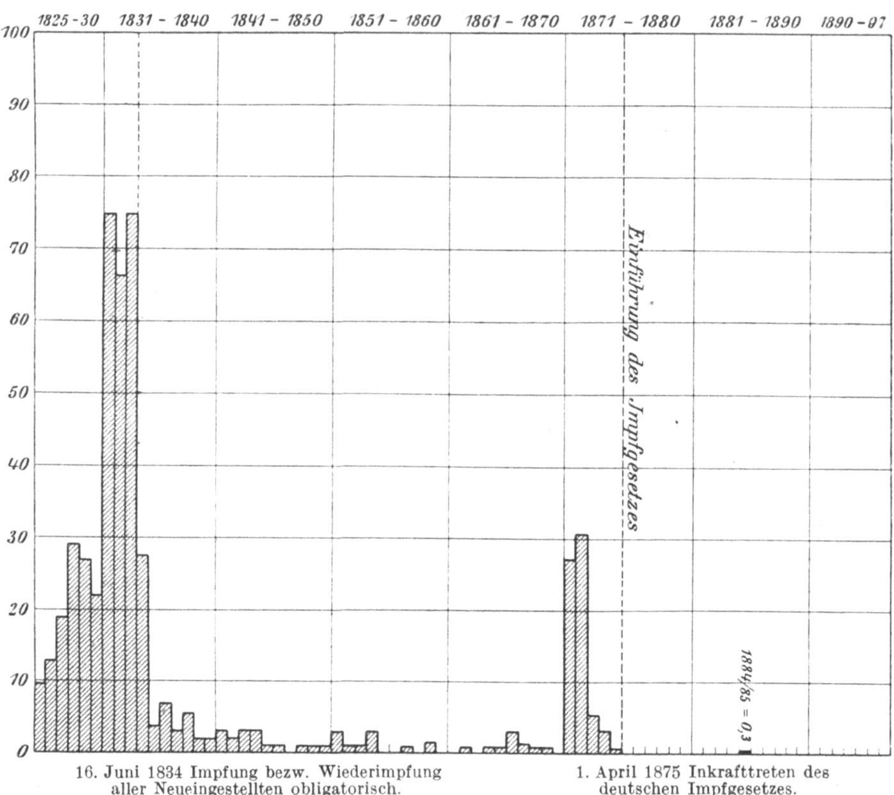

Abb. 427. Pockensterblichkeit bei der Militärbevölkerung Preußens (seit 1875 Impfung allgemein durchgeführt).

Die gleichen günstigen Ergebnisse erzielte die gesetzliche Revakzination in den Armeen Bayerns, Badens, Hannovers sowie in den Armeen und Flottenmannschaften Schwedens, Dänemarks und Norwegens. Nach dem Berichte des königlich bayerischen Kriegsministeriums im englischen Blaubuch verlor z. B. die bayerische Armee seit dem Jahre 1844, wo die Revakzination eingeführt wurde, bis 1855 keinen Mann an den Pocken.

Die Gesamtziffer der Pockenerkrankungen im deutschen, österreichischen und französischen Heer gibt ein anschauliches Bild darüber, wie die bestimpfende Armee auch die wenigsten Blatternerkrankungen aufweist. Es erkrankten

im deutschen Heer (1875—1887) . . . .   148 Mann
„ österreichischen Heer (1875—1886) . . . . . . 10 238   „
„ französischen Heer (1875—1881) . . . .   5 605   „

Der letzte und schönste Beweis für die segensreichen Wirkungen der Revakzination ist der **Erfolg des deutschen Impfgesetzes**, das am 1. April
1875 in Kraft trat und neben der Impfung im frühen Lebensalter die Revakzination im zwölften Lebensjahre vorschrieb. Seine Vorschriften sind im
Deutschen Reiche im allgemeinen gewissenhaft ausgeführt worden. Die Folgen
davon spiegelt die Statistik wieder.

Für das Deutsche Reich bestehen seit 1889 dank den Bemühungen des
Kaiserlichen Gesundheitsamtes genaue Feststellungen über sämtliche Blattern-
todesfälle und Blatternerkrankungen. Die Pockentodesfälle im Deutschen
Reiche, in absoluten Zahlen und auf je 100 000 Einwohner berechnet, verhalten
sich in den Jahren 1889—1910 in folgender Weise[1]):

Im Jahre	Absolute Zahl	Berechnet auf je 100 000 Einw.	Im Jahre	Absolute Zahl	Berechnet auf je 100 000 Einw.
1889	200	0,380	1900	49	0,087
1890	58	0,110	1901	56	0,099
1891	49	0,093	1902	15	0,026
1892	108	0,205	1903	20	0,034
1893	157	0,298	1904	25	0,042
1894	88	0,167	1905	30	0,050
1895	27	0,052	1906	47	0,077
1896	10	0,019	1907	63	0,102
1897	5	0,009	1908	65	0,103
1898	15	0,028	1909	26	0,042
1899	28	0,052	1910	33	0,053

Wäre die Pockensterblichkeit noch so groß wie im 18. Jahrhundert, so
müßten nach **Kirchner** bei einer Bevölkerung von 64 Millionen im Durchschnitt jährlich 160 000 Menschen an den Pocken sterben. In Wirklichkeit
starben nach dem Durchschnitt der zehn
Jahre 1901—1910 in Deutschland 38 Personen an den Pocken.

Die Pockensterblichkeit im Deutschen
Reiche von 1816 bis 1909 und der Einfluß des Impfgesetzes wird aufs anschau-
lichste durch Abb. 429 illustriert. Sehr
schön illustriert die nebenstehende Kurve
den Einfluß der energisch durchgeführten
Impfung während des Weltkrieges im
Generalgouvernement Warschau.

Aber in keinem Lande hat sich in
dem Kriege die Impfung so segensreich
erwiesen wie in Frankreich, das 1870/71
so ungeheuere Verluste an Pocken hatte.
In der Festschrift zur Zentenarfeier der

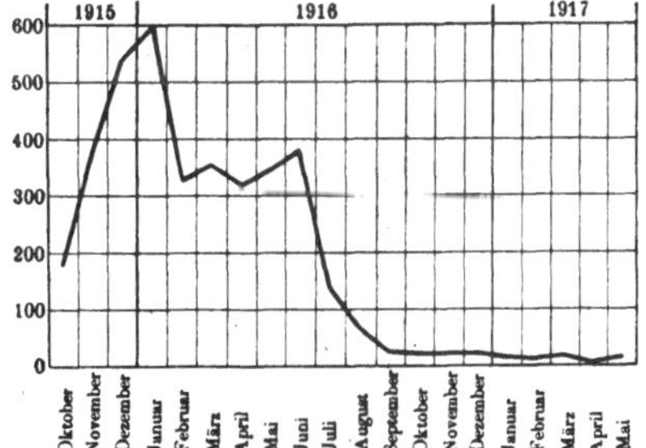

Abb. 428. Einfluß der allgemeinen
Impfung auf die Zahl der Pockenfälle
im Generalgouvernement Warschau.
(Aus dem Kaiserin-Friedrich-Hause.)

Académie schreibt **Camus** in der Presse médicale 25. 12. 1920: „Die Resultate,
die dem Impfgesetz vom 15. 2. 1902 (nach deutschem Muster! Ref.) zuzuschreiben sind, sind in der Tat bemerkenswert. Die Mortalität an Pocken,

---

[1]) **Kirchner.**

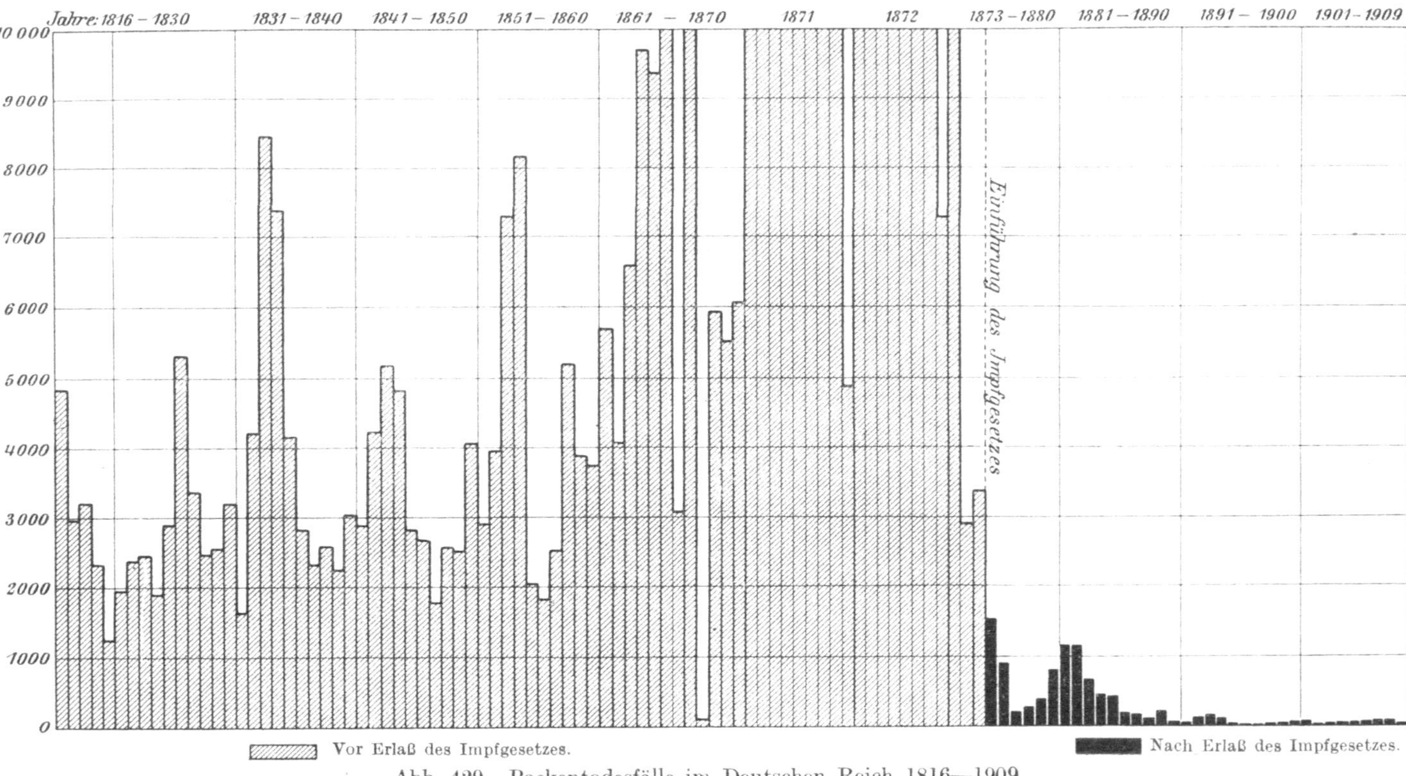

Abb. 429. Pockentodesfälle im Deutschen Reich 1816—1909.

die in Frankreich jährlich vor 1902 zwischen 1500 und 3000 schwankte, ist seit 13 Jahren unter 100 gesunken. Schließlich hat während des Krieges eine verschärfte Durchführung der Revakzination ein vollständiges Verschwinden der Pocken bewirkt, ce qui ne s'était jamais vu". Das ist fürwahr ein Triumph! Erschwerend wirkten die Kriegsverhältnisse, besonders aber die Musterkarte der schwarzen und gelben Rassen, die bekanntlich für die Pocken besonders empfänglich sind.

Besonders beweisend sind auch die Zahlen über die Pockenerkrankungen in dem deutschen Heer[1]):

	Feldheer			Besatzungsheer			Zusammen
	absolut	davon †	Mortalität	absolut	davon †	Mortalität	
1. Kriegsjahr . .	20	2	—	29	2	—	434 Fälle
2. ,, . .	80	3	—	53	2	—	mit einer
3. ,, . .	60	0	—	69	2	—	Mortalität
4. ,, . .	85	7	—	38	2	—	von 4,6 %
Summe	245	12	4,9 %	189	8	4,2 %	

Erkrankungen: durchschnittlich 0,0111 %‰ der Kriegsstärke.

Als Vergleich diene: Deutsche Armee 1870/71 etwa 5000 Erkrankungen (300 †) = 6,25 %‰ der Kriegsstärke. Französische Armee etwa 75 mal soviel.

Die angeführten Zahlen mögen genügen, um den Wert der Schutzpockenimpfung zu illustrieren. Es steht unumstößlich fest, daß die Vakzination einen zuverlässigen, wenn auch zeitlich begrenzten Schutz gegen die Erkrankung an Pocken verleiht, und daß rechtzeitige Wiederholung der Impfung beim Nachlassen des Impfschutzes diese Immunität zu einer dauernden gestalten kann. Die Pocken sind jetzt für Deutschland, das Land des besten Impfzustandes, so gut wie ausgerottet. Die Pockenmortalität der anderen Länder steht, in direktem Verhältnis zur Güte ihrer Impfgesetze. Die verheerende Seuche ist in gutimpfenden Ländern durch zielbewußte Prophylaxe beseitigt und zu Boden geschlagen und wird nirgends mehr ihr Haupt erheben können, wo Vernunft und Energie sich verbinden, um den Schatz, den Edward Jenner uns hinterlassen hat, nach seinem wahren Werte zu würdigen.

Ein Land wie England, kann sich vielleicht die Gewissensklausel leisten bei seiner insulären Lage; Deutschland hat nach dem Versailler Frieden keine Armee mehr. Die Impfung im 20. Jahre fällt für die waffenfähige Mannschaft weg; damit ist eine Bresche in unseren von allen Völkern beneideten Impfschutz gelegt. Deutschland muß bei seiner geographischen Lage unbedingt an seinem Impfgesetz vom 8. April 1874 festhalten. Die Pocken sind keine Schmutzkrankheit, wie Typhus, Cholera, Fleckfieber; sie können nicht durch allgemeine Verbesserung der Hygiene bekämpft werden. Nur die Impfung, die aktive Immunisierung mit dem lebenden Erreger, kann sie beseitigen.

Literatur siehe bei:

Jochmann: Pocken und Vakzinationslehre. Wien 1913.

---

[1]) Handbuch der ärztlichen Erfahrungen im Weltkriege 1914/1918, Bd. 3, Innere Medizin, 9. Pocken von Prof. Dr. Alwin Besserer.

Herpes simplex.

Die experimentellen Arbeiten der letzten Jahre über Herpes und Encephalitis lethargica und deren Beziehungen zu einander haben zu Ergebnissen geführt, die es gerechtfertigt erscheinen lassen, in einem Lehrbuch der Infektionskrankheiten ein Kapitel dem Herpes zu widmen, um so mehr, als die Arbeiten zu einem gewissen Abschluß gekommen sind.

Der Herpes simplex ist eine lokale Haut- und Schleimhauterkrankung, die als selbständiges Leiden (Febris herpetica), als Begleiterscheinung bei Infektionskrankheiten (Herpes febrilis, facialis), bei Reizungen innerhalb der Sexualsphäre (Herpes progenitalis), ferner aus toxischen oder nervösen Ursachen auftritt. Im Gegensatz zum Herpes zoster besteht Disposition zu Rezidiven.

Ätiologisch werden alle diese Herpesformen mit Ausnahme des Herpes zoster durch ein einheitliches, lebendes Virus hervorgerufen: es handelt sich um ein filtrierbares Virus, dessen Züchtung und färberische Darstellung bis jetzt noch nicht gelungen ist. Das Herpesvirus ist allem Anschein nach sehr nahe verwandt, wenn nicht identisch mit dem Erreger der Economoschen Krankheit (Encephalitis lethargica s. epidemica).

Krankheitsbild. Im Gegensatz zum Herpes zoster tritt der Herpes simplex unabhängig von dem Verbreitungsgebiet der Hautnerven oder von einzelnen Nervenästchen gruppenförmig hauptsächlich in der Umgebung der natürlichen Körperöffnungen auf. Die Entwicklung geht ungemein schnell vonstatten; nach einem kurzen Stadium, wo die Hautstelle gerötet ist, leicht brennt und juckt, schießen die Bläschen auf und erreichen bald ihre maximale Ausdehnung. Der klare Inhalt trübt sich und trocknet durch Verdunstung ein; die Borken fallen in kurzer Zeit ab, oder die Bläschen verkrusten nach Verlust der Decke. Im Gegensatz zum Herpes zoster heilt der Herpes simplex immer ohne Narbenbildung ab.

An Stellen, wo die Haut besonders zart ist (Präputium, Vulva) platzen die Bläschen leicht; es entstehen oberflächliche Epithelverluste: die gruppenförmige Anordnung derselben sichert die Diagnose Herpes. Ebenso, wie die Umgebung der Ostien werden die Schleimhäute derselben von Herpes befallen: Herpes buccalis, lingualis, tonsillaris (Angina herpetica), Herpes nasalis, Herpes urethralis, Herpes analis bei Pneumonie. Das Epithel stößt sich an den befallenen Stellen leicht ab, so daß man eigentliche Bläschen selten zu Gesicht bekommt. Die kleinen Epithelverluste ersetzen sich schnell. Der Herpes buccalis macht gelegentlich Beschwerden beim Sprechen und Essen.

In der Gruppe des Herpes simplex nimmt die Febris herpetica eine Sonderstellung ein; sie verhält sich zu den übrigen symptomatischen Herpesformen, wie der idiopathische Zoster (Zosterfieber) Landouzy, der eine Infektionskrankheit ist, zum symptomatischen Zoster. Nur der erste hat Beziehungen zu den Varizellen.

Die Febris herpetica verläuft unter dem Bilde einer leichten Infektionskrankheit. Sie beginnt nicht selten mit Frost; es schließt sich dann ein mehrtägiges, mehr oder weniger hohes Fieber an. Mit dem Aufschießen eines oft mächtigen Herpesausbruches um den Mund, die Nase, häufig auch auf den Wangen und der Mundschleimhaut geht die Temperatur herunter. Gelegentlich wird ein Milztumor beobachtet; Romberg sah unter reichlich 60 Fällen einmal in der Rekonvaleszenz eine rasch vorübergehende, leichte hämorrhagische Nephritis. Schottmüller glaubt, daß die Mehrzahl dieser Fälle von Febris herpetica auf eine Infektion der Harnorgane oder des Endometriums mit Bacterium coli zurückzuführen ist. In den Herpesbläschen selbst ist in diesen Fällen Bacterium coli nicht nachgewiesen.

Der **Herpes simplex** umfaßt die Gruppe des **Herpes facialis** und des **Herpes progenitalis (Vulvae, Praeputii).**

1. Der **Herpes facialis** tritt auf als häufiger Begleiter fieberhafter Erkrankungen (kruppöse Pneumonie, Zerebrospinalmeningitis, Influenza u. a.). Teissier, Gastinel und Reilly machen auf die interessante Tatsache aufmerksam, daß bei Krankheiten, bei denen man annimmt, daß ein filtrierbares Virus die Ursache ist (Variola, Varizellen, Scharlach), Herpesbläschen nur ausnahmsweise vorkommen. Es gibt offenbar Individuen, die bei irgend einer leichten fieberhaften Erkrankung Herpes bekommen, „herpesbereit" sind.

2. Als **Herpes progenitalis** wird der Herpes beobachtet bei physiologischen und pathologischen Vorgängen im Bereich der Geschlechtsorgane; bei Frauen habituell als **Herpes menstrualis**, bei Männern im Anschluß an den Koitus u. a. m. Der seltene **Herpes digitalis** ist nach Epstein ein auf den Finger verirrter Herpes genitalis. Jede Attacke ist charakterisiert durch ziemlich heftige, manchmal 2—3 Tage vor den Bläscheneruptionen einsetzende, Neuralgien im betreffenden Arme und durch die nach dem Ausbruch der Bläschen regelmäßig einsetzende Lymphangitis des Vorderarmes, die bei heftigeren Attacken erst mit Eröffnung der Bläschen nachläßt (Blaschko).

Histologische Untersuchungen über den Herpes facialis liegen nicht vor; Unna hat in einem Falle einen abgelaufenen Herpes nasalis an der Leiche exzidiert. Es liegt ja in der Natur der Sache, daß der Herpes facialis wegen der Narbenbildung in vivo nicht leicht exzidiert wird. Dagegen ist die Histologie des Herpes progenitalis genau erforscht: von Unna in 3 Fällen, darunter ein frischer; vor allem von Kopytowski, der 24 Fälle beschreibt, wo er in vivo den Herpes exzidierte, und zwar in verschiedenen Krankheitsstadien: 12 Stunden nach Beginn des Leidens, zuweilen bereits wenige Stunden nach Bildung des Herpesbläschens, meistens nach 24—36 Stunden, und von Lipschütz, der aber mehr zytologisch arbeitete.

Nach Kopytowski stammt der Infektionskeim aus den Gefäßen der Kutis oder der Papillen und ruft zuweilen in den Bindegewebszellen, stets aber in den Epithelien entzündliche Reaktion, Degeneration und Koagulationsnekrose hervor. Im Epithel sind zwei parallel verlaufende Prozesse zu unterscheiden: 1. ödematöse Degeneration hauptsächlich der zelligen Bestandteile der Blase, 2. Nekrose der Zellen im Inhalt und am Boden der Blase; hier nehmen die Zellen an Größe zu, runden sich ab nach Verlust ihrer Protoplasmafortsätze. Die vergrößerten Zellen mit „desorganisierten Kernen" vermehren sich amitotisch; es resultieren Zellen mit 2—4—32 Kernen. Die Kerne sind zum Teil homogen gefärbt, zum Teil sieht man einen farblosen Zwischenring; dann sieht man gelegentlich ungefärbte Kerne mit feinen, unregelmäßig verteilten Körnchen und gut gefärbtem Rande. Während Kopytowski diese Kernveränderungen als Degeneration auffaßt, deutet Lipschütz sie als spezifische Reaktionsprodukte des Kernes auf das in ihm parasitierende Virus, als Chlamydozoen (s. unten). Es ergibt sich völlige Analogie in den histologischen Befunden bei Herpes zoster und Herpes genitalis (Kopytowski).

Differentialdiagnose siehe in den Lehrbüchern der Haut- und Geschlechtskrankheiten.

Therapie. Vermeidung aller unzweckmäßigen reizenden örtlichen Eingriffe. Aufstäubung von Airol, Xeroform, evtl. Bepinseln mit 1%igem Trypaflavinspiritus.

Pathogenese. Bis vor kurzem galt der Herpes nur als ein Symptom, bzw. eine Begleiterscheinung, die bei allen möglichen Infektionskrankheiten oder nach den verschiedensten toxischen Einwirkungen beobachtet wurde.

Die erfolgreiche Übertragung des Herpes corneae des Menschen auf die Kaninchenhornhaut, über die der Ophthalmologe Grüter im Jahre 1912 berichtete, stellte plötzlich das Herpesproblem auf eine sichere, der experimentellen Forschung zugängliche Basis. Löwenstein berichtete dann 1919, daß es ihm, gestützt auf die Arbeit von Grüter, gelungen sei, den Herpes febrilis auf die Kaninchenhornhaut mit Erfolg zu übertragen: bei der Übertragung auf die Kaninchenhornhaut wurde eine der Keratitis herpetica des Menschen ähnliche Erkrankung hervorgerufen, nach ihrer Abheilung bestand lokale Immunität der betreffenden Hornhaut gegenüber einer neuerlichen Impfung mit Herpes febrilis. Die schon früher vermutete Identität von Herpes febrilis und Herpes corneae wurde durch die Hornhautimpfung bestätigt. Löwenstein stellte zugleich fest, daß alle Herpesblasen der verschiedensten Herkunft mit Ausnahme des Herpes zoster für die Kaninchenhornhaut pathogen sind. Es folgen dann eine große Reihe von bestätigenden und zum Teil erweiternden Arbeiten: von Kraupa, Baum, Kooy, Sallmann, Siegrist, Doerr und Vöchting, Doerr und Schnabel, Doerr und Berger, Blanc und Caminopetros, Stocker, Luger und Lauda, Lipschütz, Paschen u. a. Über die Ätiologie des Herpes war man bis dahin über Hypothesen nicht hinausgekommen. Toxische, vasomotorische und trophoneurotische Ursachen oder Entzündungen oder anderweitige Schädigungen der Nervenstämmchen wurden von einer Reihe von Autoren für die Entstehung des Herpes verantwortlich gemacht. Nach Gerhardt komprimieren im Fieberstadium die erweiterten Arterien die Zweige des Trigeminus in den Knochenkanälchen und geben dadurch Veranlassung zur Entstehung des Herpes labialis.

Zwar hatten schon früher nach du Castel Vidal, Evans, Douard de Bordeau, Bureau über erfolgreiche Übertragung auf die Haut des Menschen berichtet; Fournier stand diesen Arbeiten sehr skeptisch gegenüber. Neuerdings ist aber Lipschütz die Übertragung des Herpes genitalis auf die Haut zweimal sicher gelungen; es trat ein nach jeder Richtung typischer Herpes auf. Die Übertragung des Herpes durch Autoinokulation gelingt übrigens leicht; ich habe mehrere Fälle von Herpes genitalis und Herpes labialis durch mehrere Passagen weiter impfen können. In einem Falle habe ich den Herpes labialis bei einer Frau (Herpes bei Angina) in dreifacher Passage übertragen: es entstand nach ein- bis zweitägiger Inkubation am Orte der Impfung ein typisches Herpesbläschen, zum Teil mit deutlicher Areabildung, die vielleicht als Immunitätsreaktion aufzufassen ist. Eine Übertragung auf die Kaninchenhornhaut von dem Passagevirus vom Herpes genitalis ist Lipschütz gelungen. Bei einem Herpes bei Influenza gelang mir nach zweifacher Passage eine Übertragung auf die Kornea des Kaninchens. Fontana berichtet in der Pathologica über gelungene Auto- und Heteroinokulation von Herpes febrilis des Menschen, ebenso über erfolgreiche Übertragung des auf die Kaninchenhornhaut verimpften Herpes auf die Haut des Menschen und umgekehrt. Die Übertragbarkeit des Herpes simplex auf die eigene bzw. auf die Haut eines anderen, kann differentialdiagnostisch verwertet werden gegenüber dem Herpes zoster, wo die kutane Übertragung ausnahmslos versagt. Eine Ausnahme bildet wohl nur die Übertragung des Herpes zoster bei einem Kinde, über die Kundratitz berichtet (s. Kapitel Varizellen).

Zugunsten einer Infektionskrankheit spricht das gelegentlich beobachtete gehäufte Auftreten des Herpes febrilis. So berichtet Zimmerlin 1883 über eine Herpesepidemie im Baseler Bürgerspital: in Zeit von 3 Monaten wurden 30 Fälle von Herpes labialis bemerkt: alle im Frauenflügel; der Männerflügel blieb verschont. Karl Meyer beobachtete 1921 im Juli beim Militärdienst in der Schweiz eine Reihe von Herpesfällen. Von 70 Männern einer Kompagnie wurden 30 Soldaten und Offiziere befallen. Soldaten und Offiziere waren jede für sich in je einem Saale untergebracht. Von den anderen Kompagnien des Bataillons, die im selben Hause untergebracht waren, erkrankte keiner, obgleich alle Soldaten aus derselben Küche ihr Essen bezogen.

Die bakteriologische Untersuchung der Herpesbläschen hat keine eindeutigen Resultate ergeben. I. M. Kooy berichtet allerdings, daß sie in 3 Fällen von Herpes febrilis gramnegative polymorphe Stäbchen gezüchtet habe. Mit der Reinkultur dieser Stäbchen konnte sie eine typische Impfkeratitis auf der Kornea erzeugen, ebenso konnten diese Stäbchen unter 25 Fällen 22 mal aus der mit Herpesbläscheninhalt geimpften Kaninchenhornhaut gezüchtet werden. Dieselben Stäbchen fand Kooy in Ausstrichen von Herpesbläscheninhalt und Konjunktival- und Kornealabstrichen geimpfter Kaninchen. Luger untersuchte in 25 Fällen den Bläscheninhalt von Herpes febrilis verschiedenster Provenienz mikroskopisch und bakteriell, konnte aber die Befunde von Kooy nicht bestätigen und neigt zu der von Loewenstein schon früher geäußerten Ansicht, daß beim Herpes febrilis ein filtrierbares Virus anzunehmen ist. Loewenstein fand in den Herpesbläschen polymorphe Körnchen, die mit guten Giemsalösungen sehr scharf hervortraten; sie scheinen nach ihm charakteristisch für den Inhalt von Herpesbläschen zu sein; für ihre Erregerrolle spricht allerdings vorläufig nichts.

Daß aber in dem Inhalte der Herpesbläschen ein Virus vorhanden sein muß, welches für die Kaninchenhornhaut in hohem Grade pathogen ist, das geht aus zahlreichen experimentellen Arbeiten hervor.

Loewenstein berichtet in einer Arbeit: „Analogie zwischen fieberhaftem Herpes auf der Hornhaut und den Eruptionen an anderen Stellen des Körpers" über seine Ergebnisse bei der Übertragung des Herpesinhaltes auf die Hornhaut des Kaninchens. Unter strenger Anlehnung an die von Grüter angegebene Technik und Methode impfte er 17 Kaninchen in direkter Übertragung auf die Kornea. Unter den Herpesfällen waren 2 Fälle von Herpes nach parenteraler Milchinjektion, 1 Fall nach intravenöser Salvarsaninjektion. In allen 17 Fällen folgte auf die Impfung eine typische Impfkeratitis. Das Virus war durch Passage übertragbar und offenbar hochgradig infektiös; denn noch in starker Verdünnung war es wirksam. Kontrollversuche verliefen negativ.

Baum erhob den naheliegenden Einwand gegen die Theorie von Löwenstein, daß für eine Affektion, die bei ätiologisch so verschiedenen Krankheiten, wie Pneumonie, Meningitis, Erysipel, Malaria, Aolaneinspritzungen usw., wie wir oben gesehen haben, auftritt, wohl kaum ein einheitliches Virus als Erreger angenommen werden könne. Die Befunde von Loewenstein bestätigt er durchaus; mit 2 Fällen von Herpes labialis, 2 Fällen von Herpes progenitalis, davon 1, der seit einem Jahre fast jede 14 Tage rezidivierte, je 1 Fall nach Sublimat- und Salvarsaninjektion, 1 Herpes faciei erhielt er auf der Kaninchenkornea die typische Keratitis herpetica; dagegen waren Übertragungen mit Herpes zoster, Pemphigus vulgaris, Dermatitis herpetif. Duhring, Ekzembläschen, Brandblasen, Varizellen usw. vollständig negativ.

Ein zweiter, noch gewichtigerer Einwand ist der, ob nicht das einfache Trauma der Skarifikation der Kornea den Herpes hervorrufen kann. Es liegen zwar eine Reihe von Kontrolluntersuchungen vor, so bei dem Studium der Variola-Vakzineimpfung der Kaninchenhornhaut, wo mit sterilem Messer gesetzte Impfungen nie Herpes verursachten. Ebenso verliefen, wie wir eben sahen, die Kontrollimpfungen von Baum negativ. Stocker machte Verletzungen auf der Hornhaut mit sterilem Messer, Impfungen mit normalem menschlichen Epithel, mit Material einer traumatischen Erosion, mit Material von einem Ulcus corneae scrophulosum: alle verliefen negativ, und dieselben Augen blieben empfänglich für Herpesmaterial.

Wie wichtig aber dieser Einwand ist, geht aus der Arbeit desselben Autors hervor, in der er Stellung zur Frage der traumatischen Auslösung des Herpes corneae nimmt, gelegentlich Entscheidung in Unfallsachen. Er präzisiert die Frage genau: Kann durch eine äußere Verletzung des Auges ein Herpes corneae hervorgerufen werden, ohne daß gleichzeitig eine fieberhafte Erkrankung besteht? Stocker beschreibt dann 11 sichere, reine Fälle von Herpes corneae traumaticus. Der Herpes trat frühestens am 2., spätestens am 4. Tage nach der Verletzung auf. Stocker hilft sich dann mit der Hypothese, daß durch irgendwelche Veränderungen, welche den Körper allgemein oder lokal für die Infektion empfänglich machen, bei Anwesenheit von Herpesvirus ein Herpes entstehen kann. Bei den zu begutachtenden Verletzungen handelte es sich nicht um sterile Verletzungen. Wir werden aber später sehen, daß Untersuchungen die Frage in dem Sinne entschieden haben, daß mit Sicherheit ein spezifisches Herpesvirus besteht.

Technik der Herpesübertragung. Das Herpesbläschen wird mit einer spitzen Lanzette seitlich angestochen, der flüssige Inhalt dann entweder direkt mittels Skarifikation auf die Hornhaut des durch Einträufeln von Kokain in den Konjunktivalsack unempfindlich gemachten Auges verimpft (direkte Methode), oder aber man sammelt mittels feiner Kapillaren den Inhalt der Bläschen, verdünnt ihn in einem Uhrschälchen mit Kochsalzlösung und verimpft diese Verdünnung auf die kokainisierte Hornhaut (indirekte Methode). Im allgemeinen sind die Erfolge mit der direkten Methode (möglichst am Krankenbette) zuverlässiger und sicherer.

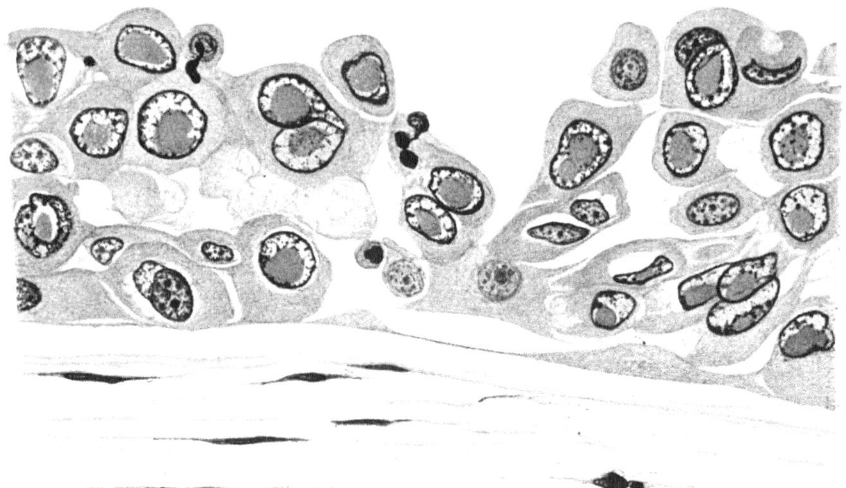

Abb. 430. Sublimatalkoholfixation, Hämalaun - Eosinfärbung.   Zeiß' $^1/_{12}$ Immersion, Okular 4. (Nach Lipschütz.)

Schon nach 12 Stunden beobachtet man eine schnell zunehmende Reaktion: längs den Skarifikationen entwickeln sich wie bei der Keratitis dendritica kleine Bläschen, die eine diffuse Keratitis veranlassen. Zu gleicher Zeit beobachtet man Konjunktivitis; die ödematös geschwollenen Augenlider verkleben; beim Auseinanderziehen derselben tritt dicker weißer Eiter aus. Im Eiter findet man Leukozyten, in der Mehrzahl polynukleäre, pseudoeosinophile, begleitet von Epithelzellen; in letzteren sieht man gelegentlich mit Romanowski gut färbbare Einschlüsse (Blanc und Caminopetros). In schwereren Fällen ist die Sensibilität der Hornhaut und des oberen Augenlides vollständig aufgehoben.

Die Erkrankung tritt nach Stocker beim Kaninchen in viel schwererer Form auf als beim Menschen; sie ist gekennzeichnet durch starke Sekretion und Narbenbildung, kolossale Vaskularisation der ganzen Kornea. Fuchs impfte Material von Herpes labialis nach Vakzineurininjektion auf eine menschliche Hornhaut — das Auge sollte wegen Epitheliom später enukleiert werden —, es trat eine typische Keratitis dendritica herpetica auf: ein weiterer Beweis, daß Herpes faciei und Herpes corneae identisch sind. Für Passageübertragungen schabt man Material des kokainisierten Auges ab und überträgt es auf eine neue kokainisierte Hornhaut.

„Die mikroskopische Untersuchung der Impfkeratitis des Kaninchens hat unabhängig von der Art der den fieberhaften Herpes auslösenden Ursache zu vollkommen gleichen Ergebnissen geführt" (Lipschütz). Lipschütz, unabhängig von ihm Luger und Lauda, haben in den Kernen der Hornhautzellen zahlreiche wohlausgebildete, rundliche kugelige Einschlüsse, auf die schon früher Unna und Kopytowski hingewiesen hatten, nachgewiesen. Diese Einschlüsse füllen den Kern ganz oder teilweise aus, lassen sich färberisch leicht darstellen und sind passagenweise nachweisbar. Sie haben keine Beziehungen zu den Nukleolen. Nach Lipschütz sind sie Analoga zu den Guarnierischen Körperchen; er deutet sie als Reaktionsprodukte der Kernsubstanzen auf das im Zellkerne parasitierende lebende Virus. Die Einschlußgebilde nennt Lipschütz Herpeskörperchen; mit α-Körperchen bezeichnet er die Kerneinschlüsse bei Herpes febrilis, mit β-Körperchen die bei Herpes genitalis. Im Gegensatz dazu erklären Luger und Lauda diese sogenannten Kerneinschlüsse als eine spezielle, zwar nicht spezifische, aber charakteristische degenerative Reaktion des Kernes auf das spezifische Virus. Der Beweis für den intranukleären Sitz des Virus ist nach Luger und Lauda keineswegs erbracht. Bei der beschriebenen Kernveränderung handelt es sich scheinbar nur in bestimmten Stadien um scharf abgrenzbare Gebilde, welche morphologisch an Einschlußkörper erinnern könnten. Lipschütz hat dieselben Einschlüsse auch beim Herpes zoster nachgewiesen und sie auch in dem Sinne der Chlamydozoen erklärt.

In 2 Fällen von Impfkeratitis herpetica beim Kaninchen konnte ich diese Veränderungen im Kern nachweisen, in sehr zahlreichen Ausstrichen von Herpes-zoster- und Herpes-febrilis-Bläschen habe ich nie Mikroorganismen (Elementarkörperchen) gefunden. Ich möchte vielmehr in Übereinstimmung mit Luger und Lauda annehmen, daß es sich bei den Veränderungen im Kerne um degenerative Prozesse handelt, die wohl durch Erkrankung des trophischen Nervenstämmchens zustande kommen. Man findet die sogenannten Einschlüsse nur in frühen Stadien, später nur zugrunde gegangene Zellen, da die Kerne wieder die trophischen Zentren für dieselben bilden. Loewenstein hat in Kaninchenhornhäuten, die mit Herpes infiziert und supravital nach Dogiel nervengefärbt wurden, allerdings vergeblich nach Beziehungen der Hornhautnerven zu den Herpesinfiltraten des Impfherpes gesucht.

Nach Grüter, Loewenstein, Baum, Kraupa haben dann Doerr und Vöchting, später Doerr und Schnabel, Luger und Lauda, Blanc und Caminopetros, Lipschütz sich mit der experimentellen Forschung der Impfkeratitis beschäftigt und sind zu hochinteressanten, sehr wichtigen Ergebnissen gelangt. Die früheren Arbeiten hatten die Impfkeratitis nur als lokale Erkrankung gekannt. Doerr berichtete auf der Sitzung der Gesellschaft der Schweizer Augenärzte im Juni 1920 in Bern über seine Versuchsergebnisse mit zwei Stämmen von Herpes corneae und Herpes labialis, welche sich als pathogenetisch und immunisatorisch gleichwertig erwiesen.

Inokulation auf die Haut, Lippen und Nasenschleimhaut des Kaninchens verlief resultatlos. Nach überstandener Infektion geheilte Hornhäute waren gegen eine neue Infektion refraktär; bei dem nicht infizierten Auge trat eine allmählich zunehmende vollständige Immunität ein. ,,Neben regionär histogener Immunität sind also auch humorale, das kontralaterale Auge umstimmende Einflüsse nachweisbar‘‘ (Doerr).

Doerr und Vöchting wiesen dann nach, daß die Annahme, es handele sich beim Herpes corneae des Kaninchens und beim Herpes febrilis des Menschen immer um eine rein lokale Erkrankung, nicht zu Recht besteht. Bisweilen treten bei den mit Herpesvirus an der Hornhaut geimpften Kaninchen sehr charakteristische Allgemeinerscheinungen auf, welche meist zum Tode führen. Manègebewegungen, Krampfparoxysmen und Trismen wurden beobachtet, außerdem Paraparesen und Paraplegien. Besonders auffallend war in den Fällen von Doerr der enorme Speichelfluß; das Fell an der vorderen Brustseite und die vorderen Extremitäten waren völlig durchnäßt. Alle diese Erscheinungen sprachen für eine Allgemeininfektion; das Virus mußte in den inneren Organen, vor allem in dem Zentralnervensystem enthalten sein. Doerr und Schnabel spritzten nun größere Mengen Herpessekret intravenös einem Kaninchen ein. Das Gehirn dieses Tieres wurde fein verrieben, 0,2 ccm der Emulsion subdural injiziert. Es glückten zwei Passagen; die Tiere erlagen unter den oben geschilderten Symptomen. Damit war zum

ersten Male festgestellt, daß eine Ähnlichkeit besteht mit den Krankheitserscheinungen, die nach Verimpfung des Virus der Encephalitis
lethargica auf das Kaninchen auftreten, über die besonders amerikanische
und französische Forscher berichtet hatten. Blanc und Caminopetros hatten
unabhängig von Doerr und Schnabel dieselben Ergebnisse; sie erhielten durch
Inokulation von Herpes unter die Dura mater eine tödliche Enzephalitis,
die der von Levaditi und Harvier experimentell beim Kaninchen mit Material
von epidemischer Enzephalitis erzeugten Enzephalitis gleicht.

Die Krankheit kommt zum Ausbruch nach einer mittleren Inkubation von
4—6 Tagen. Nach mehreren Passagen durch das Gehirn erhält man ein Virus
fixe, das schneller tötet. Zunächst tritt hoher Temperaturanstieg ein; die
Temperatur bleibt hoch bis zu den ersten Erscheinungen der Enzephalitis, dann
tritt bald eine Temperatursenkung ein; das Tier stirbt mit Untertemperatur.

In fünf meiner Fälle kam es zu den typischen Allgemeinerkrankungen:
Fieber, Manègebewegungen, Trismen, Krämpfen, Paresen, Lähmungen,
Lethargien. Die Tiere schliefen beim Fressen ein, man mußte sie immer wieder
anstoßen, dann fraßen sie weiter. Die Tiere liegen mit Vorliebe mit dem erkrankten
Auge nach der Wand hin, lehnen sich eng an sie an. Bringt man sie auf einen freien
Platz, so machen sie bei der Fortbewegung deutliche Manègebewegungen. Bei fortschreitender Krankheit tritt eine Parese der Extremitäten ein; sie stolpern, rutschen
aus und sind sehr hilflos. Die Temperatur sinkt auf 36 und darunter vor dem Tode.
Von diesen 5 Tieren war 1 Tier geimpft mit Herpes genitalis, das 2. wurde mit Horn-
hautmaterial des 1. Tieres geimpft. Bei dem 3. Kaninchen war Herpesinhalt von
einem schweren Pneumoniefalle auf die Hornhaut übertragen; Kaninchen 4 und 5
wurden direkt mit dem Hornhautepithel von Kaninchen 3 geimpft.

Sallmann und Spiegel fanden in den Rückenmarkssegmenten mit zugehörigen
Spinalganglien und in dem Ganglion Gasseri, den oberen sympathischen Hals-
ganglien als gemeinsame Veränderung: Zelldegenerationen in Form leichter
Tigrolyse, Randstellung des Kernes, Verlust der Färbbarkeit der Kernmembran,
stärkere Tinktion des Protoplasmas und homogene Kernschrumpfung verschiedenen
Grades; im Rückenmark perivaskuläre, mononukleäre Infiltration um die von
den Meningen einstrahlenden Radikulararterien. Am Ganglion Gasseri der erkrankten Seite höhere Intensität der Zellschädigung; sekundäre Neuronо-
phagien. Es handelt sich also um eine Neurotropie des supponierten Virus,
das Intervertebralganglion war stets frei.

A. Jakob hat vier meiner Herpeskaninchen histologisch untersucht und kann
die Befunde der früheren Autoren bestätigen: es finden sich bei allen diesen Tieren
perivaskuläre, lymphozytäre und entzündliche Infiltrationsherde (Lymphozyten
und Plasmazellen, ganz selten polynukleäre Leukozyten) im Grau und Weiß des
Brustmarkes, des oberen Halsmarkes, des Zwischen- und Mittelhirnes, neben einer
leichten lymphozytären Meningitis und schweren Parenchymdegenerationen in
den grauen Kerngebieten (letztere auch unabhängig von den Infiltrationserschei-
nungen). „Im allgemeinen kann gesagt werden, daß die hier erhobenen histologischen Befunde weitgehende Ähnlichkeit zeigen mit jenen der menschlichen
Encephalitis epidemica." Unterschiedlich verdient hervorgehoben zu werden
die bei den Herpestieren stärker ausgeprägte Meningitis, das stärkere Mitbefallensein
der weißen Substanz und das häufigere Auftreten von Infiltrationsherden. Auch
kann von einem Prädilektionssitze im Zwischen- und Mittelhirne bei den Herpeskaninchen nicht gesprochen werden. Lauda konnte im Herpeskaninchen-
gehirn die gleichen Kernveränderungen, wie er sie gemeinsam mit Luger
in der mit Herpes geimpften Kornea beschrieben hatte, nachweisen (s. oben).

Das Virus findet sich auch, wie Doerr und Schnabel nachwiesen, im Blute
des allgemein infizierten Kaninchens: intravenös infizierte Kaninchen können
ganz spontan den lokalen Prozeß an der Hornhaut bekommen, ohne daß an der
Hornhaut irgend ein Eingriff stattgefunden hat. „Es kann daher das Virus sich
von der Kornea aus nicht nur generalisieren, sondern auch auf hämatogener
oder lymphogener Basis in der Kornea metastasieren: Affinität des Virus
zum Korneaepithel."

Die Übertragung des Virus konnte auch mit Blut und Milzpulpa der erkrankten Tiere durchgeführt werden (Luger und Lauda).

Die Rückimpfung der Infektion mit Gehirn allgemein infizierter Tiere auf die Kaninchenkornea ist außer Doerr und Schnabel auch Blanc und Caminopetros, Luger und Lauda gelungen. Aber auch durch Kerze L filtriertes Virus (Material von Keratitis herpetica und von Emulsion von Gehirnen an Allgemeinerkrankung verstorbener Kaninchen) ist virulent: Damit war die Filtrierbarkeit des Virus bewiesen (Luger und Lauda, Doerr).

Doerr und Schnabel konnten auch durch intravenöse Injektion von Gehirnemulsion eines erkrankten Tieres die Infektion weiter übertragen. Luger und Lauda gelang in 5 Fällen bis zu 5 Passagen diese Infektion. Durch korneale Impfung des Hirnbreies wurden außer Keratitis auch Allgemeinerscheinungen erzeugt; die intravenöse Injektion gelingt auch mit filtrierter Gehirnemulsion. Luger und Lauda stellten die Hypothese auf, daß mit Rücksicht auf die Allgemeininfektion beim Tiere die Möglichkeit einer solchen beim Menschen vorliegt. Nach der Entdeckung des Virus des Herpes haben Ravaut und Rabeau (Cpt. rend. des séances de la soc. de biol. 1921) dieses Virus in der Zerebrospinalflüssigkeit von einigen Herpetikern durch Inokulation auf die Kornea und in das Gehirn von Kaninchen nachgewiesen: man kann also jetzt bestimmt sagen, daß der menschliche Herpes febrilis eine Allgemeinkrankheit ist, die durch einen filtrierbaren Keim verursacht wird, den man nicht nur im Niveau der lokalen Herpeseruptionen, sondern auch im Zentralnervensystem findet.

Die Virulenz des Herpes ist verschieden je nach dem Stadium, in dem sich die Korneaerkrankung bzw. der menschliche Herpes befindet: frische Herpes haben größere Virulenz; besonders virulente Stämme erhält man von Herpes corneae des Menschen und von ausgedehnten Herpeseruptionen der Lippen bei schweren Krankheiten (Pneumonie u. a.), der Herpes progenitalis liefert im allgemeinen weniger virulente Stämme mit rasch degenerierender und abgeschwächter Passage. Es besteht ein Widerspruch zwischen der Pathologie des Herpes beim Menschen und beim Versuchstier; langdauernde, absolute Immunität des Auges beim Kaninchen; beim Menschen sind dagegen Rezidive und Neuerkrankungen des kutanen und kornealen Herpes nicht selten. Man muß direkt an eine „Herpesbereitschaft" bei manchen Personen denken. Die von Doerr und Vöchting auf Grund der biologischen Versuche gefolgerte Identität zwischen Herpes und Enzephalitis bezweifelt Grüter; als Beweis führt er an, daß die intravenöse Injektion einer großen Menge frischen Herpesmaterials bei einem Mitarbeiter völlig negativ verlief, während ein Kontrollkaninchen einen schweren Hornhautherpes bekam und an Allgemeininfektion zugrunde ging.

Doerr und Schnabel wiesen ferner nach, daß bei Individuen, bei denen ein Herpes labialis gerade im Entstehen ist, der Speichel Virus enthält. Wir sahen schon vorhin, daß die allgemein infizierten Kaninchen einen profusen Speichelfluß hatten. Nach Abheilung des Herpes corneae bleibt das Virus im Speichel bestehen, $5^1/_2$—$7^1/_2$ Wochen, wahrscheinlich kommt die Infektion in der Haut und auch in der Hornhaut durch den Speichel zustande. Die Infektiosität des Speichels geht der Hauteruption voraus und hört mit dem Abheilen der kutanen und kornealen Infekte nicht auf: mancher „herpesbereite Mensch" ist ein „Herpesvirusträger" mit periodischer Autoinfektion. Bei der Encephalitis lethargica bestehen ähnliche Verhältnisse: das Virus ist im Speichel und im Nasensekret enthalten. Alle aus Speichel gewonnenen Stämme sind mit allen Herpesstämmen immunisatorisch und pathogenetisch gleichwertig. Schluß: Speichelvirus und Herpesvirus sind identisch!

Isaica und Telia wiesen durch gekreuzte Immunität nach, daß das Virus des einfachen Herpes und des Grippeherpes identisch sind. Bei Individuen, deren peribukkaler Herpes frisch (12 Stunden alt) war, erwies sich auch der Speichel im allgemeinen virulent. Wenn der Herpes heilt, verliert der Speichel nach den Autoren seine Virulenz für das Kaninchen. Es besteht zwischen dem Reichtum des Speichels an keratogenen Keimen und dem Auftreten von Herpesbläschen in der Umgebung des Mundes Beziehung.

Sehr interessant ist in dieser Beziehung die Beobachtung von Nicolau und Poincloux. Bei einer 30jährigen Frau kam es im Verlaufe von 3 Jahren viermal zu einer eigentümlichen Affektion des rechten Zeigefingers, die jedesmal als Panaritium gedeutet wurde. Durch die auf die Inzision schnell folgende Heilung wurde die Diagnose zweifelhaft. Beim vierten Male ließ man den Prozeß ungestört; es entwickelten sich fünf deutliche Bläschen. Mit dem Inhalte derselben wurde typische Keratitis mit nachfolgender tödlicher Enzephalitis bewirkt. Hier zeigte sich auch eine ausgesprochene dermotrope Affinität. Verimpfung auf die epilierte und rasierte Kaninchenhaut brachte eine sehr schöne Herpeseruption, die zu einer Lähmung mit tödlichem Ausgange führte. Im Gehirne fanden sich sehr ausgesprochene Veränderungen akuter Enzephalitis und Myelitis. Von besonderem Interesse ist nun, daß auch in diesem Falle, wo der Herpes weit entfernt vom Munde war, der Speichel sich als infektiös erwies: Hornhautimpfung brachte typische Keratitis und Enzephalitis; einige Zeit nach der Vernarbung des Herpes nahm die Infektiosität des Speichels ab.

Blanc, Caminopetros und Melanidi untersuchten den Speichel von gesunden Menschen und fanden bald ein Virus, das Keratitis und Enzephalitis, bald ein solches, das nur Keratitis hervorrief. Bei den Haustieren (Hund, Pferd, Maus) fanden sie nur das letztere Virus; ferner wiesen sie nach, daß das strikte keratogene Virus des Speichels nicht gegen Herpes und Enzephalitis immunisiert.

Fassen wir nun zusammen, was über das Herpesvirus bisher bekannt ist: Das Herpesvirus gehört zu den filtrierbaren Erregern; es ist bis jetzt nicht mit Sicherheit morphologisch dargestellt und auch nicht gezüchtet. Im Herpes febrilis und im Herpes corneae, ebenso im Gehirn und Rückenmarke der allgemein erkrankten Tiere muß es konstant in großen Mengen vorhanden sein: große Verdünnungen 1 : 250 sind noch virulent. Gegen Austrocknung ist es sehr resistent; Erwärmung auf 56° macht es unwirksam. In Milch und Wasser hält es sich lange Zeit, Galle zerstört schnell das Virus, Neutralrot dagegen nicht. Gegenüber Desinfizientien ist es sehr empfindlich. Das Herpesvirus ist pathogen für die Laboratoriumstiere: Kaninchen, Meerschweinchen, Mäuse, Hunde; Vögel und Kaltblüter sind unempfindlich.

Es ist ein neurotropes Virus und für das Korneaepithel sehr infektiös; es besteht eine Affinität zu den Augenmuskelkernen: Kaninchen, die nach der Infektion Allgemeinsymptome erhalten, haben Sehstörungen. Die Frage, ob es sich um ein toxisches Krankheitsprodukt oder um ein geformtes Virus handelt, ist mit großer Wahrscheinlichkeit entschieden: es handelt sich um ein geformtes Virus.

Man muß nach Stocker annehmen, daß durch irgendwelche Veränderungen, welche den Körper allgemein oder lokal für die Infektion empfänglich machen, bei Anwesenheit von Herpesvirus ein Herpes entstehen kann. Es handelt sich dabei um eine vorwiegend die nervösen Elemente betreffende Noxe. Beim gewöhnlichen Herpes findet man das Virus an der Körperoberfläche; die Endverzweigungen der Nerven sind geschädigt. Beim Herpes zoster ist der Angriffspunkt des Virus das Intervertebralganglion oder der Nervenstamm. Nach Wilbrand und Saenger können Herpeseruptionen durch Reizzustände an irgend einer Stelle des Nervengebietes zwischen Kern und Endverzweigungen hervorgerufen werden. Diesen Reizzuständen muß aber eine spezifische Infektion zugrunde liegen.

Das Virus ist im Körper ruhend; erst durch ein Trauma im weitesten Sinne des Wortes (bestimmte Infektionskrankheiten, Salvarsaninjektionen, psychische Schockwirkung usw.) wird das Virus aktiviert und führt, wie andere dermotrope Virus, zu Blasenbildung in der Haut an Prädilektionsstellen (Loewenstein).

Bei der Besprechung der Herpesforschung ist schon die auffallende Behauptung erwähnt worden, daß Herpes virus und Encephalitis lethargica-virus identisch sind. Bekanntlich hat v. Economo 1917 das Krankheitsbild der Encephalitis lethargica als erster genau beschrieben; er hat darauf hingewiesen, daß es sich bei der Encephalitis lethargica um eine selbständige Krankheit handelt, die mit der Grippe nichts zu tun hat. Die Krankheit trat in Wien im Winter 1916/17 auf, als weit und breit keine Influenza herrschte. Erst 1918 trat die schwere Influenza in Wien auf und forderte „Hekatomben von Opfern". Die im Verlaufe dieser Epidemie auftretende Enzephalitis zeigte sowohl klinisch wie histologisch sehr bemerkenswerte Unterschiede gegenüber der Enzephalitis bei Grippe.

Von großer Bedeutung war der Nachweis, daß die Encephalitis lethargica sich auf Kaninchen übertragen läßt. Im Oktober 1919 erhielten Strauß, Hirschfeld und Loewe ein aktives Virus für das Kaninchen, indem sie von Berkefeldfiltraten von Sekret der Nasenrachenschleimhaut eines Enzephalitiskranken ausgingen. Durch viele Passagen von Gehirn zu Gehirn konnte die Krankheit wieder erzeugt werden. Damit war auch bewiesen, daß der von v. Economo und Wiesner als Erreger angesprochene Streptococcus pleomorphus mit der Ätiologie der Encephalitis lethargica nichts zu tun hat. Es handelte sich um ein filtrierbares Virus. Februar 1920 impften Levaditi und Harvier mit einer Emulsion aus dem Bulbus, der Protuberanz, den Pedunculi cerebri, den Zentralkernen und der Gehirnrinde von einem Falle von Encephalitis lethargica zwei Kaninchen und einen Affen. Eines der zerebral geimpften Kaninchen starb am 8. Tage unter den Symptomen und mit dem autoptischen Befunde der Encephalitis lethargica. Der Affe blieb gesund. Dieser Stamm des aktiven Virus ist von den Autoren genau studiert worden; er hat folgende Eigenschaften:

1. Das Enzephalitisvirus kann im Kaninchen in regelmäßigen Passagen weiter gezüchtet werden; es wird nach mehreren Passagen zu einem Virus fixe, das das Kaninchen am 4., 5. oder 6. Tage tötet unter Symptomen von Stumpfheit, Muskelzuckungen, Meningealreizung und typischen anatomischen Veränderungen.

2. Das Virus ist nicht in den gewöhnlichen Kulturmedien züchtbar.

3. Das Virus läßt sich in Glyzerin konservieren.

4. Das Virus ist filtrierbar, passiert leicht Chamberland 1, 3, 5.

Auf stomachalem, trachealem Wege ist das Virus nicht übertragbar. Nach Skarifikation der Nasenschleimhaut gibt die Impfung positive Ergebnisse; die normale Nasenschleimhaut widersteht der Infektion. Blut, Knochenmark, Lunge, Niere, Milz und Leber der an Enzephalitis gestorbenen Kaninchen enthalten nicht das Virus. Infektiös ist die Retina und der Nervus opticus. Der Erreger dringt nicht nur in das Gehirn nach intraokulärer Inokulation: aufsteigender Weg, sondern er pflanzt sich auf den Nervus opticus und die Retina fort: absteigender Weg nach intrazerebraler Inokulation. Man muß annehmen, daß beim Menschen der Erreger die Nasenschleimhaut nach einer Verletzung durchdringt, und daß er den Fasern des Nervus olfactorius entlang zum Mittelhirn gelangt, ebenso wie er sich entlang dem Nervus opticus fortpflanzt. Umgekehrt wird er auf demselben Wege ausgeschieden. Der Nervenweg ist zu gleicher Zeit der Weg zum Eindringen und zum Ausscheiden des Virus.

Auch Inokulation einer Gehirnemulsion in den Kaninchenhoden hat eine Enzephalitis zur Folge. Nach kornealer Impfung einer dicken Emulsion von virulentem Gehirn tritt innerhalb 8 Tagen eine sehr ausgesprochene Keratitis auf. Das bakteriell sterile Gehirn zeigt charakteristische zerebrale und meningeale Veränderungen. Man kann die Enzephalitis beim Kaninchen serienweise durch Hornhautimpfungen übertragen; zunächst macht das Virus auf der Hornhaut eine lokale Entzündung, bevor es auf dem Wege über die Retina und den Optikus nach dem Gehirn gelangt, um hier die charakteristischen Erscheinungen der experimentellen Enzephalitis auszulösen. Bei Kaninchen, die zerebral geimpft sind, enthält auch das Rückenmark das Virus, aber nicht das Intervertebralganglion. Das Virus muß das Gehirn sehr schnell erreichen; wenn er man 24 Stunden nach der Skarifikation der Kornea, 48 Stunden nach Injektion in die vordere Kammer, das Auge enukleiert, erkrankt das Tier an Enzephalitis.

Das Virus hält sich auch sehr lange Zeit virulent im Gehirn der Enzephalitiskranken.

Netter, Cesari und Durand konnten durch das Tierexperiment aktives Virus noch 15 Monate nach Beginn der Erkrankung nachweisen. Sicard, Paraf und Leplane sogar 4 Jahre nach Beginn der Krankheit. — Die zuerst genannten Autoren wiesen das Virus in den Speicheldrüsen der an Enzephalitis gestorbenen Kaninchen nach. Die Drüsen wurden mit Sand im Mörser verrieben, in physiologischer Kochsalzlösung emulsioniert, durch Leinen, dann durch Berkefeld V filtriert. Von dem Filtrat wurden 0,25 ccm in die Schädelhöhle injiziert. Die mit Speicheldrüsenfiltrat ausgeführten Impfungen traten gesetzmäßiger auf und führten schneller zum Tode, als die mit Gehirnsubstanz ausgeführten. Im Speichel selbst stellten Levaditi, Harvier und Nicolau das Virus fest, und zwar auch bei gesunden Menschen in der Umgebung von Enzephalitiskranken. Der normale Speichel kann verimpft beim Kaninchen eine Keratokonjunktivitis auslösen, die den Tod an akuter Enzephalitis zur Folge hat. Das für die Hornhaut giftige Speichelvirus scheint an die zelligen Elemente des Speichels gebunden zu sein (Plattenepithelien des Mundes). Versuche mit gekreuzter Immunität zeigen, daß absolute Identität zwischen dem Speichelvirus und dem Enzephalitisvirus besteht. Es gibt also gesunde Keimträger, wie bei der Poliomyelitis. Die Rolle dieser Keimträger bei der Verbreitung der Encephalitis epidemica ist exakt durch den Versuch bewiesen. Kling hatte aus epidemiologischen Gründen diesen Infektionsweg angenommen; auch er kam auf experimentellem Wege zu dem Schlusse, daß die Krankheit direkt von Mensch zu Mensch übertragen wird. Die Krankheit zeigt beim Kaninchen dieselben Symptome wie beim Menschen: Temperaturerhöhung, Ataxie, Zittern, klonische Krämpfe, Nystagmus. Auch pathologischanatomisch findet sich eine weitgehende Übereinstimmung. Nach den Erfahrungen der Autoren kann das Virus in den Nasen-Rachenabsonderungen bis zu 19 Tagen nach Beginn der Krankheit enthalten sein.

Levaditi und seine Mitarbeiter warfen nun die Frage auf, ob zwischen Speichel- und Enzephalitisvirus einerseits und Herpes-labialisvirus andererseits eine Beziehung besteht. Es sei hier an den früher erwähnten Speichelfluß bei Kaninchen erinnert, die korneal mit Herpes febrilis geimpft waren. Hier stellten ebenfalls Versuche mit gekreuzter Immunität in Verein mit histologischen Übereinstimmungen die Identität fest. Das Virus des Herpes ist allerdings stärker abgeschwächt als das Enzephalitisvirus.

Immunität des Zentralnervensystems wird auf kornealem Wege erworben; die Hornhautimmunität kann einen analogen Zustand des Zentralnervensystems herbeiführen. Der Keim bedient sich hauptsächlich des Nervenweges, um von der Oberfläche sich auf die Zentren des Gehirnes und des Rückenmarkes fortzupflanzen und so dort eine vorübergehende Infektion zu bewirken, die die Immunität zur Folge hat (aktive Immunisierung). Levaditi und Nicolau impften ein Kaninchen auf die Haut mit Enzephalitisvirus der Keimträger; es entwickelte sich eine schöne Hauteruption; in der Folge trat eine Lähmung des Tieres ein; am 13. Tage stirbt es an Enzephalitis. Gehirn, Rückenmark und die der geimpften Region entsprechenden Nerven sind infektiös, enthalten das Virus. Betreffend den Mechanismus der Immunität des Zentralnervensystems nehmen die Autoren an, daß keine humoralen Antikörper gebildet werden, daß vielmehr eine lokale Immunität vorliegt. Das Zentralnervensystem zerstört das Virus unmittelbar durch seine eigenen Kräfte, ohne jegliche Intervention der Blutantikörper.

Das Virus der Enzephalitis passiert das Filter der Plazenta, um sich im Zentralnervensystem des Fötus (Kaninchen) zu lokalisieren. Die Anwesenheit des Virus in der Mammella läßt die Möglichkeit der Ausscheidung des Virus durch die Milch zu, ebenso wie die Ansteckung der Jungen durch die Milch der Mutter (Levaditi und Nicolau).

Bei den an Enzephalitis nach zerebraler Impfung gestorbenen Kaninchen fanden die Autoren Körperchen, die den von Negri bei der Wut beschriebenen sehr ähnlich sind. Diese Neurocorpuscules encéphalitiques waren fast ausschließlich auf die Kerne der Nervenzellen des Hippokampus beschränkt. Volpino fand feinste Körnchen in Ausstrichen (Erreger?). Bastai züchtete aus dem Gehirn einer Enzephalitisleiche ein filtrierbares mikrokokkenartiges Gebilde, welches auf der Tierhaut einen papulovesikulösen Ausschlag, auf der Tierkornea eine ev. tödlich verlaufende Keratokonjunktivitis hervorzubringen vermochte. Schnabel spricht auf Grund seiner Nachuntersuchungen diesen Gebilden jede Pathogenität im Sinne eines Enzephalitisstammes ab.

Bei einer zusammenfassenden Arbeit über die Ätiologie der Enzephalitis zählt Levaditi vier verschiedene Vira auf:

1. Das Virus des Speichels von gesunden Menschen.
2. Das Virus des Speichels von gesunden Keimträgern.
3. Das Virus des Herpes.
4. Das Virus der Encephalitis epidemica.

Sie sind alle gleicher Art, aber von ungleicher Virulenz, bzw. ungleicher Affinität. Virulenzzunahme von 1—4 (Encephalitis epidemica).

Die Ursache der Economoschen Krankheit ist ein filtrierbarer spezifischer Keim: das Ultravirus encéphalitique. Es besteht: 1. In abgeschwächter Form im Speichel (ausschließlich epitheliotrope Affinität, ausschließliche Wirkung auf die Kornea. 2. In virulenter Form in Herpesbläschen: obligatorisch epitheliotrope Affinität und fakultative neurotrope Affinität. 3. In sehr virulenter Form im Speichel der Keimträger (obligatorische epitheliotrope und neurotrope Affinität. 4. In derselben virulenten Form in den Nervenzentren bei der Enzephalitis. Nummer 1 kann sich durch sukzessive zerebrale Passagen in eine Varietät umwandeln, die gleichzeitig epitheliotrop und neurotrop ist. Schon vor dem Ausbruch der Epidemie existierte das Virus im Speichel und bei manchen banalen Erkrankungen (Herpes).

Es muß hier aber betont werden, daß die Versuche, die Enzephalitis auf das Kaninchen zu übertragen, in den Händen verschiedener Experimentatoren verschiedene Ergebnisse hatten. Betont wird von allen, daß die erste Übertragung stets sehr schwer gelingt. Ist aber eine Übertragung gelungen, so machen die weiteren Passagen keine Schwierigkeit. Meine eigenen Versuche mit Dr. Jacobsthal, durch subdurale Verimpfung von Lumbalpunktat von Enzephalitiskranken beim Kaninchen eine Encephalitis zu erzeugen, blieben ohne Erfolg.

Encephalitis lethargica und Herpes simplex schließen sich im allgemeinen gegenseitig aus; A. Netter bringt Statistiken, die die extreme Seltenheit von Herpeseruptionen im Verlaufe von Enzephalitis beweisen: unter 180 Fällen zweimal, unter 223 Fällen einmal Herpes (Mac Nalty). Diese Seltenheit weist scheinbar auf einen refraktären Zustand der Haut bei dieser Krankheit hin. Die Enzephalitis ist gewissermaßen ein „nach innen geschlagener Herpes".

Teissier, P. G. Gastinel und Reilly haben aber durch 7 Versuche an Enzephalitiskranken festgestellt, daß während des ganzen Verlaufes dieser Krankheit die Haut besonders empfänglich für die Einimpfung des Herpes (auch in Serien) ist; bei manchen Kranken besteht sogar eine besonders gesteigerte Empfänglichkeit für das Herpesvirus (auch nach meinen Erfahrungen auf der Trömmerschen Abteilung), die sich in einer überstürzten und hyperämischen Reaktion dokumentiert, wie bei der Überempfindlichkeit. Vielleicht ist es möglich, durch intrakutane Impfung von Herpesbläscheninhalt von Enzephalitiskranken spezifische Immunitätsreaktionen zu erhalten, die diagnostisch verwertet werden könnten.

Bei den schon oben erwähnten, so auffallenden Unterschieden zwischen dem Krankheitsbild des harmlosen Herpes und der Encephalitis epidemica ist es natürlich, daß gegenüber der behaupteten Identität der Vira trotz der

Arbeiten so ausgezeichneter Forscher Zweifel an der Richtigkeit dieser Behauptung erhoben wurden. Gegen die Identität, die sich in der Hauptsache auf die Tatsache der gekreuzten Immunität stützt, machte man geltend, daß es sich vielleicht um Gruppenreaktionen verwandter Vira handeln könne; ferner könne eine zufällige epidemische Symbiose zwischen Herpes- und Enzephalitisvirus die Ursache für den identischen Ausfall der Versuche sein (v. Economo).

Noch gewichtiger ist der Einwand von Jahnel und Illert, daß verschiedene Virusarten zum Teil auch agonal verschleppt, imstande sind, eine Enzephalitis zu erzeugen.

Dahin gehören auch die Beobachtungen von Bull, Oliver und vor allem von Twort und Archer über spontan auftretende Enzephalomyelitis beim Kaninchen. Dem gegenüber betonen allerdings Levaditi und Nicolau, daß sie nie während ihrer dreijährigen Forschungen über die Enzephalitis, den Herpes und die Vakzine eine spontane Enzephalomyelitis beim Kaninchen beobachtet haben.

Das Experimentum crucis hat nun scheinbar Schnabel in einem Selbstversuch gemacht (Wien. klin. Wochenschr. 1923. Jg. 36, Nr. 5, S. 84—86).

Von einem mit Enzephalitisvirus (Berlin) intrakraniell inifzierten und im Stadium der Allgemeinerscheinungen getöteten Kaninchen entnahm Verfasser Stückchen vom Gehirn und impfte sich selbst mit der Emulsion auf die Lippe. Es entstand an der Impfstelle ein Herpes, der in 8 Tagen heilte — fieberhafte Allgemeinerscheinungen traten dabei nicht auf. Mit dem Inhalt seines Lippenherpes impfte er 2 Kaninchen auf die Hornhaut: es entwickelte sich typische Keratitis, der am 16. bzw. am 21. Tage der Tod der beiden Tiere folgte.

Durch dieses Experiment ist die Identität von Enzephalitis- und Herpesvirus sehr wahrscheinlich gemacht. Es bleibt aber immer noch der Einwurf von Danila und Stroe zu Recht bestehen, daß Herpes beim Menschen nur Herpes und nicht Enzephalitis erzeugt und daß Enzephalitisvirus, durch Passage auf dem Kaninchen verstärkt, beim Menschen nur einen afrebilen Herpes hervorruft. Nach diesen Autoren ist der einzige Schluß, den man zur Zeit ziehen kann, der, daß das Herpes- und das Enzephalitisvirus zwei sehr nahestehende Vira sind. Neue Untersuchungen sind notwendig, um ihre ätiologische Rolle bei der epidemischen oder sporadischen Enzephalitis des Menschen klarzustellen.

Literatur:

Doerr und Schnabel: Schweiz. med. Wochenschr. 1921. Nr. 24 und Zeitschr. f. Hyg. u. Infektionskrankh. Bd. 94, Heft 1. 1921. — Levaditi, C.: Poliomyélite, Encéphalite, Herpès. Masson et Cie., Paris 1922. Zahlreiche Artikel in Cpt. rend. des séances de la soc. de biol. 1920—1923. — Luger und Lauda: Zeitschr. f. d. ges. exp. Med. Bd. 24, Heft 5/6. — Schnabel: Klin. Wochenschr. 1923. Nr. 10. — v. Economo: Verhandl. d. dtsch. Kongr. f. inn. Med. 1923, München. — Jahnel, F. und E. Illert: Klin. Wochenschr. 1923. Nr. 37/38. — Lipschütz, B.: Arch. f. Dermatol. u. Syphilis. Orginalien. Bd. 136, S. 428. 1921.

Encephalitis epidemica.

Als Encephalitis epidemica (E. e.) haben wir in den letzten Jahren eine akut oder subakut in kleineren und größeren Epidemien auftretende Erkrankung des Zentralnervensystems kennen gelernt, deren anatomisches Substrat eine Aussaat von mikroskopisch kleinsten Entzündungsherden in der grauen Substanz, hauptsächlich des Mittelhirns, darstellt. Neben unregelmäßigem Fieber und Allgemeinerscheinungen treten dabei Symptome seitens des Nervensystems auf, die sich durch eine sonst ungewohnte Kombination: Schlafstörungen, Augenmuskellähmungen, Hyperkinese, amyostatische Symptome (Parkinsonismus) auszeichnen.

Historisches. Das Krankheitsbild, welches auf Grund einer kleinen Epidemie in Wien 1916/17 v. Economo als anscheinend neues unter dem Namen „Encephalitis lethargica" beschrieb, ist wahrscheinlich schon früher, z. T. im Anschluß an Grippe-Epidemien, beobachtet und beschrieben worden. Nach E. Ebstein ist die von Sydenham 1675 als Febris comatosa beschriebene Epidemie wohl tatsächlich eine solche von E. e. gewesen, die vielleicht in Zusammenhang steht mit der vorher 1661 in London herrschenden Grippeepidemie. 1712 soll (nach Biermer) in Tübingen eine Schlafkrankheit aufgetreten sein; nach v. Economo weist jedoch der eigentliche Beschreiber dieser Epidemie, Camerarius, selbst darauf hin, daß er in Tübingen den Namen Schlafkrankheit nicht gehört und auch keinen Schlaf beobachtet habe. Die 1890 in Italien als „Nona" beschriebene Erkrankung dürfte wahrscheinlich eine Enzephalitisepidemie nach einer Grippewelle gewesen sein. Nicht identisch mit der E. e. ist die Leichtenstern-Strümpellsche Enzephalitis, welche überhaupt keine epidemische Erkrankung, sondern eine Gelegenheitsenzephalitis bei schweren Grippefällen darstellt (F. Stern).

Ätiologie. Der anfänglich von v. Economo und Wiesner beschriebene „Diplostreptococcus pleomorphus" ist zweifellos nicht der Erreger der Krankheit; vielmehr wird jetzt überwiegend ein ultravisibles, filtrierbares Virus angenommen, das mit gewissen Erkrankungen der Tiere (Bornasche Krankheit der Pferde, nervöse Form der Hundestaupe u. a.) sowie des Menschen (Heine-Medinsche Krankheit, Fleckfieberenzephalitis) wohl in eine Gruppe zusammengehört, dagegen mit der Enzephalitis bei Malaria und mit der echten (afrikanischen) Schlafkrankheit nichts zu tun hat. Wahrscheinlich kommt das Enzephalitisvirus in einer harmlosen Form im Mundschleim vieler Menschen vor und wird durch das Grippevirus besonders häufig aktiviert. Trotz verschiedener serologischer und tierexperimenteller Beweise dürfte das Virus des gewöhnlichen Herpes (s. das vorangehende Kapitel von Paschen) mit dem Virus der E. e. nicht ohne weiteres als identisch angesehen werden. Vielleicht ist eine zufällige epidemische Symbiose des unsichtbaren Herpesvirus und des unsichtbaren Enzephalitisvirus die Ursache dafür, daß die Tierversuche — wogegen wir uns zunächst gefühlsmäßig verwahren! — derzeit die Identität beider Virusformen zu beweisen scheinen (v. Economo). Daß das Enzephalitisvirus mit dem Grippevirus identisch sei, kann schon heute als durchaus unwahrscheinlich abgelehnt werden.

Die **Epidemiologie** weist dagegen ungezwungen auf enge Beziehungen zwischen E. e. und pandemischer Grippe hin: alle bisher bekannten großen Enzephalitisepidemien stehen, wie auch die jetzige (in Deutschland hauptsächlich seit 1919 aufgetretene) in zeitlichem Zusammenhang mit schweren Grippe-Pandemien (Stern). Indes decken sich beide Erkrankungen in ihrem Höhestadium keineswegs; auch ergeben sich oft bemerkenswerte regionäre Unterschiede im Auftreten der beiden Krankheiten. In vielen Epidemien können Grippe-Prodromalsymptome auch sehr zurücktreten, ja ganz fehlen.

Die E. e. ist eine nicht oder nur sehr wenig kontagiöse Erkrankung; die wenigen scheinbar dagegen sprechenden Beobachtungen können an dieser Auffassung kaum etwas ändern. — Alter, Geschlecht, Beruf spielen keine ausschlaggebende „disponierende" Rolle bei der Entstehung (W. Gottstein).

Krankheitsbild. Meist beginnt die E. e. mehr oder weniger akut mit Allgemeinsymptomen: Kopf- und Gliederschmerzen, Schwindel, Neuralgien, selten mit Schüttelfrost. Nicht immer besteht Fieber, vor allem ist keinerlei regelmäßige Fieberkurve aufzustellen. Kurz: alles Symptome, die sehr wohl mit denen einer „Grippe" übereinstimmen. Der Puls pflegt sich entsprechend der Temperatur zu verhalten; deutliche relative Tachykardie ist seltener als relative Bradykardie. Die Atmung ist oftmals beschleunigt. Oft stellen sich frühzeitig quälende Schmerzen der Unterbauchgegend und Extremitäten ein, sie sind z. T. zentral ausgelöst. Manche Fälle beginnen völlig schleichend. Früher oder später treten zu den anfänglichen Allgemeinerscheinungen die eigentlichen enzephalitischen Symptome: Schlafstörungen, Hirnnerven-, speziell Augenmuskellähmungen, hyperkinetische, amyostatische Symptome.

Die Schlafstörungen brauchen nicht immer als Schlafsucht, Lethargie, aufzutreten; die Häufigkeit echter Schlafzustände in den Epidemien der letzten Jahre dürfte mit 40% reichlich hoch geschätzt sein (Stern). Andererseits ist die erste, von Benommenheitszuständen wohl zu trennende Schlafsucht, nach welcher v. Economo die ganze Erkrankung ursprünglich „Encephalitis lethargica" benannte, ein sehr wichtiges, oftmals pathognomonisches Symptom. Die Lethargie kann langsam oder plötzlich einsetzen, manchmal nur als verstärktes Gefühl von Müdigkeit, manchmal als Neigung zum „Dösen" oder „Kef-halten" — mit allen Übergängen zu unbezwinglicher Schlafsucht. Aus letzterer erweckt zeigen sich die Kranken sofort vollkommen orientiert, um alsbald wieder in den früheren Zustand zurück zu verfallen. Leichte Schlafzustände können lange ins chronische Stadium hinein anhalten.

Eine Minderheit von Fällen, nach Stern etwa 20%, zeigen das Gegenteil: quälende Schlaflosigkeit, nächtliche Unruhe mit oftmals starker psychischer Erregung.

Hirnnervenlähmungen: Augenmuskellähmungen sind am häufigsten (60—80% der Fälle; Cords, Stern), und zwar besonders bei den lethargischen Fällen als ein- oder doppelseitige Ptosis, als Akkommodationsparese, seltener in Form supranukleärer Blicklähmungen oder als Konvergenzlähmung — alle Lähmungen ausgezeichnet durch den flüchtigen, wandelbaren Charakter und die gute Prognose. Reflektorische Pupillenstarre, auf die Nonne zuerst hinwies, bleibt dagegen häufig als Restsymptom lange, ja für immer zurück. Lähmungen von Fazialis, Vagus, Bulbärparalysen sind seltener, ganz selten Geschmacksstörungen. Ebenso kommen „massive" schwere Lähmungen (Hemiplegie, Aphasie, Ataxie, Hemianopsie usw.) nur ganz ausnahmsweise vor.

Störungen der Motilität. Neben selteneren Erscheinungen von Hypotonie bei akuten Fällen (toxische Muskeladynamie, die einer schweren Myasthenie ähneln kann), kommen zunächst einmal Hyperkinesen als wichtiges Symptom in Betracht: choreatische Unruhe (manchmal mit gleichzeitigen zentralen Schmerzen), Jaktation, klonische Muskelzuckungen, die im allgemeinen Gesicht und obere Extremitäten relativ freilassen, dagegen Rumpf, Beine und insbesondere die Bauchmuskeln regellos, manchmal rhythmisch befallen. Oft auch das Zwerchfell; ein quälender Singultus im akuten Stadium ist in manchen Epidemien (Wien, Schweiz, Frankreich) auffallend häufig, selbst als einziges Symptom bei abortiven Fällen beobachtet worden (Singultus epidemicus).

Amyostatische Symptome, durch Störungen im extrapyramidalen System, kurzweg wohl auch als „striäres Syndrom" (C. und O. Vogt) bezeichnet, erinnern an die Erscheinungen der Paralysis agitans oder der Wilsonschen Krankheit: maskenartiges Gesicht, Armut und Verlangsamung der Bewegungen, allgemeine Rigidität mit oder ohne Hypertonie der Muskeln. Auch die Sprache ist monoton, oft fistelnd, meist nicht eigentlich verwaschen. In den chronischen Fällen kann das ausgesprochene Bild eines Parkinsonismus sich einstellen.

Die amyostatischen Erscheinungen sind häufig begleitet von psychischen Störungen: Mangel spontaner Willensäußerungen bis zu ausgesprochener Stumpfheit, oder psychomotorische Unruhe, die sich zu schwerem Bewegungsdrang steigern kann (Stern). Im akuten Stadium finden sich auch Delirien, später oftmals Neigung zu Euphorie.

Auffällig sind Störungen vegetativer Funktionen: in rund einem Drittel der Fälle dauernder Speichelfluß; weiterhin, auch im fieberlosen Stadium, abundante Schweiße, oft streng lokalisiert, manchmal halbseitig; schließlich das „Salbengesicht" durch vermehrte Sekretion der Talgdrüsen, oft paroxysmal auftretend, hauptsächlich bei chronisch amyostatischen Kranken. Das Bild eines solchen Patienten, der mit starrem Gesichtsausdruck und fettem Salbengesicht hilflos dasitzt, das Taschentuch krampfhaft an den Mund pressend, aus welchem dauernd dünner Speichel fließt, ist ebenso charakteristisch als ergreifend.

Von Reflexstörungen finden sich meist vorübergehende Steigerungen; Babinski ist ziemlich selten; die Bauchdeckenreflexe können fehlen. Die Sensibilität ist im allgemeinen wenig gestört; Schmerzen sind, besonders im Beginn, ein häufiges, zentral bedingtes Thalamussymptom.

Der Liquor cerebrospinalis ist meist klar, zeigt häufig etwas vermehrten Druck, geringe Pleozytose und Globulinvermehrung, sowie vermehrten Zuckergehalt (0,66—1,2 statt 0,5 pro Liter), positive Goldsolreaktion (nach luischem Typ) und negative Wassermannreaktion. Die stärksten Veränderungen zeigen sich in der 2. und 3. Woche der Erkrankung; es besteht kein bestimmtes Verhältnis zwischen Liquorbefund und Art und Stärke der klinischen Erscheinungen (Eskuchen).

Das Blutbild ist im akuten Stadium nicht typisch (mäßige Leukozytose); bei chronischen Fällen besteht meist ausgesprochene Leukozytose (12—16 000) mit starkem Wechsel, vor allem auch des Prozentgehalts an Lymphozyten und Eosinophilen (Stern). Manches, z. B. eine erhebliche Abmagerung in kurzer Zeit, deutet auf toxisch erhöhten intermediären Eiweißzerfall (Umber) im akuten Stadium, manches vielleicht auch auf Störungen der Leberfunktion in chronischen Fällen. Der Urin enthält ziemlich regelmäßig Urobilin (Stern und Meyer-Bisch), die Diazoreaktion ist stets negativ.

Der **Verlauf** läßt nach v. Economo 3 Haupttypen trennen: 1. die „klassische", somnolent-ophthalmoplegische Form mit Schlafsucht, Augenmuskelstörungen, atypischem, meist mäßigem Fieber, leichten meningealen Symptomen und leichten Delirien. 2. Die hyperkinetische Form mit Reizsymptomen: Schlaflosigkeit, Erregung, oft beginnend mit heftigen Neuralgien, dann choreatischer Unruhe, Muskelzuckungen (besonders der Bauchmuskeln), oft nachträglich in die erste Form übergehend. 3. Die chronisch-amyostatische Form des „Parkinsonismus" mit Muskelsteifigkeit, typischer Haltung usw. Alle Symptome und alle Formen können sich in der verschiedensten Weise kombinieren. Sehr oft (Holthusen und Hopmann) verläuft die Krankheit in Schüben; selten bis zur Heilung, öfters bis zum Exitus, noch öfters mit Übergang in einen stationären oder progressiv-amyostatischen Zustand.

Die **Prognose** ist somit, bezüglich Dauer wie Heilung, recht dubiös. Die Dauer beträgt mehrere Wochen bis Monate. In runden Zahlen gerechnet läßt sich sagen, daß etwa $^1/_3$ der Fälle von E. e. praktisch geheilt wird, $^1/_3$ stirbt und $^1/_3$ in chronisches Siechtum, vor allem in chronischen Parkinsonismus übergeht.

Pathologische Anatomie. Der makroskopische Befund am Zentralnervensystem ist in typischen Fällen sehr gering: Hyperämie der Hirnhäute, manchmal Schwellung der Hirnsubstanz, letztere oft weich mit vermehrten Blutpunkten; die Ventrikel nicht erweitert. Daneben nicht selten Bronchopneumonien, Milztumor, parenchymatöse Degeneration von Leber, Myokard und besonders Nieren. Mikroskopisch finden sich Blutaustritte und perivaskuläre und periadventitielle Entzündungsherde (mit Lymphozyten, Plasmazellen, spärlichen Leukozyten) in den Meningen (besonders in der Gegend von Pons und Medulla oblongata), ebenso wie in der Hirnsubstanz, hauptsächlich der grauen Substanz der Stammganglien und dem zentralen Höhlengrau der Hirnkammern. Daneben Erkrankungen der Ganglienzellen, vor allem (v. E c o n o m o) Bilder von Neuronophagie durch wuchernde Gliazellen; Körnchenzellen. Ein Vergleich mit den histologischen Hirnveränderungen bei Fleckfieber liegt nahe, doch ist bei der E. e. die Intimaschädigung weniger ausgesprochen, das Parenchym viel stärker alteriert als beim Fleckfieber.

Die **Differentialdiagnose** der E. e. ist oftmals nicht leicht, da die Diagnose eine rein klinische ist, sich nicht auf bakteriologische, serologische oder chemische Veränderungen stützt und somit häufig nur per exclusionem zu stellen ist. In Epidemiezeiten wurde die beliebte Diagnose „Kopfgrippe" (ein Ausdruck, der sich zur E. e. etwa ähnlich verhält, wie das „gastrische Fieber" zum Typhus abdominalis) zweifellos viel zu oft gestellt — noch mehr Fälle sind vorher und nachher übersehen worden.

Am nächstliegendsten ist, besonders bei sporadischen Fällen, eine Verwechslung mit M e n i n g i t i s, vor allem der tuberkulösen, seltener der Meningokokken-Meningitis; genaue Untersuchung des Liquors bringt meist die Entscheidung. Eine durch L u e s bedingte Meningo-Enzephalitis wird sich meist durch die positive Wassermannreaktion des Liquors erkennen lassen, wobei freilich zu bedenken ist, daß auch eine Enzephalitis zu einer Lues cerebrospinalis hinzutreten kann. Dasselbe gilt für die Abgrenzung gegen P a r a l y s e, sowie gegen T a b e s; letztere wird mitunter durch die reflektorische Pupillenstarre als Restsymptom (N o n n e) nahegelegt. H i r n a b z e ß, sowie von Ohr oder Nase fortgeleitete Enzephalitis können meist durch Anamnese und Verlauf unterschieden werden. Ein T u m o r c e r e b r i kann von E. e. vorgetäuscht werden und umgekehrt; die klassischen Symptome des Hirntumors (Kopfschmerzen, Erbrechen, Stauungspapille, Druckpuls) finden sich allerdings bei E. e. selten ausgesprochen. Die S t r ü m p e l l - L e i c h t e n s t e r n sche Herdenzephalitis, die sog. „Grippe-Enzephalitis" pflegt apoplektiform mit groben Herderscheinungen, Störungen der Pyramidenbahn, aufzutreten. Schwierigkeit bereitet mitunter die Abgrenzung von a k u t e r m u l t i p l e r S k l e r o s e. Temporäre Abblassung der Papille, B a b i n s k i, fehlende Bauchdeckenreflexe als Frühsymptom sprechen für letztere. Die P s e u d o s k l e r o s e (W i l s o n sche Krankheit) mit amyostatischen Symptomen zeigt im allgemeinen langsameren Verlauf und mitunter deutlichen braungrünen Pigmentring der Hornhaut. Die echte P a r a l y s i s a g i t a n s (ev. sine agitatione) befällt mehr das höhere Alter, ist nicht selten hereditär, hat keine Augensymptome und kommt nicht gehäuft vor. Auch mit C h o r e a, T e t a n u s, B o t u l i s m u s (Augenmuskellähmung, Bulbärsymptom!) kann die E. e. gelegentlich verwechselt werden; im Beginn zeigt sie oft stark an H y s t e r i e erinnernde funktionelle Symptome. Bei Kranken, die früher im Ausland lebten, ist auch an die echte a f r i k a n i s c h e S c h l a f k r a n k h e i t zu denken, welche unter anderem Schlafsucht, Kopfschmerzen, Zittern der Hände, Veränderung der Psyche, Abmagerung, Fieber aufweist und durch Nachweis von Trypanosomen im Blut, Liquor oder Drüsenpunktat sichergestellt werden kann. Schließlich ist die E. e. mitunter auch gegen T y p h u s a b d o m i n a l i s abzugrenzen durch die unregelmäßige Temperatur, den fehlenden Milztumor, die negative Diazoreaktion, das uncharakteristische Blutbild und den negativen bakteriologischen bzw. serologischen Befund.

Die **Therapie** der E. e. ist zunächst dieselbe wie bei jeder fieberhaften Infektionskrankheit. Eine kausale Behandlung ist noch nicht möglich, die zahlreichen, immer wieder angewandten Mittel wie Kollargol, Dispargen u. a. haben wenig befriedigt. Etwas mehr schon T r y p a f l a v i n, täglich eine Ampulle mit 5—10 ccm einer $^{1}/_{2}$ %igen Lösung intravenös (B u ß). Auch E u k u p i n, per os 6 mal 0,2 innerhalb 2 Tagen, oder intralumbal (2—3 mg in 20 ccm gelöst) ist empfohlen worden, desgleichen vielfach Urotropin, das als Formaldehyd in den Liquor übergeht, 6mal 0,5 g 3—4 Tage lang. Oftmals hat eine entlastende Lumbalpunktion wenigstens vorübergehenden Erfolg, ähnlich wie bei Meningitis; so günstig, wie Spaet sie beschreibt, ist die Wirkung freilich lange nicht immer.

Stern empfiehlt, für die akuten Fälle vor allem, sehr warm die Verwendung von Rekonvaleszentenserum (mehrfach je 50 ccm intramuskulär). Bei motorischer Unruhe muß der Enzephalitiskranke selbstverständlich besonders sorgfältig überwacht und gepflegt werden; Chloralhydrat, Pantopon, ev. Magnesiumsulfat (siehe Tetanus, S. 490) sind dann oftmals nötig. Augenmuskellähmungen können durch Strychnin-Injektionen, täglich 2 mg, steigend bis 5 mg subkutan, beeinflußt werden; bei den amyostatischen Zuständen hilft oftmals, wie bei Paralysis agitans, Skopolamin bzw. Duboisin.

Literatur über Encephalitis epidemica:

Reinhart, Alfred: Epidemische Enzephalitis. Ergebn. d. inn. Med. u. Kinderheilk. Bd. 22, S. 245—359. 1922. — Gottstein, Werner: Die Encephalitis lethargica. Weichardts Ergebn. d. Hyg. usw. Bd. 5, S. 394—474. 1922. — Stern, Felix: Die epidemische Enzephalitis. Monographie, 228 Seiten. Berlin: Julius Springer 1922. — v. Economo und M. Nonne: Referate auf d. 35. Kongr. f. inn. Med. Wien 1923.

Weilsche Krankheit.
(Ikterus infectiosus.)

Als „Weilsche Krankheit" oder Ikterus infectiosus hat man ein durch eine Spirochäte hervorgerufenes Symptomenbild zusammengefaßt, das gekennzeichnet ist durch charakteristischen Fieberverlauf, sowie durch Schädigungen der Leber, Milz, Niere, des Gefäßsystems, der Muskulatur und des Gehirns.

Geschichte. Es ist das Verdienst Weils, im Jahre 1886 die Krankheit als Infektionskrankheit sui generis erkannt zu haben. 1850 schon war sie Griesinger bekannt, er rechnete sie als „biliöses Typhoid" der „Febris recurrens" zu. Kartulis stellte 1888 fest, daß man beim biliösen Typhoid niemals Spirillen im Blute finde und trennte es vom Rekurrens ab. Ausführliche Schilderungen der Krankheit brachten dann Fiedler, Wasselieff, Feighan u. a.; in letzter Zeit machten sich um Erkennung des klinischen Krankheitsbildes in erster Linie Hecker und Otto, L. R. Müller und Straßburger usw. verdient. Die Übertragung der Krankheit auf Tiere sowie die Züchtung des Erregers glückte 1914 den Japanern Inada, Hoki, Ido, Kaneko und Ito. Unabhängig von den japanischen Forschern gelang die Übertragung auf Meerschweinchen in Deutschland 1915 zuerst Hübener und Reiter, sowie Uhlenhuth und Fromme. Die letztgenannten Forscher erkannten in einer Spirochäte zuerst den Erreger, den Ungermann dann künstlich weiterzüchten konnte.

Ätiologie. Erreger der Weilschen Krankheit ist eine sehr feine, ihren Windungen und ihrer Länge nach relativ wenig charakteristische Spirochäte, die Spirochaeta ikterogenes (Spirochaeta ikterohaemorrhagiae der Japaner). Anilinfärbung führt nicht zum Ziel, dagegen sind die Spirochäten gut mit Giemsalösung färbbar. An den Enden oder auch im Verlauf der Windungen kann man oft lichtbrechende Anschwellungen wahrnehmen. Die Bewegung ist ziemlich träge; sie geschieht durch propellerähnliche Wirkung der korkzieherartig umgebogenen Enden, sowie durch sekundäre flache Windungen oder Schlängelung (Dietrich).

Die Spirochäte vermag sich auf künstlichem Nährboden sowohl aerob wie anaerob zu vermehren. Ungermann empfiehlt zur Züchtung Kaninchenserum, das mit Brunnenwasser versetzt ist. Geeignet ist auch die Noguchische Methode — die Kulturen sind dabei geruchlos und klar —, aber auch sonstige serum- oder bluthaltige Nährböden sind brauchbar. Das Temperaturoptimum ist zwischen 20—25°. Die Vermehrung vollzieht sich erst nach einigen Tagen, sie geht in Querteilung vor sich. Die Pathogenität wird auch durch zahlreiche Tier- und Kulturpassagen nicht eingebüßt.

Tierpathogenität. Das idealste Versuchtier ist das Meerschweinchen. Die Infektion gelingt am besten intrakardial (2 ccm Patientenblut) oder intraperitoneal (2—4 ccm Blut). Schon 72 Stunden danach sind in der Leber des Tieres Spirochäten nachzuweisen. 7 Stunden nach der Infektion gelingt eine Neuübertragung mit Leberaufschwemmung des frisch infizierten auf ein anderes Tier. Alle Organe, mit Ausnahme der Linse, erweisen sich als infektiös (Uhlenhuth). Infektion ist auch per os, durch Skarifikation der Haut und durch Einträufeln des Virus in die Konjunktiva erfolgreich. Die Meerschweinchen zeigen ganz ähnliche Krankheitsbilder wie der Mensch, vor allem tritt deutlicher Ikterus, Hämorrhagien, nephritische Erscheinungen, Milz- und Leberschwellung und Muskelveränderungen zutage.

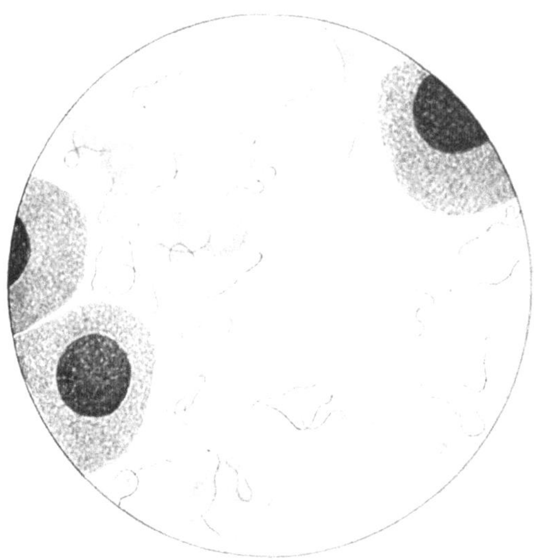

Abb. 431. Spirochaeta ikterogenes.
(Nach Lenhartz-Meyer.)

Andere Tiere spielen eine untergeordnete Rolle. Frösche, Mäuse, Katzen, Ferkel, Hammel scheinen eine natürliche Immunität zu haben. Junge Kaninchen zeigen im Gegensatz zu alten bisweilen eine Empfänglichkeit (Uhlenhuth). Pferde, Affen erkranken zwar, erholen sich aber wieder, dagegen sterben weiße und graue Ratten am 3. bis 5. Tage nach der Injektion, ohne jedoch typische Organveränderungen zu zeigen (Huebner). In einem von Krummbein-Fieling mitgeteilten Falle war ein an Ikterus erkrankter Hund Überträger von Weilscher Krankheit auf seinen Herrn.

Epidemiologie. Die Weilsche Krankheit tritt sporadisch oder epidemisch auf. Fast ausschließlich wird das männliche Geschlecht befallen, aber auch bei Kindern sind anscheinend echte „Weil"-Fälle beschrieben. Nach Fiedler wurden in 50% Arbeiter befallen, die mit Tieren oder Tierkadavern zu tun hatten, wie Fleischer, Gerber usw. Militärärztlicherseits wurde dann von Epidemien berichtet, die in irgend einer Beziehung zu Freibädern standen. Ob dabei Insekten oder das Verschlucken von Badewasser eine Rolle spielte, ist nicht ganz aufgeklärt. Daß Insekten als Spirochätenträger wohl in Frage kommen können, ist durch experimentelle Untersuchung festgestellt. Sichere Infektionen gelangen bisher mit der Stechmücke Haematopota pluvialis (Reiter) und der Stallfliege Stomoxys calcitrans (Kuhn). Auch durch Blutegel und Kleiderläuse (Dietrich) gelang eine experimentelle Übertragung. Eine besondere Bedeutung fällt bei der Ansteckung den Ratten zu. Diese brauchen selbst gar nicht ernstlich zu erkranken. Die Japaner wollen bei 39,5$\%$ der Ratten, die an Orten gefangen wurden, wo Weilsche Krankheit ausgebrochen war, die „Spirochaeta ikterogenes" nachgewiesen haben. Für den Nachweis, daß auch Ratten-Flöhe die Krankheit weiter verbreiten könnten, fehlen zur Zeit noch sichere Grundlagen. Infektiös sind bei den Ratten in erster Linie die Ausscheidungen. Dies ist aber ganz besonders beim Menschen selbst der Fall. So zeigte sich, wie die japanischen Forscher zuerst feststellten, der Urin von Rekonvaleszenten in 24 Fällen 21 mal spirochätenhaltig. Trotzdem also an Keimträger gedacht werden muß, ist eine Verbreitung der Krankheit in der Umgebung von Patienten bis jetzt nicht sicher beobachtet. Vielleicht ist dabei zu berücksichtigen, daß nach den Untersuchungen von Uhlenhuth-Fromme das Virus der Weilschen Krankheit gegenüber äußeren Einflüssen verhältnismäßig wenig widerstandsfähig ist. Schon gering konzentrierte Desinfektionsmittel bringen eine Abtötung des Virus zustande. Das Auftreten der Krankheit ist entgegengesetzt früheren Annahmen nicht an die Sommermonate gebunden. Gerade der Weltkrieg hat gezeigt, daß auch in den Wintermonaten die Fälle an Häufigkeit zunehmen können.

Pathogenese. Die Weilsche Krankheit charakterisiert sich als eine infektiöse Allgemeinerkrankung des Organismus. Vor anderen Sepsisarten ist sie dadurch ausgezeichnet, daß der Erreger nur in der ersten Zeit im Blute zu kreisen scheint, dann aber das Blut seine infektiöse Fähigkeit verliert und dieselbe auch zur Zeit der Rezidive nicht mehr gewinnt. Ob die Erkrankungen in den verschiedenen Organen lymphogenen oder hämatogenen Ursprungs sind, steht noch nicht ganz fest. Für letztere Annahme spricht der Tierversuch. Außerdem konnte Pick zellige Infiltrate in der Haut nachweisen, die sich an die Arterien und Kapillaren anschlossen. Die Infektion scheint — abgesehen von offenen Wunden — auf dem Wege des Digestionstraktus oder in dem hinteren Abschnitt der Nasen-Mund-Rachenhöhle vor sich zu gehen. Für letzteren Infektionsmodus sprechen bestimmte Veränderungen an den Mandeln und den Halslymphknoten (Miller). Auch die intakte Konjunktivalschleimhaut kommt als Eintrittstelle in Frage (Laboratoriumsinfektion, Goebel). In den inneren Organen, und zwar hauptsächlich in der Leber findet eine sehr schnelle Anreicherung der Spirochäte statt. Hier sind sie beim Versuchstiere mühelos und massenhaft nachzuweisen. Größere Schwierigkeiten macht das Auffinden daselbst beim Menschen, während sie in der Niere häufiger konstatiert werden konnten (Herxheimer, Renaux, Ernest). Die Ausscheidung der Erreger im Harn findet bis spät in die Rekonvaleszenz hinein statt. Klose gelang Übertragung durch Urin noch am 42., den Japanern sogar noch am 63. Krankheitstag. Durch die Verschleppung und Ansiedelung der Spirochäten in den verschiedenen Organen bilden sich charakteristische Veränderungen, die dem Krankheitsbild ihr eigenartiges Gepräge verleihen. Ihre Kenntnis verdanken wir vor allem Beitzke, Pick, Herxheimer u. a. Durch Schädigung der Haargefäße treten Blutungen in der Haut, den Schleimhäuten und in den Organen auf. In der Niere finden sich trübe Schwellung, Blutungen, Epithelnekrosen, Zellinfiltrate, Exsudatbildung in der Baumanschen Kapsel und in den gewundenen Kanälchen; in der Leber tritt vornehmlich Kernquellung (parenchymatöse Hepatitis) und toxisches Ödem auf. Die Muskulatur zeigt, vor allem in der Wade, herdförmige Degenerationsherde. In der Milz findet ein deutlich sichtbarer Zerfall der roten Blutkörperchen statt (Lepehne); es besteht Milz- und Lymphknotenschwellung.

Klinische Symptome. Den **Beginn** der Erkrankung leitet nicht selten ein Schüttelfrost ein. Die Temperaturverhältnisse sind sehr wechselnd, zeigen aber bei näherer Betrachtung doch eine gewisse Gesetzmäßigkeit. Man kann einen remittierenden Fiebertyp erkennen, und zwar zeigt die Fieberkurve nach einigen Tagen gelegentlich einen leichten Einschnitt, ähnlich wie wir ihn bei der Grippe häufiger sehen. Die erste Welle zieht sich über 5—10 Tage hin. Als typisch ist dann das Auftreten von rezidivierenden Fieberwellen anzusehen, die eine durchschnittliche Dauer von etwa 8 Tagen zeigen. Sehr selten ist die Rezidivkurve höher als die erste Fieberkurve. Einen weiteren flachwellenförmigen Verlauf der Temperatur kann man bis spät in die Rekonvaleszenz hinein wahrnehmen.

Schwerere cholämische Erscheinungen sind sehr selten, dagegen ist das Sensorium in erheblicher Weise gestört. Eine gewisse Benommenheit zeigt sich hauptsächlich im Anfang. Dabei besteht ähnlich wie beim Typhus Schlaflosigkeit und Kopfschmerz. Das Lumbalpunktat erweist sich als klar, Zellvermehrung ist nicht vorhanden.

Als Ausdruck der Schwere der Allgemeininfektion machen sich äußerlich Haut- und Schleimhautblutungen bemerkbar, und zwar einerseits in Form von Petechien, Ekchymosen (Blutungen von Stecknadelkopf- bis Linsengröße), andererseits in Form von Nasenbluten. Auch Blutungen aus dem Darmtraktus sind beschrieben, ebenso das Auftreten von blutigem Auswurf.

Eiweißausscheidung und Auftreten von Zylindern und ev. Erythrozyten weisen auf entzündliche Prozesse in den Nieren hin. Über das Vorkommen der nephritischen Symptome gehen die Ansichten auseinander. Straßburger und Sick vermißten sie nie, Schott fand sie nur in $^3/_4$ seiner Fälle, Hauck nur in $21^0/_0$, Bingold sah Albuminurie, wenn auch oft schnell vorübergehend, in allen Fällen. Ödeme gehören nicht zum Bilde der Nephritis, doch kann sich zuweilen eine schwere, lebensbedrohende Niereninsuffizienz einstellen. Hypertonie wird vermißt, trotzdem der Krankheitsprozeß sich an den Glomerulis abspielt.

Auch über die Milzschwellung bestehen keine einheitlichen Angaben. Nach dem autoptischen Befunde gehört sie nicht zu den Kardinalsymptomen. Klinisch findet man sie meist nur in den ersten Tagen. Gelegentlich kann sie aber auch zur Zeit der Rezidive festzustellen sein. Straßburger fühlte die Milz nur in $^1/_5$ seiner Fälle.

Der Ikterus findet seine Ursache in der von Beitzke zuerst ausführlicher beschriebenen Leberzellschädigung. Eine Gallenstauung liegt dabei nicht vor, vielmehr handelt es sich um einen der Funktionsstörung der Leberzelle entsprechenden Diffusionsikterus. Für die hepatogene Entstehung des Ikterus spricht auch der häufig zu beobachtende Juckreiz. Lepehne glaubt fernerhin, eine von ihm bei Weilscher Krankheit nachgewiesene Zertrümmerung der roten Blutkörperchen in der Milz (unter Bildung von Gallenfarbstoff aus dem Hämoglobin der zerfallenen Erythrozyten) mit der Entstehung des Ikterus infectiosus in einen gewissen Zusammenhang bringen zu können. Ob die extra-hepatogene Gallenfarbstoffbildung am Zustandekommen des Ikterus einen wesentlichen Anteil hat, ist noch nicht entschieden.

Daß Weilsche Krankheit auch ohne Ikterus wirklich vorkommt, wurde in einwandfreier Weise durch den Tierversuch gelegentlich einer Laboratoriumsinfektion von Goebel aufgeklärt. Hecker und Otto machten schon vorher auf das Auftreten von Fällen, bei denen jegliche Gelbfärbung fehlte, aufmerksam und im Kriege wurden solche Beobachtungen weiterhin von Straßburger, Kautz, Schott u. a. bestätigt.

Nicht immer gleichmäßig Hand in Hand mit dem Ikterus scheint die Leberschwellung zu gehen; sie fehlt in den ersten Tagen fast nie, kann erhebliche Grade annehmen, kann aber auch sehr rasch wieder verschwinden.

Die Urobilinogenreaktion ist im Urin zumeist positiv. Der Bilirubingehalt des Urins kann sehr intensiv sein, ist aber ebenfalls wechselnd und nicht immer von der Intensität des Ikterus abhängig. Die Stühle brauchen nicht acholisch zu werden; es kann sogar vorkommen, daß die Fäzes auch während der Ikterusperiode gallenfarbstoffreicher sind, als man eigentlich annehmen sollte.

Außer ikterischer Verfärbung zeigen sich an der Haut gar nicht so selten Exantheme. Straßburger stellte sie in 36 % fest. Am häufigsten wird ein urtikariaähnlicher Ausschlag festgestellt. Von Straßburger wurden masern- und scharlachähnliche Exantheme beschrieben, ebenso von Schott. Letzterer fand noch größere Blasenbildung und Auftreten von Plaques. Hauck und Schott halten den Haarausfall für eines der häufigsten Vorkommnisse bei der Weilschen Krankheit.

Die Erscheinungen von seiten des Herzens können hier und da bedrohliche Formen annehmen. Sie finden ihren Ausdruck in stark herabgesetztem Gefäßtonus, Blutdruckverringerung und Dikrotie. Zu Anfang besteht nicht selten Bradykardie. Auch Myokardschädigungen mit nachfolgenden Kollapszuständen können auftreten. Bei der Obduktion finden sich subperikardiale und endokardiale Blutungen und in der Muskulatur winzige Zellinfiltrationen (Beizke).

Im Blutbilde zeigt sich zuerst eine Leukozytose mit Linksverschiebung und Fehlen der eosinophilen Zellen. Später kommt es zu einer relativen Lymphozytose. Bezeichnend ist auch zu Beginn der 2. Woche die Ausbildung einer Anämie, bei der Hämoglobinwerte unter 30 % und Erythrozytenwerte unter 1,800 000 vorkommen (Klieneberger).

An den Augen findet sich in nicht seltenen Fällen eine Iritis. Auf dieses Symptom hat bereits Weil in seiner ersten Veröffentlichung hingewiesen. Am Hintergrund erscheinen die Venen erweitert und geschlängelt; Blutungen werden nicht festgestellt (Dingelreiter). Konjunktivitiden kommen häufiger vor, besonders zu Beginn der Erkrankung.

An den Extremitäten ist es in erster Linie die Wadenmuskulatur, die vom Krankheitsprozeß befallen wird. Es handelt sich um degenerative Prozesse, Entartungsherdchen, die verstreut immer nur Bruchstücke von einzelnen Muskelfasern befallen (Beitzke). Pick fand einen wachsartig hyalinen Zerfall der quergestreiften Fasern, in einem Fall auch in der Pektoralismuskulatur. Aus den Muskelveränderungen erklären sich die häufig hochgradigen Wadenschmerzen. Die sich späterhin einstellende Atrophie hat in der Rekonvaleszenz eine langdauernde Schwäche der Patienten zur Folge.

Verlauf. Der Beginn der Erkrankung wird, wie schon erwähnt, nicht selten durch einen Schüttelfrost eingeleitet. Das Krankheitsbild weist besonders zu Anfang Ähnlichkeit mit anderen Infektionskrankheiten auf. Mit Typhus hat die Weilsche Krankheit die leichte Benommenheit gemeinsam. Die Kranken liegen apathisch in passiver Bettlage und schrecken nicht selten zusammen, wenn man Fragen an sie richtet. Es stellen sich Kopfschmerz, Mattigkeit und allgemeine Gliederschwäche ein. Sehr bald treten die so typischen Wadenschmerzen auf. In diesem ersten Stadium machen sich auch schon Erscheinungen von seiten des Magendarmkanals in Form von Erbrechen und Durchfall, sowie katarrhalische Affektionen der oberen Luftwege bemerkbar, Eiweißausscheidung zeigt die Nierenschädigung an. Die Milz ist deutlich zu fühlen, die Leber erscheint vergrößert. Nun macht die Temperatur den oben erwähnten geringen Einschnitt, und jetzt erst, also meist nicht vor dem 3. oder 4. Tage tritt der Ikterus auf. Nachdem schon vorher sich ein mehr oder weniger starker Herpes labialis ausgebildet hatte, werden die Patienten von lästigem Hautjucken gepeinigt. In diesem Stadium kommt es außerdem zu den oben besprochenen Haut- und Schleimhautblutungen. Die Wadenschmerzen können so stark werden, daß die Bettdecke kaum ertragen wird. Mit Ablauf der 2. Krankheitswoche klingen aber zumeist alle Erscheinungen, auch die des Ikterus und der Nephritis ab und vom

Krankheitsprozeß bleibt nur eine auffallend starke Hinfälligkeit zurück, so daß
Patienten, die man in diesem Stadium aufstehen läßt, und die sich bei Bettruhe
schon sehr wohl fühlten, einfach zusammenbrechen. Ähnlich wie beim Typhus
zeigt sich auch eine erhebliche Gewichtsabnahme. Die Rekonvaleszenz zieht
sich demgemäß lange hin, meist über mehrere Wochen. Die Patienten können
sich oft nur schwer erholen und klagen noch lange über Schmerzen beim Gehen.
Gar nicht so selten sind noch nach längerer Zeit kleinere Temperaturzacken
vorhanden. Nierenstörungen bleiben für gewöhnlich nicht zurück, dagegen
bei manchen Rekonvaleszenten eine stärkere Labilität des Gefäßsystems.

Die **Prognose** ist im allgemeinen nicht ungünstig. Aus dem Gesagten geht
hervor, daß Nachkrankheiten nur selten vorhanden sind. Die Mortalitätsziffer
wird verschieden angegeben (Schott 13%, die Japaner bis 30%). Meist gehen
die Patienten an schwerer Niereninsuffizienz oder an Myokardschädigung im
Anfangsstadium zugrunde.

Die **Diagnose** der Weilschen Krankheit ist nicht immer leicht. Abgesehen
davon, daß manche septische Infektionen mit Fieber, Ikterus und nephritischen
Erscheinungen einhergehen können, bieten besonders diejenigen Fälle diagnostische Schwierigkeiten, die das eine oder andere der von Weil beschriebenen
Kardinalsymptome vermissen lassen. Wie schon erwähnt, versagt die bakteriologische Diagnose insofern, als es nur in den ersten Tagen — gewöhnlich vor
Ausbruch des Ikterus — gelingt, mit dem Blut einen positiven Tierversuch
zu erzielen. Die dicke Tropfenmethode kann nur herangezogen werden, um festzustellen, ob nicht eine Protozoenerkrankung (Malaria) vorliegt. Die Spirochaeta
ikterogenes selbst ist nur in den seltensten Fällen direkt im Blutstropfen nachzuweisen. Erwähnt sei noch, daß das tropische Gelbfieber ganz genau die gleichen
Symptome wie die Weilsche Krankheit bieten kann. Griesingers biliöses
Typhoid wird neuerdings von Huebener für identisch mit Weilscher Krankheit
erklärt, was nach meiner Erfahrung nicht zutrifft. Differentialdiagnostisch
kommen außerdem noch die akute gelbe Leberatrophie, manche Rekurrensformen,
Typhus, Fünftagefieber, Pappatacifieber usw. in Betracht.

Auf die Infektiosität des Harns und ihre Bedeutung für den Nachweis des
Erregers durch Tierversuch, selbst in späterem Stadium, wurde bereits oben
hingewiesen.

Klinisch ist das Hauptaugenmerk, falls Ikterus, Nierenschwellung und Nierenerscheinungen einmal fehlen sollten, besonders auf Hautblutungen, Wadenschmerzen, die bezeichnende Fieberkurve und auf das Blutbild zu richten.

Therapie. Die schweren Krankheitserscheinungen verlangen von selbst
Bettruhe. Die Herstellung eines spezifisch wirksamen Serums ist bis jetzt noch
nicht geglückt, obwohl Immunitätsversuche von Uhlenhuth und von Huebener
bei Meerschweinchen zu berechtigten Hoffnungen Anlaß gaben und obwohl
der Nachweis vom Vorhandensein von Immunkörpern beim Menschen, die
früher an Weilscher Krankheit erkrankt waren, erbracht ist. Nach Uhlenhuth
verspricht nur frühzeitige und hochdosierte Anwendung von Immunserum
einen Erfolg. Bessere Resultate wurden mit Rekonvaleszentenserum
selbst erzielt.

Chemotherapeutische Maßnahmen versagen. Es bleibt also vor
allem eine symptomatische Behandlung, die die Leber- und Nierenschädigung
in erster Linie zu berücksichtigen hat. Man wird in solchen Fällen mit dem für
den Typhus angegebenen Kostschema auskommen. Von der Verabreichung
von Fett wird man nur in seltenen Fällen, bei völlig acholischen Stühlen
absehen. Die Temperatur braucht nicht künstlich herabgesetzt zu werden.
Kollapszustände erfordern Strophantin bzw. Kampher. Die Wadenschmerzen
reagieren manchmal kaum auf Morphium. Im übrigen bedarf der in seinem

Sensorium oft erheblich getrübte Patient der gleichen sorgfältigen Pflege wie ein Typhuskranker, muß auch, wie dieser, isoliert, und seine Abgänge desinfiziert werden. Von günstiger Wirkung sind Kochsalzinfusionen und Dauereinläufe.

Literatur über Weilsche Krankheit:

Hübener: Ergebn. d. inn. Med. u. Kinderheilk. Bd. 15. 1917. — Fromme: Weichardts Jahresbericht Bd. 4. 1920. — Uhlenhuth und Fromme in: Ärztliche Erfahrungen aus dem Weltkrieg. Bd. 7. Hygiene. S. 461—505. 1922. — Kaneko: Pathologische Anatomie der Weilschen Krankheit. Monographie, 181 Seiten. Rikola Verlag 1922.

Fünftagefieber.
(Febris quintana, Wolhynisches Fieber.)

Als Fünftagefieber (Werner) oder Wolhynisches Fieber (His) ist seit dem Weltkriege eine durch Läuse übertragene, vor allem in Kriegszeiten vorkommende Krankheit bekannt geworden, die durch ein periodisches, oftmals in regelmäßig fünftägigem Turnus wiederkehrendes Fieber, starke Allgemeinerscheinungen und insbesondere Schienbeinschmerzen ausgezeichnet ist. Sie kann künstlich durch das Blut eines Kranken auf Gesunde übertragen werden.

Historisches. Fünftägige Wechselfieber sind schon bei Hippokrates und Rhazes erwähnt; im Tierepos „Meister Isengrimus" aus dem 12. Jahrhundert fand Werner den Hexameter: „aut habet, aut fingit quintanae frigora febris" — die damals schon gelegentlich simulierte Krankheit mußte demnach zu dieser Zeit häufig und allgemein bekannt gewesen sein. Dehio beschrieb aus dem russisch-türkischen Kriege 1878 ein 5tägiges moldauisch-walazisches oder dazisches Fieber, das er als eine besondere Form der Malaria deutete. Während des Jahres 1915 wurden an der Ostfront zahlreiche Fälle dieser anscheinend bisher unbekannten Krankheit beobachtet; über dieselben berichteten His und Werner gleichzeitig im Januar 1916 auf der militärärztlichen Tagung zu Warschau. His gab ihr den Namen „Wohlhynisches Fieber", weil er ihr zuerst in Wolhynien häufiger begegnete, Werner nannte sie nach dem hervorstechendsten Symptom „Fünftagefieber". Beide Namen sind nicht völlig zutreffend: die Erkrankung braucht nicht immer den strengen 5 Tage-Typus des Fiebers aufzuweisen, andererseits zeigte sich bald, daß sie keineswegs auf Wolhynien oder die Ostfront („Ikwafieber", „Lipafieber") beschränkt war, sondern auch in Flandern („Maasfieber") auftrat, besonders auch bei den englischen Truppen als „Trench-fever", bei den Deutschen anfangs als Schützengraben-, Sumpf- oder Schienbeinfieber bezeichnet. Auch in Österreich, Balkan, Italien, England, Mesopotamien, Syrien (eigene Beobachtungen) trat sie auf.

Krankheitsbild. Nach einer 2—3 wöchigen Inkubationszeit, an deren Ende gelegentlich Unbehagen, Kopf- und Gliederschmerzen, Druck über den Augen sich bemerkbar machen, beginnt die Krankheit plötzlich mit Frost, seltener mit ausgesprochenem Schüttelfrost, heftigen Kreuz-, Glieder- und vor allem Kopfschmerzen. Zugleich steigt die Temperatur innerhalb weniger Stunden auf 39—40° an, es besteht schweres subjektives Krankheitsgefühl, nicht selten leichte Benommenheit und geringe Bronchitis. Die Bulbi sind bei Druck und Bewegungen schmerzhaft, die Konjunktiven oft stark injiziert, das ganze Gesicht sieht gedunsen, intensiv gerötet aus — alles ganz ähnlich wie bei einem Pappatacifieber. Herpes labialis tritt in wechselnder Häufigkeit auf; eine wenn auch zunächst geringe Schwellung der Milz ist die Regel. In seltenen Fällen soll auch ein roseolaähnlicher Ausschlag beobachtet sein. Schon jetzt ist auffallend

eine starke Druckempfindlichkeit der Muskeln, vor allem am Übergang
derselben in die Sehne; besonders prägnant aber ist die spontan und auf Druck
angegebene Schmerzhaftigkeit der Schienbeine. Auch Rippen, Hypochondrien,
Interkostalmuskeln sind druckempfindlich. Der erste Fieberanfall dauert,
oft von kleinen Remissionen unterbrochen, 24—48—72 Stunden. Dann fällt
die Temperatur, häufig mit Schweiß, zur Norm oder unter die Norm ab; die
Allgemeinerscheinungen gehen wesentlich, aber meist nicht völlig zurück;
es bleiben noch Mattigkeit, Blässe, oft auch Kopfschmerz. Nach 4tägigem
Intervall tritt — diesmal unter wesentlich geringeren Allgemeinerscheinungen
— der 2. Fieberanfall ein, wiederum mit starkem Muskel- und vor allem Schienbeinschmerz. Oft ist jetzt erst deutliche Schwellung von Milz und Leber nachzuweisen. Nach etwa 12stündiger Dauer klingt das Fieber ab und nun wiederholt sich das Spiel in ähnlicher Weise noch mehrmals, allmählich mit immer

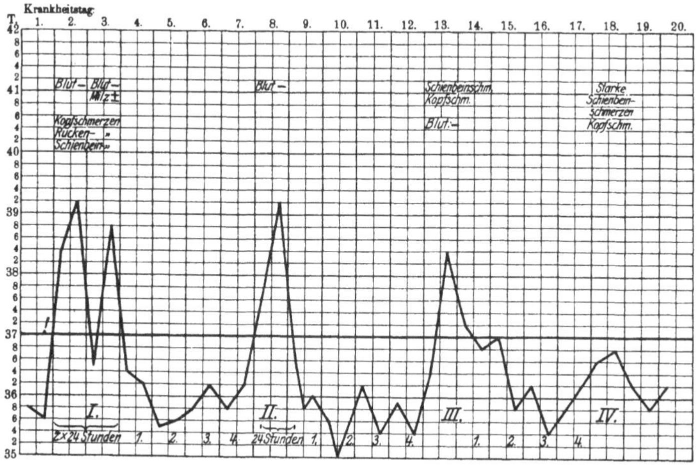

Abb. 432. Febris quintana bei 30jähr. Schwester. (Adana, März 1918.)

geringeren objektiven und subjektiven Erscheinungen. Bis zu völliger Heilung
vergehen 3—5 und mehr Wochen; Anämie, Appetitlosigkeit, körperliche und
seelische leichte Ermüdbarkeit bleiben oft noch viel länger zurück.

Von dem geschilderten typischen Fieberverlauf — Jungmann spricht von
einer „paroxysmalen Verlaufsform" — kommen nun zahlreiche Abweichungen vor: Statt einer Febris quintana mit regelmäßigem 4tägigen Intervall
kann letzteres 3 oder 5 Tage betragen, die Anfälle können anteponieren oder
postponieren, es kann ein Fieberanfall ausbleiben und als dessen Äquivalent nur
eine Steigerung von Schienbeinschmerzen und Allgemeinbeschwerden sich
bemerkbar machen. Oder es kommt die von Jungmann als 2. Form abge-
trennte „typhoide Verlaufsform" zur Beobachtung mit unregelmäßigem
Fieber, bei dem aber doch noch der periodische Charakter der Erkrankung
gewahrt bleibt. Solche Formen erinnern dann sehr an die gerade im Kriege
so häufigen leichten, abortiven Typhusfälle und sind auch vielfach dafür gehalten
worden. Manchmal geht eine anfänglich typhoide späterhin in die paroxysmale
Verlaufsform über. Die 3. Form Jungmanns, die „rudimentäre Verlaufsform", ist eigentlich nur im Rahmen von Epidemien zu erkennen und geht
vielfach unter der Diagnose Grippe, Erkältung, Muskelrheumatismus u. dgl.
Die auch hier oft starken Beinschmerzen (neben Fieber und Milzschwellung)
lassen an die Zugehörigkeit zu echter Febris quintana denken.

Der Puls entspricht im Anfang der Temperatur (Abb. 433) und macht die
Fieberzacken mit oder zeigt — bei ausbleibendem Fieber — als Äquivalent
erhebliche Beschleunigung. Nicht selten sind die Herztöne unrein; im fieberfreien Intervall kommt es, ähnlich wie beim Rückfallfieber, oft zu einer vorübergehenden relativen Bradykardie. In der Rekonvaleszenz macht sich manchmal
Labilität des Pulses mit Neigung zu Tachykardie, leichter Blutdrucksteigerung
(Fischer) und subjektiven Herzbeschwerden geltend; organische Herzstörungen
fehlen. Seitens der Verdauungsorgane kommt es gelegentlich zu Durchfällen, Leberschwellung ist häufig (in 60% der Fälle, Jungmann); Ikterus
und Urobilinurie fehlen; febrile Albuminurie ist selten.

Das Blut zeigt während des ersten Fieberanfalls beträchtliche Leukozytose
von 15 000—30 000, bei den folgenden Anfällen ist die Leukozytose meist
geringer. Oft ist sie nur im Beginn des Anfalls deutlich ausgesprochen; nach

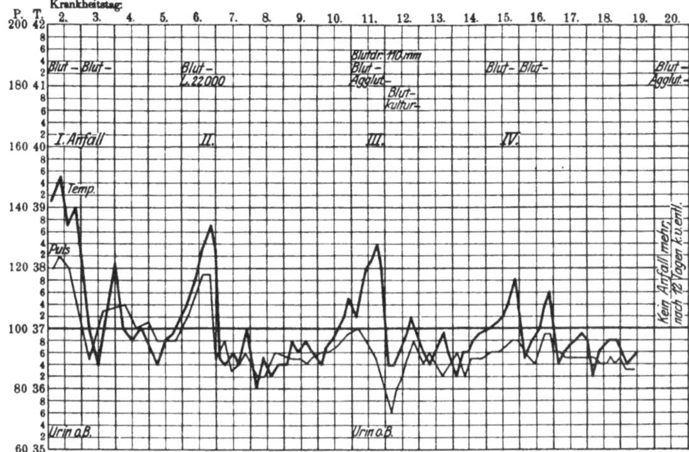

Abb. 433. Febris quintana bei 24 jähr. Soldaten. (Mamureh, Februar 1918.)

demselben kehrt die Leukozytenzahl zur Norm oder unter die Norm zurück.
Im Blutbild findet sich eine starke Vermehrung der segmentkernigen Neutrophilen
(bis 90%, Werner), nach Jungmann eine ausgeprägte Links- bzw. stabkernige
Verschiebung und Ausbildung des „bunten Blutbildes". Nach Abfall der Leukozytenzahl tritt vorübergehend Lymphozytose, bis 50%, auf. Erythrozyten
und Hämoglobin nehmen im Verlauf der Krankheit im Sinne einer einfachen
leichten Anämie ab. Das Blutserum zeigt — auch bei vorher Schutzgeimpften —
negative Gruber - Widalsche Reaktion („Agglutininschwund") und ebenso
negative Weil - Felix - Reaktion; desgleichen ist die Wassermann-Reaktion
negativ.

Fast stets findet sich Schienbeinschmerz als regelmäßiges und prägnantes
Symptom; er pflegt gegen Abend intensiver zu werden und kann so heftig sein,
daß der Kranke schon den Druck der Bettdecke als lästig empfindet. Oft besteht
gleichzeitig ausgesprochene Druckempfindlichkeit der großen Nervenstämme;
das Kernigsche Zeichen ist nicht selten angedeutet oder positiv, die Reflexe
können gesteigert, auch Oppenheimscher Reflex vorhanden sein. Nach
Goldscheider und Richter finden sich Hyperästhesien und Hyperalgesien
der Tiefensensibilität, gelegentlich auch Blasenstörungen (Sphinkter- und
Detrusorschwäche). Jungmann nimmt eine zentrale Ursache all dieser Erscheinungen an, bedingt durch spezifische Nervengifte, die in eigenartiger Weise

die Lumbal- und Sakralsegmente des Rückenmarks bevorzugen, wie dies ein Fall von Cassirer demonstriert.

Die Krankheit verläuft stets günstig; Todesfälle bei unkomplizierten Quintana-Erkrankungen sind nicht beobachtet. Ob Überstehen der Erkrankung dauernde Immunität hinterläßt, ist nicht sicher; experimentelle Beobachtungen, z. B. von Werner, sprechen dagegen.

Die **Differentialdiagnose** ist dann nicht schwierig, wenn schon eine Reihe von ausgebildeten Fällen mit typischen (paroxysmalen) Kurven vorliegt. Ganz gewiß werden, zumal bei einer stark verlausten, indolenten, ärztlich schlecht versorgten Bevölkerung zahlreiche Fälle übersehen; — daß im Kriege nach dem Bekanntwerden des Krankheitsbildes alsbald allenthalben beim Militär so zahlreiche Fälle festgestellt wurden, hängt wohl mit der eingehenden ärztlichen Überwachung, Temperaturmessung usw. zusammen. Aber auch dann ist eine Verwechslung leicht möglich, zunächst mit Grippe (Fieber, Allgemeinsymptome) oder mit „Muskelrheumatismus" (Muskel- und Knochenschmerzen). Im Balkan und in der Türkei war die Erkrankung oftmals auch gegen Malaria und Rückfallfieber abzugrenzen: Der Nachweis von Plasmodien bzw. Spirochäten ergab natürlich meist rasch die Entscheidung, allerdings ist auch mit der Möglichkeit einer Kombination von Quintana mit diesen Protozoenerkrankungen zu rechnen und andererseits zu beachten, daß bei Malaria der Parasitennachweis anfangs einmal versagt, wie auch bei Rückfallfieber gelegentlich im ersten Anfall der Nachweis von Spirochäten zunächst im Stiche lassen kann (s. Abb. 113). Die nicht paroxysmalen Formen des Fünftagefiebers können, wie oben erwähnt, leicht mit den im Felde besonders oft beobachteten abortiven, atypischen leichten Infektionen durch Typhus oder Paratyphus verwechselt werden, der Milztumor spricht für die letzteren, die Leukozytose, Pulsbeschleunigung, negativer Gruber-Widal, starke Muskel-, Knochen- und insbesondere Schienbeinschmerzen für Quintana.

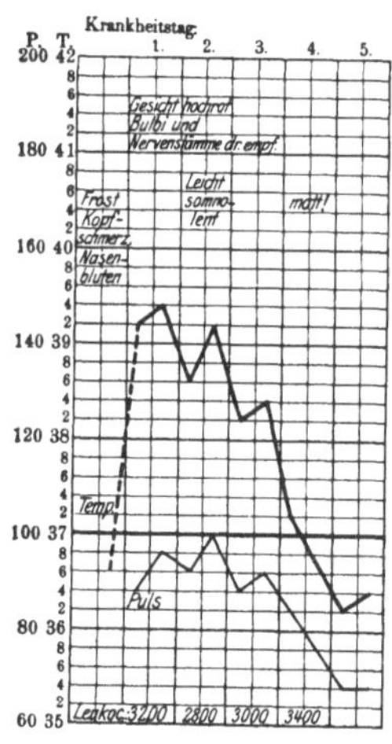

Abb. 434. Pappatacifieber bei 21jährigem Mädchen. (Mostar, Herzegowina, Juli 1913.)

In der Türkei machte oftmals die Abgrenzung des ersten Anfalls einer Quintana gegen **Pappatacifieber** Schwierigkeiten: plötzlicher, stürmischer Beginn mit heftigen Kopf-, Augen-, Muskelschmerzen, Fieber von 2- bis 3tägiger Dauer, intensive Rötung von Gesicht und Konjunktiven, Schmerzen im Augapfel bei Druck und Bewegung kommen beiden Krankheiten zu (Abb. 434). Das 5—7 Tage nach dem Stich der sehr kleinen Pappataci-Fliege (Phlebotomus papatasii) auftretende Pappataci-Fieber zeichnet sich durch einmaligen Fieberanfall (Rezidive kommen vor), relative Bradykardie und Leukopenie aus; die Haut der Kranken läßt oftmals die alten Mückenstiche noch deutlich erkennen. (Literatur über Pappatacifieber: Mollow: Beitr. z. Klin. d. Infektionskrankheiten u. z. Immunitätsforsch. Bd. 7 u. 8. 1919 u. 1920. — Gärtner, W.: Zeitschr. f. Hyg. u. Infektionskrankh. Bd. 91, S. 262. 1920. — Brack: Arch. f. Schiffs- u. Tropenhyg. Bd. 11, S. 381. 1917.)

Ätiologie. Der Erreger des Fünftage-Fiebers ist noch nicht mit Sicherheit festgestellt; er kreist während der Anfälle (und wahrscheinlich noch später, vielleicht bis lange in die Rekonvaleszenz hinein) im Blute und muß wohl an die roten (oder weißen) Blutkörperchen gebunden sein; er ist nicht filtrierbar (Rocha-Lima). Durch intramuskuläre Verimpfung von im Anfall entnom-

menem Krankenblut auf sich selbst konnten Werner und Benzler nach dreiwöchiger Inkubation die Krankheit übertragen; dasselbe wurde von den amerikanischen und englischen „Trench-fever“-Kommissionen festgestellt, welchen
auch wiederholte Passage von Mensch zu Mensch gelang. Der Fieberverlauf
der Geimpften braucht nicht immer mit dem des Blutspenders übereinzu-
stimmen: Aus typischen paroxysmalen Fällen können durch Verimpfung solche
mit typhoidem Krankheitsverlauf entstehen und umgekehrt — ein wichtiges
Argument für die Zusammengehörigkeit dieser beiden Verlaufsformen (Jungmann). Von der amerikanischen Kommission wurde, durch Versuche am
Menschen, das Virus außer im Blut auch im Harn fast regelmäßig nachgewiesen.

Werner und Benzler konnten durch anaerobe Kultur aus dem Blute
von Quintana-Kranken strongyloplasmenähnliche Gebilde züchten, das „Strongyloplasma febris quintanae“, das sich morphologisch ähnlich verhält wie
Rickettsien, die in Läusen von Quintanakranken gefunden wurden. Toepfer
stellte zuerst im Magen von „Quintanaläusen“ solche Gebilde fest; sie ähneln
der Rickettsie der Fleckfieberlaus (Rickettsia Prowazeki), sind aber nach
Rocha-Lima von der letzteren zu unterscheiden, welche als Zellparasit in
die Epithelzellen des Läusemagens eindringt, während die „Rickettsia wolhynica“ (Jungmann) auf den Zellen liegt, auch plumper und gröber ist. Eine
weitere Frage ist freilich, ob die „Rickettsia wolhynica“ sich abtrennen läßt
von der „Rickettsia pediculi“, welche gelegentlich bei „gesunden“ „wilden“
Läusen (die jedenfalls nicht nachweisbar mit Quintanakranken in Berührung
waren) nachzuweisen ist. Rocha-Lima hält diese Abgrenzung für vorläufig
noch nicht sicher durchführbar, dagegen die Erregernatur der Rickettsia wolhynica für wahrscheinlich.

Epidemiologie. Die Übertragung geschieht wohl ausschließlich durch Läuse,
wie dies experimentell von Werner und Benzler, Jungmann und der amerikanischen Trench-fever-Kommission festgestellt wurde: Läuse, die einige Tage
zuvor an fiebernden Quintanakranken gesogen hatten und dann bei gesunden
Menschen angesetzt wurden, übertragen die Krankheit. Die Läuse können
das Virus (welches in ihrem Innern wohl eine Reifung bzw. Anreicherung durchmacht) unter Umständen lange — bis 60 Tage — beherbergen. Mit der Annahme
einer Übertragung durch Läuse stimmt die Beobachtung überein, daß die
Erkrankung, wie das Fleckfieber und Rückfallfieber, in der kalten Jahreszeit
häufiger ist und gegen Ende des Winters die größte Verbreitung erfährt. Im
Gegensatz zu Fleckfieber kommt es aber nicht zu großen, sich rasch ausdehnenden
Epidemien, sondern mehr zu gruppenweise, oft auf bestimmte Wohnungen
beschränkten Erkrankungen.

Die **Prophylaxe** ist demnach dieselbe wie beim Fleckfieber: Reinlichkeit,
gründliche Entlausung von Menschen, Kleidern, Wohnungen. Allenfalls ist
auch noch auf den Urin zu achten, der nach amerikanischen Autoren das Virus
enthalten soll.

Therapie. Eine Beeinflussung des Fiebers ist zwecklos und zudem meist
gar nicht möglich: Das Fieber der Quintana läßt sich schwer „drücken“! Gegen
die subjektiven Beschwerden, besonders des Fieberanfalls, wirkt am besten
Pyramidon 0,3 oder eines der kombinierten Mittel: Gelonida antineuralgica,
Treupelsche Tabletten. Bei sehr heftigen Schienbeinschmerzen hilft oft nur
Morphium. Bei Schlaflosigkeit empfiehlt sich Veronal-Phenacetin $\overline{aa}$ 0,5. —
Chinin, Salvarsan, kolloidales Silber u. ä. sind zwecklos. Über die Wirkung
von Rekonvaleszentenserum liegen keine Erfahrungen vor. In der Rekon-
valeszenz sind gegen die Anämie Arsenpräparate am Platze.

Literatur siehe bei:

Jungmann: Das Wolhynische Fieber. Monographie, 176 Seiten. Berlin: Jul. Springer 1919. — Werner: Über den gegenwärtigen Stand der Quintanaforschung in Weichardt: Ergebn. d. Hyg., Bakteriol., Immunitätsforsch. u. exp. Therapie Bd. 3, S. 378—387. 1919. — da Rocha-Lima: Wolhynisches Fieber. Handb. d. pathog. Protozoen Bd. 2, S. 1031—1040. Leipzig 1921. — Munk: Das sog. Fünftage- oder Wolhynische Fieber in Kraus-Brugsch: Spezielle Pathologie und Therapie Bd. 2, 3. Teil. 1923.

Der Schweißfriesel (Febris miliaris, Sudor anglicus).

(Französisch: Suette miliaire; englisch: sweating sickness; italienisch: Febbre miliare.)

Der Schweißfriesel ist eine epidemisch auftretende, akute, fieberhafte Infektionskrankheit. Sie beginnt plötzlich mit hohem Fieber und ist im ersten Stadium durch anhaltende profuse Schweißausbrüche gekennzeichnet, die von eigentümlichen nervösen Erscheinungen, wie Konstriktionsgefühl im Epigastrium und Präkordialangst, starkem Herzklopfen und Dyspnoe begleitet sind. Um den dritten Tag herum setzt das zweite Stadium ein mit dem Aufschießen eines über den ganzen Körper verbreiteten Frieselexanthems (Miliaria), bei dessen Erscheinen Fieber, Schweiße und nervöse Symptome nachlassen. Nach weiteren drei Tagen beginnt bei günstigem Verlauf die Haut an den Stellen des Exanthems abzuschuppen und der Kranke tritt in die Genesung ein.

Der Schweißfriesel ist danach eine wohl charakterisierte, spezifische Krankheit, die nicht verwechselt werden darf mit anderen Infektionskrankheiten, bei denen Miliariabläschen in mehr oder minder großer Zahl auftreten, wie z. B. Puerperalfieber, Gelenkrheumatismus, Scharlach usw. Das beim epidemischen Schweißfriesel beobachtete Frieselexanthem besteht aus hirsekorngroßen Knötchen oder Bläschen auf gerötetem Grunde (daher Miliaria von milium = das Hirsekorn), die sich nicht von den bei anderen Krankheiten nach stärkeren Schweißausbrüchen auftretenden Miliariabläschen unterscheiden und als entzündliche Bildungen aufzufassen sind.

Geschichte. Die sichere Kenntnis des epidemischen Schweißfriesels datiert erst seit dem Ende des 15. Jahrhunderts. Alles, was bis dahin über schweißfrieselähnliche Krankheiten berichtet wird, ist unsicher und beruht vermutlich auf den oben genannten Verwechslungen (Wöchnerinnenfriesel usw.). Als spezifische Infektionskrankheit sui generis wurde die Seuche zum ersten Male in England beobachtet. Im August des Jahres 1486 nach einem überaus nassen Sommer brach im Heere Heinrich VII. eine mörderische Krankheit aus, die mit strömenden Schweißen, schmerzhaftem Magendruck, Angstgefühl und Herzklopfen einsetzte und oft schon nach 24 Stunden zum Tode führte. Wenn das Leben länger erhalten blieb, so zeigten sich Knötchen- und Bläscheneruptionen auf der Haut. Die Seuche wanderte vom Südwesten des Landes schnell bis London, wo sie die Fröhlichkeit bei Heinrichs Krönungsfeier schnell in Trauer verkehrte. Sie verbreitete sich von da über das ganze Land, raffte viele Tausende dahin und erlosch gegen Ende des Jahres mit dem Einsetzen der Winterkälte.

Die zweite und dritte Schweißsucht-Epidemie (sweating sickness), die in den Jahren 1507 und 1518 von London ihren Ausgang nahm, blieb auf England beschränkt. Die vierte Epidemie im Jahre 1529 tritt zum ersten Male auch auf den Kontinent über, wo sie unter dem Namen des englischen Schweißes (sudor anglicus) überall Furcht und Schrecken verbreitete. In Hamburg raffte sie innerhalb 22 Tagen ungefähr 100 Menschen dahin, sprang dann auf Lübeck, Rostock usw. über und zeigte sich plötzlich auch in Zwickau, ohne daß der Weg, auf dem sie dorthin gelangte, zu erkennen gewesen wäre. Bald waren die verschiedensten Städte von Nord- und Süddeutschland ergriffen. Aber auch in den Niederlanden, Dänemark, Schweden und Norwegen, in Lithauen, Polen und den angrenzenden Teilen Rußlands zeigte sich die Seuche um dieselbe Zeit, fast überall ausgezeichnet durch eine enorme Erkrankungsziffer. Die Mortalität war sehr verschieden und schwankte zwischen 1 und 50%. Auffällig war die Flüchtigkeit der Seuche; so erlosch sie in Stettin schon nach einer Woche, in Augsburg nach sechs Tagen, in Hamburg wütete sie 22 Tage. Sie ergriff vorzugsweise gesunde und kräftige Leute und verschonte keinen Stand.

Nur noch einmal, im Jahre 1551, hat sich die Seuche in gleicher Bösartigkeit gezeigt. Von Shrewsbury ausgehend, wo ihr 960 Einwohner erlagen, überzog sie ganz England und dauerte fast ein halbes Jahr, ohne aber auf den Kontinent über- zuspringen.

Nach diesem fünften epidemischen Ausbruch des Schweißfriesels hörte man $1^1/_2$ Jahrhunderte lang nichts mehr vom Sudor anglicus. Erst im Jahre 1718 trat in Frankreich, und zwar in der Pikardie, eine Krankheit auf, die alle Merkmale des englischen Schweißes: Hyperidrosis, nervöse Beängstigungserscheinungen und Frieselbildungen, zeigte, ohne jedoch dessen Malignität zu besitzen. Die Krankheit, damals zuerst Suette des Picards, später allgemeiner Suette miliaire genannt, suchte Frankreich in vielen Seuchenzügen heim: Von 1718 bis 1874 sind 194 Schweiß- frieselepidemien bekannt geworden (A. Hirsch). Dazu kommen noch einige Epi- demien aus neuerer Zeit, so die große Epidemie von Poitou 1887, die von Brouardel genauer beschrieben wurde. Von Frankreich aus sind ferner noch Italien, Deutsch- land, Österreich und Belgien der Sitz von Schweißfrieselepidemien geworden.

In Deutschland war es hauptsächlich der Süden, der davon heimgesucht wurde. Unter den Epidemien, die sich hier abspielten, nimmt die von Röttingen im Jahre 1802 eine besondere Stellung ein, weil die Krankheit hier nochmals alle Züge des Sudor anglicus an sich trug und durch ihre entsetzliche Mortalität er- schreckt. Sie brach im November 1802 im schwäbischen Dorfe Röttingen aus um bereits nach 10 Tagen wieder spurlos zu verschwinden. „Das Erkranken geschah plötzlich mit Frösteln, reißenden Nackenschmerzen, sodann aber strömenden Schweißen, hochgradiger Beklemmung und stürmischem Herzklopfen; der Tod trat in den ungünstig verlaufenden Fällen, und diese bildeten anfänglich die über- wältigende Mehrzahl, gewöhnlich schon nach 24 Stunden unter konvulsivischem Zittern, Ohnmacht und Erstarrung ein. In weniger schweren Fällen ließen die ner- vösen Erscheinungen nach, nur das Schwitzen dauerte noch fort, und bei manchen kam es nunmehr zum Ausbruch eines vielgestaltigen Exanthems mit Flecken, Blasen und Friesel" (Hecker). Weit milder verliefen die späteren Epidemien, die sich in Bayern, Württemberg und Baden zeigten, so z. B. die in Hallerndorf bei Forch- heim (Sommer 1889). In Norddeutschland wurden im 19. Jahrhundert im ganzen nur sechs isolierte Ausbrüche des Schweißfriesels beobachtet, die letzte bei Bremen im Jahre 1897/98.

Mit besonderer Heftigkeit ist Österreich im 19. Jahrhundert vom Schweiß- friesel heimgesucht worden. In letzter Zeit war es namentlich Krain, das öfter zum Schauplatz von Schweißfrieselepidemien wurde. So trat die Krankheit nach Keesbacher 1863 im Bezirk Adelsberg auf, und mit besonderer Heftigkeit im Jahre 1873, wobei 45 Ortschaften ergriffen wurden. Ferner zeigte sie sich 1874, 1878 und 1892 in Gurkfeld, weiterhin im Bezirk Scheibbs 1896 und 1905 im Bezirk Rudolfswerth.

Seither sind keine Epidemien mehr beobachtet worden, so daß uns jüngeren Ärzten das Krankheitsbild nur aus den Lehrbüchern bekannt ist. Auch während des Weltkrieges sind Fälle davon nicht bekannt geworden.

Epidemiologie. Der Schweißfriesel hat nach den Erfahrungen des 19. Jahr- hunderts im allgemeinen nicht die Neigung, sich über größere Territorien auszu- breiten. Er beschränkt sich vielmehr meist auf kleinere Landbezirke, wobei man die Beobachtung machte, daß oft fast gleichzeitig in verschiedenen Ortschaften desselben Bezirks die Seuche aufflammt; während zu den Zeiten des Sudor anglicus meist Städte von der Seuche befallen wurden, sucht der Schweißfriesel jetzt fast nur noch ländliche Distrikte heim, ja, er scheint bei seiner Ausbreitung nach dem Erreichen einer Stadt direkt haltzumachen, wie das neuerlich noch bei der Epidemie in der Nähe von Bremen deutlich zum Ausdruck kam.

Auffällig ist die kurze Dauer der Schweißfrieselepidemien. Sie beträgt im Durchschnitt für größere Ortschaften nur 2—3 Wochen, für kleinere Bezirke oft nur 1—2 Wochen. Die Morbidität ist eine relativ große. Nach Hirsch erkrankten von den ergriffenen Bevölkerungen im Durchschnitt 10—20%, oft aber noch mehr.

Eine hohe Temperatur bei beträchtlichem Feuchtigkeitsgehalt der Luft soll das epidemische Auftreten des Schweißfriesels begünstigen. Dafür spricht auch die Beobachtung, daß die überwiegende Mehrzahl der Epidemien in die Sommermonate fällt. Freilich lehrte uns neuerdings die Epidemie von Scheibbs von 1896, daß auch strenge Winterkälte kein Hindernis für den Ausbruch der Seuche gibt, daß also auch Ausnahmen vorkommen.

Die Bodenverhältnisse haben keinen Einfluß auf das endemische Vorkommen des Schweißfriesels, da er sowohl in feuchten Niederungen, wie auf trockenen und luftigen Hochebenen vorkommt. Unhygienische Verhältnisse, Unsauberkeit und vernachlässigte Beschaffenheit der Straßen- und Abzugskanäle sind vielfach mit der Schwere mancher Schweißfrieselepidemien in Beziehung gebracht worden. Andererseits wird aber auch von schwer betroffenen Ortschaften berichtet, die sich der größten Sauberkeit rühmen konnten.

Die Seuche pflegt alle Klassen der Bevölkerung unterschiedlos zu befallen. Besonders disponiert erscheint das weibliche Geschlecht, und zwar scheint Menstruation und Wochenbett dabei einen begünstigenden Einfluß zu üben. Mit Vorzug werden gesunde und kräftige Individuen im Alter von 20—40 Jahren befallen, aber auch Kinder und Greise können ergriffen werden. Es wird sogar über einzelne Epidemien mit vornehmlicher Erkrankung der Kinder berichtet (Schaffer, Stövesandt und Hoche).

Ätiologie. Der Erreger des Schweißfriesels ist noch nicht bekannt. Den in den Frieselbläschen wiederholt gefundenen Kokken kommt keine ätiologische Bedeutung zu. Es ist sogar wenig wahrscheinlich, daß der Erreger im Inhalte der Frieselbläschen sich aufhält, weil damit angestellte Impfversuche an Gesunden resultatlos verliefen. Auch im Blute der Kranken wurden bisher keine pathogenen Keime nachgewiesen. Die überaus kurze Gesamtdauer der Frieselepidemien deutet darauf hin, daß es sich um einen äußerst hinfälligen Mikroorganismus handeln muß. Das wiederholte, durch vieljährige Intervalle getrennte Auftreten der Epidemien an demselben Orte würde andererseits zu der Annahme drängen, daß neben einer wenig widerstandsfähigen vegetativen Form noch eine Dauerform vorhanden sein muß.

Auf welchem Wege die Übertragung der Krankheit erfolgt, ist noch nicht bekannt. Da schon allein der Aufenthalt in dem Zimmer eines Kranken ohne Berührung desselben genügt, um die Ansteckung zu bewirken, so muß die Ansteckung durch die Luft möglich sein. Tonsillen oder Lungen werden dann vermutlich die ersten Aufnahmestätten des Virus bilden.

Ob eine einmalige Erkrankung an Schweißfriesel eine Immunität mit sich bringt, ist noch zweifelhaft.

Die Frage, ob die Krankheit durch Kleidungsstücke, Gerätschaften u. dgl. übertragen werden kann, ist noch eine offene; fest steht jedoch die Tatsache, daß sie durch gesunde und kranke Personen nach seuchefreien Orten verschleppt werden kann.

Krankheitsbild. Die Inkubationszeit des Schweißfriesels ist sehr kurz und beträgt nur 1—2 Tage, oft noch weniger. Damit hängt es zusammen, daß die Epidemie an verschiedenen Ortschaften desselben Bezirkes fast gleichzeitig aufflammen kann. Die Krankheit beginnt in der Regel plötzlich. Nur selten gehen Prodromalerscheinungen, wie Appetitlosigkeit, Mattigkeit, Kopfschmerzen, Schwindel und Erbrechen voraus. Ein enormer Schweißausbruch eröffnet die Szene. Der Kranke, der sich vielleicht noch ganz wohl des Abends zu Bett gelegt hat, wacht in Schweiß gebadet des Nachts auf oder wird durch leichtes Frösteln mit nachfolgendem profusen Schweiß geweckt. Selten geht ein Schüttelfrost dem Schweißausbruch voran. Unaufhaltsam rinnt nun der Schweiß aus allen Poren und durchtränkt Hemd und Bettwäsche. Dieses ungeheure Schwitzen hält in der Regel 3—6 Stunden an, um sich dann nach mehrstündiger Pause in gleicher Heftigkeit zu wiederholen. In solchen Fällen leitet den neuerlichen Schweißausbruch wieder ein Fröstelgefühl, seltener ein Schüttelfrost ein. Die Angst vor diesem Fröstelgefühl verleitet die Patienten zu unzweckmäßig warmer Bedeckung. Die Kranken fürchten den geringsten Luftzug und suchen sich davor ängstlich zu schützen. Selbst das Zufächeln mit irgend einem Gegenstande wird unangenehm empfunden. In anderen Fällen hält der Schweiß ohne jede Pause durch mehrere Tage in unverminderter Heftigkeit an. Da sich der Schweiß in der Leibwäsche und den Bettstücken des Kranken schnell zersetzt, so verbreitet sich meist ein unangenehmer Geruch in der Umgebung des Patienten.

Der Schweißausbruch ist begleitet von hohem Fieber und sehr eigentümlichen nervösen Erscheinungen. Die Kranken verspüren ein mit Schmerzen verbundenes Konstriktionsgefühl im Epigastrium (barre épigastrique der Franzosen), ein beklemmendes, zusammenschnürendes Gefühl in der Brust und in der Kehle und werden durch beängstigende Herzpalpitationen gequält. Von Mutlosigkeit und Todesahnungen erfüllt, werfen sie sich unruhig hin und her. Zeitweise exazerbieren die Beschwerden zu bedrohlichen Anfällen, bei denen Konstriktionsgefühl und Präkordialangst die höchsten Grade erreichen. Der Patient wird dyspnoisch, sein Gesicht färbt sich zyanotisch, seine Züge spiegeln entsetzliche Angst wieder, Delirien und Konvulsionen können sich einstellen, und bisweilen endet ein plötzlicher Tod schon in diesem Stadium das Leben, noch ehe ein Frieselexanthem ausgebrochen ist.

Auffällig ist auch in leichteren Fällen die allgemeine Schwäche, die sich des Kranken bemächtigt, und die sich zu einer förmlichen Prostration steigern kann. In schwereren Fällen ist das Sensorium benommen. Häufig klagen die Kranken neben den genannten Beschwerden noch über ziehende und reißende Beschwerden im Nacken, Rücken, Kreuz oder an den Extremitäten. Auch stellen sich bisweilen Krampf in den Wadenmuskeln und im Biceps brachii ein.

Die Temperatur steigt in der Regel bald nach Beginn des Schweißausbruches auf hohe Grade (39—40°) und hält als unregelmäßig remittierendes Fieber in den nächsten Tagen bis zum Ausbruch des Frieselexanthems an. Die Pulsfrequenz ist meist erheblich höher als der Temperatur entspricht; sie beträgt 120 Schläge und mehr in der Minute. Die Zunge ist trocken und mit einem weißlich-gelben Belage bedeckt. Die Mundschleimhaut ist trocken; der Kranke klagt über schlechten Geschmack im Munde und Foetor ex ore. Der Appetit liegt danieder, der Durst ist trotz des großen Wasserverlustes wenig gesteigert, die Urinsekretion stark herabgesetzt und bisweilen ganz erloschen, der Harn ist dunkel und hochgestellt und enthält reichlich Urate. Albuminurie ist sehr selten. Trotz der beängstigenden Symptome seitens des Respirations- und Zirkulationsapparates ist an Herz und Lungen meist wenig Abnormes nachzuweisen, nur eine leichte Bronchitis macht sich bisweilen bemerkbar. Die Milz ist regelmäßig vergrößert und palpabel. Das Blut zeigt normale oder subnormale Leukozytenwerte und relative Vermehrung der Eosinophilen. Der Stuhl ist meist angehalten.

Am dritten oder vierten Krankheitstage tritt die Krankheit mit dem Erscheinen des Frieselexanthems in ihr zweites Stadium ein. Unter unangenehmem Prickeln und Stechen in der Haut zeigt sich der Ausschlag zuerst am Halse und den unteren Teilen der Brust, um sich von da aus über Schultern, Rücken, Bauch und Extremitäten auszubreiten. Mitunter ist schon in wenigen Stunden der ganze Körper von Miliariabläschen bedeckt, in anderen Fällen erfolgt die Ausbreitung schubweise und ist erst nach 1—2 Tagen vollendet. Das Gesicht und der behaarte Kopf werden am wenigsten von dem Exanthem befallen; hier kommt es meist nicht zur Bläschenbildung, sondern nur zu einzelnen papulösen Erhebungen.

Im übrigen ist der Gang der Entwicklung des Exanthems folgender: Zunächst bilden sich hirsekorngroße Knötchen auf geröteter Basis, die eine große Ähnlichkeit mit dem beginnenden Masernexanthem haben. Schon nach wenigen Stunden aber ändert sich das Bild. Die Spitze der Knötchen verwandelt sich in ein Bläschen, das meist Hirsekorngröße (milium) nicht überschreitet. Werden die Bläschen größer, so kann das Exanthem lebhaft an Varizellen erinnern.

Da die Effloreszenzen im Knötchenstadium meist rot erscheinen, so spricht man auch von Miliaria rubra, während die Bläschen mit wasserhellem Inhalt als Miliaria crystallina bezeichnet werden. Der Inhalt der meisten Bläschen wird durch Beimischung zelliger Elemente bald getrübt, so daß man von Miliaria alba sprechen kann. Diese Bezeichnung kann aber auch für einige Effloreszenzen im Knötchenstadium gelten, deren Epidermis durch Mazerationen beim Schwitzen ein weißlich-opakes Aussehen bekommen hat. Sehr häufig sieht man übrigens alle Entwicklungsstufen gleichzeitig nebeneinander.

Nach zwei- bis dreitägigem Bestehen pflegen die Bläschen zu bersten und einzutrocknen, und es entstehen kleine Schüppchen und Krusten, die sich im Laufe der Rekonvaleszenz abstoßen.

Je nach dem Verhalten des Untergrundes der Frieseleffloreszenzen kann man mit Brouardel drei verschiedene Varietäten unterscheiden:

1. das masernähnliche Frieselexanthem, das dem eben beschriebenen papulösen Stadium der Miliariabläschen entspricht; knötchenartige Erhebungen auf diskret bleibenden roten Flecken;

2. das scharlachähnliche Frieselexanthem, das aus dem vorigen hervorgeht, durch Konfluenz der roten Flecke, so daß sich die Frieseleffloreszenzen auf gleichmäßig geröteter, scharlachähnlich aussehender Haut entwickeln;

3. das hämorrhagische Frieselexanthem oder die Purpura miliaris, das meist aus den beiden anderen Formen entsteht dadurch, daß nachträglich Papeln und Bläschen mit Blut durchsetzt werden und sich Hämorrhagien verschiedenster Größe und Petechien bemerkbar machen, die sich teils innerhalb der hyperämischen Hautgebiete, teils auch in bis dahin freien Hautbezirken etablieren. Die Purpura miliaris geht in der Regel auch mit anderen Zeichen hämorrhagischer Diathese, Nasenbluten, blutigen Stühlen oder Hämoptoe einher. Wir kommen auf diese Form der Krankheit noch zurück.

Nicht selten sind alle drei eben genannten Spielarten des Exanthems bei demselben Patienten gleichzeitig vertreten, so daß der Ausschlag an gewissen Stellen masernartig geblieben ist, an anderen Stellen scharlachartig oder hämorrhagisch wurde. Der Ausbruch des Frieselexanthems beschränkt sich mitunter nicht auf die äußere Haut; auch auf den Schleimhäuten kann es zu bläschenartigen Eruptionen kommen, so auf der Mund- und Rachenschleimhaut, der Nasenschleimhaut und der Konjunktiva. In der Mund- und Rachenhöhle nehmen sie schnell die Gestalt von Aphthen an und verursachen bisweilen lebhafte Schmerzen.

Nach der vollständigen Ausbildung des Exanthems pflegen alle anderen Krankheitserscheinungen schnell an Intensität nachzulassen, das Fieber sinkt nach Verlauf von 2—3 Tagen staffelförmig zur Norm ab; Konstriktionsgefühl, epigastrischer Schmerz und Herzbeschwerden verschwinden, und die Schweiße lassen nach. Mit dem Einsetzen der reichlichen Urinsekretion beginnt gegen das Wochenende die Rekonvaleszenz, in der sich noch ein ausgedehnter Abschuppungsprozeß abspielt.

Außer den von den eingetrockneten Bläschen herrührenden kleinen Krusten stößt sich auch die Epidermis an den Stellen des Exanthems ab, und zwar erfolgt die Abschuppung in derselben Reihenfolge, in der auch das Exanthem zur Erscheinung kam. Bei schubweise auftretendem Exanthem kann man also in den oberen Körperregionen bereits Abschuppung sehen, während in den unteren der Ausschlag noch in voller Blüte steht. Die Desquamation geschieht in gemischter Form, teils kleienförmig, teils in großen Lamellen. An den Handtellern und Fußsohlen kann man, ähnlich wie beim Scharlach, die Epidermis in großen Fetzen sich ablösen sehen.

Die Rekonvaleszenz ist ungewöhnlich langsam. Die Patienten klagen noch lange über große Schwäche und Hinfälligkeit, der Appetit liegt sehr danieder, oft verlieren sie noch weiter an Gewicht. Bei der geringsten Anstrengung geraten sie in Schweiß, bekommen Herzklopfen und Dyspnoe. Sie gebrauchen längere Zeit der Erholung, ehe sie wieder ihre frühere Leistungsfähigkeit gewonnen haben.

Das bisher beschriebene Bild entspricht in der Hautsache dem regulären Verlauf des Schweißfriesels. Einzelner irregulärer Verlaufsformen der Krankheit sei hier noch besonders gedacht. Durch die Schwere ihrer Erscheinungen zeichnen sich folgende Modifikationen des Schweißfrieselprozesses aus:

In einem Teil der Fälle setzt die Krankheit nach einem initialen Schüttelfrost akut mit äußerst intensivem Fieber und enormer Pulsbeschleunigung, sowie abundantem Schweiß ein. Konstriktionsgefühl und Präkordialangst steigern sich zu paroxysmalen Anfällen und unter fortgesetzt zunehmender Dyspnoe und hyperpyretischen Temperatursteigerungen geht der Kranke schon nach 24 Stunden zugrunde, ein Bild, wie es den Beschreibungen des Sudor anglicus entspricht.

In anderen Fällen unterscheiden sich die ersten drei Krankheitstage in nichts von dem regulären Verlaufe eines mittelschweren Schweißfriesels. Plötzlich aber in der Zeit, wo der Exanthemausbruch zu erwarten ist, steigern sich die Krankheitssymptome und nehmen den eben geschilderten bedrohlichen Charakter an. Die Beklemmungsanfälle häufen sich, und bald tritt auch hier der Tod ein.

Bei einer anderen Modifikation des Krankheitsverlaufes blieb die nach dem Auftreten des Exanthems erwartete Besserung des Befindens aus. Es entwickelte sich vielmehr ein schwerer Status typhosus mit Somnolenz und Koma und äußerster Prostration, zu dem sich auch Blutungen aus Nase, Zahnfleisch, Darm und Genitalapparat hinzugesellen können, bis nach wenigen Tagen der Tod eintritt.

Wie bei anderen Infektionskrankheiten, so kommen auch beim Schweißfriesel noch vor vollendeter Rekonvaleszenz Rezidive vor, die nicht selten dann noch zu letalem Ausgange führen.

Häufiger als diese schwereren Modifikationen des Schweißfrieselprozesses sind die abnorm leichten und gutartigen Formen. Derartige rudimentäre Fälle scheinen namentlich bei Kindern häufig vorzukommen, so z. B. bei der Epidemie in der Umgebung Bremens 1897/98 (Stövesandt und Hoche). Aber auch bei Erwachsenen beobachtet man in einzelnen Epidemien einen abnorm milden Charakter der Krankheit. Wiederholte stärkere Schweißausbrüche oder mehrtägiges Anhalten des Schwitzens bei mäßiger Intensität bilden in diesen Fällen meist das hervorstechende Merkmal der vorhandenen Krankheit, während das Fieber und das allgemeine Unwohlsein nur gering und die nervösen Beklemmungserscheinungen nur in Andeutungen vorhanden sind. In anderen Epidemien ist weniger der primäre Schweiß als das Konstriktionsgefühl im Epigastrium die auffallendste Erscheinung; häufig bleibt auch der Frieselausschlag aus (Febris miliaris sine exanthemate), und der Kranke tritt nach wenigen Tagen leichten Ergriffenseins direkt in die Rekonvaleszenz über.

Komplikationen sind beim Schweißfriesel nicht häufig. Zu Beginn der Krankheit wird bisweilen Angina beobachtet, auch leichte Bronchitiden kommen vor. In einzelnen Sommerepidemien waren Durchfälle häufig.

Von den Nachkrankheiten des Schweißfriesels sind neuritische Affektionen, ataktische Phänomene, Neuralgien zu verzeichnen. Ferner neigen die Rekonvaleszenten des Schweißfriesels oft zu Furunkulose.

Diagnose. Bei der Diagnose des Schweißfriesels ist zunächst vor Verwechslung mit anderen Injektionskrankheiten zu warnen, die mit reichlichen Schweißausbrüchen und Miliariaausschlag einhergehen. Der epidemische Charakter der Krankheit bringt es mit sich, daß in der Regel nur erste Fälle gewisse differentialdiagnostische Schwierigkeiten bereiten, daß aber nach Feststellung einer oder mehrerer derartiger Erkrankungen die anderen Fälle leicht erkannt werden. Der exzessive initiale Schweißausbruch, verbunden mit hohem Fieber und die eigenartigen Beengungserscheinungen im ersten Stadium, sowie der in einigen Tagen aufschießende Frieselausschlag sind so charakteristisch, daß in regulären Fällen die Diagnose leicht erscheint.

Ist das Exanthem ausgebrochen, so ist eine Verwechslung mit **Masern** möglich, namentlich wenn es sich um Kinder handelt, und wenn die papulöse masernähnliche Form des Frieselausschlages überwiegt. Die Betrachtung des Gesamtverlaufes schützt vor einer Verwechslung mit Masern. Während bei Masern nach dem Ausbruch des Exanthems Fieber und sonstige Krankheitssymptome eher noch eine Steigerung erfahren, pflegen beim Schweißfriesel mit dem Ausbruch des Exanthems alle Krankheitserscheinungen nachzulassen. Schließlich ist noch zu beobachten, daß bei Masern die Effloreszenzen papulös bleiben, während sie sich beim Schweißfriesel größtenteils in Bläschen zu verwandeln pflegen.

Gelegentlich kann die scharlachähnliche Form des Frieselexanthems auch den Gedanken an Scharlach erwecken. Bei der Differentialdiagnose ist deshalb zu achten auf die dem Scharlach eigentümlichen Symptome: Prädilektionsstelle des Exanthems im Schenkeldreieck und Oberarmdreieck, zirkumorale Blässe; ferner auf das Vorhandensein von Himbeerzunge, initialem Erbrechen und skarlatinöser Angina. Die beim Schweißfriesel bisweilen vorhandene Angina soll nach Stövesandt und Hoche durch die geringere Rötung der hinteren Rachenwand von der Scharlachangina zu unterscheiden sein.

Varizellen, die wegen des vesikulösen Exanthems gelegentlich differentialdiagnostisch in Betracht kommen, lassen den Schweißausbruch und die Beklemmungserscheinungen vermissen; auch sind die Bläschen größer als bei der Miliaria.

Sollte Typhus abdominalis bei der Differentialdiagnose in Erwägung gezogen werden, so wird der langsame Beginn, die geringe Schweißproduktion und das fehlende Beklemmungsgefühl gegen Schweißfriesel sprechen; evtl. kommen auch bakteriologische Blutuntersuchungen in Betracht.

Das Fleckfieber hat Ähnlichkeit mit dem Schweißfriesel (rascher Beginn, die Höhe des initialen Fiebers und der Zeitpunkt des Exanthemausbruches); es unterscheidet sich aber von ihm durch das Fehlen des initialen Schweißes und den stärker ausgeprägten Status typhosus.

Ähnlichkeit mit der Malaria kann der Schweißfriesel im ersten Stadium haben, wenn der Verlauf starke Remissionen zeigt. Es fehlen ihm jedoch die wiederholten Frostanfälle; die Schweiße fallen bei der Malaria mit Remissionen der Temperatur zusammen, beim Schweißfriesel ist es umgekehrt.

Prognose. Die Prognose des Schweißfriesels ist verschieden, je nach der Schwere der Epidemie. Die durchschnittliche Mortalität im 19. Jahrhundert beträgt 8%; diese Zahl besagt aber sehr wenig, da die Höhe der Sterblichkeit in den einzelnen Epidemien zwischen 0 und 50% schwankt. Im Einzelfalle richtet sich die Prognose also in erster Linie nach dem durchschnittlichen Charakter der vorherrschenden Epidemie. Das Lebensalter des Kranken erweist sich insofern als bedeutsam für die Prognose, als der Schweißfriesel bei Kindern auffallend mild verläuft. Geschlecht und Konstitution spielen keine Rolle für die Prognose. Hohes Fieber und stürmische nervöse Symptome gelten als prognostisch ungünstig. Herrscht im Beginn nur mäßiges Fieber, so sei man trotzdem vorsichtig mit der Prognose, da bisweilen kurz vor Ausbruch des Exanthems noch eine Wendung zum Schlimmen eintritt. Lassen Fieber und sonstige Krankheitssymptome mit dem Beginn des Exanthems nach, so kann das als ein günstiges Zeichen betrachtet werden. Rezidive nehmen nicht selten einen ungünstigen Ausgang.

Pathologische Anatomie. Nach den histologischen Untersuchungen von Weichselbaum handelt es sich bei den Miliariabläschen nicht um Schweißzysten, wie man früher annahm, sondern um entzündliche Bildungen. Die papulösen Effloreszenzen haben ihren Sitz im Rete Malpighii. Die Epidermiszellen sind hier in ihrem Zusammenhange gelockert und aufgequollen und es erscheint zwischen ihnen eine große Zahl von Eiterzellen und eiweißreiche Flüssigkeit (Serum). Vermutlich findet von hier aus nachher ein Durchbruch in die Hornschicht statt. Die Bläschen mit wasserhellem Inhalt stellen Hohlräume innerhalb der Hornschicht der Epidermis dar; sie enthalten eine eiweißreiche Flüssigkeit, die als Serum aufzufassen ist. Die Bläschen mit milchigem Inhalt enthalten außerdem eine große Zahl polynukleärer Leukozyten und Epidermiszellen. Ein genetischer Unterschied zwischen den Bläschen mit wasserhellem Inhalt (Miliaria crystallina) und jenen mit milchigem Inhalt (Miliaria rubra) besteht nicht, da man den Übergang der ersteren in die letzteren deutlich nachweisen kann. Alle bläschenförmigen Effloreszenzen enthalten bei dieser Krankheit zuerst eine wasserhelle Flüssigkeit, sind also Miliaria crystallina und ändern erst später ihren Inhalt.

Die makroskopischen Veränderungen an den inneren Organen der Schweißfrieselleichen haben nichts Spezifisches.

Auffällig ist die Tatsache, daß die Leichen der an Schweißfriesel Verstorbenen erstaunlich rasch in Fäulnis übergehen und häufig universelles Hautemphysem und starken Gasgehalt im Herzblut und inneren Organen aufweisen. In der Leber finden sich dabei massenhaft kleinste Hohlräume, die durch Gasbildung entstanden sind (vgl. Abb. 76, Seite 187); auch in der Submukosa des Darmes werden Gasblasen gefunden. Außerdem sind auch auf der Oberfläche der Leber, der Pleura und des Perikards Gasbläschen bemerkbar. Weichselbaum konnte diesen Befund auf die Tätigkeit des Fränkel - Welchschen Gasbazillus zurückführen, der im Herzblut und den Organen nachgewiesen werden konnte. Die Ursache, warum der genannte Bazillus gerade beim Schweißfriesel so häufig, fast konstant im Blute der Leiche auftritt und zu Schaumorganen führt, ist noch nicht bekannt. Vielleicht trägt die Schwellung der Solitärfollikel und die bisweilen gefundenen oberflächlichen Ulzerationen derselben dazu bei. Die Verhältnisse werden vermutlich so liegen, daß der eigentliche, noch unbekannte Erreger erst die Disposition schafft für das postmortale Einwandern des im Darminhalt lebenden Bacillus emphysematosus in das Blut der Leiche. Beziehungen zur Ätiologie der Krankheit kommen dem Gasbazillus sicherlich nicht zu.

Gehirn und Rückenmark zeigen keine Veränderungen (Weichselbaum). Das Herz ist schlaff. Auf dem Herzbeutel finden sich einzelne Ekchymosen. Leber und Nieren finden sich im Zustande der trüben Schwellung. Die Milz ist blutreich und von lockerer Konsistenz. Auf der Magenschleimhaut finden sich wiederholt kleine Hämorrhagien. Die Solitärfollikel im Ileum sind mitunter geschwollen. Hier werden auch bisweilen oberflächliche Ulzerationen der Follikel gefunden.

Prophylaxe. Da der Schweißfriesel, dessen Erreger und Übertragungsart noch unbekannt sind, zweifellos kontagiös ist, so müssen erkrankte Personen isoliert werden. Alle mit ihnen in Berührung kommenden Gegenstände, namentlich die Leibwäsche, sind nach den im Anhange aufgeführten Regeln zu desinfizieren, und nach Ablauf der Krankheit ist eine Desinfektion des Krankenzimmers mit Formalin vorzunehmen.

Für die persönliche Prophylaxe ist es ratsam, sich beim Ausbruch einer Schweißfrieselepidemie aus dem verseuchten Gebiete zu entfernen, soweit Pflicht und Beruf nicht ein Bleiben erfordern.

Therapie. Die Behandlung ist eine rein symptomatische. Der Kranke kommt ins Bett bei einer mittleren Zimmertemperatur und leichter Bedeckung. Die beiden zuletzt genannten Punkte seien besonders erwähnt, weil früher der Brauch bestand, durch übermäßige Wärmezufuhr und dicke Federbetten die ohnehin schon starke Neigung zu schwitzen, künstlich noch mehr zu erhöhen. Die Kost ist flüssig, Milch, Suppen, Kakao und daneben reichlich kühlende Getränke, wie Limonaden und Wasser; der Alkohol bleibt besser fern, weil er eine Hyperämie der Haut hervorrufen und die bestehende Hyperhydrosis noch steigern könnte. Die Kranken sind sorgfältig vor Zugluft zu schützen, da sie bei der stets feuchten Haut sehr zu Erkältungen neigen. Häufiger Wäschewechsel wird wohltuend empfunden. Laue Bäder oder Abwaschungen mit einem Zusatz von Essig oder Alaun sind gegen die übermäßige Schweißsekretion von vorteilhafter Wirkung. Ut aliquit fiat, kann dort, wo keine andere Medikation geboten ist, eine Mixtura acida (zweistündlich ein Eßlöffel) verordnet werden.

Ist die Hyperhydrosis so stark, daß die Diurese sinkt, so ist es empfehlenswert, Atropin zu geben (in Dosen von 0,0005—0,001, 2—3 mal täglich eine Pille). Außerdem wird reichliches Trinken verordnet.

Gegen die nervösen Reizerscheinungen, das Herzklopfen und die Atemnot werden kleine Dosen von Chinin oder Narkotika wie Opium und Morphium empfohlen. Auch die Brompräparate (Solutio bromata Erlmeyer und Bromural) kommen in Frage. Eine Eisblase in die Herzgegend übt bei Herzpalpitation eine beruhigende Wirkung aus. Bei Kollapszuständen sind subkutane Injektionen von Kampfer, Coffeinum natriumbenzoicum, Digalen am Platze.

Die Abschuppung wird durch häufige lauwarme Bäder beschleunigt. In der Rekonvaleszenz ist wegen der häufig zurückbleibenden nervösen Beschwerden eine roborierende Diät, sowie Eisen und Arsen am Platze.

Literatur siehe bei:

Immermann - Jochmann: Der Schweißfriesel in Spez. Pathol. u. Therap., herausgegeb. von Nothnagel, Wien 1913.

Vierter Teil.

Milzbrand (Anthrax[1]).

Der Milzbrand (franz.: Charbon, engl.: Splenic fever) ist eine hauptsächlich bei Rindern, Schafen und Pferden verbreitete akute Infektionskrankheit, die vom Tier auf den Menschen übertragen werden kann. Je nach der Eintrittspforte tritt er in drei verschiedenen Erkrankungsformen auf: als Hautmilzbrand, Lungenmilzbrand und Darmmilzbrand, doch können auch mehrere Organgruppen gleichzeitig erkranken.

Geschichte. Die Krankheit war schon im Altertum bekannt. Die alten römischen Schriftsteller geben Beschreibungen davon und erwähnen bereits die Möglichkeit der Übertragung auf den Menschen durch Felle und Wolle von kranken Tieren. Seine spezifische Ursache konnte erst in der bakteriologischen Ära gefunden werden. Die Untersuchungen, die zur Aufdeckung seiner Ätiologie gehört haben, sind grundlegend für die ganze moderne Bakteriologie geworden. Denn beim Studium der Milzbrandkeime fand Robert Koch die genialen Methoden, mit denen später die Entdeckung einer großen Reihe von Krankheitserregern gelang. Schon 1849 hatte Pollender Bazillenstäbchen im Blute von Milzbrandkadavern gesehen. Davaine hatte dann durch Übertragungsversuche auf Tiere gezeigt, daß nur stäbchenhaltiges Blut infektiös sei, und Pasteur hatte bereits auf dem Objektträger in dem geronnenen Blut von Milzbrandkadavern eine Vermehrung der Bazillen beobachten können. Robert Koch aber gelang es zum ersten Male, durch Verwendung des von ihm erfundenen festen Nährbodens, der Nährgelatine, eine Reinkultur der Bazillen zu erzielen und durch Übertragungsversuche auf Tiere ihre Spezifität zu erweisen; auch stellte er bereits die näheren biologischen Eigenschaften, vor allen Dingen die Sporenbildung fest. Kochs Originalarbeit „Die Ätiologie der Milzbrandkrankheit" (1876) ist wiedergegeben in der Sammlung „Klassiker der Medizin", Bd. 9. Leipzig 1910.

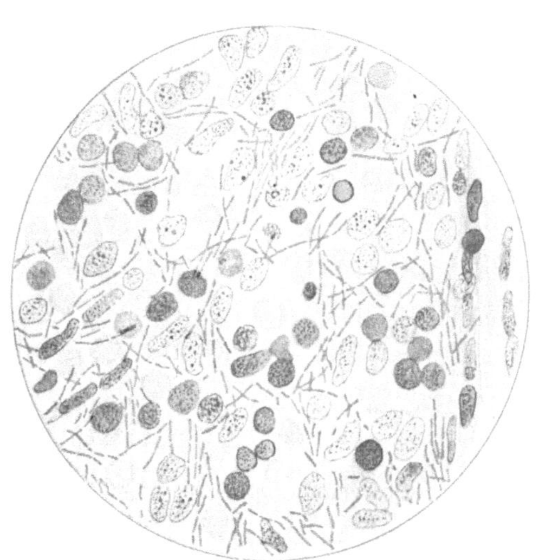

Abb. 435. Milzbrandbazillen in der Milz eines Meerschweinchens.

Ätiologie. Der Milzbrandbazillus ist ein unbewegliches, großes, grampositives Stäbchen mit scharf geschnittenen Enden. Dort, wo sie

---

[1] ἄνϑραξ = Kohle, wegen der schwarzen Farbe des Milzbrandkarbunkels.

Fäden bilden, wird zwischen zwei Individuen stets eine Lücke frei gelassen. Im Tierkörper bilden sie eine Kapsel, die durch besondere Färbemethoden (Johnesche Färbung) nachgewiesen werden kann. Er wächst auf allen Nährböden bei schwach alkalischer Reaktion. Auf der Oberfläche von Gelatine- und Agarplatten bilden sich sehr charakteristische Kolonien, die am Rande gewellt sind und gelocktem Frauenhaar gleichen; die einzelnen Locken bestehen aus Bazillenfäden. Unter schlechten Wachstumsbedingungen bilden sich Sporen, die im Gegensatz zu der vegetativen Stäbchenform eine außerordentlich große Widerstandsfähigkeit besitzen und so der Erhaltung der Art dienen. Während die vegetativen Bazillenformen durch Austrocknung, Sonnenlicht und Chemikalien leicht zerstört werden, vertragen die Sporen bis zu 40tägige Einwirkung von 5%iger Phenollösung. Die Sporen sind stark lichtbrechende, eiförmige Gebilde, die nur

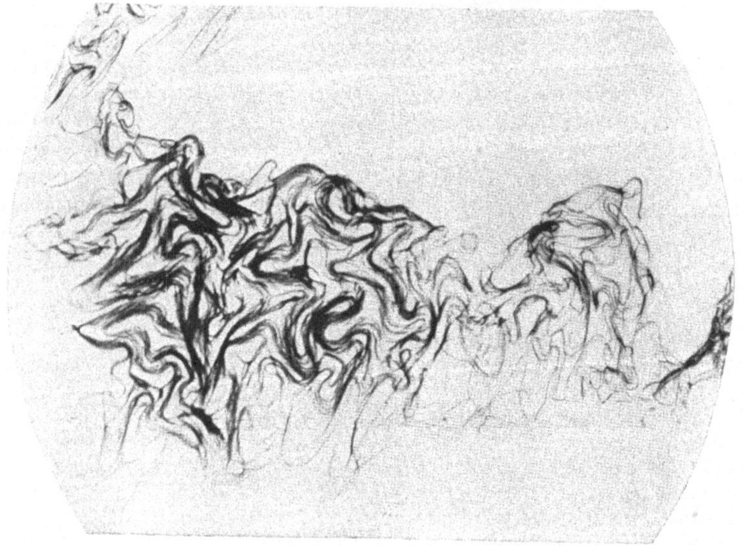

Abb. 436. Kultur von Milzbrandbazillen auf Agar (in Lockenform). Vergr. 60fach.
(Photogr. von Zettnow.)

bei Gegenwart von Sauerstoff und bei Temperaturen von 14—39° C zur Entwicklung gelangen.

Für experimentelle Infektion empfänglich sind besonders Mäuse, Meerschweinchen und Ratten. Hühner sind wegen ihrer hohen Eigenwärme (41 bis 42°) unempfänglich; auch Tauben und Raubvögel erkranken nicht. Bei der subkutanen Übertragung auf Mäuse und Meerschweinchen bildet sich an der Impfstelle ein sulzig-hämorrhagisches Ödem, die Bazillen überschwemmen das Blut, und die Tiere gehen nach wenigen Tagen an Septikämie zugrunde. Man findet dann in allen Organen massenhaft die spezifischen Bazillen. Die Milz ist stark vergrößert, weich, und von dunkelroter Farbe. Auch die Nieren sind stark hyperämisch und dunkelrot.

Pathogenese. Die Frage, wodurch beim milzbrandinfizierten Tier und Menschen der Tod erfolgt, wurde früher dadurch beantwortet, daß man den Tod rein mechanisch durch Verlegung des Kapillarsystems erklärte. Zu dieser Vorstellung kann der mikroskopische Befund, die Ausstopfung aller Kapillaren bei der infizierten Maus leicht verführen. Aber die Erfahrung, daß bei spontaner wie experimenteller Infektion sich zunächst die Bakterien im Blute nicht vermehren und daß weiterhin auch bei rein lokaler Infektion (Milzbrandkarbunkel des Menschen) die schwersten Allgemeinerscheinungen auftreten, zwingen zu der Annahme einer toxischen Wirkung der Bazillen. Seltsam bleibt es dabei, daß man über die giftig wirkenden Stoffe des Milzbrandbazillus noch völlig im unklaren ist. Die abgetöteten Bazillen selbst sind fast gar nicht giftig, aber auch die Sekretion von Toxinen kann man nicht sicher erweisen.

Das pathogenetische Verhalten der Bazillen hängt ab von ihrer Virulenz und von der Resistenz des infizierten Organismus. Die Virulenz der Bazillen läßt sich durch Züchtung bei hohen Temperaturen herabmindern, ebenso durch Tierpassagen durch den Körper unempfänglicher Tiere, z. B. durch den Froschkörper. Den Grad der Virulenzabschwächung kann man im Tierversuch bestimmen. Die Virulenz schwächt sich zuerst ab für Kaninchen, dann geht auch die Meerschweinchenpathogenität verloren, und schließlich nach langer Zeit erst die Empfänglichkeit für Mäuse. Die Virulenzabschwächung ist von Bedeutung geworden für die Herstellung eines Milzbrandserums.

Die Resistenz des infizierten Organismus unterliegt ebenfalls gewissen Schwankungen; durch Ermüdung, durch Abkühlung und Hunger läßt sich die Empfänglichkeit für die Milzbrandinfektion steigern. Umgekehrt läßt sich die Widerstandsfähigkeit empfänglicher Tiere, z. B. bei Mäusen und Meerschweinchen, durch resistenzerhöhende Mittel steigern, so z. B. durch Einverleibung von Substanzen, die eine allgemeine Leukozytose hervorrufen.

Als Pseudomilzbrandbazillen werden Bakterienarten zusammengefaßt, die morphologisch und kulturell mit dem echten Milzbrandbazillus große Ähnlichkeit haben, die aber für kleine Versuchstiere (Meerschweinchen) überhaupt nicht oder höchstens für Mäuse, in großen Mengen intraperitoneal injiziert, pathogen sind. Sie bilden keine Kapseln, dagegen rasch und reichlich sehr resistente Sporen. Sie finden sich teils in milzbrandverdächtigem Material, teils in tierischen Rohstoffen, teils in pflanzlichen Futtermitteln, auch in Erde, Wasser.

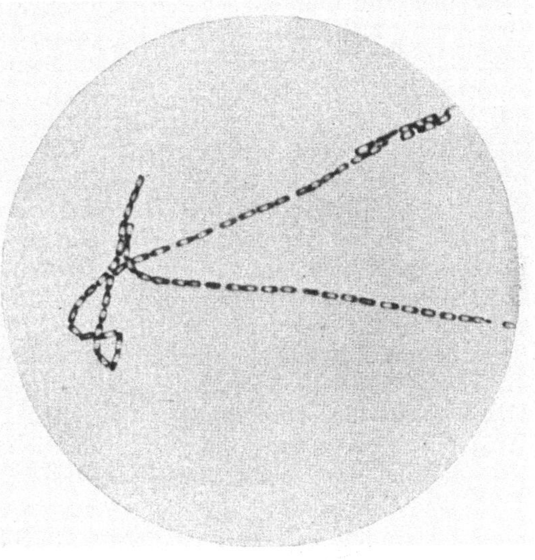

Abb. 437. Milzbrandbazillen mit Sporen. Vergr. 1000fach. (Photogr. von Zettnow.)

Auch beim Menschen sind sie mehrfach gefunden worden aus Pleuraexsudat (Wilamowsky), Lumbalflüssigkeit (Senge, Schürmann). — Lit. bei Poppe.

Immunität. Das Überstehen einer spontanen Infektion schützt im allgemeinen vor Wiedererkrankung, verleiht für gewisse Zeit Immunität. Künstlich läßt sich derselbe Schutz bei hochempfänglichen Tieren erreichen durch experimentelle Infektion mit abgeschwächten Kulturen, nicht aber durch abgetötete Kulturen oder durch die Stoffwechselprodukte der Milzbrandbazillen.

Pasteur konnte zeigen, daß die mehrmalige Vorbehandlung mit abgeschwächten Kulturen gegen die experimentelle und natürliche Infektion mit virulentem Milzbrand immunisiert. Dieses Immunisierungsverfahren bezweckt also eine aktive Immunität, da der mit lebenden, wenn auch abgeschwächten Bazillen infizierte Körper sich aktiv seine Schutzstoffe selbst bilden muß. Da jedoch bei der Schwierigkeit, die Vakzins stets gleichmäßig abzustimmen, manchmal statt der erwünschten Immunität schwerer Milzbrand sich entwickelte, so waren bei den im großen vorgenommenen prophylaktischen Impfungen mitunter 1 % Impfverluste zu verzeichnen.

Es war deshalb ein glücklicher Gedanke, dieses aktive Immunisierungsverfahren zu kombinieren mit einer passiven Immunisierung, d. h. mit der gleichzeitigen Einverleibung eines Serums, das bereits fertige Schutzstoffe enthielt.

Daß im Serum künstlich immunisierter Tiere Schutzstoffe auftreten, hatten Sclavo und Marchoux gezeigt. Sobernheim gewann ein hochwertiges Serum dadurch, daß er Rindern zuerst abgeschwächte Kulturen zusammen mit schützendem Milzbrandserum, später abgeschwächte Kulturen allein und schließlich virulente Kulturen einverleibte. So gewann er ein hochwertiges Serum, das sowohl zur Behandlung des Menschen wie auch zur prophylaktischen kombinierten Immunisierung der Tiere, zur sog. Simultanmethode geeignet ist. Die prophylaktische Behandlung der Tiere besteht darin, daß auf der einen Körperseite ein hochwertiges Milzbrandserum, auf der anderen abgeschwächte Milzbrandkultur eingespritzt wird. Eine einmalige Injektion verleiht für ein Jahr Immunität.

Epidemiologie. Spontan kommt der Milzbrand vor bei Rindern, Schafen, Schweinen und Pferden, seltener bei Ziegen, Hunden und Katzen; auch Füchse, Hasen und Kaninchen können gelegentlich daran erkranken. Die natürliche Infektion der Tiere geschieht am häufigsten auf den Weideplätzen durch verseuchtes Futter. Die milzbrandkranken Rinder, Schafe oder Pferde scheiden mit den Fäzes und mit dem Harn Bazillen aus, die im Miste oder auf dem Boden schlechte Wachstumsbedingungen finden und deshalb Sporen bilden, die sich lange auf der Weide halten, da sie gegen Licht und andere Schädlichkeiten widerstandsfähig sind. Auch das aus Nase und After von Milzbrandkadavern fließende Blut enthält Milzbrandbazillen und führt zur Verbreitung von Sporen. Das grasende Vieh nimmt dann die Sporen mit dem Futter auf und erkrankt an Darmmilzbrand oder es kommt (wie sich neuerdings zeigt, nicht selten) zu leichten Infektionen und langdauernder Bazillenausscheidung bei Rindern, Schweinen und Schafen; so kann es zu großen Epizootien kommen. Auch durch das Wasser kann die Krankheit verbreitet werden. So enthalten z. B. Gerbereiabwässer zuweilen Milzbrandbazillen. Kommen diese in einen Bach, der durch Weideplätze führt, so ist damit die Infektionsmöglichkeit gegeben. In manchen Gegenden ist die Seuche ungeheuer verbreitet, so namentlich in Rußland.

In den Jahren 1864—1870 gingen nach Sobernheim im Gouvernement Nowgorod 65000 Pferde, Kühe und Schafe an Milzbrand zugrunde, und in derselben Zeit starben 586 Menschen jener Gegend an der Seuche.

Beim Menschen entsteht die Krankheit fast nur durch direkte oder indirekte Übertragung vom Tier aus. Infektionsquellen sind einmal die Abgänge kranker Tiere, besonders von Rindern, Pferden, Schafen, Ziegen, dann ihre sporenhaltigen Felle und schließlich das in rohem Zustande genossene Fleisch. Der Milzbrand ist eine Krankheit bestimmter Berufsstände; es sind besonders gefährdet: Abdecker, Fleischer, Gerber, Wollsortierer, Roßhaarspinner, Arbeiter in Bürstenfabriken.

Im Jahre 1908 wurden in Deutschland 120 Fälle von Milzbrand beim Menschen festgestellt, von denen 19 tödlich endeten. Unter den Erkrankten befanden sich 42 Schlächter, 7 Abdecker, 3 Schäfer, 5 Gerber, 1 Viehhändler.

Nach einer Zusammenstellung des Reichsgesundheitsamtes sind 1910—1919, also in 10 Jahren im deutschen Reich insgesamt 1357 Fälle von Milzbrand vorgekommen, die nachweisbar oder wahrscheinlich auf berufliche Beschäftigung zurückzuführen waren; 205 von diesen Erkrankungen (rund 15%) führten zum Tode.

Nach den für 1912—1919 vorliegenden amtlichen Ausweisen wurden beim Menschen 885 und bei Haustieren 28113 Milzbrandfälle festgestellt. Es zeigte sich mit Kriegsausbruch eine beträchtliche Abnahme der Milzbrandfälle beim Menschen wie bei Haustieren, was damit zu erklären ist, daß während des Krieges die Einfuhr von tierischen Rohstoffen und ausländischen Futtermitteln aufhörte.

Da dem Tierbesitzer für an Milzbrand gestorbenen Tieren vom Staat eine Entschädigung bezahlt wird, kommt fast jeder Fall von tierischem Milzbrand auch tatsächlich zur Meldung; im Jahre 1912 wurden an Entschädigungen über 2 Millionen Mark vom Staat ausbezahlt!

Die im Krankenhaus beobachteten Fälle betreffen meist Arbeiter aus Lohgerbereien, aus Pinselfabriken, sowie Hafenarbeiter („Schauerleute"), die mit Löschen von ausländischen Fellen beschäftigt waren. Namentlich die aus stark verseuchten Ländern, China, Rußland eingeführten Felle vermitteln oft die Infektion; auch infizierte Rasierpinsel spielten in England und seinen Kolonien eine Rolle während des Krieges. Die häufigste Eintrittspforte der Milzbrand-bazillen ist die Haut, wo kleine Verletzungen, Kratzwunden oder dgl. ihnen Gelegenheit zur Ansiedlung bieten. Auch der Stich eines am Milzbrandkadaver infizierten Insekts, Stechfliegen z. B., kann die Krankheit oft auf weite Ent-fernungen (Schuberg und Kuhn) übertragen. Durch Inhalation milzbrand-sporenhaltigen Staubes kommt der Lungenmilzbrand zustande, der als Hadernkrankheit oder Wollsortiererkrankheit bekannt ist. Seltener ist beim Menschen die Aufnahme der Bazillen durch den Verdauungskanal und der dadurch erzeugte primäre Darmmilzbrand, der beim Tiere eine sehr große Rolle spielt; Fleisch milzbrandkranker Tiere führt nicht so leicht zur Infektion, weil die Bazillen darin keine Sporen bilden, die sporenfreien Bazillen aber durch den Magensaft abgetötet werden. Außer vom Tier aus kann in seltenen Fällen die Krankheit auch von Mensch zu Mensch übertragen werden.

So hat z. B. Jacoby einige Fälle berichtet, wo mehrere Personen bei Gelegenheit von Arseninjektionen durch eine vorher bei einem Milzbrandkranken benutzte Pravatzspritze infiziert wurden und Hautmilzbrand bekamen.

Pathologische Anatomie. Der durch das Eindringen von Milzbrandbazillen in die Haut entstandene Hautkarbunkel stellt eine derbe Gewebsinfiltration dar, in deren Mitte sich ein nekrotischer Schorf befindet. Dieser besteht teils aus ein-getrockneten zugrundegegangenen Epithelzellen, teils aus nekrotischem Kutis-gewebe. Das umgebende Bindegewebe ist zellig infiltriert und serös durchtränkt und häufig mit Blutextravasaten und Fibrinablagerungen durchsetzt. In der obersten Schicht des Karbunkels finden sich Milzbrandbazillen, die aber meist nur gering an Zahl und häufig schon abgestorben sind; oft sind gleichzeitig pyogene Bakterien, namentlich Streptokokken nachzuweisen. Etwas zahlreicher sind die Milz-brandbazillen in dem tieferen Teil des Schorfes; aber auch hier sind sie oft schon ab-gestorben. Am lebensfähigsten sind sie in der ödematösen Umgebung des Karbunkels.

Manchmal entwickelt sich an der Eintrittspforte nicht ein Karbunkel, sondern das sog. Milzbrandödem. Es besteht in einer zellig-serösen Durchtränkung der Haut und des Hautbindegewebes. Stellenweise entwickeln sich dabei blutige In-filtrate und manchmal auch zirkumskripte gangränöse Partien.

Die anatomischen Veränderungen beim Lungenmilzbrand sind namentlich durch Eppinger genauer studiert worden. Schon auf der Schleimhaut der Nase sind dabei häufig die Anzeichen der Infektion in Gestalt hämorrhagischer Infiltrate und pustulöser Gebilde zu sehen. Ähnliche Veränderungen bietet die im übrigen stark gerötete Kehlkopfschleimhaut. Die Lungen sind im ganzen sehr hyperämisch und enthalten pneumonische Infiltrationen in lobulärer oder durch Konfluenz zum Teil auch lobärer Entwicklung. Außerdem sieht man blutige Infarkte und zu-weilen auch gangränöse Herde. Meist ist die Infektion der Lunge von einer Pleuritis exsudativa begleitet. Auf das Vorkommen von milzbrandbazillenhaltigen, fibrinösen Pseudomembranen in den Stammbronchien haben E. Fraenkel und Reye hin-gewiesen. Sehr charakteristisch ist das Aussehen der Bronchialdrüsen, die stets stark geschwollen, hyperämisch und von Hämorrhagien durchsetzt sind, so daß sie dunkelrot, fast schwarz und sukkulent erscheinen.

Die Milz ist blutreich, weich und oft vergrößert; beim Tier hat die starke Ver-größerung des Organs, das zugleich brüchig ist und schwarzrot aussieht, der

Krankheit den Namen gegeben. Die Nieren sind hyperämisch und zeigen zuweilen Epitheldegeneration. Die Gefäße der Glomeruli sind häufig ausgestopft von Bazillen (siehe Abb. 438). Das Gehirn und die Meningen sind hyperämisch und oftmals ödematös und von Hämorrhagien verschiedenster Größe durchsetzt. Zuweilen kommt es im Gefolge einer Blutung zu einem Erweichungsherde. Bei den meisten Fällen von „innerem" Milzbrand finden sich solche hämorrhagischen Veränderungen des Gehirns und seiner weichen Häute, meist als reine Hämorrhagien, seltener mit Entzündungserscheinungen an der Pia mater. Der Befund kann geradezu charakteristisch für Anthraxinfektion bezeichnet werden, daß dem Hirn eine Kappe von Blut aufsitzt.

Beim Darmmilzbrand finden sich karbunkelähnliche Gebilde in der oberen Hälfte des Dünndarmes, doch auch im Magen, Duodenum, Ileum, seltener im Mastdarm. Es sind das zirkumskripte Infiltrationen oder beetartige Erhebungen, die aus einer serös-eitrigen Infiltration der Submukosa bestehen, über denen die Schleimhaut allmählich erodiert wird, so daß Ulzerationen verschiedener Ausdehnung entstehen. Die Umgebung derselben, sowie die bedeckende Serosa sind lebhaft rot und meist sulzig infiltriert. Die Zahl dieser Herde im Darm ist häufig recht groß, so daß bis zu 40 gezählt wurden. Außerdem finden sich im Darm ausgedehnte ödematöse, hämorrhagische Infiltrationen, die Mesenterialdrüsen, oft auch die retroperitonealen Drüsen sind geschwollen, dunkelrot und hämorrhagisch infiltriert.

Krankheitsbild. Beim Menschen tritt der Milzbrand in dreierlei Form auf: als Haut-, Lungen- oder Darmmilzbrand; die beiden letzteren Formen können auch als „innerer Milzbrand" dem Hautmilzbrand entgegengestellt werden. Bei Tieren ist die Darminfektion die gewöhnlichste Form, der äußere Milzbrand seltener, der Inhalationsmilzbrand bisher überhaupt noch nicht einwandfrei nachgewiesen (Poppe). Über Häufigkeit und Gefährlichkeit der einzelnen Formen beim Menschen ergibt sich aus einer Zusammenstellung von Poppe für die Jahre 1912—1919 folgendes: 1. innerer Milzbrand: 48 Fälle, davon 47 gestorben. Sitz der Infektion: Rachen-Halsdrüsen 3, Lungen 11, Darm 22, Hirn-Rückenmark 3, mehrere Organe 9 Fälle. 2. Äußerer Milzbrand: 837 Fälle, davon 102 gestorben (= rund 12%). Sitz der Infektion: Kopf 245, Hals 75, Nacken 17, Rumpf 19, obere Gliedmaßen 468, untere 11, ohne nähere Angaben 2 Fälle.

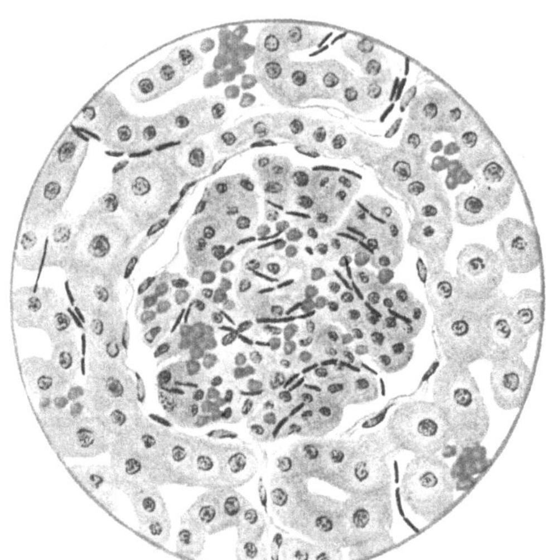

Abb. 438. Milzbrandbazillen im Glomerulus der Maus. (500fache Vergr.)

1. Der **Hautmilzbrand** oder Milzbrandkarbunkel (Pustula maligna) hat seinen Sitz an leicht zugänglichen, also unbedeckten Stellen der Haut, am Gesicht, an den Händen oder an den Armen. Meist findet sich nur ein Karbunkel, doch kommen durch Selbstübertragung, z. B. durch Kratzen mit den infizierten Fingern, zuweilen auch mehrere bei derselben Person vor (vgl. Abb. 439).

Nach einer Inkubationszeit von 2—3 Tagen, seltener erst nach ca. acht Tagen, tritt an der infizierten Hautstelle ein geröteter, leicht erhabener Fleck, ähnlich einem Flohstich, auf, der sich schnell in eine Papel verwandelt und zu jucken pflegt. 12—15 Stunden später hat sich daraus ein etwa erbsengroßes,

manchmal auch größeres Bläschen entwickelt, das mit gelblicher oder bräunlich-
rötlicher Flüssigkeit schlaff gefüllt ist und dellenartig einsinkt (Milzbrand-
bläschen, vgl. Abb. 440). Es ist oft von einem leichten Ödem umgeben. Ist
der Inhalt nach dem Platzen des Bläschens oder durch Aufkratzen ausgesickert,
so kommt es zur Bildung eines schwärzlichen Schorfes, der in einer leichten
Vertiefung auf der Kutis ruht. Dieser nekrotische Schorf dehnt sich nach der
Tiefe und Breite aus, wobei aber sein Zentrum stets am tiefsten eingesunken
ist, während er nach der Peripherie hin sich verjüngt. Er bildet mit der in-

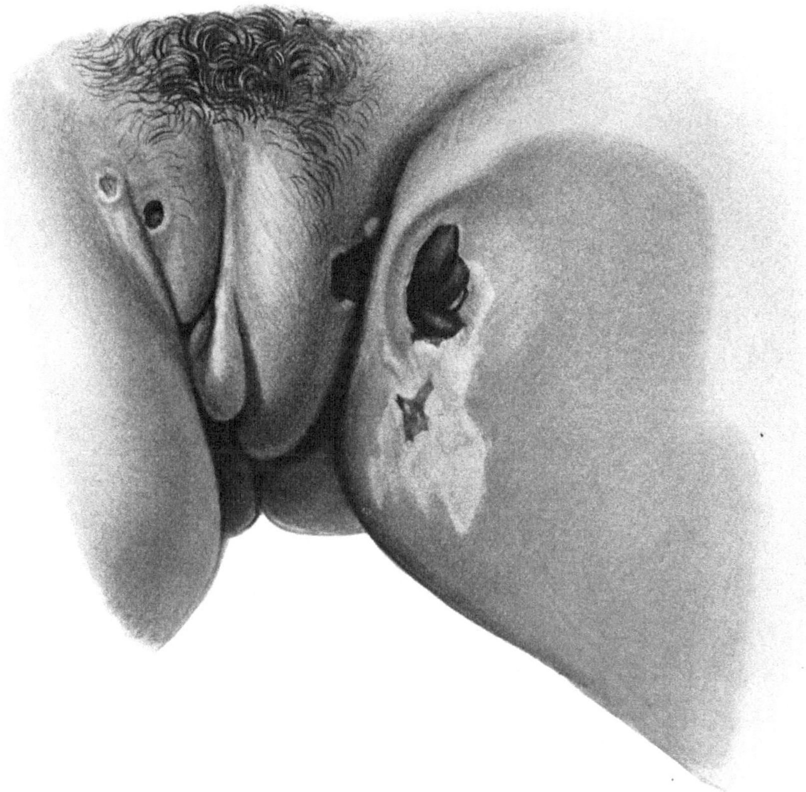

Abb. 439. Milzbrandkarbunkel am Oberschenkel und an der Vulva einer Frau, durch
Kratzen von einem Karbunkel im Gesicht aus übertragen.

filtrierten Umgebung einen 2—3 cm breiten Karbunkelknoten, in dessen Umgebung das Gewebe gerötet und ödematös erscheint (vgl. Abb. 441). Innerhalb
dieses ödematösen Bezirkes kann sich am Rande des Schorfes noch ein Kranz
von neuen Bläschen entwickeln. Indem sich nun der Schorf weiter in die Peripherie ausdehnt, breitet sich auch die Infiltration der Umgebung weiter aus,
so daß der ganze Knoten nun rasch eine große Zunahme erfährt und einen
Umfang von 6—9 cm Durchmesser erreichen kann. Peripherwärts davon
ist die Haut oft noch auf weite Strecken in eine teigige, blaßrote, ödematöse
Geschwulst verwandelt. Die Lymphdrüsen der nächsten Umgebung sind
geschwollen, schmerzhaft und von ödematöser Haut bedeckt (vgl. Abb. 442).
Mitunter ziehen zu weiter entfernt gelegenen geschwollenen Lymphdrüsen,

z. B. bei der Lokalisation des Karbunkels am Arm nach den Achseldrüsen, rote, lymphangitische Streifen. Charakteristisch für den Milzbrandkarbunkel ist seine auffallende Unempfindlichkeit. Nur wo neue Bläschen entstehen, stellt sich Jucken ein.

Abweichend von dem beschriebenen Verhalten sieht man auch den Milzbrandkarbunkel ohne vorangehende Bläschenbildung sich entwickeln, d. h. einfach aus einer derben Papel hervorgehend. Am 2.—3. Tage pflegt Fieber aufzutreten, dessen Dauer und Höhe von dem Fortschreiten des Prozesses abhängt. Das Allgemeinbefinden ist entsprechend gestört, Appetitlosigkeit,

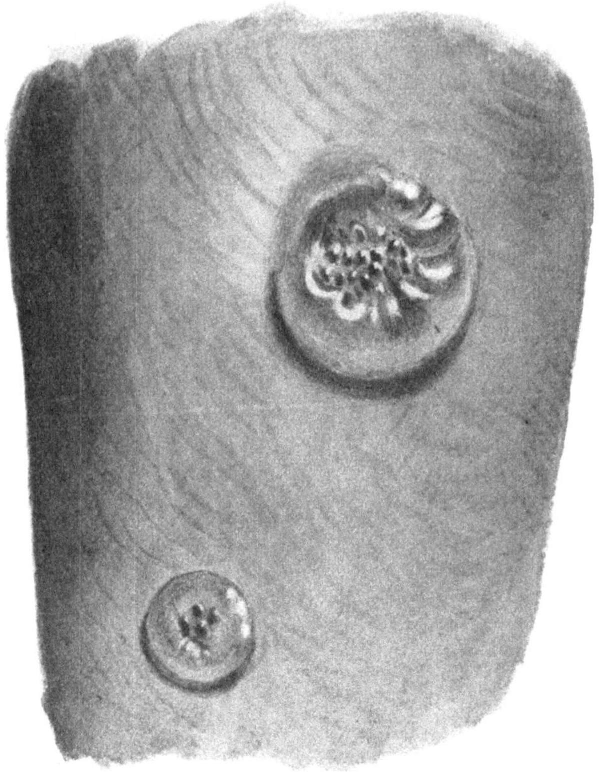

Abb. 440. Milzbrandblase, beginnender Milzbrandkarbunkel am Vorderarm eines Gerbers.

Mattigkeit stellen sich ein. In der Mehrzahl der Fälle machen sich gegen das Ende der ersten Woche Heilungsvorgänge bemerkbar. In der Umgebung des Schorfes stellt sich eine demarkierende Eiterung ein, das Ödem schwillt ab, der Schorf wird weicher, lockert sich und stößt sich ab und läßt eine granulierende Geschwürsfläche zurück, die bald vernarbt.

In ungünstigen Fällen treten zu den lokalen Vorgängen die Zeichen der Allgemeininfektion hinzu. Mitunter schon in den ersten Tagen, häufiger erst um den fünften Tag herum steigt das Fieber unter Frösteln zu beträchtlicher Höhe, 39^0 und darüber, und hält sich hier kontinuierlich oder leicht remittierend. Dabei klagt der Kranke über Kopf- und Gliederschmerzen und Brustbeklemmungen. Der Puls wird frequent und weich, die Zunge ist dick belegt, große Mattigkeit und Appetitlosigkeit herrschen vor. Zuweilen erfolgt

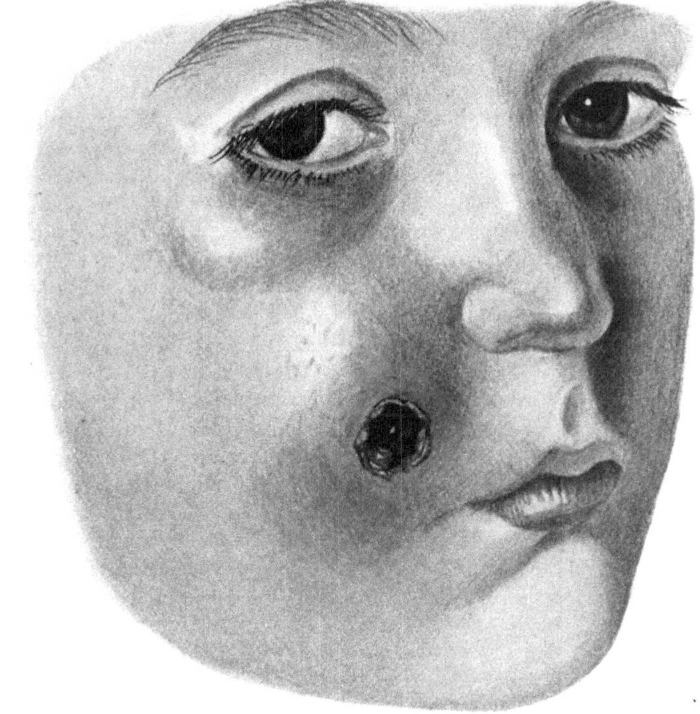

Abb. 441. Milzbrandkarbunkel im Gesicht.

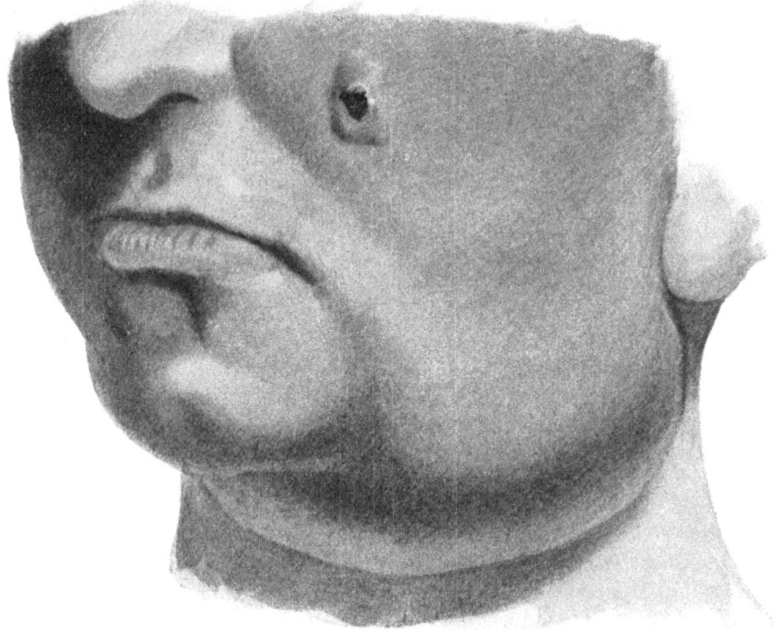

Abb. 442. Milzbrandkarbunkel im Gesicht. Die korrespondierenden Lymphdrüsen am Hals sind geschwollen und mit ödematöser Haut bedeckt.

Erbrechen; die Milz ist oft vergrößert, im Blut lassen sich durch Kultur Milzbrandbazillen nachweisen. Nun geht auch mit dem Karbunkel eine starke Veränderung vor. Er nimmt eine bläuliche Verfärbung an, die in seiner Umgebung aufschießenden Blasen füllen sich mit blutiger Flüssigkeit, während die ödematösen Partien hämorrhagisch infiltriert werden und zum Teil gangränös zerfallen können. Dabei kommt es zu weiterem Kräfteverfall. Es kann sich blutiges Erbrechen einstellen, blutige Diarrhöen treten auf. Der Blutdruck sinkt rapide, der Puls wird klein und äußerst frequent. Die Extremitäten sind kühl und zyanotisch, während ein klebriger, kalter Schweiß aus allen Poren bricht. Kollapstemperaturen treten auf, der Urin versiegt und bei schwindendem Bewußtsein, mitunter auch unter terminalen Konvulsionen erfolgt der Tod.

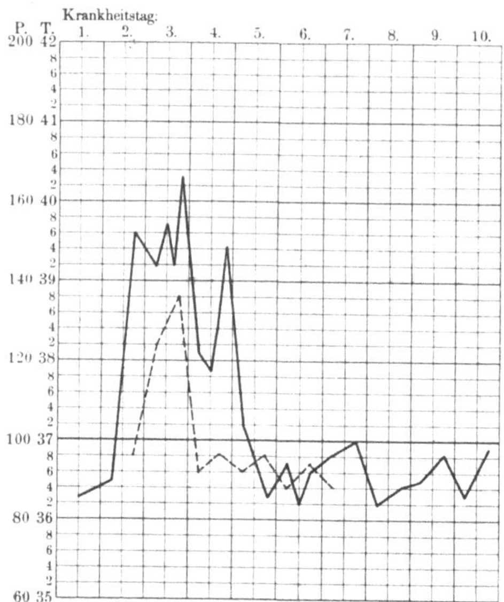

Abb. 443. Bik., 20 Jahre, Gerber. Milzbrand. Zuerst Pustel an der linken Halsseite, danach handtellergroße teigige Schwellung, die sich bis herunter zur 3. Rippe ausbreitet. Geheilt.

Ein Teil dieser schweren Fälle von Milzbrandallgemeininfektion geht schon nach 2—3 Tagen, nicht selten unter den Erscheinungen des Lungenödems, die meisten am Ende der ersten Woche zugrunde, doch wurde auch Heilung beobachtet, obgleich Milzbrandbazillen im Blute nachgewiesen wurden (Coßmann). Mitunter kommt es durch Mischinfektion von dem jauchig zerfallenen Karbunkel aus zu septischen Erkrankungen, bei denen neben den Milzbrandbazillen auch Eitererreger im Blute kreisen. Danach können sich bunte Krankheitsbilder mit allen möglichen septischen Metastasen entwickeln, die sich manchmal wochenlang hinziehen.

Eine andere Form des primären Hautmilzbrandes ist das Milzbrandödem, das außer auf der Haut auch auf den Schleimhäuten des Mundes und der Zunge auftreten kann. Am häufigsten ist es an den Augenlidern. Es besteht in einer teigigen Anschwellung, die zuerst blaß und später rot wird, und auf der nachher Bläschen mit serösem oder blutigem Inhalt aufschießen. Nach dem Platzen der Bläschen können sich kleine Karbunkel mit infiltrierter Umgebung entwickeln, so daß nun das Bild dem zuerst beschriebenen primären Milzbrandkarbunkel ähnlich wird. Überhaupt ist eine strenge Trennung zwischen Milzbrandkarbunkel und -ödem nicht immer durchzuführen, da manchmal inmitten eines ausgedehnten Ödems nur ein kleiner Karbunkel sitzt, der die Eintrittspforte bildet. Während die Ödeme an den Augenlidern öfter gutartig verlaufen, ist das Milzbrandödem der Mundschleimhaut, bei dem es zur Schwellung der Zunge, des Rachens und des Larynx kommt, sehr gefürchtet, da es zum Erstickungstode führen kann.

2. Der **Lungenmilzbrand**, die Hadernkrankheit, entsteht durch Inhalation milzbrandsporenhaltigen Staubes. Die Krankheit beginnt meist plötzlich mit Schüttelfrost und steilem Temperaturanstieg auf 40°. Der Kranke ist äußerst dyspnoisch, die Schleimhaut der Nase ist geschwollen und läßt manchmal kleine karbunkelähnliche Gebilde nachweisen; auch Pharynx und

Tonsillen sind gerötet und geschwollen, zuweilen mit leicht abstreifbaren weißlichen Belägen bedeckt. Auch die Epiglottis ist gerötet und ödematös geschwollen. Es besteht eine starke Bronchitis, und bald lassen sich bronchopneumonische Verdichtungserscheinungen auf der Lunge nachweisen. Unter quälendem Husten wird ein schaumiger, manchmal sanguinolenter, zuweilen milzbrandbazillenhaltiger Auswurf entleert.

Durch Konfluieren mehrerer bronchopneumonischer Herde kann es zur Infiltration ganzer Lappen kommen mit Bronchialatmen und dichten Rasselgeräuschen und damit zu immer mehr steigender Atemnot. Oft entwickelt sich noch eine Pleuritis und vermehrt die Dyspnoe und die Schmerzen. Ein Teil der Atembeklemmung ist zuweilen auf Rechnung der mächtigen Anschwellung der hämorrhagisch infiltrierten Mediastinaldrüsen zu setzen. Im Blute sind meist Milzbrandbazillen nachweisbar. Von Anfang an ist der Puls klein und frequent, und schon am zweiten oder dritten Tage kann der Tod im Kollaps oder unter Krämpfen eintreten. Zuweilen gehen ihm blutiges Erbrechen oder blutige Diarrhöen voraus, die mit kolikartigen Schmerzen entleert werden. In selteneren leicht verlaufenden Fällen geht der Lungenmilzbrand in Heilung aus.

3. Der **Darmmilzbrand** beginnt mit Prodromalerscheinungen, wie Kopfschmerzen, Schwindelgefühl, epigastrischen Schmerzen. Bald setzen völliger Appetitmangel, Übelkeit und galliges oder blutiges Erbrechen ein. Es treten Darmkoliken und Durchfälle auf, die zuerst noch breiig, später wässerig und meist blutig sind. Die Zunge ist stark belegt und trocken, der Leib meteoristisch aufgetrieben und hochgradig druckempfindlich, die Milz häufig geschwollen. Die Temperatur bewegt sich zuerst oft nur in geringer Höhe, um dann rapid anzusteigen. Der Puls ist bald rapid und klein; die Kranken klagen über Oppressionsgefühl. Die Kräfte verfallen unter dem Einfluß der Allgemeinvergiftung schnell und unter Krämpfen erfolgt der Tod im Kollaps, oft schon am zweiten oder dritten Tage.

Mitunter macht auch eine Peritonitis infolge von Darmperforation dem Leben ein Ende. Gegen den Schluß der Tragödie sieht man zuweilen noch infolge der allgemeinen Blutinfektion Hautveränderungen auftreten, Petechien oder ausgedehntere Blutungen, daneben Knötchen und Bläschen mit serösem oder hämorrhagischem Inhalt und die aus ihnen entstehenden karbunkelähnlichen Infiltrate.

Nicht alle Fälle verlaufen so schwer und stürmisch. Bei Gelegenheit von Gruppenerkrankungen, die durch den Genuß von milzbrandkrankem Fleisch zustande kamen, sind öfter neben solchen schweren Fällen auch leichtere in Heilung ausgehende Erkrankungen an Darmmilzbrand beobachtet worden.

Aus dem Besprochenen geht schon hervor, daß die schematische Einteilung in Hautmilzbrand, Lungenmilzbrand und Darmmilzbrand in der Praxis sich nicht immer einhalten läßt. Gar nicht selten werden zwei verschiedene Organgruppen primär mit Milzbrand infiziert, z. B. Lunge und Darm oder Gesichtshaut und Lunge, oder aber es kommt nach einer primären Lokalaffektion zu verschiedenen sekundären Organerkrankungen. Die Entstehung dieser sekundären Infektion geschieht metastatisch auf dem Blutwege. Wir sahen schon, daß metastatisch entstandene Milzbranderkrankungen sich zuweilen unterscheiden von den primären Organveränderungen, so sind z. B. die sekundären Hauterkrankungen durch das Auftreten von Petechien und Hämorrhagien ausgezeichnet, und der sekundäre Darmmilzbrand verläuft häufig ohne Diarrhöen, während der primäre stets mit blutigen Durchfällen einhergeht. Durch die Verbreitung der Bazillen auf dem Blutwege können noch andere bisher nicht besprochene Organerkrankungen verursacht werden, die das Bild in mannigfacher Weise variieren. Durch Verschleppung der Bazillen können z. B. Ödeme und Blutungen im Gehirn und seinen Hüllen entstehen und die verschiedensten Störungen bedingen.

Ein weniger häufig beobachtetes Ereignis ist das Eintreten einer **Milzbrandsepsis** ohne nachweisbare Eintrittspforte. Man muß hier annehmen, daß die Erreger durch Einatmung aufgenommen worden sind, ohne in den Lungen anatomische Veränderungen zu setzen und von den Luftwegen aus ins Blut gedrungen sind. Die Krankheit verläuft unter hohem Fieber mit sekundären Haut- und Darmerscheinungen der beschriebenen Art und mit vorwiegenden Gehirnsymptomen. (Nachstehendes Bild zeigt Milzbrandbazillen in der Pia eines an Milzbrandsepsis zugrundegegangenen Menschen.) In solchen Fällen finden sich auch im Liquor cerebrospinalis, der wolkig trübe oder hämorrhagisch zu sein pflegt, oft reichlich Milzbrandbazillen.

Nicht unwichtig erscheint der Hinweis, daß innerer Milzbrand, speziell Lungenmilzbrand, als **Unfall** anerkannt wird.

Die **Diagnose** des Milzbrandkarbunkels ist relativ einfach, wenn man aus der Anamnese erfährt, daß der Erkrankte in seinem Beruf Gelegenheit hatte, sich zu infizieren. Vor der Verwechslung mit gewöhnlichen Furunkeln oder Karbunkeln, die manchmal Hautmilzbrand recht ähnlich sehen können, schützen folgende Überlegungen. Im Gegensatz zum gewöhnlichen **Karbunkel** ist der Milzbrandkarbunkel schmerzlos, entwickelt sich

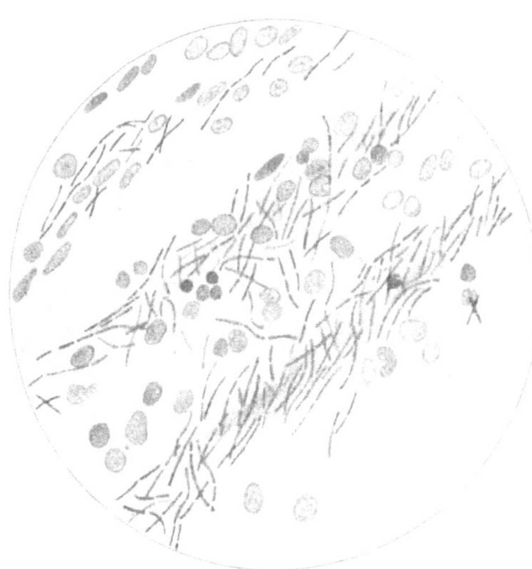

Abb. 444. Milzbrandbazillen in der Pia bei einem Fall von Milzbrandsepsis.

schneller und ist zuweilen von einem Kranz von Bläschen umgeben; auch pflegt seine Umgebung in weiter Ausdehnung ödematös geschwollen zu sein. Ein **Rotzknoten** im Gesicht kann ebenfalls an Milzbrand denken lassen, doch sind dabei meist noch andere Symptome, Schleimhauterkrankungen und multiple Hautknoten, vorhanden; auch sind die Knoten schmerzhaft und kleiner. Ein Fall von originärer Kuhpockeninfektion am Finger, den ich 1914 sah (beschrieben von Paschen, Dermat. Wochenschr. 58, S. 57, 1914), wurde anfänglich für Milzbrandkarbunkel gehalten.

Das Milzbrandödem kann namentlich an den Augenlidern leicht mit **Erysipel** verwechselt werden, doch pflegt die bald eintretende derbe Infiltration und das Erscheinen von Blasen mit nachfolgender Schorfbildung auf die richtige Fährte zu lenken.

Zur Unterstützung der klinischen Diagnose ist die bakteriologische Untersuchung meist sehr wertvoll. Man kann mitunter schon im direkten Ausstrich von Karbunkelsekret die Bazillen nachweisen, muß sich aber vor Verwechslung mit anders geformten Stäbchen, z. B. Proteus, hüten. Zu verlangen ist stets der Tierversuch, subkutane Verimpfung von Sekret oder kleinen Proben des nekrotischen Schorfes auf Mäuse und Meerschweinchen. Die Tiere gehen danach innerhalb von wenigen Tagen an Milzbrandsepsis zugrunde und beherbergen im Blut massenhaft Bazillen.

Die Erkennung des Lungenmilzbrandes kann große Schwierigkeiten bereiten. Bronchopneumonische und pneumonische Erkrankungen bei Arbeitern, deren Beruf eine Milzbrandinfektion begünstigt, erwecken den Verdacht. Blutbeimengungen im Auswurf, vor allem aber der Nachweis der Bazillen im Sputum, im Pleura-, Lungen- oder Lumbalpunktat sichern die Diagnose. In ausgebildeten Fällen von Inhalationsmilzbrand beherrscht schwerste Dyspnoe und Zyanose das Krankheitsbild vollkommen, so daß letzteres eigentlich nur mit dem uns aus den letzten Grippeepidemien her bekannten schwersten Intoxikationsbild der Grippepneumonie verwechselt werden kann.

Außerordentlich wichtig ist die Blutkultur, am besten mittels Traubenzuckeragars (in Gallenagar erfolgt kein Wachstum); manchmal sind die Kolonien erst nach zweimal 24 Stunden deutlich zu sehen. Bei starker Überschwemmung des Blutes mit Bazillen, wie das sub finem vitae beim Milzbrand die Regel ist, lassen sich die Erreger schon im direkten Ausstrich nachweisen.

Im Blut findet sich meist eine deutliche Leukozytose, die bei Verschlechterung des Zustandes oft erheblich wird und auf $20-30000$ ansteigt; es besteht immer eine Neutrophilie von $80-85\,^0/_0$; einzelne Eosinophile werden beobachtet.

Am schwierigsten ist die Diagnose des Darmmilzbrandes. Blutige Stühle legen hier den Gedanken an Milzbrand nahe, besonders wenn festgestellt werden kann, daß rohes Fleisch milzbrandverdächtiger Tiere genossen wurde. Kommen dazu noch sekundäre Hauterscheinungen, so ist die Diagnose sicher. Eventuell kann auch hier der Nachweis von Bazillen im Blute oder Stuhl, nicht selten auch im Liquor, Klarheit schaffen.

Im Knochenmark läßt sich der Milzbrandbazillus in jedem Falle, auch nach langer Zeit (selbst 6 Wochen nach dem Tode, Grabert) nachweisen, und zwar meist in Reinkultur.

In der tierärztlichen Praxis wird zur Serodiagnostik des Milzbrandes das Ascolische Thermopräzipitationsverfahren mit größtem Nutzen verwendet: das betreffende milzbrandverdächtige Material (Milzsaft, Blut usw.) wird mit physiologischer Kochsalzlösung verdünnt, die Mischung einige Minuten gekocht und durch Asbest filtriert. Zum erkalteten, klaren Filtrat wird das (im Handel erhältliche) spezifisch präzipitierende Milzbrandserum zugesetzt.

Niemals versäume man in verdächtigen Fällen die Lumbalpunktion vorzunehmen! Auf das Vorkommen von Pseudomilzbrandinfektion ist schon oben hingewiesen worden; Wilamowski hat einen tödlich verlaufenden Fall beim Menschen beschrieben, ebenso Neufeld; Meningitis durch Pseudoanthraxbazillen Lange, Senge und Schürmann.

Prognose. Die meisten Aussichten auf Heilung hat der Hautmilzbrand, da etwa $^3/_4$ dieser Fälle zur Genesung kommen; ein rechtzeitig erkannter und rechtzeitig behandelter äußerer Milzbrand ist so gut wie immer heilbar (Rebwitisch). Die Prognose trübt sich, sobald die Zeichen einer Allgemeininfektion, hohes Fieber, Störungen des Sensoriums, sekundäre Hauterscheinungen, wie Petechien, Blasenbildung hinzukommen. Das Milzbrandödem gilt als prognostisch ungünstiger als der Karbunkel. Ungünstig ist die Prognose bei Lungenmilzbrand, da $87\,^0/_0$ der Fälle zugrunde gehen; nur bei mäßigem Fieber und wenig ausgesprochenen Lungenerscheinungen ist noch Heilung zu erhoffen. Einen eigenartigen Fall von Lungenmilzbrand mit günstigem Ausgang hat Kronberger berichtet: Ein Tierarzt wird wegen Lungentuberkuloseverdacht einer Schweizer Heilstätte überwiesen. Im Auswurf keine Tuberkelbazillen, sondern Milzbrandbazillen (Kultur, Impfversuch). Heilung nach monatelangem Fieber, im Sputum ebenfalls monatelang Milzbrandbazillen. Auch der ausgesprochene Darmmilzbrand mit blutigen Durchfällen usw. verläuft wohl stets letal, doch hat man bei Gelegenheit von Gruppenerkrankungen vieler

Menschen nach dem Genuß milzbrandigen Fleisches neben solchen schwereren auch leichtere Krankheitsformen gesehen. Einen in Heilung ausgehenden Fall von Milzbrandmeningitis hat v. Czyklarz mitgeteilt.

Ein wichtiges prognostisches Kriterium stellt die Blutkultur dar (Becker): wo sich zahlreiche Kolonien dabei ergeben, ist die Prognose bei äußerem wie innerem Milzbrand fast absolut schlecht, gehen nur vereinzelte Kolonien in der Blutagarplatte auf, z. B. 2—3 auf je 5 ccm Blut, so kann auch bei rein exspektativer Behandlung ein solcher Fall von Pustula maligna ausheilen (Reineke 1912).

Prophylaxe. Da der Milzbrand entweder durch die Ausscheidungen und das Fleisch milzbrandkranker Tiere (Schafe, Rinder, Pferde, Schweine oder Wild) auf den Menschen übertragen wird, oder durch die Vermittlung von Fellen, Roßhaaren, Schafwolle, Lumpen, so müssen Abdecker, Fleischer, Gerber, Wollsortierer, Roßhaarspinner, Arbeiter in Bürsten-, Pinsel- und ähnlichen Fabriken ganz besonders dazu angehalten werden, sich vor der Ansteckung zu schützen. Sie sollen sorgfältig auf jede kleine Verletzung am Finger, Vorderarm oder am Gesicht achten und niemals mit offenen Wunden an die Arbeit gehen, sich auch jedesmal nach der Arbeit die Hände und Arme mit warmem Wasser und Seife gründlich reinigen und bürsten.

Arbeiter in Gerbereien, Wollsortierereien, Bürsten- und Pinselfabriken, Roßhaarspinnereien, Lumpen- und ähnlichen Fabriken, sollten sich besonders vor dem Staub in acht nehmen, nicht mit offenem Munde atmen und eventuell eine Inhalationsmaske tragen. Auch sollte darauf gehalten werden, daß im Arbeitsraum selbst weder gegessen noch getrunken wird, und daß die Angestellten nach der Arbeit den Mund mit lauwarmem Wasser oder mit desinfizierendem Mundwasser ausspülen.

Jeder Milzbrandfall muß in Deutschland der Behörde angezeigt werden, die dann die erforderlichen Maßregeln zur Bekämpfung der Krankheit trifft. Es empfiehlt sich, an Milzbrand erkrankte Personen abzusondern und wenn möglich in ein geeignetes Krankenhaus zu bringen. Der Inhalt der Blasen bei Milzbrandkarbunkel ist infektiös; alle mit dem Patienten in Berührung gekommenen Gegenstände sind daher der Desinfektion zu unterziehen. Mit besonderer Sorgfalt sind die Verbandstoffe, oder bei Lungen- oder Darmmilzbrand die Ausscheidungen des Kranken zu desinfizieren. Es gelten dafür die im Anhange aufgeführten Desinfektionsregeln. Nach Ablauf der Krankheit muß das Zimmer mit dem Formalinapparat desinfiziert werden.

Will man die Zahl der menschlichen Milzbranderkrankungen einschränken, so wird es sich in erster Linie darum handeln, die Milzbrandseuche unter den Tieren zu bekämpfen. Der Milzbrand gehört zu den meldepflichtigen Tierseuchen. Der beamtete Arzt wird also die Pflicht haben, für die Isolierung der erkrankten Tiere zu sorgen und die Desinfektion ihrer Abgänge zu veranlassen. Die Kadaver der verendeten Tiere sind zu verbrennen oder tief zu vergraben. Stallräume und infizierte Gegenstände müssen gründlich desinfiziert werden. Vor allem aber müssen die gesunden Tiere an infizierten Orten prophylaktisch mittels der von Sobernheim empfohlenen Serovakzination geimpft werden, die sich z. B. in den La Plata-Staaten an vielen Tausenden von Tieren glänzend bewährt hat.

Vor der Übertragung des Milzbrandes durch das Fleisch erkrankter Tiere schützt die Bestimmung des Reichsviehseuchengesetzes, wonach Schlachtungen von milzbrandkranken Tieren verboten sind. Wird erst bei der Fleischbeschau ein Milzbrand festgestellt, so ist der ganze Tierkörper zu vernichten.

Die milzbrandhaltigen Abwässer von Gerbereien können eine große Gefahr für die Anwohner, besonders auch für den Viehbestand bilden; der sorgfältigen

Abwässerbeseitigung ist daher große Sorgfalt zuzuwenden, wie die Erfahrungen in Neumünster lehrten.

Therapie. Über die Behandlung der Pustula maligna gehen die Ansichten auseinander. Die einen sind für eine energische örtliche Therapie, die anderen für eine mehr exspektative Behandlung, da in vielen Fällen die Milzbrandpustel zur spontanen Ausheilung kommt.

Die Vertreter der ersten Richtung (neuerdings vor allem Heinemann) empfehlen eine Art Abortivbehandlung der Milzbrandpustel durch Exzision im Gesunden und durch Verätzung der Wunde mit Hilfe von Ätzmitteln, wie reine Karbolsäure, rauchende Salpetersäure, Chlorzink u. dgl., oder besser noch mittels des Glüheisens.

Die größere Mehrzahl der Chirurgen und fast alle Kliniker stehen jetzt auf dem Standpunkte, die Pustula maligna so wenig wie möglich zu irritieren. Je früher die Kranken in ärztliche Behandlung kommen, um so besser sind die Heilerfolge. Der erkrankte Bezirk wird mit einem Borsalbenverband bedeckt und im übrigen diese exspektative Behandlung mit der Serumtherapie kombiniert, die weiter unten noch besprochen wird. Dabei ist der Gedanke maßgebend, daß jeder Versuch, die kranke Stelle zu exzidieren oder zu verätzen, Lymph- und Blutwege eröffnet, von denen aus die Milzbrandbazillen in den Kreislauf treten können. Bei der starken Infiltration und dem Ödem, die häufig in der Umgebung der Milzbrandpustel vorhanden sind, stößt eine Exzision im Gesunden oft auf Schwierigkeiten, weil man viel zu große Gewebspartien entfernen müßte. Eine völlige Zerstörung aller Bazillen durch Ätzmittel oder durch das Glüheisen dürfte wohl in den seltensten Fällen gelingen, weil die spezifischen Keime in allerlei Buchten versteckt sind, und vor allem weil in den abführenden Lymphwegen stets Bazillen vorhanden sind. Das geht schon aus der starken Schwellung der benachbarten Lymphdrüsen hervor. Ist aber die völlige Abtötung der Bazillen nicht möglich, so hat es natürlich seine Bedenken, Wege zu öffnen, auf denen sie in Kreislauf gelangen können.

Gänzlich zwecklos ist die Injektion antiseptischer Flüssigkeiten in die Umgebung der Pustel. Karbol- oder Jodinjektionen, wie sie früher gebräuchlich waren, töten erstens die Bakterien nicht ab, schon deshalb, weil sie nicht an jeden Bazillus herankommen können, und zweitens setzt man dadurch eine unnötige Reizung des Gewebes.

Serumtherapie. Die spezifische Behandlung des Milzbrandes zeitigt gute Resultate und sollte in allen Fällen angewendet werden. Die bekanntesten Milzbrandsera sind in Deutschland: das von der Firma E. Merck hergestellte Serum, das nach Angabe von Sobernheim gewonnen wird, sowie das Höchster Serum; in Italien das Sclavosche Serum und das Serum von Askoli; in Argentinien (Buenos Aires) das von Mendez.

Wirkungsweise. Über die Art der Wirkung ist man noch ganz im unklaren. Weder antitoxische noch bakterizide noch bakteriotrope Kräfte können nachgewiesen werden, und doch übt es im Tierversuch, z. B. am Schaf, eine hochgradig immunisierende und therapeutische Wirkung aus. So ist sicher, daß es sowohl gegen den lebenden Erreger wie auch gegen seine schädlichen Stoffwechselprodukte schützt.

Die vor einiger Zeit von Kraus und seinen Mitarbeitern aus Südamerika gekommene Feststellung, daß normales Rinder- und Schafserum ebenso wirksam sei, wie Immunserum, ist bisher nicht bestätigt worden. Die Erklärung, daß solche Normalsera von Tieren stammten, die eine oder mehrere Milzbrandinfektionen spontan überstanden hatten, klingt freilich recht gezwungen.

Bei der Pustula maligna kann man in leichteren Fällen intramuskulär 20 ccm in die Außenseite des Oberschenkels geben. Die Injektion wird in den nächsten Tagen noch mehrmals wiederholt, solange noch Fieber besteht. Bei schwereren Fällen sind gleich größere Mengen, 40—60 ccm, am besten intravenös zu injizieren, danach mehrere Tage hintereinander kleine Serummengen (Laewen). Wie überall in der Serumtherapie, so gilt auch hier das Gebot der möglichst frühzeitigen Anwendung.

Wir haben in den letzten Jahren zahlreiche Fälle von Milzbrand mit Serum behandelt und lokal am Karbunkel selbst nur Umschläge mit indifferenten Salben, Borsalbe, Vaseline od. dgl. appliziert. Fast alle Kranken kamen zur Genesung, obgleich es sich zum Teil schon um stark fortgeschrittene, mit starken Drüsenschwellungen, Ödem und hohem Fieber einhergehende Formen handelte. Die Wendung zum Besseren machte sich dadurch bemerkbar, daß das Fieber lytisch abfiel und Drüsenschwellung und Ödem zurückgingen, während die Pustel langsam eintrocknete. In einzelnen Fällen erfolgte die Heilung, obwohl schon im Blute Milzbrandbazillen nachzuweisen waren.

Handelt es sich um einen Lungenmilzbrand oder eine Allgemeininfektion mit Milzbrandbazillen, so sind große Dosen, 50—100 ccm, intravenös zu geben und in den nächsten Tagen noch mehrmals zu wiederholen. Baudet gab in zwei verzweifelten Fällen auch einmal 150 ccm intravenös mit gutem Erfolge.

Aus der Literatur sei erwähnt, daß Sclavo bei 164 mit Serum behandelten Milzbrandfällen eine Mortalität von nur 6,09% hatte; während ohne Serumbehandlung die Sterblichkeit an Milzbrand in Italien in den Jahren 1890—1910 bei einer Gesamtzahl von 24052 Fällen 24,16% betrug. Nach Mendez und Daso (Argentinien) starben von 105 Serumfällen nur neun verzweifelte, zum Teil moribunde Kranke.

Seitdem G. Becker 1911 in einem schweren, anscheinend aussichtslosen Falle (mit Bakteriämie) Salvarsan erfolgreich verwandte, sind mehrfach günstige Resultate, sowohl im Tierversuch (Schuster, Laubenheimer u. a.), wie beim Menschen (Bettmann, Mokrzecki) damit beschrieben worden. In schweren Fällen von innerem Milzbrand sah ich freilich keine Wirkung; wo das Blut stark von Milzbrandbazillen überschwemmt ist, wird man eine solche auch nicht erwarten dürfen.

Schließlich sei erwähnt, daß große Dosen konzentrierter Alkoholika (Kornschnaps) in manchen Fällen von Hautmilzbrand einen günstigen Einfluß auf Allgemeinbefinden und den Verlauf der Infektion auszuüben scheinen.

Literatur siehe bei:

Koranyi: Zoonosen in Spez. Pathol. u. Therap., herausgegeb. von Nothnagel, Bd. 5, Teil 5, Wien 1897. — Nikolaier: Milzbrand. Dtsch. Klinik Bd. 2. 1903. — Sobernheim: Milzbrand im Handb. d. pathol. Mikroorg., herausgeg. von Kolle u. Wassermann. Jena 1913. — Hetsch, Milzbrand in Kraus-Brugsch, Spez. Pathol. u. Therap. Bd. II, 2. 1913. — Poppe: Neue Ergebnisse der Milzbrandforschung und -bekämpfung. Weichardts Ergebn. d. Hyg., Bakteriol., Immunitäts-Forsch. u. exp. Therap. Bd. 5, S. 597—697. 1922.

Rotz (Malleus).

Der Rotz ist eine Infektionskrankheit, die namentlich bei Pferden, Maultieren und Eseln, aber auch bei Katzen, Hunden und Ziegen vorkommt und vom Tier auf den Menschen, sowie vom infizierten Menschen weiter auf andere Personen übertragen werden kann.

Er tritt bei Tieren sowohl wie beim Menschen in zwei Formen auf, als akuter und als chronischer Rotz.

Geschichte. Die Rotzkrankheit der Pferde war schon Aristoteles und Hippokrates bekannt. Daß er auch auf den Menschen übertragen werden kann, lehrte im 18. Jahrhundert Osiander. Aber trotz mehrfacher sicherer Übertragungen verwahrte sich noch im Jahre 1837 die Pariser Akademie gegen die Kontagiositätslehre; durch die Arbeiten von Elliotson, Gerlach, Bollinger und Virchow wurden immer mehr Beweise für die Übertragbarkeit der Seuche erbracht und schließlich gelang es im Jahre 1882 Löffler und Schütz, den Erreger zu entdecken.

Ätiologie. Der Rotzbazillus ist ein kleines Stäbchen von der Größe der Tuberkelbazillen ohne Sporenbildung. Er färbt sich leicht mit allen Anilinfarben und entfärbt sich nach Gram. Bei der Färbung mit Methylenblau zeigt er mitunter Polfärbung oder auch segmentierte Färbung, so z. B. sehr schön bei der Färbung nach Frosch. Die Züchtung aus Eiter oder anderen Krankheitsprodukten ist in der ersten Generation nicht leicht, da die Bazillen sich erst an die künstlichen Nährböden gewöhnen müssen, so daß sie in späteren Generationen besser gedeihen.

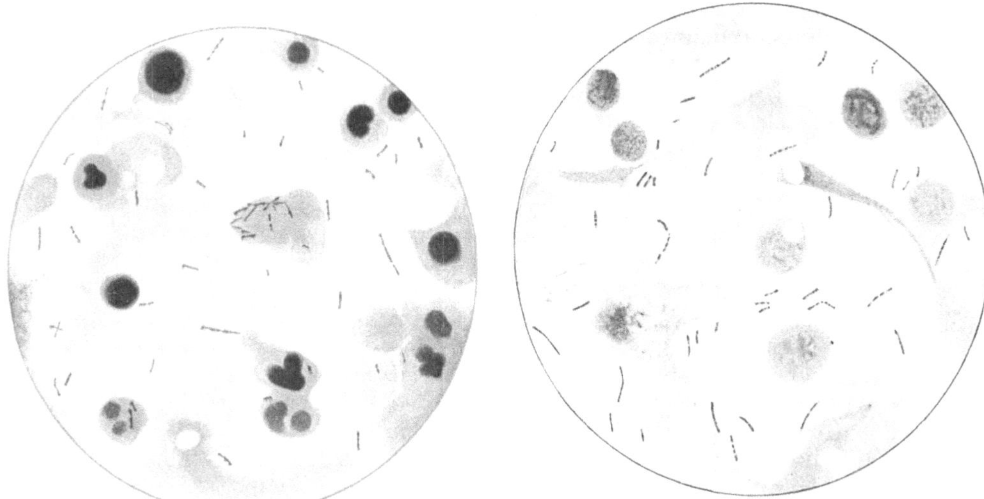

Abb. 445. Rotzbazillen im Eiter (Doppelfärbung nach Frosch).

Abb. 446. Rotzbazillen im Eiter (Methylenblaufärbung).

Der Rotzbazillus wächst am besten bei 33—37° auf erstarrtem Blutserum in Gestalt transparenter, nach mehreren Tagen milchig getrübter Kolonien, auf Agar als schleimiger Kulturrasen; auf Bouillon erfolgt diffuse Trübung und Häutchenbildung, auf Lackmusmolke wird Säure gebildet. Sehr charakteristisch ist das Wachstum auf Kartoffeln, wo er anfangs einen honiggelben, später rötlichen Belag bildet. Die Resistenz ist in eiweißhaltigen Medien, eingetrocknetem Eiter und Blut relativ groß, so daß sich die Bazillen, z. B. in infizierten Ställen, lange Zeit halten können. Fäulnis, Licht und Desinfizienzien heben ihre Lebensfähigkeit bald auf.

Durch die experimentelle Bakteriologie ist die Diagnose des Rotzes in mehrfacher Hinsicht bereichert worden, nämlich durch den Meerschweinchenversuch, die Malleinprobe, die Agglutinations- und Präzipitationsreaktion, sowie das Komplementbindungsverfahren.

Das Meerschweinchen bekommt nach subkutaner Infektion an der Impfstelle ein teigiges Infiltrat, das nach sieben Tagen in ein Geschwür übergeht; die regionären Lymphdrüsen vereitern. Vor allem aber charakteristisch sind die Veränderungen am Hoden. Hier spielt sich namentlich nach intravenöser Injektion ein entzündlicher Prozeß an der Tunica vaginalis ab. Die Hüllen des Hodens schmelzen eitrig ein, und es kommt zum Durchbruch des Eiters nach außen. Diese von Strauß zuerst beobachteten Hodenveränderungen gehen unter dem Namen Straußsche Reaktion. Vgl. auch unter Diagnose (S. 998).

Die Agglutinationsreaktion kann besonders bei Pferden mit Vorteil zur Diagnose herangezogen werden. Man verfährt dabei in folgender Weise: Die Rotzbazillen werden getrocknet, fein zerrieben und mit physiologischer Kochsalzlösung aufgeschwemmt. Dann läßt man absetzen und verwendet die über dem Bodensatz zurückbleibende opake Flüssigkeit zur Reaktion, die mehr eine Präzipitation als eine Agglutination darstellt. Versetzt man nämlich diese Aufschwemmung von Bakterientrümmern nach einer Verdünnung auf 1 : 100 mit abgestuften Mengen des zu prüfenden Serums, so bildet sich bei 24stündigem Aufenthalt im Brutschrank im positiven Falle ein Niederschlag. Dabei ist zu beachten, daß auch normales Pferdeserum noch in Verdünnungen von 1 : 250, normales menschliches Serum oft bis 1 : 500 agglutiniert, so daß erst ein Titer von 1 : 500 und darüber als positiv gelten kann. Rotzige Pferde geben Agglutinationswerte von 1 : 100 bis 1 : 500. Sehr brauchbar ist die Agglutinationsprobe zur Identifizierung von rotzverdächtigen Bazillen. Man benutzt dazu ein durch Immunisierung von Pferden gewonnenes, hochwertig agglutinierendes Serum.

Die Malleinprobe beruht auf demselben Prinzip wie die Tuberkulinprobe. Rotzkranke Tiere reagieren infolge einer spezifischen Überempfindlichkeit auf viel kleinere Dosen des Rotzbazillengiftes als gesunde Tiere. Das Mallein wird dadurch gewonnen, daß man Glyzerinbouillonkulturen von Rotzbazillen, die 30 Tage gezüchtet sind, durch Erhitzen auf 80—100° abtötet, auf $^1/_{10}$ des Volumens einengt und durch Tonzellen filtriert. Von dieser Lösung wird dann die festgestellte Probedosis, die bei den im Handel erhältlichen Präparaten verschieden ist, etwa 0,2—0,4 ccm, dem Tiere eingespritzt. Einige Stunden nach der Injektion steigt die Temperatur um 1—2 Grade unter gleichzeitiger Allgemeinreaktion, Apathie, Freßunlust usw. Natürlich muß man die Temperatur der Tiere schon einen Tag vorher messen und nur fieberfreie Tiere spritzen. Auch beim menschlichen Rotz ist Mallein, in 10fach schwächerer Dosis als beim Tier, mehrfach diagnostisch mit Erfolg eingespritzt (Babes).

Ebenso wie in der Tiermedizin kommt auch beim Menschen schließlich das Komplementbindungsverfahren als sehr zuverlässig in Betracht, sowie die Präzipitationsmethode. Bei letzterer sind allerdings, wie bei der Agglutination, negative Resultate nicht beweisend.

Pathologische Anatomie. Wie beim Pferde, so entstehen auch beim Menschen unter Einwirkung der Rotzbazillen zunächst Knötchenbildungen, die aus Epithelzellen und Leukozyten bestehen, und in deren Zentrum die Erreger nachzuweisen sind. Auf den Schleimhäuten entstehen die Knötchen zunächst auf gerötetem Grunde als durchscheinende miliare oder submiliare Erhebungen, die bis Erbsengröße erreichen können. Das Zentrum dieses Knötchens erweicht, die bedeckende Schleimhaut wird erodiert, es entsteht ein Geschwür mit ausgefressenem Grund und zackigen, wallartigen Rändern. Durch Konfluieren mehrerer solcher Geschwüre können ausgedehnte ulzeröse Bezirke entstehen, die nach der Tiefe zu auf Knochen und Knorpel übergreifen. Neben solchen Knötchen kommen auch beetartige, sulzig-serös infiltrierte, erhabene, gerötete Herde vor, die teils vereitern, teils sich in narbiges Bindegewebe umwandeln. Sitz dieser Veränderungen sind Nasenscheidewand und -muscheln, seltener die Nebenhöhlen; auch Kehlkopf, Trachea und Bronchien können befallen sein. Auch die Schleimhaut der Zunge und der Tonsillen, sowie des weichen und des harten Gaumens werden von Geschwüren befallen.

In der Lunge tritt die Krankheit ebenfalls in Form von Knötchen auf, in deren Umgebung sich an vielen Stellen lobulär-pneumonische Herde bilden, welche zuweilen eitrig einschmelzen oder verjauchen können. Bei chronischem Verlauf treten broncho-pneumonische Infiltrate auf, die an tuberkulöse Prozesse erinnern und käsig oder häufiger eitrig zerfallen oder aber durch Bindegewebe abgekapselt werden oder verkalken können. Auch die Pleura kann in Mitleidenschaft gezogen werden und Knötcheneruptionen aufweisen. Knoten und daraus hervorgehende Abszesse finden sich in zahlreichen Organen, namentlich in den Muskeln, Gelenken, seltener in Leber, Milz, Hoden und Nieren.

Die rotzige Hauterkrankung hat ihren Sitz in der Kutis. Es entstehen Eiterpusteln und größere eitergefüllte Blasen, die sich in Geschwüre umwandeln und durch Konfluenz sehr vergrößern können. Im Unterhautzellgewebe kann sich eine diffus phlegmonöse Entzündung bilden, an die sich zuweilen eine Thrombophlebitis anschließt. Die Muskelknoten können durch Fortleitung der Entzündung vom subkutanen Bindegewebe her oder aber primär entstehen. Sie kommen ebenfalls zur Erweichung, brechen durch und führen zur Geschwürsbildung.

Krankheitsbild. Wie bei den Tieren können wir auch beim Menschen eine akute Form und eine chronische Form der Krankheit unterscheiden, vielleicht würde man mit Strube besser von einer lokal bleibenden und einer allgemeinen Rotzinfektion sprechen. Der akute, mit Allgemeininfektion verbundene Verlauf bildet beim menschlichen Rotz die Regel.

1. Akuter Rotz. Die Zeit, die von der Aufnahme des Giftes bis zu den ersten klinischen Krankheitserscheinungen verläuft, beträgt 3—5 Tage. Schon während dieser Zeit klagen manche Kranke über Mattigkeit, Appetitlosigkeit, Kopf- und Gliederschmerzen, Brechreiz. Liegt die Eintrittspforte an der Haut, so tritt an der verletzten Stelle eine Infiltration auf, aus der sich ein Geschwür mit speckigem Grund und zackigen Rändern entwickelt. Von hier aus ziehen rote, manchmal knotige, lymphangitische Streifen zu den benachbarten, schmerzhaft geschwollenen Lymphdrüsen. In manchen Fällen kommt es in der Umgebung der Inkubationsstelle zu ausgedehnten, phlegmonösen Infiltraten mit erysipelähnlicher Rötung der bedeckenden Haut. Im Gesicht z. B. kann der akute Rotz zunächst das Bild des Erysipels mit starker Schwellung und Rötung der Haut und Ödem der Augenlider erzeugen. Drei bis sieben Tage nach Erscheinen dieser lokalen Folgen der Rotzinfektion treten die Zeichen der Allgemeininfektion auf. An verschiedenen Körperstellen zeigen sich teils indolente, teigige, nach 1—2 Tagen eitrig zerfallende Anschwellungen, teils schmerzhafte rote Beulen mit blutigem Inhalt, die schnell zerfallen, sich in tiefe, kraterförmige Geschwüre verwandeln und zum Ausgang ausgedehnter gangränöser Gewebszerstörungen werden können. Häufig treten auch in den Gelenken entzündliche Erscheinungen, teils mit serösen, teils mit eitrigen Ergüssen, in welchen der Rotzbazillus nachzuweisen ist, auf. Die Milz ist in der Regel geschwollen; auch die Leber ist oft vergrößert.

Die genannten Erscheinungen werden von einem unregelmäßig remittierenden oder auch staffelförmig ansteigenden Fieber begleitet. Zwischen dem 6. und 12. Tage pflegt unter größerem Fieberanstieg der charakteristische Hautausschlag aufzutreten. Bald spärlich verstreut, bald in großer Dichtigkeit treten auf der Haut des Gesichts, der Extremitäten, sowie auf den Schleimhäuten des Mundes, der Nase und der Konjunktiva zunächst rote Flecke auf, die sich bald papelartig erheben und sich in Eiterpusteln umwandeln. Diese Pusteln stehen teils gedrängt, teils in Gruppen und können konfluieren. Mitunter erinnern sie so an das Bild der Variola, doch pflegen die meisten Pusteln ungedellt zu sein. Häufig platzt die Hülle, und es entsteht ein gangränös zerfallendes Geschwür, andere trocknen ein; dazwischen schießen wieder neue auf. Dazu bilden sich neue Abszesse im subkutanen Bindegewebe, die gangränös zerfallenden Hautbezirke vermehren sich, und nun gesellen sich gewöhnlich noch die Erscheinungen des akuten Nasenrotzes hinzu, die im folgenden gleich zu beschreiben sind. Gleichzeitig tritt ein allgemeiner Kräfteverfall auf, toxische Diarrhöen stellen sich ein, der Puls wird klein und frequent, die Atmung unregelmäßig und bald erfolgt der Tod.

In selteneren Fällen verläuft die Erkrankung unter dem Bilde des primären akuten Nasenrotzes. Das erste ist eine Behinderung der Nasenatmung durch Schleimhautschwellung und Absonderung eines zähen Sekretes. Bald wird die Sekretion reichlicher, schleimig-eitrig, mitunter auch blutig. Die Haut der unteren Nase und ihre Umgebung kann erysipelähnlich anschwellen und diese Entzündung kann sich über das ganze Gebiet verbreiten und mit Blasen- und Pustelbildung und Gangrän einhergehen. In der Nasenschleimhaut treten

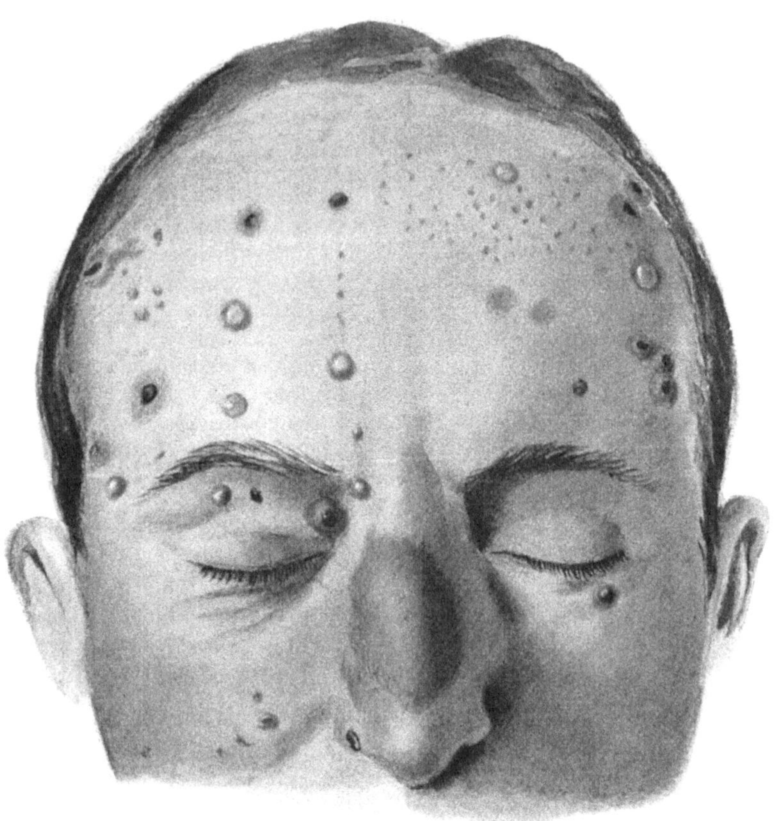

Abb. 447. Akuter Rotz. Charakteristischer Pustelausschlag. Erysipelähnliche Anschwellung des Nasenrückens. (Nach einem von Jos. Koch beobachteten Fall neu gezeichnet.)

speckig belegte Erosionen auf, die zu tiefgreifenden, zackig begrenzten Geschwüren werden können, so daß Knorpel und Knochen zugrunde gehen; häufig erfolgt die Perforation des Septums. Auch auf der Mundschleimhaut bilden sich eitrig zerfallende Geschwüre, die bald auf der Wange, bald auf den Tonsillen oder den hinteren Teilen der Zunge sitzen und dadurch Sprechen und Schlucken stark beeinträchtigen können. Auch am weichen und harten Gaumen kann es zu tiefgreifenden, geschwürigen Prozessen und zu Perforationen kommen. Die Beteiligung des Kehlkopfes macht sich durch Heiserkeit und Aphonie bemerkbar. Das Zahnfleisch ist geschwollen und mit Geschwüren und blutigen Borken durchsetzt. Die submaxillaren Drüsen schwellen an und vereitern zuweilen.

Bald steigt der Prozeß auch in die tieferen Luftwege. Bronchitische und bronchopneumonische Prozesse machen sich klinisch bemerkbar durch Rasselgeräusche und Verdichtungserscheinungen und das Auftreten schleimig-eitrigen, blutig tingierten oder jauchigen Auswurfs, und zu alle dem treten noch die oben beschriebenen Symptome der Allgemeininfektion, die multiplen Anschwellungen, Abszesse und Hautblutungen, die multiplen serösen oder häufiger eitrigen Gelenkentzündungen oder periartikulären Eiterungen. Das Bewußtsein trübt sich, profuse Diarrhöen treten auf, und unter zunehmender Herzschwäche erfolgt der Tod im Laufe von 2—3 Wochen.

Am schnellsten ist der Verlauf des akuten Rotzes, wenn er sich an einen chronischen Rotz anschließt; dabei kann der Exitus schon nach zwei oder drei Tagen eintreten

Ist so der gewöhnliche Ausgang ein letaler, so werden doch auch vereinzelte Fälle von Heilung berichtet. Der Verlauf des akuten Rotzes kann von den beschriebenen Bildern erheblich abweichen. So kommen gar nicht selten typhusähnliche Krankheitsbilder vor, die erst durch das Auftreten von Muskelknoten und Pusteleruptionen den Verdacht auf Rotz erwecken. Die starke Beteiligung der Gelenke kann an Polyarthritis denken lassen, wie in einem Falle von Koranyi, wo erst die diffuse, tiefrote Verfärbung und Entzündung der über den betroffenen Gelenken gelegenen Haut und die Muskelinfiltration auf die richtige Fährte lenkte.

2. Der chronische Rotz entwickelt sich langsam und schleichend. Eine Infektionsquelle läßt sich häufig nicht nachweisen. Mitunter aber findet man Narben auf der Haut der Finger oder im Gesicht, die als Eintrittspforte gedient haben. Meist wird in den ersten Wochen nach der Infektion über Schmerzen in den Gliedern und Gelenken geklagt, dann kann eine beschwerdefreie Pause von mehreren Wochen auftreten, und nun erst sieht man in der Haut und in den Muskeln Knotenbildungen erscheinen, die sich durch Erweichung in mehr oder weniger umfangreiche Abszesse verwandeln. Namentlich die periartikulären Gewebe sind häufig der Sitz starker Eiterungen. So können in den Gelenken auch Ergüsse vorhanden sein, die spurlos wieder verschwinden. Die nach Entleerung der Eitermassen entstehenden Geschwüre können vernarben, und so kann für einige Zeit ein Stillstand des Prozesses eintreten, bis dann an irgend einer Stelle aufs neue Abszedierungen zum Vorschein kommen. Die Lymphdrüsen sind beim chronischen Rotz in der Regel nicht beteiligt, wenn nicht Geschwüre im Munde vorhanden sind, denen häufig eine Vergrößerung der submaxillaren Drüsen folgt.

Die Dauer dieser chronischen Fälle kann 2—3 Jahre und länger betragen. Das Ende kann durch eine Mischinfektion mit Eitererregern und dadurch bedingter Sepsis herbeigeführt werden; manchmal wird der Ausgang auch durch das Hinzutreten einer Lungentuberkulose beschleunigt, die sich bei dem allgemein geschwächten Organismus schnell ausbreitet (Ziehler). Manchmal wird auch durch das plötzliche Erscheinen des akuten Rotzes in wenigen Tagen der Tod herbeigeführt. In anderen Fällen von chronischem Rotz stehen mehr die Symptome der Erkrankung des Respirationsapparates, namentlich der Nasen- und der Mundschleimhaut, im Vordergrunde, so daß man von chronischem Nasenrotz sprechen kann: zuerst trockener Schnupfen, Brennen im Rachen; später Absonderung spärlichen schleimig-blutigen Nasensekrets, dann Erosionen und Ulzerationen in der Schleimhaut der Nase und des Mundes, das alles aber in langsamerer Entwicklung als bei dem oben beschriebenen akuten Nasenrotz. Wie dort kann auch hier allmählich eine Zerstörung des gesamten Naseninnern zustande kommen, und im Munde können sich ausgedehnte Ulzerationen, Perforation des harten Gaumens usw. entwickeln. Von der Nase aus entsteht zuweilen eine eitrige Dakryozystitis. Dazu treten häufig entzündliche Lungenerscheinungen mit Rasselgeräuschen und Dämpfungserscheinungen und schleimig-eitrigem, eventuell auch blutig tingiertem Auswurf und führen in manchen Fällen den Tod an Bronchopneumonie herbei. Schließlich kommen noch die Symptome der Blutinfektion hinzu, oder aber es erscheinen noch die Symptome des Hautrotzes, und unter allmählicher Kräfteabnahme geht der Kranke an Erschöpfung zugrunde.

Diagnose. Der akute Rotz kann nach den vorstehenden Ausführungen mit Typhus, Sepsis, Polyarthritis, Erysipel verwechselt werden, namentlich dann, wenn lokale Erscheinungen an der Eintrittspforte fehlen. Bei der Diagnose werden also zunächst anamnestische Angaben über die Beschäftigung des Erkrankten mit Pferden oder die Berührung mit Pferdekadavern schwer ins Gewicht fallen. Charakteristisch für Rotz ist die beschriebene pustulöse Hautaffektion. Bei chronischem Rotz kommen wegen der Ähnlichkeit der Geschwüre auf Haut und Schleimhäuten besonders Syphilis und Tuberkulose differentialdiagnostisch in Betracht. Das gleichzeitige Bestehen von ulzerösen Prozessen in Mund und Nase und daneben von multiplen Knoten wird für Rotz sprechen. Tuberkulose kann eventuell durch Befund von Tuberkelbazillen in den Geschwüren erkannt werden. Oft aber reichen klinische Kriterien nicht aus, und erst die bakteriologische Diagnostik bringt die Erkennung des Leidens.

Aus dem Eiter der Abszesse lassen sich Rotzbazillen züchten, die durch ihre charakteristischen Wachstumsmerkmale (Kartoffelkultur), vor allem aber durch die Agglutinationsreaktion zu identifizieren sind. Der direkte mikroskopische Nachweis der Bazillen im Eiter ist unzuverlässig, da sie meist nur sehr spärlich vorhanden sind. Die Blutkultur ergibt bei den akuten Verlaufsformen meist ein positives Ergebnis; das Wachstum der Rotzbazillen in der Blutplatte erinnert an das des Staphyl. pyogenes albus. Eine wichtige Stütze der Diagnose bietet der Tierversuch. Injiziert man einem männlichen Meerschweinchen Rotzbazillen intraperitoneal, so schwellen die Hoden beträchtlich an infolge einer Entzündung der Tunica vaginalis, und schließlich schmilzt die Hülle des Hodens eitrig ein, und es kommt zum Durchbruch des Eiters nach außen. Diese Veränderungen, die nach ihrem Entdecker als Straußsche Reaktion bezeichnet werden, können aber als absolut spezifisch nicht gelten, da sie auch nach Einverleibung anderer Bakterien gelegentlich auftreten und bei schwach virulenten Rotzstämmen einmal ausbleiben können. Der Tod der Tiere erfolgt nach 10 Tagen bis 4—6 Wochen. Immerhin ist darin eine Stütze der Diagnose zu sehen.

Die subkutane Malleinprobe, die analog der Tuberkulinprobe zur Diagnose Rotz beim Menschen wie beim Tier versucht wurde, kann man ebenso wie die Agglutination und die Komplementbindung als Ergänzung der Diagnose im Rahmen der anderen Symptome heranziehen.

Die **Prognose** ist beim akuten Rotz in den meisten Fällen letal zu stellen. Beim chronischen Rotz kann man mit einer Mortalität von etwa 50% rechnen.

Prophylaxe. Die Prophylaxe des Rotzes beim Menschen hängt eng zusammen mit den Bekämpfungsmaßnahmen, die gegen den tierischen Rotz getroffen werden. Personen, die mit rotzkranken Tieren in Berührung kommen können (Pferden, Eseln, Maultieren, Raubtieren im zoologischen Garten oder Katzen), sind zu besonderer Vorsicht anzuhalten. Es wird sich also meist um Stallknechte, Kutscher, Tierwärter usw. handeln. Sie müssen möglichst die Berührung mit dem Nasensekret, dem Eiter der kranken Tiere vermeiden und sich sorgfältig die Hände waschen und desinfizieren. Verbrennen des Lagerstrohes und gute Reinigung des Stalles sind wichtige Gebote, um so mehr als die Rotzbazillen in angetrocknetem Eiter sich lange lebensfähig erhalten und, zusammen mit Staub inhaliert oder verschluckt, Infektionen bewirken können. Vor allem ist auf kleine Wunden und Risse an den Händen oder im Gesicht zu achten. Scheint eine Wunde mit rotzverdächtigem Material infiziert zu sein, so ist sofort Ausbrennen mit einem Glüheisen oder Ausätzung mit einem Ätzmittel, konzentrierter Karbolsäure, Kal. causticum usw., geraten. Ist verdächtiges Sekret auf die unverletzte Epidermisdecke gelangt, so soll die Stelle unter Vermeidung von Epithelverletzungen nur vorsichtig mit antiseptischen Flüssigkeiten gespült und gereinigt werden.

Rotzkranke Personen sind abzusondern. Alle Gegenstände, die mit ihnen in Berührung kommen, müssen nach den im Anhange aufgeführten Desinfektionsregeln desinfiziert werden. Rotz und Rotzverdacht ist anzeigepflichtig.

Der von Levy, Blumenthal und Marxer aus abgetöteten Rotzbazillen hergestellte Impfstoff „Farase", soll, zweimal injiziert, bei Tieren einen mindestens einjährigen Impfschutz erzeugen.

Therapie. Die Behandlung der lokalisierten Rotzaffektionen ist im wesentlichen eine chirurgische. Geschwüre auf der Haut und der Schleimhaut des Mundes oder der Nase werden mit dem Glüheisen ausgebrannt oder mit Ätzmitteln, wie Karbolsäure, rauchender Salpetersäure, Kali causticum, Zinkchlorür, geätzt. Der Mund ist mit Wasserstoffsuperoxydlösungen (3%ig) zu spülen. Zu Nasenspülungen werden Kalium hypermanganicum, Chlorwasser, Kreosotwasser, Karbollösungen empfohlen.

Rotzknoten müssen exzidiert werden; Abszesse müssen eröffnet, ausgekratzt und mit Gaze austamponiert werden, die in antiseptische Lösungen ($1\%_{00}$ige Sublimatlösung oder 3%iges Karbolwasser) getaucht ist.

Die allgemeine Behandlung hat die Aufgabe, den Körper durch roborierende Diät und tonisierende Mittel kräftig zu erhalten und seine Widerstandsfähigkeit zu festigen. Dazu sind unterstützende Mittel, wie Arsen als Solutio Fowleri oder in organischer Form (Natriumkakodylat) am Platze.

In einigen Fällen ist mit einer regelrecht durchgeführten Schmierkur mit Unguentum cinereum (täglich 2—3 g) ein Heilerfolg erzielt worden, so daß dieses Verfahren jedenfalls stets versucht werden sollte. Auch mit großen Dosen Jodkalium und mit Salizylsäure wurden Erfolge erreicht.

Eine spezifische Behandlung ist nicht möglich, da bisher weder ein Serum noch ein wirksames Vakzin hergestellt werden konnte. Immerhin berichtet Fischer von einem mittels Autovakzine erfolgreich behandelten Fall von chronischem Nasenrotz. Eine Behandlung mit Mallein (nach Art des Tuberkulin) versagte beim chronischen Rotz. Ebenso die zahlreichen Versuche einer chemotherapeutischen Beeinflussung bei Mensch und Tier.

Literatur siehe bei:

v. Koranyi: Zoonosen in Spez. Pathol. u. Therap., herausgeg. von Nothnagel, Bd. 5. Wien 1897. — Lommel: Rotz im Handb. d. inn. Med., herausgeg. von Mohr u. Staehelin, Bd. 1. Berlin 1911. — Hetsch: Rotz in Kraus-Brugsch: Spez. Pathol. u. Therap. Bd. II, 2. 1913. — Giese: Diagnose und Bekämpfung der Rotzkrankheit mit Hilfe der Malleinisierung und der Blutuntersuchung. Arb. a. d. Reichsgesundheitsamt. Bd. 52, S. 468. 1920. — Marxer: Immunisierung gegen Malleus. Ergebn. d. Hyg., Bakteriol., Immunitäts-Forsch. u. exp. Therap. Bd. 4, S. 383. 1920.

Aktinomykose (Strahlenpilzkrankheit).

Die Aktinomykose ist eine außer bei Tieren auch bei Menschen vorkommende, durch den Strahlenpilz erzeugte Infektionskrankheit, die bald streng lokalisiert, bald als allgemeine Erkrankung auftritt und meist einen schleichenden Verlauf zeigt. Sie geht mit der Bildung von Granulationsgewebe einher, das teils zu Schwartenbildung, teils zu Erweichungsvorgängen und Abszessen führt, die durch den Gehalt an charakteristischen gelblichen, aus Pilzelementen bestehenden Aktinomyzeskörnchen ausgezeichnet sind.

Geschichte. Bei Rindern waren schon seit langem geschwulstartige Bildungen und Erweichungsvorgänge am Kiefer und in den Weichteilen des Mundes bekannt,

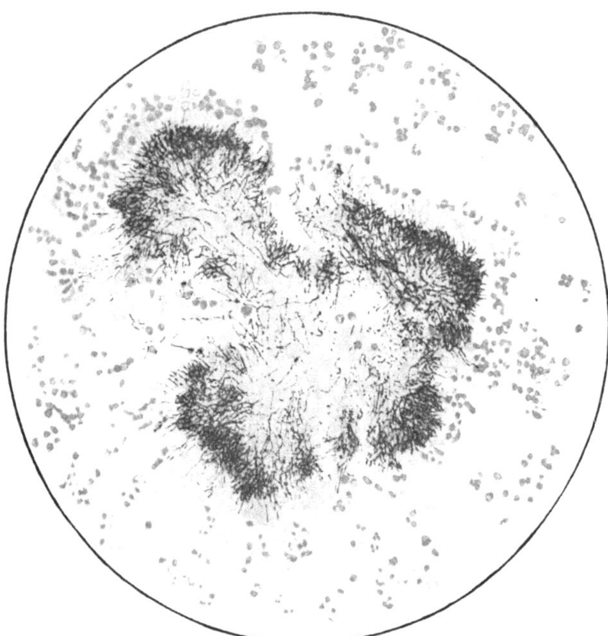

Abb. 448. Aktinomyzesdruse. Weigertsche Färbung (nach Lenhartz).

die unter verschiedenem Namen (Kieferkrebs, Spina ventosa) gingen. Leber und ebenso Langenbeck (1845) fanden dabei eigentümliche Körnchen, deren Pilznatur später von Bollinger (1877) nachgewiesen wurde. Harz bezeichnete dann 1879 den Pilz als Aktinomyces bovis; Israel fand 1880 auch im Abszeßeiter beim Menschen dieselben Pilze, während Ponfick die Identität der Aktinomykose von Mensch und Tier nachwies.

Ätiologie. Der Erreger der Aktinomykose ist der Strahlenpilz. Er gehört zu einer Gruppe von Mikroorganismen, die in der Mitte zwischen Schimmelpilzen und Spaltpilzen stehen. Er bildet wie die höheren Schimmelpilze Verzweigungen und ein Myzel mit Sporenkörnchen. Von den Streptothrixarten unterscheidet er sich durch die Bildung keulenartiger Gebilde und seine spezifische Pathogenität. Im Körper des erkrankten Menschen und Tieres findet man ihn in weißgelblichen, halbstecknadelkopfgroßen Knötchen, den Aktinomyzesdrusen. Diese fühlen sich sandig an und bestehen aus einem Geflecht von Pilzfäden, das in

der Mitte lockerer, nach der Peripherie hin dichter wird und am äußersten
Rande in eine Schicht kolbenähnlicher Gebilde übergeht (vgl. Abb. 449).
Die Kolben sind keine Fruktifikationsorgane, sondern Degenerationsformen der
Pilze, die wahrscheinlich infolge von Wachs-
tumsbeschränkung durch das umgebende
Gewebe zustande kommen.

Innerhalb des Fadengeflechts finden
sich die Sporen der Aktinomyzespilze in
Gestalt runder Körner von der Größe der
Staphylokokken. Sie färben sich ebenso
wie das Fadengeflecht leicht mit allen
Anilinfarben, während die Sporen der Bakterien schwerer zu färben und zu entfärben
sind. Eine gute Färbung der Aktinomyzesdrusen erhält man nach Gram oder nach
Weigert; auch die Markscheidenfärbung
nach Levaditi läßt sich sehr schön zur
Darstellung der Aktinomyzesdrusen verwenden (vgl. Abb. 450).

Kulturell unterscheidet man verschiedene Arten der Aktinomyzespilze,
aerob wachsende und anaerobe. Die
aerobe Varietät läßt sich nur schwer aus
menschlichen und tierischen Aktinomyzes-

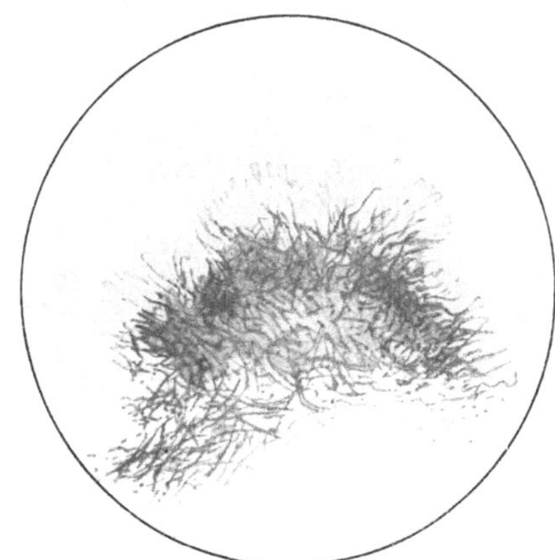

Abb. 449. Aktinomyzesdruse mit schöner
Kolbenbildung (nach Lenhartz).

herden auf künstlichen Nährböden (Aszitesagar, Blutserum, Bouillon) zur Entwicklung bringen, während die anaerobe Art besser wächst. Die Kulturen des
aeroben Typus sind ähnlich wie die der Tuberkelbazillen. Als gerunzelte Haut
überziehen sie die Oberfläche des Nährbodens; Gelatine wird verflüssigt. Der
anaerobe wächst nicht bei Zimmer-
temperatur und nicht auf Gelatine.
Zwischen beiden Arten gibt es Übergänge. Manche Varietäten bestehen
nicht aus Fadenmyzel, sondern aus
kurzen Stäbchen.

Die künstliche Übertragung auf
Tiere schlägt in der Regel fehl;
jedenfalls gelingt es nicht, eine pro-
grediente Aktinomykose im Tierversuch zu erzielen.

Für die natürliche Infektion
mit Aktinomyzespilzen ist in erster
Linie das Rind empfänglich; ferner
können daran erkranken: Pferde,
Schweine, Schafe, auch Hunde und
Katzen. Beim Rinde bilden sich derbe
Granulationsgeschwülste mit erweichten Herden am Kiefer, beim Schweine
sitzt die Aktinomykose am häufigsten
am Euter.

Pathologische Anatomie und Patho-
genese. Die Wirkung des Aktinomyzes-
pilzes auf die Gewebe besteht zunächst
in der Bildung kleiner Knötchen, die
in ihrem Innern weißliche Körnchen,

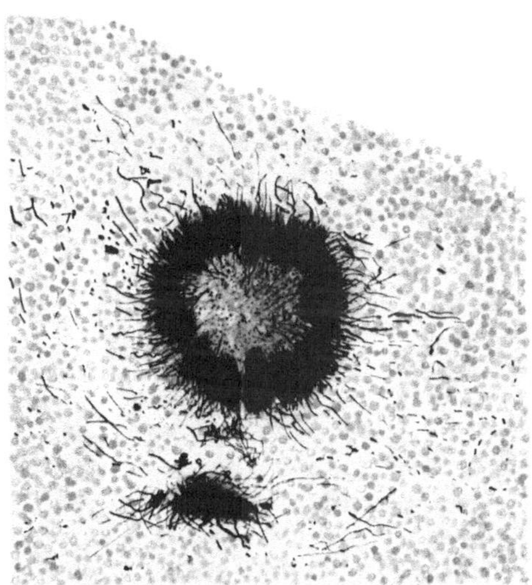

Abb. 450. Aktinomyzesdruse (Färbung nach
Levaditi), Vergröß. 1 : 350; Präparat von
Prof. Benda.

die aus Pilzelementen bestehen, Aktinomyzeskörner, enthalten. Das erste, womit
die Gewebe auf die Anwesenheit der Aktinomyzespilze reagieren, ist eine Anhäufung von Rundzellen. Nach außen von diesen bildet sich eine Zone mit
mehreren Reihen großer, runder oder polygonaler Zellen, die ein gewuchertes
Granulationsgewebe darstellen. Rundzellen sowohl wie die benachbarte Schicht

des Granulationsgewebes verfallen nach einiger Zeit der Verfettung und nekrobiotischer Verflüssigung, so daß ein kleiner Hohlraum entsteht, der mit Detritus und Aktinomyzeskörnchen angefüllt ist. Der periphere Teil des Granulationsgewebes verwandelt sich durch Vaskularisation in ein kräftiges Bindegewebe; so kann der Zerfallsherd bindegewebig abgekapselt werden und zur Ausheilung kommen. Andererseits können aber auch mehrere der entstehenden Hohlräume konfluieren, so daß größere zusammenhängende Erweichungsherde entstehen. Für die weitere Ausbreitung des Prozesses kommt es nun darauf an, ob mehr die bindegewebige Neubildung oder die nekrobiotischen Zerfallsvorgänge überwiegen. Dafür ist die Resistenz der Gewebe und Virulenz der Erreger maßgebend. Bei Tieren überwiegen die Wucherungsvorgänge und führen zur Produktion von Granulationsgewebe und ausgedehnter bindegewebiger Schwartenbildung, die den entzündlichen Herd lokalisieren und dabei oft große tumorartige Anschwellungen erzeugen. Beim Menschen neigt der Prozeß mehr zum langsamen Gewebszerfall, während die bindegewebige Wucherung zu spät oder nur ungenügend einsetzt. Die einzelnen Organe verhalten sich beim Menschen jedoch verschieden. So überwiegt z. B. häufig in der Lunge die Bindegewebsbildung, so daß ganze Lungenlappen schwielig degenerieren können. Andererseits kommt es im lockeren Bindegewebe, z. B. im subpleuralen oder retroperitonealen Bindegewebe, zu ausgedehnten, nekrobiotischen Einschmelzungsvorgängen und damit zu Abszeßbildungen, die sich flächenartig fortpflanzen, Muskeln, Bänder, Gelenke und Knochen zerstören und in Blutgefäße einbrechen und dort, wo festere Gewebsmassen dem schnellen Weiterdringen der Einschmelzungen hinderlich sind, durch Fistelgänge kommunizieren.

Während die Fortpflanzung des Prozesses auf dem Lymphwege keine Rolle spielt, ist Metastasenbildung auf dem Blutwege bei der menschlichen Aktinomykose nicht selten. So kann z. B. der Durchbruch eines Erweichungsherdes in eine Halsvene erfolgen, oder es kann bei der Darmaktinomykose ein Pfortaderast arrodiert werden, so daß die Leber mit Metastasen übersät wird, oder es kommt zu ausgedehnter Metastasierung im Knochensystem, insbesondere Wirbelsäule und Oberschenkel. Solche Herde brauchen auf dem Röntgenbilde sich nicht immer deutlich zu manifestieren.

Die Krankheit entsteht beim Menschen durch die Ansiedlung des Strahlenpilzes an gewissen Prädilektionsstellen der Schleimhaut, seltener an der verletzten äußeren Haut. Die häufigsten Eintrittspforten sind die Schleimhaut des Mundes, der Zunge, die Rachenwand, die Tonsillen, auch die Nasenschleimhaut. Die direkte Ansteckung vom Tier auf den Menschen und von Mensch zu Mensch, z. B. durch Aktinomykoseeiter, ist noch nicht mit Sicherheit erwiesen. Die Infektion geschieht vielmehr in der überwiegenden Mehrzahl der Fälle durch pflanzliche Bestandteile, namentlich Getreideähren und Grannen, an denen der Pilz haftet. Es scheint also gewisser Hilfsursachen zu bedürfen, um die krankmachenden Eigenschaften des Pilzes bei seinem Angriff auf den menschlichen Körper zu unterstützen oder ihm überhaupt erst einen Angriff zu ermöglichen. Als Hilfsursache sind die genannten kleinen Fremdkörper aufzufassen, Getreidegrannen, Gräser, Holzstückchen, die einen Reiz auf das Gewebe ausüben und so den an ihnen haftenden Pilzen den Boden vorbereiten. Daß man häufig auch bei Leuten mit kariösen Zähnen die Erkrankung findet, dürfte sich so erklären lassen, daß defekte Zähne häufig zu Schleimhautverletzungen Anlaß geben können, auf denen sich die Pilze festsetzen, vielleicht nachdem sie sich innerhalb eines kariösen Zahnes vermehrt haben. Viel seltener als von der Mundhöhle nimmt die Erkrankung vom Magendarmkanal ihren Ausgang, nachdem infizierte Gräser, Strohhalme u. dgl. mit den Speisen verschluckt worden sind. Am häufigsten ist die Gegend des Processus vermiformis und die Regio iliocoecalis primär betroffen.

So konnte Lanz an der Kocherschen Klinik feststellen, daß etwa 50% aller aktinomykotischen Erkrankungen der Abdominalorgane in dieser Gegend beginnen.

Auch von den Respirationswegen her kann der Strahlenpilz seinen Eintritt in den Körper nehmen. Israel konnte beobachten, daß eine Lungenaktinomykose durch die Aspiration eines infizierten kariösen Zahnfragmentes zustande kam. Schließlich können auch kleine Verletzungen der äußeren Haut zum Ausgangspunkte werden.

Von jedem dieser primär infizierten Organe aus kann die Aktinomykose sich weiter verbreiten, teils durch direktes Fortwandern, teils auf hämatogenem Wege auf den ganzen Körper sich ausdehnen.

Krankheitsbild. Die Inkubationszeit beträgt etwa vier Wochen. Die Krankheitsbilder, die durch den Strahlenpilz erzeugt werden, sind naturgemäß verschiedene, je nach der Eintrittspforte, der Art der Verbreitung und der Dauer der Erkrankung.

Die Aktinomykose der Mundhöhle entwickelt sich am häufigsten in den Weichteilen der Umgebung des Unterkiefers, nach Söderlund (Dtsch. med. Wochenschr. 1913. S. 1632) häufig von den Speicheldrüsen aus; der Beginn am Knochen selbst ist äußerst selten. Man bemerkt zunächst eine entzündliche Schwellung des Zahnfleisches am Alveolarrand des Unterkiefers, die große Ähnlichkeit mit einer Periostitis hat, sich mehr und mehr vergrößert und sich nach dem Boden der Mundhöhle hin und nach der Wange zu ausdehnt. Die Haut der Wange wird dabei aufgetrieben, rötlich verfärbt und fühlt sich zunächst teigig an, wird aber bald bretthart infiltriert. Nach einiger Zeit tritt an einzelnen Stellen unter der Haut eine Erweichung ein. In diesen fluktuierenden Herden ist eine dicke rahmartige Flüssigkeit mit Aktinomyzeskörnchen enthalten. Die erweichten Partien konfluieren unter der Haut miteinander und treiben die bedeckende, violett verfärbte Haut wulstig auf. Brechen diese Herde nach

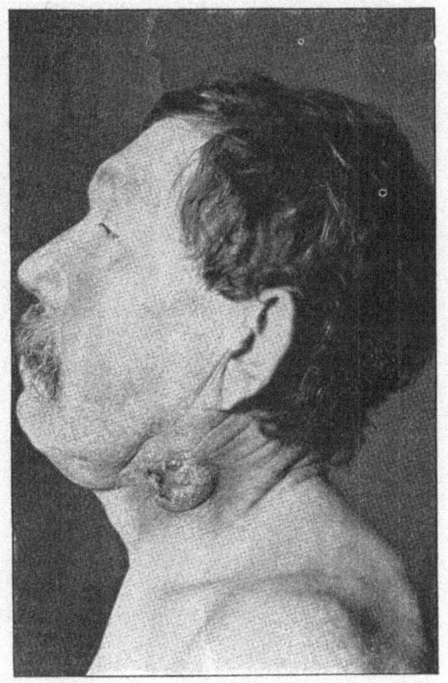

Abb. 451. Mundhöhlenerkrankung durch Aktinomykose (Durchbruch der Fistelgänge durch die Haut (nach Partsch).

außen durch, so bleiben lange Zeit Fistelgänge zurück, auch nach innen können einzelne erweichte Teile des Granulationsgewebes durchbrechen. Was nicht erweicht, verwandelt sich allmählich in ein derbes Narbengewebe. So kann die Affektion unter Schließung der Fisteln und Zurücklassung derber Narbenstränge völlig ausheilen.

Geht die Erkrankung von kariösen Zähnen aus, in deren Pulpa man zuweilen Aktinomyzesdrusen feststellen kann (Jaehn), so ist es auch hier in der Regel nicht der Knochen, der primär erkrankt, sondern die Infektion pflegt durch das Wurzelloch hindurch und von da auf das Periost zu wandern. Dabei kommt es zu heftigen Schmerzen, die die Nahrungsaufnahme erschweren können. Diese Beschwerden können noch eine Steigerung erfahren durch Ausbreitung des Prozesses auf den Mundboden und die Zunge, die ödematös werden und das Schlucken fast unmöglich machen. Geht die Entzündung auf die Tonsillen,

die Epiglottis und den Larynx über, so kann es zu schweren dyspnoischen
Erscheinungen und zum Glottisödem kommen. Dyspnoische Erscheinungen
können auch auftreten, wenn der Prozeß außen vom Kieferwinkel her als brettharte Infiltration subkutan längs des Kehlkopfes abwärts wandert, so daß
Schild- und Ringknorpel mit festen bindegewebigen Narben verwachsen und
die Trachea komprimiert wird. Von der Wange aus und vom Oberkiefer her,
der relativ selten primär erkrankt, kann der Prozeß auf die Schläfengegend
und die Knochen des Schädels und von da aus auf die Meningen übergehen
und zu eitriger Meningitis führen oder das Gehirn selbst ergreifen. Häufiger
aber wandert die Infektion an den Gefäßscheiden und Muskelinterstitien entlang
nach abwärts.

Bei einem ein Jahr hindurch beobachteten Falle Jochmanns senkte sich der
Prozeß längs der Wirbelsäule durch das hintere Mediastinum zur Pleura hinab,
löste hier eine eitrige Pleuritis aus und ergriff die Thoraxwand, wobei an mehreren Stellen Durchbrüche nach außen erfolgten und mehrere Rippen arrodiert wurden. Von da verbreitete sich der Prozeß durch das Zwerchfell hindurch weiter ins retroperitoneale Bindegewebe und führte weiterhin zu einer ausgebreiteten Aktinomykose der Abdominalorgane mit Metastasen in der Leber und Milz. Solche fortschreitenden Infektionen können sowohl vom Unterkiefer als auch von den Tonsillen oder der Pharynxwand ausgehen.

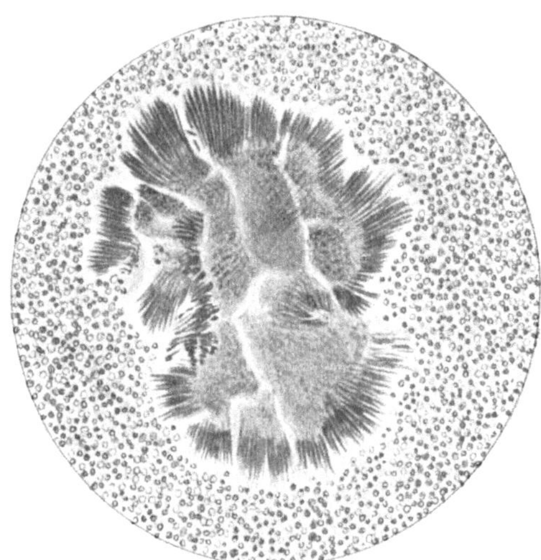

Abb. 452. Aktinomyzesdruse in der Milz bei
einer allgemeinen Aktinomykose.

Die primäre Erkrankung der Zunge, die relativ selten ist, bleibt meist lokalisiert. Sie macht sich in derben, oft schmerzlosen, haselnuß- bis taubeneigroßen Knoten bemerkbar, die schließlich zum Zerfall kommen. Diese Form der Aktinomykose
geht gewöhnlich im Verlaufe einiger Monate nach Erweichung der Knoten in
Heilung aus. Der Verlauf der Kiefer- und Halsaktinomykose ist im übrigen
ein sehr langsamer. Ein Teil der Fälle heilt spontan aus, ein anderer kann
chirurgisch günstig beeinflußt werden. Ungünstig sind die Fälle, wo eine
Weiterwanderung nach dem Schädel hinauf oder nach der Lunge und Pleura
hin erfolgt und ferner jene Fälle, wo es durch Mischinfektion mit Eitererregern
zu einer schnell sich ausbreitenden akuten Phlegmone kommt. Dabei
wird Mundboden, Wange und Hals bis zum Jugulum und zur Klavikula unter
hohem Fieber schnell in eine brettharte Infiltration einbezogen, die auch nach
hinten auf den Rachen übergeht und Ähnlichkeit hat mit der Angina Ludovici,
wie man sie im Anschluß an nekrotische Angina beim Scharlach zu sehen bekommt. Zum Unterschiede von dieser erfolgt aber dabei häufig schnell eine
Erweichung und Durchbruch des Eiters. Kieferklemme, Atem- und Schluckbeschwerden stehen auch hier im Vordergrunde.

Viel weniger häufig als der Hals- und Kieferaktinomykose begegnet man
der Aktinomykose der Lunge und ihrer Nachbarorgane. Die Lunge
kann sekundär durch Fortwanderung des Prozesses von der Wange oder von

den Tonsillen her erkranken oder primär durch Einatmung von pilzhaltigem Staub oder Aspiration infizierter Fremdkörper. Schließlich kommt noch eine metastatische, auf hämatogenem Wege entstandene Lungenerkrankung vor in Gestalt miliarer Knötchen oder keilförmiger, subpleural gelegener Herde.

Bei der sekundären Erkrankung im prävertebralen Bindegewebe erkrankt gewöhnlich zuerst die Pleura und nach erfolgter Verwachsung der Pleurablätter auch das Lungenparenchym. Die primäre Lungenaktinomykose beginnt mit einer Bronchitis; eine aktinomykotische fibrinöse Bronchitis beschrieb E. Finckh 1903.

Durch die aufgelockerte Schleimhaut dringt der Pilz ins submuköse und peribronchiale Gewebe. Hier kommt es zur Bildung eines grauen Knötchens, das im Zentrum erweicht und mit benachbarten zu einer mit Brei erfüllten Zerfallshöhle konfluieren kann. Zugleich bildet sich in der Umgebung eine bindegewebige Abkapselung des Herdes. Von da aus kann der Prozeß in die Umgebung weiter durchbrechen und durch Zusammenfließen mehrerer miliarer Herde kann es zu größeren Zerfallshöhlen kommen, die wieder durch Fisteln miteinander kommunizieren. Meist ist aber die Bindegewebsbildung stärker als die Bildung von Zerfallsherden, so daß oft größere Partien der Lungen schwielig induriert erscheinen und nur einzelne graugelbe Zerfallsherde enthalten.

Klinisch beginnt die Lungenaktinomykose in der Regel mit den Zeichen eines Bronchialkatarrhs und dem Auswerfen von katarrhalischem Sputum; allmählich stellen sich dann mäßige Fieberbewegungen, Beklemmung und Kurzluftigkeit ein. Das Sputum wird eitrig und enthält oft Aktinomyzeskörnchen, die manchmal an fibrinösen Bronchialabgüssen sitzen. Mitunter zeigen sich Blutbeimengungen, oder es tritt eine regelrechte Hämoptoe ein. Nun kommen Veränderungen, wie sie klinisch ganz der Lungentuberkulose entsprechen können, teils peribronchitischer, teils bronchopneumonischer Natur, teils mit Kavernenbildung oder mit Schrumpfung. Die stärksten Veränderungen sitzen meist in den Unterlappen; sitzt die Erkrankung mehr in den Spitzen, so kann die Verwechslung mit Tuberkulose sehr leicht sein, außer den Fällen, wo sich Aktinomyzesdrusen im Auswurf finden. Nur in den seltensten Fällen bleibt die Krankheit auf die Lungen beschränkt. Die Regel ist vielmehr, daß sie auch auf die Pleura übergreift, teils zu Verwachsungen der Lunge mit der Brustwand, teils zu Exsudatbildung führt. Das Exsudat ist serös oder blutig-serös, seltener eitrig.

Im Anschluß daran kommt es im subpleuralen Bindegewebe zu ausgedehnten, flächenhaften, sulzigen Granulationen, die schnell zu vielfach gebuchteten Abszessen einschmelzen, und nach abwärts ins subpleurale Bindegewebe wandern können. Oft sind mehrere flächenhafte subpleurale Abszeßhöhlen vorhanden, die miteinander und mit den pleuralen Lungenherden durch ein Labyrinth von Fistelgängen verbunden sind. Die Fisteln sind mit zunderartigen verfetteten Granulationen ausgekleidet. Ähnliche Fistelgänge durchsetzen die Interkostal- und Rückenmuskeln und bahnen der Zerstörung den Weg ins subkutane Gewebe, in welchem nach längerer Zeit bestehender brettharter Infiltration der Haut ein ähnliches System buchtiger, zum Abwärtswandern neigender Abszesse und torpider Fisteln zustande kommt, deren mehrere nach außen durchbrechen können (vgl. Abb. 453).

Deformitäten des Thorax und Schrumpfung, Verlagerung des Mediastinums, des Herzens usw. sind in länger bestehenden Fällen die Folgen (Koranyi). Der im ganzen langsam fortschreitende, schleichende Prozeß macht sich durch mäßiges Fieber und mehr oder weniger intensive Schmerzen in der Seite bemerkbar. Die operative Entleerung des Eiters führt nur in seltenen Fällen zur Heilung. Meist kommt es zu ausgedehnter Verwachsung der Pleurablätter, und im Zusammenhange mit der Erkrankung der Pleura costalis bilden sich an der Thoraxwand derbe Infiltrationen, die zum Teil erweichen und nach außen durchbrechen. Aber auch auf innere Organe wandert der Prozeß oft weiter, ergreift den Herzbeutel und führt zur Verwachsung der Perikardblätter mit ihren nachteiligen Folgen für das Herz. Auch das Herz selbst kann betroffen werden.

Jochmann sah z. B. bei einem solchen Falle mehrere hanfkorn- bis erbsengroße Aktinomyzesherde im Herzfleisch.

Selbst ins Herzinnere kann die Erkrankung vordringen, den Papillarmuskel ergreifen und Endokarditis verursachen.

Auch auf das prävertebrale Bindegewebe vermag der aktinomykotische Prozeß von der infizierten Pleura aus überzugreifen; dabei können die Wirbel und deren Gelenke zerstört werden. Mannigfach gelagerte Eiterungen, Psoasabszesse, perinephritische Abszesse können durch Senkung des Prozesses entstehen. Steigt die Erkrankung in der Umgebung der großen Gefäße weiter nach unten, so breitet er sich im Beckengewebe weiter aus und führt zu den verschiedensten Organkomplikationen.

Die Dauer der Krankheit ist verschieden. Während einige Fälle wie eine akute Phthise verlaufen, dauern andere 2 bis 3 Jahre, bis der Prozeß sich allmählich über den ganzen Körper ausdehnt, schließlich amyloide Degeneration der Nieren, Milz, Leber mit sich bringt und den Tod durch Erschöpfung herbeiführt.

Die Bauchaktinomykose kommt sowohl als primäre Erkrankung zur Beobachtung als

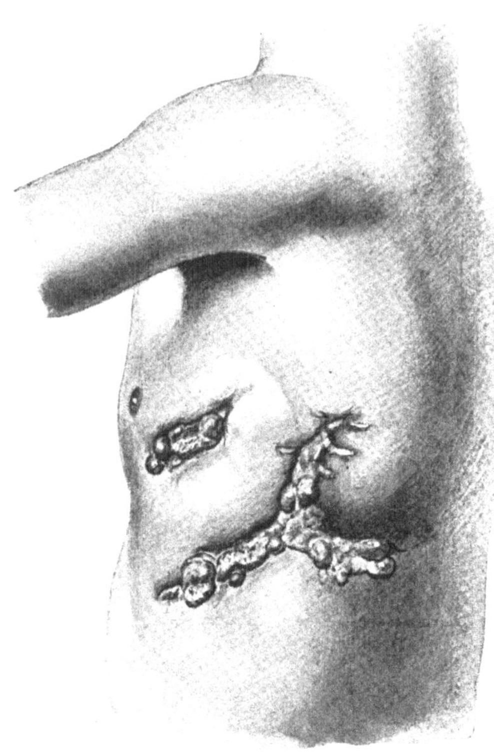

Abb. 453. Aktinomyzesgranulationen. Oben durchgebrochene Fistel. Unten von einer Empyemoperation herrührende geschlossene Wunde, auf der immer wieder Aktinomyzesgranulationen sich bilden.

auch sekundär, d. h. fortgeleitet von den Brustorganen her, oder metastatisch auf dem Blutwege entstanden. Ob Nahrungsmittel, besonders bei der primären Erkrankung, als Infektionsträger in Betracht kommen, ist noch nicht recht sicher; man hat gelegentlich eine Getreidegranne im Wurmfortsatz gefunden. Möglicherweise spielt auch die Milch von Kühen mit Euteraktinomykose eine Rolle. Am häufigsten beginnt die Erkrankung am Blinddarm oder in benachbarten Darmabschnitten; auch Flexura sigmoidea und Rektum können zuerst ergriffen werden.

Im Darm beginnt die Erkrankung mit der Bildung von submukösen Knötchen, über denen die Schleimhaut dunkel pigmentiert ist. Diese erweichen im Zentrum und verwandeln sich in Ulzerationen mit unterminierten Rändern, die durch Konfluenz noch zu beträchtlichen mit Granulationen durchsetzten Geschwürsflächen werden können. Solche Geschwüre können durch Vernarbung zur Ausheilung gelangen. Häufiger aber führt der Prozeß zu weiteren Konsequenzen. Es kommt durch den entzündlichen Reiz in der Umgebung zur Verlötung der Därme miteinander und mit der Bauchwand. Geht dann der Prozeß auf das Peritoneum über, so kommt es teils zu ausgedehnter Schwielenbildung, die Darmschlingen und Becken-organe einmauern, teils zu Erweichungsvorgängen, multiplen abgekapselten Ab-szessen, die wieder durch Fisteln miteinander kommunizieren können. Ganz besonders charakteristisch sind die ausgedehnten Infiltrationen des präperitonealen und nach Durchsetzung der Bauchmuskulatur auch des subkutanen Gewebes mit ausgesprochener Tendenz zur Vereiterung und flächenartiger Weiterverbreitung, die mit Vorliebe von dem queren Schambeinast abwärts auf die Vorderseite des Oberschenkels erfolgt (Koranyi).

Brechen die Abszesse nach außen durch, so findet man häufig Eitermassen von fäkulentem Charakter, die außer Aktinomyzeskörnchen auch Darmbakterien enthalten. Überhaupt spielt die Mischinfektion bei dieser fortschreitenden Darmaktinomykose eine große Rolle.

Einen anderen Weg kann die Infektion nehmen, wenn sie, von der hinteren Zökumwand ausgehend, im retroperitonealen Bindegewebe sich verbreitet, Nieren und Leber infiziert und entweder nach oben durch das Zwerchfell in die Brust-höhle perforiert oder aber nach unten in die Beckenhöhle steigt und am Mastdarm als periproktitische Eiterung zum Vorschein kommt.

Durch Einbruch in die Verzweigungen der Pfortader kommt es nach Darm-aktinomykose häufig zu multiplen Lebermetastasen von Hanfkorn- bis Apfel-größe, von denen aus durch Perforation eine allgemeine Peritonitis entstehen kann.

Die Krankheitserscheinungen können entsprechend diesem ungemein variablen anatomischen Bilde sehr verschieden sein. Sie hängen ab von der Lokalisation, der Tiefe und der Ausdehnung der Geschwürsbildung, von dem Grade der bindegewebigen Verlötung der benachbarten Därme, von der Be-teiligung des subperitonealen Bindegewebes mit Schwielenbildung, Abszessen, Durchbrüchen in die Blase, Übergriff auf die Beckenwand usw.

Entsprechend der häufigsten Lokalisation des Prozesses am Blinddarm verlaufen die ersten klinischen Erscheinungen häufig unter dem Bilde einer subakuten Perityphlitis mit Schmerzen und Geschwulstbildung in der Ileozökal-gegend, Zeichen einer umschriebenen Peritonitis. Charakteristisch sind dann die sich später entwickelnden brettharten und schmerzhaften Infiltrationen in den Bauchdecken. Auch als Paranephritis oder Parametritis kann die Er-krankung imponieren. Hat der Prozeß in der Umgebung des Psoas seinen Sitz, so können Beugestellung und Ödem der betreffenden unteren Extremität darauf hindeuten. Am Mastdarm sprechen Tenesmus und Entleerung eines blutig-schleimigen Sekretes, das mitunter Aktinomyzeskörner enthält, für den Charakter der Krankheit. Später kommt es dann zu eitriger Periproktitis.

Neben der Beteiligung des Peritoneums und des subperitonealen Binde-gewebes werden bei der Bauchaktinomykose gewöhnlich auch die Bauch-decken ergriffen. Es kommt zu Infiltrationen, die dann erweichen, nach außen durchbrechen und zu Fistelbildung Anlaß geben.

Schließlich können die aktinomykotischen Veränderungen nach Koranyi auch ganz unbemerkt in der Darmwand verlaufen, und erst beim Übergreifen auf das Peritoneum zeigt sich das Bild einer scheinbar selbständigen Peritonitis, die meist einen chronischen, der tuberkulösen Peritonitis ähnlichen Verlauf nimmt. Bei einem von Jochmann beobachteten Falle bildete sich zum Schluß ein Aszites aus.

Der Verlauf der Bauchaktinomykose ist meist langsam und schleichend. Der Tod erfolgt unter den Zeichen der Kachexie. Von kurzer Dauer sind die-jenigen Fälle, bei denen es nicht lange nach den ersten klinischen Anzeichen der Erkrankung zu einer Geschwürsperforation und zu eitriger Peritonitis kommt. Über einzelne spontane Heilungen wird berichtet, doch kommen oft nach langer Zeit Rezidive vor.

Die Hautaktinomykose kann, wie die anderen Formen, sekundär oder als primäre Erkrankung auftreten. Bei der primären Erkrankung entsteht zuerst ein erbsengroßes Knötchen, das von normaler Haut bedeckt ist und nach verschieden langer Dauer, oft erst nach Wochen, aufbricht und ein Geschwür bildet, das sich allmählich ausdehnt, so daß große Ulzerationen mit höckerigem Grunde zustande kommen. Dann entstehen in der Umgebung Infiltrate, die von dunkler oder livid verfärbter Haut bedeckt sind und zum Teil erweichen, so daß Fistelgänge auftreten. In der Umgebung bilden sich neue Knötchen, neue Geschwüre, neue Infiltrate (vgl. auch Abb. 451).

Eine metastasierende, generalisierte Aktinomykose ist häufig das Ende einer primären Lungen- oder Darmaktinomykose. Vom Mediastinum aus kann es zur Einwucherung in die Vena cava, oder auch in den Vorhof kommen, so daß in einzelnen Schüben, die sich oft auch klinisch ausprägen, immer wieder Infektionsmaterial in alle Teile des Körpers verschleppt wird. Auch auf der Haut sieht man dann stecknadel- bis erbsengroße metastatische Knötchen, aus welchen Eiter mit Drusen entleert werden kann.

Diagnose. Die Aktinomykose der Haut im Gesicht kann mit Lupus oder Hauttuberkulose verwechselt werden. Derbe Infiltrate mit Erweichungsherden und Fistelbildungen, besonders aber der Sitz am Unterkiefer und am Halse sprechen für Strahlenpilzkrankheit. Bestätigt wird die Diagnose durch den Nachweis von Körnchen in dem Eiter inzidierter oder erweichter Herde.

Die Zungenaktinomykose wird oft fälschlich für Karzinom gehalten. Die mangelnde Neigung zur Ulzeration, Fehlen der Infiltration der submaxillaren Lymphdrüsen, Schmerzlosigkeit sprechen für Aktinomykose.

Die Diagnose der primären Lungenaktinomykose kann große Schwierigkeiten machen, namentlich wenn sie in den Lungenspitzen ihren Sitz hat. Charakteristisch ist die Erkrankung des Unterlappens. Infiltrationen der Thoraxwand mit Durchbruch und Fistelbildungen sprechen für Aktinomykose. Pathognomisch sind vor allem Aktinomyzeskörnchen im Sputum. Hodenpyl konnte sie unter 36 Fällen neunmal nachweisen. Das Fehlen von elastischen Fasern spricht gegen Tuberkulose und für Aktinomykose. Das Röntgenbild ist nicht mit Sicherheit zu verwerten.

Für Darmaktinomykose sind die Infiltrationen der Bauchdecken charakteristisch; auch kann das Auftreten von Körnchen im Stuhl oder im Harn die Diagnose sichern.

Sind im Eiter, Stuhl oder Harn gelbliche Körnchen enthalten, die auf Aktinomyzeskörnchen verdächtig sind, so quetscht man sie am besten zwischen zwei Objektträgern, setzt etwas Kalilauge hinzu und untersucht im ungefärbten Präparat, oder aber man färbt das zerquetschte und angetrocknete Material nach Gram und macht eine Gegenfärbung mit Lithionkarmin.

Die **Prognose** der Aktinomykose ist abhängig von der Lokalisation und der Ausdehnung des Prozesses. Die Kopf- und Halsaktinomykose, die am leichtesten chirurgisch angegriffen werden kann, hat verhältnismäßig gute Heilungsaussichten, kommt auch mitunter spontan zum Stillstand. Erheblich ungünstiger liegen die Verhältnisse dort, wo der Prozeß vom Kiefer aus auf den Thorax übergegangen ist und Pleura und Lunge bereits angegriffen hat. Auch die primäre Lungenaktinomykose hat eine schlechte Prognose. Die Bauchaktinomykose kann in seltenen Fällen zur Ausheilung kommen, doch hängt es auch hier ganz von der Ausdehnung des Prozesses ab; Rezidive kommen ebenfalls häufig vor.

Prophylaxe. Die Infektion kommt in der Regel dadurch zustande, daß Gräser oder Getreidegrannen, auf denen die Pilze sich vermehren, zu Überträgern der Krankheit werden. Manche Personen haben die Gewohnheit, Ähren, Grashalme in den Mund zu nehmen und zu kauen, so daß die pathogenen Pilze auf diese Weise Gelegenheit finden, in die Schleimhaut des Rachens, der Zunge oder der Tonsillen einzudringen. Namentlich in kariösen Zähnen vermehren sie sich stark und dringen von hier aus in den Kiefer ein. Aus diesen Bemerkungen ergeben sich die prophylaktischen Maßnahmen von selbst. Eine direkte Übertragung vom erkrankten Tier auf den Menschen ist bisher nicht einwandfrei beobachtet.

Therapie. Die Behandlung der Aktinomykose war bisher in der Hauptsache eine chirurgische. Wünschenswertes Ziel ist dabei die Entfernung aller krankhaften Produkte, um die weitere Ausbreitung des Prozesses zu verhindern. Die Mittel zu diesem Zweck sind Exstirpation im Gesunden, Ausbrennung mit dem Paquelin und Auskratzen. Die Wunden sind gründlich mit Sublimat und Karbol zu desinfizieren und werden am besten offen gelassen. Daß freilich in vielen Fällen das Ziel nur unvollkommen erreicht werden kann, ist verständlich, wenn man an die große Ausbreitung der Thorax- und Bauchaktinomykosen und des Labyrinths von Fisteln denkt, die mitunter große Körpergebiete durchziehen.

Es ist daher üblich, auch die chirurgischen Eingriffe durch eine Allgemeinbehandlung und durch eine antimykotische Therapie zu unterstützen. Das letztere geschieht nach Garré am besten mit Hilfe des Jodoforms. Abszeßhöhlen und Fisteln werden mit Jodoformgaze tamponiert, auf flächenhafte Wunden wird Jodoformpulver gestreut. Die Ausätzung der Fistelgänge und -höhlen nimmt man mit 8%iger Chlorzinklösung, 10%iger Karbollösung oder 3%igem Wasserstoffsuperoxyd vor. Illich empfiehlt Sublimatinjektionen (von einer 0,25%igen Sublimatlösung pro die 4—5 Pravatzspritzen).

Bei der primären Aktinomykose der Haut wird es meist möglich sein, alles Krankhafte chirurgisch zu entfernen. Dasselbe gilt auch für die Aktinomykose des Kiefers und der Wangen. Vor allem achte man auf kariöse Zähne, die oft der Ausgangspunkt des Prozesses sind und extrahiert werden müssen. Die Zahnalveolen sollen nachher ausgeätzt oder mit dem Paquelin ausgebrannt werden. Bei der Aktinomykose des Halses, die in der Regel vom Unterkiefer her durch Senkung entstanden ist, rät Garré beizeiten zu frühzeitigem und gründlichem Eingriff, um den Einbruch des Prozesses in die Gefäße und die Senkung der Eiterung in das Mediastinum zu vermeiden. Bei der Aktinomykose der Zunge oder der Tonsillen werden die Abszesse gespalten, ausgekratzt und mit Jodoform behandelt. Weniger Heilungschancen hat die Aktinomykose der Thoraxorgane, der Pleura, der Lungen und des Mediastinums, weil man hier oft unmöglich alles Krankhafte entfernen kann. Immerhin ist es in einzelnen günstigen Fällen gelungen, nach einer Rippenresektion oder partiellen Lungenresektion den Prozeß zur Ausheilung zu bringen. Bei den vielverschlungenen Wegen der Bauchaktinomykose ist die Entfernung aller krankhaften Produkte oft noch schwieriger. Die erweichten Infiltrate sind auszukratzen, Fistelgänge sind zu spalten, abgekapselte Abszesse zu entleeren. Zuweilen ist man gezwungen, verödete und stark geschwürig veränderte Darmpartien durch Resektion zu entfernen.

Die interne Therapie hat die Aufgabe, die Resorption der entzündlichen Infiltrate anzuregen und ihre Erweichung vorzubereiten. Das geschieht am besten durch große Dosen Jodkalium (4—8 g pro die), die lange Zeit genommen werden müssen. Es sind eine Reihe von Fällen berichtet, bei denen ohne jeden chirurgischen Eingriff allein durch interne Darreichung von Jodkalium Heilung erfolgte. Dabei darf freilich nicht vergessen werden, daß auch spontane Ausheilung vorkommt. Andererseits kann man auch trotz großer Jodkaliumdosen in einzelnen Fällen den aktinomykotischen Prozeß unaufhaltsam weitergehen sehen.

Neuerdings wird die zuerst von den Amerikanern (Bevan) empfohlene, von Isselin in Deutschland eingeführte Behandlung mit Röntgenstrahlen auf Grund der günstigen Berichte aus der Breslauer und Tübinger chirurgischen Klinik mehr geübt. Meist wird sie kombiniert mit interner Jodbehandlung; es müssen große Dosen harter, gefilterter Strahlen verabreicht werden. Für die Behandlung der Gesichts- und Halsaktinomykose liefert die Röntgentherapie so vorzügliche Erfolge, daß sie von manchen (Jüngling, Dittrich) als die Methode der Wahl bezeichnet wird. Bei Lungenaktinomykose sah ich (allerdings in vorgeschrittenem Falle) keine Besserung dadurch.

Eine möglichst kräftige Ernährung der Kranken ist unbedingt vonnöten, um ihre Widerstandsfähigkeit zu erhöhen. Tonisierende Mittel, Arsen in Form der Fowlerschen Lösung oder besser Natriumkakodylat, als Injektion gegeben, sind ebenfalls am Platze.

Spezifische Therapie. Von England geht die Empfehlung aus, durch Vakzinetherapie eine Beeinflussung der Aktinomykose zu versuchen. Mehrere Fälle sollen durch aktive Immunisierung mittels abgetöteter Kulturen des aus den Krankheitsherden isolierten Strahlpilzes geheilt worden sein. Jochmann erzielte in einem chronischen, über den ganzen Körper ausgebreiteten Falle trotz monatelanger Vakzinebehandlung keine Besserung. Freilich war es in diesem Falle nicht gelungen, was bei der Schwierigkeit der Reinzüchtung des Strahlpilzes häufiger vorkommen dürfte, den Erreger zu isolieren, so daß nicht mit dem Eigenvakzin immunisiert werden konnte.

Literatur siehe bei:

Koranyi: Zoonosen in Spez. Pathol. u. Therap., herausgeg. von Nothnagel, Bd. 5. Wien 1897. — Partsch: Die Aktinomykose des Menschen. Volkmanns Samml. klin. Vorträge. Nr. 306—307. Leipzig. — H. C. Plaut: Mykosen in Kraus-Brugsch, Spez. Pathol. u. Therap. Bd. II, 2. 1913. — Karewski: Die Aktinomykose der Lunge und der Pleura. Ergebn. d. Chirurg. u. Orthop. Bd. 8. — Schlegel: Aktinomykose in Kolle-Wassermanns Handb. 2. Aufl. Bd. 5. 1912. — Jüngling, Röntgenbehandlung der Aktinomykose der Kopf- und Halsgegend. Münch. med. Wochenschr. 1919. S. 720.

Die Tollwut (Lyssa).
(Rabies, Hydrophobie, Wasserscheu, Hundswut.)

Die Tollwut oder Lyssa ist eine akute Wundinfektionskrankheit, die in erster Linie unter den Tieren verbreitet ist, aber mit dem Speichel eines wutkranken Tieres auch auf den Menschen übertragen werden kann. Sie hat ihren Sitz im Zentralnervensystem, dessen motorische Ganglienzellen schwer geschädigt werden und ist daher durch eine enorm gesteigerte motorische Erregbarkeit besonders der Schling- und Atemmuskeln, aber auch der Muskulatur des Rumpfes und der Extremitäten ausgezeichnet. Dem in regulären Fällen nach 1—2 Tagen erfolgenden tödlichen Ende geht gewöhnlich ein kurzes Stadium allgemeiner Lähmungen voraus.

Der Name Lyssa beruht auf der früheren irrigen Anschauung, daß ein Würmchen (τὸ λύσσον) unter der Zunge die Krankheit verursache.

Geschichte. Schon Aristoteles (4. Jahrh. v. Chr.) erwähnt in seinen Schriften das Vorkommen eines der Wut entsprechenden Krankheitsbildes bei Hunden.

Celsus (1. Jahrh. n. Chr.) berichtet bereits, daß die Krankheit durch den Biß der Hunde auf den Menschen übertragen werden kann. Zur Verhütung der Krankheit empfiehlt er, die Bißwunde auszubrennen, während Galen (200 n. Chr.) zum Ausschneiden der Wunde rät.

Bis in die neueste Zeit waren über die Ursache der Krankheit allerlei irrtümliche Vorstellungen verbreitet. Man nahm eine spontane Entstehung an und führte sie auf große Hitze, Durst, Unterdrückung des Geschlechtstriebes usw. zurück. Daß die Lyssa eine Infektionskrankheit ist, wurde erst im 19. Jahrhundert bekannt. Eine Übertragung der Tollwut durch den Speichel eines kranken Hundes auf die Wunde eines gesunden Hundes war Zinke im Jahre 1804 gelungen. Einen genaueren Einblick in die Pathogenese der Krankheit brachte aber erst die grundlegende Untersuchung von Louis Pasteur, der im Jahre 1881 als den Sitz der Krankheit das Zentralnervensystem feststellte und darauf ein Immunisierungsverfahren aufbaute, was, zuerst am Hunde erprobt, bald auch am Menschen angewendet wurde und eine aktive Immunisierung des Gebissenen während der Inkubation gestattet.

Ätiologie. Der Erreger der Wut ist noch nicht mit Sicherheit bekannt, doch sind wir nach den Forschungen der letzten Jahre, wie es scheint, der Lösung des Rätsels nahe gekommen. Negri fand im Jahre 1903 im Gehirn lyssakranker Menschen und besonders im Ammonshorn innerhalb der Ganglienzellen liegende, eigenartige Körperchen bald von runder, bald von ovaler oder birnenförmiger Gestalt und von sehr wechselnder Größe. Sie zeigen im Innern mehrere verschieden große Innenformationen (die größeren zentral, die kleineren mehr peripher gelagert) und sind umkleidet von einer deutlichen Membran. Diese nach ihm genannten Negrischen Körperchen finden sich ausschließlich und fast konstant im Gehirn lyssakranker Menschen und Tiere und haben deshalb eine große diagnostische Bedeutung erlangt, auf die wir bei Besprechung der Diagnose noch zurückkommen werden.

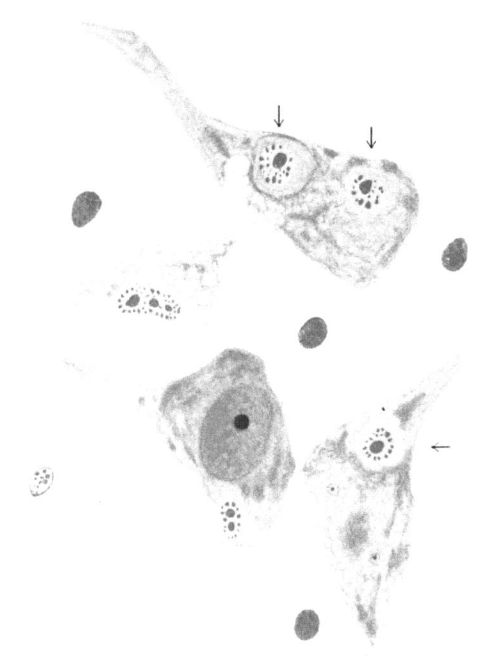

Abb. 454. Negrische Körperchen. Färbung nach Stutzer. Die Pfeile deuten auf die Negrischen Körperchen hin (Originalpräparat).

Für die Darstellung dieser Negrischen Körperchen sind eine große Anzahl von Färbemethoden angegeben worden. Ein einfaches und gutes Verfahren ist die Eosin-Methylenblaumethode nach Mann. Sie besteht in folgendem:

Fixierung in Zenkerscher Flüssigkeit. Einbettung in Paraffin.

Mannsche Lösung: 1%ige wässerige Eosinlösung   35 ccm ⎱
                 1%ige wässerige Methylenblaulösung   35 ccm ⎰ 4 Std.
                 Aqua destillata   100 ccm ⎰

Abspülen in Wasser. Abspülen in Alc. abs. Alc. abs. mit Zusatz von Natronlauge (auf 30 ccm Alc. abs. fünf Tropfen einer 1%igen Lösung von Natronlauge in Alc. abs.). Abspülen in Alc. abs. Abspülen in Wasser. Abspülen in Wasser, das mit Essigsäure leicht angesäuert ist. Schnelles Entwässern, Einbetten.

Benutzt man zur Einbettung des verdächtigen Gehirns das Verfahren nach Henke und Zeller mit Azeton und Paraffin, so kann mit Hilfe der genannten Lösung schon nach drei Stunden die Diagnose gestellt werden. Dieses im Institut für Infektionskrankheiten „Robert Koch" benutzte Verfahren gestaltet sich dann nach Bohne in folgender Weise:

Fixierung von $^1/_2$—$^3/_4$ mm dicken Scheiben aus dem Ammonshorn in ca. 15 ccm Azeton bei 37°, bis die Stückchen die Konsistenz wie nach der Alkoholhärtung haben, was meist nach 30—40 Minuten der Fall ist.

Flüssiges Paraffin von 55° Schmelzpunkt 60—75 Minuten. Einbetten, Schneiden, Auffangen der Schnitte in kaltem Wasser, dem etwas Gummi arabicum zugesetzt ist. Antrocknen an einem warmen Ort, z. B. auf dem Paraffinofen. Färbung in Mann - scher Lösung (s. oben) $^1/_2$—4 Minuten. Kurzes Abspülen in Wasser, kurzes Abspülen in Alc. abs. Alc. abs. mit Zusatz von Natronlauge (s. oben) 15—20 Stunden. Abspülen in Alc. abs. Wasser eine Minute. Wasser, das mit Essigsäure leicht angesäuert ist, zwei Minuten. Schnelles Entwässern. Xylol, Kanadabalsam.

Sehr schöne Bilder gibt auch die Lentzsche Modifikation der Mannschen Färbung. Dabei dienen als Farblösungen:

    I. Eosin extra B Höchst   0,5.
       60%iger Äthylalkohol 100,0.
    II. Löfflersches Methylenblau:
       Gesättigte alkoholische Lösung von Methylenblau B Patent Höchst 30,0.
       0,01%ige Kalilauge 100,0.

Als Differenzierungsmittel dienen:

    I. Alkalischer Alkohol:
       Alcohol absolutus 30,0.
       1%ige Lösung von Natr. caust. in Alc. absol. fünf Tropfen.
    II. Saurer Alkohol:
       Alcohol absolutus 30,0.
       50%ige Essigsäure, 1 Tropfen.

Die Färbung geschieht in folgender Weise:

1. Färben in der Eosinlösung eine Minute lang. 2. Abspülen in Wasser. 3. Färben in der Methylenblaulösung eine Minute lang. 4. Abspülen in Wasser. 5. Abtrocknen durch vorsichtiges Aufdrücken auf Fließpapier. 6. Differenzieren in alkalischem Alkohol, bis das Präparat nur noch schwache Eosinfärbung erkennen läßt. 7. Differenzieren in saurem Alkohol, bis die Ganglienzüge noch als eben schwach blau gefärbte Linien zu sehen sind. 8. Kurzes Abspülen in Alcohol absolutus. 9. Für Schnitte: Xylol, Kanadabalsam, Deckglas, Ölimmersion.

Dabei färben sich die Gliazellen zartrosa, das Zellprotoplasma blaßblau, die Kerne der Ganglienzellen ein wenig dunklerblau, Kernkörperchen, die Kerne der Gliazellen, Leukozyten und Zellen der Kapillarwände dunkel- bis schwarzblau, die roten Blutkörperchen zinnoberrot. Die Negrischen Körperchen nehmen eine karmoisinrote Farbe an und heben sich dadurch von den roten Blutkörperchen deutlich ab. Im Innern des Negrischen Körperchens sind gewöhnlich eine oder mehrere rotgefärbte Innenformationen zu erkennen.

Besonders deutlich treten die Einzelheiten der Struktur der Negrischen Körperchen bei der Färbung nach Stutzer zutage. Diese geschieht mit verdünntem Löfflerschen Methylenblau und Tingieren der Schnitte in 1%iger Tanninlösung. Die Innenformationen teilen sich dabei in zwei Gruppen: 1. in solche, die sich blau und 2. in solche, die sich mit Methylenazur färben. Blau tingiert werden die größeren Einschlüsse (große Innenformationen Negris), violett färben sich die kleineren feinkörnigen Gebilde. Die größeren Innenformationen sind gewöhnlich im Zentrum gelegen, während die kleineren in der Peripherie des Negrischen Körperchens gelagert sind.

Als sog. „Passagewutkörperchen" beschrieb Lentz Gebilde, die er zwischen den Zellen des Ammonshorns von Kaninchen, die an Virus fixe verendeten, fand.

Es sind ovale, selten rundliche Gebilde, die meist frei im Gewebe zwischen gut erhaltenen Ganglienzellen liegen und etwas größer sind als die Negrischen Körperchen.

Die **Bedeutung der Negrischen Körperchen** ist noch umstritten. Negri selbst hält sie für die Erreger, für Protozoen, als deren Kern er die Innenformationen ansieht. Dagegen sprechen die Beobachtungen, daß die Negrischen Körperchen im Rückenmark nur selten zu finden sind, obgleich dies infektiös ist, daß sie ferner selbst im Ammonshorn während der Inkubationsperiode fehlen, obgleich das Gehirn schon ansteckend ist, und daß sie schließlich nicht durch bakteriendichte Filter gehen, obgleich das Lyssavirus das Filter passieren kann. Babes hält die Negrischen Körperchen für Reaktionsprodukte der Zellen. Jos. Koch sieht in den Innenformationen die eigentlichen Erreger, die von den Zellen des Ammonshorns nicht nur deformiert, sondern auch durch eine hyaline Entartung des Zellprotoplasmas abgekapselt werden, so daß dadurch das eigentliche Negrische Körperchen zustande kommt. Für identisch mit den Innenformationen hält Jos. Koch die von ihm gefundenen kokkenähnlichen Gebilde, die herdweise oft in ungeheurer Menge in der grauen Substanz von Gehirn und Rückenmark, hauptsächlich aber des Ammonshornes, und zwar teils innerhalb von Ganglienzellen, teils extrazellulär lagern. Die Größe der einzelnen Formen dieser Gebilde schwankt. Einzelne erscheinen wie kaum sichtbare Punkte, andere erreichen die Größe eines Staphylokokkenkornes. Sie erscheinen bald als Diploformen, bald zu 3—4 einzelnen Exemplaren in einer kurzen Kette gelagert. Als Färbung eignet sich besonders die v. Kroghsche Methode: Fünf Minuten mit Polychromen-methylenblau, nach kurzem Abspülen gebettet in $2\,^0/_0$ige Chromsäurelösung etwa 2—5 Minuten, dann wiederum kurzes Abspülen und Tingieren in $5\,^0/_0$iger Gerbsäure, zum Schlusse gründliches Abspülen, Alkohol, Xylol usw.

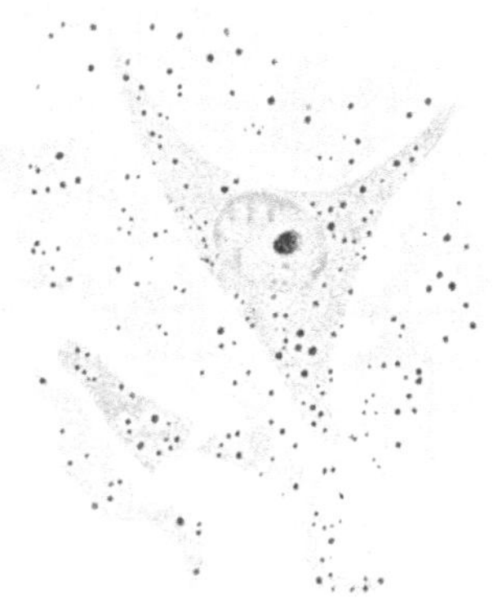

Abb. 455. Kokkenähnliche Gebilde (Jos. Koch) in einer Ganglienzelle und ihrer Umgebung. (Färbung nach v. Krogh.)

Für die ätiologische Bedeutung dieser Gebilde spricht eine große Reihe von Tatsachen, vor allem das Fehlen im normalen und sonst pathologisch veränderten Gehirn und Rückenmark, während sie bei der natürlichen Lyssainfektion des Menschen und verschiedener Tiere nachweisbar sind, selbst dort, wo Negrische Körperchen nicht vorhanden waren. Die Klassifikation dieser Gebilde ist schwierig, ihre Kultur noch nicht mit Sicherheit gelungen (Jos. Koch).

Noguchi hat 1913 berichtet, daß ihm die Kultur des Wuterregers in Aszitesflüssigkeit, welcher ein Stück frischer, steriler Kaninchenniere beigefügt war, gelungen sei, es fanden sich darin kleinste, höchstens $0{,}2$—$0{,}3\ \mu$ große, granuläre Chromatinkörperchen, neben kleinsten pleomorphen chromatoiden Körperchen von $0{,}2$—$0{,}5\ \mu$ Durchmesser. Sie konnten durch zahlreiche Generationen im gleichen Kulturmedium fortgezüchtet werden und riefen bei Kaninchen, Meerschweinchen und Hunden typische Wut hervor. Volpino hält die Körperchen für Tröpfchen von Lipoidsubstanzen.

Weitere Bestätigungen dieser wichtigen Untersuchungen müssen abgewartet werden.

Eigenschaften des Lyssavirus. Obgleich der Erreger noch nicht mit Sicherheit bekannt ist, sind wir doch mit Hilfe des Tierexperimentes zu ziemlich eingehenden Kenntnissen über seine Eigenschaften gekommen, nachdem durch Galtier festgestellt war, daß die Krankheit besonders auf Kaninchen leicht übertragen werden kann. Durch Pasteur wissen wir, daß das Wutgift eine ganz besondere Affinität zum Zentralnervensystem hat, so daß Gehirn und Rückenmark eines kranken Tieres hochgradig infektiös sind. Man kann also Emulsionen solchen Markes zu Übertragungsversuchen benutzen, ohne die Verunreinigung durch Begleitbakterien fürchten zu müssen. Um ein Kaninchen mit Wut zu infizieren, sei es zu diagnostischen Zwecken oder zur Gewinnung neuer Mengen von infektiösem Mark, bedient man sich am besten der subduralen Einspritzung, die schon Pasteur empfohlen hat. Sie geschieht durch Trepanation des Schädeldaches in der Höhe des hinteren Augenwinkels und durch Einspritzung einiger Tropfen infektiöser Markemulsion unter die Dura. Oder aber man stößt die Kanüle direkt ins Gehirn und injiziert den Impfstoff intrazerebral; schließlich kann man das Gift auch intramuskulär einspritzen. Weniger sicher ist die intraokulare Methode. Neben Kaninchen sind von Laboratoriumstieren auch Ratten und Mäuse empfänglich. Remlinger studierte den Verlauf der Lyssainfektion beim Meerschweinchen, er fand das Virus filtrierbar, diffusibel und in Serien übertragbar und reiht es zwischen Bakterien und Diastasen ein (da Rocha-Lima).

Außer im Zentralnervensystem ist das Virus vor allem im Speichel enthalten, der bei wutkranken Menschen wiederholt als infektiös befunden wurde und bei Hunden, die an Straßenwut erkranken, schon drei Tage vor dem Ausbruch der Lyssa ansteckend ist. Ferner findet sich das Virus zuweilen in den Tränendrüsen, im Pankreas, in der Milz, in den Nebennieren, in der Brustdrüse und in der Milch, mitunter auch im Blut. Daß es im Blute, wenn auch nur vorübergehend, kreist, ist mit Sicherheit anzunehmen, da sonst der Befund in den vorgenannten Organen nicht zu erklären wäre. Das Wutvirus gehört zu den filtrierbaren Infektionserregern.

Resistenz. Das Lyssavirus ist gegenüber äußeren Schädlichkeiten relativ widerstandsfähig. $1^0/_0$ige Karbollösung vernichtet es selbst nach 24stündiger Einwirkung noch nicht, wohl aber $3^0/_0$ige Karbollösung; Formaldehyddämpfe sind wirksamer. Höhere Temperaturen zerstören die Wirksamkeit schnell, 60^0 in wenigen Minuten; dagegen verträgt das Virus die Kälte vorzüglich. Direktes Sonnenlicht wirkt schädigend, Fäulnisprozesse dagegen schwächen das Gift nur langsam ab; auch in stark verwesten Kadavern läßt es sich noch nachweisen. Sehr wenig resistent ist das Virus jedoch gegen Austrocknung.

Die Virulenz des Lyssavirus ist nicht immer gleich; sie läßt sich künstlich abschwächen oder erhöhen. Das ist praktisch von großer Wichtigkeit für die Wutschutzimpfung geworden. Als Maßstab der Virulenz gilt die Inkubationszeit bei Kaninchen. Die Erhöhung der Virulenz für Kaninchen kann durch fortgesetzte Kaninchenpassagen erreicht werden. Verimpft man Rückenmark eines spontan an Wut verendeten Hundes (Pasteur gebraucht dafür den Ausdruck „**Straßenvirus**") auf ein Kaninchen, so beträgt die Inkubationszeit 2—3 Wochen. Wird nun das Mark dieses Kaninchens auf ein zweites Tier übertragen, von da auf ein drittes usf., dann wird die Inkubationszeit nach einer großen Anzahl von Passagen geringer, bis sie auf sieben Tage gesunken ist. Weiter aber läßt sich die Virulenzerhöhung nicht treiben. Ein solches Virus mit konstanter Pathogenität heißt **Passagevirus** oder **Virus fixe.**

Die Abschwächung der Virulenz geschieht am besten durch Austrocknen. Je länger ein infektiöses Mark über Ätzkalk getrocknet wird, desto geringer wird seine Infektiosität, d. h. desto länger wird die Inkubationsdauer der Krankheit nach der Übertragung auf Kaninchen. Streng genommen handelt es sich dabei nicht so sehr um eine Abschwächung der Virulenz, als vielmehr um eine Verminderung der lebenden Erreger, denn man kann dieselbe „Virusabschwächung" auch durch Verdünnen der Markemulsionen erzielen.

Pathogenese. Das Wutgift dringt fast stets von einer Wunde aus in den Körper ein; von der unverletzten Haut oder Schleimhaut aus ist eine Aufnahme unter gewöhnlichen Bedingungen kaum möglich. Galtier behauptete zwar, daß die Schleimhäute des Mundes und der Luftwege das Gift aufnehmen können und Högyes hatte positive Resultate bei der Einspritzung in die Nasengänge. Es sind das aber experimentelle Beobachtungen und es ist wahrscheinlich, daß dort, wo ein Eindringen des Wutgiftes in normale Schleimhäute behauptet wurde, kleine Verletzungen, Rhagaden o. dgl. vorlagen. Der Magendarmkanal kommt als Eintrittspforte unter natürlichen Verhältnissen nicht in Betracht.

Das Lyssavirus dringt in der Regel mit dem Speichel des kranken Tieres in die Wunde ein. Auf welchem Wege es von der Wunde aus zu seiner hauptsächlichen Wirkungsstätte, zu seinem elektiven Nährboden, dem Gehirn und Rückenmark, gelangt, ist umstritten. Die einen (di Vestea und Zagari) sind der Anschauung, daß die Wanderung zum Zentralnervensystem auf dem Nervenwege am Achsenzylinder entlang oder in den die Nerven einscheidenden Lymphbahnen erfolge. Die anderen (Jos. Koch, Schüder) sind der Meinung, daß auch Blut- und Lymphbahnen als Transportmittel eine nicht geringe Rolle spielen. Wahrscheinlich spielen beide Wege eine Rolle.

Ist das Virus ins Zentralnervensystem gelangt, so lagert es sich an bestimmten Prädilektionsstellen, im Halsmark, Lendenmark und Ammonshorn und in der grauen Substanz der Zentralganglien ab. Durch Schädigung der Ganglienzellen kommt es zunächst zu einer enorm gesteigerten reflektorischen Erregbarkeit und schließlich zu Lähmungserscheinungen.

Die Frage, ob die genannten Schädigungen durch den Erreger selbst oder ein von ihm produziertes Toxin zustande kommen, muß noch dahingestellt bleiben. Daß der spezifische Keim aber ein starkes Toxin produziert, läßt sich durch Filtration von Gehirnemulsionen wutgefallener Tiere nachweisen. Solche Filtrate rufen keine Lyssa hervor, doch gehen die damit gespritzten Kaninchen marantisch an Intoxikation zugrunde.

Da die Infektion der Speicheldrüsen des Hundes und anderer tollwutkranker Tiere eine große Bedeutung für die Weiterverbreitung der Krankheit hat, so ist noch die Frage von Interesse, auf welchem Wege der Lyssaerreger in die Speicheldrüsen gelangt. Hierüber bestehen noch verschiedene Anschauungen. Die einen, so Bartarelli, behaupten auf dem Nervenwege, und zwar durch die Chorda tympani, wahrscheinlicher ist es nach Jos. Koch, daß die Speicheldrüsen, die von einem sehr feinen Geflecht markhaltiger Nervenfasern korbartig umsponnen sind, durch das zirkulierende Blut infiziert werden.

Epidemiologie. Auf den Menschen wird die Lyssa hauptsächlich durch den Biß wutkranker Hunde oder Wölfe, seltener durch Katzen oder andere Tiere übertragen. Füchse, Hyänen, Schakale, Pferde, Rinder, Schweine, Ziegen, Hirsch- und Dammwild, Marder, Dachse und Ratten kommen selten in Betracht. Die Übertragung von Mensch zu Mensch gehört zu den größten Seltenheiten: Ein einziger Fall (Patzinski und Kachowski) ist bekannt, wo ein 33jähriger Mann durch seine wutkranke Dienerin (Kuß, Biß beim Koitus?) infiziert wurde. Außer durch Biß kann das wutkranke Tier auch durch Lecken einer Wunde die Krankheit auf den Menschen übertragen. Weitere Infektionsmöglichkeiten bieten sich bei der Sektion eines an Lyssa zugrunde gegangenen Menschen oder Tieres.

Empfänglichkeit. Der Mensch scheint nur eine relativ geringe Empfänglichkeit für die Tollwut zu haben. Nach den Berechnungen Kirchners erkranken und sterben an Wut von den Gebissenen nur 2—3%. Im einzelnen scheint das Zustandekommen der Infektion noch von verschiedenen Hilfsmomenten abhängig zu sein. Die Menge der im Speichel enthaltenen Erreger und die Größe der Bißverletzungen spielen dabei zweifellos eine Rolle. Am gefürchtetsten sind Wolfsbisse, weil hier die Größe und Menge der Verletzungen die Gefahr erhöhen. Die Mortalität der von tollwutkranken Wölfen Gebissenen ist daher auch erheblich höher als bei Hundebissen (82% nach Pasteur). Auch die Lokalisation der Bißstelle ist von großer Bedeutung. Verletzungen am Kopf, im Gesicht und an den Händen sind gefährlicher als solche an den Armen und den unteren Extremitäten.

Nach einer Statistik von Bouly über 320 von wirklich wutkranken Tieren gebissenen Personen, von denen 129 starben, hatten die Gesichtsverletzungen eine Mortalität von 90%, die Handverletzungen 63%, die der oberen bzw. unteren Gliedmaßen 20 bzw. 23%.

Das hängt zunächst damit zusammen, daß an unbedeckten Stellen der infizierte Speichel mit größerer Menge in die Wunde gelangen kann als an den von Kleidern geschützten Partien. Deshalb sind Gesichts- und Kopfverletzungen besonders gefürchtet. Dazu kommt vielleicht noch folgendes Moment: Je näher die Verletzung dem Zentralnervensystem liegt, je kürzer also der Weg ist, den das Virus auf seinem Wege zum Gehirn zurückzulegen hat, desto weniger wird es von den bakteriziden Kräften des Blutes geschädigt und desto gefährlicher sind im allgemeinen die Wunden.

Die Lyssa ist in allen Ländern mit Ausnahme von England und Australien verbreitet. England, das früher ebenfalls von der Tollwut heimgesucht wurde, ist der Seuche durch strengste Maßnahmen Herr geworden und schützt sich seitdem durch das Verbot der Einfuhr von Hunden. Stark verseucht sind Rußland, Ungarn, Galizien, Türkei, Norditalien, Belgien und Frankreich. In Deutschland ist die Seuche durch sanitätspolizeiliche Maßnahmen immer mehr verdrängt worden. Um die Mitte des vorigen Jahrhunderts ist es noch zu verschiedenen Malen zu Wut-Epidemien gekommen, die mit massenhaften Erkrankungen unter den Hunden in Zusammenhang standen. Heute kommen in der Regel nur noch sporadische Erkrankungen vor. Während der Kriegsjahre 1915—1918 machte sich in Deutschland eine bedeutende Zunahme der Lyssafälle bemerkbar (J. Koch, Klin. Wochenschr. 1923, S. 650).

Krankheitserscheinungen bei Tieren. Beim Hunde und Kaninchen tritt die Lyssa in zwei verschiedenen Formen auf, als „rasende Wut" und als „stille Wut". Hunde, die von einem tollwutkranken Tiere gebissen sind, erkranken nach einer Inkubationszeit von 3—6 Wochen, seltener 7—10 Wochen. Während dieser Zeit sind sie ganz gesund, doch können sie bereits acht Tage vor dem Ausbruch der ersten Krankheitserscheinungen die Infektion durch Biß oder Lecken weiter übertragen. Das erste Krankheitszeichen ist eine Charakterveränderung, ein gänzlich verändertes Wesen. Bald auffallend freundlich, bald scheu und ungehorsam, laufen sie unruhig hin und her, fressen wenig, verschlingen aber oft schon jetzt unverdauliche Gegenstände, wie Holz, Stroh, Federn usw. Dieses Stadium geht nach 1—3 Tagen in das der rasenden Wut über. Ein auffälliger Drang zum Herumschweifen, große Bissigkeit, Anfälle sinnloser Wut, heiseres, heulendes Bellen, gerötete Augen zeichnen dieses Stadium aus. Dazu kommen reflektorische Schlingkrämpfe, die das Saufen unmöglich machen, und der Drang, unverdauliche Gegenstände zu verschlingen, ist jetzt noch mehr ausgesprochen. Nach weiteren drei Tagen beginnt das Stadium der Lähmungen, die an den Hinterfüßen und Kinnladen beginnen. Das Beißen ist jetzt wegen der Lähmung unmöglich geworden. Tod am 5. oder 6. Krankheitstage.

Bei der stillen Wut dauern die Erregungssymptome kürzere Zeit oder fehlen ganz, und die Lähmungserscheinungen stellen sich früher ein. Die zunehmende Lähmung der Unterkiefermuskeln verhindert das Beißen.

Schließlich ist noch einer dritten, bisher wenig bekannten Form der Lyssa zu gedenken, die im Hinblick auf die Pathogenese der abortiven Wut des Menschen von großer Bedeutung ist. Auch bei Hunden, Ratten, Kaninchen ist die Tollwut nicht in jedem Falle tödlich. Es gibt vielmehr eine abortive Form, an deren Vorkommen nach den Beobachtungen von Jos. Koch, Dammann und Hasenkamp nicht zu zweifeln ist. Dieses Krankheitsbild besteht nach erstgenanntem Autor aus folgendem: Neben allgemeinen Symptomen, Charakterveränderung, gedrücktes, trauriges Wesen, Verweigerung der Futteraufnahme, Abmagerung, die Erscheinungen einer sich zur Paraplegie steigernden Parese der Hinterhand, die sich zunächst in einer Schwäche der Nachhand, taumelndem und schwankendem Gang, öfterem Umfallen bis zur völligen Lähmung der hinteren Extremitäten äußert, Erscheinungen, die nach einigen Tagen wieder zurückgingen.

Krankheitsbild beim Menschen. Die Inkubationszeit beträgt im Durchschnitt 15—60 Tage. Dabei spielen Größe und Sitz der Verletzung, sowie die Virulenz des eingedrungenen Virus die ausschlaggebende Rolle. Je größer die Wunde ist, je mehr Virus von den Geweben aufgenommen ist, desto kürzer wird die Inkubationszeit sein. In den seltenen, zuweilen beobachteten Fällen, wo die Inkubationszeit mehrere Monate bis zu einem Jahre und länger beträgt, muß man mit Jos. Koch und Remlinger annehmen, daß das Virus lange Zeit unschädlich im Zentralnervensystem vegetieren kann, um durch irgend eine Gelegenheitsursache, Trauma oder dgl., Überanstrengungen, psychische Einflüsse, Kälte, Alkoholismus, mobil zu werden. Die Heilung der Bißverletzungen erfolgt ebenso, als wenn sie nicht infiziert wären. Meist sind sie beim Ausbruche der Krankheitserscheinungen schon vernarbt.

Man kann ein Initialstadium, ein Stadium der Krämpfe und ein Lähmungsstadium unterscheiden.

Initialstadium. Die Krankheit beginnt in der Regel mit psychischen Verstimmungen. Die Kranken sind niedergeschlagen und werden von Beängstigungen geplagt. Diese melancholische Stimmung kann verstärkt werden durch die Furcht vor dem Ausbruche der ihnen drohenden Krankheit. Aber diese Furcht ist nicht die Ursache der Depression, denn man beobachtet genau dieselben Veränderungen auch bei Kindern. Im ganzen ist die Stimmung wechselnd. So löst z. B. eine unmotivierte Heiterkeit zuweilen plötzlich die melancholische Stimmung ab. Eine innere Unruhe treibt die Kranken hin und her, so daß sie oft planlos weite Gänge machen. Zuweilen werden Anästhesie oder häufiger Hyperästhesie an der Bißstelle beobachtet, und Parästhesien strahlen von da aus in benachbarte Körperbezirke aus. Auch Rötung und Schwellung der Narbe und Anschwellung der korrespondierenden Lymphdrüsen können sich einstellen, in vielen Fällen fehlen aber solche Erscheinungen an den Impfstellen. Am 2.—3. Tage stellt sich eine leichte Temperaturerhöhung bis auf 38⁰ ein, eine starke Speichelsekretion fällt auf, und nun kündigt sich der Beginn des Krämpfestadiums dadurch an, daß krampfartige Schlingbeschwerden auftreten. Beim Versuch, einen Schluck Flüssigkeit zu trinken, schnürt ein furchtbares schmerzhaftes Angstgefühl dem Kranken plötzlich die Kehle zusammen, der Atem stockt, die Hände zittern, der Blick ist starr, eine entsetzliche Angst spricht aus allen Zügen, Speichel tritt vor den Mund. In kurzer Zeit verschwindet der Krampf, und der Kranke vermeidet aus Furcht vor Wiederholungen jede Aufnahme von Flüssigkeit, bis ihn der quälende Durst doch wieder zu einem Versuch treibt, der aufs neue einen Krampfanfall auslöst. Solche reflektorischen Schlingkrämpfe wiederholen sich allmählich öfter, auch schon beim Anblick eines Wasserglases oder eines Löffels mit Medizin. Auch das Geräusch der fließenden Wasserleitung rief in einem Falle Jochmanns schon Schlingkrämpfe und Glottiskrämpfe hervor. Dazu gesellen sich Störungen der Atmung, die unregelmäßig wird, von tiefen Seufzern begleitet ist, und einen eigentümlich krampfhaften Typus annimmt, den man als schnappend bezeichnen kann. Högyes vergleicht diese Art der Atmung sehr anschaulich mit der schnappenden Einatmung beim plötzlichen Eintritt in ein kaltes Bad. Eine große Unruhe bemächtigt sich der Kranken. Sie reden anfallsweise wirr durcheinander und werden von Halluzinationen gequält, schreien, toben, gehen aus dem Bett und sind nur durch starke Narkotika einigermaßen zur Ruhe zu bringen. Dabei kann es kommen, daß sie sich gelegentlich in ihrer Aufregung selbst beißen; Bißverletzungen der Umgebung sind sehr selten. Sie sind von profusen Schweißausbrüchen überströmt, der Speichel fließt massenhaft aus dem Munde oder wird unaufhörlich herausgeräuspert und -gespuckt, immer mehr steigert sich die reflektorische Erregbarkeit, sie überschreitet die Grenzen der lokalen Krämpfe im Bereiche der Schling- und Atemmuskulatur und geht nun auch auf Rumpf- und Extremitätenmuskeln über; die geringsten Geräusche, das Öffnen der Tür, ein Lichtschein, ja, einfaches Anblasen genügt oft schon, um sofort einen allgemeinen Krampfanfall auszulösen. Der Kranke wirft sich hinten über, bohrt den Kopf in die Kissen, das Gesicht verfärbt sich infolge des tonischen Krampfes der Atemmuskeln bläulich, Schaum tritt vor den Mund, die Atmung steht nach einer gewaltsamen Inspiration längere Zeit still und in den Extremitätenmuskeln treten tonisch-klonische Zuckungen auf. In den Pausen zwischen den einzelnen Anfällen ist kurze Zeit das Bewußtsein noch erhalten. Die Kranken sind tief deprimiert und leiden sehr, weil die beständige Angst vor neuen Attacken sie umlauert. Ein Kranker Jochmanns nahm sogar in der anfallsfreien Pause noch soviel Anteil an der Umgebung, daß er den Assistenten zurief, sie möchten nur ohne Scheu hereinkommen und sich den Tollwutkranken anschauen, er würde sie nicht beißen. Allmählich aber nehmen die Sinnestäuschungen auch in der anfallsfreien Zeit zu. Das Bewußtsein schwindet,

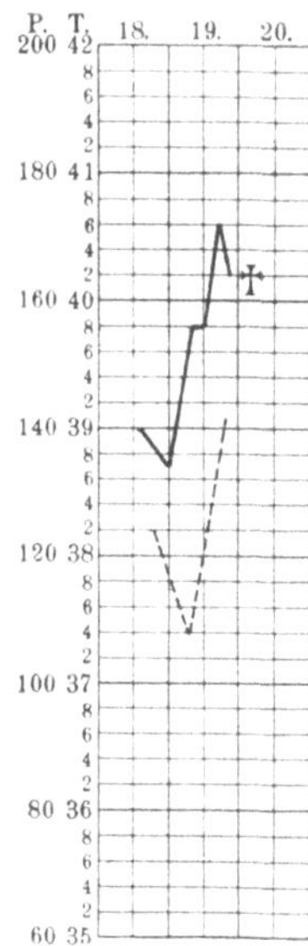

Abb. 456. Lyssa. Gestorben am 2. Tage nach Beginn der Krankheitserscheinungen.

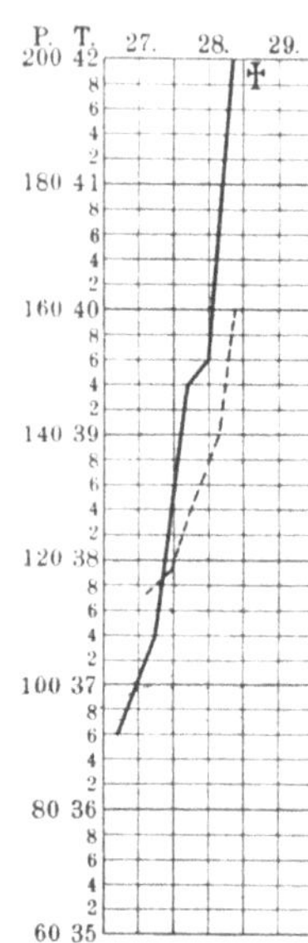

Abb. 457. Lyssa. Hyperpyretische Temperaturen kurz ante mortem.

und der Kranke liegt nun bewußtlos mit weiten, reaktionslosen Pupillen da, während an den verschiedensten Muskelgruppen des Körpers zitternde Bewegungen spielen. Die Temperatur steigt bis zu großer Höhe und kann kurz vor dem Ende hyperpyretische Werte erreichen. Die Dauer dieses Stadiums beträgt vom ersten Krampfanfall an etwa zwei Tage; der Tod kann durch Erschöpfung schon in diesem Stadium eintreten, meist aber geht ihm noch ein kurzes Stadium der Lähmungen voraus. Die Erregungserscheinungen lassen nach. Die Krämpfe hören auf, die Atmungsbeschwerden heben sich, sogar das Trinken wird manchmal wieder möglich. Es treten Lähmungen beider unteren und oberen Extremitäten oder allgemeine Muskellähmungen auf, mitunter auch nur Hemiplegien, und unter zunehmender Herzschwäche, mitunter auch unter erneuten Krämpfen, erfolgt der Tod. Die Dauer dieses Stadiums beträgt meist nur wenige Stunden (2—18).

Viel seltener als die beschriebene Form der Wut ist die paralytische Form. Sie entspricht etwa den bei der stillen Wut der Hunde erwähnten Krankheitserscheinungen. Nachdem auch hier initiale Symptome, wie Schlingbeschwerden, Parästhesien in der Wunde vorausgegangen sind, treten

Zuckungen und Zittern in den verletzten Körperteilen auf, die aber schnell einer Lähmung dieser Partien Platz machen. Von hier geht dann die Lähmung schnell auf andere Muskelgruppen über und befällt fast sämtliche Körpermuskeln. So treten z. B. nach einer Bißwunde an einer der unteren Extremitäten zunächst Ataxie auf, dann eine Paraplegie der Beine, Blasen- und Mastdarmlähmungen, schließlich eine aufsteigende Paralyse mit Lähmungen der oberen Extremitäten, der Zunge und des Atemzentrums, die den Tod herbeiführt. Schlingkrämpfe und Wasserscheu sind hier aber in der Regel nicht vorhanden. Die Dauer dieser Form ist oft etwas länger als die der erstgenannten. Sie kann bis zu sieben Tagen betragen.

Diagnose der Wut. Für die Diagnose der Wut sind von initalen Symptomen die Schlingbeschwerden, die starke Speichelsekretion und die Parästhesien an der Bißstelle zu verwerten. Mit Sicherheit kann man nach dem ersten Anfall von Schlingkrämpfen die Diagnose stellen. Differentialdiagnostisch kommt dabei nur der Tetanus in Betracht; bei der Lyssa fehlt aber im Gegensatz zum Tetanus der Trismus und die Rigidität der langen Rückenmuskeln und der Beinmuskulatur. Beim Delirium tremens, das in manchen Fällen differentialdiagnostisch in Betracht kommen kann, fehlen die charakteristischen Schling- und Atemkrämpfe. Bei hysterischen Personen können gelegentlich hydrophobische Krampfzustände vorkommen, doch fehlt hier die charakteristische reflektorische Erregbarkeit. Von großer Bedeutung für die Diagnose Wut ist die Feststellung, ob das verletzende Tier an Lyssa erkrankt ist. Zu diesem Zwecke muß der Kopf desselben an eine Wutschutzimpfungsstation eingesendet werden.

Hier wird die Diagnose entweder durch die Ermittlung der Negrischen Körperchen oder durch den Tierversuch erbracht. Am schnellsten und sichersten führt der Nachweis der Negrischen Körperchen im Ammonshorn der untersuchten Gehirnsubstanz zum Ziele, denn er beweist mit Sicherheit das Vorhandensein von Wut und kann schon in drei Stunden das Resultat bringen; Färbemethoden vgl. S. 1011. Aber nicht in allen Fällen von Wut sind Negrische Körperchen zu finden. In ca. $10-12\%$ der an natürlicher Straßenwutinfektion zugrunde gegangenen Hunde fehlen sie, während sie bei anderen Tierarten und beim Menschen noch öfter vermißt werden (Jos. Koch). In solchen Fällen muß der Tierversuch die Entscheidung bringen.

Bei frischem, nicht verunreinigtem Ausgangsmaterial werden einige Tropfen einer von der Medulla oblongata hergestellten Emulsion einem Versuchstier subdural nach vorangegangener Trepanation eingespritzt. Bei nicht mehr ganz frischem Material werden auf der Berliner Wutschutzabteilung je zwei Kaninchen und zwei Ratten mit 3 ccm der zu untersuchenden Gehirnemulsion intramuskulär zu beiden Seiten der Wirbelsäule injiziert. Die Ratten gehen bei nicht mehr ganz frischem Material weniger leicht an Sepsis zugrunde als die Kaninchen. Ist das Gehirn bereits in Fäulnis übergegangen, so wird die Verreibung des Materials mit 1%iger Karbollösung vorgenommen und die Emulsion vor der Einspritzung 24 Stunden im Eisschrank gelassen, so daß die Fäulniskeime abgetötet werden und das widerstandsfähigere Virus erhalten bleibt.

Handelt es sich darum, bei einem unter den Symptomen der Wut zugrunde gegangenen Menschen die Diagnose Lyssa zu erhärten, so wird der Tierversuch die Hauptrolle spielen, weil Negrische Körperchen beim Menschen noch häufiger als bei an Wut verendeten Tieren fehlen.

Die **Prognose** der ausgebrochenen regulären Wut ist infaust zu stellen. Daß gewisse atypische Lyssaerkrankungen, wie wir sie nach der Wutschutzimpfung zuweilen sehen, eine günstigere Prognose haben, wird in einem besonderen Kapitel zu erörtern sein (vgl. S. 1023).

Pathologische Anatomie. Makroskopisch ist der Befund der Lyssaleichen höchst unbefriedigend. Außer Hyperämie und Ödem des Gehirns und seiner Häute und katarrhalischen Veränderungen auf den Schleimhäuten des Respirations- und Verdauungsapparates ist in der Regel nichts nachzuweisen. Bei Hunden ist das Vorhandensein von unverdaulichen Gegenständen im Magen charakteristisch.

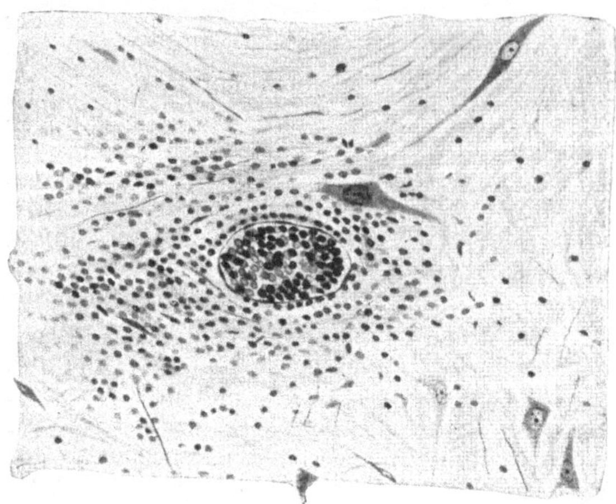

Abb. 458. Wutknötchen[1]) (Anhäufung von Leukozyten um ein Gefäß).

Bei der mikroskopischen Betrachtung fällt vor allem die reichliche leukozytäre Infiltration der grauen Substanz und in geringerem Grade auch der weißen Substanz auf. Besonders um einzelne Gefäße und Ganglienzellen herum finden sich reichlichere Leukozytenansammlungen. Charakteristisch sind besonders die Gefäßveränderungen. Die Gefäße sind erweitert, prall mit Blutkörperchen gefüllt, so daß hier und da Gefäßzerreißungen mit Bluterguß und nachfolgenden Erweichungsherden entstehen, namentlich in den Hinter- und Vorderhörnern der grauen Substanz. Die Gefäßwände erscheinen verdickt, die perivaskulären Lymphräume sind erweitert und mit Leukozyten vollgestopft. Auch um einzelne Ganglienzellen herum finden sich reichliche Ansammlungen von Leukozyten. Babes bezeichnet die um Gefäße und Ganglienzellen sich findenden Anhäufungen von Rundzellen als Wutknötchen, denen eine gewisse diagnostische Bedeutung beizumessen sei. An den Vorderhornzellen des Rückenmarks von menschlichen Lyssafällen konnte Schaffer Degenerationen feststellen, die zum Untergang des Kernes und zur Zerstörung der Zelle führten.

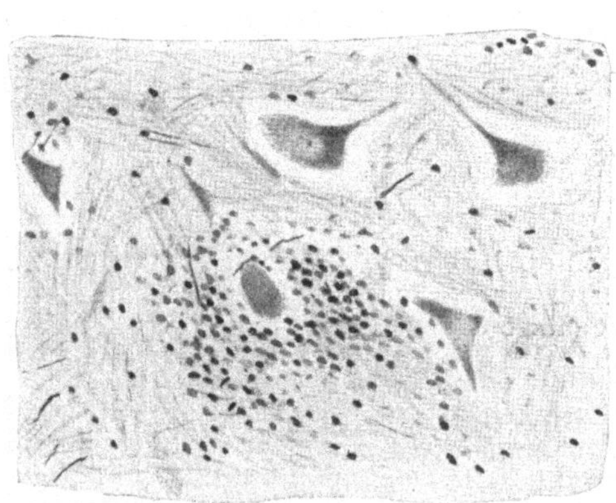

Abb. 459. Wutknötchen[1]) (Ansammlung von Leukozyten um die Ganglienzellen).

Prophylaxe. Die Prophylaxe der Lyssa hat einmal die Aufgabe, die Infektion mit dem Wutgift nach Möglichkeit zu verhüten und zweitens nach erfolgter Infektion dem Ausbruche der Krankheit vorzubeugen. Da man sich persönlich vor dem Biß wutkranker Tiere kaum zu schützen vermag, so fällt die erste Aufgabe hauptsächlich den Staatsorganen zu. Das Reichsviehseuchengesetz regelt in Deutschland die Bekämpfung der Hundswut bis ins einzelste; ganz ähnliche Bestimmungen bestehen in anderen zivilisierten Ländern. Alle gebissenen Hunde und Katzen müssen getötet werden. In der Gegend, wo ein toller Hund gesehen wurde, wird im Umkreise von mindestens vier Kilometern für die Dauer

---

[1]) Abb. 458 u. 459 aus Jos. Koch, l. c.

von wenigstens drei Monaten die Hundesperre verhängt. Genauer auf diese sanitätspolizeilichen Bestimmungen einzugehen, ist hier nicht der Ort. Nur so viel sei bemerkt, daß seit ihrer Durchführung, sowie infolge Besteuerung der Hunde und durch Maulkorbzwang die Zahl der Tollwutfälle unter den Hunden ganz erheblich zurückgegangen ist.

Ist durch den Biß eines wutkranken Tieres beim Menschen eine Infektion mit dem Lyssavirus erfolgt, so gilt es, den Ausbruch der Erkrankung zu verhüten. Dazu stehen zwei Mittel zu Gebote: 1. die Vernichtung des Virus am Ort der Infektion und 2. die Pasteursche Schutzimpfung. Die Bißwunde ist sofort auszusaugen und sodann mit dem Paquelin (evtl. Zigarre) gründlich auszubrennen oder mit rauchender Salpetersäure zu ätzen. Kurz nach dem Biß angewendet, kann dieses Verfahren von Erfolg sein. Babes zeigte an Tierversuchen, daß 2—4 Minuten nach der Infektion das Ausbrennen den Ausbruch der Krankheit verhindert; 7—10 Minuten nachher verhindert es die Erkrankung nicht mehr, verzögert ihren Eintritt aber um mehrere Wochen. Im Einzelfall darf man daher das Ausbrennen oder Ätzen der Wunde nie verabsäumen, weil man damit den Ausbruch der Krankheit zum mindesten verzögern kann, und schon das ist für die Durchführung der Schutzimpfung von großem Werte. Auf die Kauterisation oder Verätzung der Wunde allein darf man sich natürlich niemals verlassen, nur die Schutzimpfung kann den Infizierten mit einiger Sicherheit vor der Erkrankung retten.

Die Pasteursche Schutzimpfung ist eine aktive Immunisierung des infizierten Menschen mittels abgeschwächtem Lyssavirus, die noch während des Inkubationsstadiums der Krankheit vorgenommen wird. Bei der Durchführung dieses Verfahrens kommt uns die relativ lange Inkubationszeit der Tollwut (15—60 Tage) zustatten.

Zum Verständnis der Pasteurschen Wutschutzbehandlung müssen folgende Tatsachen vorausgesetzt werden: Bringt man Wutgift von einem Hunde, also ein Stückchen Rückenmark eines spontan an Wut verendeten Tieres — Pasteur nennt dieses Gift Straßenvirus — einem Kaninchen nach Eröffnung der Schädeldecke unter die Hirnhaut, so erkrankt das Tier nach drei Wochen an Wut. Wenn man nun mit dem Mark dieses Tieres ein zweites und von dem zweiten ein drittes usw. impft, so wird die Inkubationszeit immer geringer, bis sie sieben Tage beträgt und nun konstant bleibt. Ein solches durch Kaninchenpassagen zu konstanter Pathogenität gebrachtes Virus nennt man Passagevirus oder Virus fixe. Dieses Gift kann man durch Austrocknen schädigen und abschwächen. Injiziert man nun einem Tiere in regelmäßigen Zeiträumen fein zerriebenes und durch längeres Austrocknen in seiner Giftigkeit abgeschwächtes Rückenmark eines an Virus fixe verendeten Kaninchens, so verträgt das so behandelte Tier schließlich Einspritzungen des wirksamsten Tollwutgiftes; es ist also immun gegen Lyssa. Dasselbe bezwecken wir bei der Behandlung des Menschen. Das Rückenmark eines an Virus fixe verendeten Kaninchens wird über Ätzkali bei 20° getrocknet. Je länger ein Stück Mark getrocknet wird, desto geringere Giftmengen enthält es. Bei einem gleich langen Stück enthält also ein drei Tage lang getrocknetes Mark weniger Gift als ein zwei Tage lang getrocknetes Stück.

Die Behandlung wird nun damit begonnen, daß dem von einem tollwutverdächtigen Tier gebissenen Menschen drei Tage altes Mark, und zwar 1 ccm davon fein zerrieben in 5 ccm steriler peptonfreier Bouillon oder Kochsalzlösung subkutan eingespritzt wird. Am nächsten Tage wird zwei Tage altes Mark und dann abwechselnd zwei Tage und drei Tage altes Mark in verschiedener Menge nach einem bestimmten Schema eingespritzt.

Das im Institut für Infektionskrankheiten „Robert Koch" in Berlin übliche Schema ist folgendes (nach Kolle-Hetsch):

Behandlungstag	Alter des Marks nach Tagen			Behandlungstag	Alter des Marks nach Tagen			Behandlungstag	Alter des Marks nach Tagen		
	A	B	C		A	B	C		A	B	C
1.	5	5	5	8.	1	2	4	15.	1	1	3
2.	4	4	4	9.	3	5	3	16.	1	1	5
3.	3	3	3	10.	2	4	5	17.	3	3	4
4.	2	2	5	11.	1	3	4	18.	2	2	3
5.	4	5	4	12.	1	2	3	19.	1	1	5
6.	3	4	3	13.	3	3	5	20.	1	1	4
7.	2	3	5	14.	2	2	4	21.	1	1	3

An den einzelnen Tagen werden je 2 ccm einer Verreibung von 1 ccm der betreffenden Marksorte in 5 ccm steriler Bouillon injiziert. Das „schwere Schema" A wird in der Mehrzahl der Fälle angewendet, das „mittlere Schema" B, wenn nur leichte Verletzungen vorliegen und der Tollwutverdacht des verletzenden Tieres zweifelhaft bleibt. Das „leichte Schema" C ist für ängstliche Personen, die mehr zu ihrer Beruhigung behandelt werden.

Die von Högyes empfohlene Dilutionsmethode verwendet steigende Konzentrationen der Rückenmarksaufschwemmung von einem am 9. Tage post inf. mit Virus fixe getöteten Kaninchen.

Eine Herabsetzung der Virulenz des Virus fixe ohne Schädigung seiner immunisatorischen Kraft erreichte Alivisatos (Dtsch. med. Wochenschr. 1922. S. 295) durch 72—84stündige Behandlung mit Äther. Er beginnt gleich mit großen Dosen.

Da die vollständige Durchführung des Verfahrens 21 Tage erfordert, so geht daraus schon hervor, daß die Erfolge um so besser sein werden, je früher der Infizierte in die Behandlung eintritt. Es kommt hinzu, daß man auf einen völligen Impfschutz erst $2-2^1/_2$ Wochen nach Beendigung des 21 tägigen Impfverfahrens rechnen kann. Entschließt sich der Infizierte erst spät zur Schutzimpfung, so kann der Fall eintreten, daß die Inkubationszeit zu Ende geht, noch ehe die Immunisierung vollendet ist. Die Schutzimpfung muß also unverzüglich eingeleitet werden, sobald das Tier, dessen Biß einen Menschen verletzte, wutverdächtig erscheint. Verkehrt wäre es natürlich auch, erst abzuwarten, ob die Untersuchung des Tieres den Verdacht bestätigt. Für die Durchführung der Schutzimpfung stehen staatliche Institute zur Verfügung, in Deutschland: das Institut für Infektionskrankheiten Berlin N., Föhrerstraße, und das Breslauer hygienische Institut. Die Kur erfolgt kostenlos und wenn möglich ambulatorisch.

Nebenwirkungen. Die Durchführung der Schutzimpfung verläuft bei aseptischem Vorgehen in der Regel komplikationslos. Abszesse, Infiltrationen, Erysipel an der Impfstelle gehören zu den größten Seltenheiten.

In sehr seltenen Fällen treten während der Wutschutzbehandlung Lähmungserscheinungen auf, die sich auf die Beine und das Fazialisgebiet, seltener auf die Blase und Mastdarm erstrecken und von auffallend guter Prognose sind, da sie sich meist wieder zurückbilden. Genaueres darüber S. 1023.

Die Erfolge der Wutschutzimpfung sind bei frühzeitiger Behandlung entschieden gute. Nach Bollinger beträgt die Mortalität der von sicher tollwütigen Tieren Gebissenen ohne jede Behandlung der Wunde und ohne Schutzimpfung etwa $47^0/_0$. Stellen wir gegen diese Zahlen eine Statistik derjenigen Personen, die in Deutschland während eines 13jährigen Zeitraumes (1899—1911) von wirklich wutkranken Tieren verletzt sind und der Wutschutzbehandlung in den Instituten von Berlin und Breslau unterzogen wurden, so ergibt sich, daß von 4156 Fällen 43 = $1,03^0/_0$ an Lyssa erkrankten und starben (J. Koch).

Wir sehen also, daß wohl in der überwiegenden Mehrzahl, aber nicht in allen Fällen der sichere Erfolg verbürgt ist; bisweilen tritt auch trotz durchgeführter Schutzimpfung noch Wut auf. Offenbar hat sich das Virus bei solchen Kranken trotz der Schutzimpfung vermehrt und allmählich die Oberhand gewonnen. In besonders schwer infizierten Fällen (z. B. multiple Wolfsbisse) ist es deshalb ratsam, noch eine zweite Schutzimpfung der ersten Immunisierungsperiode folgen zu lassen. Man macht also nach der ersten 21 tägigen Immunisierung einen Monat Pause und wiederholt dann das ganze Verfahren.

Symptomatische Behandlung. Die Behandlung der ausgebrochenen Wut hat im wesentlichen die Aufgabe, die gesteigerte reflektorische Erregbarkeit der Kranken herabzusetzen. Man wird also im Krankenzimmer alles vermeiden, was als Reiz wirken kann. Um grelles Licht fernzuhalten, werden die Fenster mit Vorhängen verhängt. Jedes Geräusch im Zimmer selbst oder in der Umgebung wird vermieden. Der Fußboden muß mit Teppichen bedeckt werden; unter die Bettpfosten wird Filz gelegt. Es empfiehlt sich, den Kranken beständig im Zustande einer gewissen Betäubung zu halten, was am besten durch Chloralhydrat als Klysma oder durch Morphium geschieht. Nehmen trotzdem Erregungszustände und Delirien zu, so kann man sich schließlich noch der Chloroformnarkose bedienen, um den Kranken wenigstens für eine Zeitlang zur Ruhe kommen zu lassen.

Die Ernährung muß im Stadium der Schlingkrämpfe per Clysma erfolgen. Subkutane Infusionen von Kochsalzlösung oder von sterilem Öl (200 g pro die) können ebenfalls für einige Tage die Kräfte erhalten. Leider ist ja in den ausgebrochenen Fällen alle Mühe vergebens, und der Kranke muß zugrunde gehen. Aufgabe des Arztes ist es dann, die Leiden des Unglücklichen nach Möglichkeit durch Betäubungsmittel zu lindern.

Salvarsan ist bei der ausgebrochenen Wut ohne Wirkung (Arzt).

Atypische Lyssa-Erkrankungen und ihre Beziehungen zur Wutschutzimpfung.

Die Frage, ob neben dem bekannten typischen Bilde der Lyssa auch atypische, abortive Krankheitsformen vorkommen, die durch denselben Erreger verursacht werden, ist in neuerer Zeit lebhaft diskutiert worden. Die Erfahrung, daß bei allen Infektionskrankheiten neben den regulären Zustandsbildern auch rudimentäre und abortive Krankheitsformen beobachtet werden, machen es von vornherein wahrscheinlich, daß auch bei der Lyssa ähnliche Verhältnisse obwalten.

Und doch gilt die Tollwut noch heute fast allgemein als eine absolut tödliche Erkrankung, sowohl für den Menschen als auch für das Tier. Das Tierexperiment hat nun aber gezeigt, daß bei Hunden, Ratten und Kaninchen nach Impfung mit Straßenvirus abortiv verlaufende Erkrankungen vorkommen.

Schon Pasteur kannte diese Krankheitsformen, auch Babes hat sie beschrieben. Und Högyes teilte mit, daß von 159 auf verschiedene Weise mit Straßenvirus infizierten und wutkrank gewordenen Hunden 13 = 8,1 % wieder genesen sind; Jos. Koch sah bei einer Serie von sechs mit dem gleichen Straßenvirus infizierten Hunden einen nach 14 tägiger Inkubationszeit an echter Tollwut verenden, während vier davon nach sechswöchentlicher Inkubationszeit wohl an typischen Tollwuterscheinungen erkrankten, aber völlig wieder genasen. Das Krankheitsbild bei den genesenden Hunden war folgendes: Neben allgemeinen Erscheinungen von Charakterveränderungen, gedrücktem, traurigen Wesen, Verweigerung der Futteraufnahme, Abmagerung, zeigten sie zunächst eine Parese der Hinterhand, taumelnden und schwankenden Gang und schließlich eine vollkommene Lähmung der hinteren Extremitäten.

Die weitverbreitete Anschauung, daß die Tollwut beim Hunde absolut tödlich endet, besteht also nicht zu Recht.

Solche Beobachtungen am Tier gestatten schon mit Wahrscheinlichkeit die Annahme, daß auch beim Menschen gelegentlich in Heilung ausgehende, atypisch verlaufende Fälle von Tollwut vorkommen mögen. Nun ist schon seit längerer Zeit bekannt, daß bei Personen, die von tollwutkranken Tieren gebissen sind und sich der Wutschutzimpfung unterziehen, während oder kurz nach Beendigung des Schutzimpfungsverfahrens eigenartige Erkrankungen des Zentralnervensystems auftreten, die mit den eben skizzierten rudimentären Lyssaerkrankungen bei Tieren die größte Ähnlichkeit haben. Es handelt sich meist um akute Paresen bzw. Paraplegien der Beine, die manchmal mit schweren Blasen- und Mastdarmlähmungen verbunden sind, mitunter von bulbären Symptomen begleitet werden und in der Mehrzahl der Fälle einen günstigen Ausgang haben. Diese akuten Paraplegien sind in der Literatur von der Mehrzahl der Autoren als Folge der Wutschutzimpfung hingestellt worden. Namentlich Babes und ferner Remlinger, der Direktor des Pasteurschen Institutes in Konstantinopel, der die erste größere Zusammenstellung solcher Fälle brachte, haben diese Anschauung vertreten. Nach Babes wird durch die Verimpfung des Passagevirus das an das Kaninchenrückenmark gebundene Wuttoxin dem Geimpften einverleibt und so eine toxische Schädigung der Ganglienzellen hervorgerufen.

Im Gegensatz dazu steht die Anschauung, daß die Erscheinungen durch die Übertragung des lebenden Virus fixe auf den Geimpften ausgelöst werden, daß also die Erkrankung des Menschen durch die Übertragung der Kaninchenlyssa verursacht sei.

Betrachtet man die oben erwähnten eigenartigen Erkrankungsformen, die man bei Tieren nach Injektion mit Straßenvirus beobachten kann und vergleicht sie mit jenen Lähmungserscheinungen beim Menschen, so hat der Gedanke viel Bestechendes, daß die Lähmungen auch beim Menschen durch Straßenvirus bedingt werden, also vielleicht eine durch die Schutzimpfung gemilderte echte Lyssainfektion darstellen. Ist dies aber der Fall, sind wirklich diese nach der Wutschutzimpfung beobachteten Erkrankungen des Zentralnervensystems durch Straßenvirus verursacht, so müssen wir solche Fälle als atypisch verlaufende Lyssaerkrankungen bezeichnen.

Diese Anschauung, die früher schon von Bordoni, Uffreduzzi u. a. vertreten wurde, hat neuerdings auch Jos. Koch, gestützt auf exakte Tierexperimente und pathologisch-anatomische Untersuchungen vertreten, Jochmann glaubt auf Grund eigener Beobachtungen, daß diese Auffassung für den größten Teil der Fälle zu Recht besteht.

Krankheitsbild. Bei der Beschreibung der Erkrankungen des Zentralnervensystems, die während und im Anschluß an die Wutschutzimpfung auftreten, ist zunächst zu betonen, daß die Bilder sehr vielgestaltig sind, daß von der leichten mit Parästhesien verbundenen Schwäche der Beine und der einfachen Fazialisparese an bis zu den schwersten rapid fortschreitenden Lähmungen aller Extremitäten und der Atemmuskeln alle Zwischenstufen vorkommen.

Unter 211774 in den verschiedensten Pasteurschen Instituten schutzgeimpften Personen konnte Simon 100 Lähmungserscheinungen zusammenstellen, also 0,48 %/₀₀. Die Inkubationszeit der Erkrankungen betrug in Jochmanns Fällen ca. drei Wochen, von dem Biß des tollwütigen Tieres an gerechnet, und ca. 14 Tage vom Beginn der Wutschutzbehandlung an. Nach Simon (Zentralbl. f. Bakteriol., Orig., Bd. 68. 1913) erkranken die meisten 11—30 Tage nach dem Biß und der größte Teil innerhalb der ersten 20 Tage nach dem Kurbeginn; nur $^1/_4$ der Fälle nach Ablauf der Kur, und zwar meist innerhalb der nächsten sieben Tage. Die Inkubationszeit ist also im Durchschnitt kürzer als bei den meisten Fällen von typischer Lyssa.

Der Krankheitsbeginn ist akut. Als charakteristische Vorboten zeigen sich fast regelmäßig große Unruhe, absolute Schlaflosigkeit, deprimierte Gemütsstimmung, Erscheinungen, die ganz den initialen Symptomen der echten Lyssa entsprechen; ferner starke Kopfschmerzen, Appetitlosigkeit, Glieder- und Kreuzschmerzen, häufig auch Schmerzen in den Impfstellen. In einzelnen Fällen waren auch mäßige Fieberbewegungen, 38—39°, vorhanden, die als Ausdruck der infektiösen Natur des Leidens aufgefaßt werden können. Andere Fälle zeigten normale Temperaturverhältnisse.

In den leichtesten Fällen kommt es lediglich zu einer Fazialisparese, die ein- oder doppelseitig sein kann und gewöhnlich nach kurzer Dauer, 8 bis 14 Tage, wieder verschwindet, aber auch länger anhalten kann.

In Jochmanns Fällen fanden sich neben der Fazialislähmung noch ischiasähnliche Symptome (Laséguesches Phänomen), starke Schmerzen beim Strecken des Beines in der Kniekehle und Muskelschmerzen in der Muskulatur der Beine. Dieselbe Komplikation hat Borger in einem Falle gesehen. Sehr selten sind Krankheitsbilder, bei denen neben der Fazialisparese noch andere zerebrale Erscheinungen, Sprachstörungen, Doppeltsehen, Trismus im Vordergrunde der Erscheinungen stehen, und außerdem noch Zeichen der Allgemeininfektion, Atemnot, Herzangst den Zustand vorübergehend bedrohlich gestalten.

Weit häufiger sind Lähmungserscheinungen an den unteren Extremitäten. Oft finden sich neben den obengenannten Initialerscheinungen auch hier zunächst ischiasähnliche Schmerzen in der Hüfte und in der Kniekehle und positives Laséguesches Phänomen. Die Kranken können sich nur mit Mühe auf den Beinen halten, taumeln hin und her und machen einen ataktischen Eindruck. Die Sensibilität verhält sich dabei verschieden. Während in einzelnen Fällen gar keine objektiven Störungen zu finden sind, zeigen andere völlige Analgesie und Störungen der Temperaturempfindung; die Patellarreflexe sind gewöhnlich dabei erhalten. Bauchdecken- und Kremasterreflexe können fehlen. Diese Störungen verschwinden oft nach mehreren Tagen. Zuweilen sind sie vergesellschaftet mit einer schnell vorübergehenden, d. h. nur wenige Stunden bestehenden Blasen- und Mastdarmschwäche in Gestalt einer Urin- und Kotverhaltung.

Häufiger noch sind jene Zustandsbilder, wo es akut zu Paraplegien der unteren Extremitäten kommt. Unter den obengenannten Vorläufererscheinungen, Unruhe, Schlaflosigkeit usw. stellt sich akut eine Parese der Beine ein, die schnell zur völligen Lähmung führt. Oft bestehen dabei auch hier ischiasähnliche Schmerzen und schmerzhaftes Gefühl in der Muskulatur der Ober- und Unterschenkel. Die Lähmungen können auf die Beine beschränkt bleiben, kombinieren sich aber nicht selten mit einer Blasen- und Mastdarmstörung. Die Urinretention und der notwendige Katheterismus führen dabei zuweilen zur Zystitis. Die Sensibilitätsverhältnisse sind verschieden. Sensible Reizerscheinungen, Parästhesien, pelziges Gefühl, Kribbeln usw. sind fast immer vorhanden, sonst aber können objektive Veränderungen fehlen. In anderen Fällen finden sich Anästhesien für alle Qualitäten, die oft weit hinaufreichen, z. B. bis zur Mamillarlinie. Auch das Verhalten der Reflexe ist kein einheitliches. Die Patellar- und Achillessehnenreflexe können verschwinden, können aber auch normal oder gesteigert sein. Die Bauchdeckenreflexe, Kremaster- und Fußsohlenreflexe fehlen häufig; das Babinskische Zehenphänomen ist oft positiv. Durch Dekubitus und nachfolgende Sepsis kann es in solchen Fällen zu tödlichem Ausgange kommen, häufiger ist aber der Verlauf ein günstiger, indem nach einigen Wochen die Lähmungen in unerwarteter Weise zurückgehen.

Solche auffälligen Besserungen kann man selbst in den Fällen beobachten, wo sich das Bild einer aufsteigenden Landryschen Paralyse entwickelt, wenn auch hier die Heilungsaussichten etwas weniger günstig liegen. In solchen Fällen treten nach vollkommener Lähmung der Beine auch Paresen der Rumpfmuskulatur auf, so daß sich die Kranken nicht mehr aufsetzen können, und auch auf die Arme dehnen sich die Lähmungen aus; auch in den oberen Extremitäten gehen häufig Parästhesien, Kribbeln, lanzinierende Schmerzen dem Eintreten der Lähmungen voraus. Dazu kommen nicht selten noch bulbäre Symptome; häufig sind Fazialislähmungen, dann aber auch Lähmungen der äußeren Augenmuskeln. Sprachstörungen sind ebenfalls beobachtet worden. Trotz so schwerer Erscheinungen ist der günstige Ausgang nicht selten. Dort, wo der Prozeß auf die Atemmuskeln übergeht, zu Zwerchfellähmung und Parese der Brustmuskeln führt, kommt es unter Erstickungserscheinungen schnell zu letalem Ausgang.

Neben den bisher genannten Erscheinungen dieses vielgestaltigen Krankheitsbildes sind in seltenen Fällen auch echte Lyssasymptome, starke Salivation, allgemeine Krämpfe und Tobsuchtsanfälle beobachtet worden.

Ob eine besondere Disposition zu diesen eigenartigen Erkrankungen gehört, muß dahingestellt bleiben, solange wir noch nicht sicher über die eigentliche Ursache orientiert sind. Nach der Zusammenstellung von Simon erkrankten unter 84 Fällen 60 männliche und 10 weibliche Personen und bei 14 war das Geschlecht nicht bekannt; danach scheinen besonders Männer dazu disponiert zu sein. Die Erkrankungen finden sich häufiger bei Erwachsenen als bei Kindern. Daß Alkoholabusus, vorausgegangene Lues, Arteriosklerose eine wesentliche Rolle spielen, wie dies von einzelnen Autoren angenommen wurde, trifft nicht für alle Fälle zu. Auch die Annahme von Babes, daß besonders gesundheitlich geschwächte Individuen zu der Erkrankung disponieren, besteht nach unseren Erfahrungen — ich habe während des Krieges in Jerusalem mehrere solcher Fälle beobachtet — nicht zu Recht; ob besondere Gelegenheitsursachen bei der Entstehung des Leidens eine Rolle spielen können, muß dahingestellt bleiben. Simon deutet z. B. an, daß Überanstrengung (lange Eisenbahnfahrt nach Abschluß der Kur), Abkühlungen (ein kaltes Bad) u. dgl., die dem Eintritte der Erkrankung vorausgingen, vielleicht als auslösende Momente in Betracht kommen. Dagegen ist aber zu bemerken, daß die meisten Fälle ohne solche Gelegenheitsursachen erkrankt sind.

Die **Prognose** ist günstig zu stellen dort, wo sich der Prozeß auf eine Fazialisparese und Parästhesien beschränkt; ferner bei den Paresen der Beine mit Urin- und Kotverhaltung und bei den Paraplegien der unteren Extremitäten. Die aufsteigenden Lähmungen haben eine zweifelhafte Prognose, doch bestehen in Anbetracht der Schwere des Krankheitsbildes auch hier noch auffallend günstige Heilungschancen, da von 36 aufsteigenden Paralysen nur $15 = 41,6\,^0/_0$ gestorben sind.

Die **anatomische Grundlage** dieser Erkrankungen ist eine disseminierte, besonders im Lendenmark und im Halsmark lokalisierte Myelitis, die mit seröser Transsudation und namentlich auch mit starken Ödemen der Meningen im Gebiete des unteren Dorsalmarks und des Lendenmarks einhergeht.

Dieser Befund erklärt in schönster Weise eine Erscheinung, die den Kliniker bei solchen Fällen schon oft in Erstaunen gesetzt hat, nämlich die Tatsache, daß trotz des schwersten Symptomenkomplexes völlig schlaffer Paralyse der Extremitäten, Mastdarm- und Blasenlähmung usw. ganz wider Erwarten schon nach wenigen Wochen eine schnelle Heilung eintreten kann.

Das auf das Lumbalmark beschränkte Ödem der weichen Hirnhäute und die perivaskuläre seröse Transsudation sind wohl geeignet, schwere Ausfallserscheinungen zu verursachen, schließen aber auch gleichzeitig die Möglichkeit der schnellen Resorption und damit auch günstiger Heilungschancen in sich.

Bei der Frage nach der **Ätiologie** dieser Krankheitserscheinungen sind folgende Momente zu berücksichtigen: 1. Werden die an das Kaninchenrückenmark gebundenen und mit dem Passagevirus eingeimpften Toxine angeschuldigt (Babes); 2. das lebende Virus fixe und 3. kommt bei Personen, die von sicher wutkranken Tieren gebissen sind, das Straßenvirus, vielleicht in einer durch die Schutzimpfung gemilderten Form in Frage.

Ein sicherer Beweis dafür, daß nicht die Toxine, sondern die lebenden Erreger selbst die Krankheitserscheinungen auslösen, konnte durch einen von Jochmann beobachteten Fall erbracht werden, der von einem sicher tollwutkranken Hund gebissen, während der Schutzimpfung an Paraplegien der Beine, Blasenlähmung und Paresen an den Armen erkrankt war, einen starken Dekubitus bekam und an Sepsis zugrunde ging. Jos. Koch infizierte mit dem Mark dieses verstorbenen Kranken, und zwar besonders mit dem schon makroskopisch deutlich veränderten Lendenmark Kaninchen, Ratten und Hunde. Danach ging ein Teil der Tiere nach einer langen Inkubationszeit an konsumptiver Wut zugrunde. Bei zwei Kaninchen konnten im Ammonshorn Negrische Körperchen gefunden werden in Form und Größe, wie sie bei Passagewut vorzukommen pflegen. Durch diese Feststellung war mit Sicherheit bewiesen, daß die akute Paraplegie in diesem Falle durch den Erreger der Wut verursacht war.

Nachdem somit festgestellt ist, daß lebendes Virus die Paraplegien verursacht, erhebt sich die weitere Frage: Ist die auslösende Ursache Straßenvirus oder Virus fixe?

Die Tierexperimente zeigen, daß durch beide Virusarten, Straßenvirus und Virus fixe, dasselbe Krankheitsbild verursacht werden kann, also ist es im höchsten Grade wahrscheinlich, daß auch beim Menschen beide Virusarten an der Entstehung der gleichen Krankheitserscheinungen beteiligt sein können. Wie viele Fälle auf Rechnung des Virus fixe und wie viele auf die des Straßenvirus kommen, muß dahingestellt bleiben. In den meisten Fällen kommt wohl Straßenvirus in Frage (J. Koch, Jochmann). Die Annahme von Kühne, daß die im verimpften Rückenmark enthaltenen Bakterien eine Virulenzsteigerung des Virus fixe bedingen, hat wenig Wahrscheinlichkeit.

Die Auffassung, daß die genannten Krankheitserscheinungen durch Straßenvirus bedingt sind, also atypische Lyssainfektionen darstellen, gewinnt an Wahrscheinlichkeit, wenn man bedenkt, daß nach Kirchner nur 2—3% aller von tollwutkranken Tieren gebissenen Menschen an typischer Wut erkranken. Daß auch bei der Lyssa latente und atypische Formen vorkommen, ist deshalb im höchsten Grade wahrscheinlich, um so mehr, als wir atypische und abortive Verlaufsformen bei allen anderen Infektionskrankheiten kennen.

Die **Therapie** der atypischen Lyssaerkrankung kann nur darauf ausgehen, Erholung der geschädigten Nervenelemente zu unterstützen und die Resorption des Ödems in den Meningen und der perivaskulären Transsudation zu beschleunigen. Unbedingte Bettruhe ist dazu erforderlich. Daneben wird mit Vorteil Jodkali gegeben: Kal. jodat. 5/200, viermal täglich einen Eßlöffel. Im übrigen muß auf jede Weise versucht werden, der Entstehung eines Dekubitus vorzubeugen.

Literatur über Lyssa siehe bei:

Bollinger: Wutkrankheit im Handbuch der spez. Pathol., Bd. 3. — Högyes: Lyssa in Spez. Pathol. u. Therap., herausgeg. von Nothnagel, Bd. 5, 5. Teil. Wien

1897. — Jos. Koch: Lyssa im Handbuch der pathogenen Mikroorganismen, herausgegeben von Kolle u. Wassermann, Jena 1913. — Jochmann: Über atypische Lyssaerkrankungen und ihre Bezieungen zur Wutschutzimpfung. Dtsch. Zeitschr. f. Nervenheilk., 47.—48. Bd., Leipzig 1913. — Hetsch: Lyssa in Kraus-Brugsch, Spez. Pathol. u. Therap., Bd. 2, 2. Teil. 1913. — Forschbach: Zur Klinik der Lyssa und der Impflyssa. Zeitschr. f. klin. Med. Bd. 86. 1919. — H. da Rocha-Lima: Chlamydozoen-Strongyloplasmen im Handb. d. pathog. Protozoen. Bd. 2. S. 960. 1920.

Maul- und Klauenseuche. Aphthenseuche.
Stomatitis epidemica.

Die Maul- und Klauenseuche ist ein bei Tieren, namentlich bei Rindern und Schweinen, auftretendes akutes Blasenexanthem, das gelegentlich auf den Menschen übertragen werden kann. Diese Übertragungsmöglichkeit ist z. B. festgelegt durch die Selbstversuche einiger Forscher, die nach dem Genusse der Milch einer an Aphthenseuche erkrankten Kuh wenige Tage nachher typische Blasen auf der Mundschleimhaut und auf den Händen bekamen. Die Empfänglichkeit des Menschen ist im allgemeinen sehr gering; freilich kommt wohl ein Teil der leichten Fälle gar nicht zur Kenntnis des Arztes. Da die Milch kranker Kühe die Hauptinfektionsquelle ist, so sind besonders Säuglinge gefährdet, die ungekochte Milch zu trinken bekommen. Auch durch Milchprodukte, Butter, Käse, kann die Krankheit übertragen werden. Besonders der Ansteckung ausgesetzt sind Melker, Schlächter, Stallknechte.

Ätiologie. Der Erreger ist noch unbekannt. Wir wissen nur, daß er sehr klein ist, denn der infektiöse Bläscheninhalt verliert auch dann seine Infektiosität nicht, wenn man ihn durch bakteriendichte Filter schickt. Nach Terni enthalten das Blut sowie verschiedene Organe das Virus, welches durch Urin, Milch und Speichel ausgeschieden wird (da Rocha-Lima).

Tietze (Berl. tierärztl. Wochenschr. 1922) hat kürzlich Mitteilung gemacht über Züchtung des Erregers in einem besonders zusammengesetzten flüssigen Nährboden; derselbe zeigt dabei zunehmende opaleszierende Trübung, die sich auf weiteren Nährboden übertragen ließ. Mikroskopische Untersuchung der Trübung ergab kein Resultat, dagegen enthielt das trübe Nährmedium Antigene.

Nach Waldmann und Pape kann das Virus der Maul- und Klauenseuche auf Meerschweinchen übertragen und in diesem weitergezüchtet werden.

Bei Tieren bleibt nach Überstehen von Maul- und Klauenseuche eine Immunität zurück, deren Dauer allerdings eine verschieden lange und nicht gegen alle Stämme gleichmäßig hohe ist.

Krankheitsbild. Nach einer Inkubationszeit von 3—8 Tagen treten zunächst Prodromalerscheinungen, Fieber, Kopf- und Kreuzschmerzen und Mattigkeit auf und unter Brennen breitet sich eine entzündliche Röte über die gesamte Mundschleimhaut aus. Bald darauf schießen auf Lippen, Wangen, Zunge und eventuell auch im Rachen hanfkorngroße Bläschen auf, die bis zu Erbsengröße wachsen, meist größer als Herpesbläschen sind, und klares, später mehr milchig getrübtes Serum enthalten. Manchmal kommt es auch in der Umgebung des Mundes und an der Nase zur Blasenbildung. Nach kurzem Bestehen platzt die Epitheldecke der Bläschen, und es bleibt eine schmerzhafte Erosion zurück, die sich grau belegt. Ein außerordentlich lästiger, starker Speichelfluß plagt den Kranken, der um so unangenehmer ist, als das Schlucken durch Beteiligung des Rachens meist erschwert ist. Auch das Sprechen wird durch die in der Regel stark geschwollene Zunge behindert.

Die Lippen werden dick und unförmig und bei Blasenbildung im Gesicht kann das ganze Antlitz erysipelartig anschwellen. Die regionären Lymphdrüsen sind vergrößert und schmerzhaft.

Die beschriebene Stomatitis wird namentlich bei Kindern meist von Verdauungsbeschwerden, Appetitlosigkeit, Brechneigung und heftigen Durchfällen begleitet, die mehrere Tage anhalten, um dann in Verstopfung überzugehen. Manchmal kommt es sogar zu blutigen Entleerungen. Gelegentlich kann auch auf der Haut, besonders an den Fingern, ein Bläschenexanthem auftreten, und zwar nicht nur infolge direkter Kontaktinfektion, z. B. bei Melkern, die sich an dem erkrankten Euter der Kühe infizieren, sondern auch bei oraler Infektion durch den Genuß infizierter Milch. Oft entstehen an den befallenen Fingern Panaritien; aber auch an den Zehen, Fersen, bei Frauen an den Brüsten und sogar über den ganzen Körper können Bläschen aufschießen.

Auch über multiple Hautblutungen ist berichtet worden; Nasen-, Nieren- und Darmbluten wurde als Begleiterscheinung der Stomatitis aphthosa ebenfalls mehrfach beobachtet, bei Männern und Knaben auch einige Male Orchitis.

Das Fieber pflegt schon nach 2—3 Tagen abzusinken, wenn die Bläschen ihre größte Ausbildung erreicht haben. Die Erosionen am Mund überhäuten sich allmählich und nach durchschnittlich 14 Tagen ist die Heilung vollendet. In ungünstigen Fällen, namentlich bei schwächlichen Säuglingen, führen die Durchfälle und der dadurch bedingte Kräfteverlust oder auch septische Komplikationen, die von den erodierten Stellen ausgehen, den Tod herbei. Eine 33jährige Patientin E. Veiels starb am 8. Krankheitstage unter den Erscheinungen schwersten Lufthungers (keine Sektion); es war ein Abort in der 6. Woche vorausgegangen.

Bei der **Diagnose** ist vor allem die Unterscheidung von der gewöhnlichen Stomatitis aphthosa schwierig, denn nach dem Platzen der Bläschen sehen die grau belegten Erosionen den gewöhnlichen Aphthen sehr ähnlich. Sind noch Bläschen vorhanden, so ist die Unterscheidung leichter, auch pflegen bei einfacher Stomatitis aphthosa die Prodromalerscheinungen zu fehlen. Etwaige anamnestische Daten über die Herkunft der genossenen Milch von Kühen, die auf Aphthenseuche verdächtig sind oder die Beschäftigung mit kranken Tieren werden zuweilen die Diagnose stützen. Ist auch auf der Haut ein Bläschenausschlag vorhanden, so erleichtert das die Diagnose sehr. Bei der Stomatitis ulcerosa ist der mehr in die Tiefe gehende nekrotische Zerfall des Gewebes und der Befund von fusiformen Stäbchen und Spirillen charakteristisch.

Prophylaxe. Die Prophylaxe der Stomatitis epidemica hängt eng zusammen mit der Bekämpfung der übertragbaren Maul- und Klauenseuche beim Vieh. Das deutsche Reichsviehseuchengesetz enthält ausführliche Bestimmungen, welche die Abgabe der ungekochten Milch kranker Tiere sowie den Verkauf von Käse, Butter Milch und Molke verbieten. Personen, die mit kranken Tieren in Berührung gekommen sind, müssen sich die Hände sorgfältig desinfizieren, ebenso Kleidung und Schuhwerk. An Stomatitis epidemica Erkrankte sind zu isolieren, um einer weiteren Verbreitung der Seuche vorzubeugen. Alle Gegenstände, die mit den Kranken in Berührung gekommen sind, müssen desinfiziert werden.

Für die Bekämpfung der Seuche unter dem Vieh ist die Schutzimpfung nach Löffler von großer Bedeutung geworden. Diese geschieht entweder durch Immunisierung mit einem hochwertigen Immunserum oder aber durch eine Kombination dieses passiven Immunisierungsverfahrens mit einer aktiven Immunisierung. Die zur Immunisierung nötige Lymphe wird aus den Aphthenblasen gewonnen und durch Berkefeldt-Filter geschickt. Zum Zwecke der Gewinnung hochwertigen Serums werden dann Pferden steigende Dosen von diesem Virus injiziert. Man bekommt dadurch ein Serum, von dem 5—20 ccm genügen, um Schweine und Schafe für mehrere Wochen vor der Infektion zu schützen. Diese prophylaktische Serumbehandlung kommt also in Frage in Ställen, wo die Seuche bereits ausgebrochen ist und es sich darum handelt, einen sofortigen Impfschutz zu erzielen.

Soll eine länger dauernde Immunität erreicht werden, so ist das kombinierte Verfahren am Platze. Man gibt zur Erzielung der sog. Grundimmunität gleichzeitig 0,5 ccm des hochwertigen Immunserums und 0,03 ccm virulente Lymphe, d. h. eine Mischung, die im Tierversuch so gegeneinander abgestimmt ist, daß das einverleibte Virus zwar nicht mehr krank machen, aber doch zur Bildung von Schutzkörpern anregen kann. Bei den nächsten drei Einspritzungen, die in Abständen von drei Wochen erfolgen, werden dann nur noch geringe Lymphmengen injiziert. Dadurch erreicht man nach einer Behandlung von einigen Wochen eine Immunität von einhalb- bis einjähriger Dauer.

Für Notimpfung von Vieh läßt sich das Serum rekonvaleszenter Rinder verwenden, danach wird durch Einreiben mit Speichel oder Aphthensaft erkrankter Rinder infiziert und aktiv immunisiert.

Therapie. Die Behandlung der an der Aphthenseuche Erkrankten ist in der Hauptsache eine symptomatische. Die entzündete Schleimhaut wird mit 4 bis 10%iger Boraxlösung oder einer 0,5—2%igen Argentum nitricum-Lösung gepinselt; die Geschwüre werden mit Lapis geäzt. Der Mund muß häufig, halbstündlich, mit 2%iger Wasserstoffsuperoxydlösung, 1%iger essigsaurer Tonerde oder 3%iger Kali chloricum-Lösung gespült werden. Auch die Anwendung eines Sprayapparates kann empfohlen werden, mit dem 1%ige Wasserstoffsuperoxydlösung verstäubt und auf die Mundschleimhaut des Kranken gerichtet wird. Die ekzematösen Hauteruptionen werden mit Lassarscher Paste behandelt.

Um die entzündete Schleimhaut möglichst wenig zu reizen und Schmerzen bei der Nahrungsaufnahme zu vermeiden, empfiehlt es sich, in schwereren Fällen nur flüssige und gekühlte Nahrung zu reichen. Die begleitende Gastroenteritis erfordert die übliche diätetische Behandlung. Starke Durchfälle machen die Anwendung von Tanninpräparaten oder Wismut, eventuell auch den Gebrauch von Tinctura opii erforderlich. Darmantiseptika haben keinen Nutzen.

Salvarsan bzw. Silbersalvarsan ist mehrfach mit Erfolg beim Menschen gegeben worden.

Literatur siehe bei:

v. Koranyi: Zoonosen in Spez. Pathol. u. Therap., herausgeg. von Nothnagel, Wien 1897. — Löffler: Die Serotherapie, Seroprophylaxe und Impfung bei Maul- und Klauenseuche usw. Dtsch. med. Wochenschr. 1909. Nr. 45. — Hetsch: Maul- und Klauenseuche in Kraus-Brugsch, Spez. Pathol. u. Therap. Bd. 2. 2. Teil. 1919. — Veiel, E.: Münch. med. Wochenschr. 1920. Nr. 30. — H. da Rocha-Lima: Chlamydozoen-Strongyloplasmen im Handb. d. path. Protozoen. Bd. 2. S. 955. 1920.

Trichinose.

Die Besprechung der Trichinose gehört streng genommen nicht in ein Lehrbuch der Infektionskrankheiten, da es sich nicht um eine eigentliche Infektions-, sondern um eine Invasionskrankheit handelt, bei welcher ein kleiner Rundwurm in den Verdauungskanal gelangt, und sich hier geschlechtsreif entwickelt, worauf die jungen Trichinellen in die Körpergewebe, hauptsächlich in die Muskeln eindringen. Das Bild der Trichinose erinnert vielfach so sehr an das einer Infektionskrankheit, daß eine kurze Darstellung hier zweckmäßig sein dürfte.

Historisches. Die Erreger der Trichinose wurden schon 1835 von James Paget gesehen, worauf Leuckart durch Versuche an Mäusen feststellte, daß die eingekapselten Muskeltrichinen im Darme ihre Kapsel verlieren, daß sich daraus geschlechtsreife Tiere entwickeln und nach der Befruchtung aus dem Uterus des Weibchens Embryonen heraustreten, die sich zu Muskeltrichinellen entwickeln. Zenker wies 1860 nach, daß durch die Einwanderung in die Muskeln schwere, vielfach tödliche Erkrankungen ausgelöst werden und daß das Schwein in erster Linie als Wirt der Trichinen in Betracht kommt. Weitere Aufschlüsse über die Pathogenese und Klinik der Trichinose ergaben die Untersuchungen von Stäubli (1905 u. ff.).

Vorkommen. Trichinose kommt wahrscheinlich allenthalben vor, wird aber wohl vielfach nicht erkannt. Die meisten Mitteilungen darüber stammen aus Deutschland, wo insbesondere mehrere größere Epidemien: 1863 in Hettstaedt (Sachsen), 1865 in Hedersleben (Sachsen), 1903 in Homberg (bei Kassel) u. a. Veranlassung zu genauer klinischer Beobachtung gaben. Seit Einführung der obligatorischen Fleischbeschau gingen die Epidemien sehr zurück. Dabei spielt auch die Art der Nahrungszubereitung eine große Rolle: aus Amerika wurden z. B. trotz weiter Verbreitung der Trichinenkrankheit unter den Schweinen wenig Fälle beim Menschen berichtet, weil dort die Unsitte, rohes Fleisch zu essen, wenig verbreitet ist. In den Kriegs- und Nachkriegsjahren kam es infolge heimlicher Hausschlachtungen ohne Fleischbeschau da und dort wieder zu kleinen Epidemien.

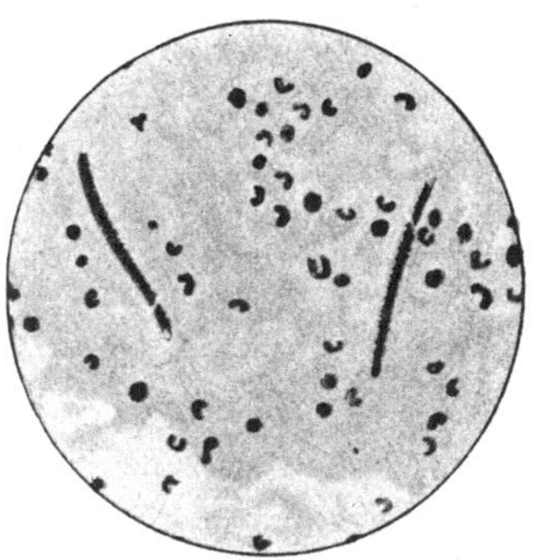

Abb. 460. Trichinen-Embryonen im strömenden Blute. (Nach Stäubli.)

Ätiologie. Die Darmtrichinen (Männchen: 1,4—1,6 mm lang, etwa 0,4 mm dick; Weibchen: 3—4 mm lang, 0,6 mm dick) schmarotzen in geschlechtsreifem Zustande im Darminhalt und in der Darmwand als kleine, mit bloßem Auge eben noch wahrzunehmende Rundwürmer. Das befruchtete Weibchen bringt zahlreiche Embryonen zur Welt; dieselben dringen größtenteils durch die Darmwand in die Gewebe ein und gelangen mit dem Blut- und Lymphstrom in die verschiedenen Organe, vor allem in die quergestreifte Muskulatur. Nach Stäubli finden sich bei experimenteller Verfütterung von trichinösem Fleische (an Meerschweinchen u. a.) vom 7. Tage ab Trichinellen in großer Menge im strömenden Blut (Abb. 460). Während die männlichen Darmtrichinen bald nach der Begattung absterben, bleiben die weiblichen insgesamt etwa 7—8 Wochen im Darm lebend und gebärend. Die mit dem Lymphblutstrom in die Muskeln gelangenden jungen Trichinellen (Abb. 461) dringen in die Muskelprimitivfasern ein, wachsen darin zunächst in die Dicke, später in die Länge (bis 1 mm) und rollen sich etwa 14 Tage später spindelförmig ein, worauf die Enzystierung beginnt. Später imprägniert sich die Bindegewebskapsel mit Kalksalzen (Abb. 462 und 463). In diesem Ruhezustand verbleiben die Trichinellen jahrelang infektiös, bis sie wieder in den Magen eines neuen Wirtes kommen, wo die Kapsel verdaut wird und die Trichinellen sich in 2—3 Tagen zu geschlechtsreifen Darmtrichinen entwickeln.

Hauptverbreiter der Trichinose sind die Ratten: 50% und mehr dieser Tiere werden in Abdeckereien, Schlächtereien trichinös befunden! Schweine, Hunde, Katzen infizieren sich durch Auffressen von trichinösen Ratten, der

Mensch durch Genuß trichinenhaltigen Schweinefleisches. Bestimmte Muskeln sind besonders reichlich befallen. Johne zählte in 4 g Kehlkopfmuskulatur des Schweines 2133, in der Zunge 2042 Trichinen!

Krankheitsbild. Nach einer „Inkubationszeit" von 1 bis mehrere bis 10 Tagen treten meist zunächst Magendarmstörungen auf: Übelsein, Erbrechen, Durchfälle (manchmal blutig-schleimig), Kolikschmerzen. Dann stellt sich leichtes Fieber und eigenartige „Muskellähmigkeit" ein, und zwar zu einer Zeit, wo die Trichinellen noch nicht in die Muskeln eingedrungen sind, also wohl durch toxische Produkte der Darmtrichinen bedingt. Etwa am 8. Tage erscheinen Ödeme der Augenlider, des Gesichtes, Skrotums, der Extremitäten, dazu ein mehr oder weniger hohes und anhaltendes Fieber und — als Folge der

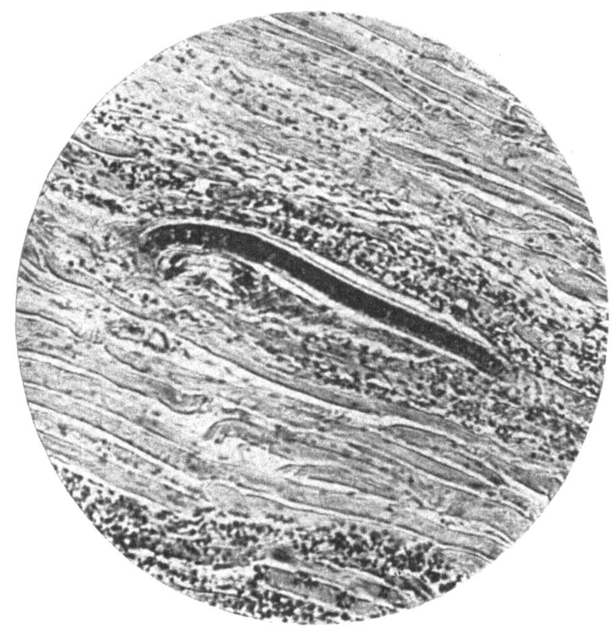

Abb. 461. Junge Trichinelle im Muskel; entzündliche Infiltrate. Vergr. 1:75.
(Mikrophotogramm von Prof. Simmonds.)

Trichinelleninvasion in die Muskeln — eine richtige Muskelsteifigkeit, die besonders bei Druck und Bewegung sich verstärkt und den Kranken oft bewegungslos, mit Beugung der Flexoren, im Bett fixiert. Sie pflegt bis zur 4. oder 5. Woche anzuhalten. Aus der Beteiligung einzelner Muskeln bzw. Muskelgruppen resultieren zu dieser Zeit besondere Symptome: starke Trichinelleninvasion in die Zwerchfell- und Interkostalmuskulatur führt zu Atmungsstörungen, in solche der Zunge und der Kehlkopfmuskeln zu heiserer, näselnder Sprache, Schluckbeschwerden; in solche der Kaumuskeln zu Trismus. Oftmals zeigt sich in den ersten Wochen ein Temperaturverlauf, der stark an Typhus abdominalis erinnert (Kurve Abb. 464); von der dritten Woche ab, oft schon früher, besteht eine besondere Neigung zu Schweißausbrüchen mit Miliaria.

Am Nervensystem zeigen sich selten Erscheinungen von Hirnhautreizung, öfters Herabsetzung der elektrischen Erregbarkeit der Muskeln, Fehlen von Patellar-Achilles-Trizepsreflexen (Nonne und Hoepfner 1889), sowie positiver Kernig (Stäubli). His fand dagegen gelegentlich gesteigerten Patellarreflex und positiven Babinski. In schweren Fällen treten Delirien auf. Im Lumbalpunktat sollen gelegentlich lebende Embryonen nachgewiesen sein (Lit. bei Braun).

Das Blut enthält zu Beginn der Erkrankung, vom 5.—9. Tag nach Infektion, Trichinellen, wie Stäubli zuerst im Tierexperiment, später verschiedene Autoren im Menschenblut mittels Essigsäuremethode (s. unten, Diagnose) nachwiesen. Diagnostisch wichtig ist die Eosinophilie des Blutes, die zeitlich mit der Darmtrichinose, nicht erst mit der Muskelinvasion zusammenfällt (Schleip). Schon am 5. Krankheitstage fand z. B. Blank bei 8400 Leukozyten $36\,{}^0/_0$ Eosinophile. Die Gesamtzahl der Leukozyten nimmt — auch ohne Komplikationen — im weiteren Verlauf meist zu (s. Abb. 464); die relative Eosinophilie kann bis zu $60\,{}^0/_0$, ja $80\,{}^0/_0$ ansteigen und oft lange nach der Heilung noch persistieren.

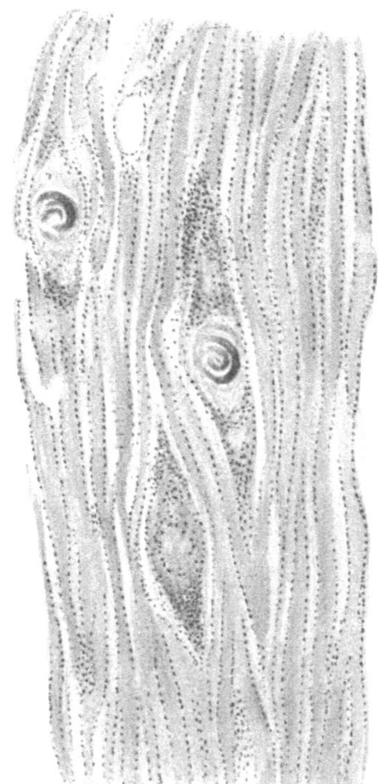

Abb. 462. Enzystierte Muskeltrichinen. Vergr. 1 : 80. (Aus Gotschlich-Schürmann.)

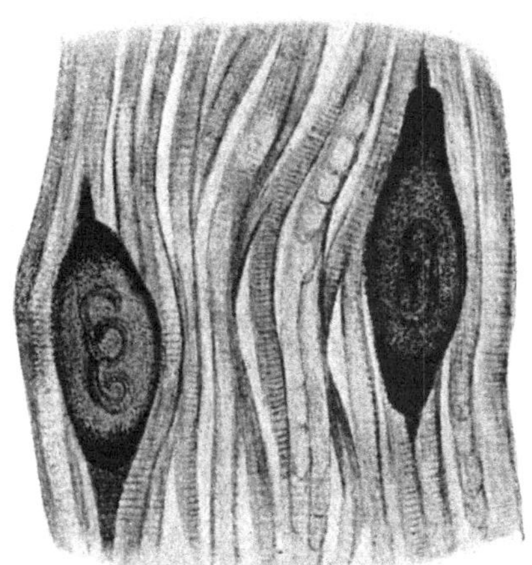

Abb. 463. Verkalkte Trichinen im Muskel. Vergr. 1 : 80. (Aus Gotschlich-Schürmann.)

Bei besonders schwerer Trichineninfektion sowie bei bakterieller Mischinfektion kann die Eosinophilie fehlen oder gering sein (Stäubli). Erythrozyten und Hb. zeigen im Verlauf der Krankheit meist erhebliche Abnahme im Sinne einer einfachen Anämie; mitunter findet sich allerdings auch Polyzythämie.

Milztumor ist selten, und wenn vorhanden, gering.

Der Urin enthält gelegentlich Spuren von Albumen, vereinzelte Zylinder, meist kein Urobilin, dagegen bei einigermaßen schwerer Erkrankung fast regelmäßig eine intensive und langdauernde Diazoreaktion. Von manchen, z. B. S. Schönborn, wurde dieselbe allerdings vermißt.

Die Haut zeigt, neben Ödemen, Schweißen und Miliaria, nicht selten Herpes, sowie Prurigo, Neigung zu Pusteln und Furunkeln, selten Petechien und „Roseolen".

Der Puls ist meist dem Fieber entsprechend beschleunigt — nicht selten aber auch relativ verlangsamt (Matthes), die Herztätigkeit bleibt oft lange

sehr labil. Der Herzmuskel (der bei der Sektion keine Trichinellen enthält)
kann Zeichen einer Myokarditis aufweisen. Starke Blutdrucksenkung ist regelmäßig, wie bei Fleckfieber, zu beobachten; Venenthrombosen sind häufig;
auch eine Perikarditis kommt, ebenso wie Pleuritis bzw. Empyem, wohl durch
direkte Einwanderung der Trichinellen in die Serosa zustande.

Verlauf und Prognose. Leichte Fälle heilen in einigen Wochen, schwere in
einigen Monaten aus. Störungen der Muskulatur bleiben oft noch längere Zeit
zurück. Die Letalität hängt von der Menge der genossenen und von der Lokalisation der in die Muskeln ausgeschwemmten Trichinen ab und schwankt zwischen
0 und 30 %! Die Mehrzahl der Todesfälle kommt auf die 3.—5. Krankheitswoche. Atmungsstörungen mit nachfolgender Bronchopneumonie, Kollaps,
Delirien beschließen dann das Krankheitsbild.

Diagnose. An Trichinose ist zu denken bei einer mehr oder weniger akut
mit Magendarmstörungen einsetzenden fieberhaften Erkrankung von oft

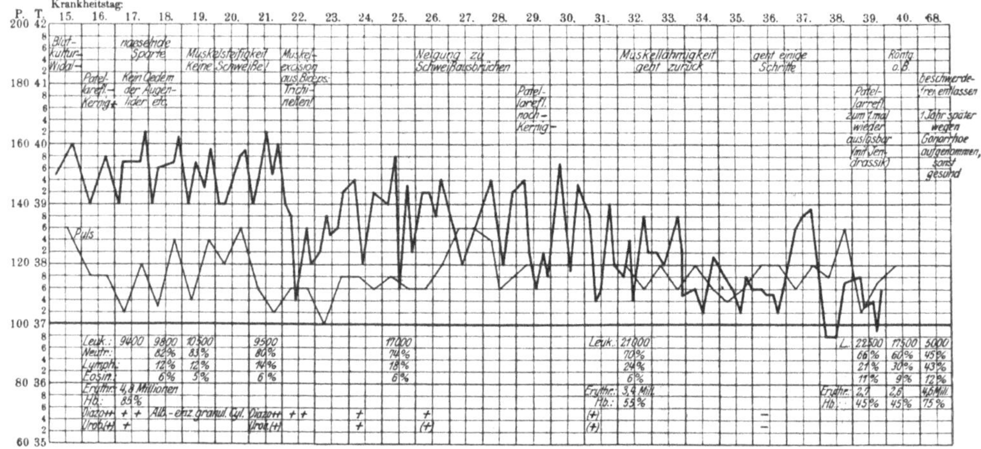

Abb. 464. Mittelschwere Trichinose bei 18 jähr. Mädchen (Nürnberg 1907).

typhusähnlichem Verlauf, mit Gesichts- und Lidödem, Muskellähmigkeit, später
-steifigkeit, fehlenden Patellar- und Achillessehnenreflexen bei oftmals positivem
Kernig, mit fehlendem Milztumor, positiver Diazoreaktion, deutlicher Leukozytose und Eosinophilie.

Sichergestellt wird die Diagnose durch Nachweis der Trichinellen im
strömenden Blute nach Stäubli, was aber im allgemeinen nur zwischen
dem 5. und 10. Tage möglich ist. Man versetzt 10 ccm Venenblut mit 100 ccm
3 % Essigsäure, zentrifugiert mehrfach unter Auswaschen mit 3 % Essigsäure
und mustert das Sediment in zahlreichen Giemsa-gefärbten Ausstrichen durch.

Vom 8. Tage ab kann auch die Exzision eines Muskelstückchens zum
Ziele führen: am unteren Ende des M. biceps oder Rectus abdominis wird an
einer stark druckempfindlichen Stelle inzidiert, etwas Muskel hervorgezogen und
im Quetschpräparat durchsucht; die Trichinellen liegen meist gestreckt, gut
beweglich im Sarkolemm. Die Darmtrichinen im Stuhl nachweisen zu wollen,
ist aussichtslos, eine spezifische Serodiagnostik (Stroebel) praktisch kaum
verwertbar, das Röntgenverfahren nur für den Nachweis verkalkter Muskeltrichinen brauchbar (Hoffa, 1898).

Die **Differentialdiagnose** erhebt sich am häufigsten gegen Typhus, mit
welchem die Trichinose Fieber, Magendarmstörungen, eventuell Bradykardie,

positive Diazoreaktion gemein hat; im Unterschied von Typhus aber zeigt die Trichinose meist keinen Milztumor, negativen bakteriologischen und serologischen Blutbefund, ausgesprochene Leukozytose mit erheblicher Eosinophilie. Letztere kommt sonst nur noch bei einer Infektionskrankheit, dem Scharlach, vor. Große Ähnlichkeit besteht mit der Polymyositis acuta (Dermatomyositis, „Pseudotrichinose"), die ebenfalls Gesichtsödem, brettharte Muskelschwellungen, Schweiße, auch mäßige Eosinophilie aufweist.

Sind die Kaumuskeln stark befallen, so kann bei dem dann entstehenden Trismus an beginnenden Tetanus gedacht werden, bei wenig ausgeprägten Ödemen und stark vortretender Muskelsteifigkeit unter Umständen auch an eine Encephalitis epidemica.

Die **Prophylaxe** richtet sich gegen den Genuß von trichinenhaltigem Schweinefleisch. Bis zu einem gewissen Grade schützt die in den meisten Staaten gesetzlich eingeführte Trichinenschau; ergänzend muß daneben die individuelle Prophylaxe geübt werden, niemals rohes Schweinefleisch zu essen. Die Muskeltrichinen sterben bei 65—70° C ab, eine Temperatur, welche im Innern größerer Fleischstücke erst nach langer Zeit erreicht wird. Räucherung, insbesondere Schnellräucherung, ist häufig wirkungslos; durch Pöckeln werden die Trichinen oft erst nach Wochen, ja Monaten abgetötet.

Therapie. Kommt ein Fall frühzeitig in Behandlung, so ist durch Magenspülung und starke Abführmittel (Kalomel, Rizinusöl) möglichst rasche Entfernung der Trichinen aus dem Verdauungskanal anzustreben. Auch Alkohol in großen Dosen, sowie Glyzerin (bis zu 150 Gramm an einem Tage, G. Merkel) wurden empfohlen, von Mosler Benzol, das am besten in Dosen von 4 mal 0,5 tgl. ad Capsul. gelodurat. gegeben wird.

Von Salvarsan ist nur dann etwas zu erhoffen, wenn es zu einer Zeit gegeben wird, wo die junge Brut gerade durch den Blutstrom verschleppt wird, also vom 7.—10. Tage.

Symptomatisch empfehlen sich lauwarme Bäder gegen die Muskelschmerzen; letztere erfordern auch öfters Aspirin, Pyramidon. Kräftige Ernährung muß schon zur Zeit des Fiebers dargeboten werden; wichtig ist Bekämpfung der Bronchitis, sowie sorgfältige Hautpflege, später Massage, Gymnastik; auch Strychnininjektionen (S. Schönborn) wirken dann oft günstig.

Literatur siehe bei:

Lommel, F.: Trichinose in Mohr-Staehelin, Handb. d. inn. Med. Bd. 1, S. 1017. 1911. — Stäubli: Trichinose, Monographie. Wiesbaden 1909. — Derselbe: Handb. d. pathog. Mikroorg. 2. Aufl. Bd. 8. 1913. — Seifert: Tierische Parasiten des Menschen. 2. Aufl. 2. Teil. S. 317. Leipzig 1920. — Blank: Über Trichinose. Dtsch. Arch. f. klin. Med. Bd. 132, S. 179. 1920.

Anhang.

Desinfektionsanweisung[1]).

I. Desinfektionsmittel.

1. **Verdünntes Kresolwasser** (2,5%ig). Zur Herstellung werden entweder 50 ccm Kreosolseifenlösung (Liquor Cresoli saponatus des Arzneibuchs für das Deutsche Reich) oder $^1/_2$ l Kresolwasser (Aqua cresolica d. A. B. f. d. D. R.) mit Wasser zu 1 l Desinfektionsflüssigkeit aufgefüllt und gut durchgemischt.

2. **Karbolsäurelösung** (etwa 3%ig). 30 ccm verflüssigte Karbolsäure (Acidum carbolicum liquefactum d. A. B. f. d. D. R.) werden mit Wasser zu 1 l Desinfektionsflüssigkeit aufgefüllt und gut durchgemischt.

3. **Sublimatlösung** ($^1/_{10}$%ig). Zur Herstellung werden von den käuflichen rosa gefärbten Sublimatpastillen (Pastilli hydrargyri bichlorati d. A. B. f. d. D. R.) entweder 1 Pastille zu 1 g oder 2 zu je $^1/_2$ g in 1 l Wasser aufgelöst.

4. **Kalkmilch.** Frisch gebrannter Kalk wird unzerkleinert in ein geräumiges Gefäß gelegt und mit Wasser (etwa der halben Menge des Kalkes) gleichmäßig besprengt; er zerfällt hierbei unter starker Erwärmung und unter Aufblähen zu Kalkpulver.

Die Kalkmilch wird bereitet, indem zu je 1 l Kalkpulver allmählich unter stetem Rühren 3 l Wasser hinzugesetzt werden.

Falls frisch gebrannter Kalk nicht zur Verfügung steht, kann die Kalkmilch auch durch Anrühren von je 1 l gelöschten Kalkes, wie er z. B. in einer Kalkgrube vorhanden ist, mit 3 l Wasser bereitet werden. Jedoch ist darauf zu achten, daß in diesen Fällen die oberste, durch den Einfluß der Luft veränderte Kalkschicht vorher beseitigt wird.

Die Kalkmilch ist vor dem Gebrauch umzuschütteln oder umzurühren.

5. **Chlorkalkmilch** wird aus Chlorkalk (Calcaria chlorata des A. B. f. d. D. R.), der in dicht geschlossenen Gefäßen vor Luft geschützt aufbewahrt war und stechenden Chlorgeruch besitzen soll, in der Weise hergestellt, daß zu je 1 l Chlorkalk allmählich unter stetem Rühren 5 l Wasser hinzugesetzt werden. Chlorkalkmilch ist jedesmal vor dem Gebrauche frisch zu bereiten.

6. **Formaldehyd.** Formaldehyd ist ein stechend riechendes, auf die Schleimhäute der Luftwege, der Nase und der Augen reizend wirkendes Gas, das in etwa 35%iger wässeriger Lösung (Formaldehydum solutum des A. B. f. d. D. R.) käuflich ist. Die Formaldehydlösung ist gut verschlossen und vor Licht geschützt auf-

---

[1]) Diese Desinfektionsanweisung enthält das Wichtigste aus dem Preußischen Gesetze, betreffend die Bekämpfung übertragbarer Krankheiten vom 28. Aug. 1905 und aus dem Reichgesetz, betreffend die Bekämpfung gemeingefährlicher Krankheiten vom 30. Juni 1900. — Weiteres sowie Literatur s. bei Gumprecht: Prophylaxe der Infektionskrankheiten, Weyls Handb. d. Hyg. 2. Aufl. Bd. 8, 3. Abt. Leipzig 1921 sowie bei Kißkalt: Seuchenverbreitung und Seuchenbekämpfung. Kraus-Brugsch, Spez. Pathol. u. Therap. Bd. 2, 3. Teil, S. 211—290. 1923.

zubewahren. Formaldehydlösung, in welcher sich eine weiße, weiche, flockige Masse, die sich bei vorsichtigem Erwärmen nicht auflöst (Paraformaldehyd), abgeschieden hat, ist weniger wirksam, unter Umständen sogar vollkommen unwirksam und daher für Desinfektionszwecke nicht mehr zu benutzen.

Formaldehyd kommt zur Anwendung:

    a) entweder in Dampfform; zu diesem Zweck wird die käufliche Formaldehydlösung in geeigneten Apparaten mit Wasser verdampft oder zerstäubt;

    b) oder in wässeriger Lösung (etwa 1%ig). Zur Herstellung werden 30 g der käuflichen Formaldehydlösung mit Wasser zu 1 l Desinfektionsflüssigkeit aufgefüllt und gut durchgemischt.

7. **Wasserdampf.** Der Wasserdampf muß mindestens die Temperatur des bei Atmosphärendruck siedenden Wassers haben. Zur Desinfektion mit Wasserdampf sind nur solche Apparate zu verwenden, welche sowohl bei der Aufstellung als auch später in regelmäßigen Zwischenräumen von Sachverständigen geprüft und geeignet befunden worden sind.

8. **Auskochen in Wasser,** dem Soda zugesetzt werden kann. Die Flüssigkeit muß kalt aufgesetzt werden, die Gegenstände vollständig bedecken und vom Augenblick des Kochens ab mindesten $^1/_4$ Stunde lang im Sieden gehalten werden. Die Kochgefäße müssen zugedeckt sein.

9. **Verbrennen,** anwendbar bei leicht brennbaren Gegenständen von geringem Werte.

Anmerkung. Unter den angeführten Desinfektionsmitteln ist die **Auswahl** nach Lage des Falles zu treffen. Auch dürfen unter Umständen andere, in bezug auf ihre desinfizierende Wirksamkeit und praktische Brauchbarkeit erprobte Mittel angewendet werden, jedoch müssen ihre Mischungs- und Lösungsverhältnisse, sowie ihre Verwendungsweise so gewählt werden, daß nach dem Gutachten des beamteten Arztes der Erfolg ihrer Anwendung einer Desinfektion mit den unter 1—9 bezeichneten Mitteln nicht nachsteht.

II. Ausführung der Desinfektion.

Vorbemerkung.

Die Desinfektion soll nicht nur ausgeführt werden nachdem der Kranke genesen, in ein Krankenhaus oder in einen anderen Unterkunftsraum übergeführt oder gestorben ist (Schlußdesinfektion), sondern sie soll fortlaufend während der ganzen Dauer der Krankheit (Desinfektion am Krankenbett) stattfinden.

Die Desinfektion am Krankenbett ist von ganz besonderer Wichtigkeit. Es ist deshalb in jedem Falle anzuordnen und sorgfältig darüber zu wachen, daß womöglich vom Beginn der Erkrankung an bis zu ihrer Beendigung alle Ausscheidungen des Kranken und die von ihm benutzten Gegenstände, soweit anzunehmen ist, daß sie mit dem Krankheitserreger behaftet sind, fortlaufend desinfiziert werden. Hierbei kommen hauptsächlich die nachstehend unter Ziffer 1 bis 9, 14 bis 18, 24 angeführten Gegenstände in Betracht.

Auch sollen die mit der Wartung und Pflege des Kranken beschäftigten Personen ihren Körper, ihre Wäsche und Kleidung nach näherer Anweisung des Arztes regelmäßig desinfizieren.

Bei der Schlußdesinfektion kommen alle von dem Kranken benutzten Räume und Gegenstände in Betracht, soweit anzunehmen ist, daß sie mit dem Krankheitserreger behaftet sind, und soweit ihre Desinfektion nicht schon während der Erkrankung erfolgt ist.

Genesende sollen vor Wiedereintritt in den freien Verkehr ihren Körper gründlich reinigen und womöglich ein Vollbad nehmen.

Auch sollen die Personen, welche die Schlußdesinfektion ausgeführt oder die Leiche eingesargt haben, ihre Wäsche und Kleidung einer Desinfektion unterziehen.

1. **Ausscheidungen des Kranken:**
   a) **Lungen- und Kehlkopfauswurf, Rachenschleim und Gurgelwasser** werden in Speigefäßen aufgefangen, welche bis zur Hälfte gefüllt werden:

   > entweder mit verdünntem Kresolwasser, Karbolsäurelösung oder Sublimatlösung; in diesem Falle dürfen die Gemische erst nach mindestens zweistündigem Stehen in den Abort geschüttet werden;
   > oder mit Wasser, welchem Soda zugesetzt werden kann; in diesem Falle müssen die Gefäße dann mit Inhalt ausgekocht oder in geeigneten Desinfektionsapparaten mit strömendem Wasserdampf behandelt werden;
   > auch läßt sich der Auswurf in brennbarem Material (z. B. Sägespänen) auffangen und mit diesem verbrennen;

   b) **Erbrochenes, Stuhlgang und Harn** werden in Nachtgeschirren, Steckbecken u. dgl. aufgefangen, welche alsdann sofort mit der gleichen Menge Kalkmilch, verdünntem Kresolwasser oder Karbolsäurelösung aufzufüllen sind. Die Gemische dürfen erst nach mindestens zweistündigem Stehen in den Abort geschüttet werden;

   c) **Blut, blutige, eitrige und wässerige Wund- und Geschwürausscheidungen, Nasenschleim** sowie die bei Sterbenden aus Mund und Nase hervorquellende schaumige Flüssigkeit sind in Wattebäuschen, Leinen- oder Mulläppchen u. dgl. aufzufangen, welche sofort verbrannt, oder, wenn dies nicht angängig ist, in Gefäße gelegt werden, welche mit verdünntem Kresolwasser, Karbolsäurelösung oder Sublimatlösung gefüllt sind. Sie müssen von der Flüssigkeit vollständig bedeckt sein und dürfen erst nach zwei Stunden beseitigt werden;

   d) **Hautabgänge (Schorfe, Schuppen u. dgl.)** sind zu verbrennen, oder, wenn dies nicht angängig ist, in der unter c) bezeichneten Weise zu desinfizieren.

2. **Verbandgegenstände, Vorlagen von Wöchnerinnen u. dgl.** sind nach Ziffer 1 c zu behandeln.

3. **Schmutzwässer** sind mit Chlorkalkmilch oder Kalkmilch zu desinfizieren; von der Chlorkalkmilch ist soviel hinzuzusetzen, daß das Gemisch stark nach Chlor riecht, von der Kalkmilch soviel, daß das Gemisch kräftig rotgefärbtes Lackmuspapier deutlich und dauernd blau färbt; in allen Fällen darf die Flüssigkeit erst zwei Stunden nach Zusatz des Desinfektionsmittels beseitigt werden.

4. **Badewässer von Kranken** sind wie Schmutzwässer zu behandeln. Mit Rücksicht auf Ventile und Abflußröhren empfiehlt es sich hier, eine durch Absetzen oder Abseihen geklärte Chlorkalkmilch zu verwenden.

5. **Waschbecken, Spuckgefäße, Nachtgeschirre, Steckbecken, Badewannen u. dgl.** sind nach Desinfektion des Inhalts (Ziffer 1, 3 und 4) gründlich mit verdünntem Kresolwasser, Karbolsäurelösung oder Sublimatlösung auszuscheuern und dann mit Wasser auszuspülen.

6. **Eß- und Trinkgeschirre, Tee- und Eßlöffel u. dgl.** sind 15 Minuten lang in Wasser, dem Soda zugesetzt werden kann, auszukochen und dann gründlich zu spülen. **Messer, Gabeln und sonstige Geräte,** welche das Auskochen nicht vertragen, sind eine Stunde lang in 1%iger Formaldehydlösung zu legen und dann gründlich trocken zu reiben.

7. **Leicht brennbare Spielsachen** von geringem Wert sind zu verbrennen, andere Spielsachen von Holz oder Metall sind gründlich mit Lappen abzureiben, welche mit 1%iger Formaldehydlösung befeuchtet sind, und dann zu trocknen.

8. **Bücher** (auch Akten, Bilderbogen u. dgl.) sind, soweit sie nicht verbrannt werden, mit Wasserdampf, trockener Hitze oder Formaldehyd zu desinfizieren.

9. **Bett- und Leibwäsche,** zur Reinigung der Kranken benutzte Tücher, waschbare Kleidungsstücke u. dgl. sind in Gefäße mit verdünntem Kresolwasser oder Karbolsäurelösung zu legen. Sie müssen von dieser Flüssigkeit voll-

ständig bedeckt sein und dürfen erst nach zwei Stunden weiter gereinigt werden. Das dabei ablaufende Wasser kann als unverdächtig behandelt werden.

10. Kleidungsstücke, die nicht gewaschen werden können, Federbetten, wollene Decken, Matratzen ohne Holzrahmen, Bettvorleger, Gardinen, Teppiche, Tischdecken u. dgl. sind in Dampfapparaten oder mit Formaldehyd zu desinfizieren. Das gleiche gilt von Strohsäcken, soweit sie nicht verbrannt werden.

11. Die nach den Desinfektionsanstalten oder -apparaten zu befördernden Gegenstände sind in Tücher, welche mit verdünntem Kresolwasser, Karbolsäurelösung oder Sublimatlösung angefeuchtet sind, einzuschlagen und tunlichst nur in gut schließenden, innen mit Blech ausgeschlagenen Kästen oder Wagen zu befördern. Ein Ausklopfen der zur Desinfektion bestimmten Gegenstände hat zu unterbleiben.

Wer solche Gegenstände angefaßt hat, soll seine Hände in der unter Ziffer 14 angegebenen Weise desinfizieren.

12. Gegenstände aus Leder oder Gummi (Stiefel, Gummischuhe u. dgl.) werden sorgfältig und wiederholt mit Lappen abgerieben, welche mit verdünntem Kresolwasser, Karbolsäurelösung oder Sublimatlösung befeuchtet sind. Gegenstände dieser Art dürfen nicht mit Dampf desinfiziert werden.

13. Pelzwerk wird auf der Haarseite mit verdünntem Kresolwasser, Karbolsäurelösung, Sublimat oder 1%iger Formaldehydlösung durchfeuchtet, feucht gebürstet, zum Trocknen hingehängt und womöglich gesonnt. Pelzwerk darf nicht mit Dampf desinfiziert werden.

14. Hände und sonstige Körperteile müssen jedesmal, wenn sie mit infizierten Gegenständen (Ausscheidungen der Kranken, beschmutzter Wäsche usw.) in Berührung gekommen sind, mit Sublimatlösung, verdünntem Kresolwasser oder Karbolsäurelösung gründlich abgebürstet und nach etwa 5 Minuten mit warmem Wasser und Seife gewaschen werden. Zu diesem Zweck muß in dem Krankenzimmer stets eine Schale mit Desinfektionsflüssigkeit bereit stehen.

15. Haar-, Nägel- und Kleiderbürsten werden zwei Stunden lang in 1%ige Formaldehydlösung gelegt und dann ausgewaschen und getrocknet.

16. Ist der Fußboden des Krankenzimmers, die Bettstelle, der Nachttisch oder die Wand in der Nähe des Bettes mit Ausscheidungen des Kranken beschmutzt worden, so ist die betreffende Stelle sofort mit verdünntem Kresolwasser, Karbolsäurelösung oder Sublimatlösung gründlich abzuwaschen; im übrigen ist der Fußboden täglich mindestens einmal feucht aufzuwischen, geeignetenfalls mit verdünntem Kresolwasser oder Karbolsäurelösung.

17. Kehricht ist zu verbrennen; ist dies ausnahmsweise nicht möglich, so ist er reichlich mit verdünntem Kresolwasser, Karbolsäurelösung oder Sublimatlösung zu durchtränken und erst nach zweistündigem Stehen zu beseitigen.

18. Gegenstände von geringem Werte (Strohsäcke mit Inhalt, gebrauchte Lappen, einschließlich der bei der Desinfektion verwendeten, abgetragene Kleidungsstücke, Lumpen u. dgl.) sind zu verbrennen.

19. Leichen sind in Tücher zu hüllen, welche mit verdünntem Kresolwasser, Karbolsäurelösung oder Sublimatlösung getränkt sind, und alsdann in dichte Särge zu legen, welche am Boden mit einer reichlichen Schicht Sägemehl, Torfmull oder anderen aufsaugenden Stoffen bedeckt sind.

20. Zur Desinfektion infizierter oder der Infektion verdächtiger Räume, namentlich solcher, in denen Kranke sich aufgehalten oder Leichen gestanden haben, sind zunächst die Lagerstellen, Gerätschaften u. dgl., ferner die Wände mindestens bis zu 2 m Höhe, die Türen, die Fenster und der Fußboden mittels Lappen, die mit verdünntem Kresolwasser oder Karbolsäurelösung getränkt sind, gründlich abzuwaschen oder auf andere Weise ausreichend zu befeuchten; dabei ist besonders darauf zu achten, daß die Lösungen in alle Spalten, Risse und Fugen eindringen.

Die Lagerstellen von Kranken oder von Verstorbenen und die in der Umgebung auf mindestens 2 m Entfernung befindlichen Gerätschaften, Wand- und Fußbodenflächen sind bei dieser Desinfektion besonders zu berücksichtigen.

Alsdann sind die Räumlichkeiten mit einer ausreichenden Menge heißen Seifenwassers zu spülen und gründlich zu lüften. Getünchte Wände sind mit einem frischen Kalkanstrich zu versehen, Fußböden und Lehmschlag u. dgl. reichlich mit Kalkmilch zu bestreichen.

21. Zur Desinfektion geschlossener oder allseitig gut abschließender Räume empfiehlt sich auch die Anwendung des Formaldehyds; sie eignet sich zur Vernichtung von Krankheitskeimen, die an freiliegenden Flächen oberflächlich oder nur in geringer Tiefe haften. Vor Beginn der Desinfektion sind alle Undichtigkeiten der Fenster, Türen, Ventilationsöffnungen u. dgl. sorgfältig zu verkleben oder zu verkitten. Es ist überhaupt die größte Sorgfalt auf die Dichtung des Raumes zu verwenden, da hiervon der Erfolg der Desinfektion wesentlich abhängt. Auch ist durch eine geeignete Aufstellung, Ausbreitung oder sonstige Anordnung der im Raume befindlichen Gegenstände dafür zu sorgen, daß der Formaldehyd ihre Oberflächen in möglichst großer Ausdehnung trifft.

Für je 1 cbm Luftraum müssen mindestens 5 g Formaldehyd oder 15 ccm Formaldehydlösung (Formaldehydum solutum des A. B. f. d. D. R.) und gleichzeitig etwa 30 ccm Wasser verdampft werden. Die Öffnung der desinfizierten Räume darf frühestens nach vier Stunden, soll aber womöglich später und in besonderen Fällen (überfüllte Räume) erst nach sieben Stunden geschehen. Der überflüssige Formaldehyd ist vor dem Betreten des Raumes durch Einleiten von Ammoniakgas zu beseitigen.

Die Desinfektion mittels Formaldehyds soll tunlichst nur von geprüften Desinfektoren nach bewährten Verfahren ausgeführt werden.

Nach der Desinfektion mittels Formaldehyds können die Wände, die Zimmerdecke und die freien Oberflächen der Gerätschaften als desinfiziert gelten. Augenscheinlich mit Ausscheidungen der Kranken beschmutzte Stellen des Fußbodens, der Wände usw. sind jedoch gemäß den Vorschriften unter Ziffer 20 noch besonders zu desinfizieren.

22. Holz- und Metallteile von Bettstellen, Nachttischen und anderen Möbeln, sowie ähnliche Gegenstände werden sorgfältig und wiederholt mit Lappen abgerieben, die mit verdünntem Kresolwasser oder Karbolsäurelösung anzufeuchten sind. Haben sich Gegenstände dieser Art in einem Raume befunden, während dieser mit Formaldehyd desinfiziert worden ist, so erübrigt sich die vorstehend angegebene besondere Desinfektion.

23. Samt-, Plüsch- und ähnliche Möbelbezüge werden mit verdünntem Kresolwasser, Karbolsäurelösung, 1%iger Formaldehydlösung oder Sublimatlösung durchfeuchtet, feucht gebürstet und mehrere Tage hintereinander gelüftet. Haben sich Gegenstände dieser Art in einem Raume befunden, während dieser mit Formaldehyd desinfiziert worden ist, so erübrigt sich die vorstehend angegebene besondere Desinfektion.

24. Aborte. Die Tür, besonders die Klinke, die Innenwände bis zu 2 m Höhe, die Sitzbretter und der Fußboden sind mittels Lappen, die mit verdünntem Kresolwasser, Karbolsäurelösung oder Sublimatlösung getränkt sind, gründlich abzuwaschen oder auf andere Weise ausreichend zu befeuchten; in jede Sitzöffnung sind mindestens 2 l verdünntes Kresolwasser, Karbolsäurelösung oder Kalkmilch zu gießen.

Der Inhalt der Abortgruben ist reichlich mit Kalkmilch zu übergießen. Das Ausleeren der Gruben ist während der Dauer der Krankheitsgefahr tunlichst zu vermeiden.

Der Inhalt von Tonnen, Kübeln u. dgl. ist mit etwa der gleichen Menge Kalkmilch zu versetzen und gut zu verrühren.

Pissoire sind mit verdünntem Kresolwasser oder Karbolsäurelösung zu desinfizieren.

25. Düngerstätten, Rinnsteine und Kanäle sind mit reichlichen Mengen von Chlorkalkmilch oder Kalkmilch zu desinfizieren. Das gleiche gilt von infizierten Stellen auf Höfen, Straßen und Plätzen.

26. Krankenwagen, Krankentragen u. dgl. Die Holz- und Metallteile der Decke, der Innen- und Außenwände, Trittbretter, Fenster, Räder usw., sowie die

Lederüberzüge der Sitze und Bänke werden sorgfältig und wiederholt mit Lappen abgerieben, die mit Sublimatlösung befeuchtet sind. Bei Metallteilen ist die Verwendung von Sublimatlösung tunlichst zu vermeiden. Kissen und Polster, soweit sie nicht mit Leder überzogen sind, Teppiche, Decken usw. werden mit Wasserdampf oder nach Ziffer 23 desinfiziert. Der Wagenboden wird mit Lappen und Schrubber, welche reichlich mit verdünntem Kresolwasser, Karbolsäurelösung oder Sublimatlösung getränkt sind, aufgescheuert.

Andere **Personenfahrzeuge** (Droschken, Straßenbahnwagen, Boote usw.) sind in gleicher Weise zu desinfizieren.

28. **Brunnen.** Röhrenbrunnen lassen sich am besten durch Einleiten von strömendem Wasserdampf, unter Umständen auch mit Karbolsäurelösung, Kesselbrunnen durch Eingießen von Kalkmilch oder Chlorkalkmilch und Bestreichen der inneren Wände mit einem dieser Mittel desinfizieren.

Zur Vertilgung von **Ungeziefer, z. B.** an Wäschestücken, Kleidern, müssen die betreffenden Gegenstände ausgekocht, in Dampf oder Heißluftkammern behandelt oder „ausgeschwefelt" werden durch Verbrennung von Schwefelstücken in kleinen, dicht geschlossenen Kammern. Besonders bequem ist „Salforkose" (Schwefelkohlenstoff mit Zusatz von Alkohol und Wasser); besonders gründlich, aber auch gefährlich und nur durch absolut zuverlässiges Personal anzuwenden, die Blausäure.

Eine vorzügliche, genaue Anweisung zur Entlausung findet sich in der „Anweisung zur Bekämpfung des Fleckfiebers", amtliche Ausgabe. Berlin: Julius Springer 1920.

Ansteckungsverhältnisse
bei einigen wichtigen

mit besonderer Berücksichtigung der in

Dort, wo eine Isolierung gesetzlich geboten ist, kann
nach Ansicht des beamteten Arztes oder des behandelnden

	Inkubations-zeit	Art der Übertragung	Zeitpunkt der größten Ansteckung
Typhus bzw. Paratyphus	1—3 Wochen	Direkt durch Kontakt mit Fäzes, Urin, Blut, Eiter; indirekt durch Gebrauchs-gegenstände, infiziertes Wasser und Nahrungs-mittel. Bedeutung der Bazillenträger!	3. Woche
Pest	2—10 Tage	Durch die Abgänge der Kranken, infizierte Wäsche u. Gebrauchsgegenstände; auch durch Flöhe und In-sekten. Bei der Lungenpest durch Tröpfcheninhalation. Häufige Infektionsquelle erkrankte Ratten	Auf der Höhe des Fiebers
Rückfallfieber	5—7 Tage	Durch Läuse und anderes Ungeziefer; ferner durch blutbefleckte Wäsche-stücke	—
Diphtherie	2—5 Tage	Durch Tröpfcheninhala-tion; aber auch indirekt durch Eß- und Trinkge-schirr und andere Ge-brauchsgegenstände. Wichtig: Bazillenträger!	In den ersten 5 bis 6 Tagen

[1]) Die hier angegebenen gesetzlichen Bestimmungen gehen auf folgende Quellen zurück:

1. Reichsgesetz, betreffend die Bekämpfung gemeingefährlicher Krankheiten vom 30. Juni 1900.
2. Preußisches Gesetz, betreffend die Bekämpfung der übertragbaren Krankheiten vom 28. August 1905.
3. Anweisungen des Ministers der geistlichen, Unterrichts- und Medizinalangelegenheiten

Was als „empfehlenswert", „ratsam", „wünschenswert"

und Absperrungsmaßregeln

übertragbaren Krankheiten

Preußen bestehenden gesetzlichen Bestimmungen[1]).

die Überführung in ein Krankenhaus angeordnet werden, wenn
Arztes eine ausreichende Absonderung in der Wohnung nicht sichergestellt ist.

Dauer der Ansteckungsfähigkeit	Isolierung	Fernhaltung jugendlicher Personen aus der Behausung des Kranken, von der Schule und anderem Unterricht
Solange noch Typhusbazillen vorhanden sind	Gesetzlich geboten, bis die Entleerungen bei 2 durch den Zeitraum einer Woche getrennten bakteriologischen Untersuchungen als frei von Bazillen befunden wurden. Ist das nach 10 Wochen, seit Beginn der Erkrankung gerechnet, nicht der Fall, so ist die Isolierung aufzuheben und der Rekonvaleszent als Bazillenträger zu behandeln und zu belehren. Auch krankheitsverdächtige Personen sind bei dringendem Verdacht zu isolieren und nicht eher aus der Isolierung zu entlassen, als bis eine zweimalige Untersuchung der Fäzes sie frei von Bazillen befunden hat	Gesetzlich geboten bis zur Genesung oder zum Tode des Erkrankten und bis zur Ausführung der vorschriftsmäßigen Schlußdesinfektion. Ratsam auf jeden Fall für die Dauer der Inkubationszeit, also 14 Tage seit der letzten Berührung mit dem Kranken und nach bakteriologischer Kontrolle der Entleerungen. Falls gesunde Bazillenträger vorhanden, so sind sie zur Reinlichkeit anzuhalten
Solange noch Bazillen in Eiter, Sputum oder Blut vorhanden sind	Gesetzlich geboten bis zum Ablauf der Krankheit; auch krankheitsverdächtige Personen sind zu isolieren. Ansteckungsverdächtige Personen dürfen bis zur Dauer von zehn Tagen isoliert werden	Gesetzlich geboten bis zur Genesung oder dem Tode des Erkrankten und bis zur Ausführung der vorschriftsmäßigen Schlußdesinfektion. In jedem Falle ratsam aber erst 10 Tage seit dem letzten Zusammensein mit dem Kranken (Inkubationszeit)
Solange noch Spirillen vorhanden sind	Gesetzlich geboten bis zum Ablauf der Krankheit (bis keine Spirillen mehr im Blute sind); auch ansteckungsverdächtige Personen sind zu isolieren, bis der Verdacht geschwunden ist (7 Tage)	Gesetzlich geboten bis zur Genesung oder zum Tode des Erkrankten und bis zur vorschriftsmäßigen Schlußdesinfektion. In jedem Falle ratsam aber 7 Tage seit der letzten Berührung mit dem Kranken (Inkubationszeit)
Solange noch Bazillen vorhanden sind	Gesetzlich geboten bis zur Genesung. Wünschenswert, bis der Kranke bei dreimaliger, in Abständen von zwei Tagen vorgenommener Untersuchung frei von Diphtheriebazillen ist. (Durchschnittlich nach drei Wochen)	Gesetzlich geboten bis der Kranke genesen, in ein Krankenhaus überführt oder gestorben ist. Falls die Geschwister Bazillenträger sind, womöglich so lange, bis sie frei sind von Bazillen (vgl. S. 467)

zur Ausführung des Gesetzes, betreffend die Bekämpfung übertragbarer Krankheiten, wie der Diphtherie, Genickstarre, des Kindbettfiebers, der Ruhr usw. im Verlage von Richard Schötz. Berlin 1906.

4. Ministerialerlaß vom 9. Juli 1907, betreffend die Anweisung zur Verhütung der Verbreitung übertragbarer Krankheiten durch die Schulen. Ministerialblatt für Medizinalund medizinische Unterrichtsangelegenheiten. J. G. Cottasche Buchhandlung Nachfolger. Berlin 1907, S. 283.

bezeichnet ist, entspricht unserer eigenen Auffassung.

	Inkubations-zeit	Art der Übertragung	Zeitpunkt der größten Ansteckung
Keuchhusten	3—5 Tage	Tröpfcheninhalation	Im Stadium catar-rhale
Mumps	18—22 Tage	Durch Tröpfcheninhala-tion, aber auch durch Zwischenträger; seltener durch leblose Gegenstände	—
Bazillenruhr	2—7 Tage	Durch Kontaktinfektion mit den Fäzes oder durch Gebrauchsgegenstände. Bazillenträger!	Solange Durchfälle bestehen
Cholera	1—4 Tage	Durch Kontakt mit den Fäzes, aber auch indirekt durch Gebrauchsgegen-stände, Wasser und Nah-rungsmittel	Solange Durchfälle bestehen
Genickstarre	2—3 Tage	Durch Tröpfcheninhalation. Bazillenträger!	—
Spinale Kinder-lähmung	2—10 Tage	Tröpfcheninhalation. Viel-leicht auch durch die Fäzes	Im Stadium der fie-berhaften Vorläufer-erscheinungen
Scharlach	2—7 Tage	Durch Kontakt oder durch gesunde Zwischenträger	Im Beginn, oft schon vor Ausbruch des Exanthems

Dauer der Ansteckungsfähigkeit	Isolierung	Fernhaltung jugendlicher Personen aus der Behausung des Kranken, von der Schule und anderem Unterricht
Solange noch krampfartiger Husten besteht	Für erkrankte Schüler und Lehrer Fernhaltung von der Schule gesetzlich geboten, bis eine Weiterverbreitung nach ärztlicher Bescheinigung nicht mehr zu befürchten ist	—
Solange Anschwellungen bestehen	Wie beim Keuchhusten	—
Solange noch Bazillen vorhanden sind	Gesetzlich geboten, bis der Kranke bei zwei in Abständen von einer Woche vorgenommenen Untersuchungen frei ist von Ruhrbazillen. Länger als 10 Wochen, vom Beginn der Erkrankung an gerechnet, kann die Isolierung aber nicht aufrecht erhalten werden	Gesetzlich geboten bis der Kranke genesen, in ein Krankenhaus überführt oder gestorben ist und bis zur Ausführung der Schlußdesinfektion. Sind die Geschwister Bazillenträger geworden, so empfiehlt sich Zurückhaltung, bis sie frei sind von Bazillen
Solange noch Bazillen vorhanden sind. Die Vibrionen verschwinden durchschnittlich 14 Tage nach Beginn der Krankheit	Gesetzlich geboten, solange noch Bazillen vorhanden sind. (Durchschnittlich 14 Tage)	Gesetzlich geboten bis der Kranke genesen, in ein Krankenhaus überführt oder gestorben ist und bis zur Ausführung der Schlußdesinfektion. Auf jeden Fall ratsam aber erst nach Ablauf der Inkubationszeit, d. h. fünf Tage nach dem letzten Zusammensein mit dem Kranken. Falls Bazillen vorhanden sind, so lange, bis sie geschwunden
Solange noch Bazillen vorhanden sind	Gesetzlich geboten bis zum Ausgange der Krankheit. Empfehlenswert, solange noch Bazillen im Rachen vorhanden sind	Fernhaltung nach dem Gesetze tunlichst zu bewirken, bis der Kranke genesen, in ein Krankenhaus überführt oder gestorben ist. Ratsam in jedem Falle noch drei Tage seit der letzten Berührung mit dem Kranken (Inkubationszeit). Falls die Geschwister Meningokokken im Nasen-Rachenraum haben, so empfiehlt sich die Fernhaltung von der Schule, bis sie davon befreit sind
Während des akuten Stadiums	Wünschenswert für die Dauer des akuten Stadiums, ca. drei Wochen	Ratsam mindestens für die Dauer der Inkubationszeit, also 10 Tage seit der letzten Berührung des Kranken
Etwa bis zum 42. Krankheitstage, oft noch länger	Gesetzlich geboten bis zur Genesung. Man rechnet gewöhnlich 42 Tage oder bis zur vollendeten Abschuppung	Gesetzlich geboten bis der Kranke genesen, in ein Krankenhaus überführt oder gestorben ist und bis zur Ausführung der vorschriftsmäßigen Schlußdesinfektion. In jedem Falle ratsam aber erst nach Ablauf von acht Tagen seit der Trennung vom Kranken (Inkubationszeit)

	Inkubationszeit	Art der Übertragung	Zeitpunkt der größten Ansteckung
Masern	8—14 Tage	Direkt durch Tröpfchen-Infektion oder Kontakt; indirekte Ansteckung durch Gebrauchsgegenstände und Zwischenträger spielen nur eine geringe Rolle	Initialstadium und Blüte des Exanthems
Röteln	16—20 Tage	Durch Kontakt	Inkubationszeit und Höhe des Exanthems
Fleckfieber	4—14 Tage	Durch Läuse. Entlauste Kranke sind ungefährlich	—
Varizellen	14—21 Tage	Durch Kontakt mit dem Kranken, aber auch durch Zwischenträger	Auf der Höhe des Exanthems
Pocken	10—13 Tage	Durch Kontakt, aber auch durch Zwischenträger und Gebrauchsgegenstände	Im Stadium pustulosum
Encephalitis epidemica	8—10 (?) Tage	Selten durch Kontakt. Nasen-Rachensekret?	—
Weilsche Krankheit	7—10 Tage	Insekten? Urin von Rekonvaleszenten und Ratten	In den ersten Tagen
Febris quintana	Etwa 3 Wochen	Durch Kleiderläuse	—
Milzbrand	2—3 Tage	Durch Berührung mit Abgängen kranker Tiere oder mit ihren Fellen. Meist durch Infektion kleiner Hautverletzungen, aber auch durch Einatmung der Sporen. Ferner durch Fleisch und Blut kranker Tiere	—
Rotz	3—5 Tage	Berührung mit dem Nasenschleim und Eiter kranker Tiere	—
Tollwut	15—60 Tage	Durch Biß tollwutkranker Tiere (Hunde, Katzen, Wölfe); auch durch Speichel kranker Menschen	—

Dauer der Ansteckungsfähigkeit	Isolierung	Fernhaltung jugendlicher Personen aus der Behausung des Kranken, von der Schule und anderem Unterricht
ca. 3 Wochen	Empfehlenswert 4 Wochen; für erkrankte Schulkinder Fernhaltung von der Schule gesetzlich geboten, bis Weiterverbreitung nach ärztlicher Bescheinigung nicht mehr zu befürchten oder 4 Wochen abgelaufen sind	Bis keine Weiterverbreitung mehr zu befürchten ist; mindestens für die Dauer der Inkubationszeit, also 14 Tage nach erfolgter Trennung von dem Kranken
ca. 14 Tage	Wie bei Masern	Zweckmäßig drei Wochen seit der letzten Berührung mit dem Kranken
Solange die Haut schuppt	Gesetzlich geboten bis zum Ablauf der Krankheit. Ansteckungsverdächtige Personen können für die Dauer von 14 Tagen vom Datum der letzten Ansteckungsgelegenheit an isoliert werden	Gesetzlich geboten bis zu Genesung oder Tod des Kranken und Ausführung der vorschriftsmäßigen Schlußdesinfektion. In jedem Falle ratsam noch 14 Tage nach Trennung von dem Kranken
Schon vor Ausbruch des Exanthems bis zur Abstoßung der letzten Kruste	Wünschenswert bis zur vollendeten Abschuppung (ca. 3 Wochen). Für erkrankte Schulkinder und Lehrer Fernhaltung von der Schule gesetzlich geboten bis Weiterverbreitung nicht mehr zu befürchten.	—
Bis zur vollendeten Abstoßung der Krusten .	Gesetzlich geboten bis zur Abstoßung aller Krusten (ca. sechs Wochen); Ansteckungsverdächtige für die Dauer der Inkubationszeit (14 Tage)	Gesetzlich geboten bis zur Genesung oder dem Tode des Erkrankten und bis zur Ausführung der vorschriftsmäßigen Schlußdesinfektion
Nach Tierversuchen lange Zeit	Meist nicht nötig	—
Urin von Rekonvaleszenten bis zum 50.—60. Tage	Nicht unbedingt nötig	—
Bis 7 Wochen	Nicht nötig	—
Solange noch Bazillen vorhanden sind	Gesetzlich empfohlen bis zum Ablauf der Krankheit. Empfehlenswert, solange noch Bazillen vorhanden sind. Für Schulkinder und Lehrer gesetzlich geboten bis zum Ablauf der Krankheit	—
Solange Rotzbazillen vorhanden sind	Gesetzlich geboten bis zum Ablauf der Krankheit; auch krankheitsverdächtige Personen sind zu isolieren, so lange Verdacht	—
Während der ganzen Krankheitsdauer	Gesetzlich geboten bis zum Ablauf der Krankheit	—

Die in Preußen anzeigepflichtigen Infektionskrankheiten.

Anzeige eines Erkrankungs- oder Todesfalles.

A. Unverzüglich der Polizeibehörde anzuzeigen.

1. Aussatz (Lepra- oder Aussatzverdacht). 2. Cholera (asiatische) oder Choleraverdacht. 3. Fleckfieber (Flecktyphus) oder Fleckfieberverdacht. 4. Gelbfieber oder Gelbfieberverdacht. 5. Pest (orientalische Beulenpest) oder Pestverdacht. 6. Pocken (Blattern) oder Pockenverdacht.

B. Innerhalb 24 Stunden nach erlangter Kenntnis anzuzeigen.

7. Diphtherie (Rachenbräune). 8. Fleisch-, Fisch- oder Wurstvergiftung. 9. Genickstarre (übertragbare). 10. Kindbettfieber [1]) (Wochenbett-, Puerperalfieber). 11. Körnerkrankheit (Granulose, Trachom). 12. Milzbrand. 13. Rotz. 14. Rückfallfieber (Febris recurrens). 15. Ruhr, übertragbare (Dysenterie). 16. Scharlach (Scharlachfieber). 17. Spinale Kinderlähmung. 18. Tollwut (Lyssa, sowie Bißverletzungen durch ein tolles oder tollwutverdächtiges Tier). 19. Trichinose. 20. Typhus (Unterleibstyphus). 21. Lungentuberkulose, Kehlkopftuberkulose (nur Todesfälle).

Der Todesfall ist auch dann anzuzeigen, wenn die Erkrankung des Verstorbenen bereits angezeigt war.

---

[1]) Bei Kindbettfieber ist sofort die in Frage kommende Hebamme zu benachrichtigen (Hebammen oder Wochenbettpflegerinnen, welche bei einer an Kindbettfieber Erkrankten während der Entbindung oder im Wochenbett tätig sind, ist während der Dauer dieser Beschäftigung und innerhalb einer Frist von 8 Tagen nach Beendigung desselben jede anderweitige Tätigkeit als Hebamme oder Wochenbettpflegerin untersagt).

Zusammenfassende Werke über Infektionskrankheiten.

Feer: Diagnostik der Kinderkrankheiten. 3. Aufl. Berlin: Julius Springer 1924.

Gotschlich-Schürmann: Leitfaden der Mikroparasitologie und Serologie. Berlin: Julius Springer 1920.

Gumprecht: Prophylaxe der Infektionskrankheiten. Weyls Handb. d. Hyg. 2. Aufl. Bd. 8, 3. Teil. Leipzig 1921.

Handbuch der inneren Medizin von Mohr-Staehelin. 1. Aufl. Bd. 1. Berlin: Julius Springer 1911.

Handbuch der ärztlichen Erfahrungen im Weltkriege. Bd. 3 u. 7. Leipzig 1921 bzw. 1922.

Handbuch der Tropenkrankheiten von Mense. 2. Aufl. Leipzig: Joh. Ambr. Barth.

Hilgermann-Lossen: Diagnostik der Infektionskrankheiten. Jena 1923.

Jürgens: Infektionskrankheiten, Fachbücher für Ärzte. Bd. 6. Berlin: Julius Springer 1920.

Kleinschmidt: Diagnostische und therapeutische Irrtümer in der Kinderheilkunde. Leipzig 1922.

Kolle, W. und H. Hetsch: Die experimentelle Bakteriologie und die Infektionskrankheiten. 6. Aufl. Berlin-Wien 1922.

Kraus-Brugsch: Spezielle Pathologie und Therapie innerer Krankheiten. Bd. 2, 1.—3. Teil. 1913—1923.

Matthes: Diagnostische und therapeutische Irrtümer. 9. Heft. Infektionskrankheiten. Leipzig 1920.

Vaughan, Victor C.: Epidemiology and Public health. Vol. 3. St. Louis, Mosby Comp. 1922 ff.

Sachverzeichnis.